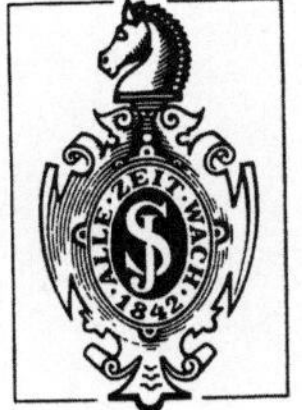

Chirurgie der Infektionen

Herausgegeben von W. Schmitt und S. Kiene

Mit 561 zum Teil farbigen Abbildungen
und 63 Tabellen

Zweite, überarbeitete und erweiterte Auflage

Springer-Verlag
Berlin Heidelberg New York 1981

Prof. Dr. sc. med. WALTER SCHMITT
ehem. Direktor der Chirurgischen Klinik
der Wilhelm-Pieck-Universität Rostock
DDR-2500 Rostock

Prof. Dr. sc. med. SIEGFRIED KIENE
Direktor der Chirurgischen Klinik
der Ernst-Moritz-Arndt-Universität Greifswald
DDR-2200 Greifswald

Die Originalausgabe erschien 1981 im Verlag
Johann Ambrosius Barth, Leipzig
Vertrieb ausschließlich für die DDR und die sozialistischen
Länder

Lizenzausgabe für alle übrigen Länder
im Springer-Verlag Berlin Heidelberg New York

ISBN-13:978-3-642-81611-6 e-ISBN-13:978-3-642-81610-9
DOI: 10.1007/978-3-642-81610-9

Softcover reprint of the hardcover 2nd edition 1981

Dieses Buch
ist dem
Entdecker der Erreger der Wundinfektion

Robert Koch
(1843–1910)

gewidmet

Untersuchungen

über die

Aetiologie

der

Wundinfectionskrankheiten

von

Dr. Robert Koch,
Kreisphysikus in Wollstein.

Mit 5 Tafeln Abbildungen.

Leipzig,
Verlag von F. C. W. Vogel.
1878.

Autorenverzeichnis

Prof. Dr. sc. med., Dr. med. dent. ARMIN ANDRÄ
Leiter der Abteilung für chirurgische Stomatologie und Kiefer-Gesichts-Chirurgie der Klinik und Poliklinik für Stomatologie der Wilhelm-Pieck-Universität Rostock

Prof. Dr. sc. med. GOTTFRIED BENAD
Direktor der Anästhesieabteilung des Bereiches Medizin der Wilhelm-Pieck-Universität Rostock

Prof. Dr. sc. med. HELMUT BRÜCKNER
Leiter der Traumatologischen Abteilung der Chirurgischen Klinik der Wilhelm-Pieck-Universität Rostock

Prof. Dr. sc. med. KURT DIETZEL
ehem. Direktor der Klinik und Poliklinik für Hals-, Nasen- und Ohrenkrankheiten der Wilhelm-Pieck-Universität Rostock

Prof. Dr. BEN EISEMAN
Direktor der Chirurgischen Klinik der Universität von Colorado, Denver (USA)

Dr. sc. med. CLAUS ENGELMANN
Oberarzt am Forschungsinstitut für Lungenkrankheiten, Berlin-Buch

Prof. Dr. sc. med. THOMAS ERDMANN
Direktor der Urologischen Klinik der Wilhelm-Pieck-Universität Rostock

OPhR Dr. sc. med. WERNER FÜRTIG
Direktor der Zentralapotheke des Bereiches Medizin der Wilhelm-Pieck-Universität Rostock

Dozent Dr. sc. med. WOLF-EBERHARD GOLDHAHN
Oberarzt der Neurochirurgischen Klinik der Karl-Marx-Universität Leipzig

Prof. Dr. sc. med. PETER HEINRICH
Direktor der Chirurgischen Klinik der Medizinischen Akademie Magdeburg

Prof. Dr. sc. med. HEINZ HERZOG
Chefarzt der Chirurgischen Klinik des Bezirkskrankenhauses Dresden-Friedrichstadt

Doz. Dr. sc. med. HEINZ KALKOWSKI
Leiter der Abteilung für Herz- und Gefäßchirurgie der Chirurgischen Klinik der Wilhelm-Pieck-Universität Rostock

Prof. Dr. sc. med. SIEGFRIED KIENE
Direktor der Chirurgischen Klinik der Ernst-Moritz-Arndt-Universität Greifswald

Prof. Dr. sc. med. HELMUT KYANK
Direktor der Klinik und Poliklinik für Geburtshilfe und Frauenkrankheiten der Wilhelm-Pieck-Universität Rostock

Dr. med. G. MOORE
Chirurgische Klinik der Universität von Colorado, Denver (USA)

Prof. Dr. sc. med. SIEGFRIED ORTEL
Direktor des Instituts für Medizinische Mikrobiologie und Epidemiologie der Martin-Luther-Universität Halle-Wittenberg

Prof. Dr. sc. med. GEORG PIETRUSCHKA
ehem. Direktor der Klinik und Poliklinik für Augenkrankheiten der Wilhelm-Pieck-Universität Rostock

Prof. Dr. sc. med. RICHARD REDING
Direktor der Chirurgischen Klinik der Wilhelm-Pieck-Universität Rostock

Prof. Dr. med. habil. ALBERT KARL SCHMAUSS
Direktor der Chirurgischen Klinik des Städtischen Krankenhauses im Friedrichshain, Berlin

Prof. Dr. sc. med. WALTER SCHMITT
ehem. Direktor der Chirurgischen Klinik der Wilhelm-Pieck-Universität Rostock

Prof. Dr. sc. med. REINHOLD SCHWARZ
Oberarzt der Klinik und Poliklinik für Geburtshilfe und Frauenkrankheiten der Wilhelm-Pieck-Universität Rostock

Dr. med. H.-G. SEWCZ
Oberarzt der Radiologischen Universitätsklinik, Röntgenabteilung der Chirurgischen Klinik der Wilhelm-Pieck-Universität Rostock

Prof. Dr. sc. med. WOLFRAM TISCHER
Leiter der Abteilung für Kinderchirurgie an der Chirurgischen Klinik der Ernst-Moritz-Arndt-Universität Greifswald

Prof. Dr. sc. med. HANS WILKEN
Chefarzt der Frauenklinik am Bezirkskrankenhaus Wismar

Inhaltsverzeichnis

Vorwort

Noch immer droht nach aseptischen Eingriffen in einem nicht kleinen Ausmaß die Wundinfektion. Dazu kommt das an Umfang zunehmende Kontingent kontaminierter und infizierter Unfallwunden. Die septische Chirurgie spielt deshalb im Alltagsbetrieb des operativ tätigen Arztes eine nicht zu unterschätzende Rolle; man muß diesen Aufgaben gewachsen sein.

Wer sich eingehender mit Fragen der Infektionschirurgie beschäftigen will, findet das aktuelle Wissen auf viele Einzelmitteilungen des in- und ausländischen Schrifttums verstreut. Es schien deshalb eine lohnende Aufgabe, das gesamte Gebiet geschlossen zur Darstellung zu bringen, was der Mitarbeit vieler Spezialisten bedurfte.

Da Probleme der Wundbehandlung nur dann verstehbar sind, wenn die biologischen Aspekte der normalen und gestörten Wundheilung bekannt sind, ist diesen Fragen im allgemeinen Teil ausreichend Raum gegeben worden. Auch die biologische Wundantiseptik als modernes Behandlungsprinzip erfährt theoretisch wie praktisch eine ausführliche Darstellung. Die Geschichte der Wundkrankheiten schien zu eindrucksvoll, um sie interessierten Lesern vorzuenthalten, jährte sich doch 1978 zum hundertsten Mal die Entdeckung der Wundinfektionserreger durch Robert Koch.

Das Manuskript wurde für die 2. Auflage textlich und abbildungsmäßig vollständig überarbeitet; neue Autoren (Benad, Eiseman und Moore, Engelmann, Kalkowski, Heinrich, Schmauss, Sewcz, Tischer) konnten zusätzlich gewonnen werden. Wir beklagen den Tod von G. Merrem-Leipzig und W. Sinner-Rostock, ihre Beiträge wurden von W. E. Goldhahn-Leipzig bzw. Th. Erdmann-Rostock übernommen. Herr Oberpharmazierat Dr. sc. med. W. Fürtig-Rostock hat sich auch diesmal der umfangreichen Aufgabe gewidmet, das Gesamtwerk einer pharmazeutischen Durchsicht zu unterziehen.

Jedem Hauptkapitel ist ein Literaturverzeichnis angefügt.

Soweit typische Operationsverfahren erwähnt werden, nahmen wir von ihrer bildlichen Darstellung Abstand; entsprechende Einzelheiten lassen sich in jeder Operationslehre nachlesen. Neuartige und seltenere Operationstechniken finden dagegen stets ihre bildmäßige Erläuterung. Wo Abbildungen anderer Autoren übernommen wurden oder abgewandelt Verwendung fanden, ist dies in den Legenden kenntlich gemacht.

Die Maß- und Gewichtseinheiten sind in diesem Buch noch konventionell angegeben. Für die Umrechnung auf die neuen SI-Einheiten siehe Seite 18.

Dem Verlag Johann Ambrosius Barth danken wir für die Förderung dieses Buches und seine großzügige Ausstattung.

Rostock und Greifswald, im Herbst 1980 S. Kiene W. Schmitt

Neue Maßeinheiten (SI-Einheiten)

Die *11. Conférence Générale des Poids et Mesures* (CGPM) beschloß 1960 die Annahme eines neuen internationalen Maßsystems (Système International d'Unités; Kurzzeichen SI). Dieses System entspricht einem weltweiten Bedürfnis nach einer sowohl in der Wissenschaft als auch in der Technik gültigen Vereinheitlichung aller Maßeinheiten. SI-Einheiten sind die **SI-Basiseinheiten**, die **SI-Ergänzungseinheiten** (ergänzende Einheiten) sowie die aus diesen **kohärent**, d. h. nur mit dem Faktor 1 behaftet, als Potenzprodukte abgeleitete Einheiten.

Die Basiseinheiten sind Meter (m), Kilogramm (kg), Sekunde (s), Ampere (A), Kelvin (K), Mol (mol), Candela (cd).

SI-fremd oder **inkohärent** (je nach ihrer Herkunft oder Ableitung) sind Einheiten, die mit einem von 1 abweichenden Zahlenfaktor verbunden sind (z. B. alte CGS-Einheiten mit den Basisgrößen Centimeter, Gramm und Sekunde). Auf einige SI-fremde Volumen-, Zeit- und Winkeleinheiten kann gegenwärtig noch nicht verzichtet werden. So sind auch weiterhin noch zulässig: Liter (l), Minute (min), Stunde (h), Tag (d), Jahr (a), Grad (°).

Zur Bildung von Vielfachen und Teilen von Einheiten werden SI-Vorsätze verwendet (Tab. 2).

Endgültig aufzugeben sind u. a.: Kalorie (cal), Erg (erg), Dyn (dyn), Gauß (G), Torr (Kilopond [kp]), Mikron (μ), X-Einheit (XE), Ångström (Å), Atmosphäre (at), Curie (Ci), Röntgen (R), Rad (rd), Elektronenvolt (eV), Gamma (γ), Lambda (λ), mg%, mval/Liter, mäq/Liter.

Für die katalytische Aktivität von Enzymen wurde entsprechend dem SI-System das Catal (cat) (= catalytic amount) festgelegt. 1 cat gibt den Umsatz von 1 mol Substrat pro Sekunde unter Standardbedingungen an.

Tabelle 1 Wichtige abgeleitete SI-Einheiten

Physikalische Größenart	SI-Einheit	Kurzzeichen	Beziehung zu anderen SI-Einheiten
Druck	Pascal	Pa	$1\ Pa = 1\ N/m^2$
Kraft	Newton	N	$1\ N = 1\ m \cdot kg \cdot s^{-2}$
Energie	Joule	J	$1\ J = 1\ N \cdot m$
Leistung	Watt	W	$1\ W = 1\ J/s$
Frequenz	Hertz	Hz	$1\ Hz = 1\ s^{-1}$
Elektrische Ladung	Coulomb	C	$1\ C = 1\ A \cdot s$
Elektrische Spannung	Volt	V	$1\ V = 1\ W/A$
Aktivität der ionisierenden Strahlung	Becquerel	Bq	$1\ Bq = 1\ s^{-1}$
Elektrischer Widerstand	Ohm	Ω	$1\ \Omega = 1\ V/A$

Tabelle 2 SI-Vorsätze

Vorsatz	Kurzzeichen	Vielfaches	Vorsatz	Kurzzeichen	Teile
Exa	E	10^{18}	Milli	m	10^{-3}
Peta	P	10^{15}	Mikro	μ	10^{-6}
Tera	T	10^{12}	Nano	n	10^{-9}
Giga	G	10^{9}	Piko	p	10^{-12}
Mega	M	10^{6}	Femto	f	10^{-15}
Kilo	k	10^{3}	Atto	a	10^{-18}

Tabelle 3 Einige wichtige Umrechnungsfaktoren

1 cal = 4,1868 J	1 Ci = $3{,}7 \cdot 10^{10}$ Bq	1 kp = 9,80665 N
1 Torr = 133,322 Pa	1 R = $2{,}58 \cdot 10^{-4}$ C/kg	1 λ = 10^{-9} m^3
1 at = $98{,}0665 \cdot 10^3$ Pa	1 rd = 10^{-2} J/kg	1 γ = 10^{-9} kg
1 A = 10^{-10} m	1 eV = $1{,}60219 \cdot 10^{-19}$ J	1 μ = 10^{-6} m

Literaturverzeichnis

Padelt, E., und *H. Laporte*, Einheiten und Größenarten der Naturwissenschaften, 3. Aufl. VEB Fachbuchverlag, Leipzig 1976

Lippert, H., SJ-Einheiten in der Medizin. VEB G. Fischer, Jena 1980

1. Zur Geschichte der Wundkrankheiten

W. SCHMITT

Zu leicht wird vergessen, daß kaum 90 Jahre vergangen sind, seitdem wir mit hohem Maß an Sicherheit überhaupt die Möglichkeit besitzen, Wunden der aseptischen, d. h. primären Heilung zuzuführen. Von Urbeginn bis um die 80er Jahre des vergangenen Jahrhunderts beherrschte die *Furcht vor der Wundinfektion* Denken und Tun der Chirurgen: »man blickte auf die Wundkrankheiten, wie der Landmann auf Hagel, Dürre und Mißernte und fügte sich in die Schickung« (F. TRENDELENBURG).

1.1. Antike

Über die sehr sachlich orientierte *Wundarztkunst der Ägypter* (3. Jahrtausend bis 1200 v. u. Z.) wissen wir aus dem Papyrus SMITH (etwa 1600 v. u. Z.), daß man reine von unreinen Wunden unterschied und sie auch unterschiedlich behandelte, die ersteren zum Beispiel durch Adaption der Wundränder. Angaben über eine Wundnaht finden sich nicht, auch war man größeren Blutungen gegenüber machtlos. Im *Talmud* (1400 v. u. Z.) wird dagegen die Wundnaht bereits erwähnt. Hier findet sich auch schon das Gebot, Wunden nicht mit der Hand zu berühren, »da die Hand Entzündung mache«! Auch die *indische Heilkunde* (ATHARVAVEDA 1500 bis 600 v. u. Z.) verpflichtet den Arzt zu größter Sauberkeit des Körpers und besonders der Hände, Kurzhalten von Nägeln und Haaren und zum Tragen weißer (waschbarer) Kleidung. Die Wundnaht war bei den indischen Chirurgen gut ausgebildet, sonst wäre ihnen z. B. der autoplastische Nasenersatz aus der Stirnhaut nicht gelungen.
Ziemlich gleichlautende Empfehlungen in bezug auf die Sauberkeit enthält auch das *Corpus Hippocraticum* (5. Jh. v. u. Z.). Die Wundnaht ist in Hellas bekannt, die Gefäßunterbindung jedoch nicht, man bediente sich bei größeren Blutungen des Glüheisens. Die griechischen Chirurgen lehrten, Wunden möglichst in Ruhe rasch abheilen zu lassen; jedoch bei Wunden, die keine schnelle Heilungsneigung zeigen, die Eiterung zu fördern, um durch Granulationen dann Vernarbung zu erzielen. Primäre und sekundäre Wundheilung waren also geläufige Begriffe. Mit Recht darf man von einem Hochstand der hellenischen Wundarztkunst sprechen.
Die Medizin der *römischen Antike* (100 v. u. Z. bis 200 u. Z.) lebte im wesentlichen vom Geist der griechischen Heilkunde. Durch größte Sauberkeit der Arzthand und Instrumente wird auch den römischen Chirurgen manche Primärheilung nach operativen Maßnahmen gelungen sein. Die *arabische Chirurgie* (600 bis 1492 u. Z.) fußte ebenfalls auf der griechischen Überlieferung. Eine gewisse Blutscheu (v. BRUNN) ließ hier aber eher zum Glüheisen greifen als zum Messer.

1.2. Mittelalter

Mit dem Untergang des römischen und später des arabischen Reiches verlor sich für viele Jahrhunderte auch das chirurgische Wissensgut der Antike. Im *Mittelalter* ist nichts mehr von der Möglichkeit einer primären Wundheilung bekannt, man steht dem Rätsel der Wundinfektion hilflos gegenüber, dem Aberglauben stehen Tür und Tor offen. Hier haben die noch bis in das 19. Jahrhundert benutzten *Wundtränke*, die *Heilung durch Handauflegung* durch Könige und Priester, *Wundsprüche* und *Sympathiemittel* ihren Ursprung. Nur hier und da finden sich auch im Mittelalter kritische Köpfe unter den Wundärzten, die der polypragmatischen Wundbehandlung und der Auffassung, daß Wunden nur durch Eiterung heilen können, mißtrauten und sich mehr auf ihre eigene Beobachtungsgabe verließen. So HUGO BORGOGNONI VON LUCCA († 1258), der darauf hinwies, daß richtig behandelte Wunden durchaus primär zu heilen vermögen und Wundeiterung immer von Nachteil sei. Sauberkeit ist ihm oberstes Gebot. Im Werk seines Sohnes THEODERICH (1206 bis 1298) findet man zum ersten Mal die Ausdrücke prima bzw. secunda intentio, auch empfiehlt dieser, die genähten Wunden unter einem trockenen Verband möglichst 8 Tage in Ruhe zu lassen. Aber kaum ein Jahrhundert später verweist ein so bedeutender Chirurg wie GUY de CHAULIAC (1300 bis 1368) die eiterlose Wundheilung wieder ins Reich der Fabel. Dagegen war sich PARACELSUS (THEOPHRASTUS BOMBASTUS VON HOHENHEIM [1493 bis 1541]: »*Große Wundarznei*« 1536) über das Wesen der Wundinfektion und ihre Formen offensichtlich weitgehend im klaren: »So die Wunde nur redlich stank, faulen Eiter gab wie ein stinkend Loch, es Euch wohl gefiel in Eurer Torheit und Verblendung.« »Jede Wunde heilt von selbst, so sie nur sauber und rein gehalten wird.« Wenig Anerkennung seitens der Fachkollegen ward ihm zuteil, nur F. WIRTZ in Basel (1518 bis 1574) und J. GUILLEMEAU, ein PARÉ-Schüler, setzten sich für seine Lehren ein. Erinnert sei hier an die sinnlose und grausame Methode, die als vergiftet geltenden Schußwunden auf Empfehlung von J. VIGO (1460 bis 1520) mit Brenneisen und siedendem Öl zu behandeln, was neben Qualen oft arge Verschlimmerung mit sich brachte. Erst A. PARÉ (1510 bis 1590) setzte dieser Behandlung 1545 mit seiner Schrift: »*Über die Behandlung der Schußwunden*« ein Ende.

Bei dem allgemeinen Verfall der Chirurgie im Mittelalter bestand das wundärztliche Personal entweder nur aus Badern und Scherern oder handwerklichen Schnittärzten, die bei einem Meister lernten, auf Wanderschaft sich zu vervollkommnen trachteten, um dann ihr »Meisterstück« abzulegen.

Drei Probleme sind es, denen der mittelalterliche Wundarzt bei der Wundbehandlung seine Aufmerksamkeit widmete (WOLZENDORF):

1. *Wundrevision,* das heißt Entfernung aller Fremdkörper, Stoffetzen, Kugeln, Knochensplitter usw., durch häufig wiederholtes Austasten und Sondieren.

2. *Blutstillung* durch Einbringung styptischer Breie und Pulver, ferner Anwendung des Glüheisens oder der Aderpresse, da die Gefäßligatur praktisch kaum geübt wurde.

3. *Lockere Wundnaht* (Heftung), um das Klaffen der Wundränder zu verhindern. Zwischen den Nähten wurden Salben, Öle, Pulver, Balsamika und auch Alkohol in die Wunde eingebracht. Manche Wundärzte – wohl die meisten – stopften die Wunden zwecks Abhaltung der »giftigen« Luft fest aus und verhinderten dadurch jeglichen Sekretabfluß; andere – die Minderzahl – förderten die Eiterabsonderung durch Einlegen von Drainageröhrchen. Alle Verbände wurden sehr häufig gewechselt.

1.3. Neuzeit

Im 16. Jahrhundert änderte sich an diesen Prinzipien der Wundbehandlung nichts. Der nach wie vor völlig ungewisse Ausgang jeglicher operativen Bemühung verhinderte jede wesentliche Weiterentwicklung der Chirurgie.

1.3.1. 17. Jahrhundert

Wenn auch im 17. Jahrhundert unter der Devise »experimenta ac ratio« (vom Experiment zur Erkenntnis) sich die Kenntnisse durch undogmatisches, naturwissenschaftliches Denken schnell vermehrten (anatomische und physiologische Forschung; Entdeckung des Blutkreislaufs durch W. HARVEY [1628]; Fortschritte auf dem Gebiet der Physik und Mathematik durch BOYLE, GALILEI, GUERICKE, HUYGENS, KEPLER, MARIOTTE, NEWTON; Entdeckung des Mikroskops durch A. v. LEUWENHOECK [1675]), so hatte doch die Chirurgie davon keinen Nutzen. Nach wie vor war das Rätsel der Wundinfektion ungelöst.

1.3.2. 18. Jahrhundert

Am unerfreulichen Zustand der Chirurgie änderte sich auch im 18. Jahrhundert nichts, trotz der genialen Studien eines J. HUNTER (1728 bis 1793) über die Entzündungsvorgänge bei der Wundheilung. Desgleichen blieben die ersten mikroskopischen Beobachtungen (M. MALPIGHI 1665: rote Blutkörperchen; R. HOOKE 1665: Pflanzenzellen) ohne praktischen Nutzen für die Chirurgie. Immer noch war die wundärztliche Praxis mit dem Barbiergewerbe verschmolzen, an eine Einbeziehung der Chirurgen in die Reihen der akademischen Ärzte war nicht zu denken. Erst die Notwendigkeit, eine bessere chirurgische Versorgung verwundeter Soldaten zu ermöglichen, führte Mitte des 18. Jahrhunderts zur Errichtung einiger chirurgischer Lehranstalten. In Frankreich war damit bald eine erhebliche Aufwertung des Chirurgenberufes verbunden. Bedingt durch den mächtigen Aufschwung der Anatomie und unter dem Einfluß neuer physiologischer Kenntnisse vervollkommnete man jetzt wohl die operative Technik (Verbreitung der Gefäßunterbindung statt Styptika und Glüheisen; bessere Amputationstechnik; breite Aufschneidung von Schußwunden, um Eiterverhaltung zu verhindern und sie in sauber granulierende Wunden zu verwandeln) und die Qualität der Verbandmittel, ohne jedoch in bezug auf Fragen der Wundinfektionen einen Schritt voranzukommen. Jeder operative Eingriff stellte nach wie vor für Patient und Arzt ein Wagnis mit ungewissem Ausgang dar.

1.3.3. 19. Jahrhundert

Erst das 19. Jahrhundert brachte dann endlich die völlige Beseitigung des Standes der niederen Wundbehandler und die Wiedervereinigung der Chirurgie mit der übrigen wissenschaftlichen Heilkunde. War schon seit A. VESAL (1513 bis 1564) die deskriptive Anatomie eine unbestrittene Grundlage der Chirurgie, so erfuhr das anatomische Wissen jetzt durch eine mehr *topographische* Betrachtungsweise (J. HYRT seit 1847) und die *pathologische Anatomie* (ROKITANSKY, Wien seit 1841, R. VIRCHOW seit 1849) eine Bereicherung. Die operativen Methoden wurden durch neue und bessere Hilfsmittel differenzierter, und statt der bisher recht radikal gehandhabten Einstellung zur Amputation gewann der Gedanke, soviel wie möglich vom Körpergewebe zu erhalten, zunehmend an Boden. Obwohl der technische Ablauf der Operation durch Studien am Kadaver schon recht ausgefeilt war, gehörte doch fast der Mut der Verzweiflung dazu, den Eingriff dann auch am Lebenden zu wagen. Der nicht zu beherrschende Schmerz und die unübersehbaren Folgen der Wundinfektion waren die Klippen, an denen alles Bemühen nach wie vor nur zu oft scheiterte.

Dabei hatten Chirurgen, die ihre Operationen im Hause des Kranken oder fern auf dem Lande ausführten, oft bessere Wundheilungsergebnisse als ihre Kollegen in den großen Krankenanstalten. Heilte doch in den chirurgischen Krankenhaus- und Lazarettabteilungen des 18. und 19. Jahrhunderts fast keine Operationswunde primär, denn Hospitalbrand, Sepsis, Pyämie und die Wundrose gingen dort um. Von den Kranken panisch als »Pesthöhlen« gefürchtet, waren sie die »Brutstätten der Infektion und ebenso gesundheitswidrig wie die Moräste« (Dekret des französischen Nationalkonvents über die französischen Armeelazarette 1794). »Ein Mann, der in einem unserer chirurgischen Krankenhäuser auf dem Operationstisch liegt, läuft mehr Gefahr zu sterben, als der englische Soldat auf dem Schlachtfeld von Waterloo« (J. Y. SIMPSON). Von verjauchten Verbänden ausgehender fader, süßlich-fauler Eitergeruch erfüllte die Luft der Krankensäle der vorantiseptischen Zeit. Überall Kranke mit infizierten Wunden, die frisch Operierten fröstelnd mit hektisch geröteten Fieberwangen oder nach dem Fieberabfall von Schweiß überströmt, die chronisch Kranken mit bleichen schlaffen Gesichtszügen, die Luft vom Stöhnen und Schreien Deliranter erfüllt. Alles in allem ein Bild des Jammers und der Hoffnungslosigkeit.

Zum Operieren zogen sich Chirurg und Assistenten die ältesten Sachen an. Diese Operationskleider waren im Laufe der Zeit von einer Blut-, Eiter- und Schmutzschicht überkrustet, auf die ein »rechter Chirurg« stolz war. Man sprach von einem »guten chirurgischen Gestank«, der in den Arbeitsräumen herrschte. Soweit R. GOODLEE, der Neffe J. LISTERS. Die für Gefäßunterbindungen benötigten Fäden hängte man sich um den Kragen, nachdem sie vorher einem Verbandkasten entnommen und mit Wachs glattgewichst worden waren. Alle Ligaturen ließ man lang aus der Wunde heraushängen, da sie doch herauseiterten und so später leichter entfernt werden konnten. Wie F. TRENDELENBURG (1844 bis 1924) es plastisch aus eigenem Erleben beschreibt, kam zum Beispiel nach der Operation auf einen frischen Amputationsstumpf ein Packen *Charpie*[1], der mit Binden befestigt wurde. Es war die Zeit der Okklusivverbände, denn man fürchtete die verseuchte Hospitalluft als Ursache der Wundeiterung und glaubte ihr den Zutritt zur Wunde verwehren zu müssen. Falls einige Nähte gelegt wurden, geschah das ebenfalls über Charpie. Der erste Verband blieb liegen, bis er nach 2 bis 3 Tagen anfing faulig zu riechen, dann wurde er abgeweicht und erneuert. Wenn alles »normal« verlief, sonderte die Wunde *pus bonum et laudabile* ab, im ungünstigen Falle kam es zu Verjauchung und oft tödlichem Ausgang. Der »gut eiternde« Stumpf wurde täglich mit Charpie verbunden und diese mit Chlorwasser oder Kampferwein durchtränkt. Bei dem täglichen Verbandwechsel spielte die *Wundspritze*, bei allen Kranken ohne Zwischensäuberung angewandt, eine große Rolle. Hatten die Kranken den Eingriff zunächst überstanden, drohte ihnen dann noch vom 8. bis 14. Tag an die Nachblutung aus infizierten Gefäßstümpfen.

Es starben so nach E. KÜSTER noch 1868 in einem Berliner Krankenhaus von 6 Oberarmamputierten 5, von 15 Oberschenkelamputierten 11, zumeist an Pyämie. In den Universitätskliniken waren die Ergebnisse keineswegs besser. So zählt J. E. MALGAIGNE (1806 bis 1865) in einem Fünfjahresbericht aus Pariser Krankenanstalten 300 Todesfälle auf 560 Operationen aller Art, N. PIROGOFF (1810 bis 1881)

1 *charpie* (franz.) = Leinenzupf, der aus altem Leinen durch Zerzupfen gewonnen wurde. Meist wurden damit Hospitalinsassen beschäftigt.

nennt 1852/53 bei 400 größeren Operationen 159 Todesfälle. Noch in den 60/70er Jahren des vorigen Jahrhunderts herrschte die Wundseuche in den Kliniken, so daß ein Chirurg vom Range eines R. v. VOLKMANN (1803 bis 1889) nur den völligen Abbruch seiner Hallenser Klinik und ihren Neubau im Pavillonsystem als Lösung ansah. Aber auch dann blieben die Wundheilungsergebnisse nur solange besser, als Räume und Inventar neu waren, dann hielt wieder das »unbekannte Etwas« seinen Einzug und trieb sein mörderisches Wesen in den Krankensälen und Operationsräumen weiter. Nicht anders war es bei J. N. v. NUSSBAUM (1829 bis 1890) in München und überall in den chirurgischen Krankenabteilungen. N. PIROGOFF versuchte dem Hospitalismus durch Dezentralisation der Kranken entgegenzuwirken, indem er operierte Kranke auf seinem Gut in Bauernhütten fern der Hospitalabteilung unterbrachte. Ein besonders trübes Kapitel und später für J. LISTER der Testfall waren überall die offenen Frakturen, die eine äußerst ungünstige Prognose hatten. Nicht zuletzt mag das seine Ursache darin gehabt haben, daß man die offenen Wunden ausgiebig mit Sonden und Fingern beforschte.

1.4. Chirurgische Hospitalkrankheiten

Bei den chirurgischen Hospitalkrankheiten waren die faulige Zersetzung der Wundflüssigkeit = Septikämie oder Sepsis, die metastasierende Pyämie, das Erysipel und vor allem der Hospitalbrand gefürchtet. Nachblutungen, Phlegmonen und Wundscharlach sah man als Störungen minderer Art an, da sie das Leben der Kranken nicht so unmittelbar bedrohten.

1.4.1. Hospitalbrand

Die unheimlichste und gefährlichste Wundheilungsstörung, der Hospitalbrand (Phagedaena nosocomialis) begann nach der damaligen Terminologie (DELPECH 1815) als ulzeröser oder pulpöser Brand mit zunächst unterschiedlichen klinischen Zeichen, stets aber einheitlichen Endformen.

»Die *ulzeröse Form* begann mit dem Auftreten eines oder mehrerer graugelblicher, etwas erhabener und mit bräunlichen Punkten (von thrombotischen Gefäßen herrührend) durchsetzter Flecken, welche sich schnell vergrößerten, dann zerfielen und scharfrandige, rundliche Geschwüre hinterließen, die sich bald vereinigten und in kurzer Zeit die Hautränder der Wunde erreichten. Der *pulpöse Brand* dagegen begann mit dem Auftreten eines grauen Belages in der ganzen Wunde, der nur in Fetzen abgerissen werden konnte und eine blutende Fläche hinterließ. Der zunächst etwas flache Grund erhob sich bald unter dem Drucke der in der Tiefe entwickelten Fäulnisgase, zerfiel und wandelte sich in eine schmierige, faulender Gehirnsubstanz ähnliche Masse um. Bald kam es infolge von Gefäßstauungen zu heftigen, oft wiederholten kapillären Blutungen, und zugleich schritt die Zerstörung in die Breite und in die Tiefe mehr oder weniger schnell fort. Kein Gewebe widerstand auf die Dauer; doch starb am schnellsten das lockere Bindegewebe ab, während Faszien, Muskeln und große Gefäßstämme länger Widerstand leisteten. Die Knochen wurden ihres Periostes beraubt und verloren in steter Berührung mit der faulenden Flüssigkeit teilweise oder auch im ganzen Umfange ihre Lebensfähigkeit. Die Wunde verbreitete einen widerwärtigen Geruch, der aber dem gewöhnlichen Geruch faulender Gewebe nicht völlig glich. Eine Heilung war selbst in vorgeschrittenen Fällen noch möglich, wenn auch meist mit Hinterlassung schwerer Schädigungen; ein erheblicher Prozentsatz der Kranken aber erlag den fortgesetzten Blutungen oder der septischen Vergiftung, oft auch einer ausgesprochenen Pyämie« (zit. nach E. KÜSTER).

Eine bakteriologische Aufklärung des Hospitalbrandes ist nie erfolgt, obwohl die letzte bekannte Epidemie noch 1904 im Russisch-Japanischen Krieg beobachtet wurde. Man geht wohl nicht fehl, wenn man das Krankheitsbild als eine Mischung von Noma, Gasphlegmone und auch Gasödem ansieht.

1.4.2. Sepsis

Bei der Sepsis (Synonyma: Septhämie, Septikämie, Septichämie, Saprämie, Septikopyämie, Wundfäulnis) verfärbt sich das Wundsekret graubraun-blutig und bekam einen üblen, oft aashaften Gestank. Damit ging eine Verschlechterung des Allgemeinbefindens und hohes Fieber mit morgendlichen Remissionen einher. Unter Herz- und Kreislaufversagen kamen die Kranken allmählich ad exitum.

1.4.3. Pyämie

Die Pyämie (Pyohämie, Eiterfieber) trat dagegen plötzlich auf. In Gehirn, Lungen, Leber, Milz, Nieren, Myokard, Muskeln, Gelenken, Herzbeutel, Pleurahöhle zeigten sich neue Eiterherde. Die Wunde veränderte dabei ihr Aussehen und statt des bisher »guten und löblichen« Eiters sonderte sie eine leicht übelriechende, fleischwasserähnliche Flüssigkeit ab. Zugleich nahm lokal die Schmerzempfindlichkeit stark zu.

1.4.4. Erysipel

Als 4. Wundkrankheit befiel das Erysipel (Wundrose) die Operierten oft so gehäuft, daß es zu wahren Krankenhausepidemien kam, die gelegentlich auch durch metastasierende Absiedlungen den Kranken gefährlich wurden.

1.5. Offene Wundbehandlung

Nicht alle Chirurgen des 18./19. Jahrhunderts mögen der These von der Gefährlichkeit der Luft und der Notwendigkeit, sie durch Okklusivverbände von den Wunden abzuschließen, Glauben geschenkt haben. Einer von ihnen war V. v. KERN (Wien [1760 bis 1829]). Schon Ende des 18. Jahrhunderts propagierte er die offene Wundbehandlung und die Wasseranwendung dabei. v. ARNOTT (1788 bis 1874) empfahl 1832 zur Dekubitusbehandlung Schwerkranker das Wasserbett. Trotz überzeugend besserer Ergebnisse gerieten KERNS Vorschläge bald wieder in Vergessenheit, um erst in der Mitte des 19. Jahrhunderts in ROSE (Zürich), BUROW (Königsberg) u. a. Fürsprecher zu finden. Diese Autoren verzichteten z. B. bei Amputationen auf alle Nähte und jeden Verband und bedeckten die Wunden lediglich mit einem Leinentuch. Es stellte sich dann nur eine milde Wundeiterung ein, der sich bald die sekundäre Wundheilung anschloß. Diese *offene Wundbehandlung* setzte sich in den 60/70er Jahren auf breiter Front durch und brachte eine wesentliche Verbesserung der Amputationsergebnisse, konnte doch BUROW (1876) z. B. damit bei 123 größeren Amputationen über nur 9 Todesfälle berichten.
Die Erfindung und schnelle Einführung der *Äthernarkose* (1846) überall in der Welt schaffte zum ersten Mal seit Menschengedenken die Möglichkeit, nun auch langdauernde Eingriffe in überlegener Ruhe völlig schmerzfrei durchführen zu können. Besonders in der Knochen- und Gelenk- und der plastischen Chirurgie war das ein Antrieb zu kühnerem Operieren (DIEPGEN). Eingriffe in der Bauchhöhle blieben jedoch wegen der deletären Folgen einer möglichen Eiterung noch höchst selten: H. HANCOCK: erste zielbewußte Appendektomie 1848, A. Th. MIDDELDORPF: erste Magenfistel 1859. Trotz der Segnungen der Äther- und bald auch der Chloroformnarkose und vieler operativ-technischer Verbesserungen blieb aber der Verlauf einer Operation in bezug auf die Wundheilung nach wie vor völlig unübersehbar, zu oft wurden anfängliche Hoffnungen aufs grausamste zerstört.

1.6. Vorstellungen über die Ursachen der Infektionskrankheiten und der Wundeiterung vor R. KOCH

Ganz allgemein hielt man Infektionskrankheiten für Vergiftungen, ausgelöst durch auf *chemischem* Wege entstandene »Kontagien«. Das hypothetische Gift der Wundseuche suchte man in der Luft, wobei die Hospitalluft als besonders giftig galt. Den Ansteckungsvorgang bei Infektionskrankheiten, wie z. B. Scharlach, Diphtherie oder Cholera, erklärte man dadurch, daß eingedrungene »Kontagien« im Befallenen als chemisches Ferment einen neuen Fermentationsprozeß hervorriefen. Dazu sollten innere und äußere Vorbedingungen erforderlich sein. *Innerlich:* Neigung zu fauliger Gärung, innere Hitze, hohes Fieber, aber auch Affekte, war doch HUFELAND noch der Meinung, daß der wütend gemachte Hund in seinem Speichel das »Kontagium der Tollwut« produziere. *Äußerlich:* der genius epidemicus loci, Hitze, Feuchtigkeit, ungesunde Luft: die sogenannten *Miasmen* der Hippokratiker. Als besonders gefährlich galt die sogenannte animalisierte Luft in stark bevölkerten Krankenräumen.
Von chirurgischer Seite suchte man nach den chemischen Giftstoffen, die in den Wunden gebildet würden: »putrides Gift« (PANUM), Sepsin (v. BERGMANN, SCHMIEDEBERG). Die in Wunden nachgewiesenen »Pilze« sah man nur als Begleiter von Gärung und Fäulnis an, da ja die Wundeiterung nicht parasitär durch Mikroorganismen, sondern chemisch durch Fermente herbeigeführt würde.

1.7. Chemische oder parasitäre Natur der Wundinfektion?

Natürlich wurden die chemischen Vorstellungen vom Infektionsvorgang nicht von allen Ärzten geteilt, aber dem Geist der Zeit entsprechend hielt sie der junge R. VIRCHOW (1849) noch für richtig, obwohl A. BASSI (1773 bis 1856) schon 1837 den Erreger der Seidenraupenkrankheit, J. W. SCHÖNLEIN (1793 bis 1864) 1839 den des Erbgrinds (Favus), C. de la TOUR (1837) als Ursache der Gärung den Hefepilz erkannt hatten. Schon 1840 hatte J. HENLE ein *Contagium animatum* als Ursache von Infektionskrankheiten vermutet. 1841 gelang dann J. VOGEL (1814 bis 1880) die Entdeckung des Soorpilzes, 1843

D. GRUBY (1810 bis 1898) die des Mikrosporons. 1855 konnte A. POLLENDER (1800 bis 1879) die Entdeckung des Milzbranderregers mitteilen.
Schon 1846 hatte der Däne PANUM mit Entschiedenheit festgestellt: »Masern sind keine miasmatische Krankheit, sondern durch ein *lebendes* Kontagium verursacht.« Trotzdem stand die Lehre vom lebenden Krankheitserreger erst ganz im Anfang. Ihrer Überwindung standen nach DIEPGEN 3 Gründe entgegen:

1. *die Zähigkeit des Überlieferten*

2. *die Vorstellung von der Urzeugung,* (d. h., zum Beispiel in Wunden gefundene Keime können unter gegebenen Bedingungen von selbst entstehen)

3. *die Auffassung,* daß *Keime* (man sprach von »Pilzen«) *ubiquitär* und *polymorph* seien, d. h. in der Luft herumschwirrten und ineinander übergehen könnten, daß ihnen ferner keine krankmachenden Eigenschaften zukämen.

Erst viel später, Anfang der 60er Jahre, widerlegte PASTEUR endgültig die Lehre von der Urzeugung, später (1872) auch F. RINDFLEISCH von medizinischer Seite. Die Lehre von der Polymorphie der Mikroorganismen endgültig zu überwinden, war dagegen unendlich schwieriger. Daß aber Kleinstlebewesen als Erreger von Krankheiten ursächliche Bedeutung haben, vermochte noch 1874 Wissenschaftler vom Range eines J. LIEBIG, R. VIRCHOW und HOPPE-SEYLER nicht zu überzeugen. Nur so ist 1875 der Ausspruch des Leipziger Chirurgen THIERSCH (1822 bis 1895) zu verstehen: »Mein Herz zieht mich zu den Bakterien, aber mein Verstand sagt mir, warte noch.« Erst R. KOCHS Arbeiten *»Zur Ätiologie des Milzbrandes«* und *»Über die Ätiologie der Wundkrankheiten«*, beide 1876/78, brachten die endgültige Aufklärung, so daß im gleichen Jahr COHN (Breslau) feststellen konnte, »die verschiedenen Arten von Bakterien sind konstant und unterscheiden sich scharf, sie gehen stets aus Keimen der gleichen Art hervor«. Jetzt war endgültig die chemische Auffassung auch von der Ursache der Wundseuche zugunsten ihrer parasitären Natur überwunden. Zwei Jahre zuvor (1874) war noch Th. BILLROTHS Werk über *»Coccobacteria septica«* erschienen, wo er die Meinung vertrat, daß das Vorkommen von Bakterien im Blut gesunder und kranker Menschen bisher nicht bewiesen sei und alle kleinsten pflanzlichen Organismen in Wundsekreten nur als verschiedene Vegetationsformen ein- und derselben, zu den Algen gehörigen Pflanzengattung, eben der Coccobacteria septica, zu rechnen seien (zit. nach DIEPGEN).

1.8. SEMMELWEIS erkennt die Bedeutung der Kontaktinfektion in ihrer ganzen Tragweite

Welche seine Zeit weit überragende Größe müssen wir heute dem ungarischen Frauenarzt J. Ph. SEMMELWEIS (1818 bis 1865) zumessen, der die Bedeutung der Kontaktinfektion schon 1847 klar erkannt hatte und durch Einhaltung peinlicher Sauberkeit und strenger Handreinigungsvorschriften die Sterblichkeit am Kindbettfieber an seiner Wiener Gebärklinik entscheidend senken konnte. Entgegen der Zeitmeinung zog SEMMELWEIS den Schluß, daß zur Verhütung der Wundinfektion Fernhaltung von Schmutz und Eiter besonders an der Arzthand von grundsätzlicher Bedeutung ist. Diese Erkenntnis von SEMMELWEIS war für die gesamte operative Medizin von Bedeutung, aber seine Zeit verstand ihn nicht. Schlimmer noch, man nahm ihn nicht ernst und schwieg seine Lehre tot. Wundseuchen suchten auch weiterhin die Krankenanstalten heim und hielten reiche Ernte, zu tief steckte der Glaube an Miasmen und Kontagien noch in den Hirnen (DIEPGEN). Es bedurfte erst eines L. PASTEUR und R. KOCH, um den Durchbruch zu einer naturwissenschaftlich begründeten Wundinfektionsbehandlung und -prophylaxe zu erzielen.

1.9. J. LISTER, der Erfinder des antiseptischen[1] Verfahrens

Welch äußerer Glanz und Erfolg war dagegen J. LISTER (1827 bis 1912) beschieden, der in Glasgow begann, später in Edinburgh und dann in London arbeitete. Bis zu LISTER galten im großen und ganzen die vom Altertum übernommenen Anschauungen und Praktiken (F. TRENDELENBURG). In Erkenntnis des eigenen Unvermögens strebte man bis dato nur bei glatten Schnittwunden Primärheilung an, für alle größeren und gequetschten Wunden, insbesondere offene Frakturen, Schuß- und Stichwunden, galt die Heilung unter Eiterung als conditio sine qua non. Noch 1864 lehrte z. B. B. PIROGOFF: »Alle sind sich darüber einig, daß die Eiterung in Schußkanälen unvermeidlich ist.« Anfachung und Förderung der Eiterung bei gleichzeitiger Dämpfung der Entzündung (Antiphlogistik) war der

1 J. PRINGLE (1750) prägte als erster den Begriff *»antiseptisch«*.

Wundheilplan. Diese Gedankengänge kann man von der Antike (HIPPOKRATES, CELSUS, GALEN) über das Mittelalter (G. de CHAULIAC, A. PARÉ) bis in die Neuzeit (HEISTER 1718, A. G. RICHTER 1797, RUST 1836, STROMEYER 1868 bis zu PIROGOFF) verfolgen. Der Gedanke vom schädlichen Einfluß der Luft auf Wunden taucht schon bei G. de CHAULIAC, PARÉ und HEISTER auf. Man dachte dabei an die faulige Zersetzung des Eiters durch die Luft, wodurch er seine »balsamischen« Eigenschaften als pus bonum et laudabile verlöre und Anlaß des »Faulfiebers« würde. Nur so ist es zu verstehen, daß Wunden mit Leinenzupf (Charpie) zugestopft wurden und der Versuch, Primärheilung operativ gesetzter Wunden zu erzielen, von vornherein als fehlerhaft gelten mußte. Warum eine geschlossene Fraktur stets ohne Eiterung heilte, eine offene aber nur mit Eiterung, ist eine Frage, an der die Chirurgie alle die Jahre hindurch blind vorbeiging (F. TRENDELENBURG).

Zunächst stand LISTER[1] ganz unten dem Eindruck der PASTEURschen Erkenntnisse. Für LISTER war zum Beispiel die geschlossene Fraktur mit einer eine sterile Flüssigkeit enthaltenden verschlossenen Flasche identisch, die offene Fraktur dagegen mit der offenen Flasche, zu der die keimhaltige Luft Zutritt hatte und sie infizierte (DIEPGEN). LISTER hielt also noch die Luftverschmutzung für die Ursache der Wundinfektion. Durch seinen antiseptischen, mit Karbolsäure getränkten Okklusivverband vermochte er erstmalig eine Reihe von offenen Frakturen zur eiterlosen Heilung zu bringen. LISTER erlebte in den ersten 3 Jahren keinen Fall von Erysipel mehr und nur noch ganz selten den Hospitalbrand. Durch Einlegen der Geräte, Instrumente, des Naht- und Verbandmaterials in 5% Karbolsäure, antiseptische Desinfektion der Körperoberfläche, Wiedereinführung der Drainage, Versprühen der Lösung im Operationsraum wurde sein Verfahren sinnvoll auch für primäre aseptische Operationen adaptiert. LISTER konnte es sich auch auf Grund seiner guten Heilungsergebnisse leisten, die Ligaturfäden kurz am Knoten abzuschneiden und im Gewebe zu versenken, wo sie reaktionslos einheilten. Der erste Bericht über seine Methode erschien 1867.

Die Bedeutung der Kontaktinfektion hat LISTER zunächst nicht erkannt, er maß auch der Händedesinfektion kaum Bedeutung bei. Trotzdem brachte das LISTERsche Verfahren eine Wende und erlöste die Menschheit von einem Übel, das seit Anbeginn über jeder chirurgischen Tätigkeit gelastet hatte. Durch seine schnelle Verbreitung in den Operationssälen der Alten und Neuen Welt verlor die Wundseuche nun ihren Schrecken. 1874 trat in Deutschland R. v. VOLKMANN, der bisher Anhänger der offenen Methode war, überzeugt für das »Listern« ein: »Für jede Pyämie, jedes Erysipel, jede Eitersenkung und Amputationsstumpfnekrose ist der behandelnde Chirurg verantwortlich.« VOLKMANN gelang es so erstmalig, hintereinander 12 offene Frakturen eiterlos zur Heilung zu bringen. Waren im Münchener Stadtkrankenhaus bei NUSSBAUM 1872 26%, 1873 50%, 1874 80% der Operierten vom Hospitalbrand befallen worden, so änderte sich das schlagartig nach Einführung des LISTER-Verfahrens. Die Eiterseuche in den Krankenhäusern war endlich gebannt! ESMARCH (1874) und auch BILLROTH (1875) konnten sich zunächst nur sehr schwer zum »Listern« entschließen. Nachdem aber v. VOLKMANN 1877 schon über 1000 »gelisterte« Fälle berichtet hatte – darunter 139 Amputationen mit 4 Todesfällen, 91 Gelenkresektionen mit 5 Todesfällen, 50 Osteotomien mit 1 Todesfall und 73 offene Knochenbrüche ohne Todesfall – war überall der Weg für die neue antiseptische Methode frei.

Obwohl LISTER sein Verfahren ständig zu vereinfachen und zu verbessern trachtete, mehrten sich – besonders nach den epochalen KOCHschen Entdekkungen über die Ätiologie der Wundinfektion – die Zweifel an der alleinigen Richtigkeit der LISTERschen Konzeption. Zusehends erkannte man, welch wichtige Rolle der Fernhaltung der Arzt- und Wärterhand von der Wunde, also der *Vermeidung der Kontaktinfektion,* zufällt. Dazu kam die toxische Wirkung der Karbolsäure auf Arzt und Patient (V. v. BRUNS, 1880: »Fort mit dem Spray«), so daß ihr Ersatz durch ein weniger toxisches, aber gleich wirksames Desinfizienz dringend wurde. Man fand es im von R. KOCH empfohlenen *Sublimat.*

Aus der Sicht unserer Tage betrachtet, ist von LISTERS Vorstellungen und seiner Wundbehandlung nichts übrig geblieben, als die Erkenntnis, daß die Wundinfektion von außen in die Wunde gelangt und es dies zu verhindern bzw. die Folgen so klein wie möglich zu halten gilt (F. TRENDELENBURG). Dagegen hat SEMMELWEIS die Gefährlichkeit der Kontaktinfektion durch Hände, Instrumente und alle Dinge, die mit der Wunde in Berührung kommen, bereits um die Mitte des vorigen Jahrhunderts voll erkannt. Er lehrte auch die Bedeutung der *Noninfektion:* »Finger erst gar nicht beschmutzen ist besser, als schmutzige Finger zu reinigen«. »Eine be-

1 s. a. L. H. TOLEDO-PEREYRA und M. M. TOLEDO: A critical study of LISTER's work on antiseptic surgery, Am. J. Surg. *131* (1976) 736–744.

schmutzte Hand muß mit Seife gewaschen werden und dann der Wirkung eines chemischen Agens 1 Unze Calcaria chlorata auf 2 Pfund Wasser) ausgesetzt werden«, so lautete SEMMELWEIS' Vorschrift zur Händedesinfektion bereits 1847!

Man braucht von SEMMELWEIS' Konzeption heute nichts abzustreichen, sie ist für uns zur Selbstverständlichkeit geworden. LISTER hatte bis 1883 keine Kenntnis von den SEMMELWEISschen Arbeiten, ihm bleibt das Verdienst, in der Geschichte der Chirurgie eine neue Periode eingeleitet zu haben.

1.10. Chemische und mechanische Wundantiseptik, aseptische Chirurgie

Nach KOCHS Veröffentlichungen und durch Benutzung neuer Färbemethoden, der Bakterienkultur und des Tierversuches gelang ab 1876 die Aufklärung vieler Infektionskrankheiten in schneller Folge. Das wichtigste Ergebnis für die Chirurgie war aber die völlige Lösung des Rätsels der Wundinfektion durch Systematisierung der Wundinfektionserreger (1878).

In der praktischen Chirurgie machten sich die KOCHschen Arbeiten erst von den 80er Jahren an zunehmend bemerkbar. »Reinlichkeit bis zur Ausschweifung« (BILLROTH) wurde nun die Devise. In den Operationssälen löste man sich wieder vom Karbolspray, LISTER selbst tat es erst 1890. Als Ersatz für die giftige Karbolsäure erlangte zunächst *Jodoformpulver* in der Wundbehandlung Bedeutung (MOSETIG v. MOORHOF 1880), bis sich auch seine Toxizität erwies. Dann verdrängte das KOCHsche *Sublimat* alles andere. Aber auch dieser Stoff war zu toxisch. Noch immer hielt die Suche nach einem idealen Wunddesinfizienz an. So wurden wieder der Äthylalkohol (SALZWEDEL 1894), dann Silbersalze (CREDÉ 1896), Perubalsam (SCHLOFFER 1905) empfohlen. Bis zu der Erkenntnis, daß man eine infizierte Wunde mit keinem Antiseptikum wieder keimfrei machen kann, war noch ein weiter Weg, aber ein grundsätzlicher Wandel in Richtung auf eine chemikalienfreie, atoxische Wundbehandlung und Gewebeschonung bahnte sich sichtbar an.

Auch später wieder aufgenommene Versuche einer »*Tiefendesinfektion*« infizierter Wunden haben nie ein brauchbares Ergebnis gebracht, obwohl mit einigen dieser Wundantiseptika bei Einbringung in geschlossene Hohlräume Erfolge erzielt wurden. Hierher gehören Jodalkohol, Jodtinktur, chlorhaltige Lösungen (DAKIN), Vuzin, Trypaflavin (BENDA 1912), Rivanol (MORGENROTH 1921). Man mußte erkennen, daß das Ziel »*Bakterientod ohne Zelltod*« durch physikalische oder chemische Antiseptika nicht zu erreichen ist.

Dagegen wurden wirksame Verfahren zur *Keimfreimachung* aller Geräte, Instrumente, Wäsche und Verbandmaterialien, die mit der Wunde in Berührung kommen, durch *Hitzeanwendung* besonders von E. v. BERGMANN und seinem Assistenten C. SCHIMMELBUSCH entwickelt (1891). Noch heute gebräuchliche *Händedesinfektionsmethoden* (Heißwasser-Alkohol) nach FÜRBRINGER (1888) und nach AHLFELD wurden eingeführt. Das *Zeitalter der Aseptik* war angebrochen und jeder Zufall soweit wie möglich ausgeschaltet. Bereits 1890 gab HALSTED in den USA den Gummihandschuh an, den P. L. FRIEDRICH (1864 bis 1916) zur heutigen nahtlosen Form verbesserte. Bereits 1892 forderte NEUBER getrennte Operationsräume für aseptische und septische Eingriffe. *Der Siegeszug der aseptischen Chirurgie konnte beginnen.*

Die Folgerungen für die Wundbehandlung waren vielfältig. Als erster gab NEUBER (1883) die antiseptische Wunddesinfektion ganz auf und benutzte zur Wundspülung nur noch 0,9%ige Kochsalzlösung. Dadurch konnte aber ebensowenig wie durch Wundantiseptika eine infizierte Wunde keimfrei gemacht werden. Das Problem war so nicht zu lösen. Hier setzten nun in den 90er Jahren Versuche ein, durch operative Wundbehandlung, *mechanische Wundauf- und -ausschneidung* (Wundzurichtung, Wundtoilette), den Entzug des Bakteriennährbodens und Keimverminderung in der Wunde zu erzielen, indem man alle Nekrosen und Fremdkörper entfernte, Wundtaschen freilegte und die Wunde breit offen ließ. Am bekanntesten sind die FRIEDRICHschen Untersuchungen (1898) über die Wundinfektionsbedingungen bei Luft- und Kontaktinfektion und über die Inkubationszeit der Wunderreger geworden. Diese mechanische Behandlung akzidenteller Wunden schaffte rechtzeitig – das heißt innerhalb von 6 Stunden vorgenommen – auch die Möglichkeit eines lockeren Wundverschlusses und der primären Heilung, wie P. L. FRIEDRICH in berühmt gewordenen Experimenten nachweisen konnte (1898) (Abb. 1.1).

Es bereitet auch heute noch hohen Genuß, FRIEDRICHS bahnbrechenden Vortrag auf dem Berliner Chirurgenkongreß 1898 nachzulesen. FRIEDRICH hatte sich folgende Fragen gestellt:

1. Wie lange bleibt eine operative Verletzungswunde im noch nicht infizierten, sondern nur infektionsverdächtigen Zustand?
2. Wie lange benötigt das infektionsverdächtige, in die Wunde gelangte Material bis zum Ausbruch der bakteriellen Infektion?
3. Wie lange bleibt die Wundinfektion ein örtlicher Prozeß?

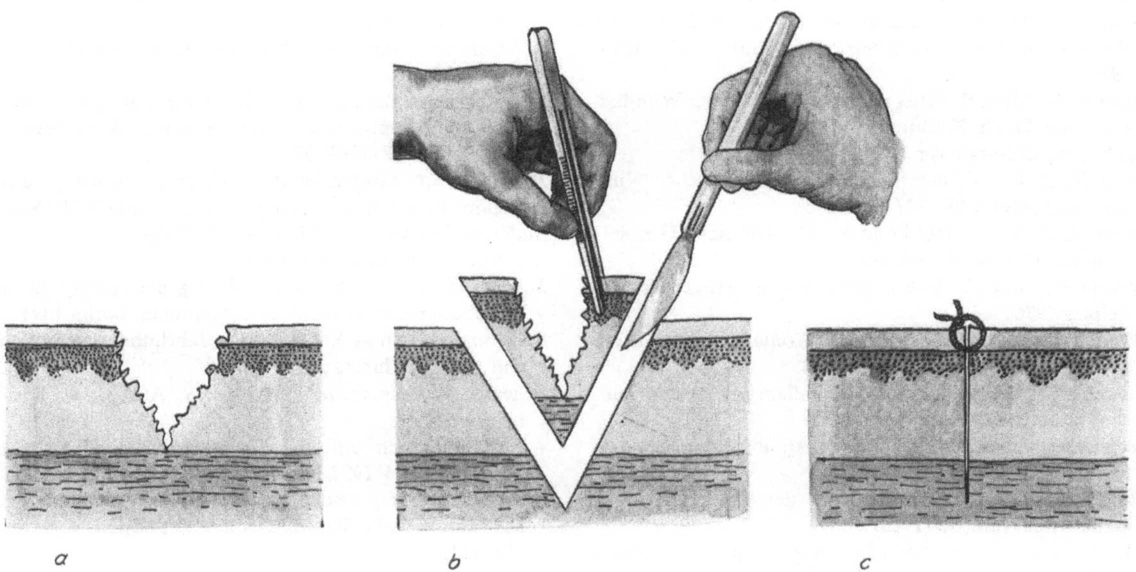

Abb. 1.1 *a–c* Das FRIEDRICHsche Experiment. Eine mit hochvirulenten Erregern (NOVYsche Ödembazillen) infizierte Wunde wird im Gesunden vollkommen ausgeschnitten und der entstandene Defekt wieder vernäht. Nur innerhalb einer Grenze von 6 bis 8 Stunden konnte FRIEDRICH danach Primärheilung beobachten. Bei Überschreiten dieser Zeit vereiterten die Wunden, weil die Erreger nach einer gewissen Zeit der Anpassung bereits ihre Invasion in das umgebende Gewebe begonnen hatten

Bei seinen Experimenten brachte FRIEDRICH Gartenerde und Zimmerstaub in scharfe Schnittwunden des M. triceps brachii von Meerschweinchen und vernähte die Wunden wieder. Wenn er dann bis zu 6 (bis 8) Stunden flächenhafte Exzisionen 2 mm vom Wundrand vornahm (s. Abb. 1.1), war mikroskopisch und bakteriologisch noch keine Bakterieninvasion nachweisbar. Eine erneute Wundnaht führte regelmäßig zu primärer Heilung. Überschritt er die 6- bis 8-Stunden-Grenze, so konnte er trotz Exzision die Wundinfektion nicht aufhalten. Übertrug er exzidiertes Material auf andere Meerschweinchen, so verkürzte sich die Zeit des Angehens der Wundinfektion beträchtlich.

FRIEDRICH zog daraus folgende Schlüsse: Eine totale Wundexzision innerhalb von 6 bis 8 Stunden verhindert eine Wundinfektion selbst mit den damals als am meisten virulent angesehenen NOVYschen Ödemerregern (s. S. 125). Bei Staphylo- und Streptokokken dürften die Verhältnisse wesentlich günstiger liegen.

Bei Tierpassage der Erreger verkürzt sich ihre Auskeimungszeit wesentlich. Die ausgebrochene Wundinfektion verliert an Heftigkeit, sobald das geschlossene Infektionsgebiet in ein offenes umgewandelt wird.

Das Endziel aber all dieser Bemühungen, Möglichkeiten zu finden, um einer operativ oder akzidentell infizierten Wunde wieder den Status völliger Keimfreiheit zurückzugeben (P. EHRLICH: Therapia magna sterilisans), konnte mit keiner Methode bisher erreicht werden. Hier kommt aber die Natur den ärztlichen Bestrebungen weit entgegen, weil ein sonst gesunder Körper auch mit einer erheblichen Zahl restlicher oder eingebrachter pathogener Keime fertig wird, ohne daß die primäre Wundheilung gestört wird (BUCHNER 1877, METSCHNIKOFF 1883, FODOR, NUTTAL 1887, ELEK und COHEN 1957).

Geht man zurückschauend die Geschichte der Wundinfektion vom Stande unseres heutigen Wissens aus durch, so erscheint sie uns als eine Kette unverständlicher Irrtümer mit nur einigen weit herausragenden Persönlichkeiten von einsamer, oft tragischer Größe. Nur diszipliniertes, undogmatisches Denken und ständiges Beobachten der Vorgänge im menschlichen Organismus und in der Umwelt sichern uns Heutige davor, vermeidbare Fehlwege zu gehen. Der *»moderne« Hospitalismus* (s. S. 144) unserer Tage ist ein warnendes Beispiel dafür, wohin uns in der operativen Medizin von Wunschvorstellungen getragenes Denken und Bequemlichkeit schnell zurückwerfen können.

Literaturverzeichnis

Billroth, Th., Untersuchungen über die Vegetationsformen von Coccobacteria septica. 1874

Bruck, F., Semmelweis, der Begründer der Anti- und Aseptik, Berlin 1921

v. Brunn, W., Von den Gilden der Barbiere und Chirurgen in den Hansestädten. J. A. Barth, Leipzig 1921

–, in Kirschner-Nordmann, Geschichtliche Einführung. 1924

–, Kurze Geschichte der Chirurgie. Springer, Berlin 1928

Brunner, C., Die Entwicklungsphasen und -tendenzen der Wundbehandlung in den letzten 50 Jahren. Zbl. Chir. 1924

Buchner, H., Über die Theorie der antiseptischen Wundbehandlung. Dtsch. Z. Chir. *10* (1878) 91

Fischer, H., Chirurgie vor 100 Jahren. Leipzig 1876

Friedrich, P. L., Die aseptische Versorgung frischer Wunden. Arch. klin. Chir. *57* (1898) 288

Godlee, J. R., Lord Lister London 1917, Deutsche Übersetzung von E. Weisschedel. 1925

Gortvay G., und *J. Zoltan*, Semmelweis. Hirzel-Verlag, Leipzig 1976

Henle, J., Von den Miasmen und Kontagien. A. Hirschwald, Berlin 1840

Hunter, J., Treatise on the blood, inflammation and gunshot wounds. London 1794

Koch, R., Untersuchungen über die Ätiologie der Wundinfektionskrankheiten. 1878

Küster, E., Geschichte der neueren deutschen Chirurgie. Neue Dtsch. Chir. *15* (1915)

Lister, J., On a new method of treating compound fractures etc. Lancet 1867

–, On the antiseptic principle in the practice of surgery. Lancet 1867

Manninger, V., Der Entwicklungsgang der Antiseptik und Aseptik. Abhandlungen zur Geschichte der Medizin *12* (1904)

Naumann, P., Antiseptik und Aseptik im Wandel der Zeit. Med. Welt (1961) 611

v. Nussbaum, Leitfaden zur antiseptischen Wundbehandlung. 1877

Pasteur, L., Animacoules infusoires vivant sans gas oxygéne libre et déterminant des fermentations. Acad. des sc. compt. rend. *52* (1861) 344

Pringle, J., Some experiments on substances resisting putrefaction. Roy. Soc. London phil. trans. *46* (1749/50) 483

Sudhoffs, Klassiker der Medizin *19* (1922)

–, Meister der Heilkunde *5* (1924)

Schimmelbusch, C., Die Durchführung der Asepsis in der Klinik des Herrn Geheimrat v. Bergmann. Berlin 1891

Schipperges, H., und *F. Linder*, Ein Jahrhundert Antisepsis und Asepsis. Chirurg *38* (1967) 149

Schmitt, W., Allgemeine Chirurgie, 9. Aufl. J. A. Barth, Leipzig 1979

–, P. L. Friedrich und die Wundinfektion. Sauerbruch-Vorlesung 10. 4. 1977, Zbl. f. Chir. *103* (1978) 65–69

Trendelenburg, F., Josef Listers erste Veröffentlichungen über antiseptische Wundbehandlung. Sudhoffs Klassiker *17* (1912)

Wagensteen, O. H., Preludes to Lister and the interdependence of the sciences. Surgery *58* (1965) 931

Whipple, A. O., The story of wound healing and wound repair. Ch. C. Thomas, Springfield 1963

Wolzendorff, Die lokale Behandlung frischer Wunden im 15. Jahrhundert. Dtsch. Z. Chir. *8* (1877) 261

2. Die Wunde und ihre Heilung

W. SCHMITT

Bei einer Wundsetzung kann es sich im einfachsten Fall um eine harmlose tangentiale *Abschürfung* handeln. Bei der *oberflächlichen Wunde* wird lediglich die Haut durchtrennt, während bei *tiefen* Wunden Muskeln, Sehnen, Knochen, Nerven und Gefäße mitverletzt sind. *Penetrierende Wunden* eröffnen zugleich Körper- und Gelenkhöhlen. Von *Defektwunden* sprechen wir, wenn Gewebsteile dabei in Verlust geraten.

Die *Wundform* richtet sich auch nach der Art der verletzenden Gewalt und den Hautspaltlinien. Es gibt *Schnitt-, Stich-, Quetsch-, Riß-, Platz-, Biß-* und *Schußwunden.* Die Reihenfolge der Aufzählung entspricht ihrer Infektionsanfälligkeit (s. a. S. 37).

Jedes Lebewesen ist fortlaufend Verletzungen seiner Oberfläche wie auch seines Inneren ausgesetzt, denen es zwangsläufig erliegen würde, gäbe es nicht das *biologische Phänomen der Wundheilung* in Form von Regeneration und Reparation. An diesem mesenchymalen Prozeß sind beteiligt: Grundsubstanz, Fasern und Zellen; ferner das Epithel, sofern die Wunde die Haut einbezieht. Das Ergebnis dieses Vorgangs ist dann als ideal anzusehen, wenn der ursprüngliche Zustand in Struktur und Funktion wiederhergestellt wird *(Regeneration).* Aber nur primitive Lebewesen sind zum Organersatz befähigt, höheren Vertebraten und den Säugetieren und damit dem Menschen ist er versagt. Hier heilt jede Verletzung von Körpergewebe – abgesehen von Blut, Epithel und Schleimhaut – nur durch Flickgewebe *(Reparation)* aus, dem aber im Bereich bindegewebiger Strukturen (z. B. Knochen) eine große Anpassungskraft an Struktur und Funktion eigen ist.

2.1. Bindegewebe

Bindegewebe finden wir in allen Teilen des Körpers. Jeweils von den örtlichen Aufgaben abhängig, weist es sehr unterschiedliche Beschaffenheit auf: straff und massig in Sehnen, Faszien und Bändern, elastisch in der Arterienwand, locker in parenchymatösen Strukturen. Was dabei differiert, ist nur das Verhältnis der faserigen zu den zelligen Elementen.

2.1.1. Grundsubstanz

Zellen und Fasern des Bindegewebes liegen in einer amorphen Flüssigkeit, der Grundsubstanz. Sie besteht aus Wasser, Elektrolyten, Auf- und Abbaustufen des Kollagens, Serumeiweiß, Glykoproteiden und Proteoglykanen (saure Mukopolysaccharide, Tab. 2.1) und kann gelförmig bis flüssig (z. B. Synovialflüssigkeit) sein. Der Grundsubstanz obliegt die Ernährung der in sie eingebetteten Zellen und Fasern, sie kann erhebliche Mengen an Wasser aufnehmen (Ödemfähigkeit).

Tabelle 2.1 Mukopolysaccharide des Bindegewebes

Hyaluronsäure
Chondroitin
Chondroitinsulfat A
Chondroitinsulfat B (β-Heparin)
Chondroitinsulfat C
Mucoitin (Struktur ähnlich oder gleich Hyaluronsäure)
Mucoitinschwefelsäure
Heparin
Heparinmonosulfat

2.1.2. Fasern

Als Faserelemente des Bindegewebes sind Kollagen- und Elastinfasern bekannt. Ihre Bildung aus Fibroblasten gilt heute als gesichert.

Die *Kollagenfasern* bestehen aus einer eiweißähnlichen Substanz (lange Polypeptidketten), die gekocht zu Leim wird. Sie sind rißfest und nicht dehnbar. Die Rißfestigkeit einer Wunde ist vom Gehalt an neugebildetem Kollagen abhängig. Die Biosynthese des Kollagens geschieht wie die anderer Proteine (LINDNER).

Die *elastischen Fasern* bestehen aus einer durch

Kochen nicht zu verändernden eiweißähnlichen Substanz, sie sind dehnbar und vielfach verzweigt. Vom Kollagen unterscheiden sie sich sowohl physikalisch als auch chemisch.

2.1.3. Bindegewebszellen

Zu den zelligen Elementen des Bindegewebes rechnen wir (Abb. 2.1):
die *multipotenten Fibroblasten,* in denen sowohl die Synthese der Proteoglykane wie der Kollagenfasern erfolgt,
die *resorptiv tätigen Makrophagen* (Histiozyten), die sich neben dem Bindegewebe auch in Knochenmark, Milz und Leber nachweisen lassen,
die *sezernierenden Mastzellen,* die die Blutgefäße begleiten, ferner in serösen Häuten, Bauchfell, der Leber und Milzkapsel zu finden sind. Sie gelten als der Ort der Heparin- und Histaminbildung,
die *sezernierenden Plasmazellen,* deren Aufgaben (Gamma-Globulinsynthese? Antikörperbildung?) weitgehend unbekannt sind: *Eosinophile,* die offensichtlich in Zusammenhang sowohl mit dem Histaminstoffwechsel als auch der Nebennierenrinde stehen.

2.2. Primär- und Sekundärheilung

Auf der Fähigkeit des Körpers zur Wundheilung beruht die gesamte Chirurgie. Dieses entzündliche Phänomen ist eine Phasenabfolge mit zunehmender Akzentverschiebung von der katabolen zur anabolen Seite und beginnt mit dem Moment der Wundsetzung.

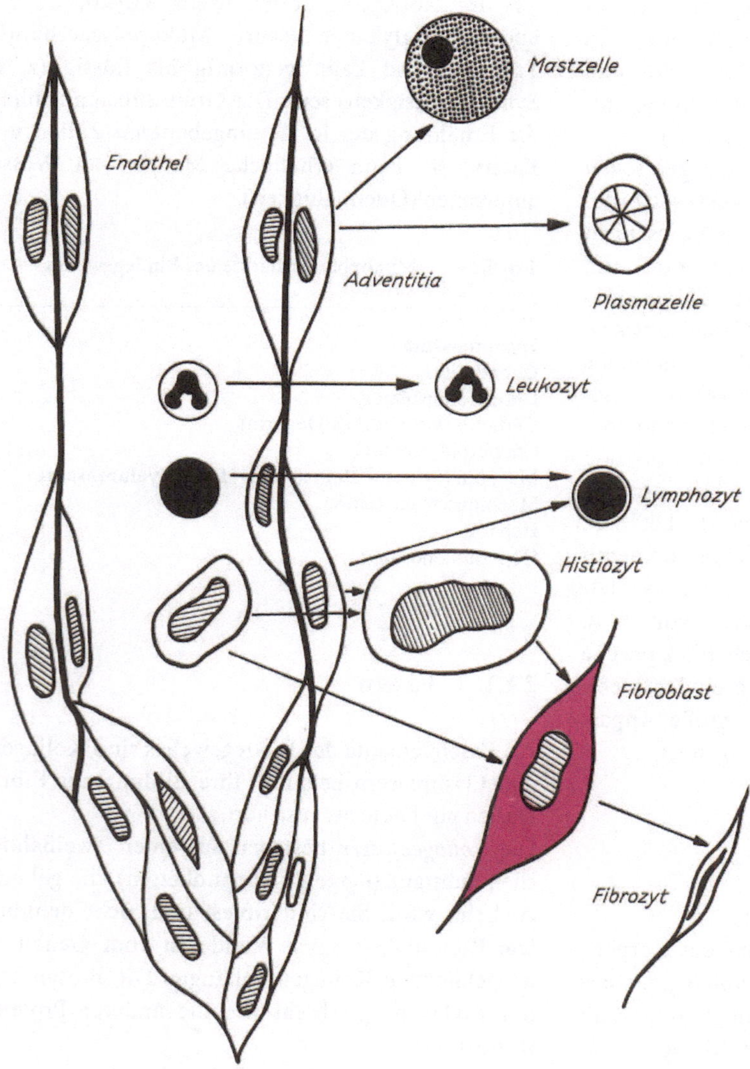

Abb. 2.1 Die zelligen Wundheilungselemente und ihre Herkunft (nach H. U. Zollinger 1962). Aus der links dargestellten Kapillare mit Basalmembran, Endothel und Adventitia erfolgt an der Spitze eine Aussprossung. Rechts sind die aus dem Kapillargefäß ausgewanderten bzw. die von den Adventitialzellen stammenden Zellen dargestellt. Von oben nach unten: Mastzellen, Plasmazellen (aus Adventitialzellen);
Leukozyten (aus der Blutbahn);
Lymphozyten (aus der Blutbahn und von Adventitialzellen);
Histozyten, Fibroblasten, Fibrozyten (von Blut- und Adventitialzellen stammend)

2.2.1. Primäre Wundheilung

Obwohl die Haut den alltäglichen Verletzungsmöglichkeiten am meisten ausgesetzt ist, bezieht sich der Vorgang der Wundheilung auf alle Teile des Körpers, unabhängig davon, ob die Haut mit einbezogen ist oder nicht. Der Ablauf des Heilprozesses ist dabei in seinen Grundzügen stets der gleiche und verläuft in 4 sich zum Teil überdeckenden Phasen. Die zeitliche Dauer der Einzelphasen unterliegt dabei Schwankungen (Abb. 2.2 und 2.3).

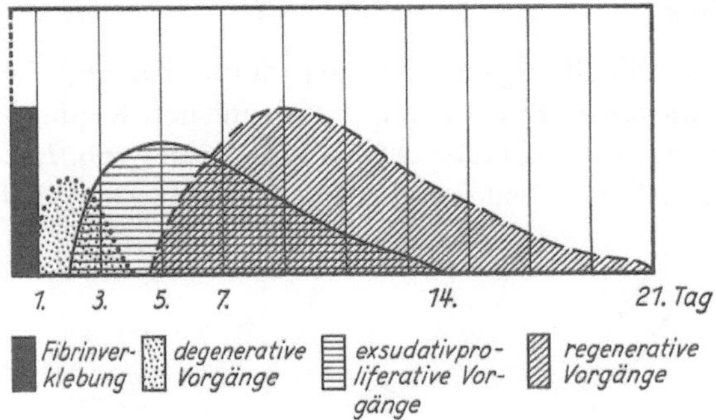

Abb. 2.2 Zeitfolge der Wundheilperioden

1. Phase: Sofortige provisorische Verklebung durch Fibrin

Zusammenhangstrennung, Zerstörung oder Verlust von Gewebe lassen den Vorgang der Wundheilung unmittelbar beginnen, d. h. die Sekretion einer zu Normalzeiten die Mitose inhibierenden Substanz (Mitosehemmstoff) wird eingestellt, die mitotische Aktivität aller Zellen im Wundgebiet steigt stark an. Ausgelöst wird das (LINDNER) durch die bereits nach wenigen Minuten schon nachweisbare *Azidose* infolge O_2-Mangels und CO_2-Anreicherung im Gewebe, Gefäß-Stase und anaerober Glykolyse, ferner durch *Freisetzung von biogenen Aminen*[1], Kininen,

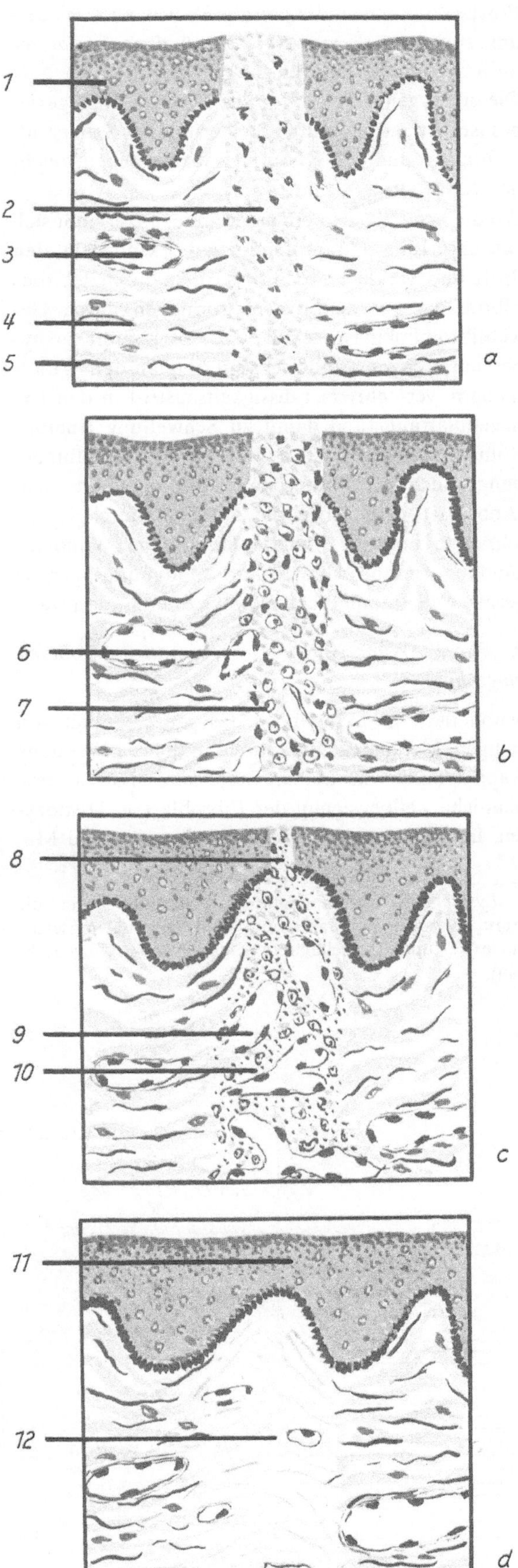

Abb. 2.3 Heilung einer Schnittwunde in 4 Phasen (nach A. BIENENGRÄBER). *a* Frisches Stadium; *1* Epithelschicht, *2* Schnittfuge mit Fibrin, Erythrozyten, Leukozyten, Gewebstrümmern, *3* Kapillare, *4* Korium, *5* elastische Fasern; *b* Proliferation der Bindegewebszellen; *6* beginnende Kapillarsprossung, *7* Histiozyten, Reste von Fibrin und Leukozyten; *c* fibroplastisch-kapillarbildende Phase; *8* beginnende Epithelregeneration, *9* erhebliche Kapillarneubildung, *10* Fibroblasten; *d* Narbenstadium; *11* komplette Epithelregeneration, *12* ehemaliger Wundspalt durch eine kollagene Narbe ausgefüllt (Hämatoxylin-Eosin-Färbung)

1 *Biogene Amine:* vom Organismus gebildete kleinmolekulare Substanzen mit Aminogruppen wie z. B. Histamin, Tyramin, Dopa, Azetylcholin, Uracil, Agmatin.

Prostaglandinen und *Lysosomen*[1], was alles wiederum zur *Anreicherung von Entzündungsmediatoren* im verletzten Gewebe führt.

Dieser Vorgang der »*Sofortreaktion*« des Bindegewebes ist meßbar und durch Steigerung des Sauerstoffverbrauchs und des ^{35}S-Sulfateinbaues gekennzeichnet (LINDNER).

Wo die Wundflächen einander anliegen, ergießt sich zunächst Blut und proteinreiches Exsudat in den Spalt und verklebt ihn provisorisch durch lebloses Fibrin, das aus dem Plasmafibrinogen durch Gewebsthrombokinase gefällt wird. Es kommt zu hyperämisierender Kapillarerweiterung an den Wundrändern, vermehrtem Flüssigkeitsaustritt in den Extrazellulärraum und damit zu Schwellung **(tumor)**, Rötung **(rubor)** und Hitze **(calor)** in der Wundumgebung. Auch der Wundschmerz **(dolor)** fehlt nicht (Abb. 2.4), desgleichen die örtlich dadurch eingeschränkte Leistung **(functio laesa).** Die Wundentzündung verläuft klinisch um so unauffälliger, je geringer die traumatische Gewebsdegeneration war.

2. *Phase: Wundreinigung, degenerative Vorbereitungsphase*

Schon nach 24 Stunden ist das ganze Gebiet von zelligen Elementen, die durch undicht gewordene Kapillarwände austreten, durchsetzt. Es ist eine deutliche Zellbewegung der Fibroblasten, Histiozyten, Leukozyten nachweisbar. Leukozyten und Makrophagen beginnen mit der phagozytären Beseitigung von Gewebstrümmern und Zerfallsprodukten aller Art, sie durchdringen geronnenes Blut und die Fibrinschicht. Das Wundgebiet wird so binnen kurzem von totem und nicht mehr lebensfähigem Gewebe gereinigt. In dieser 2 bis 4(5) Tage andauernden Periode des Gewebsabbaues (lag phase) erfolgt zunächst noch keinerlei Reparation des Schadens. In dieser Zeit ist jede Wunde (auch die durch Naht versorgte) besonders infektionsgefährdet.

3. *Phase: Kapillarsprossung und Bindegewebsneubildung*

Erst mit Rückgang der Hyperämie beginnt die *proliferative Phase* dann mit deutlicher Kapillarsprossung in Richtung auf den Wundspalt (Abb. 2.5). Jugendliche Bindegewebszellen (Fibroblasten) be-

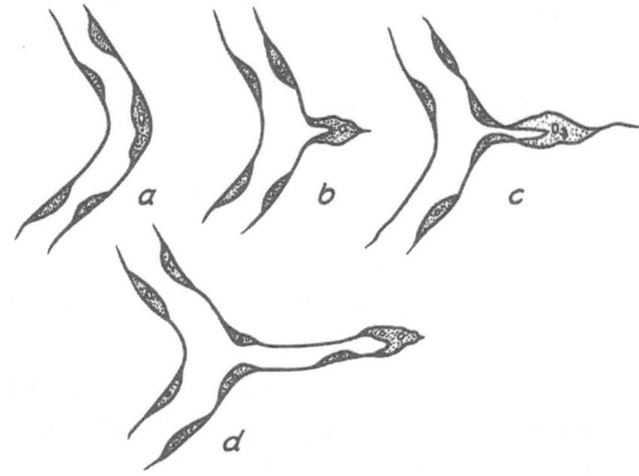

Abb. 2.5 *a–d* Das Aussprossen neuer Kapillaren in einer heilenden Wunde. Die der Wunde am nächsten liegenden Zellen teilen sich und bilden einen neuen Kapillarschlauch

1 *Lysosomen:* membrannahe Zytoplasmabläschen, die saure Hydrolasen enthalten und Enzymaktivität freisetzen mit extra- und intrazellulärem Katabolismus (Gewebsabbau).

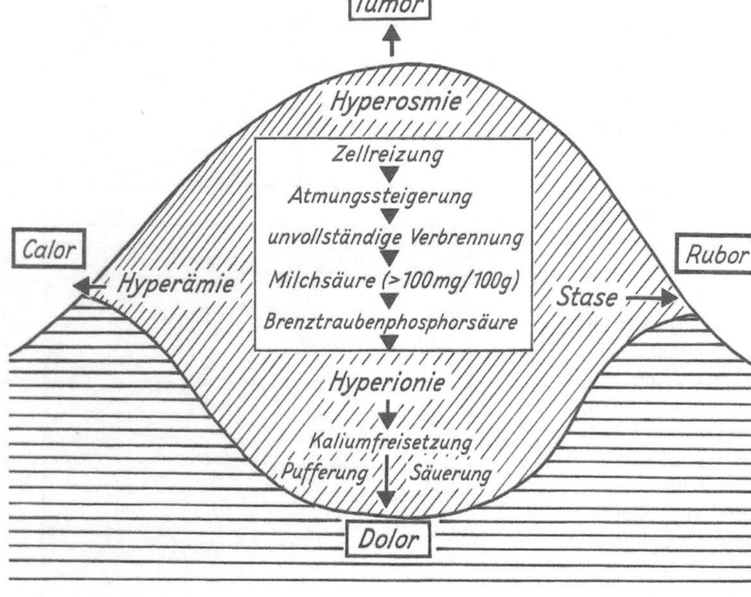

Abb. 2.4 Die klassischen Entzündungszeichen und die ihnen zugrundeliegenden biologischen Vorgänge (entnommen aus J. LINDNER, Die posttraumatische Entzündung und Wundheilung, in: Handbuch der plastischen Chirurgie, Bd. I, De Gruyter, Berlin 1972)

gleiten die neuen Blutgefäßchen, sie bilden sowohl durch Polysaccharide die stark quellfähige, gelartige amorphe Grundsubstanz als auch das Fasereiweiß Kollagen. Der tägliche Vortrieb des jungen Bindegewebes wird mit 1 bis 2 mm angegeben (RUSSELL und BILLINGHAM, DOUGLAS), so daß ein spaltförmiger Defekt in wenigen Stunden lebend überbrückt ist. Schon ab 5. bis 6. Tag legen die Fibroblasten zarte Kollagenfasern in die Grundsubstanz ab, die bald an Menge und Dicke zunehmen, der Wunde so vermehrt Rißfestigkeit verleihend.

4. Phase: Narbenbildung, Reparation (Regeneration)

Mit fortschreitender Heilung übersteigt die Anzahl der Kollagenfasern immer mehr die der Zellen. Diese fibroblastische Proliferationsphase dauert ungefähr bis zum 14. Tag, dann macht sich im Wundbereich eine zunehmende Schrumpfung und Reifung des Bindegewebes bemerkbar, die Kapillaren und Fibroblasten werden an Zahl weniger (Modellierung der zukünftigen Narbe durch Kollagenase), das Wundgebiet verliert sein Ödem. Die erst hochrote Narbe blaßt ab und verkürzt sich um 20 bis 30% *(Phase der Vernarbung)*.

2.2.2. Sekundäre Wundheilung
(sanatio per secundam intentionem)

Wenn bei der Wundsetzung ein infektionsfreier Gewebsdefekt entsteht, der ein Aneinanderlegen der Wundflächen nicht zuläßt, dient die Fibrinausfüllung zum abdichtenden Schutz der Wundoberfläche. In den Maschen des Fibrinflechtwerkes werden die zelligen Elemente des Blutes und der Gewebsflüssigkeit zurückgehalten, so daß an der Wundoberfläche nur ein fibrinogenarmes, wenig zur Gerinnung neigendes, seröses Exsudat austritt, das *Wundsekret*. Bei Defektwunden unter der Haut sammelt es sich als *Serom* an, stark mit Blut untermischt. Wo Defektwunden frei liegen, tritt das Wundsekret als klare, gelbliche Flüssigkeit in Erscheinung, das mit dem Fibrin zusammen der Eintrocknung zum *Schorf* unterliegt.

Der Reiz der Defektsetzung löst hier die gleichen Entzündungsvorgänge aus, wie oben bei den spaltförmigen Wunden beschrieben. Als Folge der eintretenden Kapillarsprossung bilden sich im Oberflächenbereich des Defektes kleine Gefäßbäumchen aus, außen von Fibroblasten, Makrophagen und anderen Wanderzellen umgeben. Die Wundoberfläche erhält dadurch auch makroskopisch ein gekörntes Aussehen, daher die Bezeichnung als *Granulationsgewebe* (Wundwärzchen). Allmählich fortschreitend besorgt es die Auffüllung des Defektes. In seinen tieferen Schichten finden sich Fibroblasten in großer Fülle, untermischt mit Kollagenfasern unterschiedlichen Reifegrades. Der eigentliche Wundheilungsvorgang ist beendet, wenn der Defekt mit Granulationen aufgefüllt ist. Es besteht jetzt eine Chance, die offene Wunde durch *Sekundärnähte* nachträglich in eine geschlossene zu verwandeln oder ihre Epithelisation durch freie oder gestielte Hauttransplantation vorwegzunehmen.

Unter gleichzeitiger Verringerung seiner Vaskularisation und narbiger Schrumpfung gewinnt das Reparationsgewebe zunehmend an Dichte und Rißfestigkeit und erfährt seiner Belastung entsprechend eine Remodellierung unter Ausrichtung der Bindegewebsfasern, entsprechend der stärksten Zugbelastung. Der Vorgang der »sauberen«, d. h. infektionsfreien Sekundärheilung unterscheidet sich biologisch grundsätzlich nicht von dem der primären Wundheilung, nur der zeitliche Ablauf der einzelnen Phasen erfährt eine Verlängerung. Klinisch bringt aber die Sekundärheilung einer Wunde für den Kranken viele Nachteile, von denen neben dem Zeitverlust besonders der Eiweißverlust durch Sekretabstrom, die stets unvermeidbare Wundinfektion und die mindere Qualität der Narbe genannt seien.

2.2.3. Wundheilung unter dem Schorf

Bei sehr oberflächlichen Wunden, die nicht alle Hautschichten durchdringen (sogenannte Abschürfungen oder Exkoriationen) – ihnen gleichen die Hautdefekte nach Entnahme von REVERDIN- oder THIERSCH-Läppchen –, kommt es zu einer Wundheilung unter dem aus Fibrin, Leukozyten und Erythrozyten gebildeten Schorf. Der Defekt heilt unter der Kruste in wenigen Tagen, vorausgesetzt eine Infektion kann vermieden werden. Der Epithelersatz erfolgt durch Regeneration aus der erhalten gebliebenen Hautbildungsschicht (Stratum germinativum).

2.3. Epithel

Jede Verletzung der Körperoberfläche bezieht auch das Epithel mit ein. Bei ihm handelt es sich um eine, den jeweiligen Bedürfnissen gut angepaßte abgrenzende Schutzschicht des Organismus, die an sich gegen äußere Einwirkungen recht widerstandsfähig ist.

Das Plattenepithel der Körperoberfläche wird an der Dermis in der Basalzellschicht (Stratum basilare) gebildet, erfährt im Stratum lucidum und granulosum seine Reifung, um mit Keratin imprägniert als oberflächliches, verhorntes Plattenepithel der Abstoßung zu verfallen. Bei Zerstörung der Basalzellschicht ist noch eine Epithelregeneration aus den epithelialen Anteilen der Haarfollikel und Drüsengangsreste möglich.

Zur Wiederherstellung einer intakten Epithelbedekkung stehen zwei Formen der Epithelregeneration zur Verfügung:

1. *Regeneration aus der Tiefe der Basalzellschicht sowie Drüsenausführungsgängen* und *Haarfollikeln.* Klinisch stellt sich so z. B. bei Abschürfungen, Transplantatentnahmestellen, Verbrennungen zweiten Grades in wenigen Tagen eine zunächst sehr dünne, aber intakte Epitheldecke wieder her, die dann erst allmählich durch Zellteilung an Dicke gewinnt (Wundheilung unter dem Schorf). Die Epithelregeneration aus der Tiefe bietet, sofern sie infektionsfrei und ungestört ablaufen kann, keine Probleme.

2. *Regeneration vom Wundrand her.* Der Vorgang der Randepithelisation wird ausgelöst von der Wundsetzung. 24 Stunden danach findet man an der Grenze zum intakten Epithel eine 3 bis 4 mm breite hypertrophische Zone. Dort sind die Epithelzellen aufgeschwollen, zeigen aber vor 36 Stunden noch keine mitotische Aktivität. Von ihnen aus setzt aber ziemlich unmittelbar eine aktive *amöboide Wanderbewegung* ein, die spaltförmige Wunden in 12 bis 20 Stunden zu überhäuten vermag. Dabei beträgt der Epithelvorschub etwa 3 bis 10 Zelldurchmesser pro Stunde (LINDNER). Wo aber ein Substanzverlust des Gewebes vorliegt, besteht zunächst für 4 bis 5 Tage eine Latenzperiode, in der sich Granulationsgewebe im Defekt auszubilden vermag. Erst wenn die Defektauffüllung über Hautniveau ist, beginnt dann die Epithelwanderung. Nie zeigt das Randepithel von sich aus Neigung, in granulationsausgekleidete Mulden hineinzuwandern, obwohl frei transplantierte autoplastische Spalthaut dort (Infektionsfreiheit vorausgesetzt!) glatt anheilt. Epithel hat offensichtlich einen gestaltenden Einfluß auf das von ihm überzogene Granulationsgewebe. Diese Wechselbeziehungen sind noch unklarer Art.

Das Wanderepithel ist zunächst einschichtig und hornfrei und mit dem bloßen Auge kaum wahrzunehmen. Dem aufmerksamen Beobachter fällt aber auf, daß die Oberfläche der Granulationen dort nicht mehr feucht glänzt, sondern stumpf geworden ist. Die Verdickung des Epithels zur Mehrschichtigkeit wird dann allein von der *mitotischen Aktivität* des Wanderepithels bewirkt und beginnt etwa ab 9. Tag. Wo sich Epithel von verschiedenen Seiten begegnet, kommen Migration und Mitose sofort zum Stillstand: Wirkung des *epidermalen Chalons*[1].

Die Verbindung des einschichtigen Wanderepithels mit seiner Unterlage ist zunächst sehr locker, man kann sie mit den Verhältnissen bei der freien Epitheltransplantation vergleichen. Erst später kommt es zu festeren Beziehungen des inzwischen hypertrophierten Wanderepithels zu dem unterliegenden Granulationsgewebe.

Mit der vollständigen Epithelisierung einer die Körperoberfläche einbeziehenden Wunde ist der Vorgang der Wundheilung zum Abschluß gekommen, d. h. das Granulationsgewebe erfährt keine weitere Aufstockung. Das Deckepithel hat jedoch einen Einfluß auf das, was sich im darunterliegenden Granulationsgewebe in bezug auf Entquellung, Schrumpfung und Narbenkontraktion abspielt (s. o.). Das zunächst 8- bis 15schichtige Epithellager erfährt Atrophie und Abflachung und ist leicht verletzlich, qualitativ steht es erheblich hinter dem Original zurück. Es fehlen ihm Talgdrüsen und Pigmentzellen, ferner die Subkutis und damit neben dem Stratum papillare auch eine zur Hyperämie fähige Gefäßversorgung. Auch die Neurotisation erfolgt nur langsam und spärlich.

Die Wiederherstellung der übrigen Epithelien des Körpers, wie z. B. an Verdauungstrakt, Harnabflußwegen, Atmungssystem, ähnelt der der Haut. An Bauch- und Brustfell erfolgt der Ersatz durch Randproliferation und Metaplasie des darunterliegenden Bindegewebes, es siedeln sich auch abgeschilferte Pleura- bzw. Peritonealzellkomplexe an.

Die Epithelisierung durch Migration kann empfindlich gestört werden durch zu häufige Verbandwechsel, die die lockere Epithelschicht abreißen, durch ungenügende Sauerstoffversorgung des Gewebes, obwohl die Epithelzellen selbst zunächst nur plasmatisch ernährt werden, ferner durch Infektion der Wundoberfläche, die die Migration aufhält und schon gebildetes Epithel wieder zerstört.

Definition der Wundheilung zu Vergleichszwecken

Um Vergleichsmöglichkeiten zu schaffen, sollte man nach E. LEXERS Vorschlag unter *primärer Wundheilung* nur folgenden Zustand gelten lassen: Heilung

1 *Chalone:* Proliferationsinhibitoren, die in demselben Gewebe produziert werden, dessen Teilungsaktivität sie auch hemmen und die diese Hemmwirkung auf nichttoxischem, reversiblem Wege ausüben (W. R. PAUKOVITS).

mit unmittelbarem Aneinanderliegen der Wundränder, ohne eitrige Infektion, ohne Hämatom oder Serom, ohne Stichkanalinfektion, Randnekrose oder Gewebslücke. Alle genannten Komplikationen sind als *gestörte Primärheilung* zu rubrizieren.
Die *sekundäre Wundheilung* ist durch das Vorhandensein eines Gewebsdefektes und seine Ausfüllung mit Granulationsgewebe gekennzeichnet.

2.4. Lokale und allgemeine Einflüsse auf die Wundheilung

Das Idealziel der Wundheilung, eine annähernde Wiederherstellung der äußeren bzw. inneren Körperform und der ursprünglichen Leistung, kann nur von einer infektionsfrei und mit schneller Epithelisierung abheilenden Wunde erreicht werden. Dieser Vorgang verläuft optimal und kann nicht beschleunigt werden. Es gibt aber eine Reihe von Einflüssen allgemeiner und lokaler Art, die sich *nachteilig* auf Wundheilung und Epithelisation auswirken können (Tab. 2.2).

2.4.1. Allgemeine Einflüsse auf Wundheilung und Epithelisierung (Tab. 2.2 und 2.3)

Es besteht kein Zweifel, daß nach Durchtrennung von Haut und Faszie die *Zugbelastung der Wunde* in den ersten 6 bis 7 postoperativen Tagen allein von der chirurgischen Naht getragen wird. Ungeachtet dessen sollte man Hautnähte (möglichst monofile!) bereits ab 4. Tag entfernen, unabhängig vom Nahtmaterial. Das erhöht durch Wegfall des Fremdkörperreizes die Rißfestigkeit beträchtlich. Von hier ist es nur ein Schritt, um auf Hautnähte zugunsten der Klebung ganz zu verzichten und auch die traditionsgeheiligten subkutanen Katgutnähte wegzulassen, um sie für 2 bis 3 Tage durch eine REDON-Kapillare zu ersetzen.

Alter

Je älter ein Verletzter ist, desto langsamer läuft die Wundheilung infolge Fibroblastenmangels ab, dabei ist das biologische Alter des Gewebes wichtiger als das kalendarische (s. S. 72). Trotz der so auftretenden Verzögerung im zeitlichen Ablauf ist aber das Endergebnis der Wundheilung junges Narbengewebe (ROSENTHAL und STEINMANN).

Tabelle 2.2 Ursachen der schlecht heilenden Wunde (nach EUFINGER 1961)

Lokale Faktoren
a) Wundinfektion
b) Fremdkörper
c) Lokale Mangeldurchblutung
d) Iatrogene Faktoren (zu häufiger Verbandwechsel)
e) Artefakte

Allgemeine Faktoren
a) Höheres Lebensalter
b) Eiweißmangel
c) Vitamin-C-Mangel
d) Anämie
e) Allgemeine Austrocknung
f) Arzneimittel (Antikoagulanzien, Kortison)
g) Diabetes mellitus
h) Syphilis
i) Tuberkulose
k) Arterielle Durchblutungsstörungen
l) Venöse Durchblutungsstörungen
m) Innervationsstörungen

Tabelle 2.3 Faktoren, von denen der Verlauf der Wundheilung abhängt (nach KIRSCHNER)

Größe der Wunde
\+ Stärke der Gewebsquetschung
\+ Bakterienart, -virulenz und -zahl
\+ Zeitpunkt der operativen Wundbehandlung
\+ Gründlichkeit der Wundausschneidung
\+ Gründlichkeit der Blutstillung
\+ Größe des Sekretabflusses
\+ Allgemeiner Kräftezustand
\+ Grad der Abkühlung
\+ Schädigung durch den Transport
\+ Größe des Blutverlustes
\+ Alter des Kranken
\+ Immunitätslage
\+ Art der Ruhigstellung

Anämie

Bei chronischer Anämie sind die Angaben widersprüchlich. Daß dagegen eine insuffiziente Gewebsdurchblutung die Wundheilung stört bzw. unmöglich macht, ist bekannt: arterielle periphere Durchblutungsstörungen, Ulcus cruris venosum. In jedem Fall besteht O_2-Mangel, CO_2-Überladung, Azidose und anaerobe Glykolyse: es bleibt dauernd bei der katabolen Situation.

Wundortferne Entzündung

Eine umfangreiche, wundortferne sterile Entzündung oder eine bakterielle Infektion, wie z. B. ein Abszeß, haben negativen Einfluß auf die Qualität der entfernten Wundheilung aseptischer Eingriffe.

Als Grund ist eine Bildung von Kollagen minderer Qualität infolge vermehrter enzymatischer Kollagenolyse und vermehrte Zerstörung von altem Kolla-

gen zu denken. Die destruktive Phase des Heilungsprozesses an entfernter Stelle ist verlängert, die Zunahme der Rißfestigkeit verzögert.
Als logische Folgerung ergibt sich: *jedem größeren chirurgischen Eingriff sollte die Herdsanierung vorausgehen.*

Hypertonus

Auch blutdruckerhöhende Stoffe wirken postoperativ ungünstig infolge peripherer Vasokonstriktion mit verminderter Durchblutung im Verletzungsgebiet. Ähnlich ungünstig verläuft die Wundheilung in durch Gamma- oder Röntgenbestrahlung fibrotischem Gewebe.

Eiweißsituation, fehlende Fibrinbildung

Normoproteinämie ist die beste Voraussetzung für glatte Wundheilung, auch im Alter. Eine mäßige Hypoproteinämie hat keinen verzögernden Einfluß. Chronischer Eiweißmangel (chronische Mangelernährung) aber verzögert den Ablauf, verlängert die katabole Phase, steigert die Gefäßpermeabilität mit erhöhter Neigung zu Wundödem und -exsudation, reduziert die Proteinsynthese einschließlich der Proteoglykan- und der Kollagenfaserbildung. Abhilfe ist bei geplanten Operationen nur durch rechtzeitige Eiweißsubstitution möglich. Bei an sich ausreichender Proteinzufuhr demaskiert sich nicht selten eine *zirrhotische* Leber als bislang unbekannte Ursache einer chronischen Dysproteinämie.
Besondere Bedeutung kommt dem Albuminanteil zu. Der *kritische Albuminspiegel* liegt bei 1,5 g : 100 ml Blut. Gerade der Beachtung der *Hypalbuminämie* kommt ganz besondere Bedeutung zu, liegt hier doch stets auch eine Verminderung des Gesamteiweißes vor. Wenn zugleich eine Dehydration besteht, kann eine *Viskositätserhöhung* einen normalen Gesamteiweißgehalt des Plasmas vortäuschen. Lediglich die Albuminverminderung unter 50 Relativprozent im Differenzeiweißbild läßt dann aufmerken, sofern man die Dehydration nicht schon durch Aspekt und Hämatokrit erfaßt hat. Die routinemäßige Bestimmung des Plasmavolumens wäre hier von großer Wichtigkeit. Albumin vermag von allen Plasmaproteinen am meisten Wasser zu binden: *1 g Albumin i. v. zieht 16 g Ödemflüssigkeit aus dem Extrazellulärraum* in die Blutbahn und hat neben diesem osmotischen Effekt noch den Vorzug, im Stoffwechsel verbraucht werden zu können. Zur quantitativen und qualitativen Aufbesserung des Eiweißbildes dienen häufig zu wiederholende Plasma-, Albumin- (sehr teuer!) oder Vollblutgaben (Hepatitisgefahr!). Eine 500-ml-Blutkonserve enthält etwa 15 bis 17 g Plasmaprotein, davon 7 bis 8 g Albumin und etwa 75 g Hämoglobin. Einen Maßstab für den gelungenen Ausgleich einer Eiweißmangelsituation gibt am einfachsten die Aufstellung der *Eiweißbilanz,* wobei die *Eiweißzufuhr* einerseits mit der N-Ausscheidung im Harn als Maß des tatsächlichen Eiweißabbaues andererseits verglichen wird. Einer akuten Anämie kommt keine Bedeutung zu, da bei Auffüllung des Kreislaufs mit Plasmaexpander die Wundheilung normal und ohne Verzögerung abläuft (Sandberg und Zederfeldt). Die Behandlung besteht dann in Vollblutgaben und intravenösen Eiseninjektionen.
Ausbleiben der Fibrinverleimung genähter Wunden kann zwei unterschiedliche Ursachen haben:
Faktor VIII- und IX-Mangel *(Hämophilie),* wodurch es bei kleinsten Traumen zu schweren Blutungen und Ausbleiben der Wundheilung kommt.

Bei der Hämophilie handelt es sich um eine seltene, geschlechtsgebunden vererbte Blutgerinnungsstörung, bei der Frauen die Träger der Erbanlage, Männer ihre Opfer sind. Durch geringfügige Prellungen entstehen hier ausgedehnte subkutane und intramuskuläre Blutergüsse, die jede geordnete Wundheilung illusorisch machen.

Es werden zwei Formen der Hämophilie unterschieden:
Hämophilie A, bei der ein Mangel an antihämophilem Globulin A (Plasmafaktor VIII = AHG) besteht, sie umfaßt 80% der Fälle;
Hämophilie B, bei der ein Mangel an antihämophilem Globulin B (Plasmafaktor IX = Christmas-Faktor) besteht, sie umfaßt 15% der Fälle.

Bei beiden ist die Thrombokinase- und damit die Thrombinbildung gestört bis aufgehoben, so daß die Fibrinfällung ungenügend ist oder ganz unterbleibt.
Die *Behandlung* der Hämophilie erfolgt durch 3mal tägliche intravenöse Verabfolgung der Cohnschen Humanfraktion I, die aus Fibrinogen und antihämophilem Globulin (Faktor VIII) besteht. Die kommerziellen Abpackungen enthalten 2 g, die, in 200 ml Wasser zur Injektion aufgelöst, in 15 Minuten intravenös einlaufen sollen. 200 ml Frischplasma hat die gleiche Wirkung. Wo beides nicht zur Verfügung steht, ist auf *Frischblut* (kein Bankblut!) zurückzugreifen. Der Ersatz von intraoperativen Blutverlusten kann dagegen in der üblichen Weise durch Bankblut erfolgen. Auf jeden Fall müssen vor jedem, auch dem kleinsten operativen Eingriff, erst normale Blutgerinnungsverhältnisse hergestellt und bis zum Abschluß der Wundheilung (bei kleineren Operationen wie Herniotomie, Appendektomie 8 bis 9 Tage, bei größeren bis 15 Tage) aufrechterhalten werden. Nur so können Blutungen, Hämatombildung, Wundheilungsstörungen mit nachfolgender Infektion vermieden werden. Nirgends ist die Bedeutung peinlichster Blutstillung so groß wie hier.
Zu Schwierigkeiten kommt es aber bei dringlichen Eingriffen, wenn das Blutungsübel dem Arzt verschwiegen wird. Das kann besonders bei milden Fällen und indolenten Kranken der Fall sein, die ihre vermehrte Blutungsneigung bisher nicht als krankhaft empfunden haben.
Bei der *Afibrinogenämie* fehlt kongenital Fibrinogen. Wie

verläuft hier der Prozeß der Wundheilung (KÖHNLEIN u. Mitarb.)? Offensichtlich treten vikariierend Thrombozytenverklebungen ein und ersetzen das Fibrin. Die erfolgreiche Behandlung ist einfach: Gabe von Humanfibrinogen oder COHN I-Fraktion. Sie hat aber Tücken: es kommt – zeitlich begrenzt – zwar prompt zur Normalisierung der Koagulation, zugleich wird aber auch der Mechanismus der Verbrauchskoagulopathie in Tätigkeit gesetzt: Thrombozyten und Fibrinogen werden so massiv verbraucht, daß infolge eines Überschusses an Gerinnungspotential Thrombosen entstehen. Da kein Fibrinogen und nur wenig Thrombozyten mehr vorhanden sind, kommt es dann zu erneuten Blutungen. Hier ist stets die gleichzeitige Gabe kleiner Heparingaben anzuraten. Heparin bremst als Antithrombin die überschüssige Gerinnung ab, es kann nicht mehr zu der überschießenden Verbrauchsreaktion kommen, die Blutungsneigung wird dadurch nicht wesentlich erhöht. Sobald im Rahmen der Wundheilung mit dem Ersatz des Fibrins durch Granulationsgewebe gerechnet werden kann (ab 4./5. Tag), sollte die Fibrinogensubstitution eingestellt werden.

Zink

Seit mehreren Jahren ist das Spurenelement Zink (Zinkspiegel im Plasma 110 bis 180 µg/100 ml) und sein Einfluß auf die Wundheilung im Gespräch. Zink wird im Organismus nicht gespeichert, es muß ständig mit der Nahrung zugeführt werden, sonst verlängert sich die katabole Phase, die reparative beginnt verspätet. Zwei Möglichkeiten bestehen:

- eine Reihe von für die Wundheilung wichtigen Enzymen ist vom Zink abhängig,
- langfristiger Zinkmangel macht appetitlos, mangelhafte Nahrungsaufnahme führt zu Dysproteinämie mit ihren Folgen für die Wundheilung.

Praktische Schlußfolgerungen ergeben sich bisher nicht (Literatur siehe bei W. SEELING u. Mitarb. 1975, LEE u. Mitarb. 1976, T. HALLBÖÖK u. H. HEDELIN 1979).

Vitamine

Von den Vitaminen ist hier das *Vitamin C* am interessantesten, aber nur im negativen Sinne. Ohne Vitamin C – das lehrt der Skorbut – taugt die Wundheilung nichts. Das unreif aus der Zelle ausgeschleuste Skorbut-Kollagen (defekte Kollagensynthese) ist dem Angriff von Proteasen unterworfen, die Kapillarknospung ist ungenügend und ungeordnet, das Granulationsgewebe demzufolge mangelhaft ausgebildet, schlaff und ödematös. Unter Vitamin-C-Zufuhr (Frischobst, Zitrusfrüchte, Gemüse, Askorbinsäure) erfolgt Nachreifung des Kollagens und Normalisierung des Wundheilungsvorganges.

Die Epithelbildung leidet unter Vitamin-C-Mangel keinen Schaden. Der Tagesbedarf des gesunden Erwachsenen an Vitamin C liegt bei mindestens 10 mg. 30 mg sind aber wünschenswert.

Vom *Vitamin E* hat man gesagt, es vermöge überfeste Narben abzubauen, was die Praxis nicht bestätigt hat.

Ob *Vitamin A* wirklich einen praktisch nutzbaren Effekt auf eine Beschleunigung der verzögerten Epithelisierung hat, ist recht fragwürdig geworden.

Schilddrüsenhormone, Nebenschilddrüsenhormone

Über den Einfluß von Schilddrüse und Nebenschilddrüse auf die Wundheilung brauchen wir hier nichts zu sagen, da er praktisch ohne Bedeutung ist.

Insulin

Beim Pankreas geht es um die Wirkung des *Insulins* auf den Bindegewebsstoffwechsel und damit auch um die Wundheilung. Bei diabetischer Stoffwechsellage ist die Grundsubstanzsynthese verringert, alle biologischen Halbwertzeiten verlängert, die Wundheilung beeinträchtigt, infolge mangelnder leukozytärer Abwehr und Phagozytose das Infektionsrisiko erhöht.

Bei ausgeglichener Stoffwechsellage bestehen keine Unterschiede zwischen Diabetikern und Stoffwechselgesunden in bezug auf die Wundheilung, jeder Insulinmangel im Gewebe muß aber beseitigt sein (s. S. 217). Bei Gesunden erhöhen Insulingaben die Grundsubstanzsynthese und verbessern dadurch, zumindest theoretisch, die Wundheilung.

Eine erhöhte Insulinproduktion erzeugt man auch bei gesunden Verletzten durch Gabe (10 IE/die i. m. für 7 Tage) von Wuchshormon (STH[1]). Dadurch werden der Proteinspareffekt des somatotropen Hormons wirksam, anabole Hormone stimuliert und die katabole Reaktion abgestumpft, übermäßiger Proteinverlust unterbunden. Erste Ergebnisse an Verbrannten liegen vor, gleichzeitig hohes kalorisches Angebot ist Voraussetzung.

Anabolika, Sexualhormone (Kontrazeptiva)

Die sonst in der Klinik gebräuchlichen Anabolika vom Androgentyp spielen in bezug auf Stimulierung der Wundheilung keine Rolle. Androgene wie Östrogene aktivieren zwar die genetisch gesteuerte Proteinsynthese, es findet sich aber kein Hinweis, daß das irgendwelchen Einfluß auf die Wundheilung hat. Für die oralen Kontrazeptiva gilt das gleiche.

Nebennierenhormone

Auf jedes Trauma erfolgt eine metabolische Reaktion mit überschießender Freisetzung von Nebennie-

1 STH: somatotropes Hormon des Hypophysen-Vorderlappens.

renhormonen aus Mark und Rinde – parallel zur Schwere des Traumas. Diese Steroide schwächen wahrscheinlich die leukozytäre und bindegewebsbildende Reaktion ab, hemmen die Phagozytose.
Über *Markhormone* und Wundheilung wissen wir wenig. Umfangreich untersucht ist dagegen die dosisabhängige antiphlogistische Wirkung der *Glukokortikoide:* alles in allem Verzögerung aller Wundheilprozesse einschließlich der Epithelregeneration, verminderte Rißfestigkeit, signifikante Resistenzverminderung gegenüber Wundinfektion. Etwa aber eine überschießende Granulations- oder Narbenbildung (Keloide) damit abbremsen oder verhindern zu wollen, muß dringend widerraten werden.

Zytostatika, Antikoagulanzien

Von Arzneimitteln wirken am ehesten dauerverordnete Zytostatika auf die Wundheilung negativ. Die Dauermedikation von Antikoagulanzien hemmt die Fibrinbildung und führt durch weitgehend aufgehobene Blutgerinnung zur Hämatomentstehung, ferner ist die Proteinsynthese beeinträchtigt.

Immunglobuline (s. S. 46)

Zukünftig sollte auch die Erfassung der *Immunglobulin-Situation* zur Klinikroutine gehören. Dann entdeckt man angeborene Immunglobulin-Mängel wie z. B. die Agammaglobulinämie.
Einzelne Immunglobuline können isoliert fehlen, auch erworbener Immunglobulinmangel ist möglich, z. B. bei Krankheiten mit hohen Eiweißverlusten wie Nephrose, Verbrennungen, malignen Tumoren, chronischen Leberschäden.
Läßt sich eine nachgewiesene mangelhafte Abwehrlage aufbessern? Therapeutische Granulozyten- bzw. Lymphozytentransfusionen bei Mangel an *Transferfaktor*[1] zur zellulären Verbesserung der Abwehrlage sind noch im Versuchsstadium.
Gerade in letzter Zeit ist die Zahl der *Splenektomien* infolge verbreiterter intern-hämatologischer Indikation angestiegen. Man darf dabei nicht aus den Augen lassen, daß die Milz im Immunsystem von Bedeutung ist (s. S. 50). Das wirkt sich vielleicht nicht auf die Wundheilung direkt aus, erhöht aber – besonders bei Kindern – das postoperative Infektionsrisiko. Bei Milzrissen sollte man deshalb zukünftig mit vorschnellen Splenektomien Vorsicht üben und die atraumatische Naht und Klebung versuchen. Gelingt das nicht, sollte wenigstens extraperitoneal ein Stückchen Milz transplantiert werden.

1 *Transferfaktor:* unspezifischer Abwehrfaktor, der immunelektrophoretisch nachgewiesen werden kann. Er mangelt oder fehlt ganz bei chronischen Infektionen.

Schock

Eine längere Schockperiode kann bei heilenden Wunden eine so schwere Hypoxie verursachen, daß die Phase (II) des Gewebeabbaus (s. S. 34) um Tage verlängert wird, ehe sie in die Reparaturphase übergeht. Behobener hämorrhagischer Schock verändert die Abwehrmechanismen in äußerst negativem Sinne (Tierexperimente von ESRIG u. Mitarb.). Auch *Kälte* und *chronische körperliche Erschöpfung* begünstigen Wundheilungsstörungen.

2.4.2. Lokale Einflüsse auf Wundheilung und Epithelisierung

Hämatom- und Serombildung

Eine Blutung zwischen die Wundflächen verhindert deren lückenfreie Aneinanderlagerung. Blutgerinnsel müssen dann erst verflüssigt und abgebaut werden oder ihren Weg nach außen finden. Eine besondere Gefahr der Ansammlung von Blut besteht bei Ikterischen (Vitamin-K-Mangel), Kranken mit anderen Störungen der Blutgerinnung aus unterschiedlicher Ursache (Antikoagulanzienbehandlung, Thrombozytopenie, Hämophilie s. o.). Der sorgfältigsten Blutstillung im Wundbereich kommt zur Verhinderung der Hämatombildung größte Bedeutung zu, desgleichen vor der Operation der Behandlung etwa zugrunde liegende Störungen der Blutgerinnung, denn, wie schon E. v. BERGMANN (1878) lehrte: »Das Blut ist der Zersetzung bestes Substrat.« Das gleiche gilt für die Verhütung von *Seromen* infolge einer übermäßigen Wundsekretion oder behinderten Lymphflusses. Wo mit der Entstehung von Seromen infolge ausgedehnter Gewebspräparation zu rechnen ist, soll man nie unterlassen, für 1 bis 2 Tage eine Saugdrainage, am besten nach dem REDON-Prinzip (s. S. 108), einzulegen, um die Aneinanderlagerung der Gewebsschichten zu sichern.

Lokale Mangeldurchblutung

In gut vaskularisierten Gebieten (z. B. Kopf und Gesicht) »heilt alles«. Bei mangelhafter Blutversorgung im Wundbereich unterbleibt die Wundheilung ganz oder verläuft nur sehr zögernd. Die Durchblutung reicht hier wohl noch für eine Vita minima aus, aber nicht mehr zur Ingangsetzung der für die Heilungsvorgänge notwendigen Hyperämie (A. BIER: Heilentzündung). Bei erhöhtem O_2-Bedarf ist das O_2-Angebot lokal mangelhaft, die O_2-Spannung in der Wunde niedrig, PCO_2 hoch, der pH-Wert erniedrigt, Milchsäure vermehrt, die Kollagensyn-

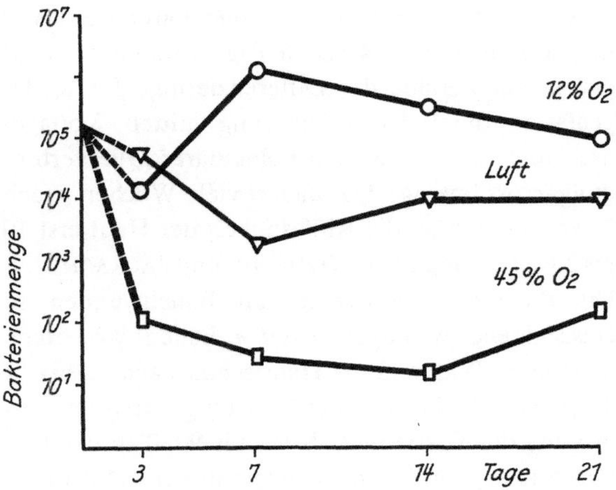

Abb. 2.6 Durchschnittliche Bakterienmenge in Wunden bei vorgegebenem O_2-Anteil der Einatemluft. Alle Wunden (Tierversuche) wurden mit der gleichen Bakterienmenge (10^6) am Tag 0 inokuliert. Resultat: Verminderung der O_2-Spannung im Gewebe verringert die Infektionsresistenz, leichte Hyperoxygenation erhöht sie (T. K. HUNT 1975)

these verringert, die Gefahr der Wundinfektion groß (Abb. 2.6).

Das typische Beispiel bietet die nichtheilende Unterschenkelamputationswunde bei arteriosklerotischer oder endangitischer Fußnekrose. Hier hilft erfahrungsgemäß nur, die Höhe der Absetzung so hoch zu wählen (Oberschenkel!), daß ein noch reaktionsfähiges Gefäßsystem angetroffen wird. Oft sind auch zu dichte und zu straffe Nähte an einer lokal schlechten Gefäßversorgung schuld. Wo die Ursache aber in einer nur örtlichen Schädigung der Durchblutung zu suchen ist, z. B. durch kallöse oder sklerotische Ränder chronischer Weichteil- und auch Knochenwunden, müssen erst die Voraussetzungen für eine ausreichende Durchblutung geschaffen werden, ehe mit einer Wundheilung gerechnet werden kann.

Mangelnde Ruhigstellung

Wunden brauchen um zu heilen Ruhe! Mangelnde Ruhigstellung wirkt sich ungünstig aus, außerdem wird dadurch der Wundschmerz vermehrt. In einfachster Weise wirkt schon die Bettruhe, oft verbunden mit Hochlagerung der verletzten Gegend. Oft reicht das aber allein nicht aus, und man muß die der Extremitätenwunde benachbarten zwei Gelenke mit ruhigstellen. Dazu können provisorisch Schienen aus Pappe, Schusterspan, Draht (Drahtleiterschiene), für längere Zeit solche aus Gips – gefenstert und ungefenstert –, ferner die universal verstellbare Schiene nach Art des BRAUNschen Modells benutzt werden. Bei schweren Becken- und Hüftverletzungen hat sich zur Erleichterung der Pflege die Schwebelagerung (WESTHUES) bewährt, wobei beide Darmbeinstachel an Drahtextensionen aufgehängt werden.

Zur Vermeidung des Dekubitus (Auflagegeschwür) haben sich Gummiauflagen für die Matratzen bewährt, deren zwei Röhrensysteme im Wechsel mit Luft gefüllt werden, so daß ständig andere Körperabschnitte dem Lagedruck ausgesetzt sind.

Fehlerhafte Wundversorgung

Auch Fehler bei der Wundversorgung, wie zu viele oder zu fest angezogene Nähte oder die Zurücklassung zu großer Gewebsbürzel bei Ligaturen, vermehren die Menge nekrotischen Materials in der Wunde und bilden so einen Anlaß zur Ausbildung von Seromen und Wundinfektionen. Auch die Art des Nahtmaterials spielt eine Rolle, setzt doch z. B. chromiertes wie unchromiertes Katgut zunächst einen viel größeren Fremdkörperreiz als Seide, Zwirn oder synthetische Fäden. Der resorbierbare Polyglykolsäure-Faden (Dexon®) ähnelt biologisch der Seide.

Bestrahltes Gewebe

Außerordentlich ungünstige Voraussetzungen für die Wundheilung bestehen in mit RÖNTGEN- oder Gammastrahlen bestrahltem Gewebe. Obwohl, abhängig von der Schnelligkeit der Zellteilung, die Widerstandsfähigkeit der Gewebe gegenüber der Strahleneinwirkung unterschiedlich ist (Tab. 2.4), kann man generell sagen, daß dort dem Bindegewebe die reparative Fähigkeit zu kräftiger Granulationsbildung und dem Epithel die Fähigkeit zur Wanderung und Zellteilung und damit zur Regeneration fehlen. Es liegt auf der Hand, daß die Rißfestigkeit solcher Wunden sehr beeinträchtigt und verzögert ist. Ein Beispiel ist die zu früh begonnene massive Nachbestrahlung nach Mammaamputation wegen Brustdrüsenkrebs, wobei es regelmäßig zum Aufgehen der Wundnaht kommt.

Tabelle 2.4 Die Widerstandsfähigkeit von Zellen des menschlichen Körpers gegenüber Röntgen- und Gammastrahlen in absteigender Reihenfolge (nach SCOTT 1937, aus ZIMMERMANN und LEVIN 1964)

1. *Lymphozyten*	4. *Endothelzellen*
2. *Polymorphkernige Leukozyten*	Blutgefäße
3. *Epithelzellen*	Pleura
Speicheldrüsen	Bauchfell
Hoden und Ovarien	5. *Bindegewebe*
Haut und Schleimhaut	6. *Muskel*
Atmungs- und Verdauungstrakt	7. *Knochen*
Nieren	8. *Nerven*

Wundinfektion

Die gefährlichste und folgenschwerste lokale Wundheilungsstörung ist jedoch die Infektion mit pathogenen Erregern. Der Umfang des dadurch angerichteten Schadens reicht von lediglich verzögerter Wundheilung infolge Epithelzerstörung auf infizierten Granulationsflächen (z. B. bei Verbrennung 3. Grades) über das Wiederaufgehen primär vernähter Wunden bis zur uferlosen Gewebsvernichtung beim Gasödem. Der Wundinfektion ist ein besonderes Kapitel gewidmet (s. S. 69).

2.5. Rißfestigkeit der primär geheilten Wunde (Abb. 2.7)

Als quantitativen Maßstab der Wundheilung bedient man sich im Tierexperiment – Untersuchungen am Menschen liegen darüber nicht vor – sogenannter Tensiometer. Dabei ließ sich an der *Haut* in den ersten 3 bis 4 Tagen, dem Zeitraum der posttraumatischen Entzündung entsprechend, noch keine Rißfestigkeit nachweisen. Vom 5. bis 12. Tag fand man dann infolge Kollagenfaserbildung eine rasche Zunahme (PEACOCK und WINKLE). Die nach dem 14. Tag einsetzende Narbenreifung brachte nur noch eine geringe weitere Vermehrung derselben. Die

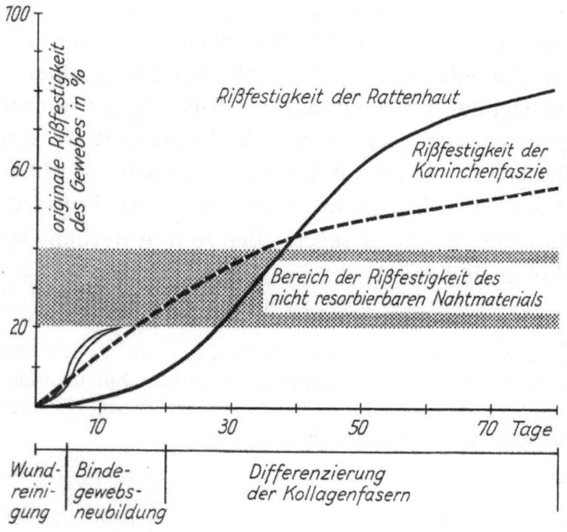

Abb. 2.7 Zuwachs der Rißfestigkeit primär geheilter Wunden, die mit nicht resorbierbarem Nahtmaterial geschlossen wurden. Der Hauptzuwachs an Rißfestigkeit entwickelt sich erst in der Differenzierungsperiode, nicht in der Phase der Bindegewebsneubildung (nach DUNPHY und JACKSON, Am. J. Surg. *104* [1962] 273)

Zeit bis zum Eintritt höchst erreichbarer Festigkeit liegt aber nicht bei 14 bis 16 Tagen, sondern erfolgt erst in der Periode der Differenzierung der Kollagenfasern durch Remodellierung mittels Kollagenase und intra- und intermolekularer Querverbindung (cross linking). Das dauert viele Wochen. Nach 2 Wochen beträgt die Rißfestigkeit der Haut erst 10 bis 20% der endgültigen (DUNPHY und JACKSON).

Die für die Rißfestigkeit von Bauchwunden so entscheidend wichtigen *Faszien* heilen wesentlich langsamer. Während die Haut schon nach 12 bis 14 Tagen eine Abflachung der Belastungskurve zeigt, ist dies bei der Faszie erst ab 60. bis 90. Tag der Fall (DOUGLAS). Im Kaninchenexperiment (DOUGLAS) hatten viele Faszienwunden noch nach einem Jahr nicht die Rißfestigkeit von vor der Operation wieder (DUNPHY). Ganz erlangt eine Narbe nie die Rißfestigkeit des Originals, weil die Originalarchitektur des Gewebes nicht wiederhergestellt wird. Hierin liegt der Grund für *Narbenhernien* infolge Aufgehens der Fasziennaht bei erhaltener Hautnaht. Nicht ganz unschuldig an diesem Ereignis ist die Art des Nahtmaterials und des Bauchschnittes (bevorzugt nach Schnitten in der Mittellinie), ferner ein dickes subkutanes Fettpolster und natürlich eine eventuelle manifeste Wundinfektion. WATSON (zit. bei DOUGLAS) gibt bei steril geheilten Laparotomien 2,5%, bei infizierten jedoch 15 bis 30% Narbenhernien an.

Ob es postoperativ zweckmäßig ist, die Bauchschnittnarben durch feste Bindenwickelung längere Zeit zu entlasten oder nicht, ist umstritten. Wir tun es und empfanden es als Patient wohltuend. Ist die Bauchnarbenhernie da, hilft nur die baldige Rekonstruktion der Bauchwand, eventuell verstärkt durch autogene Kutisstreifen oder frei transplantierte autogene Faszie, zumeist aus der Fascia lata des Oberschenkels entnommen.

2.5.1. Wundruptur (Platzbauch)

Besonders in der Abdominalchirurgie – äußerst selten an Gliedmaßen- und Thoraxwunden – kommt es gelegentlich 3 bis 9 Tage nach der Operation ohne Schmerzen und Vorboten zum Aufgehen der Wunde von innen nach außen. Diese Wunddehiszenz nach Laparotomien ist eine aseptische Wundheilungsstörung und hat mit Infektion nichts zu tun, es fehlt die feste Fibrinverklebung. Klinisch vermißt man an den auseinandergewichenen reaktionslosen Wundflächen Fibrinniederschläge, Granulationen und Blutungen.

Wie schon W. BLOCK 1959 betonte, handelt es sich um ein vorzeitiges Abklingen der Entzündungsvorgänge im Wundbereich. Die Schnittführung ist nicht von Signifikanz, wohl aber die Art des Messers: das Stahlskalpell setzt die wenigsten Nekrosen. Versenktes Nahtmaterial, mit hoher Entzündungsreaktion um sich herum, beeinflußt den Reifungsprozeß des Wundheilgewebes ungünstig. Weitere Ursachen können sein: Antikoagulanzien, überschießendes fibrinolytisches Potential, *Faktor XIII-Mangel.* Bei Verbrauchskoagulopathien und bei den häufiger auftretenden Verbrauchsreaktionen unter der Operation kommt es zur Bildung von Fibrinmonomer, die eine Fibrinpolymerisation behindert. Mit den üblichen Nachweisverfahren für Faktor XIII läßt sich bei einer Verminderung von Faktor XIII aber nicht mit Sicherheit ein gleichzeitiges Vorliegen von Fibrinmonomer ausschließen. Unterstützt durch hohes Lebensalter, ungünstige Konstitution und schwere Begleiterkrankungen vermag sich so eine komplexe Stoffwechselstörung herauszubilden, die in ihrer Gesamtheit zu dem unglücklichen Ereignis der Wunddehiszenz führt.

Die Wundruptur ist die schlimmste Folge einer gestörten Heilung. Ausgelöst wird sie unmittelbar durch Pressen bei Anstrengung und Hustenstoß. Besonders davon betroffen sind Säuglinge und verbrauchte Menschen im 5. bis 6. Lebensjahrzehnt. Die Letalität ist hoch. Wundrupturen treten bei Männern dreimal häufiger auf als bei Frauen (WILDE u. Mitarb., SCHMIDTLER u. Mitarb.).

Prophylaktisch schützt man sich in gefährdet erscheinenden Fällen zusätzlich mit *durchgreifenden Drahtnähten,* die das Bauchfell auslassen und über dicken Mullagen oder Bleiplatten geknotet für 3 Wochen belassen werden. Auch der Schnittführung kommt Bedeutung zu, wobei Längsschnitte viel eher zum Platzbauch führen als Querschnitte. Tritt die Ruptur unerwartet ein, hilft nur noch so schnell wie möglich erneut zu nähen, wobei zur Sicherung von durchgreifenden Nähten zusätzlicher Gebrauch gemacht wird. Erstaunlicherweise erfolgt dann praktisch immer eine glatte Wundheilung, weil die kapilläre Hyperämie schon von der ersten Naht her besteht. Der Zustand der erneut genähten Wunde entspricht am Nahttag bereits dem Zustand der Wundheilung einer normalen Wunde vom 4. bis 5. Tag.

2.6. Narbe

Hautnarben als Endzustand der Wundheilung präsentieren sich in 3 Formen:
1. ausgereifte *»normale« Narbe* mit abgeschlossener Remodellierung, blaß und flach,
2. *hypertrophische Narbe* in den ersten 3 bis 6 Monaten nach der Verletzung (meist Verbrühung oder Verbrennung) noch rot und erhaben, dann über Jahre langsam sich normalisierend,
3. *Keloid.*

2.6.1. Schrumpfungsneigung

Die Schrumpfungsneigung infolge Kontraktion der Kollagenfasern läßt eine normale Narbe nach primärer Wundheilung sich um etwa 30% verkürzen. Das kann bei Bauchnarben belanglos sein, bei zirkulären Narben entstehen aber dadurch an Hohlorganen unerwünschte Stenosen und Strikturen, an Gelenken Kontrakturen und Flügelfellbildungen. *Therapeutisch* sollte man alle »Erweichungs«-Versuche kontrakter Narben mit Vitamin E, Kortisonsalben und -injektionen oder Röntgenstrahlen unterlassen; es hilft nur plastisch-operatives Vorgehen.

2.6.2. Wundkontraktion

Bei sekundär heilenden Wunden macht sich der Schrumpfungsvorgang als sog. Wundkontraktion bald bemerkbar und sorgt dafür, daß das Ausmaß des durch Gewebsneubildung zu schließenden Defektes ganz erheblich verkleinert wird. Dabei bewegt sich die ganze Haut, es erfolgt keine Gewebsneubildung. Der Vorgang spielt beim Menschen nicht die Rolle wie beim Tier (PEACOCK und WINKLE).

2.6.3. Keloid

Die Narbe ist dann nicht strichförmig und etwas eingesunken, sondern als Keloid wulstförmig erhaben, hochrot und hart, mit der Tendenz, angrenzendes Gebiet zu invadieren. Die Stichkanäle können in gleicher Weise verändert sein. Histologisch findet man einen hohen Reichtum an kollagenen, hyalin entarteten Fasern, während elastische Elemente fehlen. Besonders gefürchtet ist die Keloidbildung nach Verbrennungen 3. Grades, sie kann aber auch nach jeder einfachen Inzision auftreten, wobei die Richtung derselben nicht gleichgültig ist. Man muß annehmen, daß bei dieser überschießenden Bindegewebsreaktion die Remodellierung (Kollagenase s. S. 35) des neuen Bindegewebes unterbleibt, auch rassische Momente spielen hier eine Rolle.

Der Exzision frischer Keloide folgen meist neue Narbenkeloide. Man soll deshalb warten, bis die Keloide abgeblaßt sind und dann den Entnahmedefekt sofort mit gestielter oder frei transplantierter Eigenhaut decken.

Zusammenfassung

Die normale, ungestörte Wundheilung ist zugleich die optimale. Dafür sind Fernhaltung aller Schadfaktoren, Ausgleich aller Defizite, einwandfreie O_2-Versorgung und ungestörte Mikrozirkulation, normale Immunsituation die besten Voraussetzungen, mit einem Wort *Homöostase.*

Trotz erheblichen theoretischen Wissenszuwachses vermögen wir bislang nicht beschleunigend, regulierend, modellierend in den gesamten Prozeß der Wundheilung oder seine einzelnen Phasen einzugreifen, wie wir das z. B. für raschere Rißfestigkeit auf der einen Seite, Beseitigung von Keloiden, Kontrakturen wie der DUPUYTRENschen Palmarfaszienkontraktur auf der anderen so dringend wünschen. Auch ein schnellerer Epithelvorschub läßt sich nicht erzwingen.

Die theoretischen Grundlagen des Wundheilungsvorganges sind erweitert worden, seine Abläufe heute besser verstehbar, ohne daß sich daraus bisher entscheidende, in der Praxis realisierbare Folgerungen ergeben haben.

Eine umfassende Darstellung der Probleme der Wundheilung findet sich bei J. LINDNER, »Die posttraumatische Entzündung und Wundheilung« in Handbuch der plastischen Chirurgie, herausgegeben von GOHRBANDT, GABKA und BERNDORFER, Berlin, 1972, Bd. 1, Lieferung 10, und vom gleichen Autor: »Biochemie und Morphologie der Wundheilung«, Mels. Med. Mitt. *47* (1973), 9–57. Siehe auch I. R. VANE und S. H. PERREIRA: Inflammation (Handbook of experimental Pharmakology Vol. 50/I. Berlin-Heidelberg-New York 1978).

Literaturverzeichnis

Bienengräber, A., Pathohistologie, 2. Aufl. VEB Fischer, Jena 1965

Block, W., Wundheilungsprobleme. Springer, Heidelberg 1959

Brunner, C., Handbuch der Wundheilung, 2. Aufl. Enke, Stuttgart 1916

Bullough, W. S., und *E. B. Laurence*, The control of mitotic activity in the skin. In: P. Slome

Carrell, A., Cicatrization of wounds. J. exper. Med. *34* (1921) 425

Douglas, D. M., Wound healing and management. Livingstone, Edinburgh 1963

Dunphy, J. E., On the nature and care of wounds. Ann. roy. Coll. Surg. *26* (1960) 69

–, und *P. S. Jackson*, Practical applications of experimental studies in the care of the principly closed wound. Amer. J. Surg. *104* (1962) 273

Esrig, B. C., L. Frazee, S. F. Stephenson, H. C. Polk, R. L. Fulton und *C. E. Jones*, The predisposition to infection following hemorrhagic shock. Surg. Gynec. Obstet. *144* (1977) 915–917

Eufinger, H., in: Klin. Chir. f. d. Praxis, Bd. 1. Thieme, Stuttgart 1961

v. Gaza, W., Grundriß der Wundversorgung und Wundbehandlung. Springer, Berlin 1921

Hallböök, T., und *H. Hedelin*, Pre-operative peroral Zinc supplementation. Act. chir. scand. *144* (1978) 63–66

Hunt, Th. K., Physiology of repair in »Wound Healing«. Internat. Symposium Rotterdam 1974, S. 1–11

Hunter, J., Treatize on the blood, inflammation and gunshot wounds. London 1794

Köhnlein, H. E., J. Blümel, H. D. Seitz und *G. Krieg*, Wie beeinflußt eine Defibrinogenierung die Wundheilung? Med. Welt *27* (1976) 2057–2060

Lee, P. W. R., M. A. Green, W. B. Long III und *W. Gill*, Zinc and wound healing. Surg. Gynec. Obstet. *143* (1976) 549–554

Lindner, J., Aktuelle Probleme der Wundheilung. Dtsch. med. J. *17* (1966) 513

–, Die posttraumatische Entzündung und Wundheilung. In: Gohrbandt, Gabka, Berndorfer, Handbuch der plastischen Chirurgie, Bd. I. Berlin 1972

Manner, G., und Mitarb., Enhancement of repair collagen synthesis by cultured fibroblasts. In: Symposium on Wound Healing. Rotterdam 1974

Marchand, F., Der Prozeß der Wundheilung. Enke, Stuttgart 1901

Menaker, L., Biologic basis of wound healing. Hagerstown 1976

Paukovits, W. R., Chalone, endogene Inhibitoren der Zellteilung. Blut *27* (1973) 217–222

Peacock, E., und *W. V. Winkle*, Wound repair, 2. Aufl. Philadelphia 1976

Rosenthal, M., und *A. Steinmann*, Lebensalter und Immunität. Dtsch. med. Wschr. *103* (1978) 409–412

Rostock, W., Die Wunde. de Gruyter, Berlin 1950

Russell, P. S., und *R. E. Billingham*, Some aspects of the repair process on mammals. Progr. in Surgery, Bd. II. Karger, Basel 1962

Sandberg, N., und *B. Zederfeldt*, Influence of acute hemorrhage on wound healing in the rabbit. Acta chir. Scand. *118* (1960) 367

Schmidter, R., F. W. Schildberg, W. Schramm und *C. Gleisner*, Zur Pathogenese der postoperativen Bauchwandruptur. Münch. med. Wo. *119* (1977) 685–689

Schmitt, W., Zum Problem der optimalen Wundheilung. Zbl. f. Chir. *100* (1975) 1153–1161

–, Allg. Chirurgie, 9. Aufl. J. A. Barth, Leipzig 1979

Seeling, W., F. W. Ahnefeld, W. Dick und *L. Fodor*, Die biologische Bedeutung des Zinks. Anaesthesist *24* (1975) 329–243

v. Seemen, H., und *M. A. Schmid*, Wundversorgung und Wundbehandlung, 3. Aufl. Enke, Stuttgart 1965. Vortr. prakt. Chir., Heft *19*

Slome, P., Woundhealing. Pergamon Press. Oxford 1961

Westhues, H., Fortschrittliche Lagerung und Behandlung Schwerverwundeter. Springer, Berlin 1944

Wilde, J., M. Schwanke und *E. Günther*, Häufigkeit und Ursachen postoperativer Wundheilungsstörungen. 6. Chir.-Tagung der DDR, Berlin 1966

Zimmermann, L. M., und *R. Levine*, Physiologic principles of surgery, 2. Aufl. Saunders, Philadelphia 1964

Zollinger, H. U., Die Wundheilung vom Standpunkt der pathologischen Anatomie. Helv. chir. Acta *29* (1962) 181

3. Die Rolle der Immunantwort bei chirurgischen Infektionen[1]

B. EISEMAN und G. MOORE

Obwohl die spektakulären Fortschritte der Immunologie in den letzten 20 Jahren sich bevorzugt auf das Gebiet der Transplantation konzentrierten, sind sie auch für den mit der Behandlung und Verhütung von Wundinfektionen befaßten Allgemeinchirurgen von großer Bedeutung. Das Anliegen dieses Kapitels ist es, dem Leser einen Überblick über immunologische Mechanismen zu geben, die für den klinisch tätigen Chirurgen von Interesse sind. Lehrbücher und Monographien, die es gestatten, sich eingehend mit diesem sich rasch entwickelnden Fachgebiet zu befassen, sind in der angefügten Bibliographie zitiert.

3.1. Definition und Aufgaben des Immunsystems

Das Immunsystem hat mittels einer Reihe von zellulären und molekularen Funktionen die Aufgabe, das Individuum vor pathogenen Organismen und anderen körperfremden Substanzen zu schützen. Das geschieht durch Neutralisation, Inaktivierung oder Abtöten sowie Eliminierung löslicher und partikulärer Fremdstoffe.

Der Leistungsbereich des Immunsystems erstreckt sich auf:

1. Unterscheidung zwischen körpereigen und körperfremd (selbst oder nicht-selbst);
2. Reaktion gegen Bakterien, Viren und Pilze;
3. immunologische Überwachung gegenüber Tumoren, die normalerweise als »körperfremd« abgestoßen werden;
4. Teilnahme an den Entzündungsreaktionen.

Man unterscheidet zwei Typen der Immunantwort. Beide sind von Lymphozyten abhängig, die durch ein Antigen aktiviert werden, das sie als fremd erkennen.

Die *zellvermittelte Immunantwort* resultiert aus der Einwirkung aktivierter T-Lymphozyten auf das Antigen.

Die *humorale Immunreaktion* wirkt über zirkulierende Antikörper, die von B-Lymphozyten zu Plasmazellen proliferiert werden und mit dem Antigen reagieren.

3.2. Anatomie der Immunantwort

Hämatopoetische Stammzellen differenzieren sich infolge unbekannter Einflüsse in verschiedene Zelllinien. So entstehen Erythrozyten, andere werden zu Thrombozyten und wieder andere zu Vorläufern der Lymphozyten. Letztere differenzieren sich in »prä-T«- oder »prä-B«-Zellen. Die »prä-T«-Zellen wandern zum Thymus, wo sie unter dem Einfluß endothelialer Thymuszellen ausreifen, sich vermehren und dann die sogenannten T- oder thymusabhängigen Lymphozyten darstellen. T- und B-Zellen sind morphologisch nicht voneinander zu unterscheiden, auch nicht unter dem Elektronenmikroskop. Sie lassen sich aber anhand unterschiedlicher funktioneller und biologischer Merkmale differenzieren.

3.2.1. T-Lymphozyten

Die T-Lymphozyten weisen äußerst spezifische Fähigkeiten auf. Sie sind wesentlich für den Ablauf der zellvermittelten Immunität. Ferner sind sie als »Helferzellen« an der Antikörpersynthese der B-Lymphozyten beteiligt. T-Zellen sind langlebig (über viele Dekaden). Kommt ein Mensch, der vorher schon mit einem bestimmten Antigen Kontakt hatte, ein zweites Mal mit diesem in Berührung, selbst viele Jahre danach, so antwortet er mit einer sofortigen und dramatischen Reaktion, die über tausendmal heftiger ausfällt, als bei einer vorher nicht sensibilisierten Kontrollperson (Booster-Effekt). Diese sogenannte *immunologische Gedächtnisreaktion* beobachtet man klinisch bei positiv ausfallendem Tuberkulintest. Es handelt sich um eine sogenannte Überempfindlich-

1 Aus dem Englischen übersetzt von Dr. med. E. Schmitt, Rostock.

keitsreaktion, deren Ursache sensibilisierte T-Lymphozyten sind. T-Lymphozyten wandern vom Thymus in bestimmte Areale der Milz, der Lymphknoten und in das periphere Gewebe. Die Aktivierung der T-Zellen erfolgt durch ein spezifisches Antigen. Sensibilisierte T-Lymphozyten sind zytotoxisch, produzieren aber auch nach Kontakt mit dem Antigen Lymphokine. Diese sind für viele Eigenschaften der Entzündungsreaktion verantwortlich. Die verschiedenen Lymphokine sind nicht eindeutig definiert. Es gehört aber bei chirurgischen Infektionen zu ihren wichtigsten Aufgaben, Monozyten, Makrophagen und Granulozyten an den Ort der Entzündung anzulocken, zu fixieren und zu aktivieren. Hierbei werden »normale Makrophagen« in sogenannte »aktivierte Makrophagen« umgewandelt, die in der Lage sind, Fremdkörper wie Bakterien, Viren oder andere zelluläre Antigene schneller zu phagozytieren. Lymphokine sind nur in geringer Entfernung von der T-Zelle wirksam. Eine Auflistung von Lymphokinen gibt Tabelle 3.1.

Tabelle 3.1 Von aktivierten T-Lymphozyten produzierte Lymphokine

1. Makrophagen-Migrationshemmfaktor	(MIF)
2. Makrophagen-Aktivierungsfaktor	(MAF)
3. Blastogener Faktor	(BF)
4. Chemotaktischer Faktor	(MCF)
5. Hautreaktiver Faktor	
6. Proliferationsinhibitionsfaktor	(PIF)
7. Lymphotoxin	(LT)
8. Interferon als Schutz vor Virusinfektion	

Gegenwärtig konzentriert sich das Interesse auf die T-Zellfunktion bei der Induktion – oder unter bestimmten Umständen – bei der Unterdrückung einer Immunantwort. Man unterscheidet verschiedene Typen von T-Lymphozyten, die als zytotoxische oder Helferzellen, aber auch als Supressorzellen wirken. Im allgemeinen bezeichnen die Namen ihre vermutete Funktion.

Eine zelluläre Immunreaktion liegt zumeist bei chronischen Infektionen vor, die zu Granulombildung und Verkäsung sowie zu allergischen Reaktionen (Typ IV) führen. Das schließt mehrere bakterielle Infektionen, wie Tuberkulose und Lepra ebenso ein, wie verschiedene Pilz- und Protozoeninfektionen.

3.2.2. B-Lymphozyten

B-Lymphozyten können in zahlreichen lymphatischen Organen, insbesondere im Knochenmark gebildet werden. Sie werden aber nicht vom Thymus aufbereitet oder verändert. Historisch betrachtet wurde dieser Lymphozytentyp zuerst in der Bursa fabricii der Vögel identifiziert und trägt seitdem die Bezeichnung B-Zelle. Glücklicherweise beginnen die Wörter Bursa und Knochen (bone) mit »B«! Beim Menschen gibt es kein der Bursa äquivalentes Organ.

B-Zellen sind Lymphozyten, die nach Aktivierung durch ein Antigen, das sie als solches erkennen, sich zu größeren Blastzellen und weiter in Plasmazellen differenzieren, um dann *zirkulierende (humorale) Antikörper* zu bilden. Eine einzelne Plasmazelle produziert in der Minute ca. 40.000 Antikörpermoleküle! Im Gegensatz zur morphologischen Identität von B- und T-Lymphozyten ist das Plasmazellstadium durch ein gut entwickeltes endoplasmatisches Retikulum mit großen Globulindepots charakterisiert. B-Zellen können nach folgenden Kriterien identifiziert werden:

1. Sie reagieren nicht mit Schaferythrozyten, wie es T-Zellen tun;
2. sie tragen an ihrer Oberfläche Immunglobuline;
3. sie binden eine Komplementkomponente (C 3).

B-Lymphozyten finden sich in hoher Konzentration in der Milz, in den sogenannten Keimzentren der Lymphknoten und in den Organen des lymphoepithelialen Systems nach Art der PEYERschen Plaques. Diese Organbezirke reagieren bei akuten Infektionen mit Vergrößerung und Multiplikation.

Die durch B-Zellen geschaffene Immunität ist insbesondere gegen Bakterientoxine und extrazelluläre Viren gerichtet. Hierbei spielt die *Komplementaktivierung* eine bedeutende Rolle.

Obwohl B-Zellen primär für zirkulierende Antikörper und die humorale Immunität, T-Zellen hingegen für die zellvermittelte Immunität verantwortlich sind, arbeiten sie doch bei der Induktion einer Immunantwort zusammen. Die beiden Zellsysteme wirken sowohl unabhängig voneinander als auch in Kooperation.

3.2.3. Immunglobuline (Tab. 3.2 und 3.3, Abb. 3.1)

B-Zellen und ihre Abkömmlinge, die Plasmazellen, sezernieren Immunglobuline in Beantwortung eines Antigenreizes. Diese Antikörper sind elektrophoretisch langsam wandernde Gammaglobuline. Als funktionelle Gruppe erhielten sie die Bezeichnung Immunglobuline, da sie immunologische, d. h. Antikörperaktivitäten gegen eine Reihe von Antigenen

Tabelle 3.2 Immunglobuline des Menschen

	IgG	IgA	IgM	IgD	IgE
Molekulargewicht	150000	150–400000	900000	150000	?190000
Konzentration in Normalserum g/100 ml	0,6–1,5	0,02–0,5	0,05–0,2	<0,001–0,014	?

Tabelle 3.3 Immunglobuline des Menschen (nach HUMPHREY und WHITE 1971)

	IgG	IgA	IgM
Verteilung zwischen extravaskulärer Flüssigkeit und Blut (% intravaskulär)	44	40	70
Täglich umgesetzte Menge (% der Gesamtmenge)	3	10–15	10–15
Mittlere Plasmakonzentration (g/100 ml)	1,07	0,25	0,077
Halbwertzeit	ca. 20 Tage	5–6 Tage	5–6 Tage
Biologische Eigenschaften	Unterstützung der Infektionsabwehr des Organismus	Schutzfunktion für muköse Oberflächen	Schutzwirkung gegen Mikroben und andere große Antigene
Molekulargewicht	150000	150–400000	900000

entfalten. Beim Menschen lassen sich die Immunglobuline immunelektrophoretisch in folgende Klassen auftrennen: IgG, IgA, IgD, IgM, IgE.
24 bis 48 Stunden nach Stimulierung durch eine akute Infektion produzieren die B-Zellen zunächst IgM. Im gleichen Maße, wie der IgM-Titer nach einigen Tagen abfällt, beginnt die länger anhaltende IgG-Produktion. Eine Zelle kann von der Produktion von IgM auf IgG umschalten. Andere Zellen produzieren wahrscheinlich nur eine Antikörperklasse. Auf welche Weise die Spezifität der Immunglobulinproduktion der Einzelzelle kontrolliert wird, ist zunächst noch nicht zu verstehen.
IgA findet sich charakteristischerweise in den verschiedenen Körpersekreten, wie Schweiß, den Sekreten des Gastrointestinaltraktes, in der Tränenflüssigkeit, im Harntrakt und in der Vagina. Diesem Umstand schreibt man die antibakterielle Aktivität in den genannten Körperregionen zu, deren Aufgabe es ist, als Barriere zwischen Individuum und Umwelt zu dienen. Fehlt das IgA oder ist es vermindert, so neigt der Patient dort zu bakteriellen Infektionen. IgA wird zellulär synthetisiert, kann aber nicht in Körpersekreten erscheinen, ohne sich vorher mit der sogenannten Sekretkomponente verbunden zu haben. Daher wird zwischen dem IgA in den Sekreten, das als S-IgA bezeichnet wird, und dem IgA im Serum unterschieden.

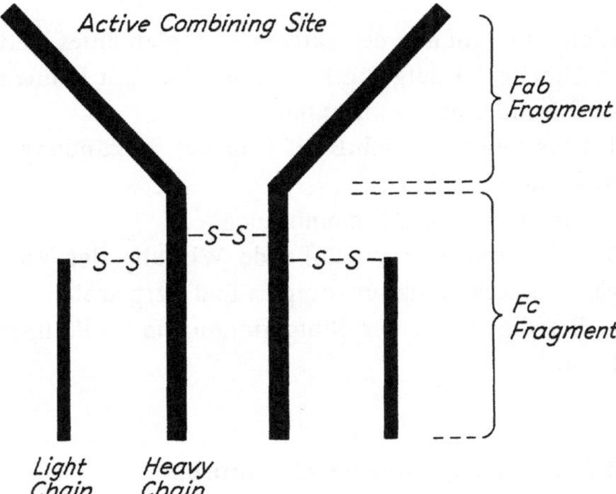

Abb. 3.1 Aufbau eines Immunglobulins (IgM)

IgE ist ein Immunglobulin, dessen besondere Bedeutung bei allergischen Erkrankungen, wie Asthma bronchiale, liegt.
Über die Funktion des IgD ist wenig bekannt, vermutlich spielt es eine Rolle als Antigenrezeptor auf den B-Lymphozyten.

3.2.4. Komplement

Im menschlichen Serum zirkulieren 11 Proteine, die an der Immunantwort teilnehmen und in ihrer Gesamtheit als Komplement bezeichnet werden. Ihre enge Abhängigkeit voneinander zeigt sich in der Art ihrer kaskadenartigen Aktivierung. Die einzelnen Komplementfraktionen hat man mit den Zahlen 1 bis 9 bezeichnet. Sie aktivieren sich gegenseitig in der Reihenfolge: C1q, C1r, C1s, C4 C4, C2, C3, C5 bis C9.
Vor kurzem entdeckte man eine weitere Möglichkeit der Komplementaktivierung. Sie wird durch Properdin vermittelt und trägt daher die Bezeichnung Properdinsystem oder »alternative pathway«.
Die Komplementfraktionen können im Serum exakt bestimmt werden und lassen erkennen, ob sie durch Antigen-Antikörper-Komplexe oder bei der Blutgerinnung aktiviert werden.

Tabelle 3.4 Aufgaben des aktivierten Komplements

1. Histaminfreisetzung, Anaphylaxie (C3a – C – 5)
2. Chemotaxis (C – 5a und C – 5b, 6, 7 – Komplex)
3. Immunadhärenz (C – 3b)
4. Auflösen der Wand gramnegativer Keime (in Zusammenarbeit mit Lysozym)
5. Verstärkung der Phagozytose = Opsonierung (C – 3b, C – 3a, C – 5a)

Einige Funktionen des aktiven Komplementes sind in Tabelle 3.4 aufgeführt. Zusammengefaßt können sie folgendermaßen formuliert werden:
1. Unmittelbarer Einfluß auf Teile der Entzündungsreaktion;
2. Zerstörung von Zellmembranen;
3. Teilnahme und verstärkende Wirkung der Vorgänge zwischen Immunkomplex und Targetzelle;
4. Beteiligung an der Blutgerinnung in vielfältiger Form.

3.2.5. Unspezifische Aktivatoren von Immunzellen

Die Umwandlung von T-Lymphozyten in Blastzellen kann durch Lektine stimuliert werden. Lektine sind pflanzliche Proteine, die spezifisch mit einem Zucker der Zelloberfläche reagieren. Lektine werden benutzt, um die Reaktionsfähigkeit der T-Lymphozyten in vitro zu testen. Meistens werden Phythämagglutinin (PHA) und Concanavalin A (ConA) benutzt. Sie stimulieren jedoch unterschiedliche T-Zellpopulationen.

3.2.6. **Phagozyten** (monozytär-phagozytäres System, neutrophile Granulozyten)

Aufgrund der humoralen und zellvermittelten Immunreaktion gegen Bakterien oder andere Antigene wird das körperfremde Agens schneller phagozytiert und abgebaut.
Es gibt zwei Arten von Zellen, die Bakterien »umfließen«, in sich aufnehmen und abtöten, bzw. andere Antigene in ähnlicher Weise inaktivieren.
Die *segmentkernigen neutrophilen Granulozyten* entstehen im Knochenmark und verbleiben dort etwa 5 Tage, bevor sie für die Dauer von nur drei Stunden in den Blutkreislauf übertreten. Danach finden sie ihren Weg in das Gewebe, wo sie 2 bis 3 Tage bis zu ihrem Tod verbleiben.
Makrophagen (Monozyten) entstammen ebenfalls dem Knochenmark, von wo aus sie unmittelbar in das Blut übertreten. Sie zirkulieren für etwa 32 Stunden, also 10mal länger als die Neutrophilen. Unter bestimmten Bedingungen, wie beispielsweise im Bereich einer Entzündung, können solche Makrophagen sehr lange leben, gewöhnlich sogar mehrere Jahre.
Das mononukleär-phagozytäre System (MPS), weitgehend mit dem früheren retikuloendothelialen System identisch, besteht aus einer Reihe phagozytierender Zellen, vornehmlich Makrophagen. Zu großen Teilen finden sie sich als fixierter und integrierter Bestandteil einzelner Organe, wie Leber, Milz oder Lunge. Als RES-Zellen der Leber sind die KUPFFERschen Sternzellen bekannt. Die fixierten Zellen des MPS phagozytieren Bakterien und Fremdstoffe in gleicher Weise wie die beweglichen Phagozyten. Sie tragen Rezeptoren für Immunglobuline und Komplement, wodurch die Phagozytose gesteigert wird. Auch werden sie durch Lymphokine aktiviert.

3.2.7. Das Immunsystem in Aktion

Die beschriebenen verschiedenen Komponenten stellen einen wirksamen komplexen Abwehrmechanismus gegen Fremdstoffe dar.
1. *Haut:* Die intakte Haut kann als erste Barriere betrachtet werden. Sie besteht nicht nur in der Hornschicht; auch Schweiß- und Talgabsonderungen entfalten eine bakterizide Wirkung gegen einige Mikroorganismen, wie beispielsweise Streptokokken. Intakte Schleimhaut und andere Auskleidungen von Körperhöhlen sowie Organumhüllungen stellen

ähnliche initiale Barrieren dar. Werden diese durchbrochen, wie z. B. bei der Verbrennung, so ist der Weg für die Infektion frei.

2. *Schleim:* Die Schleimstoffe entfalten ihre schützende Wirkung, indem sie Bakterien umhüllen und sie dadurch einer mechanischen Entfernung, wie etwa beim Hustenvorgang, zugängig machen.

3. *IgA:* Dieses Immunglobulin findet sich charakteristischerweise in den Sekreten des Gastrointestinaltraktes, der Bronchien und in der Tränenflüssigkeit (s. IgA). So vermag es, den Bakterien bereits bei Eintritt in den Körper zu begegnen. Es wird so die Bakterienvermehrung eingeschränkt und die spätere Phagozytose wird erleichtert.

4. *Lymphozyten:* Antigenaktivierte Lymphozyten sind die Schaltstellen der nachfolgenden Immunantwort. T-Lymphozyten haben entscheidende Bedeutung bei der zellvermittelten Immunität. Die von ihnen freigesetzten Lymphokine sind Ausdruck der zellvermittelten Immunität.

B-Lymphozyten sind mittels der Produktion zirkulierender Antikörper für die humorale Immunität verantwortlich.

5. *IgM und IgG:* Innerhalb von 24 Stunden erscheint IgM, gefolgt von IgG. Diese Immunglobuline haben einen opsonierenden Effekt auf Bakterien, d. h. antikörperbeladene Bakterien werden danach leichter phagozytiert.

6. *Komplement:* Es wird im Bereich eines Entzündungsherdes aktiviert und wirkt als Leukotaxin sowie gemeinsam mit IgG als Opsonin.

7. *Lymphokine* werden von aktivierten T-Zellen nach Antigenkontakt freigesetzt, sie regen das Knochenmark zur Produktion von Phagozyten und deren Ausstrom in die Blutbahn an. Die Phagozyten werden am Entzündungsort konzentriert; Makrophagen zur gesteigerten Bakterienphagozytose aktiviert.

8. *Phagozyten,* seien es neutrophile Granulozyten oder Makrophagen, begeben sich nach ihrer Aktivierung an den Ort des Geschehens. Das an der Bakterienmembran fixierte IgG stimuliert in Kombination mit den Komplementkomponenten C3a und C5a die Phagozyten zur Aussendung von Pseudopodien. Möglicherweise wirkt IgA ähnlich. Die Phagozyten umfließen die zu phagozytierenden Partikel und schließen sie in die Zelle ein.

9. *Intrazelluläre Keimabtötung:* Sie ist primär von der Aktivität lysosomaler Enzyme abhängig. Intrazellulär aufgenommene Bakterien setzen in den Phagozyten Wasserstoffperoxyd frei. Einzelheiten über diesen Vorgang sind uns nicht bekannt, jedoch scheint das Wasserstoffperoxy-Myeloperoxydasesystem von besonderer Bedeutung zu sein.

3.3. Bedeutung einer verminderten Immunantwort in der Chirurgie

Die Immunantwort ist offensichtlich komplexer Natur. Neben der funktionstüchtigen Einzelzelle erfordert sie die Kooperation verschiedener Zellsysteme und ist von zahlreichen zellulären Stoffwechselleistungen abhängig. Innerhalb dieser komplizierten Vorgänge weist der chirurgische Kranke mehrere schwache Stellen auf, die Ausgangspunkt einer mangelhaften Immunantwort sein können. Bekannte Faktoren, die die Immunantwort abschwächen, sind Anästhesie, Schock, große Weichteilverletzungen, Blutverlust, Sepsis, Kachexie, Unterernährung, Leberkrankheiten, Kortikosteroidtherapie und die Anwendung anderer Arzneimittel, die einzelne Abschnitte des komplizierten Mechanismus beeinflussen.

Krebskranke unterliegen einer besonderen Gefährdung. Von einigen Autoren wird die Ansicht vertreten, daß die Entwicklung eines Karzinoms an sich eine Manifestation verminderter zellvermittelter Immunität darstellt. Nach dieser Theorie werden Krebszellen während des gesamten Lebens gebildet, jedoch vom intakten Immunsystem des Menschen als »nicht selbst« erkannt und abgestoßen bzw. getötet. Wenn, wie im Alter, die Immunantwort schwächer wird, erkennt das Immunsystem ein Tumorantigen nicht mehr als körperfremd und reagiert weniger intensiv, so daß der Tumor bis zur klinischen Manifestation heranwachsen kann. Eine weitere Abschwächung der Immunantwort erfolgt in den von Kachexie begleiteten Fällen. Die Situation verschlechtert sich zusätzlich beim Einsatz zytostatischer Chemotherapeutika, die zumeist eine starke immunosuppressive Wirkung entfalten.

Die *Entfernung des Thymus* wird bei medianer Sternotomie zur Operation angeborener Herzfehler bei Neugeborenen oft »en passant« vorgenommen. Es gibt wenig objektive Beweise dafür, daß hierdurch die Immunantwort beeinträchtigt wird. Die Konzentration zirkulierender T-Lymphozyten bleibt unverändert, es gibt keinen konkreten Hinweis auf eine verminderte zelluläre Immunität oder eine vermehrte Infektanfälligkeit. Es scheint, als sei der Thymus bereits in der Neugeborenenperiode nur noch rudimentär und als habe er seine wesentlichen immunologischen Aufgaben bereits vor der Geburt erfüllt. Das unterscheidet sich deutlich vom Verhalten einiger Versuchstiere (z. B. Ratte), bei denen die Thymektomie in der Neonatalperiode einen Zusammenbruch der immunologischen Abwehr nach sich zieht.

Trotz der Schlüsselposition thymusabhängiger Lymphozyten in der zellvermittelten Immunantwort hat die Thymektomie nach unserem heutigen Wissen überraschenderweise keinerlei Bedeutung für nachfolgende Infektionen.

Eine **Splenektomie** infolge Trauma wird relativ häufig vorgenommen und beschwört die Gefahr einer abgeschwächten Immunantwort herauf.

Die *immunologischen Funktionen der Milz* bestehen darin

1. ein Reservoir von B- und T-Lymphozyten zu sein;
2. ein bedeutender Standort von Makrophagen zu sein, die neben den Phagozyten von Leber und Lunge antikörperbeladene Partikel zerstören;
3. ein Filter für Antigene zu sein.

Eine herabgesetzte B-Zellfunktion, verminderte IgM-Konzentration und verzögerte Makrophagenmobilisation sind die wohlbekannten Veränderungen der Laborbefunde nach Splenektomie. Einige dieser Phänomene treten bei Versuchstieren stärker hervor als beim Menschen.

Beim Erwachsenen gibt es jedoch kaum Hinweise auf eine klinisch relevante Zunahme bakterieller Infektionen nach Splenektomie. Vielleicht übernehmen andere lymphatische Organe die Aufgaben der Milz, oder andere Mechanismen sorgen ersatzweise für einen gleichwertigen Schutz. Ist bei splenektomierten erwachsenen Patienten infolge eines schweren Diabetes mellitus, eines malignen Tumors sowie bei Leberzirrhose die Immunantwort zusätzlich eingeschränkt, so kann sich hieraus die Indikation zur *prophylaktischen Antibiotikagabe* ableiten.

Bei Kindern unter 15 Jahren hingegen gibt es hinreichend Beweise dafür, daß die Patienten nach Splenektomie gegenüber Infektionen mit Pneumokokken, H. influenzae und einer Vielfalt gramnegativer Keime vermehrt empfänglich sind.

Für die Praxis scheint es angeraten, bei Kindern

1. die Splenektomie nach Möglichkeit zu vermeiden;
2. wenn sie unvermeidlich ist, prä- und postoperativ für die Zeit des Krankenhausaufenthaltes Antibiotika zu verabfolgen;
3. Eltern und Kinder darüber aufzuklären, daß eine gesteigerte Empfänglichkeit für bakterielle Infektionen einen dementsprechenden Schutz verlangen.

3.4. Unspezifische Stimulation des Immunsystems

Zwei Faktoren haben das klinische Interesse auf die unspezifische Stimulation immunologischer Abwehrmechanismen gelenkt:

1. Das in den T-Lymphozyten nach Antigenkontakt gebildete Interferon schützt vor Virusinfektionen;
2. abgetötete Tuberkulosebakterien (bzw. Tuberkulin) gelten als Stimulatoren der zellvermittelten Immunität.

Gegenwärtig kommt keiner dieser Substanzen eine klinische Bedeutung bei chirurgischen Kranken zu. Von der unspezifischen Immunstimulation mit BCG und Tuberkulin meint man, daß sie die chirurgische Therapie bestimmter Tumoren zu ergänzen vermag, bei der klinischen antibakteriellen Therapie finden sie jedoch keine Verwendung.

3.5. Klinischer Nachweis der Abwehrschwäche

Der Chirurg kann zunächst den Verdacht erheben, daß sein Patient prä- oder postoperativ infolge einer abgeschwächten Immunantwort vermehrt infektionsgefährdet ist. Es gibt dann eine Vielfalt von Tests, mit denen man jeden Schritt der Immunantwort erfassen kann. Viele dieser Methoden sind für die Klinikroutine nicht verfügbar bzw. nicht erforderlich. Unter diesen Gesichtspunkten dürften nachfolgend genannte, nach einfacher Durchführung und klinischem Nutzen geordnete Tests für den praktischen Chirurgen brauchbar sein:

1. Leukozytengesamtzahl;
2. Differentialblutbild;
3. Lymphozytenkonzentration im peripheren Blut
   a) T-Lymphozyten (Erythrozyten-Rosettentest mit Schafserythrozyten),
   b) B-Lymphozyten (Immunfluoreszenz);
4. Hauttest mit Tuberkulin, Mumpsantigen oder einem anderen Antigen, dem der Patient kürzlich ausgesetzt war und auf das er voraussichtlich reagieren müßte. Mit dieser Methode erfaßt man die zellvermittelte Immunität, kann jedoch eine geringe oder nur mäßige Abschwächung der Immunantwort nicht nachweisen;
5. die Konzentration der Immunglobuline insgesamt sowie der Einzelfraktionen läßt einen Mangel an IgG, IgM oder IgA usw. erkennen.
6. *Blutgruppen-Isoagglutininbestimmung:* Die Ermittlung der Anti-A- und Anti-B-Blutgruppentiter ist eine einfache Methode, die einen groben Anhalt für das Ausmaß der Antikörperbildung gibt;
7. *Phagozytoseindex:* Die Zählung phagozytierter Bakterien oder Testpartikel in Makrophagen oder Mikrophagen erlaubt quantitative Aussagen über die Phagozytoseaktivität. Dies läßt sich in vivo, besser

und genauer jedoch in vitro mit Hilfe der Labortechnik durchführen;
8. *Nitroblautetrazoliumtest* (NBT): Dieser Labortest bezieht sich auf das Ausmaß der intrazellulären Bakterizidie der Makrophagen und Granulozyten;
9. *Lymphozytentransformationstest* (LTT): Hierbei werden unter Laborbedingungen die Lymphozyten mit unspezifischen Stimulatoren (Mitogenen), wie Phytohämagglutinin inkubiert. Normale T-Lymphozyten vergrößern sich und bilden gut identifizierbare Blastzellen. Dieser Test ist in einem durchschnittlichen Krankenhauslabor nur schwer durchführbar.

3.6. Operationen an Kranken mit Abwehrschwäche

Ein Patient mit geschwächter Bakterienabwehr ist der Gefahr postoperativer Infektionen offensichtlich mehr ausgesetzt. Folgende Regeln sollten bei chirurgischer Behandlung solcher Kranken Beachtung finden:
1. Vermeide die Operation, wenn die zu erwartenden Nachteile den Nutzen übersteigen, d. h. die Operation sollte unterbleiben, wenn im Vergleich zum Risiko die Operationsindikation trivial erscheint.
2. Schiebe die Operation auf, wenn die Störung des Immunsystems potentiell reversibel ist. Das gilt für Kranke, die (z. B. wegen Arthritis) Kortikosteroide erhalten, für Patienten mit besserungsfähigen Lebererkrankungen oder mit deutlicher Kachexie. Die immunologische Abwehrlage sollte soweit wie möglich vor der Operation verbessert werden.
3. Gib prophylaktisch Breitbandantibiotika. Obwohl man sich über das anzuwendende Antibiotikum streiten kann, herrscht allgemeine Zustimmung darin, die (allgemeine) Antibiotikagabe vor der Operation zu beginnen und in der postoperativen Periode fortzusetzen.
4. Peinlich genaue Operationstechnik ist eine unabdingbare Notwendigkeit. Der in seiner Immunantwort eingeschränkte Patient reagiert auch auf kleine technische Operationsmängel in ungünstiger Weise.
5. Der Operateur soll konservativen Operationstechniken den Vorzug geben, d. h. solchen, die eine Bakterienausbreitung vermeiden. Kontaminierte Wunden sollen offengelassen oder sekundär genäht werden.
6. Postoperative Infektion: Wenn postoperativ die Möglichkeit einer undrainierten Eiteransammlung besteht, sollen Reoperationen und Drainage früh vorgenommen werden. Der Vorteil der Drainage solch eines septischen Fokus überwiegt bei einem abwehrgeschwächten Kranken bei weitem die Gefahr der Reoperation.
7. Infektionen mit fakultativ pathogenen Keimen: Vermeide auch Infektionen mit Keimen, die beim Gesunden als nichtpathogen gelten. Eine solche Gefahr besteht insbesondere bei Patienten unter Antibiotikatherapie, deren normale Bakterienflora in ihrem Wachstum unterdrückt ist. Infektionen mit fakultativ pathogenen oder normalerweise apathogenen Keimen können bei solchen Patienten letal enden. Die Liste der normalerweise nichtpathogenen Keime ist im Anwachsen begriffen und umfaßt Pneumocystis carinii, das Zytomegalievirus, C. bovis, Serratia und verschiedene Pilzinfektionen, zumeist Candida albicans.
8. Beschränke intravenöse Dauerkatheter auf das zeitlich mögliche Minimum. Das gleiche gilt für alle Drains und sonstige Katheter, beide können zum Nistplatz für Infektionen werden.

Schlußbetrachtung

Die Reaktion des Körpers auf eine Infektion mit Bakterien unterliegt immunologischen Prinzipien. Der Chirurg, stets unter dem Eindruck einer möglichen oder bereits eingetretenen Wundinfektion stehend, schuldet es sowohl seinen Kranken wie auch sich selbst, über die bekannten Grundlagen der Immunologie informiert zu sein. LOUIS PASTEURS und ROBERT KOCHS anfängliche Entdeckungen waren unmittelbar gefolgt von einem großen Enthusiasmus für den Erwerb von Kenntnissen auf dem Gebiet der Bakteriologie und Immunologie. In den folgenden Jahrzehnten gab es aber auf dem Gebiet der Immunologie wenig Neues, das ein Chirurg praktisch nutzen konnte. In den vergangenen 20 Jahren hat sich das grundlegend geändert. Angeregt von der klinischen Organtransplantation gab es außerordentliche Fortschritte im Verständnis der Immunreaktionen. Viele dieser Entdeckungen können schon bei Kranken mit chirurgischen Infektionen zur Anwendung gebracht werden. Zweifellos werden weitere folgen, um auch zukünftig die Behandlung chirurgischer Infektionen zu verbessern.

Literaturverzeichnis

Alexander, J. W., and *Good, R. A.*, Immunobiology for Surgeons. Saunders, Philadelphia 1970
Bigley, N. J., Immunologic Fundamentals. Chicago 1975
Bundschuh, G., und *B. Schneeweiss*, Immunologie. Akademie-Verlag, Berlin, 2. Aufl. 1978

Burnet, F. M., Körpereigene und körperfremde Substanzen bei Immunprozessen. Thieme, Stuttgart 1973

Floersheim, G. L., Transplantationsbiologie. Heidelberger Taschenbücher, Bd. *89*. Springer, Berlin-Heidelberg-New York 1971

Friemel, H. (Hrsg.), Immunologische Arbeitsmethoden. 2. Aufl., VEB Fischer, Jena 1980

–, und *J. Brock*, Grundlagen der Immunologie. 4. Aufl., Akademie-Verlag, Berlin 1978

Handbuch der allgemeinen Pathologie, Band VI/8: Transplantation. Springer, Berlin-Heidelberg-New York 1977

Humphrey, J. H., und *R. G. White*, Kurzes Lehrbuch der Immunologie. 2. Aufl. Thieme, Stuttgart 1973

Immunologie – ein Nachschlagewerk. 2. Aufl., Berlin 1978

Jaeger, L. (Hrsg.), Klinische Immunologie, VEB Fischer, Jena 1976

Munster, A. M., Surgical Immunology. New York 1976

Pasternak, G., und *U. Schneeweiss*, Transplantations- und Tumorimmunologie. VEB Fischer, Jena 1973

Roitt, I., Essential Immunology. London 1974

Scheiffart, F., und *H. W. Baenkler*, Klinische Immunologie. Stuttgart 1975

Vorländer, K. O., Praxis der Immunologie. Stuttgart 1976

4. Die Erreger der Wundinfektionen

S. ORTEL

4.1. Staphylokokken (Staphylococcus aureus, Abb. 4.1)

Staphylokokken sind die häufigsten Erreger, die bei Entzündungen gefunden werden. Im nach GRAM gefärbten Eiterpräparat liegen die Staphylokokken in unregelmäßigen Haufen, in frischen Entzündungsprozessen zwischen den Eiterzellen, in älteren sind sie oft von Leukozyten phagozytiert und liegen dann innerhalb der Zellen. Die *Kultur* der Staphylokokken ist auf allen üblichen Nährböden möglich. Nach 24 Stunden Bebrütung eines Eiterausstriches sieht man auf einer Blutagarplatte, sofern Staph. aureus vorliegt, glatte, gewölbte, gelblich gefärbte Kolonien. Staph. aureus zeigt eine deutliche Hämolyse, Staph. epidermidis ist durch weißlich gefärbte Kolonien ohne Hämolyse charakterisiert.

Zur *Differenzierung* zwischen *pathogenen* (z. B. Staph. aureus) und *apathogenen* Kokken (z. B. Staph. epidermidis) wird der Plasmakoagulaseversuch und die Mannitvergärung herangezogen. Staph.-aureus-Stämme koagulieren menschliches und Kaninchen-Plasma und vergären Mannitol, Staph. epidermidis wird durch das Fehlen dieser Kriterien von Staph. aureus abgegrenzt. Es können auch weitere Prüfungen zur Differenzierung zwischen Staph. aureus und anderen apathogenen Staphylokokken, wie z. B. die Hyaluronidasebildung, Phosphatasebildung, Gelatinasebildung und Toxinbildung durchgeführt werden.

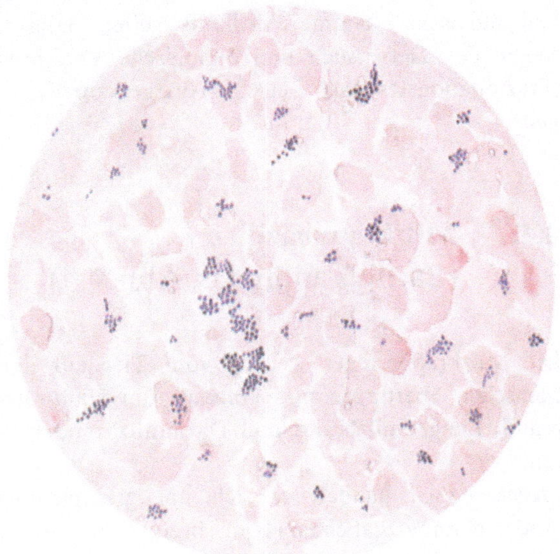

Abb. 4.1 Staphylokokkeneiter (Färbung nach GRAM)

Eine *Typenbestimmung mittels Phagen,* d. h. das Prüfen des Verhaltens von Staph.-aureus-Stämmen gegenüber verschiedenen Phagen, erlaubt eine Differenzierung innerhalb der Staph.-aureus-Stämme und gibt uns wichtige Hinweise über das Vorhandensein eines bestimmten Lysotyps. Die Methode der Lysotypie von Staph.-aureus-Stämmen und auch die Prüfung des Verhaltens von Staphylokokken gegenüber Antibiotika (Antibiogramm) können uns helfen, gleichartige Stämme zu erkennen und damit Infektionswege und Infektionsquellen bei gehäuftem Auftreten von Staph.-aureus-Infektionen in Kliniken aufzudecken (s. a. S. 144).

4.2. Streptokokken (Streptococcus pyogenes, Abb. 4.2)

Die Streptokokken werden ebenfalls häufig als Wundinfektionserreger nachgewiesen. Es sind grampositive, zumeist in Ketten liegende Kokken. Die wichtigste Art ist Streptococcus pyogenes, Gruppe A, der im nach GRAM gefärbten Eiterpräparat kurze Ketten oder Diploformen zeigt. Eine Differenzierung gegenüber Staphylokokken allein aufgrund des Objektträgerausstriches ist kaum möglich. Auch auf festen Nährböden werden nur kurze Ketten gebildet, eine lange Kettenbildung wird nur bei der Züchtung in flüssigen Nährböden beobachtet.

In der *Kultur* zeigen Streptokokken gutes Wachstum auf Blutagar-Nährböden. Streptococcus pyogenes bildet kleine, etwa stecknadelkopfgroße Kolonien

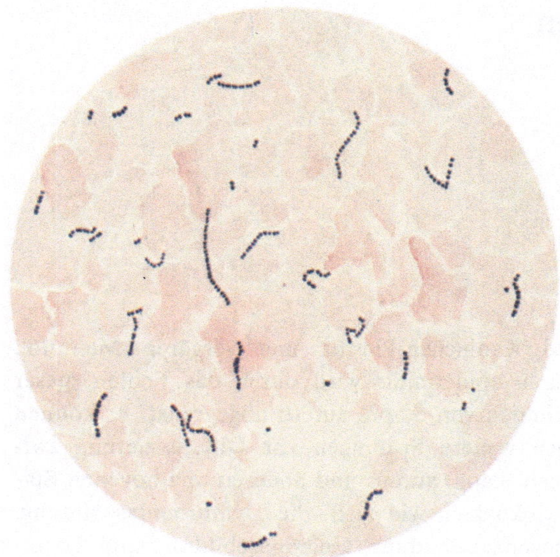

Abb. 4.2 Streptokokkeneiter (Färbung nach GRAM)

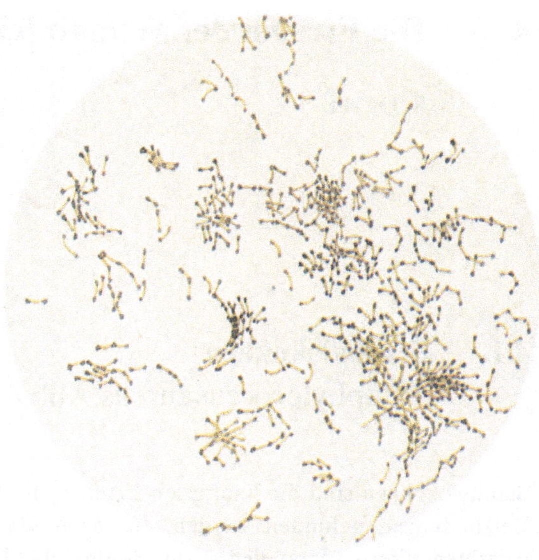

Abb. 4.3 Diphtheriebakterien (Reinkultur; Färbung nach NEISSER)

mit Hämolyse, andere Arten zeigen Vergrünung oder verursachen keine Veränderung des Blutfarbstoffes.

Zur *Differenzierung* der Streptokokken gibt es serologische Untersuchungsverfahren (Präzipitationsteste) und biochemische Differenzierungsmethoden. Wichtig für chirurgische Infektionen sind auch die Streptokokken der Gruppe D (Enterokokken). Sie lassen sich durch die SHERMAN-Kriterien (z. B. Wachstum bei 10°C und 45°C, Resistenz gegen Galle, Wachstum bei einem NaCl-Gehalt von 6,5% und in Bouillon von pH 9,6, Reduktion und Gerinnung von Lackmusmilch und 0,1%iger Methylenblaumilch und Säuerung von Mannitol, Sorbitol und Glyzerol) von anderen Streptokokken deutlich abgrenzen.

4.3. Diphtheriebakterien (Corynebacterium diphtheriae, Abb. 4.3)

Das Vorkommen von echten Diphtheriebakterien (Corynebacterium diphtheriae) in Wunden ist relativ selten und wird in Kriegszeiten in Form der Wunddiphtherie beobachtet (s. S. 186). Von den Korynebakterien werden Pseudodiphtheriebakterien in Wunden häufiger nachgewiesen, ohne daß ihnen jedoch eine größere Bedeutung zukommt.

Morphologisch handelt es sich bei den Diphtheriebakterien um geißellose Stäbchen, die besonders durch ihre unregelmäßige Gestalt, Lagerung und Anfärbbarkeit charakterisiert sind. Im nach GRAM gefärbten Präparat sieht man grampositive schlanke, leicht gekrümmte Stäbchen mit deutlichen hantelförmigen Anschwellungen, die bei Spezialfärbungen (z. B. nach NEISSER) besonders deutlich zu sehen sind.

Der Nachweis echter Diphtheriebakterien ist nur über die Kultur auf Spezialnährböden möglich, die auch eine Abgrenzung von den sogenannten *Diphtheroiden* ermöglicht. Die *Typenbestimmung* der echten Diphtheriebakterien in Typ gravis, mitis und intermedius kann kulturell und biochemisch erfolgen (Koloniebild, Stärkespaltung, Hämolysebildung). Toxizitätsprüfungen können über toxische und atoxische Stämme Auskunft geben. Hierfür stehen der Tierversuch und biologische Verfahren (Präzipitationstest nach ELEK im Agargel) zur Verfügung.

4.4. Milzbrandbazillen (Bacillus anthracis, Abb. 4.4)

Die Milzbranderreger werden vom Tier auf den Menschen übertragen und können zum Hautmilzbrand, Lungenmilzbrand und Darmmilzbrand führen.

Morphologisch handelt es sich um grampositive große, plumpe Stäbchen (1 µm breit, 5 bis 10 µm lang); in Organausstrichpräparaten, z. B. von der Milz, wird als wichtiges morphologisches Kriterium

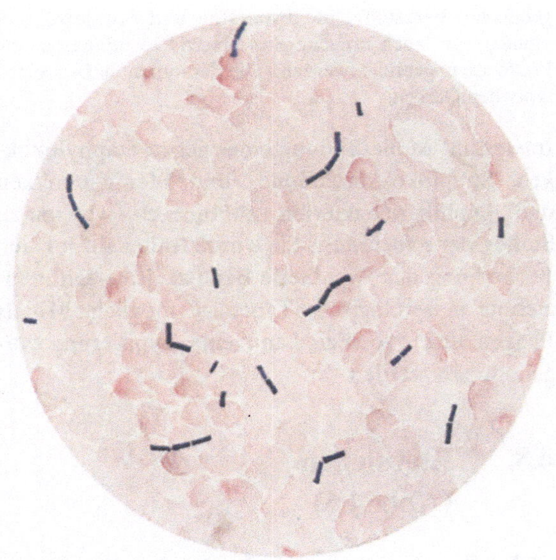

Abb. 4.4 Milzbrandbazillen (Mäusemilzausstrich; Färbung nach GRAM)

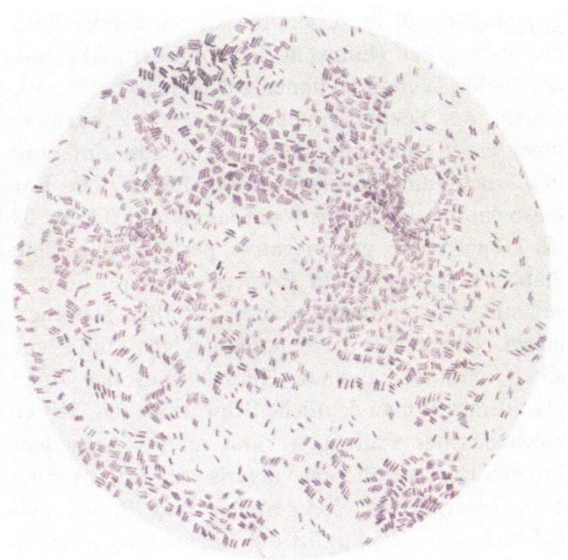

Abb. 4.5 Kolibakterien (Reinkultur; Färbung nach GRAM). Proteus und Pseudomonas lassen sich morphologisch vom Koli nicht unterscheiden, auf ihre Darstellung wird daher verzichtet. Die Erreger können nur mittels kultureller Methoden differenziert werden

die Schleimkapsel gefunden. In Bouillonkulturen kommt es zur Ausbildung von langen Fäden und zur Sporenbildung.

Kulturell werden auf der Blutagarplatte mittelgroße, mattglänzende, grauweiße Kolonien gesehen, die von zahlreichen bogenförmig gewundenen Ausläufern umgeben sind und so das Aussehen des »gelockten Frauenhaares« aufweisen.

Zur *Differenzierung* von Bacillus anthracis von anderen apathogenen aeroben Sporenbildern sind verschiedene Prüfungen durchzuführen, wie z. B. die Untersuchung des Wachstums in Gelatine, der Tierversuch und serologische Untersuchungen (Präzipitationsreaktion) mittels spezifischer Milzbrandimmunseren.

4.5. Kolibakterien (Escherichia coli, Abb. 4.5)

Esch. coli kommt eine Bedeutung als Mischinfektionserreger mit Staphylokokken und Streptokokken zu. Er kann sich bei chirurgischen Infektionen auch in der Gallenblase und im Urogenitaltrakt finden und Zystitiden und Pyelitiden hervorrufen. Organabszesse, Kolimeningitis, Koliappendizitis und Koliperitonitis sind weitere durch Esch. coli bedingte Infektionen.

Morphologisch sind Kolibakterien gramnegative, sporenlose, bewegliche oder unbewegliche plumpe Stäbchen (0,5 bis 1,0 μm breit und 3 μm lang).

In der Kultur wachsen sie auf allen gebräuchlichen Nährböden in Form von mittelgroßen, rundlich flach gewölbten glatten Kolonien oder auch in oberflächlich rauhen Formen (Rauhform) oder schleimigen Formen (mukös). Einige Stämme verursachen Hämolyse auf der Blutplatte. Zur kulturellen Züchtung dienen Nährböden, die eine schnelle Erkennung der Kolikeime aufgrund ihrer Laktosespaltung ermöglichen (ENDO-Agar, DRIGALSKI-Agar, GASSNER-Agar usw.). Da Kolistämme in bezug auf ihr biochemisches Verhalten sich oft unterschiedlich verhalten, sind biochemische Typeneinteilungen wertvoll.

Die *serologische Differenzierung* kann mittels Immunseren vorgenommen werden. Als wichtig sind jene Serotypen zu nennen, die für die Säuglingsdyspepsie und Kolienteritis verantwortlich sind (z. B. 0 111 B4; 0 55 B5; 0 86 B7 usw.). Mit Hilfe der Lysotypie lassen sich die Serotypen noch weiter unterteilen. Diese Differenzierung hat epidemiologische Bedeutung.

4.6. Proteusbakterien (Bacterium proteus)

Proteusbakterien finden sich hauptsächlich als Erreger von Infektionen des Urogenitaltraktes, bei Lungengangrän und Prozessen, die mit stinkender Fäulnis einhergehen (Empyem, Peritonitiden, Abszesse) und vielen Wundinfektionen sowie auch bei Septikämien. Als Sekundärinfektionserreger können sie unter einer Antibiotikatherapie zur Superinfektion bzw. auch zum Infektionswechsel führen. Die Proteusbakterien sind 1 bis 3 μm lange und 0,5 bis 0,6 bis 1,0 μm breite, gramnegative, peritrich begeißelte Stäbchen. Unbewegliche Formen werden 0-Formen genannt. Proteuskeime wachsen auf allen gebräuchlichen Nährböden; die Kolonien zeigen einen typischen ammoniakalischen Geruch. Auf der Agarplatte erkennt man deutliche Schwärmzonen. Mittels biochemischer Prüfungen kann man verschiedene Proteusarten, wie Proteus vulgaris und Proteus mirabilis, Morganellen, Rettgerellen und Providencia unterscheiden. Wichtig ist die Abgrenzung indolpositiver (Proteus vulgaris) und indolnegativer (Pr. mirabilis) Keime, da sie sich auch in ihrem Resistenzverhalten gegenüber Chemotherapeutika unterscheiden.

Serologische Methoden erlauben eine Typendifferenzierung innerhalb dieser Gruppen. Durch Antibiotika lassen sich Proteusinfektionen gut beeinflussen. Proteusstämme, die gegenüber Aureomyzin, Terramyzin, Streptomyzin und Chloramphenikol resistent sind, haben zugenommen. Die besten Mittel gegen Proteusinfektion sind heute Ampizillin, TMP = Trimethoprim, SMZ = Sulfamethoxazol und Carbenizillin.

4.7. Pseudomonas aeruginosa (Pyocyaneusbakterien)

Pseudomonas aeruginosa (Pyocyaneus) finden wir als Erreger des blaugrünen Eiters in mischinfizierten Wunden und Abszessen. Er bewirkt oft langwierige Heilungsverzögerungen. Empyemhöhlen, Kavernen, Nabel- und Darminfektionen sowie Infektionen des Ohres und der Meningen, der Harnwege, des Endokards und der Lunge kommen vor. Eine besondere Bedeutung hat dieser Erreger auch als Hospitalkeim, da er leicht durch die Hände des Pflegepersonals auf neue nicht infizierte Wunden gebracht werden kann (V. M. YOUNG).

Morphologisch handelt es sich um zarte, kleine, 0,3 bis 0,5 μm breite und 1,5 bis 3,0 μm lange peritrich begeißelte Stäbchen.

Die *kulturelle Züchtung* gelingt leicht auf den gebräuchlichen Agarnährböden. Es bilden sich üppige, graugrün metallglänzende Kolonien aus. Die von den Bakterien gebildeten Farbstoffe sind Pyozyanin und Fluoreszein, es können aber auch toxische Enzyme wie Lezithinasen und Proteinasen gebildet werden. Die Kolonien haben einen typischen Geruch.

Interessant ist die Bildung eines gegen Staphylokokken, Streptokokken, Gono- und Meningokokken und Diphtheriebakterien antibiotisch wirksamen Stoffes, der *Pyozyanase*. Sie wurde früher zur lokalen Behandlung der Diphtherie benutzt. Eine Differenzierung in serologische Typen ist möglich. Mittels Phagen und Pyocinen kann eine Typisierung vorgenommen werden.

4.8. Klebsiellen (Abb. 4.6)

Klebsiella pneumoniae ist der Erreger der FRIEDLÄNDER-Pneumonie, einer Erkrankung, die mit Lungenabszeß und Pleuraempyem einhergehen kann. Septikämische Allgemeininfektionen können aber zu den mannigfaltigsten Krankheitsbildern führen und Meningitis, Hirnabszesse und Mittelohrentzündungen hervorrufen. Auch als Mischinfektionserreger und selbständiger Erreger von Zystitiden, Pyelitiden, Cholezystitiden, Parametritiden haben Klebsiellen oft Bedeutung. Morphologisch sind sie kurze 0,3 bis 0,5 μm und 5,0 μm lange nicht bewegliche gramnegative Stäbchen, die im GRAM-Präparat Kapselbildung zeigen und auf den üblichen Nährböden durch ihr schleimiges Wachstum auffallen. Aufgrund der unterschiedlichen O-Antigene und der Kapselantigene

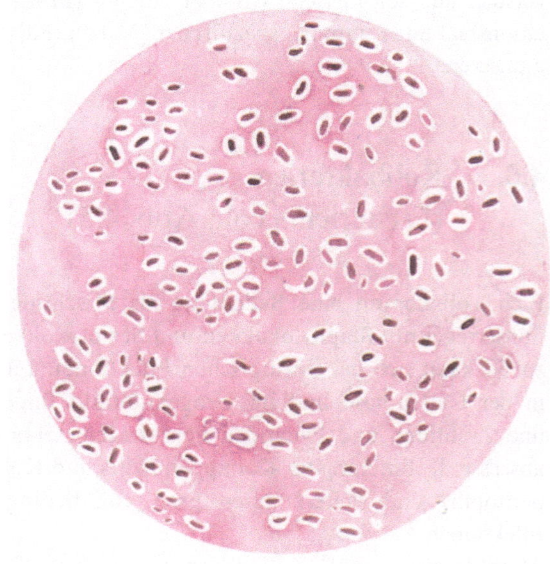

Abb. 4.6 Klebsiella pneumoniae (Färbung nach GRAM). Sediment eines Urins

kann man die Klebsiellen in Gruppen unterteilen. Schlechte hygienische Verhältnisse können zur Verbreitung der Klebsiellen in Kliniken und Krankenhäusern führen. Therapeutisch haben sich die neueren Zephalosporine bewährt.

4.9. Tuberkulosebakterien (Mycobacterium tuberculosis, Abb. 4.7)

Für den Chirurgen kommt für eine Behandlung am häufigsten die isolierte Organtuberkulose in Betracht, wie z. B. die Nieren-, Genital-, Knochen- oder Lungentuberkulose. Die Tuberkulosebakterien gehören in die Gruppe der Mykobakterien. Ihre wichtigsten Vertreter, die für den Menschen Bedeutung haben, sind das Mycobacterium tuberculosis *(Typ humanus)* und das Mycobacterium bovis *(Typ bovinus)*. Sie gehören aufgrund ihres färberischen Verhaltens in die Gruppe der säure- und alkoholfesten Stäbchen. Sie sind etwa 0,3 bis 0,6 μm lang, sporenlos und unbeweglich, schlank, manchmal leicht gekrümmt. Die Stäbchen des Typ bovinus sind plumper und kürzer. Die wichtigsten Färbungen sind die nach ZIEHL-NEELSEN und die nach HALLBERG (s. Abb. 4.7).

Die *Kultur* kann in flüssigen oder auf festen Nährböden angelegt werden. Die Nährböden zur Anzüchtung von Tbk-Bakterien enthalten Serum-, Ei-, Kartoffel-, Glyzerol- und Aminosäurezusätze. Der gebräuchlichste feste Nährboden ist der Kartoffel-Ei-Nährboden nach LÖWENSTEIN-JENSEN. Eine *Differenzierung der Mykobakterien* erstreckt sich zumeist auf die humanen und bovinen Typen (Kaninchen-Tierversuch, Niazintest, Bromkresolpurpurnährboden nach WAGENER und MITSCHERLICH), die Trennung virulenter und avirulenter Bakterien (Cordbildung, Neutralrottest). Wichtig sind Resistenzbestimmungen gegen Tuberkulostatika als Voraussetzung für eine gezielte Therapie. Eine zunehmende Bedeutung kommt bei Vorliegen einer chronischen menschlichen Organtuberkulose heute auch den sogenannten *atypischen Mykobakterien* zu (z. B. photochromogene Stämme, skotochromogene Stämme).

4.10. Anaerobier

4.10.1. Grampositive, sporenbildende Erreger

Tetanusbazillen (Clostridium tetani, Abb. 4.8)
An eine Infektion mit Clostridium tetani muß immer gedacht werden, wenn Wunden mit Erde verschmutzt sind oder durch Holzsplitter, Dornen oder rostige Nägel entstanden sind. Auch bei Vorliegen von Schürf-, Quetsch- und Rißwunden, die bei Straßenunfällen entstanden sind, ist an eine Infektionsmöglichkeit mit Tetanusbazillen zu denken.

Morphologisch ist der Erreger des Tetanus, das *Clostridium tetani*, ein schlanker, stäbchenförmiger Bazillus von 0,4 μm Breite und 4 bis 8 μm Länge. Er ist durch eine endständige runde Spore, die dem Bazillus die Form eines Trommelschlegels gibt, gekennzeichnet. In jüngeren Kulturen ist der Tetanusbazillus grampositiv, in älteren gramnegativ bis

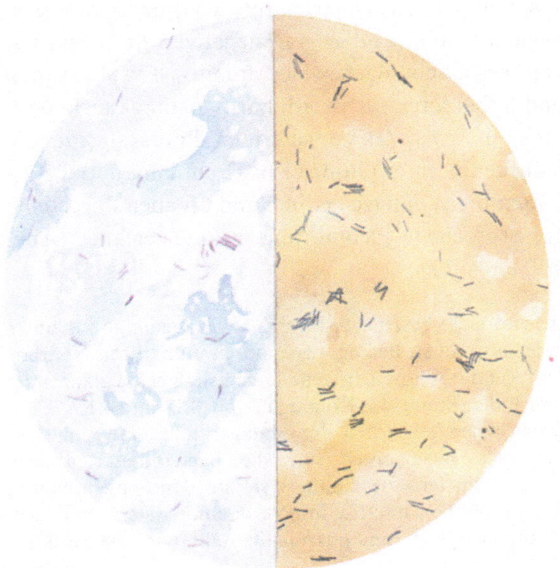

Abb. 4.7 Tuberkulosebakterien (Mycobacterium tuberculosis) (Sputum). Links Färbung nach ZIEHL-NEELSEN, rechts Färbung nach HALLBERG

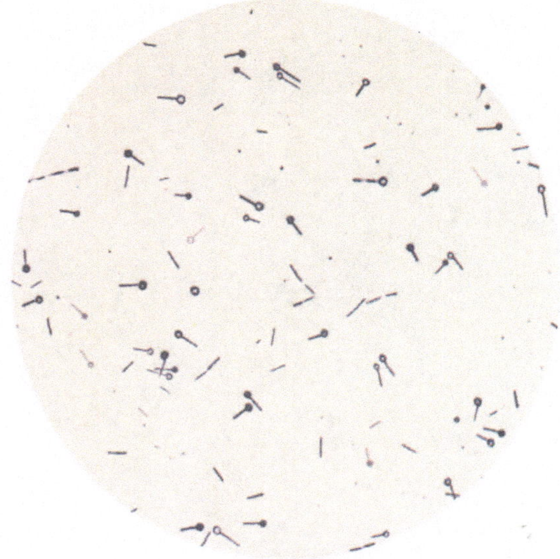

Abb. 4.8 Tetanusbazillen (Reinkultur; Färbung nach GRAM)

gramlabil. Er ist peritrich begeißelt und damit lebhaft beweglich und ein strenger Anaerobier. Aus diesen Gründen sind für die *kulturelle Diagnostik* entsprechende Verfahren (z. B. nach ZEISSLER, FORTNER) heranzuziehen. Auf der 20%igen Menschenblutagarplatte mit 2% Glukosezusatz wächst er gut. Es bilden sich runde, kleine farblose bis graue Kolonien aus, die auf der Platte in einen zarten Bakterienrasen auslaufen. Als flüssiges Nährsubstrat kommt die Leberbrühe nach TAROZZI und die Thioglykolatbouillon in Betracht. Neben der Kultur kann der *Tierversuch* an der weißen Maus zur Prüfung des Vorliegens von Tetanustoxin erforderlich sein. Die Sporen der Tetanusbazillen sind ubiquitär verbreitet. Es ist daher erforderlich, daß in der chirurgischen Praxis die Sterilisationsmaßnahmen besonders sorgfältig durchgeführt werden.

Gasbrand- und Gasödembazillen

(Clostridium perfringens, Clostridium Novyi, Abb. 4.9)

Die wichtigsten Krankheitsbilder, die beim Menschen durch Gasbrand- und Gasödembazillen hervorgerufen werden, sind der Gasbrand, das Gasödem, die Gasbrandbazillensepsis und die Gasbrandbazillenperitonitis.

Die Erreger der Gruppe Gasbrand- und Gasödembazillen, die zumeist vergesellschaftet in Wunden vorkommen, können morphologisch eine recht unterschiedliche Größe erreichen. So ist z. B. das Clostridium hämolyticum 2 µm breit und 20 µm lang, der NOVYsche Ödembazillus 1 µm breit und 5 bis 10 µm lang, der WELCH-FRAENKELsche Gasbranderreger 1 bis 1,5 µm breit und 4 bis 8 µm lang. Die Erreger der Gasbrand-Gasödem-Gruppe haben ovale bis zylindrische Sporen, die mittel- oder endständig liegen. Oft wird der Bazillenleib durch die Sporen aufgetrieben. Für die Kultur kommt der Glukose-Blutagar in Betracht. Streng anaerobe Kultivierung ist erforderlich. Die Kolonien der

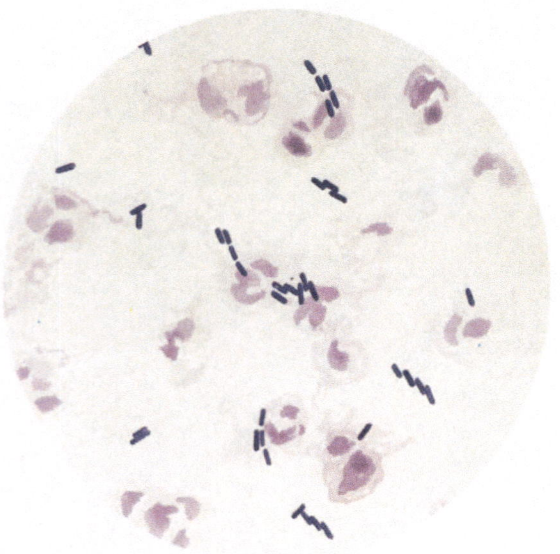

Abb. 4.9 Gasbrandbazillen (Bacillus perfringens). Ausstrich aus Meerschweinchenmuskel (Färbung nach GRAM)

Bazillen der Gasödemgruppe zeigen eine sehr große Vielgestaltigkeit der Formen. So bildet z. B. der WELCH-FRAENKEL-Bazillus eine knopfförmig erhabene, von braun nach grün übergehende Kolonie aus. Er macht eine starke Hämolyse. Andere Bazillen dieser Gruppe, wie z. B. der NOVYsche Bazillus, wachsen auf Blutagar in lockenförmig angeordneten Kolonien, der Pararauschbrandbazillus bildet einen festen schleierartigen Bakterienrasen mit feinen Ausläufern und verschieden starker Hämolyse.

Eine Differenzierung von Anaerobiern muß in Speziallaboratorien vorgenommen werden. Die wichtigsten Verfahren, die dafür herangezogen werden, sind die Prüfung des Verhaltens des jeweiligen Keimes in Leberbouillon, die Schwärzung von Hirnbrei, die Veränderung von Milch mit Hirnbrei oder Leber, die Gelatineverflüssigung und die biochemischen Leistungen gegenüber Glukose, Saccharose, Fruktose, Galaktose, Laktose, Maltose u. a. Die Art der Sporenbildung und ihre Dampfresistenz sind weitere Kriterien, die zur Differenzierung von Anaerobiern herangezogen werden müssen. Schließlich gibt auch das im Tierversuch (Meerschweinchen) mit der entsprechenden Kultur ausgelöste Krankheitsbild wichtige diagnostische Hinweise für das Vorliegen eines bestimmten Erregers der Gasbrand- und Gasödemgruppe.

4.10.2. Gramnegative, nichtsporenbildende Erreger

Bacteroides, Fusobakterien, Sphaerophorus

Von den zahlreichen Arten (etwa 54) der anaeroben, nicht sporenbildenden gramnegativen Stäbchen haben besonders Bacteroides fragilis, Fusobakterien und Sphaerophorus necrophorus pathogene Bedeutung. Im nach GRAM gefärbten Präparat sind die Stäbchen in ihrer Größe (1 bis 2 µm lang und 0,5 bis 0,7 µm breit) unterschiedlich und oft auch durch eine ausgesprochene Pleomorphie gekennzeichnet (Abb. 4.10 und 4.11).

Sie sind nicht beweglich. Ihre *Züchtung*[1] gelingt nur unter streng anaeroben Bedingungen auf eiweißhaltigen Nährböden. Auf der Agar-Oberfläche bilden sie feuchte glänzende, zum Teil auch muköse Kolonien (Abb. 4.12 und 4.13).
Einige Arten zeigen auf der Blutagarplatte eine schwache Hämolyse, biochemisch sind die Bacteroidesarten sehr aktiv. Normalerweise kommen sie auf den Schleimhäuten des Respirationstraktes, im Verdauungssystem und der Darmschleimhaut und im Genitaltrakt vor. Sie sind als

1 s. a. *Küchler, R.*, und *H. Langmaack*, Die Kultivierbarkeit obligat anaerober Bakterien von kontaminierten Watteträgern nach Lagerung. Chirurg *47* (1976) 98–101.

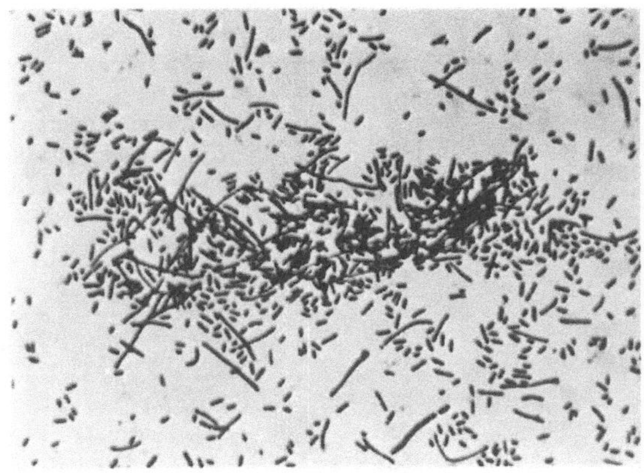

Abb. 4.10 Bacteroides fragilis (Färbung nach GRAM); 1280fach vergrößert

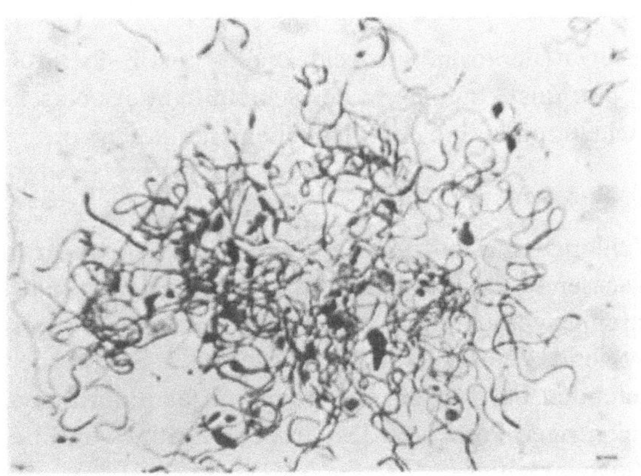

Abb. 4.11 Fusobacterium necrophorum (Färbung nach GRAM); 1280fach vergrößert

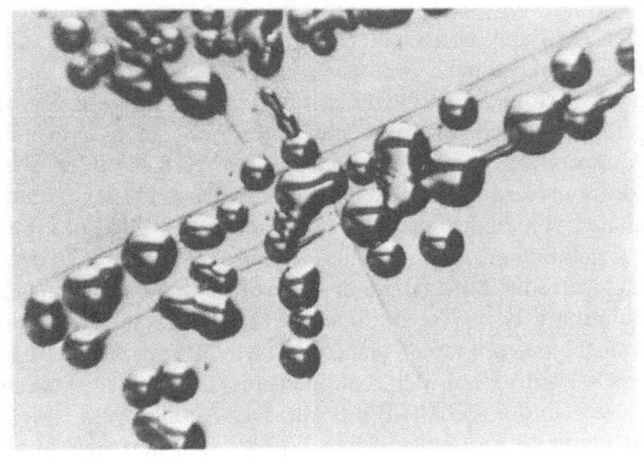

Abb. 4.12 Bacteroides thetaiotaomicron; Kultur, 3tägige Kolonien, 8fach vergrößert

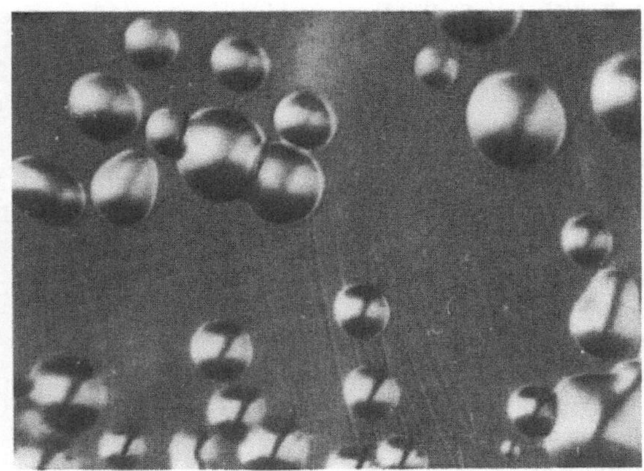

Abb. 4.13 Fusobacterium necrophorum; Kultur, 5tägige Kolonien, 8fach vergrößert (Abb. 4.10 bis 4.13 aus REINHOLD, L., Habilitationsschrift MLU, Halle 1965)

fakultativ pathogene Erreger anzusehen, die entzündliche, eitrige Prozesse zumeist auch bei Mischinfektionen mit anderen anaeroben und aeroben Keimen auslösen können. Die Infektion erfolgt immer auf endogenem Wege. Durch abdominal-chirurgische Eingriffe und durch Behinderung bestimmter Passagen aszendieren die Keime und gelangen in andere Gebiete, wo sie entsprechende Infektionen auslösen können. Zumeist findet eine hämatogene Erregereinschleppung statt.

Neben dem aus Direktmaterial angefertigten Grampräparat kommt der *bakteriologischen Untersuchung* besondere Bedeutung zu. Sie erfordert besondere Sorgfalt. Bei der Einsendung von Untersuchungsmaterial (Eiter, Blut, Wundabstriche, Liquor, Bronchialsekret u. a.) ist darauf zu achten, daß die Probe nicht längere Zeit dem Luftsauerstoff ausgesetzt ist (s. Abb. 6.4), da die Keime, besonders wenn sie nur in geringer Zahl vorhanden sind, nicht mehr angezüchtet werden können. Es ist daher anzustreben, reichlich Material zu entnehmen und die Untersuchungsproben schon bald, *etwa 10 Minuten nach der Materialentnahme bakteriologisch zu verarbeiten.* Falls ein längerer Transport notwendig ist, müssen anaerobe Transport- und Kulturmedien und auch entsprechende Anaerobiergefäße verwendet werden, z. B. das *Gas Pak-System.* Im Labor werden durch den eingeleiteten Untersuchungsgang (Anreicherung in flüssigen Medien, Blutagar, Selektivnährböden mit Kanamyzin und Vankomyzinzusatz) alle im Material vorkommenden Erreger (auch die aeroben bzw. fakultativ anaeroben Keime) erfaßt, da in Krankheitsprozessen durch Anaerobier auch häufig aerob wachsende Keime als Mischinfektionserreger gefunden werden. Die Anzüchtung der Erreger, ihre genaue biochemische Differenzierung und die Prüfung der Empfindlichkeit bzw. Resistenz gegen Antibiotika sind zeitlich aufwendig, so daß ein endgültiges Ergebnis oft erst nach 4 bis 12 Tagen dem Arzt zur Verfügung steht.

Die *therapeutischen Maßnahmen* haben sich nach dem Ort der Infektion zu richten. Chirurgische und chemotherapeutische Behandlungen stehen im Vordergrund. Von den Antibiotika dürfte bei Bacteroides-fragilis-Infektionen Clindamyzin zur Zeit das beste Mittel sein. Linkomyzin, Erythromyzin, Chloramphenikol sind auch gut wirksame Mittel. Tetrazyklin sollte nur dann gegeben werden, wenn das Antibiogramm Empfindlichkeit aufweist, da etwa schon 40 bis 60% aller Bacteroides-fragilis-Stämme gegen Tetrazyklin resistent sind. Als ein neueres

Tabelle 4.1 Empfindlichkeit verschiedener Anaerobier gegenüber Chemotherapeutika (nach FINEGOLD)

Chemotherapeutikum	Mikroaerophile und anaerobe Kokken	Bacteroides fragilis	Bacteroides melaninogenicus	Fusobacterium varium	Andere Fusobakterien	Eubakterien und Actinomyces	Clostridium perfringens	Andere Klostridien
Penizillin G	+++-++++	+	+++	+++	++++	++++	++++	+++
Linkomyzin	+++	+-++	+++	+-++	+++	++-+++	++-+++	+
Clindamyzin	++-+++	+++	+++	+-++	+++	++-+++	+++	++
Metronidazol	++	+++	+++	+++	+++	+-++	+++	++-+++
Chloramphenikol	+++	+++	+++	+++	+++	+++	+++	+++
Tetrazykline	++	+-++	++-+++	++	+++	++-+++	++-+++	++
Erythromyzin	++-+++	+-++	+++	+	+	+++	++-+++	++-+++
Vankomyzin	+++	+	+	+	+	++-+++	+++	++-+++

++++ = Mittel der Wahl; +++ = gute Wirksamkeit; ++ = mäßige Wirksamkeit; + = geringe bis keine Wirksamkeit

wirksames Mittel gilt das Metronidazol. Andere Bacteroidesarten sowie Infektionen mit Fusobakterien und Sphaerophorus sprechen auf Penizillin G gut an. Es sollte beachtet werden, daß die Aminoglykosidantibiotika, insbesondere Neomyzin und Kanamyzin, gegenüber Bacteroidazeen völlig unwirksam sind und deshalb in keiner Weise vor Operationen im Bauchraum den Patienten gegeben werden sollten. Man würde dadurch einer Selektion der primär aminoglykosidresistenten Bacteroidesarten Vorschub leisten.

Eine Übersicht über die derzeitige Chemotherapeutikawirksamkeit verschiedener Anaerobier gibt Tabelle 4.1.

4.10.3. Anaerobe Kokken

Peptokokken

Die Peptokokken (Peptococcus aerogenes, Peptococcus anaerobius) sind Staphylokokken, die nur unter *anaeroben* Bedingungen auf bakteriologischen Nährböden wachsen. Sie können eitrige Prozesse auslösen und oft als Mischinfektionserreger bei putriden Infektionen nachgewiesen werden, wenn bei der Untersuchung von Eiterproben anaerobe Kulturverfahren angewendet werden. Peptokokken können normalerweise in der Mundhöhle, im Verdauungstrakt und weiblichen Genitaltrakt vorkommen.

Peptostreptokokken

Die Peptostreptokokken verursachen fötide gangränöse entzündliche Prozesse der Schleimhaut sowie Wundinfektionen, Leber-, Hirn- und Lungenabszesse, eitrige Pleuritis und puerperale Erkrankungen (Puerperalsepsis), eitrige Adnexprozesse. Die Erreger (Peptostreptococcus anaerobius, P. foetidus, P. putridus) kommen in der Schleimhaut des Nasenrachenraumes und der weiblichen Genitalien vor.

Veillonellen

Veillonellen sind gramnegative, obligat anaerob wachsende Diplokokken. Man unterscheidet nach ihrer Oxydasebildung Veillonella alcalescens (positiv) und Veillonella parvula (negativ). Sie werden gefunden bei fötiden und gangränösen Eiterungen, bei eitrigen Prozessen des Urogenitaltraktes und bei Vulvovaginitis.

4.10.4. Actinomyces israelii und Nocardia asteroides

Der Actinomyces israelii (Abb. 4.14) ist der Erreger der Aktinomykose beim Menschen und Rind. Er kommt morphologisch in 2 verschiedenen Formen vor. Im nach GRAM gefärbten Direktpräparat aus Eiter sieht man entweder grampositive, verzweigte Fäden (s. Abb. 4.14) oder aber Aktinomyzesdrusen, bestehend aus einem zentralen Myzelknäuel von Fäden und Fadenverdickungen. Die kulturelle Anzüchtung erfolgt auf Glukose-Fleischextraktagar, Kochblutagar oder Blutagar unter anaeroben Bedingungen. Die Bebrütung bei 37°C muß bis zu 14 Tagen durchgeführt werden. Bei primärer Anzüchtung bildet sich zumeist erst die R(Rauh)-Form der Kolonien aus, erst später wandelt sie sich in die S(Glatt)-Form um. Der Actinomyces israelii ist ubiquitär verbreitet. Seine Übertragung auf den Menschen geschieht wahrscheinlich endogen, da er ein normaler Bewohner der Mundhöhle ist.

Von der Aktinomykose klinisch schwer zu unterscheiden ist die *Nokardiose*. Morphologisch sind im nach GRAM gefärbten Präparat von Eiter oder Sputum ebenfalls echt verzweigte, grampositive Fäden zu sehen, zumeist sind sie kürzer als die Fäden von Actinomyces israelii. Die Kultur kann auf den üblichen bakteriologischen Nährböden bei 37°C oder auch bei Zimmertemperatur unter aeroben Bedingungen bei 7tägiger Bebrütung erfolgen.

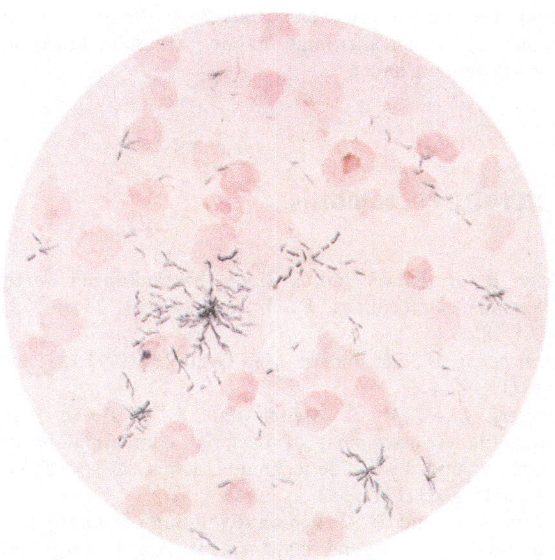

Abb. 4.14 Aktinomyzesfäden (Druseneiter; Färbung nach GRAM)

Die Nokardien, von denen bisher 30 Arten bekannt sind – die wichtigste ist Nocardia asteroides – kommen als Saprophyten bei Pflanzen vor, auch im Erdboden und auf der menschlichen Haut sind sie verbreitet. Man nimmt an, daß die Infektion des Menschen auf exogenem Wege erfolgt. Lungeninfektionen, Pleuraempyeme und Hirnabszesse sind die wichtigsten klinischen Verlaufsformen der Nokardiose. *Die Nokardien sind Aerobier!*

4.11. Yersinia enterocolitica

Yersinia enterocolitica verursacht Gastroenteritiden und Pseudoappendizitiden beim Menschen. Morphologisch ist es ein kurzes gramnegatives Stäbchen, beweglich. Auf ENDO- und LEIFSON-Agar werden nach einer Bebrütung bei 25°C große graue Kolonien gebildet. Man unterscheidet 9 Serotypen. Um die Keime zu isolieren, muß Operationsmaterial oder Stuhl eingeschickt werden (EICHELBAUM, BAYER u. Mitarb.).

4.12. Yersinia pseudotuberculosis

Dieser Erreger erzeugt beim Menschen Krankheitserscheinungen in Form von Lymphadenitis und akuter und subakuter Appendizitis. Die Pseudotuberkulosebakterien sind kurze gramnegative Stäbchen, begeißelt und am besten bei 20°C züchtbar. Aufgrund von Körper- und Geißelantigenen lassen sich 5 Typen unterscheiden. Die Diagnose kann durch den Erregernachweis und auch serologisch gestellt werden.

4.13. Viren

Ob und wie weit auch Viren als Wundinfektionserreger in Frage kommen können, ist bisher nicht geklärt, es liegen nur Tierversuche dazu vor (BRÜCKNER und LEWITZKA, Chirurg *47* [1976] 455–457).

Quantitative Bakteriologie (s. a. S. 69)

Für die Feststellung der Höhe der Keimzahlen in einer Wunde sind verschiedene Methoden empfohlen worden. Die Methodik der Untersuchung geht davon aus, daß die Keimzahl des Gewebes entscheidender und wichtiger ist als die Oberflächenbesiedlung, so daß für derartige Fragestellungen zumeist Gewebe mit einer großen Punktionsnadel oder dem Skalpell entnommen werden muß. Dies sollte unter sterilen Bedingungen erfolgen. Nach dem Abflammen der Probe wird das Gewebsstück in Thioglykolatbouillon gegeben (1 g/ml), homogenisiert und dann auf Blutagar in verschiedenen Verdünnungen (1 : 10, 1 : 100, 1 : 1000 usw.) ausgestrichen. Nach Bebrütung von 18 bis 24 Stunden bei 37°C werden die gewachsenen Kolonien ausgezählt und weiter differenziert. Derartige Untersuchungen geben dem Chirurgen einen guten Einblick in die quantitative Bakterienflora. Mit einer derartigen Technik können auch die Anaerobier erfaßt werden. Es empfiehlt sich, von mehreren Stellen Biopsiematerial zu entnehmen. 10^5 bis 10^6 und mehr Bakterien/g werden als signifikant gewertet.

Es gibt auch *Schnellmethoden* zur Erfassung der Menge der Bakterien. Hierfür wird eine genaue Menge des Gewebsbreies (0,02 ml) auf einen Objektträger gebracht, ausgestrichen und nach GRAM gefärbt. Schon der Nachweis eines mit dem Mikroskop ermittelten Erregers zeigt an, daß der Grenzwert von 10^5 Keimen/g vorhanden ist.

Die *klinische Bedeutung* derartiger Untersuchungen ist wiederholt bestätigt worden. So konnte an einem großen Untersuchungsgut nachgewiesen werden, daß sämtliche akute Wunden, in denen weniger als 10^5 Keime/g nachweisbar waren, ohne Infektion heilten, dagegen hatten über 50% der Wunden mit Keimzahlen über 10^5 eine bakterielle Infektion.

Auch die Beobachtung an *chronischen Wunden* hinsichtlich ihrer Epithelisierung ist abhängig von der Zahl der im Wundgewebe vorhandenen Keime. Chirurgische Maßnahmen, wie z. B. das Schließen des Wundgewebes, sind abhängig von der Zahl der vorhandenen Keime. Man sollte bei Vorliegen von 10^6 Keimen die Wunde nicht verschließen. Aus den bisherigen Untersuchungen und Mitteilungen insbesondere amerikanischer Chirurgen und Mikrobiologen geht hervor, daß heute die quantitative Mikrobiologie ein zuverlässiges und wertvolles diagnostisches Hilfsmittel ist, um chirurgische Entscheidungen zu beeinflussen bzw. herbeizuführen. Einzelheiten müssen in den Originalarbeiten nachgelesen werden (s. Literaturverzeichnis).

Als Objektträgerschnelltechnik wird von MAGEE u. Mitarb. eine Methode beschrieben, bei der genau 500 mg aus einer Wunde entnommen werden und zunächst in 5 ml 0,9%iger NaCl-Lösung homogenisiert werden. Hiervon werden 0,01 ml oder weitere Verdünnungen auf Glasobjektträger in einer Fläche von 1 cm^2 aufgetragen. Nach Trocknen wird dieser Ausstrich nach GRAM gefärbt. Es werden dann 10 Objektfelder durchgemustert, die Zahl der Bakterien pro Gesichtsfeld ausgezählt, mit der Zahl der Felder der 1-cm^2-Fläche (etwa 4000) multipliziert und danach nochmals mit 500, um die Zahl der Bakterien in der entnommenen Probe zu erhalten. Derartige Ergebnisse können dem Chirurgen schon nach 30 Minuten übermittelt werden. Dies wird als ein besonderer Vorteil angesehen. Allerdings ist eine exakte Färbung des Ausstriches, die eine Differenzierung in grampositive und gramnegative Keime erlaubt, unbedingt notwendig. Die Objektträgerschnelltechnik kann selbstverständlich die kulturelle Untersuchung mit der anschließenden notwendigen Resistenzbestimmung der angezüchteten Keime nicht ersetzen. Ein Nachteil der Objektträgerschnelltechnik wird darin gesehen, daß in einem Wundbiopsiematerial Keimzahlen von weniger als 2×10^5 nicht erfaßt werden, sie sollen allerdings für eine klinische Infektion keine Bedeutung haben.

Literaturverzeichnis

Baier, R., H. Puppel und *E. Hahn,* Erkrankungen durch Yersinia enterocolitica. Dtsch. med. Wschr. *104* (1979) 281–285

Eichelbaum, M., Yersiniosen. Med. Welt *28* (1977) 1591 bis 1593

Heggers, I. P., M. C. Robson und *E. T. Doran,* The quantitative assessment of bacterial contamination of open wounds by a slide technique. Trans. R. Soc. Trop. Med. Hyg. *63* (1969) 532

Krizek, T. I., und *M. C. Robson,* Evolution of quantitative bacteriology in wound management. Am J. Surg. *130* (1975) 579–584

Magee, Chr., B. Haury, G. Rodehaever, J. Fox, M. T. Edgerton und *R. F. Edlich,* A Rapid Technik for Quantitating Wound Bacterial Count. The Am. Jour. of Surgery *133* (1977) 760–762

Marshall, K. A., M. T. Edgerton, G. T. Rodeheaver, C. M. Magee und *R. F. Edlich,* Quantitative microbiology: its application to hand injuries. Am. J. Surg. *131* (1976) 730 bis 733

5. Pilz- und Wurmkrankheiten

S. ORTEL

5.1. Wichtige Infektionen durch Pilze

In den letzten Jahren haben die Pilzkrankheiten so stark zugenommen, daß man sie geradezu als Zivilisationsseuche betrachten kann. Nicht nur die Dermatologie, sondern auch die übrigen medizinischen Fachdisziplinen müssen sich daher mit diesem Problem vertraut machen. Chirurgisches Interesse haben insbesondere *Fadenpilze* und *Hefen* (Sproßpilze). Durch *Aktinomyzeten* (Actinomyces israelii), *Nokardien* (Nocardia asteroides) und *Streptomyzeten* (Streptomyces madurae) bedingte Krankheitsprozesse werden heute aus verschiedenen Gründen (Zugehörigkeit zur Ordnung der Aktinomyzetales, gute Wirkung antibakteriell wirksamer Antibiotika, keine Beeinflussung durch Fungistatika) von den Mykosen getrennt und als »*Pseudomykosen*« bezeichnet. Die Zunahme der Pilzerkrankungen in der Welt ist bedingt durch steigende Zivilisation (Fußmykosen), den verstärkten Reiseverkehr (zunehmender Kontakt mit Pilzinfektionsherden) und neue medikamentöse und chirurgische Therapieformen, beispielsweise Transplantation von Organen, herzchirurgische Eingriffe, immunsuppressive und zytostatische Behandlungen und die verstärkte Antibiotikatherapie.

Mykosen entwickeln sich beim Menschen zumeist nur dann, wenn bestimmte Voraussetzungen für eine Infektion erfüllt sind, z. B. Kontakt mit einem pathogenen Pilz oder dessen Sporen, Fähigkeit des Pilzes, in den menschlichen Organismus über die Haut, Atmungswege oder den Verdauungskanal einzudringen, Empfänglichkeit des Organismus. Oft sind es auch Stoffwechselstörungen (Diabetes, Erkrankungen des RES), Schwächung der Abwehrkräfte oder bestimmte berufliche Tätigkeiten (Hausfrauen, Obstpflücker, Bäcker, Tierpfleger und Personen mit vermehrtem Tierkontakt), die einen Pilzbefall auch innerer Organe begünstigen und zu schwerwiegenden Folgen führen können. Seitdem gute Allergenpräparate zur Verfügung stehen, werden heute auch immer häufiger Pilzallergien erkannt, z. B. solche der Atemwege gegenüber Aspergillus-, Mukor- und Penizilliumarten.

Die **Diagnose** einer Pilzerkrankung oder Pilzinfektion beruht auf dem Nachweis von Pseudomyzelien, Pilzfragmenten oder Sporen in Nativ- oder gefärbten mikroskopischen Präparaten aus dem Krankheitsbild entsprechenden Untersuchungsmaterialien (z. B. Sputum, Liquor, Abstriche von Wunden – Mund, Ohr, Vagina, Urethra –, Stuhl, Bronchoskopiematerial, Sektionsmaterial – Lunge, Gehirn). Diese Materialien und auch Blut werden zur kulturellen Anzüchtung der Pilze auf Spezialnährböden (z. B. SABOURAUD-Glukose-Agar, KIMMIG-Agar, Reis-Tween-Agar) gebracht. Serologische Methoden (KBR, Immunfluoreszenzteste, passive Hämagglutination, Präzipitationsreaktionen) stehen für den Antikörpernachweis zur Verfügung.

5.1.1. Kandidiosen

Die Kandidiosen haben in den letzten Jahren an Häufigkeit und Bedeutung beträchtlich zugenommen. Dies ist vorwiegend auf den zunehmenden Gebrauch von Antibiotika und Kortikosteroiden bei der Behandlung bakterieller Infektionen zurückzuführen. Von den zahlreichen Spezies der Hefepilze zeichnet sich *Candida albicans* durch ihre Pathogenität besonders aus. Wir unterscheiden lokalisierte und generalisierte Formen der Candidamykosen. *Lokal* kann C. albicans alle Schleimhäute des Verdauungskanals und der Bronchien befallen und entsprechende Krankheitserscheinungen auslösen. Bronchopneumonien und Lungenabszesse durch Candidaspezies sind zumeist durch schweren Verlauf gekennzeichnet. Chronische Infektionen treten bevorzugt bei langdauernden Infektionskrankheiten (Tbk, Krebs, Virusinfektionen) auf.

Von den *generalisierten Formen* soll die Candida-albicans-Septikämie, die zumeist mit einem Soor des gesamten Verdauungstrakts einhergeht, hervorgehoben werden. Bei wiederholten Fieberanstiegen und Schüttelfrösten, die auf eine gezielte Antibiotikatherapie nicht ansprechen, sollte an eine Candidainfektion gedacht werden. Hirnabszesse und Augenmetastasen sind als wichtigste Komplikation bei generalisierten Formen zu nennen. Es gibt auch Septikämien durch Candida, denen kein Soor vorausgeht. Solche Krankheitsbilder gehen von exogenen Infektionen aus. Die Pilze stammen dann von der Haut oder aus dem äußeren Milieu und werden zumeist bei Patienten gefunden, die an anderen schweren Krankheiten oder Stoffwechselstörungen (z. B. Diabetes mellitus) leiden und die über längere Zeit mit Antibiotika oder Immunsuppressiva behandelt worden sind. Besonders gefürchtet sind heute auch *Hospitalinfektionen* mit Candidaarten. Sie können durch Verwendung verunreinigter Katheter für Infusionen ausgelöst werden. Auf diese Weise können sich mykotische Abszesse ausbilden, die zu Endokarditiden führen. Die Prognose solcher Krankheitsbilder ist schlecht. Abbildung 5.1 zeigt das mikroskopische Nativpräparat von Candida albicans.

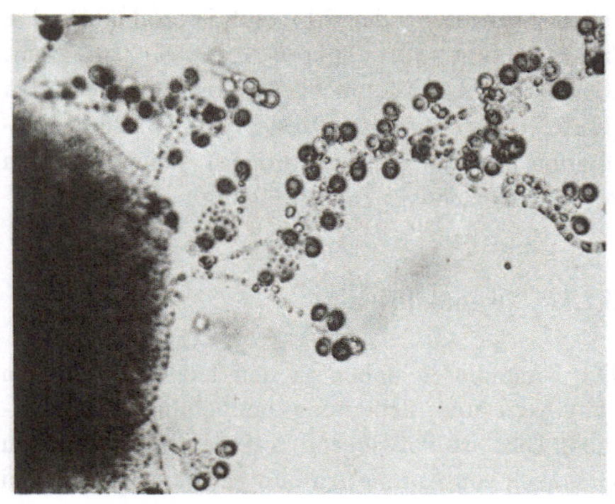

Abb. 5.1 Candida albicans (Nativpräparat) aus OTOČENAŠEK und DVOŘAK, Pictorial Dictionary of medical mycology. Academia, Prag 1973, S. 82)

5.1.2. Aspergillosen

Die häufigste und wichtigste klinische Form der Aspergillosen ist das bronchopulmonale Aspergillom, das zumeist durch *Aspergillus fumigatus* hervorgerufen wird (Abb. 5.2). Es tritt vorwiegend nach einer chemotherapeutisch behandelten, mit Kavernen einhergehenden Lungentuberkulose auf. Im Röntgenbild sind dichte abgerundete Verschattungen zu sehen. Ein anderes Krankheitsbild, die Aspergillusbronchitis, ist durch Ansiedlung des Pilzes in den Bronchien gekennzeichnet. Es wird reichlich Sekret abgesondert; klinisch werden Fieber und

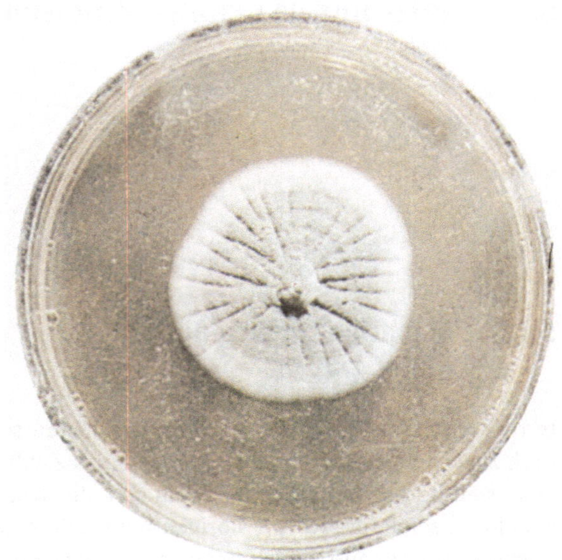

Abb. 5.2 Aspergillus fumigatus. Riesenkolonie nach 10 Tagen Bebrütung bei 30°C auf SABOURAUD-Glukose-Agar (aus SEELIGER, Nativpräparat und Kultur zur Bestimmung der Erreger bei Systemmykosen, in: Therapeutische Berichte, Medizinische Mykologie, S. 101–108, Bayer-Leverkusen)

Husten festgestellt. Im Röntgenbild sind atelektatische Prozesse zu sehen; im Sputum können entsprechende Pilzelemente nachgewiesen werden. Eine Lungenaspergillose zeigt einen besonders schweren Verlauf, da bei dieser Erkrankung eine Verschleppung des Pilzes auf dem Blutweg vorliegt. Zerebrale Verlaufsformen sind selten, sie treten nur auf, wenn primär eine schwere Krankheit vorgelegen hat.

5.1.3. Kryptokokkosen

Die durch *Cryptococcus neoformans* (Abb. 5.3) hervorgerufenen Krankheiten werden Kryptokokkosen genannt. Der zu den Sproßpilzen gehörende Pilz ist in der Natur weit verbreitet. Er hat eine besondere Neigung, generalisierte Infektionen, insbesondere solche des Zentralnervensystems, auszulösen. Obwohl die Krankheit nicht häufig ist, muß bei unklarem Hirnhautsymptomen (klinisch ähnlich der Meningitis tuberculosa oder einem Hirntumor) an eine Infektion mit Cryptococcus neoformans gedacht werden. Auch Infektionen der Knochen und Lymphknoten, der Lungen (Bronchopneumonie) und Pleura (mit Erguß) kommen vor. Ferner sollte auch bei Meningoenzephalitiden (heftige und lange anhaltende Kopfschmerzen) und Meningitiden an eine Infektion mit Cryptococcus neoformans (Torula histolytica) gedacht werden. Abbildung 5.3 zeigt ein

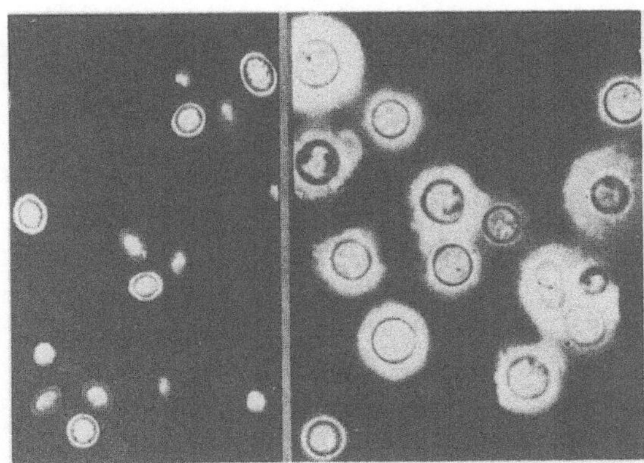

Abb. 5.3 Cryptococcus neoformans (Tuschepräparat), Kulturaufschwemmung nach Züchtung auf SABOURAUD-Glukose-Agar (Nativpräparat und Kultur zur Bestimmung der Erreger bei Systemmykosen, in: Therapeutische Berichte, Medizinische Mykologie, S. 101–108, Bayer-Leverkusen)

Tuschepräparat von schwach bekapselten (links) und stark bekapselten Pilzen (rechts) von einer Kulturaufschwemmung.

5.1.4. Kokzidioidose

Coccidioides immitis ruft die Kokzidioidomykose (Kokzidioidose) hervor. Es handelt sich um eine Tiefenmykose, die endemisch in Wüstengebieten des Südwestens der USA vorkommt, sowie in Mexiko und Südamerika verbreitet ist. Da die Infektion durch Einatmen der im Erdbodenstaub vorkommenden Pilzsporen ausgelöst wird, treten vorwiegend Lungenaffektionen mit Fieber und Kopfschmerzen auf. Diese primäre Lungenkokzidioidomykose verläuft gutartig. Sie führt lediglich zu Allergien (Coccioidinempfindlichkeit). Die sekundäre Kokzidioidomykose, die eine disseminierende Form darstellt, tritt in 2 bis 3% bei den von der primären Kokzidioidose Befallenen auf. Sie ist durch Granulome der Haut, der Knochen und der Lunge gekennzeichnet. Das Krankheitsbild kann Ähnlichkeit mit Miliartuberkulose aufweisen. Oft handelt es sich um eine schwere, zum Tode führende Erkrankung. Zur Diagnose wird die Coccioidin-Intradermalreaktion genutzt. Sie bleibt jahrelang positiv.

5.1.5. Histoplasmosen

Die klassische Histoplasmose ist eine Krankheit, die durch *Histoplasma capsulatum* ausgelöst wird. Sie gehört zu den Systemmykosen, die auf bestimmte geographische Gebiete, z. B. das Mississippital, Südamerika, Südafrika, Indonesien, Japan, Vietnam, Neukaledonien und Italien, beschränkt ist. Durch den Reiseverkehr ist aber auch der Reisende aus gemäßigten Zonen durch diesen Erreger gefährdet. Die Krankheit tritt vorwiegend in 2 Formen auf: einer gutartig verlaufenden Lungeninfektion und einer schweren Form, bei der vorwiegend das retikuloendothiale System befallen ist und bei der sich Herde in Lunge, Verdauungstrakt, Leber und Milz ausbilden. Die afrikanische Histoplasmose wird durch Histoplasma duboisii hervorgerufen. Die vorwiegend in West- und Zentralafrika vorkommende Krankheit ist durch Haut- und Knochensymptome gekennzeichnet, die an eine Tuberkulose erinnern. Die Erkrankung verläuft zumeist gutartig, bei Aussaat des Pilzes in die inneren Organe kann sie aber auch zum Tode führen.

5.1.6. Blastomykosen

Blastomykosen werden durch *Blastomyces dermatitidis* und *Blastomyces brasiliensis* hervorgerufen. Sie sind in Amerika und Afrika (Tunesien, Marokko, Uganda, Mocambique und Südafrika) verbreitet. *Klinisch* äußert sich die Krankheit durch abszedierende Lungenaffektionen. Von der Lunge können die Erreger durch Aussaat Erkrankungen der Haut, Schleimhaut oder Knochen auslösen. Die *Diagnose* kann durch die Blastomyzin-Intradermalreaktion, sereologisch und durch die kulturelle Anzüchtung des Pilzes gestellt werden.

5.1.7. Seltene Systemmykosen

Diese Mykosen werden zumeist durch saprophytische, in der Natur weit verbreitete Pilze ausgelöst, die für manche Menschen hochpathogen wirken können. Zu dieser Gruppe gehören die *Mukormykosen*, die sich besonders im Gehirn und in der Lunge lokalisieren. Erreger sind bestimmte Arten von Mukor, Rhizopus und Absidia (Abb. 5.4). Da diese Pilze auch Gefäßwände befallen und ihre Lumen versperren können, kann es zu Infarktbildungen kommen. Eintrittspforte sind Nasen-Rachen-Raum, Lunge und Verdauungstrakt. Oft treten diese Krankheiten bei Diabetes mellitus oder Karzinom auf.
Durch **Zephalosporiumarten** können Meningoenzephalitiden und Endokarditiden hervorgerufen werden.
Für die **Therapie** der Systemmykosen stehen zur Allgemeinbehandlung wirksame Mittel und auch

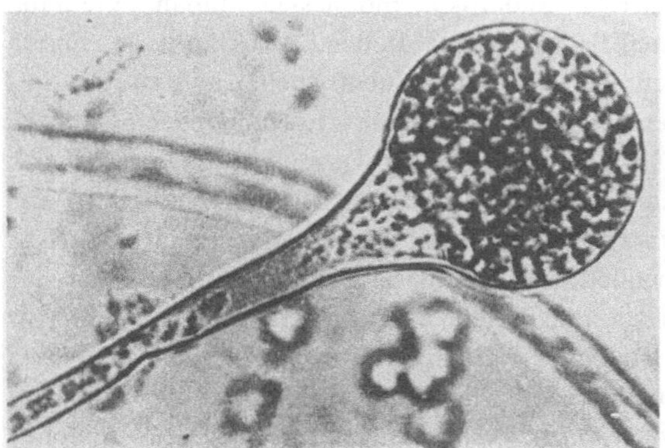

Abb. 5.4 Mucor-Sporangium (Nativpräparat). (Aus WILDFÜHR, Medizinische Mikrobiologie, Immunologie und Epidemiologie, Teil II, Thieme, Leipzig 1961, S. 1023)

lokal anwendbare Antimykotika zur Verfügung (Amphotericine B, Miconazole, Clotrimazole).
Für **prophylaktische Maßnahmen** kommt das Vermeiden von Kontakten mit pathogenen Pilzen und deren Sporen in Betracht sowie die Anwendung fungistatisch wirksamer Mittel. Auch an eine prophylaktische antifungale Therapie, z. B. bei Nierentransplantation, ist zu denken (St. D. C. ODISH u. Mitarb.).

5.2. Wichtige Wurmerkrankungen

5.2.1. Echinokokkose

Als Echinokokkose bezeichnen wir die durch Finnen des Hundebandwurmes *(Echinococcus granulosus)* ausgelöste Echinokokkenkrankheit (Abb. 5.5). Die Erkrankung tritt bei den Zwischenwirten auf. Neben Schaf, Rind und verschiedenen Wildtieren kommt hierbei dem Menschen besondere Bedeutung zu. Bei ihm finden sich die zystische und die alveoläre Form des Echinokokkus. Eine Echinokokkose entwickelt sich dann, wenn ein vom Hundebandwurm abgeschiedenes Ei oral von einem Wirt aufgenommen wird. Zunächst kommt es zur Ausbildung einer Sechshakenlarve, die die Magen- oder Dünndarmwand durchbohrt und dann über die Lymph- oder Blutbahn (z. B. Pfortader) und die Leber oder auch in die rechte Herzkammer und in den Lungenkreislauf gelangt. In der Leber oder Lunge verwandelt sich die Larve in eine Finne (Hydatide, Echinokokkus, Echinokokkenblase, Hülsen- oder Blasenwurm, Abb. 5.6). Diese Finne ist mit einer Flüssigkeit angefüllt und kann sich in Monaten und Jahren bis zu der Größe des Kopfes eines erwachsenen Menschen entwickeln. Die typische Echinokokkenblase ist von einer fibrösen Kapsel, der sogenannten Zystenmembran, umgeben. In ihr entwickeln sich zahlreiche *Scolices* oder Bandwurmköpfe (10 bis 30). Neben der Bildung innerer *Tochterblasen* können im menschlichen Organismus auch äußere Tochterblasen entstehen. Diese Zysten findet man zu 65% in der Leber (Abb. 5.6) und zu 10% in der Lunge; aber auch im Gehirn kommen sie vor. Sind sie in diesen Organen ausgebildet, lösen sie Krankheitssymptome aus. Bei Leberbefall kann es zu Druckatrophie, Ikterus, Aszites und Cholangitis kommen, bei Gehirnbefall zu Ausfallserscheinungen, Hirndruck und Tod. Vereiterte Zysten mit Entzündung entstehen durch bakterielle Besiedlung der Hydatidenflüssigkeit. Durch spontane, traumatische oder operative Eröffnung kann eine Keimaussaat ausgelöst werden,

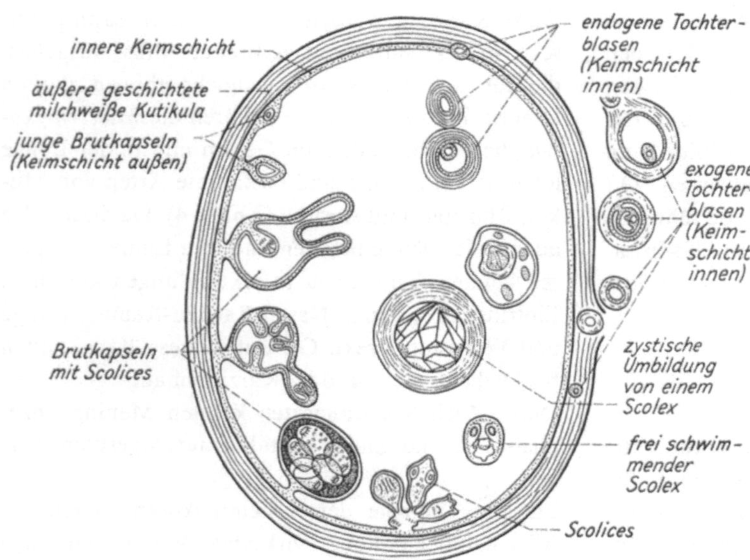

Abb. 5.5 Echinococcus granulosus. Hydatide (»Echinococcus cysticus«). (Aus PIEKARSKI, Lehrbuch der Parasitologie. Springer, Berlin-Göttingen-Heidelberg 1954, S. 345)

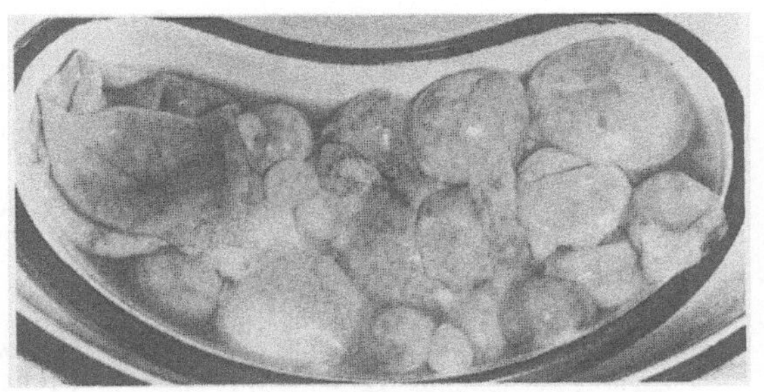

Abb. 5.6 Echinococcus granulosus. Große Hydatide mit Tochter- und Enkelblasen (aus der Leber des Menschen)

auch Scolices werden dadurch frei. Der seltener auftretende *Echinococcus alveolaris* ist durch zahlreiche stecknadelkopf- bis erbsgroße Bläschen, in denen sich die Scolices befinden, charakterisiert und durch ein infiltratives, tumoröses Wachstum in der Leber gekennzeichnet. Die Hydatidenflüssigkeit fehlt.

Da bei der Echinokokkose eine gute Antikörperbildung besonders durch die Hydatidenflüssigkeit angeregt wird, bieten sich für die serologische Diagnostik mehrere Verfahren an wie z. B. die indirekte Immunfluoreszenz, die passive Hämagglutination und auch die Elisa-Technik (encyme – linked – immunadsorbent – assay). Die Antikörpertiter sind häufiger positiv bei Leberbefall (~97%) als bei Lungenbefall (72% positiv). Negative Werte erhält man bei der ZNS- und Augenechinokokkose.

Für die *Therapie* ergeben sich gute Möglichkeiten für das Mebendazol (Tiabendazol), für das von Autoren der USA hohe Dosierungen, wie z. B. 10 g oral pro Tag über 2 Wochen vorgeschlagen werden.

Operativ wird man beim Echinococcus cysticus die völlige Entfernung der Zyste anstreben. Für den Echinococcus alveolaris kommt aufgrund seines infiltrativen und destruierenden Wachstums eine Hemihepatektomie als operative Maßnahme in Betracht.

5.2.2. Askaridiasis

Geschlechtsreife Spulwürmer im Darm verursachen Krankheitssymptome, die sich in unspezifischen Magen-Darm-Störungen (Diarrhoe, Erbrechen), Anämie oder nervösen Erscheinungen äußern. Bei Massenbefall können sie mechanisch einen Darmverschluß herbeiführen. Verlassen sie den Darm, wandern sie in den Magen, die Speiseröhre, den Schlund, die Nasengänge, die Atmungswege und Gallengänge ein. Auch zu Durchbohrungen der Darmwand und zu Abszeßbildung kann es kommen. Die Infektion des Menschen kommt zustande, wenn die Eier des *Ascaris lumbricoides* in den Verdauungstrakt gelangen. Die frei werdende Larve dringt in die Wand des Darmkanals ein und wandert auf dem Blutweg über die Leber und Herzkammern in die Lunge und Bronchien, wo sie eosinophile Lungeninfiltrate oder Bronchopneumonien hervorrufen. Im Darm entwickeln sie sich zu geschlechtsreifen Würmern.

5.2.3. Oxyuriasis

Die *Oxyuren* kommen besonders häufig bei Kindern vor (50% und mehr). Sie verursachen starken Juckreiz in der Analgegend und katarrhalische Entzündungen der Rektalschleimhaut. Man nimmt an, daß sie eine Appendizitis oder auch entzündliche Dickdarmerkrankungen hervorrufen können. In operierten Wurmfortsätzen sind sie häufiger gefunden worden.

5.2.4. Zystizerkose

Zur Zystizerkose kommt es dann, wenn sich die Blasenform (Finne) des Schweinefinnenbandwurms *(Taenia solium)* in verschiedenen Organen als Cysticercus cellulosae entwickelt. Diese Erkrankung ist von der Taeniose, dem Vorkommen des geschlechtsreifen Bandwurms im menschlichen Darm, abzugrenzen. Die Zystizerkose ist durch die Ausbildung von erbsen-, kirschkern- bis taubeneigroßen Blasen gekennzeichnet, die im Muskel, Gehirn, Rückenmark, Auge sowie auch seltener im Mesenterium, in Leber, Herz, Lunge, Pleura und Knochen lokalisiert sein können. Zumeist rufen sie Symptome hervor, wie sie auch bei Tumoren beobachtet werden.

5.2.5. Trichinose

Die Trichinose entsteht durch den Genuß von rohem oder ungenügend gekochtem oder geräuchertem Fleisch vom Schwein, Wildschwein, Bär, Kaninchen und anderen Tieren, das eingekapselte Muskeltrichinen enthält. Aus den im Magen frei werdenden *Trichinen* entwickeln sich Larven, die durch die Darmwand mit dem Lymph- und Blutstrom in die Muskulatur eindringen. Die Symptome sind zunächst Fieber und Schüttelfrost, Leibschmerzen und Lidödem. Ab 7. Tag treten Muskelschmerzen und Muskelschwellungen auf. Die Arm-, Bein-, Rumpf-, Kau- und Atemmuskulatur und die Muskeln des Zwerchfells können betroffen sein. Es kommt zu Trismus, Doppeltsehen, Kau- und Atmungs- und Sprachstörungen. Später tritt eine röntgenologisch feststellbare Muskelverkalkung ein. Zur Diagnose haben sich serologische Untersuchungsverfahren (KBR, Präzipitationsreaktionen) und Intrakutantests bewährt.

5.2.6. Sonstige parasitische Würmer

Der **Bilharziawurm** kann Fisteln und Geschwüre an Darm, After und Genitalien hervorrufen sowie Blutungen, Steinbildung und Karzinomentwicklung begünstigen.

Der **Leberegel** kann durch Genuß von rohem infiziertem Gemüse oder Wasser übertragen werden und sich auch in der menschlichen Leber ansiedeln; Zirrhose, Ikterus und Cholangitis sowie Fieber und Anämie mit Eosinophilie sind die wichtigsten Symptome. Bei Gallenwegsverschluß ist Operation notwendig.

Literaturverzeichnis

Zu 5.1.

Codish, St. D., J. S. Tobias und *A. P. Monaco,* Recent advances in the treatment of systemic mycotic infections. Surg., Gyn. and Ob. *148* (1979) 435–447

Seeliger, H., Nativpräparat und Kultur zur Bestimmung der Erreger bei Systemmykosen. Therapeut. Ber.-Med. Mykol., Bayer, Leverkusen, S. 101–108

Vanbreusghem, R., Pilze als Krankheitserreger. Therapeut. Ber.-Med. Mykol., Bayer, Leverkusen, S. 3–9

Wildführ, G., Medizinische Mikrobiologie, Immunologie und Epidemiologie, Bd. III, VEB Thieme, Leipzig 1978

Zu 5.2.

Ammann, R., A. Akovbiantz, J. Eckert und *F. Lagiader,* Diagnose der Echinokokkose, DMW *104* (1979) 1466 bis 1469

Ammann, R., A. Akovbiantz, J. Eckert und *G. P. Pouliadis,* Therapie der Echinokokkose, DMW *104* (1979) 1429 bis 1431

Brumpt, E., und *M. Neveu-Lemaire,* Praktischer Leitfaden der Parasitologie des Menschen, 2. Aufl. Springer, Berlin-Göttingen-Heidelberg 1951

Ockert, G., und *G. Wildführ,* »Echinococcus«, in: Wildführ: Medizinische Mikrobiologie, Immunologie und Epidemilogie Bd. III. S. 2056–2059. VEB G. Thieme, Leipzig 1978

Ortel, S., in: W. Schmitt, Allgemeine Chirurgie, 9. Aufl. J. A. Barth, Leipzig 1979

Piekarski, G., Lehrbuch der Parasitologie. Springer, Berlin-Göttingen-Heidelberg 1954

Sonntag, E., Grundriß der gesamten Chirurgie, 5. Aufl. Springer, Berlin 1943, 338–342

Weitz, H., M. Santos und *M. Weinzierl,* Echinokokkose, Med. Welt *29* (1978) 1997–2003

Weitz, H., M. Santos und *M. Weinzierl,* Echinokokkose. Forum pathologicum *29* (1978) 1997–2003

6. Wundinfektion

W. SCHMITT

Intakte Haut und Schleimhaut, desgleichen auch gesunde Granulationen bilden eine wirksame Barriere gegen das Eindringen der auf ihrer Oberfläche massenhaft vorhandenen pathogenen und zum Teil stark virulenten Keime in die Tiefe. Erst bei Zerstörung oder Durchtrennung dieser Deckschichten unterliegt das darunter befindliche Gewebe dem Bakterienangriff. Man darf dann aber die Einbringung von pathogenen Keimen *(Kolonisation)* nicht zwangsläufig mit *manifester Wundinfektion* gleichsetzen. Es ist durchaus möglich, daß die Körperabwehr damit unauffällig fertig wird *(Subinfektion)*. Auch alle chirurgisch steril gesetzten und alle akzidentellen Wunden gelten als kontaminiert (RAAHAVE, GEORGIADE u. Mitarb., PRATL).

Wundinfektion ist ein multifaktorielles Problem. Das Angehen der Wundinfektion und ihre Intensität hängen ab von:

$$\frac{\textbf{Menge und Virulenz pathogener Keime}}{\textbf{Abwehrkraft der Wunde und des Organismus}}$$

6.1. Bakterienmenge

Welche Bedeutung der Menge der eingebrachten Infektionserreger zukommt, hatte der geniale R. v. VOLKMANN (1830–1889) schon erkannt: »*Es kommt nicht darauf an, ob ein paar Mikroorganismen in eine Wunde gelangt sind oder nicht. Nur das Quantum entscheidet. Bei Übersteigen einer gewissen Grenze tritt das ein, was wir Infektion nennen.*« Dabei variiert das *kritische Inokolum* merklich mit der lokalen Mikroumgebung. Weniger als 10^5 Bakterien pro 1 g Gewebe (s. S. 61) reichen in der Regel für eine manifeste Wundinfektion nicht aus (GEORGIADE u. Mitarb. 1975); Blut, Serom, Fremdkörper, Erde, devitalisiertes Gewebe, Nahtmaterial erniedrigen die erforderliche Bakterienmenge für eine Wundinfektion, desgleichen Abwehrschwäche.

ELEK und CONEN hatten schon 1957 bei freiwilligen Versuchspersonen durch subkutane Einbringung

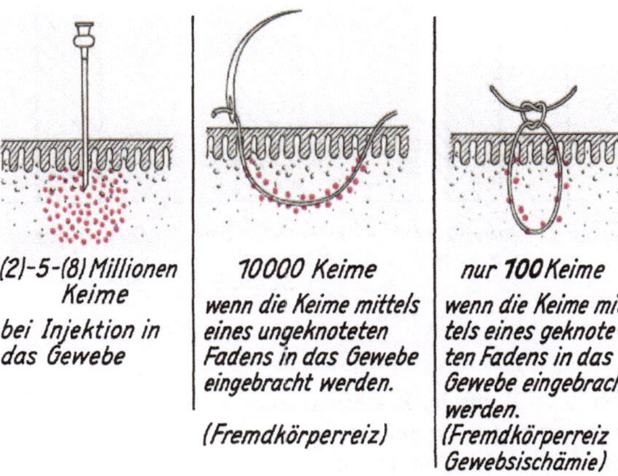

Abb. 6.1 Was zur experimentellen Erzeugung eines subkutanen Abszesses nach ELEK (1957) bei einer Versuchsperson erforderlich ist (unter Benutzung einer Abbildung von G. HEGEMANN u. Mitarb., Dtsch. med. Wschr. 1961, S. 593)

ubiquitärer Eitererreger (Staphylococcus aureus) versucht, manifeste Wundinfektionen zu erzeugen. Ihre Ergebnisse lassen sich kurz folgendermaßen zusammenfassen:

1. Normalerweise hat der Mensch aller Altersklassen einen hohen Grad natürlicher Abwehr gegen pyogene Kokken.

2. Die geringste subkutan eitererzeugende Menge von Staphylococcus aureus liegt beim gesunden Menschen bei (2 bis) 5 (bis 8) Millionen Keimen. Solche Mengen werden z. B. unter aseptischen Operationsbedingungen nie erreicht, enthält doch ein selbst nur aus Staphylokokken bestehender Tropfen aus Nase oder Mund höchstens 0,5 Millionen Keime.

3. Bei der Suche nach zusätzlichen für das Angehen der Wundinfektion verantwortlichen Faktoren stellten ELEK und CONEN fest, daß durch den Fremdkörperreiz versenkten Nahtmaterials und Ernährungsschädigung des Gewebes (Ligatur, Ischämie) schon die 10.000fach geringere Keimmenge (500 statt 5 Millionen Keime) zum Angehen der Infektion ausreicht (Abb. 6.1 und 6.2).

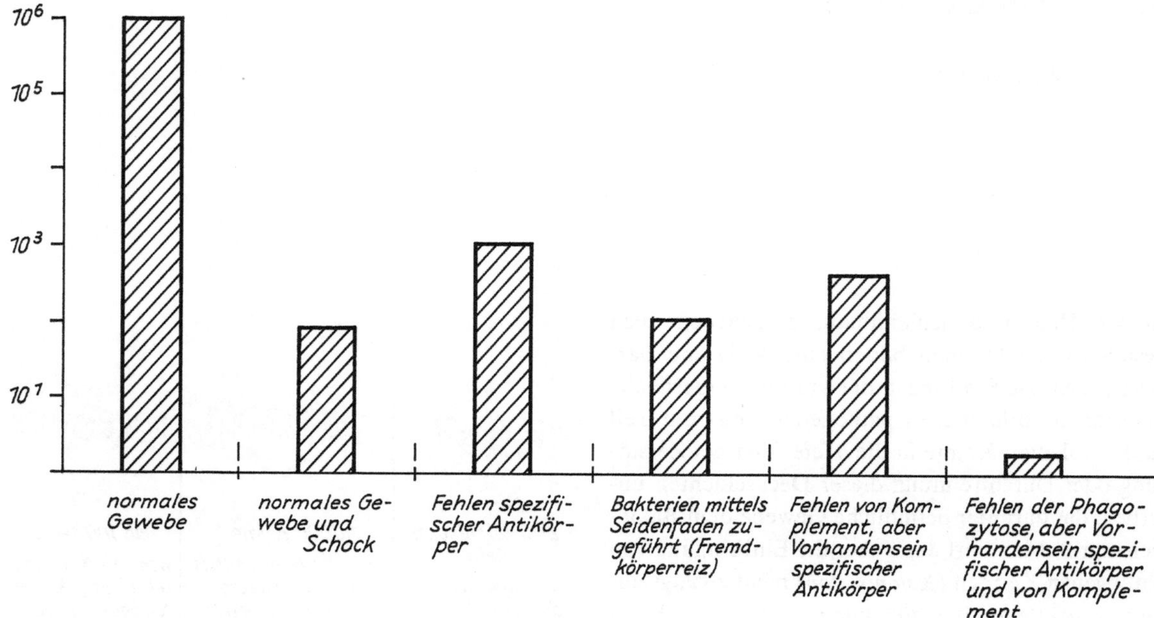

Abb. 6.2 Kritische Bakterienmenge zur Erzeugung einer klinischen Infektion in Abhängigkeit von der Abwehrkraft des Organismus (unter Benutzung von Abbildungen aus ALEXANDER und GOOD, Immunobiology for Surgeons. SAUNDERS, Philadelphia-London-Toronto 1970)

4. Durch diese Befunde wird die alte Chirurgenerfahrung experimentell bestätigt, daß mangelhafte Gewebeschonung und zu viele und zu straffe Nähte die Hauptursache für das Angehen von Infektionen aseptischer Operationswunden sind.

6.2. Virulenz

Das ist die Summe der spezifisch krankmachenden Wirkungen eines Mikroorganismus, seiner Vermehrungsintensität und seiner Toxinwirkung.

6.3. Inkubationszeit, Zeitfaktor

Zwischen dem Zeitpunkt der Wundbesiedlung mit pathogenen Erregern und dem klinischen Manifestwerden der Wundinfektion verstreicht eine gewisse Zeit – die Inkubationszeit –, in der sich die Keime ihrem neuen Nährboden anzupassen suchen, sich vermehren oder sich erst aus Sporen (z. B. Tetanus, Gasödem) entwickeln. Je höher die Virulenz der Erreger und je geringer die Abwehrlage des Organismus ist, um so mehr verkürzt sich die Inkubationszeit.

Für die erfolgreiche Behandlung kontaminierter Wunden ist die Beachtung des *Zeitfaktors* in Form der Inkubationszeit von großer Bedeutung. Durchschnittlich wird die Inkubationszeit mit 6 bis 8 Stunden angenommen (P. L. FRIEDRICHS klassische Experimente 1898, S. 29). Wo aber die Erreger aus einem annähernd gleichen Milieu kommen (Tier- und Menschenpassage), bedürfen sie nicht dieser Zeit der Anpassung, sie können sich sofort vermehren und sind zum Angriff bereit. Deshalb sind Wundinfektionen durch Bisse (RUEFF und Mitarbeiter), Operations-, Sektions- und Abdeckereiverletzungen, ferner Wundverschmutzungen mit Darminhalt, Jauche und Dung so außerordentlich gefährlich.

6.4. Ort der Wunde

Die verschiedenen Körpergegenden zeigen, abhängig von der Qualität ihrer Durchblutung, unterschiedliche Empfindlichkeit gegenüber denselben Erregern: hohe Infektionsanfälligkeit des subkutanen Fettgewebes, der Gelenkinnenhäute, Pleura, Sehnenscheiden und geringe Infektionsanfälligkeit der Mundhöhle, des Gesichtes, der Kopfschwarte. Buchtenreiche Trümmerwunden bieten immer einen wesentlich besseren Nährboden für Bakterien als eine glattrandige Schnittwunde.

6.5. Allgemeine und lokale Abwehrlage des Organismus (s. a. S. 45)

Humorale und zelluläre Abwehrmechanismen des Organismus

Auch im Verhältnis des Menschen zu seiner mikrobiellen Umwelt gilt der CANNONsche Begriff der *Homöostase*, hier des Gleichgewichts zwischen bakteriell-pathogenen Schadfaktoren und der allgemeinen und lokalen Abwehrkraft des Individuums. Die Frage der postoperativ gestörten Wundheilung ist nicht nur ein hygienisch-bakterielles Problem und damit mechanisch lösbar, sondern auch ein höchst individuell biologisches.

Die Abwehrlage des Körpers gegenüber pathogenen Keimen, seine *lokale* und *allgemeine Resistenz*, kann durch Eiweißmangel, Anämie, Diabetes, Alter und konsumierende Krankheiten gemindert werden. Andererseits ist bekannt, daß die abgelaufene Berührung mit bestimmten Keimen, selbst so hochvirulenten wie denen der Dickdarmflora, lokal günstige Voraussetzungen gegenüber einer erneuten Infektion mit demselben Erreger schafft: *örtlich gesteigerte Resistenz* (z. B. Primärheilung bei Anus-praeter-Verschluß).

Lokal werden zelluläre und humorale Abwehr durch die Kräfte der *örtlichen Entzündung* unterstützt, die hier einen viel intensiveren Charakter hat als beim aseptischen Heilvorgang (s. S. 31). Die Intensität der Entzündung zeigt an, mit welcher Stärke der Organismus zu reagieren in der Lage ist: sie geht aber nicht immer unbedingt parallel mit der Virulenz der Erreger (Keime aus Tier- und Humanpassage). Ziel der gesamten Körperreaktion ist die Vernichtung der pathogenen Keime, um so das Angehen einer manifesten Wundinfektion zu verhindern. Wo das nicht möglich ist, zielt sie auf die Beherrschung der Infektion mit einem Minimum an Gewebsverlust und möglichst umgehender Reparation des Schadens hin.

Die von den bakteriellen Schadstoffen hervorgerufene *Leukozytendiapedese* aus der Blutbahn ins erkrankte Gewebe betrifft hauptsächlich die *polymorphkernigen neutrophilen Leukozyten.* Ihnen ist die Fähigkeit der *Phagozytose* (Abb. 6.3) eigen, ferner produzieren sie neben anderen Enzymen eine Leukoprotease, die für die Zerstörung von Zelltrümmern und phagozytierten Bakterien nützlich ist. Außerdem werden im Gewebe Histiozyten, Makrophagen, Lymphozyten und Plasmazellen abgelagert. Im Normalplasma sind außerdem *Opsonine* enthalten, die die Phagozytose erleichtern, ferner Stoffe

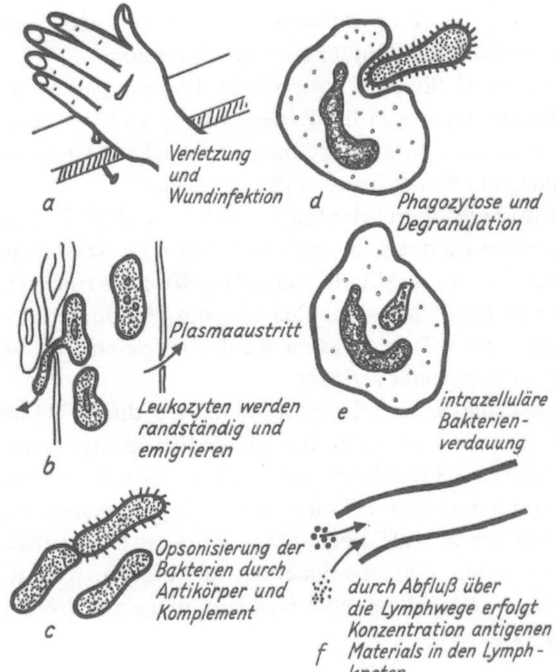

Abb. 6.3 *a–f* Entwicklung einer entzündlichen Reaktion nach Verletzung und Wundinfektion (unter Benutzung von Abbildungen aus ALEXANDER und GOOD, Immunobiology for Surgeons, SAUNDERS, Philadelphia-London-Toronto 1970)

(Bakterienagglutinine), die Bakterien zu verklumpen helfen, ein auf das Knochenmark einwirkender Faktor, der zu vermehrter Ausschüttung von Leukozyten führt.

Im günstigsten Fall werden gering virulente Erreger durch die antibakteriellen Schutzkräfte des Organismus vollkommen abgetötet, so daß die Gewebsinfektion ausbleibt und die primäre Wundheilung keine Einbuße erfährt. Sofern aber die lokale Abwehr dazu nicht ausreicht, kommt es zur Einschmelzung von Gewebe in Form von Abszeß- und Phlegmonenbildung, jeweils abhängig davon, ob es dem Körper gelingt, einen dichten Fibrin- oder Granulationswall zu errichten oder nicht. Unabhängig von solchen Begrenzungen der Infektion geht die zelluläre Infiltration des Gewebes stets weit darüber hinaus.

6.6. Lokale Beeinträchtigung der Abwehrkraft der Wunde

ELEKS Versuche (s. S. 69) geben hier Aufschluß. Praktisch heißt das: zuviel Elektrokoagulation und Elektrochirurgie, zuviel Ligaturen, zuviele Nähte und ungeeignetes Nahtmaterial machen Nekrosen,

wirken als Fremdkörperreiz in der Wunde, sie bereiten den Boden für die Wundinfektion.
Bis zu 72 Stunden postoperativ können pathogene Keime auch noch die Fäden entlang von der Haut einwandern und Infektionen verursachen. Hautklebung mit Steristrips vemeidet das sicher.
Die Regel lehrt, Hautnähte nicht vor dem 7. Tag post operationem zu entfernen. Nach Tierversuchen von MYERS u. Mitarb. waren die Wunden rißfester, wenn die Nähte – unabhängig vom Nahtmaterial – nur 3 bis 4 Tage belassen wurden, zugleich war die Infektionsgefahr geringer.
Subkutanfett ist schlecht durchblutet, durch Nähte verliert es noch mehr von seiner Ernährung. Nahtmaterial (Fremdkörperreiz) und Gewebsnekrose führen jetzt auch bei nur geringer Erregermenge zur subkutanen Infektion. Man sollte sich ernsthaft überlegen, die traditionellen subkutanen Katgutnähte besser durch eine Redondrainage zu ersetzen (FERGUSON).

6.7. Allgemeine Beeinträchtigung der Abwehrkraft des Organismus (s. a. S. 49)

Den Kräften der allgemeinen Abwehr stehen bakterielle *Antikörper* zur Verfügung. Die Bedeutung der Antikörper liegt in der Kontrolle sich anbahnender Gewebsinfektionen (im histologischen Bild an einer erheblichen Lymphozyteninfiltration zu erkennen). Solche Körper können diaplazentar *(passiv)* übertragen, aber auch im Leben *aktiv* gebildet werden. Die passive Zufuhr von Antikörpern erfolgt durch intravenöse Plasmainfusionen und intramuskuläre Injektion von antikörperhaltigem Serum.
Auf jedes Trauma folgt, wie wir wissen, eine metabolische Reaktion, die zentral ausgelöst wird und zielgerichtet dem Überleben dient. Überschießende Freisetzung von Nebennierenhormonen aus Mark und Rinde, parallel zur Schwere des Traumas, spielt dabei eine bedeutende Rolle. In bezug auf die Infektabwehr wirkt sich das aber ungünstig aus: je schwerer die Verletzung (Operation), desto größer ist dadurch die Schädigung der Infektabwehr und damit die Gefahr, daß es zur Wundinfektion kommt. Durch Steroide wird wahrscheinlich die leukozytäre und bindegewebsbildende Reaktion abgeschwächt, die Phagozytose gehemmt (STEPHENS u. Mitarb.). Exogene Zufuhr von Nebennierensteroiden in therapeutischer Dosierung erzeugt im Tierversuch ebenfalls eine signifikante Resistenzverminderung gegenüber einer Standardmenge pathogener Keime. Das gleiche ist von CUSHING-Kranken bekannt: deutliche Hemmung der Wundheilung, gehäufte Wundinfekte.
Bei schweren Verbrennungen soll es zur fast kompletten *Immunblockade* kommen, kenntlich am erstaunlich langen Haften von Fremdhauttransplantaten, zugleich ist die Infektabwehr weitgehend aufgehoben.
Traumatisch oder operativ ausgelöster *Schock* bezieht Nieren, Leber und Lungen mit ein. Hierbei werden, wenn auch nur kurzfristig und reversibel, die auch in den Nieren stattfindende Antikörperbildung, die retikuloendotheliale Endotoxinentgiftung in der Leber (verminderter Portalzufluß) und die zellvermittelte Lymphozyten- sowie Makrophagenfunktion in der Lunge und damit die allgemeine Infektabwehr geschädigt. *Man kann es gar nicht überbetonen, wie wichtig es ist, unter einer Operation – auch nicht kurzfristig – eine schockartige Situation entstehen zu lassen* (s. a. S. 40), **Schock begünstigt die Wundinfektion!**
Schwere Operationen sind meist lange Operationen. Was die Dauer der Operation betrifft, besteht zusätzlich durch erhöhte bakterielle Inokulation vermehrte Infektionsgefahr.
Oberhalb des 50. Lebensjahres steigt bekanntlich trotz technisch und zeitlich gleichem Operationsablauf die Wundinfektionsquote beträchtlich an (GIERHAKE und SCHWICK). Das findet seine Erklärung in *altersbedingter Verminderung der Immunabwehr.* Fettleibigkeit, Hochdruck, Diabetes mellitus, Dysproteinämie, eventuell auch Anämie, reduziertes Blutvolumen und lange präoperative Hospitalisation tun zusätzlich das ihre.
Eine Reihe an sich nützlicher *Pharmaka* beeinträchtigt unerwünscht die Infektabwehr durch RES-Blokkade und Unterdrückung der Immunantwort, öffnet also auch der Wundinfektion das Tor. Hierher gehören Immunsuppressiva, Zytostatika, Antikoagulanzien. Aber auch fast alle Allgemeinanästhetika beeinträchtigen – dosis-, also zeitabhängig – die Lymphozytenfunktion und damit die Qualität der Immunabwehr (MUNSTER, WALTON, GIERHAKE und SCHWIEK). Auch blutdruckerhöhende Stoffe wirken postoperativ ungünstig auf die Infektabwehr infolge peripherer Vasokonstriktion mit verminderter Durchblutung im Verletzungsgebiet, bedürfen doch Leukozyten zur optimalen Phagozytose einer guten O_2-Versorgung (MUNSTER).
Daneben gibt es eine Reihe seltener *angeborener Störungen*, die zur Ursache von Wundinfektionen

werden können. Hierzu gehören Mangel an fibrinstabilisierendem Faktor XIII, die Afibrinogenämie, Analbuminämie und Hämophilie. Sorgfältige Laborroutine vermag alle Mängel präoperativ festzustellen, so daß bei Operationsnotwendigkeit entsprechende Substitution erfolgen kann.
Wesentlich schwieriger zu erkennen sind *angeborene Immunglobulin-Mängel.* Hierher gehört die rezessive Agammaglobulinämie (Säuglinge haben in ihrem Plasma keine Immunglobuline bis auf Spuren von IgG). Auch einzelne Immunglobuline können isoliert fehlen, auch *erworbener Immunglobulinmangel* ist möglich, z. B. bei Krankheiten mit hohen Eiweißverlusten wie Nephrose, Verbrennungen, maligne Tumoren, chronische Leberschäden (STRUCK).
Man muß vor und nach einer Operation nicht nur über Puls, Temperatur, Blutdruck, Urin- und Elektrolytstatus, Blut- und Eiweißdifferenzbild informiert sein, sondern auch über die humorale und zelluläre Abwehrlage. Zukünftig sollte deshalb besonders die Erfassung der Immunglobuline zur Klinikroutine gehören *(Immunstatus).*
Läßt sich eine so nachgewiesene mangelhafte Abwehrlage aufbessern? Wir kennen den Nutzen der aktiven Tetanusschutzimpfung. Läßt sich dieses Prinzip der Vakzination auch auf die wichtigsten Wundinfektionserreger übertragen, um so dem Organismus *humoral* einen wirksamen und langdauernden aktiven Schutz gegen diese zu geben? Es liegen bisher nur verheißungsvolle Anfänge bei Staphylokokken, Streptokokken und Pseudomonas aeruginosa vor, die aber noch nicht praxisreif sind. Auch an Seren zur passiven Immunisierung zum gleichen Zweck wird gearbeitet. Therapeutische Granulozyten- und Lymphozytentransfusionen zur zellulären Aufbesserung der Abwehr sind noch im Versuchsstadium.

6.8. Monoinfektion, Polyinfektion, zusammengesetzte Mischinfektion

Sofern eine Wunde nur mit einer Keimart besiedelt ist, spricht man von *Monoinfektion.* Finden sich verschiedene Erreger aus derselben Gruppe der pyogenen, putriden, anaeroben oder toxischen Wunderreger, dann liegt eine *Polyinfektion* vor. Bei den meisten sogenannten Monoinfektionen dürfte es sich in Wahrheit um Polyinfektionen handeln, bei denen ein bestimmter Erreger das Übergewicht hat. Auf anaerobe Begleitkeime wird bakteriologischerseits zumeist noch nicht genügend gefahndet (z. B. Bacteroides bei Appendizitis-Infektionen).
Enthält eine Wunde sowohl Erreger der pyogenen als auch der putriden, anaeroben oder toxischen Wundinfektion, dann nennt man das nach dem Vorschlag HELLNERS eine *zusammengesetzte Mischinfektion.* Für eine gezielte chemotherapeutische Behandlung der Wundinfektion ist die genaue Kenntnis der Wunderreger und ihres Antibiogramms unerläßlich (s. S. 121).

6.9. Lokale Folgen der Wundinfektion

Die Einwirkung pathogener Erreger und deren Toxine auf die Wunde führt zu einer weit intensiveren *Entzündung,* als wir sie im Rahmen der primären Wundheilung (s. S. 33) kennengelernt haben. Sie ist hier Ausdruck der sich in der kontaminierten Wunde abspielenden Abwehrvorgänge gegen die Erreger vermittels körpereigener Schutzkräfte. Grundsätzlich soll man diese Entzündung unterstützen und nicht durch antiphlogistische Maßnahmen behindern.
In der Regel erfolgt der Bakterienangriff von der Wunde auf das Gewebe erst nach Ablauf der Inkubationszeit (s. S. 70), während der die natürlicherweise vorhandenen antibakteriellen Schutzkräfte des Gewebes überwunden werden müssen. Wenig virulente bzw. wenig zahlreiche Erreger werden durch solche antibakteriellen Kräfte abgetötet: eine manifeste Wundinfektion bleibt dann aus *(Subinfektion).*
Bei sehr hochvirulenten und entsprechend zahlreichen Erregern aus Tier- und Humanpassagen kann der Angriff aber so plötzlich und intensiv erfolgen, daß die örtliche Abwehr (Entzündung) kaum in Erscheinung tritt, während die septische Allgemeininfektion schon klinisch das Bild beherrscht. Für gewöhnlich gilt jedoch die Regel, daß *die Stärke der entzündlichen Abwehr der Intensität des bakteriellen Angriffs entspricht.*
Ist der örtliche Kampf zugunsten des Gewebes entschieden, so kann die Wundheilung ungestört ihren Fortgang nehmen, eine manifeste Wundinfektion mit allen ihren Folgen tritt klinisch nicht in Erscheinung. Vermag sich der Körper der Infektionserreger nicht zu erwehren, kommt es zur *manifesten Wundinfektion.* Das Bild, unter dem die Entzündung infolge Wundkolonisation mit pathogenen Mikroorganismen abläuft, ist recht vielgestaltig, aber – abhängig von der Gruppenzugehörigkeit der Erreger und ihren speziellen Bakterienantigenen (To-

xine, Enzyme, artfremdes Eiweiß) – jeweils typisch, so daß man aus ihm auf die Art der Erreger schließen kann. Einige Beispiele: bei *Staphylokokken* entwickelt sich nach anfänglicher Hyperämie dann eine zentrale Nekrose mit Leukozytose und nachfolgender Verflüssigung und Abszeßbildung; bei *Streptokokken* ist die lokale Gewebszerstörung nur gering, die phlegmonöse Ausbreitung steht im Vordergrund; *Tetanusbazillen* machen überhaupt keine Gewebsreaktion und Entzündung, sie wirken nur durch ihr Neurotoxin; Chlostridien produzieren proteolytische und hämolytische Enzyme sowie ein dünnflüssiges, blutig-serös stinkendes Exsudat, das mit Gasblasen untermischt ist; *gramnegative Erreger* (Proteus, Pseudomonas aeruginosa, Escherichia coli) machen mit Hilfe von Proteasen und Leukozidinen ein dickflüssiges, eitriges Exsudat, das bei Anwesenheit von Pseudomonas aeruginosa blaugrün gefärbt ist und süßlich riecht.

Den *regional zugeordneten Lymphknoten* strömt bei jeder lokalen Infektion vermehrt Lymphe zu, in der sich reichlich pathogene Erreger, Leukozyten, Zell- und Gewebstrümmer befinden. In ihnen erfolgt nicht nur die Bildung spezifischer Antikörper auf die Bakterienantigene, die Lymphknoten wirken daneben hauptsächlich als *Bakterienfilter*, um deren Einstrom in die Blutbahn zu verhindern. Unter dem Bakteriensturm zeigen sie klinisch Anschwellung, Schmerzhaftigkeit und Hitze, histologisch findet man sie voller Lymphozyten und Makrophagen (RES). Die letzteren fressen eingeschwemmten Zelldetritus, Überbleibsel von Erythrozyten und Leukozyten, ferner agglutinierte Bakterien. Ausfall der regionalen Lymphknotenabwehr oder Überspringen derselben führt zur Einschwemmung pathogener Keime in die Blutbahn mit all ihren Folgen. Eine Behinderung des Lymphabflusses infolge narbiger Verödung, chronischer Entzündung (z. B. nach Erysipel) und operativer Ausräumung (Achselgegend bei Mammakarzinom, Leistengegend bei Peniskrebs) vermindern im abhängigen Gebiet die natürliche Abwehr.

6.9.1. Pyogene (eitrige oder purulente) Wundinfektion

Das Bild der pyogenen Wundinfektion wird von der *Eiterung* beherrscht (polymorphkernige, neutrophile Leukozyten). Als hauptsächlichste Erreger sind zu nennen: Staphylococcus aureus, Streptococcus pyogenes, Diplococcus pneumoniae, Gonokokken, Pseudomonas aeruginosa, Escherichia coli, Salmonella typhi.

Den für diese Form der Entzündung typischen *Eiter* finden wir als Schleimhautabsonderung *(eitriger Katarrh)*, als Inhalt von Hautpusteln, als zellige Gewebsinfiltration, als Ansammlung in serösen Hohlräumen *(Empyem)*. Neben den Leukozyten sind auch Lympho- und Erythrozyten, Histiozyten sowie Gewebsnekrosen und Bakterien dem Eiter beigemengt.

Konsistenz, Farbe und Geruch des *Eiters* sind je nach Erregerart unterschiedlich und für diese typisch, so daß von der Natur des Eiters weitgehend Schlüsse auf die die Wundinfektion verursachenden Bakterien möglich sind. Staphylokokken erzeugen einen dickrahmigen, gelblichen, Streptokokken und Pneumokokken einen mehr gelblichgrünen, dünnflüssigen Eiter. Bei Pyozyaneusinfektion (Pseudomonas aeruginosa) fallen die intensive grün-blaue Farbe und der stark süßliche Geruch des Eiters auf. Typhuseiter ist dünn und bräunlich.

Neben der Eiterung sind in der Regel alle klassischen Symptome der Entzündung vertreten: Schwellung, Rötung, Hitze und Schmerzhaftigkeit.

Die pyogene Wundinfektion kann auf den Ort beschränkt bleiben. Oft zeigt sich jedoch als Ausdruck der Resorption virulenter Erreger der auch dem Laien bekannte rote Streifen (*Lymphangitis*, s. S. 619), der das Wundgebiet mit den regionär zuständigen Lymphknoten verbindet.

Eine andere Form des Fortschreitens führt unter Ausnutzung der Gewebsspalten zur fortschreitenden eitrigen Zellgewebsentzündung *(Phlegmone)*. Ihr Auftreten ist nicht nur an Streptokokken gebunden, sondern kann ebenso durch alle anderen Erreger der pyogenen Wundinfektion hervorgerufen werden.

Unter **Abszeß** versteht man eine eitrige Gewebseinschmelzung, die sehr bald gegen ihre Umgebung durch einen Granulationsschutzwall abgegrenzt wird. Bei längerem Bestehen kann sich dieser Wall zu einer bindegewebigen Abszeßmembran verdichten. Sofern der Abszeß nahe der Oberfläche liegt *(subkutaner Abszeß)*, finden sich in seiner Nähe die üblichen Zeichen der Entzündung. Durch fortschreitende Dehnung der bedeckenden Weichteile kann es zum Eiterdurchbruch und damit zur Selbstheilung kommen. Bei tiefer liegenden Abszessen ist mit diesem Vorgang nicht zu rechnen: hier kann die Heilung nur nach Inzision und Eiterentleerung erfolgen. Bakteriell sind im Abszeßeiter zumeist Staphylokokken nachzuweisen. Zum Nachweis tief gelegener Abszesse (z. B. subphrenisch, interenterisch) scheinen sich Radioisotope (^{67}Ga-Zitrat) wie auch die Ultraschall-Sonographie zu eignen (BURLESON u. Mitarb., DEYSINE).

Das **Empyem** ist eine Eiteransammlung in präformierten Hohlräumen, z. B. als Pleura-, Gallenblasen- und Gelenkempyem.

Eine **Phlegmone** ist eine durch pyogene (putride oder anaerobe) Erreger hervorgerufene Gewebsinfektion, die in den lockeren Zellgewebszwischenräumen fortschreitet. Je nach den Schichten, die sie befällt, spricht man von subkutaner, subfaszialer und intermuskulärer Phlegmone, doch kann sie auch an anderen Körperabschnitten, z. B. im Mediastinum, im Retroperitoneum, in Brustwand und Bauchdekken zur Entwicklung kommen, sofern sich dort lockere Bindegewebsschichten vorfinden.

Je nach Virulenz der Erreger und Abwehrkraft des Organismus kann die phlegmonöse Infektionsausbreitung letzten Endes umschriebenen Charakter behalten und nach Abstoßung der Nekrosen durch Granulationsbildung sekundär heilen oder aber zum *stürmischen unaufhaltsamen Fortschreiten* führen. Es besteht dann neben dem großen Gewebsverlust und der Toxinresorption die Gefahr der Arterienarrosion (Arrosionsblutung) und der Bakterieneinschwemmung vermittels eitriger thrombophlebitischer Emboli. Anfangs findet man in allen Fällen örtlich nur seröses Exsudat im Gewebe *(Ödemphlegmone)*, doch bekommt die Entzündung bereits am 2. Tag je nach Art der Erreger *serös-eitrigen* (Streptokokken), *reineitrigen* (Staphylokokken) oder *jauchigen* (putride Infektion) Charakter. Das Infektionsgebiet und die darüber liegenden Weichteile sind hart infiltriert, geschwollen und gerötet. Sowohl spontan wie auch besonders bei Druck und Berührung werden sehr heftige Schmerzen angegeben.

Wenn nicht durch große Inzisionen für Freilegung der erkrankten Bindegewebszwischenräume und für genügenden Abfluß gesorgt wird, entstehen in 24 bis 48 Stunden ausgedehnte Nekrosen der erkrankten Haut, Subkutis, Faszien, Sehnen und Muskulatur. Man darf sich bei solchen Inzisionen nicht dadurch in seiner Indikation irremachen lassen, daß man »nur Ödem und kaum Eiter« bzw. nur hin und wieder einzelne Eiterpunkte vorfindet.

Die sogenannte *Holzphlegmone* (RECLUS) stellt eine fast schmerzlos verlaufende chronische »bretttharte« Infiltration der Halsweichteile dar, die von Infektionen mit schwach virulenten Keimen des Mundbodens und Rachens ihren Ausgang nimmt. Bei Inzisionen findet man im sulzigen Gewebe etwas trübes Exsudat, dem wenige Leukozyten beigemengt sind.

Wird, wie es zumeist der Fall ist, der Körper mit der pyogenen Infektion spontan oder durch ärztliche Unterstützung fertig, dann kleidet sich die Wunde nach Abstoßung allen toten Gewebes mit kräftigen hochroten Granulationen aus und heilt sekundär. Bis zur Demarkierung toxisch letal geschädigten Gewebes vergeht je nach Gewebeart eine unterschiedliche Zeit, die bei Faszien, Sehnen und Knochen besonders lang ist.

Erlahmen die Abwehrkräfte des Organismus vorzeitig, dann entwickelt sich aus der zunächst nur lokalen pyogenen Wundinfektion unter fortschreitendem Gewebszerfall eine lebensgefährliche septische Allgemeininfektion.

Die *Behandlung der pyogenen Wundinfektion* erfordert heute ein sehr differenziertes Vorgehen. Die Verfahren mit rücksichtslos großen Einschnitten über das infizierte Gewebe hinaus bis ins gesunde, Ausräumung aller abgestorbenen Gewebsanteile, Drainage und Gegendrainage zum tiefsten Punkt wollen nach der alten Chirurgenregel »ubi pus ibi evacua« dem Gewebedruck Entlastung und dem Eiter Abfluß verschaffen, um so dem weiteren Vordringen der Infektion in präformierten Spalten Einhalt zu gebieten. Diese Art des Vorgehens ist bewährt, fordert aber als Preis oft schwerste Beweglichkeitseinschränkungen, z. B. bei Hand- und Sehnenscheidenphlegmonen, sie sollte heute im Kampf um die Beherrschung einer pyogenen Infektion unsere letzte Waffe sein. Heute stehen uns in den lokal (und allgemein) anzuwendenden antibiotischen Wirkstoffen biologisch außerordentlich wirksame Verbündete zur Verfügung, mit deren Hilfe oft das operative Vorgehen wesentlich weniger umfangreich gehalten werden kann (biologische Wundantiseptik s. S. 100). Wenn aber inzidiert wird, dann soll das in Allgemeinnarkose, Blutsperre mit genügend großen Schnitten auf kürzestem Wege und unter schichtweiser, anatomiegerechter Durchtrennung der Weichteile erfolgen, wobei Nerven und Gefäße ebenso sorgfältig zu meiden sind wie die Eröffnung aseptischer Körperhöhlen.

6.9.2. Putride (jauchige) Wundinfektion

Ursache sind stark verschmutzte, trümmerreiche Wunden mit viel infolge schlechter Durchblutung devitalisiertem Gewebe, oft verbunden mit gleichzeitiger Eröffnung von Dickdarm, Rektum oder Blase, wie sie durch Unfall- und Schußverletzungen entstehen. Hier beherrschen die Fäulniserreger das Feld; daneben besteht eine Mischinfektion mit pyogenen Kokken und Anaerobiern (Bacteroides, Peptostreptokokken). Die wichtigsten pathogenen putriden Bakterien sind Proteus vulgaris, Streptococcus pyogenes, häufig auch Escherichia coli.

Zunächst kommt es innerhalb der ersten 24 Stunden durch Einwirkung dieser Erreger auf das Gewebe unter Temperaturanstieg und Schmerzen zu einer gering leukozyten-, dagegen stark erythrozytenhaltigen serösen Exsudation. Nach weiteren 24 Stunden verfallen ausgedehnte Anteile des infiltrierten Gewebes dem Untergang mit anschließender fauliger Zersetzung (Gangrän). Die hierbei frei werdenden Fäulnisalkaloide und Eiweißabbauprodukte vermögen dem gesamten Organismus schweren toxischen Schaden zuzufügen. Das anfangs seröse und wenig zellreiche Wundsekret wird bald mißfarbig, stinkt und ist mit Nekrosen, zum Teil auch mit Fäulnisgasblasen durchmischt. Die Wundumgebung ist über weite Strecken gerötet, ödematös geschwollen und spontan wie auf Berührung stark schmerzhaft. Hier gibt es keine langen Inkubationszeiten oder gar ruhende Infektionen. Die *putride Phlegmone* (s. auch oben) stellt jede pyogene Streptokokkenphlegmone, was Schnelligkeit der Ausbreitung und Schwere der lokalen und allgemeinen Erscheinungen betrifft, weit in den Schatten. Typische Beispiele sind die Urinphlegmone (s. S. 532) nach Beckenverletzungen mit Eröffnung der Blase, die *diabetische Gangrän* (s. S. 220), die Nabelphlegmone der Neugeborenen, der Wangenbrand (Noma, s. S. 174), die Bauchwandphlegmone nach gleichzeitiger Dickdarmverletzung (Kotphlegmone), die jauchige Mundbodenphlegmone. Wenn sich in dem jauchigen Wundsekret Gasbildung nachweisen läßt, spricht man von einer *Gasphlegmone* (putride Phlegmone mit Gasbildung), sie darf nicht mit der anaeroben Gasödeminfektion verwechselt werden (s. Tab. 10.1). Schon bei Verdacht auf putride Wundinfektion soll man nicht vor ganz ausgedehnter Wundfreilegung zurückschrekken. Der Zustand kann erst als beherrscht gelten, wenn die Wundinfektion kein weiteres Fortschreiten zeigt, ihren putriden Charakter verliert und die Wunde anfängt, leukozytenreichen Eiter zu produzieren: *pus bonum et laudabile.*

6.9.3. Anaerobe Wundinfektionen

Bacteroides, Peptococcus, Peptostreptococcus

Bis vor kurzem wurde nur der Gasbrand (s. u.) als typisches Beispiel einer anaeroben Wundinfektion angesehen. Heute ist bekannt, daß anaerobe nicht sporenbildende Keime die Ursache vielfältiger chirurgischer Infektionen sind. Bisher nur als Kommensalen (unschädliche Gastbakterien) betrachtet, ist ihre klinische Pathogenität erwiesen worden (ALTEMEIER u. Mitarb. und viele andere).

Für die Chirurgie sind bedeutsam:
- die gramnegativen (nicht sporenbildenden) Bacteroidesarten und Fusobakterien,
- die grampositiven anaeroben Staphylokokken (Peptococcus) und Streptokokken (Peptostreptococcus).

Bacteroides und Fusobacterium finden sich in der Normalflora der Mundhöhle, des Magen-Darm-Kanals und des weiblichen Genitaltraktes, sie sind streng anaerob und zeichnen sich durch fauligen Geruch und Gasbildung aus.

Peptococcus und Peptostreptococcus finden sich normalerweise in der Mundhöhle, auf der Haut und in der Vagina; auch sie vermögen fauligen Geruch und Gas zu produzieren.

Praktisch alle anaeroben Infektionen – mit Ausnahme des Gasbrandes (s. u. und S. 175) – sind *endogenen Ursprungs.* Zur Manifestierung einer anaeroben Wundinfektion bedarf es stets Veränderungen lokaler und allgemeiner Art. Immer dann besteht diese Gefahr, wenn Anaerobier in Gewebe eindringen können, wo sie sich normalerweise nicht aufhalten. Kranke mit allgemein geschwächtem Immunsystem sind auch hier mehr gefährdet (s. S. 49), desgleichen wirken sich lokal mangelnde Gewebsdurchblutung, örtliches Trauma, gewebssauerstoffverbrauchende aerobe Infektionen begünstigend aus (LANG).

Infektionen mit anaeroben Keimen oder Mischinfektionen mit ihnen kann man vermuten (nach ANDERSON 1975) bei Wundinfektionen nach Darm-, Gallenwegs- und gynäkologischer Chirurgie, Phlegmonen mit Gasbildung, putriden Infektionen, septischer Thrombophlebitis, Infektionen nach Abort und Puerperium, Septikämie mit wiederholt negativen Blutkulturen, bei Lungenabszeß, Mundhöhleninfektionen, Bißwunden, perirektalen und pilonidalen Abszessen, Peritonitiden nach perforativer Appendizitis und Divertikulitis, intraabdominalen und subphrenischen Abszessen. Wenn auch in jeweils angelegten Bakterienkulturen hauptsächlich E. coli wächst, sind Bacteroides und Peptostreptococcus für den faulig-kotigen Geruch (den sogenannten »Koligeruch«) verantwortlich, Reinkulturen von E. coli sind aber geruchlos! Der zeitlich schnell mögliche Kolinachweis und der Verzicht, zugleich auch noch auf Anaerobier zu fahnden, hat bisher die zusätzliche Anwesenheit der Anaerobier nicht erkennen lassen.

Klinische Hinweise auf Anaerobierinfektionen (nach C. HÖHE und J. BROCKMANN):

1. Fäkulenter, stinkender Geruch von Sekreten und Geweben (nicht E. coli);

2. nekrotisches Gewebe, Gangrän, Pseudomembranen;
3. Infektionslokalisation in Schleimhautnähe;
4. Infektionen in Verbindung mit Malignomen oder anderen Prozessen mit Gewebsdestruktionen;
5. Gas in Geweben oder Sekreten (Röntgen!);
6. typische klinische Bilder (z. B. Gasgangrän, putrider Lungenabszeß, septische Thromphlebitis, Sepsis mit Ikterus);
7. Endokarditis mit negativen Blutkulturen;
8. vorangegangene Chemotherapie mit Aminoglykosiden;
9. »Sulfurgranula« im Eiter (Aktinomykose);
10. schwarze Verfärbung bluthaltiger Exsudate (B. melaninogenicus) bzw. rote Fluoreszenz unter UV-Licht;
11. Infektionen nach Tier- oder Menschenbiß.

Abnahme von Sekret und Eiter zur Untersuchung auf Anaerobier (Abb. 6.4)

Um Luftzutritt (O_2!) zum Aspirat zu verhindern, wird empfohlen:

1. Aspiration mittels Kanüle und Spritze: Luft aus der Spritze entfernen, Kanüle belassen und abbiegen oder Kork aufstecken.
2. Entnahme mit Spritze und Kanüle und Einbringung in ein mit Gummistopfen versehenes Glasfläschchen (Phiole), das steril und sauerstofffrei ist (in der Phiole Farbindikator für Sauerstoff erforderlich).
3. Entnahme mit Spritze und Kanüle. Luft aus der Spritze entfernen, Spritzeninhalt in Reagenzglas einbringen, das vorher mit CO_2 (schwerer als Luft) gefüllt wurde. Zukorken.

Alle Proben kommen unverzüglich, d. h. spätestens nach 60 Minuten ins bakteriologische Labor zur unmittelbaren Verarbeitung; keine Aufbewahrung im Kühlschrank. Jede Probe ist parallel auch nach GRAM zu färben.

Bezüglich der *Behandlung von Anaerobierinfektionen* bedarf es eines schnellen Zugriffs. Kulturergebnisse dauern lange (bis zu einer Woche), man kann nicht erst auf sie warten, der begründete Verdacht genügt, um sofort chirurgisch aktiv zu werden. Als Grundsatz gilt:

- breiteste Freilegung solcher Infektionsgebiete mit Entfernung allen nekrotischen Gewebes,
- alles breit offen lassen (»Durchlüftung«),
- wirksame Drainage,
- Antibiotika lokal und allgemein, wobei die Empfindlichkeitstestung bezüglich der Anaerobier auf Schwierigkeiten stößt. Die beste Wirkung haben noch Penizillin G, Chloramphenikol, Linkomyzin und Clindamyzin, nicht Tetrazyklin. Neue Antibiotika der Cephamycinreihe wie das Cefoxitin und das Cefotaxim sowie die Acylureidopenicilline Mezlocillin und Azlocillin zeigen ebenfalls eine gute Wirkung gegen Keime der Bacteroidesgruppe.
- Zufuhr von O_2 von außen mit Hilfe von H_2O_2(3%)-

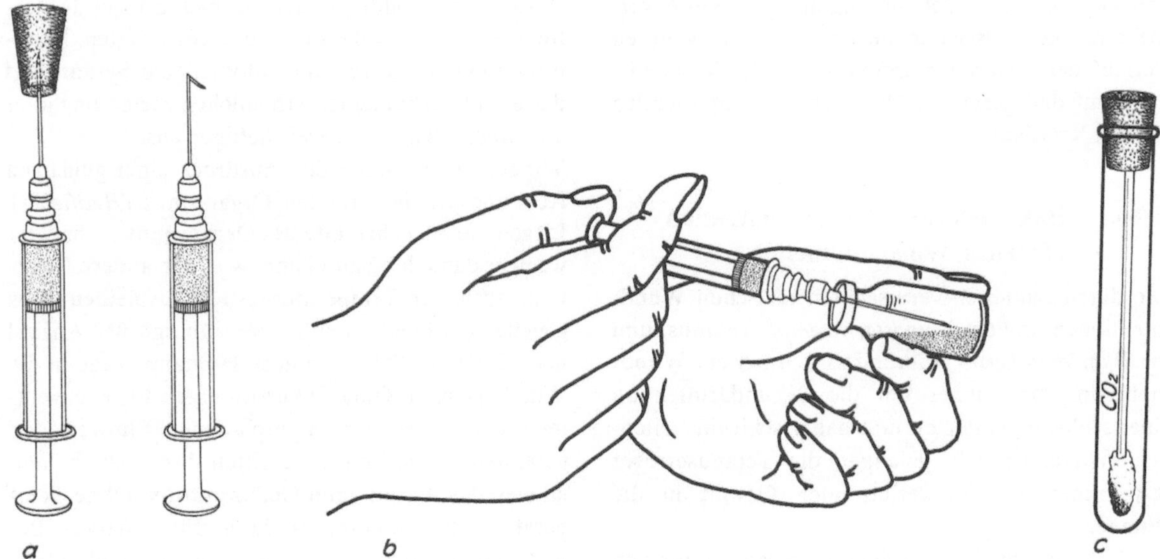

Abb. 6.4 Drei einfache Möglichkeiten, um Material für die bakteriologische Aufarbeitung unter anaeroben Bedingungen aufzubewahren. *a* Das angesaugte Material verbleibt in der Spritze, die Kanüle wird durch Einstechen in einen Gummistopfen oder durch Abbiegen des Kanülenendes gegen das Eindringen atmosphärischer Luft gesichert; *b* das angesaugte Material wird sofort in eine anaerobe Transportphiole gespritzt; *c* der Watteträger mit dem Wundabstrich wird sofort in ein mit CO_2 gefülltes Reagenzglas luftdicht eingebracht (nach R. L. NICHOLS: Technique for specimen collection of postsurgical exudate of wounds. Surg. Gyn. Obst. *144* [1977] 91/92)

Berieselung lokal. Die hyperbare O_2-Therapie als adjuvante Maßnahme wird unterschiedlich beurteilt. *Prophylaktisch schützt vor anaerob-putriden Infektionen nur sorgfältige Wundtoilette (Debridement); Vermeidung primären Wundverschlusses, wenn der Hergang einer Verletzung eine anaerobe Flora vermuten läßt oder die Durchblutung des Gewebes mangelhaft ist* (z. B. Amputationsstümpfe bei Durchblutungsgestörten).

Clostridium perfringens, Cl. novyi, Cl. septicum, Cl. histolyticum

Wir finden diese Erreger in Erde und Straßenstaub. Klinisch verursachen sie die schwerste, meist tödlich endende Wundinfektion, die wir kennen – den Gasbrand (Gasödem).
Die Pathogenität der Klostridien beruht auf ihrer *Toxinbildung*. Diese Toxine verursachen örtlich ausgedehnte Nekrosen, vor allem der Muskulatur, die ihrerseits wieder zum Nährboden für die Erreger werden. Stark kapillartoxische Wirkung bedingt vermehrten Plasmaaustritt und erhebliche *Ödembildung*. Die Erreger zersetzen ferner Muskelglykogen durch Gärung, Gewebseiweiß durch Fäulnis und rufen dadurch *Gasbildung* mit süßlichem Geruch hervor. In der Blutbahn wirken die Toxine stark hämolytisch und kreislauftoxisch.
Zusammen mit starkem Wundschmerz machen sich Ödem und Gasbildung zuerst bemerkbar, weil sie den Gewebsinnendruck in ungünstiger Weise vermehren. Das Entscheidende aber für den weiteren Verlauf der anaeroben Infektion ist die Toxinwirkung auf den gesamten Organismus, hauptsächlich auf den Kreislauf.

6.9.4. Bakteriell-toxische Wundinfektion (Tetanus, Wunddiphtherie)

Die durch Bakterien verursachten toxischen Wundinfektionen sind der *Wundstarrkrampf* (Tetanus) und die *Wunddiphtherie*. Während es sich bei der Wunddiphtherie fast immer um die Sekundärinfektion einer schlecht gepflegten und daher schlecht heilenden Wunde handelt, gelangen die Tetanuserreger fast immer mit der verletzenden Gewalt in die Wunde.
Die anaerob gedeihenden Tetanuserreger finden sich überall im Straßenstaub und besonders reichlich in gedüngter Erde. Sofern bei der Wundsetzung nicht sogleich auch pyogene oder putride Keime in die Wunde kommen, heilt diese ohne klinische Zeichen der Infektion primär. Trotzdem vermehren sich die Tetanuskeime in der geschlossenen oder sich schließenden Wunde schnell. Sie entfalten ihre pathogene Wirkung weder direkt noch lokal, sondern vermittels des von ihnen gebildeten Toxins, das besondere Affinität zum Zentralnervensystem besitzt.

6.9.5. Spezifische Wundinfektion

Sie wird hervorgerufen durch Erreger von Tuberkulose, Syphilis, Milzbrand, Aktinomykose usw. und wird in besonderem Kapitel behandelt (s. S. 187).

6.10. Allgemeine Folgen der Wundinfektion

6.10.1. Fieber, Pulsfrequenz, Kreislaufreaktion

Während das auf Resorption von pyogenen Eiweißzerfallstoffen beruhende Fieber der aseptischen Wundheilung (s. S. 80) sich stets in mäßigen Grenzen hält (selten Temperaturen über 38 bis 38,5 °C axillar) und weder einen steilen Temperaturanstieg mit Schüttelfrösten noch einen wesentlichen Mitanstieg der Pulsfrequenz erkennen läßt, fallen im Rahmen der Wundinfektion die Fieberreaktionen durch die von Art und Virulenz der Erreger abhängige Vermehrung des Gewebszerfalls, durch die Bakterientoxinbildung, den Abbau art- und blutfremder Eiweißstoffe sowie die gesteigerten Reaktionsvorgänge im retikuloendothelialen System und der damit verbundenen erheblichen Steigerung aller Stoffwechselvorgänge weit heftiger aus.
Wir sehen im Fieber den Ausdruck einer günstigen Reaktionsart des kranken Organismus *(Heilfieber)*. Liegen die Abwehrkräfte des Organismus mehr oder weniger danieder, dann kann, wie jede andere Reaktion, auch der Temperaturanstieg ausbleiben. Das gleiche geschieht, wenn eine übergroße Anzahl hochvirulenter Bakterien nach Humanpassage in die Wunde gelangt. Ohne Inkubationszeit überschwemmen diese über den Lymph- und Blutweg den gesamten Organismus, vergiften ihn toxisch und lähmen das Wärme- und Gefäßzentrum. Ohne Temperaturanstieg kommt es dann unter starker Beschleunigung der Pulsfrequenz zu eventuell tödlichen kollapsartigen Kreislauferscheinungen: Fieber- und Pulskurve überkreuzen sich zum Todeskreuz (s. Abb. 6.5).
Tages- und Gesamtprofil der *Fieber- und Pulskurve* ergeben ein recht genaues Spiegelbild dessen, was sich infolge der Infektion in der Wunde abspielt:

Temperaturanstieg um 1°C läßt die Pulsfrequenz etwa 10 bis 12 Pulsschläge ansteigen. Der charakteristische Verlauf solcher Kurven erlaubt weitgehend diagnostische Schlüsse und zeigt im Verlauf der Behandlung an, ob seitens der Wunde alles in Ordnung ist oder ob Störungen vorliegen. Jede breite Eröffnung eines Infektionsherds, Ausräumung von Nekrosen, Herstellung einwandfreier Abflußbedingungen (Drainage) oder chemotherapeutische Desinfektion des gesamten infizierten Gebiets lassen Pulsfrequenz und Temperatur auf normale Werte absinken, weil dadurch die Resorption schädlicher Substanzen, insbesondere von Bakterientoxinen, auf ein Minimum reduziert wird. Kommt es zur Eiterverhaltung, zum Fortschreiten der Infektion im Gewebe oder Einbruch in ein Hohlorgan (z. B. Einbruch eines bisher subkutanen Panaritiums in eine Sehnenscheide), dann steigen Temperatur- und Pulsfrequenz als Zeichen vermehrter erneuter Resorption pyogener und toxischer Stoffe sofort wieder an.
Der *Fieberanstieg* kann unter allmählicher Zunahme des Krankheitsgefühls langsam stufenweise, aber auch schlagartig und steil erfolgen. Bei vermehrter Wärmebildung und durch Verengung der Hautkapillaren verminderter Wärmeabgabe geht dieser steile Temperaturanstieg mit einem starken Frostgefühl einher, das von Muskelzuckungen des ganzen Körpers *(Schüttelfrost)* begleitet werden kann.
Während der *Fieberhöhe* ist die Haut heiß und trocken, das Krankheitsgefühl stark ausgeprägt.
Der *Fieberabfall* kann unter Schweißausbruch und bei strotzend gefüllten Hautkapillaren schnell *(kritisch)* oder wieder stufenförmig langsam *(lytisch)* erfolgen.

6.10.2. Schmerzen, allgemeiner Eindruck

Der Schmerz, den jede frische Wunde verursacht (Wundschmerz), verliert sich gewöhnlich nach 2 bis 3 Tagen. Wenn er nicht nachläßt, sondern sich verstärkt und einen mit der Pulswelle synchron klopfenden Charakter bekommt, deutet das auf eine beginnende Infektion der Wunde. Der Schmerz ist häufig ein noch feinerer Indikator für das, was in der Wunde vorgeht, als Pulsfrequenz und Temperatur. Die Kranken äußern dabei die Empfindung schmerzhaft vermehrter Spannung, klagen allgemein über Unlust- und Krankheitsgefühl, ihre Stimmung ist gedrückt, der Appetit liegt danieder. Berührung des infizierten Wundgebiets und seiner entzündlich infiltrierten Umgebung wird als stark druckschmerzhaft empfunden.

6.11. Bakterielle und toxische Allgemeininfektion (Blutinfektion und metastasierende Allgemeininfektion)

Wenn es dem Körper – weil Zahl und Virulenz der Erreger hoch sind, oder sich der Organismus in einer anergischen Reaktionslage befindet – nicht gelingt, der Wundinfektion mit den ihm zur Verfügung stehenden Mitteln lokal Herr zu werden, dann kommt es zur bakteriellen Allgemeininfektion.
Man darf diese gefährliche Komplikation der Wundinfektion nicht mit der Tatsache verwechseln, daß – ein durchaus zweckvoller Vorgang – aus jeder Wunde ständig Bakterien und ihre Toxine durch Resorption in Lymph- und Blutgefäße gelangen *(Bakteriämie)*, dort unschädlich gemacht werden und so gleichzeitig die Vermehrung der Abwehrkräfte veranlassen (s. S. 45). Hier handelt es sich darum, daß zumeist außerordentlich virulente Bakterien in großer Menge eindringen, schnell die humoralen und zellulären Schranken durchbrechen, sich entweder in den Kapillargebieten der Blutbahn und auf Thromben stark vermehren und von dort fortlaufend neue Toxine und Bakterien in den Kreislauf abgeben *(Blutinfektion)* oder – die Blutbahn nur als Transportweg benutzend – sich in den verschiedensten Organen absiedeln und dort neue selbständige Eiterherde bilden *(metastatische Allgemeininfektion)*.
Beide Male wird die Schwere des Krankheitsbildes von der begleitenden Toxinämie entscheidend beeinflußt. Eine *reine Bakteriämie* ohne gleichzeitige Toxinämie kennen wir nicht. Dagegen gibt es eine *reine Toxinämie* ohne bakterielle Allgemeininfektion; ihr Prototyp ist der Tetanus (s. S. 181).
In der klinischen Praxis sind allgemeine Blut- und metastasierende Allgemeininfektion nicht so scharf getrennt, wie sie hier wegen des besseren Verständnisses dargestellt werden; sie gehen vielmehr in vielfältiger Abwandlung weitgehend ineinander über.

6.11.1. Allgemeine Blutinfektion (früher als Sepsis oder Blutvergiftung bezeichnet)

Es handelt sich hier um eine dauernde Überschwemmung der Blutbahn und damit des ganzen Organismus mit Bakterien und ihren Toxinen. Entweder werden dabei die Erreger vom Wundgebiet in sich ständig wiederholenden Schüben in die Blutbahn gebracht, oder sie vermehren sich auf dem ausgezeichneten Nährboden »Blut«, wobei sie als Sitz die strömungsarmen Kapillargebiete bevorzugen. Es sind heute eher gramnegative als grampositive Erreger zu erwarten, die dieses Krankheitsbild verursachen, das sich unter Umständen in seiner ganzen Schwere schon wenige Stunden nach der Wundinfektion zeigen kann, bevor überhaupt örtliche Erscheinungen ausgebildet sind. Manchmal stellt es sich erst nach längerer lokaler Wundinfektion ein, beherrscht dann aber bald die gesamte Situation. Primäre Septikämien sind seltener geworden, sekundäre haben zugenommen, wobei Abwehrschwäche der Kranken infolge resistenzmindernder Grundkrankheiten, Zytostase, Kortikoidtherapie, Verbrennung eine Rolle spielen. Neue Formen sind dazugekommen: *Endoplastitis* durch langliegenden Venenkatheter, alloplastische Gefäßprothesen, Schrittmacherelektroden, künstliche Herzklappen.

Der *klinische Verlauf* ist durch steilen, mit Schüttelfrösten verbundenen Fieberanstieg gekennzeichnet. Die Temperaturen liegen ohne große Tagesschwankungen bei 40 bis 41°C. Gleichzeitig nehmen Puls- und Atemfrequenz stark zu. Nur kurz vor dem Tod sinkt die Temperatur gelegentlich unter Normwerte, während der Puls eine weitere Beschleunigung bis zur Unzählbarkeit erfährt *(Todeskreuz von Temperatur und Puls,* Abb. 6.5).

Die Kranken sind benommen und unruhig – Delirien sind keine Seltenheit – und machen in kurzer Zeit einen schwerkranken Eindruck. Ihre Haut fühlte sich heiß und trocken an, gelegentlich zeigt sie scharlachartige Exentheme und infolge toxisch vermehrter Kapillarundichtigkeit kleine Unterhautblutungen. Die Wunden sind trocken und mißfarben, eventuell schon vorhandene Granulationen sehen schlaff und zundrig aus. Die Absonderung von Wundsekret hat völlig aufgehört, ganz frischen Wunden fehlt oft jegliche Reaktion. Die Milz ist stark vergrößert und sehr druckempfindlich. Durch toxisch ausgelösten, hämolytischen Blutzerfall entwikkeln sich schnell Anämie und hämolytischer Ikterus. Unter schwerem, toxischen Kreislaufversagen kommt es in 24 bis 48 Stunden zum Tod. Es gehört zu den Seltenheiten, daß ein Kranker eine solche Blutinfektion übersteht (s. auch Septischer Schock, S. 84).

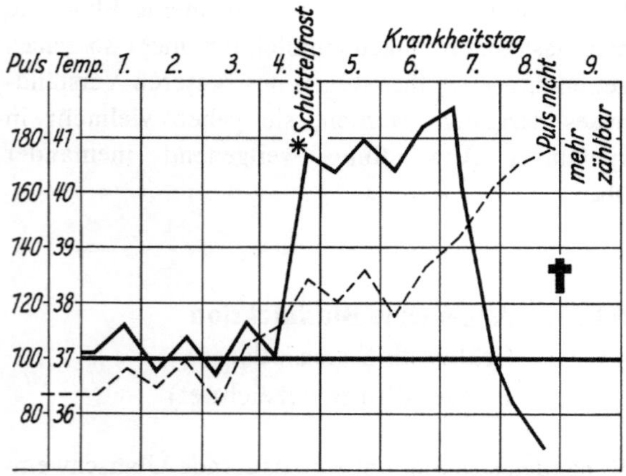

Abb. 6.5 Fieber- und Pulskurve bei allgemeiner Blutinfektion. Tod am 4. Tag nach dem ersten Schüttelfrost. Temperatur und Puls überkreuzen sich zum Todeskreuz

6.11.2. Metastasierende Allgemeininfektion (früher als Pyämie oder metastasierende Eiterung bezeichnet)

Aus einer frisch infizierten Wunde oder – und das gilt ebenso für die Blutinfektion – aus jedem anderen akuten oder chronisch infizierten Entzündungsherd, z. B. Gallenblase, Kieferhöhlen, Tonsillen und Zahnwurzeln, werden Eitererreger (zumeist Staphylo-, seltener Streptokokken und Koli) einzeln oder als Bakterienhaufen in die Blutbahn abgegeben. Oft beladen sich kleine intravasale Blutgerinnsel mit den Bakterien und werden dann als infizierte Emboli in die Blutbahn eingeschwemmt. Die Blutgefäße dienen hier nur als Transportbahn für die Bakterien, die bald in den Kapillaren eines Organs – zumeist sind es die Lungen, Gelenke, Nieren, das Periost, bei jugendlichen Individuen auch das Knochenmark – festgehalten werden. Es entstehen so neue Eiterherde in Form von Lungenabszessen, Gelenkempyemen, subperiostalen, ossalen und osteomyelitischen Eiterungen sowie multiplen Nierenabszessen.

Es ist bekannt, daß für den Ort der Ansiedlung auch die lokalen Durchblutungsverhältnisse wichtig sind. In traumatisierten und damit in ihrer Vitalität geschädigten Gewebsabschnitten (Locus minoris resistentiae) verankern sich die in der Blutbahn kreisenden Bakterien besonders gern. Dadurch gewinnt die *Frage des Unfallzusammenhangs* oft Bedeutung.

Das *klinische Bild* wird auch hier durch einleitende Schüttelfröste charakterisiert. Das hohe Fieber (40 bis 41°C) zeigt aber morgendliche Remissionen um 3 bis 4°C, so daß eine ganz bezeichnende Fieberkurve entsteht (Abb. 6.6). Der kleine weiche Puls und die Atemfrequenz sind erheblich beschleunigt. Das Allgemeinbefinden liegt schwer darnieder, die Kranken klagen über Glieder- und Kopfschmerzen, häufig sind sie benommen. Die Haut fühlt sich heiß und trocken an. Milzvergrößerung, Anämie und

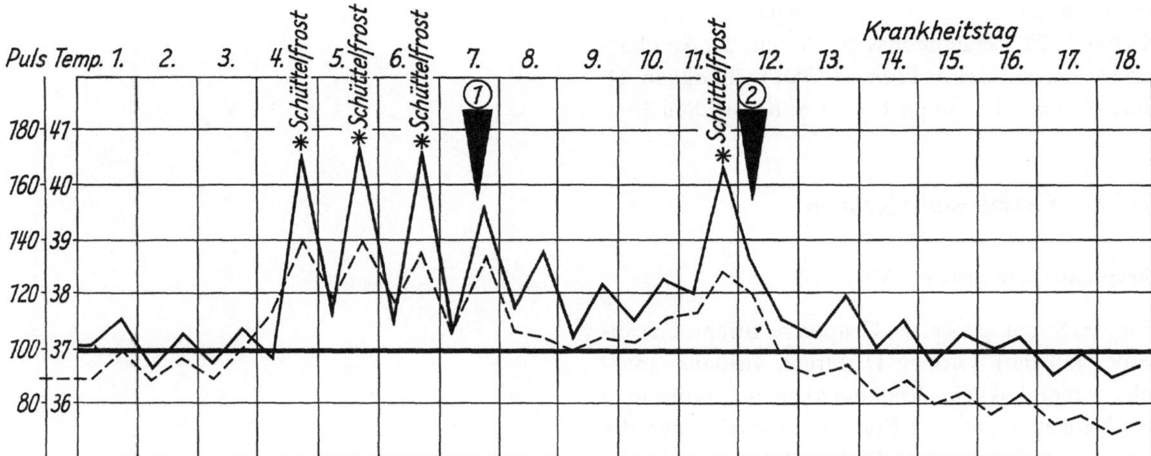

Abb. 6.6 Fieber- und Pulskurve bei metastasierender Allgemeininfektion. Bei *(1)* Eröffnung mehrerer metastatischer Eiterherde, danach Abfall der Temperatur. Bei *(2)* Eröffnung und Ausräumung einer neugebildeten Eitermetastase, danach endgültiges Abklingen der Temperaturen

Ikterus entwickeln sich in gleicher Weise wie bei der allgemeinen Blutinfektion. Bei länger andauernder Krankheit kommen toxische Durchfälle hinzu.

Der Verlauf kann, besonders wenn lebenswichtige Organe (z. B. Hirn) von Eitermetastasen befallen werden, ganz *akut* zum Tode führen: er vermag sich aber auch als *chronischer Zustand* über Wochen und Monate hinzuziehen. Es entstehen dann immer wieder neue metastatische Abszesse, die behandelt werden müssen. Gelingt es, den primären Herd auszuschalten und alle eiternden Metastasen unschädlich zu machen, dann kann ein solcher Zustand in Heilung ausgehen. Durch Anwendung moderner Antibiotika sind die Heilungsaussichten wesentlich besser geworden. Die Diagnose wird klinisch gestellt, nur zum Teil kann der Keimnachweis bakteriologisch geführt werden.

6.12. Typische Sepsisbilder

(nach Walter und Heilmeyer)

Streptokokken und Pneumokokken werden als Sepsiserreger heute selten angetroffen, während gramnegative Keime und auch Pilze (z. B. Candida) häufig auftreten (Tab. 6.1).

Behandlungsgrundsätze

– Oberstes Gebot ist die operative Ausschaltung des Streuherdes, zumindest seine breite Freilegung und Ableitung nach außen.

– Gleichzeitig ist eine maximal dosierte, bakterizid wirkende Chemotherapie einzuleiten, wobei das Antibiotikum (oder eine Antibiotikakombination) zunächst empirisch gewählt und gegen grampositive und gramnegative Erreger wirksam, dann nach dem Antibiogramm (Blutkultur, aerob und anaerob) gezielt eingesetzt wird. Die Therapiedauer ist von den jeweiligen Verhältnissen abhängig, sie darf nicht zu kurz angesetzt werden, unter Umständen erstreckt sie sich über mehrere, 3 bis 4 (bis 6) Wochen.

Tabelle 6.1 Vergleich der Sepsiserreger 1973 und 1974 aus den Universitätskliniken Düsseldorf mit denen anderer Krankenhäuser. Bezüglich der Häufigkeitsverteilung bestehen keine wesentlichen Unterschiede (Naumann, Zbl. Chir. *101* [1976] 449–457)

	Universitäts-kliniken	Andere Krankenhäuser
1973		
Gramnegativ	51,0% (n = 48)	60,8% (n = 18)
Grampositiv	34,6% (n = 32)	36,7% (n = 11)
Sonstige	15,0% (n = 15)	3,3% (n = 1)
1974		
Gramnegativ	61,0% (n = 64)	60,9% (n = 14)
Grampositiv	28,6% (n = 40)	39,1% (n = 9)
Sonstige	10,4% (n = 11)	–

Im eigenen Krankengut (1973 bis 1976) beobachteten wir an der Chirurgischen Universitätsklinik Rostock 49 Sepsisfälle mit einer Letalität von 73,4%. Blutkultur (nur in 25 Fällen mit positivem Befund) und Obduktionsbefund ergaben bei 20 Kranken grampositive, bei 9 gramnegative Keime, bei 19 eine Mischflora aus grampositiven und gramnegativen Erregern, einmal Candida albicans. Berchtold u. Mitarb. behandelten 1973 bis 1974 104 Kranke mit Sepsis abdominalen Ursprungs. Letalität 55%, Blutkultur in 34 Fällen positiv. Erreger: E. coli 46, Klebsiella 28, Pseudomonas 26, Proteus 22, Aerobacter 11, Bacteroides 6, Pilze 14, Staphylokokken 11, Enterokokken 11, Streptokokken 9, Klostridien 7.

6.12.1. Grampositive Kokken

Streptokokkensepsis (s. Abb. 4.1)

Erreger: Strept. pyogenes, Gruppe A, Strept. faecalis (Enterokokken), Gruppe D, Strept. viridans, anaerobe Streptokokken, Streptokokken der Gruppe B (bei Neugeborenen und Frauen mit Infektionen des Urogenitaltraktes), anaerobe Streptokokken, Strept. viridans.
Ausgangsort: Nasen-Rachen-Raum (Angina, Scharlach), Otitis, Mastoiditis, Erysipel, Nabelinfekte der Säuglinge, Atemwege, weiblicher Genitaltrakt.

Klinisches Bild und Verlauf:

1. Als blitzartig verlaufende Sepsis mit Toxinämie und Metastasierung,
2. akute Endokarditis mit eitrigen Absiedlungen,
3. Endocarditis lenta (Streptococcus viridans, seltener Streptococcus faecalis).

Absiedlungen in fast allen Organen.
Behandlung: Mittel der Wahl ist Penizillin G in Dosen von 10 bis 20 (30) Millionen IE pro Tag. Nur bei Vorliegen von Penizillinresistenz muß auf andere Antibiotika zurückgegriffen werden.
Prognose: Ohne Chemotherapie erlagen 75% der Kranken ihrer Streptokokkensepsis. Durch die Penizillintherapie ganz entscheidender Rückgang der Letalität.

Pneumokokkensepsis (Abb. 6.7)

Erreger: Diplococcus pneumoniae. Keine spezifische Toxinbildung, rasche und invasive Vermehrung im Gewebe.
Ausgangsort: Atemwege, Nasen-Rachen-Raum, Otitis media, Mastoiditis, Meningitis, Perikarditis, Peritonitis.

Klinisches Bild und Verlauf:

1. als akute Sepsis (heute selten);
2. akute bis subakute Endokarditis.

Absiedlungen in Peri- und Endokard, Meningen, Bauchfell, Knochen.
Behandlung: Mittel der Wahl ist Penizillin G, 10 bis 20 Millionen IE pro Tag, ferner Tetrazyklin, Chloramphenikol, Erythromyzin, Sulfanilamide.
Prognose: Vor der antibiotischen Ära lag die Letalität bei 80%, heute mit Penizillin bei 25 bis 30%.

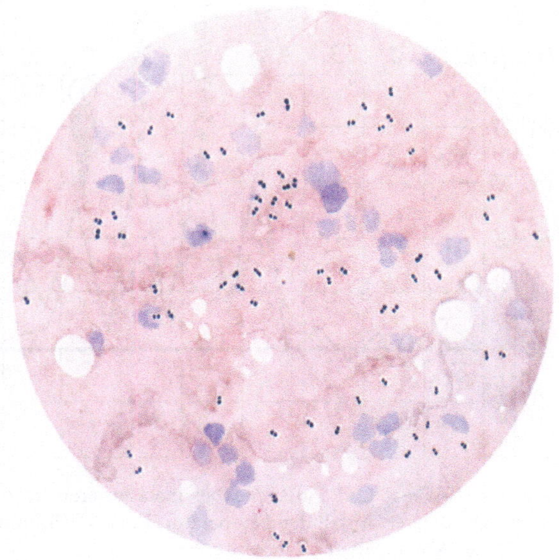

Abb. 6.7 Pneumokokken (Diplococcus pneumoniae), Mäusemilchausstrich. Färbung nach GRAM

Staphylokokkensepsis (s. Abb. 4.2)

Erreger: Staphylococcus aureus; starker Toxin- und Enzymbildner; auch primär saprophytäre Staph. epidermidis.
Ausgangsort: Nasen-Rachen-Raum, Wunden, Fingerinfektionen, Furunkel und Karbunkel, Atemwege (besonders bei Säuglingen), Enterokolitis, Nieren- und Hirnabszesse, Osteomyelitis, Mastoiditis, Nabelinfektionen, Thrombophlebitiden, Endokarditis.

Klinisches Bild und Verlauf:

1. als blitzartig verlaufende Sepsis mit sehr schlechter Prognose infolge Metastasierung und gleichzeitiger Toxinüberschwemmung des Organismus;
2. als akute Sepsis mit ausgedehnter Metastasierung, aber wesentlich langsamerem Verlauf;
3. subakute Verlaufsform mit Metastasenbildung;
4. akute und subakute Endokarditis.

Absiedlungen in Lungen, Knochen, Gelenken, Endo- und Perikard, Hirn und Meningen, Nieren.
Behandlung: Isoxazolyl-Penizilline; Penizillin G (20 bis 40 Millionen IE/pro Tag) nur bei nicht penizillinasebildenden Staphylokokken; Zephalosporine.
Prognose: Ohne Chemotherapie lag die Letalität bei 80 bis 90%. Heute mit Antibiotika bei 40 bis 65%.

6.12.2. Gramnegative Kokken

Meningokokkensepsis

Erreger: Neisseria intracellularis, Toxinbildner, schnelle Bakterieninvasion ins Gewebe.

Ausgangsort: Nasen-Rachen-Raum, Otitis media, Atemwege, Meningitis epidemica, Nebenhöhleninfekte.
Klinisches Bild und Verlauf:
1. Bakteriämie mit meningealen Metastasen und sehr raschem Verlauf (WATERHOUSE-FRIEDRICHSEN-Syndrom[1],
2. akute Sepsis mit und ohne Meningitis;
3. subakute Verlaufsformen mit und ohne Endokarditis.
Behandlung: Mittel der Wahl ist Penizillin G; 12 bis 24 Millionen IE pro Tag. Eine Kombination mit Sulfanilamiden bringt keine Wirkungssteigerung, diese haben sich nur als Prophylaxe der Meningokokkensepsis bewährt.
Prognose: Vor der Sulfonamidzeit betrug die Letalität 50 bis 90%, danach 0 bis 5 bis 12%. Bei akuter Meningokokkensepsis sterben noch 35%. Im Säuglingsalter ist die Prognose fast immer infaust.

6.12.3. Gramnegative Bakterien

Kolisepsis (s. Abb. 55)

Erreger: Escherichia coli, Dyspepsie-Koli, Parakoli-Erreger, Enterobacter aerogenes.
Ausgangsort: Urogenitalinfektionen, Verdauungstrakt, Gallenwege, Wunden, Peritonitis.

Klinisches Bild und Verlauf:

1. blitzartiger Verlauf unter Schockzeichen;
2. akute Kolisepsis ohne Schock;
3. selten Endokarditis.

Absiedlungen in Leber, Meningen und Hirn, Lungen, Nieren.
Behandlung: Die Wahl des Antibiotikums hängt vom Antibiogramm ab. Es kommen in Frage: Chloramphenikol, Tetrazykline, Ampizillin und Zephalosporine, Carbenizillin; Kanamyzin, Chloramphenikol, Gentamyzin. Stets in Höchstdosen etwa zwei Wochen und noch 3 bis 8 Tage nach Entfieberung und 3 bis 4 negativen Blutkulturen.

1 *Therapie der Verbrauchskoagulopathie* bei WATERHOUSE-FRIEDRICHSEN-Syndrom:
1. Schockbehandlung
Streptokinase 200.000 E Initialdosis
50.000 E bis 100.000 E/Stunde
2. Gerinnungshemmung
Heparin bis 25.000 E/Tag als Dauertropfinfusion
3. Wenn erforderlich Substitutionstherapie mit Frischblut oder Blutderivaten
4. Bei überschießender sekundärer Fibrinolyse Antifibrinolytika (Pamba) unter Heparinschutz

Prognose: Ohne Antibiotika liegt die Letalität bei 80%, unter Antibiotikatherapie bei 20 bis 40%. Tod zumeist im septischen Schock.

Proteussepsis

Erreger: Proteus vulgaris, Proteus mirabilis; starke Endotoxinbildner.
Ausgangsort: Urogenitaltrakt, Verdauungstrakt, Gallenwege, chronische Otitis media.

Klinisches Bild und Verlauf:

1. als akute Sepsis unter Schockzeichen (Endotoxin!);
2. subakute Form;
3. selten Endokarditis.

Absiedlungen in Endokard, Meningen, Lungen, Nieren.
Behandlung: Es besteht nur geringe Empfindlichkeit gegenüber Antibiotika und Sulfanilamiden. Die Wahl des Chemotherapeutikums hängt vom Ergebnis des Antibiogramms (Typenbestimmung!) ab. Es kommen in Frage: Kanamyzin, Ampizillin, Chloramphenikol, Carbenizillin, Gentamyzin.
Prognose: Die Letalität der Proteussepsis ist nach wie vor hoch: 45 bis 70%.

Pseudomonas-aeruginosa-Sepsis (Pyocyaneus)

Erreger: Pseudomonas aeruginosa. Bevorzugt feuchtes Milieu; normalerweise nur gering pathogen, aber gefährlicher Opportunist. Bildung von Endotoxin und proteolytischen Enzymen.
Ausgangsort: Urogenitaltrakt, Wunden, Atemwege, Nasen-Rachen-Raum, chronische Otitis media, Gastrointestinaltrakt, Nabelinfektionen bei Neugeborenen, Verbrennungsflächen.

Klinisches Bild und Verlauf:

1. blitzartig verlaufende Sepsis mit Schockzeichen, blutigen Durchfällen, Agranulozytose und Thrombozytopenie;
2. akute Sepsis mit symptomarmem Verlauf (Säuglinge);
3. selten Endokarditis und dann mit prognostisch ungünstigem Verlauf. 90%ige Letalität.

Absiedlungen in Haut, Nieren, Meningen, Knochen und (selten) in den Gelenken.
Behandlung: Wo es möglich ist, sollte chirurgische Herdausschaltung erfolgen. Wahl des Antibiotikums nach dem Antibiogramm, da weitgehend Resistenz gegen fast alle Antibiotika besteht. Gentamyzin und Carbenizillin kommen in Frage in maximaler Dosierung (30 g Carbenzillin intravenös/Tag; 160 bis 240 mg Gentamyzin intravenös oder intramuskulär/

Tag bei Erwachsenen, in besonders schweren Fällen doppelte bis dreifache Dosierung bis zu 7 Tagen – *Cave*: Niereninsuffizienz). Neben allgemeiner auch lokale Anwendung der Chemotherapie. Wegen der praktisch immer bestehenden Mischinfektion zusätzlich Tetrazykline oder Chloramphenikol, Kanamyzin.
Prognose: Die Letalität beträgt 40 bis 50%. In der Regel ist die Prognose ungünstig.

Bacteroides-Sepsis

Erreger: Bacteroides fragilis und (selten) melaninogenicus, Fusobakterien. Zumeist als Mischinfektionen mit der Dickdarmflora; streng anaerob wachsend!
Ausgangsort: Verdauungstrakt (Appendizitis), weiblicher Genitaltrakt, Nasopharynx.

Klinisches Bild:

1. Akute Sepsis mit Schüttelfrost, Thrombophlebitiden, Absiedlungen,
2. subakute bis chronische Verlaufsformen,
3. subakute Endokarditis mit lenta-ähnlichem Bild.

Absiedlungen in Leber, Lunge, Muskulatur, Subkutis, Knochen.
Behandlung: Clindamyzin und Chloramphenikol. Kombination von Tetrazyklin mit hohen Dosen Penizillin G (20 Mill. IE/Tag). Relativ lange Therapiedauer (6 bis 8 Wochen).
Zugleich auch Behandlung der Mischinfektion gemäß Antibiogramm.
Letalität hoch (80%), unter antibiotischer Behandlung etwa 30%.

Klostridien-Sepsis (s. Gasödem, S. 175)

6.12.4. Pilze

Candida-Sepsis (s. Rosin, Seeliger und Vögtle-Junkert)
Erreger: Candida albicans, ein Sproßpilz (= Soor).
Ausgangsort: Exogen. Zumeist Risikopatienten mit herabgesetzter Abwehrkraft, durch intravenöse Katheter, kontaminierte Infusionslösungen, Blasenkatheter oder über die oberen Luftwege.
Klinisches Bild: Wiederholte Fieberschübe, Schüttelfrost.
Absiedlungen: Generalisiert in vielen Organen Verpilzung.
Diagnose durch Blutkultur, Abstriche von Katheterspitzen.
Behandlung: Amphoterizin B intravenös, Nystatin lokal.

6.13. Septischer Schock (Synonyma: bakteriell-infektiöser Schock, Endotoxinschock) (Tab. 6.2)

Beim septischen Schock gesellen sich zur Sepsis (Bakteriämie mit Fieber und Schüttelfrost) *hämodynamische Symptome.*

Tabelle 6.2 Ursachen der Zunahme des septischen Schocks (nach Baue)

1. Prophylaktische Antibiotikagaben
2. Antibiotikaresistente Keime
3. Größere Operationen an älteren Kranken
4. Kranke mit verminderter Widerstandskraft (poor risk)
5. Vermehrte Vulnerabilität infolge chronischer Krankheiten (Diabetes mellitus, Leberzirrhose, Neoplasma, Urämie)
6. Dauermedikation von Steroiden, Zytostatika, Immunsuppressiva, instrumentelle Eingriffe am harnableitenden System (Katheterung, Zytoskopie, Sondierungen, Operationen)

Als *Ursache* ist die Überschwemmung des Kreislaufs mit bakteriellen Endotoxinen vorwiegend gramnegativer Keime anzusehen: *Bakteriämie* und *Toxinämie.* Die Endotoxine haben ihren Angriffspunkt an der peripheren Strombahn.
Langzeitgebrauch von Kortikosteroiden und Immunsuppression, ferner Diabetes mellitus, Leberzirrhose, Neoplasie und Urämie, desgleichen eingeschränkte Herzleistung und mangelnde Koronarreserve wirken begünstigend, desgleichen höheres Lebensalter mit interkurrenten Krankheiten.
Bei Kranken mit Infektionen des Harntraktes, der Gallenwege, infizierten Aborten, Verbrennung 3. Grades, intravenöser Infusion infizierter Lösungen oder infizierten Blutes, zu lange belassenen Venenkathetern und nach kotiger Peritonitis (die Aufzählung ist unvollständig) kommt es aus leidlichem Wohlbefinden plötzlich und ohne Trauma, Blut- oder sonstigem abnormen Flüssigkeitsverlust zu einer akut einsetzenden hämodynamischen Insuffizienz mit Verminderung der terminalen Durchblutung, die in 60 bis 80% letal endet. Der fundamentale Defekt im septischen Schock ist die *Unfähigkeit, die Herzauswurfleistung auf gleicher Höhe mit den erhöhten Anforderungen der Zirkulation infolge arteriovenösem Shunting, entzündlicher Hyperämisierung und toxischer Effekte auf Herz und Kreislauf zu halten.*
Klinisch beginnt das mit erhöhter Temperatur und Schüttelfrost. Die **Trias** von vorliegender *septischer*

Infektion, Hyperventilation und *veränderter Bewußtseinslage* (BAUE) gibt Hinweise auf die Diagnose eines bevorstehenden septischen Schocks. Laborkriterien, außer hoher Leukozytose, fehlen.
Erreger: Hauptsächlich gramnegative Bakterien (E. coli, Klebsiella, Enterobacter, Proteus, Pseudomonas, Bacteriodes, selten grampositive Staphylo- oder Streptokokken (LITTON).

6.13.1. Hyperdyname Frühphase (früher septischer Schock, pink septic shock)

Bevor der septische Schock in seiner Vollform auftritt, kann eine febril-hyperdyname Phase kurzfristig (5 bis 15 Minuten) durchlaufen, aber auch übersprungen werden.
Das Gesicht ist gerötet und schweißüberströmt; der Kranke ist unruhig bis apathisch; der Puls ist tachykard, groß und schnellend; der Blutdruck liegt systolisch normal, diastolisch auffallend tief (große Amplitude); das Minutenvolumen ist im Extremfall auf das 2- bis 3fache der Norm gesteigert; die Gefäßperipherie ist durch präkapillaren arterio-venösen Kurzschluß weitgestellt und so der periphere Widerstand trotz enger Kapillaren erniedrigt; der zentrale Venendruck ist normal; das Atemvolumen ist vergrößert, die Atemfrequenz gesteigert, die Harnausscheidung reduziert; Erbrechen und Diarrhoe sind schon im Beginn möglich (BAUE).
Pathophysiologisch besteht trotz des vergrößerten Herzzeitvolumens eine relative Kreislaufinsuffizienz, weil das Blut infolge des präkapillaren arterio-venösen Shunting für den Gewebsstoffwechsel nicht genügend wirksam wird (LUNDSGAARD-HANSEN), die arterio-venöse Sauerstoff-Differenz verringert sich stark. Hier besteht ein vermehrter Volumenbedarf durch vermehrte Zirkulation, dem nicht lange entsprochen werden kann. Die Folge ist fortschreitendes zirkulatorisches und kardiales Versagen: der Kranke wird kalt und klamm, das Herzzeitvolumen sinkt ab, der periphere Gefäßwiderstand vermehrt sich.

6.13.2. Hypodyname (Spät-)Phase

Die Haut der Kranken bekommt jetzt ein blaßzyanotisches Kolorit. Spitze Nase, halonierte Augen, kalter Schweiß (Facies hippocratica) und Hyperventilation deuten auf die Schwere des Zustandes hin. Die geistige Situation der Kranken reicht von psychischer Erregung, deliranten Zuständen und symptomatischen Psychosen bis zur Apathie. Der Puls ist klein und sehr schnell (100 bis 150/min), die Venen sind kollabiert, die Akren zyanotisch. Früh kann ein Ikterus auftreten (Leberversagen). Trotz kühl-feuchter Haut liegt die Körperkerntemperatur zwischen 39 und 41 °C. Systolischer Blutdruck mit kleiner Amplitude bei 80 bis 90 Torr, oft kaum meßbar. Der arterielle periphere Gefäßwiderstand ist hoch, Herzminuten- und Schlagvolumen sind eindeutig erniedrigt, desgleichen der zentrale Venendruck: jegliche geordnete Stoffwechseltätigkeit im Kapillargebiet erlischt. In 10 bis 20 Stunden tritt der Tod ein, gekennzeichnet durch Störungen der Mikrozirkulation mit erhöhter Blutviskosität, Thrombo- und Erythrozytenaggregation, disseminierter intravasaler Koagulation und späterhin Verbrauchskoagulopathie, Schocklunge, Schockniere, Azidose, Herzversagen.

6.13.3. Therapie

Um die Letalität zu reduzieren, sollte man bei allen septischen Prozessen sehr auf die Frühzeichen des septischen Schocks (s. S. 84) achten, weil hier die Behandlungsaussichten am größten sind. Das bedeutet in der *hyperdynamen Frühphase* Behandlung nach dem VIP-Prinzip[1] (WELL und SHUBIN): *Ventilation, Infusion, Pumpleistung des Herzens.*
Also: Beatmung, reichliches Sauerstoff-Angebot, eventuell Tracheotomie, Infusion (Dextran, Gelatine, Plasma, PPL-Lösung) nicht nach dem Normvolumen, sondern dem *augenblicklichen Bedarfsvolumen* (Stoßinfusion, bis der zentrale Venendruck 10 cm H_2O erreicht), medikamentöse Herzstützung. Dazu massive Dosen gegen gramnegative Erreger wirksamer Antibiotika, Azidosekorrektur und – wenn möglich – operative Herdsanierung. Zur *Prophylaxe der intravasalen Koagulation* und damit zur Verhinderung der Verbrauchskoagulopathie ist schon bei Verdacht auf septischen Schock die Gabe von 3mal täglich 5000 E Heparin (Erwachsene; bei Kindern Dosierung nach Körpergewicht bzw. Alter) und von Proteinaseninhibitoren (Contrykal® 60.000 E/Tag bzw. Trasylol®) erforderlich.
Nach ausgebrochenem septischen Schock muß erst die kardiovaskuläre Homöostase wiederhergestellt sein, ehe die Herdsanierung durchführbar wird.

1 VIP: eigentlich international üblich für »Very Important Person«.

Ausgebrochener septischer Schock

Für den ausgebrochenen septischen Schock gilt zunächst die gleiche Therapie. Wenn sich jetzt die Zirkulation nicht bessert (in Minuten, nicht in Stunden), wird heute Isoprenalin[1] (β-Stimulator) 1 bis 2 mg in 500 ml Glukose- oder Natriumchloridlösung, 1 bis 3 μg pro Minute, empfohlen. Es senkt den peripheren Widerstand, wirkt auf das Herz positiv inotrop. Die Öffnung der Peripherie führt zu starkem Blutdruckabfall, der durch adäquate Volumenzufuhr abgefangen werden muß (LUNDSGAARD-HANSEN). Der Erfolg muß sich schnell zeigen in verbesserter Kapillardurchblutung, Normalisierung des zentralen Venendrucks, verbesserter Herzauswurfsleistung, Blutdruck systolisch bei 80 bis 90 mm Torr, und im Wiedereinsetzen der Urinausscheidung. Diese Behandlung muß eventuell 2 bis 3 Tage durchgeführt werden.

Hier bewähren sich auch *Glukokortikoide* in hoher *pharmakologischer Dosierung* (20 bis 50 mg/kg Körpergewicht) als Stoßtherapie, nicht etwa wegen adrenaler Insuffizienz. Über den Ansatzpunkt der Wirkung besteht keine Klarheit, als Effekt ist zu verbuchen: milde periphere Vasodilation, Besserung der Herz-, Lungen- und Nierenleistung, Zellstabilisierung gegen Endotoxin (SHIRES u. Mitarb.).

Von der Anwendung weiterer vasoaktiver Pharmaka soll man Abstand nehmen, es gibt bisher keine Klarheit über ihren Nutzen.

Bei *Hypotension* über längere Zeit ist mit renaler Insuffizienz zu rechnen. *Respiratorische Störungen* sind sehr häufig *(Schocklunge)* und werden dann oft zur Todesursache (Abb. 6.8).

SCHMIDT gibt zur Überwachung von Kranken mit septischem Schock folgendes *Minimalprogramm* an:
- systolischer und diastolischer Blutdruck,
- Herzfrequenz,
- zentralvenöser Druck,
- Urinausscheidung, stündlich,
- Temperatur rektal und axillar,
- Atemfrequenz,
- Hämoglobin, Hämatokrit, Erythrozyten, Leukozyten,

1 *Isoprenalin:* Novodrin® (VEB Berlin-Chemie), Aludrin® (Boehringer-Ingelheim).

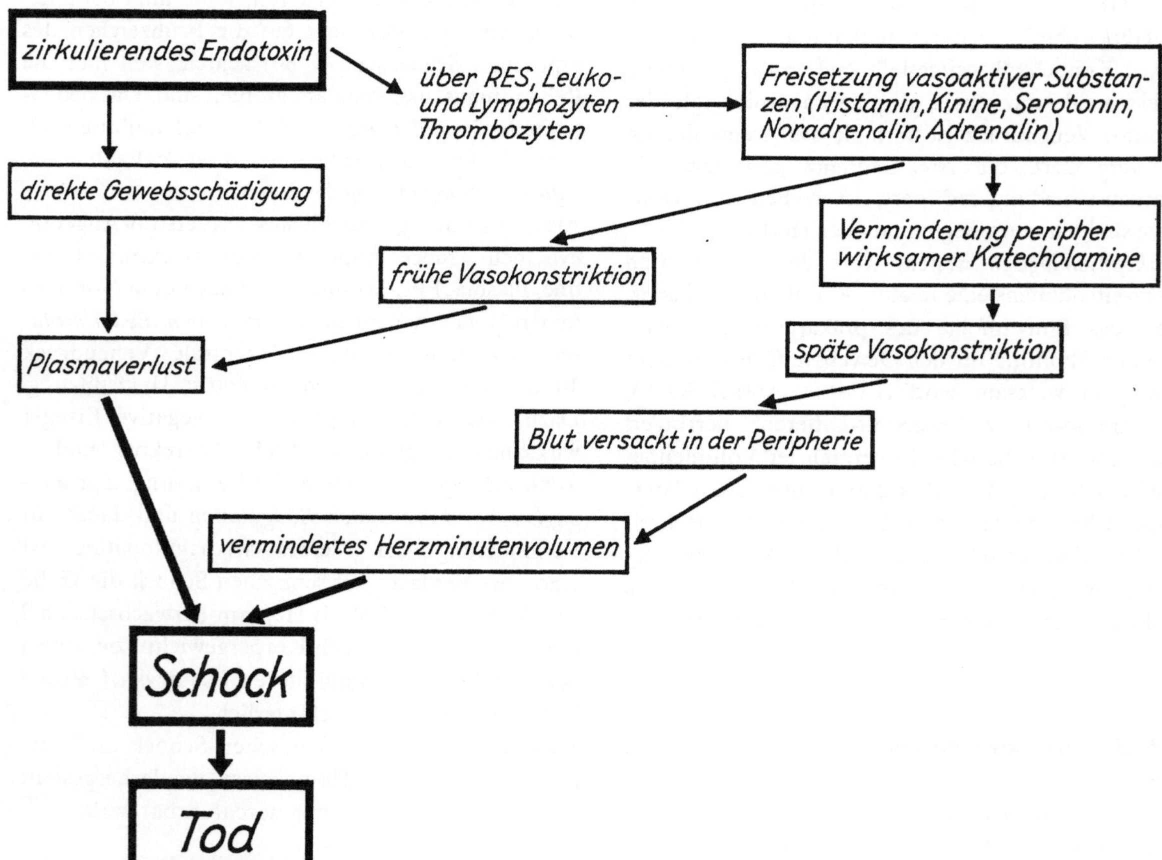

Abb. 6.8 Letalfaktoren im septischen Schock (I. M. ARIEL und K. K. KAZARIAN, Diagnosis and Treatment of abdominal abscesses. Baltimore 1971)

- Astrup-Messung (pO_2, pCO_2, Basenstatus, pH-Wert, arterielle O_2-Sättigung,
- Mineralhaushalt (Na^+, K^+, Cl^+, Ca^{++}),
- Harnstoff-N, Kreatinin,
- Elektrokardiogramm,
- Fibrinogen, Thrombozyten, Äthanoltest.

6.14. Granulationsgewebe

Das Granulationsgewebe hat für zeitlichen Ablauf und Schicksal des Wundheilungsvorganges entscheidende Bedeutung. Seine wichtigste Leistung besteht in der Bildung eines haltbaren Flickgewebes (s. S. 43). Es wirkt als Schutzwall, verhindert das Eindringen von Erregern und die Resorption toxischer Stoffe, bewahrt Gewebe mit geringer Stoffwechselaktivität wie Knochen, Sehnen, .Knorpel, Nerven, große Gefäße, die bei Freiliegen einer Infektion ziemlich hilflos gegenüberstehen, vor Schaden.

Die Granulationen sondern eine als *Wundsekret* bezeichnete gelblich-klare Flüssigkeit (s. S. 35) in geringer Menge ab, sie riecht nicht und ist leukozytenreich. Obwohl das Wundsekret mild bakterizid wirkt, lassen sich auf der Oberfläche gesunder Granulationen reichlich pathogene Keime nachweisen. Vor jeder Hautüberpflanzung auf Granulationsflächen muß deshalb der Keimgehalt ihrer Oberfläche durch antibakterielle Behandlung soweit wie möglich vermindert werden. Das Wundsekret vermag abgestorbenes Gewebe fermentativ zu lösen, es reinigt mit seinem Fluß mechanisch die Granulationsfläche.

»Gesundes« Granulationsgewebe ist von satter, roter Farbe, sieht feucht glänzend aus und hat feste körnige Oberflächenbeschaffenheit. Es blutet nicht leicht bei Berührung, riecht nicht und sezerniert wenig.

»Krankes« Granulationsgewebe (schlaffe Granulationen) wirkt dagegen meist ödematös gequollen und »glasig«. Ihm fehlt die jugendliche Straffheit gesunder Wundwärzchen; da sehr verletzlich, blutet es leicht. Seine Oberfläche ist unregelmäßig und von blasser bis zyanotischer Färbung, zum Teil mit speckigen Fibrinniederschlägen. Bei allgemeiner Sepsis (s. S. 79) sehen die Granulationen düster-rot und trocken aus; bläuliche Verfärbung deutet auf einen gestörten venösen Abfluß hin. Die Wundumgebung ist geschwollen, die regionalen Lymphknoten sind entzündlich vergrößert. Es besteht keinerlei Tendenz zur Randepithelisation.

Die *Ursachen schlechter Granulationsbildung* können allgemeiner (s. S. 37) und lokaler Natur sein. Als örtliche Ursachen kommen zumeist chronische Wundinfekte oder mangelnde Ernährung der Unterlage (wie z. B. Narbenplatten beim Ulcus cruris) in Frage. Oft befinden sich in der Tiefe der Wunde noch infizierte Fremdkörper irgendwelcher Art, wie z. B. Gewebssequester von Faszien, Sehnen oder Knochen, Tuchfetzen, Schmutz.

Der Körper selbst bemüht sich um Resorption und Eliminierung der Fremdkörper, ohne aber hier zunächst sein Ziel zu erreichen. Solange aber die Auseinandersetzung mit den Störenfrieden im Gewebe nicht zur Ruhe kommt, bleiben im Wundgebiet vermehrte Exsudation, Leukozyteninfiltration und die anderen Zeichen einer jetzt mehr subakut bis chronischen Entzündung bestehen, der Ablauf der Wundheilung mit Narbenbildung und Randepithelisierung ist als unterbrochen anzusehen. Erst wenn die allgemeinen und ganz besonders die lokalen Ursachen der Wundheilungsstörung behoben sind, gewinnen die Granulationen wieder »gesundes« Aussehen, der Wundheilungsvorgang kann jetzt in normaler Weise zu Ende ablaufen. Einfachstes Beispiel ist die Abstoßung eines Knochensequesters, nach dessen Entfernung sich die vorher chronische Wunde schnell schließt und überhäutet.

Überschießende Granulationen (caro luxurians) entstehen durch falsche, stark reizende Wundbehandlung (zu häufiges Verbinden!). Überdosierung von Nebennierenrindenwirkstoffen hemmt die Granulationsbildung (s. S. 39), behindert die Wundheilung zwar nicht signifikant, vermindert aber die entzündliche Lokalreaktion und leistet dadurch der Infektionsausbreitung Vorschub. Den Granulationen fällt auch die Aufgabe der Demarkation zu, d. h. untergegangenes, körpereigenes Gewebe an der Grenze zu ernährtem Gewebe abzulösen. Die dabei auftretende starke Wundsekretion kann nach außen durchbrechen und so zur Ausbildung einer *Fistel* Anlaß geben. Typisches Beispiel sind von unresorbierbarem (infiziert und nicht infiziert) Nahtmaterial unterhaltene Fadenfisteln. Erst Abstoßung und Eliminierung des Fremdkörpers oder körpereigenen Gewebssequesters macht der Fistelung ein Ende. Gleichzeitig mit der Demarkation versuchen die Granulationen das abgestorbene Gewebe soweit wie möglich zu verflüssigen und zu beseitigen. Fremdkörper wie Metall, Seide, homo- und heterologer Knochen, die nicht mit virulenten Bakterien beladen sind, kapselt das Granulationsgewebe ein, wobei der Proliferationsreiz vom Fremdkörper ausgelöst wird. Soweit solche Fremdkörper resorbierbar sind (Katgut, Fibrinschaum), wird ihre völlige Beseitigung erreicht. Mit virulenten Infektionserregern beladene Fremdkörper werden zunächst ebenfalls von Granulationsgewebe umgeben, das aber dann keine Neigung zu abkapselnder Narbenbildung zeigt, es kommt vielmehr zur Fremdkörpereiterung mit Fistelbildung nach außen (s. o.) oder zur Abszeßbildung.

6.15. Sepsis bei Neugeborenen und Säuglingen W. Tischer

Gefürchtete Komplikationen nach Operationen bei Neugeborenen und Säuglingen sind bakterielle Infektionen, die sich rasch entwickeln und eventuell den Erfolg des operativen Eingriffs zunichte machen. Außer lokalisierten Infektionen entwickelt sich in einem relativ hohen Prozentsatz eine Sepsis, welche das Leben der Säuglinge in höchste Gefahr bringt und oft einen tödlichen Ausgang zur Folge hat. Die Ursachen der Sepsis sind vielfältig, die Therapie mitunter aufwendig und schwierig.

6.15.1. Abwehrlage bei Neugeborenen und Säuglingen

Die zellulären und humoralen Abwehrmechanismen sind beim Neugeborenen und Säugling noch nicht so ausgebildet wie beim älteren Kind und beim Erwachsenen. Darauf beruht eine größere Anfälligkeit gegenüber Infektionen. Besonders Frühgeborene, aber auch reife Neugeborene haben eine verminderte Phagozytosefähigkeit und Bakterizidie (Marget, Wiersbitzky). Beim gesunden Neugeborenen besteht außerdem eine partielle Hypogammaglobulinämie: In ausreichender Konzentration ist nur IgG vorhanden, welches von der Mutter über die Plazenta dem Säugling zugeführt wird und als *Leihimmunität* bis zur Bildung ausreichender Mengen körpereigener Immunglobuline zur Verfügung steht. Der IgG-Spiegel im Nabelschnurblut ist gleich oder sogar höher als im mütterlichen Serum (Hoškova u. Mitarb.). Die Immunglobuline IgA und IgM können die Plazentaschranke nicht passieren, sind daher beim Neugeborenen nicht oder nur in Spuren nachweisbar und steigen erst allmählich an (Tympner).
Auf das Fehlen von IgM ist die Anfälligkeit der Neugeborenen und Säuglinge gegenüber gramnegativen Keimen zurückzuführen. Antitoxine fehlen beim gesunden Neugeborenen, sie wären nur bei pränatalen Infektionen zu erwarten. Der Hauptabwehrmangel ist nach Marget durch die Unmöglichkeit eines Booster-Effektes bedingt. Dieser würde ja eine vorausgegangene Antigen-Antikörper-Reaktion erfordern, die bei einem gesunden Neugeborenen noch nicht stattgefunden haben kann.
Insgesamt fällt dann der diaplazentar übertragene Gammaglobulinspiegel beim Säugling in den ersten 1 bis 2 Monaten rasch ab, erreicht bei etwa ½ bis ⅓ der Ausgangswerte im 2. bis 4. Monat sein Minimum, steigt durch eigene Produktion in den folgenden Monaten langsam wieder an und erreicht am Ende des ersten Lebensjahres beinahe die Normalwerte des Erwachsenen (Hitzig). Während dieser physiologischen Hypogammaglobulinämie des gesunden Säuglings besteht zusätzliche Infektanfälligkeit und Unfähigkeit zur Immunabwehr. Dieser Zustand wird auch als *physiologisches transitorisches Antikörpermangelsyndrom* bezeichnet.

6.15.2. Häufigkeit

Wegen der nur gering ausgebildeten Immunitätslage erkranken besonders *Frühgeborene* bevorzugt an einer Sepsis. Ihr Anteil an der Gesamtgeburtenzahl beträgt etwa 6 bis 8%. 40% aller Neugeborenen mit einer Sepsis sind jedoch Frühgeborene (Töllner und Pohlandt). Nach Operationen im Säuglingsalter bildet heute die Sepsis neben der Pneumonie die häufigste Komplikation. Über ein größeres Krankengut berichteten Daschner u. Mitarb. 1974. Die postoperative Sepsismorbidität betrug darin bei Neugeborenen 5%, bei Säuglingen 1,3%. 75% dieser Kinder starben an den Folgen der Sepsis.

6.15.3. Disposition und Ursachen

Die disponierenden Faktoren zum Auftreten einer Sepsis bei Neugeborenen und Säuglingen sind in Tabelle 6.3, die häufigsten Ursachen in Tabelle 6.4

Tabelle 6.3 Disponierende Faktoren zum Auftreten einer Sepsis bei Neugeborenen und Säuglingen

Frühgeburtlichkeit
Begleitmißbildungen
Mukoviszidose
Untertemperatur
Langzeitintubation
Maschinelle Beatmung
Immunsuppressive Therapie
Epidemiologische Verhältnisse auf postoperativen Wachstationen

Tabelle 6.4 Ursachen der Sepsis bei Neugeborenen und Säuglingen

Nabelinfektion
Venenkatheter
Peritonitis
Wundinfektion

aufgezeichnet. Besonders zu warnen ist vor länger liegenden intravenösen Kathetern (s. S. 370). Nabelvenenkatheter zeigten in 26,4% (DASCHNER u. Mitarb.) bzw. 36,2% (SCHRAMM u. Mitarb.) eine Keimbesiedelung der Katheterspitze. In dem Krankengut von DASCHNER u. Mitarb. waren außerdem 29,1% aller sonstigen intravenösen Katheter bakteriell kontaminiert, 5,8% der Kinder hatten dadurch eine Sepsis, 1,2% verstarben. Der Durchfluß von Antibiotika hatte keinen Einfluß auf die Keimbesiedelung. Mit zunehmender Verweildauer des intravenösen Katheters nimmt die Sepsisrate zu. Das gilt auch für perkutan eingeschobene Katheter ohne vorangegangene Venae sectio. Am günstigsten erfolgt der intravenöse Zugang über eine perkutan eingestochene Metallkanüle.

6.15.4. Symptome

Die Symptomatik einer beginnenden Sepsis bei Neugeborenen ist leider gering und wenig charakteristisch, der Verlauf sehr rasch. Mögliche Früh- und

Tabelle 6.5 Sepsissymptome bei Neugeborenen und Säuglingen

Geringes Fieber
Selten septische Fieberzacken
Dyspnoe
Tachypnoe mit respiratorischer Alkalose
Zyanose
Petechiale Hautblutungen
Anämie
Krämpfe
Trinkschwäche
Unruhe
Gespannte Fontanelle
Erbrechen
Geblähtes Abdomen
Schmierig belegter oder entzündeter Nabel
Blutige Stühle
Ileusartige Zustände
Hepato-Splenomegalie
Leukozytose oder Leukozytopenie
Linksverschiebung im Differentialblutbild
Direktes Bilirubin über 0,8 mg%
Thrombozytenabfall unter 30%
Senkung des Serumphosphatspiegels

Spätsymptome sind in Tabelle 6.5 zusammengestellt. Als erstes relativ sicheres Hinweiszeichen gilt die *Thrombozytopenie*, welche auf die bei Sepsis vorhandene *Verbrauchskoagulopathie* hinweist und schon 1 bis 2 Tage vor der positiven Blutkultur besteht (DASCHNER u. Mitarb.). Dabei spielt in Diagnostik und Prognose die absolute Höhe der Thrombozytenzahl keine ausschlaggebende Rolle. Ein Abfall unter 33% des Ausgangswertes soll identisch mit einer positiven Blutkultur sein, ein Wiederanstieg läßt auf einen günstigen Ausgang hoffen. 1975 wurde von URBANEK, WITT und KARITZKY eine Senkung des *Serumphosphatspiegels* als Frühzeichen der Sepsis im Kindesalter beschrieben: Ein Wert unter 4,3 mg/100 ml beim Neugeborenen und unter 3,2 mg/100 ml beim Säugling stützt die Diagnose Sepsis. Die Ursache für diese Senkung des Serumphosphatspiegels ist zunächst ungeklärt.

6.15.5. Erreger

Seit Einführen der Antibiotika überwiegen auch bei Neugeborenen und Säuglingen Infektionen durch gramnegative Keime und Pilze: *Pseudomonas aeruginosa* (Pyocyaneus), *E. coli* und *Candida albicans* stehen zur Zeit an der Spitze. Die Anfälligkeit gegenüber *gramnegativen Keimen* ist durch den IgM-Mangel bedingt. Prädisponierende Faktoren für eine Candida-albicans-Sepsis sind unter anderem Unreife der zellulären Immunität, hochdosierte Antibiotikagaben, Schwere der Grundkrankheit und die gleichzeitige Therapie mit Nebennierenrindenpräparaten.

6.15.6. Therapie

Die wichtigsten Grundzüge der Therapie sind in Tabelle 6.6 zusammengestellt. Der Sepsisherd muß, wenn möglich, *operativ* beseitigt werden (Inzision von Abszessen und Phlegmonen, Eröffnung infizierter Operationswunden, Entfernung infizierter Katheter und Fremdkörper, Punktion subperiostaler Abszesse und Trepanation bei Osteomyelitis). 2 bis 3 Antiobiotika mit breitem Wirkungsspektrum gibt man kombiniert, nach Erhalt des bakteriologischen Befundes, dann gezielt entsprechend dem Antibiogramm. Prinzipiell ist vor und nach chirurgischen Eingriffen eine »Antibiotikaprophylaxe« abzulehnen und nur im Bedarfsfall als Therapie gezielt anzuwenden. Bei Neugeborenen und jüngeren Säuglingen sind aber wegen der schlechten Immunitäts- und Abwehrlage (s. o.) die Verhältnisse grundsätzlich

Tabelle 6.6 Therapie der Sepsis bei Neugeborenen und Säuglingen

Beseitigung des Sepsis-Herdes	
Antibiotika-Kombinationen	
Infukoll M 40®	5 bis 10 ml/kg Körpergewicht
Gelafusal®	5 bis 10 ml/kg Körpergewicht
Sorbitollösung 200	5 bis 10 ml/kg Körpergewicht
Parenterale Ernährung	
Azidosetherapie	
Humangammaglobulin	Gammavenin® oder Iv-Gammaglobulin »Dessau« 2 bis 3 ml/kg Körpergewicht täglich Intraglobulin® 2 bis 3 ml/kg wöchentlich
Frischbluttransfusionen	
Heparinlösung	300 IE/kg Körpergewicht und Tag
Furesis®	1 bis 2 mg/kg als Einzeldosis, eventuell mehrmals
Kontrollierte Beatmung	bei arteriellem PO_2 unter 70 Torr
Digitoxin	Dosierung siehe Tabelle 6.7
Alupent®	0,1 bis 0,2 ml intravenös
Hyperthermie-Therapie	
Redergam®-Cocktail	Zusammensetzung und Dosierung siehe Tabelle 6.8
Austauschtransfusion	
Im septischen Schock:	
Prednisolon 4×50 mg/kg/Tag	

anders als bei älteren Kindern und Erwachsenen. Wegen der vielfachen Möglichkeiten einer Infektion und dem oft schleichenden Verlauf ohne Symptomatik hat sich uns und auch anderen Autoren (z. B. SAUER u. Mitarb.) vor und nach größeren Operationen bei Neugeborenen und jungen Säuglingen die »Abschirmung« oder besser *»frühzeitige großzügig gehandhabte Therapie auf Verdacht«* (MARGET) mit Antibiotika sehr bewährt. Die Gabe von Infukoll M40® und Gelafusal® dient zur Verbesserung der Mikrozirkulation und Schockbekämpfung, zumal Neugeborene und Säuglinge aufgrund ihres Flüssigkeits- und Elektrolythaushaltes leicht in einen hypovolämischen Schock geraten. Mit der Infusion von Sorbitollösung 200 hofft man, durch Einstrom von extravasaler Flüssigkeit eine Hämodilution zu erzielen. Zur Substitution der Immunglobuline und Verbesserung der Abwehrlage empfehlen sich die Gabe von *Humangammaglobulin* intravenös, Plasma und kleine *Frischbluttransfusionen.* Zur Prophylaxe der intravasalen Gerinnung und Therapie einer Verbrauchskoagulopathie hat sich die Gabe von Heparin-Lösung sehr bewährt, verteilt auf 4 Dosen, wobei die erste Dosis höher ist (SCHIPPAN). Zur *Forcierung der Diurese* dient die Osmo-Onkotherapie mit Infukoll M40® und Sorbitollösung 200, sowie die Gabe von Furesis®. Von Fall zu Fall ist zu entscheiden, ob Digitalisierung oder die Gabe von Alupent® (β-Rezeptorenstimulation) zur Verbesserung der Herzaktion nötig ist, sowie zur Behandlung einer *Hyperthermie* – zusätzlich zu physikalischen Maßnahmen – die Injektion eines Redergam-®-Cocktails (Tab. 6.7 und 6.8) bei älteren Säuglingen, wobei der α-Rezeptorenblocker Redergam® eine Sympathikolyse bewirkt und die Kontraktion der präkapillären Sphinkteren aufhebt. Auf alle Fälle sollte *Normothermie* angestrebt werden, um die zusätzliche Erhöhung des Sauerstoffbedarfs durch Fieber zu verhüten.

Tabelle 6.7 Digitoxin-Dosierung bei Neugeborenen und Säuglingen

1 Amp. = 1 ml = 0,25 mg		
+ Glukose 50	4 ml	
	5 ml	1 ml dieser Mischung enthält 0,05 mg Digitoxin

Sättigungsdosis: 0,03 mg/kg Körpergewicht
50% sofort, 25% nach 6 Stunden, 25% nach 12 Stunden,
dann 1 Tag Pause,
dann ⅓ der errechneten Dosis pro Tag

Tabelle 6.8 Zusammensetzung des Redergam®-Cocktails

Redergam®	2 Amp. =	0,6 mg = 2 ml
Promethazin (Prothazin®)	1 Amp. =	50 mg = 2 ml
Pethidin (Dolcontral®)	2 Amp. =	100 mg = 2 ml
Natriumchlorid-Infusionslösung 154		ad 10 ml

Dosierung 0,05 bis 0,1 ml Cocktail/kg Körpergewicht
alle 2 bis 4 Stunden

Gute Ergebnisse sind in der Literatur von Austauschtransfusionen bei Sepsis Neugeborener und Säuglingen mitgeteilt (GYSLER und MORGER, HAGGENMÜLLER) worden. Damit soll folgendes erreicht werden: Verminderung von Bakterien und Toxinen im Blut, Aufbesserung des Immunpotentials durch Zufuhr von IgA, IgG und IgM und leukozytären Immunfaktoren bei Verwendung von Frischblut, Beseitigung einer Anämie und der Vorstadien der Verbrauchskoagulopathie. Der Austausch erfolgt mit 2- bis 3facher Blutmenge des Kindes gruppengleichem heparinisiertem Frischblut und anschließender Gabe von Protaminsulfat.

Die **Therapie von Blutungen** bei Sepsis ist mitunter schwierig, da außer einer Verbrauchskoagulopathie auch eine Hyperfibrinolyseblutung vorliegen kann.

Die Bestimmung der Gerinnungsparameter ist dann notwendig, um eine gezielte Behandlung vornehmen zu können.

6.15.7. Zusätzliche Therapie im septischen Schock

Bewährt hat sich die hochdosierte *Glukokortikoidtherapie* (s. S. 85). Ihre günstige Wirkung scheint nicht auf Substitution zu beruhen, da die Produktion durch die Nebennieren nicht aufgehoben ist. Man nimmt eine Stabilisierung lysosomaler Membranen an, die dadurch den Zellstoffwechsel vor einer Schädigung durch Toxine schützen (BARTEL).
Kontrollierte Beatmung ist im septischen Schock zur Prophylaxe und Therapie der sogenannten »Schocklunge« unumgänglich.

6.16. Chronische Wunde (Geschwür, Ulkus) W. SCHMITT

Die Übergänge von der verzögert heilenden zur chronischen, d. h. schlecht oder nicht heilenden Wunde sind fließende. Dabei ist die Ursache nicht immer in der Wunde selbst zu suchen, sondern kann ebenso in allgemeinen Bedingungen und häufig auch in falscher Behandlung liegen. Bei übergroßen Wunden nach Unfall- oder Schußverletzung kann sich die Wachstumspotenz des Bindegewebes im Laufe vieler Monate erschöpfen, auch die Bildung sklerotischen Narbengewebes schafft für die zentralen Partien des Granulationsgewebes ungünstige Voraussetzungen. In der Mitte starren Narbengewebes finden sich dann Wundflächen mit versiegter Heilungsneigung, klinisch als *Narbenulkus* bezeichnet. Die Granulationen sehen dort schmierig und speckig aus, zum Teil sind sie mit Schorf bedeckt.
Eine weitere Ursache der Geschwürsbildung ist die feste Fixation des Narbengewebes auf einer breiten Knochenfläche, z. B. das Geschwür am Amputationsstumpf, wo noch zusätzlich der Narbenzug exzentrisch angreift, ferner das *Krampfadergeschwür* (Ulcus cruris varicosum) oberhalb der Innenknöchel. Auch das *Auflagegeschwür* (Dekubitus) durch Belastung ständig der gleichen Körperabschnitte (Kreuzbein-, Fersen-, Kreuz- und Schultergegend) bei gelähmten oder marantischen Kranken (trophisches Geschwür) gehört hierher, desgleichen das *Röntgenulkus*. Die geringe Heilungsneigung hat hier ihre Ursache in der infolge Mangeldurchblutung ungenügenden Fähigkeit der Zellen zur Teilung (s. S. 35). Die Behandlung solcher nicht heilenden Substanzdefekte kann, soll sie dauerhaften Erfolg haben, nicht symptomatisch sein, man muß die Ursachen beseitigen. Dabei stellt sich nicht so selten heraus, daß die angeblich aufgehobene Heilung nur eine *verzögerte Wundheilung* infolge falscher örtlicher oder fehlender Allgemeinbehandlung war. Es müssen alle allgemeinen und lokalen Schadfaktoren überprüft und notfalls abgestellt werden, wie sie auf Seite 37 und 40 genannt wurden. Desgleichen sind chronische spezifische Prozesse (Tuberkulose, Syphilis) und maligne Degeneration (s. u.) durch eventuelle Probeexzision auszuschließen. Bei Strahlenulzera hilft nur die Ausscheidung allen geschädigten Gewebes und Deckung mit gestielten Hautlappen.

Behandlung der chronischen Wunde

An lokalen Behandlungsmaßnahmen sind zu empfehlen: *exakte Ruhigstellung*, eventuell verbunden mit Bettruhe und Hochlagerung zur Sicherung des Venen- und Lymphrückflusses. Wo eine Anregung der *arteriellen Durchblutung* erforderlich ist, bedient man sich der Umschneidung, Sympathikusblockade bzw. der thorakalen oder lumbalen Grenzstrangresektion oder gefäßchirurgisch rekonstruktiver Maßnahmen. So wird für die erneut zu entfachende Heilentzündung (s. S. 34) die Hyperämie als wichtigste Voraussetzung geschaffen.
Wo noch größere Weichteilnekrosen vorhanden sind, wird man sie abtragen *(Nekrektomie)*.
Zur *Verbesserung der Wundsekretion* zwecks Entfernung von Infektionsstoffen und Gewebetrümmern von der Wundoberfläche sind feuchte Dunstverbände mit verdünnten Alkoholen, 3%iger Borsäurelösung, 0,1%iger Aethakridinlaktatlösung [1] oder wäßrigen bzw. äthanolischen Kamillen- oder Arnikazubereitungen geeignet (s. S. 110). Eine osmotisch bedingte Sekretionsanregung erreicht man durch Aufstreuen von Saccharose (Rohr- oder Rübenzukker). Bei tieferen Wunden wird man über eingelegte Kapillaren mit einer Dauerberieselung gleich gute Ergebnisse erzielen (s. S. 111). Der Erfolg dieser Behandlung zeigt sich in einem reaktivierten Zustand der Wundumgebung und nunmehr überall vorhandenen hochroten straffen Granulationen, die bald eine Sekundärnaht oder eine Epitheltransplantation auszuführen gestatten.
Drei Komplikationen bedrohen den Träger einer chronischen Wunde:

1 *Aethakridinlaktat* (2. AB-DDR); Rivanol® (Farbwerke Hoechst AG, Frankfurt-Hoechst).

Lokal

1. Die karzinomatöse Degeneration des Geschwürs: das *Narbenkarzinom.* Bei diesen Reizkrebsen (K. H. BAUER) treffen zumeist gestörte Durchblutung, chronische Infektion und gestörte Wundheilung als Irritationsmomente zusammen.

Allgemein

2. Die *Wundkachexie,* d. h. die Erschöpfung der Eiweißreserven des Organismus infolge ständig erheblicher Absonderung von großen Wundflächen. Der Zustand kann relativ rasch eintreten, wenn kein entsprechender Eiweißersatz durch die Nahrung oder intravenös erfolgt.
3. *Die allgemeine Amyloidose:* Es handelt sich dabei um die interzelluläre Ablagerung eines hochmolekulären Eiweißkörpers von Globulincharakter zwischen Zelle und Gefäßwand, der die Zelle ihrer Ernährung beraubt und zur Atrophie bringt (BRUNS). Bevorzugt befallen sind Leber, Milz, Nieren, Herz, Magen-Darm-Schleimhaut und die Nebennierenrinde. Die Amyloidose ist immer eine Zweitkrankheit. Als Grundkrankheit gelten über viele Jahre anhaltende chronische Eiterungen, fistelnde Knochenprozesse (chronische Osteomyelitis, Knochentuberkulose), Bronchiektasen und Lungentuberkulose. Mit einer Rückbildung des Amyloids ist auch nach völliger Beseitigung der Grundkrankheit nicht zu rechnen, es ist nur dadurch ein weiteres Fortschreiten der Amyloidose zu verhindern (MISSMAHL). Die Verabreichung von Kongorot zu diagnostischen Zwecken ist hier mit erheblichen Zwischenfällen verbunden, so daß heute EVANS-Blau als Testfarbstoff vorgezogen wird, zuverlässiger ist der histologische Amyloidnachweis durch Probeexzision aus der Rektumschleimhaut.

6.17. Postoperative Wundinfektionen bei Säuglingen und Kindern

W. TISCHER

Wegen der besonderen immunologischen Verhältnisse und der fehlenden humoralen und zellulären Abwehrmechanismen (s. S. 45) war die postoperative Wundinfektionsrate schon immer besonders bei Neugeborenen und Säuglingen höher als vergleichsweise bei Erwachsenen. HECKER analysierte 1968 1065 große Operationen (Hernien, Appendektomien, Orchidopexien ausgenommen) und fand bei Säuglingen im 1. Lebensmonat 20,5% Wundinfektionen, bei 11- bis 15jährigen nur 7,3%. Die Letalität nach Wundinfektionen war altersabhängig. Von 32 Frühgeborenen starben 16%, von 175 Neugeborenen 3% und von Kindern über 1 Jahr nur 1% an den Folgen einer Wundinfektion. DOIG und WILKINSON berichten 1976 über eine postoperative Wundinfektionsquote von 20% am Hospital for Sick Children in London, Great Ormond Street, sie betrug bei Neugeborenen sogar 50%! An der Münchener Kinderchirurgischen Universitätsklinik konnten HECKER u. Mitarb. 1973 eine Wundinfektionsquote von 13,5% bei 550 Kindern mit 668 großen Abdominaleingriffen feststellen. Säuglinge unter 22 Tagen waren dabei jedoch nicht berücksichtigt. Bei Mehrfacheingriffen stieg die Zahl der Wundinfektionen erheblich. Gestörte Leberfunktion und Organinfektionen, die mit der operativ zu korrigierenden Erkrankung nicht im Zusammenhang stehen (z. B. Pneumonien, Harnwegsinfekte, Darminfekte) ließen die Wundinfektionsrate auf 30% ansteigen.

Schwere Wundheilungsstörungen bei Eiweißmangel und Blutgerinnungsstörung ließen sich tierexperimentell nachweisen (WURNIG). Auch der *postoperativen Wundruptur* bei Säuglingen und Kindern liegt nach den Untersuchungen von WURNIG und FISCHER eine oft schon präoperativ vorhandene Blutgerinnungsstörung zugrunde. Es waren mehrere Gerinnungsfaktoren pathologisch vermindert, nicht jedoch der Faktor XIII. Vorwiegend waren der Prothrombinkomplex betroffen, teilweise aber auch der Faktor V, Fibrinogen oder die Thrombozyten. Durch zielgerichtete Substitution konnten die Autoren die Quote der postoperativen Wundrupturen bei Kindern von 30% auf 16% senken.

Nach Einführung der Antibiotika lag es zunächst nahe, zumindest bei Neugeborenen und Säuglingen damit eine »gezielte Prophylaxe« postoperativer Wundinfektionen vorzunehmen. Die Meinungen hierzu sind heute noch umstritten. SAUER u. Mitarb. konnten bei Neugeborenen damit die Letalität in der Neugeborenenchirurgie von 23,8% auf 10% senken. Prinzipiell lehnen wir eine »Antibiotikaprophylaxe« oder »Abschirmung« vor und nach Operationen im Kindesalter ab. Bei Neugeborenen und jungen Säuglingen sind die Verhältnisse jedoch anders. Wegen der schlechten Immunitäts- und Abwehrlage, den vielfältigen Möglichkeiten der Infektion und dem oft zunächst symptomlosen Verlauf hat sich auch uns bei gefährdeten Säuglingen sowie vor und nach größeren chirurgischen Eingriffen eine »frühzeitige, großzügig gehandhabte Therapie auf Verdacht« (MARGET) mit Breitbandantibiotika-Kombinationen sehr bewährt.

6.18. Moderne Verfahren zur Diagnostik von Infektionsherden (Computertomographie und Ultraschalldiagnostik)

H. G. SEWCZ

Zwei diagnostische Verfahren gewinnen auch für die Infektionschirurgie an Bedeutung im Rahmen der Palette nichtinvasiver Untersuchungsmethoden.

Die *Computertomographie:* Weiterentwicklung der Anwendung der den Organismus durchdringenden Röntgenstrahlen durch den Gebrauch eines großen Aufwandes moderner Elektronik und der Computertechnik (verbunden mit hohen finanziellen apparativen Kosten).

Die *Ultraschalldiagnostik:* Verwendung von Ultraschallwellen, die in den Organismus eindringen und reflektiert werden, ebenfalls unter ausgeprägter Einbeziehung der Elektronik.

Beide Verfahren sind schon in der Praxis anwendbar, befinden sich aber noch in einer intensiven technischen Weiterentwicklung, weshalb mit Ausweitungen ihres Anwendungsbereiches zukünftig zu rechnen ist. Sie bieten gegenüber den bisherigen morphologischen Untersuchungsmöglichkeiten eine Differenzierungserweiterung im Bereich der Weichteile. Nach Kenntnis dieser grundsätzlichen neuen diagnostischen Anwendungsbereiche wird ihre Wertigkeit in Gegenüberstellung beider Verfahren zur Zeit vielfältig erprobt. Die Kombination beider Untersuchungsverfahren ist in getrennten Arbeitsgängen möglich und erweitert die Erkenntnischancen im Grenzbereich.

Die *Computertomographie* (CT), 1963 von CORMACK theoretisch erarbeitet, wurde von HOUNSFIELD 1973 zum ersten Mal apparativ realisiert. Dieses Verfahren beruht auf der Abtastung einer Körperschicht in transversaler Richtung mittels eines schmalen Röntgenstrahlenbündels, das auf an der Gegenseite befindliche Detektoren gerichtet ist. Den Ablauf der apparativen Kombination dieses Systems und seine Modifizierung in der technischen Entwicklung zeigen die Skizzen der Abbildung 6.9.

Die geschwächten, den Organismus verlassenden

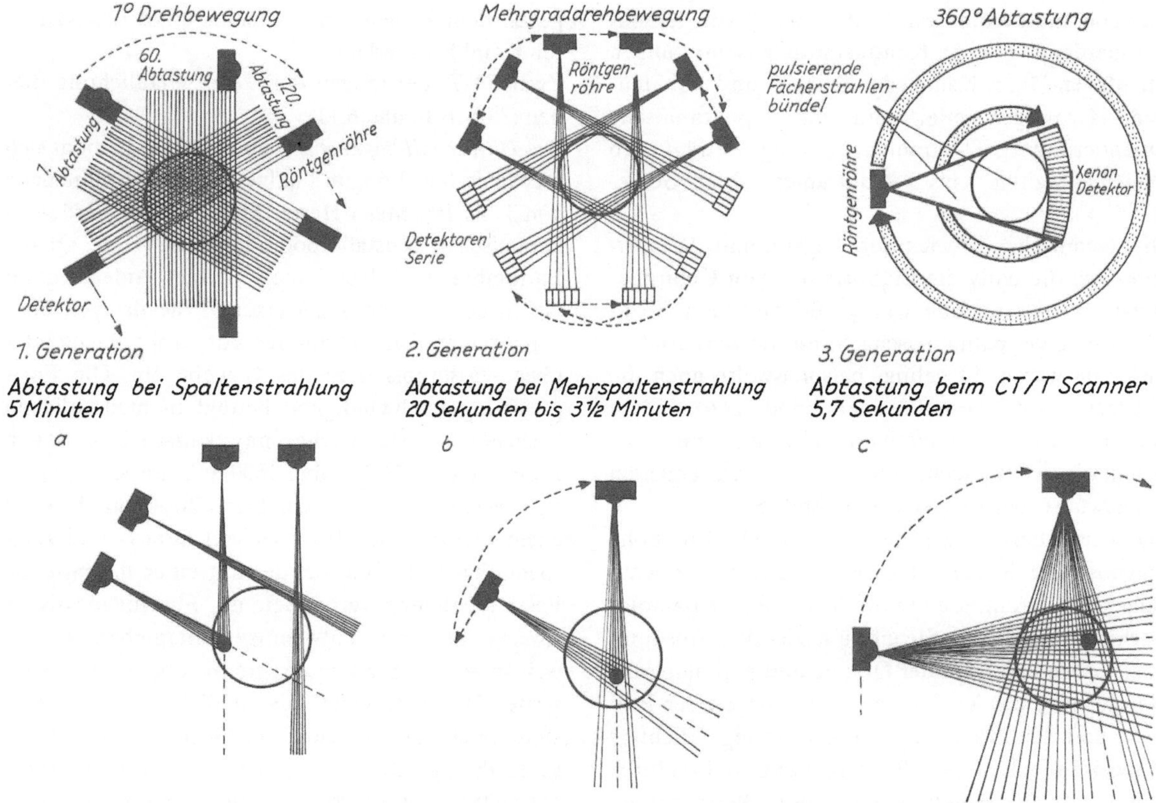

Abb. 6.9 Drei Generationen von Computertomographiegeräten der General Electric (nach dem Prospekt der Firma). *a* 1. Generation: Kombination von linearer Abtastung des Objekts mit anschließender Drehkomponente; *b* 2. Generation: Kombination von linearer Abtastung über einen größeren Abschnitt (Detektorserie) mit Drehkomponenten über einen weiteren Winkelbereich; *c* 3. Generation: Kontinuierliche Abtastung durch ein pulsierendes Fächerstrahlenbündel auf eine ausgedehnte Detektorserie (mit 300 Elementen). Mechanisch nur noch Drehbewegung

Röntgenstrahlen werden registriert und entsprechend verstärkte Informationen an einen Computer weitergegeben, der die Meßwerte verarbeitet und berechnete Helligkeiten zu einem Monitorbild mit einer Matrix von 256×256 bzw. 320×320 Bildpunkten zusammenstellt. Durch technische Maßnahmen besteht die Möglichkeit, diagnosewichtige Ausschnitte vergrößert (Fenster) mit besonders hoher Kontrastanhebung zu erhalten. Die Schichtdicke beträgt 5 bis 13 mm.

Die Schwächungswerte (Absorptionsunterschiede der Röntgenstrahlen) werden für Wasser auf Null normiert, für Knochen bis +1000 und für Luft bis –1000 festgelegt. Damit ergeben sich folgende Bereiche für andere Organe: Blut 30 bis 80, Leber 20 bis 70, Milz 40 bis 60, Niere 30 bis 60, Herz 25 bis 60, Blase 25 bis 40, Pankreas 5 bis 40, Nebenniere und Eingeweide 5 bis 30, Fettgewebe –20 bis –200 und Brustdrüsen –40 bis –120.

Die Computertomographie kann Dichtedifferenzen von 0,5% in der Größenordnung von über 1 cm sichtbar machen. Die zusätzliche intravenöse Gabe von Kontrastmittel bewirkt sehr häufig Kontraststeigerungen zwischen normalem und pathologischem Gewebe und inhomogene Anfärbungen von Krankheitsherden. Geringe Kontrastmittelansammlungen im Magen-Darm-Kanal, den Nieren und ableitenden Harnwegen erleichtern die topographische Orientierung. Die Strahlenbelastung beträgt pro Schichtaufnahme 1 bis 5 R des untersuchten Gebietes.

Die technische Entwicklung begann mit *Schädelscannern,* die nativ die Liquorräume von Gehirngewebe und sogar graue von weißer Substanz abzugrenzen sowie pathologische Substrate darzustellen imstande waren. Es gelingt beispielsweise auch die Differenzierung von flüssigem und geronnenem Blut. Es werden jetzt bereits *Ganzkörpergeräte* angeboten, die in Sekundenschnelle Transversalschichten der gewünschten Körperregion abbilden.

Die Computertomographie stellt durch ihre hohe diagnostische Sicherheit eine erhebliche Bereicherung bei der Auffindung räumlich faßbarer pathologischer Substrate dar. Sie gibt übersichtlich Auskunft über Größe und Lage der Organe und pathologische Herde sowie das Vorkommen raumfordernder Prozesse und ihre Beziehung zur Umgebung. Wichtige Hinweise für die Behandlungsplanung sind dadurch ablesbar (z. B. Punktion, Operation, Bestrahlung). Der Krankheitsverlauf ist bildmäßig erfaßbar. Nach Einführung der Schädeldiagnostik bildet die des Abdomens und Beckens ein weiteres Anwendungsgebiet. Leber, Pankreas, Nieren, Milz, Organe des kleinen Beckens einschließlich der Prostata, das Retroperitoneum werden so einer guten Beurteilung zugeführt.

Wichtige frühzeitigere Einschätzungen sind auch bei Erkrankungen der Weichteilregionen im Bereich von Hals, Mamma und Extremitäten zu erwarten. Bei der Diagnostik der Thoraxorgane ist bisher lediglich die bessere topographische Einordnung der pathologischen Veränderungen zu erreichen. Die Anwendung der Computertomographie erfolgt zur Zeit für die Darstellung von Tumoren (Neoplasmen), Blutungsherden, entzündlichen Veränderungen sowie morphologischen Abweichungen von der Norm.

Bei der Differenzierung von Weichteilprozessen können Tumoren, Ödeme, Abszesse, Hämatome, besonders Lipome und Verkalkungen abgegrenzt werden. Für die Diagnostik und Differentialdiagnostik entzündlicher Erkrankungen ist diese neue Methode deshalb eine wesentliche Hilfe zum Nachweis und zur *Lokalisierung von Eiteransammlungen* und Ödembildungen. Der sicherer zu wählende Zeitpunkt der Operation und die durch bessere Planung zu erhaltende Reduzierung des Operationsausmaßes geben dem Patienten die Chance eines risikoärmeren Krankheitsverlaufes.

Zwei CT-Bilder mögen der Veranschaulichung dienen (Abb. 6.10 und 6.11).

Die *Ultraschalldiagnostik* (Sonographie) bedient sich mechanischer Longitudinalwellen mit Frequenzen von 1 bis 100 Mega Hertz (MHz). Diese werden in keramischen Kristalldipolmaterialien (z. B. Quarz, Bariumtitanat, Bleizirkonat) durch Anlegen von elektrischen Spannungen erzeugt. Sie dringen über den direkten Kontakt mit der Körperoberfläche oder über Wasserpolster in das Gewebe ein. Die Fortpflanzungsgeschwindigkeit beträgt in menschlichen Weichteilen – sie gleichen physikalisch einer zähen Flüssigkeit – 1500 bis über 1600 m/s, im Knochen ist sie etwa doppelt so hoch. Der Ultraschall bewirkt einen rhythmischen Wechsel von Druck- und Zugspannungen im Gewebe, der mit einer thermischen Beeinträchtigung verbunden ist. Für diagnostische Zwecke liegt der notwendige Energiebetrag aber weit unter der Schädigungsgrenze organischer Substrate. Der Ultraschall als medizinische Untersuchungsmethode ist damit, im Gegensatz zur Röntgenstrahlung, als *gewebsunschädlich* auch in bezug auf Zellkernteilungsvorgänge zu betrachten, ein Vorteil, der die Anwendung im weitesten Maße gebietet, insbesondere dann, wenn dadurch Röntgenuntersuchungen und nuklearmedizinische Maßnahmen unterbleiben können.

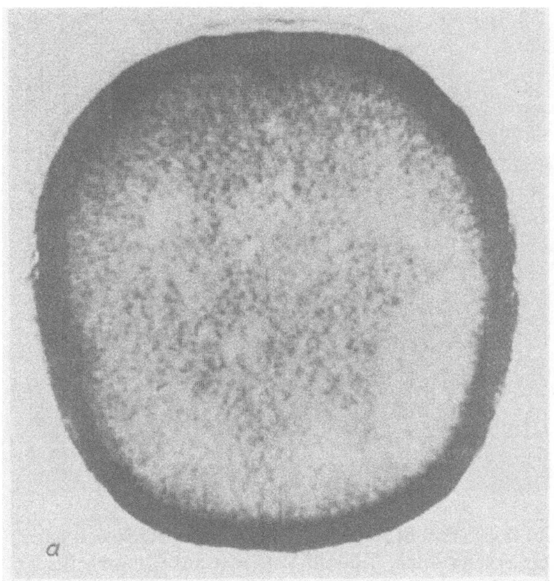

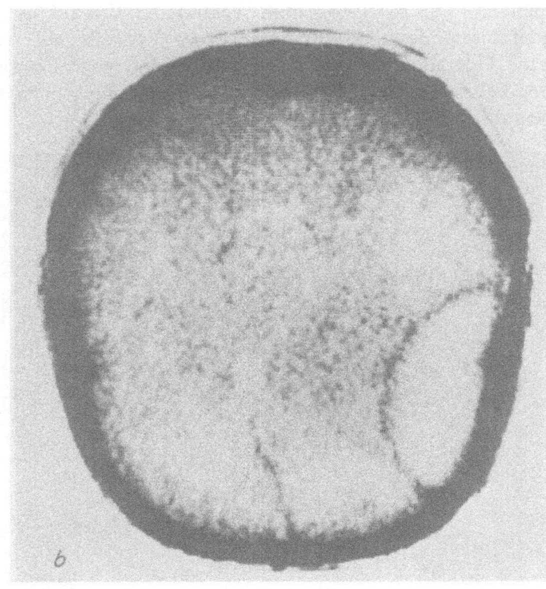

Abb. 6.10 Männlicher Patient, geb. 1959. Hirnabszeß links frontal, nach Stirnhöhleneiterung aufgetreten. Computertomogramm *a* vor *b* nach intravenöser Kontrastmittelgabe im Bereich der Abszeßkapsel. (Die Abbildungen stellte Herr Prof. Dr. P. GERHARDT, Ärztlicher Direktor der Abteilung Röntgendiagnostik der Chirurgischen Universitätsklinik Heidelberg zur Verfügung)

Die Diagnostik mit Ultraschall nutzt die Eigenschaften dieser Wellen, an Grenzflächen akustisch unterschiedlich reagierender Substrate reflektiert zu werden.

Der Schallkopf, der Sender kurzzeitiger Ultraschallimpulse, ist mit entsprechender Zeitverzögerung auch Empfänger der zurücktreffenden Strahlenanteile, der Echos, die er nach Verstärkung, entsprechend der Distanz der Reflektionsflächen und der Intensität, an das Sichtgerät übermittelt. Wir unterscheiden Geräte zur *A-Bildgewinnung*, die eine Ausmessung von Entfernungen der unterschiedlichen Reflektionsebenen gestattet, die in Strahlungsrichtung gelegen sind – Zusätze erlauben ein einfaches Ablesen in Zentimetern –, von *B-Bildgeräten*, mit denen es möglich ist, Körperschnittbilder – Tomogramme – zu erhalten. Durch die Kopplung eines Impulsechogerätes mit einem Scan-Arm ist die räumliche, koordinierte, richtungsgerechte Abbildung des reflektierenden Ultraschallbündels garantiert. Der Schallkopf, der über die Körperoberfläche geführt wird, zeichnet die abgetastete Bahn oder Fläche auf der Sichtscheibe einer Speicherröhre als Reflektionsstrukturbild auf. Wegen der vorhandenen geringen Kontrastabstufung wurden Verfahren mit elektrischer Umwandlung der Schallimpulse und ihre Wiedergabe auf dem Bildschirm eines Fernsehgerätes mit Grauskalatechnik (Gray-Scale-Ultrasonography) entwickelt. Durch Koppelung mehrerer, zum Teil auch bewegter Schallköpfe ergibt sich eine wesentlich verbesserte Strukturabbildung.

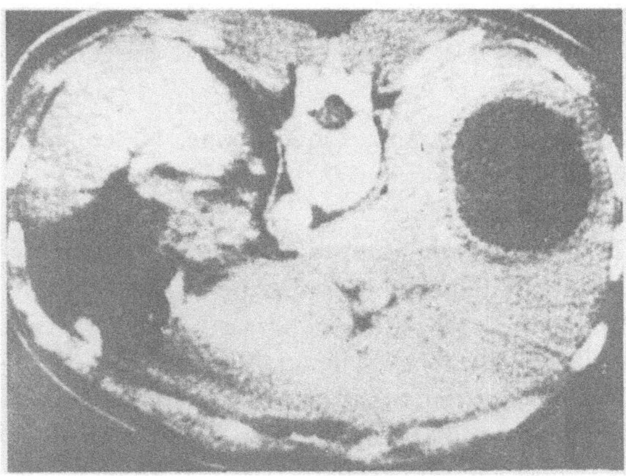

Abb. 6.11 Füllungsdefekt im rechten Leberlappen (Amöbenabszeß) CT-SC nach Kontrastmittelinjektion. (Aus: R. J. Stanley u. a. Am. J. Roentgenol. *127* [1976] 53–67)

Die B-Bilder grenzen verschiedene Organe voneinander ab, gestatten Aussagen über deren Lage und Verlagerung, Größe, Form und zum Teil auch ihre Struktur sowie deren pathologische Veränderung, insbesondere dann, wenn durch Anlegen vieler Schnitte in unterschiedlicher Projektion die Topographie verdeutlicht wird.

Pathologische Flüssigkeitsansammlungen sind so gut zu erfassen. Diese Methode hat ihre Grenzen an Übergängen zu gashaltigen Organen und Gebilden sowie an dickeren Knochenschichten, da hier Totalreflektionen erfolgen.

Mittels Ultraschall können folgende anatomische Details und Organe abgebildet bzw. ausgemessen werden:

Schädel: Falx cerebri, Liquorräume, Nasennebenhöhlen,
Hals: Schilddrüse,
Thorax: Herz mit Klappenapparat, Aorta und Mediastinum, Mamma,
Abdomen: Leber, Milz, Pankreas, Aorta, V. cava caudalis, Gallenblase, Nieren, Nierenbecken, eventuell Nebennieren, Blase, Prostata, Uterus, Adnexe.
Wichtig ist, daß Untersuchungen *gefahrlos während der Gravidität* durchgeführt werden können. Bei modernen Geräten lassen sich auch feinere Gefäßverzweigungen und die intra- und extrahepatischen Gallenwege erkennen.

Nachweisbare pathologische Veränderungen sind:

1. *Form- und Größenänderungen* und -verlagerungen der genannten Organe;
2. *Gewebedestruktionen:* Abszesse, Pseudozysten, Tumoren, Rupturen paremchymatöser Organe;
3. *Raumforderungen:* Zysten, Konkremente, Lymphknotenvergrößerungen, maligne Tumoren, Aortenaneurysmen im Abdomen;
4. *pathologische Flüssigkeitsansammlungen:* Ergußbildung, Aszites, Hämatom, Empyem;
5. *Verkalkungen* (ausgeprägter Ultraschallschatten).

Subphrenische gashaltige Abszesse lassen sich infolge des benachbarten Lungengewebes nur schwer erkennen.

Bei *Lebermetastasen* ist in einer Ausdehnung von über 2 cm eine bessere Darstellung mit Ultraschall gegenüber der Computertomographie möglich. Die Anwendung des Ultraschalls im Rahmen chirurgischer Infektionen ist vorwiegend bei intraabdominaler Suche von Eiteransammlungen von Wichtigkeit. Das Ultraschallbild erlaubt Aussagen über den Grad der Einschmelzung und den günstigsten Weg des operativen Zugangs. Anhand von zwei Beispielen sei die Anwendungsmöglichkeit demonstriert (Abb. 6.12 und 6.13).

Während die Computertomographie wegen ihres apparativen Umfanges und des Kostenaufwandes an große klinische Einrichtungen und feste Räumlichkeiten gebunden ist, lassen sich Ultraschallarbeitsplätze in wesentlich größerer Frequenz aufbauen. Mit transportablen Ultraschallgeräten können Untersuchungen auch am Patientenbett vorgenommen werden. Beide Verfahren werden zukünftig die Diagnostik erheblich erweitern.

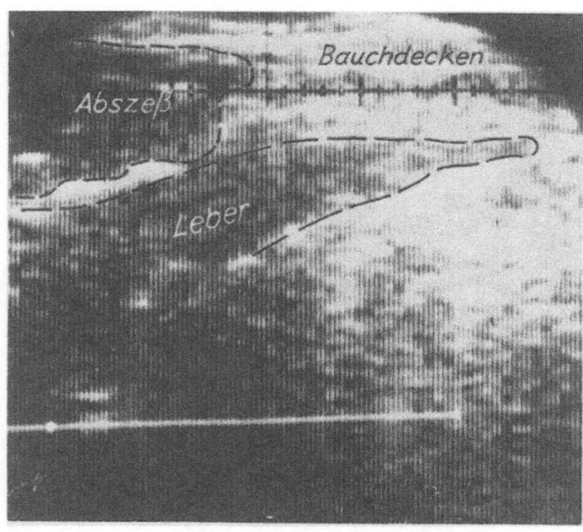

Abb. 6.12 Pat. St., M., 51 J., unklare, krampfartige Oberbauchbeschwerden, klinisch Verdacht auf Cholezystitis bei Cholelithiasis. Nach 1 Woche Abklingen der Beschwerden unter konservativer Therapie. Am geplanten Entlassungstag plötzlich Fieber. Sonogramm: ventral der Leber Flüssigkeitsansammlung mit Binnenreflexen: Verdacht auf Abszeß. Operation: prähepatischer Abszeß. Drainage. (Vorderer Leberrand gestrichelt, Abszeß voll umrandet, oben = ventral)

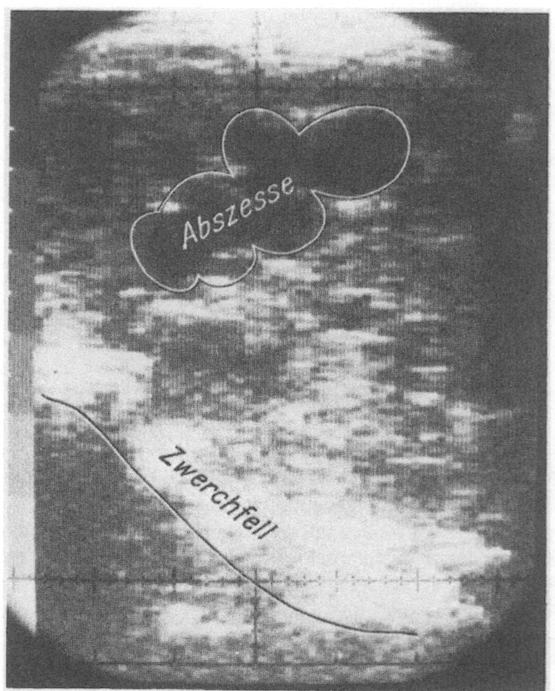

Abb. 6.13 Pat. L., W., 48 J., Zustand nach mehrfachen Cholangitiden. Jetzt wiederholt Fieberschübe, erhöhte Blutsenkungsgeschwindigkeit, keine Schmerzen. Sonogramm: Schallkopf am Rippenbogenrand stark nach kranial gekippt angesetzt (quasi »Parallelschnitt« zur Leberoberfläche): Mehrere Leberabszesse am Übergang vom rechten zum linken Leberlappen. (Abszesse umrandet, links unten Markierung des Zwerchfells. Oben = ventral)

Literaturverzeichnis

Zu 6.1. bis 6.14., 6.16.

Alexander, J. W., und *R. A. Good,* Immunobiology for surgeons. 1970 Philadelphia

Altemeier, W. A., W. R. Culbertson, W. D. Fullen und *C. D. Shook,* Intraabdominal abscesses. Amer. J. Surg. *125* (1973) 70

Anderson, Ch. B., Anaerobic infections. In: Ballinger und Drapanas: Practice of Surgery Vol. II 1975 St. Louis

Ariel, I. M., und *K. K. Kazarian,* Diagnosis and treatment of abdominal abscesses. 1971 Baltimore

Baue, A. E., The treatment of septic shock: a problem intensified by advancing science. Surg. (St. Louis) *65* (1969) 850

Bauer, K. H., Das Krebsproblem, 2. Aufl. Springer, Heidelberg 1963

Berchtold, R., C. Chielmetti, B. Kohlschuetter und *H. Mohn,* Postoperative Sepsis. Helv. chir. Act. *42* (1975) 779–784

Bruns, G., Die Amyloidosen. Klin. Wo. *45* (1967) 868

Burleson, R. L., B. L. Holman und *D. E. Tow,* Scintigraphic demonstration of abscesses with radioactive Gallium labelled leucocytes. Surg. Gyn. and Ob. *141* (1975) 379 bis 382

Burri, C., und *A. Rüter,* Lokalbehandlung chirurgischer Infektionen. H. Huber, Bern 1979

Deysine, M., Detection of abscesses by radioactive isotopes and external scanning. Surg. Gyn. and Ob. *142* (1976) 427–430

Elek, S. D., und *P. E. Conen,* The virulence of Staphylococcus pyogenes for man. Brit. J. exp. Path. *38* (1957) 573

Ferguson, D. F., Clinical application of experimental relations between technique ans wound infection. Surg. (St. Louis) *63* (1968) 377–381

Finegold, S. M., Anaerobic Bacteria in human disease. Academic Press, New York, San Francisco, London 1977

Friedrich, P. L., Die aseptische Versorgung frischer Wunden, unter Mitteilung von Tierversuchen über die Auskeimungszeit von Infektionserregern in frischen Wunden. Arch. klin. Chir. *57* (1898) 188

Georgiade, E. H., W. A. King, I. H. Harris, I. H. Tenery und *B. A. Schlech,* Effects of 3 proteinaceous foreign materials on infected and subinfected wound models. Surg. *77* (1975) 569–776

Geret, U., Ch. Schmid und *S. M. Perren,* Die Vakzination gegen Staphylokokkeninfekte im Tierexperiment. Helv. chir. Acta *46* (1979) 167–169

Gierhake, F. W., und *H. G. Schwieck,* Immunological aspects of postoperative surgical infections. 24. Kongreß SIC Moskau 1971, Kongreßband 71–78

–, *I. Kis, H. D. Orth, J. Ruscher* und *G. Szasz,* Hemmung oder Stimulation des retikuloendothelialen Systems durch gebräuchliche Pharmaka? Chirurg *44* (1973) 363 bis 366

Gierhake, W., Wundheilungsstörungen und ihre Verhütung. Unfhkde *76* (1976) 457–460

Hellner, H., Die chirurgische Wundinfektion und ihre Behandlung. Chirurg 1947, 385

Humphrey, I. H., und *R. G. White,* Kurzes Lehrbuch der Immunologie. Stuttgart 1971

Höhne, C., und *J. Brockmann,* Infektionen durch sporenlose Anaerobier. Z. ärztl. Fortbild. *73* (1979) 1045–1050

Kirby, B. D., D. F. Busch, D. M. Citron und *S. M. Finegold,* Cefoxitin for treatment of infections due to anaerobic bacteria. Reviews of Infectious Diseases *1* (1979) 113–117

Lang, E., Anaerobe Infektionen. Anaesth. prax. *16* (1979) 111–121

Lausch, H. G., Der septische Schock. Med. Welt *30* (1979) 591–595

Lennard, E. St., Pneumococcal Vaccine – a surgeons overvierw. Amer. J. Surg. *137* (1979) 283–284

Litton, A., Gram-negative septicaemia in surgical practice. Brit. J. Surg. *62* (1975) 773–776

Lundsgaard-Hansen, P., Der septische Schock, Zbl. Chirurgie *99* (1974)

Missmahl, H. P., Therapie der Amyloidosen. Dtsch. med. Wschr. *94* (1969) 2691

–, und *M. Willemsen,* Therapie der Amyloidablagerungen. Dtsch. med. Wschr. *102* (1977) 1593–1595

Munster, A. M., The immunology of injury. Surg. Gyn. Obstet. *137* (1973) 666

–, Surgical Immunology. New York 1976

Myers, M. B., G. Cherry und *St. Heimburger,* Augmentation of wound tensile strength by early removal of sutures. Amer. J. Surg. *117* (1969) 338–341

Naumann, P., Moderner Hospitalismus. Zbl. f. Chir. *101* (1976) 449–457

Nichols, R. L., Technique for specimen collection of postsurgical exudate of wounds. Surg. Gyn. Obstet. *144* (1976) 91

Ocklitz, H. W., H. Mochmann, B. Schneeweiss, Infektologie, 2. Aufl. VEB Volk und Gesundheit, Berlin 1978

Pratl, G., Keimbesiedlung frischer Zufallswunden. Mschr. f. Unfhkde. *71* (1968) 94–103

Rosin, H., Candida albicans-Sepsis. Dtsch. med. Wschr. *99* (1974) 2526–2530

Rueff, F., R. Bedacht und *G. Schury,* Die Bißverletzung. Med. Welt *18* (1967) 663–668

Raahave, D., Bacterial density in operation rooms. Arch. Chir. Scand. *140* (1974) 585–593

Schmidt, D., Der septische Schock. Zbl. f. Chir. *101* (1976)

Seeliger, H. P. R., und *U. Vögtle-Junkert,* Die Blutkultur bei Verdacht auf Fungämie und Pilzsepsis. Dtsch. med. Wschr. *100* (1976) 1190–1195

Shires, G. T., Ch. I. Carrico und *P. C. Canizaro,* »Shock«. Philadelphia 1973

Simon, C., und *W. Stille,* Antibiotika-Therapie in Klinik und Praxis. F. K. Schattauer, Stuttgart 1979

Snider, St. R., Clean wound infections: epidemiology and bacterilogy. Surg. (St. Louis) *64* (1968) 728–735

Stephens, F. O., Th. K. Hunt, E. Jawetz, M. Sonne und *I. E. Dunphy,* Effect of Cortisone and Vitamine A on wound infection. Amer. J. Surg. *121* (1971) 569–571

Struck, H., Ursachen gestörter Wundheilung. Mels. Med. Mitt. *47* (1973) 267–283

Walter, A. M., und *L. Heilmeyer,* Antibiotikafibel, 4. Aufl. Thieme, Stuttgart 1975

Walton, B., Effects of anaesthesia and surgery on immun status. Br. J. Anaesth. *51* (1979) 37–43

Weil, M. H., und *H. Shubin,* The VIP approach to the bedside management of shock. JAMA *207* (1969) 337–340

Willis, A. T., Anaerobic bacteriology. 3. Edit. 1977, Butterworth and Co. (Publishers)

Zu 6.15.

Bartel, J., Zur Pathogene des septisch-toxischen Schocks. Zschr. ärztl. Fortb. *66* (1972) 753–758

Daschner, F., D. Adam und *W. Marget,* Sepsis und Kontamination bei Nabel- und Venenkathetern. Mschr. Kinderheilk. *122* (1974) 49–53

–, *B. H. Belohradsky, A. Gutjahr, J. Engert* und *W. Marget,* Sepsis in der Kinderchirurgie. Disposition, Ursachen und klinische Besonderheiten. Münch. med. Wschr. *116* (1974) 1225–1230

Gysler, R., und *R. Morger,* Erfolgreiche Austauschtransfusion in der Neugeborenen-Periode bei einer postoperativen Sepsis infolge Meckel'schen Divertikel. Beih. Zschr. klin. Pädiat. H. *70* (1973) 9–12

Hackenbruch, W. und *M. Bettex,* Die Candida-Infektion in der Kinderchirurgie. Z. Kinderchir. *15* (1974) 257–272

Haggenmüller, F., Erfahrungen mit Austauschtransfusionen (heparinisiertes Erwachsenenblut) bei der Behandlung von Neugeborenensepsis. Beih. Zschr. klin. Pädiat. H. *70* (1973) 12

Hitzig, W. H., Die Plasmaproteine in der klinischen Medizin. Springer, Berlin-Göttingen-Heidelberg 1963

Hošková, A., L. Rozprimová, J. Hlavou und *A. Pátková,* Perinatal Immunglobulin levels in premature and small-for-date infants. Z. Kinderheilk. *119* (1975) 217–220

Lucas, D., Neuere Erkenntnisse in der Schocktherapie und deren Anwendung bei Kindern. Anästh. prax. *8* (1973) 59–62

Marget, W., Zur Frage der Therapie und Prophylaxe schwerer Infektionen im Neugeborenenalter. Dtsch. med. Wschr. *92* (1967) 1848–1853

Sauer, H., E. Semenitz und *G. Menardi,* Möglichkeiten und Grenzen der antibiotischen Prophylaxe in der Neugeborenenchirurgie. Helv. chir. Acta *41* (1974) 513–519

Schippan, R., Therapie des septischen Schocks unter besonderer Berücksichtigung des Kindesalters. Dtsch. Ges.wesen *27* (1972) 1990–1994

Schramm, D., J. Frenzel, G. Zwacka und *I. Gruhn,* Untersuchungen zur Keimbesiedlung von Nabelvenenkathetern bei Neugeborenen. Dtsch. Ges.wesen *31* (1976) 451 bis 455

Töllner, U., und *F. Pohlandt,* Septicemia in the newborn due to gramnegative bacilli. Risk factors, clinical symptoms and hematologic changes. Europ. J. Pediat. *123* (1976) 243–254

Tympner, K.-D., Die Bedeutung quantitativer Immunglobulin-Bestimmungen (IgM, IgA) für die Diagnostik und Therapie von Infektionen in der Neugeborenen-Periode. Mschr. Kinderheilk. *119* (1971) 287–291

Urbanek, R., I. Witt und *D. Karitzky,* Hypophosphatämie als Frühzeichen der Sepsis im Kindesalter. Mschr. Kinderheilk. *123* (1975) 593–597

Wiersbitzky, S., Immunologische Probleme des chronisch bronchitischen Syndroms im Kindesalter. Zschr. ärztl. Fortb. *66* (1972) 1129–1133

Zu 6.17.

Doig, C. M., und *A. W. Wilkinson,* Wound infection in a children's hospital. Brit. J. Surg. *63* (1976) 647–650

Hecker, W. Ch., Kinderchirurgische Infektionen. Therapiewoche *18* (1968) 2187–2192

–, *S. Wysocki* und *I. Pohl,* Postoperative Wundinfektionen im Kindesalter, Analyse von 1065 großen Operationen und Folgerungen für die Therapie. Z. Kinderchir. *6* (1969) 454–465

–, *F. Zimmermann* und *K.-L. Waag,* Beitrag zum Problem der postoperativen Wundinfektion in der Kinderchirurgie. Klin. Pädiat. *185* (1973) 51–56

Krause, I., Die postoperative Bauchwandruptur im Säuglings- und Kleinkindalter. Zbl. Chir. *101* (1976) 1400 bis 1401

Marget, W., Zur Frage der Therapie und Prophylaxe schwerer Infektionen im Neugeborenenalter. Dtsch. med. Wschr. *92* (1967) 1848–1853

Sauer, H., E. Semenitz und *G. Menardi,* Möglichkeiten und Grenzen der antibiotischen Prophylaxe in der Neugeborenenchirurgie. Helv. chir. Acta *41* (1974) 513–519

Wurnig, P., Der Einfluß von Blutgerinnungsstörungen und Eiweißmangel auf die Wundheilung. Acta chir. Austriaca Suppl. *6* (1972) 3–11

–, und *M. Fischer,* Postoperative Wundruptur und Blutgerinnungsstörung in der Kinderchirurgie (Diagnose, Prophylaxe und Therapie). Acta chir. Austriaca *6* (1974) 1–9

Zu 6.18. (Computertomographie)

Cormack, A. M., Reconstruction of Densities from their Projektions, with Applications in Radiological Physics. Phys. Med. Biol. *18* (1973) 195–207; J. Appl. Phys. *34* (1963) 2722; J. Appl. Phys. *35* (1964) 2908

Fuchs, W. A., und *J. Triller* (Hrsg.), Ultraschall und Computertomographie des Abdomens. Hans Huber, Bern-Stuttgart-Wien (1978)

Gambarelli, J., G. Guérinel, L. Chevrot und *M. Mattéi,* Ganzkörper-Computer-Tomographie. Springer, Berlin-Heidelberg-New York 1977

Gerhardt, P., und *G. van Kaick* (Hrsg.), Total body computerized tomography, Thieme, Stuttgart (1979)

Gerzof, S. G., A. H. Robbins, D. H. Birkett u. a., Percutaneous catheter drainage of abdominal abscesses guided by ultrasound and computed tomography. Amer. J. Roentgenol. *133* (1979) 1–8

Haaga, J. R., R. J. Alfidi and *T. R. Havrilla,* CT Detection and Aspiration of Abdominal Abscesses. Amer. J. Roentgenol. *128* (1977) 465–474

Halber, M. D., R. H. Daffner, C. L. Morgan u. a., Intraabdominal abscess. Current concepts in radiologic evaluation. Amer. J. Roentgenol. *133* (1979) 9–14

Hounsfield, G. N., Picture of Computed Tomography. Amer. J. Roentgenol. *127* (1976) 3–9

–, Computerized transverse axial scanning (tomography). Brit. J. Radiol. *46* (1973) 1016–1022

Hübener, K. H., und *W. G. H. Schmitt,* Die Computertomographische Diagnostik von Abszeßbildungen. Fortschr. Röntgenol. *130* (1979) 53–57

Linke, G., Technische Grundlagen der Computertomographie. Röntgenpraxis *30* (1977) 159–180

Meese, W., T. Grumme und *S. Lange,* Die axiale Computer-Tomographie: Methoden und Erfahrungen. Radiol. diagn. *18* (1977) 737–745

Meyers, M. A., Dynamic Radiology of the Abdomen. Springer, New York-Heidelberg-Berlin 1976

New, F. J., K. R. Davis und *H. T. Ballantine,* Computed tomography in Cerebral Abscess. Radiology *121* (1976) 641–646

Pfeiler, M., G. Schwiertz und *G. Linke,* Modellvorstellungen zur Bildaufzeichnung bei der Computertomographie. Elektromedica (1976) 19–25

Rothe, R., U. Scherer und *J. Lissner,* Besondere Indikationen für die Anwendung der Ganzkörper-Computertomographie. Fortschr. Röntgenstr. *127* (1977) 530–535

Scherer, U., R. Rothe und *J. Lissner,* Computertomographie des Körperstammes – ein erster Erfahrungsbericht. Fortschr. Röntgenstr. *127* (1977) 399–405

Squire, L. F., and *R. G. Ramsey,* Übungen in radiologischer Technik. Bd. 7, Computertomographie des Gehirns mit Korrelation von Klinik, Angiographie und Szintigraphie. Thieme, Stuttgart (1978)

Stanley, R. J., S. S. Sagel und *O. R. G. Levitt,* Computed Tomography of the body: Early trends in application and accuracy of the method. Amer. J. Roentgenol. *127* (1976) 53–67

Vock, P., Computertomographisch gezielte Nadelpunktion. Radiologe *19* (1979) 182–186

Wolverson, M. K., B. Jagannadharao, M. Sundaram u. a., CT as a primary diagnostic method in evaluating intraabdominal abscess. Amer. J. Roentgenol. *133* (1978) 1089 bis 1095

Zimmermann, R. A., S. Patel and *C. T. Bilaniuk,* Demonstration of purulent bacterial intercranial infections by computed tomography. Amer. J. Roentgenol. *127* (1976) 155–165

Zu 6.18. (Ultraschalldiagnostik)

Bard, R., Ultrasonography of the abdomen. Springer, New York-Heidelberg-Berlin (1976)

Bayer, H., R. Schulte, P. Prenzlau und *F. R. Lüder,* Die Schwangerschaft im Ultraschallschnittbild. Akademie-Verlag, Berlin 1976

Bryan, P. J., and *W. M. Dinn,* Isodense masses on CT: Differentiation bei Gray-scale ultrasonography. Amer. J. Roentgenol. *129* (1977) 989–992

Carter, B. L., P. C. Kahn, S. M. Wolpert, S. B. Hammerschlag u. a., Anusual pelvic masses: A comparison of Computed Tomographic scanning and ultrasonography. Radiology *121* (1976) 383–390

Frommhold, H., und *D. Koischwitz,* Ultraschalldiagnostik von Leber und Gallenblase. Röntgenblätter *30* (1977) 490–494

Gosink, B. B., and *L. Fr. Squire,* Übungen in radiologischer Technik, Bd. 9. Ultraschalldiagnostik. Thieme, Stuttgart (1978)

Gronvall, J., S. Gronvall and *V. Hegedus,* Ultrasound guided drainage of fluid containing masses using angiographic catheterization techniques. Amer. J. Roentgenol. *129* (1977) 997–1002

Kratochvil, A., Ultraschalldiagnostik-Geburtshilfe und Gynäkologie, Thieme, Stuttgart 1968

–, und *C. Nowotny-Jantsch,* Ultraschalldiagnostik in der inneren Medizin, Chirurgie und Urologie. Thieme, Stuttgart 1977

–, und *E. Reinold* (Hrsg.), Ultraschalldiagnostik. Thieme, Stuttgart (1978)

Kressel, H. Y., and *R. A. Filly,* Ultrasonic appearance of gascontaining abscesses in the abdomen. Amer. J. Roentgenol. *130* (1978) 71–73

Laing, F. C., and *R. P. Jacobs,* Value of ultrasonography in the detection of retroperitoneal inflammatory masses. Radiology *123* (1977) 169–172

Lutz, H., R. Petzold und *R. Ehler,* Ultraschalldiagnostik (B-Scan) in der inneren Medizin. Springer, Berlin-Heidelberg-New York (1978)

Maklad, N. F., B. D. Doust and *J. K. Baum,* Ultrasonic diagnosis of postoperative abdominal abscess. Radiology *113* (1974) 471

Meyers, A. M., Dynamic Radiology of the Abdomen. Springer, New York-Heidelberg-Berlin 1976

Neimann, H. L., and *R. A. Mintzer,* Accuracy of biliary duct ultrasound: Comparison with Cholangiography. Amer. J. Roentgenol. *129* (1977) 979–982

Triller, J., Ultraschallgezielte abdominale Punktionen. Radiologe *19* (1979) 173–181

–, und *M. Haertel,* Zur sonographisch-radiologischen Diagnostik abdomineller Abszesse. Fortschr. Röntgenstr. *128* (1978) 739–745

Vicary, R. R., J. Cusick, J. M. Shirley and *R. J. Blackvell,* Ultrasound and amoebic liver abscess. Br. J. Surg. *64* (1977) 113–114

Vogel, H., K. Scherer, P. Eckert und *B. Vogel-Karl,* Sonographie und konventionelle Röntgendiagnostik bei postoperativen lokalen Infektionen der oberen Bauchhöhle. Fortschr. Röntgenstr. *127* (1977) 433–459

Wolson, A. H., Ultrasound diagnosis of pelvic and wound abscess after an Appendectomy. Surgery, Gynecology and Obstetrics *144* (1977) 376–380

Yeh, H. C., und *B. S. Wolf,* Ultrasonography in ascites Radiology *124* (1977) 783–790

7. Wundbehandlung

W. SCHMITT

Das erklärte Ziel der Wundbehandlung ist, die Wunde unter weitgehender Wiederherstellung der ursprünglichen Form und Funktion in kürzester Zeit zur Abheilung zu bringen. Dazu gehört die Fernhaltung der Sekundärinfektion durch einen aseptischen Verband, weitgehende Entfernung der primär eingebrachten Infektionserreger und allen devitalisierten Gewebes (Bakteriennährboden!) aus der Wunde durch mechanische und biologische Maßnahmen im Sinne der Antiseptik und natürlich sorgfältige Blutstillung.

Die *vorläufige Wundversorgung* liegt als Maßnahme der ersten Hilfe zumeist nicht in Arzthänden, sondern bei Laien und freiwilligen Helfern. Bei ihr kommt es zunächst darauf an, durch einen *sterilen Verband* jede weitere Verschmutzung der Wunde zu verhindern. Die Wunde darf nicht ausgedrückt, ausgewaschen oder ausgewischt werden, vor allem ist ihre Berührung mit den Fingern verboten. Da Bindenverbände leicht rutschen und dann ihrer Aufgabe nicht mehr gerecht werden, ist es besser, die Wundverbände durch Heftpflaster oder besser durch ein flüssiges Verbandfixiermittel festzukleben. Kleinere Wunden lassen sich gut mit einem Wundschnellverband versorgen.

Schwierigkeiten bei der vorläufigen Wundversorgung entstehen gewöhnlich durch eine *heftige arterielle Blutung.* Im allgemeinen sind Laienkräfte viel zu leicht geneigt, Abschnürmaßnahmen zu treffen, weil sie den Vorgang der spontanen Blutstillung nicht in Rechnung setzen. Die Erfahrung lehrt, daß mit dem Abbinden der Gliedmaßen durch Laien meist keine Blutsperre, sondern eine die Blutung vermehrende venöse Stauung gesetzt wird. Abschnürungen sollen erst vorgenommen werden, wenn Hochheben der verletzten Gliedmaße und Druckverband keinen Erfolg haben. Nur bei heftig spritzenden Blutungen aus großen Stammgefäßen ist die sofortige Anlegung einer Abschnürung oberhalb der Verletzung gerechtfertigt.

Zur vorläufigen Wundversorgung gehören auch die *Vorsorge vor einer Tetanuserkrankung* (s. S. 181) und, besonders wenn ein längerer Transport bevorsteht, die Injektion eines den Schmerz bekämpfenden Mittels, wie Pethidin[1] 0,1 g, notfalls Morphinhydrochlorid 0,02 g subkutan.

Einer akzidentellen oder operativ gesetzten infizierten Wunde wieder den Status völliger Keimfreiheit zurückzugeben, ist bisher mit keiner Methode möglich. Es hat nicht an Versuchen einer *chemischen Wundantiseptik* gefehlt. Bis in die 20er Jahre mit Zurückhaltung positiv bewertet, mußte man doch erkennen, daß das Problem »*Bakterientod ohne Zellschädigung*« chemisch nicht zu lösen ist (s. S. 141).

7.1. Mechanische Wundantiseptik

Ihr liegt die Vorstellung zugrunde, die Zahl der Wundinfektionserreger in der Wunde soweit mechanisch zu reduzieren (Keimverarmung), daß die von Schmutz, Fremdkörpern, nekrotischem Gewebe gesäuberte Wunde mit den restlichen in ihr verbleibenden pathogenen Keimen im Rahmen der natürlichen Abwehrvorgänge unauffällig fertig wird und ungestört durch Naht, primär oder offen, sauber sekundär abheilt. Als Mittel dazu dient die *operative Wundversorgung* (s. u.)

7.2. Biologische Wundantiseptik

Die biologische Wundantiseptik mit antibiotischen Stoffen (s. S. 133) eröffnet insofern neue Perspektiven, als wir auch nach Ablauf der Inkubationszeit durch lokale Einbringung in das Wundgebiet und seine Umgebung in der Lage sind, Erreger, die bereits in die Tiefe der Gewebe eingedrungen sind, noch zu erreichen und zu vernichten.

Es lassen sich dadurch auch nach Überschreiten der

---

1 *Dolcontral®* (VEB Arzneimittelwerk Dresden, Radebeul-Dresden);
Dolantin® (Farbwerke Hoechst AG, Frankfurt-Hoechst).

6-(bis 8-)Stunden-Grenze infizierte Wunden noch keimarm machen und der Primär- bzw. der sauberen Sekundärheilung zuführen. Das heißt also, *man darf, wenn die in der Wunde zu erwartenden Erreger auf Antibiotika gut ansprechen* – bei dem breiten Wirkungsspektrum moderner Antibiotika sind das einschließlich der Anaerobier heute sehr viele – *und die laufende Anwendung der Mittel lokal und allgemein sichergestellt ist, auch nach dieser Zeit noch einen lockeren Wundschluß über einem Drain wagen.* Dabei werden nur die Hautränder durch Nähte vereinigt.

Eins muß auf jeden Fall vorher geschehen, das ist die mechanische chirurgische Säuberung der Wunde von allen nekrotischen und wegen ungenügender Durchblutung der Nekrose anheimfallenden Gewebsanteilen, um so den Bakterien Schlupfwinkel und Nährboden zu entziehen.

Hierher gehört auch die *Wundspülung mit dem pulsierenden Wasserstrahl* (jet lavage). Damit können sehr ausgedehnte Schmutzeinsprengungen aus zerklüfteten Wunden entfernt werden. Gespült wird mit Leitungswasser unter Druck bis zu 120 psi. Bei 70 psi werden ungefähr 700 ml Wasser pro Minute abgegeben. Der pulsierende Wasserstrahl ist viel effektiver, bezüglich der bakteriellen und sonstigen Kontamination und der Entfernung von Fremdkörpern, als die Bespülung mit Hilfe einer Rekordspritze und Kanüle (GROSS u. Mitarb., RODEHAEVER u. Mitarb., I. BÖHLER). Mögliche unerwünschte Nebeneffekte: s. WHEELER u. Mitarb.

7.3. Operative Wundbehandlung

P. L. FRIEDRICH hat 1898 in berühmt gewordenen Tierexperimenten (s. S. 29) die Frage geprüft, innerhalb welcher Zeit eine mit Straßenstaub, Gartenerde und NOVYschen Ödembazillen – sie galten damals als die virulentesten Erreger – infizierte glatte Schnittwunde nach vollkommener Exzision im Gesunden noch der primären Naht unterzogen werden darf. FRIEDRICH konnte dabei feststellen, daß die eingebrachten Erreger nie unter 6 Stunden brauchten, meist länger, »um aus ihrer Außenweltsform zu infizierenden Virus auszukeimen«, so daß Wunden, die er 1 bis 2 mm im Gesunden völlig ausschnitt und anschließend durch Naht wieder verschloß, primär heilten. Nach Überschreiten dieser 6-(bis 8-)Stunden-Grenze hatten die Erreger bereits ihre Invasion in das umgebende Gewebe begonnen, so daß die Wunden bei gleicher Behandlung nicht primär heilten, sondern infolge der nicht mehr auf diese Weise zu beseitigenden Infektion vereiterten.

FRIEDRICH war es bereits bekannt, daß eine *Infektion mit durch Tier- oder Humanpassage* hochvirulenten Erregern, die keiner Inkubationszeit mehr bedürfen, um mit der Invasion zu beginnen, eine chirurgische Behandlung der Wunde (vollständige Exzision und anschließende Naht) selbst innerhalb von 2 Stunden nach der Verletzung ohne Erfolg ließ, während bei Kokkeninfektionen die Inkubationszeit mehr als 8 Stunden betrug.

Es liegt auf der Hand, daß man die totale Ausschneidung des gesamten Wundgebietes nicht auf die Verhältnisse bei menschlichen Gelegenheitswunden übertragen kann. Das FRIEDRICHsche Verfahren wäre nur bei solchen kleinen oberflächlichen Wunden durchführbar, wo man erfahrungsgemäß auf jede operative Wundbehandlung verzichten darf.

Die *operative Wundbehandlung*[1] stellt die praktische Nutzbarmachung der FRIEDRICHschen Erkenntnisse dar, man darf aber beide nicht einander gleichsetzen. Leider sind die FRIEDRICHschen Experimente sehr viel mißverstanden worden. Besonders in den beiden Weltkriegen 1914/18 und 1939/45 sind von unerfahrenen Operateuren viele Schuß- und Unfallwunden nach operativer Wundzurichtung unter Hinweis auf die von FRIEDRICH angegebene 6-(bis 8-)Stunden-Grenze zugenäht worden, anstatt sie breit offen zu lassen. Das hat zahlreiche Opfer gefordert.

Grundsätzlich kommt für die Behandlung der frischen Gelegenheitswunde nur die operative Wundversorgung in Frage, bei der unter Sicht und bei schrittweisem Vorgehen gequetschte und zerrissene Gewebsteile so vollständig wie möglich entfernt und alle Buchten und Winkel der Wunde breit eröffnet werden mit der Absicht, eine übersichtliche, glattwandige und keimarme Wunde mit gut durchbluteten Wundrändern zu schaffen, die in der Lage ist, sich noch verbliebener Keime erfolgreich zu erwehren.

Das Ziel der operativen Wundversorgung ist nicht die primäre Naht um jeden Preis. Wie man sich nach Durchführung der Wundversorgung verhält, ob man die Wunde ohne oder mit Drain durch Hautnähte schließt, sie ganz offen läßt oder lediglich einige Situationsnähte legt, hängt von den Umständen des Einzelfalles ab.

7.3.1. Behandlung der infektionsverdächtigen Gelegenheitswunde

Nur bei einer unter aseptischen Bedingungen gesetzten Wunde darf man praktisch fast Keimfreiheit voraussetzen. *Jede frische Gelegenheitswunde ist als*

1 *Operative Wundbehandlung*, chirurgische Wundbehandlung, operative Wundversorgung, Debridement, operative Wundzurichtung, Wundtoilette werden synonym gebraucht.

Tabelle 7.1 Primäre Wundkeime von 210 offenen Verletzungen aus Düsseldorf und Umgebung (nach TARBIAT und GRÜN, Lang. Arch. *313* [1965] 698)

Bakterienart	Anzahl	%
WELCH-FRAENKELsche Gasbrand-bazillen	21	10
Aerobe Sporenbildner	55	21,3
Enterokokken	23	10,9
E. coli	18	8,5
Vergrünende Streptokokken	11	5,2
Staphylococcus pyogenes aureus	10	4,7
Soor	7	3,3
Anaerobe Streptokokken	4	1,9
Anhämolysierende Streptokokken	3	1,4
Bakterium acaligenes faecalis	1	0,4
Pyocyaneum	1	0,4
Schimmelpilze	1	0,4
Sonstige apathogene Keime	161	76,6
Steril	9	4,3

infiziert anzusehen (Tab. 7.1). Das muß nicht das Manifestwerden einer Infektion bedeuten, denn der Körper wird mit geringen Mengen nicht zu virulenter Bakterien unauffällig fertig. Wenn die Wundflächen sich möglichst glatt und nekrosefrei aneinanderlegen, darf man deshalb bei Schnitt-, Hieb- und Stichwunden und selbst bei »glatten«, kalibergroßen Weichteildurchschüssen mit primärer Heilung rechnen. Als Behandlungsmaßnahme genügt ein aseptischer Verband. Um eine *sekundäre Infektion* durch in der Wundumgebung befindliche Keime zu vermeiden, empfiehlt sich zusätzlich ein Anstrich mit konzentriertem Jodspiritus (2. AB – DDR)[1]. Bei klaffenden Wundrändern (quergetroffene Spaltlinien der Haut, Lappenwunden) fixiert man die Wundränder durch einige lockere Nähte, notfalls tut es auch ein Heftpflasterstreifen. Bei erheblicher Tiefenausdehnung der Wunde empfiehlt es sich außerdem, der Ansammlung von Seromen und Hämatomen durch Einlegen eines Drains an der in bezug auf den Abfluß untersten Stelle der Wunde vorzubeugen. Erkannte Gefäßlumina sind vorher durch Ligatur oder Umstechung endgültig zu versorgen. Wenn die Wundränder aber wie bei Riß-, Quetsch- und Platzwunden sehr unregelmäßig und nekrotisch sind, wird man trotz fehlender Wundinfektion durch diese Maßnahmen keine primäre Heilung erzielen. Hier muß durch *operative Wundversorgung* erst die Voraussetzung für eine Primärheilung geschaffen werden, indem man bei oberflächlichen Wunden die nekrosegefährdeten Ränder glättet. Bei sehr großen buchtenreichen Wunden mit zerfetzten und unterminierten Rändern genügt diese Maßnahme nicht, die Wunde muß so weit eröffnet werden, daß alle ihre Teile zu übersehen sind. Dann werden die Buchten beseitigt, alles der Nekrose vermutlich anheimfallende Gewebe entfernt und damit optimale Wundverhältnisse geschaffen. Man erspart dadurch dem Körper langwierige Demarkations- und Resorptionsprozesse und ermöglicht eine saubere Sekundärheilung, gelegentlich auch eine Primärheilung durch anschließende spannungslos lockere Hautnaht über einem Drain. In allen Lehrbüchern steht, daß man diese operative Wundzurichtung mit dem Messer vornehmen soll. In der Praxis greifen jedoch viele Chirurgen, besonders wenn wie im Kriege und bei Massenunfällen der Anfall von Verletzten groß ist, dabei auf die Schere zurück, obwohl die Schnittränder dadurch stärker gequetscht werden als durch den Messerschnitt.

Der aktiv-operativen Wundversorgung sind da Grenzen gesetzt, wo sie Gefahr läuft, die großen Körperhöhlen (Bauch-, Brust-, Schädelhöhle) oder Gelenke zu eröffnen. Von durch die Wunde ziehenden unverletzten Gefäßen und Nerven dürfen im Falle ihrer Verschmutzung nur die oberflächlichen Scheiden entfernt werden. Verschmutzte Knochen werden mit Hilfe von Meißeln und Hohlmeißelzangen gereinigt.

Da eine Infektion der Gelegenheitswunde nie auszuschließen ist, bedient man sich heute zusätzlich prophylaktisch der Antibiotika und berieselt das gesamte Wundgebiet nach Abschluß der chirurgischen Wundbehandlung mit einer Antibiotikalösung (s. S. 138).

Auch in den nachfolgenden Tagen empfiehlt es sich, besonders bei stark infektionsgefährdeten Trümmerwunden, die antibiotische Prophylaxe durch lokale und allgemeine Gaben fortzusetzen.

Ob nach operativer Wundversorgung der Defekt durch Naht (mit und ohne Drain) geschlossen werden kann, hängt von der jeweiligen Situation ab und muß von Fall zu Fall entschieden werden. Eine Kompromißlösung stellt die **verzögerte Naht** dar, bei der die Nähte wohl gleich gelegt, aber erst nach sicherem Ausbleiben einer Infektion geknüpft werden.

Den Abschluß der endgültigen Wundversorgung bildet ein *ruhigstellender Verband*, dessen Wirksamkeit durch Bettruhe für die nächsten Tage noch unterstützt wird.

Mit dem dargestellten Vorgehen lassen sich durchschnittlich bis zu 90% der Fälle (L. BÖHLER 1955: 7542 Fälle, von denen 97,5% primär, nur 1,0% sekundär heilten; Hautnekrosen traten bei 0,79%, Stichkanaleiterungen bei 0,63% auf) primärer Heilung zu-

1 Früher als *Jodtinktur* (Tinct. Jodi) bezeichnet.

führen. Bis zur Einführung der Sulfanilamide und Antibiotika in die Wundbehandlung war der lockere Nahtverschluß einer durch aktiv-operative Wundversorgung hergerichteten infektionsverdächtigen Wunde nur innerhalb der ersten 6 bis 8 Stunden erlaubt, »bei manchen je nach ihrem Sitz und der Art ihrer Entstehung auch länger, bis zu etwa 12 Stunden und mehr«. Es galt die Vorschrift[1], nach Überschreiten dieser Zeit die Wunde wohl der beschriebenen Revision und Ausschneidung zu unterziehen, sie dann aber breit offenzuhalten und der sauberen Sekundärheilung zu überlassen. Erst nachdem Granulationen alle Wundabschnitte bedeckten, war es zulässig, die Wundflächen durch *Sekundärnaht* aneinanderzubringen und den Vorgang der sekundären Wundheilung dadurch zeitlich abzukürzen. Nur Wunden in Gelenkkapseln, Dura und Pleura durch Naht zu verschließen, war geboten und daher erlaubt, weil dadurch Schlimmeres, nämlich der offene Pneumothorax und die sonst sichere Infektion der Pleura- und der Gelenkhöhle, der Hirnhäute und des Hirns vielleicht vermieden werden konnten.

Ganz besonders streng galten diese Richtlinien für alle von vornherein sicher infizierten Wunden, wie sie zum Beispiel durch Straßenunfälle und Schußverletzungen als weit aufgerissene, buchtenreiche und erdverschmutzte Trümmerwunden entstehen. Es wurde vor Einführung der Antibiotika als ärztliche Fehlhandlung betrachtet, eine solche Wunde nach zeitgerechter Ausschneidung überhaupt auch nur locker zu nähen, besonders wenn der Verwundete bald dem die Versorgung durchführenden Arzt durch Abtransport aus dem Auge kam. Allein durch diese Art der Wundbehandlung konnte der Anaerobierinfektion (Gasödem, Tetanus) einigermaßen vorgebeugt werden. Nur unter Friedensverhältnissen waren wenige Situationsnähte erlaubt, die die Hautränder unter Erhaltung günstiger Abflußverhältnisse aneinanderbrachten. Erst die Anwendung der Antibiotika hat hier einigen Wandel geschaffen.

Bei dem erstmaligen Großeinsatz von Penizillin im Jahre 1944 durch die Amerikaner wurde die Versorgung der anfallenden Schußwunden in folgender Weise vorgenommen: Nach einwandfreier operativer Wundversorgung schloß man die Wunden weitgehend sofort locker und beschickte sie lokal durch eingelegte Drains laufend mit Penizillinlösung, außerdem erhielten die Verwundeten Penizillin auch allgemein. Neben den Erregern der Wundinfektion konnten damit auch die gefürchteten Anaerobier (Gasödem und Tetanus) beherrscht werden. 75% aller derartig behandelten Trümmerwunden übelster Art, die vorher niemand zu schließen gewagt hätte, heilten primär, 90% aller so auf den Hauptverbandsplätzen versorgten Weichteilwunden waren frei von Infektion.

F. F. FISHER (1953) erzielte auf diese Art gleich gute Ergebnisse.

Die »Leitsätze zur ärztlichen Versorgung der Zufallswunde«, die das chirurgische Handeln bei der Frage, ob die ausgeschnittene, infizierte Wunde noch genäht werden darf oder nicht, bestimmten, haben damit von ihrer Verbindlichkeit einiges verloren, selbstverständlich immer unter der Voraussetzung, daß die laufende Anwendung der Antibiotika garantiert ist. Nichts dagegen hat sich an der Forderung geändert, daß in der Regel eine frische, infizierte Wunde nach den Grundsätzen der Chirurgie auszuschneiden ist, um sie auf diese Weise mechanisch keimarm zu machen. **Antibiotika sind starke Verbündete des Chirurgen, ihn zu ersetzen, vermögen sie nicht. Das Primat einer fachgerechten chirurgischen Wundversorgung wird durch die zusätzliche Anwendung der Antibiotika nicht angetastet.**

Auf die mit Recht als besonders gefährlich angesehenen Wunden, die sich Ärzte, Pfleger und Sektionspersonal, Tierärzte, Fleischer und Abdecker in Ausübung ihres Berufes zuziehen, lassen sich die Erfahrungen bei der Behandlung der Unfall- und Schußwunden ebenso übertragen wie auf Bißwunden durch Tier- und Menschenbiß, die als Quetsch- und Trümmerwunden mit hochvirulenten Erregern besiedelt sind. Die Virulenz der Erreger hat in beiden Fällen durch Human- oder Tierpassage eine starke Erhöhung erfahren und löst unbeeinflußt meist einen sehr rapiden, oft tödlichen Verlauf der Infektion aus. Nach operativer Wundzurichtung und Durchschwemmung des Wundgebietes mit Antibiotikalösung bleiben solche Wunden breit offen. Man legt sie nur locker mit Mull aus und befeuchtet diesen laufend mit Antibiotikalösung (s. S. 138).

Grundsätze für die Behandlung von frischen Gelegenheitswunden

Jede Gelegenheitswunde ist als infiziert anzusehen. Die »ideale Wundbehandlung« strebt Wiederherstellung von Form und Funktion an. Primärheilung ist dazu Voraussetzung.

Abgesehen von unbedeutenden oder glatten, unverdächtigen Alltagswunden nicht septischer Herkunft ist jede frische Zufallswunde der operativen Revision zu unterziehen. Je früher das geschieht – Schockfreiheit vorausgesetzt – desto besser.

Bei begleitendem schwerem *Schock* muß zunächst dieser behandelt werden. Die Wunde wird vorerst nur ruhiggestellt und durch Berieselung des Verbandes oder Dauerspülung der Wunde mit antibioti-

1 Leitsätze zur ärztlichen Versorgung der Zufallswunde. Mschr. Unfallheilk. 1939, S. 1.

scher Lösung (s. S. 138) keimfrei gehalten. Erst nach Abklingen des Schocks erfolgt die Wundversorgung (Dringlichkeit mit aufgeschobener Operation).

Bei der *operativen Wundversorgung* wird unter streng aseptischen Bedingungen (Rasur und Jodanstrich der Wundumgebung, Abdecken mit sterilen Tüchern) und unter häufigem Wechsel der Instrumente jeder Winkel und jede Tasche der Wunde freigelegt. Alles nekrotische Gewebe und alle eingedrungenen Fremdkörper werden vom Wundrand und aus der Wundtiefe entfernt. Von gut durchbluteten Geweben, besonders im Kopf- und Gesichtsbereich, soll nur eine dünne (1 bis 2 mm) Schicht entfernt werden. Von Gefäßen, Nerven und Sehnen ist im Falle ihrer Verschmutzung nur die oberflächliche Scheide zu entfernen. Der Unerfahrene läßt frei in der Wunde liegende intakte Gefäße, Nerven und Sehnen besser unangetastet. Durchtrennte Nervenenden sind mit schwarzem Faden zu markieren und früh sekundär zu nähen; Sehnennähte sollen nach Möglichkeit primär erfolgen, Muskelnähte der Situation entsprechend.

Ob die auf diese Weise weitgehend von Keimen und Nekrosen befreite Wunde durch lockere und spannungslose *Hautnaht* (steht über Drain oder Gummilasche) geschlossen werden darf, hängt von Art und Virulenz der eingedrungenen Erreger und der bis zur operativen Wundrevision vergangenen Zeit ab.

Die als besonders infektionsgefährdet anzusehenden Biß- und Kratzwunden, Verletzungen bei septischen Operationen, tierärztliche Verletzungen, Labor- und Sektionsverletzungen, ferner Fisch-, Wildbret-, Fleischer-, Abdecker- und Kanalarbeiterverletzungen sind nach operativer Wundversorgung stets offen weiterzubehandeln. Wunden, die älter als 6 bis 8 (bis 12) Stunden sind, werden nach operativer Wundversorgung ebenfalls offengelassen. In der Regel soll später als 8 Stunden nach der Verletzung keine Wundnaht mehr vorgenommen werden.

Wenn Zweifel bestehen, ob eine Wundnaht noch erlaubt ist, soll die Wunde nach der Wundrevision besser offengelassen werden. Verzögerte Naht und Sekundärnaht ermöglichen auch noch nachträglich einen Wundschluß.

Jede vorgenommene Hautnaht muß spannungsfrei sein. Bei größeren Hautdefekten sind deshalb seitliche Entspannungsschnitte ratsam. Es kann auch in dazu geeigneten Fällen (offensichtliche Keimarmut der Wunde) von gestielten und freien Hautplastiken Gebrauch gemacht werden.

Jede versorgte Wunde bedarf der sorgfältigen *Ruhigstellung*. Dadurch wird der Wundschmerz verringert und die Regeneration gefördert. Nach 2 Tagen noch vorhandener oder erneut wieder auftretender Wundschmerz macht eine *Wundinfektion* wahrscheinlich.

Die auch bei sorgfältigster operativer Wundversorgung noch in der Wunde und ihrem umgebenden Gewebe zurückbleibenden Keime können durch *zusätzliche Chemotherapie* weitgehend unschädlich gemacht werden. Am besten geeignet ist dazu die lokale Berieselung des Wundgebietes mit Antibiotikalösung. Da auf diese Weise die Antibiotika in Konzentrationen in das Wundgebiet eingebracht werden, die ein Mehr- bis Vielfaches der maximal über den Blutweg zu erreichenden Werte betragen, werden praktisch auch alle gegen Blutspiegelkonzentrationen resistenten Keime vernichtend getroffen. (Die Bestimmung der Erreger auf Resistenz gegen Antibiotika (s. S. 121) wird routinemäßig gegen Blutspiegelwerte vorgenommen, liefert also keine absoluten Ergebnisse, sondern hat nur Gültigkeit für allgemeine Antibiotikagaben, die erst auf dem Umweg über das Blut zur Wunde gelangen!).

Allgemeine Gaben hochwirksamer Antibiotika sind nur dann erforderlich, wenn infolge Human- oder Tierpassage von den in die Wunde eingebrachten Erregern eine besonders hohe Virulenz und Fehlen jeglicher Inkubationszeit anzunehmen ist (*drohende Bakteriämie*).

Tetanusprophylaxe bei wundstarrkrampfverdächtigen Verletzungen (Straßenverletzungen, landwirtschaftliche und gärtnerische Verletzungen, Verletzungen durch den Schuh hindurch, Holzsplitterverletzungen, offene grobe Zertrümmerungen, Bißwunden) s. S. 183.

7.3.2. Aufgeschobene Primärversorgung von Gelegenheitswunden (Urgence avec opération differée nach M. ISELIN)

Die operative Wundbehandlung ist nicht für alle Fälle mit sicherem Nutzen anwendbar, Entstehungsort und Beschaffenheit der Wunde (schwere Verkehrs-, Kriegs- und Maschinenverletzungen) spielen dabei eine wesentliche Rolle. Bei sehr tiefen, stark muskelzerfetzten und verschmutzten Trümmerwunden mit vielen Buchten und Taschen, in deren Tiefe Sehnen, Knochen und Nerven frei liegen, ist die mechanische Wundzurichtung (s. o.) nicht mit so ausreichender Sorgfalt durchführbar, wie es bei der durchschnittlichen Gelegenheitswunde möglich ist. Es läßt sich hier nicht vermeiden, daß devitalisiertes Gewebe, kleinere Fremdkörper und reichlich patho-

gene Erreger zurückbleiben, von denen dann eine Wundinfektion mit einiger Wahrscheinlichkeit ihren Ausgang nimmt.
Selbst wenn aber eine solche operativ zugerichtete Wunde nach zunächst offener Wundbehandlung dann am 4./5. Tag durch sogenannte verzögerte Primärnaht zur nachträglichen Primärheilung gebracht wird, bleibt das Problem der Wiederherstellung der Funktion mitverletzter Sehnen, Knochen und Nerven ungelöst. Die Wiederherstellung dieser Gebilde bei der operativen Wundversorgung vornehmen zu wollen, ist wegen des großen Infektionsrisikos nicht zulässig, sondern erst nach Wundheilung in 2. Sitzung einige Wochen später erlaubt. Dann findet man aber die Muskeln narbig degeneriert, die Sehnen weit zurückgewichen, die Gelenke teilversteift, die Nervenenden in Narben eingebettet. Alles denkbar ungünstige Voraussetzungen für rekonstruktive Maßnahmen. Das gilt besonders für ein so kompliziertes Organ wie die Hand.
M. ISELIN machte 1954 den Vorschlag, solche Wunden nicht in der 6-(bis 8-)Stunden-Grenze sofort durch operative Wundbehandlung zu versorgen, sondern sofort nur die Blutstillung (eventuell Naht größerer Arterien) vorzunehmen, grobe Gewebsfetzen sowie Fremdkörper zu entfernen und schwere Frakturfehlstellungen und Verrenkungen zu beseitigen. Das Originalverfahren von ISELIN schreibt z. B. bei Handverletzungen eine gründliche Reinigung, Rasieren und Waschen und Baden des ganzen Armes in 1%iger Cetavlonlösung (eine quaternäre Ammoniumbase) vor. Dann wird die Gliedmaße locker in einen feuchten Verband eingeschlagen, hochgelagert und bei Bettruhe ruhiggestellt. Der Verletzte erhält allgemein hochwirksame Antibiotika. Die Wundversorgung erfolgt erst, wenn das Wundödem abgezogen, die Entzündung abgeklungen, das Gewebe reaktionslos aussieht und die Demarkationsgrenze abgestorbenen Gewebes deutlich ist. Das ist so um den 4. bis 8. Tag nach dem Unfall. Die Vorteile dieser aufgeschobenen Wundversorgung sind dadurch gegeben, daß der Kranke frei vom Wundschock und in bezug auf seinen Allgemeinzustand in ausgeglichenen Verhältnissen ist, und daß die Wundversorgung jetzt unter optimalen Verhältnissen von einem Spezialisten »global«, d. h. unter Rekonstruktion aller verletzten Gebilde und mit Wundschluß durch Naht vorgenommen werden kann. Die so zu erzielenden Heilungsergebnisse sind erstaunlich gut, ganz besonders aber in bezug auf die in gleicher Sitzung vorgenommenen Muskel-, Sehnen- und Nervennähte und Knochenbruchfixierungen.

Von GEORG u. Mitarb. sowie STRUCK u. Mitarb. wurde bakteriologisch und tierexperimentell überprüft, ob die antiseptischen Maßnahmen, wie sie ISELIN fordert, wirklich eine solche Wirkung entfalten und für die Erfolge des Verfahrens in Anspruch genommen werden dürfen. Dabei zeigte sich, daß trotz der antiseptischen Behandlung die Keimzahl in der Wunde sich *nicht* verringerte. Die theoretischen Vorstellungen von ISELIN von einer chemischen »Wunddesinfektion« stimmen ganz offensichtlich nicht, obwohl die praktischen Erfolge seines Vorgehens unbestreitbar sind.
Nach GEORG u. Mitarb. läuft auch hier der Vorgang der Inkubation und Wundinfektion in jedem Fall ab, und zwar unter für den Kranken günstigsten Bedingungen, d. h. bei offener Wunde, unter verhinderter Superinfektion und bei exakter Ruhigstellung. Das Wirksamwerden der körpereigenen Abwehrmechanismen ist an Rötung, Ödem und vermehrter Wundsekretion erkennbar. Offensichtlich gewinnen unter den vorgegebenen Bedingungen die Abwehrkräfte nach einiger Zeit die Oberhand über die virulenten Infektionskeime, was sich in Rückgang von Wundschwellung, Rötung, Hitze und Wundschmerz deutlich zu erkennen gibt (Abb. 7.1). Jetzt ist der Zeitpunkt für die globale Wundversorgung gekommen. Man kann für sie keinen festen Zeitpunkt festlegen, nie liegt er vor 48 Stunden, meist wesentlich später (GEORG u. Mitarb.). Die Wundheilung erfolgt jetzt primär, da der Organismus mit den restlichen Keimen unauffällig fertig wird, sie sind nicht mehr in der Lage, eine Wundinfektion zu entfachen.

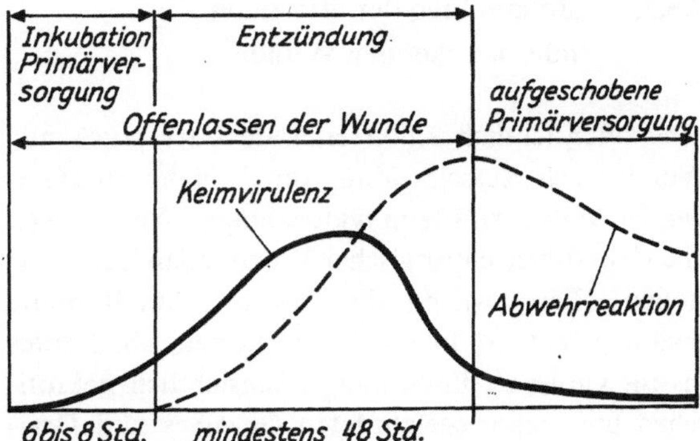

Abb. 7.1 Bei der aufgeschobenen Primärversorgung von infizierten Gelegenheitswunden nach M. ISELIN läuft der Vorgang der Inkubation und Wundinfektion in jedem Fall ab, allerdings unter für den Kranken günstigen Bedingungen: bei offener Wunde und unter Vermeidung der Superinfektion. Sobald die körpereigenen Abwehrmechanismen die Oberhand gewonnen haben, ist der Zeitpunkt für eine »globale« Wundversorgung gekommen (nach H. GEORG und Mitarb. 1965)

Wir haben an der Rostocker Chirurgischen Universitätsklinik (PIETSCH) das ISELINsche Verfahren insofern abgewandelt, als wir auf die täglichen Bäder in Desinfektionslösung verzichten, desgleichen auf die desinfizierenden Umschläge. Wir legen, je nach Art und Größe der Wunde, eine oder mehrere feingelochte Plastikkapillaren in das Wundgebiet und bedecken es locker mit sterilem Mull. Auf exakte Ruhigstellung durch Drahtleiter- oder Gipsschiene bei Bettruhe wird streng geachtet. Durch die Kapillaren wird als Dauertropf Chloramphenikollösung (0,25 g/100 ml) oder eine andere Antibiotikalösung (s. S. 138) zugeführt, die vom Mull aufgesogen überall in Kontakt mit der Wunde kommt. Durch die Verdunstung kommt es zu einem ständigen Konzentrationsanstieg des Antibiotikums. Das, was der ISELINschen *chemischen* Desinfektionslösung in bezug auf die Niederhaltung pathogener Keime zwangsläufig versagt bleiben muß, erreicht die antibiotische Lösung *biologisch.*

Das Verfahren nach ISELIN soll nur schwersten Verletzungen, besonders denen der Hand vorbehalten bleiben. Nach GEORG u. Mitarb. kommt in einem großen Unfallkrankengut auf 100 klassische Wundversorgungen nur 1 Fall mit aufgeschobener Primärversorgung.

Kontraindiziert ist die Versorgung mit aufgeschobener Dringlichkeit überall da, wo die Blutversorgung ungünstig ist.

WRUHS machte auf die Gefahr des Angehens einer Tetanusinfektion bei nicht aktiv Geimpften aufmerksam.

7.3.3. Behandlung der eiternden oder jauchenden Wunde

Eine offensichtlich schon eiternde oder jauchende Wunde nach Ausschneidung durch Naht verschließen zu wollen, würde in widersinniger Weise gegen alle Grundsätze chirurgischer Wundbehandlung verstoßen. Hier erwächst die Aufgabe, durch breite Spaltung und Eröffnung des infizierten Abschnittes bis ins Gesunde, Entfernung offensichtlich nekrotischen und nekrosegefährdeten Gewebes und Drainage zum – bei Bettruhe (!) – tiefsten Punkt für die notwendige Entlastung nach außen zu sorgen. Die *Schnitte sollen so groß wie nötig, so klein wie möglich sein* (E. LEXER). Das heißt, die Wunde soll im Hautbereich ihren größten Durchmesser haben und sich zur Tiefe zu trichterförmig verkleinern. Es wird dadurch verhindert, daß die Infektion in dem unter starkem Gewebsdruck stehenden Entzündungsgebiet immer größere Bezirke ergreift. Operativ gesetzte und primär genähte Wunden, die vereitern oder verjauchen, müssen unter Entfernung aller Nähte wieder eröffnet werden. Die alten Ärzte brachten diese Erkenntnis auf die kurze Formel »ubi pus, ibi evacua«, d. h., dem Eiter muß Abfluß geschaffen werden. Dem Körper wird durch die Eröffnung des Eiterherdes unendlich viel Arbeit abgenommen, man versetzt ihn jetzt in die Lage, mit seinen Abwehrkräften einen abdichtenden Schutzwall zu errichten, die noch vorhandenen Nekrosen und Erreger zu beseitigen und so die Wundheilung einzuleiten.

Die lokale Gabe von antibiotischen Stoffen wirkt auch hier in günstigster Weise unterstützend. Dem Körper wird dadurch lokal die Infektabwehr erleichtert. Besteht Grund zu der Annahme, daß virulente Erreger bereits (Resorption, Invasion) die Blutbahn bevölkern, sind zusätzlich auch allgemeine Antibiotikagaben angezeigt.

Der klinische Erfolg dieses Vorgehens zeigt sich im Rückgang der Gewebsspannung, Ablassen und Faltigwerden der Haut im Wundbereich, Nachlassen der Schmerzen, Rückgang der Temperatur und Pulsfrequenz sowie Besserung des Allgemeinbefindens. Bei putrider Wundinfektion verliert die Wunde jetzt ihre jauchige Absonderung, es fließt »pus bonum et laudabile« als Zeichen, daß die Abwehrkräfte des Körpers den Sieg davon getragen haben.

7.3.4. Drainage und Tamponade

Im Gegensatz zur aseptischen Chirurgie, wo man Drainagen (Gefahr aufsteigender Infektion, lokale Resistenzminderung infolge Fremdkörperwirkung, s. S. 69) so zurückhaltend wie nur möglich anwenden soll (MAGEE u. Mitarb.), muß in der septischen Chirurgie oft zur Ableitung von Blut, Wundsekret und Eiter aus Wund- und Körperhöhlen bzw. von Magen-Darm-Inhalt, Galle und Urin aus Hohlorganen von Drainagen aller Art Gebrauch gemacht werden.

Wie lange man ein Drain beläßt, wann es durch ein dünneres oder kürzeres ersetzt werden kann, hängt vom Wundverlauf ab und ist auch sehr der Erfahrung unterworfen. Man kann dabei nur ganz allgemeine Regeln aufstellen, da jeder Fall anders gelagert ist. Sogenannte *»Sicherheitsdrains«*, die lediglich eine zu erwartende stärkere Absonderung von Blut und Wundsekret ableiten sollen, z. B. nach Wundnaht, entfernt man gewöhnlich nach 2 Tagen, an einem unsicheren Duodenalstumpf wird man sie dagegen über 10 Tage belassen müssen. Drains sind oft auf ihre Durchgängigkeit zu prüfen, da sie sich leicht mit Gerinnseln verstopfen. Bei durchgehenden Drains genügt dann eine Durchspülung mit einer 3%igen Wasserstoffperoxid-Lösung, bei Tiefendrains bleibt nur ihr rechtzeitiger Wechsel. Alle Sicherheitsdrains sollen nie zur Wunde, sondern stets durch eine *Sonderinzision* herausgeleitet werden, um bei Keimeinwanderung über den Drainkanal nicht die frische Wunde zu gefährden.

Offene Drainagen

Schwerkraftdrainage zum tiefsten Punkt

Dabei finden Gummiröhren (Drains) Verwendung, die die Flüssigkeit aus der Wunde zum tiefsten Punkt (bei Bettruhe) ableiten (Abb. 7.2). Solche Röhrendrains müssen mehrfach gelocht werden und sollen im Querschnitt nicht eng und in ihrer Wandstärke nicht zu starr sein. Von der Wunde aus stößt man eine Kornzange in Richtung auf den gewählten »tiefsten Punkt« vor und inzidiert auf die sich abzeichnende Spitze der Kornzange. Von dieser Gegeninzision aus wird dann das Drain in die Wunde eingeführt. Es muß gegen Herausleiten durch Heftpflaster oder Sicherheitsnadeln an beiden Enden geschützt werden. Man kann auch die Drainenden miteinander durch einen Faden verbinden. Gelegentlich macht man statt der Röhrendrains von *dünnen Gummilaschen* oder sogenannten *»Halbrinnen«* Gebrauch, dabei wird das Gummidrain der Länge nach halbiert. Gummirinnen und besonders Laschen aus Handschuhgummi vermeiden Druck auf empfindliche Nachbargebilde wie Nerven und Gefäße.

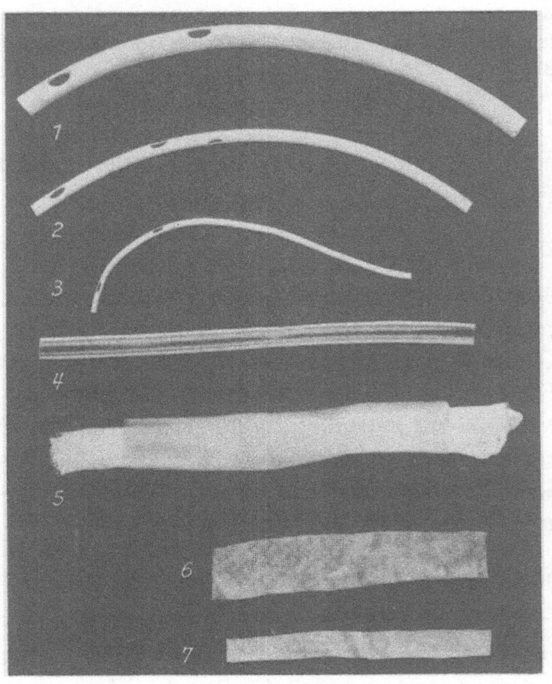

Abb. 7.2 Unterschiedliche Drainagen. Von oben nach unten: *1* bis *3* Mehrfach gelochte Gummidrains unterschiedlicher Größe, *4* Gummihalbrinne, *5* PENROSE-Drain, *6* und *7* Gummilaschen

Die Drainageinzisionen sollen stets genügend weit sein und nicht dem Drain gerade nur den Durchtritt gewähren, weil viel Sekret auch neben dem Drain abfließt. Die Drainaustrittsstellen werden durch Zinkpastenanstrich gegen Mazeration geschützt.

Kapillardrainage

Während man an den Gliedmaßen die Ableitung zum tiefsten Punkt zumeist genügend gut verwirklichen kann, ist das in der Bauchhöhle nie möglich. Hier wirken Drains in der Gegend des Gallenblasenbettes, des Duodenalstumpfes, der Appendix und des kleinen Beckens nur als Steigrohre, aus denen Flüssigkeiten durch Bauchinnendruck und Bauchpresse nach außen gelangen können. Um hier entgegen der Schwere Flüssigkeiten zu eliminieren, bedienen sich manche Autoren der *Kapillardrainage* nach dem Prinzip des Lampendochtes (Zigaretten- oder PENROSE-Drain). Die Saugfähigkeit solcher Dochtdrains, die sich in einer dünnen Gummihülle finden, ist recht begrenzt und da praktisch gleich Null, wo Körperflüssigkeiten durch Eiweißgehalt hohe Viskosität besitzen.

In der Neurochirurgie findet bei der Abszeßdrainage im Hirnbereich zurechtgeschnittener *Schwammgummi* Verwendung.

Geschlossene Drainagesysteme

Hier bedient man sich zusätzlich unterschiedlicher Saugvorrichtungen.

Heberdrainage

Sie stellt das einfachste Prinzip dar, bei dem ein aus einer Körperhöhle (Brust-, Bauchhöhle) kommendes Drain unter Wasser abgeleitet wird. Die Saugwirkung wird hier nach dem Heberprinzip von der Höhe der Flüssigkeitssäule im absteigenden Schenkel bestimmt. Man macht von der Heberdrainage z. B. in Form der sogenannten BÜLAU-Drainage (Abb. 7.3) beim Pleuraempyem, ferner bei der suprapubischen Blasendrainage oder zur Ableitung eines Gallenwegs-T-Drains Gebrauch.

Vakuum-Saugdrainage nach REDON

Wo es darauf ankommt, nicht nur sich ansammeln-

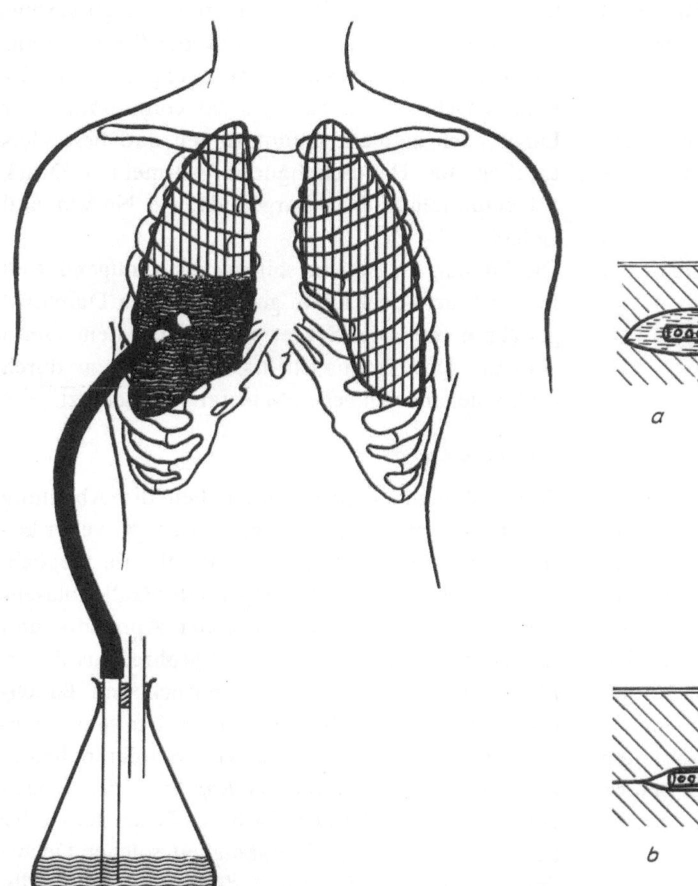

Abb. 7.3 Prinzip der BÜLAU-Drainage. Es handelt sich um eine Heberdrainage mit Ableitung unter Wasser. Die Luft aus der Flasche muß frei entweichen können

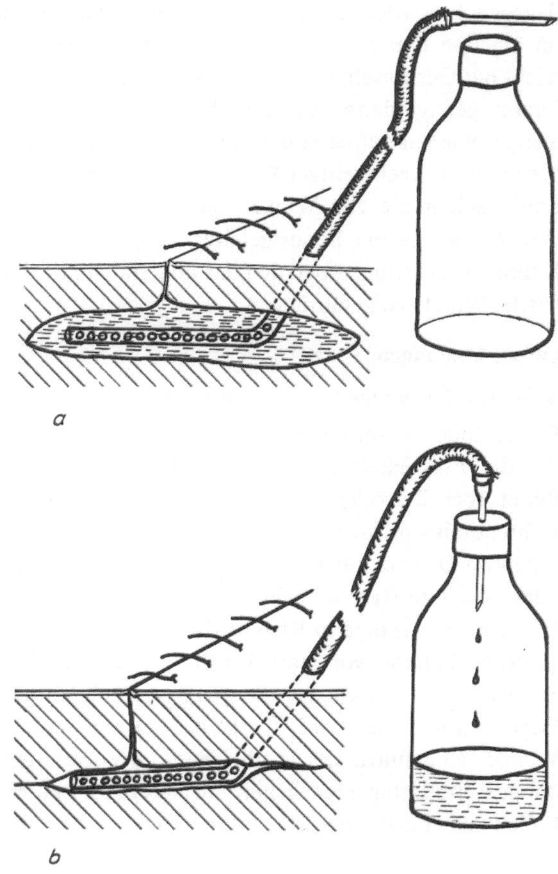

Abb. 7.4 Vakuumsaugdrainage nach REDON. In der Flasche *(a)* herrscht ein starker Unterdruck, so daß nicht nur Blut und Wundflüssigkeit völlig entfernt, sondern die Wundflächen aktiv aufeinander gepreßt werden *(b)*

des Sekret abzuhebern, sondern ein frisches Wundgebiet aktiv trocken zu saugen, und die benachbarten Wundränder zur Vermeidung toter Räume zur Berührung zu bringen, muß ein stärkerer Dauersog benutzt werden. Hier hat sich die Vakuum-Saugdrainage (Abb. 7.4) bewährt. Man legt dazu ein vielfach perforiertes, aber sehr wandstarkes Drain in die Wunde und leitet sein freies Ende durch eine Sonderinzision luftdicht nach außen. Der Durchmesser der Sauglöcher soll zum distalen Schlauchende zunehmen (KINZL u. Mitarb.), um über die gesamte Perforationslänge eine gleichmäßige Saugwirkung zu erzielen. Durch Anschluß an eine Vakuumflasche werden Blut und Wundsekret nicht nur völlig entfernt, sondern die Wundflächen durch den sehr starken Sog auch aneinandergepreßt, so daß sie sich gegenseitig tamponieren. Nach 2 bis 3 Tagen kann die REDON-Drainage gezogen werden, weil die eingetretene Gewebsverklebung weitere Blut- und Wundabsonderung verhindert. Längere Liegezeit erhöht das Infektionsrisiko nicht (KAUFNER und FRIEDRICH).

Dosierter Dauersog

Besonders in der Thoraxchirurgie macht man von genau nach Zentimeter Wassersäule dosiertem Sog Gebrauch (Abb. 7.5), um neben der Entfernung von Flüssigkeiten aus der Pleurahöhle das Lungengewebe voll zur Entfaltung zu bringen. Ein in Wasser eintauchendes Steigrohr kontrolliert die Höhe des Sogs. Zu seiner Erzeugung dienen Vakuumleitungen, Wasserstrahl- oder Motorpumpen.

Saugung im Luftstrom (Abb. 7.6)

In der Bauchhöhle kommt es beim einfachen Absaugen bald zur Verlegung der Drainlöcher durch lockeres Gewebe, so daß der Zweck nicht erreicht wird. Das kann man verhindern, wenn ein Vakuum vermieden wird und ständige Luftzufuhr das Ansaugen von Gewebe unmöglich macht. Die abzusaugende Flüssigkeit wird vom ableitenden Drain mit

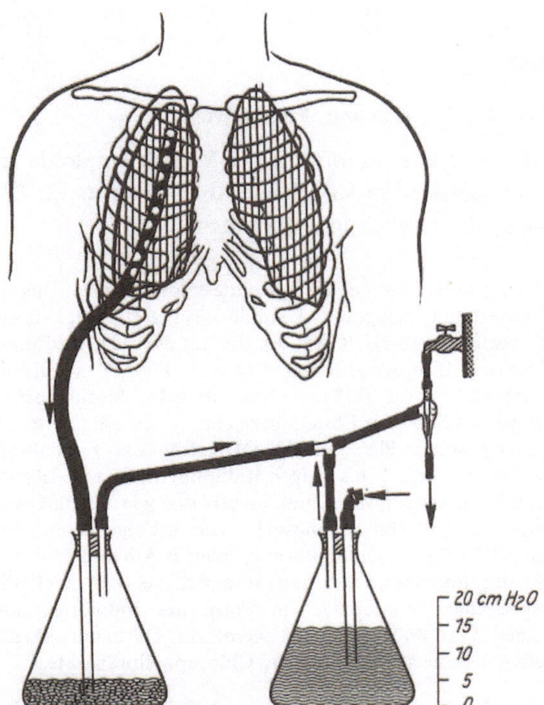

Abb. 7.5 Thoraxsaugdrainage mit dosiertem Sog. Dadurch werden Flüssigkeit und Luft aus der Pleurahöhle und gleichzeitig die Lunge zur Ausdehnung gebracht. Die Höhe des Sogs in cm/Wassersäule läßt sich mit Hilfe der vorgeschalteten Flasche regulieren. Der Sog wird durch eine elektrische oder eine Wasserstrahlpumpe erzeugt

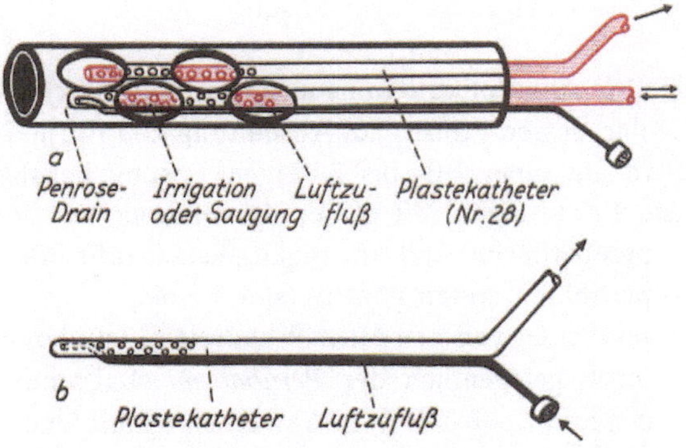

Abb. 7.6 *a* Saugung im Luftstrom, die zugleich auch als Spülsaugdrainage benutzt werden kann; *b* einfache Saugung im Luftstrom (Schlürfdrainage)

Luft zusammen »geschlürft« (v. BRÜCKE). Diese Saugung im Luftstrom benötigt neben dem eigentlichen Saugdrain noch ein Luftzufuhrdrain. Das Verfahren bewährt sich bei langwierigen Fistelungen in der Bauchhöhle (z. B. undichter Duodenalverschluß nach BILLROTH-II-Resektion, Dünndarm- und Gallenwegsfisteln) ganz ausgezeichnet und kann auch für frische Wundhöhlen (Mammaamputation, Strumaresektion, Amputationen, Fettbauchplastiken) nutzbar gemacht werden. Die Erfahrung lehrt, daß eine zusätzliche Keimbesiedlung der Wunde aus der angesaugten Luft nicht zu befürchten ist. Wir selbst benutzen für frische geschlossene Wundhöhlen heute nur noch die Vakuumdrainage nach dem REDON-Prinzip.

Straffe und lockere Tamponade

Für die früher in der Wundchirurgie häufig angewandte *straffe Tamponade* besteht heute kaum noch eine echte Indikation. Solche trockenen Mulltampons saugen sich rasch mit Eiter voll, leiten nicht mehr ab und werden so zur neuen Infektionsquelle. Das gilt auch für die *Beuteltamponade* nach MIKULICZ, bei der man den Wundgrund mit einer Gazelage auslegt (Beutel), die dann straff mit Mull ausgestopft wird und einen häufigeren Wechsel der Mulleinlage erlaubt.

Die straffe Tamponade hat heute eigentlich nur noch kurzfristig ihre Berechtigung zur Stillung kleinerer arterieller Blutungen bis zum Eintritt der spontanen Blutgerinnung und als komprimierende *Dauertamponade* für 6 bis 8 Tage bei unerreichbaren venösen Blutungen, wenn die örtliche oder allgemeine Situation eine Gefäßversorgung durch Ligatur oder Naht nicht zuläßt.

Eine weitere, heute noch akzeptable Indikation zur *lockeren Dauertamponade* mit Mullstreifen ist die Abdichtung von Spalträumen zwecks Erzeugung bindegewebiger Verklebungen, z. B. nach Entfernung eines Speiseröhrendivertikels am Halse, um, falls die Speiseröhrennaht nicht hält, der Mediastinitis vorzubeugen.

Feuchte Tamponade s. u.

7.3.5. Behandlung tiefer Wunden im Stadium der Reinigung

Zwischen Beherrschung der Wundinfektion und völliger Reinigung der Wundhöhle von allem devitalisierten Gewebe und Auskleidung aller Wundflächen, -taschen und -buchten mit Granulationen liegen Wochen. Besonders langwierig gestaltet sich die Abstoßung von Sehnen-, Faszien- und Knochensequestern. Die völlige Wundreinigung von allen Nekrosen und Fremdkörpern ist aber die Voraussetzung für abschließende Epithelisierung und fistelfreie Heilung. Von alters her besteht deshalb das Bedürfnis, die Demarkations- und Eliminationsvorgänge nicht mittendrin zum Erliegen kommen zu lassen, sondern sie im Gegenteil zu beschleunigen.

Dazu ist in jedem Fall eine optimale Gewebsdurchblutung Voraussetzung. Läßt deren Qualität nach, so wirkt sich das im Wundbereich hemmend auf den Reinigungsvorgang aus, die Granulationen werden schlaff und zeigen schmierige Beläge, die Wundabsonderung nimmt zu und bekommt oft einen üblen Geruch. Der Wundabstrich zeigt erneut eine Superinfektion mit Proteus, Pseudomonas, Koli oder Enterokokken. Neu gebildetes Randepithel und freie Hauttransplantate werden wieder zerstört.

Dieses Nachlassen der Wundreinigung kann unterschiedliche Gründe haben. Bei sehr langwierigem Verlauf geht die Intensität der Heilentzündung allmählich zurück, sie tritt in ein mehr chronisches Stadium *(verzögerte Wundheilung)*, wofür viele der auf S. 37 und S. 40 genannten Gründe die Ursache bilden können. Infolge gleichzeitigen Rückgangs der Hyperämie ist die optimale Ernährung des Wundgebietes nicht mehr genügend gewährleistet.

Therapeutisch kommt nun alles darauf an, die Wundhyperämie wieder anzuregen und die sich erneut bemerkbar machende Superinfektion niederzuhalten. Die dafür vorliegenden Behandlungsvorschläge sind äußerst zahlreich. Wir beschränken uns deshalb hier auf die ihnen zugrunde liegenden Prinzipien. Zunächst gilt es, alle allgemeinen und lokalen Schadfaktoren (S. 37 und S. 40) zu eliminieren, wobei der exakten Ruhigstellung des Wundgebietes besondere Bedeutung zukommt. Bei breit offenen Wunden macht man auch hier von der *feuchten Wundbehandlung* gern Gebrauch, um die Hyperämie anzuregen und die Exsudation aus der Wunde zu fördern. Das kann z. B. durch häufig zu wiederholende Anfeuchtung des locker in die Wunde eingelegten Mulls (sogenannte *feuchte Tamponade*) geschehen. Die dafür benutzten Flüssigkeiten sind zahlreich. Sowohl *isotonische* (0,9%ige) wie besonders auch *hypertonische* (2,0 g/100 ml) Natriumchloridlösung haben zwar eine starke osmotische Wirkung, bereiten dem Kranken aber Schmerzen. Wo zugleich eine Infektion mit Pseudomonas aeruginosa vorliegt, kann man *3%ige Borsäurelösung* benutzen, sie wird aber auch von den Patienten oft als unangenehm empfunden, deshalb soll man sie nur bis zur Beherrschung des Pseudomonas-aeruginosa-Infektes anwenden. *3%ige Wasserstoffperoxid-Lösung* ist nie zum Dauergebrauch geeignet, sondern nur, um Wunddetritus kurzfristig auszuschäumen. Am angenehmsten werden von den Kranken noch eine *hypotonische Natriumchloridlösung* (0,6 g/100 ml), Kamillen- und Arnikazubereitungen und abgekochtes Wasser empfunden. Die von FELLER angegebene *1-1-1-Lösung* besteht aus gleichen Teilen von

Acid. acetic.	0,25%
Hydrogen peroxidati	3,0 %
Nat. chlorat.	0,9 %

Wundantiseptika und Wundpulver

Alle die früher in unendlicher Vielfalt empfohlenen Wundantiseptika sind heute abzulehnen (s. S. 28), sie sind schädlich und überflüssig.

Dazu gehören, um nur die bekanntesten zu nennen: die auf 1% verdünnte Essigsaure-Tonerde-Lösung (Liquor Aluminii acetici 2. AB-DDR Anl. 6), die auf etwa 2% verdünnte Basische Bleiazetat-Lösung (Solutio Plumbi subacetici 2. AB-DDR), die 0,1%ige Quecksilber-II-Chlorid-Lösung (früher als Sublimat-Lösung bezeichnet), die 2%ige Phenol-Lösung (Solutio Phenoli 2. AB-DDR, früher als Karbolwasser bekannt), die 1- bis 3%igen Kaliumpermanganat-Lösungen, die Lösungen von Chinidinderivaten wie Vuzin, Optochin oder Sulfachin (Chinosol®, ferner 0,1%ige Zephirollösung, 0,25%ige Chloraminlösung, 70%iges Äthanol.

Zu den überflüssigen Wundantiseptika gehören auch die sogenannten Wundpulver in Form des Jodoforms und seiner Ersatzstoffe (Vioform, Xeroform, Dermatol), ferner fein pulverisierte Tierkohle und Chlorophyllpräparate.

Von EDLICH u. Mitarb. ist 1969 die Frage der chemischen Dekontaminierung von infizierten Wunden und Wundflächen einer erneuten Überprüfung unterzogen worden, wobei auf eine Jod abgebende *Polyvinylpyrrolidon-Jodlösung* (Povidone-Jodine[1] = Betadine®) hingewiesen wird. ŠVAB empfiehlt 1975 als starkes Lokalantiseptikum die *Peressigsäure* in 0,05 bis 0,2%iger wäßriger Lösung.

Ein altes Antiseptikum in neuer Form stellt *Noxytiolin*[2] dar, dessen Prinzip auf Abspaltung von Formaldehyd aus einer 1,0- bis 2,5%igen Lösung beruht. Erste Erfahrungen mit seiner Anwendung auf der Körperoberfläche und in zugänglichen infizierten Körperhöhlen lauten günstig (s. a. S. 141).

Bei uns findet von den alten Wundreizmitteln heute nur noch gelegentlich der *Perubalsam* (Balsamum peruvianum 2. AB-DDR) in Abwechslung mit feuchter Wundbehandlung Verwendung. Das Auswischen von Wunden mit verdünntem Jodspiritus (2. AB-DDR) halten wir nicht für vertretbar, desgleichen die Anwendung von 0,2- bis 1,0%iger Zinkchloridlösung.

Sehr beliebt ist auch die Einbringung von Saccharose *(Streuzucker)* in sich reinigende Wunden. Es wird dadurch eine starke Osmose und Sekretion

1 Hersteller: Purdue Frederick Comp., Norwalk, Conn. USA; Mundipharma GmbH Limburg/Lahn (Betaisodona)

2 Noxyflex; Geistlich Sons Ltd., Newton Bank, Chester/England

angeregt. Man soll aber nicht vergessen, daß Streuzucker nie keimfrei ist!
Eine neuartige Idee liegt dem sterilen, unlöslichen aber hochporösen Wundstreupulver *Debrisorb*[1] zugrunde. Vernetzte Dextranmoleküle mit Körnchendurchmesser 0,1 bis 0,3 mm sind hydrophil und stark quellfähig, sie entfalten eine starke Saugwirkung auf den Wundgrund, wodurch Wundsekret wie Mikroorganismen und andere Entzündungsmediatoren rasch absorbiert werden. Das Prinzip ist nur auf nässenden bzw. granulierenden Wundflächen wirksam. Keine Krustenbildung, zweimaliger Wechsel täglich wird empfohlen.

Enzymatische Nekrolyse

Um totes Gewebe, besonders Faszien, Sehnen, Haut, schneller zur Abstoßung zu bringen, kann man von der enzymatischen Abdauung (Nekrolyse) durch Pankreas- und Blut- bzw. Gewebsenzyme Gebrauch machen. Diese werden als Pulver in inaktivem Zustand geliefert und erlangen ihre verdauende Kraft erst bei Berührung mit der Wundflüssigkeit. Normal ernährtes Gewebe wird dadurch nicht angegriffen. Manche Präparate erzeugen ein leichtes Brennen auf der Wundfläche. Der Vorgang ist langwierig und unsauber.

Dauerberieselung, antibakterielle Spüldrainage

Während bei der feuchten Wundbehandlung je nach der Schnelligkeit der Abdunstung die erneute Anfeuchtung durch Begießen der Mullage erfolgen muß, ist das bei der Dauerberieselung nach CARRELL nicht erforderlich. Hierbei werden mehrfach gelochte dünne Drains bis in die Tiefe der Wunde eingelegt und über sie die Flüssigkeit unter Zwischenschaltung einer Tropfkugel eingebracht. Am bekanntesten ist dies Verfahren in Verbindung mit der *Dakinschen Hypochloritlösung*[2] geworden. Im ersten Weltkrieg sind stark nekrotisierende, eitrigjauchende Wunden sehr häufig so behandelt worden (v. GAZA), obwohl hier, neben der günstigen Spülwirkung, die chemische Gewebsschädigung nicht zu unterschätzen ist.
Das Prinzip der Dauerberieselung hat heute durch die lokale Anwendung hochwirksamer Antibiotika eine wertvolle Neubelebung erfahren in Form der *antibakteriellen Spüldrainage* (s. S. 137). Hierbei wird Antibiotikalösung benutzt, die durch perforierte Plastikkapillaren kontinuierlich in das mit Mull locker ausgelegte infizierte Wundgebiet eingebracht wird. Die mechanische Spülwirkung ist hier mit einer bakteriostatischen Wundoberflächenbehandlung im Sinne einer möglichst schnellen Keimverarmung der Wunde kombiniert. So werden Entzündungsprodukte, zerfallenes Gewebe und Erreger ständig entfernt und gelangen nicht zur Resorption. Die Begleitentzündung des umliegenden Gewebes klingt schnell ab, so daß eine phlegmonöse Ausbreitung bei frischen Wunden vermieden wird. Die Abwehrreaktionen des Körpers treffen dadurch auf ein schon weitgehend keimverarmtes Wundgebiet, so daß der Bindegewebsneubildung nichts im Wege steht. Das Verfahren eignet sich sowohl für ganz frische infizierte Wunden, infizierte offene Frakturen, Sehnenscheiden- und Hohlhandphlegmonen, die akute hämatogene Osteomyelitis, als auch Gelenkinfekte, Pleuraempyeme, große Abszeßhöhlen und chronische Knocheninfekte. Die Spüldrainage wird bis zur völligen Beherrschung der Wundinfektion fortgesetzt, oft wochenlang, bei chronischen Knocheninfekten auch länger. Bei allen feuchten Wundbehandlungen soll die gesunde Umgebung durch einen Anstrich mit Zinkpaste vor Mazeration geschützt werden.

Salbenverbände

Von *Salben* machen wir in der Reinigungsperiode der Wunde keinen Gebrauch. Ganz besonders überflüssig ist die in den 30er Jahren mit soviel Reklameaufwand eingeführte *Lebertransalbe* nach LÖHR, von der bald ein impertinenter Trangeruch ausgeht und deren so hoch gepriesener Vitamingehalt (Vitamin A und D) für den Wundheilungsprozeß nicht von Bedeutung ist.
Zur Anregung der Granulationsbildung und Randepithelisierung werden seit Jahrzehnten noch Salben mit 1 bis 8% Scharlachrot oder mit 2% Pellidol (Diazethylaminoazotoluol 2. AB-DDR) empfohlen. Ob ihnen ein praktischer Nutzen innewohnt, möchten wir bezweifeln. Auf keinen Fall darf man etwa im Vertrauen auf ihre Wirkung viel Zeit vertun und eine erforderliche Hauttransplantation aufschieben.

Wir benutzen Salben nur, wo oberflächliche Granulationsflächen frei liegen, wie das bei sehr ausgedehnten Wunden und nach Verbrennung 3. Grades der Fall ist und ihre Deckung durch autologe Spalthaut – notfalls temporär mit konservierter Haut – noch nicht möglich ist.
Der Salbenverband hat hier den Zweck, die Granulationen vor Austrocknung und Superinfektion zu schützen und soll deshalb in einer reizlosen Salbengrundlage ein lokal hochwirksames Antibiotikum

1 Deutsche Pharmazia GmbH., Freiburg/Brsg.
2 *Dakinsche Hypochloritlösung* wird apothekenmäßig durch Umsetzung von Chlorkalk mit Natriumkarbonat in wäßriger Lösung und Neutralisation mit Borsäure hergestellt. Die Lösung enthält etwa 0,5 bis 0,6% Natriumhypochlorit, entsprechend 0,35% wirksames Chlor. Die Lösung sollte nicht länger als etwa eine Woche aufbewahrt werden.

enthalten. Als Verbandmaterial empfiehlt sich *weitmaschiger Gittertüll.* Oft werden die Granulationen darunter glasig und hypertroph. Dann ist es Zeit, wieder zu feuchten Verbänden (s. o.) zurückzukehren.
Wo es die örtliche Situation erlaubt, kann man zu *Wundbädern* übergehen, die die Wundreinigung ebenfalls gut fördern. Dem Badewasser sind Kaliumpermanganat oder Wasserstoffperoxid als milde Desinfizienzien zuzusetzen, desgleichen soviel Natriumchlorid, daß annähernd eine isotone (0,9%ige) Lösung entsteht. Auf die Entkeimung der benutzten Badewannen und -schüsseln ist peinlich zu achten (Pseudomonas aeruginosa!). Desgleichen darauf, daß **Ärzte und Pflegepersonal bei Verbänden die Wunden nie mit den Fingern berühren** *(»no touch-Technik«),* **auch nicht mit behandschuhten Fingern! Alles, was an und in der Wunde geschieht, erfolgt mit Instrumenten.**

7.3.6. Epitheldeckung großer Granulationsflächen

Wenn die Wundreinigung beendet ist und die Tiefen und Buchten der Wunde sich nach Granulationsbildung geschlossen haben, dann ist ein subinfektiöser Zustand eingetreten und der Zeitpunkt gekommen, um schmale oder spaltförmige Restwunden mit einigen Heftpflasterstreifen oder Sekundärnähten zu schließen. Ein restlicher schmaler Wundsaum wird bald durch Randepithelisation überdeckt. Damit ist dann der Abschluß der Wundheilung endgültig erzielt.
Großflächige Granulationsgebiete nach ausgedehnten Wunden bedürfen aber ebenso wie gesäuberte große Verbrennungswunden 3. Grades der künstlichen Epitheldeckung durch freie Hauttransplantation oder gestielte Hautlappen. Je früher dies vorgenommen wird, desto besser. Von Hand geschnittene oder besser mit dem elektrischen Dermatom entnommene THIERSCH-Lappen sind dazu besser geeignet als REVERDIN-Läppchen. Je dünner die Transplantate sind, desto günstiger ist es für ihre Anheilung. Wo es nicht möglich ist, alle Granulationsflächen sofort mit Epithel zu decken, dient als Zwischenlösung ihre temporäre Abdeckung mit einem synthetischen, nicht textilen, zweischichtigen Hautersatz mit einseitig verdichteter Oberfläche (SYSpurderm®[1], Epigard®[2]).

1 VEB Synthesewerk Schwarzheide DDR
2 Parke, Davis und Comp., Freiburg/Brsg.

Sehr gut eignen sich auch maschinell als Gitter zugerichtete autologe Hauttransplantate (mesh graft), die sich so um das 5- bis 9fache vergrößern lassen. Eine sekundär heilende Wunde spontan ausheilen zu lassen, muß als antiquiert bezeichnet werden (ROBSON u. Mitarb.).
Zur *Vorbereitung auf die Transplantation* muß man 2 bis 3 Tage zuvor alle Salbenverbände weglassen und Umschläge mit z. B. 1-1-1-Lösung (s. S. 110) machen, damit auf ein keimarmes Granulationsgewebe transplantiert wird.

7.3.7. Chronische Wunden (Narbengeschwüre)

Wenn man solche großen Granulationsflächen nur der Randepithelisation überlassen will, dauert die Überhäutung außerordentlich lange. Oft läuft man dabei Gefahr, daß im Zentrum chronische Wunden (Narbengeschwüre, Ulzera) entstehen mit all ihren ungünstigen Folgen (s. S. 91). Um hier noch eine Epithelisierung durch autoplastische Transplantate zu erzielen, ist es oft notwendig, das ganze Geschwür mit seinem narbigen Grund auszuschneiden und den Defekt möglichst mit einem gut ernährten Hautlappen (Überkreuzlappen vom anderen Bein, gestielter Bauchwandlappen, Rollappen nach FILATOW) zu decken. Wo das nicht möglich ist, muß man nach Ausschneidung auf die freie Überpflanzung dünner Spalthautlappen zurückgreifen. Auch wenn das Transplantat angeht, sind solche ehemaligen Geschwürsflächen immer Stellen geringer Belastbarkeit. Oft bilden sich wieder neue Ulzera an alter Stelle. Eine zusätzliche *Grenzstrangresektion* kann an Gliedmaßen hilfreich sein. Auch wo es sich um Wunden nach Einwirkung chemischer Stoffe (Säuren, Alkalien) oder nach Strahleneinwirkung handelt, ist die Wundheil- und Epithelisierungstendenz äußerst dürftig und die Entstehung von Narbengeschwüren nicht selten.

7.3.8. Wunddiphtherie (s. Abb. 4.3)

Die Infektion chronischer Wunden mit Diphtherieerregern ist im Frieden selten, im 2. Weltkrieg war sie häufiger anzutreffen. Die Infektion erfolgt auch hier direkt in die Wunde. Ihre Ränder sind leicht infiltriert und livide gerötet. Die Granulationen werden schlaff und schmierig, häufig etwas überschießend. Besonders betroffen sind Menschen in schlechtem Allgemeinzustand (KILLIAN, ORTEL, HINTZEN: Einzelheiten s. S. 186).

7.3.9. Wundscharlach

Bei chronischen Verbrennungswunden ist bei Kindern gar nicht selten (1 bis 2%) mit dem Auftreten eines Wundscharlachs zu rechnen. Erwachsene sind weniger gefährdet. Die Streptokokkeninfektion erfolgt stets über die Wundfläche. Das Exanthem beginnt in der Wundumgebung, die Inkubationszeit beträgt nach GUBER (1954) nur etwa 2 Tage. Das Exanthem weist ein positives Auslöschphänomen[1] auf. Den letzten Beweis liefert die nach 2 bis 3 Wochen einsetzende großlamellöse Schuppung an Händen und Füßen. Der Wundscharlach ist ein echter Scharlach, trotz negativen Rachenabstriches und fehlender Scharlachangina. Alle vom Scharlach bekannten Nachkrankheiten und Komplikationen, wie Otitis media, Nephritis, Rheumatismus können auftreten. Unter Penizillinbehandlung ist der Verlauf heutzutage immer leicht, fast abortiv.

Differentialdiagnostisch ist an Arzneimittel- und toxisches Exanthem zu denken. Der Wundabstrich und das positive Auslöschphänomen sichern die Diagnose. Strenge Isolierung ist notwendig. Die Erkrankung ist meldepflichtig.

7.3.10. Lokaler Abszeß nach Pockenschutzimpfung

Er ist äußerst selten und darf nicht mit einer lokalen starken Schwellung im Impfgebiet (Hügelreaktion) verwechselt werden. Sofern es sich um eine beginnende Einschmelzung handelt, sollte bis zum 11. Tag nach der Vakzination, also solange eine Allgemeinreaktion von der Impfung möglich ist, nur intensiv allgemein mit Antibiotika behandelt werden. Kommt es zur Abszeßbildung, steht danach einer Inzision nichts im Wege (EHRENGUT).

Literaturverzeichnis

Böhler, J., Persönliche Mitteilung 1976

Böhler, L., Wundbehandlung und Störungen der Wundheilung. Münch. med Wschr. *97* (1955) 1247–1251

v. Brücke, H. G., Prinzip und Technik des Saugens im Luftstrom. Langenbecks Arch. klin. Chir. *289* (1958) 146

Edlich, R., I. Custer, I. Madden, A. S. Dajani, W. Rogers und *O. H. Wangensteen*, Studies in management of the contaminated wound III. Amer. J. Surg. *118* (1969) 21–30

Ehrengut, W., Die Therapie von Pockenimpfkomplikationen. Dtsch. med. Wschr. *93* (1968) 2493

Feller, I., und *C. Archambeault*, Nursing the burned patient. Ann. Arbor Michigan 1973 (Selbstverlag)

v. Gaza, W., Grundriß der Wundversorgung und Wundbehandlung. Springer, Berlin 1921

Georg, H., K. Kochberg, H. Krebs und *St. Wysocki*, Aufgeschobene Primärversorgung: klinische, tierexperimentelle bakteriologische und histologische Untersuchungsergebnisse. Langenbecks Arch. klin. Chir. *311* (1965) 413

Gross, A., D. E. Cutright und *S. N. Bhaskar*, Effectivness of pulsating water jet lavage in treatment of contaminated crushed wounds. Amer. J. Surg. *124* (1972) 373–377

Guber, J., Beitrag zur Frage des Wundscharlachs. Langenbecks Arch. klin. Chir. *277* (1954) 523

Hintzen, R., Lacrupin in der Behandlung der Wunddiphtherie. Zbl. Chir. *78* (1953) 466

Kaufner, H. K., und *B. Friedrich*, Erhöht eine längere Liegezeit der REDON-Drainagen das postoperative Infektionsrisiko? Chirurg *45* (1974) 137–138

Killian, H., Wunddiphtherie, Klin. Wschr. *21, 36* (1942)

Kinzl, L., A. Müller, D. Wolter und *C. Burri*, Strömungsphysikalische Untersuchungen neuer chirurgischer Saugdrainagen. Chirurg *47* (1976) 43–46

Lexer, E., Die Wunddiphtherie. Zbl. Chir. *62* (1935) 2322

–, und *E. Rehn*, Lehrbuch der allgemeinen Chirurgie, 22. Aufl. Enke, Stuttgart 1957

Magee, C. H., G. T. Rodeheaver, G. T. Golden, J. Fox, M. T. Edgerton und *R. F. Edlich*, Potentiaton of wound infection by surgical drains. Amer. J. Surg. *131* (1976) 547–549

Ortel, S., Über das Vorkommen von Diphtheriebakterien in Kriegswunden, ihre Bedeutung für die Wundheilung und den Organismus und ihre Bekämpfung. Med. Diss., Greifswald 1944

Pietsch, P., Anwendung und Ergebnisse der »Dringlichkeit mit aufgeschobener Operation« bei 116 Patienten. Zbl. f. Chir. *94* (1969) 1325–1332

Robson, M. C., R. C. Shaw und *I. P. Heggers*, The reclosure of postoperative incisional abscesses based on bacterial quantification of the wound. Ann. of Surg. *171* (1969) 280–282

Rodeheaver, G. T., D. Pettry, I. G. Thacker, T. Edgerton und *R. F. Edlich*, Wound cleansing by high pressure irrigation. Surg. Gynec. Obstet. *141* (1975) 357–362

Struck, H., H. Brüchle und *H. I. Hernandez-Richter*, Experimentelle Untersuchungen zur aufgeschobenen Primärversorgung bei der Wundbehandlung. Langenbecks Arch. klin. Chir. *324* (1969) 165–173

Švab, I., Anwendung der Peressigsäure zur Behandlung einiger chirurgischer Entzündungen und Komplikationen. Chirurg *46* (1975) 20–22

Tarbiat, S., und *L. Grün*, Bakteriologische Untersuchungen von Erde- und Unfallwunden zur Feststellung der heutigen Verbreitung des Welch-Fraenkel'schen Gasbrandbazillus in der Natur. Langenbecks Arch. klin. Chir. *313* (1965) 698

Wheeler, C. B. und Mitarb., Side effects of high pressure irrigation. Surg. Gynec. Obstet. *143* (1976) 775–778

Wruhs, O., Zur Frage der aufgeschobenen Wundversorgung. Münch. med. Wschr. (1963) 1766

---

1 *Auslöschphänomen bei Scharlach:* Abblassen des Exanthems nach örtlicher Injektion von normalem Serum oder Serum eines Scharlachrekonvaleszenten.

8. Wundinfektion und Chemotherapie

8.1. Wundinfektion und Chemotherapie aus bakteriologischer Sicht

S. ORTEL

8.1.1. Wirkung von Chemotherapeutika auf die Erreger der Wundinfektion

Um die Wirkungsweise von Chemotherapeutika auf Bakterien besser verstehen zu können, sollen zunächst die wichtigsten Beobachtungen, die bei dem Wachstum von Bakterien in einer Kultur auftreten, erläutert werden. Wird z. B. eine Nährbouillon mit einer geringen Zahl von Bakterien beimpft und anschließend bei 37°C bebrütet, kann man innerhalb bestimmter Zeitabstände verschieden hohe Keimzahlen messen. In der Latenz oder »lag«-Phase (Abb. 8.1) ist noch keine größere Vermehrung festzustellen, erst in der Beschleunigungsphase (B) und der logarithmischen Wachstumsphase (C) finden wir die höchsten Keimzahlen. In der danach folgenden Verzögerungsphase (D), der stationären Phase (E) und der Absterbephase (F) tritt Stillstand der Keimvermehrung und Absterben der Keime ein. Das

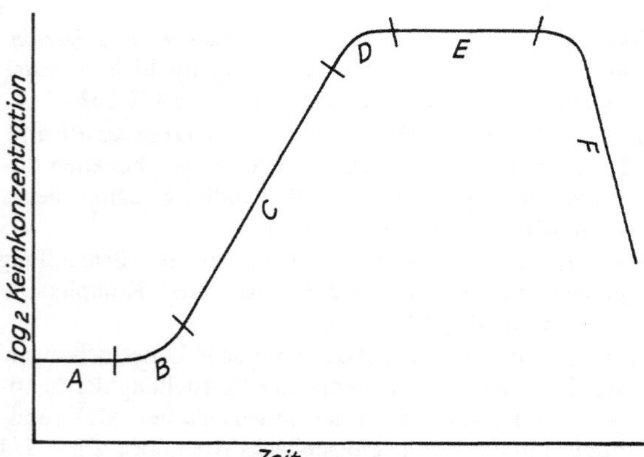

Abb. 8.1 Vermehrungskurve von Bakterien. Erläuterungen siehe im Text. (Aus: JAWETZ, MELNICK und ADELBERG: Med. Mikrobiologie. Springer-Verlag. Berlin-Göttingen-Heidelberg 1963)

Absterben der Mikroorganismen kann dadurch erklärt werden, daß in solchen Stadien der Nährstoff aufgebraucht ist oder aber sich toxische Produkte gebildet haben.

Diese in der Abbildung 8.1 demonstrierte Stoffwechselaktivität der Bakterien spielt auch für den Angriff eines Chemotherapeutikums eine entscheidende Rolle. Im allgemeinen sind aktive und rasch wachsende Keime gegenüber Antibiotika und Sulfanilamiden viel empfindlicher als solche, die sich in einer Ruhephase befinden. Werden die Keime in ihrer Vermehrung nur gehemmt, spricht man von einem *bakteriostatischen Effekt;* ein *bakterizider* Effekt tritt dann ein, wenn Keime durch derart hohe Dosen getroffen werden, daß sie zur Abtötung führen. *Eine Bakterizidiewirkung ist immer an die Vermehrungsphase eines Erregers gebunden.*

8.1.1.1. Resistenz

Die Resistenz von Bakterien gegenüber Antibiotika und Sulfanilamiden steht heute im Mittelpunkt des Interesses bei Klinikern und Mikrobiologen. Es gibt verschiedene Arten einer Resistenz und auch mehrere Möglichkeiten, die zu einer Resistenzentwicklung führen können. Grundsätzlich müssen wir unterscheiden zwischen der *natürlichen* und der *erworbenen* Resistenz.

Eine *primäre, natürliche Resistenz* eines Krankheitserregers wird dann beobachtet, wenn bei der Unterschiedlichkeit der Erregerarten ein bestimmtes Antibiotikum nicht sämtliche grampositive und gramnegative Erreger erfaßt. Primär resistente Bakterienstämme gibt es schon innerhalb einer Erregergruppe und auch innerhalb einer Keimpopulation sensibler Bakterien, z. B. bei den Staphylokokken, den Kolibakterien, bei Pseudomonas- und Proteusbakterien, Tuberkulosebakterien u. a. Durch einen gesteigerten Gebrauch eines bestimmten Antibiotikums in einer Klinik oder auf einer Krankenstation kann es innerhalb solcher Erregerstämme zu einer Selektion kommen, und zwar in dem Sinne, daß die resistenten Keime der Bakterienpopulation im Laufe der Zeit das

Übergewicht gewinnen. Derartige Beobachtungen über die Zunahme resistenter Keime, insbesondere der penizillinresistenten und penizillinasebildenden Staphylococcus-aureus-Stämme, der antibiotikaresistenten Koli- und Proteusbakterien, Klebsiellen und Pseudomonas-Stämme, sind in den vergangenen Jahren in der ganzen Welt gemacht worden. Die Verschleppung dieser resistenten Erreger in einer Klinik (z. B. durch gesunde Keimträger, durch Wäsche, Verbandzeug, Luft und Staub) hat zu einer Form des Hospitalismus (s. S. 144) geführt. Gegen Antibiotika resistente Keime können sich auch infolge *Adaptation* ausbilden. Dies geschieht dann, wenn längere Zeit ein Antibiotikum in subbakteriostatischer Dosis auf ein Bakterium einwirkt. Eine solche Resistenzentwicklung, die im In-vitro-Versuch gut demonstriert werden kann, ist reversibel. Der Resistenzentwicklung durch Adaptation kommt auch aus diesem Grunde für die Verbreitung resistenter Keime keine oder nur eine untergeordnete Bedeutung zu. Auf Grund unterschiedlicher Vorgänge bei dieser Art der Resistenzentwicklung lassen sich 2 Typen des Resistenzanstieges unterscheiden, und zwar die Entwicklung vom Penizillintyp und die Resistenzentstehung vom Streptomyzintyp (Abb. 8.2).

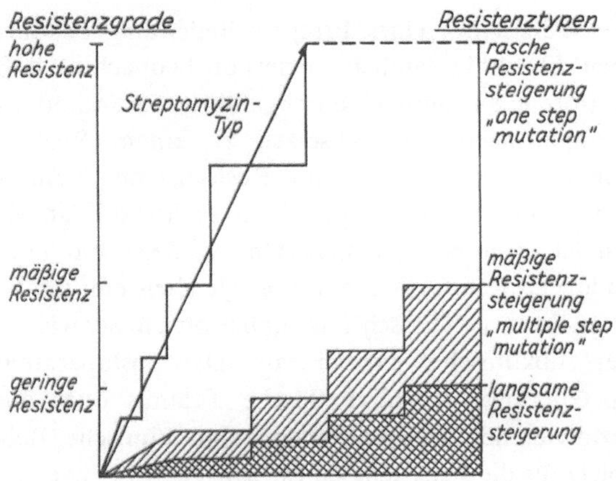

Abb. 8.2 Resistenzgrade und Resistenztypen. (Aus: Walter und Heilmeyer: Antibiotika-Fibel, G. Thieme, Stuttgart 1956)

Beim *Penizillintyp* entwickelt sich die Resistenz in mehreren nacheinander sich vollziehenden Schritten und erreicht zumeist nur niedrige bzw. mittlere Resistenzgrade (multi-step-mutation). Beim *Streptomyzintyp* kommt es bereits beim ersten Mutationsschritt zu mittleren und hohen Resistenzsteigerungen (one-step-mutation). Aus diesen Feststellungen resultiert, daß bei Anwendung eines Chemotherapeutikums immer eine Selektionswirkung derart eintreten wird, daß auch im Organismus nur solche Keime überleben und sich vermehren, die über bestimmte Resistenzmechanismen verfügen. Dies hat zur Folge, daß in einem Infektionsgebiet oft recht schnell eine Verschiebung innerhalb einer Bakterienpopulation von antibiotikasensiblen zu antibiotikaresistenten Keimen eintreten kann. Liegt die Höhe der Resistenz der Keime über dem therapeutisch zu erzielenden Wirkstoffspiegel, so kann eine Therapie mit dem Antibiotikum, gegenüber dem eine Resistenz besteht, keinen Erfolg bringen. Eine sinnvolle Weiterführung einer antibiotischen Therapie erfordert zunächst eine Feststellung des verantwortlichen Erregers und eine erneute Resistenzbestimmung gegen weitere Antibiotika. Nach diesem Ergebnis muß sich dann die Wahl des Antibiotikums richten.
Eine andere Möglichkeit der Resistenz ist dadurch gegeben, daß vom Mikroorganismus ein Enzym gebildet wird, welches in der Lage ist, ein Antibiotikum zu inaktivieren oder abzubauen, z. B. *Penizillinasen* oder *β-Lactamasen*. Weiterhin kann die Resistenz dadurch bedingt sein, daß die Zellwandpermeabilität des Bakteriums so verändert ist, daß das Antibiotikum nicht angreifen kann. In neuerer Zeit ist den genotypisch fixierten Anlagen der Resistenz, die durch spontane Mutation entstehen oder durch den Übertritt genetischen Materials von antibiotikaresistenten auf antibiotikasensible Keime übertragen werden können, erhöhte Aufmerksamkeit gewidmet worden. Solche Vorgänge vollziehen sich zumeist durch Konjugation zwischen einem Donor und einem Rezipienten (Abb. 8.3 und 8.4). Von großer Bedeutung für die Resistenzentwicklung bei Bakterien sind heute die Untersuchungen über den *»resistance*

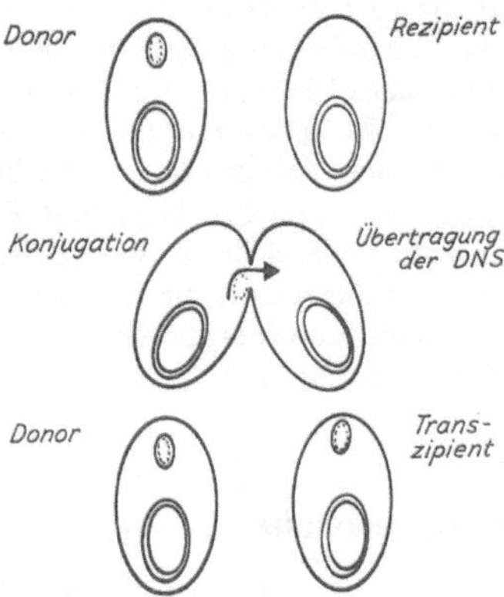

Abb. 8.3 Schematische Darstellung einer Konjugation. (Aus: Gentamyzin-Symposium Düsseldorf 1976. Urban & Schwarzenberg)

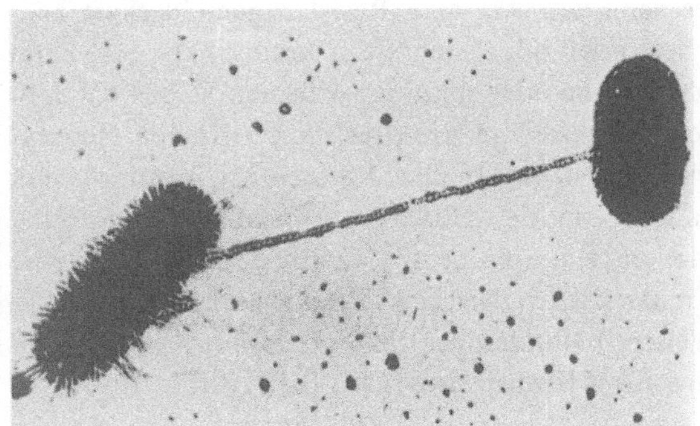

Abb. 8.4 Elektronenoptische Aufnahme einer Konjugation (Brinton, C. et al., Univ. of Pittsburgh). (Aus: Gentamycin-Symposium Düsseldorf 1976. Urban & Schwarzenberg)

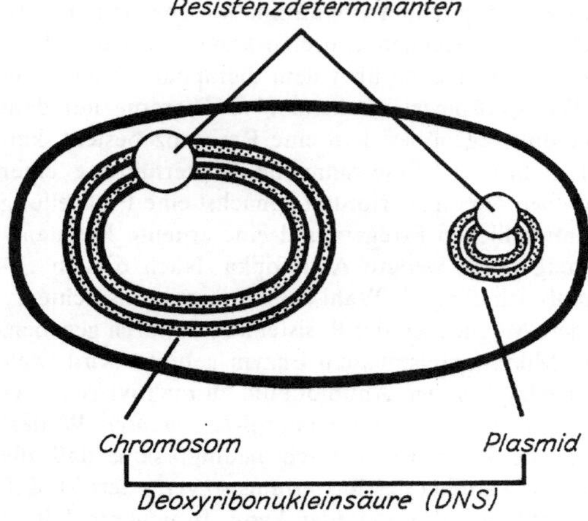

Abb. 8.5 Resistenzdeterminanten bei resistenter Bakterienzelle. (Aus: Gentamycin-Symposium Düsseldorf 1976. Urban & Schwarzenberg)

transfer factor« (RTF). Dieser Faktor kann neben dem Bakterienchromosom autonom im Plasma vorliegen und sich selbständig bei der Konjugation übertragen (Abb. 8.5). Solche Erbträger nennt man *Plasmide.* Auf diese Weise können sogar Mehrfachresistenzen von Keim zu Keim übertragen werden. Obwohl derartige Befunde der Übertragung einer Mehrfachresistenz durch Plasmide heute insbesondere erst bei Enterobakterien erhoben worden sind und als *infektiöse Resistenz* bezeichnet werden, ist diese Art der Übertragung einer Mehrfachresistenz auch schon von E. coli auf Pseudomonas aeruginosa festgestellt worden, jedoch noch nicht bei Staphylokokken und Enterokokken. Die Bedeutung der plasmidalen Resistenz liegt darin, daß diese Resistenzen multipel sind, die Frequenz der Übertragung hoch ist und die notwendigen Kontaktzeiten zwischen Donor und Rezipient klein sind.

8.1.1.2. Kreuzresistenz

Von Bedeutung für die Therapie infektiöser Prozesse ist heute bei den oft gleichen Wirkungsspektren verschiedener Antibiotika auch die zwischen einzelnen Antibiotika beobachtete Kreuzresistenz. Hierunter verstehen wir eine Resistenzgemeinschaft zwischen zwei oder mehreren Antibiotika. Sie kann doppelseitig oder einseitig vorliegen. So besteht z. B. eine doppelseitige Kreuzresistenz zwischen Neomyzin und den Antibiotika Kanamyzin, Paromomyzin und den in der UdSSR entwickelten Antibiotika Monomyzin, Spirolisin, Myzerin; ferner gibt es eine Kreuzresistenz zwischen Colistin und Polymyxin B. Weitere Befunde über das Vorkommen doppel- und einseitiger Kreuzresistenz s. Tabelle 8.1.

8.1.1.3. Persistenz

Neben der Resistenz von Bakterien gegenüber Antibiotika und Sulfanilamiden hat in den letzten Jahren die »Persistenz« eines Erregers Bedeutung bekommen. Es wurde nämlich wiederholt beobachtet, daß es trotz einer sinnvoll durchgeführten Antibiotikatherapie nach dem Absetzen zu einem Rezidiv kommen kann, obwohl eine Resistenz des Keimes gegen ein Chemotherapeutikum nicht vorliegt. Es handelt sich bei der Persistenz zumeist um eine endogene Reinfektion mit dem gleichen empfindlichen Erreger. Klinisch liegt dabei oft ein schwelender subklinischer Prozeß vor. Die postoperative Späteiterung, der idiopathische Tetanus oder die rezidivierende Herpesinfektion sind klinische Beispiele für die Persistenz eines Erregers. Eine chemotherapeutische Beeinflussung persistierender Keime ist schwer. Die experimentellen Arbeiten, die sich auf eine Anregung der unspezifischen Resistenz, auf eine Kortikoidapplikation, eine Vakzinierung oder auf die Anwendung von Antibiotikakombinationen erstreckten, haben bisher zu keinen Erfolgen geführt. Man nimmt an, daß der körpereigenen Abwehr bei der Beseitigung der *»Persister«* eine besondere Bedeutung zukommt. Für die Behandlung infektiöser Prozesse und für die Verhütung der Entwicklung persistenter Keime dürfte daher die hoch dosierte und ausreichend lange durchgeführte Chemotherapie die wirkungsvollste Maßnahme sein.

Tabelle 8.1 Kreuzresistenzen zwischen Antibiotika

	Doppelseitig
Neomyzingruppe	Aminosidin, Kanamyzin, Monomyzin, Myzerin, Spiralisin, Paromomyzin
Polymyxingruppe	Colistin Polymyxin E
Tetrazyklingruppe	Tetrazyklin, Oxy TC, Chlor TC, Demythyl-TC, Pyrrolidino TC
Erythromyzingruppe	Oleandomyzin, Spiramyzin, Carbomyzin
Penizillin G	Penizillin V, Phenethizillin
Methizillin	Oxazillin, Cloxazillin
Ampizillin	Penizillin G (für Staphylokokken)
	Einseitig
Kanamyzin	Streptomyzin
Paromomyzin	Streptomyzin
Streptomyzin	Neomyzin, Framyzetin, Viomyzin, Kanamyzin

8.1.2. Antibiotika

Von den vielen tausend bisher entdeckten antibiotischen Wirkstoffen haben zur Zeit nur etwa 100 klinisch-therapeutische Bedeutung erlangt. Ihr Wirkungsspektrum umfaßt heute aber schon fast alle bakteriellen Infektionserreger, Pilze, Rickettsien und Protozoen werden von vielen neu entwickelten Substanzen ebenfalls angegriffen. Auch gegen Tumoren sind schon therapeutisch wertvolle antibiotische Substanzen entwickelt worden, z. B. das Bleomyzin, Actinomyzin, Rubidomyzin, Puromyzin. Neuentwicklungen von Antibiotika werden durch eine gelenkte Biosynthese erzielt, besonders auf dem Gebiete der halbsynthetischen Penizilline. Neuentwicklungen auf dem Gebiete der Aminoglykosidantibiotika (z. B. Sisomizin und Amikazin) und den Cephalosporinen und Cephalomycinen wird vermehrte Aufmerksamkeit geschenkt. Auf Grund der Unterschiedlichkeit ihrer Herkunft (z. B. aus Penizilliumarten, Streptomyzeten oder Bakterien gewonnen), ihrer antibakteriellen Wirkung (Wirkung gegen grampositive oder gramnegative Erreger), ihrem Wirkungsmechanismus (Hemmung der Zellwandsynthese, der Proteinsynthese, Wirkung auf die Zytoplasmamembran und andere), der chemischen Struktur (Polypeptide, Polyene, Aminoglykoside und andere) sowie ihres therapeutischen Einsatzes können die Chemotherapeutika nach verschiedenen Gesichtspunkten klassifiziert werden.

Eine Einteilung von Chemotherapeutika, die vorwiegend praktischen Bedürfnissen angepaßt ist, geben WALTER/HEILMEYER (Antibiotika-Fibel, 4. Aufl. 1976).

1. *Sulfonamide*
Kurzzeitsulfonamide, z. B.: Sulfanilamid, Sulfathiazol, Sulfisomidin, Sulfacarbamid, Sulfafurazol;
Mittelzeitsulfonamide, z. B.: Sulfadiazin, Sulfamethoxazol;
Langzeitsulfonamide, z. B.: Sulfamethoxypyridazin, Sulfadimethoxin, Sulfamoxol, Sulfametin, Sulfaphenazol, Sulfaperin, Sulfamethoxydiazin;
schwerresorbierbare Sulfonamide, z. B.: Formosulfathiazol;
Sulfonamid-Kombinations-Präparate, z. B.: Sulfamethoxazol-Trimethoprim, Sulfonamid-Nitrofurantoin.

2. *Synthetische Chemotherapeutika mit begrenztem Indikationsbereich bei Harnwegsinfektionen*
Nalidixinsäure, Nitrofurantoin und weitere Furan-Derivate; Oxolonsäure.

3. *Klassische Breitband-Antibiotika*
Chloramphenicol, Thiamphenicol;
Tetracycline: Tetracyclin, Oxytetracyclin, Chlortetracyclin, Demethylchlortetracyclin, Rolitetracyclin, Methacyclin, Doxycyclin, Minocyclin.

4. *Penicilline*
Penicillin G und Penicillin-G-Derivate (Depot-Präparate), Oral-Penicilline, Penicillin V;
Halbsynthetische Penicilline mit klassischem Wirkungsspektrum
Phenethicillin, Azidocillin, Propicillin;
penicillinasefeste Penicilline;
Methicillin, Oxacillin, Cloxacillin, Dicloxacillin, Flucloxacillin;
Breitspektrum-Penicilline
Ampicillin, Hetacillin, Carbenicillin, Epicillin, Ciclacillin, Amoxicillin, Pivampicillin, Carindacillin, Ticarcillin;
Penicillin-Kombinationen
Ampicillin + Isoxazolylpenicilline, Carbenicillin + Isoxazolylpenicilline.

5. *Cephalosporine*
Klassische Cephalosporine: Cephalosporin C, Cephalothin, Cephaloridin;
Oral-Cephalosporine: Cephaloglycin, Cephradin, Cephalexin;
Cephalosporin-Derivate: Cefazolin, Cephacetril, Cephapirin, Cephanon u. a.

6. *Aminoglycosid-Antibiotika*
Gentamicin, Kanamycin und Derivate Neomycin/Framycetin, Paromomycin/Aminosidin, Sisomicin, Spectinomycin, Streptomycin und Derivate, Tobramycin.

7. *Antibiotika mit begrenztem Wirkungsbereich vorwiegend gegenüber gramnegativen Keimarten*
Polymyxin-Gruppe: Polymyxin B (Polymyxin E), Colistin.

8. *Antibiotika mit begrenztem Wirkungsbereich vorwiegend gegenüber grampositiven Keimarten*
Makrolid-Antibiotika: Erythromycin, Oleandomycin, Spiramycin, Carbomycin, Kitasamycin;
Steroid-Antibiotika: Fusidinsäure;
weitere Antibiotika: Lincomycin-Clindamycin, Ristocetin, Novobiocin, Vancomycin.

9. *Antibiotika für vorwiegend oberflächliche lokale Anwendung*
Peptolid-Antibiotika: Staphylomycin, Pristinamycin, Mikamycin;
Polypeptid-Antibiotika: Bacitracin, Amphomycin, Tyrothricin;
weitere Antibiotika: Xanthocillin.

10. *Ansamycine*
Rifamycine: Rifamycin SV, Rifamid, Rifazin, Rifampicin.

Tabelle 8.2 Wirkungsspektrum der einzelnen Antibiotika (aus PATSCH, Antibiotika-Ratgeber, 3. Auflage. VEB G. Fischer, Jena 1975)

Mikroorganismen	*1. Grampositive Kokken* Staphylococcus aureus (mit Penizillinasebildung)	Staphylococcus aureus (ohne Penizillinasebildung)	Streptococcus pyogenes	Streptococcus faecalis	Streptococcus viridans	Diplococcus pneumoniae	*2. Gramnegative Kokken* Neisseria meningitidis	Neisseria gonorrhoeae	*3. Grampositive Stäbchen* Clostridium tetani	Clostridium perfringens	Corynebacterium diphtheriae	Listeria monocytogenes	Mycobacterium tuberculosis	*4. Gramnegative Stäbchen* Bacteroides (Genus)	Bacteroides melaninogenicus	Brucelleae	Escherichia coli	Fusobacterium (Genus)	Haemophilus influenzae	Bordetella pertussis	Klebsiella pneumonieae	Pasteurelleae	Proteus	Pseudomonas aeruginosa	Salmonelleae	Shigelleae	Sphaerophorus funduliformis	Sphaerophorus gulosis, freundii, pyogens	*5. Treponemataceae* Borrelia recurrentis	Leptospira	Treponema pallidum	*6. Rickettsien und Viren* Rickettsien	Ornithose-Virus	Lymphogranulom. ing. Virus	Primär atyp. Pneumonie	*7. Protozoen* Entamöba histolytica	*8. Actinomyzeten* Actinomyces israeli	Actinomyces bovis	Nocardia asteroides	Erreger diverser Mykosen
Amphomyzin	+	+	+	+	+	+	ø	ø	+	+	+	+																												
Amphoterizin B																																								+
Ampizillin	ø	+	+	+	+	+	+	+	+	+	+	+	ø		+	(+)	(+)	+	+	(+)	(+)		(+)	ø	+	+	+			+	+						+	+	+	
Amoxizillin	ø	+	+	+	+	+	+	+	+	+	+	+	ø		+	(+)	(+)	+	+	(+)	(+)		(+)	ø	+	+	+			+	+						+	+	+	
Azidozillin	ø	+	+	(+)	+	+	+	+	+	+	+								+												+									
Bazitrazin	+	+	+	+	+	+	(+)	+	+	+	+						ø		(+)	(+)	ø		ø	ø	ø	ø					(+)					(+)	(+)	(+)	(+)	
Capreomyzin													+																										+	
Carbenizillin	ø	+	+	ø	(+)	+	+	+	+	+							+		+	+	ø		+	+	+	+														
Carbomyzin	+	+	+	+	+	+	+	+	(+)	(+)	+	(+)		+	+	(+)			+	(+)	ø	+	ø	ø	ø	ø	+	+			(+)	(+)	(+)	(+)	(+)		+	+	+	
Carindazillin	ø	+	+	ø	(+)	+	+	+	+	+							+		+	+	ø		+	+	+	+														
Chloramphenikol	+	+	+	(+)	+	+	+	+	(+)	(+)	+	(+)		+		+	+		+	+	+	+	(+)	(+)	+	+	+	+	+		(+)	+	+	+	+		(+)	(+)	(+)	
Ciklazillin	(+)	+	+	(+)	+	+	+	+	+	+	+	+		(+)	(+)	(+)–+	(+)	(+)	+	(+)	(+)–ø	(+)	(+)	ø	(+)–ø	(+)	(+)	(+)												
Cloxazillin	+	+	+	ø	+	+	+	+	+	+	+	+			+	(+)	ø	+	(+)	(+)	ø		ø	ø	ø	ø	+			+	+						+	+	+	
Dicloxazillin	+	+	+	ø	+	+	+	+	+	+	+	+			+	(+)	ø	+	(+)	(+)	ø		ø	ø	ø	ø	+			+	+						+	+	+	
Epizillin	ø	+	+	+	+	+	+	+	+	+	+	+	ø		+	(+)	(+)	+	+	(+)	(+)		(+)	ø	+	+	+			+	+						+	+	+	
Erythromyzin	+	+	+	+	+	+	+	+	+	+	+	(+)		+	+	(+)	ø		+	+	ø	+	ø	ø	ø	ø	+	+			(+)	(+)	(+)	(+)	(+)		+	+	+	
Flucloxazillin	+	+	+	ø	+	+	+	+	+	+	+	+			+	(+)	ø	+	(+)	(+)	ø		ø	ø	ø	ø	+			+	+						+	+	+	
Fusidinsäure	+	+	(+)	ø	(+)	(+)	+	+	+	+	+	+					ø				ø		ø	ø	ø	ø														
Gentamyzin	+	+	+	ø	ø	(+)	ø	(+)		(+)	+	+				+	+		+		+		+	+	+	+														
Gramizidin	+	+	+	+	+	+			+	+	+	+																												
Griseofulvin																																								+
Hetazillin	ø	+	+	+	+	+	+	+	+	+	+	+	ø		+	(+)	(+)	+	+	(+)	(+)		(+)	ø	+	+	+				+									
Kanamyzin	+	+	ø	ø	ø	ø	(+)	(+)	ø	ø			+				+				+		+	(+)	+	+	ø	ø												
Kitasamyzin	+	+	+	(+)	+	+	+	+	+	+	+	+				(+)			(+)																		+	+	+	
Linkomyzin	+	+	+	(+)	+	+	ø	ø	+	+	+			+	+		ø		(+)–ø		ø		ø	ø	ø	ø														
Methizillin	+	+	+	ø	+	+	+	+	+	+	+	+			+	(+)	ø	+	(+)	(+)	ø		ø	ø	ø	ø	+			+	+						+	+	+	
Neomyzine	+	+	ø	ø	ø	ø	(+)	(+)	ø	ø			+				+				+		+	(+)	+	+	ø	ø												
Novobiozin	+	+	+	(+)	(+)	+	+	+			+	+			+	+	ø		+	+	ø	(+)	(+)	ø	ø	ø														
Nystatin																																								+
Oleandomyzin	+	+	+	+	+	+	+	+	+	+	+	(+)		+	+	(+)	ø		+	+	ø	+	ø	ø	ø	ø	+	+			(+)	(+)	(+)	(+)	(+)		+	+	+	

Tabelle 8.2 (Fortsetzung)

Mikroorganismen	*1. Grampositive Kokken* Staphylococcus aureus (mit Penizillinasebildung)	Staphylococcus aureus (ohne Penizillinasebildung)	Streptococcus pyogenes	Streptococcus faecalis	Streptococcus viridans	Diplococcus pneumoniae	*2. Gramnegative Kokken* Neisseria meningitidis	Neisseria gonorrhoeae	*3. Grampositive Stäbchen* Clostridium tetani	Clostridium perfringens	Corynebacterium diphtheriae	Listeria monocytogenes	Mycobacterium tuberculosis	*4. Gramnegative Stäbchen* Bacteroides (Genus)	Bacteroides melaninogenicus	Brucelleae	Escherichia coli	Fusobacterium (Genus)	Haemophilus influenzae	Bordetella pertussis	Klebsiella pneumonieae	Pasteurelleae	Proteus	Pseudomonas aeruginosa	Salmonelleae	Shigelleae	Sphaerophorus funduliformis	Sphaerophorus gulosis, freundii, pyogenes	*5. Treponemataceae* Borrelia recurrentis	Leptospira	Treponema pallidum	*6. Rickettsien und Viren* Rickettsien	Ornithose-Virus	Lymphogranulom. ing. Virus	Primär atyp. Pneumonie	*7. Protozoen* Entamöba histolytica	*8. Actinomyzeten* Actinomyces israeli	Actinomyces bovis	Nocardia asteroides	Erreger diverser Mykosen
Oxazillin	+	+	+	ø	+	+	+	+	+	+	+	+			+	(+)	ø	+	(+)	(+)	ø		ø	ø	ø	ø	+			+	+						+	+	+	
Paromomyzin	+	+	ø	ø	ø	ø	(+)	(+)	ø	ø			+				+				+		+	(+)	+	+	ø	ø								+				
Penizillin G+V	ø	+	+	ø	+	+	+	+	+	+	+	+			+	(+)	ø	+	(+)	(+)	ø		ø	ø	ø	ø	+			+	+						+	+	+	
Phenetizillin	ø	+	+	ø	+	+	+	+	+	+	+	+			+	(+)	ø	+	(+)	(+)	ø		ø	ø	ø	ø	+			+	+						+	+	+	
Pezilozin																																								+
Pimarizin																																								+
Pivampizillin	ø	+	+	+	+	+	+	+	+	+	+	+	ø		+	(+)	(+)	+	+	(+)	(+)		(+)	ø	+	+	+			+	+						+	+	+	
Polymyxine	ø	ø	ø	ø	ø	ø	ø	ø	ø	ø	ø	ø	ø				+		+	+	+		ø	+	+	+														
Pristinamyzin	+	+	+	+	+	+					+								+	+												ø	ø	ø	ø	ø	+	+	+	
Propizillin	(+)	+	+	ø	+	+	+	+	+	+	+	+			+	(+)	ø	+	(+)	(+)	ø		ø	ø	ø	ø	+			+	+						+	+	+	
Rifamyzine	+	+	+	(+)	+	+	+	+		+	+	+	+	+	+	(+)	(+)–ø	+	(+)		(+)–ø	(+)	(+)	ø	ø	ø	ø	ø												
Ristozetin	+	+	+	+	+	+	ø	ø	+	+	+		(+)			ø	ø		ø	ø	ø	ø	ø	ø	ø	ø														
Sisomyzin	+	+	+	ø	ø	+	ø	(+)		(+)	+	+				+	+		+		+		+	+	+	+														
Spektinomyzin	(+)	(+)	(+)	ø		(+)	+	+								+	(+)				(+)		(+)	(+)	+	+														
Spiramyzin	+	+	+	+	+	+	+	+	+	+	+	(+)		+	+	(+)	ø		+	+	ø	+	ø	ø	ø	ø	+	+			(+)	(+)	(+)	(+)	(+)		+	+	+	
Streptinomyzine	+	+	+	ø	+	+	+	(+)			(+)		+			+	+		+	+	+	+	+	(+)	(+)	+	(+)	(+)	+	+	(+)						(+)	(+)	(+)	
Tetrazykline	+	+	+	+	+	+	+	+	+	+	+	+	+	+	+	+	+	+	+		+	+	(+)–ø	(+)	+	+	+	+	(+)	+	+	+	+	+	+	+	+	+	+	
Tikarzillin	ø	+	+	ø	(+)	+	+	+	+	+						(+)			+	+	ø		+	+	+	+														
Tobramyzin	+	+	(+)	ø	ø	(+)	ø	(+)		(+)	+	+				+	+		+		+		+	+	+	+														
Trichomyzin																																								+
Tyrothrizin	+	+	+	(+)	+	+	ø	ø	+	+	+					ø	ø	ø	ø	ø	ø	ø	ø	ø	ø	ø														
Vankomyzin	+	+	+	+	+	+	ø	ø	+	+	+					ø	ø		ø	ø	ø	ø	ø	ø	ø	ø			+											
Viomyzin													+																											
Xanthozillin	+	+	+	+	+	+	+	+	+	+	+		(+)			+	+				+		+	+	+	+														
Zephalosporine	+	+	+	(+)–ø	+	+	+	+	+	+	+	+				ø	+–(+)		+–(+)	(+)	(+)–ø	ø	(+)	ø	+	+					+									
Zykloserin	(+)	(+)	(+)	(+)	(+)	(+)	(+)	(+)			(+)		+				(+)				(+)		(+)	(+)	(+)															

+ gute Empfindlichkeit, (+) geringe Empfindlichkeit, ø resistent

11. *Antimykotische Antibiotika-Chemotherapeutika*
Polyen-Antibiotika: Amphotericin B, Hamycin, Nystatin, Pimaricin, Trichomycin;
weitere Antibiotika: Grisofulvin, Variotin;
Chemotherapeutika: Clotrimazol, Miconazol, 5-Fluorcytosin, Tolnaftat.

12. *Antituberkulotische Antibiotika-Chemotherapeutika*
Antibiotika: Capreomycin, Cycloserin, Kanamycin, Rifampicin, Streptomycin, Tetracyclin, Viomycin;
Chemotherapeutika: Ethambutol, Ethionamid/Prothionamid, Isoniazid; p-Aminosalicylsäure, Pyrazinamid/Morphazinamid, Thiocarlid, Thiosemicarbazon/Thioacetazon.

Entscheidend für den Einsatz eines Antibiotikums ist sein Wirkungsspektrum. Über das Wirkungsspektrum der einzelnen Antibiotika orientiert die erweiterte Tabelle 8.2.
Eine solche Tabelle kann nur eine grobe Orientierung für bestimmte Erregergruppen geben, denn wir wissen, daß jeder Art von Mikroorganismen auch Stämme angehören, die in ihrer Ansprechbarkeit auf ein bestimmtes Antibiotikum stark schwanken und voneinander abweichen können. Aus diesem Grunde scheint es für die Therapie des Chirurgen besonders wichtig, nach dem Ergebnis der Resistenzbestimmung des Krankheitserregers zu handeln. Die Resistenzwerte, die ihm in µg/mg oder IE/ml oder auf Grund der Ergebnisse des Diffusionstestes in empfindlich, mäßig empfindlich und resistent mitgeteilt werden können, ermöglichen sowohl eine gezielte lokale Applikation als auch eine sinnvolle Allgemeintherapie. Zu ihrer Durchführung sollte der Kliniker die vom Mikrobiologen erarbeiteten Resistenzwerte so interpretieren, daß er sie mit dem Wirkstoffspiegel am Wirkungsort in Korrelation bringt. Werte über Antibiotikaspiegel am Ort der Infektion, also im infizierten Organ, werden jedoch häufig nicht zur Verfügung stehen, da Untersuchungen über Organspiegel am Menschen nur selten durchführbar sind. Wir müssen uns daher nach den am Tier erzielten Ergebnissen orientieren. Zumeist benutzen wir zur Beurteilung der Resistenz eines Erregers die im Serum ermittelten Antibiotikaspiegel und betrachten sie als brauchbaren Anhalt für den Antibiotikagehalt in Organsystemen. Die Kenntnis des sogenannten Verteilungskoeffizienten (Quotient zwischen Blut- und Gewebsspiegel) erlaubt es, entsprechende Rückschlüsse auf den Antibiotikagehalt in bestimmten Organen zu ziehen. Mit Ausnahme der Nieren, der Gallenblasenflüssigkeit und des Urins dürften die Antibiotikaspiegel in den übrigen Organen im allgemeinen wesentlich niedriger als die Serumspiegel liegen und zumeist nur $^1/_3$, $^1/_6$ bis $^1/_{10}$ und weniger betragen. In diesem Zusammenhang wird auf die in der Abbildung 8.6 dargestellten Beziehungen der Chloramphenikol-Empfindlichkeit 6 wichtiger Erregerarten (Escherichia coli, Staphylococcus aureus, Bact. proteus, Enterokokken, Salmonellen und Shigellen) zu den mit 1 g Chloramphenikol intramuskulär erreichbaren Serumkonzentrationen hingewiesen (Abb. 8.6). Aus ihr ist zu ersehen, daß bei 10 µg eine Grenzlinie liegt, die zwischen *empfindlich* und *resistent* entscheidet. Die Konzentrationskurve unterhalb von 10 µg/ml durchläuft einen breiten Sensibilitätsbereich, in den der größte Teil der Erreger fällt. Sie zeigt aber auch, daß Keime, deren Hemmwerte nur kurzfristig und mit hohen Dosierungen zu realisieren sind, lediglich als *»mäßig sensibel«* bezeichnet werden können. Derartige Konzentrationskurven charakterisieren den Keim nicht nur hinsichtlich seines Verhaltens gegenüber einem Antibiotikum, sondern geben dem Kliniker zugleich wichtige Hinweise für die Dosierung eines Antibiotikums, wenn eine Allgemeintherapie durchgeführt werden soll. Bei einer höheren Dosierung, z. B. Gaben von 2 g, 3 g und 4 g je Applikation, sind Chloramphenikolspiegel zwischen 40 und 60 µg/ml, ja sogar bis 80 µg/ml Serum gemessen worden. Für praktische Belange werden derartig

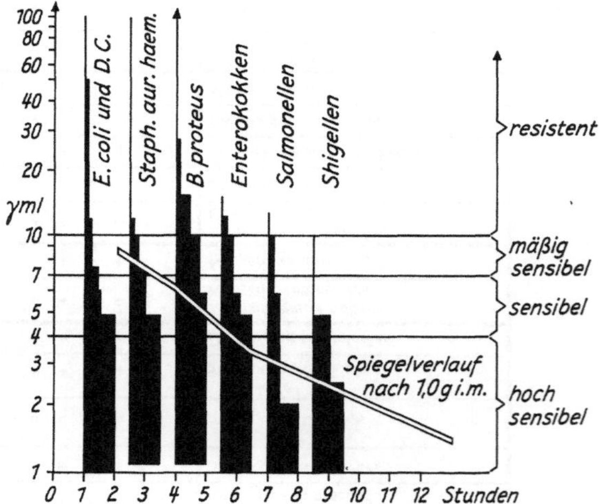

Abb. 8.6 Bewertung der Chloramphenikol-Empfindlichkeit 6 wichtiger Erreger-Gruppen (nach den Sensibilitätsstufen HS, S, MS und R) unter Zugrundelegung der in vivo mit 1,0 g Chloramphenikol intramuskulär erreichbaren Serumkonzentrationen. Die Höhe der Säulen entspricht dem Hemmbereich, die Breite jeweils der Anzahl der bei der betreffenden Konzentration gehemmten Stämme. (Aus P. NAUMANN, Antibiotica et Chemotherapia, Fortschr. *10* [1962] 1)

hohe Dosierungen wegen der damit verbundenen Gefahr toxischer Schädigung wohl kaum oder nur in Ausnahmefällen zur Anwendung kommen. *In allen Fällen lokaler Applikation auf der Haut, in Wunden, bei Spülungen und Instillationen werden aber sehr hohe Wirkstoffkonzentrationen an die Keime herangebracht.* Für den Mikrobiologen ist es dann oft schwer, noch gegen derart hohe Konzentrationen zu testen, da sie sich in Nährmedien nicht mehr lösen und auch Blättchen oder Tabletten mit so hohen Konzentrationen, wie sie lokal appliziert werden können, nicht sinnvoll beschickt werden können. An Stelle der nur zur Allgemeintherapie notwendigen Breitspektrum-Antibiotika sollten für eine Lokalbehandlung nach Möglichkeit zunächst die sogenannten *»minor antibiotics«* mit schmalem Wirkungsspektrum bevorzugt werden, um unnötige Resistenzentwicklungen sowie auch Sensibilisierungen zu vermeiden. Dazu rechnen z. B. Bazitrazin, Framyzetin, Neomyzin, Tyrothrizin, Amphomyzin, Xanthozillin, sowie ihre Kombinationen. Allein oder in geeigneten Kombinationen haben diese Mittel, lokal angewandt, schon ein so hohes Wirkungsspektrum, daß sich eine Resistenzbestimmung zumeist erübrigen dürfte.

Der *Wirkungsmechanismus* der einzelnen Antibiotika ist weitgehend geklärt. Penizilline, Zephalosporine, Bazitrazin, Zykloserin, Novobiozin, Ristozetin und Vankomyzin hemmen die Biosynthese der Bakterienzellwand. Da Zellwandsysteme nur aufgebaut werden, wenn sich die Bakterien vermehren, ist die Wirkung dieser Antibiotika auf das Vermehrungsstadium der Keime beschränkt.

Ein anderer Wirkungstyp ist die Einwirkung auf die Zytoplasmamembran. Dieser Mechanismus erfordert keine Vermehrung. In diese Gruppe gehören Polymyxin B, Colistin, Tyrothizin, Amphoterizin, Polyen-Antimykotika, Nystatin, Pimarizin und Streptomyzin. Die Blockierung von Stoffwechselreaktionen, z. B. Hemmung der Proteinbiosynthese, tritt vorwiegend durch Chloramphenikol, Tetrazykline, Erythromyzin, Linkomyzin, Novobiozin, Kanamyzin und Neomyzin, Griseofulvin, Streptomyzin, Gentamyzin ein. Ihre Wirkung kann sich daher auch auf ruhende Keime mit aktivem Stoffwechsel auswirken.

Nach der *Wirkungsweise* unterscheiden wir zwischen Antibiotika mit vorwiegend wachstumshemmendem Effekt *(Bakteriostase)* und solchen, die die Bakterien schon in den üblichen Konzentrationen vernichten, also eine *Bakterizidie* zeigen. In Tabelle 8.3 sind die vorwiegend bakteriostatisch wirksamen Antibiotika den bakterizid wirkenden gegenübergestellt.

Tabelle 8.3 Wirkungsweise von Antibiotika und Sulfanilamiden

Bakteriostatisch	Bakterizid
Benzylsenföl	Amphomyzin
Chloramphenikol	Bazitrazin
Zykloserin	Zephalosporine
Erythromyzin	Colistin
Gramizidin	Framyzetin
Novobiozin	Gentamyzin
Oleandomyzin	Kanamyzin
Spiramyzin	Penizilline
Rifamyzin	Neomyzin
Tetrazykline	Paromomyzin
Sulfanilamide	Polymyxine
Xanthozillin	Ristozetin
	Streptomyzin
	Tyrothrizin
	Vankomyzin
	Nitrofurane
	Trimethoprim (TMP)/ Sulfamethoxazol (SMZ)

Es soll in diesem Zusammenhang darauf hingewiesen werden, daß dieses Schema nur eine grobe Einteilung darstellt und daß auch Übergänge von Bakteriostase und Bakterizidie möglich sind, weil die meisten »bakteriostatischen« Antibiotika bei höherer Konzentration auch in bakterizide Bereiche gelangen können. Andererseits ist es auch möglich, daß zu geringe Konzentrationen der »bakterizid« wirkenden Antibiotika nur zu einer Bakteriostase führen. Aus diesen Erwägungen resultieren für das therapeutische Handeln des Arztes insofern gewisse Konsequenzen, als man bei geschwächten Patienten, bei Infektionen in schlecht durchblutetem Gewebe, aber auch bei Erregern mit nur mittlerer Empfindlichkeit den »bakterizid« wirkenden Antibiotika den Vorzug geben sollte.

8.1.3. Resistenzbestimmungen

Die In-vitro-Resistenzbestimmungen von menschlichen Krankheitserregern gegenüber Antibiotika, Sulfanilamiden und Tuberkulostatika gehören heute mit zu den täglichen Aufgaben jedes bakteriologischen Instituts. Aber auch Fragen nach dem Wirkstoffspiegel eines bestimmten Chemotherapeutikums im Blut und Gewebe werden heute vom Kliniker in zunehmendem Maße an bakteriologische Institute herangetragen. Um über die Frage Auskunft geben zu können, ob der ursächlich für das Krankheitsgeschehen verantwortliche Erreger gegenüber einem bestimmten Antibiotikum oder Sulfanilamid empfindlich oder resistent ist, stehen eine Reihe von unterschiedlichen Methoden zur Verfügung. Es sind dies insbesondere die Diffusionsteste und die Reihenverdünnungsteste.

Die *Diffusionsteste* (Abb. 8.7 und 8.8) erfreuen sich wegen ihrer einfachen Durchführung allgemeiner Beliebtheit. Die Technik selbst ist relativ einfach und heute auch in kleineren Laboratorien durchführbar. Eine Agarplatte wird mit dem Untersuchungsmaterial direkt oder aber mit einer

Abb. 8.7 und Abb. 8.8 Resistenzbestimmung von Escherichia und Klebsiella pneumoniae gegen TMP (Trimethoprim, W), SMZ (Sulfamethoxazol, RL) und die Kombination TMP/SMZ (SXT) im Diffusionstest

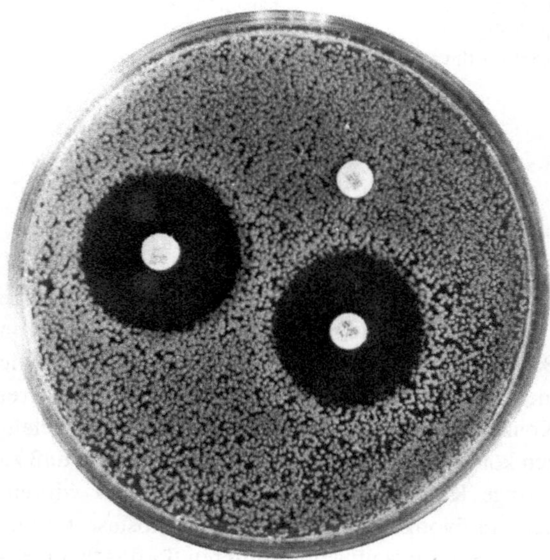

Abb. 8.7 Escherichia coli (empfindlich gegen TMP und TMP/SMZ, resistent gegen SMZ)

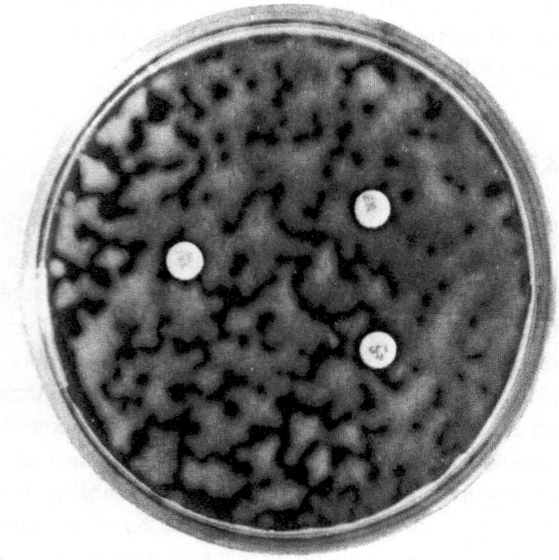

Abb. 8.8 Klebsiella pneumoniae (resistent gegen TMP, SMZ und die Kombination TMP/SMZ)

mehrere Stunden alten Bouillon-Reinkultur beimpft. Danach werden mit Antibiotika getränkte Blättchen oder Tabletten, die von vielen Firmen der pharmazeutischen Industrie auf den Markt gebracht werden, aufgelegt und die Agarplatten für 18 bis 20 Stunden im Brutschrank bei 37°C bebrütet. Außer Filtrierpapierblättchen oder Tabletten können Antibiotikalösungen auch direkt in ausgestanzte Löcher eingetropft oder aber andere Formen eines Diffusionsverfahrens gewählt werden, z. B. mit Antibiotika getränkte Filtrierpapiersternchen, Filtrierpapierstreifen oder mit Antibiotika versetzte Granulate.

Die *Reihenverdünnungsteste* können wir auf festen oder in flüssigen Nährsubstraten durchführen. Von Standard-Antibiotikaverdünnungen gibt man für die Testung in festen Nährböden Mengen von 0,1 ml in den Boden einer PETRIschale und vermischt die Lösung mit für Resistenzbestimmungen besonders geeigneten Nährböden (z. B. MUELLER-HINTON-Testagar, Wellco-Testagar, Antibiotika-Sulfanilamid-Sensibilitätstest-Agar und andere).

Der auf diese Weise mit Antibiotika versetzte Nährboden kann dann nach dem Erstarren mit dem Untersuchungsmaterial oder mit der vorher angezüchteten Reinkultur beimpft werden. Man kann auf diese Weise 6 Keime auf verschiedenen Sektoren einer Platte ausstreichen. Nach einer Bebrütung von 18 bis 20 Stunden bei 37°C wird der Wert der völligen oder partiellen Wachstumshemmung abgelesen und dem Arzt ein Ergebnis in IE/ml, µg/ml bzw. mg/% (für Sulfanilamide) mitgeteilt. In jedem Falle wird ein Testkeim bekannter Empfindlichkeit im Plattenansatz mitgeführt.

Der *Röhrchen-Verdünnungstest* wird in für Testzwecke geeigneter Nährbouillon durchgeführt, zu der verschiedene Antibiotikaverdünnungen gegeben werden. Diese Ansätze werden mit einem Tropfen einer verdünnten Bouillon-Reinkultur des zu testenden Erregers beimpft. Nach einer Bebrütung von 16 bis 18 Stunden bei 37°C wird die Konzentration des letzten klar gebliebenen Röhrchens abgelesen. Es gibt uns die Menge des Wirkstoffes an, die noch eine völlige Hemmung auf das Wachstum des Erregers ausgeübt hat.

Schließlich wären noch die *Schnellteste* zu erwähnen, die nach Angaben verschiedener Autoren schon nach 4 bis 6 Stunden ein Ergebnis liefern sollen. Eine solche Methode beruht z. B. auf dem Nachweis des Gasstoffwechsels sich vermehrender Bakterien, da die von ihnen gebildete Kohlensäure das Hämoglobin im Blutagar in violettes Oxy-Hämoglobin umwandelt. Die Methodik sieht vor, daß eine Suspension des isolierten Keimes oder auch das Untersuchungsmaterial direkt in ein Röhrchen mit flüssigem Agar gegeben wird unter Zusatz von vorgewärmtem Zitratblut. Nach gründlichem Mischen wird dies Gemisch in PETRIschalen ausgegossen. Auf das erstarrte Blutagar-Keimgemisch werden

nach dem Trocknen noch 15 bis 20 ml Agar gegossen und erst auf diese Schicht die mit Antibiotika getränkten Filtrierpapierblättchen gelegt. Bei einer Anzahl von 1 Million bis 10 Millionen Bakterien soll mit einem Farbumschlag des Hämoglobins nach 4 bis 6 Stunden gerechnet werden können. Das Ergebnis der Empfindlichkeit bzw. Resistenz wird entsprechend der Größe des Hemmhofes abgelesen.
Für die *Resistenzbestimmungen von Krankheitserregern gegenüber Sulfanilamiden* wie TMP/SMZ müssen antagonistenfreie Nährböden (z. B. ohne Pepton) benutzt werden. Die Ansicht, daß die bei Sulfanilamid-Resistenzbestimmungen mit einem bestimmten Sulfanilamid erzielten Ergebnisse auch für andere Gültigkeit hätten, kann heute nicht mehr aufrechterhalten werden. Aus verschiedenen Versuchsanordnungen bei In-vitro-Testungen und auch aus Ergebnissen an der Maus wurde festgestellt, daß zwischen der Wirkung einzelner Sulfanilamide gegenüber verschiedenen Erregern doch erhebliche Unterschiede bestehen können. Die hier aufgezeigten Methoden zur Resistenzbestimmung zeigen, daß dem Arzt mittels der Diffusionsteste ein *qualitativer* Wert (»sensibel«, »mäßig empfindlich« oder »resistent«) oder aber bei Anwendung der Verdünnungsteste eine *quantitative* Aussage in IE, µg/ml oder mg/% über die Empfindlichkeit eines Erregers gegeben werden kann. *Es ist wichtig, daß diese rein mikrobiologischen Befunde vom Kliniker richtig interpretiert werden und mit einer zweiten Größe, nämlich dem Wirkstoffspiegel am Wirkungsort, zumeist gemessen als Blutspiegel, und unter Berücksichtigung des Verteilungsquotienten für ein Organ errechnet, in Korrelation gebracht werden.* Erst die Beziehung dieser beiden Größen zueinander kann das Urteil »empfindlich« oder »resistent« abgeben. Eine weitere Differenzierung in Sensibilitätsstufen, wie sie die quantitativen Teste ermöglichen, z. B. in »mäßig empfindlich«, kann dem Kliniker eine Richtlinie für die Höhe der Dosierung geben, mit der er die für die Hemmung des Erregers benötigte Organkonzentration unter therapeutischen Bedingungen zu erreichen versucht.
Bei der *Indikation für Resistenzbestimmungen* von Krankheitserregern sollte unterschieden werden zwischen Keimen, bei denen eine Testung unbedingt notwendig ist und solchen, bei denen sie nicht erforderlich ist.
Bei manchen Erkrankungen reicht zumeist das klinische Bild bzw. die bakteriologische Diagnose allein aus, um das richtige Antibiotikum oder Sulfanilamid auszuwählen (z. B. Infektionen durch Gonokokken, Meningokokken, Pneumokokken, Salmonellen, Shigellen, Rickettsien). Resistenzbestimmungen sind bei diesen Keimen zumeist nur dann erforderlich, wenn Therapieversager auftreten. Für die Behandlung von Infektionen mit Staphylokokken, Enterokokken, Dyspepsiekolibakterien, Klebsiellen sowie Proteus und Pseudomonas ist es notwendig, daß dem behandelnden Arzt ein ausgedehntes und genaues Resistenzspektrum zur Verfügung steht. Auch bei Rückfällen, Infektionswechsel, Superinfektionen und chronischen Infekten sowie in ungeklärten Krankheitsfällen, die auf eine antibiotische Therapie in 2 bis 4 Wochen nicht ansprechen, ist eine wiederholte Resistenzprüfung der angezüchteten Erreger gegen mehrere Antibiotika unbedingt erforderlich. Jede hochakute Infektion, wie Sepsis oder Endokarditis, muß natürlich sofort therapeutisch angegangen werden. Eine Entnahme geeigneten Untersuchungsmaterials noch vor der Antibiotikabehandlung zur Erregeranzüchtung und umfassenden Resistenzbestimmung sollte angestrebt werden.
Schließlich sollen noch die Diskrepanzen besprochen werden, die zwischen Ergebnissen einer Resistenzbestimmung und dem therapeutischen Erfolg auftreten können. Derartige Unstimmigkeiten können durch verschiedene Umstände bedingt sein und sind schon dann gegeben, wenn das Untersuchungsmaterial vom Einsender nicht sachgemäß entnommen wurde oder ein längerer Transport zum bakteriologischen Institut notwendig war. Oft ist es dann nicht mehr möglich, den für den Krankheitsprozeß verantwortlichen Erreger anzuzüchten. Im Labor ist darauf zu achten, daß ein angezüchteter Keim, der mit der Ätiologie des betreffenden Krankheitsbildes nichts zu tun hat, nicht auf seine Empfindlichkeit hin untersucht wird. Besondere Zurückhaltung ist bei der Testung von Bakterien geboten, die von Bronchitiden, Bronchiektasen, Lungenabszessen und Harnwegsinfektionen angezüchtet werden, da man immer daran denken muß, daß es sich möglicherweise um Keime der gesunden Mundhöhle bzw. um Verunreinigungen handelt. Schließlich sollte man berücksichtigen, daß viele Fälle bakteriologisch nicht zu klären sind und die Heilung auch ohne eine Therapie mit Antibiotika oder Sulfanilamiden eingetreten wäre.

8.1.4. Kombinationstherapie mit Antibiotika

Um Resistenzverzögerungen zu erreichen und der zwischen verschiedenen Antibiotika bestehenden Kreuzresistenz zu begegnen, kommt der Kombinationstherapie eine besondere Bedeutung zu.

Grundsätzlich müssen wir dabei unterscheiden zwischen einer potenzierenden und synergistischen Wirkung einerseits und einer antagonistischen, additiven oder indifferenten Wirkung andererseits. Eine echte Wirkungsverstärkung wird nur bei ganz wenigen Kombinationen beobachtet, sie beschränkt sich außerdem auch nur auf einige Erreger. Das folgende Schema soll die Kombinationsmöglichkeiten von Antibiotika miteinander und von Antibiotika mit Sulfanilamiden erläutern. Nach JAWETZ sollen bakteriostatisch wirksame Antibiotika niemals mit bakterizid wirksamen kombiniert werden. Dieser Grundsatz wird an einer Reihe von Kombinationsmöglichkeiten in einer Darstellung von MANTEN und WISSE wiedergegeben (Abb. 8.9).

An ihr sollen folgende *Gesichtspunkte für eine Kombinationstherapie* dargelegt bzw. abgeleitet werden.

1. Antibiotika, die innerhalb einer der 4 Gruppen gemeinsam aufgeführt sind, können, soweit keine Kreuzresistenz besteht, untereinander kombiniert werden, ohne daß ein Antagonismus zu befürchten wäre.

2. Kombinationen von Antibiotika aus einer der 3 anderen Gruppen sind im allgemeinen bakteriologisch nicht nachteilig, wenn Pfeile die betreffenden Gruppen verbinden. Der stärkere Kombinationspartner ist durch den schwarz ausgezogenen Pfeil, der schwächere durch den hohlen Pfeil gekennzeichnet. (Zum Beispiel wäre eine Kombination von Penizillin und Streptomyzin, Colistin, Neomyzin gut wirksam, auch die Koppelung von Penizillin mit Sulfanilamiden oder Zykloserin wäre günstig.)

3. Kombinationen zwischen Antibiotika der Gruppe II mit solchen der Gruppe III sollten wegen ihrer antagonistischen Beeinflussung nicht durchgeführt werden.

Natürlich darf ein derartiges Schema keinesfalls für alle beliebigen Kombinationen benutzt werden. Sein Wert besteht darin, therapeutisch nachteilige Kombinationen auszuschließen. Wenn wir uns auch in diesem Zusammenhang die Frage nach dem Wirkungsmechanismus von Antibiotikakombinationen vorlegen, so wird der bekannte Synergismus zwischen Penizillin und Streptomyzin z. B. dadurch ermöglicht, daß Penizillin die Zellmembran des Erregers schädigt und so für Streptomyzin günstigere Angriffspunkte schafft. Ein Vorteil von Penizillin-Sulfanilamid-Kombinationen liegt z. B. darin, daß Sulfanilamide die Penizillinasebildung hemmen und bereits gebildete Penizillinase inaktivieren können. Im allgemeinen kann als Voraussetzung für eine günstige Antibiotikakombination auch die Unterschiedlichkeit der Angriffspunkte im Stoffwechsel der Bakterien gelten, sofern dem nicht toxikologische oder pharmakologische Bedenken entgegenstehen.

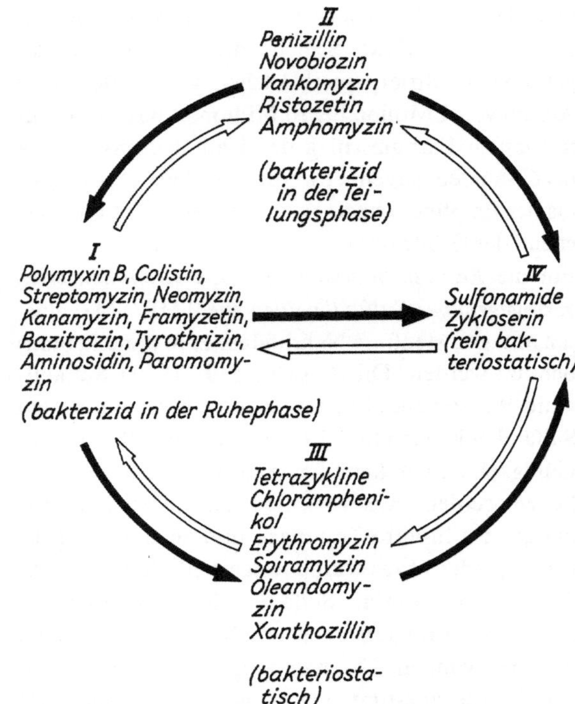

Abb. 8.9 Möglichkeiten der Kombinatinstherapie mit Antibiotika und Sulfonamiden. (Aus: E. WERNER, Antibiotica Codex. Wissenschaftl. Verlagsgesellschaft m. b. H. Stuttgart 1963)

8.1.5. Gebräuchliche Antibiotika W. FÜRTIG

Tabelle 8.4 Die in der Infektionschirurgie gebräuchlichsten Antibiotika

Name	Synonym bzw. WHO- bzw. Arzneibuchbezeichnung	Firmenname des Präparates, in dem das Antibiotikum vorliegt	Hersteller bzw. Bemerkungen
1. **Amphomyzin**	Amfomycin (WHO)	Amphomycin Ecomytrin	Bristol Tropon

Tabelle 8.4 Fortsetzung

Name	Synonym bzw. WHO- bzw. Arzneibuchbezeichnung	Firmenname des Präparates, in dem das Antibiotikum vorliegt	Hersteller bzw. Bemerkungen
2. **Aminglykosid-Antibiotika**			
Gentamyzin	Gentamicinsulfat (WHO)	Garamycin	Schering
		Gentamycin	Imeco
		Refobacin	Merck
		Sulmycin	Byk-Essex
Kanamyzin	Kanamycinsulfat (WHO)	Kanamycin	Medexport; Grünenthal
		Kanamytrex	Boehringer, Ingelheim
		Resistomycin	Bayer
	Amikacin	Biklin	Halbsynthet. Kanamyzin-Derivat von Grünenthal
Neomyzine			
Neomyzin A	Neamin	Colimycin	Medexport
		Neomycin A	Squibb
Neomyzin B	Neomycinsulfat (WHO) (Framycetin)	Bykomycin	Byk-Essex
		Mycerin	Medexport
		Neomycin	Upjohn; Spofa
		Neomycinum	Polfa
		Soframycin	Roussel
Neomyzin C	Streptothricin BI		
Paromomyzin	Paromomycinsulfat (WHO) (Aminosidinsulfat) (Catenulin)	Gabbromycin	Farmitalia
		Humatin	Parke-Davis
Sisomizin		Extramycin	
		Pathomycin	
Spektinomyzin	Spektinomycin (WHO)	Spektam	Abbott
		Stanilo	Upjohn
Streptomyzine	Streptomyzinsulfat (2. AB – DDR)	Streptomycinsulfat	Jenapharm; Imeco; Hoechst
		Streptomycinum	Polfa
		Streptomyzinsulfat	Medexport
	Dihydrostreptomycinsulfat (WHO)	Dihydrostreptomycinsulfat	Grünenthal; Heyden; Medexport; Pfizer
	Dihydrostreptomycin-pantothenat	Didrothenat	Grünenthal
		Dihydrostreptomycin-pantothenate	Medexport
Tobramyzin		Gernebcin	Lilly
3. **Amphoterizin B**	Amphotericin B (WHO)	Amphotericin B	Heyden
		Fungizone	Squibb
4. **Bazitrazin**	Bacitracin (WHO)	Bacitracin	Heidelberger Pharma
		Framykoin	Spofa
		Nebacetin	Byk-Gulden
5. **Capreomyzin**	Capreomycin (WHO)	Capreomycin	Dista
		Ogostal	Lilly
6. **Carbomyzin**	Carbomycin (WHO)	Magnamycin	Pfizer
7. **Chloramphenikol**			
Azidamphenikol	Azidamphenikol (2. AB – DDR)	Berlicetin-Augentropfen	Berlin-Chemie
		Leukomycin N	Bayer

Tabelle 8.4 Fortsetzung

Name	Synonym bzw. WHO- bzw. Arzneibuchbezeichnung	Firmenname des Präparates, in dem das Antibiotikum vorliegt	Hersteller bzw. Bemerkungen
Chloramphenikol	Chloramphenikol (2. AB – DDR)	Berlicetin	Berlin-Chemie
		Chloramphenicol	Spofa
		Chlorocid	Medimpex
		Detreomycyna	Polfa
		Leukomycin	Bayer
		Paraxin	Boehringer/Mannheim
		Synthomycetin	Lepetit
Thiamphenikol	Thiamphenicol (WHO)	Propacin	Upjohn
		Thiobiotic	Medimpex
8. **Erythromyzin**	Erythromycin (WHO)	Erycin	Schering
		Erythrocin	Abbott
		Erythromycin	Upjohn; Imeco; Medexport
		Erythromycinum	Polfa
Erythromyzin-Estolat		Erythromycin	Spofa
		Erythromycin-Propionyl	Imeco
Erythromyzin-Glukoheptonat		Ilotycin	Lilly
Erythromyzin-Laktobionat		Erythromycin	Imeco
		Lubomyzin	Polfa
9. **Fusidinsäure**	Acide Fusidique (WHO)	Fucidine	Thomae
		Fusidin	Medexport
10. **Gramizidin**	Gramicidin (WHO)	Gramicidin S	Medexport
		Gramoderm	Schering-Corp.
11. **Griseofulvin**	Griseofulvin (2. AB – DDR)	Gricin	AWD
		Griseofulvin	Imeco
		Likuden	Hoechst
12. **Kitasamyzin**	Kitasamycin (WHO)	Kitasamycin	Iptor
13. **Linkomyzin**	Lincomycinhydrochlorid (WHO)	Albiotic	Upjohn
		Cillimycin	Hoechst
		Linkomycin	Medexport
	7-Chlor-7-Desoxylincomycin (Clindamyzin)	Sobelin	Upjohn
		Dalacin C Phosphate	Upjohn
14. **Novobiozin**	Novobiocin (WHO)	Inamycin	Hoechst
		Novobiocin	Medexport
		Vulcamycin	Lepetit
15. **Nystatin**	Nystatin (WHO)	Fungicidin	Pfizer
		Fungicidin	Spofa
		Moronal	Medexport; Lederle
		Nystatyna	Polfa
16. **Oleandomyzin**	Oleandomycin (WHO)	Oleandocyn	Pfizer
		Oleandomycin	Imeco
		Oleandomycinphosphat	Medexport
		Romicil	Roche
17. **Penizilline**			
Breitspektrumpenizilline			
Amoxizillin	Amoxycillin	Clamoxyl	Beecham

Tabelle 8.4 Fortsetzung

Name	Synonym bzw. WHO- bzw. Arzneibuchbezeichnung	Firmenname des Präparates, in dem das Antibiotikum vorliegt	Hersteller bzw. Bemerkungen
Ampizillin	Ampicillin	Amblosin	Hoechst
		Ampicillin	Medexport; Polfa; Imeco
		Binotal	Bayer
		Penbritin	Beecham
		Penbrock	Beecham
		Penstabil	Spofa
		Semicillin	Medimpex
Bakampizillin	Bacampicillin	Penglobe 800	Astra
Akylureidopenizilline			
Azlozillin	Azlocillin	Securopen	Bayer
Mezlozillin	Mezlocillin	Baypen	Bayer
Carbenizillin	Carbenicillin	Anabactyl	Beecham
		Microcillin	Bayer
		Pyopen	Beecham
Carindazillin	Carindacillin	Carindapen	Pfizer
Ciklazillin	Ciclacillin	Ultracillin	Grünenthal
Epizillin	Epicillin	Spectacillin	Sandoz
Hetazillin	Hetacillin	Penplenum	Bristol
Pivampizillin	Pivampicillin	Berocillin	Thomae
		Maxifen	Boehringer/Mannheim
		Maxifen	Sharp & Dohme
Tikarzillin	Ticarcillin	Aerugipen	Wülfing
Halbsynthetische Penizilline			
Azidozillin	Acidocillin	Nalpen	Beecham
		Syncillin	Tropon
Phenethizillin	Pheneticillin (WHO)	Oralopen	Bayer
		Palliopen	Merck
		Pen-200	Pfizer
Propizillin	Propicillin (WHO)	Baycillin	Bayer
		Ultrapen	Pfizer
Penizillinasefeste Penizilline			
Cloxazillin	Cloxacillin (WHO)	Gelstaph	Beecham
		Staphobristol	Bristol
		Syntarpen	Polfa
Dicloxazillin	Dicloxacillin	Constaphyl	Grünenthal
		Dichlor-Stapenor	Bayer
		Stampen	Beecham
Flucloxazillin	Flucloxacillin	Staphylex	Beecham
Methizillin	Meticillin (WHO)	Celbenin	Beecham
		Cinopenil	Hoechst
		Meticillin	Medimpex
		Methycillin	Imeco
Nafzillin	Nafcillin	Unipen	Wyeth
Oxazillin	Oxacillin (WHO)	Cryptocillin	Hoechst
		Oxacillin	Imeco; Medimpex; Spofa; Medexport
		Stapenor	Bayer
Penizillin G und -Derivate			
Penizillin G	Benzylpenicillin (WHO)		
– Natriumsalz	Benzylpenizillin-Natrium (2. AB – DDR)	Benzylpenicillin-Natrium	Medexport
		Penicillin	Grünenthal
		Penicillin G	Jenapharm

Tabelle 8.4 Fortsetzung

Name	Synonym bzw. WHO- bzw. Arzneibuchbezeichnung	Firmenname des Präparates, in dem das Antibiotikum vorliegt	Hersteller bzw. Bemerkungen
– Kaliumsalz	Benzylpenizillin-Kalium (2. AB – DDR)	Penicilin G	Spofa
		Penicillin »Bayer«	Bayer
		Penicillinum crystallisatum	Polfa
– Prokainsalz	Benzylpenizillin-Prokain (2. AB – DDR)	Ecmonovocillin	Medexport
		Efitard	Imeco
		Hormocillin	Hormonchemie
		Jenacillin	Jenapharm
		Penicillinum Procainum	Polfa
		Procain-Penicillin	Pfizer
		Procilin	Spofa
		Rapidocillin	Bayer
		Retacillin	AWD
– Benzathinsalz		Aminopenil	Chinoin
		Bicillin	Medexport
		Debecylina	Polfa
		Moldamin	Imeco
		Pendepon	Spofa
		Pendysin	AWD
		Tardocillin	Bayer
– Klemizol	Clemicol-Penicillin (WHO)	Megacillin	Grünenthal
Penizillin V und Derivate			
Phenoxymethylpenizillin	Phenoxymethylpenicillin (WHO)		
Freie Säure	Phenoxymethylpenizillin (2. AB – DDR)	Oratren	Bayer
		Phenocillin	Imeco
		Phenoxymethylpenicillin	Medexport
		V-Cylina	Polfa
		V-Tablopen	AWD
– Kaliumsalz		Beromycin	Boehringer/Ingelheim
		Fenascopen	Spofa
		Isocillin	Hoechst
		V-Penicillin	Spofa
– Benzathinsalz	Penoxymethylpenizillin-benzathin (2. AB – DDR)	Oratren-Saft	Bayer
		Oxybion	Medimpex
		Pheliquin S	AWD
18. **Pezilozin** (Variotin)	Pecilocin	Supral	Löwens
		Variotin	Leo
19. **Pimarizin** (Natamyzin)	Pimaricin	Pimafucin	Basotherm
		Pimaricin	Lederle
20. **Polymyxine**			
Polymyxin B	Polymyxin B_1 (WHO)	Aerosporin	Burroughs-Wellcome
		Polymyxin B-Sulfat	Pfizer
Colistin (Polymyxin E)	Colistin (WHO)	Colistin	Grünenthal
Polymyxin M	Polymyxin M-Sulfat	Polymyxin M	Medexport
21. **Pristinamyzin**	Pristinamycin (WHO)	Stapyocine	Specia
22. **Rifamyzine**			
Rifazin			
Rifamid	Rifamid	Rifocin M	Lepetit

Tabelle 8.4 Fortsetzung

Name	Synonym bzw. WHO- bzw. Arzneibuchbezeichnung	Firmenname des Präparates, in dem das Antibiotikum vorliegt	Hersteller bzw. Bemerkungen
Rifampizin	Rifampicin (WHO)	Rifa 150, 300 Rifadin Rimactan	Grünenthal Lepetit Ciba
Rifamyzin SV	Rifamycin SV	Rifocine	Lepetit
Ristozetin	Ristocetin (WHO)	Spontin	Abbott
23. **Spiramyzin**	Spiramycin (WHO)	Selektomycin	Grünenthal
24. **Tetrazykline**			
Chlortetrazyklin	Chlortetracyclin (WHO)	Aureomycin Aureomykoin Chlorocyclinum Chlortetracycline-hydrochlorid	Lederle Spofa Polfa Medexport
Demethylchlortetrazyklin	Demethylchlortetracyclin (WHO)	Ledermycin	Lederle
Doxyzyklin	Doxycyclin	Vibramycin	Pfizer
Methazyklin	Metacyclin (WHO)	Rondomycin	Pfizer; Polfa
Minozyklin	Minocyclin	Klinomycin	Lederle
Oxytetrazyklin	Oxytetracyclin (WHO) Oxytetrazyklinhydro-chlorid (2. AB – DDR)	Otesolut Oxymykoin Oxyterracyna Oxytetracycline Oxytetracyclin-OTC Terramycin Tetran	Jenapharm Spofa Polfa Medexport Jenapharm Pfizer Medimpex
Rolitetrazyklin	Rolitetracyclin (WHO)	Hostacyclin-PRM Pyrrolidin-Methyltetra-cyclin Reverin Solvocilin Tetraverin	Hoechst Lepetit Hoechst Imeco Polfa
Tetrazyklin	Tetracyclin (WHO)	Achromycin Hostacyclin Tetracyclin Tetracycline Tetracyclinum hydro-chloricum Tetracyn	Lederle Hoechst Bayer; Grünenthal Medexport; Imeco Polfa Pfizer
25. **Trichomyzin**	Trichomycin	Trichonat	Grünenthal
26. **Tyrothrizin**	Tyrothricin (WHO)	Tyrocid Tyrothricin	Grünenthal Engelhardt
27. **Vankomyzin**	Vancomycin (WHO)	Vancocin	Lilly
28. **Viomyzin**	Viomycin (WHO) Viomycinpantothenat	Viocin Viomycinum Viothenat	Pfizer Polfa Grünenthal
29. **Xanthozillin**	Xantocillin (WHO) Xanthozillin (2. AB – DDR)	Tyrocid-X	Grünenthal

Tabelle 8.4 Fortsetzung

Name	Synonym bzw. WHO- bzw. Arzneibuchbezeichnung	Firmenname des Präparates, in dem das Antibiotikum vorliegt	Hersteller bzw. Bemerkungen
30. **Zephalosporine**			
Halbsynthetische Zephalosporine			
Kefamandol	Cefamandol	Mandokef	Lilly
Zephazetril	Cephacetril	Celospor	Grünenthal; Ciba/Geigy
Zephaloridin	Cephaloridin	Cepaloridin	Glaxo
		Kefspor	Lilly
Zephalotin	Cephalotin	Cephalotin	Lilly
		Cepovenin	Hoechst
Zephuroxim	Cefuroxim	Zinacef	Hoechst/Glaxo
Zephanon	Cephanon		
Zephapirin	Cephapirin	Bristocef	Bristol
Zefazolin	Cefazolin	Elzogram	Lilly
		Gramaxin	Boehringer/Mannheim
Zefoxitin	Cefoxitin	Mefoxitin	Sharp & Dohme
Oral-Zephalosporine			
Zephalexin	Cephalexin	Ceporex	Hoechst
		Oracef	Lilly
Zephaloglyzin	Cephaloglycin	Kafocin	Lilly
Zefradin	Cefradin	Sefril	Squibb
31. **Zykloserin**	Cycloserin (WHO)	Cycloserine	Medimpex
		D-Cycloserin	Roche
		Cykloserin	Kabi; Spofa
32. **Zytostatische Antibiotika**			
Aktinomyzin C	Cactinomycin	Sanamycin	Bayer
Aktinomyzin D	Dactinomycin	Cosmogen	MSD
Daunorubizinhydrochlorid	Daunorubicinhydrochlorid	Daunoblastin	Farmitalia
		Rubidomycin	Rhone-Poulenc
		Rubomycin	Medexport
Mitomyzin C	Mitomycin C	Mitomycin	Bristol

8.2. Wundinfektion und Chemotherapie aus chirurgischer Sicht

W. Schmitt

Bevor in der Chirurgie Antibiotika zur Verfügung standen, spielten bis zum Ende des 2. Weltkrieges die Sulfanilamide eine bedeutende Rolle. Heute macht man von ihnen nur noch (selten) lokal in Gel- oder Salbenform zur Oberflächentherapie infektionsgefährdeter oder infizierter Verbrennungswunden Gebrauch: z. B. Sulfamylon, Wirkstoff ist das Sulfanilamid Marfanil.

Der zweifellos beste Zeitpunkt zur Bekämpfung einer Infektion durch Chemotherapeutika ist stets ihr Beginn, wo die Keime sich rasch vermehren und dann dem Wirkstoff besonders günstige Angriffsbedingungen in der Keimteilungsphase bieten, so einen *abortiven Verlauf* der Wundinfektion ermöglichend. *Erreger, Chemotherapeutikum und Organismus bilden stets eine Dreiecksbeziehung miteinander* (Walter und Heilmeyer).

8.2.1. Infektionsort und wirksame Antibiotikakonzentration

Jede Chemotherapie in der Chirurgie – das ist in erster Linie die Anwendung von Antibiotika – hat

2 Aufgaben: eine Wundinfektion zu verhindern *(Antibiotikaprophylaxe)* – eine ausgebrochene Wundinfektion zu bekämpfen *(Antibiotikatherapie)*.
Dazu muß am Krankheitsherd eine zu Bakterizidie oder zumindest Bakteriostase ausreichende *Wirkstoffkonzentration* erreicht werden, d. h. die Antibiotikakonzentration am Infektionsort muß der In-vitro-Hemmdosis des Keimes entsprechen. Durch allgemeine Zufuhr (peroral, intramuskulär, intravenös) läßt sich aber nur der maximal für das betreffende Antibiotikum mögliche Plasmaspiegel erzeugen. Dabei sind fast allen Antibiotika in bezug auf die Dosishöhe enge Schranken gesetzt.
Die *Plasmaspiegel* der Antibiotika haben therapeutisch zunächst nur für Blutinfektionen Bedeutung. Da sich aber fast alle chirurgischen Krankheitsprozesse im Gewebe, in präformierten Hohlräumen oder an der Körperoberfläche abspielen, zählen dafür nur die dort erzielbaren Antibiotikakonzentrationen, sie liegen immer wesentlich unter dem Plasmaspiegel. Dazu kommt noch im Infektionsbereich ein erheblicher Konzentrationsabfall durch lokal gestörte Blutzirkulation, Hämatome und Serome, Abszeßmembranen, Narben, Schwielen, Schwarten, ferner eine stark azidotische Stoffwechsellage. Der für eine wirksame chirurgische Antibiotikatherapie notwendige enge Kontakt mit dem kontaminierten oder dem bereits manifest infizierten Gewebe kommt dadurch über den Blutweg oft nur ungenügend oder gar nicht zustande. Wie wirkungslos allgemeine Antibiotikagaben unter solchen Umständen sind, beweist ihre Anfärbung (Vitalfärbung) mit Disulphine-Blue®[1] (KLEMM).

8.2.2. Allgemeine Antibiotikagaben bei chirurgischen Infektionen

Faßt man die Gesichtspunkte für eine allgemeine (perorale, intramuskuläre, intravenöse) Anwendung von Antibiotika bei chirurgischen Infektionen zusammen, so sind zu beachten:
1. Die Verhältnisse am Infektionsort müssen eine allgemeine Antibiotikabehandlung sinnvoll erscheinen lassen.
2. Es ist das für die getesteten oder vermuteten Erreger wirksamste und zugleich am wenigsten toxische Antibiotikum unter besonderer Berücksichtigung der Resistenzverhältnisse und der Gewebs-pH-Werte (5,5 bis 6,0) am Infektionsort zu wählen. Willkürliche Antibiotikakombinationen sollen möglichst vermieden werden, sie sind nur Sondersituationen vorbehalten.
3. Die Dosierung soll genügend hoch erfolgen, aber nur so lange wie unbedingt notwendig verabreicht werden. Keine verzettelten Dosen.
4. Auf unerwünschte Nebenwirkungen des verabfolgten Antibiotikums (Überdosis, Allergie, Unverträglichkeit) ist ständig zu achten.
5. Alle Defizite in bezug auf die biologischen Konstanten sollen so früh wie möglich ausgeglichen werden.
6. *Die Kombination mit chirurgischen Maßnahmen darf nicht verzögert werden,* sofern ein abortiver Verlauf der Infektion nicht oder nicht mehr zu erwarten ist.
Wir können auf *allgemeine (systemische) Antibiotikagaben* nicht verzichten, wo eine lokale Applikation unmöglich ist, der Erfolg der Therapie vom schnellsten Einsatz des Antibiotikums abhängt, es darauf ankommt, den Organismus gegen den Herd abzuschirmen und einer Bakteriämie Herr zu werden, um eine Metastasierung zu vermeiden. Das ist nötig bei der akuten hämatogenen Osteomyelitis, allen septischen Prozessen, hochakuten Erkrankungen der Gallenwege, postoperativen pulmonalen Infekten, schweren urologischen Infektionen, zur Ergänzung der Peritonitisbehandlung, zusätzlich bei ausgebrochenem Tetanus und zur Gasödemprophylaxe bei Trümmerverletzungen, ferner beim Erysipel, der postoperativen Parotitis (s. S. 256) und bei allgemeiner Resistenzminderung. Diese Aufstellung ist nicht vollständig.
Welches Mittel man wählt, hängt einmal von den vermuteten bzw. nachgewiesenen Erregern und ihrer Resistenz ab *(Antibiogramm)*, die Art der Zufuhr von der Bedrohlichkeit des Zustandes und den Resorptionsverhältnissen. Auf ein Antibiogramm kann man nur verzichten, wenn die Diagnose praktisch schon die Art der Erreger einschließt (z. B. Erysipel, Angina tonsillaris usw.). In allen anderen Fällen ist ein Antibiogramm unumgänglich, wobei hauptsächlich seine negative Aussage – welches Antibiotikum nicht in Frage kommt – von Bedeutung ist. Oft verhilft auch schon ein nach GRAM gefärbter Ausstrich zu einer Verdachtsdiagnose bzw. zur Einengung bezüglich der in Frage kommenden Erreger. Praktisch ist nur die intravenöse und die intramuskuläre Route für die Chirurgie von Bedeutung. Wenn es darauf ankommt, kurzfristig einen hohen Blutspiegelwert zu erzielen und infolge der Kreislaufsituation die Resorptionsverhältnisse darniederliegen, hat nur die intravenöse Gabe Sinn. Hat man Zeit

1 *Disulphine Blue* (JCJ Macclesfield, England)

und ist die Resorption garantiert, genügt die intramuskuläre Injektion.
Die vergangenen 30 Jahre haben uns eine Fülle neuer antibiotischer Stoffe beschert, deren Wirkungsspektrum das des klassischen Penizillins nach allen Richtungen weit übertrifft. Eine beachtliche Reihe von Krankheitsbildern konnte dadurch einer schnellen Heilung zugeführt werden, andere Krankheiten aber haben unter der Behandlung mit Antibiotika ihren Verlauf verändert *(Pathomorphose)*. Wir haben auch lernen müssen, daß Antibiotika nicht nur helfen, sondern durch unerwünschte Nebeneffekte auch zu schaden vermögen. Ganz besondere Probleme sind durch das Resistentwerden zunächst empfindlicher Keime gegenüber bestimmten Antibiotika infolge Adaptation und Selektion der Erreger entstanden.
Nie darf eine allgemeine Chemotherapie dazu führen, daß wesentliche Krankheitszeichen verschleiert, chirurgische Eingriffe verzögert werden, bzw. der Erregernachweis erschwert bis unmöglich gemacht wird.
All das hat dazu geführt, daß wir **heute vom Wunschtraum einer infektionsfreien Chirurgie mindestens soweit entfernt sind wie vor der Entdeckung der Antibiotika.**

Postoperative Wundinfektionsprophylaxe durch allgemeine Antibiotikagaben?
Es besteht heute Übereinstimmung, daß durch allgemeine Antibiotikagaben die Verhinderung einer postoperativen Wundinfektion nicht möglich ist. Sie sind nicht nur *nutzlos,* da sie keinen ausreichenden Wirkstoffspiegel im Kolonisationsgebiet zu erzeugen vermögen, sondern auch *schädlich,* da dadurch vermehrt resistente Keime gezüchtet werden (GIERHAKE, ALTEMEIER u. Mitarb., MULHOLLAND, LOWBURY u.v.a.). Man kann heute feststellen:
– je höher der allgemeine Antibiotikaverbrauch in einer Klinik und im Einzelfall ist, desto höher ist die postoperative Wundinfektionsrate (Tab. 8.5).
– eine sauber ausgeführte aseptische Operation benötigt keine allgemeine Antibiotikaprophylaxe gegen postoperative Wundinfektion.
Bei Eröffnung von Hohlorganen (Magen, Darmtrakt, Gallenwege, Nierenbecken, Blase usw.) schützen allgemeine Antibiotikagaben nicht vor postoperativer Wundinfektion,
– eine drohende Wundinfektion läßt sich durch allgemeine Antibiotikagaben nicht aufhalten,
– auch die Vorstellung, durch allgemeine Antibiotikagaben (zumeist Penizilline in hoher Dosierung) postoperative Lungeninfektionen vermeiden zu können, ist eine Fehlspekulation und *»eher schädlich als nützlich«* (GIERHAKE), da die bakterielle Schutzflora der oberen Atemwege durch resistente Hospitalkeime ersetzt wird.
– eine akzeptable Indikation zur systematischen prophylaktischen Antibiotikaanwendung besteht nur bei Herzklappenchirurgie zwecks Verhinderung eines Wiederaufflammens einer Endocarditis-lenta-Infektion und bei (s. S. 49) irreversibel abwehrgeschwächten Personen.
Von der Wunschvorstellung einer durch allgemeine Antibiotikaanwendung postoperativ vermeidbaren Wundinfektion ist nichts übriggeblieben als bittere Enttäuschung.
Statt postoperativer (posttraumatischer) systemischer Antibiotikagaben wird nunmehr die sogenannte Kurzzeitprophylaxe mit Antibiotika empfohlen.

Tabelle 8.5 Antibiotikaprophylaxe und Wundheilungsstörungen nach bedingt aseptischen und streng aseptischen Operationen der Jahre 1962 bis 1973 (GIERHAKE, Chirurgische Universitätsklinik Gießen, Chirurg *46* [1975] 10–15)

Art der Eingriffe	Antibiotische Prophylaxe	Alter: bis 30 Jahre	30–49 Jahre	50 Jahre und älter
Appendektomien bei chronischer oder subakuter Entzündung	nein	3,6% (von 688)	8,0% (von 175)	12,4% (von 81)
	ja	11,6% (von 69)	28,8% (von 25)	19,3% (von 31)
Appendektomien bei akuter Entzündung	nein	11,0% (von 616)	15,6% (von 205)	28,2% (von 131)
	ja	31,4% (von 99)	35,9% (von 53)	35,2% (von 74)
Cholezystektomien	nein	5,3% (von 1046)		12,3% (von 660)
	ja	7,4% (von 121)		14,4% (von 236)
Leistenhernienoperation	nein	2,9% (von 713)		
	ja	2,4% (von 42)		
Schenkelhalsnagelung	nein	5,4% (von 388)		
	ja	8,4% (von 298)		

Diese geht davon aus, die inhibitorische Konzentration schon im Gewebe zu erreichen, bevor die Kontamination erfolgt. Dazu sollen 3 Einzelgaben genügen: präoperativ bei Narkoseeinleitung, während der Operation und in der Aufwachphase (z. B. JACKSON 1979). Dazu wird meist Cephalotin (1 g, 0,5 g, 0,5 g intravenös) empfohlen.

Wie P. NAUMANN (1979) mit Recht betont, gibt es bisher keinen exakten Beweis für die Wirksamkeit jeder Art von Antibiotikaprophylaxe, ob lang- oder kurzfristig. NAUMANN verweist auf:

- die geringe Trefferwahrscheinlichkeit einer prophylaktischen Antibiotikagabe bei dem umfangreichen Spektrum potentieller Erreger,
- die – unabhängig von Effizienz oder Insuffizienz – in jedem Fall eintretende Keimselektion und Vermehrung resistenter Keime,
- die Tatsache, daß z. B. bei Unfallwunden infolge gestörter Durchblutung, lokaler Azidose, gestörter Mikrozirkulation und Wundödem ein »pharmakokinetisches Handicap« besteht, das eine ausreichende Antibiotikakonzentration (minimale Hemmkonzentration) nicht zuläßt. Auch Antibiotikagaben am Unfallort (oder vor und während einer Operation) sind wirkungs- und damit sinnlos.

LOWBURY u. Mitarb., nennen als *absolute Indikation* nur noch Operationen an durchblutungsgestörten Gliedmaßen zur Gasbrandprophylaxe: 500.000 IE Benzylpenizillin intramuskulär alle 6 Stunden für 1 Woche, möglichst die ersten Gaben schon vor der Operation. Als *relative Indikation* für eine allgemeine Chemoprophylaxe nennt die gleiche Autorengruppe die Einbringung von Fremdkörpermaterial in den Körper und für eine Einzelgaben-Prophylaxe: Herzkatheterismus, Zystoskopie, Abort (500 mg Ampizillin intramuskulär eine Stunde vor der Maßnahme).

8.2.3. Lokale Antibiotikaanwendung bei primär septischen Operationen und infizierten Wunden

Bei der allgemeinen Antibiotikaanwendung (oral, intramuskulär, intravenös) wird im ganzen Organismus ein Blut- und Gewebsspiegel erzeugt, obwohl er nur am Infektionsort benötigt wird. Dabei besteht infolge örtlich ungünstiger Verhältnisse noch der Unsicherheitsfaktor ungenügender Diffusion im Infektionsgebiet. Es lag deshalb der Gedanke nahe, da, wo die Möglichkeit besteht, das Antibiotikum möglichst nur an den Ort der Not zu bringen und dem übrigen Körper den Kontakt mit ihm zu ersparen. Durch diese auf den Infektort beschränkte lokale Applikation der Antibiotika macht man sich zugleich frei von der durch die Höhe des Plasmaspiegels gegebenen Begrenzung der theoretisch maximal am Infektort erreichbaren Gewebskonzentration.

MENSCHIK macht dazu folgende Rechnung auf: der Normalerwachsene von 70 kg hat eine Gewebemasse von 700 000 ml. Bei einer Gabe von 20 Millionen Penizillin kann er maximal nur 29 E Penizillin auf 1 ml Gewebe erhalten, während durch lokale Applikation mühelos 10.000 bis 15.000 E Penizillin pro ml Gewebe zur Wirkung zu bringen sind, also fast die 500fache Menge. Bei dieser lokalen Dosierung sprechen – unabhängig vom Blutspiegel – alle humanpathogenen Keime einschließlich Koli und fusiformer Gemische an (MENSCHIK).

Mit aller Entschiedenheit muß man sich von falschen Vorstellungen über die Bedeutung der sogenannten Resistenzprüfungen frei machen, deren Routineergebnisse: *empfindlich, wenig empfindlich, resistent* **nur auf mit allgemeinen Gaben erzielbare Plasmawerte orientiert und deshalb, sofern keine primär absolute Erregerresistenz gegen das Antibiotikum vorliegt, für die lokale Antibiotikaanwendung ohne Aussagekraft sind.** Was wir vom Bakteriologen fordern müssen, ist eine Prüfung der Erreger, gegen wieviel g/ml sie empfindlich sind *(Empfindlichkeitsprüfung statt Resistenzprüfung)* und gegen welches Antibiotikum am meisten. Mit der lokalen Antibiotikaanwendung haben wir es nun in der Hand, die Konzentration so zu bestimmen, daß die betreffenden Erreger sicher getroffen werden. Eine zusätzliche allgemeine Antibiotikagabe ist nur bei Gefahr einer hämatogenen Allgemeininfektion und Bakteriämie erforderlich.

Wirkungsmechanismus der lokalen Antibiotikabehandlung

Durch die lokale Antibiotikaeinwirkung in beliebig hoch zu wählender Konzentration wird eine mit pathogenen und hochvirulenten Erregern besiedelte Wundhöhle oder Körperoberfläche auf biologische Weise so keimarm gemacht *(biologische Wundantiseptik)*, daß eine weitere Keimverschleppung von der Wundfläche unterbleibt und die Umgebungsentzündung rasch abklingt. Wie lange man lokal antibiotisch behandelt, hängt ganz vom Einzelfall und vom erzielten Heileffekt ab, nicht in jedem Fall ist zum Erfolg völlige Keimfreiheit des infizierten Gebietes erforderlich (s. S. 146). Die Beherrschung des restlichen Infektgeschehens fällt dann den körpereigenen Abwehrkräften (s. S. 45) nicht mehr schwer und die Vorgänge der Wundheilung bzw. der Randepithelisierung vermögen ihr Aufbauwerk unmittelbar zu beginnen. Aus der Ernährung noch nicht völlig ausgeschaltete Knochenstücke können dadurch, z. B. bei offenen Frakturen, lebend eingebaut werden, anstatt durch Infektion der Sequestration anheimzufallen.

Ein dafür geeignetes Antibiotikum soll gut gewebsverträglich und diffusionsfähig sein, durch Eiter und Blut nicht inaktiviert werden, keine Allergie auslösen, die Bindegewebsproliferation (Narbenbildung) nicht anregen, große therapeutische Breite haben, keine entzündlichen Reaktionen und keine Ödembildung verursachen. Je nach Art der lokalen Antibiotikatherapie kommen unterschiedliche Antibiotika, auch Antibiotikakombinationen in Frage. Das gleiche gilt für die Lösungsmittel und Transportvehikel.

8.2.3.1. Infiltration

Der Antibiotikainfiltration infizierter Gewebsbezirke (hauptsächlich Furunkel, Karbunkel und der Samenstrang bei akuter Nebenhodenentzündung) gegenüber besteht bei vielen Ärzten eine ausgesprochene Scheu. Die Sorge, infiziertes Gewebe zu infiltrieren, ist nicht berechtigt, da überall, wohin die Kanülenspitze dringt, gleichzeitig auch der antibiotische Wirkstoff hingelangt. Es ist bei uns seit 1950 kein Furunkel oder Karbunkel, gleich welchen Stadiums oder Malignitätsgrades, mehr inzidiert oder gar exzidiert worden, alle wurden nur um- und unterspritzt. Wir haben von diesem Vorgehen an unserem großen poliklinischen und stationären Krankengut nie einen Schaden gesehen; eine Letalität war seitdem nicht mehr zu verzeichnen. Die Ergebnisse der lokalen antibiotischen Infiltrationsbehandlung sind so überzeugend, daß alle theoretischen Bedenken dagegen sich als gegenstandslos erwiesen haben. Dieses Vorgehen ist bei Diabetikern von besonderer Bedeutung, weil man bei chirurgischen Komplikationen des Diabetes mit aktiven Maßnahmen denkbar zurückhaltend sein soll (Abb. 8.10). Nur wo Verdacht auf Erregereinbruch in die Blutbahn besteht, wird man zugleich auch allgemein Antibiotika ansetzen.

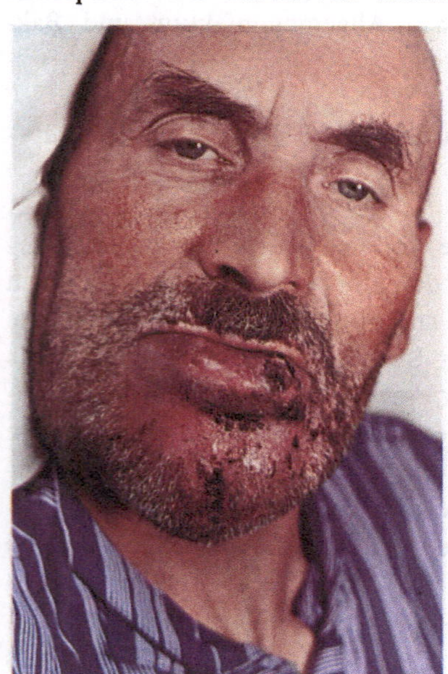

Abb. 8.10 Maligner Gesichtsfurunkel bei einem Diabetiker, der durch lokale Antibiotikainfiltration rasch zum Abklingen gebracht wurde

Die Abbildungen 8.11 bis 8.14 illustrieren die Wirkung einer solchen Antibiotikainfiltration bei einem Gesäßkarbunkel.

Der einzige Nachteil der Antibiotikainfiltration liegt – sofern man als Lösungsmittel isotonische Natriumchloridlösung oder Ringer-Lösung benutzt – in ihrer Schmerzhaftigkeit. Dem kann man am besten durch einen kurzen Halothanrausch oder eine intravenöse Kurznarkose begegnen. Ein anderer Weg ist, als Lösungsmittel Prokain (Jenakain, Novokain) zu benutzen.

Am geeignetsten sind:

- 500.000 IE Penizillin G, gelöst in 100 ml 1%igem Prokainchlorid. Täglich frisch zubereiten!
- 400.000 IE Penizillin G mit 0,5 g Streptomyzin in 100 ml 1%igem Prokainchlorid gelöst. Täglich frisch zubereiten!
- Nebazetin®-Lösung mit 10 mg Neomyzinsulfat und 500 E Bazitrazin in 2 ml isotonischer Natriumchloridlösung. Dazu 2 ml Lidocain 1%ig, ohne Adrenalin. Pro Einstich zur Umspritzung höchstens 0,2 bis 0,4 ml; pH 6,5 (Schmid u. Mitarb.).

Solche Infiltrationen können in 1- bis 2tägigem Abstand mehrfach vorgenommen werden. Dabei soll die *Infiltrationsmenge möglichst klein gehalten* werden.

8.2.3.2. Regionale Antibiotikaperfusion

Gelegentlich bekommt man infizierte Gliedmaßen erst zu einem Zeitpunkt und in einem Zustand zu sehen, wo zur Lebensrettung eigentlich nur noch die Amputation geraten scheint. Hier lohnt ein Versuch mit einer *intraarteriellen Antibiotikaperfusion* bei gleichzeitiger Oxygenation des perfundierten Blutes. Verzweifelte Situationen wenden sich nach einstündiger Perfusion noch oft zum Guten, die Kraft der Infektion wird gebrochen, die Gliedmaße kann erhalten werden.

Kiene hat 1973 die in Abbildung 8.15 wiedergege-

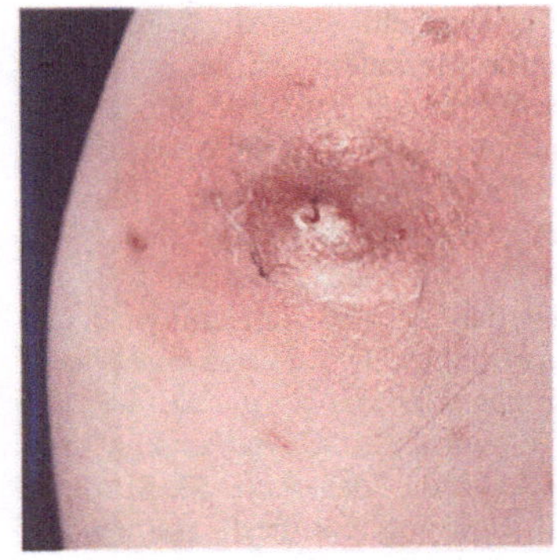

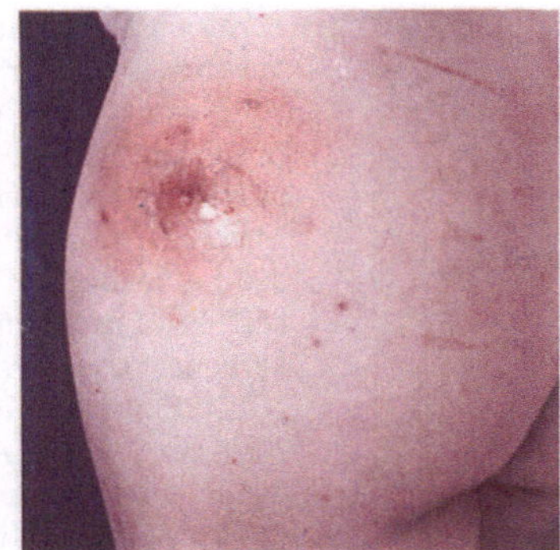

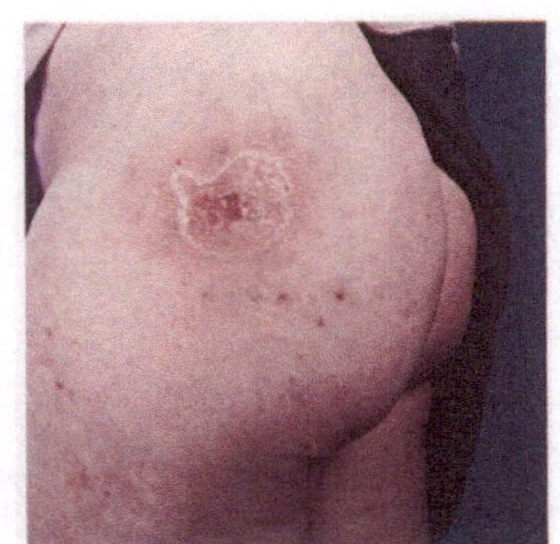

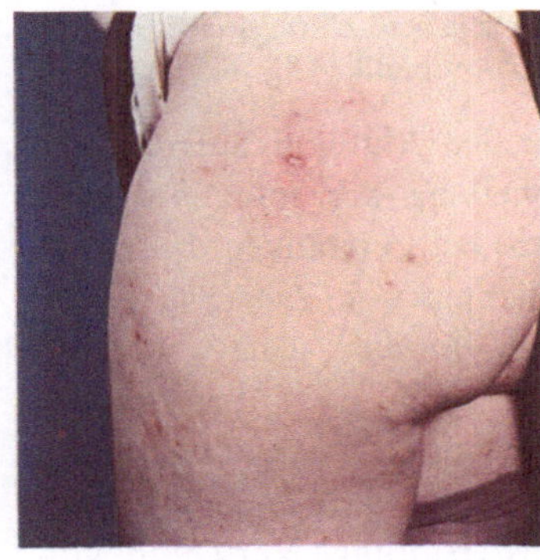

Abb. 8.11 Gesäßkarbunkel

Abb. 8.12 Gesäßkarbunkel nach der ersten Infiltration mit 0,5‰iger Chloramphenikollösung

Abb. 8.13 Gesäßkarbunkel nach der dritten Infiltration

Abb. 8.14 Gesäßkarbunkel nach Abschluß der Infiltrationsbehandlung

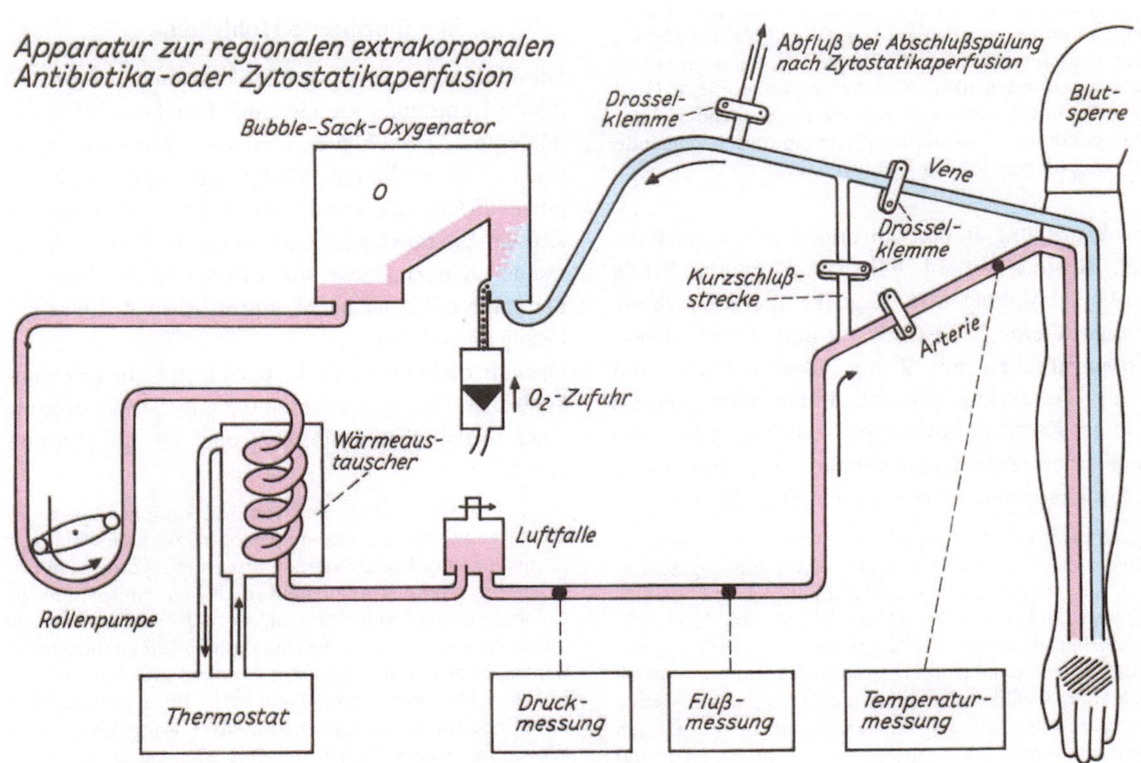

Abb. 8.15 Gliedmaßenperfusion nach KIENE

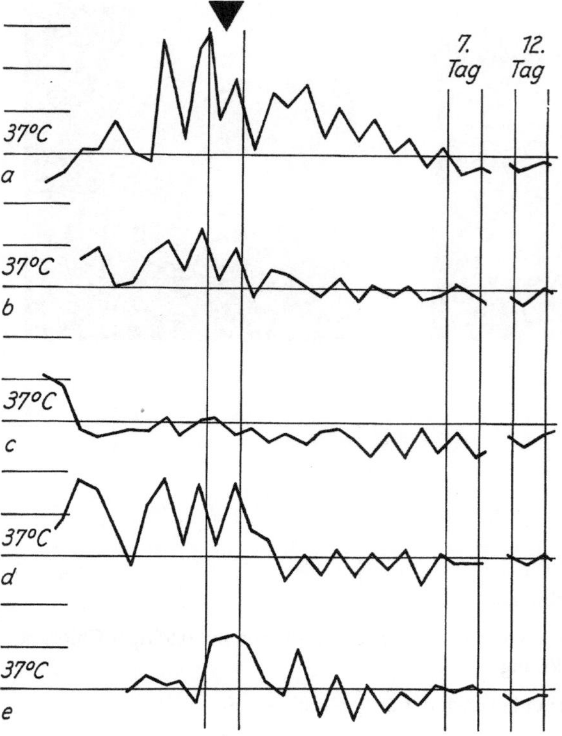

Abb. 8.16 Temperaturkurven von 5 Patienten mit schweren Gliedmaßeninfektionen, die durch regionale Perfusion mit Antibiotika geheilt bzw. erheblich gebessert werden konnten. *a* Massiver Wundinfekt und diffuse Unterschenkelphlegmone nach offener Unterschenkelfraktur; *b* Panaritium tendinosum et articulare Dig. IV und Hohlhandphlegmone; *c* rasch fortschreitende Streptokokkenphlegmone am Fuß und Unterschenkel; *d* mehrfach vorinzidierte Hohlhand-, V.- und Unterarmphlegmone mit drohender Unterarmamputation; *e* infiziertes Hämatom mit beginnender Unterarmphlegmone nach Radiusfraktur

bene Anordnung an der Chirurgischen Universitätsklinik Rostock an 14 Fällen mit gutem Erfolg erprobt. Abbildung 8.16 zeigt Temperaturverläufe bei einer älteren Serie (PIETSCH und HINZE). Diese Autoren arbeiten mit 2 mg Oleandomyzin und 0,5 mg Tetrazyklin pro ml Blutkonserve, jeweils 1 Stunde; KIENE perfundierte die vorübergehend aus dem Körperkreislauf ausgeschaltete Gliedmaße mit antibiotikaangereichertem oxygeniertem Blut.

Allgemeinnarkose. Die Apparatur wird an A. und V. brachialis oder A. und V. femoralis communis angeschlossen. Dazu werden nach Gefäßeröffnung in die Gefäße passende Kanülen eingelegt. Drosselung an den Hauptgefäßen schaltet diese für den Zeitraum der Perfusion der Gliedmaße aus dem Körperkreislauf aus. Eine zusätzlich proximal der Gefäßeröffnung um die Extremität zu legende Blutsperre ist am Arm empfehlenswert, am Bein muß man darauf aus technischen Gründen verzichten. Das Perfusat wird durch Dispersion von 1 bis 2 L O_2 pro Minute im Bubble-Sack oxygeniert. Zur konstanten Erwärmung der Perfusionslösung auf 37°C empfiehlt sich ein Wärmeaustauscher, sofern er nicht im arteriellen Teil der Maschine eingebaut ist. Die untere Extremität wird mit 300 ml, die obere mit 150 bis 200 ml pro Minute perfundiert. In die arterielle Seite ist eine Luftfalle eingebaut. Die Füllung des Maschinenkreislaufes besteht aus 800 ml Sorbitol® 5%ig, 500 ml Infukoll M 40® (Rheomacrodex) und 2,0 g Radecol®. Pro Liter Perfusat werden 30 mval Natriumhydrogenkarbonat (zur Prophylaxe einer Dilutionsazidose) und 10.000 Einheiten Heparin zugefügt. Als *Antibiotika* werden zugegeben: 6,0 g Ampizillin und 1,0 Oxytetrazyklin; zur Hälfte am Beginn der Perfusion, der Rest 30 Minuten später. Mischung und Erwärmung des Perfusats werden durch Vorlauf des Systems über einen Kurzschluß erreicht. Nach Abschluß der 60minütigen Perfusion wird in der gleichen Narkose der Infektionsherd chirurgisch freigelegt. Zusätzliche Gabe passender Antibiotika allgemein.

Resultate von 15 regionalen Antibiotikaperfusionen bei 14 Patienten: Abheilung der Infektion unter Erhaltung der Gliedmaße bei 13 Kranken; bei einem Kranken Oberschenkelamputation. *Indikationen zur regionalen Antibiotikaperfusion* (nach KIENE): schwere Gliedmaßeninfektionen nach offenen Frakturen, nach Osteosynthese, nach Weichteilaufreißungen, bei Diabetes mellitus. *Kontraindikationen:* weit fortgeschrittene Gewebszerstörung, Verschluß großer Extremitätenarterien oder -venen, metastasierende Allgemeininfektion.

8.2.3.3. Instillation in präformierte Hohlräume

Die Einbringung von Antibiotikalösungen in präformierte Hohlräume wie Gelenke, Herzbeutel, Pleurahöhle und Abszeßhöhlen wird von Chirurgen, Internisten und Pädiatern häufig und mit anerkannt gutem Erfolg angewandt. Das Prinzip ist, sofern es sich um Eiteransammlungen in geschlossenen Hohlräumen handelt, diese durch Punktion zu entleeren und dann mit einer hochkonzentrierten Antibiotikalösung aufzufüllen.

Dabei bedient man sich der **0,5‰igen Chloramphenikollösung:** Chloramphenikol 0,5 g in 1 Liter isotonischer Natriumchloridlösung oder Ringer-Lösung (s. u.).

Bei der lokalen Anwendung von Chloramphenikol ist es wichtig zu wissen, daß das intravenös injizierbare Chloramphenikolmonosukzinat-Natrium erst einer Hydrolyse in der Leber unterzogen werden muß, d. h. der Aufspaltung in Chloramphenikol und Sukzinat, wozu Körpergewebe primär nicht in der Lage ist. Es sind deshalb Zubereitungen zu wählen, in denen unverändertes Chloramphenikol vorliegt. In den Chloronitrin-Ampullen[1] zu je 1,0 g befindet sich unverändertes Chloramphenikol; als Lösungsmittel dient Wasser mit einem Zusatz von 60% Methylazetatamid als

1 *Chloronitrin* (VEB Jenapharm, Jena).

Lösungsvermittler. Im Paraxin[2] pro infusione liegt gleicherweise unverändertes Chloramphenikol vor.

Nach den Untersuchungen von KALLENBERGER u. Mitarb. wirkt die 0,5‰ige Chloramphenikollösung nur bakteriostatisch, greift Pseudomonas aeruginosa kaum an und hat den Nachteil, nicht allzu gewebsfreundlich zu sein (Hemmung der Proteinsynthese und der Mitoserate). Chloramphenikol hat aber den großen Vorzug, gegen *Bacteroides-Keime* (s. S. 58) wirksam zu sein.

Dreier-Antibiotikakombination (1%ig)
nach WILLENEGGER u. Mitarb.:

Bazitrazin	1000 IE
Polymyxin-B-Sulfat	75.000 IE
Neomyzinsulfat	20.000 IE

auf 1 Liter Ringer-Lösung (9,0 g NaCl; 0,42 g KCl; 0,25 g CaCl). Sie wirkt auch gegen Proteus, Escherichia coli, Pseudomonas aeruginosa und bleibt auch in 20facher Konzentration für das Gewebe atoxisch.
SCHMID empfiehlt: **Nebacetin®-Lösung** (Nebacetin® 10,0; Panthenol® 10,0; isotonische Natriumchloridlösung ad 500,0).
Punktion und Instillation müssen im Abstand von 1 bis 2 Tagen wiederholt werden, bis keine Erreger mehr im Punktat nachweisbar sind.
Zur Infektionsprophylaxe bringen GOLOMBIEWSKI und HEIN bei der Marknagelung nach Aufbohrung mittels einer 40 cm langen Kanüle 100 mg Neomyzin und 5000 E Bazitrazin (Nebacetin®, gelöst in 40 ml isotonischer Natriumchloridlösung) in die Markhöhle ein und wiederholen das nach Einschlagen des Nagels.
Bei Fisteleiterungen unterschiedlicher Ursache wird die Antibiotikalösung über ein bereits liegendes Drain oder über eine jeweils eingelegte dünne Plastekapillare 1- bis 2mal täglich eingebracht. Wir selbst benutzen auch hier die Chloramphenikollösung oder die Dreier-Antibiotikalösung.
Eine Sondersituation ist bei der sogenannten **Bohrlochosteomyelitis** gegeben, bei der wir die Chloramphenikolsubstanz in einem reizlosen sterilen Öl (Oleum arachidis) suspendieren und dieses, zur Viskositätserniedrigung gut angewärmt, mittels einer Knopfkanüle in den infizierten Kanal einbringen. Die fistelfreie Abheilung ist danach die Regel (s. S. 596).

2 *Paraxin pro infusione* (C. F. Boehringer & Söhne GmbH., Mannheim/Waldhof).

8.2.3.4. Antibakterielle Spülungen mit antibiotikahaltigen Lösungen

Ein weiteres Anwendungsgebiet der Antibiotikainstillation sind infizierte Knochenabschnitte bei offenen Frakturen, infizierte Weichteilverletzungen mit Knochenbeteiligung und osteomyelitische Knochenhöhlen hämatogenen oder exogenen Ursprungs. Hier benutzt man die von WILLENEGGER und ROTH angegebene *Dauerspülung im geschlossenen System.* Ihr Prinzip (Abb. 8.17) beruht darauf, alle Abschnitte des infizierten Bezirkes über eventuell mehrere Zuflußdrains (mehrfach oder siebartig gelochte Plastekapillaren) ständig mit der Antibiotikalösung in Kontakt zu bringen, zugleich aber über genügend große Abflußdrains, eventuell verbunden mit Dauersog, für Entfernung von Nekrosen und Detritus Sorge zu tragen. Die bakteriostatische Oberflächenbehandlung wird so wirkungsvoll mit einer *mechanischen Wundreinigung* verbunden. Abbildung 8.18 zeigt unterschiedliche Möglichkeiten zur Spülbehandlung bei bestehenden Eiterhöhlen.

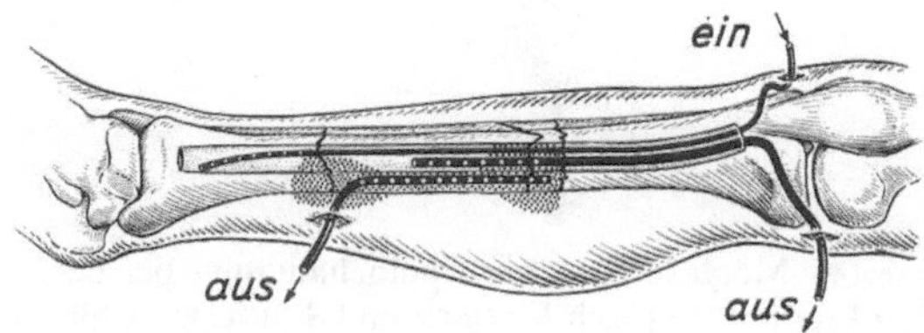

Abb. 8.17 Prinzip der antibakteriellen Spüldrainage bei einer infizierten, durch Nagel versorgten Unterschenkelfraktur (nach WILLENEGGER und ROTH 1962)

Die Spüldrainage bewährt sich ausgezeichnet bei Gelenkinfektionen, Sehnenscheiden-, Knochen- und Gelenkpanaritien, Hohlhandphlegmonen, Fistelungen nach offenen Frakturen und Fremdkörpern, der chronischen Osteomyelitis zur Vorbereitung der operativen Sanierung. Sie dient auch der *Infektionsprophylaxe* bei großen Weichteilverletzungen, besonders wenn ein Schock zunächst keine Wundversorgung zuläßt (Prinzip der aufgeschobenen Dringlichkeit s. S. 104).
Die *Dauer der Spülbehandlung zur Infektionsprophylaxe* ist bei frischen Verletzungen (offene Frakturen, Unfallwunden) auf wenige Tage beschränkt, danach benutzt man die Drains nur für die Saugdrainage, um sie, sofern sie trocken bleiben, dann ganz zu entfernen. Bei manifester Infektion muß eventuell mehrere Wochen gespült werden, wobei nur bei geschlossenen Hohlräumen (Gelenke) Keimfreiheit anzustreben ist. Fistelnde Hohlräume (z. B. chronische Osteomyelitis) brauchen nicht völlig steril zu

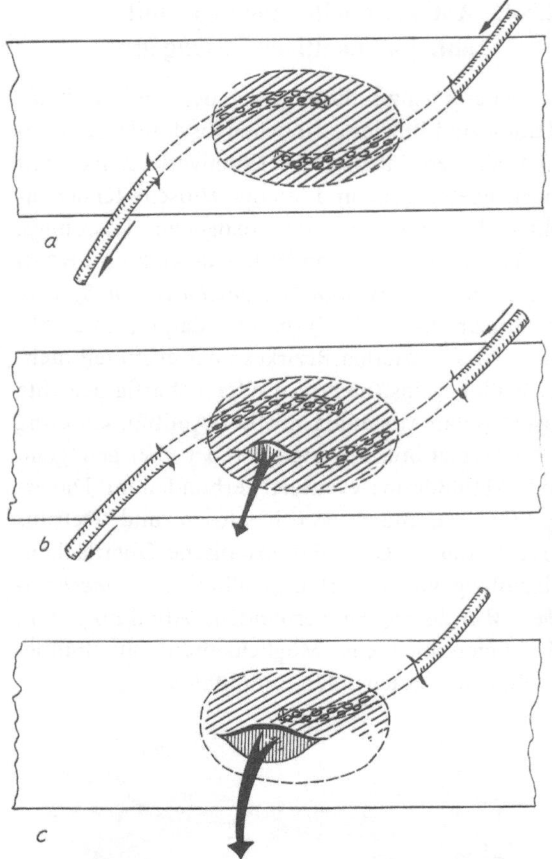

Abb. 8.18 Möglichkeiten zur Spülbehandlung bei bestehenden Eiterhöhlen (nach MAURER und SCHOLZER, Chirurg *42* [1971] 296–298). *a* Geschlossene Spül-Saug-Drainage; *b* halboffene Spül-Saug-Drainage; *c* offene Spül-Saug-Drainage

werden (s. o.), es genügt, eine blande, meist nur noch saprophytär besiedelte Oberfläche zu erzeugen, um dann die endgültige Sanierung operativ vorzunehmen. Wir benutzen dazu die oben angegebene *Dreier-Antibiotikalösung*, auch 0,5‰ige *Chloramphenikollösung*. Auch *Nebacetin®-Lösung* wurde dafür empfohlen, desgleichen *Cephaloridine* (1 g auf 1 Liter). Man kann aber nicht an der Tatsache vorbeisehen, daß Chloramphenikol eines der wenigen auch gegen Bacteroides (s. S. 58) wirksamen Antibiotika ist.

Um die Erregerlage im Herd zu überprüfen, muß für 12 bis 24 Stunden auf eine Spülung mit Natriumchlorid (0,9%) oder Ringerlösung übergegangen werden, da in einer mit Antibiotika versetzten Spüllösung ein Keimwachstum nicht zu erwarten ist.

Eine solche Kochsalzspülung bewährt sich auch, falls sich – was selten ist – eine Resistenz gegenüber dem benutzten Antibiotikum ausgebildet hat. Nach 2- bis 3tägiger Natriumchloridspülung stellt sich gewöhnlich die Empfindlichkeit wieder her. Wenn das nicht der Fall ist, muß auf das lokal nach erneutem Antibiogramm wirksamste Antibiotikum übergegangen werden.

Eine zusätzliche Infektion über die Draineintrittsstellen soll man durch sorgfältige sterile Abdeckung vermeiden.

Besondere Probleme bieten *Infektionen bei offenen Frakturen*, nach *Marknagelung*, *Osteosynthese* und *Endoprothetik*. Ursache ist stets Keimeinschleppung von außen. Durch die Spülbehandlung wird das Fortschreiten der Infektion gestoppt, die Weichteilentzündung klingt ab, Temperatur und Puls beruhigen sich. Wenn alle Taschen und Buchten breit freigelegt sind, verwandelt sich ein sonst aggressiver Wundinfekt in einen blanden und heilt über Granulationen mit Narbenbildung aus. Alle knochenstabilisierenden Implantate werden belassen bis der Knochen fest durchgebaut ist. Zweifellos addiert sich hier die antibakterielle Wirkung der Chemotherapie mit der mechanischen Reinigung von Detritus, Sekret, Blut und Bakterien.

8.2.3.5. Intraoperative Wundspülung zwecks Keimverminderung

Um die Anzahl der unter einer Operation in die Wunde – sei es durch Luft-, Kontaktinfektion oder aus einem eröffneten Hohlorgan – eingebrachten Keime zu vermindern, haben sich Wundspülungen mit Natriumchlorid- oder Ringerlösung bewährt, denen Antibiotika (Bazitrazin; Neomyzin; Chloramphenikol; Dreierlösung) zugesetzt sind. So wird z. B. für Osteosynthesen empfohlen, viertel- bis halbstündlich die Wunde auszuspülen (J. BÖHLER). Bei Laparotomien und Thorakotomien empfiehlt es sich, vor Nahtschluß die einzelnen Schichten der Bauch- und Brustwand mit antibiotikahaltigen Lösungen zu berieseln (SCHORR und DODD). *Vorher Wundabstrich!*

8.2.3.6. Antibiotikazusatz zu Knochenzement

Ähnlichen Zwecken dienen Antibiotikabeigaben zum Knochenzement bei der Hüftgelenksprothetik (BUCHHOLZ). Dabei wird 1 g Gentamyzin bzw. Framyzetinsulfat (SATTEL u. Mitarb.) oder Erythromyzin (ROSENTHAL u. Mitarb.) zu 40 g Palacos® beigegeben. Die Freisetzung des Antibiotikums erfolgt langsam über 1 Jahr und wirkt der fremdkörperbedingten Verminderung der lokalen Infektionsabwehr im Implantatsgebiet entgegen.

KRJICEK u. Mitarb. haben textile Gefäßprothesen zu

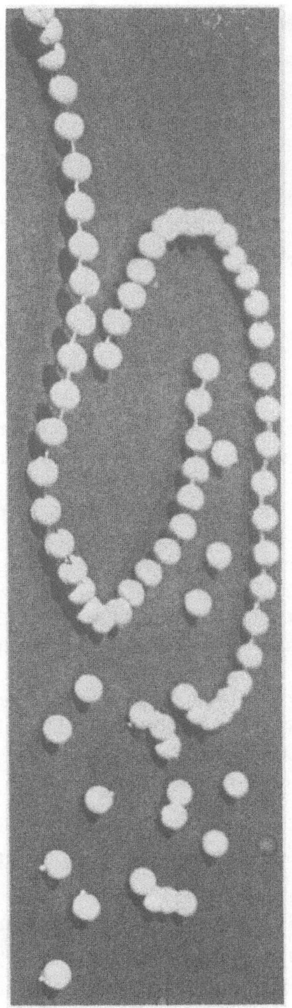

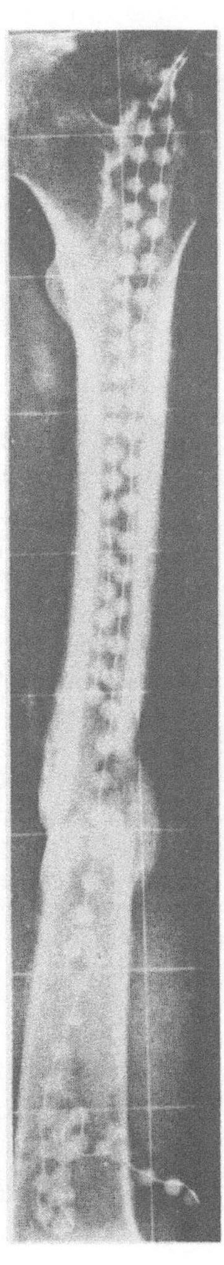

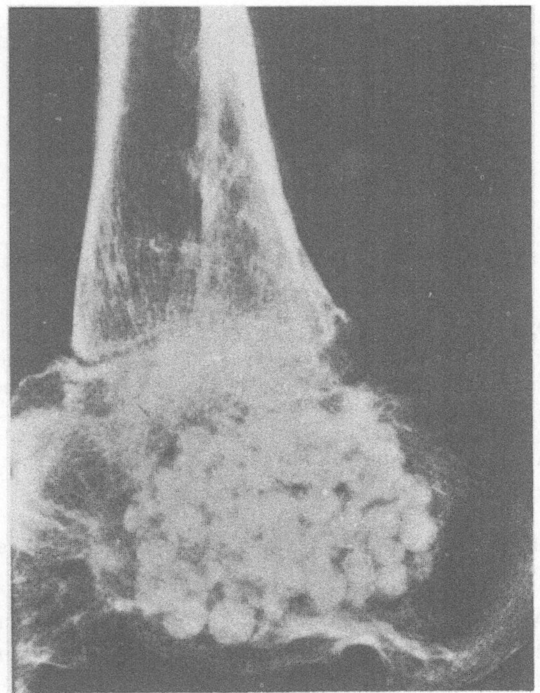

Abb. 8.21 Permanente Ausfüllung einer Osteomyelitishöhle im Fersenbein mit Gentamyzin-PMMA-Kugeln

Abb. 8.19 PMMA-Ketten und -Kugeln nach KLEMM

Abb. 8.20 Gentamyzin-PMMA-Kugelketten in der Oberschenkelmarkhöhle nach Entfernung eines infizierten Marknagels

gleichen Zwecken mit Neomyzin und Tetrazyklin imprägniert. Desgleichen empfiehlt BAYSTON generell alle Langzeitimplantate aus Plastematerial (Hydrozephalusventile, Herzklappen, Gelenkersatz, Drains, Katheter) mit Gentamyzin oder Clindamyzin zu imprägnieren.

Auf KLEMM geht der Gedanke zurück, Kunststoffkugeln (Abb. 8.19 bis 8.21) aus Polymethylmethacrylat (PMMA = Palacos®) mit Gentamyzin zu imprägnieren und sie, auf feste Kunststoffäden oder Draht zur Kette aufgefädelt, bei der chronischen Osteitis der langen Röhrenknochen temporär lokal zum Einsatz zu bringen (s. a. S. 594). Die Antibiotikaabgabe ist hoch, erfolgt protrahiert über 4 Monate und liegt mehrfach über der minimalen bakteriziden Konzentration der klinisch wichtigen Erreger. Nach KLEMM schließt die minimale Antibiotikakonzentration im Serum toxische Nebenwirkungen (Oto-, Neuro-, Nephrotoxizität) durch Resorption aus.

8.2.3.7. Antibiotika-Spüldrainage nach dem Flut-Ebbe-Prinzip (Gezeitenspülung)

Das Wesen der Spüldrainage ist ihr kontinuierlicher Fluß. Sie wirkt an den benetzten Oberflächen antibakteriell, zugleich werden Detritus, Sekret, Blut, Bakterien auch mechanisch ausgeschwemmt. Für die infizierte Brust- und Bauchhöhle bewährt sich besser das Flut-Ebbe-Prinzip mit getrenntem Zu- und Ablauf.

Antibiotikaspüldrainage der Brusthöhle (Abb. 8.22)

Zum üblichen weitlumigen Thoraxsaugdrain am tiefsten Punkt der Empyemhöhle wird noch zusätzlich mit Troikart ein dünnes Plastedrain vorn in die Pleurahöhle eingelegt. Ein Sog von ca. minus 20 cm Wassersäule sorgt für Eiterentleerung und Lungenentfaltung. Zweimal täglich wird das Ablaufdrain abgeklemmt und die Höhle mit Antibiotikalösung aufgefüllt. Kontaktzeit 1 bis 2 Stunden. Dann Blokkierung des Zulaufdrains und Wiederöffnung des Saugdrains. Benutzt wird (LAU) die 0,5‰ige Chlor-

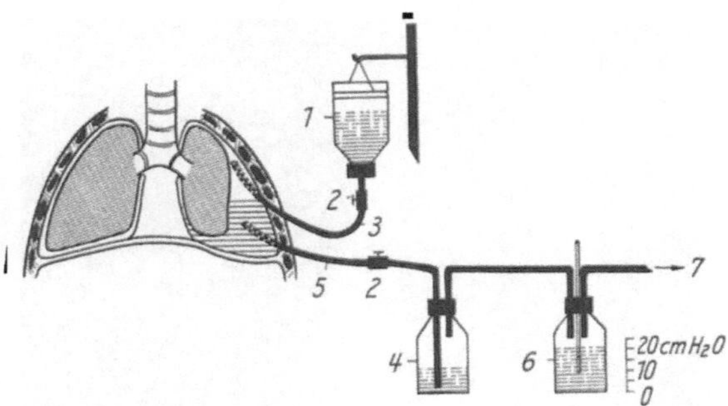

Abb. 8.22 Antibiotika-Spüldrainage der Brusthöhle. *1* Antibiotische Spüllösung, *2* Drossel, *3* Spüldrain, *4* Sekret-Auffangflasche, *5* Thoraxdrain, *6* druckregulierende Flasche, *7* Saugung

amphenikollösung[1] oder je nach Resistenzlage ein entsprechend geeignetes Antibiotikum.

Antibiotika-Spüldrainage der Bauchhöhle bei diffuser Peritonitis

Als Zulaufdrain empfiehlt sich ein dünnes Plastdrain, das am Infektionsherd endet. Die Ablaufdrains sollen 8 bis 9 (10) mm lichte Weite haben (Abb. 8.23). Durch intermittierende Drosselung von Zu- und Ablauf wird erreicht, daß alle Teile der Bauchhöhle mit der Antibiotikalösung in Kontakt kommen: die Darmschlingen »baden« in der Lösung (Abb. 8.24).

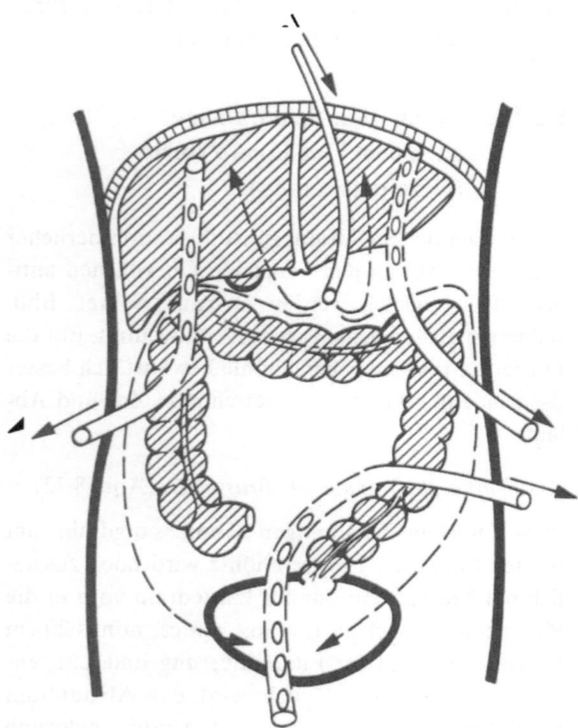

Abb. 8.23 Antibiotika-Spüldrainage der Bauchhöhle bei diffuser Peritonitis. Zulauf der Spüllösung über eine Plastekapillare, mehrere großlumige Ablaufdrains

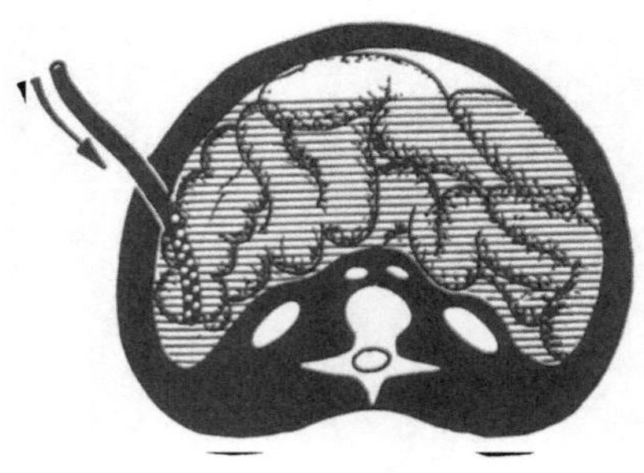

Abb. 8.24 Die Darmschlingen und alle vom Peritoneum überzogenen Viszera »baden« in der Antibiotikalösung

Bei Ende der Operation bringt man beim Erwachsenen ca. 2 Liter der Spüllösung in die Bauchhöhle ein und verschließt dieselbe.
In den ersten 24 Stunden nach der Operation wird bei abgeklemmten Ablaufdrains jeweils 1 Liter Spüllösung in 5 Minuten schnell eingelassen. Nach 45 Minuten erfolgt Öffnung der Ablaufdrains für 15 Minuten. In der 25. bis 48. Stunde erfolgt das 2stündlich, in der 49. bis 72. Stunde noch 4stündlich. Danach kann man die Spüldrains entfernen (Kiene und Troeger).
Gespült wird mit der Lösung E 141 mit Sorbitol 15 RF oder – bei Flüssigkeitsretention – mit der Lösung E 141 mit Sorbitol 40 RF. Beiden Lösungen ist pro Liter 0,5 g Ampizillin oder bei Verdacht auf Bacteroidesinfektion 0,5 g Chloramphenikol[1] zugesetzt (Tab. 8.6).

Ein beachtlicher Teil der modernen Antibiotika scheidet hier aus, z. B.:
– alle Aminoglykoside (Gentamyzin, Kanamyzin, Streptomyzin, Neomyzin) wegen zu hoher Toxizität;
– auch alle Zephalosporine und alle Tetrazykline wegen zu hoher Toxizität;
– auch Antibiotikakombinationen mit Neomyzin, Polymyxin und Bazitrazin – sonst für lokale Spülzwecke gern benutzt – dürfen wegen ihrer Toxizität hier nicht verwendet werden, kommt doch die peritoneale Resorption einer intravenösen Gabe gleich.
Die Durchführung einer solchen Peritonealspülung bedarf sorgfältiger Überwachung, aber keiner speziellen Dialyseabteilung. Verweilt die Spüllösung zu lange in der Bauchhöhle, so vermag das durch zu hohe Wasseraufnahme Herz und Kreislauf zu belasten. Retinierte Spülflüssigkeit muß bilanzmäßig miterfaßt werden. Elektrolytauswaschungen sind nicht zu erwarten, dagegen ist immer mit der Auswaschung von Proteinen, speziell Albumin und Immunglobuline zu rechnen. Dem ist durch entsprechende Substitution entgegenzuwirken. Bei Anurie kann man zugleich auch so die harnpflichtigen

1 In 1 Liter H_2O lösen sich 2,5 g Chloramphenikol; pH 6,5; Osmolarität 375. Chloramphenikol hat den Vorteil, auch Bacteroideskeime anzugreifen (s. a. Eckert u. Mitarb.).

Tabelle 8.6 Elektrolyt-Infusionslösung 141 mit Sorbitol

Elektrolyt-Infusionslösung 141 mit Sorbitol 15 SR		Elektrolyt-Infusionslösung 141 mit Sorbitol 40 SR	
Magnesiumchlorid	0,11 g	Magnesiumchlorid	0,11 g
Kaliumchlorid	0,35 g	Kaliumchlorid	0,35 g
Kalziumchlorid	0,46 g	Kalziumchlorid	0,46 g
Natriumazetat	5,04 g	Natriumazetat	5,04 g
Natriumchlorid	5,49 g	Natriumchlorid	5,49 g
bes. ger. Sorbitol	15,00 g	bes. ger. Sorbitol	40,0 g
verd. Salzsäure	0,18 ml	verd. Salzsäure	0,18 ml
Wasser zur Injektion zu	1000,0 ml	Wasser zur Injektion zu	1000,0 ml
Na^+	131,0 mval	Na^+	131,0 mval
K^+	4,7 mval	K^+	4,7 mval
Ca^{++}	4,2 mval	Ca^{++}	4,2 mval
Mg^{++}	1,1 mval	Mg^{++}	1,1 mval
Cl^-	104,0 mval	Cl^-	104,0 mval
Azetat	37,0 mval	Azetat	37,0 mval
Sorbitol	15,0 g	Sorbitol	40,0 g
in 1000 ml		in 1000 ml	

Substanzen beseitigen, es bedarf keiner zusätzlichen Hämodialyse.

8.2.3.8. Antibiotische Therapie an der Körperoberfläche

Hier sind Lokalantibiotika in Gebrauch, die breites Wirkungsspektrum, bakterizide Konzentration, Gewebefreundlichkeit und geringe Sensibilisierungsrate in sich vereinigen. Als Trägersubstanzen dienen Gele, Salben, Emulsionen, Puder. Die Anzahl der hier angebotenen Zubereitungen ist groß.

Ausblick

Zwei chemische Antiseptika haben (s. Seite 110) in verbesserter Form in den letzten 4 Jahren wieder Einzug in die Infektionschirurgie gehalten:

- das elementares Jod freisetzende *Jodophor Betadine,* welches dann eine irreversible Eiweißbindung eingeht und weder Jodallergie noch Veränderungen des Serumjods oder des Thyroxinspiegels auslöst (SINDELAR und MASON),
- das bei Kontakt mit Bakterien und Lipopolysaccharid-Endotoxinen *Formaldehyd* freigebende *Noxytiolin.*

Beide Antiseptika töten grampositive wie gramnegative Bakterien einschließlich antibiotikaresistenter Stämme, Viren, Protozoen, Pilze und Hefen.

Kontraindikationen sind bisher nicht bekannt. Ihre Anwendung erstreckt sich auf Wunden der Körperoberfläche und zugängliche infizierte Körperhöhlen.

Zu beurteilen, ob sich hier ein Weg abzeichnet, um in Zukunft auf die lokale Anwendung von Antibiotika und Sulfonilamiden in der Infektionschirurgie zu verzichten, ist es noch zu früh.

Literaturverzeichnis

Zu 8.1.1. bis 8.1.4.

Ackermann, N. B., and *J. Kronmueller,* The importance of Candida as an infectious agent. Surg. Gynec. Obstet. *140* (1974) 65–68

Adam, P., Der Stellenwert der Antibiotika-Prophylaxe in der Chirurgie. Münch. med. Wschr. *120* (1978) 163–166

Alexander, M., und *Mitarb.,* Erregerwandel der Infektionen seit 1958. Münch. med. Wschr. *118* (1976) 525–528

Baier, R., H. Puppel und *J. Hein,* Sepsis durch Yersinia enterocolitica. Diagnostik, Klinik, Infektionsquelle. Dtsch. med. Wschr. *102* (1977) 54–58

Bischoff, A., C. Meier und *F. Roth,* Gentamycinneurotoxizität (Polyneuropathie-Enzephalopathie). Chir. Praxis *22* (1977) 701–710

Burri, C., und *A. Rüter,* Lokalbehandlung chirurgischer Infektionen. Bern-Stuttgart-New York 1979

Caselwitz, F. H., und *V. Freitag,* Der Hospitalismus aus bakteriologischer Sicht. Klin. Wschr. *55* (1977) 1185–1190

Daschner, F., In-vitro-Kombinationswirkung von Carbenicillin, Mezlocillin und Azlocillin mit Gentamicin und Sisomicin auf Pseudomonas aeruginosa, Serratia marcessens, Klebsiella pneumoniae und indolpositive Proteus-Stämme. Infection *4* (1976) Suppl. *4,* 331–336

Drews, J., Grundlagen der Chemotherapie. Springer, Wien, New York 1979

Gierhake, F. W., Antibiotika und ihre Indikationen in der Chirurgie. Chirurg 46 (1975) 10–15

Hermans, P. E., General principles of antimicrobial therapy. Mayo Clinic. Proc. 52 (1977) 603–610

Hoffmann, K., und *F. W. Gierhake,* Postoperative Wundinfektionen durch Anaerobier. Dtsch. med. Wschr. *93* (1968) 1888

Höhne, C., und *J. Brockmann*, Infektionen durch sporenlose Anaerobier. Z. ärztl. Fortbild. *73* (1979)1045–1050

Howard, R. J., R. L. Simmons, Viral infections and the surgical patient. Surg. Gynec. Obstet. *137* (1973) 1029–1046

Hutton, P. A. N., B. M. Jones und *D. W. Law*, Depot penicillin as prophylaxis in accidental wounds. Brit. J. Surg. *65* (1978) 549–550

International Congress of Chemotherapy (Zürich 1977) Cefoxitin (Abstracts) Copyright Department of Medicine, Univ. of Zürich/Schweiz 1977

International Congress of Chemotherapy (Boston) (Abstracts) Copyright American Society for Microbiology, 1979

Jackson, G. G., Prophylaktischer Einsatz von Antibiotika, Münch. med. Wschr. *121* (1979) 1137–1139

Keighley, M. B., und *Mitarb.*, A controlled trial of parenteral prophylactic gentamycin therapy in biliary surgery. Brit. J. Surg. *62* (1975) 275–279

Knothe, H., Keimwandel unter Chemotherapie. Münch. med. Wschr. *118* (1976) 521–528

Lang, E., Unerwünschte Nebenwirkungen der antibakteriellen Chemotherapie. Chir. Prax. *20* (1975) 317–333

Lebek, G., Die infektiöse (plasmidische) bakterielle Antibiotikaresistenz. Internist *16* (1975) 416–427

Mouton, R. P., Brumfitt und *J. M. T. Hamilton-Miller*, The rational choice of antibacterial agents. Kluwer Harrap Handbooks, London 1977

Naumann, P., Neuere Entwicklungen auf dem Gebiete der Antibiotika-Therapie. Internist *16* (1975) 407–415

–, Antibiotikaprophylaxe in der Traumatologie. Unfhkde *82* (1979) 270–274

–, und *H. Rosin*, Fortschritte in der antibakteriellen Chemotherapie. Internist *19* (1978) 664–671

Nevers, P., Das Problem der Antibiotikaresistenz: ein Schwerpunkt der molekulargenetischen Forschung. Münch. med. Wschr. *119* (1977) 321–322

Nichols, R. L., Technique for specimen collection of postsurgical exudate of wounds. Surg. Gynec. Obstet. *144* (1977) 91–92

Ortel, S., Grundsätze der mikrobiologischen Labordiagnostik bei der antibakteriellen Chemotherapie. Z. ärztl. Fortb. *71* (1977) 337–342

Ortel, S., Empfindlichkeit von Harnwegs- und Wundinfektionserregern gegen Cephalotin, Cefamandol und Cefoxitin, Dtsch. Ges.wes. *34* (1979) 2482–2486

Patsch, R., Antibiotika-Ratgeber, 3. Aufl. VEB Fischer, Jena 1975

Rambo, W. M., V. E. del Bene und *D. K. Delamar*, Cefoxitin therapy for surgical patients Reviews of infectious diseases, Vol. *1* (1979) No. 1, 195–199

Roser, H., Die Resistenzverhältnisse von Staphylococcus aureus gegen Fucidine seit 1970 im Vergleich zu anderen wirksamen antibakteriellen Substanzen. Münch. med. Wschr. *116* (1974) 1849–1852

Royal Society of Medicine, Cefuroxime (Proc. Intern. Conference held by Glaxo Group Ltd. and the Intern. Congress Centre Amsterdam, Vol. *70* (1977) Nr. 9

Saksena, P. S., and *Mitarb.*, Bacteroidaceae: Anaerobic organisms encountered in surgical infection. Surg. *63* (1968) 261

Schafer, H., Pseudomonas-Infektionen. Dtsch. med. Wschr. *100* (1975) 1702–1703

Seeliger, H. P. R., und *U. Vögtle-Junkert*, Die Blutkultur bei Verdacht auf Fungämie und Pilzsepsis. Dtsch. med. Wschr. *100* (1975) 1190–1195

–, –, Prophylaktische Dekontamination der Pilze. Langenbecks Arch. klin. Chir. *345* (1977) 545–550

Simon, C., und *W. Stille*, Antibiotika-Therapie in Klinik und Praxis; 4. Aufl. F. K. Schattauer, Stuttgart-New York 1979

Tschäpe, H., und *H. Rische*, Ökologie und epidemiologische Bedeutung der infektiösen Antibiotikaresistenz, Beiträge zur Hygiene und Epidemiologie, J. A. Barth, Leipzig 1974

Walter, A. M., und *L. Heilmeyer*, Antibiotika-Fibel, 4. Aufl. Stuttgart 1976

Werner, H., und *Mitarb.*, Die in-vitro-Empfindlichkeit eiter- und sepsiserregender Anaerobier der Bacteroides-Gruppe gegen Kolitetracyclin. Münch. med. Wschr. *117* (1975) 633–636

Wildführ, G., Medizinische Mikrobiologie. VEB Thieme, Leipzig 1978

Zu 8.1.5.

Arzneimittelverzeichnis der DDR, 1976, Teil II. VEB Volk und Gesundheit, Berlin 1976

Arzneispezialitäten, 5. Aufl. Medimpex, Ungarn 1976

Greuer, W., Taschenbuch der Antibiotika-Therapie, 6. Aufl. Urban und Schwarzenberg, München-Berlin-Wien 1976

Ippen, H., Index Pharmacorum. Thieme, Stuttgart 1970

Ortel, S., Probleme der Antibiotika- und Sulfonamidresistenzbestimmungen. Dtsch. Ges.wes. *19* (1964) 2250

Patsch, R., Antibiotika-Ratgeber, 3. Aufl. VEB Fischer, Jena 1975

Redon, H., Jost und *Troques*, La fermenture sous dépression des plaies étendues. Mem. Acad. Franc. (Paris) *80, 12, 14* (1954) 394–396

Romanian Drugs for Export. Imeco, Bukarest

Rote Liste 1974, Editio Cantor, Aulendorf/Württ.

Seznam Československých Farmaceutických Připravku. Spofa, Prag 1971/72

Simon, C., und *W. Stille*, Antibiotika-Therapie in Klinik und Praxis. Schattauer-Verlag, Stuttgart-New York 1979

Vademecum, Medexport 1976

Vademecum, Polfa, Warschau 1972

Walter, A. M., und *L. Heilmeyer*, Antibiotika-Fibel, 4. Aufl. Thieme, Stuttgart 1976

Wasielewski, E. V., Mikrobiologische Probleme der Chemotherapie (Resistenz und Persistenz). Therapiewoche *15* (1965) 1090

Werner, G. E., Antibiotika-Codex. Wiss. Verlagsgesellschaft mbH, Stuttgart 1963

Zu 8.2

Adam, D., Der Stellenwert der Antibiotika-Prophylaxe in der Chirurgie. Münch. med. Wschr. *120* (1978) 163–166

Altemeier, W., und *Mitarb.*, Infections, prophylaxis and management Symposium. Surg. *67* (1970) 369–382

Bayston, R., The antibacterial effects of impregnated Silastic and its possible applications in surgery. J. Red. Surg. *12* (1977) 55–61

Böhler, J., Spezielle Probleme der Aseptik und Antiseptik in der Unfallchirurgie. Unfallheilkde. *81* (1978) 51–63

Buchholz, H. W., und *H. D. Gartmann*, Infektionsprophylaxe und operative Behandlung der schleichenden tiefen Infektion bei der totalen Endoprothese. Chirurg *43* (1972) 446–453

Burri, C., und *A. Rüter*, Lokalbehandlung chirurgischer Infektionen. H. Huber, Bern 1979

Contzen, H., Gentamycin-PMMA-Kette, Gentamycin-PMMA-Kugeln. Sonderheft »Unfallchirurgie«. Verlag für Lehrmittel, Wissenschaft und Forschung, Erlangen 1977

Daschner, F., Infektionskontrolle in Klinik und Praxis. G. Witzrock, Baden-Baden 1979

Eckert, P., R. Eichen und *H. H. Schassan,* Antibiotikatherapie der Peritonitis im Rahmen des septischen Schocks. Chirurg *47* (1976) 328–321

Forck, G., Häufigkeit und Bedeutung von Chloramphenikol-Allergien. Dtsch. med. Wschr. *96* (1971) 161–165

Fürtig, W., Erfahrungen bei der Bereitung von Spüllösungen für die »künstliche Niere« und von Lösungen für die Peritonealdialyse. Pharm. Praxis H. *11* (1966) 241

Gierhake, F. W., Antibiotika und ihre Indikationen in der Chirurgie. Chirurg *46* (1975) 10–15

Golombiewski, F., und *H. Hein,* Resorption von Neomycin bei der lokalen Infektionsprophylaxe mit Nebacetin bei Marknagelungen. Zbl. Chir. *96* (1971) 417

Kallenberger, A., W. Roth und *M. Ledermann,* Experimentelle und bakteriologische Untersuchungen zur Wahl des Spülmittels für die antibakterielle Spüldrainage. In: *G. Hierholzer* und *I. Rehn,* Die posttraumatische Osteomyelitis. Stuttgart 1970

Keighley, M. R., und *D. W. Burdon,* Antimicrobial Prophylaxis in Surgery. Pitman Medical, Turnbridge Wells 1979

Kiene, S., Phlegmone der Hohlhand und des Handrückens. Zbl. Chir. *98* (1973) Suppl. 76–78

–, und *H. Troeger,* Die intraperitoneale Antibiotikaspüldrainage bei diffuser Peritonitis. Zbl. Chir. *99* (1974) 833 bis 840

Klemm, K., siehe bei *Contzen*

Krajicek, J., Dvorak and *M. Chvapil,* Infection-resistant synthetic vascular substitutes. Journ. Cardiovasc. Surg. *10* (1969) 453–457

Lau, A., Die chirurgische Behandlung der Pleuraempyeme. Zbl. Chir. *97* (1972) 257–269

Lowbury, E. I. L., G. Ayliffe, A. Geddes and *I. D. Williams,* Control of Hospital Infection. London 1976

Maurer, G., und *H. Scholze,* Allgemeine Grundsätze für die Behandlung eitriger chirurgischer Erkrankungen. Chirurg *42* (1971) 296–298

Menschik, A., Die hochdosierte lokal-antibiotische Therapie in der septischen Chirurgie der schweren Handinfektionen. Chir. Prax. *16* (1972) 77–80 und 265–269

Mulholland, S. G., G. J. McGarrity, O. A. Ross, P. J. Greenhalgh and *W. W. S. Blakemore,* Experience with detailed surveillance of nosocomial infection. Surg. Gynec. Obstet. *40* (1975) 941–945

Pietsch, P., und *M. Hinze,* Regionale Antibiotikaperfusion bei schweren Gliedmaßeninfektionen. Chirurg *37* (1966) 397

Polk, H. C. jr., Diminished surgical infection by systemic antibiotic administration in potentially contaminated operations. Surg. (St. Louis) *75* (1974) 312–314

Reichel, F., Sekundärheilung und antibiotische Prophylaxe bei aseptischen orthopädischen Operationen. Zbl. Chir. *101* (1976) 339–347

Rosenthal, A. L., J. M. Rovell und *A. E. Girar,* Polyacryl-Knochenzement angereichert mit Erythromycin und Colistin. Münch. med. Wschr. *118* (1976) 987–990

Sattel, W., und *G. Nabertbock,* Antibiotika-Zusatz zu Polymethylmethacrylat als postoperative Infektionsprophylaxe. Unfallheilkunde *79* (1976) 221

Schmid, E., W. Wildmeier und *Ch. Wulle,* Lokale Wundbehandlung. Chir. Prax. *11* (1967) 185–192

Schmitt, W., Sinnvolle Anwendung der Antibiotika in der Chirurgie. Dtsch. Ges.wesen (1966) 300

–, Allgemeine Chirurgie, 9. Aufl. J. A. Barth, Leipzig 1979

Schorr, D. A., and *T. A. Dodd,* Brief exposure of bacteria to topical antibiotics. Surg. Gynec. Obstet. *137* (1974) 89–92

von Scoy, R. E., Prophylactic use of antimicrobial agents. Mayo Clin. Proc. 52 (1977) 701–703

Simon, C., und *W. Stille,* Antibiotika-Therapie in Klinik und Praxis. F. K. Schattauer, Stuttgart 1979

Sindelar, W. F., und *G. R. Mason,* Irrigation of subcutaneous tissue with Povidone-Jodine solution for prevention of surgical wound infections. Surg., Gyn. and Ob. *148* (1979) 227–231

Stokes, E. J., und *Mitarb.,* Shorts term routine antibiotic prophylaxis in surgery. Brit. J. Surg. *61* (1974) 739–742

Strachan, C., und *R. Wise,* Surgical Sepsis. Academic Press, London 1979

9. »Moderner« Hospitalismus

9.1. Unerwartete Infektion primär aseptischer Operationswunden

W. SCHMITT

9.1.1. Infektion der aseptischen Operationswunde

Die Sorge vor der Wundinfektion hat die gesamte aseptische Chirurgie nie verlassen. Jeder, auch der aseptische chirurgische Eingriff, ist nicht nur ein biologisches, sondern stets auch ein bakterielles Experiment (MAITLAND), denn trotz aller Vorsichtsmaßnahmen läßt es sich bei keiner Operation verhindern, daß Keime in die Wunde eindringen. DAVIDSON u. Mitarb. prüften die Infektionswahrscheinlichkeit anhand einer Komputeranalyse von 1000 Patienten (Tab. 9.1), wobei Bakterien in der Wunde am Ende der Operation die Hauptrolle spielen. Es unterliegt heute keinem Zweifel mehr (DAVIDSON u. Mitarb., LAUFMANN, WYSOCKI), daß dabei die Kontaktinfektion die entscheidende Rolle spielt, nicht die Luftinfektion: *10% aerogen, 90% durch Kontakt* (HELL u. Mitarb.).

Tabelle 9.1 Infektionswahrscheinlichkeit; Komputeranalyse von 1000 Patienten (DAVIDSON u. Mitarb., Brit. J. Surg. *58* [1971])

Faktoren mit hoher Signifikanz	*Risiko*
Bakterien in der Wunde am Ende der Operation	36,4%
Bedingt aseptische Operation	10,6%
Großer Krankensaal	10,5%
Alter des Patienten >60 Jahre	9,1%
Operationsdauer >60 Minuten	6,9%
Faktoren mit geringer Signifikanz	Risiko
Notoperation	6,2%
Staphylococcus-pyogenes-Träger	5,8%
Handschuhdefekte	5,8%
Fehlen der Hautabdeckung	4,8%
Faktoren ohne Signifikanz	Risiko
Wunddrainage	4,0%
Art der Hautdesinfektion	0,3%

Fest steht, daß die Quote der Wundheilungsstörungen nach aseptischen Operationen seit der Jahrhundertwende (Tab. 9.2) eher zu- als abgenommen und das Keimspektrum sich nach der gramnegativen Seite gewendet hat (s. S. 153).

Tabelle 9.2 Wundheilungsstörungen bei aseptischen Operationen (nach v. REDWITZ, Lang. Arch. *264* [1950] 124)

MIKULICZ	1898	6,0%
POKOTILO, Moskau (Rundfrage)	1923	5,0%
SARKIEWITSCH, St. Petersburg	1924	12,4%
LAEMMLE, Neustrelitz	1925	5,9%
VINOGRAD-FINKEL, Moskau	1929	4,9%
CACIN und CACINA, Nischnij-Nowgorod	1929	6,2%
MORIAN, Leipzig	1932	4,0%
STRYSSMANN (Rundfrage)	1932	10,0%
MELENEY, New York	1935	15,0%
KIRSCHNER, Königsberg	1936	2,3%
SEIFERT, Würzburg	1936	7,3%
LINKE, Wien	1936	6,9%
KIRSCHNER, Heidelberg	1937	6,8%
PRIMA, Oberpahlen (Estland)	1937	1,0%
OLLINGER, Bonn	1942	6,6%
Durchschnitt aller Kliniken		6,4%

Die Angaben über Wundheilungsstörungen nach aseptischen und bedingt aseptischen Operationen sind in der Weltliteratur je nach Krankengut und Art der durchgeführten Operationen schwer vergleichbar. Einige Beispiele:

CHARNLEY und EFTEKHAR (1970)
(Großbritannien)
  nur aseptische Operationen: 0,34%
  (Hüftendoprothetik)
JOHNSTONE (1970)
(Vancouver, Britisch Kolumbien)
  aseptische Operationen 3,4%;
  Operationen aller Art 20%
MAITLAND (1965) (USA)
  aseptische Operationen 7,11%;
  Operationen aller Art 10,3%

CRUSE (1975) (USA)
Gesamtinfektionsquote: 5,1% bei 40.662 aseptischen Operationen (retrograde Sammelstatistik)
EVANS und POLLOCK (1973) (Großbritannien)
aseptische Operationen 8,8%;
bedingt aseptische Operationen 23%
DOUGLAS (1963)
Public Health Service-Ermittlung aus 12 Krankenhäusern Englands (1960)
Gesamtinfektionsquote 13,3% (Tab. 9.3)
LEISSNER (1976) (Schweden)
32.294 saubere Operationen, 1958 bis 1972 prospektiv mit Wundinfektionskarten erfaßt, mit 4,2% Infektionen
WILDE (1966) (Jena – DDR)
Gesamtinfektionsquote 16,0% (Tab. 9.4)
WYSOCKI (1975) (Heidelberg – BRD)
Leistenhernien 2,0%,
Appendektomie 4,8% (akut, subakut, chronisch);
Appendektomie 35,7% (phlegmonös, gangränös);
Magenresektion 8,1% (Ulkus),
Magenresektion 15,1% (Karzinom).

Wundpolizei, Wundbuch

Um hier zu vergleichbaren Ergebnissen zu kommen, sollte man die LEXERsche *Definition der Primärheilung* (s. S. 36) zugrunde legen und jede Störung der Wundheilung registrieren.

Solche Erhebungen können nicht auf Grund der nachträglichen Durchsicht von Krankenblättern retrospektiv vorgenommen werden, sondern bedürfen der laufenden Erfassung des akutellen Wundzustandes. Nach dem Vorbild der Heidelberger Chirurgischen Universitätsklinik empfiehlt sich ein **»Wundbuch«**, in das die verantwortliche Operationsschwester täglich die zu registrierenden aseptischen Operationen überträgt. Das Wundbuch enthält verschiedene Spalten (Tab. 9.5).

Zwei sich abwechselnde, bakteriologisch und chirurgisch erfahrene Ärzte gehen täglich über die betref-

Tabelle 9.3 Public Health Service-Ermittlung (1960). Art der Operationen und Prozentzahl der Wundheilungsstörungen bei primär aseptischen Operationen

Art der Operation	Anzahl	Wundheilungsstörungen %	Davon Staphylokokkeninfektionen %
Gallenblase	247	20,6	14,9
Mamma	188	15,4	12,7
Verschiedene Bauchoperationen	373	12,9	11,0
Krampfadern	179	11,7	8,9
Thorax	171	8,8	7,5
Magenresektion	240	8,7	5,8
Sympathektomie	39	7,7	7,7
Hernien	437	7,3	5,9
Appendix	550	6,7	2,3
Schilddrüse	165	4,2	3,6
Orthopädische Operationen	208	2,9	2,9
Meniskektomie	64	0	0
Appendizitischer Abszeß	58	43,1	22,4
Peritonitis	56	21,4	10,7
Verschiedenes	301	12,0	10,6
Gesamt	3276		

Tabelle 9.4 Wundheilungsstörungen, Chirurgische Universitätsklinik Jena 1944–1963

Wundheilungsstörungen insgesamt	1944–48	1949–53	1954–58	1959–63
	25,42%	16,45%	12,17%	14,03%
Davon Eiterungen	13,60%	7,65%	5,00%	5,30%
Dehiszenzen	3,04%	2,25%	2,54%	3,50%
Serome	8,60%	6,50%	4,60%	5,12%

Tabelle 9.5 Kopfleiste für Eintragungen in das Wundbuch. (Die untere Spalte ist die waagrechte Fortsetzung der oberen)

Lfd. Nr.	Alter	Station	Name Vorname	Op. Datum Op. Dauer	Operateur	Art der Operation	Art der Wundheilungsstörung

Kontrollen 3. Tag	6. Tag	9. Tag	12. Tag	Spätfisteln	Erreger Resistenzbestimmung

Tabelle 9.6 Ergebnisse der Kontrollen durch die „Wundpolizei“ von 1967 bis 1976 (Chirurgische Universitätsklinik Rostock)

	Jahr	Gesamtzahl der Operationen	Davon kontrolliert	Aseptische Operationen	Davon infiziert	Bedingt aseptische Operationen	Davon infiziert	Bettenauslastung insgesamt	Krankenhausverweildauer Tage
Mit Urologie	1967	4238	39%	1182	2,70%	475	7,40%	69,8%	17,7
	1968	4822	40%	1399	1,78%	530	7,54%	80,1%	17,3
	1969	4532	60%	1472	1,15%	1109	3,24%	79,1%	16,9
	1970	5393	55%	1695	1,12%	1250	3,60%	92,3%	14,5
	1971	5891	52%	1780	1,01%	1280	2,81%	91,7%	15,7
	1972	5673	53%	1601	1,24%	1412	3,18%	81,7%	15,5
	1973	5664	56%	1555	1,22%	1597	3,00%	83,6%	15,3
Ohne Urologie	1974	4995	57%	1614	1,11%	1222	3,69%	80,4%	14,4
	1975	4962	56%	1620	1,11%	1275	5,02%	81,4%	13,8
	1976	4910	58%	1779	2,40%	1067	4,90%	71,4%	13,7

fenden Stationen, sehen die Wunden selbst an und machen auch die notwendigen Eintragungen. Erforderlichenfalls nehmen sie auch die Wundabstriche selbst vor. Die beiden »Wundpolizisten« haben vom Klinikchef die notwendigen Sondervollmachten. Wir sind ganz der Meinung von MAITLAND, daß diese Wundkontrolle niemals Sache des mittleren medizinischen Personals sein kann.

Die Ergebnisse unserer Untersuchungen der Jahre 1966 bis 1976 sind aus Tabelle 9.6 ersichtlich.

Allgemein ist dann mit einer Zunahme der Prozentzahl der Wundinfektionen nach aseptischen Operationen zu rechnen,

- wenn diese vorwiegend an adipösen und/oder alten Menschen (Abb. 9.1 und 9.2) vorgenommen werden *(verminderte Abwehr = höhere Infektionsgefahr);*
- wenn es sich um sehr lange Operationszeiten handelt;

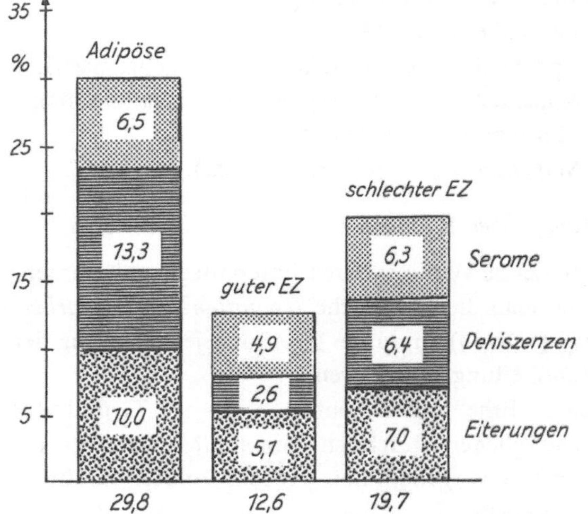

Abb. 9.2 Die Abhängigkeit der Wundheilungsstörungen vom Ernährungszustand (nach WILDE und Mitarb. 1966)

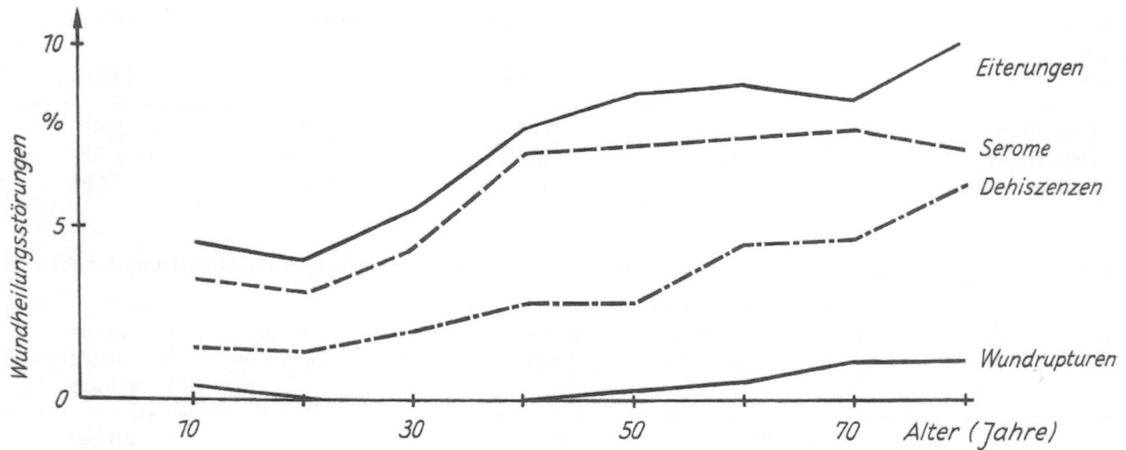

Abb. 9.1 Altersabhängigkeit der Wundheilungsstörungen (nach WILDE und Mitarb. 1966)

– wenn sehr große Schnitte notwendig sind.
Der Prozentsatz erhöht sich, sobald Operationen mit Eröffnung infizierter Hohlorgane (Magen, Gallenwege, Darm, Nierenbecken, Blase) einbezogen werden, zu denen der Zugang durch gesunde Haut, Subkutis, Faszie und Muskulatur erfolgen muß. Am seltensten sind Wundheilungsstörungen in Krankenanstalten, wo nur aseptische Eingriffe vorgenommen werden (s. CHARNLEY: nur Hüftprothesenoperationen).
Für die Infektion aseptischer Operationswunden kommen außerdem in Frage:
– mangelnde Krankenhaus- und Operationssaalhygiene,
– zu lange präoperative Wartezeiten im Hospital,
– die Folgen eines unqualifizierten allgemeinen Antibiotikagebrauchs mit Wandel des Keimspektrums von der grampositiven zur gramnegativen Seite und Ausbildung resistenter Erreger,
– Fehler in der chirurgischen Technik,
– Mitglieder der Operationsgruppe oder des Hilfspersonals als sonst symptomlose Träger pathogener Nasen-Rachen-Keime (Gruppe A β-hämolysierender Streptokokken) oder von mit Staphylococcus aureus infizierten Ekzemen (LOWBURY u. Mitarb.).

9.1.2. Kontaktinfektion

Die Quellen der Wundinfektion durch Kontakt sind zahlreich. Hier ist zunächst an das Einbringen von pathogenen Hautkeimen durch das Messer zu denken. Die alte Chirurgenregel, bei einem Kranken mit Eiterpusteln, Furunkeln, Impetigo oder akutem Ekzem jede nicht lebensnotwendig dringliche Operation zu unterlassen, besteht zu Recht. Daneben sind aber Anogenitalregion und Nase des Kranken stets Orte starker Besiedlung mit pathogenen Mikroorganismen, die durch Hände und Finger auf alle Teile der Körperoberfläche verschmiert werden. Dazu kommt nach Eintritt des Patienten in das Hospital die zusätzliche Besiedlung (Kreuzinfektion) mit der Krankenhausflora.

Antiseptische Vorbereitung des Operationsfeldes

Man mag daraus ersehen, welche Bedeutung der antiseptischen Vorbereitung des Operationsfeldes zukommt. Vor allen nicht-dringlichen Eingriffen soll der Patient am Tage vor der Operation ein Bad erhalten, wenn möglich unter der Dusche. Die Haarentfernung soll erst kurz vor der Operation im Operationstrakt mit elektrischen Schermaschinen vorgenommen werden. Dadurch werden Verletzungen vermieden. Die Scherköpfe sind peinlich keimarm zu halten. Wenn eine Rasur notwendig ist, soll sie auch erst kurz vor der Operation erfolgen, um bei Setzung von Rasurverletzungen den Keimen keine Zeit zu Auskeimung und Vermehrung zu lassen. Das so vorbereitete Operationsgebiet wird auf dem Operationstisch zweimal zur Reinigung und Vorentkeimung (EYER) mit Äthanol (70 Vol.-%) abgewaschen und erhält dann zur Desinfektion einen Jodanstrich nach GROSSICH (1908) mit verdünntem Jodspiritus (2. AB-DDR). Vorher ist stets nach eventueller Jodempfindlichkeit zu fragen. Unsere Erfahrungen decken sich mit denen von MAITLAND und LOWBURY u. Mitarb. u. v. a., daß die *Joddesinfektion der Haut nach wie vor als beste Methode zur Reduktion von Hautkeimen im Schnittgebiet anzusehen ist.* Neuerdings werden Jodophor[1]-Verbindungen (Betadine®) dafür angeboten (RODEHEAVER u. Mitarb.). ŠVÁB empfiehlt die 0,3–0,5%ige Peressigsäure (Wofasteril®).
WYSOCKI und PECH haben bei 115 Patienten vor der Operation, am Operationsende und danach Abstriche von Haut und Nabel entnommen. Die Ergebnisse sind in Tab. 9.7 zusammengefaßt.
Wie lange der Effekt der Hautdesinfektion anhält, hängt ganz entscheidend davon ab, ob die Haut des Patienten im Operationsgebiet trocken bleibt oder nicht. Zweifellos bietet das Aufkleben steriler Folien oder Aufsprühen eines plastischen Films auf die Fläche, durch die der Schnitt geführt wird, erhöhte Sicherheit. Wo solche Möglichkeiten nicht vorhanden sind, werden sofort nach Anlegen des Hautschnittes Operationstücher an die Wundränder geklammert oder genäht. Nach Anlegen des Hautschnittes darf im Operationsfeld und seiner Umge-

Tabelle 9.7 Abstriche von Haut, Nabel und Subkutis vor Operationsbeginn und am Ende der Operation (WYSOCKI und PECH, Chirurg *39* [1968] 39–42)

	Gesamt	Steril	Apathogene Erreger	Pathogene Erreger
Nabel	59	23,7%	61,0%	15,3%
Haut präoperativ	115	83,5%	9,5%	7,0%
Haut postoperativ	115	18,3%	68,6%	13,1%
Subkutis am Operationsende	106	47,5%	27,5%	25,0%

1 *Jodophor* = Komplexverbindung zwischen Jod und einem hochmolekularen Polymer (z. B. PVP = Polyvinylpyrrolidon), wobei die hautschädliche Wirkung des Jods vermieden wird unter Beibehaltung seiner desinfizierenden Wirkung. Ein weiterer Vorteil ist, daß die Haut nicht verfärbt wird (SHELANSKI und SHELANSKI).

bung keine unabgedeckte Haut mehr zu erblicken sein! Da das Messer beim Hautschnitt sich mit Keimen beladen kann, soll es, ebenso wie die zum Annähen der Tücher benutzten Instrumente, durch neue ersetzt werden.

Eine weitere Quelle der Kontaktinfektion für die offene *Wunde ist durch das Einbringen keimhaltiger Instrumente und Verbandmaterialien* gegeben. Auch sobald nur der kleinste Defekt am Handschuh zu bemerken ist, sollen *beide* (!) Handschuhe gewechselt werden, denn beim Abstreifen des defekten Handschuhs wird immer die andere Hand mit dessen unsteriler Innenseite in Berührung gebracht. Bei mehrstündigen Operationen ist ein wiederholter Handschuh- und Instrumentenwechsel und Zwischendesinfektion der Hände anzuraten, stets aber vor dem Wundschluß. Der Tröpfcheninfektion aus Mund und Nase des Operateurs und seiner Helfer wird durch das Tragen von Gesichtsmasken vor Mund und Nase und möglichst stummes Operieren am besten vorgebeugt. Spätestens nach 2 Stunden sollten die Gesichtsmasken ebenfalls gewechselt werden (IRMER). Daß die Vorschriften zur Händedesinfektion peinlich genau einzuhalten sind, versteht sich von selbst.

Natürlich wird man jeden Operationssaalmitarbeiter mit Infektionen der Körperoberfläche vom Operationsbetrieb ausschließen. Auf sonst gesunde Mitarbeiter, die aber Träger von koagulase-positiven Staphylokokken im Nasen-Rachen-Abstrich sind, kann man nicht verzichten, weil man sonst kaum noch Helfer hat. Man muß aber auch alle nicht sterilen Personen im Operationssaal und seinen Vorräumen zwingen, Stoffkappe und Mund-Nasen-Maske zu tragen. MAITLAND hat 1965 die Häufigkeit von Infektionen der Atemwege beim Operationspersonal mit der Häufigkeit von Staphylokokkeninfektionen bei den Operierten verglichen und fand keine Parallelität (Abb. 9.3).

Bei den sogenannten »halbaseptischen« Operationen, bei denen bakterienhaltige Hohlorgane (z. B. Magen, Dünn- oder Dickdarm, Gallenwege, Nierenbecken, Ureteren, Harnblase) eröffnet werden, läßt sich trotz aller Vorsichtsmaßnahmen eine Kontamination des Zugangsschnittes praktisch nie vermeiden.

In bezug auf *Fehler der Operationstechnik* ist zunächst die mangelhafte Gewebsschonung zu nennen. Zu geringe Größe der Zugangsschnitte führt dazu, daß an den Wundrändern mit Haken gezerrt wird. Auch der Dauerdruck von Wundsperrern (Retraktoren) malträtiert in gleicher Weise. Die Subkutis muß durch feuchte Lagen vor Austrocknung geschützt werden.

Sehr ungünstig wirkt sich das Zurücklassen devitalisierten Gewebes in der Wunde aus, wozu auch zu grobe Gefäßklemmen und zu große, der Nekrose anheimfallende Ligaturbürzel beitragen. Zu fest geknüpfte Nähte, die das Wundödem nicht einkalkulieren, strangulieren das von ihnen gefaßte Gewebe und nekrotisieren es. Von fortlaufenden Nähten soll man deshalb möglichst wenig Gebrauch machen. Einzelknopfnähte sind günstiger (MITTERAUER und PRENNER).

Mangelnde Blutstillung führt zur Ausbildung von Hämatomen, die die Wundschichten auseinander-

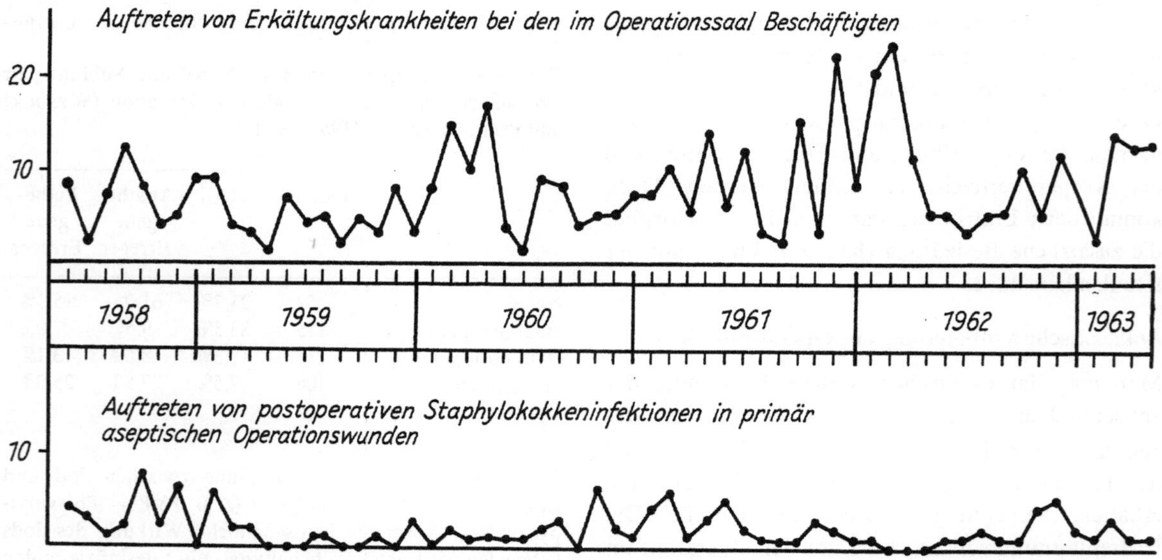

Abb. 9.3 Bei einem Vergleich von Erkältungskrankheiten bei den im Operationssaal Beschäftigten und dem Auftreten von postoperativen Staphylokokkeninfektionen in primär aseptischen Wunden konnte MAITLAND keine Parallelität feststellen

drängen, lückenhafte Vereinigung der Wundschichten (tote Räume) gibt Gelegenheit zur Ansammlung von Seromen. Beide sind glänzende Nährböden für die Erreger der Wundinfektion. Wo mit Hämatom- bzw. Serombildung zu rechnen ist, soll für 1 bis 2 Tage drainiert werden, wobei der Saugdrainage (s. S. 107) der Vorzug zu geben ist. Fehlerhaft ist es aber, das Drain durch die Wunde nach außen zu leiten anstatt durch eine Sonderinzision.

Die Art des verwendeten *Nahtmaterials* ist weniger wichtig als die Form seiner Anwendung. Es sollte immer so dünnkalibrig, wie es gerade dem Zweck entspricht, Verwendung finden, um den *Fremdkörperreiz* möglichst gering zu halten.

Prüft man die Frage, ob die Infektion aseptischer Operationswunden mehr abhängig ist von der Einbringung pathogener Keime oder von der Operationstechnik, so spricht alles dafür, daß ein leidlich gesunder Organismus mit einer erstaunlich hohen Anzahl virulenter Keime ohne manifeste Infektion fertig wird, wenn die Operationstechnik optimal gewebeschonend war. Alle Fehler in der Operationstechnik begünstigen aber eine Wundinfektion mit selbst relativ wenig virulenten Keimen außerordentlich. Die Versuche von ELEK bestätigen das in eindringlicher Weise (s. S. 69).

9.1.3. Aerogene Kontamination von Operationswunden (Luftinfektion)

Während der ganzen Operation ist die Wunde auch der *Luftinfektion* ausgesetzt.

Klimaanlagen als potentielle Infektionsquellen

Furcht vor aerogener Infektion und die bauliche Notwendigkeit, moderne Operationsräume künstlich zu belüften und zu klimatisieren, gaben Veranlassung, das in der Industrie genutzte Prinzip der *Reinraumtechnik* (Staubfreiheit) um Bakterienfreiheit ergänzt, für die Arbeitszone des Chirurgen im Operationssaal zu adaptieren. Dabei wird von einer parallelen, einseitig gerichteten und turbulenzarmen *Verdrängungsströmung* mit horizontaler (besser vertikaler) Richtung Gebrauch gemacht (laminar air flow) (Abb. 9.4 und 9.5) (konstante Luftgeschwindigkeit 0,45 m/s). Damit läßt sich der Keimgehalt des Operationsraums stark verringern, werden doch fortlaufend von Patient und Personal Keime in beträchtlicher Zahl – pro Minute 1500 bis 50.000 je nach Bewegungsausmaß (KETHLEY u. Mitarb., zit. bei L. GRÜN, 1974) – an die Raumluft abgegeben.

Sehr hüten muß man sich vor einer gedanklichen Überbewertung des Luftinfektionsproblems und einer Neubelebung mechanistischen Wunschdenkens, denn keine noch so ausgeklügelte Luftführung im Operationssaal vermag technische Fehler in der Vorbereitung des Kranken, insuffiziente Händedesinfektion, defekte Handschuhe, Infektionen durch zu langes Haupthaar und Bärte der Operateure und Anästhesisten, Ansammlung von Blut und Sekret im

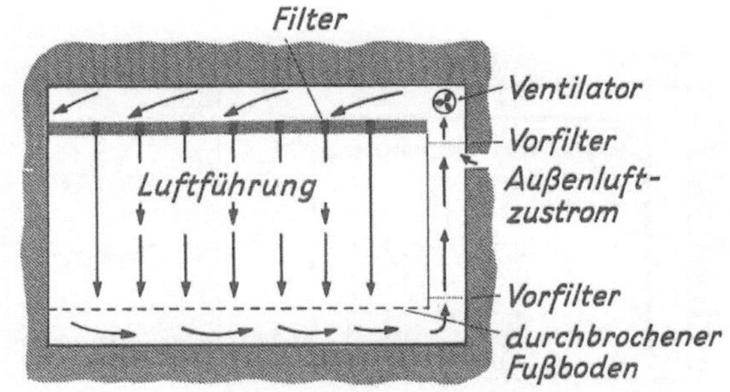

Abb. 9.4 Vertikal gerichtete turbulenzarme Verdrängungsströmung am Operationsplatz

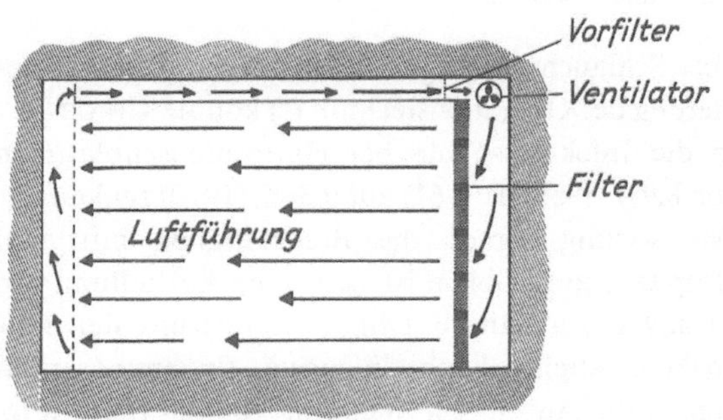

Abb. 9.5 Horizontal gerichtete turbulenzarme Verdrängungsströmung am Operationsplatz

Gewebe, Kolonisation der Zugangswunde von der Haut oder von Hohlorganen her, zu viele, zu enge und zu feste Nähte ungeschehen machen.

Eine fehlfunktionierende Klimaanlage (undichte Bakterienfilter, Keimbesiedlung im Rohrleitungssystem, gesteigerte Turbulenz durch hohe Strömungsgeschwindigkeit der Luft, infizierte Befeuchter, Aufwärtsthermik durch Lampen- und Körperwärme) kann zusätzlich zu einer gefährlichen Infektionsquelle werden. LAUFMAN hat sicher recht, wenn er betont, daß die Luftklimatisierung in Operationsräumen ein ungelöstes Problem und ihr vorteilhafter Einfluß auf die Verhütung postoperativer Wundinfektionen bisher nicht erbracht sei (desgleichen Mc LAUCHLAN u. Mitarb.). Umfangreiche Literatur bei W. SATTEL und H. J. PEIPER, Reinraumtechnik. Springer-Verlag, Berlin-Heidelberg 1977.

CHARNLEY 1979 ist deshalb konsequent zum *Isolatorprinzip* (Sterilbox) übergegangen. In eine aus Plastefolie gebildete Kammer, die nur den zu operierenden Körperteil des Kranken (Kopf und Anästhesist bleiben außerhalb) und die Operationsgruppe aufnimmt, strömt mit leichtem Überdruck sterile Luft von der Decke (Abb. 9.6 und 9.7) und entweicht unten. Alle im Isolator Arbeitenden tragen Plastehelme. Körperabdunst und Ausatemluft werden

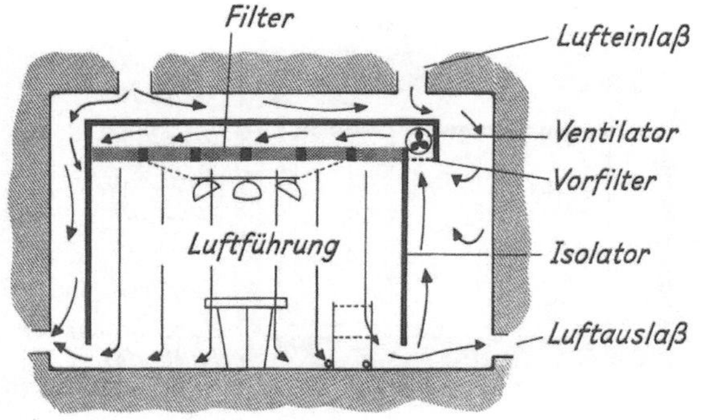

Abb. 9.6 Sogenannter »Isolator« aus Glas oder Plastefolie, der nur die Operationsgruppe und den zu operierenden Teil des Kranken aufnimmt

über Schlauch abgesogen. Zusammen mit Perfektionierung der Operationstechnik (!) konnte CHARNLEY so die Infektionsquote bei Hüftprothesenplastiken von 8,9% (1959 bis 1961) auf 0,34% (1970) senken. Wie wichtig gerade die Beschäftigung mit dem Hospitalismusproblem ist, zeigt eine Aufstellung von RODEWALD u. Mitarb. Ohne Veränderung der Baulichkeit, allein durch intensive Erziehungsarbeit konnte die Anzahl der Wundinfektionen (nur Herz- und Gefäßchirurgie) wie folgt gesenkt werden:

	n Operierte = 100%	*n* Infektionen	*n* Infektionstodesfälle
1963–1965	377	27,3%	2,4 %
1969–1972	1213	11,0%	0,74%
1973–1975	1210	4,6%	0,25%

Wie die Ergebnisse an einer chirurgischen Großklinik wie der Chirurgischen Universitätsklinik Rostock (45 Jahre alter Operationstrakt, keine Klimaanlage) aussehen, wo in stehender Luft operiert wird, zeigt die Tab. 9.8.

Wir führen diese offensichtlich (s. a. S. 146) ziemlich niedrige Wundinfektionsquote auf folgende Grundsätze zurück:

- wirksame Krankenhaushygiene-Organisation,
- strenge Hygienedisziplin im Operationssaal,
- einwandfreie Operationstechnik,
- geeignete biologische Wundantiseptik unter der Operation,
- strenge Überwachung der Wundheilungsergebnisse (Wundpolizei s. S. 145),
- soweit wie möglich Einschränkung des allgemeinen Antibiotikaverbrauchs,
- ausgedehnte Anwendung lokal antibiotischer Maßnahmen (s. S. 133).

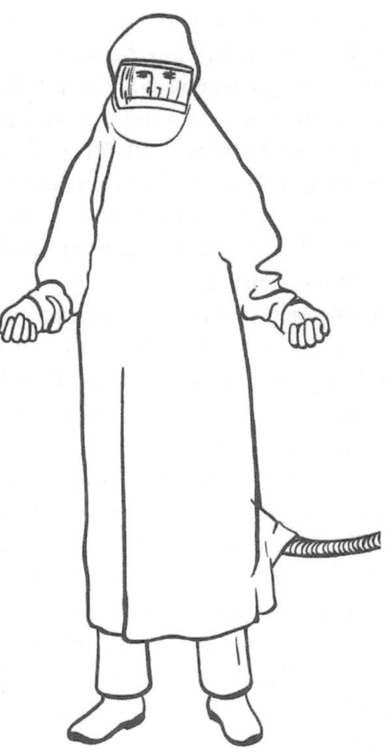

Abb. 9.7 Operateur mit luftdichtem Operationshelm. Die Ausatmungsluft wird abgesogen

Tabelle 9.8 Analyse der Wundinfektionen nach aseptischen und bedingt aseptischen Operationen 1975 (Chirurgische Universitätsklinik Rostock)

Art der Operation	Anzahl	Infektionen
Aseptische Operationen		
Herniotomien	163	0,61%
Laparotomien	103	1,94%
Thorakotomien	129	1,55%
Strumaresektionen	146	0,0 %
Mammaamputationen und Radikaloperationen	53	0,0 %
Traumatologische Operationen	725	1,1 %
Sonstige aseptische Eingriffe	301	1,99%
Gesamt	1620	1,17%
Bedingt aseptische Operationen		
Magenoperationen (Ulkus und Karzinom)	207	11,11%
Galle, Pankreas	317	3,47%
Darm (Dickdarm)	37	35,14%
Lungen	16	6,25%
Appendektomien	295	0,68%
Durchblutungsstörungen	218	5,96%
Sonstige	185	0,54%
Gesamt	1275	5,02%

Mc Lauchlan u. Mitarb. haben sicher recht, daß die Luftinfektion in einem modernen Operationssaal nicht das wichtigste Element ist. Dem zu widersprechen bedeute: *»claiming that it is safer to drink dangerously contaminated water from a sterile glass.«*

9.1.4. Zeichen der beginnenden Wundinfektion

Als *klinisches Zeichen der beginnenden Wundinfektion* einer durch Naht geschlossenen »aseptischen« Wunde zeigt sich zunächst eine druckschmerzhafte Infiltration und Rötung der Wundumgebung, so daß die Hautnähte einschneiden. Benachbarte, an sich nicht infizierte lockere Gewebspartien weisen ein erhebliches Ödem auf. (Handrückenschwellung bei Panaritien und Hohlhandphlegmonen, Skrotalschwellung bei Nebenhodenentzündung, Lidödem bei Kopfschwartenwunden). Die hochrote Verfärbung des Wundgebietes beruht auf maximaler Kapillarerweiterung. Oft findet man infolge Prästase und Stase einen zyanotischen Farbton beigemischt. Die Körpertemperatur ist lokal und auch allgemein erhöht, und zwar nachdem die initiale Phase der Wundheilentzündung (3. bis 4. Tag) abgeklungen ist. Außerdem besteht zunehmend ein unangenehmer, pulssynchroner *Wundschmerz.*

In 60% der Fälle handelt es sich um *pyogene Infektionen* mit Staphylokokken, seltener um Escherichia coli.

Bei *ganz milder Infektion* erreicht man durch *feuchte Verbände* einen Rückgang der Infiltration des Wundgebietes. Ob man dafür lediglich abgekochtes Wasser benutzt oder Zubereitungen von Kamille oder Arnika bleibt sich gleich. Auch 0,1%ige Aethakridinlaktatlösung[1] kann verwandt werden. Der Zusatz einer dieser Stoffe kommt in erster Linie den Wünschen der Kranken entgegen, denen Wasser allein oft ein zu dürftiges Heilmittel bedeutet. Das wichtigste ist, daß die Flüssigkeit verdunsten kann: sogenannter *Dunstverband.* Die gleiche Wirkung erzielt auch 50 Vol.-%iges Äthanol oder Propanol. Die Patienten empfinden den feuchten Verband als angenehm kühlend. Im günstigsten Fall gehen die akuten Entzündungserscheinungen zurück, die Wundumgebung schwillt ab. Offensichtlich begünstigt der feuchte Verband die Blut- und Lymphzirkulation und erlaubt dem Organismus durch Hyperämie und vermehrte Exsudation, die lokalen Kräfte der Abwehr effektvoller zum Einsatz zu bringen.

1 *Rivanol®* (Farbwerke Hoechst AG, Frankfurt-Hoechst)

Gelegentlich müssen zusätzlich einige Hautnähte entfernt werden, um der Infektion der Subkutis Herr zu werden. Eine Ansammlung infizierter Wundflüssigkeit kann sich so entleeren, der Organismus wird mit der restlichen Infektion selbst fertig, weitere Gewebseinschmelzung bleibt aus. Gelingt es dadurch nicht, die Kraft der Infektion zu brechen, so soll man alle Haut- und Subkutannähte entfernen und die Wunde in ganzer Länge öffnen. Bei Bauchwunden muß man die Fasziennähte stehen lassen (Platzbauchgefahr!). Oft ist es dann abgestorbene Faszie (z. B. *Fasziennekrose* bei der infizierten Leistenhernie), die lange eine schwelende Infektion unterhält. Das ganze Wundgebiet wird locker mit Verbandmull ausgelegt und bleibt bis zur völligen Auskleidung mit Granulationen breit offen. Der Verbandmull kann mit einer Antibiotikalösung angefeuchtet werden. Für einwandfreien Abfluß des Wundsekretes ist eventuell durch Drainage Sorge zu tragen. Im Granulationsstadium kann dann der Wundschluß durch Sekundärnähte nachgeholt werden.

Bei weniger milder Infektion kann man mit feuchten Verbänden erheblichen Schaden anrichten, weil es dadurch zu vermehrter Gewebseinschmelzung und Eiterbildung kommt. Auch *Breiumschläge* (Kataplasmen) haben diese Wirkung in verstärktem Maße. Absichtlich eine erkannte Infektion so bis zum Abszeßstadium »reifen« zu lassen, gilt heutzutage durchaus als fehlerhaft.

Entzündungswidrige Behandlung von pyogenen Infektionen

Vom Prinzip erkannte Gewebsinfektionen einer zielstrebigen Behandlung zuzuführen, d. h. breite Freilegung oder sparsame Eröffnung und Anlegen einer antibiotischen Spüldrainage, muß man gelegentlich abgehen, wenn die Freilegung des Infektionsbereiches größere Gefahren heraufbeschwört, als eine abwartende Behandlung in sich birgt. Eine solche Situation ist z. B. beim appendizitischen Infiltrat gegeben. Hier wird man unter antiphlogistischer (entzündungswidriger) Behandlung (lokal: Eisblase) abwarten, bis der Abszeß entweder zur Resorption gelangt, sich in der Leistengegend oberflächennah zur Inzision einstellt, in eine Darmschlinge durchbricht oder in den Douglasschen Raum absackt.

Phlegmonen immer breit freilegen

Beim Vorliegen einer *putriden Infektion* (zumeist Escherichia coli) muß man immer mit ihrer schnellen phlegmonösen Ausbreitung rechnen. Fieber kann zunächst fehlen. Pulsanstieg, Blutdruckabfall, trockene Zunge, verfallene graue Gesichtszüge und die Hinfälligkeit des Kranken deuten aber auf die Schwere und Bösartigkeit der putriden Infektion hin. Der Wundschmerz steht nicht im Vordergrund, sondern die schwere Toxinvergiftung. Um ihrer rasch Herr zu werden, darf man mit der Wiedereröffnung aller Wundschichten in ganzer Ausdehnung nicht zögern. Wo bereits Buchten und Taschen bestehen, müssen sie ausgedehnt gespalten und drainiert werden. **Alles bleibt breit offen,** um dem Körper größte Entlastung zu verschaffen und die Errichtung eines Abwehrwalles zu ermöglichen. Von lokaler Anwendung und allgemeiner Gabe hochwirksamer Antibiotika ist weitgehend Gebrauch zu machen. Oft sind *Nachinzisionen* erforderlich. Die allgemeine Abwehrlage muß durch Blut- und Plasmagaben verbessert werden. Der Zustand ist erst als beherrscht anzusehen, wenn keine weitere Infektionsausbreitung mehr erfolgt und der Charakter der Wundinfektion sich von einer putriden in eine eitrige gewandelt hat (pus bonum et laudabile der alten Chirurgen). Die Abstoßung nekrotisch gewordenen Gewebes dauert hier wesentlich länger. Erst nach völliger Wundsäuberung sind einengende Sekundärnähte im Hautbereich erlaubt. Oft halten Faszien-, Sehnen- oder Knochensequester den endgültigen Wundschluß noch lange auf und verlangen erneute Eingriffe. Typische Beispiele solcher putriden Phlegmonen sind die Retrozökalphlegmone, Bauchwandphlegmone, Urinphlegmone, tiefe Halsphlegmone, Gelenkkapsel- und Hohlhandphlegmone. Auch bei Schuß- und vielbuchtigen Riß-Quetsch-Wunden ist eine solche Entwicklung zu erwarten, wenn nach operativer Wundversorgung die Haut durch Naht eng verschlossen wurde.

Wundinfektionsprophylaxe durch allgemeine Antibiotikagaben ist nicht möglich.

Wundinfektionen bei primär aseptischen Operationen, außer durch peinlichste Beachtung der Regeln der Anti- und Aseptik, etwa mit allgemeinen Antibiotikagaben verhindern zu wollen, ist anerkanntermaßen sinnlos (s. S. 132). Was wir aber für nützlich erachten, ist bei Ende jeder Operation die einzelnen Schichten der Wunde mit einer Antibiotikalösung zu berieseln, um eventuell dort vorhandene Keime bakterizid zu treffen (s. S. 138).
Bei *primär nicht vollkommen aseptischen Eingriffen,* wie Operationen am Magen-Darmtrakt, den Gallenwegen, Nieren und ableitenden Harnwegen, verunreinigten Wunden, empfiehlt es sich peinlich darauf zu achten, daß nach Beendigung des schmutzigen Teiles der Operation die Aseptik vollkommen wiederhergestellt wird, das bedeutet Kittel-, Tücher-, Instrumenten- und Handschuhwechsel. Beim Wundverschluß wird wiederum von einer Berieselung der einzelnen Schichten mit Antibiotikalösung Gebrauch gemacht, nachdem zuvor ein Wundabstrich (trockener Watteträger) vorgenommen wurde. Wo man Bedenken hat, ist stets für 1 bis 2 Tage ein Wunddrain zur Ableitung von Blut und Sekret angezeigt. Wir sehen hier im drainagelosen Wundverschluß keine chirurgische Heldentat.
Was die *präoperative Dickdarmsterilisation* betrifft, so halten sie viele Operateure nicht mehr für empfehlenswert. Besser bedient man sich der antegraden Leerspülung (orale Intestinalspülung) mit etwa 10 Litern körperwarmer isotonischer Natriumchloridlösung, in 4 Stunden über eine dünne Magensonde zugeführt. Kein Antibiotikazusatz!
Wie verhalten wir uns am zweckmäßigsten bei *primär-septischen Operationen,* z. B. einer diffusen Peritonitis ex appendice (s. a. S. 442)? Hier hat es sich bewährt, am Ende der Operation dünne Spüldrains und mehrere dicke Ablaufdrains in die Bauchhöhle zu legen, besonders in das Appendixlager und den DOUGLASschen Raum. Unter Umgehung des Blutweges haben wir so die Möglichkeit, eine antibiotische Lösung direkt an den Ort der Not in hoher bakterizider Konzentration zu bringen und die Infektion wirksam niederzuringen (s. S. 139).

9.1.5. Der »moderne« Hospitalismus – ein altes Problem mangelnder Krankenhaus- und Operationssaalhygiene

Unter »modernem« Hospitalismus[1] versteht man die Tatsache, daß Patienten im Krankenhaus infolge der dort herrschenden »besonderen Verhältnisse« gehäuft mit virulenten und gegen ein oder mehrere Antibiotika resistenten Hauskeimen infiziert werden und daran zusätzlich erkranken (JACHERTS, LOWBURY). Bei diesen Hauskeimen handelte es sich bis um die Mitte der 60er Jahre bevorzugt um Staphylokokken – man sprach von *»Staphylokokken-Hospitalismus«,* dann setzte weltweit ein Erregerwechsel ein mit Rückgang der Staphylokokken und Hervortreten von Escherichia coli, Bacteroides, Proteus, Pseudomonas aeruginosa, Klebsiella (Enterobacter). Abb. 9.8 und 9.9 verdeutlichen den Rückgang zunächst

1 Hospitalismus, Hospitalinfektion, nosokomiale Infektion (nosocomium [lat.], Hospital), im Krankenhaus erworbene Infektion werden synonym gebraucht

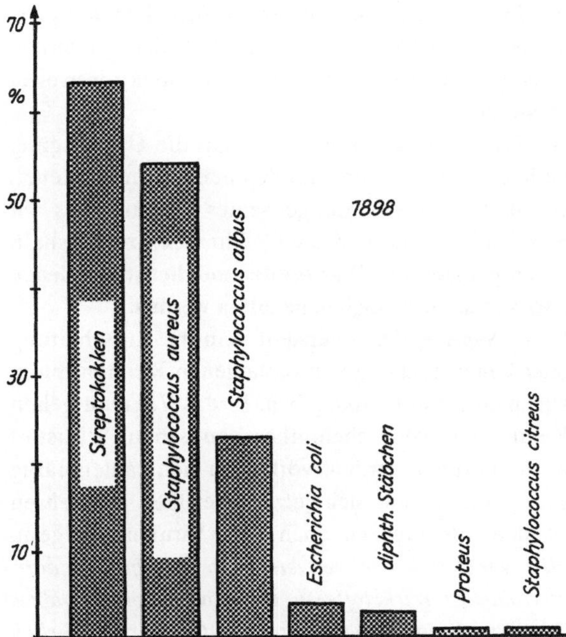

Abb. 9.8 Wundinfektionserreger nach der Ermittlung von C. BRUNNER aus dem Jahre 1898

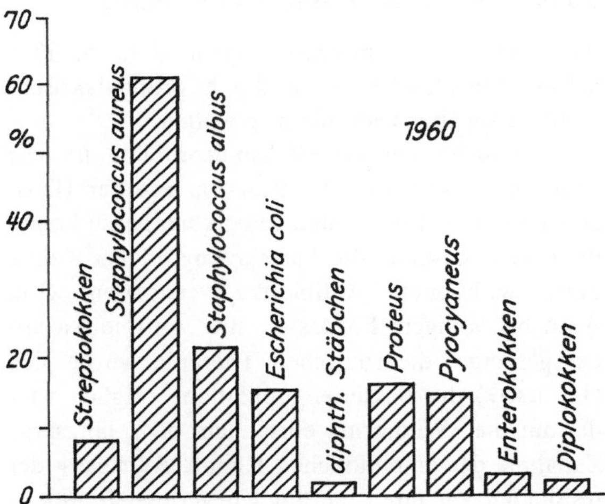

Abb. 9.9 Wundinfektionserreger aus dem Jahre 1960 (Chir. Univ.-Klinik Erlangen) (nach G. HEGEMANN, Langenbecks Arch. klin. Chir. *304* [1963] 37). Abnahme der Streptokokken und Zunahme von Escherichia coli, Proteus, Pseudomonas aeruginosa (Pyocyaneus)

der Streptokokken, dann der Staphylokokken und jetzt das Überhandnehmen der gramnegativen Keime und Anaerobier (Abb. 9.10 und 9.11). ALTEMEIER nennt für 1956 66% grampositive Keime, für 1977 64% gramnegative Erreger bei chirurgischen Infektionen. Das Tückische an dieser Entwicklung ist, daß nicht wie beim Staphylokokken-Hospitalismus als Folge mit Wundinfektion und Septikämie zu rechnen ist, sondern jetzt auch mit *Endotoxiämie* (= septischer Schock; s. S. 84).

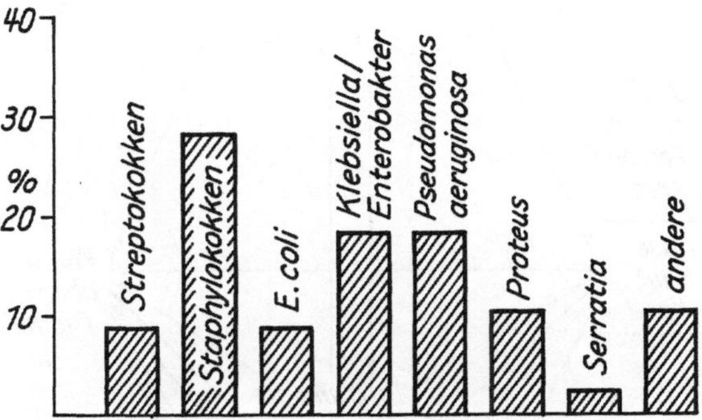

Abb. 9.10 Postoperative Wundabstriche aus dem Boston-City-Hospital (USA) 1970 (I. L. ADLER, I. P. BURKE und M. FINLAND)

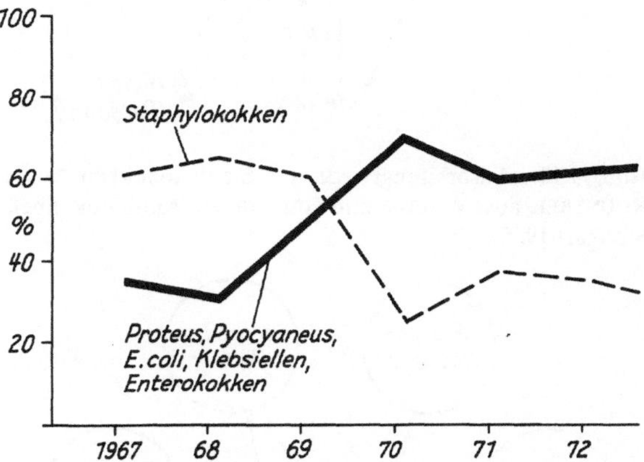

Abb. 9.11 Das Verhältnis von Staphylokokken zu den Problemkeimen bei Wundinfektionen in der Chirurgischen Universitäts-Klinik Rostock. An dem 1969 eingetretenen Keimwandel hat sich bisher nichts geändert

9.1.5.1. Infektionswege

Die pathogenen und dann weitgehend gegen Antibiotika resistenten »Hauskeime« kommen auf sehr unterschiedlichen Wegen ins Krankenhaus (Abb. 9.12), wobei Personen und unbelebte Gegenstände die Transportvehikel sind.

Das *Keimreservoir* bilden

– das Pflegepersonal mit ihren *»Haus«-Staphylokokken* auf der Haut, im Nasen-Rachen-Raum und *Intestinalkeimen* in der Ano-Genitalgegend. Mit diesen Keimen muß man als etwas Normalem (ALTEMEIER) rechnen. Insofern bilden die Mitglieder der Operationsgruppe unter der Operation einen »intimen Teil der Wundumgebung« (DAVISON u. Mitarb.;)

– *Klostridien,* auch Tetanus- und Gasödemerreger in Staub und Schmutz;

– *Pseudomonas aeruginosa* als Naßkeim in Wasch-

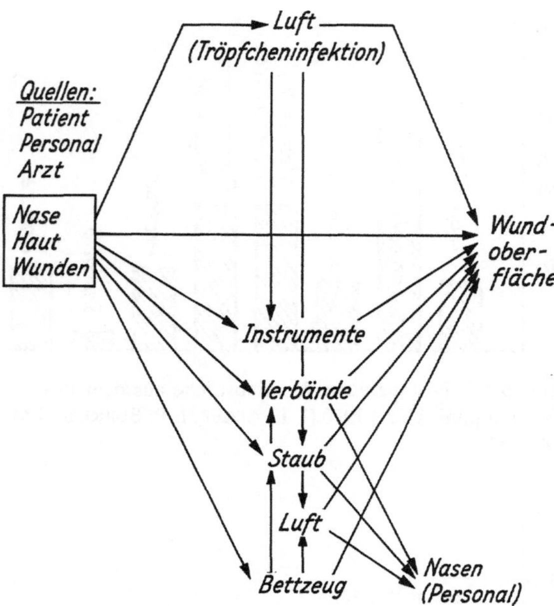

Abb. 9.12 Ausbreitungswege der Staphylokokken (nach ROUNTREE, aus: WALTER und HELLMEYER, Antibiotikafibel, Stuttgart 1965)

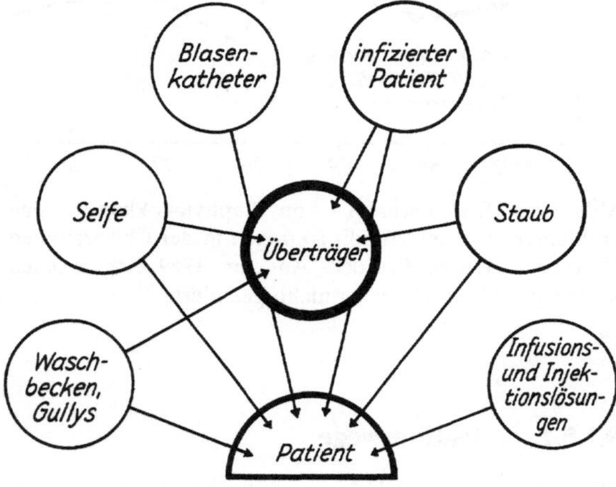

Abb. 9.13 Die wichtigsten Infektionsquellen für Pseudomonas aeruginosa im Krankenhaus (nach W. SCHIEK, Med. Mschr. *22* [1968] 163)

becken, Badewannen, Urinflaschen, Handtüchern, Waschlappen, Blumenvasen (Abb. 9.13).

Das größte Keimreservoir bleibt aber stets der Kranke selbst.

9.1.5.2. Kreuzinfektion, Superinfektion

Die *Kontaktwege* gehen von Patient zu Patient, von Bett zu Bett, von Personal zu Patient und umgekehrt. Der aerogene Infektionsweg spielt daher eine nur minimale Rolle (DAVISON u. Mitarb.). Dazu kommen heute als Kontaktmöglichkeiten im Rahmen der Intensivbetreuung unverzichtbare Behandlungsmethoden (s. S. 157), denn »mit der modernen Therapie änderten sich auch die Infektionswege« (KNIGHT).

Als *Kreuzinfektion* bezeichnet man die Übertragung pathogener Hauskeime auf den neu aufgenommenen Kranken. Mit der Länge seines Aufenthaltes im Krankenhaus nimmt diese Gefahr rasch zu. Deshalb sollen **präoperative Wartezeiten möglichst vermieden oder so kurz wie möglich gehalten werden.**

Unter *Superinfektion* versteht man die Ausschaltung oder Unterdrückung von pathogenen Keimen durch allgemeine Antibiotikagaben. In das Vakuum gehen Keime, die vom chemotherapeutischen Wirkstoff nicht getroffen werden, vorher an sich zahlenmäßig gering waren und sich jetzt ungezügelt vermehren können, oft zugleich auch ihre Virulenz steigern. *Hier wirkt sich der weitverbreitete Mißbrauch antimikrobieller Wirkstoffe in Form allgemeiner Gaben für den chirurgischen Kranken denkbar gefährlich aus.*

9.1.5.3. Antihospitalismus-Maßnahmen

Es ist ein folgenschwerer Trugschluß (s. S. 132), solche Wundseuchen etwa durch prophylaktische Antibiotikagaben verhindern zu wollen.

Alle Versuche, das Hospitalismusproblem unserer Tage durch Änderung der Resistenzlage der Hauskeime lösen zu wollen, sind gedanklich falsch konzipiert, wenn darunter die Ausmerzung solcher Keime durch wirksamere Antibiotika verstanden wird. Auch bei völligem Fortlassen aller Antibiotika aus der gesamten medizinischen Therapie würde sich (JACHERTS) die Bakterienpopulation lediglich wieder auf die »Wildform« einspielen, d. h. langsame Zunahme der empfindlichen Keime, Rückgang der resistenten auf ihre ursprünglich geringe Frequenz (JAWETZ). Eine Abnahme der Hospitalinfektionen aber ließe sich dadurch auch nicht erreichen!

Es kommt darauf an (LOWBURY u. Mitarb.):
- die Quellen der Infektion zu beseitigen,
- den Bakterientransfer zu unterbinden,
- die Widerstandskräfte des Kranken gegen die Wundinfektion zu vermehren.

Krankenstation

Alle sinnvollen Maßnahmen beginnen auf der Krankenstation (KANZ, DAVIDSON). Dort muß die Keimmenge reduziert werden, damit Personen und Geräte (Bett, Krankentrage) so wenig wie möglich Keime in den Operationstrakt einschleppen. Auf der Station Neuankömmlinge vor einem aseptischen Eingriff zu isolieren (Einzelzimmer) scheitert an den Realitäten. Man muß aber dafür Sorge tragen, daß die Stationsbelegung locker bleibt und nie über 85% Bettenauslastung beträgt. Nur so ist eine regelmäßige Scheuer- und Formaldehyd-Desinfektion der Krankenräume garantiert.

Auf strenge Trennung von septischen und aseptischen Stationen ist zu dringen.

Um die Kreuzinfektion der Kranken soweit wie möglich aufzuhalten, soll soviel wie möglich von Einmalartikeln, Einmalwäsche, Einmalhandschuhen Gebrauch gemacht werden. Statt Wannenbädern möglichst nur Brausebäder verabfolgen.

Da die Hände aller direkt am Kranken Tätigen die gefährlichsten Keimüberträger darstellen, wird diesem Personenkreis die *hygienische Händedesinfektion* vor und nach Berührung des Kranken, seines Bettes und der Gegenstände in seiner unmittelbaren Umgebung, besonders aber nach Verbandwechseln, ferner bei Betreten des Operationstrakts zur Pflicht gemacht.

Raumhygiene

Locker belegte kleine Krankenstationen mit 20 bis 25 Betten und kleinen Zimmern, keine Stoffe (Gardinen, Läufer, Teppiche) auf Krankenstationen, nur abwaschbares Material aus Plastfolie, abwaschbare Wände, Fliesen in allen Funktionsräumen, Toiletten, Bädern, antiseptische Fußbodenpflege (nie trokken wischen!).

Betthygiene und Schmutzwäschebeseitigung

Nach jeder Entlassung eines Kranken Desinfektion des Bettgestells, Kaltsterilisation von Matratzen und Wolldecken mit Äthylenoxidgas. Statt Stoffmatratzen besser solche aus Schaumgummi. Zwischen Matratze und Bettlaken gehört ein abwaschbares Gummituch. Alle Decken dürfen nur mit Leinenbezügen benutzt werden. Wo es organisatorisch möglich ist, sollte eine zentrale Bettenaufbereitung geschaffen werden.

Wenn die Einrichtung eines solchen »Bettenbahnhofes« nicht möglich ist – das dürfte der überwiegende Teil der älteren Krankenanstalten sein – ist dem Problem der Schmutzwäsche größte Sorgfalt zu widmen. Sie sollte auf den Stationen nicht in Wäschekisten gesammelt, dann gezählt, sortiert und in Säcke verpackt werden, sondern sofort nach Anfall in Einmalbehälter (Plastesäcke) getan und der Wäscherei zugeführt werden. In der Waschanstalt muß streng auf Trennung von schmutziger und sauberer Wäsche geachtet werden.

Alle mit dem Kranken in Berührung kommenden Personen (Ärzte, Pflege- und Hilfspersonal, Labor- und Röntgenmitarbeiter, Heilgymnastinnen) sollten täglich frische Wäsche erhalten und nicht gezwungen sein, den Dienst in ihrer Privatkleidung zu versehen, nur von einem wochenweise gewechselten Kittel notdürftig geschützt.

Besucher

Die Zahl der Besucher sollte so klein wie irgend möglich gehalten und die Besuchszeit aufs äußerste beschränkt werden, um so die Keimeinschleppung von dieser Seite auf ein Minimum zu reduzieren. Zumindest sollten alle Besucher ihre Überkleidung in zentralen Garderoben ablegen und weiße Besucherkittel anzuziehen gezwungen werden.

Absonderung aller infektiösen Patienten

Alle Kranken mit infizierten Wunden oder irgendwie infizierter Körperoberfläche, desgleichen mit Kunstaftern und Darmfisteln, müssen von den übrigen chirurgischen Kranken auf *»septischen« Stationen* abgesondert werden.

Ein besonders kompliziertes Problem stellen *Wach- und Intensivtherapie-Stationen* dar, die man praktisch als septische Stationen zu betrachten hat (s. S. 157).

Wundbehandlung

Bei der Wundbehandlung ist eine ständige Kontrolle der Verbandstechnik (Berührung von Verbänden und Wunden nur mit Instrumenten, behandschuhte Hand) und eine Überwachung des Verbleibs benutzten Verbandmaterials dringend geboten.

Die üblichen Verbandseimer sollten durch Einmal-Plastebeutel ersetzt und diese verschnürt der Verbrennung zugeführt werden. Alle Verbandsgeräte wie Schalen, Kornzangen und die Verbandswagen selbst sind ständig auf Keimarmut zu überprüfen, sonst werden sie leicht zum unerschöpflichen Bakterienreservoir.

Aufbewahrung von Pinzetten und Kornzangen entweder trocken in Standgefäßen und Wechsel aller 12 Stunden oder feucht in formaldehydhaltiger Desinfektionslösung mit Wechsel aller 24 Stunden. Dafür wird *Galli-Valerio-Lösung* benutzt:

Formaldehydi soluti (35%)	25,0
Phenol liquef,	5,0
Natrii bicarbonici	15,0
Aq. dest. ad	1000,0

(Literatur bei MÖBIUS u. Mitarb. Dt. Ges.wesen *17* [1962] 534).

Was steht diesen Minimalforderungen an die Krankenhaushygiene aber im chirurgischen Alltag nicht alles an objektiven Schwierigkeiten entgegen? Da ist die bauliche Überalterung vieler Kliniken zu nennen, die ständige Überbelegung chirurgischer Stationen, der Mangel an Pflege- und Reinigungspersonal, die Unzahl von Besuchern, ungenügende technische Ausrüstung der Einrichtungen mit modernen Mitteln zur hygienischen Raumpflege, beengte räumliche Verhältnisse in bezug auf das so wichtige Nebengelaß der Stationen und vieles mehr.

Je schlechter die baulichen Voraussetzungen sind, desto höher sind die Anforderungen an die Hygiene.

Es lassen sich viele dieser Maßnahmen durchsetzen, man muß nur den nie endenden Kleinkrieg gegen Hygieneverstöße, Uneinsichtigkeit und Bequemlichkeit oft gerade älterer Mitarbeiter nicht scheuen. So lassen sich überall wenigstens die unabdingbarsten Forderungen der Krankenhaushygiene verwirklichen. Es heißt mit den örtlich vorhandenen Mitteln und Möglichkeiten auf den chirurgischen Stationen und im ganzen Krankenhaus ein möglichst optimales Hygieneniveau herzustellen, wobei wir überzeugt sind, daß das **ständige Darandenken** wichtiger ist, als manche gedankenlos mechanisch durchgeführte antiseptische Maßnahme. Der erfahrene Kliniker weiß, daß in der Chirurgie gerade die septischen Stationen Maßstab chirurgischer Stationsarbeit sind. Dorthin gehören in der Wundchirurgie besonders erfahrene Ärzte und ausgewähltes mittleres medizinisches Personal. Jeder verantwortliche Chirurg sollte in nicht zu langen Abständen den gesamten Arbeitsablauf seiner Einrichtung zusammen mit seinen Mitarbeitern kritisch auf Hygienelücken überprüfen, es lohnt sich immer! Die von KIKUTH schon 1960 eindringlich geforderte Renaissance der allgemeinen Krankenhaushygiene hat leider bisher nicht stattgefunden.
Obwohl die Anforderungen an Keimarmut auf den verschiedenen Abteilungen des Krankenhauses sehr unterschiedlich sind:

- am höchsten bei Sterilpflege, Immunsuppression, schweren Verbrennungen, Agranulozytose, Agammaglobulinämie,
- am geringsten beim durchschnittlichen internen Fall

kann es in einem Krankenhaus **nur eine einheitliche Krankenhaushygiene** geben!

Spezielle Maßnahmen der Operationssaalhygiene

Im Operationsbetrieb lassen sich gewöhnlich unter der ständigen Aufsicht vieler Ärzte Hygienemängel leichter abstellen. Als baulicher Idealzustand ist anzustreben, den ganzen Operationstrakt möglichst aus dem übrigen Krankenhausbetrieb auszuklammern, aseptischen und septischen Operationssaal räumlich weit voneinander getrennt unterzubringen.

Strengste Trennung aseptischer und septischer Eingriffe ist unabdingbares Gebot. Weitere Forderungen sind (s. S. 51) stummes Operieren, Gewebeschonung, zahlenmäßige Reduktion der sich im Operationssaal aufhaltenden Personen auf ein Minimum, obligatorisches Tragen von Mund- und Nasenschleier, Stoffkappen, täglich frische Wäsche und Schutzbekleidung auch für unsteriles Operationssaalpersonal. Keine Einbringung von Stationsleib- und -bettwäsche und von Bettgestellen in den Operationssaal. Bei Neubauten von Operationseinrichtungen für chirurgische Zwecke sollen heute folgende hygienische Grundsätze bauliche Verwirklichung finden: Dreiteilung des Operationskomplexes in sterile, saubere und unreine Zone.
Im Operationstrakt kommt es darauf an, die Keimzahlen so niedrig wie möglich zu halten. Dazu gehört tägliche Scheuerdesinfektion; UV-Ausleuchtung über Nacht; UV-Lampen über Türen zur Entkeimung der zirkulierenden Luft auch am Tage; Schleusen für Personal, Patienten und Geräte; täglicher Wäschewechsel des Personals. Die gebrauchte Operationswäsche soll unbedingt in Plastesäcke verstaut werden.
Wo mehrere Fachdisziplinen im gleichen Operationstrakt operieren, kann es **nur eine Operationssaalhygiene** geben, der sich alle zu unterwerfen haben, auch Anästhesisten, Röntgenassistentinnen, Blutbankpersonal usw.
Die »antiautoritäre« Einstellung einiger jüngerer Mitarbeiter, die jede auferlegte Hygienepflicht als Zumutung empfinden, gilt es durch Überzeugung zu überwinden. Viel Ärger hat man mit modebewußten männlichen Mitarbeitern bezüglich Haupthaarlänge und Bart, sie wollen nicht gern zur Kenntnis nehmen, daß Haupt- und Barthaar ein unerschöpfliches Staphylokokkenreservoir darstellt (BLACK u. Mitarb.) und sie so zu einer potentiellen Gefahr für ihre Kranken werden.
Erziehung zur Anti- und Aseptik bedeutet für junge Mitarbeiter das Einschleifen bedingter Reflexe im Hygieneverhalten. Bei dieser Erziehungsarbeit darf man nie erlahmen. Das überwiegend gepflegte mechanistische Denken der am Operationsvorgang Beteiligten muß durch ständig wiederholte Unterweisungen und durch praktische Belehrungen in ein hygienisch-biologisches Bewußtsein umgeformt werden.

Hygienekomitee, Hospitalhygieniker, Hygieneschwester

In bezug auf die Krankenhaus- und Operationssaalhygiene reicht Vertrauen in die Einsicht der Mitarbeiter nicht aus, Routinedenken und Bequemlichkeit sind zu starke Gegner.
Von bakteriologischer Seite ist zur Aufklärung vermehrter Wundinfektionen auf chirurgischen Abteilungen bei der Infektionsquellensuche viel Fleiß und Mühe investiert worden, ohne daß bei den dann überfallartig eingeleiteten Abstrichuntersuchungen bei Personal und Kranken etwas anderes herauskommt, als daß sie 50 bis 60% Staphylokokken im Abstrich haben. Damit war aber ohnedies zu rechnen. Man sollte bei allen Betrachtungen dieses Problems den im Krankenhaus sich aufhaltenden Menschen (Patienten, Pflegekräfte und Ärzte) als »unsterilisierbar« ansehen und sich auch im klaren sein, daß durch vielfache Wechselbeziehungen Kreuzinfektionen unter diesem Personenkreis nie ganz zu vermeiden sind.
An jedem Krankenhaus sollten bestehen:
- ein *Krankenhaus-Hygienekomitee* zur Durchsetzung einer einheitlichen Hospital- und Operationssaalhygiene,
- für 400 Krankenhausbetten ein *hauptamtlicher Hospitalhygieniker* mit klinischen, hygienischen und mikrobiologischen Kenntnissen,
- in kleineren Anstalten eine entsprechend ausgebildete *Hygieneschwester* zur hygienischen Überwachung der Stationen.

Was kostet Hospitalismus?

Das Wundinfektions- und Hospitalismusproblem hat auch eine finanzielle Seite. Bei der Kostenexplosion im Gesundheitswesen liegen hier bisher ungeahnte Milliarden-Reserven zur Kostensenkung (DASCHNER und MARGET, CRUSE, SCHMITT, ALTEMEIER).

Zusammenfassung

Der Kampf gegen die Wundinfektionsseuche des Hospitalismus ist primär kein bakterielles, sondern ein hygienisches Problem. Der Kampf beginnt deshalb nie am oder im Patienten (JACHERTS), sondern in seiner Krankenhausumgebung, er unterscheidet sich nicht von den Bemühungen eines SEMMELWEIS, LISTER und R. KOCH (s. S. 26). Es kommt darauf an, in der Umwelt des Kranken soviel virulente Keime – gleich ob gegen Chemotherapeutika resistent oder empfindlich – wie nur möglich durch Desinfektionsmaßnahmen zu vernichten und jede Möglichkeit der Kontaktinfektion bei offener Wunde zu verhindern. Die Erregerempfindlichkeit gegen Desinfektionsmittel ist dabei unabhängig von der Resistenzlage gegen Antibiotika, es gibt auch keine Anpassung der Keime an Desinfizienzien, da diese stets das gesamte Zelleiweiß denaturieren. **Praktisch heißt Kampf gegen den »modernen« Hospitalismus kompromißlose Durchsetzung und Kontrolle der Antiseptik auf den chirurgischen Krankenhausstationen und der anti- und aseptischen Maßnahmen im Operationssaal.**
Wo die hier aufgezeigten antiseptischen und aseptischen Maßnahmen der Krankenhaus- und Operationssaalhygiene – sie unterscheiden sich im Grundsätzlichen in nichts von den vor nunmehr 85 Jahren aufgestellten Regeln – kompromißlos durchgeführt werden, gab und gibt es keinen »modernen Hospitalismus«. Es ist nicht zu hart geurteilt, wenn man feststellt, daß der »moderne« Hospitalismus nichts weiter ist, als die Quittung für eine allzu laxe Handhabung der Krankenhaushygiene im allgemeinen und der Anti- und Aseptik im Operationssaal im besonderen, weil man glaubte, sich allein auf die Vollkommenheit antibiotischer Wirkstoffe verlassen zu können.
Wundheilungsstörungen kosten den Patienten viel Zeit, uns alle viel Geld;
die meisten sind vermeidbar.

9.2. Intensivtherapie-Stationen als Quelle chirurgischer Infektionen

G. BENAD

Intensivmedizinische Einrichtungen, wie die *fachspezifischen Wachstationen* (chirurgische Wachstation, koronare Wachstation) und die *interdisziplinären Intensivtherapie-Stationen,* sind heute zu einem festen Bestandteil moderner Kliniken geworden. Der Aufbau solcher Intensivüberwachungs- bzw. Intensivtherapie-Stationen hat sich in der Vergangenheit als eine sinnvolle und erfolgreiche Methode zur Verbesserung der Behandlungsergebnisse bei akut lebensbedrohlichen Erkrankungen erwiesen.
Die Zentralisation lebensbedrohlich Erkrankter, die wegen des großen personellen und apparativen Aufwandes von Intensivtherapie-Stationen eine conditio sine qua non ist, bringt aber vor allem aus krankenhaushygienischer Sicht eine ganze Reihe von Problemen mit sich. Nach LANG sind Patienten auf Intensivtherapie-Stationen nicht nur den unmittelbaren Gefahren ihres schweren Grundleidens ausgesetzt,

sondern in vielen Fällen sind es Infektionen, die während der Behandlung auftreten und sogar ursächlich mit den intensivtherapeutischen Maßnahmen in Zusammenhang stehen, die die Prognose dieser Kranken insgesamt verschlechtern oder gar infaust gestalten. So stellen LERF und GLINZ fest, daß ein schwerverletzter Patient, der die akute Unfallphase überlebt, nicht selten an einer auf der Intensivtherapie-Station erworbenen Infektion stirbt. MANZ u. Mitarb. heben hervor, daß ein Drittel ihrer Intensivtherapie-Patienten tödliche Infektionen erlitt, obwohl bei ihrer Aufnahme auf die Intensivtherapie-Station noch keine Besiedlung mit resistenten Keimen bestand.

In der Literatur herrscht übereinstimmend die Meinung, daß Intensivtherapie-Patienten auf Grund der allgemeinen und speziellen Auswirkungen der gestörten Vitalfunktionen in einem besonders hohen Maße anfällig für Infektionen sind (LANG, LOWBURY u. Mitarb., SCHUSTER und andere). Diese Tatsache ist um so bemerkenswerter, da nach LANG Intensivtherapie-Stationen geradezu **ideale Brutstätten des bakteriellen Hospitalismus** sind. Sie weisen oft eine verheerende Keimbesiedlung – vielfach mit Problemkeimen, wie Pseudomonaden und Klebsiellen – auf, so daß die ohnehin in ihrer Infektabwehr erheblich eingeschränkten Kranken in einem ausgesprochen hohen Maß allein schon durch den Aufenthalt auf einer solchen Intensivtherapie-Station auch noch zusätzlich infektgefährdet sind. Dadurch erklärt sich auch die relativ große Häufigkeit der Sepsis bei Intensivtherapie-Patienten. Sie wurde z. B. von LERF uind GLINZ für die Chirurgische Universitätsklinik Zürich mit 4% angegeben, während SPILKER u. Mitarb. für die chirurgische Intensivstation der Universitätsklinik Ulm sogar eine Häufigkeit von 30% feststellten.

9.2.1. Infektionsquellen

Als mögliche Infektionsquellen sind natürlich an erster Stelle Intensivtherapie-Patienten mit primär oder sekundär infizierten Wunden bzw. mit bereits bestehenden Infektionen, wie Peritonitis, Pneumonie und ähnliches zu nennen (GRÄBER u. Mitarb.). Ein nicht zu unterschätzendes Keimreservoir stellt daneben aber vor allem der prolongiert intubierte bzw. tracheotomierte, noch spontan atmende oder insbesondere der beatmete Intensivtherapie-Patient dar. Sowohl die *prolongierte Intubation* als auch die *Tracheotomie* sind sehr erfolgversprechende Behandlungsverfahren, ohne die heute eine Intensivtherapie der respiratorischen Insuffizienz nicht mehr denkbar wäre. Beide Methoden schaffen die Möglichkeit:

– der exakten Freihaltung der oberen und tiefen Luftwege,
– der Verhütung einer lebensbedrohlichen Aspiration beim bewußtlosen Patienten,
– der Durchführung der Bronchialtoilette und
– der Anwendung der Respiratortherapie, die im Rahmen der Intensivtherapie besonders weit verbreitet ist und bei der Überwindung vieler lebensbedrohlicher Zustände und Erkrankungen eine ganz hervorragende Rolle spielt.

Die mit prolongierter Intubation und Tracheotomie in gleicher Weise verbundene Ausschaltung der sonst in den oberen Luftwegen erfolgenden Reinigung und Anfeuchtung der Atemluft beeinträchtigt die Schleimhäute des Respirationstraktes erheblich und bereitet so entsprechend günstige Voraussetzungen für das rasche Wachstum eingeschleppter Keime. Daran vermögen auch die modernen Methoden der Atemgasanfeuchtung und das sterile Vorgehen bei der Bronchialtoilette auf die Dauer nichts zu ändern. Nach KANZ kommt es bei tracheotomierten Patienten in einer, spätestens aber innerhalb von zwei Wochen zu einer massiven Infektion der Trachea und des Tracheostomas. GRÄBER u. Mitarb. berichten sogar, daß bei dauerbeatmeten Patienten bereits nach drei Tagen eine *Verkeimung der Trachea* zu finden ist, wobei sich die bakteriologischen Befunde bei Tracheotomierten nicht wesentlich von denen unterscheiden, die bei Kranken mit nasaler Langzeitintubation erhoben werden können. So muß jeder dauerbeatmete Patient, auch wenn er primär nicht infiziert war, über kurz oder lang als infiziert angesehen werden.

Aber nicht nur die Dauerbeatmung, sondern auch andere Maßnahmen, die bei Intensivtherapie-Patienten notwendig werden, wie das Legen von *Harnblasenkathetern* und von *Kava-Kathetern* (s. S. 370) oder die Anwendung einer *Hämo-* oder *Peritonealdialyse,* leisten einer Infektion des in seiner Abwehrlage immer sehr reduzierten Intensivpatienten äußersten Vorschub (GRÄBER u. Mitarb.).

9.2.2. Keimausbreitung

Für die Ausbreitung der Keime auf einer Intensivtherapie-Station spielt die Übertragung von Patient zu Patient (Kreuzinfektion) durch die Hände und die Kleidung des Personals die entscheidende Rolle (LANG). GRÄBER u. Mitarb. bezeichnen das **Personal als Keimüberträger numero Eins.** An zweiter Stelle ist die Keimausbreitung durch intensivtherapeutische Geräte (sogenannter **apparativer Hospitalismus**) zu nennen (LANG). Unter den intensivtherapeutischen Geräten kommt vor allem dem unsachgemäß gewarteten Respirator als Keimüberträger und Infektionsquelle eine besondere Bedeutung zu (GRÄBER u. Mitarb.). Eine meist unterschätzte Rolle als Keimverschlepper spielen auch die Blutdruckmanschetten (KANZ). Gegenüber diesen beiden Keimausbreitungsarten hat die aerogene Keimausbreitung eine untergeordnetere Bedeutung. Sie macht nach KANZ auf Intensivtherapie-Stationen bestenfalls 10% aus (s. a. S. 144).

9.2.3. Änderungen des Keimspektrums

Hinsichtlich des auf Intensivtherapie-Stationen nachweisbaren Keimspektrums ist in den vergangenen zwei Jahrzehnten ein charakteristischer Wandel eingetreten, über den von vielen Autoren übereinstimmend berichtet wird. So weisen unter anderem WYSOCKI und OELLERS 1974 darauf hin, daß in den letzten 15 Jahren eine stetige Zunahme gramnegativer Erregerarten festzustellen ist. Sie konnten 1960 hämolysierende Streptokokken und Pneumokokken kaum mehr nachweisen. Der Anteil von Staphylococcus aureus fiel von 50% im Jahre 1960 auf 25 bis 30% in den letzten 5 Jahren. WYSOCKI und OELLERS fanden bei Escherichia coli und Proteus keine wesentlichen Veränderungen, dagegen fiel in ihrem Krankengut eine deutliche Zunahme der Infektionen mit Pseudomonas aeruginosa und Aerobacter sowie Klebsiellen auf (s. a. S. 56). LEVENSON und LAUFMAN heben aber außerdem hervor, daß in Intensivtherapie-Stationen die Häufigkeit von Pilzinfektionen, besonders durch Candida albicans, eine ansteigende Tendenz erkennen läßt.

9.2.4. Maßnahmen zur Verminderung der Infektionsgefährdung

Eine Verminderung der Infektionsgefährdung von Intensivtherapie-Patienten ist nur durch die strenge Einhaltung der Prinzipien der **Infektionsprophylaxe** möglich. Dazu dienen im einzelnen eine ganze Reihe von Maßnahmen, die alle der Erreichung eines zweifachen Zieles dienen. Auf der einen Seite muß der Intensivtherapiepatient selbst vor dem Kontakt mit pathologischen Keimen geschützt werden, andererseits müssen durch diese Maßnahmen der Infektionsprophylaxe aber auch alle anderen Kranken der Klinik vor den Keimen aus der Intensivtherapie-Station bewahrt werden. (GRÄBER u. Mitarb.).

Bauliche Maßnahmen

Sie können einen optimalen Infektionsschutz weitgehend erleichtern (GRÄBER u. Mitarb.). Eine großzügige Raumverteilung, Bevorzugung des sogenannten geschlossenen Systems sowie Schleusen mit UV-Schranken und der Möglichkeit zur Händedesinfektion und Anlegen steriler Schutzkleidung (SCHUSTER) gehören zu den unbedingten Voraussetzungen für eine auf den Prinzipien der Infektionsprophylaxe aufgebauten Intensivtherapie-Station.

Eine der größten Gefahrenquellen bilden neben dem Personal schlecht geplante *Ventilationsanlagen.* Mehrstufige Filtrierung über Vorfilter, Feinfilter bis zur Endfiltrierung mit Hochleistungs-Schwebestofffiltern garantieren eine keimarme Zuluft. Diese Anlagen müssen jedoch sehr sorgfältig unterhalten werden. Ganz deutlich soll hier erwähnt werden, daß eine solche Anlage bei mangelndem Unterhalt gefährlicher ist als überhaupt keine (ITTEN 1978).

Nach GRÄBER u. Mitarb. muß es immer möglich sein, infizierte von nicht-infizierten Patienten zu trennen. Diese in der Medizin als selbstverständlich angesehene Trennung von septischen und aseptischen Patienten stößt aber im Bereich der Intensivtherapie auf größte Schwierigkeiten (CASELITZ), da es unmöglich ist, jeden Patienten in Einzelzimmern mit vorgeschalteter Schleuse unterzubringen und eine strenge Trennung des Pflegepersonals für septische und aseptische Kranke durchzuführen. Aus diesem Grunde ist heute die Tendenz zu erkennen, nicht die septischen Patienten abzusondern, sondern umgekehrt, besonders infektionsgefährdete Kranke in einem eigenen aseptischen Bereich innerhalb einer Intensivbehandlungseinheit z. B. durch den Einschub eines »*life island*« zu isolieren (CASELITZ).

Strenge Einhaltung der Regeln der Aseptik

Dieser Forderung kommt eine ganz besondere Bedeutung zu. Ihre Realisierung setzt eine ständige Unterweisung des gesamten ärztlichen und pflegerischen und sonstigen Hilfspersonals auf einer Intensivtherapie-Station ebenso voraus, wie die fortlaufende Kontrolle der Einhaltung der vorgesehenen Maßnahmen, die KANZ in folgenden Punkten zusammenfaßt:

- Absaugen mit nur einmal zu verwendenden gassterilisierten Kathetern,
- Verwendung steriler Einmal-Handschuhe,
- für jeden Patienten ein eigenes Absauggerät,

– täglich mehrmalige Spray-Desinfektion aller Schalttafeln und häufig berührter Gegenstände,
– sorgfältige Waschdisziplin bzw. hygienische Händedesinfektion des Personals,
– Wäsche nicht auf den Boden werfen, sondern in keimdichten Plastetüten abtransportieren,
– wenn möglich auch Decken und Wäsche als Einmal-Materialien verwenden,
– farbliche Kennzeichnung der Klinikkleidung der Intensivtherapie-Station, um den erforderlichen Kleiderwechsel bei Verlassen der Station kontrollierbar zu machen,
– Geräte dürfen die Intensivtherapie-Station nur nach sorgfältiger Desinfektion verlassen,
– laufende Bettendesinfektion,
– besondere Beachtung der relativ großen Zahl der *latenten Infektionswege,* da sie als Keimspeicher wirken und Kreuzinfektionen Vorschub leisten.

Als weitere Maßnahmen nennen KOSLOWSKI und KIENINGER:
– die rigorose Einschränkung der Besuche von Ärzten und Pflegepersonal,
– Zutritt nur für Ärzte, die unmittelbar mit der Behandlung betraut sind,
– Abschaffung der großen gemeinsamen Visite unter Beteiligung zahlreicher Assistenten,
– Besuchsverbot für Angehörige und Studenten,
– regelmäßige Desinfektion der Räume nach einem festen Desinfektionsplan, wobei die altbekannte *Scheuerdesinfektion* nach KUCHER und STEINBEREITHNER noch die wirksamste Methode darstellt,
– Verbesserung der persönlichen Hygiene,
– Händewaschen nach Betreten und vor Verlassen des Krankenzimmers nach Verrichtungen am Patienten (hygienische Händedesinfektion),
– Kontrolle der Hygiene- und Desinfektionsmaßnahmen durch laufende bakteriologische Überwachung und Klinikbegehung durch einen Krankenhaushygieniker.

Unterlassung jeglicher Antibiotikaprophylaxe (s. a. S. 133).

Nach LANG herrscht unter den entsprechenden Autoren die nahezu einhellige Meinung vor, daß durch prophylaktische Antibiotikaanwendung die Anzahl der Pneumonien der Beatmungspatienten, die Zahl der durch Gefäßkatheter hervorgerufenen Sepsisfälle oder die Anzahl schwerer Harnwegsinfektionen bei Dauerkathetern **nicht** herabgesetzt werden kann. Dagegen wird durch eine Verschiebung des Erregerspektrums die Rate von Infektionen mit weitgehend resistenten Keimen erhöht. Durch ungezielte und nicht indizierte Antibiotikagabe wird somit auch das Reservoir an resistenten gramnegativen Keimen auf den Intensivtherapie-Stationen unterhalten und immer wieder aufgefüllt. Der prophylaktisch unter Antibiotika gesetzte Patient auf der Intensivtherapie-Station trägt nicht nur zum ungünstigen Keimwandel auf der Station bei, sondern dieser Patient läuft außerdem Gefahr, unter der Prophylaxe aus endogener Ursache an einer Infektion mit resistenten Keimen zu erkranken (LANG). Auch KOSLOWSKI und KIENINGER lehnen aus diesem Grund eine Antibiotikaprophylaxe generell ab und beschränken die Anwendung von Antibiotika konsequent auf absolute Indikationen, wobei SCHUSTER im Zusammenhang mit der **Antibiotikatherapie** auf die Notwendigkeit
– von Resistenzbestimmungen,
– ausreichend hoher Dosierung,
– bakteriologischer Kontrollen
während der Behandlung mit Nachdruck hinweist.

Für eine *gezielte Antibiotikaanwendung* sprechen sich unter anderem DOEHN u. Mitarb. aus, die eine Antibiotikatherapie erst dann für indiziert halten, wenn Fieber über 38,5 °C, eine Leukozytose und im schlimmsten Fall ein septischer Schock aufgetreten sind.

Literaturverzeichnis

Zu 9.1. (Hospitalismusverhütung)

Altemeier, W. A., J. F. Burke, B. A. Pruitt und *W. R. Sandusky,* Manual on Control of Infection in Surgical Patients. Philadelphia. J. B. Lippincott Comp. 1976

Kanz, E., Hygienisch-bakteriologische Probleme des Krankenhauses. Unfallheilkunde *81* (1978) 43–50

Lowbury, E. J. L., G. Ayliffe, A. M. Geddes und *J. D. Williams,* Control of Hospital Infection. Chapman u. Hall, London 1975

Weuffen, W., und *F. Oderdoerster,* Krankenhaushygiene. J. A. Barth, Leipzig 1977

Zu 9.1. (Hospitalismus)

Adler, I. L., I. P. Burke und *M. Finnland,* Infection and antibiotic usage of Boston City Hospital January 1970

Altemeier, W. A., Veränderungen bei chirurgischen Infektionen. Zit. Zbl. für Chir. *103* (1978) 669

Altmeier, W., Current infection problems in surgery. Proc. of the international conference on nosocomial infections 1970, 82

–, Infections: Prophylaxis and management a symposium. Surg. *67* (1970) 369–382

–, *J. F. Burke, B. A. Pruitt* und *W. R. Sandusky,* Manual of Control of Infection in Surgical Patients. Philadelphia 1976

Black, W. A., Ch. M. Bannerman und *D. A. Black,* Carriage of potentially pathogenic bacteria in the hair. Brit. J. Surg. *61* (1974) 738

Böhler, J., Spezielle Probleme der Aseptik und Antiseptik in der Unfallchirurgie. Unfhkd. *81* (1978) 57–63

Caselitz, F. H., und *V. Freitag*, Der Hospitalismus aus bakteriologischer Sicht. Klin. Wschr. *55* (1977) 1185–1190

Charnley, J., Low friction arthroplasty of the hip. Springer, Berlin-Heidelberg-New York 1979

Cruse, P. I. E., Incidence of wound infection on the surgical services. Surg. Clin. N. Amer. *55* (1975) 1–69

Daschner, F., Prioritäten der Infektionsverhütung im Krankenhaus. Münch. med. Wschr. *120* (1978) 1411–1414

–, Infektionskontrolle in Klinik und Praxis. G. Witzrock, Baden-Baden 1979

–, und *W. Marget*, Infektionsgefährdung von Klinikpatienten durch therapeutische Maßnahmen. Münch. med. Wschr. *118* (1976) 545–548

Davidson, A. I. G., C. Clark und *G. Smith*, Postoperative wound infection: a computer analysis. Brit. J. Surg. *58* (1971) 333–337

–, *G. Smith* und *H. G. Smylie*, A bacteriological study of the immediate environment of a surgical wound. Brit. J. Surg. *58* (1971) 326–333

Douglas, M., Woundhealing and management. Livingstone. Edinburgh 1963

Eckert, P., und *G. Rodewald*, Hygiene und Asepsis in der Chirurgie. Thieme, Stuttgart 1977

Elek, S. D. und *P. E. Conen*, The virulence of staphylococcus pyogenes for man. A study of the problems of wound infection. Brit. J. Exper. Path. *38* (1957) 573

Evans, C., und *A. V. Pollack*, The reduction of surgical wound infections by prophylactic parenteral Cephaloridine. Brit. J. Surg. *60* (1973) 434–437

Eyer, H., Möglichkeiten und Grenzen der lokalen Hautdesinfektion. Münch. med. Wschr. *111* (1974) 863–864

Fahlberg, W. J., und *D. Gröschel*, Occurance, diagnosis and sources of hospital-associated infections. M. Dekker, New York 1978

Gierhake, F. W., Antibiotika und ihre Indikationen in der Chirurgie. Chirurg *46* (1975) 10–15

–, Postoperative Wundheilungsstörungen. Springer, Berlin-Heidelberg-New York 1970

Grün, L., Krankenhausplanung und Hospitalismus. Langenbecks Arch. klin. Chir. *337* (1974) 685–688

–, Effektivität und Ineffektivität von Hygienemaßnahmen. Krkhs-Umschau *7* (1979) 566–567

Hegemann, G., Der Wandel der Infektion in der Chirurgie. Langenbecks Arch. klin. Chir. *304* (1963) 37

Hell, K., H. Reber, S. Palffy, Ch. Froidevaux und *M. Allgöwer*, Strömungstechnische Analyse einer neuen Sterilbox und vergleichende bakteriologische Untersuchungen von Sterilbox und konventionell belüftetem Operationsraum während Scheinoperationen. Langenbecks Arch. klin. Chir. *341* (1976) 161–173

Irmer, W., in: Staphylokokken in der Klinik und Praxis.

Jacherts, P., Bakterienphysiologische Grundlagen des Hospitalismus. Dtsch. med. Wschr. *86* (1961) 2116

Jawetz, E., Antibiotic revisited: problems and prospects after 2 decades. Brit. Med. J. (1963) 951

Johnstone, F. R. C., Infection on a surgical service. Amer. J. Surg. *120* (1970) 192–197

Kallenberger, A., W. Roth und *M. Ledermann*, Experimentelle und bakteriologische Untersuchungen zur Wahl des Spülmittels für die antibiotische Spüldrainage, in: Hierholzer, G., und J. Rehn, Die posttraumatische Osteomyelitis. F. K. Schattauer, Stuttgart 1970, S. 265–274

Kanz, E., in: Prophylaxe und Therapie bakterieller Infektionen. Hrsg.: F. W. Ahnefeld, C. Burri, W. Dick und M. Halmagyi. Springer, Berlin-Heidelberg-New York 1975

–, Hygienisch-bakteriologische Probleme des Krankenhauses. Unfhkd. *81* (1978) 43–50

Keighley, M. R., und *D. W. Burdon*, Antimicrobial prophylaxis in surgery. Pitman Medical, Turnbridge Wells 1979

Kethley, T. W., und *W. B. Cown*, zit. bei L. Grün, 1974

Kiene, S., Operationen am Mastdarm und After. In: Bier-Braun-Kümmell, Chirurgische Operationslehre, 8. Aufl., Bd. IV/2. Leipzig 1975

Kikuth, W., Der moderne Hospitalismus aus mikrobiologischer und hygienischer Sicht. Dtsch. med. Wschr. *85* (1960) 1920

Knight, V., Instruments and Infection. Hosp. Pract. (1967) 82

Laufman, H., What's wrong with our operating rooms? Amer. J. Surg. *122* (1972) 322–343

Leissner, K. H., Postoperative wound infection in 32.000 clean operations. Acta Chir. Scand. *141* (1976) 433–439

Lick, R. F., (Hrsg.), Infektionsbekämpfung in der Chirurgie. F. K. Schattauer, Stuttgart 1979

Lowbury, E. I. L., G. Ayliffe, A. Geddes und *I. D. Williams*, Control of Hospital Infection. London 1976

Mc Lauchlan, I., J. R. C. Logie, H. G. Smylie und *G. Smith*, The role of clean air in wound infection acquired during operation. Surg. Gynec. Obstet *143* (1976) 68

Maitland, J. L., Postoperative infection. Brit. J. Surg. *52* (1965) 931

Mitterauer, Ch., und *K. Prenner*, Die Gewebsdurchblutung bei chirurgischer Naht. Chirurg *35* (1964) 385

v. Redwitz, E., Klinische Erfahrungen mit der Anwendung der Chemotherapie in der Chirurgie. Langenbecks Arch. klin. Chir. *264* (1950) 124

Rodeheaver, G., V. Turnbull, M. T. Edgerton, L. Kurtz und *R. F. Edlich*, Pharmacokinetics of a new skin wound cleanser. Amer. J. Surg. *132* (1976) 67–74

Schmitt, W., Sinnvolle Anwendung der Antibiotika in der Chirurgie. Dt. Ges.wes. (1966) 300

–, Allgemeine Chirurgie, 9. Aufl. J. A. Barth, Leipzig 1979

Shelanski, H. A., und *M. V. Shelanski*, Polyvinylpyrrolidone iodine: history, toxicity and therapeutic uses. J. Int. Coll. Surg. *25* (1965) 727

Simon, C., und *W. Stille*, Antibiotika-Therapie in Klinik und Praxis. F. K. Schattauer, Stuttgart 1979

Strachan, C. J., und *R. Wise*, Surgical Sepsis. Academic Press, London 1979

Vorläufige Rahmenhygieneordnung für ambulante und stationäre Gesundheitseinrichtungen (RHO Ge) vom 1. 6. 77

Walter, A. M., und*J. Heilmeyer*, Antibiotika-Fibel, 4. Aufl. Thieme, Stuttgart 1975

Wilde, J., M. Schwanke und *E. Günther*, Häufigkeiten und Ursachen postoperativer Wundheilungsstörungen. 6. Chir. Tag. d. DDR, Berlin Sept. 1966

Willenegger, H., Über das Wesen der Spüldrainage S. 79 bis 85, gleiche Fundstelle wie Kallenberger

–, und *W. Roth*, Die antibakterielle Spüldrainage als Behandlungsprinzip bei chirurgischen Infektionen. Dt. med. Wschr. *87* (1962) 1485

Wysocki, S., und *B. Oellers*, Hospitalismus und Antibiotikamißbrauch. Langenbecks Arch. klin. Chir. *337* (1974) 711–715

–, *B. Oellers* und *I. Gruss*, Klinik der Wundheilungsstörungen. Mels. Med. Mitt. *47* (1973) 287–294

–, und *H. Pech,* Intraoperative bakteriologische Untersuchungen bei aseptischen und bedingt aseptischen Operationen. Chirurg. *39* (1968) 39–42

Zu 9.2.

Caselitz, F. H., Hygienische und bakteriologische Gesichtspunkte. In: *Lawin, P.,* Praxis der Intensivbehandlung, 3. Aufl. Thieme, Stuttgart 1975, 2,1–2,14

Doehn, M., D. Grossner, K. Horatz und *W. Rödiger,* Infektionen auf chirurgischen Intensivstationen. In: Ekkert, P. und G. Rodewald, Hygiene und Asepsis in der Chirurgie, Intensivmedizin, Notfallmedizin, Anaestesiologie, Bd. 7. Thieme, Stuttgart 1977, 43–46

Gräber, A., E. Kolb und *G. Tempel,* Probleme der Aseptik bei der maschinellen Langzeitbeatmung. Anästh. prax. *10* (1975) 97–100

Itten, J., Grundprinzip der Raumplanung von Intensivpflegeeinheiten. In: Lawin, P., und U. Morr-Strathmann

Kanz, E., Hygienische Anforderungen bei Planung und Organisation von Intensiveinheiten. In: Lawin, P., und U. Morr-Strathmann.

–, Hospitalismus auf Intensivpflegeeinheiten – ein schwieriges hygienisches Problem. Chirurg *40* (1969) 180–184

–, Der Hygienestatus in seiner Bedeutung für die Verhütung chirurgischer Infektionen. Chirurg *45* (1974) 533–538

Koslowski, K., und *G. Kieninger,* Praktische Erfahrungen in der Hospitalismusbekämpfung. Langenbecks Arch. klin. Chir. *337* (1974) 697–703

Kucher, R., und *K. Steinbereithner,* Medizinische Hygiene im Betrieb einer Intensivbehandlungsstation. In: Kucher, R. und K. Steinbereithner, Intensivstation, Intensivpflege, Intensivtherapie. Thieme, Stuttgart 1972, 210–218

Lang, W., Prophylaktische antibiotische Therapie auf Intensivtherapiestationen. Münch. med. Wschr. *118* (1976) 667–668

Lawin, P., und *U. Morr-Strathmann,* Aktuelle Probleme der Intensivbehandlung I. Schriftenreihe: Intensivmedizin, Notfallmedizin, Anaesthesiologie Band *12,* Stuttgart 1978, 87–101

Lerf, B., und *W. Glinz,* Sepsis bei der Intensivtherapie von Schwerverletzten. Helv. chir. Acta *44* (1977) 561–564

Levenson, S. M., and *H. Laufman,* Infection hazard of surgical intensive care: Isolation procedures in the surgical intensive care unit. In: Kinney, J. M., H. H. Bendixen und S. R. Powers, Manual of surgical intensive care. W. B. Saunders Company, Philadelphia, London, Toronto, 1977, 151–176

Lowbury, E. J. L., G. A. J. Ayliffe, A. M. Geddes and *J. D. Williams,* Control of Hospital Infection. A. Practical Handbook Chapman and Hall, London 1976, 229–233

Manz, R., G. Feifel, R. Drost und *S. Wendt,* Infektionsprobleme auf einer Intensivpflegestation. Anaesthesist *19* (1970) 105–109

Schuster, H.-P., Infektionen als Komplikationen der Intensivmedizin. In: Schölmerich, P., H.-P. Schuster, H. Schönforn und P. P. Baum. Interne Intensivmedizin. Thieme, Stuttgart 1975, S. 74–89

Spilker, D., J. Killian und *F. W. Ahnefeld,* Diagnostik und Therapie des septischen Schocks in der Intensivtherapie. In: Int. Symp. »Der septische Schock«. H. Egermann, Wien 1976, zit. nach: Lerf, B., und W. Glinz, Sepsis bei der Intensivtherapie von Schwerverletzten. Hel. chir. Acta *44* (1977) 561–564

Wysocki, S., und *B. Oellers,* Hospitalismus und Antibioticamißbrauch. Langenbecks Arch. klin. Chir. *337* (1974) 711–715

10. Die wichtigsten chirurgischen Infektionen

W. SCHMITT

10.1. Infektionen mit pyogenen Erregern

10.1.1. Pyogene Knocheninfektion (exogene Ostitis – akute hämatogene Osteomyelitis)

Exogene Ostitis

Die pyogene Knocheninfektion kann auf einfachste Weise dadurch zustande kommen, daß bei einer den Knochen berührenden oder zerstörenden Verletzung (Hieb, Stich, Schußbruch, offene Fraktur, Bohrloch bei Drahtextension, Knochenoperation) oder fortgeleitet von einer Infektion benachbarter Weichteile, pyogene Erreger in oder an ihn gelangen. Die daraus resultierende eitrige Entzündung des Knochens (Periostitis – Ostitis – Osteomyelitis) wird als exogene Ostitis (Osteitis) bezeichnet.

Eine Eröffnung des ganzen Knochenquerschnitts durch Schußbruch, offene Fraktur oder Osteotomie und Osteosynthese[1] setzt alle Knochenschichten gleichzeitig und gleichmäßig der Infektion aus. Bei einer von außen fortgeleiteten Eiterung dringt jedoch der unter dem Periost eines Röhrenknochens sich ansammelnde Eiter nur oberflächlich in die benachbarten HAVERSschen Kanäle der Kortikalis ein, verschont also sowohl die tiefen Rindenschichten als auch das Mark. Nur bei sehr dünner Kortikalis platter Knochen erreicht die Infektion auf diesem Weg auch das Knochenmark und infiziert es *(exogene Osteomyelitis).* Schulbeispiel ist das *ossale Panaritium* (s. S. 173), das sich durch Tieferdringen des Infektes aus einer subkutanen Zellgewebsentzündung entwickelt und dann alle Abschnitte des knöchernen Fingergliedes miteinbezieht. Diese eitrige Knochenentzündung bildet mit der gleichzeitigen pyogenen Infektion der Weichteile eine Einheit.

Bakteriologisch finden sich hier die Erreger der pyogenen Wundinfektion, zum Teil vermischt mit putriden Keimen.

Soweit sie ihre Ernährung behalten haben, zeigen Knochen und Periost sowohl unmittelbar im Wundgebiet als auch weit darüber hinaus im Rahmen der entzündlichen Vorgänge eine außerordentlich kräftige osteoplastische Reaktion, die klinisch und besonders röntgenologisch als erhebliche Dickenzunahme der Kortikalis durch periostale Knochenneubildung imponiert.

Periostlose und damit ihrer Ernährung beraubte Knochenabschnitte verfallen der Demarkation und späteren Ausstoßung. Bis ein solcher Kortikalissequester allseitig durch Granulationen vom gesunden Knochen getrennt ist, vergehen mehrere Monate. Die dazugehörige Weichteilwunde ist viel früher in dem Stadium, das eine sekundäre Wundheilung erlaubt, sie verkleinert sich ständig von ihren Rändern aus, so daß von ihr am Ende nur noch ein eiterabsondernder *Fistelgang* übrigbleibt, der auf toten Knochen führt. Oft vergehen viele Monate, bis die Knochenwunde völlig von allem toten Gewebe gereinigt ist. Aber auch nach scheinbar dauerhafter Abheilung der Fistel entstehen Rezidive. Unter Fieberanstieg und Schmerzen bricht der Fistelgang wieder auf und entleert neben Eiter ein neu demarkiertes Knochenstückchen. Häufig kommt es nie zum völligen Abheilen der Fistel, weil sich über Jahre, manchmal Jahrzehnte ständig Eiter aus der Tiefe des Knochens entleert.

Seine Ursache hat dieser zunächst unverständliche Vorgang darin, daß die Infektion im Knochen, auch wenn die Fistel versiegt und sich zeitweise schließt, in Wirklichkeit doch nie ganz zur Ruhe kommt. Sonst unauffällige subperiostale und intraossale Eiterherde und ihre Toxine lassen immer wieder ein bisher ernährtes Stück Knochen nekrotisch werden, das dann erneut die Fistelung unterhält und nach Demarkation ausgestoßen wird. Das Spiel von scheinbar endgültiger Heilung, plötzlichen Schmerzen und Fieber, Aufbruch einer schon verheilten Fistel, Entleerung von Eiter und einem oder mehreren Knochensequestern wiederholt sich bei diesen

1 Literatur bei C. BURRI: Posttraumatische Osteitis, Bern 1979, 2. Aufl.

Kranken oft über Jahrzehnte in kurzen und längeren Abständen und macht die chronische Ostitits zu einer praktisch nie ausheilenden Krankheit, sofern es nicht gelingt, den Herd operativ zu sanieren.
Chronische Eiterherde im Knochen sind für die Träger nicht gleichgültig, können sie doch jederzeit der Ausgangspunkt für eine pyogene Allgemeininfektion, eine Nephritis oder Endokarditis werden, auch besteht bei allen langwierigen Eiterungen die Gefahr der Amyloidbildung. Traumatisierung eines solchen Knochenabschnittes kann eine schwere Weichteilphlegmone nach sich ziehen. Eine weitere Gefahr chronischer Fisteleiterungen besteht in der eventuell malignen Entartung *(Fistelkrebs)* das ewig vom Eiter gereizten Epithels des Fistelganges und seiner Mündung.
Aufgabe der *Therapie* ist es, solche chronischen Eiterherde im Knochen freizulegen und auszuräumen, bis überall gesundes, gut ernährtes Knochengewebe vorliegt. Die damit zwangsläufig einhergehende Schwächung des Knochens in bezug auf seine Tragfähigkeit – das ist besonders an den unteren Gliedmaßen von Bedeutung – wird durch die reaktive sklerotische Knochenverdickung zumeist mehr als ausgeglichen (Technische Einzelheiten sind Seite 574 zu entnehmen).

Akute hämatogene Osteomyelitis

Die akute hämatogene Osteomyelitis stellt die häufigste pyogene Knocheninfektion dar. In 95% der Fälle tritt sie bei jungen Menschen im Wachstumsalter während des (8.) 10. bis 15. (17.) Lebensjahres auf, verschont aber auch Säuglinge und Kleinkinder nicht; gelegentlich erkrankt auch einmal ein Erwachsener. Jungen erkranken doppelt so häufig wie Mädchen.
Wie schon der Name der Krankheit zum Ausdruck bringt, erfolgt die Keimbesiedlung hier auf dem Blutweg. *Bakteriologisch* handelt es sich bis zu 90% (HECKER u. Mitarb.) um eine Infektion mit dem häufigsten Eitererreger, dem Staphylococcus aureus, daneben fanden sich noch Streptokokken allein oder mit Koli vermischt. Bei dem Rest handelt es sich um Typhus- bzw. Paratyphuserreger, E. coli, Pneumo- und Gonokokken, Pseudomonas aeruginosa, Anaerobier und Brucellus abortus. Bei Säuglingen und Kleinkindern fand GREEN (1962) bis zu 63% Strepto- und Pneumokokken.

Herkunft und Erreger

Die Erreger der akuten hämatogenen Osteomyelitis stammen aus oft völlig banalen Eiterherden, wie oberflächlichen Eiterpusteln, Panaritien, Furunkeln, impetiginisierter Skabies, gereizten Ekzemen, Zahn- und Tonsillenherden, oder von Bakterienemboli, die sich aus thrombosierten Venen gelöst haben. Stets muß ihnen eine erhebliche Virulenz eigen sein, um nach Überwindung der Lymphknoten ins Blut zu gelangen. Wie alle Erreger, die auf diesem Weg die Blutbahn erreichen, verfangen sie sich dann in den Kapillarschlingen irgendeines Organs. Dabei entwickeln die gelben Staphylokokken eine besondere Vorliebe für den Knochen, genauer gesagt für die markhaltigen metaphysären Abschnitte der langen Röhrenknochen, ganz selten Wirbelkörper, Becken, Brustbein oder Rippen. An sich ist in diesem Vorgang noch nicht unbedingt etwas Pathologisches zu sehen, denn auf diese Weise wird dort, wo die Bakterien vor Anker gehen, durch sie eine starke Bildung von Antitoxinen und bakteriziden Stoffen veranlaßt und so gleichzeitig ihre endgültige Vernichtung herbeigeführt.
Nur sehr virulente Keime überwinden die natürlichen Abwehrkräfte des Knochenmarks, behaupten und vermehren sich dort und werden Ausgangspunkt einer schweren Knochenmarkinfektion, die bald auch den Knochen und das Periost miteinbezieht. Warum gerade die gelben Staphylokokken diese besondere Vorliebe zum Knochen (Osteotropie), und zwar zu ganz bestimmten Stellen haben, ist schwer zu deuten. Andere Erreger haben wieder andere bevorzugte Ansiedlungsstellen, z. B. die Typhus- und Paratyphusbakterien die Wirbelkörper, Rippen und die äußerst gering durchbluteten Rippenknorpel, während sich die Tuberkulose in den epiphysären Abschnitten der langen Röhrenknochen, den Wirbelkörpern und den kleinen platten Knochen niederläßt.
Offensichtlich sind zur Entstehung der akuten hämatogenen Osteomyelitis eine Vielzahl zusätzlicher allgemeiner und örtlicher Voraussetzungen erforderlich, die Anwesenheit von virulenten Staphylokokken in der Blutbahn genügt allein nicht.

Infektionsweg

Um an ihren Ansiedlungsort zu gelangen, benutzen die Staphylokokken als Weg neben den Aa. nutritiae auch an der Metaphyse eintretende kleinere Arterien (Abb. 10.1). In der markhaltigen Metaphysenspongiosa und dem Mark der Diaphysen, nur äußerst selten außerhalb des Marks in Kortikalis und Periost, siedeln sich die Staphylokokken an. Bald entwickelt sich unter starker Hyperämie und zelliger Exsudation aus dem Bakterienherd ein kleiner Abszeß.

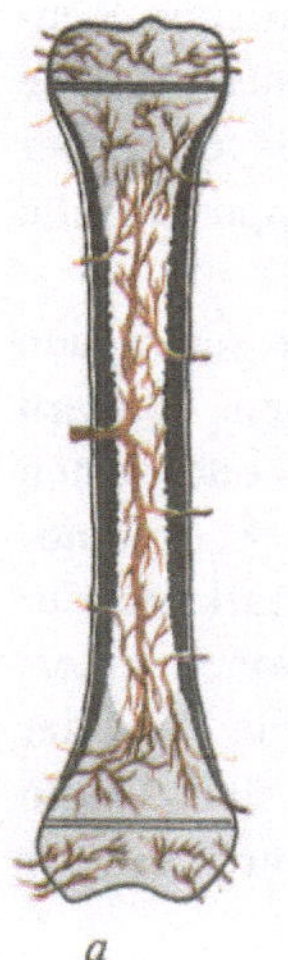

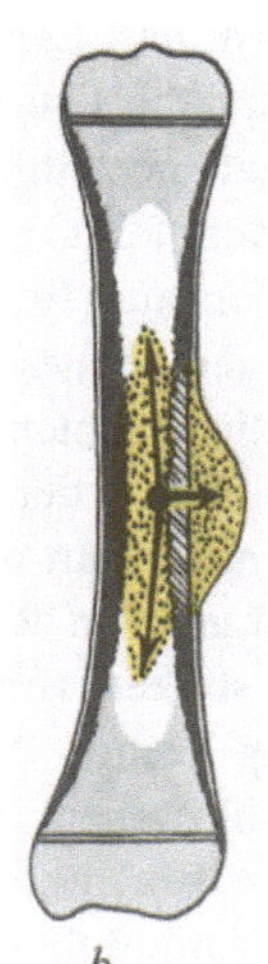

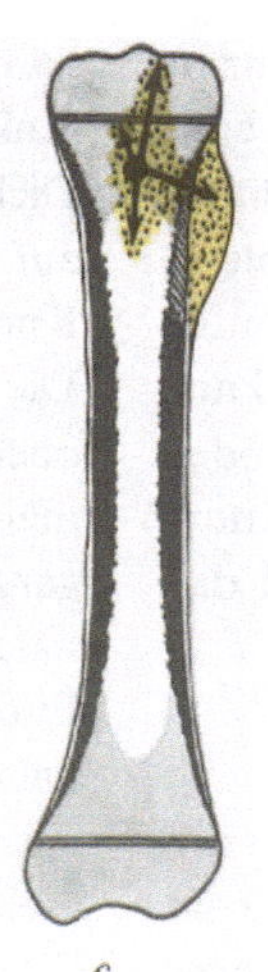

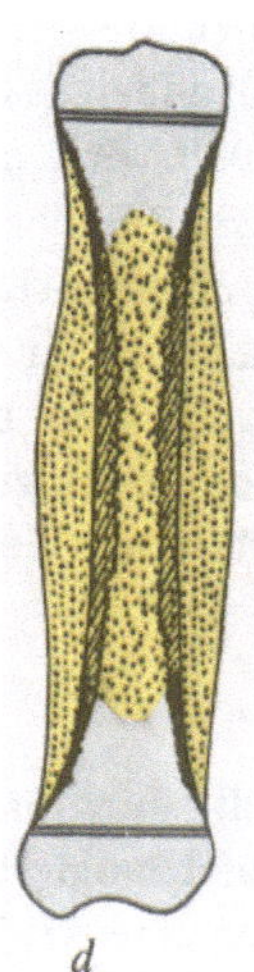

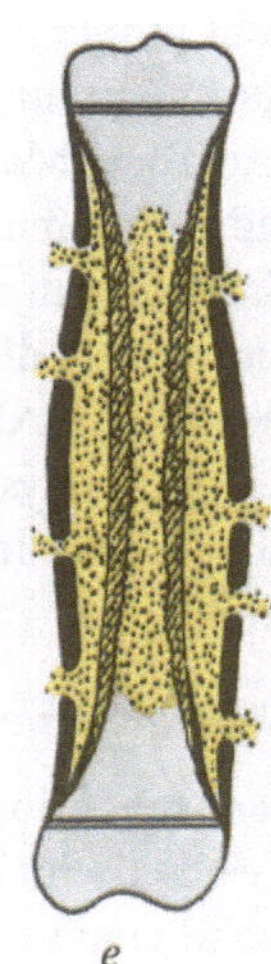

Abb. 10.1 Akute hämatogene Osteomyelitis. *a* Die Blutversorgung des Knochens. Außer durch die A. nutritia wird der Knochen noch von kleinen Gefäßen ernährt, die über das Periost an ihn herantreten. Ganz besonders gilt das für die Ernährung der Meta- und Epiphyse; *b* diaphysärer osteomyelitischer Knochenherd mit subperiostalem Abszeß. Die Infektion breitet sich nach oben und unten in der Markhöhle aus: Markphlegmone. Im Bereich der Periostabhebung ist der Knochen abgestorben; *c* metaphysärer osteolytischer Knochenherd mit subperiostalem Abszeß. Die Infektion kann sich von hier in Richtung auf Markraum, Epiphysenlinie und Gelenk ausbreiten. Im Bereich der Periostabhebung beginnt der Knochen abzusterben; *d* ausgedehnte Periostabhebung durch subperiostalem Abszeß. Die gesamte Diaphyse ist nekrotisch geworden; *e* Totenladenbildung. Durch ausgedehnte periostale Knochenneubildung ist um den Diaphysensequester eine Totenlade aus lebendem Knochen entstanden, die die am Leben gebliebenen Abschnitte des Knochens – hier die Meta- und Epiphysen – stabil miteinander verbindet. Durch viele Löcher der Totenlade (Kloaken) entleert sich der Eiter

Klinisches Bild

Klinisch äußert sich die akute hämatogene Osteomyelitis als ein meist ungemein schweres Krankheitsbild. Die Erkrankten klagen über heftigste Schmerzen in einem Glied, nachdem schon vorher die Temperatur unter Schüttelfrösten steil in die Höhe gegangen ist. Die befallene Gliedmaße wird ängstlich ruhig gehalten, jede Bewegung oder weitere Benutzung ist wegen der heftigen Schmerzen völlig ausgeschlossen. Da äußere Veränderungen fehlen, gelingt die Lokalisation des Erkrankungsherdes zunächst nicht oder nur sehr ungenau. Bald aber schwillt der ganze Gliedmaßenabschnitt stark ödematös an und läßt dabei das Netz der subkutanen Venen auffällig hervortreten. War zuerst der ganze Ober- oder Unterschenkel (Ober- oder Unterarm) bei Betastung schmerzhaft, so weisen jetzt lokale Hitze, Rötung, Unterschiede in der Schwellung und Druckschmerzhaftigkeit auf den erkrankten Knochenabschnitt genauer hin. Inzwischen sind auch die regionären Lymphknoten angeschwollen und bei Betastung empfindlich. Diese erste Phase der Krankheit verläuft als eine *hochakute septische Allgemeininfektion.*

Der höchst bedrohliche Zustand entwickelt sich aus vollstem Wohlbefinden innerhalb weniger Stunden und kann in weiteren 24 Stunden unaufhaltsam zum Tode führen. Wenn eine solche *foudroyante Verlaufsform* auch ein relativ seltenes Ereignis darstellt, so gehörte sie doch vor der antibiotischen Ära zu den traurigsten Erlebnissen ärztlicher Tätigkeit.

Knochennekrose

Bei nicht so stürmischem Ablauf dringt der im Markraum unter Druck stehende Eiter in die HAVERSschen Kanäle und erreicht, die Knochenhaut abhebend, den Raum zwischen Periost und Kortikalisoberfläche. Es entsteht so ein mehr oder weniger ausgedehnter *subperiostaler Abszeß,* der für diesen Knochenabschnitt gefährlich wird, weil er ihn seiner vom Periost kommenden Gefäße beraubt. Die Gefahr für die Knochenernährung wird im Krankheitsbezirk auch noch durch toxische Hämolyse und Gerinnungsvorgänge in den intraossalen Gefäßen vermehrt. Die Folge beider Vorgänge – mangelnde Blutversorgung innen, Abhebung der Knochenhaut außen – ist eine mehr oder weniger ausgedehnte *Knochennekrose.*

Markphlegmone

Die entzündliche Drucksteigerung im abgeschlossenen Markraum kann auch dazu führen – sie tut es nicht immer –, daß die Infektion sich in der ganzen Markhöhle ausbreitet und dabei das Mark in eine graugrüne Masse verwandelt. Erst an der distalen und proximalen Epiphyse findet eine solche Markphlegmone ihre Begrenzung, sie vermag unter Umständen die ganze Diaphyse eines Röhrenknochens zum Absterben zu bringen und eine oder beide Epiphysen zu lockern oder zu lösen. Eiterdurchbrüche in die benachbarten Gelenke sind dabei möglich.

Eiterdurchbruch nach außen

Der subperiostale Abszeß durchbricht bald die Weichteilschichten und zuletzt die Haut. Damit ist quoad vitam gewissermaßen eine Art Selbstheilungsvorgang zustande gekommen. In dem Moment, wo der Eiter nach außen Abfluß hat, ist die größte Gefahr, die toxische und bakterielle Allgemeininfektion, gebannt und die akute Krankheitsphase abgeschlossen. Was bleibt, ist eine zunächst subakute, bald *chronische lokale Knocheneiterung*, die sich in keiner Weise vom Verlauf einer exogenen Ostitis unterscheidet. Wie dort, beherrschen klinisch jetzt dauernde Fisteleiterung und Sequesterabstoßung das Bild.

Im Knochenmark kommt die Entzündung allmählich von selbst zum Erlöschen, wobei der Sklerosierungsprozeß auch weite Teile des früheren Knochenmarkraumes miteinbezieht. Einzelne kleinere Eiterherde können dabei der Vernichtung entgehen, beherbergen jedoch, allseitig von sklerotischen Knochen umgeben, noch jahrelang virulente Erreger.

Osteoplastische Vorgänge am Knochen

Von außerordentlicher Bedeutung sind die gleichzeitig ablaufenden osteoplastischen Vorgänge, die vom 8. Tag nach Beginn der Erkrankung einsetzen und von der Innenseite sowohl des abgehobenen wie des dem Knochen anliegenden Periostes, weniger dem umgebenden Bindegewebe *(Parost)* oder dem Mark *(Endost)* ausgehen. Es entstehen, besonders an den langen Röhrenknochen, feine, neue Knochenlamellen zwischen Kortikalis und Periost *(Periostitis ossificans)*, die von der 3. Woche an auch im Röntgenbild wahrnehmbar werden.

Diese recht ausgedehnte Knochenneubildung stellt die Verbindung zwischen den lebensfähig gebliebenen Knochenteilen wieder her, indem sie um den toten Knochen eine schnell an Dicke und Stabilität zunehmende Hilfskonstruktion *(Totenlade)* aus neuem lebendem Knochengewebe aufbaut. Auf diese Weise beugt der Organismus, trotz ausgedehnter Sequesterbildung, Spontanfrakturen vor und erhält zunächst Form und Länge des befallenen Röhrenknochens. Wenn die Totenlade eine ausreichende Dicke erreicht hat, hört ihr Wachstum von selber auf. Wo das Periost fehlt, bleibt die appositionelle Knochenneubildung aus (Frakturgefahr!).

Die Abstoßung der Sequester, die nur selten den obersten Kortikalisschichten entstammen, sondern meist die ganze Wand der Kortikalis oder einen ganzen Diaphysenabschnitt umfassen, zieht sich monatelang hin und geht im Rahmen demarkierender Entzündung mit starker, von Granulationen unterhaltener Eiterung einher. Je größer die von der Totenlade umschlossenen Sequester sind, desto mehr Löcher (Kloaken) weist sie auf, durch die der Eiter nach außen Abfluß findet.

Röntgenologische Veränderungen

In den ersten zwei Wochen der Krankheit sind röntgenologisch keine groben Veränderungen nachweisbar. Bei Säuglingen ist diese röntgennegative Phase kürzer. Nach dieser Zeit sieht man Periostauflagerungen und erkennt auch, in welchem Ausmaß Knochenteile der Nekrose anheimfallen werden, weil der tote, kalkdichte Knochen sich deutlich abhebt. Der lebende Knochen unterliegt bei der akuten hämatogenen Osteomyelitis starken entzündlichen Umbauveränderungen, die seinen Kalkgehalt reduzieren, ihn fleckig und streifig erscheinen lassen *(Osteoporose)*.

Früh- und Spätkomplikationen

Frühzeitige Komplikationen der akuten hämatogenen Osteomyelitis sind dadurch gegeben, daß dem Herd im Knochenmark der druckentlastende Abfluß nach außen zunächst fehlt. Bakterien und Toxine breiten sich dann im Mark aus, dringen aber auch bald ins Blut und machen so den osteomyelitischen Herd zum Ausgangspunkt einer *pyogenen Allgemeininfektion*, die metastatische Eiterherde in Lungen, Leber, Nieren, Pleura, Hirn zu setzen vermag.

Die Fortleitung des Eiters bis an eine oder beide Epiphysenlinien birgt die Gefahr der *Lösung* und eventuellen *Zerstörung der Epiphysenfugen* in sich. Während eine entzündliche Reizung der Wachstumszone ein übermäßiges Längenwachstum auszulösen vermag, führt ihre völlige Destruktion zur Aufhebung des Längenwachstums, ihre nur teilweise Vernichtung zum Fehlwachstum im Sinne von schweren Varus- und Valgusdeformitäten.

Der *Einbruch in benachbarte Gelenke* beschwört alle Gefahren einer eitrigen Gelenkinfektion herauf. Die toxisch bedingten sogenannten »sympathischen« sterilen Ergüsse in benachbarten Gelenken sind dage-

gen recht harmlos, vermögen aber durch übermäßige Kapsel- und Bänderdehnung zur Lockerung der Gelenke beizutragen.
Da, wo die Totenladenbildung ausbleibt, sind *Spontanfrakturen* möglich.

Verlauf

Der Verlauf der akuten hämatogenen Osteomyelitis kann – abhängig von Menge, Art und Virulenz der Erreger einerseits und Abwehrlage des Organismus andererseits – außerordentlich schwer und schnell sein, so daß die Kranken innerhalb von 24 bis 48 Stunden unter den Zeichen schwersten Kreislaufversagens ad exitum kommen. Die akute Osteomyelitis ist hier nur ein Absiedlungsort neben vielen anderen im Rahmen einer metastasierenden pyogenen Allgemeininfektion. Diese foudroyante Form ist nicht die Regel, wenn sie auch immer wieder einmal beobachtet wird. Für gewöhnlich erlebt man *schwere* und *mittelschwere* Bilder, wo bei gleichmäßig hohem Fieber die Erkrankung eines Röhrenknochenabschnittes im Vordergrund steht. Mit multilokulärem Vorkommen ist nur in 15% der Fälle zu rechnen (HÜNER).
Ausgesprochen leichte Formen mit subfebrilem Verlauf sind selten. Eine solche blande, abortiv verlaufende Knochenmarkinfektion stellt der sogenannte *Brodiesche Knochenabszeß* dar, der, ohne hochakute Zeichen zu machen, sich gern in der Nähe der unteren Femur- und oberen Tibiaepiphyse entwikkelt, von kräftigem sklerotischem Knochen umgeben ist, trotz jahrelangem Bestehen keine Sequester bildet und nie nach außen fistelt. Auch die sogenannte *Kortikalis-Osteomyelitis* (Kortikalis-Osteoid) der langen Röhrenknochendiaphysen gehört hierher.

Behandlung

Die Therapie der akuten hämatogenen Osteomyelitis steht vor der Aufgabe, dem im Knochenmark und unter dem Periost angesammelten Eiter so schnell wie möglich Abfluß zu schaffen, damit der Organismus mit seinen Abwehrkräften der Infektion besser Herr werden kann. In dem Moment, wo das durch Spaltung subperiostaler Abszesse oder durch mehr oder weniger ausgedehnte Eröffnung des Knochens (Trepanation) geschehen ist, hat man die Gefahr der Allgemeininfektion weitgehend gebannt. Die Gesamtsituation des Kranken bessert sich, die Schmerzen lassen nach, Temperatur und Puls kehren langsam zu annähernd normalen Werten zurück, der Appetit kommt wieder.
Da die Erreger der akuten hämatogenen Osteomyelitis mit verschwindenden Ausnahmen (s. o.) sehr empfindlich gegen Antibiotika sind, hat deren Anwendung hier so revolutionär gewirkt. Diese verblüffende Wirkung beruht darauf, daß – einen genügend hohen Plasmaspiegel des Antibiotikums und Empfindlichkeit der Erreger vorausgesetzt – die Staphylokokkenbakteriämie und damit die Lebensgefahr schlagartig behoben wird. Der ganze Verlauf des Leidens wird in allen seinen Phasen abgekürzt, da auf dem Blutweg auch die Erreger im Knochenmark getroffen werden. Wenn auch der antibiotische Spiegel im Blut nicht mit dem im Knochenmark gleichzusetzen ist, so läßt sich durch eine genügend hohe Dosierung auf die Dauer von 3 Wochen und länger bald eine weitgehende Keimverarmung des Knochenmarks erreichen. Der drohenden Lebensgefahr entrissen, erholen sich die zunächst hochfiebernden Schwerkranken; Schmerzen, Entzündung und Schwellung klingen ab, das Fieber fällt zur Norm. **Durch Antibiotika ist aus der infektiösen Osteomyelitis eine weitgehend lokale Knochenentzündung geworden, mit der der Organismus jetzt leichter fertig wird.** Die Letalität ist dadurch heute verschwindend gering (0 bis 4%) geworden.
Von größter Wichtigkeit ist es, daß die antibiotische Behandlung *so früh wie möglich* eingeleitet wird, die Dosierung genügend hoch ist, das Antibiotikum nicht zu früh abgesetzt und eine Mischinfektion bei Punktionen oder Inzisionen vermieden wird. Gefährliche Komplikationen, wie sie oben in Form der Epiphysenlösung, Gelenkinfektion und metastatischen Eiterung beschrieben wurden, bleiben dann aus.
Nur solange das Antibiotikum ungehindert über den Blutweg an den Knochenherd gelangen kann, ist auch dort seine Wirksamkeit gewährleistet. Wo bereits Gefäßthrombosen bestehen, das Periost vom Knochen abgehoben ist oder sich schon ein Granulationswall gebildet hat, ist der Übertritt des Antibiotikums aus dem Plasma an den Knochenherd behindert, wenn nicht sogar unmöglich geworden. In einer solchen Situation verhindern allgemeine Antibiotikagaben nur noch die Erregerstreuung über den Blutweg, haben aber am Herd selbst keine Wirksamkeit mehr. Sobald der Herd vom Blutweg antibiotisch nicht mehr genügend sicher erreicht wird, ist die *lokale Antibiotikaeinbringung* zusätzlich notwendig. Wenn zwar die Beherrschung des allgemeinen Krankheitsbildes gelingt, der lokale Prozeß aber weiterhin schwelt, ist sein Übergang in ein chronisches Stadium wahrscheinlich.
Sofern sich schon ein *subperiostaler Abszeß* ausgebildet hat, soll man den Eiter durch Punktion entleeren und Antibiotika instillieren. Bei trotz Punktion und

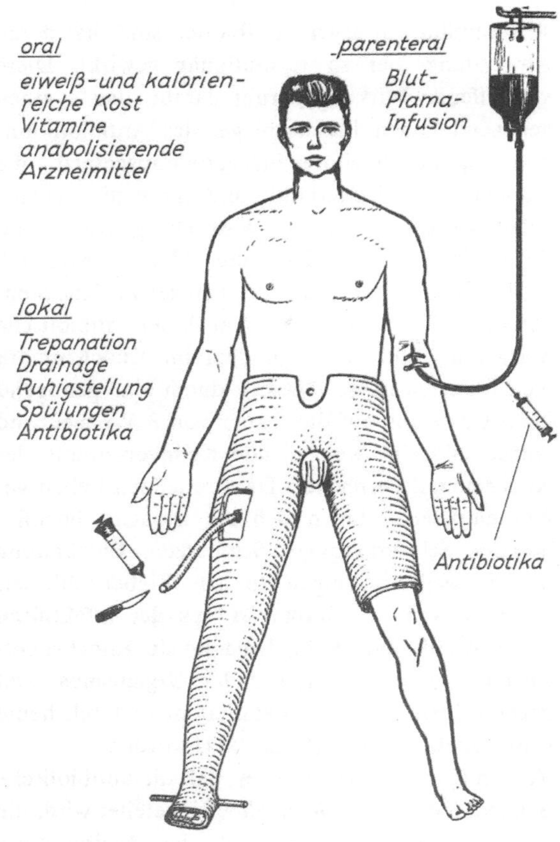

Abb. 10.2 Behandlung der akuten hämatogenen Osteomyelitis (nach H. HÜNER, Dtsch. med. Wschr. *89* [1964] 919

antibiotischer Instillation fortgesetzter Eiteransammlung muß der Herd breit eröffnet werden. Die Weiterbehandlung wird von einer lokalen Dauerspülung mit Antibiotika vorteilhaft Gebrauch machen.

Als *Behandlungsprinzipien der akuten hämatogenen Osteomyelitis* sind zu nennen (Abb. 10.2):

1. So früh wie möglich *Einleitung der Antibiotikatherapie,* wobei penizillinaseresistente Penizilline in hohen Dosen bis etwa 2 Wochen über den Zeitpunkt der Entfieberung angezeigt sind. Vor Eingang des Antibiogramms sind empfehlenswert Ampizillin und Oxazillin oder deren penizillinasefeste Derivate. Die hochdosierte Penizillintherapie mit 40 bis 50 Millionen E/die hat nur Sinn, wenn es sich nicht um penizillinasefeste Keime handelt, bleibt also heutzutage unsicher. Die antibiotische Behandlung ist mindestens 3, besser 6 Wochen durchzuführen, um möglichst der chronischen Osteomyelitis vorzubeugen.

2. Nachweisbare Infektionsherde im Knochen, subperiostale Abszesse, Weichteilinfiltrate bedürfen sofortiger *Herdfreilegung durch Knochentrepanation, Abszeßpunktion bzw. Weichteilinzision* und nachfolgender lokaler Einbringung von Antibiotika (Antibiogramm) in die Mark- bzw. die Abszeßhöhle.

3. *Sofortige Ruhigstellung* im gefensterten Gips, der die benachbarten Gelenke einzubeziehen hat.

4. *Allgemeine Maßnahmen zur Erhöhung der Abwehrkraft* in Form von häufigen kleinen Blut- oder Plasmatransfusionen, Vitamin-C-Gaben in hohen Dosen, eiweißreicher Kost.

Wenn es so gelingt, alle Erreger in und um den Knochen abzutöten, werden bereits in Bildung begriffene Sequester in gleicher Weise wieder in den Knochenverband eingebaut, wie das z. B. bei jeder geschlossenen Fraktur geschieht. Man darf sagen, daß die Knochenveränderungen desto geringer ausfallen, je früher und intensiver geeignete Antibiotika allgemein und lokal gegeben werden.

Die *röntgenologischen Knochenveränderungen unter antibiotischer Behandlung* sind im Gegensatz zu dem abortiven klinischen Verlauf sehr ausgesprochen: ausgedehntes appositionelles Knochenwachstum, Auflockerung der Knochenstruktur, Höhlenbildungen im Knochen und unerwarteterweise ausgedehnte Knochennekrosen. Bei nachfolgenden Röntgenuntersuchungen ist es aber erstaunlich zu beobachten, wie im Verlauf weniger Monate alle Veränderungen zurückgehen, die Knochennekrosen wieder eingebaut werden und sich überall wieder glatt konturierter, verdickter Knochen zeigt. Nach einem Jahr ist dann röntgenologisch kaum noch ein Befund zu erheben, es ist zur völligen Regeneration des Knochens gekommen.

Akute Osteomyelitis und Trauma

Zwischen Ausbruch einer akuten Osteomyelitis und einem vorangehenden Trauma können Beziehungen bestehen. Für die Anerkennung eines solchen Zusammenhanges sind folgende Forderungen zu stellen:

1. das Trauma muß eindeutig erwiesen sein,
2. die einwirkende Gewalt muß erheblich gewesen sein,
3. Traumaort und Ansiedlungsort müssen weitgehend übereinstimmen,
4. das Intervall zwischen dem Trauma und dem Beginn der akuten Osteomyelitis darf nicht mehr als 8 Tage, bei einer primär chronischen Osteomyelitis (die akute Phase verlief dann unbemerkt) nicht mehr als 3 Monate betragen.

Die übergroße Anzahl der Fälle von akuter Osteomyelitis wird nicht durch Unfall hervorgerufen, sondern entsteht spontan. Die übergroße Mehrzahl aller Unfälle zieht keine Osteomyelitis nach sich (A. W. FISCHER, REISCHAUER).

Chronische Osteomyelitis

Das, was man im klinischen Sprachgebrauch als chronische Osteomyelitis bezeichnet, entspricht vollkommen dem Verlauf der exogenen Ostitis (s. S. 163 und S. 593).

10.1.2. Pyogene Gelenkinfektion

Die Ursachen einer Gelenkentzündung können *aseptisch-traumatisch* (Prellung, geschlossene Fraktur mit Gelenkbeteiligung), *abakteriell-toxisch* (sympathischer Gelenkerguß s. S. 574) oder *bakteriell-infektiös* sein. In jedem Fall reagiert zunächst die Synovialmembran mit stark vermehrter Sekretion, was sich klinisch als *Gelenkerguß* bemerkbar macht. Die synoviale Gelenkinnenauskleidung besteht aus einer lockeren epithelähnlichen Bindegewebsschicht mit reichlich Blut- und Lymphgefäßen, die eigentliche Gelenkkapsel liegt ihr als feste äußere Schicht an.

Eine Gelenkinfektion mit pyogenen Erregern kann auf einfachste Weise durch *direkte* Verletzung (Stich-, Steck- und Durchschuß), eine offene Fraktur mit Gelenkbeteiligung oder eine offene Luxation zustande kommen. Daneben besteht die Möglichkeit, daß eine Infektion der Nachbarschaft auf das Gelenk *fortgeleitet* wird, entweder vom Knochen ausgehend (z. B. von einem metaphysären Osteomyelitisherd) oder von gelenknahen Abszessen und Phlegmonen über die Kapselweichteile eindringend. Gelenke werden auch der *Ort hämatogener Bakterienablagerung* in der Synovialmembran. Bakteriologisch handelt es sich dabei zumeist um Staphylokokken und Streptokokken, es kommen aber auch Typhus- und Paratyphuskeime sowie Gonokokken vor.

Der Hauptträger der Gelenkentzündung ist die Synovialmembran. Der gefäßlose Gelenkknorpel erleidet nur Schaden durch direkte Bakterieneinbringung, Bespülung durch einen infizierten Gelenkerguß macht ihm nichts aus. Da die Gelenkflüssigkeit keine bakteriziden Eigenschaften besitzt, sondern im Gegenteil als ausgezeichneter Nährboden wirkt, ist die Widerstandslosigkeit der Gelenke gegenüber auch nur wenig virulenten Erregern verständlich.

Seröse und serofibrinöse Gelenkentzündung (Synovitis serosa, infizierter Gelenkerguß)

Unter Schmerzen und Temperaturanstieg schwillt das Gelenk stark, die bedeckende Haut ist gerötet und fühlt sich heißer als die Umgebung an. Bei näherer Untersuchung findet man, daß die Gelenkschwellung ihre Ursache in einer starken Zunahme der intraartikulären Flüssigkeit *(Gelenkerguß)* hat. Vorhandene Gelenkrezessus werden dadurch prall nach außen vorgestülpt, so daß die Gelenkkonturen sich völlig verwischen. Je weniger Weichteile das Gelenk bedecken, desto besser ist sein Erguß durch *Fluktuation* nachzuweisen. Eine *Probepunktion* klärt über die Art des Gelenkinhaltes auf, man findet dabei eine gelbliche, durch Leukozytenbeimengung leicht getrübte Flüssigkeit, der Fibrinfäden und -fetzen beigemengt sein können.

Diese seröse Form der Gelenkinfektion ist noch am ehesten rückbildungsfähig und heilt, richtige Behandlung vorausgesetzt, ohne Spätfolgen und Bewegungseinschränkungen aus. Es kann sich aber auch ein nie ganz abklingender Reizzustand der Synovialmembran ausbilden, der allmählich zottenförmige Wucherungen der Gelenkinnenhaut erzeugt und chronische entzündliche Ergüsse unterhält. Die dadurch bedingte ständige Überdehnung des Gelenkkapsel- und -bandapparates veranlaßt die Bildung von Wackelgelenken und Subluxationsstellungen. Reichlicher Fibringehalt des Ergusses kann zu ausgedehnten Verklebungen und, nach Organisation der Fibrinniederschläge, zu festen Verwachsungen führen, die die Gelenkbeweglichkeit schwer behindern, wenn nicht aufheben (fibröse Gelenksteife).

Die straffe äußere Schicht der Gelenkweichteile, die Kapsel, beteiligt sich für gewöhnlich nicht oder nur sehr gering an dieser serösen Gelenkentzündung. Tut sie es, dann ist sie deutlich verdickt, und die ihr aufliegenden Weichteile nehmen stärker an der Entzündung teil, als es sonst der Fall ist. Die mit der Ausheilung eintretende narbige Kapselschrumpfung kann später ebenfalls zu erheblichen Bewegungsstörungen Anlaß geben.

Eitrige Gelenkentzündung (Synovitis purulenta, Gelenkempyem)

Hier sind neben Fibrinflocken dem Synovialexsudat reichlich Leukozyten beigemengt, so daß es eine schleimig-eitrige Beschaffenheit bekommt. Solange nur die Synovialmembran an der eitrigen Entzündung teilnimmt, ist bei dieser leichtesten Form der Gelenkeiterung noch eine Ausheilung ohne Bewegungseinschränkung möglich.

Bakteriologisch findet man hauptsächlich Staphylokokken und Streptokokken, selten Escherichia coli und Parakolibakterien, Aerobacter aerogenes.

Die eitrige Gelenkentzündung tritt zumeist als pyogene Metastase nach einer Gesichtsrose, einer Puerperalsepsis oder einer Mandelentzündung auf, bei akuter hämatogener Osteomyelitis auch auf dem Wege der Fortleitung (s. S. 166).

Der Verlauf eines solchen Gelenkempyems gestaltet sich, solange die Infektion oberflächlich auf die entzündlich verdickte hochrote Synovialmembran beschränkt bleibt, nicht wesentlich anders als bei der serösen Form. Die Schmerzen bei Bewegung und Berührung halten sich in mäßigen Grenzen. Das Allgemeinbefinden ist durch Temperaturanstieg und Toxineinschwemmung wohl gestört, die Kranken machen aber keinen ausgesprochen schwerkranken Eindruck. Der Befund am Gelenk selbst gleicht dem bei der serösen Gelenkentzündung.

Kapselphlegmone

Klinisch ganz anders gestaltet sich der Verlauf, wenn die oberflächliche Synovialentzündung auf die eigentliche Gelenkkapsel übergreift und zur *Kapselphlegmone* wird. Dann nimmt die hochentzündliche, teigige Schwellung des paraartikulären Gewebes schnell zu, selbst nur angedeutete Gelenkbewegungen verursachen heftigste Schmerzen, so daß schon die Erschütterung der Bettstelle dabei als auslösendes Moment genügt. Das Krankheitsbild ist schwer und bedrohlich, Pulsfrequenz und Temperatur sind stark erhöht, Schüttelfröste fehlen selten. Unter Zerstörung der Gelenkkapsel greift die Entzündung rasch auf die Umgebung über und schreitet phlegmonös in den benachbarten Weichteilen fort *(Panarthritis)*. Für die Gefäße besteht dabei die Gefahr der arteriellen Arrosionsblutung und Thrombophlebitis. Die gleichzeitig stattfindende Überschüttung der Lymph- und Blutwege mit Bakterien und Toxinen erklärt die *schweren Allgemeinzeichen*.

Eine so üble Infektion macht im Gelenk auch nicht vor dem Knorpelüberzug, intraartikulären Bändern und Menisken halt. Damit steht dem Einbruch in die gelenknahen Knochen nichts mehr im Wege *(Osteoarthritis)*.

Der erfahrene Arzt kennt und fürchtet diese Entwicklung von der Synovitis purulenta zu Kapselphlegmone und Panarthritis. Die Kranken geraten dabei kurzfristig in Lebensgefahr, aus der man sie nur durch schnell entschlossenes chirurgisches Eingreifen befreien kann. Besonders bei Schußverletzungen und Gelenkaufreißungen durch Unfälle kommt es zu dieser schwersten Form der Gelenkinfektion, wobei, entsprechend ihrer Zugänglichkeit von außen, Knie-, Hand-, Ellenbogen-, Schulter- und Hüftgelenk bevorzugt betroffen sind.

Behandlung der Gelenkinfektion

Die vordringlichste Maßnahme bei jedem Verdacht auf eine beginnende Gelenkinfektion besteht in *absoluter Ruhigstellung* des Gelenkes durch einen gefensterten Gipsverband, der das nächsthöhere und -tiefere Gelenk miteinzubeziehen hat, also bei einer Kniegelenkinfektion als Becken-Bein-Fuß-Gips das Hüft- und Sprunggelenk mitumfaßt.

Bis zum Ende des Zweiten Weltkrieges und noch in den ersten Jahren nach 1945 spielten bei der Behandlung der serösen wie der eitrigen Synovitis im Anschluß an Punktionen *antiseptische Gelenkspülungen* mit 0,5 bis 3%iger Phenollösung (Karbolwasser) oder Phenolkampferlösungen, später auch Sulfanilamidinstillationen, eine große Rolle. Gelang es damit nicht, die Infektion zu beseitigen, dann zögerte man nicht lange mit der *Gelenkeröffnung* an mehreren Stellen, um dem Eiter durch Drainage Abfluß zu verschaffen. Nur wenn bei sehr milden Infekten die Spülbehandlung bald zum Erfolg führte, konnte mit Wiederherstellung der Gelenkfunktion gerechnet werden; nach Gelenkeröffnung und Drainage war die Versteifung noch der günstigste Ausgang. Kam die Infektion auch durch Gelenkdrainage nicht zur Abheilung, griff sie im Gegenteil auf Kapsel und Knochen über, dann konnte nur die *breite Gelenkaufklappung*, häufig die rechtzeitig ausgeführte *Gelenkresektion* Glied und Leben retten. Bei rasch fortschreitender Panarthritis war frühzeitig der Entschluß zur Amputation notwendig. Jeweils zu langes Zögern mit operativen Maßnahmen hat manchen Kranken, trotz drainierender Gelenkinzision, anschließender Gelenkresektion und endlicher Amputation, nicht vor der tödlichen Allgemeininfektion bewahren können.

Die Anwendung hochwirksamer Antibiotika hat auch hier eine ganz beachtliche Wendung zur mehr konservativen Behandlung gebracht. Hohe allgemein verabfolgte Antibiotikadosen vernichten bereits in die Lymph- und Blutwege eingedrungene Erreger und beseitigen damit die Gefahr der bakteriellen und toxischen Allgemeininfektion. Um aber gleichzeitig einen recht hohen antibiotischen Spiegel am Ort der Not zu bekommen, füllt man das leerpunktierte Gelenk wiederholt mit Antibiotikalösung auf und infiltriert auch noch die paraartikulären Weichteile (s. S. 134). Da es sich zumeist um Staphylokokken handelt, sollte allgemein Penizillin G., Ampizillin oder Linkomyzin gegeben werden. Für die intraartikuläre Instillation werden empfohlen: Penizillin G 50.000 bis 10.000 IE/ml; Isoxazolpenizillin 5 bis 10 mg/ml; Ampizillin 5 bis 10 mg/ml gelöst in isotonischer Natriumchloridlösung oder Ringer-Lösung; auch Neomyzin 10 mg/ml + Bazitrazin 50 E/ml.

Vorausgesetzt, daß die Erreger empfindlich sind – die bakteriologische Schnelluntersuchung des Punktates muß das klären –, kann man damit sowohl Gelenkinfektion als auch eine in Bildung begriffene paraartikuläre Infektion beseitigen, so daß Kapseleinschmelzungen, Knorpel- und Knochenbeteiligungen vermieden werden und mit weitgehender Wiederherstellung der Funktion gerechnet werden darf. Peinlichste *Ruhigstellung des erkrankten Gelenkes* ist auch hier eine unabdingbare Forderung.

Auch wo der Erregernachweis nicht sofort möglich ist, soll mit der allgemeinen und lokalen Antibiotikaanwendung nicht gezögert werden. Handelt es sich, was höchst selten der Fall ist, wirklich einmal um gegen Antibiotika völlig resistente Erreger, dann zeigt das der unaufhaltsam fortschreitende weitere Verlauf der Entzündung sehr schnell an. Es bleibt dann nichts anderes übrig, als die Gelenkinfektion nach den Grundsätzen der vorantibiotischen Zeit zu behandeln. Durch Antibiotikagaben läßt sich aber auch hier die Mischinfektion des eröffneten und drainierten Gelenkes weitgehend niederhalten, so daß der ganze Verlauf der Infektion milder wird.

Die bei der Behandlung der Gelenkinfektion entscheidend wichtige Ruhigstellung soll stets so erfolgen, daß das Gelenk in der für den späteren Gebrauch *günstigsten Versteifungsstellung* steht (Kniegelenk in Streckstellung von 170 bis 180°; Hüftgelenk in 20° Abduktion und – um das Sitzen zu ermöglichen – in 20° Beugung; Ellenbogengelenk je nach Beruf 90 bis 130° und Mittelstellung zwischen Pro- und Supination). Beachtet man das nicht, weil die Lagerungswünsche des Kranken entgegenstehen, dann heilen die Gelenke in schweren Fehlstellungen aus, die durch Quengelverbände und operative Maßnahmen später nur mit viel Mühe, wenn überhaupt, zu beseitigen sind.

Versteifungen nach abgelaufener Gelenkinfektion haben ihre Ursache entweder in knöchernen Verwachsungen (Synostosen) oder bindegewebigen Narbenbildungen zwischen den Gelenkflächen, den Falten der Synovialmembran und narbiger Schrumpfung der Kapsel einschließlich der peri- und paraartikulären Weichteile. Eine Gelenkbewegung ist dann nicht mehr möglich.

Gonorrhoische Gelenkinfektion

Die monoartikuläre gonorrhoische Gelenkinfektion, die vorzugsweise Knie-, Schulter-, Hüft-, Ellenbogen- oder Handgelenk befällt, hat früher als *Tripper*-Komplikation eine große Rolle gespielt. Heute, wo die frische Gonorrhoe durch die Anwendung von Penizillin innerhalb von 1 bis 2 Tagen geheilt wird, ist diese Gelenkinfektion äußerst selten geworden und kommt nur noch bei verschleppten oder unbehandelten Gonorrhoefällen zur Beobachtung.

Klinisch handelt es sich um eine hochakut auftretende eitrigseröse Synovitis, die heftigste Schmerzen verursacht. Aus dem Gelenkpunktat lassen sich Gonokokken züchten. Der Verlauf ist unbehandelt ausgesprochen langwierig, wenn auch wesentliche Gewebseinschmelzungen und Kapseldurchbrüche nicht beobachtet werden. Durch Schrumpfung der peri- und paraartikulären Weichteile besteht die Gefahr fibröser Versteifung, bald auch des ossären Durchbruchs.

10.1.3. Eitrige Schleimbeutelinfektion (Bursitis purulenta)

Die Infektion der Schleimbeutel erfolgt durch direkte Verletzung (Stich, Schnitt) oder fortgeleitet aus der Nachbarschaft. *Bakteriologisch* handelt es sich fast immer um Staphylo- und Streptokokken. Hauptsächlich befallen sind die Bursa praepatellaris und die Bursa olecrani, seltener die Bursa trochanterica und achillea.

Klinisch findet man eine druckschmerzhafte umschriebene Entzündung mit starker Rötung der darüberliegenden Haut. Die Grenzen der Entzündung verlieren sich zum gesunden Gewebe unscharf. Solange die Infektion sich auf den Schleimbeutel beschränkt, ist die Gefahr gering. Ein Durchbruch nach außen kommt einer Selbstheilung gleich, wenn dann auch oft langwierige Fisteleiterungen zurückbleiben. Bei allseitigem Zerfall der Wand besteht die Gefahr, daß von hier sub- und epifasziale Phlegmonen ihren Ausgang nehmen.

Die Behandlung besteht, solange die Entzündung die Schleimbeutelwand noch nicht durchbrochen hat, in Ausschälung der Bursa und lockerer Naht über einem Drain, wobei man von der lokalen Anwendung der Antibiotika Gebrauch machen kann. Läßt sich die Exstirpation nicht durchführen, dann begnügt man sich mit einer breiten Spaltung und überläßt alles andere der sekundären Wundheilung.

10.1.4. Panaritium (Abb. 10.3 bis 10.6)

Das Panaritium der Haut, Knochen, Gelenke und Sehnenscheiden ist wegen seiner Häufigkeit und Folgen eine außerordentlich wichtige pyogene Infektion der Finger, seltener der Zehen. Es entsteht aus kleinsten, meist unbemerkt verlaufenden Weichteilverletzungen der Finger- und Zehenbeugeseite.

Bakteriologisch handelt es sich fast stets um Staphylokokken.

Man ordnet für gewöhnlich die Panaritien und ihre Behandlung den Krankheitsbildern der *kleinen Chirurgie* zu. Für den Uneingeweihten entsteht dadurch

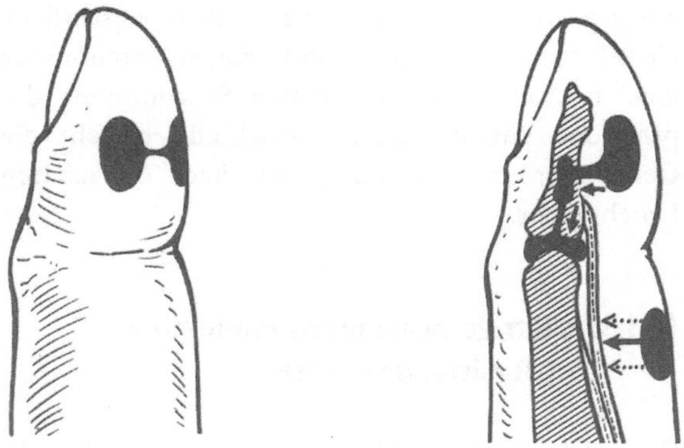

Abb. 10.3 Kutanes Panaritium, das durch einen dünnen Kanal mit einem subkutanen Panaritium in Verbindung steht (Kragenknopfpanaritium)

Abb. 10.4 Subkutanes Panaritium, das durch Übergreifen auf den Knochen zum ossalen Panaritium, durch Infektion des Gelenkes zum artikulären Panaritium und durch Einbruch in die Sehnenscheide zum Sehnenscheidenpanaritium wird

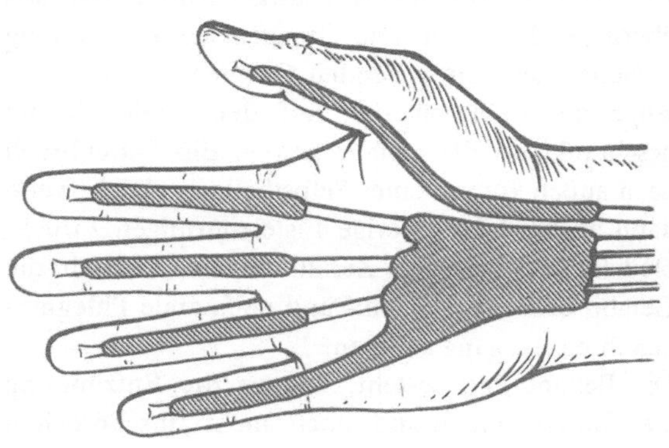

Abb. 10.5 Beugesehnenscheiden der Hand

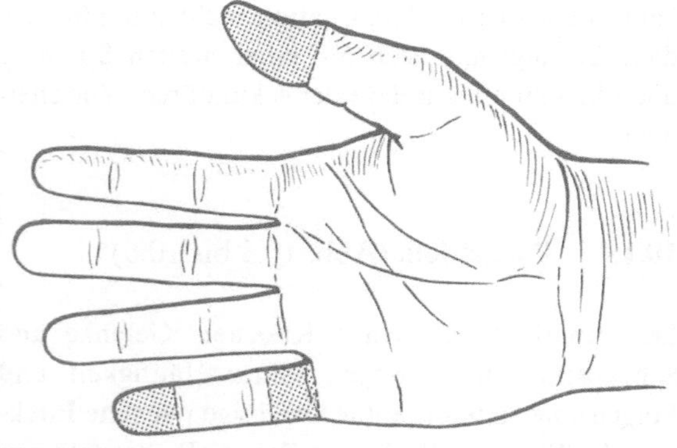

Abb. 10.6 Häufigste Verletzungsstellen der Finger, von denen Sehnenscheidenpanaritien ihren Ausgang nehmen

der Eindruck, daß es sich hier um Bagatellinfektionen handelt, die man diagnostisch und therapeutisch nicht allzu ernst zu nehmen braucht. Sehr zu Unrecht, denn ein infizierter Finger bedeutet praktisch immer Arbeitsunfähigkeit und Verdienstausfall.

Aus einer zuerst ganz bedeutungslos aussehenden Fingerverletzung entwickelt sich oft in wenigen Tagen eine Situation, die zu lebenslanger Gebrauchsunfähigkeit des erkrankten Fingers, unter Umständen der ganzen Hand führt und in extremen Fällen Gefahr für den Arm und das Leben in sich birgt.

Kutanes Panaritium (Panaritium cutaneum)

Das kutane Panaritium besteht aus einer die Epidermis ganz oberflächlich abhebenden Eiterblase, die von einem entzündlich geröteten Hof umgeben wird. Oft ist dies harmlos aussehende kutane Eiterbläschen aber schon der Ausdruck einer subkutanen Infektion, die lochartig die Haut durchbrochen hat *(Kragenknopfpanaritium)*.

Subkutanes Panaritium (Panaritium subcutaneum)

Zumeist sind davon, entsprechend der größeren Verletzungsmöglichkeit beim Zugreifen, die Kuppen der Fingerendglieder befallen. Es kommt zu einer Infiltration, die die gerötete Endphalanx dick anschwellen läßt. Die Patienten klagen über einen mit der Pulswelle synchron sich verstärkenden Schmerz (klopfender Finger). Gelegentlich zeigt sich schon jetzt ein lymphangitischer Streifen an Handrücken und Unterarm (s. S. 619). Die weitere Ausbreitung der Infektion erfolgt nicht flächig im Unterhautzellgewebe, sondern infolge der kurzen starren Bindegewebszüge, die hier von der Haut zur Tiefe verlaufen, senkrecht zur Oberfläche. Dadurch besteht die Gefahr, daß es bald zur Fortleitung der Entzündung auf Periost und Knochen, auf ein Fingergelenk oder eine Beugesehnenscheide kommt. Besonders der Befall der Sehnenscheiden eröffnet der Infektion dann die Möglichkeit, in präformierten Hohlräumen sehr schnell in Richtung auf die Hand oder – von Daumen und Kleinfinger ausgehend – in Form der *V-Phlegmone* sich auf den Unterarm auszubreiten.

Sehnenscheidenpanaritium (Sehnenscheidenphlegmone. Panaritium tendinosum oder Tendovaginitis purulenta)

Der Einbruch einer Fingerinfektion in die Scheiden der Beugesehnen stellt stets eine schwere Erkrankung dar, die der Krankenhausbehandlung bedarf. Unter heftigen Schmerzen und Temperaturanstieg kommt es erst zu einer serösen Entzündung dieser Räume, die aber bald in eine eitrige übergeht. Die präformierten Hohlräume erlauben dem Eiter, sich am 2. bis 4. Finger sofort bis in die Höhe der Metakarpalköpfchen, an Daumen und Kleinfinger bis über das Handgelenk hinaus auszubreiten. Wenn die Infektion zum Zerfall der sehr dünnen Scheiden-

wand führt, steht der weiteren Ausbreitung in die Umgebung nichts mehr im Wege und ausgedehnte Hohlhand- bzw. Vorderarmphlegmonen sind die Folge.
Eine weitere Gefahr besteht in der Schädigung der in den Scheiden verlaufenden Sehnen. Dabei nehmen diese selbst an der Entzündung nicht aktiv teil, sondern werden nekrotisch, weil der sonst von der Sehnenscheidenwand ihnen zufließende ernährende Saftstrom unterbrochen ist. Der Sehnennekrose folgt eine langwierige Demarkation an ihrem Übergang zu ernährten Anteilen.
Klinisch äußert sich die Infektion der Sehnenscheide durch starken Druckschmerz in ihrem Ausdehnungsbereich. Jeder Versuch, den in mittlerer Beugestellung gehaltenen Finger passiv zu strecken, löst hochgradige Schmerzen aus. Die Haut über der erkrankten Sehnenscheide ist gerötet und stark entzündlich geschwollen.

Knochenpanaritium (Panaritium ossale)

Das Knochenpanaritium kommt zumeist auf dem Wege der Fortleitung (s. o.), selten durch direkte Periost- und Knochenverletzung zustande. Oft ist das ossale Panaritium mit einem Gelenk- oder Sehnenscheidenpanaritium kombiniert.
Klinisch verrät sich der Knochenbefall durch klobige Auftreibung und allseitigen Druckschmerz der entsprechenden Phalanx, wobei es sich vorwiegend um die Endphalanx handelt. Wie bei jeder Ostitis geht der Knochen dabei soweit zugrunde, wie er durch Periostabhebung oder -zerstörung seiner Ernährung beraubt wird. Die dabei entstehenden Sequester unterhalten langwierige Fisteleiterungen. Auf die Regenerationskraft des Periostes ist hier wenig Verlaß.

Gelenkpanaritium (Panaritium articulare)

Hier ist das Mittelgelenk der Finger und Zehen am häufigsten befallen. Die Infektion erfolgt entweder durch Stich oder breite Wunde *direkt* oder fortgeleitet von einem Knochen- oder Sehnenscheidenpanaritium, gelegentlich auch *metastatisch.*
Klinisch auffällig ist die spindelförmige Auftreibung um das Gelenk herum. Es besteht heftiger Druck- und Stauchungsschmerz des in mittlerer Beugestellung gehaltenen Fingers. Am Gelenk spielen sich die gleichen Veränderungen ab, wie sie auf Seite 169 bereits beschrieben wurden.

Behandlung der Panaritien

Auch hier ist man mit allen operativen Maßnahmen zurückhaltend geworden und beschränkt sich auf kleinste Inzisionen, um Nekroseherde auszuräumen und angesammeltem Eiter Abfluß zu verschaffen. Zugleich mit genügend hohen allgemeinen *Antibiotikagaben* (Penizillin G 2 bis 20 Millionen IE/die; bei Penizillinresistenz Isoxazolyl-Penizilline 3mal täglich 1 bis 2 g), infiltriert man das Erkrankungsgebiet *lokal,* instilliert Antibiotikalösungen in die Sehnenscheiden und erzielt so einen außerordentlich hohen antibiotischen Spiegel im Infektionsbereich, der weitgehend die Keimarmut des Gewebes wiederherzustellen vermag. Mit der restlichen Entzündung wird ein sonst gesunder Organismus schnell fertig, so daß in 1 bis 2 Tagen die Schmerzen verschwinden, die Schwellung abklingt und die Temperaturen zur Norm abfallen.
Unterstützt von *exakter Ruhigstellung* und Bettruhe verhindert man auf diese Weise das Übergreifen eines subkutanen Panaritiums auf Knochen, Gelenke und Sehnenscheiden sicher. Ist es aber schon vor der antibiotischen Behandlung zu derartigen Komplikationen gekommen, dann gelingt es auch jetzt noch, durch allgemeine und lokale Antibiotikagaben den weiteren Verlauf so unter Kontrolle zu halten, daß ernstliche Funktionsstörungen meist vermieden werden. (Einzelheiten s. S. 562.)

10.2. Infektionen mit putriden Erregern

Im Vergleich zu der Häufigkeit und Vielfalt eitriger Gewebsprozesse sind Infektionen mit putriden Erregern nicht so häufig. Das liegt einmal daran, daß oberflächliche Wunden den putriden Erregern keine ausreichenden Fortpflanzungsmöglichkeiten bieten, und tiefere Wunden heute allgemein rechtzeitig nach den Grundsätzen behandelt werden, wie sie auf Seite 103 dargelegt wurden. Nur wenn tiefe ausgedehnte Weichteilverletzungen und offene Trümmerbrüche der langen Röhrenknochen zu spät in ärztliche Hände kommen, finden die putriden Erreger auf schlecht durchblutetem Gewebe den notwendigen Nährboden zu ihrer weiteren Entwicklung. Bei offenen Frakturen oder offenen Gelenken kommt so das Bild einer putriden Ostitis bzw. Arthritis zustande, wobei dann Knochenmark, Knochen, Periost, Knorpel, Gelenkweichteile, Muskeln und Faszien eine einzige jauchende Höhle bilden. Auch Wunden nach Erfrierung 2. bis 3. Grades, ferner Dickdarm- und Blasenverletzungen sind Ausgangsorte putrider Infektionen. Sofern solche Dickdarm- und Blasenwunden mit dem Bauchraum in Verbindung stehen,

entwickelt sich schnell das Bild einer *putriden Peritonitis.* Wird der retroperitoneale Raum infiziert, dann kommt es dort zur Bildung schnell fortschreitender *putrider Retroperitonealphlegmonen.* Die Urininfiltration ergibt das Bild der *putriden Urinphlegmone.*
Putrid infizierte Wunden sehen mißfarben aus, ihre Flächen bedecken sich mit graugrünen Belägen und Nekrosen. Schon vorhandene Granulationen sind schmierig und glasig verändert. Der befallene Körperabschnitt ist erheblich geschwollen, die Zeichen einer kraftvollen entzündlichen Abwehr sucht man vergebens in der Wundumgebung, lediglich am Wundrand besteht ein schmaler Entzündungssaum.
Das *Wundsekret,* das sich nach 2 Tagen aus der Wunde entleert, ist übelriechend und jauchig, aus fauliger Zersetzung herrührende Gasblasen können ihm beigemengt sein. Nach Eiter fahndet man ohne Erfolg.
Dadurch, daß bisher ernährte Gewebsanteile toxisch der Nekrose und anschließenden Fäulnis anheimfallen, zeigt die Infektion eine *fortschreitende Tendenz.* Venenlumen der Nachbarschaft werden dabei durch Thromben verschlossen, Arterien droht die Gefahr der Arrosion. Fieber und Krankheitsgefühl halten sich in Grenzen, der Schmerz ist erträglich. Durch Toxineinschwemmung wird der Allgemeinzustand erheblich beeinträchtigt, zur bakteriellen Allgemeininfektion kommt es im allgemeinen aber nicht.
Solange eine wesentliche Mischinfektion mit Pyokokken ausbleibt, ist der Prozeß trotz der Fortschritte, die die Nekrosebildung in den Randzonen und nach der Tiefe der Wunde zu macht, begrenzt. Liegt aber eine solche zusammengesetzte Mischinfektion mit pyogenen Erregern vor, dann entwickelt sich das gefährliche Bild der *fortschreitenden putriden Phlegmone.*
Solche *putriden Phlegmonen* befallen schnell alle Gewebsschichten und vermögen durch Schwellung innerhalb von 24 bis 30 Stunden eine Gliedmaße so unförmig aufzutreiben, daß sie den 2- bis 3fachen Umfang bekommt. Die Haut ist dadurch glänzend straff gespannt, blauschwarze Stellen in ihr zeigen die fortschreitende Nekrose an.
Bei der Inzision putrider Phlegmonen findet man das Gewebe sulzig-jauchig infiltriert, zum Teil schon ausgedehnt nekrotisch und stark stinkend *(Ödemphlegmone).* Wenn sich im jauchigen Wundsekret und im lockeren Bindegewebe Fäulnisgas nachweisen läßt, sprechen wir von einer **Gasphlegmone** (putride Phlegmone mit Gasbildung); **man darf sie nicht mit dem Gasödem** (siehe Seite 175) **verwechseln.**

Behandlung der putriden Wundinfektion

Die Behandlungsgrundsätze, wie sie auf Seite 103 für die Therapie infizierter Wunden angegeben wurden, sind hier mit besonderer Sorgfalt zur Anwendung zu bringen: breite Eröffnung des putrid infizierten Gewebes, Ausräumung aller nekrotisch oder nekroseverdächtigen Gewebsanteile, ausreichende Drainage, *offene Wundbehandlung* und exakte Ruhigstellung. Lokale und allgemeine Antibiotikagaben (Penzillin G; Ampizillin; Chloramphenikol; Tetrazykline, immer hochdosiert) unterstützen den Kampf gegen die Infektion intensiv.
Das *Behandlungsziel* bei der putriden Wundinfektion ist zunächst erreicht, wenn die Infektion nicht mehr fortschreitet, das Wundsekret seinen jauchigen Charakter verliert und eitrig wird *(pus bonum et laudabile),* die Nekrosen durch Demarkation abgestoßen werden und überall saubere Granulationen die Wundfläche zu bedecken beginnen. Bei unaufhaltsamem Fortschreiten einer putriden Phlegmone ist zur Lebenserhaltung die Amputation einer Gliedmaße nicht immer zu vermeiden.

10.2.1. Noma (Wangenbrand)

Zu den phlegmonösen Infektionen gehört auch die Noma, eine ausgesprochene Verelendungskrankheit. Bei in ihrer Ernährung stark geschädigten Menschen – zumeist handelt es sich um Kinder – kommt es, von einer Stomatitis ausgehend, zu einer entzündlichen Infiltration der Wange. Ohne Schmerzen bildet sich bald eine die ganze Wangendicke einnehmende Nekrose aus. Der Prozeß schreitet häufig weiter, befällt Lippen, Nase, Rachen und Gaumen und endet zu 75% tödlich. In den 25% der Fälle, wo durch Demarkation dann die Heilung eingeleitet wird, bilden sich fürchterliche Entstellungen des Gesichtes aus.
Fälle von Noma wurden in Mitteleuropa zuletzt in den Hungerjahren nach dem 2. Weltkrieg beobachtet.

10.2.2. Fortschreitende Hautgangrän (Abb. 10.7)

Es handelt sich dabei um einen mehr oder weniger schnell, gelegentlich foudroyant um sich greifenden gangränösen Zerfall von Haut und Subkutis; Faszie und Muskulatur bleiben unberührt: FOURNIERsche Gangrän. Als Ausgangsort kommen einfache Schrunden, Inzisionen, Stichkanäle, Drainagestellen,

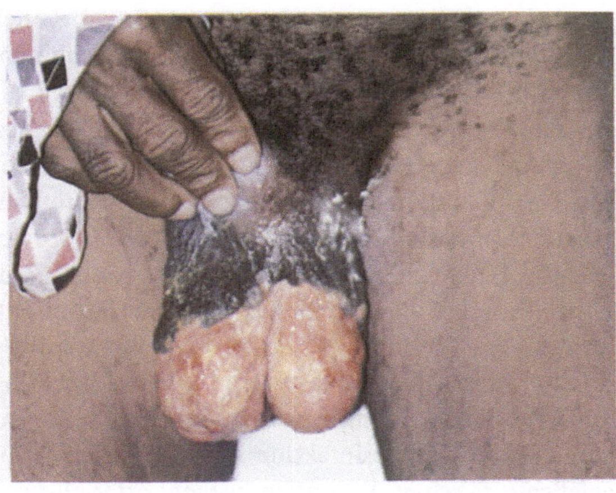

Abb. 10.7 Hautgangrän am Skrotum (FOURNIERsche Gangrän) (Beobachtung von G. und J. STELTER, Med. akt. *3* [1977] 132)

Unterschenkelgeschwüre, Pilonidalzysten, perirektale Abszesse in Frage. Der blaurot verfärbte Hautrand ist unterminiert, der Wundgrund schmierig belegt. Bevorzugt erkranken Männer über 35 Jahre, seltener Frauen. Histologisch findet man eine fortschreitende Thrombophlebitis mit zum Teil völliger Gefäßobliteration (TEHRANI).

Ursächlich sind weder Vitaminmangel, Diabetes mellitus noch Blutbildveränderungen anzuschuldigen, das Allgemeinbefinden ist wenig gestört. Eine allgemeine Abwehrschwäche liegt nicht vor, höchstens eine lokale. Weder Milz noch regionale Lymphknoten sind vergrößert. Die naheliegende Vermutung einer üblen putriden oder Streptokokkeninfektion bestätigt sich nicht.

Bakteriologisch fand man, wie bei jeder mischinfizierten Wunde, stets eine Vielzahl von Erregern, jedoch keinen bestimmten Keim, Blutkulturen blieben stets negativ. Es handelt sich bei der progressiven Hautgangrän um kein bakteriologisch deutlich umrissenes Krankheitsbild. Auch ein Zusammenhang mit dem Noma (s. o.) ist nicht gegeben (kein Zerfall sämtlicher Gewebsschichten, kein stürmischer Verlauf, keine ausgeprägten Allgemeinsymptome).

Behandlung: Gegenüber konservativen Behandlungsversuchen besteht eine ausgesprochene Therapieresistenz. Deshalb empfiehlt sich frühzeitiges chirurgisches Vorgehen mit Um-, besser Ausschneidung des Krankheitsgebietes und später plastische Hautdeckung.

Ausführliche Darstellung bei:

Tehrani, M. A., Diagnosis, clinical course and treatment of acute dermal gangrene. Brit. J. Surg. *62* (1975) 362–372

Stelter, G., und *J. Stelter*, FOURNIER'sche Gangrän. Med. akt. *3* (1977) 132

10.3. Infektion mit anaeroben Erregern

10.3.1. Gasödem[1]

Das Gasödem (Synonyma: Gasbrand, malignes Ödem, Gasgangrän) stellt die schlimmste Wundinfektion dar, die wir kennen. Seine Erreger (Sporenbildner!) leben als Saprophyten auf der Haut und im Darm der Menschen und Tiere. Von dort gelangen sie mit dem Dung auf die Felder und in die Gartenerde. Wasserdampf und kochendes Wasser von 100°C töten zwar die Keime, nicht aber ihre Sporen ab, auch in 80 Vol.-%igem Äthanol, wie er für Desinfektionszwecke üblich ist, bleiben sie am Leben (für Tetanuserreger und -sporen gilt das gleiche).

Bakteriologie

Bakteriologisch handelt es sich um den **Welch-Fraenkelschen Gasbrandbazillus** (Clostridium perfringens). Dieser hochtoxische anaerobe Keim ist außerordentlich weit verbreitet und praktisch allgegenwärtig. Im Tierversuch ruft er in Reinkultur Gasbildung, starkes Ödem des Unterhautgewebes und Muskelzerfall hervor.

Am zweithäufigsten wird der **Novysche Ödembazillus** Clostridium oedematiens gefunden. In Reinkultur ist er hauptsächlich Ödembildner, daneben ebenfalls ein starker Toxinproduzent.

Ein weiterer Ödembildner ist das **Clostridium septicum** (Pararauschbrandbazillus). Dieser außerordentlich pathogene Erreger bricht schnell in die Blutkapillaren ein, vermehrt sich dort und überschwemmt den Körper mit seinen Toxinen. Im Gewebe bildet er unter geringer Gasbildung und geringer Muskelschädigung hauptsächlich ein blutig-seröses Ödem.

Einen – möglicherweise nicht menschenpathogenen – Keim stellt das **Clostridium histolyticum** dar; es verwandelt alle Weichteile unter Bevorzugung der Muskulatur schnell in einen amorphen Brei und führt durch rasche Ausbreitung in kurzer Zeit zur Verwesung ganzer Körperteile.

Alle genannten Erreger produzieren *Toxine*, die zur Hämolyse führen, Zell- und Zwischensubstanzen zum Absterben bringen und eine verheerende Kreislaufwirkung entfalten.

Reininfektionen mit diesen Erregern kommen prak-

1 Eine umfassende Darstellung findet sich in: *J. Zeissler, C. Krauspe* und *L. Rassfield-Sternberg,* Die Gasödeme des Menschen. Darmstadt 1958

tisch nicht vor, es sei denn bei Laboratoriumsinfektionen mit Reinkulturen. Unter gewöhnlichen Verletzungsbedingungen handelt es sich stets um Polyinfektionen, denen oft auch pyogene und putride Erreger im Sinne der zusammengesetzten Mischinfektion beigemengt sind. Je nach Überwiegen einer Erregerart steht einmal mehr **Gasbildung** *(Welch-Fraenkel-Bazillus)* im Vordergrund; ein andermal überwiegt die **Ödembildung** in Form einer schnell fortschreitenden serös-hämorrhagischen Flüssigkeitsvermehrung in Subkutis und interstitiellem Bindegewebe; die Epidermis ist dabei zum Teil in Blasen abgehoben (Bild des malignen Ödems durch Novy- und Pararauschbrandbazillen). Es gibt aber auch Formen, wo ohne wesentliche Gas- und Ödembildung der **zundrige Zerfall der Muskulatur** und des übrigen Gewebes das Bild beherrscht (Clostridium histolyticum). Auf Grund dieser verschiedenen Erscheinungsformen eine Unterteilung des Krankheitsbildes vorzunehmen, hat sich nicht bewährt, da es sich stets um Mischinfektionen handelt. Es ist allgemein üblich, sämtliche Formen des Krankheitsbildes unter der Bezeichnung *Gasödem* zusammenzufassen.

Die *Inkubation* des Gasödems ist außerordentlich kurz; manchmal sind es nur 3 bis 6 Stunden, gewöhnlich 1 bis 2 Tage. Mit einer überfallartigen Schnelligkeit kann das Leiden dann nach Ausbruch in 24 bis 48 Stunden zum Tod führen. Die Virulenz der Erreger und die Gefährlichkeit ihrer Toxine sind damit hinreichend gekennzeichnet. Alle Erreger des Gasödems gedeihen als *Anaerobier* am besten unter Sauerstoffmangel und bei Körpertemperatur. Es ist dabei nicht notwendig, daß immer der Außenluft der Zutritt verwehrt wird; es genügt, daß gleichzeitig vorhandene aerobe Erreger den bestehenden Gewebssauerstoff verbrauchen. Einen ganz besonders guten Nährboden stellt nekrotisches Muskelgewebe dar, wie es sich in Schußwunden mit relativ kleinem Einschuß und großer Trümmerhöhle oder in ausgedehnten und buchtenreichen Unfallwunden vorfindet. Haut, Unterhautzellgewebe und Bindegewebe werden, besonders wenn sie gut ernährt sind, nicht primär vom Gasödem befallen, sie erkranken erst durch Fortleitung der fast immer in der Muskulatur zum Ausbruch gelangenden Gasödeminfektion. Eine unnötigerweise angelegte oder zu lange liegende Abschnürbinde leistet der Gasödeminfektion Vorschub (s. hierzu Infektion der Bauchwand S. 378).

Im Vergleich zu der Allerweltsgegenwart der Gasödemerreger ist es erstaunlich, daß es bei der operativen Eröffnung des Magen-Darm-Kanals (McSwain u. Mitarb.) und bei den zahlreichen mit Erde verschmutzten Wunden, wie sie Verkehrs- und Landwirtsunfällen eigen sind, so außerordentlich selten zum manifesten Gasödem kommt. Scheinbar finden die Erreger hier nicht die Bedingungen, die sie zur Vermehrung benötigen: Abwesenheit von Sauerstoff, schlecht ernährte oder schon nekrotische Muskulatur und eine ausreichend lange Inkubationszeit. In *Normalzeiten* sind es deshalb verzögert in ärztliche Behandlung kommende schwerste Unfallverletzungen, bei denen ein Gasödem ausbricht: nicht selten löst eine mit Gasödemsporen infizierte Kanüle gelegentlich einer intramuskulären Injektion die Infektion aus (ungenügende Beachtung der Regeln für die Hautdesinfektion s. S. 147). Auch nach gefäßchirurgischen Eingriffen wegen arteriell-peripherer Durchblutungsstörungen und nach Amputationen kommt Gasbrand vermehrt vor. Mehrere tödliche Gasbrandinfektionen wurden nach Fruchtabtreibung beobachtet.

Es sind vorwiegend *Schußverletzungen*, nach denen das Gasödem auftritt. Das hat seine Ursache in der außerordentlichen Zerstörungskraft der eindringenden Geschosse, deren Wirkung durch Auftreffen auf Knochen noch gesteigert wird. Trotz nur linsen- bis bohnengroßer Einschüsse liegen in der Tiefe muskelkräftiger Körpergegenden (Gesäß, Ober- und Unterschenkel, Arme und Schultergegend) ausgedehnte Muskelzerfetzungen und Gefäßzerreißungen vor. Als begünstigende Momente sind zu nennen: starker Blutverlust, Anlegen von Abschnürbinden, späte Wundversorgung und durch Ermüdung, Auskühlung und lange Transporte verminderte Widerstandskraft.

Endogene Gasödeminfektion

Gasödemerreger kommen auch im Magen-Darm-Trakt des Menschen (wie aller Warmblüter) vor, sie gelangen durch Persorption ins Portalblut und werden mit der Galle ausgeschieden. So kann es bei der Eröffnung des Ductus choledochus und Entfernung der Gallenblase zur Kontamination der Bauchwandschichten mit Gasödemerregern kommen. Eine manifeste Gasödeminfektion der Bauchwand oder der Leberpforte endet immer tödlich.

Klinische Zeichen der ausgebrochenen Gasödeminfektion

Gas, Ödem und zundriger Zerfall der Muskulatur sind die Hauptmerkmale des Krankheitsbilds.

Das *Angehen der Gasödeminfektion* verrät sich zunächst durch den auffälligen Wandel im Befinden des Verletzten. Bisher ruhige und sich leidlich wohl fühlende Verwundete zeigen eine sonst durch nichts erklärbare Unruhe; ihre Pulsfrequenz schnellt in die

Höhe, der Blutdruck sinkt, die Temperatur bleibt unverändert, das graugelblich verfärbte Gesicht sieht plötzlich verfallen aus. Damit geht ein vorher nicht vorhandener, sich ständig steigernder, unerträglicher Spannungsschmerz in der verletzten Körpergegend einher. Insgesamt machen die Kranken in kurzer Zeit einen völlig schwerkranken Eindruck.

Die Wundflächen zeigen nirgends das Rot der frischen Entzündung, sondern sind von einem grauen Schleier bedeckt, jegliche Eiterung fehlt. Die Muskeln verlieren ihre Kontraktionsfähigkeit, werden morsch und brüchig und verfallen zunehmend der Nekrose. Wenn auch zunächst nur einzelne Muskelbäuche befallen sind, so kommt es doch binnen kurzem zur Infektion ihrer Umgebung, auch Faszienscheiden werden dabei schnell überschritten. In einem unheimlich anmutendem Tempo breiten sich Ödem und Gasbildung weiter nach proximal aus, so daß in jedem Fall bald auch der Stamm mitergriffen wird. Überall, wo man in das Gewebe einschneidet, strömt eine wäßrige, gelbbräunliche Flüssigkeit von unangenehm süßlich-fauligem Geruch ab, der Gasperlen beigemengt sind. Es sind nur wenige Leukozyten darin. Der erfahrene Arzt riecht den Gasbrand schon, wenn er an das Bett des Kranken tritt. Der von Gas und Ödem enorm gesteigerte Gewebsdruck führt zur teilweisen oder vollständigen Kompression zuerst der venösen, dann auch der arteriellen Gefäße, so daß sich der toxischen Durchblutungsstörung stets auch bald die mechanische hinzugesellt. Vielleicht finden die großen Schmerzen der Kranken dadurch mit ihre Erklärung, wissen wir doch, daß eine schnell einsetzende arterielle Mangeldurchblutung, wie sie bei der arteriellen Embolie großer Gliedmaßengefäße zustande kommt, äußerst schmerzhaft ist.

Die Wundumgebung – fast immer handelt es sich um die muskelreichen Abschnitte der Gliedmaßen, die Gesäßgegend oder den Rücken im Bereich der langen Rückenstrecker – schwillt stark an, so daß die Haut weiß und glänzend wird, später bekommt sie infolge hämolytischer Vorgänge und zunehmender Gangrän eine mehr braune Farbe, die allmählich in einen schwarzgrauen Ton übergeht (s. Abb. 10.8). Beim Betasten einer solchen Schwellung fühlt man Gasknistern im Gewebe. Hyperämie, Hitze und Rötung der Haut als Zeichen einer aktiven Abwehr fehlen völlig, auch die Beteiligung der Lymphknoten wird vermißt. Der Organismus steht der Gasödeminfektion völlig hilflos gegenüber (Abb. 10.8). Röntgenaufnahmen zeigen eine charakteristische *Fiederung der Mukulatur* infolge Auseinanderdrängung der Muskelfasern durch Gas.

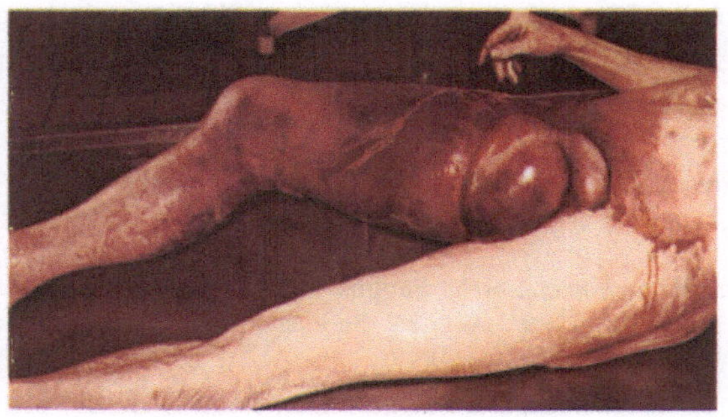

Abb. 10.8 58jähriger Landarbeiter. Gasbrand des rechten Gesäßes und Oberschenkels mit Übergreifen auf Unterschenkel, Skrotum und Penis. Starke Schwellung mit blauroter Verfärbung, Gasbildung und fettiger Abhebung der Haut. Entstanden nach Wofapyrininjektion in das rechte Gesäß. Foto 9 Stunden nach Eintritt des Todes. Bakteriologisch: FRAENKELsche Gasbazillen und NOVY-Bazillen (Abb. 10.8 Beobachtung von Prof. Dr. sc. med. MÖBIUS-Schwerin)

Prognose der Gasödeminfektion

Die zuerst große Unruhe der Kranken geht bald in Somnolenz und Apathie über. Der kleine, jagende Puls wird immer schlechter tastbar, der Blutdruck ist peripher nicht mehr zu messen, innerhalb von 1 bis 2 Tagen kommt es infolge der schweren toxischen Allgemeininfektion unter Zeichen der Herz- und Kreislaufinsuffizenz zum Tod, selten ist eine Gasembolie die Todesurasche. Die Letalität des ausgebrochenen Gasödems ist ungeheuer hoch, jeder Therapieversuch kommt meist zu spät.

Differentialdiagnose

Die Diagnose des Gasbrands ist bei ausgebrochener Infektion nicht zu verfehlen. Lediglich bei Thoraxwunden kann ein gleichzeitig bestehendes *Hautemphysem* durch eine begleitende Pleura-Lungen-Verletzung (s. S. 314) Gasknistern verursachen. Ganz selten gelangt auch einmal Luft mit einem eindringenden Geschoß (Geschoßsog) auf engumschriebenem Raum mit in die Tiefe der Wunde. Die Abgrenzung gegenüber *gashaltigen Phlegmonen* (s. S. 174) kann nur bei Verdachtsfällen Schwierigkeiten bereiten. COENEN hat dafür eine ausgezeichnete Gegenüberstellung gegeben (Tab. 10.1). Die *Bakterioskopie* (s. u.) erlaubt eine unmittelbare Sicherung der Diagnose eines Gasbrandes (SCHMAUSS u. Mitarb.).

Der bakteriologische Nachweis von Clostridien in Wundabstrichen darf nicht unbesehen zur Diagnose »Gasödem« führen. In SCHOTTS Krankengut (Chir. Univ.-Klinik Würzburg/BRD) war bei ⅔ der unter Verdacht auf Gasödem zur hyperbaren Oxygenation überwiesenen Kranken die Diagnose falsch, es han-

Tabelle 10.1 Symptome der gashaltigen Phlegmone im Vergleich mit dem Gasödem (nach COENEN)

Gashaltige Phlegmone	Gasödem
Erreger: Staphylokokken, Streptokokken, Koli, Proteus, Typhus	Gasödemerreger s. S. 175
Pathologisch-anatomisch: Fäulnis und jauchig-eitrige Einschmelzung, die auf den Bereich der Wundeiterung beschränkt ist	fortschreitende gasige Zersetzung im Muskel ohne entzündliche Reaktion und ohne Eiterung
Gas: Umschriebene Gasansammlung im interstitiellen Gewebe des Wundbereiches, zur Umgebung scharf begrenzt. Im Röntgenbild grobfleckige Gasbildung in den Bindegewebsspalten	Gas im Muskel und weit darüber hinaus fortschreitend. Im Röntgenbild strichweise Fiederung des Gases entsprechend dem Verlauf der Muskelfasern
Wundsekret: Eiter- und Gasblasen oder bräunliche, zellreiche Jauche	serös-blutige Flüssigkeit ohne Beimengung zellulärer Elemente
Lokalbefund: Entzündungserscheinungen. Rötung, Hitze, Wundrandnekrosen, Schmerzhaftigkeit im Wundbereich. Bei der Inzision gelangt man bald in gesunden, normal durchbluteten Muskel	keine Rötung, keine Entzündung. Haut weiß, ödematös, später blaubraun verfärbt und polsterartig geschwollen. Schnelle weitere Zunahme der Schwellung. Bei der Inzision erreicht man nirgends normales Gewebe
Allgemeinzustand: Bild der toxischen Allgemeininfektion, Fieber hoch, Unruhe, z. T. Delirien. Trockene Zunge	fahles Gesicht, zunächst klares Bewußtsein, später Apathie. Große Atmung, Puls enorm beschleunigt, Temperatur nicht übermäßig erhöht
Verlauf: Nach ausgedehnter Inzision meist gutartig	trotz Amputation und hyperbarer Oxygenation oft tödlich

delte sich um putride Phlegmonen mit Gas (1975 und 1977).

Prophylaxe der Gasödeminfektion

Für die Prophylaxe des Gasödems gelten die gleichen Bedingungen wie für die Vermeidung des Wundstarrkrampfes; Beseitigung aller Nekrosen und alles nekroseverdächtigen Gewebes durch frühzeitige, gründliche Ausschneidung infektionsverdächtiger Wunden (s. S. 103).

Dem *Gasödemserum* kommt nicht die gleiche vorbeugende Schutzwirkung zu wie dem Wundstarrkrampfserum; es löst schwerste anaphylaktische Reaktionen aus, therapeutisch wird es als nutzlos eingeschätzt. Seine Anwendung sollte zukünftig unterbleiben!

Das Schwergewicht der Prophylaxe ruht beim Gasödem ganz eindeutig auf der Qualität der chirurgischen Wundversorgung.

Da die in Frage kommenden Erreger (s. S. 175) antibiotisch empfindlich sind, wird man bei allen gasödemgefährdeten Wunden von der lokalen und allgemeinen *Breitspektrum-Antibiotikaanwendung* zusätzlich Gebrauch machen (20–40 Mill. E Penicillin G in 2–3 intravenösen Kurzinfusionen) und in den nächsten 10 bis 14 Tagen für die Aufrechterhaltung eines möglichst hohen antibiotischen Blutspiegels sorgen. Die Forderung nach exakter Ruhigstellung der gefährdeten Gliedmaße gilt daneben als selbstverständlich.

Bakterioskopischer Nachweis von Gasbranderregern (nach SCHMAUSS, BAHRMANN und FABIAN 1973)

Grundlage: Im mit Methylenblau oder besser nach GRAM gefärbten Abstrich von oberhalb (herzwärts) der Wunde entnommener Muskulatur mikroskopisch nachweisbare plumpe Stäbchen in großen Massen – wie bei einer ausgeschütteten Streichholzschachtel – bedeuten *Gasbrand* (Abb. 10.9).

Technik: Mit der Pinzette lassen sich von der möglicherweise befallenen Muskulatur oberhalb der Wunde leicht kleine Stückchen abquetschen. Diese werden dann quer auf einem Objektträger, am Rande beginnend, ausgestrichen. Gesunde Muskulatur ergibt nur spärlich wäßrige, befallene dagegen leicht oder stärker getrübte Flüssigkeit.

Mit immer neuer steriler Pinzette lassen sich mehrere Abstriche mit Aufzeichnung des Entnahmeortes nach der Reihenfolge anbringen. Zur Fixierung werden die abgetrockneten Objektträger kurz durch die leuchtende Gasflamme gezogen, dann folgt Färbung des abgekühlten Objektträgers mit der üblichen alkalischen Methylenblaulösung nach LOEFFLER durch Einstellen in eine Küvette oder Auftropfen der Farblösung für 0,5 bis 1 Minute, bzw. das Färben nach GRAM.

Nach Färbung wird mit Leitungswasser abgespült, in Filterpapier getrocknet und mikroskopiert. Bei grobem Gasbrandbefund sieht man schon bei schwächerer Vergrößerung die schollig zerfallene Muskulatur als Faserbruchstücke sowie massenhaft Bakterien (s. Abb. 10.9). Mit

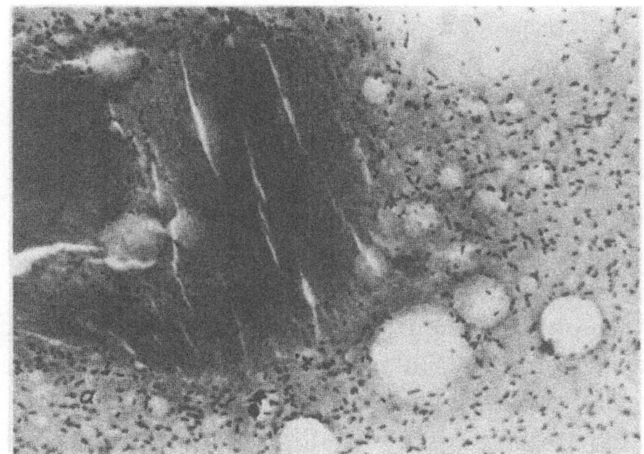

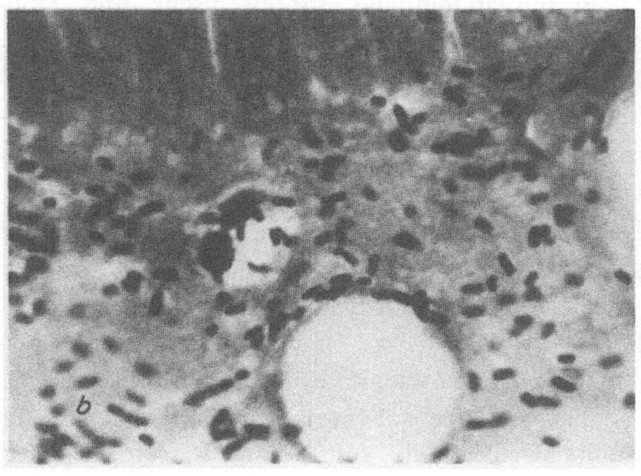

Abb. 10.9 Bakterioskopie bei Gasbrandverdacht. *a* Abstrich bei starkem Trockensystem (num. Ap. 0,65): massenhaft plumpe Stäbchen ohne Sporen (Clostridium perfringens); Muskeltrümmer; Gasblasen; wenig Leukozyten, zum Teil mit Keimen (420× vergrößert); *b* Abstrich bei Immersionsvergrößerung: massenhaft plumpe Stäbchen ohne Sporen (Clostridium perfringens); Muskeltrümmer; Gasblasen; wenig Leukozyten, zum Teil mit Keimen (2600× vergrößert)

Ölimmersion wird der entscheidende Befund sichtbar: Massen von plumpen Stäbchen mit abgerundeten Enden. Nur im Grenzbereich zum Gesunden finden die Stäbchen sich intraleukozytär.
Der Befund vereinzelter plumper Stäbchen spricht für eine Anaerobierinfektion, deren Hauptherd noch nicht erfaßt ist. Es ist also weitere Suche erforderlich. *Gasphlegmonen* durch anderweitige putride Keime, wie Proteus, Pseudomonas aeruginosa, E. coli und auch Kokken, enthalten keine Muskeltrümmer, aber zahlreiche Leukozyten, zum Teil mit intraleukozytären Kokken und feinen, gramnegativen Stäbchen.
Mischinfektionen mit pathogenen Anaerobiern enthalten auch die plumpen Stäbchen, die dann an den Herden mit Übergang in Gasbrand überwiegen. Dieser Befund ist selten, im praktischen Alltag ergibt sich bei Entnahme an den wirklichen Gasbrandherden ein so grober und eindeutiger Befund, daß bei Kenntnis von Vergleichspräparaten jeder chirurgische Facharzt die bakterioskopische Gasbranddiagnose in wenigen Minuten stellen kann.
Überall, wo es möglich ist, sollte bei der Schnelldiagnostik ein Mikrobiologe zugezogen werden. Der Bakterioskopie **muß** die Kultur folgen; sie dauert bei Einsatz von Schnelltesten aber mindestens 4 bis 5 Stunden, eine Zeitspanne, die hier für die zu treffende chirurgische Entscheidung zu lang ist. Deshalb kann die kulturelle Untersuchung die Bakterioskopie nicht ersetzen!

Behandlung des ausgebrochenen Gasödems

Schon bei Verdacht auf ein sich entwickelndes Gasödem sind alle möglicherweise befallenen Gewebsschichten rücksichtslos durch tiefreichende Längsschnitte, im Abstand von 3 bis 4 Querfingern parallel zueinander angelegt, zu eröffnen. Verdächtige Muskelbäuche werden entfernt, eine ausgiebige Drainage sorgt für den Abfluß des Wundsekrets. **Alles bleibt breit offen.** Zusätzlich empfiehlt sich die lokale Durchschwemmung der Wunde mit einer antibiotischen Lösung über in die Wunde eingelegte Kapillaren. Auch das Einlegen mit Wasserstoffperoxidlösung (3%ig) getränkter Gazestreifen wird angeraten. Bestätigt sich die Diagnose und kommt es zum Fortschreiten des Gasödems, dann ist keine Zeit zu verlieren; die befallene Gliedmaße muß möglichst sofort mit glattem Schnitt hoch amputiert bzw. exartikuliert werden. Nur der Frühamputation verdanken Gasödemkranke die Erhaltung ihres Lebens. Ist die Infektion auf den Stamm übergegangen, kommt jede ärztliche Bemühung zu spät; hier sind keine Möglichkeiten radikalen Vorgehens mehr gegeben.
Als zusätzliche Behandlungsmaßnahme bietet sich die *hyperbare Sauerstoff-Therapie* an. Sie besteht in der Verbringung solcher Kranker in einer Überdruckkammer, wo sie einem auf 3 at erhöhten Sauerstoffpartialdruck der Atemluft ausgesetzt werden. Das muß am ersten Tag bis zu dreimal für je 2½ Stunden, einschließlich der Ein- und Ausschleusung, erfolgen, später seltener. Da der im Plasma physikalisch gelöste Sauerstoffanteil jetzt auf 6,6 Vol.% ansteigt (der chemisch an Hämoglobin gebundene steigt nur unwesentlich an), gelingt eine Oxygenisierung des anaeroben Milieus der Klostridien, die bei einem pO_2 von 250 Torr temporär die Fähigkeit der Ektotoxinbildung für 6 Stunden verlieren sollen. Bei einem pO_2 von 3 at in der Atemluft läßt sich in infiziertem Gewebe ein pO_2 von 333 Torr erzeugen. **Die Behandlung mit hyperbarem Sauerstoff ergänzt die chirurgische Behandlung und Antibiotikaanwendung, ersetzt sie aber nie. Erst Chirurgie, dann hyperbare Oxygenation** (WOLTER und SCHOTT)!

Zusammenfassung

Folgendes Vorgehen bei Kranken mit manifestem oder Verdacht auf Gasödem ist empfehlenswert (SCHMAUSS u. Mitarb., SCHOTT):

1. Sofortige Einleitung einer Intensivtherapie mit Infusion von Plasma, Elektrolyt- und Aminosäurenlösungen; bei Kranken mit Hämoglobin- und Erythrozytenabfall zusätzlich Bluttransfusion.
2. Zugleich ist eine hochdosierte intravenöse Antibiotikatherapie mit Penizillin G (20 bis 30 Millionen IE) oder halbsynthetischen Penizillinpräparaten zu beginnen.
3. Zusammen mit den unter 1 und 2 aufgeführten Maßnahmen, Prämedikation für den chirurgischen Eingriff und nach Eintritt der Wirkung unverzüglich breite Freilegung des Infektionsherdes mit Exzision aller befallenen Muskelgruppen. Anschließend lockeres Auslegen der Wundhöhlen mit Kompressen, die über eingelegte Kapillaren mit zu gleichen Teilen 3%iger Wasserstoffperoxidlösung und Chloramphenikollösung (0,05%ig) feucht gehalten werden. Spätestens bei der chirurgischen Versorgung sollte einmal herzwärts der primären Verletzung Material zur bakterioskopischen und ein Stück erkrankter Muskulatur, das in einem sterilen Röhrchen zur *bakteriologischen Untersuchung* mitgegeben wird, entnommen werden.
4. Sofort nach der chirurgischen Versorgung sollte nach Vorinformation der Kranke in einem ärztlich überwachten Transport in die nächste Einrichtung, die über eine hyperbare Kammer verfügt, mit dem Schnellhilfewagen verlegt werden.

Wundinfektionen mit nicht sporenbildenden Anaerobiern (Bacteroides-Infektionen)

Die Keime der Bacteroidesgruppe, zumeist Bacteroides fragilis, bilden den größten Teil der physiologischen bakteriellen Schleimhautbesiedlung. Bisher wurden sie als harmlose Saprophyten bzw. als nur fakultativ pathogen angesehen. Von der Mundhöhle bis zum Anus besiedeln sie den gesamten Verdauungstrakt in solchen Mengen, daß z. B. im Dickdarm auf 1 Kolikeim 1000 Bacteroideskeime kommen. Man findet Bacteroides in den weiblichen Genitalien wie auf der Schleimhaut der oberen Atemwege. Dabei besteht zwischen aeroben, zumeist E. coli und Klebsiellen, und anaeroben Keimen eine Symbiose. Erst wenn dieses ökologische Gleichgewicht gestört oder gar zerstört wird, entfalten die Anaerobier ihre pathogene Potenz.

Prädisponierende Faktoren für das Angehen von Bacteroidesinfektionen sind:
– totes oder nur sehr mangelhaft durchblutetes Gewebe,
– lokal vermindertes Redoxpotential,
– verminderte Abwehrlage (Immunsuppression, Zytostatikatherapie, Bestrahlung, Krebserkrankung),
– Gewebeazidose,
– Anaerobierselektion durch Antibiotika wie Penizilline, Gentamyzin, Neomyzin,
– durch den Gewebssauerstoff verbrauchende aerobe Keime, so daß praktisch anaerobe Stoffwechselbedingungen entstehen *(O_2-zehrende Mischinfektion).*

Viele anaerobe Infektionen sind nicht genügend ausgeprägt, um sofort als solche erkannt zu werden. Anaerobierinfektionen treten aber viel häufiger auf, als das bisher angenommen wurde, ganz besonders, wenn bei Bauchhöhleninfektionen Bacteroideskeime ins Gewebe gelangen, sich dort rasch vermehren und dann anaerobe Infektionen unterhalten. Hierher gehören intraabdominale, subphrenische und Douglasabszesse, Appendix- und Divertikulitisabszesse, Pelveoperitonitiden vom weiblichen Genitale ausgehend, aber auch metastatische Lungen- und Hirnabszesse, Wundinfektionen nach Dickdarm- und Gallenwegschirurgie.

Der *klinische Verdacht auf eine Bacteroidesinfektion* sollte geäußert werden bei:
– allen infektiösen Prozessen im Bereich der Bauchhöhle,
– malignen Tumoren als Grundkrankheit,
– stark stinkendem Sekret (was am sogenannten »Kolieeiter« stinkt, rührt von Bacteroides her, Kolieiter in Reinkultur ist geruchlos!),
– nekrotisierender Weichteilinfektion,
– begleitenden septischen Thrombophlebitiden,
– Sepsis mit Ikterus.

Aber auch sogenannter »steriler« Eiter sollte stets den Verdacht auf Bacteroidesinfektion erwecken.

Die *klinischen Zeichen* einer Bacteroidessepsis (s. S. 83) sind: hohes Fieber, Schüttelfrost, Toxinämie, Ikterus, septische Thrombophlebitis mit Fernabsiedlungen, Schock und Schocklunge. Als *Todesursache* findet sich multiples Organversagen (Lunge, Leber, Nieren), Verbrauchskoagulopathie.

Die *Diagnose* einer Bacteroides-Infektion kann endgültig nur durch exakten bakteriologischen Keimnachweis erbracht werden. Die Schwierigkeiten beginnen aber schon bei der Materialentnahme, die unter Sauerstoffabwesenheit erfolgen muß (s. S. 77); das gleiche gilt für die Transport- und Verarbeitungstechnik. Die Züchtung der Keime ist schwierig, aufwendig und dauert mindestens 4 (6) Tage, so daß die Diagnose – Eile tut not – auf Grund klinischer Kriterien vermutungsweise gestellt werden muß.

Die **Therapie** besteht in jedem Fall aus breiter Wunderöffnung, Ausräumung alles nekrotischen und schlecht durchbluteten Gewebes (Inzision genügt nicht!), Ausspülung der Wunde mit H_2O_2

(3%ig) und Desinfizienzien, Drainage. Da Bacteroideskeime gegen die meisten Antibiotika resistent sind, das Züchtungsergebnis aber erst nach 4 (6) Tagen vorliegt, muß man sich auf erfahrungsgemäß wirksame Antibiotika beschränken. Als geeignet gelten Chloramphenikol, Clindamyzin, ferner Metronidazol. Auch Antibiotikakombinationen sind zu erwägen, um die Keime der aeroben Mischinfektion mitzutreffen.

10.4. Infektionen mit toxischen Erregern

10.4.1. Tetanus

Der *Tetanuserreger* (Clostridium tetani) ist ein grampositives, schlankes und recht bewegliches Stäbchen mit verdicktem Ende, seine Sporen finden sich als Saprophyten auf der Körperoberfläche und im Darm sowohl des Menschen wie seiner Haustiere (Rind, Pferd, Hammel). Man kann diese Keime aber auch an der Kleidung, im Straßenstaub und überall da, wo sich Menschen aufhalten, nachweisen. In gleicher Weise wie die Gasödemerreger, gelangen auch die Tetanuskeime und ihre Sporen mit dem Kot der Tiere auf kultivierte Böden und werden durch das Pflügen bis 30 cm tief eingebracht. Völlig jungfräulicher Boden ist frei von Tetanus- und Gasödemkeimen.
Als *Eintrittspforte* der Starrkrampfinfektion genügt oft eine kleine Schürf- oder Scheuerwunde, der niemand, auch der Patient nicht, irgendwelche Bedeutung schenkt. Wenn man die Häufigkeit erdverschmutzter Wunden in Betracht zieht, ist es verwunderlich, daß der Tetanus nicht wesentlich häufiger auftritt. Normalerweise genügen aber die phagozytären Abwehrkräfte des Organismus, um mit der Tetanusinfektion einer sonst primär oder sauber sekundär abheilenden Wunde fertig zu werden, eine natürliche Immunität gegen Tetanus gibt es praktisch nicht. **Auch eine überstandene Tetanusinfektion hinterläßt keine Immunität!** In der internationalen Todesursachenstatistik steht der Tod an Wundstarrkrampf an 3. Stelle (CLAUBERG).
Damit die Infektion klinisch manifest wird, müssen die Erreger schon in sehr virulenter Form und großer Zahl eindringen oder auf Wundverhältnisse stoßen, die ihnen ideale Lebens- und Vermehrungsbedingungen gewähren. Da die Tetanuskeime unter Sauerstoffabschluß *(anaerob)* und bei Körpertemperatur gedeihen, sind buchtenreiche Trümmerwunden mit vielen Nekrosen, wie sie bei Schuß- und Verkehrsverletzungen entstehen, der beste Nährboden. Außerdem gehen zusammengesetzte Mischinfektionen von Tetanuserregern mit Eiter- und Fäulnisbakterien besser an als Tetanusreininfektionen. Diese Bakteriensymbiose findet ihre Erklärung in der Tatsache, daß die pyogenen und putriden Erreger toxisch das Ausmaß der Nekrosen in der Wunde ständig vermehren und, soweit sie Aerobier sind, den Gewebssauerstoff verbrauchen, so daß auch in einer offenen Wunde praktisch anaerobe Bedingungen geschaffen werden.
Ohne weiter in das Gewebe vorzudringen, vermehren sich die Tetanuskeime an Ort und Stelle in der Wunde und stören – Fehlen einer begleitenden Mischinfektion vorausgesetzt – die Wundheilung nicht. Gefährlich werden die eingebrachten Wundstarrkrampfkeime durch die von ihnen reichlich produzierten *Neurotoxine*, vermögen sie doch, auch als bakterienfreies Filtrat einverleibt, den Wundstarrkrampf hervorzurufen. Das gebildete Toxin wird über Lymph- und Blutkapillaren schnell resorbiert und gelangt so in die Blutbahn. Wie bei allen anderen Toxinen erfolgt auch hier der Transport allein lymphogen oder hämatogen, wobei das Tetanustoxin quantitativ an die Plasmaglobuline gebunden ist, Tetanustoxin hat eine ausgesprochene Affinität zum Zentralnervensystem und entfaltet seine Wirkung am Rückenmark, verlängerten Mark und nicht genauer bekannten Angriffspunkten der motorischen Hirnzentren. Klinisch äußert sich das in Form von Muskelstarre, Krämpfen und übermäßig heftigen motorischen Reaktionen auf optische, akustische und mechanische Reize.

Allgemeiner Tetanus

Nach einer Inkubationszeit von mindestens 3 bis 4 Tagen – nur bei Laboratoriumsinfektionen ist sie kürzer – kommt es zu den ersten klinischen Zeichen der Erkrankung. Zunächst sind nur unbestimmte Spannungsgefühle vorhanden, außerdem besteht Kopfweh und Mattigkeit, oft auch starke Schweißabsonderung. Die bald durch Starre der Kaumuskulatur auftretende *Kiefersperre* (Trismus) macht es dem Kranken unmöglich, den Mund weit zu öffnen. Dieser Trismus ist für die davon Betroffenen ein alarmierendes Symptom. Die wenig später sich entwickelnde *Spannung der Gesichtsmuskulatur* und Querfaltung der Stirnhaut verleiht dem Gesicht einen zugleich grinsenden *(Risus sardonicus)* und gespannten Ausdruck *(Facies tetanica)*.
Im weiteren Verlauf werden dann absteigend Nak-

kenmuskeln, lange Rückenstrecker und Bauchmuskeln ergriffen. Von den Gliedmaßen nehmen die Arme weniger stark Anteil als die Beine. Zuletzt befällt die toxische Muskelstarre Schlund- und Kehlkopf-, Interkostal- und Zwerchfellmuskulatur. Das unterschiedliche Auftreten des Tetanus in den einzelnen Muskelgruppen erklärt PENISCHKA durch das unterschiedliche Verhältnis von Agonisten und Antagonisten bei den einzelnen Muskelgruppen. Danach findet der Frühbefall der Kaumuskulatur seine Erklärung in der Tatsache, daß diese Muskulatur keine Antagonisten besitzt.

Bewußtsein und Sensibilität werden von der Erkrankung in keiner Weise beeinträchtigt.

Obwohl die Muskelstarre für den Kranken an sich schon eine sehr quälende, gefährliche und seelisch bedrückende Situation bedeutet, erfährt das Krankheitsbild durch alsbald einsetzende, sehr schmerzhafte *klonische Krämpfe der gesamten Skelettmuskulatur* eine weitere Intensivierung. Geringste akustische, optische oder mechanische Reize lösen diese Krämpfe ruckartig aus. Entsprechend dem Übergewicht der Nacken- und Rückenmuskulatur wird der Kopf nach hinten gerissen, so daß die Wirbelsäule einen einzigen lordotischen Bogen (Opisthotonus) bildet. Die Bauchmuskulatur ist bretthart gespannt. Bei vollem Bewußtsein entsteht so ein qualvoller Zustand, der jeweils 1 bis 2 Minuten andauert. Je nach Schwere des Leidens wiederholen sich die Krämpfe in kurzen Abständen. In Schweiß gebadet, zitternd und voll Angst erwarten die Kranken den nächsten Anfall, manchmal sind es 30 bis 40 in einer Stunde. Die deutsche Bezeichnung des Leidens: *Starrkrampf* spiegelt die klinischen Hauptzeichen in vollkommener Weise wider.

Bei jüngeren Kindern stößt die Diagnose im Anfang der Erkrankung gelegentlich auf Schwierigkeiten, weil Krampfperioden mit Zeiten eines vollkommen normalen Muskeltonus abwechseln können.

Ein Übergreifen der Krämpfe auf die Kehlkopfmuskulatur führt zu bedrohlichen *Störungen der Atmung*. Eine weitere ständige Gefahr in dieser Richtung entsteht durch die Beteiligung der Interkostalmuskulatur an der Muskelstarre. Der Brustkorb steht dann in Inspiration still, und nur das auf- und niedersteigende Zwerchfell sorgt noch für den Gaswechsel der Lungen. In dem Moment, wo auch das Zwerchfell ständig in inspiratorischer Starre verharrt, kommt jede aktive Atmung zum Erliegen, der Kranke erstickt.

Verlaufsformen des Tetanus (nach DEVENS und SCHOSTOCK):

Leichter Tetanus: Muskelschmerzen, Schluckbeschwerden, Kiefersperre, Risus sardonicus, Rigor, keine Krämpfe (Schweregrad I).

Mittelschwerer Tetanus: zusätzlich Opisthotonus, Krampfneigung, vereinzelte tetanische Krampfanfälle (Schweregrad II).

Schwerer Tetanus: zusätzlich generalisierte tetanische Krämpfe, Beeinträchtigung der Atmung durch Zwerchfell- und Interkostalmuskelkrampf (Schweregrad III).

Bleiben lebensbedrohliche Störungen von seiten der Atmung aus, dann lassen die Krämpfe nach einer Woche an Intensität nach, werden seltener und erlöschen allmählich mit gleichzeitig gering werdender Muskelspannung. Hat der Kranke die Krampfperiode überstanden, dann kann man mit seiner völligen Wiederherstellung ohne Spätfolgen rechnen.

Die *Temperatur* ist während der ganzen Zeit ohne charakteristische Merkmale und oft nur mäßig erhöht. Lediglich kurz vor dem, infolge völliger Erschöpfung oder Atmungsstörung eintretenden Tod, werden gelegentlich hyperpyretische Temperaturen bis 42 und 43 °C beobachtet. Die *Pulsfrequenz* ist wenig beschleunigt und verläuft der Temperaturkurve parallel.

Verlauf und Prognose

Verlauf und Prognose des Leidens hängen ganz wesentlich von der Inkubationsdauer ab. **Je kürzer die Inkubation ist, desto schwerer verläuft der Wundstarrkrampf,** am schwersten bei Laboratoriumsinfektionen mit durch Tierpassage gesteigerter Virulenz. Ein nach Geschoß- oder Splitterentfernung auftretender Wundstarrkrampf kann nicht als Spättetanus gelten, sondern stellt eine *Neuinfektion* mit bisher abgekapselten Erregern dar, die jetzt in eine frischgesetzte Wunde gelangen (Tab. 10.2).

Tabelle 10.2

Inkubationsdauer	Verlauf	Ausgang
2 bis 4 Tage (Laborinfektion)	sehr rapide	in wenigen Tagen tödlich
5 bis 7 Tage	schnell	oft tödlich
7 bis 14 Tage	mäßig schnell	50% Letalität
14 bis 21 Tage	langsam	oft nicht tödlich, 35 bis 40% Letalität
Über 21 Tage	langsam und leicht	nicht tödlich
Monate und evtl. Jahre (*Spättetanus*)	sehr langsam, leicht bis abortiv	nicht tödlich

Komplikationen

Während eines ausgebrochenen Wundstarrkrampfes drohen dem Kranken viele Komplikationen, von denen hier nur auf die Gefahr der Pneumonie, der Wirbelfraktur im Krampfanfall, die Schwierigkeit der Ernährung bei gleichzeitig enorm gesteigertem Kalorienverbrauch und auf die schwere Belastung von Herz und Kreislauf hingewiesen sei.

Puerperaler Tetanus – Tetanus neonatorum

Der *puerperale Tetanus* nimmt nach Geburten und Fehlgeburten seinen Ausgang vom infizierten Uterus, der *Tetanus der Neugeborenen* (tetanus neonatorum) vom Nabel, der heute praktisch nicht mehr beobachtete *postoperative Tetanus* von einer operativ gesetzten infizierten Wunde. Die Infektion verläuft in allen Fällen als mehr oder weniger schwerer Allgemeintetanus.
Es ist wichtig zu wissen, daß *ein überstandener Tetanus* nur *eine kurzfristige, nie eine dauernde Immunität hinterläßt,* da die gebildete Antitoxinmenge dazu viel zu gering ist. Neuinfektionen in voller Schwere sind möglich und wiederholt beobachtet worden.

Lokaler Tetanus

Eine seltene und flüchtige Form des Wundstarrkrampfes ist der sogenannte *lokale Tetanus,* der um die Gegend der Eintrittspforte auftritt, zum Beispiel als Kopftetanus nach leichten Gesichtsverletzungen mit wenigen und schwach virulenten Erregern. Es kommt hierbei zu einseitigen, manchmal auch doppelseitigen Kontraktionen der vom N. facialis versorgten Gesichtsmuskeln. Aus einem lokalen Tetanus kann jederzeit ein allgemeiner werden.

Tetanusprophylaxe

In der Vorserumzeit bestand keine Möglichkeit, den Wundstarrkrampf am Auftreten zu verhindern, es sei denn durch die sorgfältige Ausschneidung einer Schuß- oder Unfallwunde oder die Amputation des die Wunde tragenden Gliedmaßenabschnittes. Die Zahl der am Wundstarrkrampf erkrankten Verletzten war dementsprechend prozentual recht hoch. Das vom Menschen, früher von Tieren wie vom Pferd, Rind oder Hammel gewonnene *heterologe Antitoxin* (BEHRING und KITASATO 1891) soll – als eiweißarmes Konzentrat injiziert – in der Blut- und Lymphbahn kreisende *Tetanustoxin,* das noch keine Nervenbindung eingegangen ist, abfangen und unschädlich machen. Ein Einfluß auf die *Tetanuserreger* wird dabei nicht ausgeübt. Toxine, die bereits Nerven, Rückenmark und Hirn erreicht haben, werden vom Antitoxin nicht mehr beeinflußt und bleiben wirksam. Damit sind die therapeutischen Möglichkeiten der Serumanwendung abgegrenzt: *höchst zweifelhafte Wirkung des antitoxischen Serums beim ausgebrochenen Wundstarrkrampf.* Auch die prophylaktische Wirkung des heterologen (tierischen) Antitoxins (nicht des homologen!) ist immer wieder in Zweifel gezogen worden (s. SCHMAUSS 1974).

Tetanusprophylaxe durch Wundausschneidung und Serumgabe

Als *tetanusgefährdet* gelten alle Kriegs- und Verkehrsverletzungen, Schußwunden, ferner Verletzungen, die mit Erde, Dung, Straßenstaub, Holz, Schmutz oder Speichel (Bißwunden) in Berührung gekommen sind, sowie buchtenreiche Wunden mit starker Gewebszertrümmerung. Kaum als tetanusgefährdet gelten glatte Schnittwunden, Maschinenverletzungen und oberflächliche Schürfwunden.
Bei jeder tetanusgefährdeten Verletzung ist bei nicht aktiv Immunisierten eine intramuskulär zu gebende *Schutzdosis Tetanusantitoxin* in Höhe von 1500 bis 3000 IE üblich gewesen. Sie ist stets mit einer Toxoidgabe (0,5 ml) im Sinne der Simultanimpfung (s. S. 184) zu kombinieren. Statt heterologen (tierischen) Antitoxins steht jetzt *homologes antitoxisches Humanserum*[1] zur Verfügung, das aus Plasma gegen Tetanus immunisierter menschlicher Spender gewonnen wird.
250 IE sind für prophylaktische Zwecke ausreichend. Es bewirkt keine Nebenreaktionen, wird wesentlich langsamer abgebaut und schafft dadurch einen 4 Wochen anhaltenden wirksamen Antitoxintiter. Der passive Serumschutz durch tierisches Serum hält dagegen nur etwa 7 bis 10 Tage vor, so daß, wenn der Einstrom des Tetanustoxins in die Blutbahn erst in der 2. Woche nach der Infektion erfolgt, kein Antitoxinschutz mehr vorhanden ist. So erklären sich Tetanuserkrankungen trotz heterologer Antitoxingabe *(postserischer Tetanus,* s. auch »schutzloses Intervall«).
Ungeimpfte Kinder erhalten die Erwachsenenschutzdosis. Wurde aus irgendeinem Grund, beispielsweise wegen Diphtherie, früher schon einmal Pferdeserum gegeben, dann wählt man für die jetzt notwendige Schutzdosis, sofern kein Humanserum zur Verfügung steht, das Serum einer anderen Tierart (Rind, Hammel) oder spritzt, um Überempfind-

1 Human-Immunglobulin »Anti-Tetanus«, 250 IE pro Ampulle, Herst.: Inst. f. Impfstoffe Dessau; *Tetagam,* Behring-Werke Marburg (nur intramuskulär!)

lichkeitsreaktionen auf Eiweiß (Anaphlaxie) zu vermeiden, fraktioniert: erst ein ml und dann den Rest nach 3 bis 4 Stunden.

Alleinige Serumprophylaxe ersetzt nicht die Wundversorgung!

Mit der Serumgabe muß eine exakte Wundausschneidung einhergehen, die alles schlecht ernährte und schon nekrotische Gewebe und damit auch den größten Teil der Tetanuserreger mechanisch aus der Wunde entfernt. Eine solche operative Wundzurichtung schafft in buchtenreichen Trümmerwunden glatte Verhältnisse und erlaubt dem Luftsauerstoff, bis in die Tiefe der Wunde einzudringen.

Bei späteren Operationen, z. B. Splitter- und Geschoßentfernungen, müssen die gleichen Schutzmaßnahmen ergriffen werden wie bei einer frischen Verletzung.

Nur wenn ein sicherer Impfschutz (s. u.) mit einem Antitoxintiter über 0,01 pro ml Serum durch frühere aktive Immunisierung anzunehmen ist, darf auf eine prophylaktische Tetanusantitoxingabe bzw. Simultanimpfung verzichtet werden. Als weiterer prophylaktischer Faktor kommen die lokale und allgemeine Anwendung der Antibiotika hinzu. Die Antibiotika haben keinen Einfluß auf das Tetanustoxin, vermögen aber die toxinproduzierenden Erreger zu vernichten. Wir sind dadurch in der Lage, vom lockeren Schluß einer exakt ausgeschnittenen Wunde weit mehr als früher Gebrauch machen zu können, ohne dadurch der Entstehung einer Wundinfektion und insbesondere der eines Tetanus Vorschub zu leisten (s. S. 104).

Tetanusprophylaxe durch aktive Immunisierung

Durch aktive Schutzimpfung ist der Wundstarrkrampf eine vermeidbare Krankheit geworden!

G. RAMON und ZOELLER haben das Verfahren so weit entwickelt, daß es bei richtiger Durchführung der Erst- und Wiederholungsimpfung als sicher gelten kann.

Die einmalige Impfung hinterläßt keinen unbegrenzten Schutz; deshalb sind *Wiederholungsimpfungen* notwendig. Die Toxoide, die hier angewendet werden, sind total entgiftete Tetanustoxine, die aber als Immunogen voll wirksam bleiben. Eine Tetanusinfektion mit virulenten Erregern wirkt bei bestehendem Impfschutz wie eine Wiederholungsimpfung und vermehrt den Antitoxintiter im Blut weiterhin beträchtlich. Es ist zweckmäßig, alle Kleinkinder, eventuell in Form einer *Kombinationsimpfung*, außer gegen Diphtherie und Keuchhusten auch gegen Tetanus aktiv zu schützen.

Die Impfung wird mit Tetanus-Aluminium-Adsorbat-Impfstoff[1] durchgeführt und nach 4 bis 6 Wochen wiederholt. Mengenangaben sind aus den beigefügten Anweisungen der Herstellerfirmen zu entnehmen.

Bei *tetanusgefährdeten Verletzungen* sollte neben Wundausschneidung und prophylaktischer Antitoxininjektion gleichzeitig auch *aktiv* immunisiert und die Impfung nach je 14 Tagen zweimal wiederholt werden: *kombinierte passiv-aktive Immunisierung* **(Simultanimpfung)** nach RAMON. Beide Stoffe sind an weit voneinander entfernten Körperstellen (getrennte Lymphabflußwege!) zu injizieren, nie als Mischspritze. Ein kontinuierlicher Übergang vom passiven (Serum) in den aktiven (Impfung) Tetanusschutz läßt sich dadurch jedoch mit tierischem Antitoxin nicht erreichen (BÜRKLE DE CAMP 1962): es kommt zur Ausbildung eines *schutzlosen Intervalls*, da der Antitoxintiter nach 8 Tagen unter den schützenden Wert von 0,01 E ml absinkt, der aktive Impfschutz aber nicht vor dem 21. bis 28. Tag zu erwarten ist. Höherer Wirkungsgrad und längere Wirkungsdauer des antitoxischen Humanserums überbrücken dieses Intervall.

Die von HAAS 1967 angegebene sogenannte *Schnellimmunisierung* (5malige intramuskuläre Gabe von Toxoid in 2tägigen Abständen: Erste Injektion doppelte Gebrauchsdosis 1 ml = 150 IE, dann jeden 2. Tag 0,5 ml = 75 IE Toxoid) strebt einen wirksamen Titer vor dem 20. Tag an. Diese Schnellimmunisierung wird frühestens ab 17. bis 19. Tag wirksam, schützt also prophylaktisch nur bei den relativ seltenen Fällen von Spättetanus: die durchschnittliche Inkubationszeit der Tetanuskranken liegt aber bei 7 bis 14 Tagen! **Die Schnell-Immunisierung besitzt bei Fällen mit kurzer und mittlerer Inkubationszeit keinen Schutzwert.**

Behandlung des ausgebrochenen Tetanus

Die Behandlung des ausgebrochenen Tetanus muß sich bemühen,

1. soviel wie möglich toxinproduzierende Tetanuserreger zu vernichten,
2. soviel wie möglich Toxin zu binden,
3. die Atemwege, notfalls durch frühzeitige Tracheotomie, ständig frei zu halten,
4. die erhöhte Reflexerregbarkeit der quergestreiften Muskeln zu dämpfen und das Auftreten von Krämpfen möglichst zu verhindern,
5. den durch erhöhte Stoffwechselaktivität vermehrten Kalorienbedarf sicherzustellen,
6. Komplikationen zu verhüten.

Zu 1: Um die Tetanuserreger in der Eintrittspforte zu beseitigen, muß man, auch wenn die Wunde

1 Tetatoxid® »Dessau«; Tetanol® »Behring«

bereits völlig reizlos abgeheilt oder in Heilung begriffen ist, noch eine möglichst radikale Wundausschneidung vornehmen und die Wunde dann breit offenlassen.
Da die Tetanuserreger ausgesprochen antibiotikaempfindlich sind, wird man gleichzeitig lokal und allgemein antibiotische Stoffe verabfolgen: 10–20 (40) Mill. E Penizillin G.
Zu 2: Tetanus-Antitoxin kann hier lediglich das noch in Blut, Lymphe, Liquor und Gewebe vorhandene freie Toxin neutralisieren. Für diesen Zweck sollte kein heterologes (tierisches) Antitoxin benutzt werden – es entspricht nicht mehr den Erfordernissen einer modernen medizinischen Behandlung (ZIMMERMANN) –, sondern nur noch *Human-Tetanus-Antitoxin.* Dosierung liegt bei 30.000 bis maximal 40.000 IE, von denen ⅘ am ersten Tag, der Rest auf die folgenden 6 Tage verteilt intramuskulär gegeben werden kann (OBERDOERSTER u. Mitarb.).

Eine bewußte Unterlassung der therapeutischen Serumgabe kann nicht als fehlerhafte Handlung betrachtet werden (ECKMANN).

Zu 4: Das Schwergewicht der Behandlung liegt in der Verminderung der für die Tetanuspatienten so lästigen und schmerzhaften Muskelstarre sowie in der Verhinderung der Starrkrämpfe. Dazu ist es notwendig, die Kranken möglichst in ruhigen, verdunkelten Einzelzimmern unterzubringen und alle optischen, akustischen und mechanischen Reize von ihnen abzuhalten. In einer modernen Klinik gehören die Kranken auf die Wach- oder Intensivbehandlungsstation unter Mitbetreuung durch den Anästhesisten.
Muskelstarre, Krämpfe, Schmerzen und zugleich die quälende Schlaflosigkeit der Kranken werden durch Sedativa, Barbiturate, Ataraktika und Neuroleptika behandelt. Das Ziel besteht darin, die Kranken während der Krampfperiode in eine Art *Dauerschlaf* zu versetzen, der nach jeweils 5 bis 6 Stunden durch Nachlassen der Arzneimittelwirkung nur so weit unterbrochen wird, daß Nahrungsaufnahme, Stuhl- und Harnentleerung sowie Körperpflege durchgeführt werden können.
Die Anwendung der *Muskelrelaxanzien* in der Narkosepraxis legte es nahe, sie auch zur Behandlung schwerer Tetanusfälle heranzuziehen. Dabei ist eine »Teilkurarisierung« mit Erhaltung der Spontanatmung nicht zu verantworten. Wenn auch nur leichte Krämpfe vorhanden sind, muß für viele Tage voll relaxiert und künstlich beatmet werden. Dafür eignen sich sowohl depolarisierende als auch nicht depolarisierende Relaxanzien in Form des intravenösen Dauertropfes oder, dem Bedarf besser angepaßt, in Einzelinjektionen. Die Beatmung soll durch zeit- bzw. volumengesteuerte Respiratoren erfolgen und muß jede Hypoventilation und CO_2-Retention vermeiden. Damit geht die sorgfältige Überwachung von Puls, Blutdruck, Harn- und Blut-pH sowie Säure-Basen-Haushalt einher. Flüssigkeitsbilanz und Elektrolythaushalt müssen im Gleichgewicht gehalten und durch Nasensonde oder Gastrostomie die notwendigen Kalorien zugeführt werden. Die Pflege eines solchen voll gelähmten Kranken stellt enorme Anforderungen an das Personal. Wann Relaxierung und Beatmung eingestellt werden können, kann nur durch Aufwachversuche festgestellt werden und hängt davon ab, ob noch Krämpfe auftreten oder nicht.
Zu 6: Die hauptsächlichsten Komplikationen bilden Pneumonie und Hyperthermie. Die Behandlung der Pneumonie erfolgt durch gezielte Antibiotikagabe: hypertherme Temperaturen lassen sich am besten durch Körperoberflächenkühlung unter Kontrolle bringen.
Eine kausale und damit ideale Tetanusbehandlung gibt es bisher nicht. Alles, was wir zur Zeit tun können, trägt rein symptomatischen Charakter.
Der Tod im Wundstarrkrampf erfolgt entweder durch Erstickung, durch völligen Atemstillstand des Thorax in Inspirationsstellung bei gleichzeitiger Starre des Zwerchfells, Pneumonie oder Kreislaufversagen infolge völliger Erschöpfung.

Richtlinien für die Tetanusprophylaxe

Auf Grund gesetzlicher Bestimmungen werden in der DDR alle Säuglinge, Klein- und Schulkinder aktiv gegen Tetanus immunisiert.
Die **Grundimmunisierung** bisher nicht geimpfter Personen erfolgt mit 0,5 ml Tetanus-Absorbat-Impfstoff intramuskulär, Wiederholung mit 0,5 ml nach 4 bis 6 Wochen und nach 1 Jahr.
Die Grundimmunisierung besteht bei der Simultanimmunisierung nichtgeimpfter Verletzter aus drei Einzelimpfungen (0,5 ml/ 0,5 ml/ 0,5 ml) im Abstand von 14 Tagen.
Zur weitgehenden Verhütung des Allergie- oder Anaphylaxierisikos ist vor jeglicher Verabreichung des *tierischen* Serums der Intrakutan- bzw. Ophthalmotest durchzuführen.

Intrakutantest: Wenn im letzten Jahr tierisches Serum injiziert wurde oder Allergoseverdacht besteht, die Serumgabe jedoch als notwendig erachtet wird, wird 0,1 ml mit einer 1 : 100 Serumverdünnung mit isotonischer Natriumchloridlösung in den Oberarm intrakutan injiziert. Wurde tierisches Serum im letzten Jahr nicht verabfolgt und besteht kein Verdacht auf Allergose, wird 0,1 ml des 1 : 10 verdünnten Serums injiziert. Die gleiche Menge isotonischer Natriumchloridlösung wird zur Kontrolle am anderen Oberarm intrakutan verabreicht. Positive Reaktion pflegt in 10 Minuten einzutreten, und zwar bei starker Überempfindlichkeit in Form eines breiten Walls mit ausgedehntem Erythem der Umgebung. Im Zweifelsfalle ist danach die empfindlichere Augenprobe durchzuführen.

Ophthalmotest: Man träufelt in den unteren Konjunktivalsack 1 Tropfen des 1 : 100 mit isotonischer Natriumchloridlösung verdünnten Serums und in das andere Auge 1 Tropfen einer isotonischen Natriumchloridlösung. Bei positivem Ausfall kommt es zu einer entzündlichen Rötung mit Jucken, Tränen und Lidödem innerhalb von 10 bis 15 Minuten. Die Reaktion klingt nach ½ bis 2 Stunden ab.

Bei Vorliegen von Allergosen ist die Injektion *tierischen* Serums kontraindiziert.

Die *alleinige Antitoxin-Prophylaxe* wird als eine unzureichende Schutzmaßnahme abgelehnt. Sie hat nur eine kurze Schutzdauer.

Die *alleinige aktive Schutzimpfung* bei Verletzung einer nicht gegen Tetanus geimpften Person ist ebenfalls als eine nicht ausreichende Schutzmaßnahme anzusehen.

In der DDR gilt die *»Richtlinie zur Tetanusprophylaxe«* vom 19. 10. 1978 Verf. u. Mitt. des Ministeriums für Gesundheitswesen Nr. 10/1978, S. 92 als verbindlich[1]. Diese besagt unter anderem:

Immunisierte Personen: Ist der Verletzte gegen Tetanus mindestens zweimal aktiv immunisiert, hat außer der chirurgischen Wundversorgung eine *einmalige Wiederholungsimpfung* mit 0,5 ml Tetanus-Absorbat-Impfstoff zu erfolgen. Diese kann unterbleiben, wenn bereits eine aktive Immunisierung durch drei Impfungen erfolgte und die letzte Impfung nicht länger als 10 Jahre zurückliegt.

Die gleichzeitige passive Immunisierung durch Verabreichung von antitoxischem Tetanusserum ist bei aktiv immunisierten Personen kontraindiziert.

Personen, die nur einmal gegen Tetanus geimpft wurden, gelten nicht als aktiv immunisiert.

Nicht immunisierte Personen: Ist der Verletzte gegen Tetanus nicht aktiv immunisiert, ist die **Simultanimmunisierung** die zweckmäßigste Schutzmaßnahme. Sie besteht aus der *aktiven* Grundimmunisierung mit Tetanus-Absorbat-Impfstoff und der *passiven* Immunisierung mit Tetanus-Antitoxin. Die Verabfolgung von Antitoxin kann notfalls mit tierischem (3000 bis 4500 IE), besser *humanem* (250 IE) Tetanus-Antitoxin (Injektionen an getrennten Körperteilen, keine Mischspritze) vorgenommen werden.

1 In der BRD siehe: *Empfehlungen zur Tetanus-Prophylaxe,* Ausgabe 1978 der Deutschen Gesellschaft für Chirurgie

10.4.2. Wunddiphtherie

Der Diphtheriebazillus (Corynebacterium diphtheriae), 1883 von LOEFFLER entdeckt, ist ein schlankes, oft etwas gekrümmtes Stäbchen mit keulenförmiger Anschwellung beider Enden. Gefährlich wird der Erreger durch sein Sekretionsprodukt, das *Diphtherietoxin,* das Herz- und Kreislauf schädigt und zu Lähmungen bestimmter motorischer Nerven in Form von Akkommodationsstörungen, Deltoideus- und Gaumensegelparesen führt.

BEHRING hat 1890 erstmalig ein antitoxisches Serum hergestellt, das prophylaktisch in Form einer Schutzdosis gegeben, das Manifestwerden einer Diphtherie verhindert und bei ausgebrochener Diphtherie therapeutisch wirksam ist.

Die Infektion der Atemwege mit dem Diphtherieerreger erfolgt durch Husten, Niesen und den Auswurf Diphtheriekranker. Teilweise nistet der Erreger auch saprophytär auf den Schleimhäuten der oberen Atemwege, ohne daß die betreffenden Personen in irgendeiner Weise davon belästigt werden, sie sind immun. Für ihre Umgebung sind solche Diphtheriebazillenträger aber als Infektionsquelle eine dauernde Gefahr.

In der vorantiseptischen Zeit war die *Wunddiphtherie* ein häufiger Gast in den chirurgischen Kliniken, und dort ganz besonders auf den Kinderstationen. Unter normalen Verhältnissen wird sie heute nur äußerst selten beobachtet, dagegen ist in Kriegs- und Notzeiten, wo unter wenig hygienischen Bedingungen viele Verwundete und Kranke, auch Diphtheriekranke auf engem Raum zusammenkommen, eher mit ihrem Auftreten zu rechnen (Lazarettepidemien).

Stets erfolgt die Diphtherieinfektion von Wunden aller Art direkt. *Klinisch* fällt zunächst weiter nichts auf, als daß die Wundheilung nicht mehr recht vorankommt, das Allgemeinbefinden der Kranken ist nicht gestört. Vorher saubere Granulationen werden schlaff und bekommen ein schmierig-graugelbliches Aussehen. Auffällig ist jetzt die starke Neigung zur Krustenbildung. Die Wundumgebung zeigt eine vorher nicht vorhandene blau-rötliche Infiltration.

Wenn man nicht an die Möglichkeit einer Wunddiphtherie denkt, wird man diese Störung der Wundheilung zunächst kaum diagnostizieren. Verdächtig ist aber stets die Unterminierung und der Zerfall der infiltrierten Wundränder. Handelt es sich um eine Tracheotomiewunde nach Kehlkopfdiphtherie, dann liegt der Verdacht auf Wunddiphtherie natürlich viel eher nahe. Auf infizierten Erfrierungswunden fand KILLIAN bis zu 40% Organismen aus der Diphtheriegruppe.

Bakteriell findet man nie Reininfektionen, sondern stets zusammengesetzte Mischinfektionen mit Staphylo- oder Streptokokken, gelegentlich auch mit Pseudomonas aeruginosa und E. coli.

Ausgeprägte Fälle von Wunddiphtherie zeigen dicke, graugrüne Beläge auf schlechten, glasigen Granulationen. Auch hier fällt stets die fortschreitende Zerstörung der blaurötlichen Randzone auf. Bei phlegmonösen Formen dehnt sich diese Zerstörung auch in Richtung auf die Tiefe aus. Die Gefahr der Wunddiphtherie liegt nicht so sehr in der lästigen Störung der Wundheilung, als in der Möglichkeit, daß von der Wunde ständig Diphtherieerreger abgegeben und in den Kreislauf verschleppt werden. Bei schlechten, schlaffen Granulationen können auch Diphtherietoxine durch Resorption in die Blutbahn gelangen und zu den oben kurz skizzierten toxischen Allgemeinstörungen Anlaß geben. Der Träger einer Wunddiphtherie bedeutet für seine Umgebung eine ständige Ansteckungsquelle und muß isoliert werden.

Die *Behandlung der Wunddiphtherie* versucht durch Serumumschläge, Ultraviolett-Lichtbestrahlung und lokale Behandlung mit antiseptischen Mitteln (Tosylchloramidum Natrium [1], Hydroxychinolinum sulfuricum 2. AB-DDR [2]) die Diphtherieerreger aus der Wunde zu vertreiben.

Gegen die stets bestehende pyogene Mischinfektion wird man mit Vorteil Antibiotika (Penizillin G oder V oder Propizillin, wenigstens 1 bis 10 Millionen IE/die für 6 bis 8 Tage) allgemein und lokal anwenden, um so mehr, als Diphtherieerreger ausgesprochen empfindlich dagegen sind. Auf das Diphtherie*toxin* haben Antibiotika keinen Einfluß. Bei geringsten Zeichen der toxischen Allgemeininfektion soll von hohen intramuskulären Diphtherieserumgaben [3] Gebrauch gemacht werden (8000 bis 10.000 IE). Diphtherieabstriche sind negativ, wenn vorher Antibiotika gegeben wurden (WINDORFER). Deshalb erst mehrere Abstriche, dann Antibiotika und andere lokale Therapie.

1 *Chloramin®* *»Fahlberg«* (VEB Fahlberg-List, Magdeburg); *Chloramin 80®* (Chemische Fabrik von Heyden AG, München).

2 *Sulfachin®* (VEB (K) Arzneimittelwerk Naumburg/Saale); *Chinosol* Chinosolfabrik GmbH, Hamburg-Billstedt).

3 *Diphtherie-Trypto-Serum* »Dessau«, antitoxisches Immunserum zur passiven Schutzimpfung (Forschungsinstitut für Impfstoffe, Dessau, Dessau); *Diphtherie-Serum* (Behringwerk AG, Marburg/Lahn).

10.5. Die chirurgisch wichtigsten spezifischen Infektionen

10.5.1. Tuberkulose

Infektionsweg

Kein Mensch, gleich welcher Rasse und welchen Alters, bleibt von der Infektion mit Tuberkulosebakterien verschont. Gewöhnlich erfolgt die erste Berührung mit der Tuberkulose schon in der Kindheit. Zieht man in Erwägung, wie wenig Menschen im Verhältnis zur Infektionshäufigkeit der Tuberkulose erliegen oder einen ernsthaften Schaden durch sie erleiden, dann ist man berechtigt, die Tuberkulosebakterien zu den für den Menschen nur bedingt gefährlichen Erregern zu rechnen, denen gegenüber der menschliche Organismus eine recht erhebliche angeborene Widerstandskraft besitzt.

Der günstigste Ablauf der *Erstinfektion* hängt, neben einer nicht zu hohen Virulenz und Menge der Erreger, von dieser Resistenz ab. Die erste Auseinandersetzung mit der Tuberkulose vollzieht sich dadurch fast unbemerkt, unterläßt aber für das fernere Leben eine gewisse *Immunität.* Gewöhnlich sitzt der Herd der ersten Infektion in den Lungen und den hilusnahen Lymphknoten, ferner der Mundhöhle und Halslymphknoten, selten im Darm und in zugeordneten Lymphknoten (Kleinkinderinfektion durch die Milch tuberkulöser Kühe). In diesem Primärherd werden die lebenden Tuberkulosebakterien durch narbige Abkapselung nur bedingt unschädlich gemacht. Für das weitere Leben kann das aber die einzige Auseinandersetzung des Organismus mit der Tuberkulose bleiben.

Die mit der Erstinfektion entstandene relative Immunität läßt eventuelle spätere Tuberkuloseinfektionen durch produktive Vernarbungsprozesse unbemerkt ausheilen. Wird der Organismus aber durch Unterernährung, abzehrende Krankheiten, Stoffwechselstörungen, ungünstiges Klima, schlechte Wohn- und Arbeitsbedingungen in seiner Abwehrkraft stark geschwächt, dann kann ein ruhender Herd wieder aufflammen und auf dem Blut- oder Lymphweg seine Tuberkulosebakterien ausstreuen; auch einer sehr heftigen Neuinfektion steht der Körper dann ohne wesentlichen Schutz gegenüber. In beiden Fällen wird der Verlauf der Infektion sich weniger produktiv vernarbend, sondern fortschreitend verkäsend gestalten.

Als wichtigste *Eintrittspforte für die Tuberkuloseinfektion* sind die Atem- und Verdauungswege zu nennen. Dabei handelt es sich um eine Tröpfcheninfektion, indem offene Lungenkranke ihre gesunden Mitmenschen anhusten oder anniesen, oder um das Einatmen durch eingetrocknetes Sputum erregerhaltig gewordenen Staubes. Durch das Verschlucken erregerhaltigen Auswurfs ist bei offenen Lungentuberkulosen eine weitere Infektionsmöglichkeit für Kehlkopf und Darm gegeben.

Die *direkte Infektion* von frischen Wunden mit Tuberkulosebakterien spielt gegenüber den eben genannten Formen keine wesentliche Rolle und kommt eigentlich nur als Berufsinfektion da vor, wo Ärzte, Pflegepersonal, Sektionsgehilfen und Schlächter dauernd mit tuberkulösem Material zu tun haben und sich gelegentlich kleiner Verletzungen damit infizieren (sogenannte *Leichentuberkel* an den Fingern nach harmlosen Verletzungen). Hier ist natürlich der Unfallzusammenhang klar erwiesen (s. S. 194, Unfall und chirurgische Tuberkulose). Bei offenen Tuberkulösen wird durch Einschmieren von Sputum und Speichel in Wunden in gleicher Weise eine direkte Wundinfektion mit Tuberkuloseerregern zustande gebracht.

Die örtliche Gewebsreaktion auf die Tuberkulosebakterien

Die Tuberkulosebakterien veranlassen da, wo sie im Gewebe angehen, *spezifische Veränderungen*, die sich von den üblichen entzündlichen Gegenäußerungen des Körpers durch einige Besonderheiten unterscheiden. Am Ansiedlungsort kommt es zunächst zur Kernteilung der Bindegewebs- und Adventitialzellen und der Gefäßendothelien. Da diese neugebildeten Zellen mit ihren großen Kernen und ihrer ovalen Form eine gewisse Ähnlichkeit mit Epithelzellen haben, nennt man sie *Epitheloidzellen*. Sie ordnen sich zu kleinen Knötchen = *Tuberkeln*, die, bei gleichzeitiger Vermehrung der spezifischen Erreger durch Konfluieren mit benachbarten Tuberkeln, makroskopisch sichtbare Größe erreichen. Die Peripherie des Knötchens wird oft von einem Lymphozytensaum gebildet.

Das Bindegewebe wird dabei bis auf ein Stützgerüst auseinandergedrängt, die Gefäße im Tuberkel verschwinden, da ihre Endothelien an der Wucherung teilnehmen. Was sich bei der Bildung des Tuberkels abspielt, ist eine reine Gewebsreaktion; Blutzellen finden sich im Tuberkel kaum.

Diese Tuberkel, die der Krankheit den Namen gegeben haben, sind bereits nach 10 Tagen mit dem Auge erkennbar und haben nach insgesamt 14 Tagen die Größe eines Hirsekorns. Mikroskopisch findet man dann in ihnen auch die sogenannten *Langhansschen Riesenzellen*.

Infolge seiner Gefäßlosigkeit verfällt der zentrale Teil des Tuberkels häufig der Nekrose. Wegen der krümeligen Beschaffenheit und weißgelblichen Farbe des abgestorbenen Gewebes spricht man von *Verkäsung*. Diese Nekrose kann das ganze Knötchen zerstören.

In der Umgebung des Tuberkels kommt es gewöhnlich zu einer starken Vermehrung der Gefäße und des Bindegewebes in Form eines graurötlichen Granulationsgewebes. Dieses für die Tuberkulose typische *spezifische Granulationsgewebe* kann mitsamt den Tuberkeln vernarben, es kann aber auch an seinem käsigen Zerfall teilnehmen und so im Gewebe die Bildung kleinerer und größerer Hohlräume *(Kavernen)* herbeiführen. Ihr Inhalt verflüssigt sich zu einer eiterartigen Masse. Bei oberflächlichem Sitz des Prozesses können ausgedehnte Geschwürsbildungen und Fisteln unterhalten werden.

Die weitere Entwicklung gestaltet sich je nach Abwehrlage des Organismus, Menge und Virulenz der Erreger verschieden.

Zwei Verlaufsformen sind typisch:

1. *produktiv-indurierende Tuberkulose:* Je geringer die Erregervirulenz und je stärker die Gewebsreaktion ist, desto mehr wird der entstandene Tuberkel durch bindegewebige Umwandlung narbig abgegrenzt und dadurch weitgehend unschädlich gemacht;
2. *exsudative, käsig-zerfallende Tuberkulose:* Eine große Anzahl hochvirulenter Erreger und geringe Abwehrkraft des Organismus lassen die Bakterien sich in Gewebe und Lymphspalten weiter ausbreiten. Neue Tuberkel entstehen und verschmelzen miteinander zu größeren Konglomerattuberkeln. Fortschreitende Zellneubildung, käsige Nekrose und Gewebseinschmelzung beherrschen das Bild.

Man muß sich aber stets vor Augen halten, daß es sich dabei jeweils nur um Momentbilder aus dem Gesamtverlauf handelt und daß vielfältige Abwandlungen, Übergänge und selbst ein Nebeneinander beider Formen nichts Ungewöhnliches sind.

Der sogenannte tuberkulöse Eiter

Der tuberkulöse Eiter unterscheidet sich vom gewöhnlichen Eiter erheblich. Geruchlos, von weißlichgelber bis gelbroter Farbe, ist er in seiner Konsistenz nicht gleichmäßig rahmig, sondern dünnflüssig und mit Gewebsteilchen und Fibrinfetzen durchmischt. Der Tuberkuloseeiter verdankt seine Entstehung nicht der Anwesenheit pyogener Erreger, sondern der Verflüssigung der käsigen Nekrosen durch die fermentative Wirkung zerfallender polymorphkerniger Leukozyten.

Bakteriologisch ist der Eiterausstrich leukozytenarm. Tuberkulosebakterien lassen sich wegen ihrer geringen Zahl selten durch Färbung des Ausstrichs (nicht beweisend!) nachweisen. Zur Diagnose ist die *kulturelle Anzüchtung* (3 bis 11 Wochen), in Ausnahmefällen der *Tierversuch* (6 bis 8 Wochen) erforderlich.

Nur wenn sich im Falle einer *Mischinfektion* pyogene oder putride Erreger beimengen, verliert der tuberkulöse Eiter seine Geruchlosigkeit und bekommt dann Farbe, Geruch und Konsistenz je nach der vorherrschenden Erregerart.

Der tuberkulöse Eiter senkt sich in den lockeren bindegewebigen Spalträumen der Schwere nach oft über große Wegstrecken: sogenannter *Senkungsabszeß*. Es kommt so zum Beispiel bei der Wirbelkörpertuberkulose im unteren Brustbereich zur Eitersenkung entlang des Psoasmuskels und Ausbildung großer Eiteransammlungen in der Nähe des Psoasansatzes unter dem Leistenband. Da diesen Abszessen jegliche entzündliche Umgebungsreaktion fehlt, bezeichnet man sie als *kalte Abszesse*.

Die verschiedenen Formen der Tuberkulose

Tuberkulose der Haut und des Unterhautfettgewebes

Die Tuberkulose der Haut *(Lupus, Leichentuberkel, Tbc. cutis verrucosa)* gehört dem Gebiet der Dermatologie an, das gilt auch für die tuberkulöse Infektion der Subkutis, das sogenannte *Skrophuloderma*. Bei letzterem handelt es sich um knotige Infiltrate, über denen die blaurot verfärbte Haut erweicht und zu hartnäckigen Geschwürsflächen mit unterminierten Rändern aufbricht.

Tuberkulose der Atemwege

Die Tuberkulose der Atemwege, insbesondere die *Lungentuberkulose*, ist eine interne Erkrankung und wird nur unter ganz bestimmten Indikationen das Gebiet chirurgischer Eingriffe in Form von Pneumolysen, Thorakoplastiken, Lungenresektionen oder Durchtrennung strangförmiger Pleuraadhäsionen. Die *Tuberkulose der Rachenschleimhaut und des Kehlkopfes* interessiert den Laryngologen.

Tuberkulose der Verdauungswege

Die Tuberkulose der Verdauungswege wird nur dann chirurgisches Interesse beanspruchen, wenn es zur Perforation von Darmschleimhautgeschwüren oder Stenosen durch tumoröse Darmwandtuberkulose kommt. Gelegentlich kann auch ein tuberkulöser Lymphknoten der Ileozökalgegend Anlaß zu einer Darminvagination werden. Auch tuberkulöse Fisteln in der Rektoanalgegend können gelegentlich chirurgische Behandlung notwendig machen.

Tuberkulose der Urogenitalorgane (s. a. S. 544)

Die Tuberkulose der Nieren kommt *hämatogen* meist durch eine streuende Lungentuberkulose zustande. Zunehmend erkranken ältere Menschen, stets erfolgt die Absiedlung beiderseits mit zahlreichen kleinen Streuherden in die Nierenrinde und verläuft über lange Zeit stumm und unbemerkt. Durch Fibrosierung ist in diesem Zustand klinische Ausheilung möglich. Mit Einbruch der Infektion in das Harnkanälchensystem beginnt die eigentliche Nierentuberkulose. Die Latenzzeit bis zum Auftreten klinisch manifester Erscheinungen ist unterschiedlich: 3 bis 8 Jahre werden dafür angegeben. Es kommt zur Ausbreitung im *Nierenmark* mit kleinen und größeren von Eiter- und Nekrosen ausgefüllten Hohlräumen, ferner zum Einbruch ins Nierenbecken und zur Ausscheidung von Tuberkulosebakterien im Harn (Bakteriurie). In weiterer Folge werden jetzt durch *urogene Verschleppung* die ableitenden Harnwege (Nierenbecken, Ureter, Blase, Harnröhre) infiziert, von den teils produktiven, teils ulzerösen Schleimhautherden ausgelöst. Die von den bald aufbrechenden, subepithelialen Tuberkulosegranulomen ausgelösten Krankheitserscheinungen äußern sich als Ureterstrikturen, Blasenbeschwerden und häufiger Harndrang (Pollakisurie).

Eine Spontanabheilung der klinisch manifesten Urogenitaltuberkulose ist praktisch nicht zu erwarten. Sogenannte Scheinheilungen beruhen auf einem kompletten Verschluß im Harnleiter oder Nierenbeckenhals *(Autonephrektomie)*.

In jedem Fall erfolgt bei erkannter Urogenitaltuberkulose zunächst eine *konservativ-medikamentöse Behandlung* mit dem Ziel, den exsudativ-entzündlichen Prozeß zu Vernarbung und Ausheilung zu bringen. Dazu dienen hochwirksame nierengängige Tuberkulostatika, die über Monate und Jahre gegeben werden: *initiale Dreifachtherapie* (3 bis 6 Monate) mit Isoniazid [1], Äthambutol [2], Rifampizin, danach *Langzeit-Zweifachtherapie* mit INH und Syntomen für 1 bis 2 Jahre, anschließend 3 Jahre zur Sicherheit jährlich ein Vierteljahr weiter Tuberkulostatika (ROTHKOPF und LENK).

Da nach heutiger Auffassung stets *beide Nieren* auf dem Blutweg tuberkulös infiziert werden, ist man mit allen radikalen Eingriffen (Nephrektomie) äußerst zurückhaltend. Ganz besonders gilt das bei doppelseitig manifester Nierentuberkulose. Wenn es der Lokalbefund erlaubt, soll stets von organerhaltenden Eingriffen (z. B. partiellen Nierenresektionen) Gebrauch gemacht werden.

Die *Blasentuberkulose* beruht stets auf einer Bakterienausscheidung seitens der erkrankten Niere und heilt praktisch erst nach Beseitigung des renalen Herdes aus.

Die *Prostatatuberkulose* verläuft lange symptomarm. Erst ständiger Druck auf den Mastdarm, eitriger Harnröhrenausfluß, Miktionsstörungen, Blutbeimengungen im Harn bringen die Kranken zum Arzt. Stets sind die Samenblasen miterkrankt. Eine isolierte Samenblasentuberkulose macht wenig Beschwerden.

1 Isonikotinsäurehydrazid, INH

2 Synthomen Ethambutol, EMB, Myambutol, Tibital

Die *Nebenhodentuberkulose* entsteht sowohl hämatogen – sie kann dann der einzige Tuberkuloseherd im Urogenitaltrakt sein – als auch aufsteigend duktogen von einer kranken Prostata oder den Samenblasen aus. Frühzeitige chirurgische Behandlung ist zweckmäßig. An der rückläufigen Tendenz der übrigen Tuberkuloseformen ist die Urogenitaltuberkulose nicht beteiligt.

Chirurgische Tuberkulose

Das, was man unter der eigentlichen chirurgischen Tuberkulose versteht, ist die Tuberkulose der Knochen und Gelenke, Lymphknoten, Schleimbeutel und Sehnenscheiden.

Tuberkulose der Knochen und Gelenke (Skelettuberkulose)

Die Knochen- und Gelenktuberkulose ist stets Teilerscheinung einer tuberkulösen Allgemeinerkrankung und trat vor der systematischen BCG-Impfung vorwiegend bei Kindern und Jugendlichen auf. Heute handelt es sich vorwiegend um Erwachsene und alte Patienten. Besonders in ernährungsmäßig ungünstigen und auch sonst schwierigen Zeiten nimmt erfahrungsgemäß nicht nur die Gesamtzahl der Erkrankungen an Knochentuberkulose, sondern auch der prozentuale Anteil der Erwachsenen zu.

Der Skelettuberkulose geht immer eine Primärinfektion voraus, von der aus der Knochen hämatogen (Bakteriämie) infiziert wird. Dabei werden an den langen Röhrenknochen die spongiösen Knochenabschnitte der Wachstumzone infolge ihres Gefäßreichtums bevorzugt, bei kurzen Röhrenknochen auch die Diaphysen. Direktes Übergreifen der Infektion aus der Nachbarschaft ist äußerst selten. Der Ausgangsherd (Darm, Lymphknoten, Nasenrachenraum) kann klinisch völlig unauffällig und stumm sein. Neben der hämatogenen Bakterienaussaat gehören zur Herdsetzung im Knochen oder Gelenk noch gewisse Lokalisationsfaktoren, wie eine labile Allergielage, hereditäre Anfälligkeit und eine durch spezifische und unspezifische, endo- und exogene Einflüsse verschlechterte Abwehrlage.

Prädilektionsstellen der Skelettuberkulose sind die kurzen und platten Knochen, ferner die kleinen Röhrenknochen.

Der Zeitpunkt der Herdsetzung ist klinisch schwer zu fassen. Die *Latenzzeit* zwischen Infektion und Auftreten klinischer Zeichen wird bei Zehen und Fingern mit 0 bis 3 Monaten, Halswirbeln 6 Monaten, Rippen, Hand- und Kniegelenk 3 bis 9 Monaten, Brustwirbeln 6 bis 24 Monaten, Lendenwirbeln und Hüftgelenk 12 bis 30 Monate angegeben.

Der Beginn ist schleichend und symptomarm, was die Frühdiagnose erschwert.

Die Art der Bakterienansiedlung bei der Osteomyelitis (s. S. 164 ff.) und bei der Knochentuberkulose hat vieles gemeinsam, die Ausbreitungswege dieser beiden Erkrankungen im Knochen sind dagegen verschieden. Während die Osteomyelitis diaphysenwärts fortschreitet, hat die Knochentuberkulose eine ausgesprochene Neigung, sich gelenkwärts weiterzuentwickeln.

Der Knochen reagiert auf die eingeschleppten Tuberkuloseerreger mit der Bildung eines spezifischen Granulationsgewebes. Dabei kann ein auf engen Raum beschränkter Prozeß gelegentlich vollkommen verborgen bleiben; breitet er sich jedoch weiter aus, dann wird die benachbarte Spongiosa zerstört, es kommt zum tuberkulösen Knochenfraß (Karies) und damit auch zur röntgenologisch (Tomogramm!) sichtbaren Höhlenbildung. Selten werden solche von käsigem, mit Knochensand untermischtem Brei ausgefüllte Höhlen größer als Haselnüsse. Die Reaktion des benachbarten Periostes ist dabei äußerst gering, nur an den kurzen Röhrenknochen wird sie in stärkerem Maße beobachtet (Spina ventosa, s. u.). Auch die Reaktion der umgebenden Weichteile ist erstaunlich gering und oft zunächst überhaupt nicht nachweisbar.

Je nach Art des befallenen Knochens sind die *Verlaufsformen* unterschiedlich.

An den *langen Röhrenknochen* sind es bevorzugt die spongiösen Gelenkenden, die in Form rundlicher und keilförmiger Herde erkranken. An ihren Diaphysen findet man selten Herde.

Anders dagegen ist es bei den *kurzen Röhrenknochen*, den Phalangen, Metakarpen und Metatarsen. Hier zeigt die Diaphyse starke Auftreibungen. Die Kortikalis unterliegt der Zerstörung, die dabei entstehenden käsigen Massen füllen die Diaphyse auf. Gleichzeitig findet ein sehr reger periostaler Knochenanbau statt, so daß eigenartige Gebilde entstehen, die als *Winddorn* (Spina ventosa) bezeichnet werden.

An den *kurzen Knochen*, besonders den Wirbelkörpern, kommt es im Bereich ihrer Spongiosa zur Zerstörung der Knochenbälkchen durch spezifische Granulationen. Der Prozeß bezieht allmählich auch die kompakten Deckplatten und Seitenflächen mit ein und führt zur vollkommenen Zerstörung des Wirbelkörpers. Oft sind es mehrere Körper, die benachbart fortgeleitet erkranken. Unter der Last des Körpers bricht solch ein ausgehöhlter Wirbelkörper dann keilförmig zusammen, was sich äußerlich als Buckelbildung (Gibbus) kundtut. Wirbelbögen und -fortsätze – sie bestehen aus Kompakta – erkranken weder fortgeleitet noch primär, meist bleiben sie als einziger Rest von den erkrankten Wirbeln übrig. Klinisch wird durch den Zusammenbruch des Wirbelkörpers und die Bildung von paravertebralen kalten Abszessen das Rückenmark stark gefährdet. Der entstehende Eiter senkt sich entlang der Wirbelsäule als Senkungsabszeß über weite Strecken. Je nachdem, ob ein oder mehrere Wirbelkörper zusammengebrochen sind, hat der Buckel spitze oder mehr runde Form.

An den *platten Knochen* (Rippen, Brustbein, Darmbein, Schädelknochen) finden sich oberflächliche subperiostale Herde mit Abhebung der Knochenhaut durch verflüssigte käsige Massen.

Auch bei der Knochentuberkulose ist die Heilung kleiner, umschriebener Herde durch Bindegewebswucherung möglich, wenn sie auch nicht die Regel darstellt; die überwiegende Zahl der Fälle verläuft jedoch exsudativ verkäsend. Die Knochenzerstörung greift um sich, der gebildete tuberkulöse Eiter durchbricht die Knochenoberfläche und dringt in die Weichteile, um sich eventuell über weite Strecken zu senken, ehe er unter der Haut nachweisbar wird. Nur da, wo der erkrankte Knochenabschnitt von wenig Weichteilen bedeckt ist, finden sich die Eiteransammlungen subkutan in nächster Nähe des Herdes. Wird die meist dünne Hautdecke über dem Abszeß von außen oder von innen zerstört, dann kommt es zur Ausbildung von Fisteln. Damit steht der Mischinfektion Tür und Tor offen.

Bei gelenknahen Knochenprozessen besteht die Neigung, sich epiphysen- und gelenkwärts auszubreiten. Die dabei entstehenden keilförmigen Knocheninfarkte, deren Basis die Epiphysenfuge oder den Knorpel erreicht, leisten dieser Ausbreitung Vorschub. Wird bei Kindern und Jugendlichen die Wachstumszone gestört oder ganz zerstört, dann kommt es zur Hemmung des Längenwachstums und erheblichem Fehlwuchs. Ein sympathischer Erguß im benachbarten Gelenk wird selten fehlen.

Durch den vollzogenen Einbruch ins Gelenk wird aus der gelenknahen Knochentuberkulose jetzt gleichzeitig auch eine Gelenktuberkulose (ossäre Form der Gelenktuberkulose). In der Umgebung eines Knochenherdes entwickelt sich Knochenatrophie und Osteoporose in unterschiedlicher Ausdehnung, die oft erst nach Abheilung des Leidens wieder schwinden.

Klinisch sind die *Anfangszeichen* der Knochentuberkulose sehr vieldeutig und der Verlauf ausgesprochen schleichend und langsam über Monate und Jahre sich hinziehend. Einen frühen diagnostischen Hinweis geben oft sonst nicht erklärbare Gelenkergüsse. Auf Schmerzäußerungen kann man sich nicht verlassen, da Schmerzen erst auftreten, wenn es zur Beteiligung der Knochenhaut und Weichteile gekommen ist. Entzündliche Zeichen fehlen ebenso wie wesentliche Temperaturerhöhungen. Nur so ist es zu erklären, daß oft erst Fisteln und Senkungsabszesse auf das Bestehen einer tuberkulösen Knochenerkrankung hinweisen. Eine sorgfältige Untersuchung und das Röntgenbild helfen dann, den Herd aufzudecken.

Die *Tuberkulose der Gelenke* kann sowohl *ossär* als auch *hämatogen* (lymphogen) zustande kommen. Bei hämatogener Infektion siedeln sich die Erreger in der Synovialmembran an: synoviale Form. Kinder und Jugendliche erkranken auch hier wieder bevorzugt. Befallen werden die großen Gelenke, wie das Knie-, Hüft-, Ellenbogen-, Sprung-, Hand- und Schultergelenk.

Sowohl der ossär fortgeleiteten wie der hämatogen-synovialen Form der Gelenktuberkulose sind im Anfang pralle *Gelenkergüsse* gemeinsam. Bei Infektion der Gelenkinnenhaut finden sich im Erguß oft sogenannte Reiskörper (Corpora oryzoidea) beigemengt, die aus abgestorbenen Granulationen, um die sich Fibrin niedergeschlagen hat, entstanden sind. Diese Reiskörper sind für die tuberkulöse Genese des Ergusses recht typisch.

Die ossäre Form der Gelenktuberkulose

Da Knorpel und Knochen bereits in der Ausdehnung des durchgebrochenen Herdes zerstört sind, verläuft die Gelenkinfektion hier schneller als bei der synovialen Form. Der zunächst seröse Erguß vermischt sich mit den Produkten der Zerstörung und bekommt dadurch den Charakter des Tuberkuloseeiters *(tuberkulöses Gelenkempyem)*. Vom Knochenherd aus greifen die Granulationen den Knorpel an, lockern und zerstören ihn, dann geht die Infektion auf Kapsel- und Binnenweichteile des Gelenkes über. Infolge Einschmelzung der gebildeten Granulationen und der ständig fortschreitenden Zerstörung des Knochens, Knorpels, der Menisken, Bänder und der Gelenkkapsel lassen Abszesse und Fisteln in der Gelenkumgebung nicht lange auf sich warten. Wenn solche Infektionen nach jahrelanger Fistelung ausheilen, dann stellen die betroffenen Gelenke nur noch Ruinen dar. Die ehemaligen Gelenkflächen versteifen in schweren Fehlformen, wenn nicht durch entsprechende Lagerungsbehandlung rechtzeitig für eine günstige Stellung gesorgt worden war.

Die synoviale Form der Gelenktuberkulose

Die heute vorherrschende synoviale Form ist langsamer im Verlauf und neigt im Gegensatz zur ossären Form erst sehr spät zu Knorpel- und Knochenzerstörungen. Infolge der Bildung von Tuberkeln und spezifischem Granulationsgewebe in der Synovialmembran entwickelt sich bald ein praller, seröser *Gelenkerguß*. Für viele Monate kann dieser Erguß das einzige klinisch auffällige Zeichen sein.

Da zunächst nur einzelne Abschnitte der Gelenkinnenhaut erkrankt sind, kann eine Probeexzision histologisch ein negatives Ergebnis haben. Unter geeigneter Behandlung ist noch eine vollkommene Ausheilung mit restitutio ad integrum möglich.

Mit der Zeit breiten sich jedoch Granulationen über die gesamte Gelenkinnenhaut aus und dringen auch tief in alle Kapselschichten ein. Das schwammige Granulationsgewebe, der *Fungus*, ragt zottenförmig in die Gelenkhöhle hinein, ersetzt allmählich den Erguß und treibt statt seiner die Gelenkkonturen prall auf. Der Gelenkknorpel zeigt gegenüber den Tuberkeln und dem Granulationsgewebe, die ihn bedecken, lange eine erhebliche Widerstandskraft und bleibt erhalten. Auftreibung durch Granulationen, Kapselverdickung und die durch chronische Entzündung in ein Schwielengewebe verwandelten paraartikulären Weichteile geben – begleitet von einer Muskelatrophie ober- und unterhalb – dem Gelenk eine ausgesprochene *Spindelform* und haben dem Leiden, zusammen mit der weißlich glänzenden Haut, den Namen *tumor albus* eingetragen. Hauptsächlich wird das Knie in dieser Weise befallen. Da die Granulationen keine Neigung zum Zerfall zeigen, fehlen Fisteln und Abszesse in der Gelenkumgebung. Mit der Zeit zerstören die spezifischen Granulationen Gelenkbänder, Menisken und die Gelenkkapsel, setzen Defekte in Knorpel und Knochen und fügen so der Kapseltuberkulose eine Beteiligung der gelenknahen Knorpel- und Knochenabschnitte hinzu.

Röntgenologisch fällt in der Gelenkumgebung ein starker reaktiver Kalkschwund des Knochens auf, ohne daß eigentlich Knochenherde nachweisbar wären.

Durch Fibrosierung des tuberkulösen Granulationsgewebes ist unter diesen Umständen eine Heilung noch möglich. Tuberkulosebakterien werden von schwieligem Narbengewebe eingekapselt, schon vorhandene Nekroseherde verkalken. Die *Ausheilung* erfolgt mit fibröser, bei schon vorliegender Knorpel- und Knochenbeteiligung mit ossärer Ankylose.

Nicht immer verläuft die Synovialtuberkulose in dieser trockenen fibrösen Form, gelegentlich zerfallen die schwammigen Granulationen, und es kommt zur Verkäsung und Abszeßbildung. Bald öffnen sich in diesem Falle von der intraartikulären Gelenkeiterung Fisteln nach außen. Der weitere Verlauf, einschließlich der sich bald einstellenden Mischinfektion, unterscheidet sich dann nach Übergreifen auf Knorpel und Knochen nicht viel von der ossären Form.

Die *Diagnose der Knochen- und Gelenktuberkulose* kann durch vielfältige Untersuchungen gesichert werden. Besonders im Beginn der Erkrankung besteht infolge ihres schleichenden und vieldeutigen Verlaufes ein Bedürfnis danach. Hierher gehören die *Tuberkulinproben*, sie sind einfach, harmlos und relativ zuverlässig. Zur Anwendung gelangt die *Tuberkulin-Salbenprobe* nach MORO-HAMBURGER, die *Tuberkulin-Pflasterprobe* (beide werden nach 24 Stunden und 1 Woche abgelesen) und die *Perkutanprobe* nach PIRQUET, deren Ergebnis nach 2 bis 3 Tagen erkennbar ist. Ihr positiver Ausfall bei Kindern von 3 bis 4 Jahren weist eine aktive Tuberkulose im Körper nach. Bei Erwachsenen zeigen die Proben lediglich an, daß der Proband einmal in seinem Leben mit Tuberkulose in Berührung gekommen ist. Über den Aktivitätsgrad einer unter Umständen floriden Tuberkulose sagt die intrakutan mit abnehmenden Verdünnungen angestellte MENDEL-MANTOUXsche Probe etwas aus.

Der histologische Tuberkulosenachweis setzt die Probeexzision voraus (diagnostische Osteotomie –, Arthrotomie –, Vertebrotomie). Für alle genannten Untersuchungen gilt, daß nur positive Ergebnisse Beweiskraft haben.

Behandlung der Knochen- und Gelenktuberkulose

Dem Laienbegriff der Heilung, nämlich Wiederherstellung des Gewesenen (restitutio ad integrum) wird hier in bezug auf den Behandlungserfolg nicht entsprochen. Man ist froh, der Krankheit Herr zu werden und sie zum Erlöschen zu bringen. Das dauert gewöhnlich mehrere Jahre und macht aus dem befallenen Knochen-Gelenkschnitt weitgehend eine Ruine. Ein in günstiger Stellung versteiftes Gelenk wird dabei lieber gesehen als ein noch wackelndes schmerzhaftes Gelenk. Nur in Frühfällen besteht nach operativer Herdausräumung Hoffnung auf Reparation mit Funktionserhaltung (KASTERT, GÖB und BLAHA).

Da die Knochen- und Gelenktuberkulose nie ein rein lokales Leiden darstellt, sondern der ganze Organismus daran gleichzeitig mitbeteiligt ist, muß die Behandlung eine lokale und allgemeine sein.

Die **Allgemeinbehandlung** bemüht sich, die Durch-

seuchungsresistenz gegen die Tuberkulose durch ausgesucht gute Ernährung und Pflege zu heben sowie den Kranken in eine möglichst günstige Abwehrlage zu bringen, die dann bis zur Ausheilung unterhalten werden muß. Die Ernährung soll kräftig, eiweiß- und vitaminreich sein. Es wird eine alkalische Stoffwechsellage angestrebt, die besonders bei Dauerliegern die Bildung von Nierensteinen – ein häufiges und lästiges Begleitleiden – verhindert.
Jede Überernährung ist zu vermeiden.
Heute liegt aber das Schwergewicht bei der *antimykobakteriellen Chemotherapie* mit Tuberkulostatika (MLCZOCH) unter Kombination mehrerer Mittel der ersten Reihe (s. S. 120).
Dabei wird alleinige Chemotherapie als ungenügend angesehen, sie soll mit der *aktiv-operativen Herdausräumung* verbunden werden. Durch operative Ausrottung des Herdes – unterstützt von der noch bis 1 Jahr postoperativ fortgesetzten Chemotherapie – wird die Behandlungszeit erheblich verkürzt. Dabei ist Ruhigstellung des erkrankten Skelettabschnittes durch Gipsschiene oder -bett erforderlich. Durch frühzeitige Bewegungsbehandlung trachtet man trotzdem soviel wie möglich an Funktion zu erhalten.
Kalte Abszesse bedürfen der operativen Ausräumung, um ihr Durchbrechen durch die Haut und damit die so gefährliche zusätzliche Mischinfektion zu vermeiden.
Bei der *Gelenktuberkulose* soll frühzeitig die Synovektomie erfolgen, um die Gelenkfunktion nach Möglichkeit zu erhalten. Bei bereits eingetretener Gelenkzerstörung ist die Resektion nach wie vor angezeigt. Nur beim Hüftgelenk ist man operativ zurückhaltend.
Bei der *Wirbelkörpertuberkulose* erfolgt die operative Ausräumung des Wirbelherdes, desgleichen bei der Tuberkulose des Ileosakralgelenkes.
Primäre Wundheilung ist die Regel. Dem Körper wird durch dieses Vorgehen unendlich viel Arbeit abgenommen. Auch bei mischinfizierten Knochen- und Gelenktuberkulosen, die früher in 60 bis 80% tödlich ausgingen, steht die operative Herdausräumung unter tuberkulostatischem und antibiotischem Schutz wieder mehr im Vordergrund. Große verstümmelnde Operationen und Amputationen sind dadurch heute fast immer zu vermeiden. Gelenkresektionen können sparsam gehalten werden. Es hat sich als zweckmäßig erwiesen, die Kranken vor allen Herdausräumungen erst ein Vierteljahr chemotherapeutisch und durch Ruhigstellung des Herdes vorzubehandeln. Höheres Lebensalter ist keine Gegenindikation.

Tuberkulose der Lymphknoten

Obwohl die Lymphgefäße von den Tuberkulosebakterien ständig als Transportweg benutzt werden, erkranken sie selbst äußerst selten; dagegen sind die *Lymphknoten* einige der häufigsten Manifestationsorte der extrapulmonalen Tuberkulose. Die Ausmerzung der Rindertuberkulose hat allgemein die *Halslymphknotentuberkulose* bei Jugendlichen selten werden lassen; die Mundhöhle stellt dabei die Eintrittspforte der Infektion dar. Heute erkranken daran eher Erwachsene, und zwar sekundär-lymphogen von Hilusherden ausgehend (EHRING). Befallen sind dann die Kieferwinkel- und Submaxillargegend und das seitliche Halsdreieck.
In der Bauchhöhle werden die Mesenteriallymphknoten von der Darmschleimhaut aus *(Fütterungstuberkulose)* infiziert, im Thorax die Hiluslymphknoten über die Atemwege.
Die befallenen Lymphknoten zeigen beachtliche Größenzunahme; oft sind auch mehrere benachbarte betroffen und zu Paketen miteinander verlötet. Je nach Tendenz der Erkrankung kommt es mehr zu produktiven Veränderungen oder zur käsigen Nekrose mit anschließender Einschmelzung, Abszeß- und Fistelbildung.
Prognostisch ist die Erkrankung nicht ungünstig. Die Behandlung besteht nach Möglichkeit in der radikalen operativen en-bloc-Entfernung, wie sie sich besonders bei ausgedehnter Halslymphknotentuberkulose bewährt hat. Auch bei bereits vorliegender Mischinfektion ist unter chemotherapeutischem Schutz so zu verfahren; Primärheilung ist hier die Regel.

Tuberkulose der Schleimbeutel und der Sehnenscheiden

Sie entsteht fortgeleitet, oft aber auch hämatogen und spielt sich in ähnlicher Weise wie die Gelenktuberkulose ab. Nachdem die Wände dieser Hohlräume von spezifischen Granulationen besetzt sind, kommt es zunächst zur Ergußbildung. Der Inhalt dieser Ergüsse ist serofibrinös und mit Reiskörpern durchsetzt. Die Beimengung der Corpora oryzoidea kann so erheblich sein, daß sich bei Betastung ein knirschendes Geräusch ergibt.
Bevorzugt befallen werden die großen Fingersehnenscheiden in Höhe der Handgelenkbeugeseite und des Handrückens. Die prall gefüllte Scheide der Beuger bekommt durch das straffe Ligamentum carpi transversum eine typische zwerchsackähnliche Taillierung. Die Gebrauchsfähigkeit einer von der Sehnenscheidentuberkulose befallenen Hand geht praktisch meist verloren.

Die *tuberkulöse Bursitis* tritt in allen Schleimbeuteln auf. Genau wie bei der Synovialtuberkulose der Gelenke kann der Hydrops auch hier durch Fungus ersetzt werden, der dann entweder narbig schrumpft oder käsig-eitrig zerfällt und dann zu mischinfizierten Fisteln führt.

Der Verlauf ist stets chronisch und wenig entzündlich, er gibt dadurch diagnostisch im Anfang manches Rätsel auf. Wenn schon anderenorts die Tuberkulose sich manifestiert hat, ist die Erkennung des Leidens leichter.

Die Behandlung der tuberkulösen Schleimbeutel besteht in ihrer operativen Entfernung unter tuberkulostatischem Schutz. Auch bei der Sehnenscheidentuberkulose steht therapeutisch die operative Ausräumung im Vordergrund, unterstützt von tuberkulostatischer Chemotherapie.

Unfall und chirurgische Tuberkulose

Häufig wird ein Unfall für die Entstehung einer chirurgischen Tuberkulose angeschuldigt. Die Zusammenhangsfrage ist hier noch wesentlich schwieriger zu beurteilen, als bei der akuten hämatogenen Osteomyelitis (s. S. 164). Man muß sich darüber klar sein, daß eine hämatogene Absiedlung von Tuberkuloseerregern an dem möglicherweise vom Trauma geschaffenen Ort minderer Widerstandsfähigkeit stets einen tuberkulösen Herd voraussetzt, von dem die Streuung ausgeht. Man wird den Unfall gegebenenfalls hier nur im Sinne der Verschlimmerung anerkennen können. Für die Bejahung der Zusammenhangsfrage wird allgemein gefordert, daß mindestens 6 bis 9 Wochen, höchstens 9 Monate vergangen sein dürfen, das Trauma muß sicher erwiesen und erheblich gewesen sein, Traumaort und tuberkulöser Skelettherd müssen annähernd übereinstimmen (FRANKE, LAUBER). Eindeutig gegeben ist jedoch der Unfallzusammenhang da, wo es sich um eine direkte Einbringung tuberkulösen Materials in offene Wunden handelt (s. S. 188).

10.5.2. Syphilis

Die Syphilis ist eine ausgesprochen chronisch verlaufende Erkrankung, die stets nur durch Kontaktinfektion zustande kommt. Durch kleinste Haut- und Schleimhautläsionen dringt ihr Erreger, das von SCHAUDINN und HOFFMANN 1905/06 entdeckte Treponema pallidum (Abb. 10.10), ins Gewebe ein und bewirkt dort mannigfaltige örtliche und allgemeine Reaktionen. Auch Übertragung durch Transfusion (Transfusions-Syphilis) ist möglich.

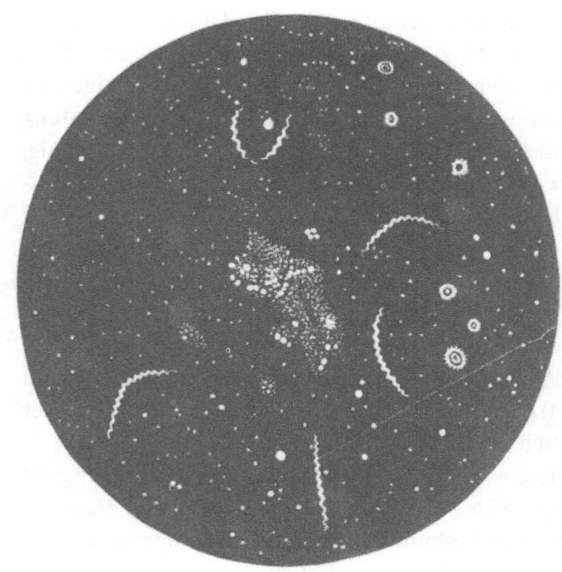

Abb. 10.10 Spirochaeta pallida. Dunkelfeldpräparat

Primäraffekt (harter Schanker, Initialsklerose)

Durchschnittlich nach 3 Wochen kommt es an der Stelle des Infektes zur Bildung einer rundlichen plattenartigen Hautverdickung, die leicht erhaben und zur Umgebung scharf abgegrenzt ist. Bei Verlust der Epitheldecke liegt eine nässende Fläche vor, auf der durch Abstrich Syphiliserreger im Dunkelfeldpräparat nachzuweisen sind (s. Abb. 10.10). Schmerzen bereitet der Primäraffekt nicht. Ein bis zwei Wochen nach seinem Erscheinen zeigen sich die regionären Lymphknoten hart und vergrößert, bleiben aber gut gegeneinander verschieblich und schmerzfrei.

Bevorzugter Sitz des Primäraffektes sind die äußeren Genitalien von Mann und Frau. Man muß aber stets auch, um Fehldiagnosen zu vermeiden, an *extragenital* sitzende Primäraffekte denken. Diese befinden sich an Wangen, Lippen, Kinn, Stirnhaargrenze, auf dem vorderen Zungendrittel, Gaumenbögen und Tonsillen, in den Achselhöhlen, Gesäßfalten, an den Brustwarzen, aber auch als Pseudoparonychie und Pseudopanaritium an Nagelbett und Fingern. Ursache solcher atypischen Initialsklerosen sind Infektionen durch erregerbeladene Finger, infizierte Rasier-, Trink- und Eßgeräte, ferner durch Kuß und perversen Geschlechtsverkehr. Differentialdiagnostisch sind stets auch karzinomatöse und tuberkulöse Geschwüre in Betracht zu ziehen.

Da die Erreger sich sehr früh auf dem Lymphweg ausbreiten – sie sind schon bald nach der Infektion im Blut nachweisbar –, ist jede Lokalbehandlung des Primäraffektes aussichtslos. Ohne frühe Allgemeinbehandlung durch Penizillin führt jede Syphilisinfektion zum Sekundär- und Tertiärstadium.

Sekundärstadium

Schon 6 bis 12 Wochen nach der syphilitischen Infektion setzt bereits die sich über 2 bis 4 Jahre erstreckende Sekundärphase ein. In diesem Stadium generalisiert sich das Leiden. Dabei sind besonders Haut und Schleimhaut, an denen man nässende Papeln, Ulzerationen und Infiltrate findet, betroffen. Von chirurgischem Interesse ist diese Generalisationsperiode nicht.

Tertiärstadium (Spätsyphilis)

Das Spätstadium der Syphilis folgt der Sekundärphase nach Jahren, eventuell nach Jahrzehnten. Haut und Schleimhaut sind hier weniger beteiligt, die inneren Organe werden bevorzugt.
Das typische Produkt der Spätsyphilis ist das *Gumma* (Syphilom, Gummigeschwulst). Hierbei handelt es sich um haselnuß- bis männerfaustgroße granulomartige Geschwülste von gummiartiger Konsistenz. Obwohl das Gumma reichlich Gefäße enthält, verfällt sein Zentrum leicht der Nekrose, weil diese Gefäße an der spezifischen Erkrankung im Sinne einer Wand- und Umgebungsentzündung teilnehmen. Vermehrte Bindegewebsbildung um den Gummiknoten sorgt gewöhnlich für seine narbige Umkapselung. Je nach dem Umfang der Nekrose kann es aber auch zur Verflüssigung und Einschmelzung des Gummas kommen, so daß bei oberflächlichem Sitz typische Geschwüre entstehen. Auch vollkommene Resorption des Knotens ist möglich.
Dieses Spätstadium der Syphilis ist insofern von chirurgischer Bedeutung, als es dabei fast kein Organ gibt, in dem es nicht zur Gummenbildung kommen kann. Außerdem ist die Spätsyphilis imstande, jedes Krankheitsbild täuschend nachzuahmen.
In der *Kutis* und *Subkutis* finden sich Gummen, die teilweise zu typischen Geschwüren zerfallen. Diese gummösen Ulzera sind durch runde Form, steile, nicht unterminierte Ränder (tuberkulöse Geschwüre haben unterminierte Ränder) und einen tiefen kraterförmigen mit etwas Eiter bedeckten Grund gekennzeichnet. Oft reicht das Geschwür an den Knochen und in ihn hinein. Differentialdiagnostisch ist hier stets an Karzinom und Tuberkulose zu denken.
Lippen, Zunge, Tonsillen, weicher und *harter Gaumen* können ebenfalls Sitz solcher tertiären syphilitischen Geschwüre sein.
Gelegentlich finden sich die Gummen in der weiblichen *Brustdrüse* als umschriebene und diffuse Tumoren, die differentialdiagnostisch von vornherein kaum als syphilitisch zu diagnostizieren sind. Auch in der *Skelettmuskulatur* können sie ihren Sitz haben und zur Verwechslung mit Muskelhärten (Myogelosen) und allen möglichen Parasitenabsiedlungen Anlaß geben.
Bevorzugt befallen wird aber der Knochen, und zwar sowohl das Periost als auch der ganze Knochenquerschnitt.
Die *Periostitis gummosa* geht von den inneren Schichten der Knochenhaut aus, dringt entlang den HAVERSschen Kanälchen in den Knochen ein und führt zur Bildung flacher Anschwellungen, meist an verschiedenen Stellen zugleich. Stirnbein, Scheitelbein und die langen Röhrenknochen sind besonders häufig befallen. Diese Periostgummen können sich unter geeigneter Behandlung wieder völlig resorbieren, gelegentlich kommt es zu ihrem geschwürigen Aufbruch.
Die *Ostitis gummosa* ist von der syphilitischen Periostitis nicht abzutrennen, sie spielt sich gewöhnlich als Panostitis in allen Schichten des Knochens ab. Bei dünnen Knochen kommt es dabei zu Zerstörungen, zum Beispiel des knöchernen Nasengerüstes (syphilitische Sattelnase) oder des harten Gaumens. Andere häufig befallene Knochenabschnitte sind Schädeldach, Brustbein, Wirbelsäule und Schienbeine.
Klinisch und röntgenologisch entstehen durch reaktive Hyperostose, tumoröse ossifizierende Periostitis, porotischen Knochenabbau, Sklerose, ulzerös sequestrierende Ostitis und auffällige Knochenbrüchigkeit außerordentlich vielseitige Krankheitsbilder und Knochendeformierungen.
Die *Gelenksyphilis* bevorzugt große Gelenke, wie zum Beispiel das Knie. Durch Gummenbildung in Synovialmembran und Kapsel kommt es dabei zu chronischen, teilweise symmetrischen Ergüssen, die das Bild eines akuten Gelenkrheumatismus vortäuschen können, oft auch dem tuberkulösen Hydrops zum Verwechseln ähnlich sehen. Wie bei der Synovialtuberkulose entsteht auch hier ein *syphilitischer Fungus,* der das Gelenk ausfüllt. Ein Übergreifen auf den gelenknahen Knochen ist ebenso möglich wie umgekehrt der Einbruch der Knochensyphilis ins Gelenk. Auffällig ist der geringe und relativ spät einsetzende Funktionsausfall der erkrankten Gelenke.
Zur Klärung hilft in erster Linie, überhaupt an die Syphilis zu denken. Eine wertvolle diagnostische Bereicherung stellt die Serodiagnostik (Komplementbindungs- und Flockungsreaktionen) dar. Für schwer abklärbare Fälle stehen der NELSON- und der FTA-ABS-Test zur Verfügung.

10.5.3. Aktinomykose (Strahlenpilzkrankheit)

Der von BOLLINGER, ISRAEL, PONFICK (1876 bis 1898) erkannte Aktinomyzes (Strahlenpilz) steht zwischen Bakterien und Pilzen. Seine temperaturempfindliche anaerobe Form, der Aktinomyces israelii, ist ein regelmäßiger Bewohner des oberen Verdauungs- und Atmungstraktes und gilt als der Erreger der Aktinomykose beim Menschen (endogene Infektion). Er ist nur als bedingt (fakultativ) pathogen anzusehen. Der anaerob wachsende Aktinomyces israelii zeigt nur dann pathogene Eigenschaften beim Menschen, wenn er in ein durch Entzündung oder Verletzung geschädigtes, sauerstoffverarmtes Gewebe gelangt. Als Eintrittspforten gelten Geschwüre der Mundschleimhaut, Zahnfleischtaschen und -verletzungen, kranke Tonsillen, Wundflächen im Bereich des Verdauungs- und Atmungstraktes, Entzündungen der Bronchien nach grippalen Infekten und Erkältungen. Nach LENTZE benötigt Aktinomyces israelii außerdem eine bestimmte Mischflora (Streptokokken, Staphylokokken, Anaerobier), um überhaupt pathogen wirksam werden zu können. Von anderen Autoren (REITTER) werden außerdem noch Virulenzsteigerung auf der einen und Minderung der körpereigenen Abwehrkräfte auf der anderen Seite vermutet. Die Infektion erfolgt nur *endogen,* nicht wie früher angenommen exogen durch Kauen von Stroh, Gräsern und Getreidegrannen. Auch die Übertragung vom Tier ist mit größter Zurückhaltung zu beurteilen. Es trifft auch nicht zu, daß die Landbevölkerung den Hauptanteil der Erkrankten stellt (REITTER).

Der *Aufbau* der Pilzkolonien (sogenannte Drusen) ist unkompliziert: Im Zentrum findet sich ein weitverzweigtes Fadennetzwerk, daß außen von einem Kranz radiär gestellter Kolben umgeben ist. Die einzelnen Pilzdrusen erreichen Sandkorn- bis Stecknadelkopfgröße und sind mit dem bloßen Auge als blaßgelbe Knötchen gerade noch erkennbar. Da die lichtbrechenden, strukturlosen Kolben bei der Lupenbetrachtung eines Ausstriches einem Strahlenkranz ähneln, hat man dem Pilz den Namen *Strahlenpilz* gegeben. Bei jungen Drusen fehlt der Strahlenkranz.

Im Gewebe kommt es zu einer fortschreitenden chronisch-produktiven Entzündung, die zu bretharten Infiltraten führt und vor keinen Gewebsgrenzen haltmacht. Exsudation und dystrophische Gewebsveränderungen treten dabei völlig in den Hintergrund. Der Übergang des erkrankten Gebietes zum gesunden ist ein allmählicher, überall hat das Infiltrat zu seiner Umgebung feste Beziehungen. Sitzt es der Körperoberfläche nahe, dann ist die blaurötlich verfärbte Haut breitflächig und unverschieblich miteinbezogen. Kleinere hautnahe Einschmelzungen von Granulationsgewebe durchbrechen die Haut und entleeren dünnflüssigen mit Drusen gemischten Eiter. Hartnäckige Fisteln mit tief verzweigten Gängen bleiben dann bestehen. Durch Mischinfektion mit pyogenen Erregern kommt es zu einem hochfieberhaften phlegmonösen Verlauf, der das Grundleiden weitgehend verdeckt.

Eine Beteiligung der Lymphwege und Lymphknoten liegt nicht vor, dagegen kann es durch Einbruch der Drusen in benachbarte Venen zur allgemeinen Metastasierung in Nieren, Lungen, Hirn, Knochen und Gelenken kommen. Eine solche (seltene) *generalisierte Aktinomykose* führt bald zum Ableben, besonders wenn lebenswichtige Organe betroffen sind.

Je nachdem, wo die Erreger in den Körper eingedrungen sind, bilden sich einige typische klinische Erscheinungsbilder der Aktinomykose aus.

Von Infektionen der Wangenschleimhaut, des Zahnfleisches oder kariöser Zähne ausgehend, entwickelt sich die *Aktinomykose der Wangen und des Gesichtes* (orofaziale Form). Sofern dabei die Kaumuskeln beteiligt sind, tritt schon frühzeitig eine Kieferklemme auf. Unaufgehalten greift die Entzündung allmählich auf den Knochen des Ober- und Unterkiefers über und kann von da in die Augen- und Nasenhöhlen eindringen. Früh ist die Haut mitbefallen und zeigt kleinere und größere knotenartige Bildungen, Abszesse, Fisteln und Geschwüre, die oft an die tertiäre Syphilis erinnern. Das ganze Geschehen braucht Monate und Jahre zu seiner Entwicklung. Auch an den Lippen und am Mundboden kann sich die Infektion in gleicher Weise abspielen.

Für die *Aktinomykose des Halses* (zervikale Form) kommen als Eintrittspforten Tonsillen, Rachen, Speiseröhre und Kehlkopfgegend in Frage, oft ist der Prozeß auch aus dem Gesichtsbereich fortgeleitet. Typisch sind hier, neben Fisteln und harter Weichteilinfiltration, die unverschieblichen queren wulstartigen Hautfalten von blauroter Farbe.

Bei der seltenen *Lungenaktinomykose* (pulmonale Form) bilden sich bronchopneumonische Herde, die zu zentralem Zerfall und anschließender bindegewebiger Schrumpfung neigen. Die Infektion greift auf Pleura und Thorax über und bildet an der Brustwand ausgedehnte Fisteln. Sowohl in der Fistelabsonderung wie im Auswurf findet man Pilzdrusen. Verwechslungen mit Lungentuberkulose, Lungenabszeß, chronischer Pneumonie und Lungenkrebs sind möglich.

Die ebenfalls seltene *Darmaktinomykose* spielt sich

vorwiegend im Ileozökalbereich ab und kann gelegentlich eine akute Appendizitis vortäuschen. Die Erreger dringen durch Schleimhautdefekte in die Darmwand, um dann auf Bauchfell und Bauchdekken überzugreifen. Es entstehen so drusenhaltigen Eiter und Kot absondernde Fisteln. Durch Einwandern in die Darmvenen besteht die Gefahr der Leberbesiedlung und allgemeinen Metastasierung.

Die *Diagnose* der Strahlenpilzkrankheit ist in den Anfangsstadien stets schwierig. Auch wenn schon Fisteln bestehen, gelingt der Drusennachweis nicht immer. Durch Mischinfektion wird das Krankheitsbild weitgehend überdeckt. Stets muß differentialdiagnostisch auch an Tuberkulose, Sarkom, Karzinom und syphilitische Gummen gedacht werden.

Die *Prognose und Therapie* ist bei oberflächlichem Befall günstig, besonders wenn es gelingt, durch Fistelrevisionen die Eiterherde und Granulationen zu beseitigen. Eine totale Entfernung der Krankheitsbezirke im Gesunden ist nicht möglich. Therapeutisch haben sich Jodgaben bewährt, ganz besonders aber die Röntgenstrahlen. Von den Antibiotika gilt heute Penizillin G in hohen Dosen als Mittel der Wahl (Dauertropfinfusion mit 10 bis 20 Millionen IE Penizillin G täglich, etwa 4 bis 6 Wochen lang. Weiterbehandlung mit täglich 2 bis 5 Millionen IE Penizillin intramuskulär über mehrere Monate). Vielleicht spielt hier die durch Beseitigung der Mischinfektion entstehende Milieuänderung eine wichtige Rolle. Versuche mit einem Strahlenpilzantigen (LENTZE) haben bisher kein praktisch brauchbares Ergebnis gezeitigt.

Von der Aktinomykose ist die **Nokardiose** (s. a. S. 60) klinisch schwer zu unterscheiden. Morphologisch sind im GRAM-gefärbten Präparat von Eiter oder Sputum ebenfalls echt verzweigte, grampositive Fäden zu sehen; zumeist sind sie kürzer als die Fäden von Aktinomyces israelii. Die Kultur kann auf den üblichen bakteriologischen Nährböden bei 37°C oder auch bei Zimmertemperatur unter aeroben Bedingungen bei 7tägiger Bebrütung erfolgen. Die Nokardien, von denen bisher etwa 30 Arten bekannt sind – die wichtigste ist Nocardia asteroides – kommen als Saprophyten bei Pflanzen vor; auch im Erdboden und auf der menschlichen Haut sind sie verbreitet. Man nimmt an, daß die Infektion des Menschen auf exogenem Wege vor sich geht. Lungeninfektionen, Pleuraempyeme und Hirnabszesse sind die wichtigsten klinischen Verlaufsformen der Nokardiose. Die Therapie sollte mit Sulfanilamiden (Sulfadiazin 6 bis 12 g/die zusammen mit Breitspektrum-Antibiotika) erfolgen, Penizillin und Streptomyzin sind wirkungslos.

10.5.4. Tollwut (Lyssa, Rabies) (Tab. 10.3)

Die Tollwut ist eine akute Infektionskrankheit des Zentralnervensystems, vom Rabiesvirus hervorgerufen. Die letzten Jahrzehnte haben in unseren Breiten zu einer starken Verbreitung dieser Zoonose unter den Wild- und Haustieren (Füchse, Rehe, Dachse, Hunde, Katzen) geführt. Dadurch sind Menschen, die berufsmäßig viel mit Tieren und Tierkadavern umgehen, in besonderem Maße gefährdet: Tierärzte, Schlächter, Wildhändler, Förster, Jäger, Waldarbeiter, Abdecker, auch Personal von Tollwutlaboratorien.

Das *Virus* gelangt in Speichel und Urin wutkranker Tiere und wird beim Biß oder durch Lecken und Kratzen übertragen. Aus der Wunde gelangt es auf dem Blut- und Lymphweg in das Zentralnervensystem. In durchschnittlich 5–25% wird die Infektion manifest (SCHNEIDER): Beginn mit Kopfschmerz, Übelkeit, dann Muskelzuckungen und -konvulsionen; es folgen Schlafstörungen, Wutanfälle, tonisch-klonische Krämpfe, Atemstörungen und Hydrophobie (schmerzhafte Schlundkrämpfe beim Anblick von Getränken). Der Ausgang ist immer tödlich. Eine spezifische Therapie der ausgebrochenen Tollwut existiert bislang nicht, die Behandlung beschränkt sich auf Intensivpflege und Sedierung.

Aktive Immunisierung

Vorbeugende Impfung gegen Tollwut ist nun möglich geworden; sie erfolgt mit *Tollwut HDC-Vakzine*[1] und erfordert 3 Injektionen an den Tagen 0, 7 und 21 oder an den Tagen 0, 28 und 56. Es entsteht dadurch eine ausreichende Immunität für 3 bis 5 Jahre. Auffrischungsimpfungen sollten alle 3 Jahre erfolgen. Jede Einzeldosis beträgt für Erwachsene wie Kinder aller Altersstufen 1,0 ml.

Tollwutverdacht

Der Verdacht auf eine Tollwutinfektion besteht immer bei Verletzung oder Belecken durch ein tollwutkrankes oder tollwutverdächtiges Tier. Ein alsbaldiger serologischer Nachweis einer Tollwutinfektion existiert nicht; dieser gelingt erst bei Manifestwerden der Erkrankung. Deshalb kann der Verdacht beim Verletzten in der Inkubationszeit (sie beträgt durchschnittlich 1 bis 3 Monate) nur durch Beobachtung und/oder Untersuchung des Tieres geklärt werden.

1 *Tollwut-HDC-Vaccine* (Behringwerke AG, Marburg/Lahn) = abgeschwächte menschliche Diploid-Zellkulturvakzine).

Tabelle 10.3 Behandlungsschema für die postexpositionelle Tollwutprophylaxe (OBERDOERSTER 1978)

Expositionsart	Diagnose beim Expositionstier	Behandlungsschema
1. Indirekter Kontakt, Kontakt mit der unverletzten Haut	tollwutpositiv	keine Impfung[1]
2. Belecken oder Bespeicheln der Haut, sonstiger Kontakt bei sichtbar verletzter Haut	tollwutpositiv, klinisch verdächtig, ungeklärter Verdacht	6tägig je eine Injektion am 0., 1., 2., 3., 4. und 5. Tag sowie 3 Boosterinjektionen am 15., 25. und 95. Tag *Einzeldosis:* 4,5 ml[4]
3. Schleimhautkontakt, leichte oder mittlere Verletzungsexposition	tollwutpositiv, klinisch verdächtig, ungeklärter Verdacht	6tägig je eine Injektion am 0., 1., 2., 3., 4. und 5. Tag sowie 3 Boosterinjektionen am 15., 25. und 95. Tag *Einzeldosis:* 4,5 ml[2]
4. Verletzungsexpositionen durch Wildkarnivoren, Verletzungen an Kopf und Hals, schwere und multiple Verletzungen, Fingerverletzungen	tollwutpositiv, klinisch verdächtig, ungeklärter Verdacht, tollwutpositiv, klinisch verdächtig	Immunglobulingabe: 40 bzw. 20 IE/kg[3] plus 14tägig je eine Injektion am 0., 1., . . . und 13. Tag sowie 3 Boosterinjektionen am 23., 33. und 103. Tag (bei extrem schweren Verletzungen: statt 14tägige 21tägige Impfstoffbehandlung) *Einzeldosis:* 4,5 ml[2]
5. Erneute Expositionen aller Schweregrade mehr als 3 Monate nach Abschluß einer vorangegangenen vollständigen Schutzimpfung		bei serologischem Nachweis der Antikörperbildung nach der vorausgegangenen Impfung: 1 Injektion mit 3 ml (und serologische Kontrolle) ohne serologischen Nachweis: 4 Boosterinjektionen mit 3 ml am 0., 10., 20. und 90. Tag

1 Bei Personen, bei denen keine genaue Anamnese hinsichtlich der Art des Kontaktes erhoben werden kann (z. B. Kleinkinder) sollte wie bei [2] verfahren werden
2 Kinder bis zum vollendeten 10. Lebensjahr erhalten 3 ml, Kinder ab 11. Lebensjahr erhalten die jeweilige Erwachsenendosis
3 Bei Anwendung heterologen Immunglobulins – 40 IE/kg; bei Anwendung homologen Immunglobulins – 20 IE/kg
4 Antirabies-Zellkulturimpfstoff (Import aus der UdSSR)

Jeder Verdacht auf Tollwutinfektion (Bißverletzung, Bespeichelung, Berührung von Tierkadaver) ist *meldepflichtig.*

Alle Personen mit Verdacht auf Tollwutinfektion sind unverzüglich aktiv und passiv zu immunisieren. Sofern sich der Verdacht auf Tollwuterkrankung bei dem Tier nicht bestätigt, sollte die Immunisierung niemals abgebrochen, sondern als prophylaktische Impfung vervollständigt werden.

Lokale Schutzmaßnahmen

Die lokalen Schutzmaßnahmen für den von einem tollwütigen oder tollwutverdächtigen Tier gebissenen oder beleckten Menschen bestehen in:

1. gründlicher Ausspülung der Bißwunde (Leckstelle) mit kräftiger (20%iger) Seifenlösung oder 1%iger Lösung von Benzalkoniumchlorid[1] oder einer Lösung einer anderen quaternären Ammoniumbase[2] zum Zwecke der chemischen Zerstörung bzw. Inaktivierung des eingebrachten Virus; auch Alkohol (mindestens 43%ig) ist zur Sofortbehandlung geeignet.
2. Jodierung der Wunde und ihrer Umgebung.
3. Wundauf- und Wundausschneidung möglichst innerhalb von 2 bis zu 12 Stunden, um mit den ausgeschnittenen Wundrändern alles Virus mechanisch zu eliminieren. Nur bei Verletzung von Gesicht und Händen ist Zurückhaltung mit der Wundexzision erlaubt. Dann sollte aber das Wundgebiet mit Tollwut-Immunglobulin[3] zum Zwecke der passi-

1 *C*[4] (VEB Leuna-Werke, Leuna Kr. Merseburg); *Zephirol* (Farbfabriken Bayer AG Leverkusen)

2 *Fesiamon* (VEB Fettchemie, Karl-Marx-Stadt)

3 *Heterologes Anti-Rabies-Gammaglobulin* (Import aus der Sowjetunion); *homologes Tollwut-Immunglobulin* (Behringwerke, Marburg) oder *Rabies-Immunglobulin-Hyperab* (Tropon-Cutter-Köln). Bei Anwendung des heterologen Immunglobulins – 40/IE pro kg Körpergewicht, bei Anwendung des homologen Immunglobulins – 20 IE/kg

ven Immunisierung mit der Hälfte der Gesamtdosis um- und unterspritzt werden (s. u.), der Rest ist intramuskulär (intraglutäal) zu verabreichen.
Bißwunden dürfen nie genäht werden.

Die *passive Impfung* mit humanem (homologem) Anti-Rabies-Immunglobulin ist nur postexpositionellen Fällen vorbehalten und dann immer in Kombination mit der gleichzeitig einzuleitenden aktiven Schutzimpfung mit HDC-Tollwutimpfstoff in Form einer Simultanimpfung. Dosierung: 20 IE pro kg Körpergewicht, die nicht überschritten werden soll.
Die passive Impfung darf nicht wiederholt werden. Bei Zeichen eines anaphylaktischen Schocks soll sofort Adrenalin (0,25 bis 0,5 ml einer 10fach verdünnten Stammlösung von Suprarenin) langsam intravenös injiziert werden. Zusätzlich Kortikosteroide (30 mg/kg Körpergewicht) ebenfalls langsam intravenös.

4. Postexpositionelle Tollwutschutzimpfung (aktive Immunisierung mit HDC-Vakzine).
a) *Bei vorher* – was die Regel sein dürfte – *nicht grundimmunisierten Personen* (Erwachsenen wie Kindern jeden Alters) werden 6 Injektionen verabfolgt; die erste möglichst unmittelbar nach der Exposition, dann je eine am 3., 7., 14., 30. und 90. Tag. Als Tag 0 gilt der Tag der ersten Injektion.
Die Einzeldosis beträgt für Erwachsene wie Kinder jeden Alters immer 1,0 ml. Applikation intramuskulär, vorzugsweise intraglutäal.
b) *Bei Personen mit Grundimmunisierung durch HDC-Vakzine*
Wenn die Grundimmunisierung nicht länger als 3 Jahre zurückliegt, genügen (WHO-Empfehlung) 2 Auffrischungsimpfungen (Tag 0 und 10) mit je 1,0 ml HDC-Vakzine.
5. Behandlungsschema für die postexpositionelle Tollwutprophylaxe unter Verwendung von Antirabies-Zellkulturimpfstoff nach SELIMOV und Immunglobulin: siehe Tabelle 10.3 nach OBERDOERSTER.

10.5.5. Milzbrand (Anthrax)
(s. Kapitel 11.6)

10.5.6. Rotz (Malleus)

An sich ist der Rotz eine Tierkrankheit, von der Pferde, Esel, Maulesel, seltener Hunde und Katzen befallen werden (Actinobacillus mallei). Die Ansteckung von Menschen geschieht durch den Mund- und Nasenschleim oder das Wundsekret rotzkranker Tiere.
Als *Eintrittspforte* kommen beim Menschen kleinste Verletzungen der Hände und des Gesichtes in Frage, seltener die Schleimhäute der oberen Atemwege und des Mundes. Durch den Genuß von Fleisch rotzkranker Tiere sind Rotzepidemien ausgelöst worden.
Die *Inkubationszeit* beträgt 3 bis 7 Tage.
Beim *akuten Rotz* zeigen sich unter Schüttelfrost, Fieber und typhusartigen Allgemeinsymptomen vorwiegend an Gesicht und Händen, seltener am Stamm pemphigusartige Bläschen und Knotenbildungen, sogenannte Rotzpusteln, die durch Zerfall zu Rotzgeschwüren mit unterminierten Rändern werden. Karbunkelartige Infiltrate der Subkutis schmelzen zu jauchigen Abszessen ein.
Über miterkrankte Lymphknoten, Lymph- und Blutgefäße werden die Rotzerreger in die Blutbahn eingeschleppt und setzen als Bakterienemboli Rotzmetastasen in vielen Organen, besonders den Muskeln, Knochen, Gelenken und Lungen.
In 2 bis 3 Wochen führt der akute Rotz fast immer unter den Zeichen der schweren bakteriellen Allgemeininfektion zum Tode.
Bei *subakuten und chronischen Verlaufsformen* zieht sich die Erkrankung über Monate und Jahre hin, um doch noch in über 50% tödlich zu enden.
Verwechslungen mit Aktinomykose, Tuberkulose und Spätsyphilis machen die Diagnose schwierig.
Ein Behandlungsversuch mit Tetrazyklinen oder Streptomyzin kann gemacht werden.

Literaturverzeichnis

Zu Gasödem

Grün, L., S. Tarbiat, und *D. Höfer,* Zur Epidemiologie der Gasbrandinfektion. Zbl. Chir. *91* (1966) 388

Kaufner, H. K., und *H. Schott,* Erfahrungen bei der Behandlung des Gasödems. In: P. Eckert und G. Rodewald, Hygiene und Asepsis in der Chirurgie. Thieme, Stuttgart 1977

Möbius, G., M. Konrath und *H. Heinrich,* Tödliche Gasbrandinfektion nach ärztlichen Eingriffen. Dtsch. Ges. wesen *17* (1962) 534

McSwain, B., J. L. Sawyers und *M. R. Lawler,* Clostridial infections of the abdominal wall. Ann. Surg. *163* (1966) 856

Schmauss, A. K., E. Bahrmann und *W. Fabian,* Gasbrandbehandlung und hyperbare Oxygenation. Zbl. Chir. *98* (1973) 912–925

–, Die Begutachtung von Gasbranderkrankungen. Zbl. Chirurgie *105* (1980) 300–314

Schott, H., Therapie des Gasödems. Chirurg *46* (1975) 15–20

Wolter, J., und *H. Schott,* Notwendige therapeutische Maßnahmen beim Gasödem. Akt. Traum. *8* (1978) 367–374

Zu Tetanus und Diphtherie

Bürkle de la Camp, H., Probleme der Tetanusprophylaxe. Langenbecks. Arch. klin. Chir. *301* (1962) 427

Clauberg, G., Die Tetanusinfektion. Hefte z. Unfhkde *138* (1979) 173–179

Devens, K., und *P. Schostok,* Zur neuzeitlichen Therapie des Tetanus. Chirurg 1957, 253
Eckmann, L., Tetanus. Basel 1960
Empfehlungen zur Tetanusprophylaxe, Ausgabe 1978, unveränderter Nachdruck Juli 1979. Mittl. der Dt. Ges. f. Chir. 4/1979
Glenn, zit. bei Usadel, Ärztl. Wschr. *2* (1952) 521
Grill, W., Tetanus, Therapie und Prophylaxe. M.kurse ärztl. Fortbild. *14* (1964) 646
Haas, R., und *R. Thomssen,* Was leistet die beschleunigte Tetanusprophylaxe? Mschr. Unfallheilk. *70* (1967) 361
Hertel, W., Tetanusprophylaxe. Med. Welt *15* (1968) 988
Hollmann, D., Über den postoperativen Tetanus. Bruns Beitr. klin. Chir. *200* (1960) 99
Meyer, R., und *E. Ransom,* Arch. exper. Path. (D.) *28* (1903) 369
Müller, W. M., Tetanus-Simultanprophylaxe mit menschlichem Tetanus-Hyperimmun-Globulin, »Die gelben Hefte« *15* (1968) 697
Oberdoerster, F., W. Thilo, A. K. Schmauss und *G. Benad,* Empfehlungen zur Prophylaxe und Therapie des Tetanus. Dtsch. Ges.wesen *28* (1973) 2070–2076
Penitschke, Zur Pathogenese des Tetanus: Über den Gifttransport im motorischen Nerven. Langenbecks Arch. klin. Chir. *274* (1953) 435
Ramon, G., Chirurg 1952, 341
–, and *Zoeller,* Cpt. rend. Acad. sc. *182* (1926)
Richtlinien zur Tetanusprophylaxe, Verf. u. Mitt. des Min. f. Gesw. der DDR *10* (1978) 92
Schmauss, A. K., Tetanusprophylaxe aus chirurgischer Sicht. Zbl. f. Chir. *99* (1974) 1441–1449
Ströder, J., Grundlagen der Diphtherie. Münch. med. Wschr. *118* (1976) 1623–1630
Windorffer, A., Diphtherie 1976. Med. Welt *28* (1977) 1577–1582
Zimmermann, G., Tetanusbekämpfung aus immunologischer Sicht. Z. ärztl. Fortbild. *69* (1975) 1284–1286

Zu Tuberkulose

Franke, K., Spondylitis tbc. Schwierigkeiten der Frühdiagnose bei vorausgegangenem akutem und chronischem Trauma. Z. ärztl. Fortbild. 1954, 833
Freerksen, E., Tuberkulose im Wandel. Internist *19* (1978) 156–160
Göb, A., und *H. Blaha,* Der heutige Stand der konservativen und operativen Behandlung der Gelenktuberkulose im Erwachsenenalter. Münch. med. Wschr. *117* (1975) 1313 bis 1316
Kastert, J., Knochen- und Gelenktuberkulose. Chirurg *40* (1969) 533–536
Lauber, K., Trauma und Tuberkulose. Med. Klin. 1949, 161
Mlczoch, F., Chemotherapie der Tuberkulose, Wien 1973
Rothkopf, M., und *S. Lenk,* Zur Epidemiologie der Urogenitaltuberkulose, ihrer medikamentösen Behandlung. Analyse und Prognose des eigenen Krankenmaterials. Z. Urol. *65* (1972) 95–115
Schlegel, K. F., Die Knochen- und Gelenktbc. Prax. Pneumol. *31* (1977) 724–733
Schmitt, W., Allgemeine Chirurgie, 9. Aufl. Leipzig 1979

Zu Aktinomykose

Haas, R., Zwei für den Chirurgen wichtige Impfungen. Chirurg *47* (1976) 655–661
Lentze, F. A., Zur Ätiologie und spezifischen Diagnostik der Aktinomykose. Med. Klin. (1950) 992–996
–, Endogene und exogene Aktinomykose. Zbl. Chir. *76* (1951) 700
Reitter, H., Die primäre pleuro-pulmonale Aktinomykose Zbl. Chir. *79* (1954) 993–1001
Serfling, H. J., J. Parnitzke und *H. Baudik,* Beiträge zur Aktinomykose unter Berücksichtigung der modernen Behandlungsmethoden. Zbl. Chir. *79* (1954) 1002–1015

Zu Tollwut

Empfehlungen zur präexpositionellen Tollwut-Prophylaxe und postexpositionellen Tollwutschutzbehandlung. Stand 15. V. 1979. Mittlgen. der Dt. Ges. f. Chirurgie
Haas, R., Zwei für den Chirurgen wichtige Impfungen. Chirurg *47* (1976) 655–661
Haase, M., und *W. Schneider,* Die Immunprophylaxe gefährdeter Personen mit Tollwut-HDC-Impfstoff. Dtsch. med. Wschr. *103* (1978) 2033
Oberdoerster, F., Immunprophylaxe der Tollwut. Zbl. Chir. *103* (1978) 1585–1590
Ott, H., Wutschutzbehandlung. Dtsch. med. Wschr. *92* (1967) 2135
Sinnecker, H., H. W. Crodel, L. Apitzsch, G. Demski, G. Rasch und R. Sinnecker, Komplikationen nach Tollwutschutzimpfung und ihre Behandlungsmöglichkeiten. Z. ärztl. Fortbild. *70* (1976) 306–310
WHO-Expert Commitee on Rabies 6th Report. WHO Techn. Rep. Ser. Nr. 523 (1973)
Verfügungen und Mitteilungen des Min. f. Gesw. der DDR 8/1971 S. 34 (Tollwutimpfstellen in der DDR)

11. Chirurgisch-bakterielle Infektionen in den Tropen

A. K. SCHMAUSS

Alle in Ländern mit gemäßigtem Klima zu pyogenen, putriden und anaeroben Infektionen führenden Erreger kommen auch in den tropischen Regionen vor. Der Verlauf der durch sie hervorgerufenen Erkrankungen kann dort, bei der oft unter- und mangelernährten Bevölkerung und später chirurgischer Versorgung, viel schwerer sein. Neben Lokalbehandlung und allgemeiner (und lokaler) Antibiotikatherapie ist daher in vielen Fällen auch eine intensive Allgemeinbehandlung mit Eiweiß- und Plasmasubstitution, hohen Vitamingaben und Bluttransfusionen erforderlich.

Einige der früher auch in den nördlichen Zonen auftretenden bakteriellen Infektionen sind in den Tropen auf Grund ungünstiger hygienischer Bedingungen noch sehr häufig. An erster Stelle steht in allen Entwicklungsländern die Tuberkulose, ihr folgt an Bedeutung die Lepra.

11.1. Tuberkulose

Neben den pulmonalen Formen erfordern dort vor allem die zu ausgedehnten Zerstörungen führende Knochen- und Gelenktuberkulose und die Tuberkulose der Wirbelsäule chirurgische Eingriffe.

11.2. Lepra

Die Zahl der Leprakranken in allen Erdteilen wird auf 15 Millionen geschätzt. Jeder in tropischen Ländern arbeitende Chirurg wird daher früher oder später mit ihr konfrontiert.

Frühmanifestationen der Erkrankung, wie die akute Lepraneuritis und Spätfolgen, wie Lähmungen, trophische Geschwüre, Knochenläsionen und starke Entstellungen, können chirurgische Eingriffe notwendig machen.

Die vorwiegend im N. ulnaris an der oberen Extremität und im N. peronaeus an der unteren Extremität auftretende *akute Neuritis* erfordert neben antilepröser Therapie exakte Ruhigstellung der betroffenen Gliedmaße im Gipsverband bei Funktionsstellung und Gaben von Kortikosteroiden. Bei sehr starken Schmerzen können perineurale Injektionen mit 5 bis 10 ml Prokain 0,5%ig, 25 mg Prednisolon und 1500 E Hyaluronidase versucht werden.

Ist es bereits zu einer Lähmung gekommen, so können die unerträglichen Schmerzen im Bereich der Nn. ulnaris und peronaeus durch ausgedehnte Freilegung der Nerven und Spaltung der fibrösen Nervenscheide beeinflußt werden. Oft findet sich dabei der Nerv ödematös verdickt, gerötet, er quillt aus der Scheide. Gelegentlich findet man durch Autolyse des Nervs hervorgerufene Pseudoabszesse, vor allem am Ulnarisnerv oberhalb des Ellenbogens und am N. peronaeus, lateral des Fibulaköpfchens. Nach Absaugung dieser Nekrosen kann die Operationswunde primär verschlossen werden.

Als Folge wiederholter Traumen kommt es in anästhetischen Partien, vorwiegend an den Fußsohlen (Abb. 11.1) und den Händen, zu *trophischen Ulzera*, deren Auftreten durch peinliche Hygiene, geeignetes Schuhwerk und tägliche Inspektion hintangehalten werden kann. Das akute trophische Ulkus wird meist durch einen subkutanen oder intradermalen Bluterguß bzw. durch eine kleine Eiterblase angekündigt. In diesem Stadium kann das

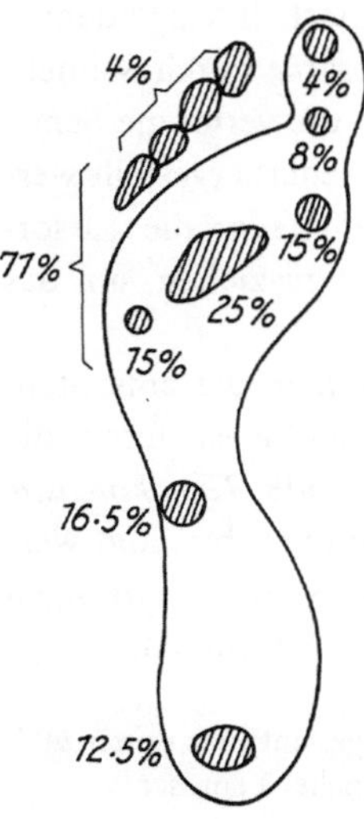

Abb. 11.1 Lokalisation der trophischen Ulzera an den Fußsohlen bei Lepra

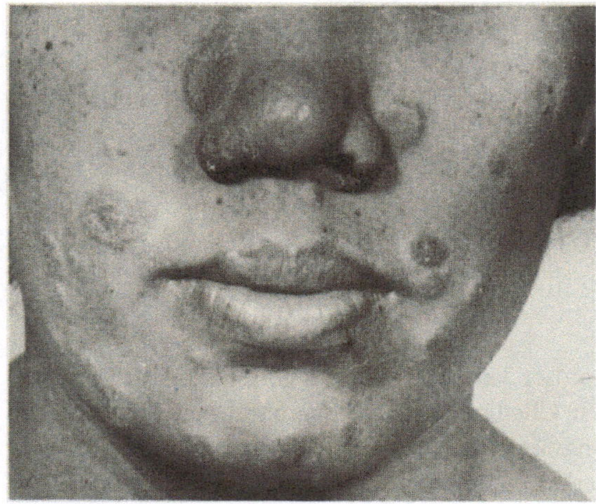

Abb. 11.2 Lepra tuberculoides des Gesichtes

Fortschreiten des Prozesses durch zwei- bis dreiwöchige Bettruhe und sorgfältige Pflege zur Verhütung einer Superinfektion verhindert werden. Ist es zur Entwicklung eines Ulkus gekommen und fehlen Entzündungszeichen an den benachbarten Weichteilen und Knochen, so kann ein Unterschenkelgehgips innerhalb von fünf bis acht Wochen zur Heilung führen. Sind jedoch entzündliche Reaktionen vorhanden, ist unbedingt Bettruhe mit Hochlagerung der Gliedmaße notwendig.

Bei den *chronischen trophischen Ulzera* sind je nach Lokalisation Vorfuß- oder Unterschenkelamputationen in Erwägung zu ziehen. Dabei muß aber beachtet werden, daß die prothetische Versorgung der gefühllosen Stümpfe äußerst schwierig ist.

Wegen der Folgezustände nach Lähmungen ist bei der überwiegenden Zahl der Patienten die nichtoperative Behandlung mit physiotherapeutischen Maßnahmen und die Versorgung mit orthopädischen Hilfsmitteln der technisch in dem veränderten Gewebe schwierigen und die Mitarbeit des Patienten erfordernden chirurgischen Therapie durch Sehnenverpflanzungen vorzuziehen, da die verlorene Sensibilität durch keine Operation wiederhergestellt werden kann. Doch ist bei *Fazialislähmung* die Tarsorrhaphie rechtzeitig in Erwägung zu ziehen, um das Auge zu erhalten.

Nach Ausheilung der Lepra können die entstellenden *fibrösen Leprome* an Ohren und Nase, ferner die oft enormes Ausmaß annehmende *Gynäkomastie* durch einfache Korrekturoperationen beseitigt werden. Die »*facies leonina*«[1] und schwere Zerstörungen der Nase erfordern kosmetische Operationen.

1 »*facies leonina*« (lat.) = Löwengesicht; das durch zahlreiche Knoten entstellte Gesicht mancher Lepröser

Chemotherapie der Lepra: An die Stelle der bisher üblichen Monotherapie der Lepra mit Diamino-Diphenylsulfon (D. D. S.) wird jetzt eine Kombinationstherapie mit den Präparaten Rifampizin (R. M. P.), Isoniazid (I. N. H.), Prothionamid (P. T. H.) und D. D. S. empfohlen, die zu einer erheblichen Verkürzung der Behandlungsdauer führt.

11.3. Tropische Ulzera

Außerordentlich häufig kommen in allen tropischen Ländern (Abb. 11.3) Geschwüre an den unteren Extremitäten, seltener an den oberen Gliedmaßen und am Rumpf vor. Ihr Anteil am Gesamtkrankengut größerer Einrichtungen schwankt zwischen 6 bis 14% nach neueren Arbeiten. Nach der (mutmaßlichen?) Ätiologie unterscheiden wir das phagedänische Ulcus tropicum, Noma, Buruli-Ulkus und das diphtherische tropische Ulkus.

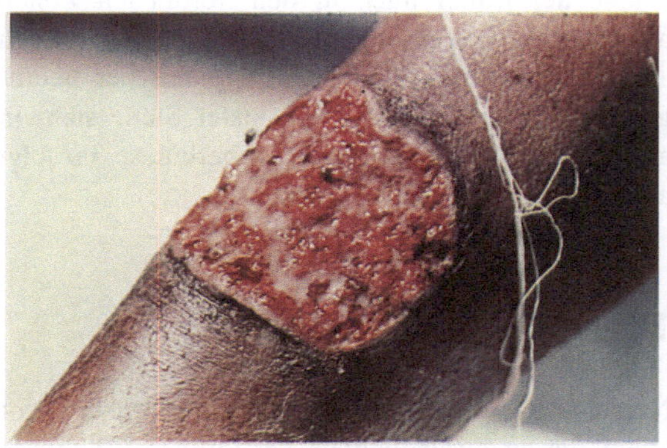

Abb. 11.3 Ulcus cruris tropicum (Beobachtung von Dr. med. K. Schröder – Berlin, z. Z. Aden, VDRJ)

11.3.1. Phagedänisches Ulcus tropicum

Bei ihm finden sich in den frühen Stadien neben den gelben Staphylokokken und ß-hämolysierenden Streptokokken stets Bacillus fusiformis und die Spirochaeta Borrelia vincentii, die als die ursächlichen Erreger angesehen werden, seit es McAdam 1966 gelang, bei gesunden Personen durch das Aufbringen dieser Erreger auf unverletzte Haut unter feuchten Okklusivverbänden die typischen Geschwüre hervorzurufen. Diese Keime kommen im Mund der Patienten vor und werden entweder durch Speichel oder durch Fliegen auf oberflächliche Wunden übertragen.

Klinisches Bild und Verlauf sind charakteristisch: Die überwiegende Zahl dieser Ulzera entwickeln sich am distalen Unterschenkel und am Fußrücken. Nach einer meist nur oberflächlichen Läsion der Haut kommt es lokal zu einer sehr schmerzhaften ödematösen Schwellung und zum Auftreten von Bläschen mit blutig-serösem Inhalt. Die Haut wird innerhalb weniger Tage nekrotisch, es bildet sich ein gelblicher oder schwarzer Schorf; grüner, charakteristisch faulig riechender Eiter wird abgesondert. Unter dem Schorf entwickelt sich ein Ulkus, das bis zu 10 × 10 cm groß werden kann; Muskeln, Sehnen und Knochen können mitbeteiligt sein. Der Geschwürsrand ist aufgeworfen und unterminiert, die Granulationen bluten leicht.

Therapie

Frühe Formen der phagedänischen Ulzera sprechen ausgezeichnet auf Penizillin an. Wenn gleichzeitig eine entsprechende Lokalbehandlung durch Salbenverbände erfolgt, verschwindet der typische Geruch innerhalb von 24 Stunden, die Epithelisierung erfolgt in wenigen Tagen.

Bei älteren und großen Geschwüren führen Okklusivverbände nicht zur Heilung, eher zur Vergrößerung des Ulkus. Exzision des Ulkus und nachfolgende Deckung mit einem Spalthautlappen hat sich bewährt.

Unbehandelt gehen diese Ulzera in die chronische Form über, bei denen große plastische Eingriffe, meist Lappenplastiken, zur Heilung notwendig und berechtigt sind, da die Frequenz der malignen Degeneration sehr hoch ist. Ist es zum Ulkuskarzinom gekommen, so ist die Unterschenkelamputation mit Dissektion der Leistenregion erforderlich.

11.3.2. **Noma (Cancrum oris)** (s. a. S. 174)

Zum phagedänischen tropischen Ulkus gehört auch das schwere Krankheitsbild der Noma. Bei ihr befinden sich ebenfalls im erkrankten Gewebe massenhaft fusiforme Bakterien und Borrelia vincentii. Die Noma beginnt mit einer Gangrän der Gingiva, die rasch auf die Kieferknochen, die benachbarte Wangenschleimhaut und Haut übergreift. Sehr früh tritt eine Demarkationslinie zwischen dem noch gesunden und dem abgestorbenen Gewebe auf. Schon nach 4 bis 6 Tagen können sich die nekrotischen Weichteile abstoßen, die Knochensequester nach 4 bis 5 Wochen.

Die Noma tritt ausschließlich bei unter- und mangelernährten Personen, vorwiegend bei Kindern auf. Malaria und Masern scheinen begünstigende Faktoren zu sein.

Die *Therapie* besteht in der akuten Phase

1. in qualitativ ausreichender Ernährung, zusätzlich hohen Vitamingaben und Eisenzufuhr;
2. in antibiotischer Therapie, einmal gegen die lokale Infektion und zur Prophylaxe einer Pneumonie;
3. in spezifischer Therapie der Begleitkrankheiten;
4. in sorgfältiger Mundpflege.

Kleine Defekte können durch Epithelisierung ausheilen, bei größeren kommt es zu ausgedehnten Narbenkontrakturen mit schwerem Trismus, die nur durch Lappenplastiken behoben werden können.

11.3.3. **Buruli-Ulkus** (Abb. 11.4)

Von den phagedänischen tropischen Ulzera muß das durch das *Mycobacterium ulcerans* hervorgerufene Buruli-Ulkus – in Afrika Kakerifu – abgegrenzt werden, das erstmals von McCallum 1948 aus Australien, später insbesondere aus der Region Buruli in Uganda beschrieben wurde, aber auch in Mittelamerika, Malaysia und Neuguinea vorkommt. Die Infektion beginnt mit einem subkutanen, nicht schmerzhaften Knoten, von dem aus es zu einer sich rasch ausbreitenden, derben Entzündung kommt, in deren Bereich dann die Ulzeration auftritt. Die

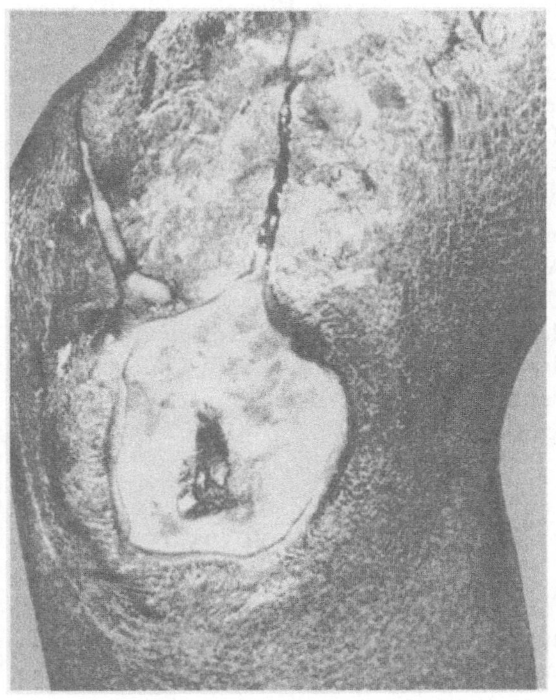

Abb. 11.4 Buruli-Geschwür mit ausgedehnter Unterminierung der Haut

Geschwüre finden sich an Extremitäten und Rumpf und werden sehr groß. Schmerzen, Allgemeinreaktionen und Lymphangitis fehlen. Die Ränder der Geschwüre sind tief unterminiert. Meist ergreift das Geschwür nur die Haut, ein Übergreifen auf Sehnen, Muskeln und Knochen ist selten. Überwiegend sind Kinder im Alter von 5 bis zu 15 Jahren betroffen.

Die *Diagnose* kann durch histologische Untersuchung und Kultur von aus dem Ulkusrand entnommenem Gewebe gesichert werden.

In frühen Stadien der Geschwüre kann die *Therapie* mit Phenazine (B 663 Geigy) und dem Rhiminophenazenderivat Lampren® zur Abheilung führen.

In Spätstadien der Buruli-Ulzera ist eine kombiniert chemotherapeutisch-operative Behandlung mit breiter Exzision der Geschwüre und Deckung mit Spalthautlappen erforderlich, um Narbenkontrakturen zu verhüten.

11.3.4. Diphtherisches tropisches Ulkus

Bei Geschwüren, die bei Patienten in heißen, trockenen Regionen auftreten, ist ein diphtherisches tropisches Ulkus durch eine Infektion mit dem Corynebacterium diphtheriae (s. S. 186) möglich. Auch diese Geschwüre finden sich vorwiegend am Unterschenkel und am Fuß. Sie sind sehr schmerzhaft. Der Schorf sieht grau aus, die Heilungstendenz ist gering. Nicht selten ist der erste Hinweis auf die *Wunddiphtherie* eine periphere Neuritis.

Die *Diagnose* kann nur durch bakteriologische Untersuchung von Wundabstrichen, die immer durch Toxinteste ergänzt werden sollten, gesichert werden.

Für die Therapie haben sich Wundreinigung mit Wasserstoffperoxidspülungen und Okklusivverbände mit Salben oder Gel, denen bakterizid wirkende Antibiotika zugesetzt sind, bewährt.

Ulzera können auch durch *Leishmania tropica* oder durch *Entamoeba histolytica* bedingt sein. Auch bei dem zur Hautatrophie führenden *Kwashiorkor* und bei der *Sichelzellanämie* kann es zu größeren Geschwüren kommen.

11.4. Tropische Pyomyositis

Eine vor allem in den tiefgelegenen Regionen Zentralafrikas, in Mittelamerika und auf den pazifischen Inseln häufige Erkrankung ist die eitrige Myositis, deren Ätiologie heute noch nicht geklärt ist.

Klinik: Von der Erkrankung werden Kinder und Männer im Alter zwischen 20 und 50 Jahren bevorzugt betroffen. Die Erkrankung beginnt mit hohem Fieber und krampfartigen Schmerzen im betroffenen Muskel. Prädilektionsstellen sind die großen Muskeln des Rumpfes und der Extremitäten (Abb. 11.5). Meist ist nur ein Muskel erkrankt, der sich bei Belastung als gespannt, induriert und sehr dolent erweist. Innerhalb weniger Tage treten die klassischen Entzündungszeichen (bei schwarzer Haut an Stelle der Rötung eine ausgeprägte Glanzhaut (Abb. 11.6) auf, und es kommt zur Einschmelzung. Wird in diesem Stadium der Entzündungsherd freigelegt (Abb. 11.7), so findet man den erkrankten Muskel ödematös und weitgehend durch einen großen oder durch mehrere Abszesse zerstört. Der Eiter ist bräunlich und geruchlos. Im Eiter finden sich gelbe Staphylokokken, nur selten wurden auch E. coli nachgewiesen.

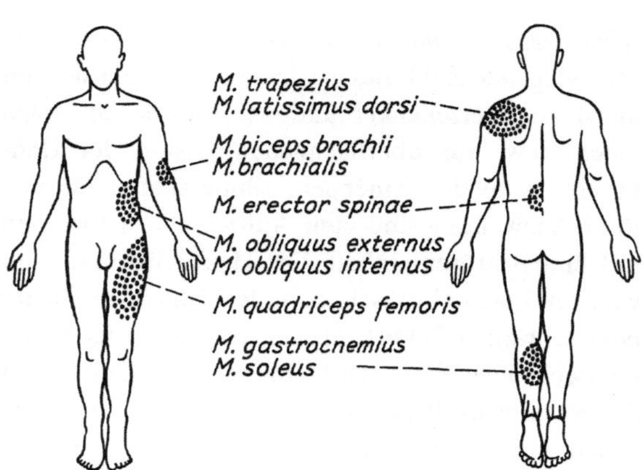

Abb. 11.5 Hauptlokalisationen der tropischen Pyomyositis

Ein Übergreifen auf benachbarte Muskelgruppen ist sehr selten, Spontanperforationen kommen kaum einmal vor. Unbehandelt führen die Abszesse zur bakteriellen Allgemeininfektion mit Metastasen in Lungen, Hirn, Nieren – aber nie in den Knochen –, die Patienten sterben im septischen Schock oder am akuten Nierenversagen.

Differentialdiagnostisch sind akute Osteomyelitis, ein Muskelhämatom und auch Abszeßbildung durch eine Infektion mit dem *Guineawurm* (Dracunculus medinensis) in Erwägung zu ziehen. Letztere liegen nicht intra-, sondern intermuskulär; die Beschwerden bestehen seit Wochen oder Monaten, Fieber, Entzündungszeichen und Schmerzen fehlen dabei.

Die *Diagnose* wird im Frühstadium durch Punktion und bakteriologische Untersuchung gesichert.

Die **Therapie** besteht neben der Allgemeinbehandlung und hochdosierter Antibiotikatherapie in der frühzeitigen Freilegung des Eiterherdes, bei der es zu erheblichen venösen Blutungen kommen kann.

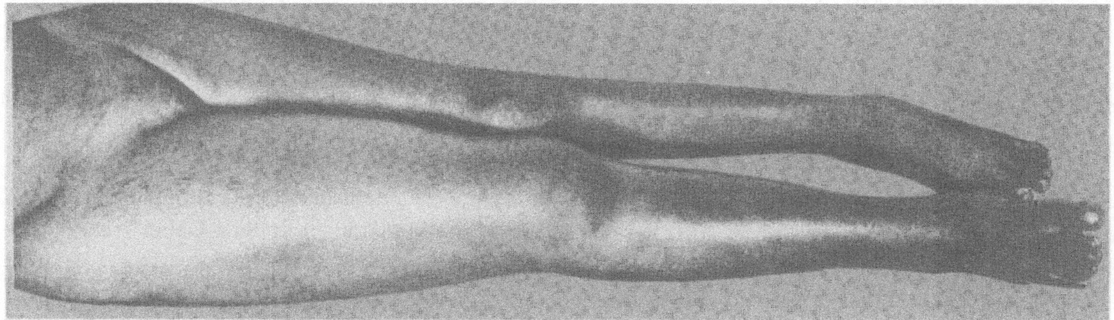

Abb. 11.6 Tropische Pyomyositis. Erkrankung des rechten M. quadriceps femoris

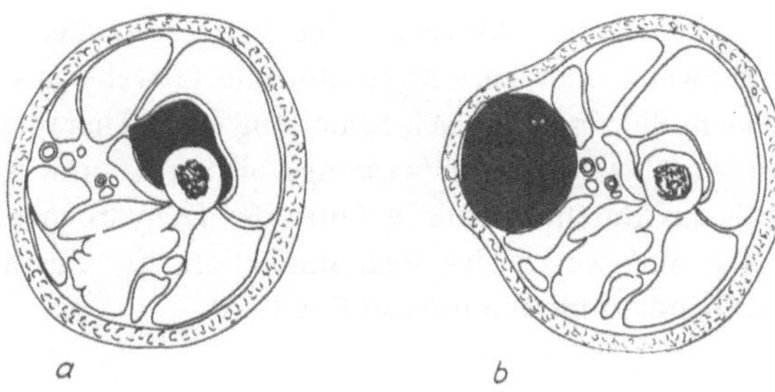

Abb. 11.7 Pyomyositis. *a* Intramuskulärer Abszeß, *b* intermuskulärer Abszeß durch den Guineawurm

Der nekrotische Muskel wird durch Bindegewebe ersetzt, in dem sich bei der histologischen Untersuchung degenerierte, atypische Muskelzellen finden, so daß die Fehldiagnose eines Rhabdomyosarkoms möglich ist.

Neuere Untersuchungen zur Ätiopathogenese dieser eigenartigen Erkrankung lassen es wahrscheinlich erscheinen, daß dem eitrigen Prozeß eine zu Nekrosen führende Schädigung des Muskels durch Cocksackie-B-Virus vorausgeht.

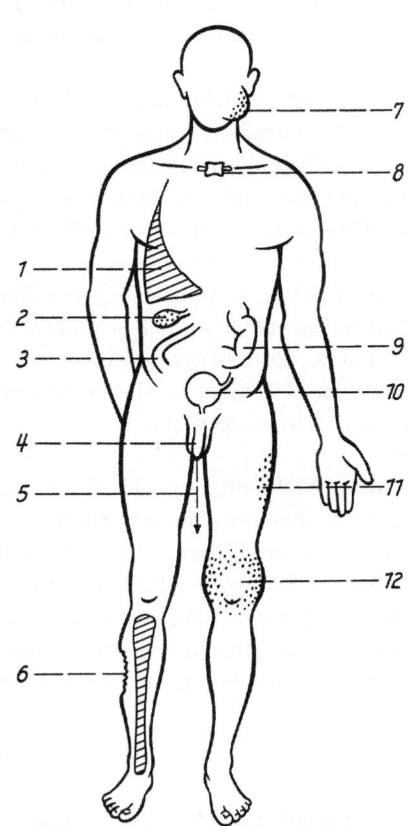

Abb. 11.8 Chirurgische Komplikationen des Typhus abdominalis in den Tropen. *1* Pleuraerguß, *2* akute Cholezystitis, *3* paralytischer Ileus, *4* Orchitis, *5* Blut im Stuhl, *6* Hautulkus, *7* Parotitis, *8* Wirbelosteomyelitis, *9* Dünndarmperforation, *10* akuter Harnwegsinfekt, *11* Muskelabszeß, *12* Arthritis

11.5. Typhus abdominalis (Abb. 11.8)

In den tropischen Regionen ist der Typhus abdominalis eine nicht seltene, oft in den Anfangsstadien ohne schwere klinische Symptome verlaufende Erkrankung. Infolge verminderter Resistenz der Bevölkerung und verzögerter Behandlung kann es dabei zu einer Reihe schwerer chirurgischer Komplikationen kommen. An erster Stelle stehen die *Perforationen des Dünndarms.* Bei klinischer Diagnose einer Peritonitis oder bei einem paralytischen Ileus ist daher immer an einen *ambulatorischen Typhus mit Perforation* zu denken.

Die **Therapie** besteht nach Einleitung der parenteralen Antibiotikatherapie in Laparotomie, Übernähung der Perforation und nachfolgender Spül-Saug-Drainage der Bauchhöhle (s. S. 140).

An zweiter Stelle folgt die *akute Cholezystitis,* bei der die Frühoperation angezeigt ist.

Die wichtigsten *extraabdominalen Komplikationen* sind typhöse Osteomyelitis, Spondylitis und Arthritis. Typhöse Orchitis, Pleuraempyeme und subkutane typhöse Abszesse sind selten.

11.6. Milzbrand (Anthrax)

Der Milzbrand ist in subtropischen Ländern mit ausgedehnter Schaf- und Ziegenhaltung noch sehr häufig. 1968 wurden allein im Iran 1632 Fälle erfaßt.
Der kutane Milzbrand findet sich vorwiegend im Gesicht (60%), am Hals, am Thorax und an den Händen als
– *maligne Pustel,* einer kleinen nekrotischen Hautläsion mit roten Rändern und früher Reaktion der regionalen Lymphknoten,
– *malignes Ödem,* das mit einer Brandblase ähnlichen Bläschen beginnt, rasch ulzeriert und zu einem hochgradigen, sich schnell ausbreitenden Ödem führt.
Nach Inhalation von Milzbrandsporen kann es zum *pulmonalen Milzbrand* (Wollsortierer-Krankheit) kommen, der zur massiven Schwellung der mediastinalen Lymphknoten, zum Auftreten eines hämorrhagischen Pleuraergusses und zur tödlichen Sepsis führt.
Bei choleraähnlichen, schweren blutig-schleimigen Durchfällen ist an einen *intestinalen Milzbrand* zu denken, bei dem die Erreger zu einem Ödem der Schleimhaut des Jejunums und des Magens mit Ulzerationen und Blutungen führen.
Therapie:
Beim kutanen Milzbrand keine Inzision! Die alleinige Antibiotikatherapie mit Penizillin in hohen Dosen führt rasch zur Heilung. In schweren Fällen ist die zusätzliche Gabe von Milzbrandserum angezeigt. Sehr wichtig ist ein adäquater Flüssigkeit- und Elektrolytersatz. Bei Zeichen eines Nebennierenrindenversagens müssen Steroidhormone gegeben werden.

11.7. Chirurgische Komplikationen der Amöbiasis

Bei den in allen tropischen Ländern weitverbreiteten Infektionen mit Entamöba histolytica kann es zu mehreren chirurgischen Komplikationen kommen.

11.7.1. Perakute nekrotisierende Kolitis

Die Patienten sind in einem äußerst schlechten Allgemeinzustand und haben hohes Fieber; es finden sich alle Zeichen eines hochakuten Abdomens: aufgetriebener Leib, Druckschmerz und Muskelabwehr, Subileus, blutige Stühle und, wenn eine Perforation vorliegt, bei der Röntgenuntersuchung freie Luft im Abdomen.
Nur durch die *Operation* nach kurzzeitiger Vorbereitung zum Ausgleich von Störungen im Wasser- und Elektrolythaushalt (Kaliumverlust!), bei der sich Nekrosen in verschiedenen Abschnitten des Dickdarms mit oft mehreren Perforationsstellen finden, sind diese Kranken zu retten. Dabei ist stets die *totale Kolektomie* erforderlich.

11.7.2. Perikolische Abszesse

Häufiger kommt es durch Penetration zu lokalisierten perikolischen Abszessen, die sich zur vorderen Bauchwand oder ins retroperitoneale Gewebe ausbreiten. Sie sind erst nach Einleitung einer Therapie mit Amöbiziden – am wirkungsvollsten ist immer noch das Emetin, heute in Form des Dehydroemetins – und wegen der Begleitinfektion mit einem Breitbandantibiotikum zu eröffnen.

11.7.3. Amöbom

Eine nicht seltene und gelegentlich zu folgenreichen diagnostischen Irrtümern führende Komplikation der Amöbiasis ist das Amöbom. Es handelt sich dabei um eine lokalisierte granulomatöse Reaktion der Darmwand auf die durch die E. histolytica hervorgerufenen Ulzerationen der Schleimhaut. Makroskopisch handelt es sich um große, harte, fibröse Tumoren des Darms, die vorwiegend im Zökum oder im Rektosigmoid lokalisiert sind. Sie können durch die Obstruktion des Darmlumens zum Subileus und auch zum Ileus führen. Gelegentlich werden sie mit einem Karzinom verwechselt. Bei dem langen Mesokolon der Asiaten ist die Invagination eines Amöboms des Zökums nicht selten.
Bei einem Patienten, bei dem es nach einer Amöbenruhr zu einem Tumor des Dickdarms kommt, muß daher immer an ein Amöbom gedacht werden und vor chirurgischen Maßnahmen eine Therapie mit Dehydroemetin (1 mg/kg Körpergewicht) versucht werden, die beim Amöbom innerhalb weniger Tage zur Rückbildung führt.
Die Invagination eines Amöboms läßt sich oft noch nach Tagen desinvaginieren, so daß auch dabei die Indikation zur Resektion fast nie gegeben ist.

11.7.4. Amöbenabszeß der Leber

Der Amöbenabszeß der Leber (Abb. 11.9 bis 11.11) ist die häufigste, extraintestinale Komplikation der

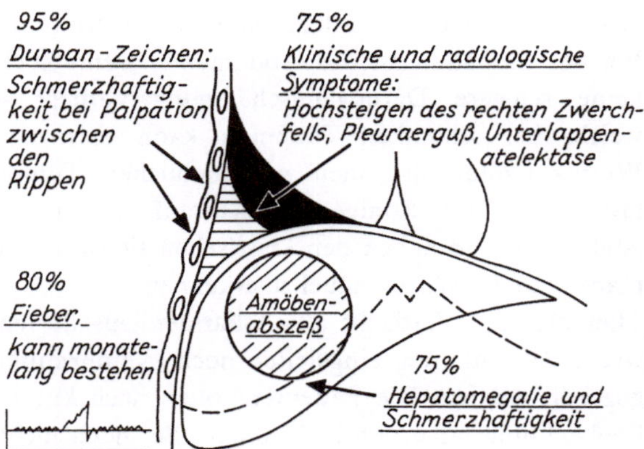

Abb. 11.9 Klinische Symptome des Amöbenleberabszesses

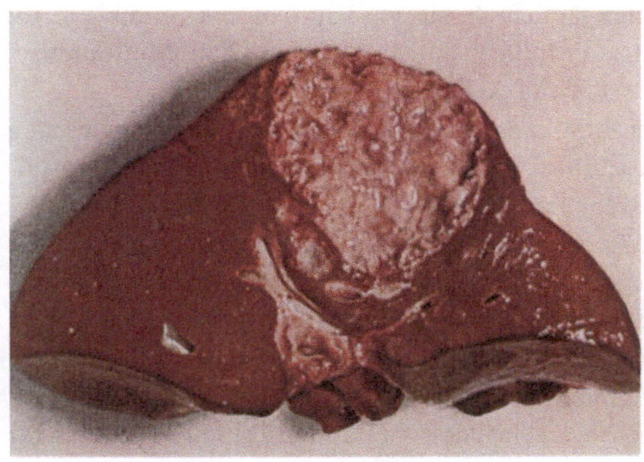

Abb. 11.11 Amöbenabszeß der Leber; makroskopischer Befund (aus RÖSSLE-APITZ, Atlas der pathologischen Anatomie. G. Thieme, Stuttgart 1951)

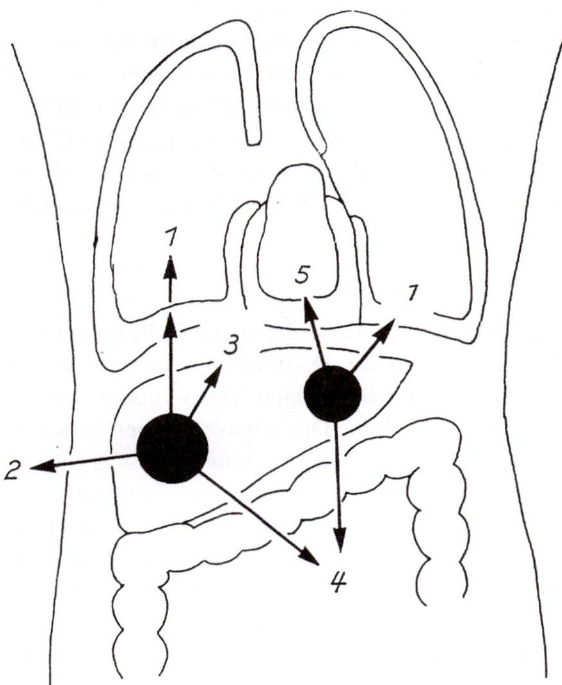

Abb. 11.10 Möglichkeiten der Perforation von Leberabszessen. *1* in die Pleura, *2* in die Bauchwand, *3* in den subphrenischen Raum, *4* in die freie Bauchhöhle, *5* in den Herzbeutel

Amöbiasis, die noch Jahre nach der primären Erkrankung und nach Rückkehr in die Heimat auftreten kann. Er tritt bei etwa 5% aller Fälle nach einer Amöbenruhr auf und kommt in allen Altersklassen vor. Vorwiegend findet er sich als einzelner, großer Abszeß im rechten Leberlappen; multiple Abszesse sind die Ausnahme. Ursache ist die Einschwemmung von Amöben über die V. portae in die Leber, die dort Nekrosen hervorrufen.

Die *klassischen Symptome der Leberabszesse sind:* Fieber, Hepatomegalie, ein starker Druckschmerz der Leber bei Palpation der Zwischenrippenräume mit der Zeigefingerkuppe und ein heftiger Erschütterungsschmerz (BLANC-SIGUIERsches Zeichen), Einschränkung der Verschieblichkeit der Lungengrenzen, Leukozytose mit Linksverschiebung, Anstieg der Blutsenkung.

Die Thorax- und Abdomenübersichtsaufnahmen zeigen bei über 75% der Patienten einen Hochstand des Zwerchfells, oft mit einer Vorbuckelung eines Abschnitts. Ein Zwerchfellerguß kann schon früh vorhanden sein. Bei großen Abszessen ist manchmal ein Flüssigkeitsspiegel in dem vergrößerten Leberlappen zu erkennen.

Wertvolle Hilfsmittel für die Diagnose sind heute neben der Sonographie vor allem die Zöliakographie und die Splenoportographie, die eine exakte Lokalisation der Abszesse ermöglichen, ferner die Leberszintigraphie.

Amöbenabszesse müssen von den multiplen cholangitischen Abszessen, die sich überwiegend im linken Leberlappen finden, abgegrenzt werden.

Nur durch Punktion mit Aspiration des charakteristischen »schokoladefarbigen« Eiters, in dem sich meist keine Keime finden, kann die Diagnose sicher gestellt werden.

Gefährliche *Komplikationen der Leberabszesse* sind:

- Rupturen in Nachbarorgane: Pleuren und Lunge, Perikard, subphrenischer Raum, freie Bauchhöhle und in die Bauchdecken,
- Superinfektion durch unsterile Punktionen oder bei der Perforation.

Therapie: Frühe Amöbenabszesse der Leber können unter konservativer Behandlung mit Emetin, Chloroquin und Metronidazol abheilen. Folgendes Schema hat sich bewährt:

1. bis 12. Tag Dehydroemetin 2 × 30 mg intramus-

kulär täglich, 1. bis 12. Tag Chloroquin 5%ig, 5 ml intramuskulär täglich, 1. bis 5. Tag Metronidazol 3 × 800 mg täglich.
Antibiotikagaben sind nur bei nachgewiesenen Mischinfektionen und Pleura- bzw. Lungenkomplikationen angezeigt.
Führt diese Therapie innerhalb von 5 bis 8 Tagen nicht zum Erfolg, so ist Entleerung des Abszesses durch Punktion, die unter allen Kautelen der Aseptik durchgeführt werden muß, notwendig. Die Punktionsnadeln sollen dabei von der dem Abszeß am nächsten gelegenen Stelle mit gesunder Haut eingeführt werden.
Die Freilegung des Abszesses ist nur bei sehr dickem Eiter, sehr großen Abszeßhöhlen und beim Vorliegen einer Superinfektion berechtigt (EGGLESTON u. Mitarb.).

11.8. Chirurgische Komplikationen der Wurminfektionen

Vor allem in feucht-warmen tropischen Ländern spielen die durch Würmer verursachten Krankheiten eine sehr große Rolle. Bei vielen dieser Wurminfektionen können Komplikationen auftreten, die eine chirurgische Therapie erfordern.

11.8.1. Askaridenbefall

Bei Befall mit *Ascaris lumbricoides,* einem von den größten Menschenparasiten, dessen Weibchen bis 35 cm lang werden, sind die wichtigsten chirurgischen Komplikationen der *Askaridenileus* und die *Gallengangsaskariasis.*

Askaridenileus

Er entsteht:
1. durch Bildung eines Askaridenknäuels, meist im Ileum, das aus mehreren hundert Würmern bestehen kann;
2. durch Volvulus eines Dünndarmsegments, in dem sich nur einige Askariden befinden;
3. durch Spasmus – manchmal mit ileo-ilealer Invagination – um einen einzigen Askaris.

Der Askaridenileus wird in vielen Fällen durch eine vorausgegangene Wurmkur mit ungenügend wirksamen Mitteln begünstigt. Das klinische Bild entspricht weitgehend dem Gallensteinileus, mit intermittierenden kolikartigen Schmerzen und zu Beginn mit den Zeichen eines Subileus. Erbrechen, bei dem gelegentlich Würmer entleert werden, tritt früh auf. Bei der Palpation ist das Abdomen – wenn noch keine schwere Darmwandschädigung vorliegt – weich, bei schlanken Patienten kann man das Wurmkonvolut als einen verschieblichen Tumor tasten. Auf den Röntgenübersichtsaufnahmen des Abdomens sind neben den klassischen Ileuszeichen manchmal die Wurmknäuel zu erkennen.
Therapie: Bei Verdacht auf Askaridenileus dürfen weder Wurmkuren eingeleitet noch Abführmittel gegeben werden. Die Patienten sollen nach kurzer Beobachtung laparotomiert werden. Bei noch nicht geschädigter Darmwand können das Wurmknäuel zerteilt und die Würmer anschließend im Zökum ausgestrichen werden. Gelingt dies nicht, müssen die Würmer durch Enterotomie, die oberhalb des Wurmkonvoluts angelegt wird, entfernt werden. Dabei sollen auch alle in den höheren Darmabschnitten liegenden Würmer mit extrahiert werden, da diese sonst später die Darmnaht durchwandern können.
Ist die Darmwand bereits geschädigt, so muß die Schlinge mitsamt den Würmern reseziert und die Kontinuität durch End-zu-End-Anastomose wiederhergestellt werden.

Gallengangsaskariasis

Dabei dringen die Askariden in die Gallengänge ein, durch Verschluß des D. Wirsungianus kann es zur *akuten Pankreatitis* kommen. Das klinische Bild ist sehr charakteristisch. Die Kranken haben außerordentlich heftige Schmerzen, krümmen sich, werfen sich umher. Manchmal nehmen sie eine nach vorn gebückte Haltung ein, wodurch ihre Schmerzen gelindert werden. Stets findet sich der kostolumbale Druckpunkt sehr dolent; gelegentlich besteht Subikterus. Die *Diagnose* kann durch den Nachweis von Askarideneiern in der Duodenalgalle, ferner durch Röntgenuntersuchung des Magens mit dünnem Bariumbrei gesichert werden, bei der sich ein Spasmus des Duodenums findet und die nur teilweise in den Choledochus eingedrungenen Würmer zur Darstellung kommen. Auch die Cholangiographie ermöglicht den Nachweis des Askaridenbefalls.
Die Würmer können nach oben in die intrahepatischen Gallengänge weiterwandern. Durch die aus den unteren Darmabschnitten mitgeschleppten Keime kommt es dann zur eitrigen Cholangitis mit multiplen Leberabszessen, deren schwerste Folge die *tropische Hämobilie* ist. Ihre Symptome sind: typische Anamnese der Gallengangsaskariasis, Schmerzen im Oberbauch, Fieber, Leukozytose, Ikterus und rezidivierende Magen-Darm-Blutung.
Therapie: In frühen Stadien der Gallengangsaskaria-

sis kann die vorsichtige Insufflation von Sauerstoff ins Duodenum, zusammen mit der Gabe von Spasmolytika und Antibiotika versucht werden. Durch die hohe Sauerstoffkonzentration sterben die Würmer rasch ab und werden ausgestoßen. Führt diese Therapie nicht zum Erfolg, ist eine Choledochotomie mit Extraktion des Wurmes und anschließender T-Drainage notwendig. Liegen bereits eine eitrige Cholangitis mit multiplen Abszessen und eine Hämobilie vor, so ist die Resektion der erkrankten Lebersegmente notwendig.

11.8.2. Filarienbefall

Die im Blut und im Lymphstrom lebenden Mikrofilarien, Wuchereria bancrofti und Wuchereria malayi, führen zu akuten und chronischen chirurgischen Erkrankungen.

Akute Lymphangitis und -adenitis

Sie ist gekennzeichnet durch Ödem, starke Anschwellung der stammnahen Lymphknoten und zentrifugale Ausbreitung der Lymphangitis. Häufig sind auch die Lymphgefäße der Genitalorgane, Skrotum, Hoden und Samenstrang, betroffen. Die *Diagnose* wird durch den Nachweis der Mikrofilarämie im nachts entnommenen Blut gesichert.

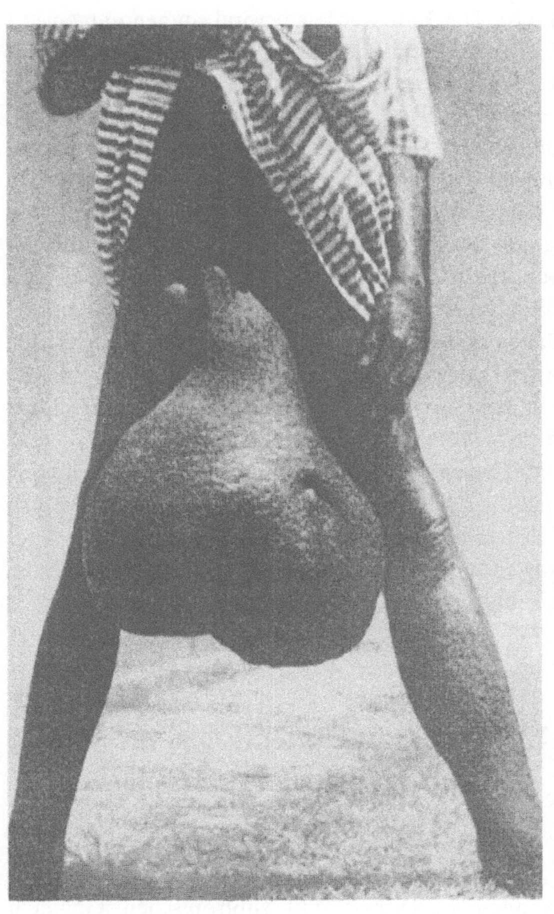

Abb. 11.12 Elephantiasis des Skrotums bei Filariasis

Chronische Lymphangitis

Durch Obliteration der großen abdominalen Lymphbahnen kommt es zur Lymphstauung in den unteren Körperabschnitten. Der Einbruch von Lymphzysten ins Nierenbecken oder -parenchym führt zur *Chylurie.* Durch Lymphographie kann die Fistel gesichert und lokalisiert werden. Bei Perforation retroperitonealer Lymphzysten in die Bauchhöhle kann es zu Symptomen des akuten Abdomens und zum *chylösen Aszites* kommen. Die bekanntesten Spätkomplikationen sind die *Elephantiasis des Skrotums* (Abb. 11.12) und die *Elephantiasis der unteren Extremität* (Abb. 11.13).

Therapie

Durch Medikation von Diäthylkarbamazin (2 mg/kg Körpergewicht über 3 bis 4 Wochen) können die Mikrofilarien in Blut und Lymphe vernichtet wer-

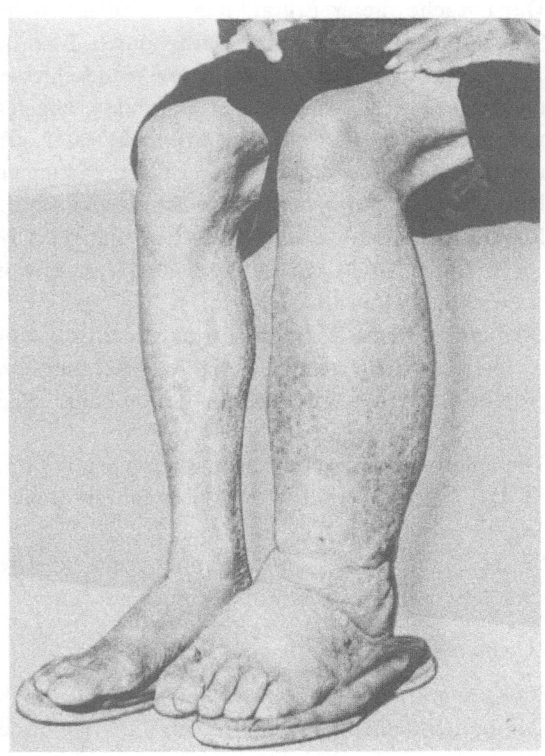

Abb. 11.13 Elephantiasis der Beine bei Wuchereria-bancrofti-Befall (aus Archiv Prof. Dr. sc. med. ZIEGLER – Rostock)

den. Bei der schweren Chylurie führt die Freilegung der Niere mit Ligatur aller perirenalen Lymphstränge zur Ausheilung. Die Elephantiasis des Skrotums erfordert die Resektion nach der Technik von BOTREAU-ROUSSEL; die der unteren Extremitäten kann in leichten Fällen durch die Lymphangioplastik nach THOMPSON, in schweren Fällen nur durch die Exzision des gesamten Subkutangewebes mitsamt der Faszie gebessert werden.

11.8.3. Schistosomiasis (Bilharziose)

Infektionen mit Schistosomen haben nach Erhebungen der WHO in den letzten Jahrzehnten durch den Bau von Bewässerungsanlagen zugenommen. Die Zahl der Erkrankten wird auf etwa 250 Millionen geschätzt. Den pathogenetischen Faktor stellen die Eier der Parasiten dar, die zu Gefäßverschlüssen und zu kleinen, scharf begrenzten Granulomen, den Pseudotuberkeln, führen, aus denen polypenartige Wucherungen, Mikroabszesse und durch reparative Vorgänge fibrös-zirrhotische Prozesse entstehen können.

Urogenitalbilharziose

Die Ursache dieser Erkrankung, die Infektion mit Schistosoma haematobium, wurde durch BILHARZ 1851 geklärt. Die Eier werden in den Wandschichten der Harnwege, vorwiegend der Harnblase, abgelegt und führen hier zu Nekrosen, Mikroabszessen, fibrös-narbiger Wandverdickung und zu Verkalkungen.
Die *klinischen Symptome* sind Schmerzen in der Blasengegend, Miktionsbeschwerden, blutiger Urin gegen Ende der Miktion; terminale Hämaturie ist ein wichtiger Hinweis.
Diagnose: Untersuchung des Urins und Zystoskopie ermöglichen die Diagnose; durch Ausscheidungsurographie kann das Ausmaß der Erkrankung erfaßt werden.
Therapie: Antiparasitäre Chemotherapie mit Miracil D®, besser Ambilhar® (25 mg/kg für 5 bis 7 Tage).
Bei hochgradiger Blasenschrumpfung und bei Ureterstenosen sind Korrekturoperationen notwendig.

Hepatolienale und intestinale Bilharziose

Schistosoma mansonii und S. japonicum legen ihre Eier in die kleinen Anfangsäste der V. portae in der Wand des Dick- und Dünndarms. Von hier aus werden sie in die intrahepatalen Portaläste eingeschwemmt, führen zur Infarzierung der Leber und über eine Endophlebitis und Fibrose der Portaläste zur portalen Hypertension mit Vergrößerung der Leber und der Milz, die dann gelegentlich bis zum Nabel reichen kann. In die Kolon- und Rektumschleimhaut abgelegte oder dorthin verschleppte Eier führen zu polypenartigen Wucherungen der Schleimhaut.
Die Diagnose kann durch den Nachweis der Wurmeier im Stuhl oder durch Biopsie in der Rektumschleimhaut und durch Immunitätsreaktionen gesichert werden. Die Leberbiopsie zeigt eine hochgradige periportale Sklerose.
Therapie: Chemotherapeutisch wie bei S. haematobium. Beim Auftreten von Ösophagusvarizenblutungen sind Shuntoperationen, am besten als splenorenaler Shunt, der bei der Größe der Milz und der Weite der V. lienalis leicht auszuführen ist, notwendig.

11.8.4. Zestodeninfektionen

Chirurgische Bedeutung haben nur Infektionen mit *Echinococcus granulosus* und *E. multilocularis* (s. a. S. 66). Die Eier werden peroral aufgenommen, die Larven mit dem Portalblut der Leber zugeführt. 75% werden dort angesiedelt, etwa 15% gelangen in die Lungen, der Rest kommt in den Körperkreislauf und kann zu Ansiedlungen in den Nieren, den Beckenorganen, den Knochen und im Gehirn führen. In diesen Organen wachsen die Finnen in mehreren Jahren zu großen Zysten, die in der Leber und der Lunge bis kindskopfgroß werden und zu einer Verdrängung und Atrophie des Wirtsgewebes führen.
Diagnose und Lokalisation erfolgen am sichersten mittels der Angiographie, auch die Sonographie hat sich bewährt; die Bestimmung der Art geschieht mittels immunbiologischer Teste.
Die **Therapie** besteht in Entfernung der Zysten in toto. Sie dürfen dabei nicht eröffnet werden. Die von SAIDJ angegebene Technik der Exstirpation unter Anwendung der Kryochirurgie bringt die besten Ergebnisse.

11.9. Toxische Infektionen in tropischen und subtropischen Regionen

In allen tropischen und subtropischen Gebieten spielen die toxischen Infektionen durch Bisse von Tieren, die in besonderen Drüsen chemische Substanzen von schädigender Wirkung (= Gifte) bilden und diese durch einen eigenen Giftapparat auf andere Lebewesen übertragen können, eine große Rolle. Die wichtigsten dieser Gifttiere sind Schlangen, Skorpione und Spinnen.

11.9.1. Schlangenbisse

Von den auf der Erde vorkommenden 2500 Schlangenarten sind etwa 400 für den Menschen gefährlich, die zu den Familien der Viperidae und Crotalidae – die alle giftig – und zu den Colubridae, von denen einige Arten nicht giftig sind, gehören. Der Giftapparat (Abb. 11.14) dieser Schlangen besteht aus den unter und hinter den Augen liegenden Giftdrüsen, von denen Ausführungsgänge zu den Giftzähnen führen. Diese stehen bei den Viperidae und den giftigen Colubridae proteroglyhae vorn im Oberkiefer, bei den teilweise giftigen Colubridae opistoglyhae im hinteren Oberkiefer. Die Giftzähne der Viperidae haben zur Weiterleitung des Giftes einen Kanal, die der Colubridae an der Vorderfläche Furchen.

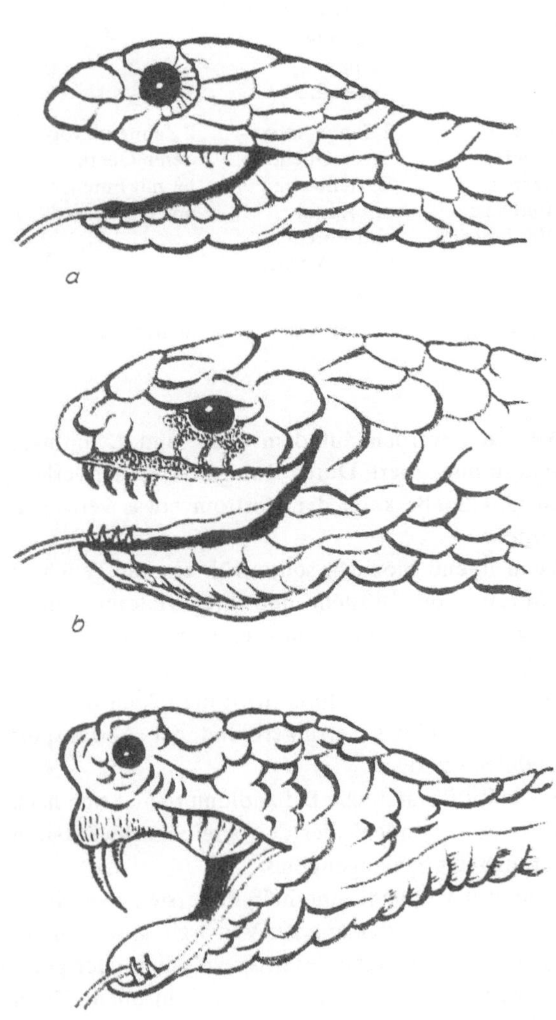

Abb. 11.14 Kopfformen und Zahnstellung der wichtigsten Giftschlangenarten. *a* Colubridae opistoglyphae; *b* Colubridae proteroglyphae; *c* Viperidae

Die von den einzelnen Schlangenarten gebildeten Gifte, deren chemische Struktur teilweise noch nicht geklärt ist, unterscheiden sich in ihrer Wirkung erheblich voneinander. Das Gift der Viperidae wirkt überwiegend zytotoxisch, das ihrer Untergruppe Crotalidae hämotoxisch und das der meisten Colubridaearten neurotoxisch. In der Tab. 11.1 haben wir einige der wichtigsten Giftschlangen und ihr Vorkommen in den verschiedenen Erdteilen sowie ihre Giftwirkung zusammengestellt. Gegen die Gifte der am häufigsten vorkommenden Giftschlangen wurden Antiseren entwickelt. Da die artspezifischen Sera wirksamer als die polyvalenten sind, sollte jeder in den Tropen tätige Arzt sich über die in seinem Wirkungsbereich vorkommenden Giftschlangen informieren und die entsprechenden Antisera zur Verfügung halten.

Lokalisation der Schlangenbisse

Erfahrungsgemäß werden in etwa 80% aller Schlangenbisse die unteren Extremitäten, meist der Fuß, betroffen. Dann folgen die Verletzungen an der Hand.

Diagnose und Differentialdiagnose

Eine absolut sichere Diagnose der Art der Bißverletzung ist nur dann möglich, wenn die den Biß ausführende Schlange getötet und zur Untersuchung mitgebracht werden kann. Jede Schlange mit zwei größeren Zähnen im Oberkiefer, in denen sich ein Kanal oder eine Furche findet, muß als »Giftschlange« angesehen werden.

Ist die Schlange nicht vorhanden, müssen folgende Verletzungen differentialdiagnostisch in Erwägung gezogen werden:

1. Bisse durch ungiftige Schlangen,
2. Insektenstiche,
3. Bisse durch andere Tiere,
4. Verletzungen durch Stacheln oder Dornen.

Reaktionen des Organismus auf Giftschlangenbisse

Die Reaktionen des Körpers auf einen Giftschlangenbiß sind abhängig von

1. der Art des Schlangengiftes, seiner Menge und dem aktuellen Gehalt an Giftstoffen. Dabei ist die Menge des übertragenen Giftes vom Zeitpunkt des letzten Bisses (Nahrungsaufnahme) und der Giftstoffgehalt bei vielen Schlangen von der Jahreszeit abhängig;

Tabelle 11.1 Wichtige Giftschlangen in den verschiedenen Erdteilen, Form der Giftzähne und vorwiegende Wirkung ihrer Gifte

	Viperidae Vipern, Ottern	*Crotalidae* Grubenottern	*Colubridae* C. opistoglyhae Trugnattern	C. proteroglyhae Giftnattern	*Hydrophiidae* Wasserschlangen
Vorkommen, wichtige Arten	*Europa:* Kreuzotter Sandotter *Afrika:* Gabunviper Sandotter Pfeilotter *Asien:* Kettenviper Sandrasselotter	*tropisches Amerika:* Klapper-schlangen Lanzenottern Wassermokassin-schlangen Buschmeister *Asien:* Bambusotter orientalische Lanzenottern	*Afrika:* Baumschlange	*Afrika:* Kobraarten Mambas *tropisches Amerika:* Korallenottern *Asien:* Königskobra Brillenschlange Kraits *Australien und Ozeanien:* Tigerotter Taipan Todesotter	nur im Indischen und Stillen Ozean
Position und Form der Giftzähne	2 große Zähne mit Kanal im vorderen Oberkiefer	2 große Zähne mit Kanal im vorderen Oberkiefer	2 Zähne im hinteren Oberkiefer mit Furche an der Vorderwand	2 Zähne im vorderen Oberkiefer, teilweise mit Kanal und Furchen an der Vorderseite	2 Zähne im vorderen Oberkiefer mit Furchen am Vorderrand
Überwiegende Giftwirkung	zytotoxisch	hämotoxisch	hämotoxisch	neurotoxisch	neurotoxisch

2. dem Injektionsort. Bisse an den peripheren Gliedmaßen sind meist weniger gefährlich als Bisse am Rumpf oder Kopf;

3. der Relation zwischen Giftmenge und Körpergröße des Verletzten. Im Kindesalter sind daher Schlangenbisse besonders gefährlich, und die Letalität ist in der Altersgruppe bis 15 Jahre am höchsten;

4. der Dicke der Haut und des subkutanen Fettgewebes, durch welche die Resorptionsgeschwindigkeit beeinflußt wird;

5. dem Allgemeinzustand und der Abwehrlage des Verletzten.

Einen entscheidenden Einfluß auf die Folgeerscheinungen haben die *Maßnahmen der Ersten Hilfe.* Ihr Ziel muß sein, die Ausbreitung des eingespritzten Giftes im Körper zu verhindern bzw. zu verlangsamen.

Die wichtigste Maßnahme ist daher die unverzügliche Anlage einer venösen Stauung oberhalb der Bißstelle, im Notfall die Kompression durch Fingerdruck. Das Aussaugen der Bißstelle hat bei dem hohen Injektionsdruck nur einen Sinn, wenn es sofort nach dem Biß ausgeführt werden kann.

Die Gifte werden auf dem Blut- und Lymphweg weitertransportiert. Durch Ruhigstellung der verletzten Gliedmaße kann der Abstrom etwas verringert werden.

Wenn irgend möglich, sollte früh eine ausgedehnte Infiltration der Bißstelle und ihrer weiteren Umgebung mit einer niedrigprozentigen (1/4 bis 1/2%) Prokainlösung mit geringem Adrenalinzusatz vorgenommen werden. Dadurch wird die lokale Konzentration des Giftes verringert und der Abtransport erheblich verzögert.

Die definitive ärztliche Behandlung richtet sich nach der zu erwartenden oder der bereits nachweisbaren Wirkung des Schlangengiftes.

Gelangt der Patient innerhalb der ersten zwei Stunden nach der Verletzung zur Versorgung, so steht an erster Stelle die Gabe des artspezifischen oder polyvalenten Schlangenserums. Es muß in allen Fällen **hochdosiert und intravenös,** am besten in Form einer intravenösen Dauertropfinfusion, verdünnt in 5%iger Glukose oder in einer Elektrolytlösung gegeben werden. *Kinder benötigen die gleiche Menge Serum wie Erwachsene.*

Die lokale Applikation des Schlangenserums im Bereich der Bißstelle bietet keinerlei Vorteile; sie führt im Gegenteil zu zusätzlichen Gewebsläsionen und ist äußerst schmerzhaft.
Sobald die Infusion des Antiserums läuft, kann die Stauung aufgehoben werden.
Kommt der Patient nach vermeintlichen Bissen durch Crotalidae- oder Colubridaearten später als zwei Stunden zur Versorgung und fehlen lokale und allgemeine Reaktionen, so kann unter exakter weiterer Beobachtung auf die sofortige Serumgabe verzichtet werden. Beim geringsten Verdacht auf Bisse durch Viperidae ist jedoch die Serumgabe anzuraten, da später einsetzende Gewebsschäden nicht mehr reversibel sind. Wegen der Gefahr anaphylaktischer Reaktionen sind bei der Serumgabe Prednisolon, Antihistaminika und Kardiaka bereitzuhalten.
Gelangt ein vorwiegend hämotoxisch wirkendes Gift in den Körper, so kommt es wahrscheinlich auf dem Boden einer *Afibrinogenämie* (die zum Beispiel für das Gift der zu den Crotalidae gehörenden malayischen P.1-Viper nachgewiesen ist) nach einigen Stunden zu Blutextravasaten am ganzen Körper, insbesondere in das Subkutangewebe und in die Schleimhäute. Die dabei auftretenden Blutverluste können erhebliches Ausmaß erreichen, so daß Bluttransfusionen erforderlich werden, die neben dem Volumenersatz auch (insbesondere bei Verwendung von Frischblut) die Blutstillung begünstigen.
Die **neurotoxisch** wirkenden Gifte haben einen ähnlichen Effekt wie Kurare. Sie führen neben rasch auftretenden Allgemeinerscheinungen, wie Schwindel, Krämpfe und Bewußtseinstrübung, zu einer Lähmung motorischer, kranialer und peripherer Nerven. Die ersten Symptome der Hirnnervenlähmung sind Strabismus, Ptosis, Sprach- und Schluckstörungen. Der Tod wird durch Atemlähmung ausgelöst.
Neben der intravenösen Verabreichung sehr hoher Antiserumgaben müssen für diese Patienten die Mittel für eine assistierte oder künstliche Beatmung bereitgestellt werden.
Bei den **zytotoxisch** wirkenden Giften fehlen meist Allgemeinreaktionen. Im Bereich der Giftwirkung kommt es zu pathologischen Veränderungen, die denen bei schweren Verbrennungen oder Crushverletzungen entsprechen. Durch Flüssigkeitsaustritt ins Gewebe treten oft enorme Schwellungen auf, die teigig oder sehr derb sein können. Sie führen durch Kompression der Gefäße manchmal zur Ischämie, in deren Folge tiefgreifende Nekrosen auftreten können. Dabei ist auffallend, daß der Körper über einen längeren Zeitraum diesen Flüssigkeitsverlust kompensieren kann und es lange Zeit nicht zum Blutdruckabfall kommt. Dies kann zu einer falschen Sicherheit führen, so daß die Verletzten plötzlich in einen schweren, oft irreversiblen Schock geraten können. Es muß daher bei ersten Anzeichen einer beginnenden Schwellung der verletzten Körperregion unverzüglich eine gezielte In- und Transfusionstherapie mit Plasmaexpandern, Plasma und Blut eingeleitet werden, um einen späteren Schockzustand zu verhüten. Durch Hochlagerung des betroffenen Körperabschnitts werden Resorption und Abtransport der ins Gewebe ausgetretenen Flüssigkeit erleichtert.
Eine schwere Komplikation der Schlangenbisse ist das *Nierenversagen.* Neben der Hämodialyse, für die oft die technische Ausstattung nicht vorhanden ist, hat sich dabei die Peritonealdialyse sehr bewährt.
Bei allen Verletzungen durch Schlangenbisse ist neben der toxischen immer auch mit einer bakteriellen Infektion zu rechnen. Vor allem nach den zu Nekrosen führenden Bissen sind das Auftreten von Tetanus und – seltener – auch von Gasbrand beobachtet worden. Die Exzision der Bißstelle nach den Regeln der Wundbehandlung (s. S. 101) ist zur Verhütung der Gefahr einer zusätzlichen bakteriellen Infektion anzustreben, ebenso die Gabe eines Breitbandantibiotikums. Bei nicht gegen Wundstarrkrampf Immunisierten ist die Simultanimpfung (s. S. 183) angezeigt. Des weiteren sind Gaben von Kortikosteroiden und von Antihistaminika nach allen Schlangenbissen zu empfehlen. Die von einigen Autoren empfohlene Unterkühlung der verletzten Körperregion mittels Eispackungen zur Verlangsamung der Giftresorption ist theoretisch zwar gut begründet, in tropischen Ländern aber kaum durchführbar. Nach Einleitung der Serumbehandlung wäre sie wertlos.
Gewarnt werden muß vor dem Verabreichen größerer Alkoholmengen wegen ihrer nachteiligen Wirkung auf den Kreislauf.

11.9.2. Bisse von Skorpionen

Skorpione sind Gifttiere, deren Giftdrüsen im Postabdomen, dem Telson liegen. Sie stechen Menschen nur in Abwehr. Zum Stich wird das Abdomen nach vorn über den Kephalothorax gebogen und der am Schwanzende befindliche Stachel in den Körper eingeschlagen. Die Gifte der Skorpione sind bei den einzelnen Arten unterschiedlich, wie bei den Schlangengiften gibt es vorwiegend neuro-, hämo- oder zytotoxisch wirkende Stoffe. Sie unterscheiden sich von den Schlangengiften, so daß die Gabe von polyvalentem Schlangengiftserum bei Skorpionbissen wirkungslos ist. Nur wenige der in den warmen Ländern vorkommenden Skorpionarten werden für den Menschen gefährlich. Die wichtigsten davon sind nach Vorkommen, Giftwirkung und Letalität in Tab. 11.2 zusammengestellt.

Therapie: Die lokalen Schmerzen werden am besten durch Umspritzung der Bißstelle mit einer niedrigprozentigen Prokain-Adrenalin-Lösung bekämpft, die zugleich zu Verringerung der Konzentration des Giftes und Verzögerung des Abtransportes führt. Verletzte Gliedmaßen sollen durch Schienenverbände ruhiggestellt werden.

Tabelle 11.2 Für den Menschen gefährliche Skorpione

Art	Vorkommen	Reaktionen auf Stiche		Letalität
		lokal	allgemein	
Buthus quinquestriatus und Androctonus australis	Nordafrika	Schmerzen	Kopfschmerzen, Schwindel, Erbrechen, An- und Parästhesien, Krämpfe, Schmerzen im Abdomen, Tachykardie, Lungenödem	zwischen 1,5 bis 9,4%
Parabuthus-Arten	Südafrika	Schmerzen, Ödem	Kopfschmerzen, Parästhesien, Tachykardie, Muskelrigidität, Sprachstörungen	niedrig
Tityus serrulatus	Brasilien	Ödem, Gangrän	Gesichtsverdunkelung, Hemiplegien, Schmerzen im	3,5–4,7%
Tityus trinitatis	Trinidad	Lymphangitis und -adenitis	Epigastrium, zentralbedingte Glykosurie	
Buthus tamulus	Vorderindien	Schmerzen, Ödem	Schüttelfröste, Muskelspasmen	niedrig
Centruroides-Arten	Mittelamerika Arizona	Schmerzen	Parästhesien in Mund, Nase, Rachen, Schluck- und Sprachstörungen, Magen-, Darm- und Atemwegsblutungen	niedrig

Tabelle 11.3 Für den Menschen gefährliche Giftspinnen

Spinnenart	Vorkommen	Reaktionen	
		lokal	allgemein
Mygalomorphae (Vogelspinnen)			Kreislaufkollaps, Lungenödem
Acanthoscurria	Argentinien bis Guayana		
Phormictopus	Brasilien	starke Schmerzen	Lähmungserscheinungen
Lasiodora	Argentinien und Brasilien		
Atrax	Australien, Tasmanien		
Aranomorphae (echte Spinnen)			
Phoneutria	Südamerika	heftige Schmerzen,	
Phoneutria verus		Tremor,	
Phoneutria nigriventer		Schweißausbrüche, Schwindel, Speichelfluß, Krämpfe, spastische Lähmungen	
Lycosa raptoria	Südamerika	Ödem, Blasenbildung	
Loxocellus laetus	Südamerika	Nekrose	
Latrodectus mactans	Amerika	geringe, aus-	Kreislaufkollaps
L. indistinctus	Südafrika	strahlende Schmerzen	stenokardische
L. hasselti	Australien, Ostasien		Beschwerden Parästhesien Muskelspasmen

Bei Bissen durch die gefährlichen Skorpione müssen die in den verschiedenen Ländern hergestellten spezifischen oder gruppenspezifischen *antitoxischen Seren* früh und in ausreichender Dosierung intravenös gegeben werden. Die parenterale Verabreichung von Antihistaminika und von Kortikosteroiden ist des weiteren angezeigt. Bei sehr starken Ödemen und Zeichen einer gastrointestinalen Blutung muß eine Infusion angelegt und – wenn erforderlich – Blut transfundiert werden.

11.9.3. Bisse von Spinnen

Von den nahezu 20.000 Spinnenarten, die fast alle Giftdrüsen besitzen, rufen nur wenige beim Menschen schwere Krankheitserscheinungen hervor. Das in ihren am Kephalothorax sitzenden Giftdrüsen gebildete Gift gelangt über die an den Kieferfüßen befindlichen Giftklauen (Chelizeren) in das Opfer. Spinnengifte sind von Art zu Art verschieden; ebenso wie die Schlangen- und Skorpiongifte enthalten sie zyto-, hämo- und neurotoxische Komponenten in unterschiedlichen Mengen. Nach Bissen kommt es lokal zu starken Schmerzen, Ödemen und gelegentlich ausgedehnten Nekrosen. *Allgemeinsymptome* sind Schmerzen im Abdomen mit Erbrechen, Kreislaufkollaps und Krampfanfälle; in schweren Fällen kann es zu Hämaturie und Ikterus infolge toxischer Schädigung von Nieren und Leber sowie zur Atemlähmung kommen.

Die Maßnahmen der Erstversorgung bestehen in der *Umspritzung der Bißstelle* mit einer niedrigprozentigen Prokain-Adrenalin-Lösung und einer Ruhigstellung der verletzten Gliedmaße. Gegen Spinnengifte stehen spezifische *antitoxische Seren* zur Verfügung, die hochdosiert intravenös in Infusionslösungen gegeben werden sollen. Gaben von Antihistaminika und Steroidhormonen haben sich bewährt.

Bei mit Erbrechen einhergehenden Abdominalerscheinungen ist parenterale Ernährung angezeigt.

In Tab. 11.3 sind die wichtigsten der für Menschen gefährlichen Spinnen und ihr Vorkommen zusammengestellt. Es muß daran erinnert werden, daß einige der gefährlichsten Spinnen (Vogelspinnen, schwarze Witwe) mit Schiffs- und Luftfrachten nach allen Erdteilen verschleppt werden können.

Literaturverzeichnis

Amidi, S., W. Dutz, E. Kohout und *A. Ronaghy,* Human Anthrax in Iran. Report of 300 Cases and Review of Literature. Acta Tropica *25* (1974) 96–104

Barker, D. J. P., Epidemiology of Mycobacterium ulcerans infektion. Transactions Royal Soc. Trop. Med. Hyg. *67* (1972) 41–48

Belcher, D. W., S. N. Afoakwa und *E. Osei-Tutu,* Endemic pyoderma in Ghana, a survey in rural villages. Transactions Royal Soc. Trop. Med. Hyg. *71* (1977) 204–209

Bilharziasis, Ciba Found. Symp. J. and A. Churchill, London 1962

Brandt, H., und *R. P. Tamayo,* Pathology of human amebiasis. Hum. Path. *1* (1970) 351–360

Browne, S. G., »Leprosy«. Documenta Geigy, J. R. Geigy, Basel 1970

Busch, S., und *G. W. Korting,* Lepra lepromatosa. Med. Welt *28* (1977) 1561–1563

Davey, W. W., »Companion to Surgery in Africa«. Churchill – Livingstone, Edinburgh & London 1973

Dutz, W., E. Kohout und *J. Harkins,* Die Zystenwand des Echinococcus granulosus in rupturierten und nichtrupturierten menschlichen Lungenzysten. Z. Tropenmed. Parasit *22* (1971) 191–200

Edeson, J. F. B., »Filariasis«. Brit. med. Bull. *28* (1972) 60–65

Eggleston, F. G., M. Verghese, A. K. Handa und *S. S. Gill,* The results of surgery in amebic liver abscess. Surg. (St. Louis) *83* (1978) 536–539

Foster, W. D., The bacteriology of tropical pyomyositis in Uganda. J. Hyg. (London) *63* (1965) 517–521

Freerksen, E., Forschung im Rahmen der Leprabekämpfung. Castellania *5* (1977) 69–74

Freyvogel, T. A., Poisonous and venomous animals in East Africa. Acta Tropica *29* (1972) 401–451

Geley, W., und *R. Ploier,* Schlangenbißverletzungen im Kindesalter. Chir. Praxis *22* (1977) 109–115

Gilman, R. H., and *K. Prathap,* Acute intestinal amoebiasis – proctoscopic appearances with histopathological correlation. Ann. trop. Med. *65* (1971) 359–368

Granz, W., und *K. Ziegler,* Tropenkrankheiten. J. A. Barth, Leipzig 1976

International Leprosy Colloquium, The Chemotherapy of Leprosy Today and Tomorrow. Leprosy Review *46* (1975) Supplement

Kleninger, G., G. E. Schubert und *U. Ullmann,* Das Buruliulkus. Z. Tropenmed. Parasit. *23* (1972) 342–353

Kohout, E., A. Sehat and *M. Ashraf,* Anthrax, a continous problem in Southwest Iran. Amer. J. med. Sci. *247* (1964) 565–572

Lamont, A. C., and *C. B. Wicks,* Amoebic liver abscess in Rhodesian Africans. Transactions Roy. Soc. Trop. Med. Hyg. *70* (1976) 302–305

v. Lichtenberg, F., G. M. Edington, I. Nwabuebo and *J. R. Taylor,* Pathologic effects of Schistosomiasis in Ibadan. Am. J. Trop. Med. Hyg. *20* (1970) 244–254

McAdam, J., Tropical phagedenic ulcers in Uganda. J. Roy. Coll. Surg. (Edin.) *11* (1966) 196–201

Miller, S. H., and *A. M. Wood,* Surgical treatment of facial nerve involvement caused by leprosy. Am. J. Trop. Med. Hyg. *25* (1976) 445–448

Mohr, W., Zur Prognose und Behandlung des Leberabszesses durch Amöben. Med. Welt *29* (1978) 138–143

Nguyen Duong Quang und *A. K. Schmauss,* Gallengangsaskariasis im Kindesalter. Z. Tropenmed. Parasit. *13* (1962) 318–325

Ngu, V. A., Tropical ulcers. Brit. med. J. *1* (1967) 283–286

O'Holohan, D. R., Single dose and short course regimens of metronidazole in the treatment of amoebiasis in Malaysia. Ann. trop. Med. *66* (1972) 181–186

Oluwasanmi, J. O., T. F. Solanke and *E. O. Olurin,* Mycobacterium ulcerans (Buruli) skin ulceration in Nigeria. Am. J. Trop. Med. Hyg. *25* (1976) 122–128

Onabamiro, S. D., Studies on schistosomiasis in Sierra Leone – I. Ann. trop. Med. *65* (1971) 497–504

Powell, S. J. et al, Metronidazole combined with diloxanide furoate in amoebic liver abscess. Ann. trop. Med. *67* (1973) 367–368

Probst, P. J., »A review of the scorpions of East Africa with special regard to Kenya and Tanzania«. Acta tropica *30* (1973) 312–335

Radford, A. J., The nomenclature of Mycobacterium ulcerans infections. Transactions Roy. Soc. Trop. Med. Hyg. *67* (1973) 885–886

Saidi, F., Surgery of Hydatid Disease. W. B. Saunders Ltd., London, Philadelphia, Toronto 1976

Sands, M., and *J. Torres,* Antibacterial activity of emetin. Transactions Roy. Soc. Trop. Med. Hyg. *71* (1977) 454

Schmauss, A. K., und *Nguyen Duong Quang,* Die Askariasis aus chirurgischer Sicht. Münch. med. Wschr. *105* (1963) 2456–2459

Shastry, J. C. M., A. Date, R. C. H. Carman and *K. Johns,* Renal failure following snake bite. Amer. J. Trop. Med. Hyg. *26* (1977) 1032–1038

Shwe, Tin, Clinical significance of autoimmune antibodies in leprosy. Transactions Roy. Soc. Trop. Med. Hyg. *66* (1972) 749–753

Smith, J. H., M. N. Said and *A. S. Keleda,* Studies on schistosomal rectal and colonic polyposis. Amer. J. Trop. Med. Hyg. *26* (1977) 80–84

–, *A. S. Keleda, A. Khalil* and *A. H., Torky,* Surgical Pathology of Schistosomal obstructive uropathy. Amer. J. Trop. Med. Hyg. *26* (1977) 96–108

Spencer, H., Tropical Pathology. In: Doerr, Seifert, Uehlinger, Spezielle Pathologische Anatomie, Bd. 8. Springer, Berlin-Heidelberg-New York 1973

Ton That Tung, Nguyen Duong Quang, Nguyen Nhu Bang und *A. K. Schmauss,* Indikation und Ergebnisse der Leberresektion bei cholangitischen Leberabszessen in tropischen Gebieten. Münch. med. Wschr. *105* (1963) 2531–2537

–, und *A. K. Schmauss,* Die tropische Hämobilie. Bruns Beitr. *213* (1966) 226–242

Uganda Buruli Group Report 1970. Clinical features and treatment of preulcerative Buruli lesions (Mycobacterium ulcerans infection). Brit. med. J. II (1970) 390–398

Vicary, F. R., G. Gusick, I. A. Shirley and *R. J. Blackwell,* Ultrasound and abdominal hydatid disease. Transaction Roy. Soc. Trop. Med. Hyg. *71* (1977) 29–31

Wagner, W., Askariasis und Chirurgie. Beobachtungen und Erfahrungen in Afghanistan. Zbl. Chir. *89* (1964) 1413 bis 1416

Warrell, D. A., und *C. Arnett,* The importance of bites by the saw – scaled of carpet (Echis Carinatus). Acta Tropica *33* (1976) 307–341

–, *L. D. Omerod* and *Nell McD. Davidson,* Bites by the night adder (Causus maculatus) and burrowing vipers (genus atractaspis) in Nigeria. Amer. J. Trop. Med. Hyg. *25* (1976) 517–524

Wilcocks, C., und *P. E. C. Manson-Bahr,* Manson's Tropical Diseases, 17. Aufl. Verlag Baillière Tyndal Catell, London 1972

12. Chirurgische Infektionen beim Diabetiker

R. REDING

Infektionen verschlechtern ganz allgemein die diabetische Stoffwechsellage und stellen in fast 50% (MENZEL, SEMMLER und LEMBKE) die komaauslösende Ursache dar. Unter einer Infektion kann sich auf der anderen Seite auch der relative oder absolute Insulinmangel manifestieren oder ein bis dahin diätetisch eingestellter Kohlenhydratstoffwechsel entgleisen, was sich nur durch Insulingaben rekompensieren läßt. Chronische, sogenannte Fokusinfekte irritieren das Stoffwechselgleichgewicht und fördern auf lange Sicht die Entstehung diabetischer Sekundärschäden.

12.1. Infektionsanfälligkeit

Die erhöhte Infektionsfälligkeit des Diabetikers ist seit langem bekannt, wobei man feststellen muß, daß die Mortalität infolge Infektion beim Diabetiker deutlich rückläufige Tendenz aufweist (DITSCHERLEIN). Für die erhöhte Infektionsneigung des Gewebes beim Diabetiker werden eine Reihe von Ursachen genannt, wie z. B. vermehrter Glukosegehalt des Blutes, ein erniedrigter Opsoninindex, schnelleres Wachstum der Bakterien auf dem Blut komatöser Patienten, eine verminderte Leukozyten- und Phagozytosereaktion und die Ketoazidose (KULESCHOW und POWORINSKAJA, WERTMANN und HENNEY, PERILLIE u. Mitarb., SHELDON und BAUER, CRUICKSHANK).

Die Zusammenhänge zwischen entgleistem Zuckerstoffwechsel und Leukozytenfunktion machten BYBEE und ROGERS deutlich. Sie studierten ein Phagozytensystem mit Staphylokokken und 10% Serum von Diabetikern mit und ohne Ketoazidose. Leukozyten von Zuckerkranken ohne Azidose wiesen eine normale Phagozytose von Staphylokokken auf. Im Gegensatz dazu war die Phagozytosefunktion von Leukozyten ketoazidotischer Diabetiker deutlich gemindert, sogar dann, wenn als Medium Serum von Nichtdiabetikern benutzt wurde. Wiederum reagierten Leukozyten von Stoffwechselgesunden im Serum von nichtketotischen und ketoazidotischen Diabetikern normal. Diese Experimente zeigen eine funktionelle Abnormität der Leukozyten von Diabetikern mit Ketoazidose auf. Normalisierung der Stoffwechsellage korrigiert diese Funktionsminderung.

12.2. Postoperative Wundheilungsstörungen

Die Infektionsanfälligkeit des diabetischen Organismus hat man lange Zeit auch auf die Wundheilung übertragen und daraus eine erhöhte Infektionsgefahr abgeleitet. Eine ungenügende Berücksichtigung der Leistungsstatistik, die so wichtige Details wie Alter des kranken Diabetikers, akute Stoffwechselsituation, Güte der Stoffwechselführung, Vorliegen von Spätkomplikationen, Art und Umfang der durchgeführten operativen Maßnahme enthalten muß, führten zu der Annahme, daß auch beim Diabetiker häufiger Wundheilungsstörungen als beim Stoffwechselgesunden auftreten müßten. BÜNTE beziffert sie mit 18%, ohne allerdings obige Angaben näher zu berücksichtigen. Dabei muß man immer wieder feststellen, daß Wundheilungsstörungen (Serom, Abszeß, Prolaps, Fistel), unabhängig von dem Vorhandensein eines Diabetes mellitus, im Alter zunehmen. $^2/_3$ aller Zuckerkranken werden aber zwischen dem 50. und 75. Lebensjahr operiert. Vergleicht man Stoffwechselgesunde und Diabetiker, aufgeschlüsselt nach Altersgruppen, ergibt sich *kein signifikanter Unterschied hinsichtlich der Wundheilungskomplikationen.* Der höhere Prozentsatz an Wundheilungsstörungen beim Diabetiker ergibt sich lediglich aus dem größeren Anteil älterer Diabetiker im Gesamtkrankengut (REDING, HOWARD u. Mitarb.). Entscheidend für den normalen Ablauf der Wundheilung sind der korrekt eingestellte Stoffwechsel und das Fehlen trophischer Störungen, eine Feststellung von MOHNIKE, die man immer wieder hervorheben muß. Selbstverständlich können Insulinmangel bzw. diabetische Gewebsschäden die Frühphase der Wundheilung beeinflussen. In erster Linie spielen dabei Kapillarmembranverdickung und die damit verbundene Behinderung des Metabolitenaustausches infolge Verlängerung der mesenchymalen Transitstrecke und der Mangel energiereicher Phosphate (Adenosintriphosphat [ATP] und Uridintriphosphat [UTP] eine Rolle. Die damit verbundene Beeinträch-

tigung der zellulären Emigration aus der Blutbahn in das Wundgebiet führt zur eingeschränkten phagozytären Leistung.
Eine *dekompensierte diabetische Stoffwechselsituation* mit Ketoazidose beeinflußt immer die Wundheilung, besonders negativ ihre Proliferationsphase. Die drei Angriffspunkte dabei sind:

1. *Herabgesetzte Glukoseverwertung.* Dieser Störung liegt weniger eine geringere Glykosaminoglykanbildung als vielmehr eine mangelhafte Einschleusung von Glukose in die Zelle und in den Energiestoffwechsel zugrunde. Einen wichtigen Einfluß darauf haben die mit der Ketoazidose einhergehende pH-Wert-Senkung und die Elektrolytverschiebungen mit Behinderung des Glukosecarriersystems.

2. Als Folge der Glukoseverwertungsstörung *mangelhafte Bereitstellung energiereicher Phosphate* (ATP, UTP). Die energieliefernden Metaboliten fehlen den Fibroblasten bei der Synthese des Kollagens, der Glykosaminoglykane und des Elastins.

3. *Störung des Protein- und Lipidstoffwechsels.* Damit werden wichtige Nukleinsäuren (DNS, RNS), Phospholipide und Enzyme (Kollagen-Prolin-Hydroxylase) für die Wundheilung im geringeren Maße bereitgestellt. Der Einbau von Pyrimidin in Ribonukleinsäuren ist beim Diabetiker herabgesetzt (ROY u. Mitarb.).

Interessant erscheint in diesem Zusammenhang die Mitteilung von KUNZ u. Mitarb. (zit. bei DITSCHERLEIN), die bei nichtbehandelten alloxandiabetischen Ratten eine verzögerte Fibroblastenbildung und einen verminderten Einbau markierten Prolins nachweisen konnten.
Somit lassen sich unschwer die Voraussetzungen für eine unkomplizierte postoperative Wundheilung ableiten, um den schädigenden Einfluß des Insulinmangels so gering wie möglich zu halten. Dazu gehören:
- optimale Einstellung des Diabetikers, am besten auf Altinsulin (s. Abschnitt 3),
- präoperative Behandlung von Begleit- bzw. Folgekrankheiten, das betrifft besonders Gefäß- (auf Gangrän achten), Nieren- (Pyelonephritis) und Hauterkrankungen (Pyodermien, Mykosen),
- rasches, zielstrebiges Operieren bei guter Narkoseführung,
- Verwendung von synthetischem Nahtmaterial und einer gezielten Anwendung der REDON-Drainage bei einer Reihe von Operationen.

12.3. Stoffwechseleinstellung und -führung

Die gesamte Stoffwechselüberwachung verbleibt im Verantwortungsbereich des Diabetologen. Der Chirurg muß aber Elementarkenntnisse darüber besitzen.
Bei der Vorbereitung zur Operation bei Diabetikern mit Infektionen macht sich fast immer eine *Ein- oder Umstellung auf Altinsulin* notwendig, soweit diese nicht überhaupt schon bestand.
Folgende Erfahrungswerte haben wir dabei gesammelt:
- optimale Kohlenhydratkompensation bei Zufuhr von 150 bis 200 g KH pro Tag,
- bei stoffwechsellabilen Diabetikern erfolgt die Einstellung in den letzten beiden Tagen vor der Operation unter Bettruhe,
- am Operationstag Blutzuckerbestimmung eine Stunde vor Operationsbeginn. In der Regel 7.00 Uhr, da *Diabetiker als erste operiert werden sollen,*
- liegt der Termin außerhalb des festgelegten Operationsprogramms, erfolgt die Blutzucker-Kontrolle ebenfalls eine Stunde vor Operationsbeginn.

Besteht ein **stoffwechselstabiler** Diabetes und beträgt der Blutzuckerwert 1 Stunde vor Operationsbeginn unter 200 mg%, verabreichen wir kein Altinsulin.
Bei Blutzuckerwerten über 200 mg% injizieren wir subkutan oder intramuskulär 4 bis 6 IE Altinsulin und infundieren gleichzeitig 5%ige Sorbitollösung.
In der Regel machen sich intraoperative Blutzuckerkontrollen bei chirurgischen Maßnahmen infolge Infektionen (Abszeßeröffnung, Amputationen, Zirkumzision usw.) nicht erforderlich. Langdauernde Operationen (mehr als 2 Stunden) erfordern intraoperative Blutzucker-Kontrollen. Die Insulindosis richtet sich dann nach den aktuellen Blutzuckerwerten, wobei man Hypoglykämien vermeiden sollte.
Nach der Operation werden in Abhängigkeit vom Blutzucker-Spiegel 4 bis 12 IE Altinsulin subkutan oder intramuskulär injiziert. Weitere, auf den Rest des Tages »verzettelte« Insulindosen richten sich nach dem aktuellen Blutzuckerwert.

Beim **stoffwechsellabilen** Diabetes empfehlen wir ein ähnliches Vorgehen:
- beträgt der eine Stunde vor Operationsbeginn ermittelte Blutzuckerwert unter 180 mg%, erhält der Patient kein Altinsulin,
- bei einem Blutzuckerwert über 180 mg% injiziert man subkutan 4 bis 8 IE Altinsulin und infundiert zunächst 500 ml Sorbitol- oder 5%ige Fruktoselösung,

– intraoperativ verhält man sich wie beim stoffwechselstabilen Diabetes,
– nach der Operation werden in Abhängigkeit von der Höhe des Blutzuckers 8 bis 14 IE Altinsulin gespritzt und die weiteren Insulinmengen in den nächsten Stunden je nach aktuellem Blutzuckerwert verabreicht,
– am ersten postoperativen Tag führen wir engmaschige Blutzuckerbestimmungen durch, und zwar um 7.00, 11.00, 17.00 und 22.00 Uhr. Richtlinie der zu verabreichenden Insulindosis stellt der präoperativ bei etwa gleicher Kohlenhydratzufuhr bekannte und erforderliche Insulinbedarf dar.

Jeder **dringliche chirurgische Eingriff** beim Diabetiker bedarf einer Vorbereitung von 2 bis 6 Stunden nach seiner Aufnahme. Eine Grobregulierung des Kohlenhydrathaushaltes muß vorgenommen werden. Präkoma und Koma stellen eine Kontraindikation zur Operation dar, es sei denn, durch »chirurgische Minimalmaßnahmen«, wie z. B. Stichinzision zur Abszeßentleerung, läßt sich die Stoffwechselbilanz aussichtsreich bessern.

Bei Verdacht auf Ketoazidose oder nichtketotisches hyperosmolares Koma (NKHC) müssen neben Blut- und Urinzucker, Elektrolyte, besonders Natrium und Kalium, und das Säuren-Basen-Gleichgewicht überprüft werden. Das Syndrom des NKHC tritt gewöhnlich bei älteren Diabetikern auf, die bisher kein Insulin erhielten. Auf der anderen Seite sieht man Ketoazidose auch bei insulinpflichtigen Diabetikern. Sie zeichnet sich durch Na^+- und K^+-Verlust im Urin und durch Natriumhydrogenkarbonatabfall aus, was durch CO_2-Abatmung über die Lungen zunächst kompensiert wird (KUSSMAULsche Atmung). *Die dekompensierte azidotische Stoffwechsellage verlangt nach sofortiger Insulintherapie.*

Die Initialdosis beträgt in der Regel 20 bis 30 IE Altinsulin, die man bei drohendem Koma auch intravenös injiziert. Die weitere Dosierung, die nach ½- bis 1stündigen Intervallen fortgeführt wird, richtet sich nach den Blutglukosewerten. Im Mittel muß man subkutan weiterhin 10 bis 20 IE Altinsulin pro Stunde verabreichen. Dosis und Zeitintervall verändern sich aber mit sinkendem Blut- und Urinzucker. Mit der Insulinierung geht die parenterale Zufuhr größerer Flüssigkeitsmengen parallel. In der ersten Stunde infundieren wir bis 1000 ml ROSSIERsche Lösung[1] und steigern die Flüssigkeitsmenge in Abhängigkeit von der Exsikkose bis zu 4, maximal 6 Litern in 24 Stunden. Besondere Aufmerksamkeit verdient die rasche Substitution des Kaliumdefizits bei dekompensierter diabetischer Stoffwechsellage und gleichzeitig bestehender Infektion.

Der Ausgleich der metabolischen Azidose, welche am einfachsten nach dem ASTRUP-Verfahren ermittelt wird, erfolgt in der Regel durch Natriumhydrogenkarbonat oder THAM. Die Menge richtet sich dabei nach dem Basenbedarf.

Das Basendefizit bei vorliegender metabolischer Azidose wird anhand des SIGGARD-ANDERSEN-Normogramms berechnet. Die Menge (ml) der 1molaren Natriumhydrogenkarbonat-Lösung wird nach der bekannten Formel Basendefizit × kg Körpermasse × 0,3 berechnet. Entsprechendes gilt auch für die 0,3molare THAM-Lösung.

12.4. Chirurgisch wichtige Infektionen beim Diabetiker

Von den Infektionen, wie Pyodermien, Mykosen, Gangrän, Tuberkulose, Hepatitis und Pyelonephritis, heben sich hinsichtlich ihrer chirurgischen Bedeutung die ersten 3 besonders hervor

Pyodermien

Furunkel und Karbunkel (s. S. 615) waren in der Vorinsulinära häufige und gefürchtete Zweiterkrankungen beim Diabetes mellitus (NAUNYN, NOORDEN). Die Letalität der an Karbunkeln erkrankten Diabetiker lag zwischen 20 und 60%.

Beobachtungen der letzten Jahre bestätigen dagegen, daß pyogene Hautinfektionen seltener geworden sind und beim Zuckerkranken nicht mehr bevorzugt auftreten. Bei 272 wegen Hauterkrankungen behandelten Diabetikern sah SCHIRREN nur bei 32 (= 11%) Pyodermien. In 110 Fällen führten Hautveränderungen zur Diagnose der Zuckerkrankheit, nur siebenmal spielten Pyodermien dabei eine Rolle. JOHNSON berichtet, daß bei Untersuchungen von Patienten mit rezidivierenden Furunkulosen eine diabetische Stoffwechsellage nur selten beobachtet wurde. Eine besondere Neigung des Zuckerkranken zur Staphylokokkeninfektion besteht nach COHN u. Mitarb. nicht.

Bei chronisch rezidivierenden *Furunkulosen* sollte trotz der geschilderten Tatsachen eine Untersuchung des Zuckerstoffwechsels weiterhin regelmäßig erfolgen. Treten beide Erkrankungen gemeinsam auf, dann erscheint die Hauterkrankung in den ersten Jahren oder noch vor Manifestation des Diabetes (SCHIRREN, ZIERZ). Bleibt die Zuckerkrankheit unerkannt, wird die Furunkulose nur schwer zu heilen sein. Auf der anderen Seite droht dann immer die akute Verschlechterung der Stoffwechselsituation bis zum Koma. Karbunkel, Furunkel und Abszesse

1 *Rossiersche Lösung:* pro Liter 105 mval Na^+, 51,3 mval Cl^-, 53,7 mval Natriumhydrogenkarbonat

gehören auch heute noch mit 5% zu den komaauslösenden Ursachen (SEMMLER und LEMKE).
Für die chirurgische Therapie der Furunkulose bei Diabetikern gelten die gleichen Richtlinien wie für Stoffwechselgesunde (s. S. 616).
Nackenkarbunkel kann man konservativ, auch mit Antibiotikaumspritzung in Narkose, erfolgreich behandeln. Die radikale Ausschälung mit dem Diathermiemesser/-schlinge bedeutet für den Zuckerkranken einen großen, besonders blutreichen Eingriff (s. S. 616).
Antibiotika bei Furunkulose werden nur dann verabreicht, wenn allgemeine Reaktionen (Fieber, Leukozytose) nachweisbar werden und wenn der aktiv chirurgischen Therapie Schranken gesetzt sind, wie das beispielsweise für den Gesichts- oder Gehörgangsfurunkel zutrifft.
Dabei sind diätetischen Maßnahmen und der kontinuierlichen Stoffwechselkontrolle (s. S. 218) besondere Aufmerksamkeit zu schenken. Weiterhin sollte eine leichte, vitaminreiche Kost, Vitamin B und C, verabreicht und chronische Obstipation beseitigt werden. Günstig erweist sich dabei eine Substitution von Pankreasfermenten (Mezym »forte«®, Pangrol 400®).
Diabetiker mit rezidivierender Furunkulose behandeln wir stationär, um eine ausgeglichene Stoffwechselbilanz zu garantieren.

Mykosen

Pilzerkrankungen sollen beim Diabetiker gehäuft auftreten (JUNG). Nach SCHIRREN gehören Mykosen zu den charakteristischen Hautveränderungen beim Diabetiker. Auffällige Beziehungen bestehen dabei zur Candida albicans. LOURIA und BRAYTON wiesen im Serum einen Hemmstoff gegenüber diesem Erreger nach, der aber beim Diabetiker verringert ist.
Der erhöhte Zuckergehalt im Urin und Gewebe bietet nach MEHNERT und MEHNERT günstige Voraussetzungen für die Ausbreitung einer Soormykose.
Die besondere Rolle der Antibiotikabehandlung für die Pilzwucherung ist bekannt und wurde von SEELIG übersichtlich dargestellt. Für viele Diabetiker ergibt sich auf Grund erhöhter Infektionsneigung (Pyelonephritis und Gangrän) eine häufigere Indikation zur Antibiotikaanwendung.
Klinisch manifestiert sich die *Moniliasis* (s. S. 220) besonders als Pruritus vulvae, Balanitis und Intertrigo.
Der *Pruritus vulvae* ist fast pathognomonisch für den Diabetes mellitus. Unter sachgerechter Behandlung der Zuckerkrankheit erübrigt sich in vielen Fällen eine Lokaltherapie.

Balanitis, Phimose, Condylomata accuminata

Balanitis, Phimose und die durch Viren bedingten *Condylomata accuminata* (s. auch S. 541) werden beim erwachsenen Diabetiker häufig durch eine Candidainfektion begünstigt.
Phimosen im Erwachsenenalter sind fast ausschließlich Folge des Diabetes. Unter 105 urologisch erkrankten und behandelten Diabetikern hatten 31 eine Phimose. Alle Erkrankten brauchten Insulin zur Behandlung ihrer Stoffwechselerkrankung. Bei 14 lag die tägliche Dosis über 30 IE Insulin. Als Therapie der Phimose kann man nur die Zirkumzision empfehlen. Die Operationsindikation läßt sich mehrfach begründen. Die alleinige Korrektur einer gestörten Stoffwechsellage führt zwar zur Besserung der Balanitis, beseitigt aber nie eine narbige Vorhautenge. Somit unterhält die Phimose eine chronische Entzündung. Von der Balanitis aufsteigende und begünstigte Harnwegsinfektionen sind daher eine latente Gefahr für den Diabetiker (s. S. 218).
Intertriginöse Mykosen werden vor geplanten Operationen wichtig. Sie stellen eine mögliche Wundinfektionsquelle dar und sollten darum abgeheilt sein. Die mykologische Diagnostik (s. S. 63) muß ausnahmslos gefordert werden. Ein einfacher Wundabstrich reicht für den Pilznachweis nicht aus. In Schuppen und Gewebsteilchen läßt sich der Pilz eher finden. Die Therapie überlassen wir in jedem Fall einem erfahrenen Dermatologen. In seltenen Fällen können einmal disseminierte Formen als Hautabszesse auftreten und differentialdiagnostisch Schwierigkeiten bereiten.

Onychomykosen

Eingehende Untersuchungen über Onychomykosen bei Diabetes mellitus liegen von TAUCHNITZ u. Mitarb. vor. Von 691 untersuchten Diabetikern einer Ambulanz wiesen 73,8% eine Onychomykose auf. In allen Altersgruppen über 50 Jahre war der Unterschied zu stoffwechselgesunden Personen hochsignifikant. Die hyperkeratotisch veränderten, verdickten und verformten Zehennägel bilden eine ständige Gefahrenquelle bei der Fußpflege. Druckstellen und kleine Verletzungen können Anlaß für Gangränentstehung geben.

12.5. Feuchte Gangrän

Beim Diabetiker muß man in durchschnittlich 5% mit einer Gangrän der unteren Extremität rechnen. Männer und Frauen sind gleichermaßen betroffen.

Die Gangrän manifestiert sich häufig im 6. bis 7. Lebensjahrzehnt, kaum vor dem 4. Dezennium. Im allgemeinen chirurgischen Krankengut wird die Gangrän unter den Diabetikern selten beobachtet (etwa in 2%).

Die feuchte Gangrän trifft man beim Zuckerkranken viel häufiger (nach STRAUZENBERG in 68,5%) an als die trockene. Pathogenetisch unterscheiden wir die arteriosklerotische Gangrän des Diabetikers von dem reinen »diabetischen Brand«. Misch- oder Übergangsformen sind häufig (REDING). Frühformen der Gangrän mit Blasenbildung, Hautveränderungen (Schuppen, Atrophie, Änderung der Hautfarbe) werden als Prägangrän bezeichnet. Die feuchte Gangrän ist vom neuropathischen Ulkus des Diabetikers zu trennen. Auch das Panaritium der 5. Zehe (ZUKSCHWERDT) ordnet sich hier als Ausdruck der trophischen Störung und der chronisch-fistelnden Eiterung ein.

Die *feuchte Gangrän* (Abb. 12.1) bietet folgende Merkmale:

- Absonderung eines übelriechenden Sekrets,
- Blasenbildung und schwärzliche Verfärbung der Haut,
- umschriebene Nekrosen mit Entzündungszeichen, wobei die Abgrenzung zum Gesunden hin schwierig ist,
- rasche Ausbreitung der Infektion in den Bindegewebslücken und Sehnenscheiden des Fußes (BECKER und GOLDHAHN).

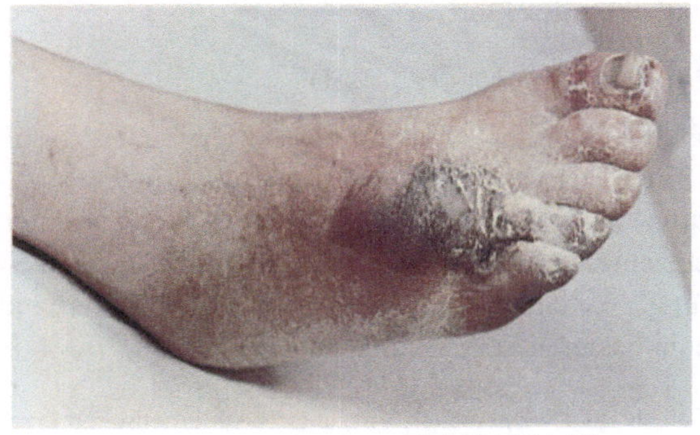

Abb. 12.1 Typische diabetische Gangrän des rechten Vorfußes und der Zehen (56jährige Frau, Diabetesdauer 12 Jahre)

Neben der allgemeinen Untersuchung, der neurologischen Befunderhebung (Parästhesien, Analgesien, abgeschwächte bis aufgehobene Reflexe) müssen Röntgenuntersuchungen zur differentialdiagnostischen Abklärung der neurogenen Osteolysen/ Osteoarthropathien gegenüber der Osteomyelitis und bakteriologische Befunde erhoben bzw. durchgeführt werden.

Die konservative und/oder operative Therapie der feuchten Gangrän beim Diabetiker hängt von vielen Faktoren ab. Zu berücksichtigen sind:

lokale Faktoren

- Ausdehnung und Begrenzung der Nekrose, der Infektion und Schmerzhaftigkeit,
- Zustand der angrenzenden Gewebe (Hauttemperatur, Hautfarbe, trophische Störungen, Ödeme, Knocheninfektion),
- Ausmaß der Arterienerkrankung (beurteilt durch: Fußpulse, Oszillographie, Angiographie, Blutung unter der Operation);

allgemeine Faktoren

- Dauer der Erkrankung,
- Effekt der konservativen Vorbehandlung,
- Zustand des Patienten (Alter, Allgemeinbefinden, Diabeteseinstellung),
- Aussichten auf Rehabilitation.

Konservative Behandlung

Für die konservative Behandlung der Gangrän als einzige Maßnahme oder als Vorbereitung auf einen operativen Eingriff sind 4 Punkte zu beachten:

- die diabetische Stoffwechsellage,
- allgemeine Störungen des erkrankten Organismus (drohende oder manifeste Herzinsuffizienz, Anämie, Hypoproteinämie, gestörter Wasser- und Elektrolythaushalt),
- die periphere Minderdurchblutung,
- der Lokalbefund.

Die diabetische Stoffwechsellage soll nach Möglichkeit optimal eingestellt werden (s. S. 218). Bei infizierter Gangrän muß in der Regel eine Umstellung auf Altinsulin erfolgen. Das gilt ebenso für die Vorbereitungsphase auf eine Operation. Postoperativer Verlauf wie Infektionsbekämpfung werden wesentlich durch einen gutgeführten Stoffwechsel beeinflußt.

Drohende oder manifeste Herzinsuffizienz erfordern eine Glykosidtherapie. Jede vasodilatierende Behandlung kann durch Erhöhung des Herzminutenvolumens ohne Digitalisierung zu einer manifesten oder latenten Herzinsuffizienz führen.

Exsikkose und Störungen der Elektrolytbilanz, Anämie und Hypoproteinämie begleiten als Folgen toxischer Wirkung mehr oder weniger ausgeprägt den Extremitätenbrand. Das ist bei der Ernährung und Substitutionstherapie des Kranken zu berücksichtigen.

Zur Erstbehandlung der diabetischen Gangrän gehören Maßnahmen, wie sie von den peripheren Durchblutungsstörungen der Extremitäten her bekannt sind:

- Schmerzbekämpfung,
- Bettruhe mit Tieflagerung der Beine und guter Polsterung, besonders der Ferse,
- physikalische Behandlungsmaßnahmen zur Durchblutungsförderung,
- Grenzstrangblockaden mit Lokalanästhetika,
- medikamentöse Gefäßerweiterung.

Der Erfolg einer medikamentösen Gefäßerweiterung (Radecol®) wirkt bescheidener als vielfach angenommen wird (WÜSTENBERG). Wenn diese Arzneimittel angewendet werden, dann vornehmlich als Injektionen oder intraarterielle Infusion (LANGSCH u. Mitarb., LANGSCH).

Die Reinfusion ultraviolett bestrahlten Eigenblutes zeigte nur in einigen Fällen Erfolge. Der Wirkungsmechanismus dieser Behandlung ist noch ungenügend abgeklärt (WEHRLI, WIESNER).

Hauptaufgabe der Lokalbehandlung muß die *Bekämpfung der Infektion* sein. Gute Erfolge erreicht man nach unseren Erfahrungen mit nachstehendem Therapieschema:

- Fußbäder mit 1%igem Aethakridinlaktat[1]. Anschließend Trocknung des erkrankten Abschnittes durch Warmluft und/oder Rotlichtbestrahlung.
- in Einzelfällen kann die Lokalbehandlung mit Antibiotika nach Bestimmung der Erreger und deren Resistenz von Erfolg sein,
- bei Stagnieren des Heilungsprozesses können Brillantgrünlösung, Glukose oder Perubalsam von Nutzen sein.

Eine gewisse Berechtigung bei der feuchten Gangrän hat nach TEUBNER, MÖRL und HAERING, REMÉ, SAEGESSER und ZUKSCHWERDT die milde örtliche Unterkühlung mit Eis oder durch ein Schlauchsystem geleitetes Leitungswasser. Eine Blutsperre wird dabei nicht angelegt. Im Gegensatz zur tiefen lokalen Hypothermie steht dabei die Indikation zu einer operativen Maßnahme nicht im Vordergrund. Nach erfolgter Behandlung können wieder Methoden der konservativen Therapie (s. o.) eingesetzt werden (SAUER und ZUKSCHWERDT).

Operative Therapie

Die feuchte Gangrän beim Diabetiker sollte zunächst immer konservativ behandelt werden, wenn sie fortschreitet, jedoch nicht so lange, daß dem Chirurgen nur noch die Oberschenkelamputation verbleibt. Etwas abweichende Regeln der Amputationstechnik sind beim gangränösen diabetischen Fuß zu beachten. Man muß bestrebt sein, so viel wie möglich zu erhalten und alles unter dem Gesichtspunkt der »sparsamen Amputation« sehen (PÄSSLER). Auch dabei bleibt noch ein sehr hoher Anteil an Oberschenkelamputationen (NOWAK).

Nachfolgende **allgemein-chirurgische Grundsätze** haben sich bewährt:

- in Höhe der Resektionslinie, das trifft besonders für Operationen am infizierten diabetischen Fuß zu, dürfen keine ischämischen Zeichen wie Kälte, livide Hautfarbe und trophische Störungen, auch keine Ödeme, vorhanden sein;
- die Knocheninfektion ist keine Kontraindikation zur sparsamen Amputation;
- intensive konservative Vorbehandlung (Infektbekämpfung, Stoffwechselregulierung, durchblutungsfördernde Maßnahmen) stellen eine wesentliche Voraussetzung der sparsamen Amputation dar. Das setzt eine enge Zusammenarbeit zwischen Diabetologen und an diesen Dingen interessierten Chirurgen von Anbeginn der Erkrankung voraus;
- eventuell Angiographie bei Festlegung der Amputationsgrenze nach zentral (Unterschenkel- oder Oberschenkelamputation). Sie kann bei Zehen- und Metatarsalamputation unterbleiben;
- in geeigneten Fällen ist die lumbale Sympathektomie als vorbereitende operative Maßnahme zur sparsamen Amputation nach erfolgreicher Infektionsbekämpfung in Erwägung zu ziehen. Der Wert der Sympathektomie bleibt beim Langzeitdiabetiker fraglich, da die Stoffwechselstörung zur »Autosympathektomie« führt.

Operative Technik (Tab. 12.1)

Erstmaßnahmen an gangränösen Zehen oder Vorfuß stellen Fensterung der Nekrosen und Abszeßentleerung dar. Mit der Schere und Pinzette werden einzelne Öffnungen zur Entlastung und Sekretableitung geschaffen und danach ein feuchter Verband zum besseren Sekretfluß angelegt.

Tabelle 12.1 Operatives Vorgehen bei diabetischer Gangrän der unteren Extremität

Gangrän	Art des operativen Vorgehens
Einer Zehe	Zehenamputation
Der 1. und 5. Zehe	Zehenamputation 1. und 5.
Zweier benachbarter Zehen	Vorfußamputation nach McKITTRICK
Zehen- und Vorfußgangrän	Unterschenkelamputation nach VISHER oder BURGESS
Fortschreitende Fuß-Unterschenkel-Gangrän mit Gefäßverschlüssen im Oberschenkelbereich	Oberschenkelamputation nach der Durchstichmethode

1 *Aethakridinlaktat* (2.AB-DDR) = *Rivanol*® (Farbwerke Hoechst-AG, Frankfurt/Hoechst)

Wegen der raschen Ausbreitung der Infektion infolge feuchter Gangrän, die vorwiegend plantarwärts erfolgt, müssen die großen Beugesehnen (M. flexor hallucis longus) nach proximal verfolgt und gelegentlich durch einen zusätzlichen Schnitt am inneren Knöchel am medialen Rand der Achillessehne aufgesucht und durchtrennt werden (Abb. 12.2 und 12.3) Sind außerdem alle tiefen Beuger von der

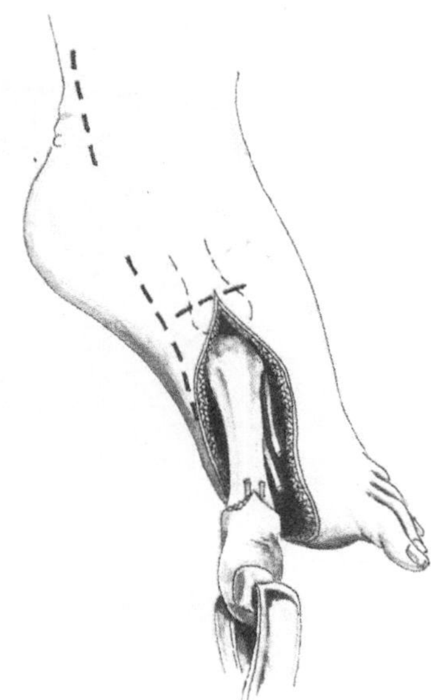

Abb. 12.2 Prinzip der Großzehenamputation bei diabetischer Gangrän

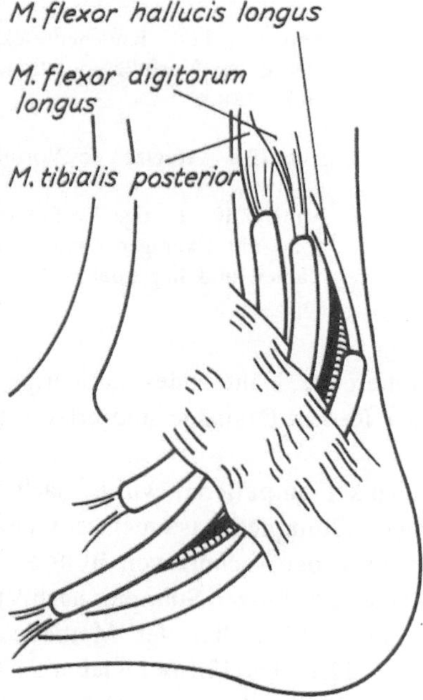

Abb. 12.3 Zusätzliche Schnittführung am inneren Malleolus zur Freilegung der Sehne des Großzehenbeugers

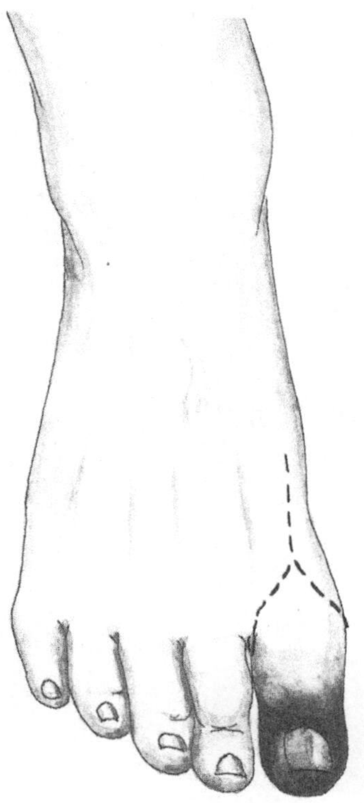

Abb. 12.4 Weichteilschnittführung bei Exartikulation der Großzehe

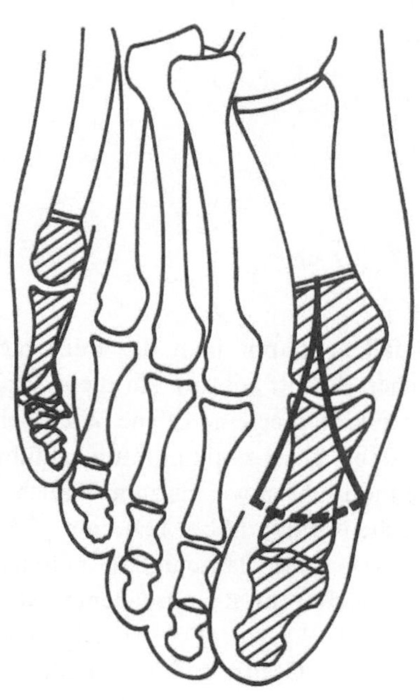

Abb. 12.5 Amputationsschema bei Gangrän der Zehen

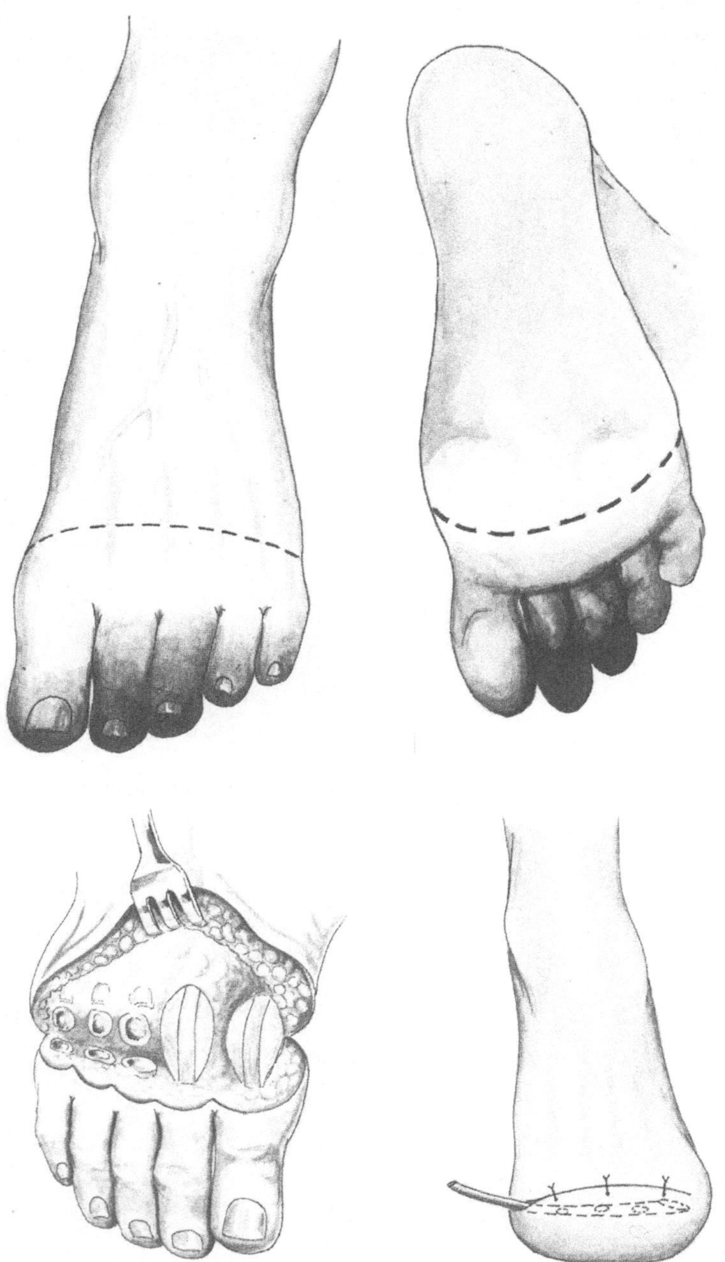

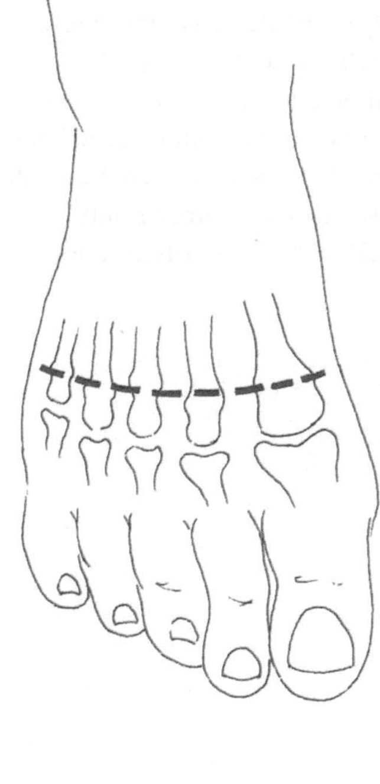

Abb. 12.6 Hautschnittführung am Fußrücken bei Vorfußamputation

Abb. 12.7 Hautschnittführung an der Fußsohle bei Vorfußamputation

Abb. 12.8 Knochenresektionsgrenze bei Vorfußamputation nach McKITTRICK

Abb. 12.9 Absetzen des Vorfußes

Abb. 12.10 Fertige Vorfußamputation mit wenigen adaptierenden Nähten und liegender REDON-Drainage

Infektion befallen, klappt man die Fußsohle von einem seitlichen Schnitt aus auf. An diese Maßnahmen schließt sich immer eine offene Wundbehandlung an. Die dabei gleichzeitig mit durchzuführende Zehenamputation führen wir bis zum Bereich des(r) Mittelfußknochens durch (Abb. 12.4. und 12.5.) Die häufigere Transmetatarsalamputation nehmen wir nach der von McKITTRICK angegebenen Methode (Abb. 12.6. bis 12.9.) vor. Die Mittelfußknochen werden dabei an der Grenze zum proximalen Drittel abgesetzt und der Stumpf nach Möglichkeit durch einen plantaren Haut-Subkutis-Lappen gedeckt. Wenige adaptierende Nähte oder steri-strips nach Einlegen einer REDON-Drainage sind erlaubt (Abb. 12.10).

Der Unterschenkel amputieren wir je nach Restdurchblutung des Stumpfes, was unter der Operation geprüft wird, nach der Technik von BURGESS oder mit Bildung eines ultrakurzen Stumpfes nach VISHER (Abb. 12.11 und 12.12). Bei der Methode nach BURGESS (Abb. 12.13 bis 12.16) bildet man einen langen dorsalen Weichteillappen und heftet dessen Faszie sowohl an der ventralen Faszie als auch am Periost der Tibiaseite an. Zur Schaffung eines gutge-

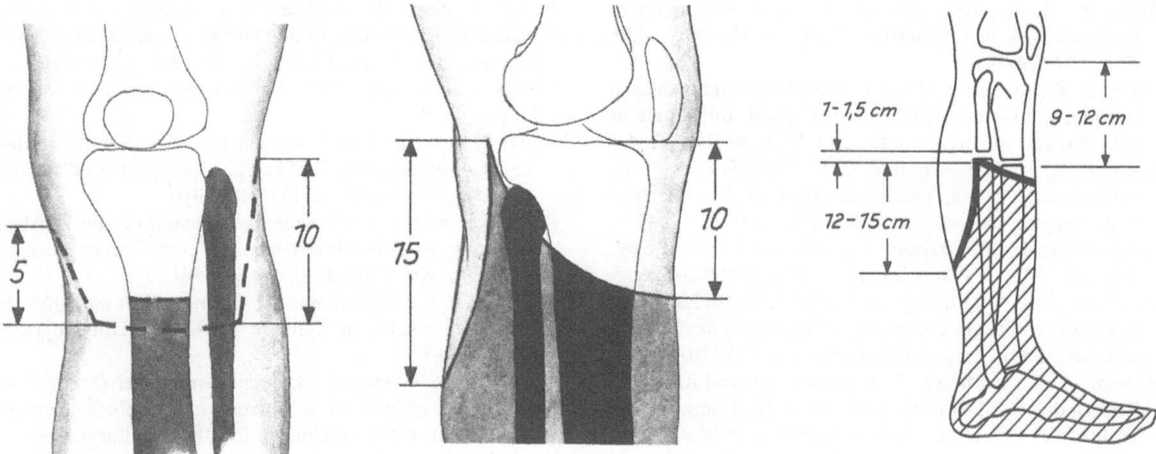

Abb. 12.11 Technik der Unterschenkelamputation nach VISHER mit Entfernung der Fibula

Abb. 12.12 Weichteillappenbildung nach der Amputationstechnik von VISHER

Abb. 12.13 Unterschenkelamputation nach BURGESS (schematisch)

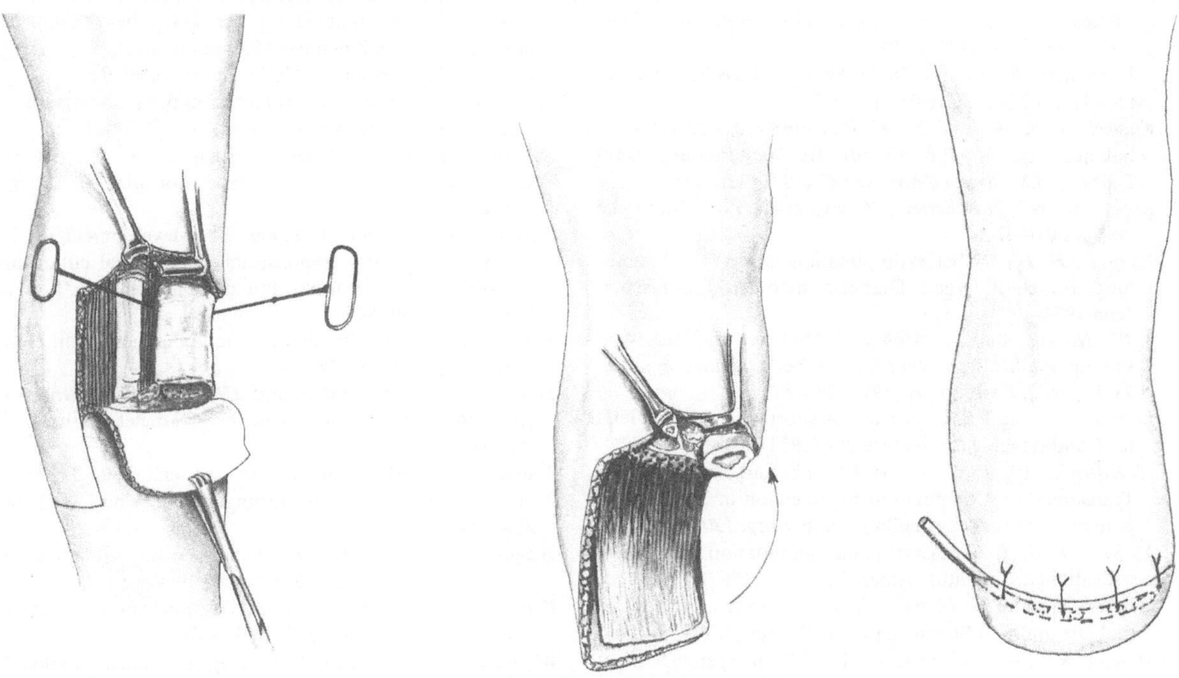

Abb. 12.14 Unterschenkelamputation nach Bildung des dorsalen Weichteillappens

Abb. 12.15 Zustand nach Unterschenkelamputation mit Bildung eines breiten und ausreichend langen dorsalen Weichteillappens zur Stumpfdeckung

Abb. 12.16 Fertiger Unterschenkelstumpf nach BURGESS mit REDON-Drainage

formten Stumpfes muß oft eine teilweise Exzision der Muskulatur erfolgen. Manche Operateure (MURDOCH) entfernen regelmäßig den M. soleus. Wir nehmen diesen Muskel nur mit, wenn er zum sog. Elefantenstumpf Anlaß gibt oder deutliche Zeichen einer Minderdurchblutung aufweist. Die Hautnaht führen wir nur als durchgreifende adaptierende Naht durch (3 bis 5 einzelne Knopfnähte). Grundsätzlich wird eine REDON-Drainage eingelegt.

Literaturverzeichnis

Becker, Th., und *W. E. Goldhahn*, Die operative Behandlung schleichender Infektionen des Fußes bei diabetischen Durchblutungsstörungen. Zbl. Chir. *83* (1958) 1201–1205

Burgess, M., L. Romano und *H. Zettel*, Amputation management utilizing immediate postsurgical prothetic fitting. Proth. Internat. *3* (1969) 28–32

Bünte, H., Pathophysiologie und Therapie postoperativer Entgleisungen beim Diabetes. Langenbecks Arch. klin. Chir. *324* (1969) 1–5

Bybee, J. D., und *D. E. Rogers*, The phagocytic activity of polymorphonuclear leukocytes obtained from patients with diabetes mellitus. J. Lab. Clin. Med. *64* (1964) 1–4

Cohn, L. S., *F. R. Fekety* und *L. E. Cluff*, Studies on the epidemiology of staphylococcal infection. VI. Infections in the surgical patient. Ann. Surg. *159* (1964) 321–334

Cruickshank, A. H., Resistance to infection in the alloxandiabetic rabbit. J. Pathol. Bacteriol. *67* (1954) 323–326

Ditscherlein, G., Pathologisch-anatomische Befunde bei Diabetes mellitus mit besonderer Erörterung der Komplikationen. Zschr. ärztl. Fortbildung *65* (1971) 1101–1106

Howard, J. M., u. Mitarb., Postoperative wound infections. Report of an Ad Hoc Committee of the Committee on Trauma, Division of Medical Sciences, National Academy of Sciences – National Research Council. Ann. Surg. *160* (1964) Suppl.

Johnson, J. E., Infections and Diabetes. In: Diabetes mellitus. Theorie und Praxis, Hrsg. M. Ellenberg u. H. Riefkin, New York, McGraw-Hill Book-Company (1970)

Jung, H. D., Mathematisch-statistische Analysen über die Mykosefrequenz in einer diabetischen Population. Dermat. Wschr. *134* (1956) 1295

–, Dermatomykosen und Kohlenhydratstoffwechsel (Diabetes). Hab.-Schrift, Greifswald 1963

Kuleschow, E. W., und *K. W. Poworinskaja*, Säure-Basenbalance und ihr Einfluß auf die Wundheilung beim Diabetes. Chirurgija (Moskwa) *47* (1971) 126–131

Kunz, zit. bei *Ditscherlein*. Zschr. ärztl. Fortbildung *65* (1971) 1101–1106

Langsch, H. H., Diabeteskomplikationen und ihre Behandlung. In: H. Bibergeil, Diabetes mellitus. VEB Fischer, Jena 1974

–, *W. Nowak*, und *A. Mohnike*, Diabetes mellitus. Makroangiopathie und Neuropathie bei Diabetes mellitus. Zschr. ärztl. Fortbild. *64* (1970) 867–871

Louria, D. B., und *R. G. Brayton*, A substance in blood letal for Candida albicans. Nature *201* (1964) 309

McKittrick, L. S., *J. E. McKittrick* und *T. S. Risley*, Transmetatarsal amputation for infection or gangrene in patients with diabetes mellitus. Ann. Surg. *130* (1949) 826

McKittrick, J. E., Transmetatarsal amputation in patients with diabetes mellitus. Amer. Surg. *33* (1967) 779

Mehnert, B., und *H. Mehnert*, Yeasts in urine and saliva of diabetic and nondiabetic patients. Diabetes *7* (1958) 293

Menzel, R., Coma diabeticum. In: H. Bibergeil, Diabetes mellitus. VEB Fischer, Jena 1974

Mohnike, G., Diabetes und Chirurgie. Langenbecks Arch. klin. Chir. *295* (1960) 224–238

Mörl, F., und *T. Häring*, Die diabetische Gangrän aus der Sicht des Chirurgen. Dtsch. Zschr. Verdauungskrkh. *19* (1959) 87–92

Murdoch, G., Levels of amputation and limiting factors. Annals of the Royal College of Surgeons of England *40* (1967) 204

Naunyn, B., Der Diabetes mellitus. Wien 1906

Noorden, C. v., Die Zuckerkrankheit und ihre Behandlung. Hirschwald, Berlin 1917

Nowak, W., Amputationen bei der Gangrän des Diabetikers. Dtsch. Ges.wesen *26* (1971) 1781–1785

Pässler, W., Die Behandlung der Gangrän bei arteriellen Durchblutungsstörungen. Chir. Praxis *11* (1967) 375–384

Perillie, P. E., *J. P. Nolan* und *S. C. Finch*, Studies of the resistance to infection in diabetes mellitus: Local exsudative responce. J. Lab. Clin. Med. *59* (1962) 1008–1011

Reding, R., Chirurgie und Diabetes mellitus. J. A. Barth, Leipzig 1974

–, und *D. Lorenz*, Problémes chirurgicaux dans le traitement des diabétiques. Etat actual et perspectives d'avenir. Ann. de Chir. (Paris) *30* (1976) 811–816

Remé, R., Intraarterielle Sauerstoffbehandlung und Eisbehandlung als Hilfsmittel bei peripheren Durchblutungsstörungen. Zbl. Chir. *83* (1958) 534–541

Roy, C. C., *J. Shapcott* und *D. O'Brien*, The case for an abnormal insulin in diabetes mellitus. Diabetologia *4* (1968) 111–117

–, *R. Gotlin*, *D. Shapcott*, *A. Montgomery* und *D. O'Brien*, Effects of insulin from normal and diabetic human pancreas on RNA labeling in fibroblast cultures. Diabetes *20* (1971) 10–14

Saegesser, M., Spezielle chirurgische Therapie. Bern und Stuttgart 1957

Sauer, H., und *L. Zukschwerdt*, Diabetes und Chirurgie. In: Breitner, B., Chirurgische Operationslehre, B. I, Beitrag 2c. Urban/Schwarzenberg, München, Berlin, Wien 1971

Schirren, C., Die Beteiligung der Haut beim Diabetes mellitus. In: Handbuch des Diabetes mellitus. B. II, Hrsg. E. F. Pfeiffer. Lehmanns Verlag, München 1971

Seelig, M. S., The role of antibiotics in the pathogenesis of Candida infections. Amer. J. Med. *40* (1966) 887

Semmler, H., und *E. Lemke*, Ursachen und Letalität des Coma diabeticum. Zschr. ärztl. Fortbild. *63* (1969) 218–222

Sheldon, W. H., und *H. Bauer*, The development of the acute inflammatory response to experimental cutaneous mucormycosis in normal and diabetic rabbits., J. Exp. Med. *110* (1959) 845

Strauzenberg, S. E., Die diabetische Gangrän. Dtsch. Ges.-wesen *15* (1960) 755–762

Tauchnitz, Ch., *T. Luther* und *Ch. Schönborn*, Untersuchungen über Onychomykose bei Diabetes mellitus. Z. inn. Med. *21* (1966) 537–542

Teubner, E., Spätergebnisse der konservativen Therapie arterieller Durchblutungsstörungen. Zbl. Chir. *93* (1968) 283–284

Wagner, H., Klinische Untersuchungen zur Gangrän bei Diabetes mellitus. Diss., Greifswald 1968

Wehrli, F., Die haematogene Oxydationstherapie »Blutwäsche«. Med. Klin. *49* (1956) 1072–1074

Wertmann, K. F., und *M. R. Henney*, The effect on alloxan diabetes on phagocytosis and susceptibility to infection. J. Immun. *89* (1962) 314

Wiesner, S., Die Behandlung der peripheren Durchblutungsstörungen mit der haematogenen Oxydationstherapie (HOT). Dtsch. Ges.wesen *27* (1967) 1264–1265

Wüstenberg, P. W., Prinzipien der konservativen Therapie peripherer Durchblutungsstörungen bei Diabetikern. Z. ärztl. Fortbild. *66* (1972) 65–70

Zierz, P., Diabetes mellitus und allergische Hautkrankheiten. Med. Wschr. *11* (1957) 357

Zuckschwerdt, L., Diabetes und Chirurgie. Chir. Praxis *1* (1957) 3

–, In: Sauer, H., u. L. Zuckschwerdt, Diabetes und Chirurgie. In: Breitner, B., Chirurgische Operationslehre. Bd. I, Beitrag 20. Urban & Schwarzenberg, München, Berlin, Wien 1971

13. Eitrige Erkrankungen im Bereich des Zentralnervensystems und seiner Hüllen[1]

W. E. GOLDHAHN

Sulfanilamide und Antibiotika wirken bei einem hohen Prozentsatz von Infektionen im Schädel-Hirn-Bereich lebensrettend. Sie können andererseits »typische« klinische Bilder erheblich verändern, insbesondere bei ungezielter und uneffektiver Anwendung. Sie ersetzen den chirurgischen Eingriff nur in einem Teil der Fälle, können ihn aber häufig und wirkungsvoll unterstützen. Zu prüfen ist daher die einzelne oder kombinierte Verwendung von chirurgischer und/oder antibiotischer Therapie. Kenntnis und Berücksichtigung anatomischer und physiologischer Verhältnisse und Besonderheiten legen den Grund für die jeweilige Entscheidung, zum Beispiel die starke Durchblutung der Kopfschwarte, die direkten venösen Verbindungen zwischen Gesicht und Schädelinnerem, die schützende Wirkung der Dura mater, die Kombination von mesenchymaler und Gliareaktion auf Infektionen des Hirngewebes, die rasche und zum Teil schlagartige Ausbreitung einer Eiterung über das Liquorsystem. Die folgende Darstellung entsprechend den aufeinanderfolgenden Schichten bemüht sich, einige dieser Zusammenhänge herauszuarbeiten.

Postoperative Infektionen in Neurotraumatologie und Neurochirurgie spielen derzeit noch eine beträchtliche Rolle, unterstützt durch Hospitalismus, Erregerwechsel, Resistenzwandel und ähnliches. Nach Hirnoperationen wird in 4 bis 10% mit Infektionen gerechnet. 1,1% der intrakraniellen Eingriffe der Neurochirurgischen Klinik in Lyon betrafen Hirnabszesse (1963 bis 1972). Die Freiburger Neurochirurgische Klinik fand 1972/1973 bei ihren länger als 8 Tage in der Intensivabteilung behandelten Kranken stets Erreger in der Trachea (vor allem Pseudomonas aeruginosa, Staphylococcus aureus, Klebsiellen und Koli); im Urin lag der Prozentsatz positiver Erregerbefunde zwischen 35 und 37%. Da viele Kranke mit Schädel-Hirn-Traumen der Intensivbehandlung bedürfen, ist deren Infektionsgefährdung entsprechend hoch.

13.1. Kopfschwarte

Chirurgische Bedeutung haben die sekundär eintretenden Infektionen von Verletzungswunden, die Phlegmone der Kopfschwarte und das Erysipel. Einfache Furunkel werden wie an anderen Körpergegenden behandelt.

Eine Verletzungswunde kann primär (also bei der Verletzung) oder sekundär infiziert werden. Beiden Möglichkeiten versucht eine sachgemäße Wundversorgung den Boden zu entziehen. Knappe, aber ausreichende Exzisionen der Wundränder entfernen alles gequetschte Gewebe, stillen Blutungen und sorgen für eine gute Adaptierung der Wundränder ohne Spannung. Halbierte Drains (»Regenrinnen«) lassen Blutreste und Wundsekret abfließen und beseitigen damit den Nährboden für die Eiterung (Abb. 13.1). Größere Hautarterien und die Hautnerven sollten gemieden werden (Abb. 13.2). Lokale

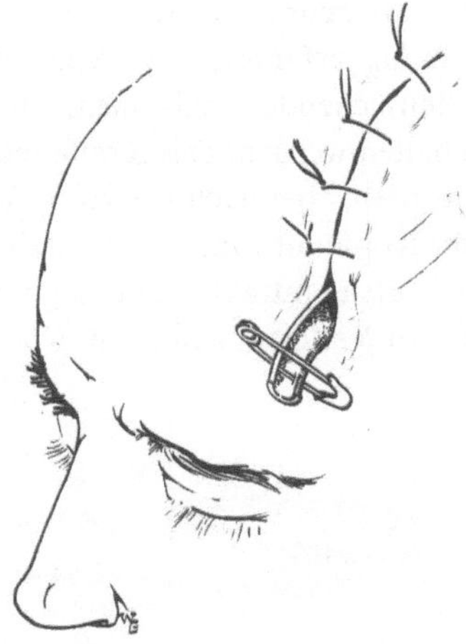

Abb. 13.1 Drainage mit Gummischlauch (»Regenrinne«) nach Wundversorgung zur Sekretableitung und Verhinderung einer subkutanen Eiterung

1 In der 1. Auflage wurde dieses Kapitel von Prof. Dr. GEORG MERREM geschrieben. Auf der sicheren Grundlage der durch und von ihm ermittelten Erfahrungen und der Hinzuziehung aktueller Erkenntnisse erfolgte die Neubearbeitung.

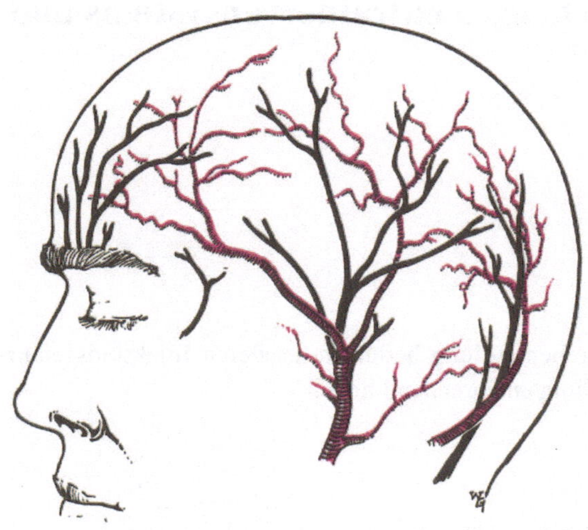

Abb. 13.2 Arterien und Nerven im Bereich der Kopfhaut

Antibiotikagaben unterbleiben zugunsten der exakten chirurgischen Versorgung.

Bietet eine derartig versorgte Wunde die Zeichen der Entzündung, so werden die Fäden entfernt, die Wunde wird mit feuchten Gazelagen bedeckt. Hinzu kommen parenterale bzw. enterale Antibiotikagaben entsprechend dem Antibiogramm. Keinesfalls darf die Wunde mit Tamponaden verschlossen werden. Streifen aus Gummihandschuhen leiten die Sekrete ab.

Nicht selten wird in dieser Phase eine *ausgiebige Nachrasur des Wundgebietes* notwendig.

Ist die Wunde bei der Behandlungsübernahme bereits sichtbar infiziert, so beschränkt sich die Behandlung auf die operative Wundsäuberung und die Einlage einer Drainage (Abb. 13.3), verbunden mit enteralen/parenteralen Antibiotikagaben.

Kopfschwartenphlegmonen entwickeln sich im Bereich der Galea aponeurotica, liegen also ziemlich tief. Ihre Eröffnung erfordert entsprechend ausgedehnte und tiefreichende Inzisionen, die durch Drains offengehalten werden. Das Krankheitsbild ist zwar selten geworden, aber nach wie vor gefährlich.

Das *Erysipel* der Kopfhaut, eine meist durch Streptokokken hervorgerufene intrakutane Phlegmone, entsteht nach banalen Verletzungen (z. B. Kamm) und spricht auf Antibiotika meist rasch an. Inzisionen werden nur ausnahmsweise dann nötig, wenn die Infektion alle Schichten der Kopfschwarte erfaßt hat.

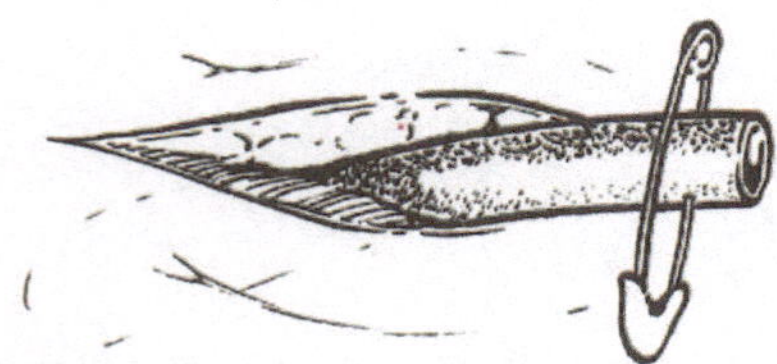

Abb. 13.3 Drainage einer infizierten Kopfschwartenwunde zur Verhinderung einer Phlegmone im Galeabereich

13.2. Schädelknochen

Auf Grund der anatomischen Unterschiede verlaufen Infektionen platter Knochen anders als die von Röhrenknochen. Innerhalb der Spongiosa der Kalotte befindet sich ein ausgedehntes Venensystem (Abb. 13.4), das direkte klappenlose Verbindungen sowohl nach dem Schädelinneren als nach außen hat. Hieraus erklären sich die zeitlichen Abläufe und die hohe Gefährdung des Hirns durch derartige Knocheninfektionen.

Ätiologie: In der Mehrzahl tritt die Osteomyelitis fortgeleitet aus infizierten Verletzungen, Nebenhöhleneiterungen, Kopfschwartenphlegmonen und ähnlichem ein; seltener ist die metastatische Genese bei Körpereiterungen.

Lokalisation: Bei oto- und rhinogener Ursache betrifft die Osteomyelitis bevorzugt Stirnbein, Scheitelbein und frontale Basis. Hämatogene Streuung kann in jedem Bereich erfolgen. Bei Schuß- und anderen Verletzungen pflegen die unmittelbar benachbarten Knochenanteile betroffen zu sein.

Bakteriologie: Generell lassen sich die gleichen Erreger wie im Infektionsursprung züchten. Mischinfektionen werden beobachtet. Staphylo- und Streptokokken stehen an erster Stelle.

Klinisches Bild: Auf die klinischen Zeichen des Grundleidens pfropfen sich zunehmend Zeichen der

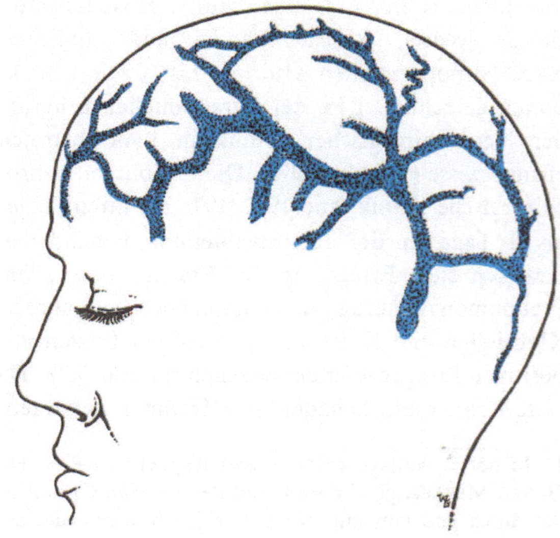

Abb. 13.4 Gefäßnetz im Kalottenbereich

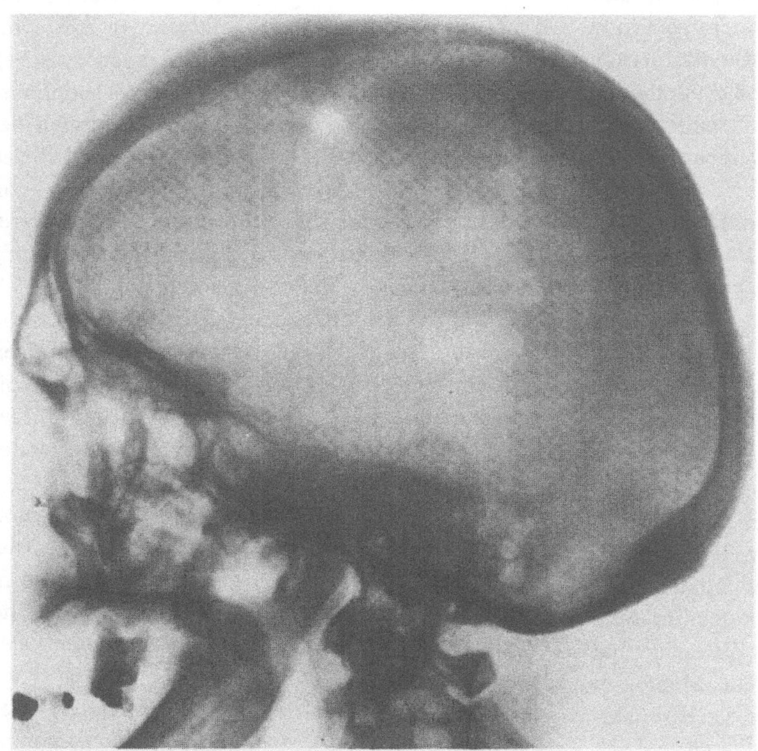

Abb. 13.5 Röntgenbild einer Schädelknochen-Osteomyelitis

allgemeinen Entzündung auf, Kopfwunden zeigen eine wieder zunehmende Sekretion, schon abgeheilte Wunden gehen wieder auf oder Zeichen der intrakraniellen Infektion (Meningitis, Abszeß) stellen sich ein.

Instrumentelle Diagnostik: Wegweisend ist das Röntgenbild (Abb. 13.5). Weitergehende Maßnahmen werden beim Verdacht auf das Vorliegen einer intrakraniellen Komplikation notwendig (z. B. Subduralempyem, Abszeß).

Therapie: Die operative Wegnahme des vereiterten Knochenbezirkes bei gleichzeitiger parenteraler Antibiotikatherapie bildet die Methode der Wahl. Dies bedeutet Vorbereitung auf einen größeren Eingriff, mit der möglichen Weiterung in Richtung intrakranielle Eiterung.

13.3. Hirnhäute

Im folgenden wird die *Meningitis* aus chirurgischer Sicht dargestellt. Seit Einführung der Sulfanilamide und Antibiotika wird der weitaus größte Prozentsatz der Meningitiden konservativ behandelt.

Die Dura selbst bildet einerseits oft eine wirksame Barriere gegen die direkte Passage einer Eiterung und ist andererseits durch ihre spezielle Vaskularisierung selbst nicht infektionsbereit. Diese Besonderheiten können bei gestörter allgemeiner oder lokaler Abwehrbereitschaft des Körpers versagen. Dann sehen wir die direkte Passage von Erregern an einer oder mehreren Stellen, ohne daß eine Reaktion der Dura auftritt.

13.3.1. Epidurale Eiterung

Eiteransammlungen zwischen der Knocheninnenseite und der Duraoberfläche sind auf Grund der vielfach recht festen Verbindungen dieser beiden Flächen eher lokalisiert (Abszeß) als empyemartig.

Ätiologie: Knochen- und Nebenhöhleneiterungen stehen an erster Stelle, es folgen direkte Infektionen nach penetrierenden Verletzungen.

Lokalisation: Frontobasale und laterobasale Bezirke sind bevorzugt.

Bakteriologie: Größere Statistiken fehlen auf Grund der relativen Seltenheit dieser Eiterungsform. Die Übersicht ergibt das Vorliegen der gesamten Erregerpalette.

Klinisches Bild: Zu den Symptomen der primären Eiterung kommen Zeichen der Hirnhautreizung hinzu. Größere Abszedierungen bedingen Paresen und Anfälle, Bewußtseinsstörungen und allgemeine Hirndrucksymptome.

Instrumentelle Diagnostik: Röntgenübersichtsaufnahmen können primäre Knocheneiterungen und Knochenverletzungen nachweisen. Raumfordernde Abszesse zeigen im Angiogramm eine Abdrängung des Hirns von der Kalotte. Die den Patienten nicht belastende Isotopendarstellung ist in mehr als 90% positiv.

Therapie: Neben die Sanierung des primären Herdes (Sinusitis, Mastoiditis usw.) tritt die Entfernung des befallenen Knochens und die Drainage des Gebietes nach außen.

13.3.2. Purulente Leptomeningitis

Bei der Leptomeningitis kommt es zur mehr oder weniger ausgeprägten Eiteransammlung in Pia und Arachnoidea sowie dem eigentlichen Subarachnoidalraum. Dies bedingt den direkten Kontakt mit dem Liquor. Alle Erweiterungen des Subarachnoidalraumes können prall mit Eiter ausgefüllt sein. Typische Beispiele sind die basalen Zisternen und die SYLVIUSsche Furche. Je akuter die Meningitis eintritt, um so diffuser pflegt sie über die Hirnoberfläche verteilt zu sein.

Ätiologie: Die »chirurgische« Leptomeningitis entsteht direkt aus penetrierenden Verletzungen und Knocheneiterungen, indirekt aus Eiterungen im Kopfbereich (Gesichtsfurunkel, Mittelohr- und Nasennebenhöhleneiterungen) oder metastatisch bei Eiterungen im Thorax, Osteomyelitiden sowie bei Herzfehlern. Direkte Gefäßverbindungen zwischen dem Kiefer-Gesichts-Bereich und dem Schädelinneren (Abb. 13.6) erklären ein rasches Eintreten der indirekt verursachten Meningitis. Den umgekehrten Weg gehen die Erreger beim Durchbruch von Hirnabszessen oder sekundär vereiterten intrazerebralen Verletzungszonen (hier kann die Verletzung Jahre zurückliegen) in den Subarachnoidalraum.

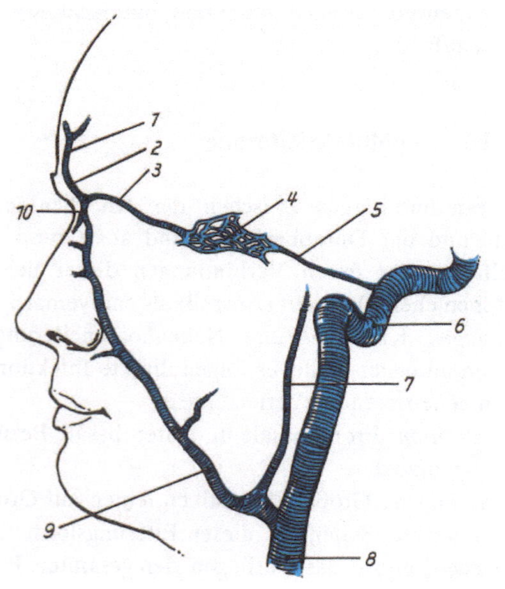

Abb. 13.6 Verbindungen zwischen den Venen des Gesichtes und des Schädelinneren. 1 = V. frontalis, 2 = V. nasofrontalis, 3 = V. ophthalmica superior, 4 = Sinus cavernosus, 5 = Sinus petrosus superior, 6 = Sinus sigmoideus, 7 = V. retromandibularis, 8 = V. jugularis interna, 9 = V. facialis, 10 = V. angularis

Lokalisation: Ein diffuser Befall ist häufiger als die Lokalisierung. Nach frontobasalen Verletzungen kann umschrieben der vordere basale Subarachnoidalbereich erfaßt sein. Die umschriebenen Bilder sind bei bereits laufender oder rasch einsetzender Antibiotikabehandlung häufiger zu sehen.

Bakteriologie: Es führen Meningokokken (40%) und Pneumokokken (28%). Haemophilus influencae, Escherichia coli und gramnegative Keime zeigen in den letzten Jahren vor allem bei Säuglingen eine zunehmende Tendenz. In 15 bis 17% scheitert der Keimnachweis.

Klinisches Bild: Zu den Zeichen der Infektion (Fieber, Abgeschlagenheit, Schüttelfrost) treten meningeale Reizerscheinungen (Nackensteife, Kopfschmerzen). Bewußtseinsstörungen, Paresen, Krampfanfälle können hinzukommen. Bei chronischen oder subakuten Meningitiden sind die klinischen Symptome oft nur diskret. Das führende Symptom, die Nackensteife, ist nicht pathognomonisch für die *entzündliche* Reizung der Meningen. Die blutbedingte Reizung nach einer Aneurysmaruptur zeigt den gleichen Meningismus. Streckung der vom Patienten gebeugt gehaltenen Knie (Zeichen nach KERNIG) führt zu Nackenschmerzen. Passive Kopfbeugung nach vorn (Zeichen nach BRUDZINSKI) ergibt Beugung von Hüften und Knien. Daumendruck auf die Leistenbeugen führt, vornehmlich bei Kindern, zur Hüft- und Kniebeugung (Zeichen nach PEIPER). Die Beobachtung der Kreislaufverhältnisse muß ständig erfolgen.

Instrumentelle Diagnostik: Entscheidend ist die Liquoruntersuchung. Die Zellzahlerhöhung liegt zwischen einigen Hundert bis wenigen Tausend. Höhere Werte sieht man seit Einführung der Antibiotika seltener. Stets wird die erste Liquorprobe auch zum Erregernachweis benutzt. Aus dem erhaltenen Antibiogramm wird die Antibiotikakombination entnommen. Liquorzuckererhöhungen finden sich bei der tuberkulösen Meningitis. Besonders wichtig ist die Suche nach der Infektionsquelle. Gerade bei rezidivierenden Meningitiden bestehen nicht selten posttraumatische oder spontane Liquorfisteln nach dem Nasen-Rachen-Raum, wobei das primäre Trauma Jahre zurückliegen und vom Kranken vergessen sein kann. Isotopenuntersuchungen, meist als *Radiozisternographie,* können zur Lokalisierung von Liquorfisteln und auch zum Nachweis von Zirkulations- und Resorptionsstörungen des Liquors (Zisternenblockade, lokal fehlende Resorption über der Konvexität) mit hoher Präzision eingesetzt werden.

Therapie: Grundlage der Behandlung der »chirurgischen« Leptomeningitis ist die Kombination von Sanierung der Infektionsquelle und gezielter parenteraler/enteraler Antibiotikagabe. Bis zum Eintreffen des Antibiogramms wird mit einem Breitspektrumantibiotikum versucht, der Infektion Herr zu werden. Infusionstherapie unterstützt das Vorgehen, insbesondere zur Stabilisierung des Kreislaufs. Auch heute noch bewährt sich die *wiederholte Liquorentnahme* mit anschließender Lufteingabe. Der Liquor-Luft-Austausch im Verhältnis 1 : 1 führt zur verstärkten Liquorproduktion und erlaubt größere Liquorentnahmen. Die Methode wird ein- bis zweimal täglich durchgeführt, je nach der Ausprägung der Meningitis und der Belastbarkeit des Kranken. Die lumbale Punktion verdient den Vorzug, nicht zuletzt weil sich der am stärksten eiterhaltige Liquor lumbal ansammelt. Genauso werden Antibiotika eingegeben, zum Teil kombiniert mit Kortikoiden.

Nach Abheilung der Meningitis kann als Komplikation ein Hydrozephalus auftreten. Bei Erwachsenen ist der Prozentsatz klein, für Säuglinge und Kleinkinder werden bis 30% angegeben. Durch entzündliche Verschlüsse der natürlichen Engpässe (z. B. Aquädukt), Verlegungen der Subarachnoidalräume und Behinderung der Liquorresorption entsteht ein chronischer Hydrozephalus, bei Kindern meist in manifester Form mit Nahtsprengung und weiteren Hirndruckzeichen, bei Erwachsenen im allgemeinen okkult als sogenannter *Normaldruckhydrozephalus* (Psychosyndrom, Ataxie und Spastizität, keine Stauungspapille, kaum Kopfschmerzen). Behandelt wird durch das Anlegen einer *Liquorableitung* in den Herzvorhof über Ventilsysteme (PUDENZ-HEYER, SPITZ-HOLTER, CORDIS-HAKIM). Die Ableitung sollte innerhalb von 6 Monaten nach Ausheilung der Meningitis durchgeführt werden. Lokaler Druck von postmeningitischen Arachnoideamaschen auf die Sehnerven (Arachnoiditis optico-chiasmatica) kann die Trepanation und Entfernung der Verwachsungen notwendig machen.

Sonderformen der Meningitis haben für die chirurgische Praxis eine geringere Bedeutung. Nach intrazerebralen Eingriffen können meningeale Reizerscheinungen mit Liquorzellerhöhungen auftreten, die jedoch keine bakteriellen Erreger, sondern Fremdkörper (Kontrastmittel, Luft, nekrotisches Material, Cholesterin, Puder und ähnliches) zur Ursache haben und konservativ symptomatisch behandelt werden. Bei der selten gewordenen tuberkulösen Meningitis kann eine Liquorableitung durch ein Bohrloch nach außen in der akuten Phase nötig werden. Liquorpassagestörungen nach Abheilung der Meningitis bedürfen einer Ventiloperation.

13.3.3. Subduralempyem

Die Eiteransammlung zwischen Durainnenfläche und Pia kann abszeßartig sein, häufiger bildet sie die Form des Empyems. Sie bedarf der chirurgischen Therapie.

Ätiologie: Eiterungen im Schädelbereich (oto-rhinogen, Zahngranulom, penetrierende Verletzung) stellen die typischen Quellen dar (Abb. 13.7). Die hämatogene Streuung aus dem Körper ist ebenfalls möglich. Zum Teil handelt es sich um infizierte Subduralhämatome und -ergüsse.

Lokalisation: Es kann die ganze Hemisphäre erfaßt sein, bevorzugt wird die fronto-präzentrale Region. Seltener sind doppelseitige Empyeme. Seitendifferenzen bestehen nicht.

Bakteriologie: Die in der Mehrzahl positiven Befunde zeigen neben Staphylo- und Streptokokken auch Koli, Klebsiellen und ähnliche Erreger.

Klinisches Bild: Fieber, Kopfschmerz und Nackensteife entwickeln sich meist rasch, gefolgt von neuro-

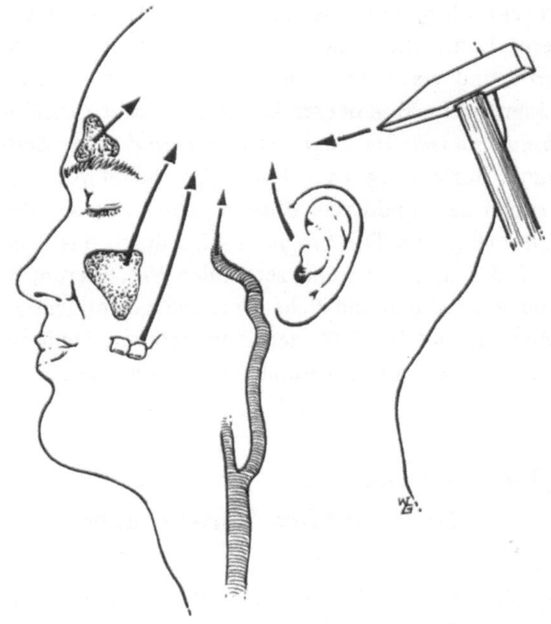

Abb. 13.7 Ausgangspunkte subduraler Eiterungen

logischen Herdsymptomen und Bewußtseinsstörungen. Hemiparesen, Fieber und Bewußtseinsstörungen zeigen mehr als 80%, Anfälle 75%, Kopfschmerzen 45 bis 50% und Stauungspapillen nur ein Drittel der Kranken. Ein Drittel der Patienten sind Kinder bis 15 Jahre, die Hälfte ist über 25 Jahre alt. Die Zeichen des infektiösen Geschehens pflegen nur bei primärer hoher Antibiotikaabdeckung zu fehlen. Eine *klinische* Abgrenzung gegenüber der Meningitis, dem Hirnabszess und zum Teil auch dem Subduralhämatom kann unmöglich sein.

Instrumentelle Diagnostik: Bereits auf der Röntgenübersichtsaufnahme wird nach Nebenhöhlenverschattungen, Mastoiditis und Nahtsprengungen gefahndet. Zellzahlen und Gesamteiweißwert im Liquor sind in der Mehrzahl erhöht. Die Pneumenzephalographie kann sowohl Verlagerungen der Ventrikel als auch Verlötungen von Anteilen des Subduralraumes zeigen. Noch exakter geschieht dieser Nachweis mit der Angiographie: *gefäßfreie sichelförmige Bezirke unter der Kalotte.* Die Isotopendarstellung bringt in über 90% der Untersuchungen positive Bilder über den Empyemarealen. Elektroenzephalogramm (EEG) und Echo-Enzephalogramm können weitere Hinweise geben.

Therapie: Durch Trepanation wird die Eiterung ausgeräumt und drainiert. Über das Drain können Antibiotika in den Subduralraum gegeben werden. Parenterale Antibiotikagaben nach Antibiogramm ergänzen die Behandlung. Derzeit handelt es sich meist um Kombination Penizillin + Chloramphenikol + Sulfanilamid über 18 bis 20 Tage. Bei Kranken in sehr schlechtem Zustand kann das Anlegen mehrerer Bohrlöcher bzw. die Punktion durch Fontanelle und gesprengte Naht der einzige zumutbare Eingriff sein. Besonderer Beachtung bedürfen *Eiteransammlungen im Interhemisphärenspalt.* Der Zeitpunkt des chirurgischen Eingreifens hängt vom Erkennen der subduralen Eiterung und nicht von der Eitermenge ab. Die Prognose wird durch das Ausmaß der septischen und zerebralen Veränderungen und auch durch mögliche Rezidive beeinträchtigt. Man rechnet bei 70% der Patienten mit Heilung, zum Teil verbleiben Ausfälle und Anfallsleiden.

13.4. Offene Schädel-Hirn-Verletzungen

Verletzungen durch äußere Gewalteinwirkungen erfolgen praktisch immer im mehr oder weniger keimreichen Milieu. Für gut durchblutete und abwehrstarke Gewebe, wie etwa die Kopfhaut, ist die Infektionsgefahr gering; für abwehrschwache Gewebe, wie etwa das Hirn, dagegen hoch. Dies muß bei der Versorgung penetrierender Schädel-Hirn-Verletzungen beachtet werden. Es beginnt mit dem Nachweis der Tiefe der Verletzung. Auch tiefe Perforationen gehen häufig ohne Zeichen der Beeinträchtigung des Bewußtseins einher und können äußerlich nur eine kleine Wunde aufweisen. Die Wunde muß daher gespreizt und notfalls erweitert werden, um eine klare Übersicht über die Knochenverletzung zu bekommen. Austasten mit der Sonde ergibt keine sichere Information und verschleppt Keime in die Tiefe. Der geringste Verdacht einer über die einfache Platzwunde hinausgehenden Verletzung sollte automatisch zur *Versorgung unter den Bedingungen des Operationssaales* führen: optimale Beleuchtung, ausreichende Assistenz, ausreichende Schmerzbekämpfung, Möglichkeiten der Koagulation und der Absaugung, Bereitstellung von Instrumenten zur Entfernung von Knochen sowie Klipps zur Blutstillung am und im Hirn.

Diese sorgfältige Vorbereitung braucht Zeit. Auf Grund der guten Blutversorgung der Haut und der spezifischen gliären Abwehrreaktion des Hirns können derartige Verletzungen auch noch nach 3 bis 4 Tagen mit den Grundsätzen der primären Wundversorgung operiert werden.

Das schichtenweise Vorgehen zeigen die Abbildungen 13.8 bis 13.10. Insbesondere ist auf die Entfernung *aller* Fremdkörper zu achten. Hierzu wird die Verletzungshöhle exakt ausgeleuchtet und falls nötig ausgetastet. Der Duraverschluß muß spannungsfrei und dicht sein. Daher wird man meist einen plastischen Verschluß ausführen mit Galea-Periost oder lyophilisierter Dura (Abb. 13.11).

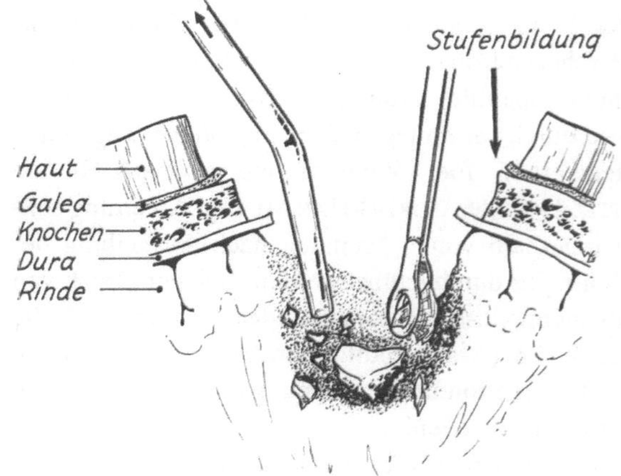

Abb. 13.8 Typische Versorgung einer penetrierenden Schädel-Hirn-Verletzung. Beachte die Stufenbildung

Nach dem Auftreten einer Infektion ist operativ wiederum schichtenweise vorzugehen. Die Wunde wird soweit ausgeschnitten, bis frische Wundränder vorliegen. An der Kopfhaut sind dies meist nur wenige Millimeter. Weiterreichende Phlegmonen erfordern Gegeninzisionen. Bei allen Inzisionen sollten die Hautnerven weitestgehend geschont werden (s. Abb. 13.2), um spätere Neuralgien zu vermeiden. Der Knochen wird osteoklastisch fortgenommen. Die Trepanationsöffnung muß um einen Zentimeter

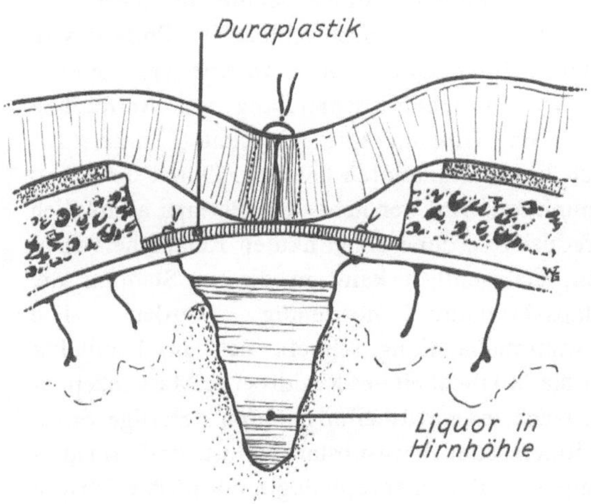

Abb. 13.9 Exakter Verschluß nach Versorgung einer penetrierenden Schädel-Hirn-Verletzung

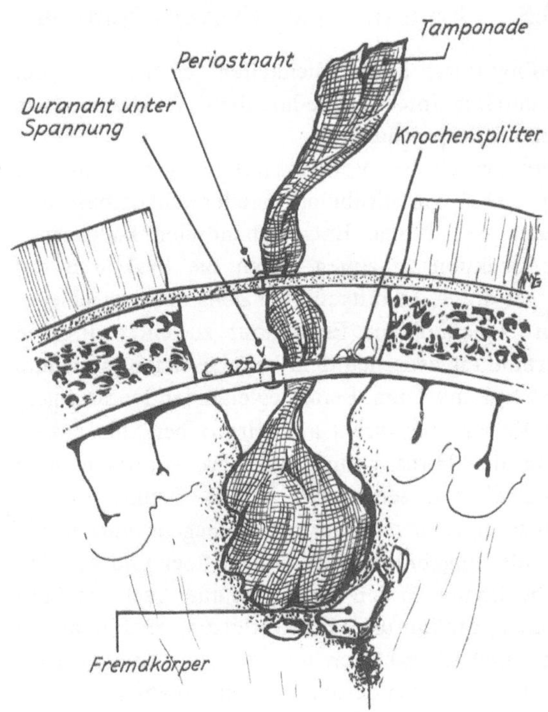

Abb. 13.10 Typische Fehler bei der Versorgung einer penetrierenden Schädel-Hirn-Verletzung

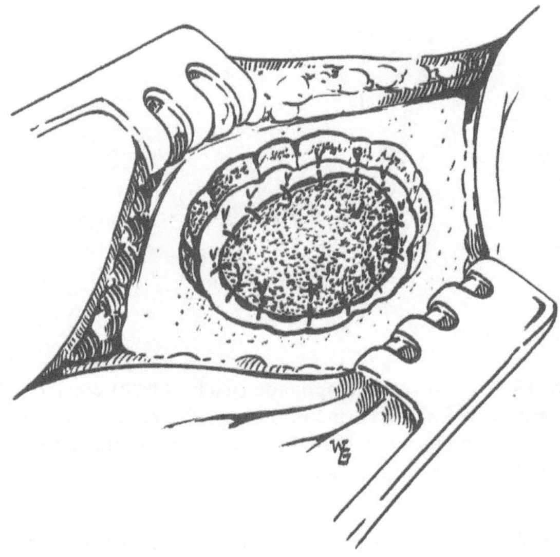

Abb. 13.11 Duraplastik mit Galea-Periost oder lyophilisierter Dura

größer als der Duradefekt sein. Eine Vergrößerung des traumatischen Duradefektes bedingt dementsprechend eine Erweiterung der Trepanation. Blutungen aus dem Knochen werden zugemeißelt, da das sonst bevorzugte Bienenwachs einen zusätzlichen Fremdkörper bilden würde. Gerade die *Entfernung aller Fremdkörper,* einschließlich der Knochensplitter, ist aber der Kernpunkt der Versorgung jeder Hirnwunde. Blutungen aus Dura- oder Hirngefäßen erfordern leistungsfähige Sauggeräte, Elektrokoagulation und Klipps. Die infizierte Hirnwunde (die Bezeichnung Frühabszeß wird bewußt vermieden, um den Trugschluß einer ausreichenden Kapselbildung auszuschließen) muß offengehalten werden. Hierzu ist die Verwendung von Drains prinzipiell möglich, besser bewährt haben sich aber passend geschnittene Stücke aus Gummischwamm nach PEIPER (Abb. 13.12). Das Ganze bekommt seinen Halt durch Einengungsnähte der Haut bis an den Schwamm heran. Erster Schwammwechsel sollte am 3. Tag, danach alle ein bis zwei Tage vorgenommen werden, wobei lokale Antibiotikagaben nützlich sein können. Lumbale Liquorentnahmen vor dem Schwammwechsel erleichtern das Vorgehen und machen die Höhle übersichtlicher. Auch weiterhin wird besondere Obacht auf jetzt noch zutage tretende Fremdkörper gelegt.

Miteröffnung des Ventrikels zwingt zum Versuch des primären Verschlusses nach Absaugung aller erkennbaren infizierten Wundbezirke. Der Liquorabfluß muß auf jeden Fall unterbrochen werden. Bei diesem Vorgehen sind Abszesse nach einigen Wochen bis Monaten nicht selten.

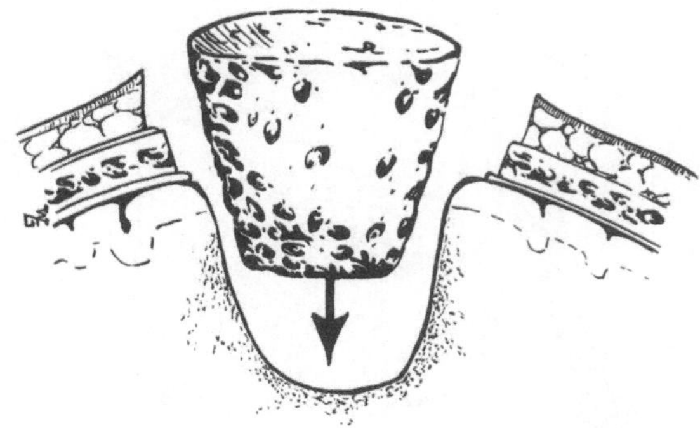

Abb. 13.12 Schwammtamponade (nach PEIPER) einer penetrierenden Schädel-Hirn-Verletzung oder eines offen behandelten rindennahen Hirnabszesses. Beachte die stufenweise Abtragung der Deckschichten

Sie müssen in einem zweiten Eingriff entfernt werden (s. S. 236).

Die Versorgung von *sinusnahen* infizierten Hirnwunden setzt die nötigen Vorbereitungen zur Sinusversorgung (Muskelstückchen, feste zirkuläre Nähte, leistungsfähiger Sauger) voraus.

Bei multiplen Verletzungen (Harke, Nägel) werden meist mehrere Einzelversorgungen vorgenommen. Durchschüsse versorgt man getrennt im Einschuß- und im Ausschußgebiet. Bei infizierten inneren Prellschüssen wird ebenfalls versucht, zunächst die hautnahe Infektion zu beherrschen und das Geschoß in einer späteren Phase zu entfernen, dann eventuell als Kernstück eines gekapselten Abszesses. Im Schußkanal finden sich nicht selten weitere kleinere bis kleine Abszesse (Abb. 13.13).

Gefährlichste Komplikation nach offenen Schädel-Hirn-Verletzungen ist die **posttraumatische hämorrhagische Markenzephalitis.** Das schwer vorgeschädigte Gewebe reagiert mit einem entzündlichen Ödem, und die Volumenzunahme des Hirns führt zum *Hirnprolaps* durch die Knochenöffnung. Die bis tief ins Mark reichende Enzephalitis macht sich klinisch mit mimischer Starre, Salbengesicht, Gähnen, Singultus und Entzündungszeichen in Blut und Liquor bemerkbar. Im Prolaps können sich auch kleinere Abszesse bilden. Wird das Ventrikelsystem erreicht, so muß die diffuse Meningitis folgen, was die Prognose weiter verschlechtert. Der Prolaps wird primär nicht abgetragen, sondern eine typische konservative Enzephalitisbehandlung mit Antibiotika und Osmo-Onkotherapie eingeleitet, unterstützt durch lumbale Liquorentnahmen. Durch die Lumbalpunktion wird versucht, den Prolaps allmählich zu reduzieren, ohne einen akuten Relaps hervorzurufen. Gelegentlich kann in diesem Stadium die Prolapsabtragung notwendig werden. Die Schwammbehandlung schließt sich an, beinhaltet aber die Möglichkeit des Rezidivs der Markenzephalitis. Nach ihrer Ausheilung führen derartige Enzephalitiden zum Hirnsubstanzverlust und entsprechenden im Pneumenzephalogramm nachweisbaren Erweiterungen des Ventrikelsystems.

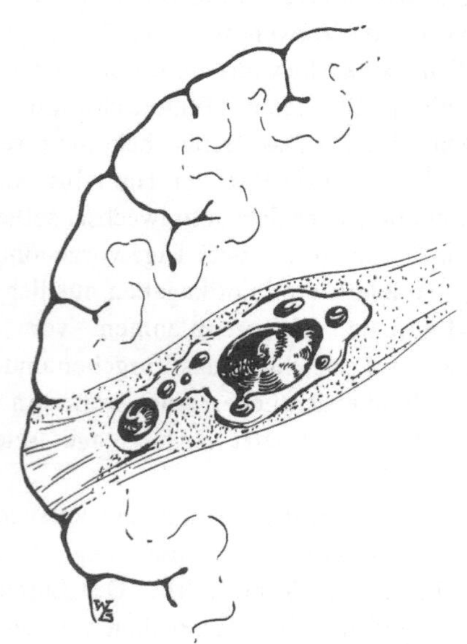

Abb. 13.13 Abszeßbildungen in einem Schußkanal

13.5. Frontobasale Hirnverletzungen

Bedingt durch die Möglichkeiten der primären oder sekundären Infektion bedarf diese Verletzungsform hier der Besprechung.

Vornehmlich bei Verkehrsverletzungen kommt es zum Bruch von Stirnbein, frontaler Schädelbasis und Teilen der Orbita. Entsprechend den knöchernen Konstruktionsprinzipien gehen die Frakturen fast immer durch die luftgefüllten Zonen der verschiedenen Nebenhöhlen: Es kommt zu einer direkten Verbindung zwischen dem keimbesetzten Sinus und dem Epiduralraum. Beim begleitenden Durariß geht die Verbindung direkt ans Hirn. Über Substanzdefekte des Hirns kann sogar das Ventrikelsystem angeschlossen sein (Abb. 13.14). Keime werden demzufolge über penetrierende Gegenstände in die Wunde eingebracht oder steigen über und aus den Nebenhöhlen in den Duraraum auf. Auch die frontobasale Fraktur *ohne* Hautverletzung zählt daher zu den offenen Frakturen und hat somit diagnostisch und therapeutisch besondere Konsequenzen.

Die eitrigen Komplikationen frontobasaler Frakturen gliedert man in *kraniell* (Periostitis, subperiostaler Abszeß, Ostitis der Basis, Schädelosteomyelitis,

Pachymeningitis externa) und in *intrakraniell* (Leptomeningitis, Subduralempyem, Sinusthrombose, tiefe Venenthrombosen, Enzephalitis, Hirnabszeß) (Abb. 13.15).

Um diesen eitrigen Komplikationen möglichst zuvorzukommen, werden frontobasale Frakturen mit nachgewiesener Beteiligung der Innenwände der Nebenhöhlen operativ versorgt. Bei begleitenden Hautwunden kann direkt (Abb. 13.16a), in allen anderen Fällen mit dem kosmetisch günstigeren Bügelschnitt von Ohransatz zu Ohransatz (Abb. 13.16b) vorgegangen werden. Alle durch die Fraktur oder im Verlauf der Operation eröffneten Nebenhöhlen sind zu sanieren, d. h. von der Schleimhaut zu befreien und zur Nase hin zu drainieren. Knochensplitter werden sämtlich entfernt, insbesondere im Gebiet der oft eingebrochenen Siebbeinzellregion. Kosmetische Gesichtspunkte treten in den Hintergrund. Derartige Korrekturen werden in einem Zweiteingriff nach etwa 6 Monaten vorgenommen. Der im Gebiet der ausgeräumten Siebbeinzellen entstandene Knochenkanal kann technische Probleme aufwerfen. Seine Auffüllung mit grob zerkleinerten Rippenknorpelstückchen des Patienten wird empfohlen. Duradefekte werden ausreichend freigelegt (5 bis 10 mm intakte Sicherheitszone) und anschließend mit gestielten oder freien Autotransplantaten (Galea-Periost, Oberschenkelfaszie) oder gefriergetrockneter lyophilisierter Dura verschlossen. Hierzu können feine atraumatische Nähte oder Gewebekleber benutzt werden. Je wahrscheinlicher eine bereits eingetretene Keimbesiedlung des Operationsgebietes ist, um so mehr Wert ist auf liquordichte Nähte und das Vermeiden fremder Materialien zu legen. Tiefer penetrierende Hirnverletzungen werden unter den gleichen Richtlinien wie die pene-

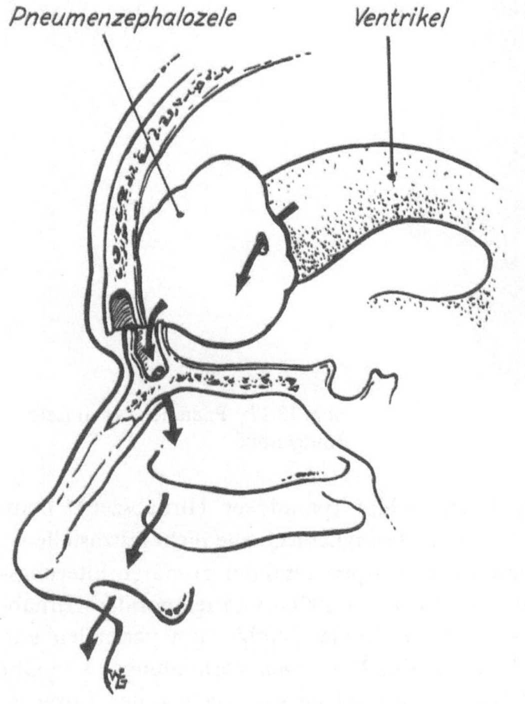

Abb. 13.14 Frontobasale Fraktur. Liquorweg vom Ventrikel über die Pneumenzephalozele, die Nebenhöhlen zum Nasen-Rachen-Raum

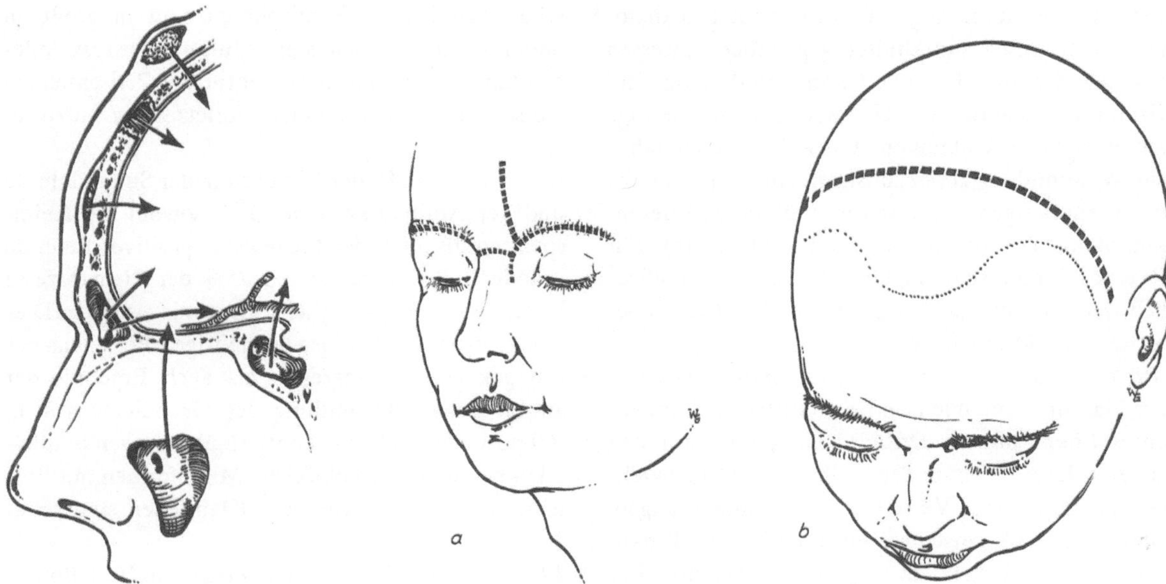

Abb. 13.15 Ausgangspunkte kranieller Eiterungen

Abb. 13.16 Frontobasale Fraktur. Direkte Schnittführung *(a)* und kosmetisch besserer Bügelschnitt (nach Unterberger) *(b)*

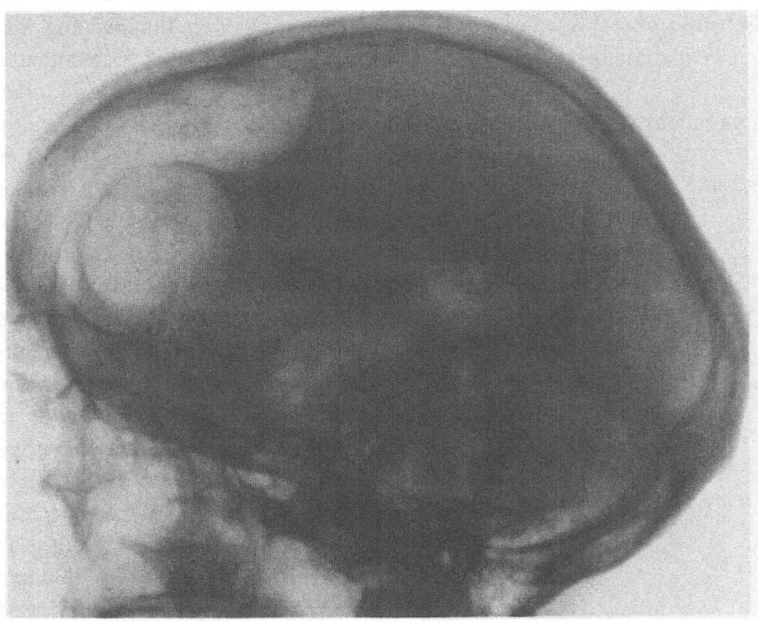

Abb. 13.17 Pneumenzephalozele im Röntgenbild

trierenden Kalottenverletzungen (s. S. 232) behandelt. Frontobasale Frakturen werden auch vom Rhinochirurgen versorgt. Nachgewiesene *Pneumenzephalozelen* (Abb. 13.17) sollten neurochirurgisch operiert werden.

13.6. Hirnabszesse

Der Hirnabszeß, also die von einer Kapsel umgebene Eiteransammlung im Hirn, besitzt pathologisch-anatomisch und klinisch gegenüber Abszessen anderer Organe Besonderheiten, und zwar auf Grund der Reaktion der Umgebung. Deren geringe mesenchymale Reaktionen lassen nur eine allmähliche Wandbildung zu, begünstigen Ausstülpungen zu mehrkammerigen Abszessen und führen zu Eiteransammlungen in der Kapselwand (Abb. 13.18). Für Diagnostik und Therapie bedeutet dies die Möglichkeit der Multiplizität, unerwarteter Rezidive, unberechenbarer klinischer Verläufe.

Ätiologie: An erster Stelle stehen primäre Eiterungen der Nasennebenhöhlen und des Mittel- und Innenohres (mehr als ein Drittel). Zusammen mit den anderen Eiterungen im Schädelbereich (Osteomyelitis, penetrierende Verletzungen, Zahneiterungen, Nasenfurunkel) entstehen etwa 60% der Hirnabszesse direkt fortgeleitet aus der Umgebung. Für weitere 25% kommen extrakranielle Eiterungen, die metastatisch zum Hirnabszeß führen, als Ursache in Frage: Lungenabszesse, abdominale Eiterungen, Furunkel, Herzfehler (paradoxer Hirnabszeß). Beim Rest ist die ursprüngliche Quelle nicht festzustellen.

Lokalisation: Entsprechend der primären Eiterungsquelle stehen die frontalen und temporalen Hirnabszesse an erster Stelle, gefolgt vom parietalen und zerebellaren Sitz. Die engen Verbindungen von Ohr und Nasenregion zeigen sich auch in der Tatsache, daß eine primäre Sinusitis maxillaris durchaus zur temporalen Lokalisation des Abszesses führen kann und umgekehrt nach Otitiden frontale Abszesse beobachtet werden können. Echte Differenzen zwischen den beiden Hemisphären sind in größeren Serien nicht zu beobachten. Multiple Abszesse pflegen hämatogen und in der Form der Perlschnurabszesse nach penetrierenden Verletzungen aufzutreten.

Bakteriologie: Mit der Einführung der Sulfanilamide und der Antibiotika haben sich sowohl die Keimspektren als auch der Prozentsatz positiver Befunde geändert. Bei etwa 20 bis 25% der Hirnabszesse lautet das bakteriologische Ergebnis »steril«. Dies kann sowohl Folge eines langjährigen Bestehens des fest gekapselten Abszesses als auch Ergebnis der antibiotischen Behandlung des Grundleidens sein. Bei positiven Kulturergebnissen überwiegen Staphylokokken und Streptokokken. Mischformen mit Proteus, Koli, Pyozyaneus oder Klebsiellen sind seltener.

Klinisches Bild: Männer überwiegen im Verhältnis 2 bis 3 zu 1, jüngere Lebensalter werden bevorzugt (Durchschnittsalter 30 bis 35 Jahre), was mit der jeweiligen Häufigkeit otorhinogener Infektionen und

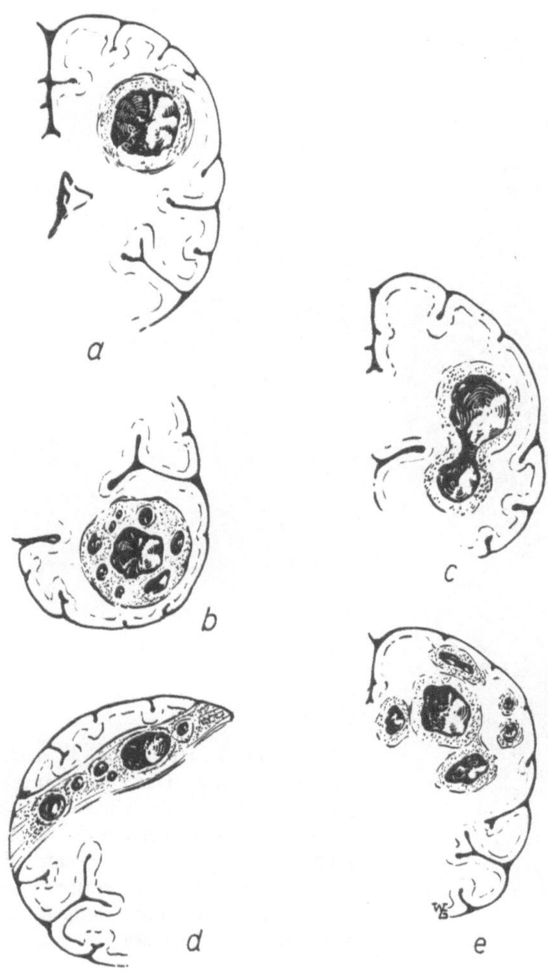

Abb. 13.18 Formen von Hirnabszessen. *a* Solitärabszeß, *b* Solitärabszeß mit weiterer Abszeßbildung im Bereich der bindegewebigen Kapsel, *c* Hirnabszeß mit Ausstülpung (Divertikel), bedingt durch mangelhafte Kapselbildung, *d* Perlschnurabszesse in einem Schußkanal, *e* multiple Abszesse, die eine ausgedehnte Lappenresektion notwendig machen

penetrierender Verletzungen korreliert. Fast die Hälfte der Kranken ist jünger als 20 Jahre. Auch die paradoxen Hirnabszesse bei kongenitalen Herzfehlern treten in dieser Gruppe auf. Unter den Symptomen führen die neurologischen Zeichen entsprechend der Lokalisation des Abszesses (z. B. Sprachstörungen bei linkstemporalem Sitz), gefolgt von den Symptomen der intrakraniellen Drucksteigerung und Störungen des Bewußtseins. Mehr als die Hälfte der Kranken hat auch Zeichen der Infektion, abhängig wiederum vom Abstand zwischen primärer Eiterung und klinischer Wirksamkeit des Hirnabszesses einerseits und der antibiotischen Behandlung andererseits. Vorbehandlung mit Steroiden, etwa in der Annahme eines Hirnneoplasmas, führt sowohl zur Maskierung des klinischen Bildes als auch der Gefahr des Kapseldurchbruches. Die *Kapselruptur* mit Ventrikeleinbruch oder das plötzliche Ausfließen des Eiters auf der Schädelbasis machen sich klinisch als akut eintretende Meningitis mit meist ausgeprägten Zeichen der zerebralen Dysregulation bemerkbar und trüben die Prognose erheblich. Multiple Hirnabszesse können entsprechend ihrer Lokalisation zu ausgesprochen »bunten« klinischen Bildern führen.

Instrumentelle Diagnostik: Das Echoenzephalogramm bringt bei entsprechender Größe und Lokalisation des Abszesses nur den Nachweis einer intrakraniellen Massenverschiebung; deren Natur kann es nicht klären. Stauungszeichen am Augenhintergrund treten nur bei erheblichen Raumforderungen auf, was bei älteren und langsam entstehenden Abszessen oft nicht der Fall ist. Das Elektroenzephalogramm kann der Lokalisation dienen. Die Isotopendarstellung gewinnt zunehmend an Bedeutung und stellt genaue Angaben zur Lokalisation und nicht selten zur Natur des eitrigen Prozesses zur Verfügung. Das Pneumenzephalogramm wird zur Lokalisation des Prozesses eingesetzt, kann keine Angaben über die Abszeßnatur machen, deutet aber durch die Art der Verschiebung und die Form der Eindellung der Ventrikelkontur in die richtige Richtung. Bei Zeichen des Hirndrucks und/oder der akuten Infektion wird nicht pneumenzephalographiert. Bei der Angiographie stellt sich der Abszeß als gefäßarmer oder gefäßfreier Bezirk von runder Form dar. Lokale Zirkulationsstörungen mit kapillären Anschoppungen können die Kapselkontur nachzeichnen (Abb. 13.19 und 13.20). Beweisend ist das Computer-Tomogramm.

Therapie: Hirnabszesse werden wegen der Komplikationen und der möglichen Folgen vom Spezialisten behandelt. Zum Teil ist dies der HNO-Arzt, zum anderen Teil der Neurochirurg. Letzterer strebt die *Totalexstirpation des Abszesses* in der Art einer Hirntumoroperation an. In der Zone zwischen Kapsel und gliösem Randsaum wird der Abszeß schrittweise ausgeschält, wobei Tochterabszesse erkannt und mitentfernt werden (Abb. 13.21). Dies ist die Methode der Wahl. In besonderen Situationen kommen die Punktionsbehandlung, die Entdeckelung und die Tamponade in Frage. Bei schlechtem Zustand des Kranken, in der Phase der beginnenden Kapselbildung und bei Nichterkennung der wahren Natur des Abszesses wird durch *Punktion* in das Zentrum des radiologisch festgestellten Prozesses Eiter aspiriert und Antibiotikalösung eingegeben. Wir bevorzugen hierfür zwei Nadeln (Abb. 13.22).

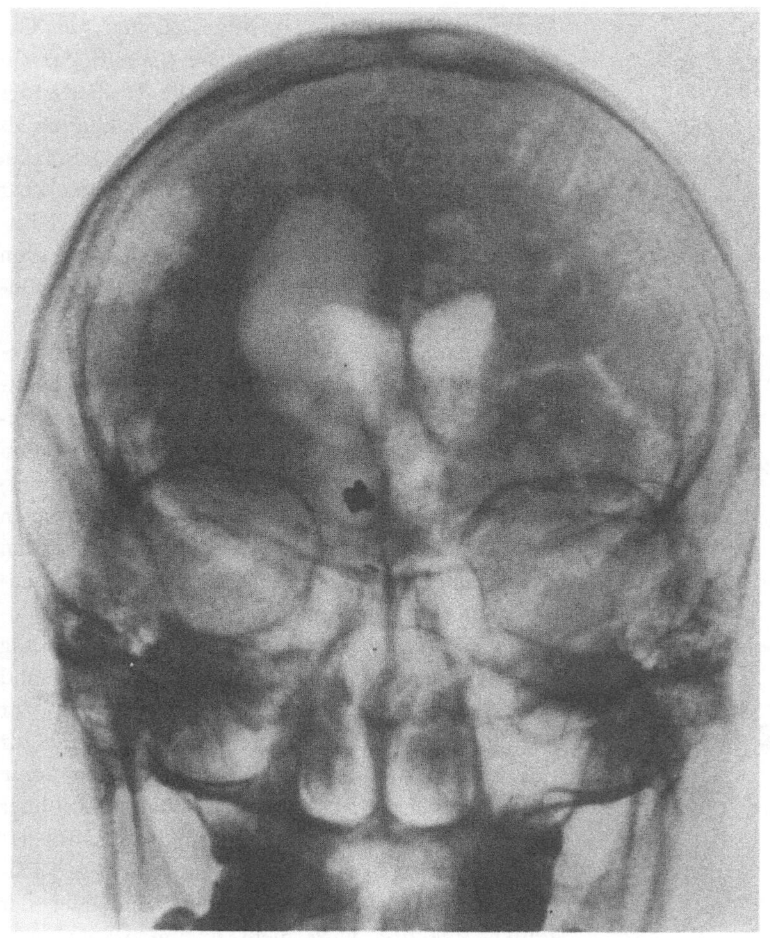

Abb. 13.19 Hirnabszeß nach Schußverletzung. Das Pneumenzephalogramm zeigt die Seitenverschiebung des Ventrikelsystems nach links, das neben dem 3. Ventrikel liegende Projektil und darüber die nach Abszeßpunktion luftgefüllte Höhle des Hirnabszesses

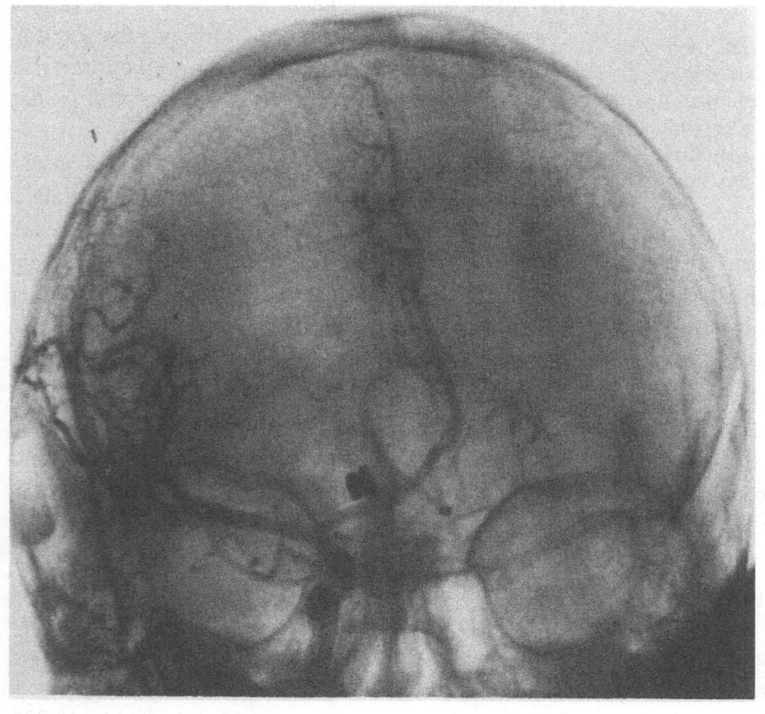

Abb. 13.20 Hirnabszeß nach Schußverletzung. Im Angiogramm ist die Seitenverschiebung der A. cerebri anterior und die Gefäßarmut im Abszeßgebiet auffällig (Pat. Z., R., Krbl. Nr. 62 189)

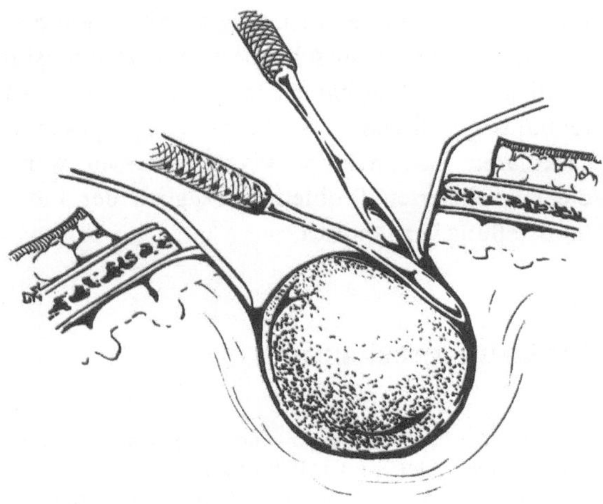

Abb. 13.21 Totalexstirpation eines Hirnabszesses zwischen Kapsel und gliöser Randzone

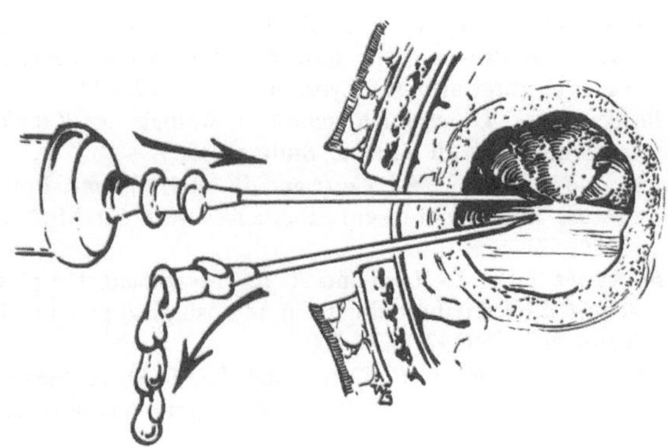

Abb. 13.22 Hirnabszeßpunktion mit zwei Nadeln. Eingabe von Antibiotikalösung und Kontrastmittel (z. B. Luft), Ablassen des Eiters

Durch gleichzeitiges Eingeben von Luft und/oder Kontrastmittel kann die Schrumpfung (oder Erweiterung) des Abszesses verfolgt werden. Bewährt hat sich eine Suspension feinster Bariumsulfatteilchen (Steripaque), da sie eine lang anhaltende Kontrastwirkung hat. Die Verwendung von Duroliopaque, Jodölen, Dimer-X®, Amipaque® ist möglich, könnte aber Komplikationen hervorrufen (z. B. Krämpfe). Beeinträchtigung der gleichzeitig gegebenen Antibiotika durch die Kontrastmittel ist nicht zu erwarten. Für die erste Instillation eignen sich Penizillin und Nebazetin. Jede weitere Instillation erfolgt mit einem Antibiotikum, das nach dem Antibiogramm ausgewählt wurde und lokal verträglich ist.

Die *Entdeckelung eines Abszesses* kommt bei seiner kalottennahen Lage in der Hirnrinde und ungenügender Kapselbildung zum Einsatz (Abb. 13.23). Mit einem eingefügten Gummischwamm wird die osteoklastisch gebildete Wunde offengehalten und für

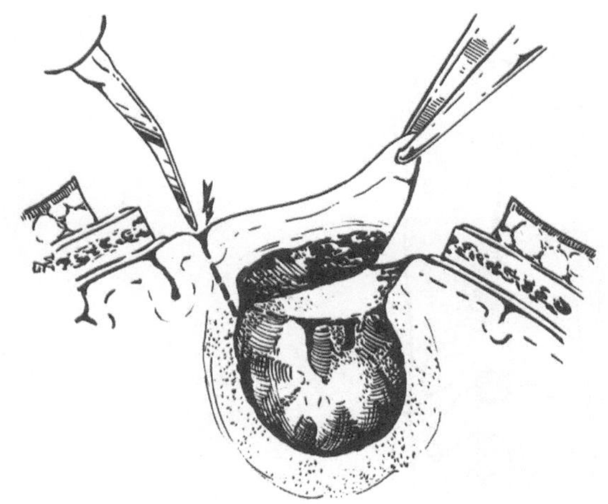

Abb. 13.23 Hirnabszeßentdeckelung. Durch stufenförmiges Vorgehen wird ein breiter Zugang geschaffen und die Höhle für den einzulegenden Gummischwamm (s. Abb. 13.12) vorbereitet

Abfluß gesorgt (Schwammdrainage nach PEIPER, s. Abb. 13.12). Bei Frühinfektionen nach penetrierenden Verletzungen und bei Osteomyelitiden der Kalotte wird diese Methode immer noch gelegentlich benötigt.

Die parenterale/enterale Gabe von Antibiotika entsprechend dem Antibiogramm ist eine absolute Notwendigkeit. Auf Grund der gestörten Blut-Hirn-Schranke ist die Berechnung der optimalen Antibiotikadosis unsicher; daher wird *hoch dosiert.* Dies wiederum kann bei einzelnen Arzneimitteln (z. B. Benzylpenizillin) zu Krämpfen führen.

Prognose: In größeren Übersichten ergeben sich Letalitätsziffern von 20 bis 25%. Bei multiplen Abszessen und Rezidiven steigt die Sterblichkeitsrate. Ein Drittel bis die Hälfte der Kranken weisen mehr oder weniger ausgeprägte neurologische Ausfallssymptome auf: Monoparesen, Hemiparesen, Aphasien, Epilepsien.

13.7. Chirurgie der spinalen Eiterungen

Eiterungen, die das Rückenmark, seine Häute und die austretenden Wurzeln alterieren, stammen primär zum überwiegenden Teil aus den Wirbeln. Sie können auch hämatogen entstehen oder aus zerebralen Gebieten absacken. Zum Teil sind sie tuberkulöser Natur.

Die Lokalisationen sind ähnlich denen im Gehirnbereich, also epidural, subdural, meningeal und intramedullär. Während intramedulläre Eiterungen zu

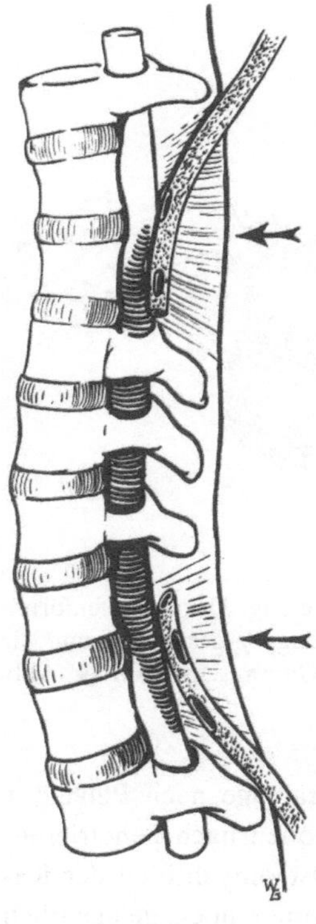

Abb. 13.24 Epiduralphlegmone. Zwei Gummidrains werden durch kleine Laminektomien an die Endpunkte der Phlegmone im Epiduralraum gebracht

den Seltenheiten zählen, ist die Meningitis häufig und unterliegt den gleichen therapeutischen Prinzipien wie die zerebral ausgelöste Meningitis (s. S. 229).

Die **epidurale Eiterung** kommt meist aus der Umgebung. Röntgenuntersuchungen fahnden dementsprechend nach typischen Knochenveränderungen. Die Myeloszintigraphie kann eine Liquorpassagestörung nachweisen. Gewinnt man beim Versuch der Lumbalpunktion Eiter noch bevor der Liquorraum erreicht ist, so wird die Punktion abgebrochen und operativ auf den Abszeß eingegangen. Die Sanierung des Knochenprozesses und die Drainage nach außen schließen sich an. Bei ausgedehnten *epiduralen Phlegmonen* ist es nicht möglich, die gesamte Eiterung freizulegen. Hier müssen an beiden Endpunkten der Phlegmone Drainagen durch kleine Laminektomien erfolgen (Abb. 13.24). Diese Endpunkte stellt die Myelographie fest. Auch angiographisch sind aussagekräftige Bilder zu erhalten; die entsprechende Technik ist jedoch nicht überall verfügbar.

Spinale Eiterungen können ausgesprochen chronisch verlaufende Bilder zeigen, so daß zunächst an einen neoplastischen Prozeß gedacht wird. In späten Phasen treten nicht selten Verwachsungen im Subarachnoidalraum auf, die zu Liquorpassagestörungen und zu Zystenbildungen führen können. Auch hierbei muß operativ eingegriffen werden.

Die geschilderten Eiterungen können zum akuten Einbruch und zur akuten Querschnittsymptomatik führen. Hier kann nur schnelle operative Entlastung Aussicht auf Erfolg haben. In Anbetracht der differentialdiagnostischen Schwierigkeiten gegenüber vaskulären, also nichtoperativen Prozessen, werden die komplizierten Probleme bezüglich der Indikationsstellung verständlich.

Literaturverzeichnis

Arnold, H., P. Voigtsberger und *J. Reichel,* Subdurale Empyeme. Zbl. Chir. *95* (1970) 1417

Baker, A. S., R. G. Ojemann, M. N. Swartz and *E. P. Richardson,* Spinal epidural abscess. New Engl. J. Med. *293* (1975) 463–468

Beller, A. J., A. Sahar and *I. Praise,* Brain abscess: Review of 89 cases over a period of 30 years. J. Neurol. Neurosurg. Psychiat. *34* (1973) 757

Berard, M., F. Gerest, J. P. Dechaume, F. Magnin et *J. Suleau,* A propos d'une serie de 42 absces du cerveau traités chirurgicalement. Lyon Med. *230* (1973) 47

Bodechtel, G., Differentialdiagnose neurologischer Krankheitsbilder, 2. Aufl. Thieme, Stuttgart 1963

Brewer, N. S., C. S. Mac Carty and *W. E. Wellmann,* Brain abscess: a review of recent experiences. Ann. int. Med. *82* (1976) 571–576

Buckwold, F. J., F. Hand and *R. R. Hansenbout,* Hospital acquired bacterial meningitis in neurosurgical patients. J. Neurosurg. *46* (1977) 494–500

Carml, P. W., R. A. R. Fraser and *B. M. Stein,* Aseptic meningitis following posterior fossa surgery in children. J. Neurosurg. *41* (1974) 44–48

Deibel, R., T. D. Flanagan and *V. Smith,* Central nervous system infections in New York State. N. Y. St. J. Med. *75* (1975) 2337

Farmer, T. W., and *G. R. Wise,* Subdural empyema in infants children and adults. Neurology *23* (1973) 254

Green, J. R., J. Kanshepolsky and *B. Turkian,* Incidence and significance of central nervous system infections in neurosurgical patients. Adv. Neurol. *6* (1974) 223–228

Grote, W., Neurochirurgie. Thieme, Stuttgart 1975

Grunert, V., und *R. Kolb,* Unterschiedliche Krampfwirkung von Benzylpenicillin und Oxacillin bei einem Patienten mit rezidivierenden Hirnabszessen. Wien. klin. Wschr. *84* (1972) 763

Heinemann, H. H., A. I. Braude and *J. L. Osterholm,* Intracranial suppurative disease. Early presumptive diagnosis and successful treatment without surgery. J. Amer. Med. Assoc. *218* (1971) 1542–1547

Hodges, G. R., and *R. L. Perkins,* Hospital associated bacterial meningitis. Amer. J. Med. Sci. *271* (1976) 335 bis 341

Kaufmann, D. M., M. H. Miller and *N. H. Steigbigel,* Subdural empyema: Analysis of 17 recent cases and review of the literature. Medicine *54* (1975) 485–498

Kim, K. S., P. E. Weinberg and *M. Magidson,* Angiographic features of subdural empyema. Radiology *118* (1976) 621

Kindt, G. W., J. Waldmann, S. Kohl, J. Baublis and *R. P. Tucker,* Intracranial pressure in Reye syndrome. J. Amer. med. Ass. *231* (1975) 822

Kiser, J. L., and *J. H. Kendig*, Intracranial suppuration. A review of 139 consecutive cases with electron microscopic observations in three. J. Neurosurg. *20* (1963) 494

Klastersky, J., L. Kahan-Coppens, and *J. Brihaye*, Infection in Neurosurgery. Adv. Techn. Stand. Neurosurg. *6* (1979) 39–54

–, *B. Sadeghy* and *J. Brihaye*, Antimicrobial prophylaxis in patients with rhinorrhea or otorrhea: A double-blind study. Surg. Neurol. *6* (1976) 111–114

Kunze, St., M. Klinger, H. J. Boltze und *H. Schmidt*, Die Kontrastdarstellung von Hirnabszessen. Z. Neurol. *203* (1972) 171

Mangi, R. J., L. L. Holstein and *V. T. Andriole*, Treatment of gramnegative bacillary meningitis with intrathecal gentamicin. Yale J. Biol. Med. *50* (1977) 31–41

Merrem, G., Die eitrigen Erkrankungen im Bereich des Zentralnervensystems und seiner Hüllen. In: W. Schmitt, Chirurgie der Infektionen. J. A. Barth, Leipzig 1968

–, Lehrbuch der Neurochirurgie, 3. Aufl. VEB Volk und Gesundheit, Berlin 1970

–, *W. E. Goldhahn*, Neurochirurgische Operationen. 2. Aufl. J. A. Barth, Leipzig 1980

Modai, J., L. Mamo, D. Ancri, Cl. Carbon, M. Robineau, A. Domartet, P. Veyssier, Interet du transit isotopique dans les meningites purulentes. Lyon Méd. *228* (1972) 605

Mori, K., and *A. J. Raimondi*, An analysis of external ventricular drainage as a treatment for infected shunts. Child's Brain *1* (1975) 243

Naito, H., S. Toya, H. Shizawa, Y. Iizaka and *D. Tsukomo*, High incidence of acute postoperative meningitis and septicemia in patients undergoing craniotomy with ventriculoatrial shunt. Surg. Gynec. Obstet. *137* (1973) 810

Piussan, C., M. van Poperinghe, M. Audebert, Cl. Reguet, B. Frisonet et *B. Risbourg*, Étude évolutive et thérapeutique de 205 cas de méningites bactériennes. Ann. Pédiat. *23* (1975) 181

Probst, Ch., Hirnnervenläsionen bei Nasennebenhöhlenentzündungen. Arch., klin. exp. Ohr.-, Nas.- u. Kehlk. Heilk. *204* (1973) 183

Rahal, J. J., P. J. Hyams, M. S. Simberkoff and *E. Rubinstein*, Combined intrathecal and intramuscular gentamicin for gram negative meningitis. Pharm. study of 21 patients. New Engl. J. Med. *290* (1974) 1394–1398

Regli, F., Die Meningitis purulenta. Fortschr. Neurol. Psychiat. *34* (1966) 449

Samson, D. S., and *K. Clark*, A current review of brain abscess. Amer. J. Med. *54* (1973) 201–210

Schönbaum, S. C., P. Gardner and *J. Shillito*, Infection of cerebrospinal fluid shunts: Epidemiology, clinical manifestations and therapy. J. Infec. Des. *131* (1975) 543–552

Unterharnscheidt, F., M. de Beukelaer and *J. L. Simon*, Chronic untreated coccidiomycosis of the central nervous system: A case of 7½ years duration. Texas Rep. Biol. Med. *27* (1969) 513

Van Alphen, H. A. M., and *J. J. R. Dreissen*, Brain abscess and subdural empyema, J. Neurol. Neurosurg. Psychiat. *39* (1976) 481

Vogelsang, H., Das angiographische Bild epi- und subduraler Eiterungen (Empyem und Abszesse). Fortschr. Röntgenstr. *100* (1964) 123

Walters, I. N., P. F. Teychenne, L. E. Claveria and *D. B. Calne*, Penicillin transport from cerebrospinal fluid. Neurology *26* (1976) 1008

Weber, G., Der Hirnabszeß. Thieme, Stuttgart 1957

Weigel, K., und *E. Metzel*, Infektionshäufigkeit und Keimspektren bei neurochirurgischen Intensivpatienten. Neurochirurgia *17* (1974) 107

Welsh, L. W., and *J. J. Welsh*, Orbital complications of sinus disease. Laryngoscope *84* (1974) 848

Wendler, H., und *W. Falk*, Zur Epidemiologie der Meningitis purulenta in den Jahren 1946–1971 an der Universitäts-Kinderklinik Graz. Klin. Pädiatr. *186* (1974) 87

Zumstein, B., und *H. Zumstein*, Der postmeningitische Hydrozephalus. Schweiz. med. Wschr. *104* (1974) 792

14. Chirurgische Infektionen im Bereich des Auges und der Augenhöhle

G. Pietruschka

14.1. Allgemeiner Überblick

Infektiöse Prozesse im Bereich des Sehorgans müssen früh diagnostiziert und sofort wirksam behandelt werden, um Gefahren quoad visum oder gar quoad vitam abzuwenden. Die stets ernste Prognose ist durch die besonderen anatomischen Verhältnisse und die subtilen Funktionen des Auges bedingt.

Netzhaut und Sehnerv sind in die Orbita vorgeschobene Hirnteile; die mit Liquor ausgefüllten Zwischenscheidenräume des N. opticus kommunizieren mit den Hirnventrikeln; das äußere Blatt der Dura mater überzieht als Periost die knöcherne Orbita. Die Arterien des Auges entstammen zum überwiegenden Teil der intrakraniell aus der A. carotis interna entspringenden A. ophthalmica, der venöse Abfluß erfolgt in den Sinus cavernosus. Einerseits bestehen äußerst nahe, direkte und indirekte Verbindungen zum Gehirn, andererseits zur Nase und den Nebenhöhlen. Insbesondere die im Augenbereich befindlichen klappenlosen Venen bilden zahlreiche Anastomosen mit den Venen des Gesichts, der Nase, der Nebenhöhlen, der Dura und der Diploe (s. Abb. 13.6). Aus allem resultiert *eine fast uneingeschränkte Möglichkeit hämatogener Verschleppung entzündlicher Noxen und eine infektiöse Ausbreitungsmöglichkeit per continuitatem!* Dies gilt gleichermaßen für exogene und endogene, lokal entstandene oder auch metastatisch verschleppte Infektionen.

Grundsätzlich sind *offene Wunden im Bereich des Auges* nach allgemein chirurgischen Regeln zu versorgen (s. S. 101). Jede sekundäre Wundheilung kann das funktionelle und kosmetische Ergebnis beeinträchtigen. Der *Tetanusprophylaxe* (s. S. 183) muß besondere Aufmerksamkeit geschenkt werden; bei Hundebißverletzungen auch der *Tollwutprophylaxe* (s. S. 199). Ist die 6-Stunden-Grenze überschritten, wird man eine exakte chirurgische Wundreinigung und medikamentöse Infektionsvorbeugung besonders intensiv, aber doch so schonend durchführen, daß durch präzise Nähte die normalen anatomischen Verhältnisse wiederhergestellt werden. Sind entzündliche Zeichen schon erkennbar, kann nur noch eine Heilung per secundam erstrebt werden. Ist neben Rötung und Schwellung schon Eiterbildung erkennbar, sollten Erregernachweis und Resistenzbestimmung unbedingt erfolgen, ohne jedoch für eine wirksame Behandlung Zeit zu verlieren.

Als *Ursache von Wundinfektionen* am Auge kommen die meisten bekannten Infektionserreger einschließlich Pilze in Betracht.

Perforierende Verletzungen des Augapfels sind leicht zu erkennen, wenn sie im Bereich der Hornhaut oder am Hornhaut-Lederhautrand (Limbus corneae) erfolgten. Perforationen oder Rupturen im Bereich der Sklerakapsel werden jedoch nicht selten übersehen. Weist die Bindehaut Verletzungsfolgen auf und besteht Verdacht auf Perforation oder Ruptur des Bulbus, muß ein solcher Verdacht bestätigt oder ausgeschlossen werden. Neben einer Röntgenübersicht der Orbita (Splitter, Frakturen) wird eine Wundrevision der Bindehaut am schnellsten darüber Klarheit schaffen, ob die Sklera intakt geblieben ist oder nicht. Werden Rupturen oder Perforationen mit und ohne intraokularem Splitter übersehen, kommt es in der Regel zur intraokularen Infektion *(Endophthalmitis, Panophthalmie)*. Darauf verdächtige Symptome sind die ziliare oder gemischte Injektion der Konjunktiva und in schwereren Fällen bereits ein Hypopyon (Abb. 14.1). Gleichzeitig oder später kann es auch noch zur *sympathischen Ophthalmie* kommen.

Kommt es bei Verkehrsunfällen und Kriegsverletzungen neben anderen chirurgisch zu versorgenden Traumen auch zu Augenverletzungen, wird der erstbehandelnde Arzt sich zunächst damit begnügen, die Wunden der Lider zu reinigen, oberflächliche Schmutzteile im Bereich des Bindehautsackes vorsichtig zu entfernen, falls möglich eine antibiotische Lösung einzuträufeln und einen lockeren sterilen Augenverband anzulegen (Penizillinlösung 1 : 100 000, Albucid®-, Berlicetin®-Augentropfen, Oculoguttae Chloramphenicoli® SR (0,5%), Oculoguttae Streptomycini® SR (1%); ölige oder *salbenförmige Augenarzneimittel sind bei der Erstversorgung*

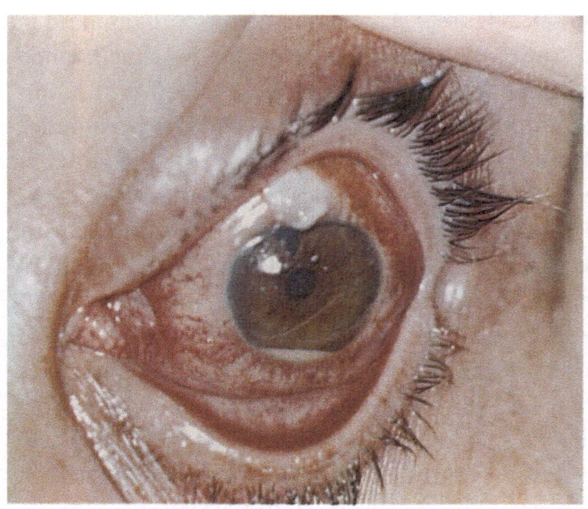

Abb. 14.1 Sickerkisseninfektion nach fistulierender Glaukomoperation. Oben bei 12^h infiziertes Sickerkissen, unten bei 6^h Eiterspiegelbildung in der Vorderkammer (Hypopyon). Ausgang: Panophthalmie, Amaurose, Phthisis bulbi oculi

nicht *anzuwenden!). Es ist besser, einige Stunden abzuwarten und den Verletzten einer augenärztlichen Behandlung zuzuführen, als am Auge eine unsachgemäße Versorgung vorzunehmen.* Bei jeder intraokularen Verletzung ist es erforderlich, auch allgemein mit Antibiotika und Sulfonilamiden einer Infektion vorzubeugen und eine Tetanusprophylaxe durchzuführen. Eine Röntgenaufnahme (Orbita-Einstellung) wird erkennen lassen, ob intraokulare Fremdkörper und Frakturen vorliegen.

Detaillierte Schilderungen ophthalmologischer Notmaßnahmen bei Unfällen und Kriegsverletzungen und der dabei auftretenden Infektionen sind in Standardwerken und Einzelberichten ausführlich dargelegt (BLASKOVICS und KETTESY, BOTEZ, GASTEIGER, GNAD, NICHORLIS und FULMEK, HOLLWICH, MARGET, MÜLLER und PIETRUSCHKA, JAENSCH und PIETRUSCHKA, NEUBAUER und BÖS, OEHRING und JÜTTE, OKSALA und SALMISSEN, QUÉRÉ, BOUCHAT, ROSSAZZA und DELPLACE, RINTELEN, SCHAFFER, SIEGERT).

Bei intraokularen Verletzungen und Orbitaverletzungen ist *Gasbrand* nicht so selten. Die Gasbranderreger bewirken eine Panophthalmie mit hochgradiger Ödembildung und starken Schmerzen; auch im Augeninnern (in Vorderkammer und Glaskörper) kann es zur Gasbildung kommen (BHARGOVA und CHOPDAR, JÜTTE, LEVITT und STAM, OEHRING und JÜTTE, SCHAFFER); über eine *endogene Panophthalmie durch Clostridium perfringens* im Anschluß an eine perforative gangränöse Cholezystitis ist ebenfalls berichtet worden (FRANTZ, LEMP, FONT, STONE und EISNER). Zerebrales Gasödem nach leichter Oberlidverletzung mit nachfolgender Orbitalphlegmone und tödlichem Ausgang beobachteten in einem Fall TERTSCH u. Mitarb. Drei Stunden post mortem durch Gasbrand wurden in Arterien und Venen der Netzhaut Gasbläschen ophthalmoskopisch festgestellt (KLEIN, KLEIN und KRAUSE). Eine umfassende Darstellung der *okulären Gasbrandsymptomatologie* geben KESSLER u. Mitarb. Selten kommt es zur Gasbildung bei Orbitalphlegmone durch gasproduzierende Aerobier, zum Beispiel B. fusiforme (SEVEL u. Mitarb.). Eröffnung der Orbita und Exenteratio bulbi können den Prozeß bald zum Stillstand bringen.

Nur ausnahmsweise kann eine Augeninfektion das Leben bedrohen, z. B. bei einer Infektion mit Pseudomonas aeruginosa bei prämaturen Kindern. BURNS und RHODES berichten über 4 tödliche Fälle, in welchen der Ausgangspunkt der Septikämie eine Konjunktivitis war, die zur Panophthalmie führte.

14.2. Lider

Entzündliche Schwellungen im Bereich der Lider nehmen infolge der Weichheit der den Augapfel umgebenden Gewebe oft groteske Ausmaße an (Abb. 14.2 und 14.3). Die aktive und passive Beweglichkeit der Lider kann dadurch stark behindert oder völlig aufgehoben sein; der Lidspalt verengt bzw. verschließt sich. Die Öffnung des so verschlossenen Lidspalts gelingt am besten mit Hilfe von DESMARRESschen Lidhaken, die in jeder ärztlichen Praxis vorhanden sein sollten (s. Abb. 14.3). Man muß sich in allen diesen Fällen den Augapfel sichtbar machen, um festzustellen, ob er in anatomischer oder funktioneller Hinsicht beeinträchtigt ist oder nicht.

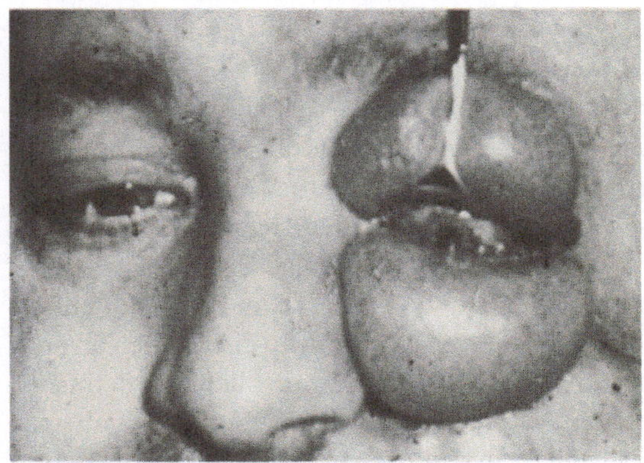

Abb. 14.2 Ausgeprägtes Ödem der Lider bei tumoröser Orbitalphlegmone; mit dem DESMARRESschen Lidhaken ist der Augapfel sichtbar gemacht worden

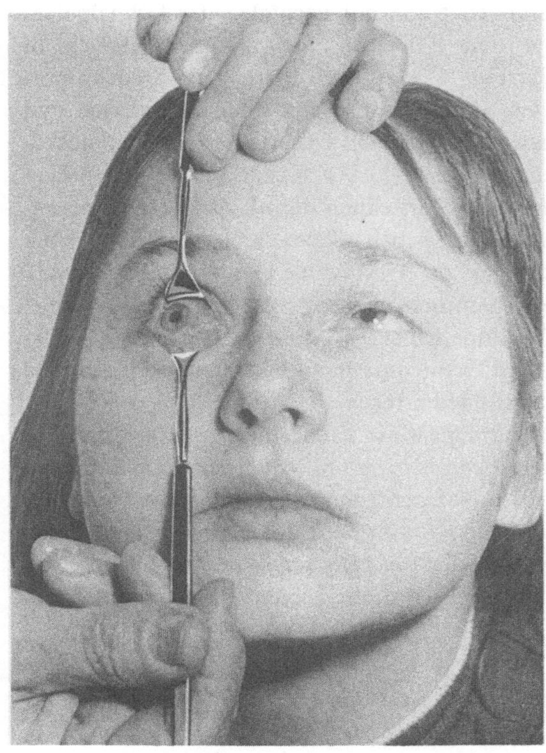

Abb. 14.3 Öffnung der Lider mit zwei DESMARRESschen Lidhaken bei entzündlichem Exophthalmus

An den Lidern ist zu beachten, ob eine Verletzung der Tränenpünktchen oder Tränenröhrchen vorliegt, weil in diesem Falle eine sofortige *augenärztliche* Versorgung der Wunde erfolgen muß (MÜLLER).

Entzündungsprozesse an den Lidern werden meist durch Hordeolum, Ekzem, Furunkel oder Abszeß, seltener durch Konjunktivitis, Tenonitis, Myositis, Periostitis des Orbitalrandes, Muko- und Pyozele, Dakryozystitis, Dakryoadenitis, Nasennebenhöhlenerkrankungen, Verletzungen, Verätzungen, Insektenstiche, Trichinose, Filarien, Phthiriasis und anderes hervorgerufen. Jeder nekrotisierende Prozeß an den Lidern bedarf augenärztlicher Konsultation (HEINE und TEUSCHER, HEYDENREICH).

Ekzem und Dermatitis der Lider sind häufig und bedürfen oft der Zusammenarbeit mit dem Dermatologen. Beim QUINCKE-Ödem handelt es sich um eine plötzlich auftretende teigige Schwellung eines oder beider Lider, die auch eine Protrusio bulbi hervorrufen und auf das Gesicht übergreifen kann. Differentialdiagnostisch sind vor allem in Betracht zu ziehen: Trichinose, Urtikaria (Arzneiexanthem, Insektenstich) und Luftemphysem nach Berstung von Nebenhöhlenwänden.

Von den Lidrandentzündungen bedarf die *Blepharitis ulcerosa* besonders sorgfältiger und intensiver **Therapie.** Durch Anwendung von Sulfanilamiden und Antibiotika lokal gelingt es relativ schnell, einen Rückgang der Entzündung zu erreichen und Komplikationen, wie Madarosis (Ausfall der Wimpern), Entropium, Blepharophimose und Xerosis conjunctivae (Schrumpfung der Lider und des Bindehautsakkes), welche früher häufig Folge einer Blepharitis ulcerosa waren und zum Verlust des Auges führen konnten, zu verhindern (EGERER u. Mitarb.).

Das *Entropium des Unterlides* kann durch Scheuern der Wimpern auf der Hornhaut und Bindehaut (Trichiasis) eine heftige Keratokonjunktivitis verursachen. Eine sofortige Abhilfe ist dadurch möglich, daß das Unterlid nach unten gezogen und in ektropionierter Stellung durch Heftpflasterstreifen fixiert wird. Gleichzeitig ist es zweckmäßig, in den Bindehautsack Arzneimittel in Salbenform einzustreichen, wie Dexpanthenol®-, Nifucin®- oder OTC®-Augensalbe und ähnliches. Subjektiv und objektiv tritt dadurch eine schlagartige Besserung ein.

Beim Ektropium paralyticum und cicatriceum besteht häufig ein *Lagophthalmus.* Infolge fehlenden Lidschlusses – besonders nachts – trocknet die Hornhaut in dem von den Lidern nicht bedeckten unteren Teil ein, es kommt zur Keratitis und bei schwerem Verlauf zum Ulcus corneae, zur Einschmelzung der Hornhaut mit Perforation in das Augeninnere, zur Endophthalmitis und Panophthalmie. Diese ernste Prognose besteht unabhängig von der Ätiologie des Lagophthalmus. Außer beim Ektropium kann der Lagophthalmus auch bei einem hochgradigen Exophthalmus auftreten. Besonders gefährlich in diesem Sinne ist der maligne Exophthalmus *(dekompensierte endokrine Ophthalmie).*

Nicht so selten tritt im Bereich der Lider von einer Verletzung oder einem Ekzem ausgehend ein *Erysipel* auf. Die Infektion kann sich ausbreiten, Konjunktivitis, Keratitis und Skleritis hervorrufen sowie in die Tiefe dringen und zur Neuritis optica, Orbitalphlegmone und Meningitis führen. Bei der gangränösen Form kann es im Bereich der Lider zu einem ausgedehnten Gewebszerfall kommen, der nach Ausheilung schwierige plastische Operationen erforderlich macht.

Die *Lidgangrän* tritt als Komplikation auch bei mischinfizierten äußeren Verletzungen auf, außerdem bei Zoster ophthalmicus, als Folge von Insektenstichen, bei Scharlach, Masern, Varizellen, Milzbrand, Variola, Rotz oder metastatisch bei septischen Prozessen (STUCCHI und BIANCHI, VELHAGEN, WESSING und MEYER-SCHWICKERATH). Relativ am häufigsten sind Zoster ophthalmicus, Vakzinola und durch Insektenstich verursachte Entzündungen im

Bereich der Lider. Die antibiotische Behandlung beim Milzbrand der Lider ist sehr erfolgreich (GENÉE und IVANDIĆ).

Rezidivierendes Erysipel und andere chronisch entzündliche Prozesse (Ekzem, Syphilis, Tuberkulose, Filarien, Lepra und anderes) können eine Elephantiasis der Lider bedingen (ALLEN und BYERS, CHOYCE, MARQUARDT und HOLTZ, MÜLLER und PIETRUSCHKA, AICHMAIR, BACH). Eine isolierte entzündliche Schwellung der Lider wird auch durch folgende Infektionen verursacht:

Hordeolum

Infolge des lockeren Unterhautzellgewebes im Bereich der Lider bedingt selbst ein Hordeolum oft ein ausgeprägtes kollaterales Ödem. Differentialdiagnostisch sind ein Lidabszeß und eine Orbitalphlegmone stets in Betracht zu ziehen. Durch sorgfältige Inspektion des geschwollenen Lides wird die umschriebene knötchenartige Prominenz des Hordeolums erkannt; befindet es sich im nasalen Lidbereich, führt es oft zur phlegmonösen Ausbreitung (Abb. 14.4).

Aethakridinlaktat-Umschläge 1 : 1000 (Rivanol®[1]), Ungt. Chloramphenicoli SR, Nifucin®-Augensalbe, lokal aufgetragen, lassen das Hordeolum rasch reifen und abklingen.

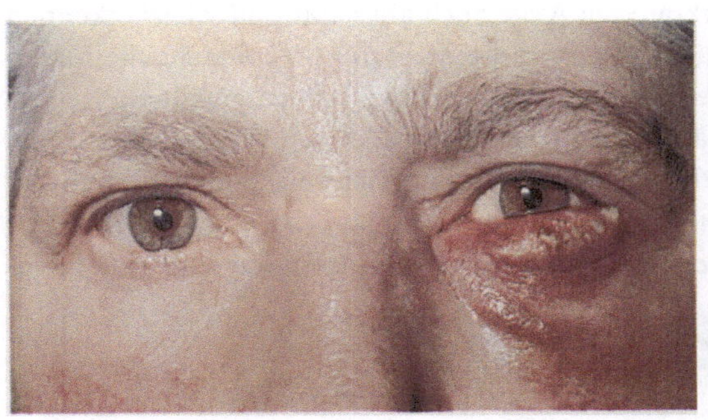

Abb. 14.4 Hordeolum des Unterlides mit Eiterpfropfbildung temporal am Lidwinkel

Vakzinola

Durch Kontaktinfektion nach Pockenschutzimpfung hervorgerufen, bei Geimpften oder ihren Pflegepersonen. Solange die Impfpusteln ausschließlich auf das Lid beschränkt bleiben, ist der Verlauf komplikationslos; beim Übergreifen auf Konjunktiva und Hornhaut resultiert eine schwere Keratitis mit ernsten Komplikationen (HEYDENREICH, MÜLLER und PIETRUSCHKA).

Therapie: Aethakridinlaktat-Umschläge (0,1%), Chloramphenikol-Emulsion, Mydriatika.

Zoster ophthalmicus

Unter Sulfamerazinsalbe 5%ig und Vitamin-B-Komplex 3mal 2 Dragées heilen Hauteffloreszenzen meist rasch ab, selbst wenn bereits gangränöse Stellen aufgetreten sind. Rötet sich die Konjunktiva, treten Lichtscheu, Blepharospasmus und Schmerzen in den Augen auf, liegt auch eine Keratokonjunktivitis vor, die Iridozyklitis, Sekundärglaukom, Neuritis optica, Augenmuskelparesen und andere Komplikationen zur Folge haben kann (Abb. 14.5). Mit dem Virostatikum Cytarabin® ist eine parenterale Therapie möglich, wodurch auch ernste Komplikationen verhindert werden (GRÜNER und FECHNER, KATTAH u. Mitarb., MONDINO u. Mitarb., SIEGERT u. Mitarb.).

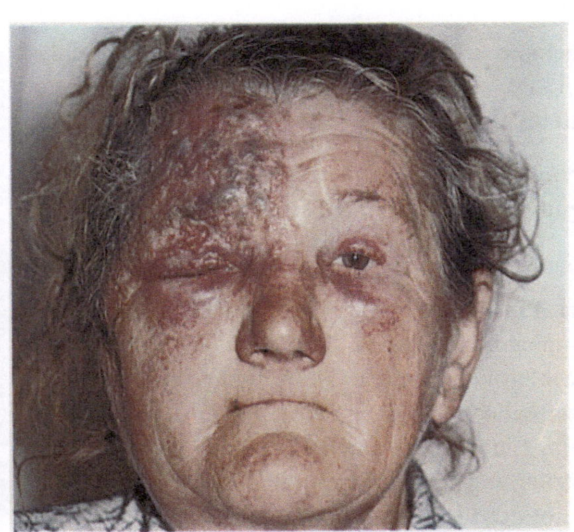

Abb. 14.5 Nekrotisierender Zoster ophthalmicus rechts

Erysipel

Therapie: Breitbandantibiotika, lokal und allgemein (AICHMAIR).

Akute Dakryoadenitis (meist einseitig)

Umschriebene Rötung und Schwellung des Oberlides im temporalen Drittel (Paragraphenform des Oberlides). Abszedierung meist nach innen, Ursache oft nicht eruierbar; metastatischer Infekt, nach Traumen, bei Masern und meist doppelseitig bei Mumps (MÜLLER).

---

1 *Aethakridinlaktat* (2. AB-DDR) = *Rivanol®* (Farbwerke Hoechst AG, Frankfurt/Hoechst)

Akute Dakryozystitis

Entzündliche Schwellung und Rötung in der Tränensackgegend unterhalb des nasalen Lidwinkels. Bei phlegmonösem Verlauf beträchtliches kollaterales Ödem, verengte Lidspalte, Begleitkonjunktivitis, eitriges Sekret aus dem unteren Tränenpünktchen quellend, sehr schmerzhaft! Gefahr der Ausbreitung in die Orbita, Orbitalphlegmone, Sinus-cavernosus-Thrombose, Meningitis (Abb. 14.6).

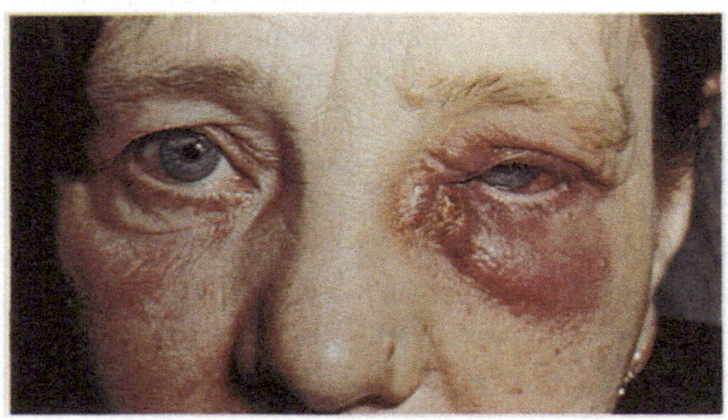

Abb. 14.6 Dakryophlegmone mit Begleitkonjunktivitis

Therapie: Bettruhe, Aethakridinlaktat-Umschläge (0,1%ig), OTC®-Salbe, allgemein Antibiotika und Sulfanilamide.

Gesichtsfurunkel

Bedingt häufig starkes kollaterales Ödem der Lider.

Lidabszeß

Der Lidabszeß birgt immer die Gefahr zur Orbitalphlegmone in sich. Eine häufige Ursache sind: Insektenstiche, Nebenhöhlenentzündungen und metastatische Infektionen (HEYDENREICH, MÜLLER). Beim Lidabszeß (Abb. 14.7) ist der Augapfel selbst entzündungsfrei, nicht protrahiert und frei beweglich. Bleibt der Prozeß lokalisiert, ist die Körpertemperatur normal und finden sich keine meningitischen Zeichen, dürfte der Verlauf komplikationslos sein. Dringt die Infektion aber in die Tiefe, ist eine *Orbitalphlegmone* mit ihrer stets ernsten Prognose die Folge.

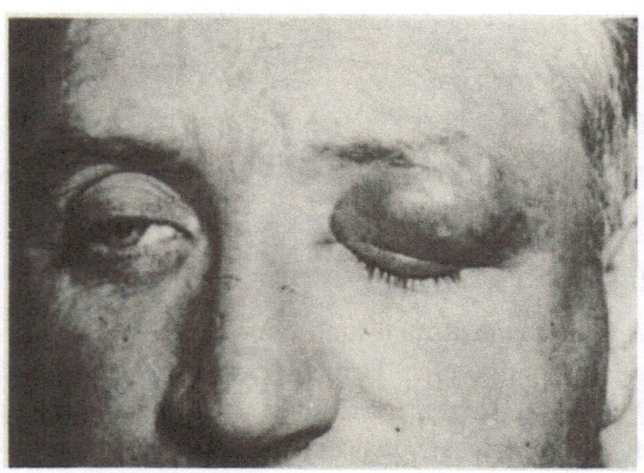

Abb. 14.7 Oberlidabszeß links

Orbitalphlegmone

Es treten eine derbe Infiltration und Verdickung der Lider auf, die einen völligen Lidverschluß bedingen (Abb. 14.8). Die Bindehaut ist gerötet und ödematös geschwollen (Chemosis), der Augapfel vorgetrieben (Protrusio bulbi oder Exophthalmus); die Beweglichkeit des Augapfels ist eingeschränkt und schmerzhaft; das Öffnen der Lider ist schwierig und wird am besten mit DESMARRESschen Haken vorgenommen. Nach Öffnung der Lidspalte muß auf die eben beschriebenen Symptome, die auf eine Orbitalphlegmone hinweisen, geachtet werden. Gleichzeitig sind Hornhaut, Vorderkammer und Pupille zu beurteilen. Meist besteht keine intraokulare Infektion. Sind jedoch eine Hypopyon und eine Trübung im Bereich der Pupille erkennbar, dann besteht noch zusätzlich eine innere Augeninfektion, die auch quoad visum eine sehr ernste Prognose bedingt.

Bei geöffneter Lidspalte muß man sich auch über das Sehvermögen des betroffenen Auges orientieren. Man verschließt das gesunde Auge mit der flachen Hand und fragt den Patienten, ob er mit dem erkrankten Auge noch alles klar und scharf erkennen kann. Meist wird eine geringe Verwaschenheit beim Sehen angegeben, doch werden vorgehaltene Gegenstände klar und sicher erkannt. Wesentlich ist eine erhebliche und leicht nachweisbare Sehverminderung.

Bei Verdacht auf Orbitalphlegmone wird eine allge-

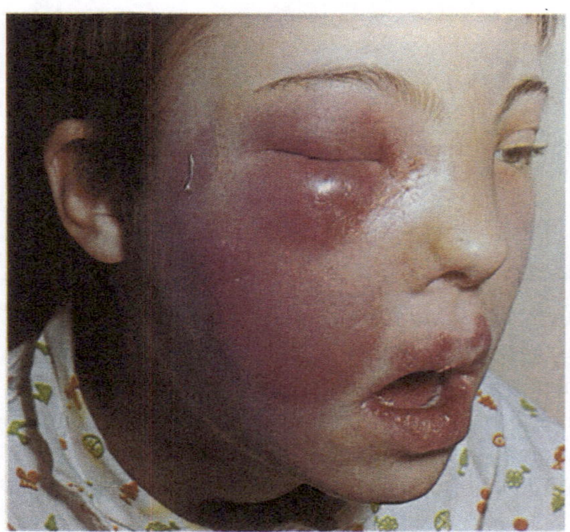

Abb. 14.8 Septisch bedingte Orbitalphlegmone rechts

meine Abschirmung mit Sulfanilamiden und Antibiotika auch dann bereits indiziert sein, wenn septische Zeichen wie Fieber, Benommenheit und Meningismus noch nicht feststellbar sind. Ob eine Nebenhöhlenentzündung ursächlich beteiligt ist, muß durch eine Schädel-Röntgenaufnahme geklärt werden. Die ätiologische Bedeutung von Nebenhöhlenerkrankungen bei Orbitalphlegmone ist keineswegs dominierend (KLECKER, VICK).

In jedem Fall besteht aber die unbedingte Notwendigkeit, einen Augen- und HNO-Facharzt hinzuzuziehen (BURNS und RHODES jr., LONDER und NELSON, OTRADOVEC u. Mitarb., UNSÖLD u. OSTERTAG).

Die **Therapie** der Orbitalphlegmone erfolgt – falls eine ursächliche Nebenhöhlenerkrankung fachärztlich ausgeschlossen ist – zunächst grundsätzlich mit konservativen Mitteln. Äußerlich werden Aethakridinlaktat-(Rivanol®-)Umschläge und Antibiotika sowie Sulfanilamide in Tropfen und Salbenform, retrobulbär Penizillin-Streptomyzin-Injektionen und allgemein Antibiotika und Sulfanilamide in hoher Dosierung verabfolgt. Tritt keine Besserung ein, kann auch versucht werden, durch retrobulbäre Punktion Eiter zum Nachweis der Erreger und zur Bestimmung ihrer medikamentösen Resistenz zu gewinnen. – In einem eigenen Fall einer Orbitalphlegmone ließen sich massenhaft Enterokokken nachweisen (JUNKER, LEVITT und STAM, BLODI und SAPAROFF).

Nimmt trotz Fortsetzung aller möglichen konservativen Maßnahmen die lokale und allgemeine Symptomatik zu, muß durch breite und tiefe Eröffnung der Orbita *(Orbitotomie)* ein offener Zugang zu dem Infektionsherd geschaffen werden. Die Orbitotomie erfolgt am besten am unteren Rand der knöchernen Orbita von der Mitte des Unterlides bis weit in den nasalen Lidwinkel durch tiefen Einschnitt mit dem Skalpell durch Lid und Septum orbitale (Fascia tarsoorbitalis). In gleicher Weise kann der Schnitt auch am oberen Orbitalrand unmittelbar unter der Augenbraue ausgeführt werden. Nach ausgiebiger Eiterentleerung wird die orbitale Wundöffnung mit Antibiotika intensiv gespült und ein Drain eingelegt. Nach völligem Rückgang der Entzündung wird die orbitale Wunde mittels Katgutnähten für die Faszie und einigen Hautnähten verschlossen (BÜKKFALVY).

Als ultimo ratio darf bei vitaler Indikation jedoch nicht gezögert werden, eine totale Exenteratio orbitae noch rechtzeitig vorzunehmen, wenn das andere Auge voll funktionstüchtig ist.

Im Säuglingsalter ist ein *entzündlicher Exophthalmus* in den meisten Fällen durch sequestrierende Zahnkeimentzündung, welche zur Osteomyelitis am Oberkiefer oder zur Ethmoiditis führt, verursacht. In 80% wird die Zahnkeimentzündung hämatogen durch Staphylokokken bedingt. Daraus ergibt sich die Notwendigkeit, in jedem Falle eines entzündlichen Exophthalmus im Säuglingsalter die Mundhöhle zu inspizieren. Lassen sich in der Mundhöhle gerötete und verdickte Zahnleisten und in ihrem Bereich gelbliche Erweichungsherde, Eiterpfropfen oder gar Fisteln feststellen, dann liegt eine sequestrierende Zahnkeimentzündung vor. Schließlich muß bei einem entzündlichen Exophthalmus im Säuglingsalter auch an das Vorliegen einer Dakryozystitis oder an eine metastatische Entzündung gedacht werden (KITTEL und OCKLITZ).

Der nicht entzündliche Exophthalmus im Kindesalter kann durch *mangelnden Lidschluß* (Lagophthalmus) zu einer den Augapfel bedrohenden ulzerösen Keratitis führen. Die Ursachen des nicht entzündlichen Exophthalmus sind mannigfaltig, vor allem ist an kranio-mandibulo-faziale Dysmorphien zu denken sowie an den Morbus HAND-SCHÜLLER-CHRISTIAN und an andere seltene Syndrome (HEYDENREICH, MÜLLER und PIETRUSCHKA).

Weitere Ätiologien sind die Neurofibromatosis RECKLINGHAUSEN, die Varicosis orbitae (HAGER) sowie primäre Tumoren (Teratome, Dermoidzysten, Spongioblastome und Sarkome der Orbita), schließlich metastatische Tumoren, vor allem Sympathikoblastome. Relativ häufig sind es Hämangiome, die gleichzeitig im Bereich der Lider vorhanden sein können, aber auch nur isoliert in der Orbita vorkommen.

Durch Aplasie des kleinen Keilbeinflügels und anders bedingte Defekte, vor allem des Orbitaldaches, kann ein pulsierender Exophthalmus resultieren (orbitale Meningo- oder Enzephalozele).

14.3. Konjunktivitis und Keratitis

Die Konjunktivitis ist eine meist isoliert auftretende harmlose Entzündung, die entweder exogen durch chemische, physikalische oder bakterielle Noxen hervorgerufen wird oder endogen allergisch sowie metastatisch bedingt ist. Bei starker Hyperämie darf eine ziliare Injektion, die auf eine Keratitis oder Iridozyklitis hinweist, nicht übersehen werden.

Bei allgemeinen Infektionen tritt die Konjunktivitis als Komplikation ebenfalls häufig auf, z. B. bei Masern, Diphtherie, Morbus REITER, Morbus STEVENS-JOHNSON, PARINAUD, Tuberkulose, Rosazea, Pemphigus (RIEGER, BÖKE und WINTER).

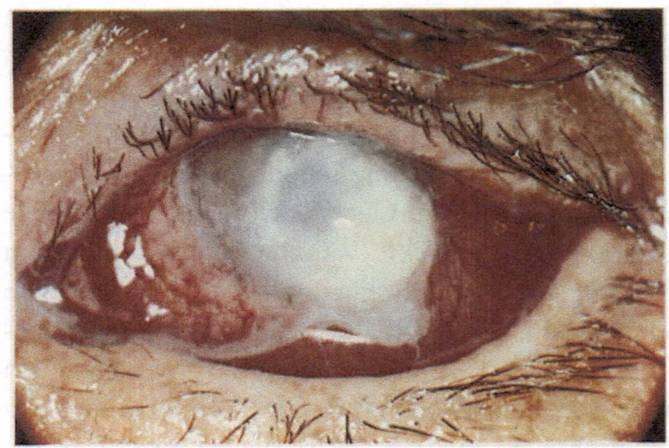

Abb. 14.9 Ulcus serpens mit fortschreitender Hornhauteinschmelzung

Jede *eitrige Konjunktivitis* ist wegen drohender Hornhautbeteiligung gefährlich. Bakterielle Untersuchung im Abstrichpräparat und durch Kultur ist notwendig (MÜLLER und PIETRUSCHKA, BERTSCH).

Eine mit starker eitriger Sekretion einhergehende Konjunktivitis kann sowohl bei Säuglingen (Gonoblennorrhoe, Einschlußblennorrhoe Mischinfektion) als auch bei Erwachsenen vorkommen (NEMETZ).

Bei verminderter Abwehrkraft besteht die Gefahr des Übergreifens auf die Hornhaut, die sich nekrotisch trüben und einschmelzen kann. Endophthalmitis, Panophthalmie, in sehr seltenen Fällen auch Orbitalphlegmone, Sinus-cavernosus-Thrombose und Meningitis können die Folge sein. Unter den Bakterien werden Staphylokokken, Streptokokken, Pneumokokken, Pyozyaneus-, Subtilis-, Kolibakterien, selten Gonokokken gefunden (Abb. 14.9). So lange die Hornhaut klar und glänzend erscheint, die Pupille normal auf Licht und Konvergenz reagiert, keine wesentlichen Sehstörungen eintreten, wird es sich um eine isolierte Konjunktivitis handeln.

Therapie: Mit desinfizierenden und abschwellenden Mitteln wie Proculin®-Augentropfen, Diazetyltannin-Protein-Silber-Augentropfen (Targesin®) (5- bis 10%ig), Oculoguttae Zinci sulfurici SR, Silbernitratlösung (0,5- bis 1,0%ig), Albucid®-Augentropfen und entsprechenden Salben wie Dexpanthenol®-, Nifucin®-, Albucid®-Augensalbe und anderem, läßt sich die einfache Konjunktivitis bald beherrschen. Nimmt eine eitrige Sekretion zu, sollte nicht gezögert werden, Antibiotika, wie Penizillin-Augenöl AWD®, Oculoguttae Chloramphenicoli, Berlicetin-Augentropfen®, OTC®-, Chloramphenikol®-, Ophthalmo-Framykoin®-, Terramyzin-Augensalbe® anzuwenden; kortisonhaltige Arzneimittel sind zu vermeiden. Im hohen Prozentsatz sind Konjunktivitiserreger gegen Antibiotika resistent (JUNKER, MÜLLER).

Werden umschriebene weißgraue Trübungsflecke im Bereich der Hornhaut gesehen, liegt bereits eine Keratitis vor, augenärztliche Hilfe ist jetzt dringend erforderlich. Nicht selten werden Keratomykosen durch weiche Hornhaut-Kontaktlinsen verursacht (NAKAJIMA u. Mitarb., NEUHANN u. Mitarb., VANNAS u. RUUSUVAARA).

Noch größer ist die Gefahr, wenn am Hornhautrand, teilweise oder rundherum, eine diffuse Rötung auftritt *(ziliare Injektion)* und im Bereich des unteren Hornhautrandes (bei 6 Uhr) ein weißlich-gelber Spiegel durch Eiteransammlung in der Vorderkammer des Auges sichtbar wird *(Hypopyon)*. Jedes Hypopyon, das im Verlauf einer äußeren Infektion (eitrige Konjunktivitis, Ulcus serpens, Keratomykose, nach Verletzung, Verätzung und anderem) oder einer endogenen Entzündung (Iridozyklitis, Chorioiditis, Endophthalmitis) auftritt, ist ein äußerst bedrohliches Symptom, das sofortiger augenärztlicher Behandlung bedarf. Fühlt sich der Augapfel dabei palpatorisch weich an, sollten sofort Mydriatika, wie Atropin-Augen- oder Skopolamin-Augenöl (AWD®) oder Pholedrin-Augentropfen®, Mydrum® verabreicht werden. Gleichzeitig ist eine allgemeine hochdosierte Abschirmung mit Sulfanilamiden und Antibiotika erforderlich (BÖKE und THIEL, BROWN u. Mitarb., GÜNTHER, HAMANN, HOLLWICH und DIECKHUES, MARRÉ, PAUL und PIETRUSCHKA, PIETRUSCHKA).

Die Chlamydien oder Psittakose-Lymphogranuloma-Trachom-Erreger sind häufigste Ursache einer *follikulären Konjunktivitis*. Andere ätiologische Faktoren der akuten follikulären Konjunktivitis sind Adenoviren (pharyngeales Fieber und Keratoconjunctivitis epidemica), die Einschlußkörperchenkonjunktivitis, Konjunktivitis durch Newcastle-Virus, Enterovirus 70 (akute hämorrhagische Konjunktivitis) und das Herpes-simplex-Virus. Bei der chronischen follikulären Konjunktivitis stehen die Chlamydieninfektionen (Trachom, Einschlußkörperchenkonjunktivitis, Psittakose) und Bakterien (MORAX-AXENFELD) im Vordergrund. Die Chlamydien sind empfindlich gegen Sulfanilamide (Nachweis: GIEMSA-Färbung, Fluoreszenz-Antikörper-Färbung, Kulturverfahren und serologische Antikörperbestimmung). Beim REITER-Syndrom bestehen autoimmunologische Vorgänge. Mit Tetrazyklinen, Sulfanilamiden und Erythromyzin® lokal werden gute Erfolge erzielt (BÖKE und WINTER).

Subkonjunktivale Manifestation von ausgewachsenen Loa-loa-Würmern ist häufig (GRÜNTZIG u. Mitarb.).

Bei Trigeminusschädigungen treten Keratopathien

auf, die sowohl subjektiv als auch objektiv nur wenig auffällig sind *(Ulcus corneae neuroparalyticum).*
Bei akutem Vitamin-A- und Protein-Mangel ist der foudroyant verlaufenden *Keratomalazie* höchste Aufmerksamkeit zu schenken. Die Hornhaut trübt sich, zungen- und fleckförmig schnell zunehmend, weißgrau ein, bei starker subjektiver und auch konjunktivaler Symptomatik. Neben der *Onchozerkose* und dem *Trachom* ist die Xerophthalmie außerhalb Europas *häufigste Erblindungsursache* (BUCK, MARRÉ, MARQUARDT und HOLTZ, MAZZA, TOUFIC, WESSING und MEYER-SCHWICKERATH). Einen eindrucksvollen Fall einer generalisierten ad exitum führenden Schistosomiasis, mit einer schweren granulomatösen Augenentzündung, beschrieben ZIEGLER u. Mitarb. (Abb. 14.10).
Vitamin-A-Mangel infolge chronischer Darm-, Leber- und Pankreaserkrankungen, insbesondere wenn sie zur ausgeprägten Kachexie führen, kann ebenfalls Ursache von Xerophthalmie und Keratomalazie sein; Vitamin-B_2-Defizit bedingt oberflächliche und tiefe Keratitis. Zerstörung der Darmflora durch antibiotische Therapie kann zu solchen Vitamin-B-Mangelerscheinungen führen. Beim *Pemphigus ocularis* (symblepharonoides Pemphigoid) resultieren im Spätstadium therapieresistente Xerophthalmie und Keratomalazie mit quoad visum desolatem Ausgang (WERNER). bei der CROHNschen Krankheit werden zusätzlich zur ulzerösen Kolitis auch ulzeröse Keratitis, seltener Uveitis, beobachtet. Bei akuter schmerzhafter Iridozyklitis und Keratitis muß ätiologisch auch eine Hyperurikämie in Betracht gezogen werden (HEYDENREICH). Beim Erythematodes visceralis werden entzündliche Hornhautinfiltrate seltener beobachtet, häufiger dagegen Symptome einer septischen Retinitis und Chorioiditis disseminata (WILD u. Mitarb.). Das Tragen weicher Kontaktlinsen kann zur schweren Infektion der Hornhaut führen (CONRADS und WINTERHOFF). Seit Einführung der Antibiotika- und Kortisontherapie haben die *Pilzinfektionen* der Hornhaut zugenommen (HOLLWICH und DIECKHUES, MARTENET und WILDBERGER, SCHILDBERG u. Mitarb., SCHUBERT). Neben grampositiven Erregern sind in letzter Zeit außer Herpesviren gramnegative Keime, vor allem Pseudomonas, Klebsiella, Proteus und Escherichia häufige Ursache von bösartigen Keratiden und auch endogenen Augeninfekten (LAFFERS und BOZSÓKY, MÜLLER). Das hornhautzerstörende Enzym von Pseudomonas aeruginosa konnte isoliert werden (BROWN, BLOOMFIELD und TAM). Beim BEHCET-Syndrom ist nur eine immunsuppressive Therapie erfolgversprechend (EICHHOLTZ u. Mitarb.). Über sehr günstige Behandlungsergebnisse mit 1%iger Clotrimazol®-Augensalbe berichtet NEUHANN.

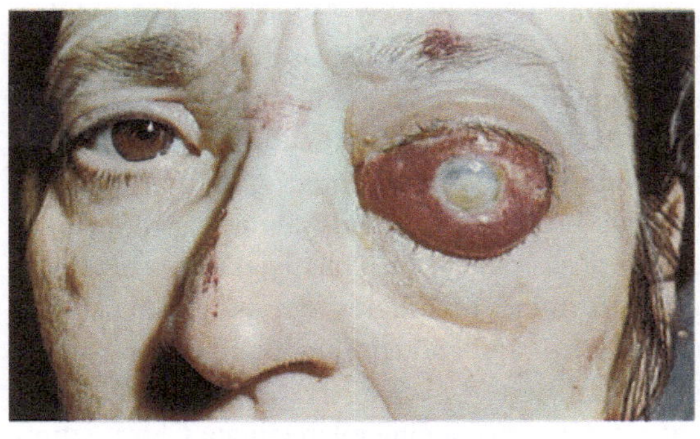

Abb. 14.10 Panophthalmie links mit starker Protrusio bulbi, Chemosis, hohem Hypopyon (metastatische Ophthalmie bei purulenter Cholezystitis)

14.4. Sklera

Zur eitrigen Skleritis (Episcleritis metastatica furunculiformis) kann es metastatisch mitunter im Zusammenhang mit Furunkulose, Panaritium, Impetigo, Prostatitis, Appendizitis, Periarteriitis nodosa und anderem kommen. Am Bulbus treten episkleritische Knoten auf, die innerlich erweichen und kleine Abszesse bilden. Nach Eiterentleerung stößt sich ein nekrotischer Pfropf ab, die Entzündung klingt danach meist komplikationslos ab. Im Eiter sind pathogene Keime fast immer nachweisbar.
Die Konsultation eines Augenarztes bei Verdacht auf eine entzündliche Erkrankung der Sklera ist immer erforderlich, da in schweren Fällen der Prozeß auf Kornea und Uvea übergreifen und zur Endophthalmitis und Erblindung des Auges führen kann. Zeigen sich eine vordere, die Hornhaut ringförmig umgebende sulzige Schwellung und dunkelrote Verfärbung, ist an eine maligne Skleritis zu denken, deren Prognose sehr schlecht ist (GÜNTHER).
Geschwüre der Sklera finden sich auch bei infizierten Verletzungen, tuberkulösen, syphilitischen und leprösen Entzündungen des Augapfels (Abb. 14.11). Bei nekrotisierender Skleritis kommen der Granulomatose nach WEGENER und der chronischen Polyarthritis besondere ätiologische Bedeutung zu (WERNER).
Die *Scleritis posterior* geht oft mit Protusio bulbi, Beweglichkeitsschmerz und Chemosis einher. Eine diagnostische Abklärung gegenüber einer Tenonitis und akuten Myositis ist schwierig, doch sind die

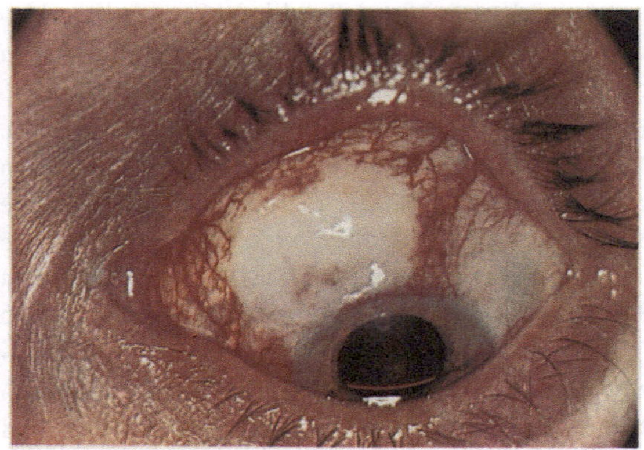

Abb. 14.11 Metastatisch bedingter Abszeß der Sklera nasal oben

therapeutischen Konsequenzen identisch, und es muß nach analogen ätiopathogenetischen Faktoren gefahndet werden, wie Herdinfekte, Rheumatoide, Kollagenosen und Infektionskrankheiten (GÜNTHER, PIETRUSCHKA und HERGT). Über von Silikonplomben in der Ablatio-Chirurgie ausgehende Infektion berichten HANSELMAYER u. Mitarb.

14.5. Traumatisch bedingte Infektionen

Infektionsbegünstigend sind zurückgebliebene Fremdkörper im Augeninnern, Linsenverletzungen, verspäteter Behandlungsbeginn, dagegen nicht Irisprolaps. Die sofortige Entfernung der zerstörten Linse ist nur erforderlich, wenn ein Sekundärglaukom auftritt, Linsenteile sich in die Wunde einklemmen oder anaphylaktische Entzündungssymptome erkennbar sind. Im Gegensatz zu industriellen muß bei Splitterverletzungen in der Landwirtschaft fast immer eine bakterielle oder mykotische Kontamination befürchtet werden. Bei *Gasbrandinfektion* erfolgt die Therapie in der Regel durch Evisceratio bulbi oder orbitae; lediglich LEVITT und STAM ist es in einem Falle gelungen, nach Splitterextraktion, Wundversorgung und Behandlung mit Chloramphenikol sowie Kortison den Augapfel zu erhalten, mit einem Restsehvermögen von Lichtschein mit richtiger Projektion.

Kupfersplitter haben meist schon nach einigen Stunden schwere sekundär-chemische Schädigungen, verbunden mit Infektion und Abszeßbildung zur Folge. Bei kontaminierten *Fremdkörpern* kommt es auch nach der Splitterextraktion immer noch zu erheblichen entzündlichen Reaktionen, die einer entsprechenden lokalen und allgemeinen Behandlung bedürfen. Bei *jeder perforierenden Augenverletzung* ist eine prophylaktische Verabreichung von Antibiotika erforderlich. Lokal sollen von Nichtophthalmologen nur *wäßrige* Lösungen getropft und auf pupillenwirksame Arzneimittel grundsätzlich verzichtet werden; Reposition oder Abtragung vorgefallener Iris, Wundverschluß im Bereich der Lider und des Augapfels sind vom Ophthalmologen vorzunehmen (JAENSCH und PIETRUSCHKA).

14.6. Sepsis

Bei Sepsis verschiedenster Ätiologie (Pyämie) und Fokalinfektion können alle Teile, Abschnitte und Schichten des Augapfels und seiner Adnexe durch bakterielle Metastasen oder Toxinschädigung, generalisierte Mykosen, Virosen und Parasitenembolie (HAYDN, HEYDENREICH, PERKINS) auf dem Blut- und Lymphwege ergriffen werden. Bei jedem eitrigen Prozeß an beliebiger Stelle des Organismus (Furunkel, Abszeß, Panaritium, Otitis media, Osteomyelitis, Appendizitis, Cholezystitis, Adnexitis, Tonsillitis, Puerperalerkrankungen, Endocarditis ulcerosa, Tuberkulose, Marasmus bei Tumoren und anderem) kann es zur Metastasierung ins Augeninnere kommen. Die schwerste Komplikation ist die intraokulare Eiterung, die sogenannte *metastatische Ophthalmie* (BONAMOUR und ROYER, GODER, GYSIN und DAICKER, HINZPETER u. Mitarb., HUISMANS, LUTHER, PAUL und ZIEGLER, PIETRUSCHKA, SIMON, WALKER und FENWICK). Eine mildere Manifestation bei septischen Erkrankungen ist die *Retinitis septica Roth*. Am Fundus oculi lassen sich dabei kleine weiße Fleckchen und Blutungen nachweisen (HERRNHEISER).

Außerdem kommen bei Sepsis uveale und orbitale Metastasen vor, alle Schweregrade der Infektion, von leichter Iritis bis zur Hypopyon-Iridozyklitis, von den ROTHschen Flecken in der Netzhaut bis zu ausgedehnten präretinalen Blutungen und Exsudationen; Glaskörperabszeß (Pseudogliom) und Panophthalmie werden beobachtet (Abb. 14.12); Orbitalphlegmone, Tenonitis und Meningitis können die weiteren Folgen sein. In Abhängigkeit vom Schweregrad wird bei Meningitis ein verschieden stark ausgeprägtes Papillenödem am Fundus beobachtet. Die generalisierte *Candida*-Mykose (s. S. 84) verursacht am Auge zuerst eine pilzbedingte Chorioretinitis mit exudativen Herden (Fundusspiegelung erforderlich!), danach folgen Korpustrübungen, Korpusabszeß, zuweilen Linsenabszeß, Hypopyon-Iritis, Pan-

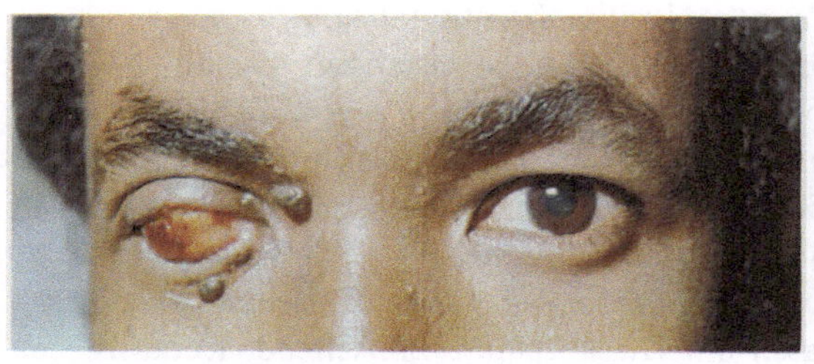

Abb. 14.12 Granulomatöse Umwandlung des gesamten rechten Augapfels bei generalisierter Schistosomiasis (Bilharziose)

ophthalmie. Prädisponierend sind schlechter Allgemeinzustand, Verabfolgung von Kortikosteroiden, Antibiotika, Immunsuppressiva, intravenöse Infusion und häufige Injektionen; gleiches gilt auch für die Soor-Endophthalmitis und Histoplasmose.

Therapie: Bei Candida Amphoterizin B intravenös mehr als 200 mg, bei Soorhyalitis 5-Fluorozytosin (Ancotil, ROCHE); 5-Fluorozytosin soll weniger toxisch sein als andere Fungistatika (MARTENET und WILDBERGER). Den Anfangssymptomen der metastatischen Ophthalmie muß daher sowohl bei lokalisierten als auch allgemeinen Infekten strenge Beachtung geschenkt werden; Hyperämie und Chemosis der Bindehaut dürfen in solchen Fällen niemals bagatellisiert werden. Über die intraokulare Echinokokkose berichtet HUISMANNS, über die exogene mykotische Endophthalmitis EGERER und SEHORST.

Bei einem von mir beobachteten Fall hatte der Stationsarzt einer chirurgischen Abteilung die Klagen eines an Osteomyelitis der Tibia leidenden Patienten über Augenbeschwerden und Sehstörungen damit abgetan, daß er lediglich eine Konjunktivitis annahm, die von selbst abklingen würde. Zu diesem Zweck wurde das Krankenzimmer abgedunkelt. Erst nach oft wiederholten Klagen und Beschwerden des Patienten erfolgte Einweisung in die Augenklinik. Beiderseits bestand eine ausgeprägte gemischte Infektion, die Hornhaut war deutlich getrübt, die Vorderkammer von Eiter ausgefüllt; auch lag ein Glaskörperabszeß vor. Trotz intensiver therapeutischen Maßnahmen erblindete der Patient völlig; es kam zu einem gerichtlichen Nachspiel.

Die Infektion kann sich auch von den hinteren Abschnitten des Auges allmählich nach vorn ausbreiten, so daß subjektiv empfundene Sehstörungen, wie Lichtscheu, Flimmern, mouches volantes, Nebelsehen, Verdunkelungen, unbedingt Anlaß einer Fundusspiegelung sein müssen. Frische chorioretinitische Herde, Papillitis, Blutungen und Glaskörpertrübungen sind bedrohliche Zeichen einer *metastatischen Ophthalmie.* Trübt sich durch einen Glaskörperabszeß die Pupille bereits grauweiß oder gelb ein *(Leukokorie),* kommt ein Hypopyon hinzu, und ist das Sehvermögen weitgehend erloschen, kann jegliche Hilfe zu spät kommen. Jede Trübung der Pupille ist krankhaft. Es kann sich um eine Linsentrübung handeln (Katarakt), um eine intraokulare Blutung, einen intraokularen Tumor oder um einen Glaskörperabszeß (s. Abb. 14.12). Über neue Behandlungsmethoden bei endogenen Augenentzündungen berichtet HEYDENREICH.

Die *Tuberkulose* ist bei Chorioretinitis disseminata und Periphlebitis, die Toxoplasmose besonders bei Retinochorioiditis JENSEN und großen chorioretinitischen Herden ätiologisch immer noch von erheblicher Bedeutung (BLODI). Starke Kopfschmerzen, plötzlicher ein- oder beidseitiger Sehverlust, erhebliche erhöhte Blutsenkungsgeschwindigkeit und verhärtete, oft pulslose Schläfenarterien weisen auf eine vaskuläre Optikopathie bei Arteriitis temporalis (HORTONsche Krankheit) hin. Durch die moderne Glaskörperchirurgie wird eine schonende Entfernung intravitrealer Zystizerken ermöglicht (PERKINS, WERNER, WESSING, MEYER-SCHWICKERATH, BLODI).

14.7. Augensymptome bei entzündlichen Allgemeinerkrankungen

Abort, septischer: Metastasen in Uvea und Retina, Glaskörperabszeß.

Amöbenruhr und Dysenterie: rezidivierendes Ulcus corneae, Iridozyklitis (auch mit Hypopyon), Chorioditis, Zentralvenenthrombose.

Angina, chronisch rezidivierende: Episkleritis, Skleritis, Iridozyklitis, Chorioiditis, Neuritis optica.

Appendizitis: Herdinfekt für Uveitis, gleichseitige Pupillenerweiterung.

Arteriitis temporalis (HORTONsche Krankheit): plötzliche Erblindungen durch Optikomalazie mit nachfolgender vaskulärer Optikusatrophie.

BANGsche Krankheit: alle Teile des Sehorgans können entzündlich alteriert werden.

Botulismus: Akkommodationslähmung (Nahsehstörungen), erweiterte und lichtstarre Pupillen, Ptosis, Augenmuskelparesen, Neuritis optica.

Bronchitis, eitrige: metastatische Uveitis.

Bulbärparalyse: Lagophthalmus (Uhrglasverband!).

Diphtherie: Akkommodationsparese, sehr selten chemotische und membranöse Conjunctivitis diphtherica.

Echinokokkus: Lidödem, Exophthalmus.

Erythematodes: mit Blutungen einhergehende Conjunctivitis tarsalis, Keratitis, Retinitis.

Fadenwürmer (Nematoden): Lidschwellungen, Konjunktivitis, Iridozyklitis, Chorioretinitis, Neuritis optica.

Frambösie: Periostitis des Orbitalrandes, Ektropium der Lider, Keratitis, Iridozyklitis, Dakryozystitis.
Hirnabszeß: Stauungspapille, Neuritis optica.
Histoplasmose: Hämorrhagische Chorioiditis.
Leishmaniose: Schwellung und Geschwürsbildung der Lider, Dakryozystitis, Keratitis Uveitis, Retinitis, Zentralvenenthrombose.
Lepra: Ausfall der temporalen Brauenanteile und Wimpern (Frühsymptom), Leprome in allen äußeren und inneren Augenteilen.
Leptospirosen: Gelbfärbung der Skleren, Konjunktivitis, Episkleritis (auch mit Hypopyon), Chorioretinitis, Neuritis optica, Augenmuskellähmungen.
Leukämie: Exophthalmus, Schwellung der Tränendrüse, Augenmuskelparesen, umschriebene Bindehautwucherungen, Fundus leucaemicus.
Lyssa: Lichtscheu, Epiphora, Fazialis- und Augenmuskelparesen, Neuritis optica.
Malaria: Supraorbitalneuralgien, Augenmuskelparesen, Konjunktivitis, Keratitis, Uveitis, Neuritis optica.
Malleus (Rotz): Ödem- und Knötchenbildung in den Lidern, in der Konjunktiva, im Tränensack und in der Orbita.
Masern: Konjunktivitis, Keratitis, sekundäre tapetoretinale Degeneration.
Meningitis cerebrospinalis: Augenmuskelparesen, metastatische Ophthalmie mit entzündlicher Netzhautablösung, Neuritis optica.
Meningitis epidemica: Augenmuskelparesen, Neuritis optica.
Morbus REITER: Konjunktivitis, Episkleritis, Keratitis, Iridozyklitis, Neuritis optica.
Mycosis fungoides: Lidgeschwülste, sulzige Chemosis conjunctivae, Hornhautinfiltrate.
Mykosen: therapieresistente Keratitis, Iridozyklitis, Glaskörperabszeß, Uveitis, Chorioretinitis.
Onchozerkose: Keratoiritis, Cataracta complicata, Chorioretinitis, Optikusatrophie.
Oxyuren (bei Kindern): Lichtscheu, Blepharokonjunktivitis, Augenmuskelparesen, Pupillenstörungen, Korpuseinblutung.
Pachymeningitis haemorrhagica: Blicklähmungen, Nystagmus, Retinitis, Stauungspapille.
Parotitis epidemica (Mumps): Dakryozystitis, Konjunktivitis, Episkleritis und Skleritis, Keratitis, Iridozyklitis, Neuritis optica.
Pellagra: Nachtblindheit (Hemeralopie), Lidödem, Konjunktivitis, Ulcus corneae.
Periarteriitis nodosa: entzündliche Alteration aller Teile und Schichten des Auges sind möglich.
Pertussis: konjunktivale Blutungen, selten auch retinale und orbitale Blutungen.
Pleuritis: Uveitis, Neuritis optica.
Pneumonie (Virus-): metastatische Uveitis, Neuritis optica.
Rückfallfieber: ödematöse Lidschwellung, Keratitis, Iridozyklitis (auch mit Hypopyon), Retinitis, Neuritis optica.
Scarlatina (Scharlach): uveale Streptokokkenmetastasen mit Glaskörperabszeß, seltener Keratitis; bei meningealer Beteiligung Augenmuskellähmungen.
Sinusitis: Exophthalmus, Orbitalphlegmone, Sinuscavernosus-Thrombose, Myositis, Neuritis optica.
Soor: Blepharitis, Ektropium cicatriceum, Endophthalmitis.
Streptothrix: Dakryozystitis.
Tetanus: heftiger Blepharospasmus tritt als Initialsymptom auf; bei perforierender Augapfelverletzung Tetanusprophylaxe erforderlich.
Toxokariose: solitäre, granulomatöse Chorioretinitis, Endophthalmitis.
Typhus abdominalis: Konjunktivitis, Keratitis, Iridozyklitis, akute Kataraktbildung, Retinitis, Neuritis optica. Augenmuskelparesen, Dakryozystitis.
Variola (Pocken): Bläschen an den Lidern und der Conjunctiva tarsalis, Dakryozystitis, Keratitis mit zur Perforation neigendem Ulcus corneae, Iridozyklitis, Neuritis optica.
Varizellen: Bläschen an den Lidern, Konjunktivitis, Keratitis, Uveitis, Neuritis optica.
Wurmkrankheiten: rezidivierende allergische Lidödeme, Glaskörperblutungen, Endophthalmitis.
Zystizerkus: kommt im Glaskörper, unter der Bindehaut, in der Lidhaut, in der Vorderkammer, in der Netzhaut und in der Orbita vor; bei zerebraler Beteiligung Augenmuskellähmungen, Stauungspapille, Optikusatrophie.
Zytomegalie: embryopathische und erworbene Uveoretinitis.

Literaturverzeichnis

Aichmair, H., Erysipel der Lider. Klin. Monatsbl. Augenheilkd. u. augenärztl. Fortbild. *171* (1977) 614
Allen, J. H., und *J. L. Byers,* Pathologie der Augenlepra. Arch. Ophthalmol. Chicago *64* (1960) 216
Bach, H., Augenerkrankungen bei Leprösen. Situationsbericht aus Guinea-Bissau, Folia ophth. *4* (1979) 237
Bertsch, H., Untersuchungsergebnisse über die Bakterienflora der Bindehaut bei chemotherapeutisch vorbehandelten und medikamentös unbeeinflußten Augen zur Frage der präoperativen Infektionsprophylaxe. Klin. Monatsbl. Augenheilkd. u. augenärztl. Fortbild. *173* (1978) 401
Bhargova, S. K., and *A. Chopdar,* Gas gangrene panophthalmitis. Brit. J. Ophthalmol., London *55* (1971) 136

Blaskovics, L., und *A. Kettesy*, Eingriffe am Auge. 4. Aufl., neubearb. u. ergänzt von Vöresmarthy. Enke, Stuttgart 1970

Blodi, F. C., Ein Tuberkulom der Aderhaut, ein Melanom vortäuschend. Klin. Monatsbl. Augenheilkd. u. augenärztl. Fortbild. *170* (1977) 845

–, *Saparoff, G. R.*, Ein Dirofilariagranulom des Lides und der Augenhöhle. Klin. Monatsbl. Augenheilkd. u. augenärztl. Fortbild. *171* (1977) 222

Böke, W., und *H.-J. Thiel*, Zur konservativen Therapie der Hypopyonkeratitis und des Hornhautabszesses. Klin. Monatsbl. Augenheilkd. u. augenärztl. Fortbild. *163* (1973) 125

–, und *R. Winter*, Reitersche Erkrankung bei einem Kleinkind. Klin. Monatsbl. Augenheilkd. u. augenärztl. Fortbild. *170* (1977) 601

Bonamour, G., et *J. Royer*, Les principales causes de complications infectieuses après operations de cataracte et leur prévention. Ann. Oculist., Paris *206* (1973) 619

Börner, R., Die Erkrankungen der Uvea. In: Der Augenarzt, Bd. IV, 2. Aufl. Hrsg. K. Velhagen, VEB Thieme, Leipzig 1976

Botez, N., Okulare Kriegsverletzungen. Rev. san. mil, Bucuresti *56* (1960) 225

Brown, St. I., St. E. Bloomfield and *W. J. Tam*, The corneadestroying enzyme of Pseudomonas aeruginosa. Invest. Ophthalmol., St. Louis *13* (1974) 174

Buck, A. A., Onchocerciasis (Symptomatology, Pathology, Diagnosis). World Health Organization *80* (1974) 85

Bükkfalvy, B., Ein Fall von geheilter sinusogener orbitaler Phlegmone. Klin. Monatsbl. Augenheilkd. u. augenärztl. Fortbild. *168* (1976) 395

Burns, R. P. and *D. H. Rhodes* jr., Pseudomonas eye infection as a cause of death in premature infant. Arch. Ophthalmol., Chicago *65* (1961) 517

Choyce, D. P., Diagnosis and management of ocular leprosy. Brit. J. Ophthalmol., London *53* (1969) 217

Conrads, H., und *D. Winterhoff*, Pyocyaneus-Infektion beim Tragen einer Silikonlinse. Augenarzt *11* (1977) 16

Egerer, J., und *W. Sehorst*, Histopathologie der exogenen mykotischen Endophthalmitis. Klin. Monatsbl. Augenheilkd. u. augenärztl. Fortbild. *169* (1976) 325

Eichholtz, W., W. Kronen, R. Mies und *R. Lang*, Die immunsuppressive Behandlung der Behcetschen Erkrankung. Klin. Monatsbl. Augenheilkd. u. augenärztl. Fortbild. *171* (1977) 627

Frantz, J. F., M. A. Lemp, R. L. Font, R. Stone and *E. Eisner*, Acute endogenous panophthalmitis caused by Clostridium perfringens. Amer. J. Ophthalmol., St. Louis *78* (1974) 295

Genée, E., und *T. Ivandić*, Milzbrand der Lider. Klin. Monatsbl. Augenheilkd. u. augenärztl. Fortbild. *157* (1970) 404

Gnad, H. D., S. Nichorlis und *R. Fulmek*, Zur Siderosis bulbi. Klin. Monatsbl. Augenheilkd. u. augenärztl. Fortbild. *166* (1975) 65

Goder, G., Der septische Linsenabszess. Klin. Monatsbl. Augenheilkd. u. augenärztl. Fortbild. *151* (1967) 8

Grüner, H. J., und *P. U. Fechner*, Zostertherapie mit Cytarabin. Klin. Monatsbl. Augenheilkd. u. augenärztl. Fortbild. *171* 791

Grüntzing, J., U. Loewen und *W. Lenz*, Myiasis conjunktivae. Klin. Monatsbl. Augenheilkd. u. augenärztl. Fortbild. *173* (1978) 413

Günther, G., Erkrankungen der Lederhaut. In: Der Augenarzt Bd. III, 2. Aufl., Hrsg. K. Velhagen. VEB Thieme, Leipzig 1975, 995

–, Erkrankungen der Hornhaut. In: Der Augenarzt, Bd. III, 2. Aufl. Hrsg. K. Velhagen. VEB Thieme, Leipzig 1975, 812

Gysin, P., und *B. Daicker*, Nekrotisierende Überempfindlichkeitsangiitis Zeek mit Augenbeteiligung. Klin. Mbl. Augenheilk. *170* (1977) 32

Hager, G., Phlebolithen in der Orbita. Albrecht v. Graefes Arch. Ophthalmol. *159* (1957/58) 662

Hamann, K.-U., Exogene Keratitis durch Chromomykose. Klin. Monatsbl. Augenheilkd. u. augenärztl. Fortbild. *170* (1977) 89

Hanselmayer, H., P. Roll und *F. Glawogger*, Silikonschaumplombe: Ultrastrukturelle Befunde bei chronischer Infektion. Klin. Monatsbl. Augenheilkd. u. augenärztl. Fortbild. *169* (1976) 737

Haydn, M., Erblindung beider Augen nach Masern. Klin. Monatsbl. Augenheilkd. u. augenärztl. Fortbild. *156* (1970) 539

Heine, U., und *M. Teuscher*, Die Phthiriasis palpebrarum. Z. ärztl. Fortbild. *69* (1975) 1079

Herrnheiser, J., Beiträge zur Kenntnis der metastatischen Entzündungen im Auge und der Retinitis septica (Roth). Klin. Monatsbl. Augenheilkd. u. augenärztl. Fortbild. *30* (1892) 393

Heydenreich, A., Krankheiten der Augenlider. In: Der Augenarzt, Bd. III, 2. Aufl. Hrsg. K. Velhagen. VEB Thieme, Leipzig 1975, 133

–, Innere Erkrankungen und Auge. VEB Thieme, Leipzig 1975

–, Die Behandlung endogener Augenentzündungen. Folia ophthal. *1* (1976) 143

Hinzpeter, E. N., S. Eisert, G. O. H. Naumann und *D. Utermann*, Zur Klinik der metastatischen Endophthalmitis. Klin. Monatsbl. Augenheilkd. u. augenärztl. Fortbild. *168* (1976) 303

Hollwich, F., Erkrankungen von Netzhaut und Papille und Retinitis infektiösen Ursprungs. In: Der Augenarzt, Bd. V. VEB Thieme, Leipzig 1963, 593 und 667

–, und *B. Dieckhues*, Die Keratomykose – eine Spätkomplikation der Hornhautentzündung. Klin. Monatsbl. Augenheilkd. u. augenärztl. Fortbild. *156* (1970) 395

Huismanns, H., Intraokulare Echinokokkose. Klin. Monatsbl. Augenheilkd. u. augenärztl. Fortbild. *171* (1977) 627

–, Akute intraokulare Toxokara-canis-Infektion unter dem Bild einer juxtapapillären Chorioretinitis. Klin. Monatsbl. Augenheilkd. u. augenärztl. Fortbild. *170* (1977) 39

–, Intraokulare (subretinale) Echinokokkose. Klin. Monatsbl. Augenheilkd. u. augenärztl. Fortbild. *171* (1977) 601

Jaensch, P. A., und *G. Pietruschka*, Verletzungen, Verätzungen und Begutachtung. In: Der Augenarzt, Bd. V, 2. Aufl. VEB Thieme, Leipzig 1977, 7

Junker, F. K., Keim- und Resistenzbestimmung bei bakteriellen Erkrankungen der Bindehaut und Tränenwege in der augenärztlichen Praxis. Klin. Monatsbl. Augenheilkd. u. augenärztl. Fortbild. *167* (1975) 465

Jütte, A., Gasbrand nach intraokularer Metallsplitterverletzung. Klin. Monatsbl. Augenheilkd. u. augenärztl. Fortbild. *144* (1964) 942

Kattah, J., C. and *J. S. Kennerdell,* Orbital apex syndrome secundary to herpes zoster ophthalmicus. Amer. J. Ophthalmol., Chicago *85* (1978) 378

Kessler, S., E. Schmid und *S. Pagon,* Panophthalmie durch Gasbranderreger. Klin. Monatsbl. Augenheilkd. u. augenärztl. Fortbild. *168* (1976) 134

Kittel, V., und *H. W. Ocklitz,* Der Exophthalmus beim Säugling. Klin. Monatsbl. Augenheilkd. u. augenärztl. Fortbild. *145* (1964) 195

Klecker, W., Zur Ätiologie der Orbitalphlegmone. Klin. Monatsbl. Augenheilkd. u. augenärztl. Fortbild. *139* (1961) 93 und Dtsch. Ges.wesen *16* (1961) 1249

Klein, S., A. Klein und *D. Krause,* Befunde am Augenhintergrund bei Gasbrand. Ophthalmologica, Basel *170* (1975) 334

Laffers, Z., and *S. Bozsóky,* Endogenous Proteus Panophthalmitis. Amer. J. Ophthal. St., Louis *54* (1962) 83

Laqua, H., Intraokulare Toxocara-canis-Infektion. Klin. Monatsbl. Augenheilkd. u. augenärztl. Fortbild. *161* (1972) 215

Levitt, J. M., and *J. Stam,* Clostridium perfringens panophthalmitis. Arch. Ophthal, Chicago *84* (1970) 227

Londer, L., and *D. L. Nelson,* Orbital cellulitis due to Haemophilus influenzae, Arch. Ophthal., Chicago *91* (1974) 89

Luther, L., Hämatogene intraokulare Pilzmetastasen. Folia ophthalmol., Leipzig *4* (1979) 176

Marget, W., Staphylokokken-Infektionen. Handbuch der Kinderheilkunde, Hrsg. v. H. Opitz u. F. Schmid, Bd. 5. Springer, Berlin 1963, 194–510

Marquardt, R., und *K. H. Holtz,* Augenveränderungen und deren Verlauf bei einer sporadischen Erkrankung an Lepra. Klin. Monatsbl. Augenheilkd. u. augenärztl. Fortbild. *144* (1964) 764

Marré, M., Tropenophthalmologie in Zentralburma. Dtsch. Ges.wesen *22* (1967) 1329

Martenet, A., und *C. Wildberger,* Die Soorendophthalmitis und ihre Behandlung. Klin. Monatsbl. Augenheilkd. u. augenärztl. Fortbild. *168* (1976) 137

Mazza, M., Corioretinite in sogyeto lebroso. Ann. Ottalmol. e. Clin. oculist., Parma *95* (1969) 457

Mondino, B. J., St. J. Brown and *I. P. Mondzelewski,* Peripherical corneal ulcers with Herpes Zoster ophthalmicus. Amer. J. Ophthalmol., St. Louis *86* (1978) 611

Müller, F., Mikrobiologie. Die ophthalmologischen Untersuchungsmethoden, Bd. 1, 45. Enke, Stuttgart 1970

–, Erkrankungen der Tränenorgane. In: Der Augenarzt, Bd. III, 2. Aufl. VEB Thieme, Leipzig 1975, 7

–, und *G. Pietruschka,* Lehrbuch der Augenheilkunde. 3. Aufl. VEB Thieme, Leipzig 1976

Nakajima, A., A. Kanai, T. Yamaguchi und *H. Magatani,* Eitrige Hornhautgeschwüre und Kontaktlinsen. Klin. Monatsbl. Augenheilkd. u. augenärztl. Fortbild. *170* (1977) 366

Nemetz, U. R., Conjunctivitis gonorrhoica beim Erwachsenen. Klin. Monatsbl. Augenheilkd. u. augenärztl. Fortbild. *143* (1963) 442

Neubauer, H., und *W. Bös,* Chalcosis corpori vitrei. 68. Zusammenk. DOG Heidelberg (1967) 98

–, Die Behandlung nichtmagnetischer intraokularer Fremdkörper. Klin. Monatsbl. Augenheilkd. u. augenärztl. Fortbild. *165* (1974) 844

Neuhann, T., Clotrimazol in der Behandlung von Keratomykosen. Klin. Monatsbl. Augenheilkd. u. augenärztl. Fortbild. *169* (1976) 459

Neuhann, Th., K. Blassmann und *H. W. Roth,* Pilzwachstum auf weichen Kontaktlinsen. Klin. Monatsbl. Augenheilkd. u. augenärztl. Fortbild. *173* (1978) 648

Oehring, H., und *A. Jütte,* Intraokularer Gasbrand nach perforierender Metallsplitterverletzung. Dtsch. med. Wschr. *88* (1963) 2092

Oksala, A. and *L. Salmissen,* Eye injuries caused by tear-gas hand weapons. Acta ophthalmol., Kobenhavn *53* (1975) 908

Otradovec, J., A. Fantic und *J. Megala,* Posttraumatic abscess of the orbit and the frontal lobe with the clinical picture of the pulsation exophthalmos. Československ. Oftalmol., Praha *24* (1968) 348

Quéré, M., J. Bouchat, Ch. Roosszza et *M. P. Delplace,* Les blessures oculaires par mines; reflexions à propos de 136 cas. Bull. Soc. Ophthalmol. France, Paris *71* (1971) 776

Paul, W., und *G. Pietruschka,* Beitrag zur Epidemiologie und Klinik des Ulcus corneae serpens anhand des Krankengutes der Universitäts-Augenklinik Rostock von 1951–1968. Dtsch. Ges.wesen *25* (1970) 696

–, und *E. M. Ziegler,* Klinischer Beitrag zur metastatischen Ophthalmie. Z. ärztl. Fortbild. *64* (1970) 224

Perkins, E. S., Ocular Toxoplasmosis. Brit. J. Ophthalmol., London *57* (1973) 1

Pietruschka, G., Beitrag zur Frage der konnatalen und Säuglings-Iritis. Klin. Monatsbl. Augenheilkd. u. augenärztl. Fortbild. *141* (1962) 550

–, Epikritische Betrachtung zum schweren Verlauf der Keratitis herpetica. Klin. Monatsbl. Augenheilkd. u. augenärztl. Fortbild. *153* (1968) 814

–, und *J. Schill,* Zur gegenwärtigen klinischen Bedeutung und Häufigkeit der sympathischen Ophthalmie. Klin. Monatsbl. Augenheilkd. u. augenärztl. Fortbild. *162* (1973) 451

–, und *R. Hergt,* Beitrag zur Leptospiroseuveitis. Klin. Monatsbl. Augenheilkd. u. augenärztl. Fortbild. *165* (1974) 279

Rieger, H., Erkrankungen der Bindehaut. In: Der Augenarzt, Bd. III. 2. Aufl. Hrsg. K. Velhagen. VEB Thieme, Leipzig 1975, 553

Rintelen, R., Ophthalmologische Probleme des Feldsanitätsdienstes. Wschr. Schweiz. Sanit.-Offz., Basel *34* (1957) 190

Schaffer, H. K. G., Gasödem bei Augenverletzungen. Inauguraldiss., Bonn 1971

Schildberg, P., A. Wessing und *B. Eller,* Histoplasminhauttest bei fokaler haemorrhagischer Chorioiditis. Klin. Monatsbl. Augenheilkd. u. augenärztl. Fortbild. *166* (1975) 236

Schubert, E., Pilzinfektionen des Auges. Klin. Monatsbl. Augenheilkd. u. augenärztl. Fortbild. *156* (1970) 391

Sevel, D., B. Tobias, S. L. Sellars and *A. Forder,* Gas in the orbit associated with orbital cellulitis and paranasal sinusitis. Brit. J. Ophthalmol., London *57* (1973) 133

Siegert, P., Erkrankungen der Orbita. In: Der Augenarzt, Bd. III, 2. Aufl. Hrsg. K. Velhagen, VEB Thieme, Leipzig 1975, 375

D. Utermann und *O. Pohlenz,* Zoster-Exophthalmus ohne Ophthalmoplegie. Klin. Monatsbl. Augenheilkd. u. augenärztl. Fortbild. *174* (1979) 595

Simon, G., Die Lage der Entzündungsprodukte bei metastatischer (septischer) Iridozyklitis. Dtsch. Ges.wesen *30* (1975) 2337

–, Augenerkrankungen bei Sepsis. Dtsch. Ges.wesen *30* (1975) 1814

Stucchi, C. A., und *G. Bianchi*, Schwere Augenkomplikationen nach Varizelleninfektion bei Erwachsenen. Klin. Monatsbl. Augenheilkd. u. augenärztl. Fortbild. *156* (1970) 291

Tertsch, D., *H. Fink* und *W. Lässig*, Zerebrales Gasödem nach Bagatelltraumen des Schädels. Dtsch. Ges.wesen *29* (1974) 785

Toufic, N., L'onchocercose oculaire en Afrique d'expréssion française. Ophthalmologica, Basel *159* (1969) 11

Unsöld, R., und *Ch. Ostertag*, Zur Differentialdiagnose entzündlicher Erkrankungen der Orbita: Computertomographische Befunde. Klin. Monatsbl. Augenheilkd. u. augenärztl. Fortbild. *173* (1978) 298

Vannas, A., und *P. Ruusuvaara*, Mykosen durch weiche Kontaktlinsen. Klin. Monatsbl. Augenheilkd. u. augenärztl. Fortbild. *170* (1977) 873

Velhagen, K., Augenkrankheiten und Allgemeinleiden. In: Der Augenarzt, Bd. VI. VEB Thieme, Leipzig 1964

–, und *G. Goder*, Sympathische Ophthalmie. In: Der Augenarzt, Bd. V, 2. Aufl. Hrsg. K. Velhagen, VEB Thieme, Leipzig 1977, 251

Vick, H. P., und *U. Vick*, Beitrag zur Ätiologie des entzündlichen Exophthalmus. Dtsch. Ges.wesen (1971) 39

Walker, C. B. und *P. Fenwick*, Bilateral Fulminating Endophthalmitis with Streptococcal Septicaemie. Brit. J. Ophthalmol., London *46* (1962) 281

Werner, H., Bedeutung von Augentuberkulose und Augentoxoplasmose in der Davoser Uveitisstatistik der letzten Jahre (1971–1974). Klin. Monatsbl. Augenheilkd. u. augenärztl. Fortbild. *168* (1976) 140

Wessing, A., und *G. Meyer-Schwickerath*, Intraokularer Zystizerkus und Behandlung mit dem »vitreus suction cutter« (VISC). Klin. Monatsbl. Augenheilkd. u. augenärztl. Fortbild. *165* (1974) 865

Wild, H., *J. Eichler*, *U. Olms* und *F. Weymann*, Beitrag zum Krankheitsbild des Erythematodes visceralis und Chlorochinretinopathie. Folia ophthal. *1* (1976) 113

Wollensak, J., Klinik und Pathogenese nekrotisierender Skleritis. 11. Jahresversamml. d. Österr. Ophthalmolog. Ges. v. 23. – 26. 5. 1968 in Salzburg, 85

Ziegler, K., *M. Lafrenz*, *A. Pietruschka* und *U. Pietruschka*, Zum Krankheitsbild der Bilharziose (Schistosomiasis) in Europa. Dtsch. Ges.wesen *30* (1975) 1655

15. Eitrige Erkrankungen im Bereich des Ohres

K. DIETZEL

Wenn im Zuge der Entwicklung der klinischen Fächer die Ohren-, Nasen- und Kehlkopf-Heilkunde eine selbständige Entwicklung genommen hat, so waren hierfür in erster Linie die infektbedingten Entzündungen und deren Komplikationen die Ursache. Die aus den engen topographischen Beziehungen der Nebenhöhlen sowie der Mittelohrräume zum Schädelinneren entstehenden verschiedenartigen Komplikationen können sich sehr schnell, ebenso aber auch langsam oder nach Intervallen entwickeln und zu kritischen Situationen führen, so daß ein sofortiges und sachgemäßes chirurgisches Eingreifen nötig wird. Das gleiche gilt für Entzündungen im Rachen und Kehlkopf, weil hier die Atmung kritisch gefährdet werden kann. Durch die Antibiotika sind auch für die Entzündungen in Ohr, Nase, Nebenhöhlen, Rachen und Kehlkopf und deren Komplikationen neue therapeutische Möglichkeiten entstanden; trotzdem sind sie aber dadurch nicht ungefährlicher geworden. Ihr Verlauf ist vielfach nicht mehr typisch, sondern oft in den Leitsymptomen abgewandelt und verschleiert, so daß sich Arzt und Patient leicht über die Schwere der Situation hinwegtäuschen. Um so kritischer wird dann die Lage, wenn verschleppt und unerwartet die lebensbedrohliche Situation zum Ausbruch kommt.

In jedem Fall ist das chirurgische Vorgehen durch sinnvolle Therapiemaßnahmen vorzubereiten und zu unterstützen:

1. In den allermeisten Fällen liegt ein Allgemeininfekt vor, bei dem die Antibiotikatherapie sofort oder nach Testung der Erreger und Resistenzverhältnisse (Antibiogramm) genügend hoch, regelmäßig und ausreichend lange durchgeführt werden muß.
2. Die Mittelohrräume und Nebenhöhlen sind Teile des Respirationstraktes, und ihre natürlichen Ableitungswege laufen nach der Nasenhaupthöhle und zum Nasenrachenraum; zumeist liegt die primäre entzündliche Erkrankung in diesem Bereich des Luftweges, so daß immer eine Mitbehandlung der Nase und des Nasenrachenraumes durchgeführt werden muß.
3. Die Lokaltherapie in Form chirurgischer Maßnahmen erfordert eine genaue Kenntnis der topographischen Verhältnisse und Erfahrung sowie laufende Übung in der fachspezifischen Operationstechnik, die z. B. bei Eingriffen am Ohr heute ohne Operationsmikroskop nicht mehr vertretbar ist. Nur wo es aus irgendwelchen Gründen nicht möglich ist, HNO-fachchirurgisch vorzugehen, sollten sich nicht-otologische Operateure in dringenden Fällen zu Eingriffen entschließen, sich dabei aber bewußt sein, daß es nur ihre Aufgabe sein kann, die akute Gefahr durch eine Notmaßnahme oder Dringlichkeitsoperation, die sich auf das Notwendige beschränkt, zu beheben. Es werden deshalb in dieser Darstellung die für den in der Otorhinolaryngochirurgie Nicht-Ausgebildeten geeignete Operationen bewußt so dargestellt, daß das »nil-nocere« nicht überschritten und ihm aufgezeigt wird, wo er im Interesse des Patienten die Grenze seines Könnens sehen und die seiner Maßnahmen setzen muß.

15.1. Äußeres Ohr

Da die Ohrmuschel und ebenso der Gehörgang mit Haut überzogen bzw. ausgekleidet sind, müssen alle Erkrankungen aus dermatologischer Sicht diagnostiziert und behandelt werden. Im Gehörgang ergeben sich Besonderheiten durch die schwierige Einsicht und die erschwerten Pflege- und Behandlungsbedingungen, die sich bei Lumenverengungen noch ungünstiger gestalten. An der Ohrmuschel ist immer zu bedenken, daß direkt unter der dünnen Hautverkleidung das Perichondrium und der Knorpel liegen.

15.1.1. Entzündliche Hauterkrankungen

An der Ohrmuschel kommen alle entzündlichen Affektionen der Haut wie Erysipel, Furunkel oder Ekzeme usw. vor. In diagnostischer Hinsicht ist in allen Fällen eine subakute oder chronische Otitis media ätiologisch zu bedenken, durch deren Sekrete leicht Reizerscheinungen im Gehörgang und an der Muschel entstehen können.

15.1.2. Perichondritis

Die kritischste chirurgische Komplikation am äußeren Ohr ist die Perichondritis. Sie kann durch Tiefergreifen einer entzündlichen Hautaffektion

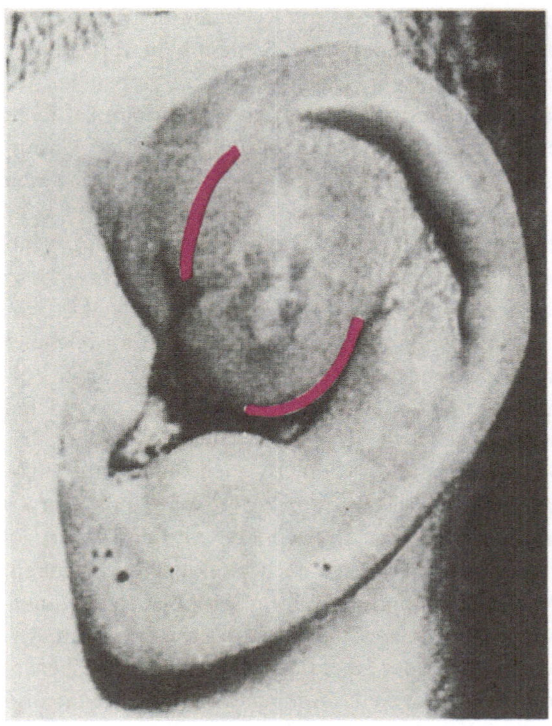

Abb. 15.1 Perichondritis der Ohrmuschel bei infiziertem subperichondralem Hämatom (»Othämatom«). Inzisionsschnitte vor den noch nicht ergriffenen Knorpelpartien entlang dem Helixrand

oder nach Verletzung des Perichondriums entstehen. Die subperichondrale Eiteransammlung treibt die Ohrmuschel unförmig und unregelmäßig auf und bildet mit dieser Deformierung, der Rötung und Spannung der darüberliegenden Haut und der starken Schmerzhaftigkeit der ganzen Ohrmuschel ein typisches Bild (Abb. 15.1). Wenn das ernährende Perichondrium vom Knorpel abgehoben wird, können große Abschnitte des Ohrmuschelknorpels nekrotisch werden, so daß es zu entstellenden Schrumpfungen oder häßlichen Verdickungen der noch verbleibenden Ohrmuschelanteile kommt.

15.1.3. Infiziertes Othämatom

Sehr oft entwickelt sich eine solche perichondritische Komplikation nach einem Othämatom, da der zwischen Perichondrium und gefäßlosem Knorpel liegende Bluterguß sich sehr leicht durch unsachgemäße Manipulationen, Punktionen oder Inzisionen superinfiziert. Wenn die Gefahr der Perichondritis und Knorpelnekrose rechtzeitig erkannt wird, läßt sich durch Breitbandantibiotika, kühlende Umschläge und antibiotische Salbenauflagen oftmals der verstümmelnde Verlauf verhindern. Bei Zunahme der fluktuierenden Infiltration ist ein frühzeitiges Inzidieren angezeigt, wobei auf peinliche Sterilität geachtet werden muß. Oftmals kommt es aber auch dann und trotz tamponierender Verbände zu Rezidiven und Perichondriumreaktionen.

Für die **chirurgische Therapie** sind folgende Methoden empfohlen worden:

- Inzisionen entlang dem Helixrand und Drainage nach außen (s. Abb. 15.1),
- stichförmige Inzisionen und Instillationen eines Antibiotikums,
- Eröffnung von der Hinterseite der Ohrmuschel her mit schonendem Herauspräparieren eines Knorpelfensters, durch das Blut bzw. Eiter auch von der Vorderseite her ablaufen können.

15.2. Äußerer Gehörgang

15.2.1. Gehörgangsfurunkel

Neben den diffusen Entzündungen wie Erysipel, Herpes zoster, Impetigo oder Ekzem kommen als umschriebene Entzündungen am häufigsten Gehörgangsfurunkel vor. Da sie vorwiegend in Haarfollikeln ihren Ursprung haben, können sie sich nur im äußeren Drittel bzw. im Bereich des knorpeligen Gehörganges entwickeln, denn in der Tiefe des Gehörganges befinden sich keine Härchen mehr. Neben einem pulsierenden Schmerz besteht als charakteristisches Zeichen für Affektionen des äußeren Gehörganges ein Tragusdruckschmerz, der auf der kollateralen Reizung des Perichondriums beruht. Eine Otitis media sollte aber immer in Erwägung gezogen werden, wenngleich das Trommelfell wegen der Verschwellung nicht zu erkennen ist. Deshalb muß immer zumindest eine grobe Stimmgabeluntersuchung durchgeführt werden, bei der zu prüfen ist, ob die Luftleitung annähernd normal ist (Versuch nach RINNE, WEBER, SCHWABACH).

Die **Therapie** sollte vorwiegend konservativ in Form von wärmenden Bestrahlungen oder Umschlägen sein. In den Gehörgang kann eine lockere Streifendrainage mit neutraler oder Antibiotikasalbe zur Hautschonung eingelegt werden, wobei von gefärbten Salben abzuraten ist, da durch sie das für die Verlaufskontrolle wichtige Hautkolorit verdeckt wird. Es kommt meist innerhalb von 2 bis 3 Tagen zum Spontandurchbruch des Furunkels in den Gehörgang mit Rückgang der Schmerzen. In solchen Fällen ist Gehörgangspflege mit Absaugen stagnierender Sekrete notwendig, um die nicht seltenen Rezidive zu vermeiden. Gelegentlich bietet sich eine instrumentelle Abdeckelung des Furunkels an, die erlaubt ist, sofern man dabei digitale oder grobe instrumentelle Manipulationen unterläßt. Bei starken Schmerzen ist in Einzelfällen eine Stichinzision in Erwägung zu ziehen, wobei jedoch eine Verletzung des Perichondriums vermieden werden muß. Bei sehr schweren Befunden ist eine Röntgenbestrahlung (200 R) zu erwägen.

15.3. Entzündungen der Mittelohrräume und Komplikationen

15.3.1. Akute eitrige Mittelohrentzündung

Sie ist eine dem eitrigen Schnupfen analoge Schleimhauterkrankung, die im Gefolge eines allgemeinen und Atemwegsinfektes aufsteigend aus dem Nasenrachenraum entsteht. Neben den Allgemeinsymptomen und der Rhino-Pharyngitis stellt sich das Krankheitsbild folgendermaßen dar: Pulssynchrone bohrende Schmerzen in der Tiefe des Gehörganges bzw. im Mittelohr, leicht- bis mittelgradige Schalleitungsschwerhörigkeit mit dumpfem Druckgefühl in der ganzen Schädelseite. Druckschmerz über dem Warzenfortsatz als Ausdruck einer kollateralen Periostitis (»Mastoidismus«). Am Trommelfell findet sich zunächst eine kapillare Injektion in den Randpartien und entlang dem Hammergriff, aus der sich langsam eine diffuse Rötung und Verdickung des ganzen Trommelfells entwickelt. Durch die Eiterbildung im Mittelohr wölbt sich das Trommelfell vorwiegend in den hinteren Quadranten vor, die Schmerzen und die Hörminderung werden stärker.

In Anbetracht der infektentzündlichen Auslösung, bei der in der Mehrzahl der Fälle Streptokokken eine verlaufsformende Rolle spielen, wurde und wird verschiedentlich auch die Anwendung von Antibiotika routinemäßig empfohlen. Am Krankengut, das heute zur Beobachtung kommt, ist aber augenscheinlich, daß die Zahl der chronisch-serösen Otitis-media-Fälle, der Adhäsivprozesse im Mittelohr und möglicherweise auch der Cholesteatombildung an Zahl sowie diagnostischer und therapeutischer Problematik im Zunehmen ist. Unter dieser Entwicklung und ihren Gefahren hinsichtlich der Induzierung eines chronischen Mittelohrprozesses mit bleibenden Hörstörungen muß *vor einer schematischen Anwendung der Antibiotika gewarnt werden*, zumal der Grundsatz, daß Antibiotika immer in ausreichend und gleichmäßig hoher Dosierung ununterbrochen bis 5 Tage nach Abklingen der Erscheinungen gegeben werden müssen, in der Praxis nicht immer befolgt zu werden scheint. Unterdosierte, verzettelte oder zu kurze Dosierungen führen unvermeidbar zur Verschleierung des Krankheitsbildes und des Verlaufes, zur Verdeckung entsprechender Komplikationen, zur Resistenz der Erreger, zu Umbauvorgängen in der Schleimhaut mit Sekretanomalien und zur Organisation intratympanaler Adhäsionen. Deshalb ist zu raten, Antibiotika nicht mehr bei leichteren Mittelohrinfektionen in Anwendung zu bringen; sie sollten heute den schweren Verläufen vorbehalten sein – die aber ebenso konsequent in die Hand des Otologen gehören und, wenn irgend möglich, dann stationär zu behandeln sind, so daß Gewähr für einen sicher wirksamen und gleichbleibend hohen Antibiotikaspiegel über ausreichend lange Zeit gegeben ist. Orale Antibiotika oder einmalige Injektionen sind problematisch sowohl bei Kindern als auch bei Erwachsenen.

Da die Entzündung zumeist auch ohne Antibiotika nach etwa 6 Tagen zurückgeht, empfiehlt SURJÁN nach anfänglicher Parazentese Antibiotika erst – wenn nötig – 6–7 Tage nach Infektbeginn zu geben. Die Begründung hierfür liegt im Ablauf der immunologischen Prozesse, weil Antibiotika, die im Anfangsstadium der Infektion gegeben werden, bewirken, daß bakterielle Antigene nicht auftreten und demzufolge keine Antikörperproduktion erfolgt. Werden jedoch Antibiotika erst nach einigen Tagen verabreicht, so hat die Antikörpersynthese bereits eingesetzt, die Antikörperproduktion wird nicht mehr verhindert, und eine Immunsupression tritt nicht mehr auf.

Im Einzelfall ist immer die Art der bakteriellen Besiedlung der erkrankten Mittelohren zu beachten, die bei Kindern meist beide erkrankt sind. Während in älteren Statistiken vorwiegend grampositive Keime aufgeführt sind, scheint nach neueren Publikationen der Anteil gramnegativer Erreger zuzunehmen.

Die *Lokalbehandlung* der Mittelohrentzündung muß auf die Ableitung des Eiters nach außen gerichtet sein, die entweder über die Tube zum Nasenrachenraum (abschwellende Schleimhauttherapie in Nase und Rachen) oder durch eine Perforation zum Gehörgang erfolgen kann. Wenn der Eiter keinen derartigen Abfluß findet, kommt es unter Druckerhöhungen in der Paukenhöhle zu schmerzhaften Spannungen und Vorwölbungen des ganzen Trommelfells nach außen. Zur Entlastung ist in diesen Fällen die Eröffnung durch Trommelfellschnitt (Parazentese) angezeigt. Der Facharzt bevorzugt heute allerdings vielfach die Punktion mit anschließendem Absaugen des Eiters unter Mikroskopsicht; für den in der Mikrootoskopie nicht Geübten kommt die klassische Parazentese als sicherste Methode zur Entlastung der Mittelohrräume auch heute noch in Frage, falls ein Otologe nicht erreichbar ist.

Parazentese

Indikationen:

1. bei starker Vorwölbung des Trommelfells;
2. bei hohem Fieber und starken Schmerzen;
3. bei Druckschmerzhaftigkeit über dem Warzenfortsatz;
4. bei Innenohrbeeinträchtigung (Stimmgabelversuch nach SCHWABACH).

Anästhesie: Die vielfach empfohlene Oberflächenanästhesie vom Gehörgang aus reicht kaum jemals aus, so daß man den Eingriff am besten in einem kurzen Rausch (Chloräthyl, Äther, Halothan) vornimmt. In besonderen Fällen kann eine Infiltrationsanästhesie der hinteren und oberen Abschnitte des knorpeligen Gehörgangsschlauches angezeigt sein.

Technisches Vorgehen: Unter guter otoskopischer Beleuchtung geht man mit einer lanzettförmig angeschliffenen Parazentesenadel auf den hinteren unteren Quadranten des Trommelfells ein, durchsticht diesen und führt einen Schnitt von etwa 2 mm Länge von hinten oben nach vorn unten, so daß sowohl die radiäre als auch die zirkuläre Faserschicht durchtrennt wird (Abb. 15.2). Nach der Parazentese kommt es in den meisten Fällen zum Absinken der Temperatur, Nachlassen der Schmerzen und Abklingen des Entzündungsprozesses in den Mittlohrräumen. Wenn ein solcher Rückgang der Beschwerden und Befunde nicht innerhalb von 2 bis 3 Tagen erfolgt, ist mit einem komplizierten Verlauf zu rechnen, so daß der Facharzt hinzugezogen werden muß.

Voraussetzung für jeglichen Erfolg einer Otitis-Therapie ist die Herstellung einer normalen Tubenfunktion, die ihrerseits wieder abhängig ist vom Zustand und Verhalten der Schleimhaut in der Nase und den Verhältnissen im Nasenrachenraum, wobei die Sanierung des lymphatischen Rachenringes, speziell die Abtragung einer hypertrophischen Rachenmandel bei Kindern schon von entscheidendem Einfluß auf Tubenfunktion und Mittelohrreaktion sein können.

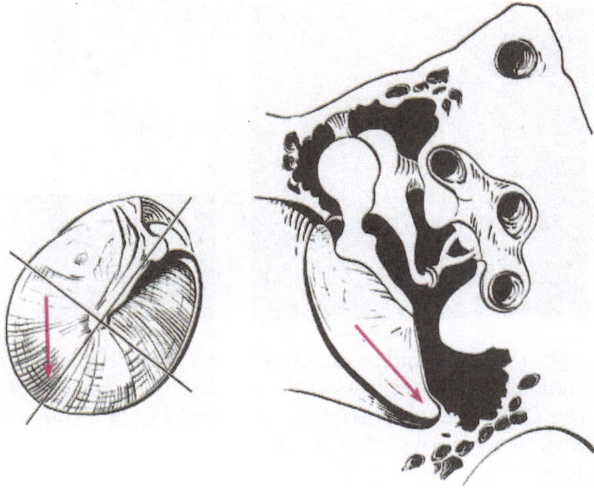

Abb. 15.2 Schnittführung zur Parazentese im hinteren unteren Quadranten (rechtes Ohr), bei der eine Verletzung der Gehörknöchelchen oder des N. facialis nicht vorkommen kann

15.3.2. Mastoiditis

Im Prinzip kommt es bei jeder Schleimhautentzündung in der Paukenhöhle zu einer gleichzeitigen und gleichartigen Miterkrankung in den Zellen des gesamten pneumatischen Systems des Schläfenbeins. Pathologisch-anatomisch könnte man das bereits als Mastoiditis bezeichnen; im klinischen Sinne versteht man jedoch unter Mastoiditis eine destruierende Erkrankung des Knochens, die sich an die Schleimhautentzündung anschließt, und die pathologisch-anatomisch bereits eine Ostitis mastoidea darstellt. Dieser Prozeß kann sich im ganzen Bereich des pneumatischen Zellsystems abspielen und in seltenen Fällen auch auf die Diploë der angrenzenden Schädelknochen übergehen. Dort, wo er die Grenzen des Zellsystems erreicht und durchbricht, führt er zu typischen Komplikationen mit charakteristischen klinischen Krankheitsbildern. Eine solche para- bzw. postotitische Destruktion der Knochensepten und der Warzenfortsatzwandungen wird erst nach einem Intervall, im allgemeinen frühestens 2 bis 3 Wochen nach Beginn der Otitis media manifest. Bei einem Diabetes oder unter einem Scharlachinfekt kann es aber innerhalb weniger Tage und sehr stürmisch zur Einschmelzung und zum Durchbruch kommen. Die Gefahr einer unsachgemäßen Antibiotikatherapie liegt darin, daß sich die typischen klinischen Verlaufsbilder abwandeln und verschleiern.

Noch in den ersten 5 bis 8 Jahren nach dem 2. Weltkrieg war es in den Fachkliniken die Regel, daß eine Mastoiditis zu den alltäglichen Diagnosen gehörte, daß die Antrotomie bzw. Mastoidektomie eine häufige Operation war und daß tympanogene Meningitis, Sinusthrombose, Labyrinthitis, Hirnabszeß geläufige Komplikationen waren. Seit 30 bis 20 Jahren ist ein Wandel eingetreten: Eine floride Mastoiditis sehen wir nur noch selten; eine mit klassischem Befunde, d. h. einer röntgenologisch deutlich sichtbaren Destruktion, einem retroaurikulären Durchbruch, subperiostalem Abszeß und abstehender Ohrmuschel usw. kaum mehr. Hier haben die Antibiotika einen völligen Wandel der Morbiditätsverhältnisse und einen Gestaltwandel der Entzündungen in den Mittelohrräumen hervorgerufen. Unter der breiten und nicht immer exakt-wissenschaftlichen Anwendung der Antibiotika haben sich das klinische Bild und die Verlaufsweise der Otitis media so verändert, daß das Erkennen der Anfangsstadien und die Einschätzung der geweblichen Reaktionen in der Paukenhöhle und den pneumatisierten Räumen sehr schwierig geworden ist.

Der *röntgenologische Nachweis* einer Einschmelzung

im Warzenfortsatz (Aufnahme nach SCHÜLLER) gelingt nicht immer, so daß die Indikation zum weiteren therapeutischen, insbesondere operativen Handeln häufig allein nach klinischen Kriterien gestellt werden muß.

Der Verdacht auf das Vorliegen einer *operationsbedürftigen Mastoiditis* besteht

1. wenn das Ohr nach 3 bis 4 Wochen noch sezerniert;
2. wenn die Sekretion stärker und rahmig-eitrig wird;
3. wenn nach 14 Tagen das Trommelfell noch gerötet und vorgewölbt ist;
4. wenn nach 14 Tagen noch Temperaturen bestehen oder wieder auftreten;
5. wenn Druckschmerzhaftigkeit des Warzenfortsatzes länger als 3 bis 4 Tage anhält;
6. bei Durchbrucherscheinungen mit Schwellung über dem Planum mastoideum und Fluktuation.

Eine dringende Überweisung in fachotologische und nach Möglichkeit fachklinische Behandlung ist erforderlich bei

1. Verdacht einer labyrinthären oder intrakraniellen Komplikation (s. u.) (Schwindel, Nystagmus, starker Kopfschmerz, Nackensteife, Benommenheit, Krämpfe, Absinken der Knochenleitung, Ertaubung, Fazialisschwäche);
2. Verdacht auf Sinusthrombose und hämatogene Streuung (Schüttelfrost, plötzlicher hoher Temperaturanstieg, kardiale, pulmonale oder nephritische Symptome);
3. Pyramidenspitzensymptome (Trigeminusneuralgie, Augenmuskellähmungen, Kopfschmerzen im Hinterkopf oder über dem Scheitel).

15.3.3. Durchbruch über dem Planum mastoideum

Bei der unkompliziertesten Form der Mastoiditis entwickelt sich der Durchbruch in Richtung der lateralen Mastoidwand und erfolgt zumeist in der Nähe der Spina supra meatum nach retroaurikulär. Der Eiter dringt zwischen Planum mastoideum und Periost vor und bildet einen subperiostalen Abszeß mit retroaurikulärer Schwellung. Aufhebung der Ohrumschlagfalte und Fluktuation (Abb. 15.3); die Ohrmuschel wird dabei in charakteristischer Weise nach außen, vorn und unten abgehoben (Abb. 15.4). Differentialdiagnostisch sind lediglich retroaurikuläre Lymphknotenabszesse auszuschließen, wie sie gelegentlich bei Hautaffektionen am behaarten Kopf, im Gehörgang und an der Ohrmuschel zur Ausbildung kommen. Bei einer Einschränkung des Hörvermögens ist im Zweifelsfall immer eine Mastoiditis anzunehmen. In solchen Fällen ist eine

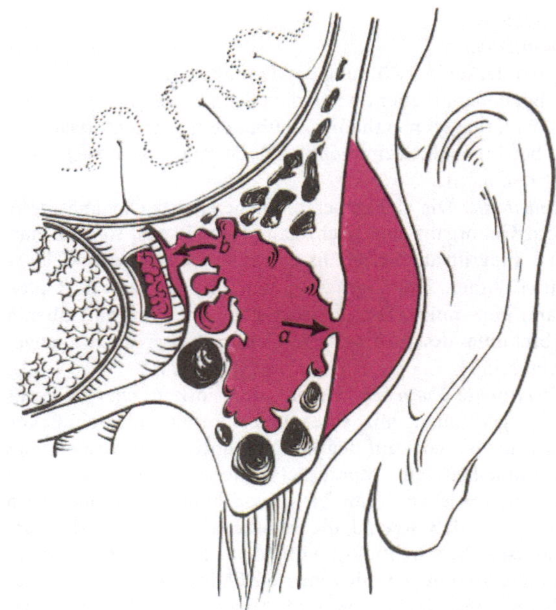

Abb. 15.3 Schematische Darstellung einer Mastoiditis mit Durchbruch durch das Planum mastoideum nach außen, subperiostalem Abszeß hinter der Ohrmuschel und Abhebung der Ohrmuschel nach außen und unten *(a)*. Durchbruch zum Sinus sigmoideus, episinuösem Abszeß, Wandphlebitis und Bildung eines septischen Thrombus im Sinuslumen *(b)*

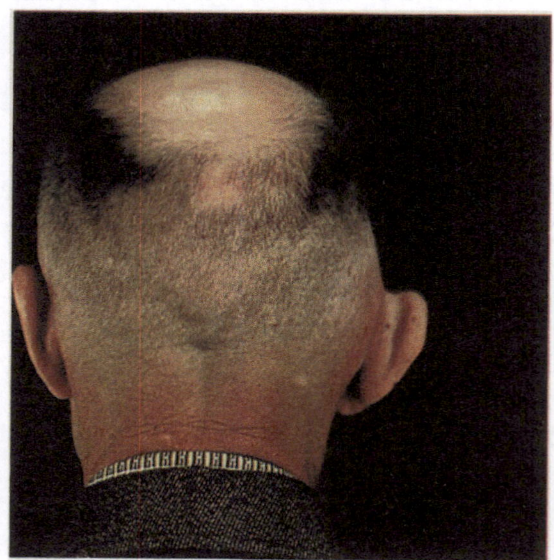

Abb. 15.4 Mastoiditis mit Durchbruch über dem Planum mastoideum und retroaurikulärem subperiostalem Abszeß. Die Ohrmuschelumschlagfalte ist verstrichen; die Ohrmuschel wird in typischer Weise nach außen und unten abgehoben

konservative Behandlung mit oder ohne Antibiotika nicht mehr indiziert, da der Einschmelzungsvorgang damit kaum noch zu beeinflussen ist, eher aber der Verlauf maskiert oder der Durchbruch nach außen durch reaktive Knochenumbauvorgänge verhindert wird, so daß sich der Destruktionsprozeß mehr nach innen zum Endokranium hin entwickelt.
Bei Durchbrüchen an anderen Stellen entstehen ebenfalls charakteristische Bilder.

15.3.4. Durchbruch in den Gehörgang

Ein solcher erfolgt immer im Bereich des knöchernen Gehörganges, wobei der häutige Gehörgangsschlauch vor dem Trommelfell abgehoben wird und sich in charakteristischer Weise von hinten oben her einengt (»Senkung der hinteren Gehörgangswand«). Differentialdiagnostisch ist ein Gehörgangsfurunkel auszuschließen, der aber immer im äußeren knorpeligen Gehörgangsteil sitzt.

15.3.5. Durchbruch im Bereich der Jochwurzelzellen

Hierbei kommt es zum typischen Symptombild der »Zygomatitis«, die vor allem bei Kindern um so häufiger auftritt, je jünger die Patienten sind. In solchen Fällen findet sich die Schwellung vor der Ohrmuschel und muß von einer präaurikulären Lymphadenitis oder Parotitis verschiedenster Genese abgegrenzt werden. Eine Fluktuation ist nicht immer nachweisbar, insbesondere wenn sich der Durchbruch aus Schuppenzellen unter die Temporalisfaszie entwickelt. Die Schwellung wird dann diffus, erstreckt sich auf die ganze Schläfengegend und manchmal bis auf die Lider und die benachbarte Gesichtspartie.

15.3.6. Durchbruch in die Halsweichteile

Bevorzugt bei Männern mit ausgeprägter und großzelliger Pneumatisation entwickeln sich Einschmelzungen im Spitzenbereich des Warzenfortsatzes (Abb. 15.5), die dann medial vom Ansatz des Kopfnickers in die Halsweichteile durchbrechen, sich nach unten senken und eine Vorwölbung im seitlichen Halsgebiet (BEZOLDsche Mastoiditis) oder an der seitlichen Pharynxwand nach der Mundhöhle zu hervorrufen. Beide können zu differentialdiagnostischen Fehlschlüssen führen, wenn das Mittelohr

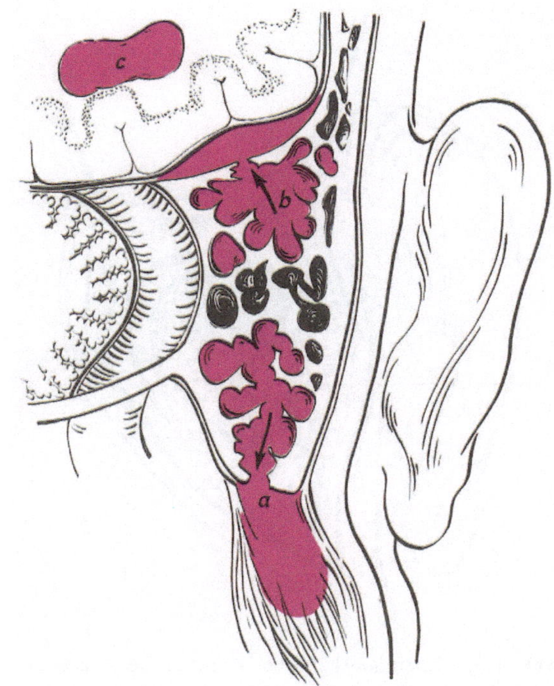

Abb. 15.5 Schematische Darstellung einer Mastoiditis mit Durchbruch an der Warzenfortsatzspitze und Infiltration der seitlichen Halsregion *(a)*, Durchbruch zur mittleren Schädelgrube, Pachymeningitis und Epiduralabszeß *(b)*, Bildung eines otogenen Hirnabszesses im Schläfenlappen *(c)*

nicht genügend bei der Anamnese und Diagnostik bedacht wird. Bei Vorhandensein und Destruktion retrosinuöser Zellen liegt der Durchbruch hinter dem Warzenfortsatz. Der dann entstehende subperiostale Abszeß und die begleitende Weichteilschwellung entwickeln sich in Richtung Hinterhaupt und Nacken. Ein ähnliches Bild entsteht bei einer Einschmelzung der Zellen im Sinus-Durawinkel (CITELLI-Zellen).

15.3.7. Therapie der Mastoiditis

Für die Beherrschung einer Knocheneinschmelzung in den Warzenfortsatzräumen ist von einer konservativen bzw. antibiotischen Therapie kein Erfolg zu erwarten. Auch heute noch ist das chirurgische Vorgehen nicht zu entbehren. Die Eröffnung des Warzenfortsatzes geschieht von retroaurikulär und hat das Ziel, einerseits einen Zugang zum Antrum zu schaffen (Antrotomie), damit der Eiter aus den Mittelohrräumen unbehindert abfließen kann, und andererseits die Warzenfortsatzräume zu sanieren, so daß ein Fortschreiten im Knochen verhindert wird (Mastoidektomie). In jedem Fall ist es nötig, sich

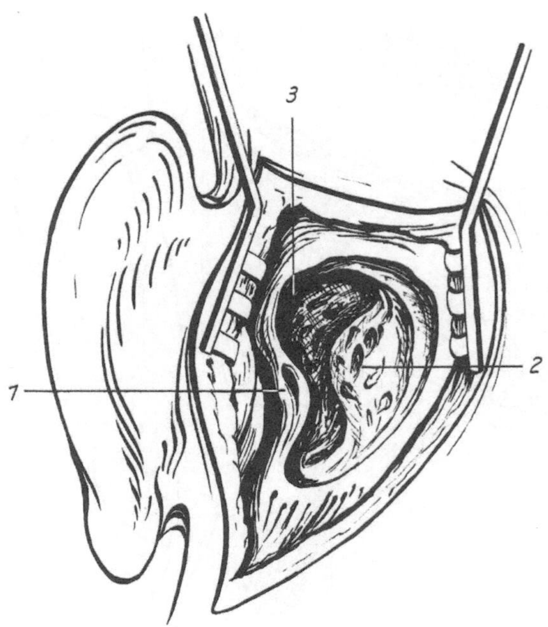

Abb. 15.6 Operationshöhle im Knochen des Warzenfortsatzes bei der Antrotomie und Mastoidektomie. *1* Spina supra meatum, *2* Knochenplatte über dem Sinus sigmoideus, *3* Antrum mastoideum

vorher ein Bild über die Ausdehnung, die Verteilung und die Struktur des pneumatischen Zellsystems durch eine Röntgenaufnahme nach SCHÜLLER zu verschaffen, die außerdem über die zu erwartende Lage des Sinus sigmoideus unterrichtet.

Der Eingriff kann in Lokalanästhesie, bei Durchbruch, Weichteilschwellung oder phlegmonöser Infiltration besser in Allgemeinnarkose durchgeführt werden.

Operatives Vorgehen (Abb. 15.6): Schnitt hinter der Ohrmuschel in etwa 1 cm Abstand von der Ohrmuschelumschlagfalte, der am oberen Ohrmuschelansatz beginnt und bis zur Spitze des Warzenfortsatzes geführt wird. Über dem Planum mastoideum kann er bis auf das Periost durchgehen; im oberen Bereich muß der Temporalismuskel geschont werden. Bei Vorliegen eines Durchbruchs wird der subperiostale Abszeß bereits dabei eröffnet, und der Eiter entleert sich oft im Schwall. Andernfalls wird das Periost vom Planum nach vorn bis zum Vorderrand des Warzenfortsatzes abgeschoben; der Gehörgangschlauch darf dabei nicht vom Knochen gelöst werden, damit es später nicht zur Periostreaktion mit Einengung des Gehörgangslumens kommt. Beim Einsetzen von Haken oder Wundsperrern muß der Druck so vorsichtig dosiert werden, daß jegliches Spannen oder Ziehen am Gehörgang vermieden wird.

Als Orientierungspunkte für das weitere Vorgehen müssen dargestellt werden: Oben: Linea temporalis; vorn: Spina supra meatum; unten: Warzenfortsatzspitze. Wenn keine makroskopisch sichtbare Durchbruchsstelle vorliegt, deuten Blutpunkte über dem Planum die darunterliegende Einschmelzung an. In solchen Fällen kann man von hier aus den Warzenfortsatz mit der Fräse, dem Meißel oder unter Umständen auch dem scharfen Löffel trichterförmig eröffnen. Besser ist jedoch, den Warzenfortsatz systematisch im Winkel zwischen Linea temporalis und hinterer Gehörgangswand in Höhe der Spina, die dem Niveau des Antrums in der Tiefe entspricht, zu eröffnen, denn von hier aus läßt sich das Antrum bei nach vorn oben gerichtetem Vorgehen am sichersten erreichen. Die früher geübte Operationstechnik mit Hammer und Meißel ist heute durch Bohrer, Fräse und Spülsauger ersetzt, denn das Arbeiten mit der Bohrmaschine gestattet ein feineres und schonenderes Operieren, erlaubt eine bessere Ausmodellierung der Knochenhöhle und erschüttert den Schädel nicht. Das erste Operationsziel ist die Eröffnung des Antrums, das beim Vorgehen nach vorn und oben beim Erwachsenen in einer Tiefe von 1½ bis 2 cm zu finden ist. Da es nur darauf ankommt, den Eiterabfluß aus den Mittelohrräumen in Gang zu bringen, erübrigt sich jegliches weitere Vorgehen in der Tiefe. Man muß ohnehin dabei bedacht sein, den Amboß nicht zu luxieren, und beim Erweitern des Zuganges muß man sich mehr nach oben und hinten halten, um den N. facialis nicht zu verletzen. Als Orientierungspunkt in der Tiefe dient der Bogengangswulst, über dem sich das Antrum wölbt. Das Auffinden des Antrums kann erschwert sein, wenn die lateral vom Antrum liegenden Knochenbezirke verdickt sind (sogenannter Knochenkern vor dem Antrum). In solchen Fällen tut man gut, zunächst die Dura am Dach des Antrums freizulegen und den Weg zum Antrum von oben her durch tangentiales Abmeißeln des Tegmen freizumachen. Bei engem Zugang zum Antrum können die knöchernen Überhänge vorsichtig abgemeißelt oder mit dem Löffel abgetragen werden, was jedoch nur von innen nach außen und in Richtung nach oben und hinten geschehen darf. Ein Manipulieren mit Löffel oder Sondierungshäkchen nach unten oder nach vorn verbietet sich wegen der Gefahr der Ossikulaluxation oder Fazialisverletzung. Wenn durch Freimachen des Antrums die optimale Drainage der Mittelohrräume nach außen geschaffen worden ist, müssen systematisch alle erreichbaren Zellen ausgeräumt werden. Damit beginnt man an der Warzenfortsatzspitze, geht nach hinten über den Sinus sigmoideus zu den retrosinuösen Zellen, verfolgt den Sinus-Dura-Winkel und den Zellzug bis zur äußersten CITELLI-Zelle, stellt dann die Duraplatte über der mittleren Schädelgrube bis zum Tegmen antri dar und eröffnet die Schuppen- und die Jochwurzelzellen. Bei starker Pneumatisation in diesem letzteren Bereich muß der Hautschnitt über den oberen Ohrmuschelansatz hinaus horizontal in Richtung auf den Jochbogen erweitert werden. Von vielen Operateuren werden der Sinus und die Dura an der mittleren Schädelgrube durch vorsichtiges Freilegen kontrolliert. Im Bereich der Zellen an der Schwelle zwischen Bogengangswulst und hinterer Gehörgangswand ist dem weniger Geübten Vorsicht und Zurückhaltung geboten, da der darunterliegende Fazialisnerv oft atypisch weit nach außen oder dehiszent durch Zellen laufen kann. Erfahrungsgemäß erfolgen intraoperative Verletzungen am häufigsten in diesem Verlaufsabschnitt.

Der so erweiterte Warzenfortsatz kann primär verschlossen werden; bei Durchbruch oder Weichteilphlegmone empfiehlt sich ein Offenlassen und Drainieren am unteren Wundpol. In den Gehörgang muß ein lockerer Mullstreifen zum Abdrainieren der Mittelohrsekrete eingeführt werden. Wenn die Operation richtig und ausreichend durchgeführt worden ist, läßt die Sekretion durch das Trommelfell im allgemeinen nach 3 bis 5 Tagen nach, und die Perforation oder Parazenteseöffnung schließt sich.

15.3.8. Besonderheiten der Mastoiditis beim Kind

Da beim Säugling zunächst nur das Antrum angelegt ist und sich der Warzenfortsatz erst im Laufe der ersten Lebensjahre ausbildet, ergeben sich aus der abweichenden Konfiguration des Zellsystems besondere Verlaufsformen, die durch Pneumatisationsgrad und -entwicklung bestimmt sind. Beim Säugling, bei dem der Warzenfortsatz noch nicht entwickelt ist, erfolgt ein Durchbruch aus dem Antrum meist in Höhe der hinteren oberen Gehörgangsbegrenzung. Bei der Operation legt man den Schnitt am hinteren oberen Rand der Ohrmuschel, wobei man wegen der Duranähe nicht zu weit nach oben und wegen der Fazialis- und Parotisgefährdung nicht zu weit nach unten geraten darf. Man schiebt das Periost vorsichtig vom Knochen ab und geht etwas hinter dem hinteren oberen Gehörgangsrand durch die dünne Kortikalis ein. Das Antrum liegt dann in etwa 1 cm Tiefe. Es genügt meist die Eröffnung und Abtragung der Überhänge. Jegliches Manipulieren nach der Tiefe verbietet sich wegen der Gefahr der Amboßluxation, die am Ohr des Säuglings und Kleinkindes besonders groß ist.

Mit zunehmendem Alter entwickelt sich die Pneumatisation in den Warzenfortsatz hinein. Bei ungestörtem Verlauf ist im 2. Lebensjahr mit Zellen bis zum Niveau des Gehörganges und ab 4. Lebensjahr mit Zellen bis zur Spitze zu rechnen.

15.3.9. Mastoiditische Miterkrankung der pneumatischen Zellen in der Pyramidenspitze (Petrositis)

Da bei etwa einem Drittel aller Menschen auch der retrolabyrinthäre Teil der Pyramide zwischen dem oberen vertikalen Bogengang und der Pyramidenspitze pneumatisiert ist, sind auch hier analog dem im Warzenfortsatz ablaufenden Geschehen Schleimhauterkrankungen mit Knochendestruktion und Eiterdurchbrüchen möglich, wenngleich sie auch als Auswirkung der Antibiotikatherapie heute zur Rarität geworden sind.

Die besondere Gefahr dieser Pyramidenspitzeneiterungen liegt in ihrem zentralen Sitz und den engen topographischen Beziehungen zum Labyrinth, zum inneren Gehörgang, zur mittleren und hinteren Schädelgrube, aus denen sich auch die Symptomatik ergibt. Die klassische Symptomen-Trias nach GRADENIGO: Mittelohreiterung, Kopf- oder tiefer Ohrschmerz sowie Trigeminussensationen und Abduzensschädigung ist nicht immer voll ausgeprägt. Schon allein Augenmuskelstörungen bei oder nach einer Otitis media müssen alarmierend an eine Pyramidenspitzenreaktion denken lassen. In ähnlicher Weise sind Vorwölbungen in der Rachenwand, die durch eine Osteomyelitis in der Pyramidenspitze oder des Keilbeinkörpers entstanden sein könnten, einzuschätzen. Röntgenologisch zeigt sich in den Aufnahmen nach STENVERS eine seitendifferente Auflockerung der Pyramidenkonturen medial von der Eminentia arcuata und eine Verschattung der Spitzenzellen.

Die Prognose der Petrositis war bei alleinigem chirurgischen Vorgehen, das oft nur unter Ausschaltung des Labyrinths Erfolg versprechen konnte, schlecht. Mit den Antibiotika hat sie sich so gebessert, daß man sich bei sofortiger hochdosierter Breitbandtherapie in Kombination mit Sulfanilamiden zunächst auf eine Mastoidektomie mit Eröffnung des Epitympanon und der perilabyrinthären Zellen begnügen kann. Für ein tieferes Vorgehen müssen der innere Gehörgang und die Pyramidenspitze transtemporal von der mittleren Schädelgrube aus aufgesucht und drainiert werden.

15.3.10. Otitis media hinter geschlossenem Trommelfell

Häufiger als zu früheren Zeiten kommt jetzt die Otitis hinter geschlossenem Trommelfell zur Beobachtung, und zwar in verschiedenen Zustandsbildern wie seröser Paukenerguß, schleichender Adhäsivprozeß oder Destruktion einzelner Ossikulateile bei otoskopisch unauffälligem Trommelfell. Im Verlauf einer infektbedingten Entzündung der Nasen- und Nasenrachenschleimhaut kann es zur Obstruktion der Tube kommen, wodurch die Paukenhöhle nicht mehr belüftet und nicht mehr entleert werden kann. Hieraus kann sich eine akute Mittelohrentzündung oder ein subklinisch verlaufender Entzündungszustand mit Sekretretention mit oder ohne Tendenz zu bindegewebiger Organisation entwickeln. Die Antibiotika spielen sicher für die klinische Manifestations- und Verlaufsform dieser sero-mukösen Otitis media eine bedeutende Rolle.

15.4. Otitische Komplikationen

15.4.1. Otogene Sinusthrombose

Im Verlauf einer Mastoiditis oder auch einer chronischen Knochen- bzw. Cholesteatomeiterung im Warzenfortsatz kann es über Kapillaranastomosen oder nach Destruktion der knöchernen Sinusplatte zum direkten Kontakt des Entzündungsherdes mit dem Sinus sigmoideus kommen. Nach Infiltration der Sinuswand entwickelt sich im Sinuslumen ein zunächst wandständiger Thrombus (s. Abb. 15.3), von dem laufend oder intermittierend Erreger, Toxine oder Zerfallsprodukte direkt in die Blutbahn eingeschwemmt werden, so daß es schnell zu einer echten Bakteriämie, Toxinämie oder typischen Sepsis kommt. Der Thrombus kann sich aszendierend in den Sinus transversus in Richtung Confluens sinuum oder über den Sinus petrosus zum Sinus cavernosus oder deszendierend über den Bulbus venae jugularis in die V. jugularis interna entwickeln, so daß an allen diesen Abschnitten Obturationen oder eitrige Nekrosen mit Befall der anliegenden Gewebe möglich sind. Die Symptome sind anfangs, besonders wenn Antibiotika gegeben werden, in Form von leichtem Temperaturanstieg, Kopfschmerzen und Mattigkeit zunächst uncharakteristisch. Bei Auftreten von pyämischen oder septischen Fieberzacken, Schüttelfrösten, subjektiv schwerem Krankheitsgefühl, Appetitlosigkeit, Blässe oder Anzeichen einer pulmonalen bzw. pleuralen Miterkrankung muß unbedingt an das Vorliegen einer Sinusphlebitis gedacht werden, selbst wenn der Trommelfellbefund wenig dafür spricht. Da z. B. bei einer Cholesteatomeiterung, die otoskopisch nur eine unverdächtige Krustenbildung im Bereich der Pars flaccida bietet, die Zusammenhänge oft nicht richtig erkannt werden, sollte prinzipiell *bei jedem unklaren Fieber mit Schüttelfrost, bei ätiologisch nicht geklärten Pneumonien, Lungenabszessen oder eitrigen Pleuritiden eine diffizile Ohruntersuchung vorgenommen werden.*

Klinisch besteht neben den Befunden am Trommelfell und Mittelohr manchmal eine ödematöse Schwellung oder Druckschmerzhaftigkeit über oder hinter dem Warzenfortsatz (Emissar!). Der Jugulariskompressionsversuch nach KINDLER bzw. QUEKKENSTEDT ist meist positiv.

Therapie: Mit hohen Dosen auch eines Breitbandantibiotikums läßt sich bestenfalls die Streuung in die Blutbahn niederhalten, während der Prozeß im Sinus selbst damit kaum beherrscht werden kann. Vielmehr besteht die Möglichkeit der Verschleierung und der am Organismus zehrenden Verlängerung mit der Gefahr weiterer Komplikationen (Meningitis, Hirnabszeß s. u.). Deswegen muß bei Verdacht auf otogene Sinus- oder Jugularisthrombose auch heute unbedingt die operative Revision und Sanierung angestrebt werden.

Operatives Vorgehen: Von der vorausgehenden Mastoidektomie wird der Sinus durch tangentiales Abmeißeln oder Fräsen aufgesucht (s. Abb. 15.6) und nach Möglichkeit bis in gesunde Abschnitte freigelegt. Oft gerät man schon hierbei in eine epi- bzw. perisinuöse Eiteransammlung. An einem thrombosierten Sinus fällt auf, daß die Wandung nicht mehr zart und blauschimmernd wirkt, sondern verdickt und grau-rosa bis blaß-gelblich verfärbt ist. Manchmal erscheint sie schlaff und kollabiert, in anderen Fällen ist sie wulstförmig verdickt und fibrinös-eitrig belegt. Während an einem blutführenden Sinus die Hirnpulsation im allgemeinen nicht sichtbar ist, überträgt sich diese deutlich auf einen stenosierten und verdickten Sinus. Die zunächst zu empfehlende Probepunktion des Sinus kann mit mitteldicker Kanüle in Strömungsrichtung vorgenommen werden. Wenn der Sinus dabei blutführend gefunden wird, kann bei möglichst stündlicher Temperaturkontrolle abgewartet werden. Eine etwaige Nachblutung aus der Punktionsstelle steht nach Abdecken mit einem Gelatineschwämmchen oder einem Muskelstückchen. Bei Fortbestehen von septischen Temperaturen muß in einer 2. Sitzung die V. jugularis am Hals aufgesucht, unterbunden und revidiert werden. Wenn kein Blut angesaugt werden kann, schlitzt man die Sinuswand und räumt den Thrombus zumindest bis in aseptisch wirkende Abschnitte aus. Dabei kann es besonders beim Vorgehen nach oben zum Lösen des Thrombus und zur Blutung im Schwall aus dem Sinus transversus kommen, die durch schnellstes, festes Tamponieren des Sinuslumens mittels Einschieben eines Tamponadeknebels abgestopft werden muß. Ein Ligieren des Sinus, bei dem es sich nicht um ein echtes Gefäß, sondern um eine Durafalte handelt, ist nicht durchführbar.

Die klassische Sinus-Operation wurde vor der Antibiotikazeit in jedem Fall mit einer Durchtrennung der V. jugularis im gesunden Abschnitt kombiniert, so daß der Thrombus aus dem erkrankten kranialen Jugularisende über den Bulbus nach dem Sinus sigmoideus zu herausgespült werden konnte. Nach Meinung der meisten neueren Darstellungen kann man heute mit dem Halseingriff zunächst zurückhaltend sein. Falls sich aber das Krankheitsbild nach der Sinussanierung nicht innerhalb von 1 bis 2 Tagen entscheidend zum Besseren wandelt und die Temperatur zur Norm absinkt, muß die V. jugularis in typischer Weise aufgesucht und unter Umständen in ganzer Ausdehnung revidiert, im Gesunden unterbunden und über dem thrombosierten Abschnitt geschlitzt, ausgeräumt und reseziert werden.

Bei der tiefen Halspalpation ist häufig die Gefäßloge in der Tiefe druckschmerzhaft, allerdings weniger durch die Thrombose selbst als vielmehr durch die umgebende Lymphadenitis, die übrigens das Aufsuchen der Vene erheblich zu erschweren vermag.

In der Nachbehandlung kann die eingelegte Sinustamponade nach 4 bis 8 Tagen probeweise gelockert und nach etwa 7 Tagen gänzlich entfernt werden, da dann mit einem sekundären Verschlußthrombus im Lumen des Sinus transversus gerechnet werden kann.

15.4.2. Otogener Epiduralabszeß

Er ist die häufigste endokranielle Komplikation einer Mittelohreiterung, die über längere Zeit unerkannt bestehen kann und häufig erst bei der Operation entdeckt wird. Die Eiteransammlung entsteht im Gefolge einer Meningitis externa, die bei akuten und chronischen Mittelohreiterungen durch die Knochendestruktion im Tegmenbereich oder durch Kapillaranastomosen zwischen Pauken- oder Antrumschleimhaut und Dura hervorgerufen wird. Da die Überleitungsmöglichkeiten in der mittleren Schädelgrube günstiger sind und die Dura über dem Tegmen lockerer aufliegt, bildet er sich hier häufiger als in der hinteren (s. Abb. 15.3).

Der Kranke klagt zumeist über mäßigen, dumpfen Dauerkopfschmerz auf der erkrankten Seite; dieser verstärkt sich im Liegen und hat nicht mehr den pulsierenden Charakter wie bei der vorangehenden Otitis media. Bei Kindern fällt oft ein blasses »toxisches« Aussehen auf.

Der Prozeß kann sich plötzlich ausbreiten und als Zeichen zunehmenden Hirndruckes starken Kopfschmerz auslösen. Eine Stauungspapille fehlt meist; das Liquorzellbild ähnelt dem der serösen Meningitis. Bei einer chronischen Knochen- oder Cholesteatomeiterung ist ein Epiduralabszeß jederzeit möglich; bei einer akuten Mittelohrentzündung tritt er im allgemeinen im Verlauf einer Mastoiditis nach 3 bis 4 Wochen auf, kann aber auch bei einer hochvirulenten Mittelohrinfektion innerhalb weniger Tage manifest werden.

Die **Therapie** muß in einer operativen Freilegung und Ableitung über den Warzenfortsatz bestehen. Im Anschluß an eine Mastoidektomie, bei der in jedem Fall das Dach des Antrums und der Paukenhöhle möglichst mikroskopisch inspiziert werden sollen, wird die Dura über dem Antrum durch schonendes Abfräsen der knöchernen Duraplatte freigelegt, falls sich die Einbruchs- bzw. Überleitungsstelle nicht finden läßt. Die Dura soll nach Möglichkeit bis in gesunde Bezirke dargestellt werden; dabei ist man oft erstaunt, daß hinter einer kleinen Durchbruchstelle ein unerwartet großer Abszeß verborgen sein kann.

Bei der Nachsorge ist lediglich darauf zu achten, wie sich die Liquorwerte und das allgemeine Zustandsbild verhalten, um die Gefahr einer Leptomeningitis rechtzeitig zu erkennen.

15.4.3. Subduralabszeß

In ähnlicher Weise kann die als Subduralabszeß imponierende Entzündung an der Innenseite der Dura (Pachymeningitis interna) entstehen, bei der jederzeit eine diffuse Ausbreitung über die ganze Hemisphäre als subdurales Empyem möglich ist. Bei längerem Bestehen bilden sich häufig Hirnrindenabszesse aus, mit denen besonders bei chronischen Cholesteatomeiterungen in der mittleren Schädelgrube und bei Pyramidenspitzeneiterungen in der hinteren Schädelgrube gerechnet werden muß. Der Liquorbefund ist bei abgeschotteten Prozessen oft nur geringfügig und wenig charakteristisch, während klinisch ein deutliches meningitisches Zustandsbild mit Herdsymptomen und Hirnödem bestehen kann. Differentialdiagnostisch ist ein Elektroenzephalogramm von Wert; vor einer Ventrikulographie wird von manchen Autoren gewarnt (WEBER).

Therapie: Das Aufsuchen des Abzesses aus otologischer Sicht geschieht am besten vom Ohr her auf demselben Wege, auf dem der Abszeß entstanden ist. Die freigelegte Dura ist meist gerötet, verdickt und prall, manchmal ballotierend gespannt. Die Punktion erfolgt transdural über dem am stärksten veränderten Durabezirk; dabei soll man nicht tiefer als 3 bis 4 cm eingehen und die Einstichrichtung nicht mehr als 3mal wechseln. Neben dem Eiternachweis erlaubt die Punktion eine Orientierung über die Tiefe des Abszesses. Wenn Eiter nachgewiesen werden kann, muß die Dura über der Punktionsstelle geschlitzt und die Abszeßhöhle durch Gummilaschendrain oder ein weiches Kunststoffrohr drainiert werden. Man muß aber prinzipiell damit rechnen, daß multiple oder gekammerte Abszesse vorliegen können. Ausspülungen und Füllungen mit Antibiotikalösung können bei vorsichtiger Druckregulierung von Wert sein. Die Drainage zur Mastoidektomiehöhle muß dann bis zum Versiegen der Eiterung und Abklingen der klinischen Symptomatik bestehen bleiben. In unklaren Fällen ebenso wie bei Verdacht auf Ausbreitung über die Konvexität ist der Neurochirurg zu Rate zu ziehen.

15.4.4. Otogene universelle eitrige Meningitis

Bei Übergreifen der Entzündung auf die Leptomeninx entsteht das klinische Bild der otogenen universellen eitrigen Meningitis. Sie kann sich bei einer perakuten Mittelohrentzündung über Kapillaranastomosen innerhalb weniger Tage als Frühmeningitis oder nach mastoiditischer Knochendestruktion nach etwa 3 bis 4 Wochen, ebenso natürlich bei jeder chronischen Otitis bei Superinfektion, entwickeln. Innerhalb weniger Stunden bildet sich das typische Meningitiskrankheitsbild mit Kopfschmerz, Brechreiz, Reizbarkeit, motorischer Unruhe, positivem KERNIG, Nackensteife, Benommenheit und Bewußtseinstrübung aus. Der *Liquorbefund* ist für die Frühdiagnose ungemein wichtig und erscheint anfangs mit Zellzahlen um 1000/3 und vorwiegend lymphozytären Zellelementen im Verhältnis zum Gesamtkrankheitsbild geringfügig; bei schweren Zustandsbildern wird der Liquor eitrig-trüb (über 10.000/3 Zellen), und der Liquordruck ist erhöht. Man muß heute aber immer damit rechnen, daß die klassische Symptomatik durch vorher gegebene Antibiotika verschleiert ist; um so größer ist dadurch die Gefahr, daß die wahre lebensbedrohliche Natur der Erkrankung nicht erkannt wird.

Therapie: Durch Antibiotika kann eine otogene eitrige Meningitis zwar niedergehalten, niemals aber mit genügender Sicherheit zur Ausheilung gebracht werden. Die optimale Therapie liegt in der Kombination von Chirurgie und Chemotherapie. Ein schnellstmögliches operatives Eingreifen muß aber wegen des schweren Gesamtzustandes auf das Sanieren der Mittelohr- und Warzenfortsatzräume sowie das Freilegen der Dura beschränkt bleiben, sofern nicht eine gleichzeitig bestehende Sinusthrombose oder Labyrinthitis besondere Maßnahmen erfordert. Die Mastoidektomie mit Antrotomie, Sinus- und Durafreilegung sowie probatorischer Subduralpunktion kann ohne weiteres in Lokalanästhesie vorgenommen werden. An gleichzeitigen konservativen Maßnahmen müssen schnellstens eingeleitet werden: hochdosierte Breitbandantibiotikagaben mit Berücksichtigung der Erreger- und Resistenzverhältnisse, Kombination mit einem liquorgängigen Sulfanilamid und in schweren Fällen mit Kortikosteroiden zur Hemmung der entzündlichen exsudativen und proliferativen Gewebsreaktionen, Bekämpfung des Hirnödems durch intravenöse hochprozentige Glukose-, Sorbitol- oder Mannitollösungen, Weckmittel, Roboranzien sowie zentrale und periphere Stützung des Kreislaufs.
Wenn sich der Liquorbefund und insbesondere das Allgemeinbefinden unter diesen Maßnahmen nicht bessern, ist aus otochirurgischer Sicht die Drainage der Cysterna pontis lateralis (ZÖLLNER, BLOHMKE und LINK) angezeigt.
Diese kommt besonders bei Meningitisherden in der Nähe des Kleinhirns, bei labyrinthogener Meningitis oder Pyramidenspitzenprozessen in Frage. Allerdings ist sie nicht ungefährlich, da Verklebungen aufgebrochen und Protrahierungen des Krankheitsgeschehens ausgelöst werden können. Dazu wird die Dura zwischen dem Vorderrand des Sinus sigmoideus und der Hinterwand der Pyramide in der Tiefe freigelegt (TRAUTMANNsches Dreieck) und in 3 bis 5 mm Länge vertikal geschlitzt. In die schmale Öffnung wird ein passender weicher Gummikatheter eingeführt und in engem Kontakt mit der Pyramidenhinterfläche etwa 15 bis 20 mm in die Lateralzysterne unter genauer anatomischer Orientierung feinfühlig und vorsichtig vorgeschoben, um Verletzungen von Kleinhirn oder Hirnnerven zu vermeiden. Um die Liquordrucksteigerung laufend zu entlasten, kann der Katheter bis zur Besserung belassen werden (BLOHMKE und LINK), so daß auch örtliche Antibiotikainstillationen in die Zysternalräume möglich sind.

Prinzipiell zu betonen ist, daß schon bei einem Meningitisverdacht immer eine otogene und ebenso rhinogene (s. u.) *Entstehungsmöglichkeit zu bedenken ist.* Bei geringstem Verdacht auf das Vorliegen einer Mittelohrerkrankung ist unter allen Umständen eine operative Revision der Mittelohrräume und des Warzenfortsatzes notwendig.

15.4.5. Otogener Hirnabszeß im Schläfenlappen

Im Vergleich mit allen anderen otogenen Komplikationen hat sich die therapeutische Situation beim Hirnabszeß unter der modernen Therapie am wenigsten gewandelt; er ist auch heute noch die prognostisch ungünstigste endokranielle Komplikation. Der chronischen Otitis kommt heute mehr als früher die größere ursächliche Bedeutung zu. Die Letalität liegt bei Anwendung moderner therapeutischer Möglichkeiten nach den neuesten Zusammenstellungen für Großhirnabszesse etwa bei 30% und für Kleinhirnabszesse bei 50% (nach MOSER und OEKEN). Die Ursache hierfür liegt in erster Linie in der besonders in der Frühphase unsicheren und wenig charakteristischen Symptomatik. Die modernen diagnostischen Möglichkeiten einschließlich der Computertomographie usw. haben die diagnostische Situation für die Schläfenlappenabszesse deutlich gebessert, während die Diagnostik der Kleinhirnabszesse auch heute noch vorwiegend auf der klinischen Symptomatik beruht. Der otitische Großhirnabszeß liegt in nächster Nähe des kranken Ohres oder Knochens, d. h. im Schläfenlappen. Er entsteht bei einer paraotitischen Enzephalitis über thrombophlebitisch befallene Subdural- und Piagefäße im weniger gut vaskularisierten Marklager, während das Hirnrindengebiet dank seiner besseren Durchblutung von der Einschmelzung verschont bleibt (s. Abb. 15.3). Für Verlauf und Therapie ist wichtig, daß sich bei längerem Bestehen um die anfangs diffuse eitrig-nekrotische Entzündung im Laufe von etwa 4 bis 7 Wochen eine bindegewebige Abkapselung bilden kann (s. Kapitel 13), durch die ein Übergreifen auf die angrenzenden Hirnabschnitte zunächst verhütet wird. Wenn der Prozeß jedoch fortschreitet, entwikkelt sich der Abszeß meist in Richtung auf das Unterhorn des Seitenventrikels und bricht in diesen ein.
Die *Allgemeinsymptomatik* ist uncharakteristisch. Die Temperatur ist oft nur wenig oder gar nicht erhöht; das Blutbild bietet außer einer Leukozytose mit Linksverschiebung nichts Besonderes, und im Liquor besteht zumeist nur eine geringe Pleozytose. Die Kranken fühlen sich matt, appetitlos und müde. Die geklagten diffusen Kopfschmerzen lassen eine Lokalisation des Abszesses nicht zu. Eine Stauungs-

papille liegt nicht immer, aber bei Kleinhirnabszessen häufiger als bei Großhirnabszessen vor. Das hauptsächlichste Symptom des Schläfenlappenabszesses in Form von Sprachstörungen nach Art der amnestischen Aphasie ist bei linksseitigen Prozessen fast regelmäßig vorhanden, falls es sich um einen Rechtshänder handelt. Bei Abszessen des rechten Schläfenlappens darf man eine solche Herdsymptomatik nicht erwarten, sofern nicht sicher bekannt ist, daß der Kranke Linkshänder ist. Ein Verlaß auf symptomatische Sprachstörungen ist jedoch weder im positiven noch im negativen Sinne möglich.

Die neurochirurgische **Therapie** der Hirnabszesse erstrebt die extrakapsuläre Exstirpation des zur Abkapselung gekommenen Abszesses ohne Eröffnung des Infektionsherdes (s. a. Kapitel 13). Aber auch heute hat nach klinischen Erfahrungen die alte otochirurgische Drainagebehandlung des otogenen Abszesses über den Entstehungsweg ihre Berechtigung, wenn sie im Anschluß an die operative Sanierung des Mittelohrprozesses – bei der Mastoiditis durch Mastoidektomie, bei der chronischen Mittelohrentzündung durch Radikaloperation in irgendeiner Modifikation – möglich ist.

Operatives Vorgehen: Nachdem von retroaurikulär der Entzündungsprozeß im Warzenfortsatz und Antrum ausgeräumt und saniert ist, wird die Dura am Antrum und Paukendach freigelegt, so daß der Schläfenlappen nach vorn, oben und medial mit einer Mandrinkanüle punktiert werden kann. Dabei soll man nicht tiefer als 4 cm einstechen, um eine Ventrikelverletzung zu vermeiden. Das Auffinden des Abszesses wird durch ein vorangehendes EEG oder eine Angiographie heute weit aussichtsreicher sein als früher. Wenn der Abszeß auf diese Weise aufgefunden und abgelassen werden kann, wird er nach der Operationshöhle hin drainiert, indem nach Schlitzung der Dura ein Glasröhrchen (KÖRNER), ein Tintenfischdrain (TÖNNIS, PEIPER) oder ein Plastikröhrchen (MÜNDNICH, RIECKERT, BEIKERT) eingelegt wird, über das sich vorsichtige Spülungen und therapeutische Füllungen vornehmen lassen.

Das bloße Punktieren, Absaugen und Instillieren eines Antibiotikums wird von manchen Operateuren in der Absicht geübt, den Abszeß zur Abkapselung zu bringen, um ihn später nach neurochirurgischen Prinzipien total zu extirpieren. In jedem Fall ist heutzutage zu raten, daß sowohl bei der Diagnostik als auch bei der Therapie der Otologe und der Neurochirurg eng zusammenarbeiten, da hierin vorerst die einzige Chance für die weitere Verbesserung der Heilungsergebnisse zu sehen ist.

Für die postoperative Phase, in der sehr kritische Situationen durch Hirnödem oder Aufflackern der Enzephalitis möglich sind, kann die Anwendung von Kortikoiden in Kombination mit Antibiotika sinnvoll sein.

15.4.6. Otogener Kleinhirnabszeß

Bei Vorliegen eines Kleinhirnabszesses bestehen Gleichgewichtsstörungen mit Fallneigung zur kranken Seite, die unabhängig von der Kopfstellung sind, grobschlägiger Nystagmus zur kranken Seite mit oftmals rotatorischer Komponente, zerebellare Ataxie, Adiadochokinese auf der kranken Seite. Die Differentialdiagnose zur Labyrinthitis kann sehr schwierig sein, zumal in vielen Fällen eine Entzündung des Labyrinths oder der Pyramidenspitze der Ausgangspunkt für den Abszeß gewesen ist. Das otochirurgische Vorgehen beim Kleinhirnabszeß ist im Prinzip das gleiche wie bei Abszessen der mittleren Schädelgrube. die Dura muß ventral vom Sinus sigmoideus freigelegt und in Richtung auf das Kleinhirn nach hinten und medial punktiert und gegebenenfalls zur Drainage geschlitzt werden. Auch in solchen Fällen ist es nötig, daß der Otochirurg die Therapie mit dem Neurochirurgen abspricht.

15.4.7. Labyrinthitis

Bei der engen Nachbarschaft von Paukenhöhle und Innenohr ist das Übergreifen der Entzündung auf das Labyrinth in jedem Falle einer Mittelohrentzündung und jederzeit möglich, wenngleich eine solche tympanogene Labyrintherkrankung heute seltener ist. Immer ist sie aber eine hochakute Komplikation, bei der eine völlige Ertaubung des bedrohten Innenohres innerhalb weniger Stunden eintreten kann. Bei einer akuten Otitis media kommt es gelegentlich schon im Initialstadium zur Labyrinthreizung über die Fenster, zumal wenn es sich um ein perakutes Geschehen mit hoher Virulenz handelt. Durch die diffundierenden Toxine entsteht eine seröse Reizlabyrinthitis, bei der das Labyrinth aber durchaus noch zu retten ist. Kommt es jedoch zur Invasion von Erregern, so folgt in Stunden die eitrige Labyrinthitis mit irreversiblem Erlöschen der Funktion. Darüber hinaus kann ein solches eitrig befallenes Labyrinth jederzeit zum Ausgangspunkt für eine Meningitis, Pyramidenspitzeneiterung oder einen Kleinhirnabszeß werden.

Bei jedem Mittelohrprozeß müssen Übelkeit, Erbrechen, Schwindel, Gleichgewichtsstörungen, Ohrenklingen, Nachlassen der Innenohrleistung (Verkürzung des SCHWABACHschen Versuches) an eine Labyrinthbeteiligung denken lassen. Ein horizontaler Provokations- oder gar Spontannystagmus sind alarmierend. Solange ein solcher Nystagmus als Provokations- oder Spontannystagmus nach der kranken

Seite gerichtet ist (schnelle Komponente), handelt es sich zumeist noch um eine reversible Reizlabyrinthitis. Ein Umschlagen des Nystagmus nach der gesunden Seite muß als Zeichen des drohenden Labyrinthausfalles aufgefaßt werden, wo es außerdem darauf ankommt, die möglichen endokraniellen Komplikationen im Auge zu behalten.
Wenn die Labyrinthitis unter einer akuten Otitis media entsteht, ist die Symptomatik meist massiv, weil die Diffusion bzw. Invasion sehr stürmisch erfolgt. Bei Bestehen einer chronischen Otitis media hingegen kann sich die Symptomatik schleichend entwickeln. Eine durch Knochendestruktion entstandene Arrosion des horizontalen Bogenganges besteht meist schon längere Zeit, und erst durch einen Superinfekt aus dem Nasenrachenraum werden die reaktiven Gewebsschranken, die sich im arrodierten Bogengang bereits gebildet haben, aufgebrochen, so daß auch hier die eigentliche Labyrinthitissymptomatik plötzlich manifest werden kann. Lange vor einem solchen Ereignis besteht manchmal ein pressorischer Nystagmus, der mit ziemlicher Sicherheit auf das Bestehen einer Bogengangsfistel hinweist (»positives Fistelsymptom«).

Operatives Vorgehen: In jedem Falle einer tympanogenen Labyrinthbeteiligung geht es darum, die Eiterung mit ihren Toxinen und Erregern nach außen abzuleiten, um sie vom bedrohten Labyrinth fernzuhalten. Im Falle einer akuten Otitis muß schnellstens parazentesiert werden und baldmöglichst die Antrotomie erfolgen. Bei gleichzeitiger Antibiotikaabschirmung kann hierdurch eine seröse Reizlabyrinthitis meist noch abgefangen werden, und auch ein massiver Labyrinthbefall läßt sich manchmal noch mit einem Restgehör zum Abklingen bringen. Mit der früher geübten Labyrinthektomie ist man heute sehr zurückhaltend geworden, weil unter dem Schutz der Antibiotika und bei genauer fachklinischer Beobachtung der Versuch, das Labyrinth zunächst zu schonen, vertretbar ist. Auch bei einem ausgefallenen Labyrinth versuchen wir heute die eingreifende Labyrinthektomie, die den Fazialisnerven und unter Umständen auch die A. carotis gefährdet, zu umgehen, indem nur der horizontale Bogengang und das Vestibulum vom Fenster her eröffnet werden. Bei einer Bogengangsfistel und noch erhaltener Labyrinthfunktion genügt zumeist die Sanierung der Mittelohrräume und die Abdekkung der Fistel mit Faszie und Epithel, so daß auch ein tympanoplastisches Vorgehen gewagt werden kann.

In jedem Fall ist neben der chirurgischen und antibiotischen Therapie strenge Bettruhe, Ruhiglagerung, reizlose Kost usw. unerläßlich. Auf diese Weise läßt sich die Prognose der Labyrinthitis sowohl hinsichtlich der Funktion als auch endokranieller Komplikationen bessern. Entscheidend ist jedoch immer die rechtzeitige Erkennung der Gefahr, die für das Sinnesorgan entsteht. Bei Schwindel jeglicher Art sind aus diesen Überlegungen heraus prinzipiell die Ohren zu untersuchen und auch bei nur geringem Befund am Trommelfell bzw. am Warzenfortsatz eine Labyrinthitis zu erwägen. Der Transport in die Fachklinik muß dann schnell, liegend und schonend erfolgen.

15.4.8. Otitische periphere Fazialislähmung

In ähnlicher Weise ist der N. facialis bei Entzündungen der Mittelohr- bzw. Warzenfortsatzräume gefährdet. Da sich am FALOPPIschen Kanal bei den meisten Menschen sowohl im tympanalen als auch mastoidalen Abschnitt Dehiszenzen finden, an denen die Mittelohrschleimhaut direkt dem Perineurium anliegt, kann es schon im Initialstadium einer akuten Mittelohrentzündung zu einer Perineuritis und Neuritis des Nervs mit funktionellen Ausfallserscheinungen kommen. In einem solchen Fall muß schnellstens eine Entlastung der Paukenhöhle mit Ableitung des Eiters nach außen erfolgen. Je später die Fazialislähmung eintritt, um so weniger genügt die Parazentese, so daß immer die sofortige Antrotomie zu erwägen ist. Bei einer Mastoiditis wird der Fazialisnerv meist im Warzenfortsatz angegriffen, entweder wenn die Knochendestruktion bis an den Nerv herangekommen ist (Intervall von 3 bis 4 Wochen) oder wenn der Nerv primär im Zellsystem freiliegt, was in erster Linie in einer großen Zelle, die unter dem äußeren Knie liegt (POGANYsche Zelle), vermutet werden muß. In solchen Fällen muß im Schwellenbereich sehr vorsichtig und zur Vermeidung einer weiteren Schädigung des Nervs unter Mikroskopsicht operiert werden.
Oft erholt sich der Nerv schon nach wenigen Tagen. Wenn nach 4 bis 6 Wochen noch keine Zeichen der Funktionswiederkehr nachweisbar sind, muß die mikrochirurgische Revision des tympanalen und mastoidalen Verlaufsabschnittes vorgenommen werden.
Bei einem chronischen Mittelohrprozeß bedeutet eine Fazialisschwäche bzw. -lähmung immer, daß eine Knocheneiterung, ein Cholesteatom oder eine Mittelohrtuberkulose bis zum Nerv vorgedrungen ist.

15.5. Chronische Mittelohreiterungen – Cholesteatomeiterungen

Für die chronische Mittelohrentzündung hat sich die therapeutische Einstellung in den letzten 20 Jahren durch die hörverbessernde Mikrochirurgie auch hinsichtlich ihrer eitrigen und septischen Komplikationen grundsätzlich gewandelt. Bei jedem chronischen Mittelohrbefund wird heute eine baldige mikrochirurgische Operation angestrebt, mit der es möglich ist, Schleimhautprozesse und ebenso ostitische Knochen- oder Cholesteatomeiterungen nicht nur zu sanieren, sondern mit den verschiedenen Varianten der von MORITZ, WULLSTEIN, ZÖLLNER inaugurierten Tympanoplastik auch hinsichtlich des Hörvermögens funktionell zu bessern, oft sogar wieder völlig zu normalisieren. Mit der Forderung, daß jeder festgestellte chronisch-otitische Befund baldmöglichst einer hörverbessernden Operation zugeführt werden muß, wird gleichzeitig die beste Prophylaxe aller eitrigen funktionsschädigenden oder lebensgefährlichen Komplikationen betrieben.

Literaturverzeichnis

Beck, Chl., Otogene Sinusthrombosen, in: Hals-Nasen-Ohren-Heilkunde in Praxis und Klinik, Hrsgb. J. Berendes, R. Link und F. Zöllner. 2. Aufl., Bd. 6: Ohr II. Thieme, Stuttgart 1980

Beickert, P., Die otorhinologische Indikation zur Operation bei endokraniellen Komplikationen. Arch. Ohr.-, Nas.- und Kehlk.- Heilk. *183* (1964) 164

Blohmke, A., und *R. Link,* Die transmastoidale Cysternendrainage und ihre Bedeutung bei schwerer otogener Meningitis. Acta oto-laryng. (Stockh.) *44* (1954) 312

Fleischer, K., Akute Mittelohrentzündung, Mastoiditis, Petrositis, in: Hals-Nasen-Ohren-Heilkunde in Praxis und Klinik, Hrsgb. J. Berendes, R. Link und F. Zöllner. 2. Aufl., Bd. 5: Ohr I. Thieme, Stuttgart 1979

Ganz, H., Otogener Hirnabszeß, in: Hals-Nasen-Ohren-Heilkunde in Praxis und Klinik, Hrsgb. J. Berendes, R. Link und F. Zöllner. 2. Aufl., Bd. 6: Ohr II. Thieme, Stuttgart 1980

Kornmesser, H. J., Otogene Meningitis, in: Hals-Nasen-Ohren-Heilkunde in Praxis und Klinik, Hrsgb. J. Berendes, R. Link und F. Zöllner. 2. Aufl., Bd. 6: Ohr II. Thieme, Stuttgart 1980

Kressner, A., Tympanogene Labyrinthitis, in: Hals-Nasen-Ohren-Heilkunde in Praxis und Klinik, Hrsg. J. Berendes, R. Link und F. Zöllner. 2. Aufl., Bd. 6: Ohr II. Thieme, Stuttgart 1980

Krumpholz, K., Unspezifische Entzündungen des äußeren Ohres, in: Hals-Nasen-Ohren-Heilkunde in Praxis und Klinik, Hrsgb. J. Berendes, R. Link und F. Zöllner. 2. Aufl., Bd. 5: Ohr I. Thieme, Stuttgart 1979

Lundgren, K., Zur Antibiotika-Behandlung der akuten eitrigen Otitis media im Kindesalter. HNO-Praxis *5* (1980) 39

Mündnich, K., Ist der Otologe heute noch zur Behandlung der Hirnabszesse berechtigt? Arch. Ohr-, Nas.- u. Kehlk.-Heilk. *183* (1964) 205

Paquelin, F., Zur Problematik der Mastoiditis bei Kindern. HNO-Praxis *5* (1980) 42

Peiper, H., Die Operation der pyogenen Hirnabszesse. In: Ophthalmologische Operationslehre. Hrsg. von Thiel. Thieme, Leipzig 1945

Riechert, T., Klinik und operative Therapie der intrakraniellen infektiösen Erkrankungen. Arch. Ohr-, Nas.- u. Kehlk.-Heilk. *183* (1964) 147

Surján, L., Probleme der akuten eitrigen Otitis media bei Kindern. HNO-Praxis *5* (1980) 32

Tiedemann, R., Seröse und seromuköse Entzündungen des Mittelohres, in: Hals-Nasen-Ohren-Heilkunde in Praxis und Klinik, Hrsg. J. Berendes, R. Link und F. Zöllner. 2. Aufl., Bd. 5: Ohr I., Stuttgart 1979

Tönnis, W., Die Chirurgie des Gehirns und seiner Häute. Urban & Schwarzenberg, Berlin und Wien 1948

Weber, F., Der Hirnabszeß. Thieme, Stuttgart 1957

16. Eitrige Erkrankungen an Nase, Nebenhöhlen, Rachen, Kehlkopf und Speicheldrüsen

K. DIETZEL

16.1. Nase und Nebenhöhlen

16.1.1. Eitrige Erkrankungen an der äußeren Nase

Die Eiterungen an der äußeren Nase, im Nasenvorhof und ebenso an der benachbarten Oberlippe haben bei der guten Blutversorgung des Gesichtes im allgemeinen eine gute Prognose; sie können jedoch lebensgefährlich sein, wenn die benachbarten Gesichtsvenen (Vv. nasales externae, Aa. alveolares superiores, V. labialis superior) thrombophlebitisch befallen werden (s. Abb. 13.6).

Nasen-, Nasenvorhof- bzw. Oberlippenfurunkel

Die Behandlung soll im Prinzip rein konservativ sein. Jegliche instrumentellen oder manuellen Manipulationen können den Zustand verschlimmern. Wenn es unter Antibiotika, Salbenauflagen, flüssiger Kost und Bettruhe in 3 bis 4 Tagen nicht zu einer Eiterentleerung gekommen ist, dann ist eine Stichinzision über der Nekrose angezeigt.

Thrombophlebitis der V. angularis

Eine Thrombophlebitis der V. angularis kann über Anastomosen mit der V. ophthalmica zum Sinus cavernosus vordringen und auf diesem Wege innerhalb weniger Tage zu einer schweren endokraniellen Komplikation führen (s. u.). Eine solche droht, wenn die laterale Nasenwand infiltriert wird und sich im Nasenaugenwinkel eine druckschmerzhafte Schwellung entwickelt. Zur Verhütung des Übergangs auf die Orbitalvenen und den Sinus cavernosus reichen Antibiotika nicht sicher aus, so daß die früher durchgeführte Unterbrechung der venösen Gefäßbahn in bedrohlichen Fällen auch heute noch notwendig sein kann. Dazu wird im Nasenaugenwinkel von einem Schnitt aus, der quer zur Vene von der Nasenwurzel bis nahe an den inneren Augenwinkel geführt wird, das Gefäß unterbunden oder elektrochirurgisch durchtrennt (ECKEL und andere). Wenn bereits intraorbitale Komplikationen bestehen, ist nach ophthalmologischen Prinzipien zu verfahren, wobei unter Umständen das Aufsuchen der thrombosierten Vv. ophthalmicae nötig werden kann (s. Kapitel 14).

16.1.2. Intranasale Eiterprozesse

Septumabszeß

In der Nasenhaupthöhle haben in erster Linie die Eiterungen am Septum chirurgisches Interesse, da in ihrem Gefolge Knorpelnekrosen und -sequestrierungen entstehen können, durch die es zum Einsinken des Nasengerüstes und zur Eindellung des Nasenrückens im knorpeligen Anteil (»Sattelnase«) kommen kann. Sie entwickeln sich eher sekundär durch Superinfektion eines traumatischen subperichondralen Septumhämatoms als durch direkte Entzündung nach intranasaler Schädigung. Die Eiteransammlung hebt Perichondrium und Schleimhaut meist nach beiden Seiten kissenartig ab und verstopft das Nasenlumen im vorderen Bereich weitgehend. Oft ist die kissenartige Auftreibung des Septums schon äußerlich im Nasenvorhof zu erkennen. Wegen der drohenden Knorpelnekrose ist baldigste Eröffnung des Abszesses durch Stichinzision auf beiden Seiten nötig, wobei zur Prophylaxe einer bleibenden Septumperforation darauf zu achten ist, daß die Inzisionen nicht symmetrisch gesetzt werden. Sie können zu einem etwa 2×2 mm großen Schleimhaut-Perichondrium-Winkelschnitt erweitert und mit einem schmalen Streifen für 2 bis 3 Tage zur Verhütung einer Verhaltung drainiert werden.

16.1.3. Eiterungen an den Nebenhöhlen

Während einer akuten Rhinitis ist die Schleimhaut der Nebenhöhlen in gleicher Weise mit Hyperämie, Hypersekretion und Infiltration beteiligt und unterliegt ebenso dem bakteriellen Superinfekt. Wenn die Schleimhautschwellung die Ostien blockiert, kann es zur Eiterverhaltung in einer oder mehreren Nebenhöhlen mit Fieber und starken Kopfschmerzen kommen. Die Kopfschmerzen werden sowohl bei Befall der Kieferhöhlen wie auch der Stirnhöhlen in den Bereich der Nasenwurzel und Stirn lokalisiert; bei Erkrankungen des Siebbeins werden sie in der Tiefe der Augenhöhle, bei Beteiligung der Keilbeinhöhle mehr im Hinterkopf empfunden. Nach Abklingen der Rhinitis kann die Mono- oder Pansinusitis isoliert fortbestehen und in eine chronische Schleimhauteiterung übergehen. An den Kiefer- und Stirnhöhlen läßt sich durch eine Punktions- und Spülbehandlung oft noch ein Abklingen erreichen; wenn das nach 5 bis 6 Spülungen nicht eintritt, ist, ebenso wie am Siebbeinzellsystem oder an der Keilbeinhöhle, eine operative Sanierung notwendig, nicht zuletzt, um den jederzeit möglichen orbitalen und endokraniellen Komplikationen vorzubeugen. Jede Nebenhöhlentherapie ist immer, auch bei zunächst konservativem Verhalten mit einer Behandlung der Nasenhaupthöhle in Form von Nasenspülungen, Feuchtinhalationen, Kopflichtbädern (bei Verträglichkeit!) und schleimhautabschwellenden Nasentropfen (Rp. Adrenalinhydrochlorid-Lösung 1 : 1000 3,0, So. Acidi borici ad 10,0 Nasentropfen für 5 Tage, 5mal täglich 4 Tropfen in jede Nasenseite) zu kombinieren.

Rhinologisch findet sich etwas eitriges Sekret im mittleren und unteren Nasengang der erkrankten Seite. Zur röntgenologischen Darstellung eignet sich bei rein diagnostischer Fragestellung am besten die okzipitomentale (bzw. okzipitonasale) Aufnahmerichtung bei weit geöffnetem Mund, auf der sich die am häufigsten erkrankten Kiefer- und Stirnhöhlen am besten beurteilen lassen.

Eitrige Kieferhöhlenentzündung (Sinusitis maxillaris)

Wenn nach konservativen Maßnahmen (Schleimhauttherapie der Nase, lokale Wärmeapplikation) nach einer Woche keine Besserung eintritt, ist eine Punktions- und Spülbehandlung angezeigt (dentogene Sinusitis maxillaris: s. Kapitel 17), die grundsätzlich als fachärztliche Maßnahme vom Rhinologen durchgeführt werden muß (Abb. 16.1).

Operative Revision und Sanierung der Kieferhöhle nach Luc-Caldwell. Wenn die Eiterung nach spätestens 6 Spülungen nicht abklingt, muß die Kieferhöhle vom Mundvorhof aus über der Vorderwand eröffnet und durch Wegnahme der medianen Wand zum unteren Nasengang eine breite Verbindung zur Nasenhaupthöhle nach Luc-Caldwell geschaffen werden, die eine nochmalige Eiterverhaltung bei späteren Infekten mit großer Sicherheit verhindert.

Eitrige Stirnhöhlenentzündung (Sinusitis frontalis)

Diese kann erst zustande kommen, wenn sich eine Stirnhöhle ausgebildet hat. Das ist aber vor dem 10. Lebensjahr meist noch nicht der Fall, so daß bei entzündlichen Infiltrationen über der Stirn oder der Nasenwurzel bei Kindern immer auch an eine Stirnbeinosteomyelitis bzw. Diploëvereiterung gedacht werden muß. Die Gefährlichkeit einer Entzündung der Stirnhöhle beruht auf der engen Nachbarschaft zur Orbita und zur vorderen Schädelgrube. Die trennenden Knochenwände sind sehr dünn und werden von anastomosierenden Kapillaren durchzogen, so daß sich eine Überleitung auch ohne Knochendestruktion sehr schnell entwickeln kann. Die Entzündung mit Stirnkopfschmerz, Druckgefühl über der Orbita, Druckschmerz am oberen, inneren Orbitawinkel und eitrigem Sekret in der vorderen Nase spricht auf die konservative Behandlung (s. S. 272) wegen der günstigen Lage des Ostiums besser an als Eiterungen in der Kieferhöhle.

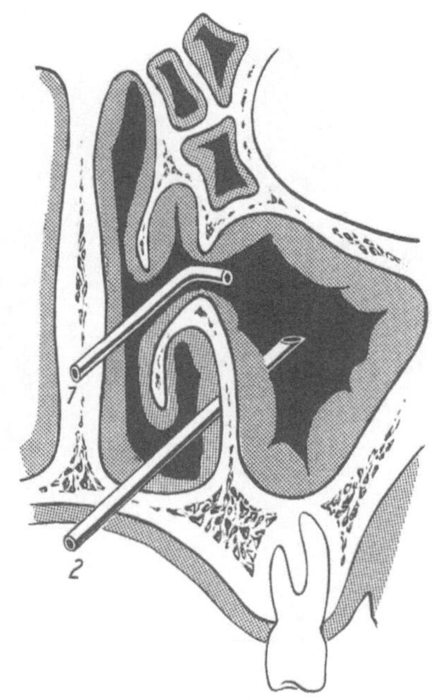

Abb. 16.1 Punktion und Spülung der Kieferhöhle: *1* »stumpf« vom Ostium im mittleren Nasengang aus, *2* »scharf« durch die seitliche Nasenwand im unteren Nasengang

Differentialdiagnostisch muß eine Muko- bzw. Pyozele ausgeschlossen werden: bei Verschluß des Stirnhöhlenostiums, z. B. nach Nebenhöhlenoperationen, frontobasalen oder nasoorbitalen Frakturen, gutartigen Tumoren, sammelt sich der Schleim in der Stirnhöhle an; durch den zunehmenden Innendruck wird der dünne Stirnhöhlenboden druckatrophisch, so daß sich die Schleimhautzelle in die Orbita entwickeln kann und den Bulbus nach außen und unten verdrängt. Die am oberen inneren Augenhöhlenrand auftretende prall-elastische Vorwölbung zeigt jedoch nur bei Sekundärinfektion Zeichen der Entzündung. In jedem Fall ist die operative Revision der Stirnhöhle und des Siebbeins mit breiter Eröffnung zum Naseninneren hin erforderlich.

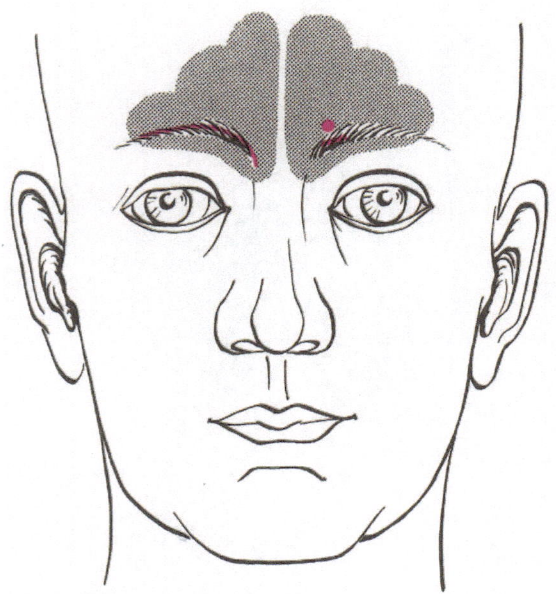

Abb. 16.2 Schnittführung für Eingriffe an der Stirnhöhle und Orbita. Rechte Seite: Augenbrauenschnitt zum Aufsuchen einer rhinogenen intraorbitalen Komplikation; linke Seite: 1 cm langer Augenbrauenschnitt (nach Röntgendarstellung der Stirnhöhle) zur Trepanation der Stirnhöhle

Bei Nichtansprechen der konservativen Behandlung oder drohendem Durchbruch ist die Spülbehandlung notwendig.

Stirnhöhlenspülung: Wenn man sich vor dem Eingriff anhand eines Röntgenbildes in okzipitofrontaler Darstellung Klarheit über Form und Größe der Stirnhöhle verschafft und sich auf einer seitlichen Aufnahme über die Tiefe der Höhle informiert hat, geht man unter Infiltrationsanästhesie mit einem 1 cm langen Schnitt am medialen Ansatz der Augenbraue bis auf den Knochen vor, schiebt das Periost etwas ab und eröffnet die Vorderwand der Stirnhöhle auf 2 bis 3 mm entweder mit dem Bohrer (Beckscher Bohrung) oder, weniger gefährlich, mit dem Meißel (Abb. 16.2). Die Höhle kann dann ausgespült, für die nächsten Tage drainiert und mit Arzneimitteln beschickt werden. Das Drainageröhrchen soll belassen werden bis die Eitersekretion aufhört und das Ostium wieder zur Nase hin durchgängig ist. Falls damit keine Besserung erreicht wird, muß eine Stirnhöhlenoperation (nach Ritter-Janzen) mit Revision der Siebbeinzellen und Schaffung einer breiten Verbindung zur Nase nachgeholt werden, die jedoch wegen der rhinochirurgischen Besonderheiten dem Rhinologen vorbehalten sein sollte.

Eitrige Entzündung der Siebbeinzellen (Sinusitis ethmoidalis)

Die Siebbeinzellen erkranken meist im Gefolge einer Pansinusitis und können bei der auf die Kiefer- und Stirnhöhle gerichteten Behandlung sowohl konservativ als auch chirurgisch in die Therapie mit einbezogen werden.

Bei Kleinkindern stehen sie jedoch im Vordergrund des entzündlichen Geschehens, da in diesem Alter noch keine Stirnhöhlen angelegt sind und im Oberkiefer wegen der eingebetteten Zahnkeime noch keine nennenswerte Pneumatisation zustande gekommen ist. Die Eiterung spricht jedoch gut auf konservative Therapie an, so daß sich Eingriffe erst bei Komplikationen nötig machen.

Eitrige Keilbeinhöhlenentzündung (Sinusitis sphenoidalis)

Eiterungen der Keilbeinhöhlen sind relativ selten, dafür aber wegen der tiefen Lage und der engen topographischen Beziehungen zum Sinus cavernosus, zum N. opticus und zur mittleren Schädelgrube besonders gefährlich. Deswegen müssen bei jeder operativen Revision im mittleren und hinteren Siebbeinbereich auch beide Keilbeinhöhlen mit eröffnet werden, wozu jedoch Spezialinstrumentarium und ausreichende Erfahrung in der Rhinochirurgie notwendig sind.

Bei retrobulbären Orbita-Entzündungen, Schädigungen am N. opticus, Sinus-cavernosus-Symptomen und ungeklärten Erscheinungen im Bereich der mittleren Schädelgrube muß immer an eine Keilbeinhöhlenentzündung oder eine Keilbeinosteomyelitis gedacht werden, auf die manchmal zum Hinterkopf ausstrahlende Schmerzen hinweisen.

16.1.4. Orbitale Komplikationen bei Nebenhöhleneiterungen

Übergänge von Nebenhöhlenentzündungen auf die Orbita sind relativ häufig und leicht möglich, da die Orbita in ihrer ganzen medialen Hälfte an Nebenhöhlen grenzt und von diesen nur durch dünne knöcherne Wände getrennt ist, durch die zudem noch zahlreiche Lymph- und Blutgefäßverbindungen zwischen Nebenhöhlenschleimhaut und Periorbita bestehen.

Ostitis und Periostitis mit subperiostalem (i. e. epiperiorbitalem) Abszeß

Dieser kommt bei akuten Prozessen vorwiegend über die Gefäßanastomosen, bei chronischen Prozessen über ostitische Einschmelzungen zustande. Neben Kopfschmerz, Fieber sowie Druck- und Bewegungsschmerz des Bulbus bestehen Chemosis und anfangs Ödem, später eventuell Fistelbildung im Bereich der Lider, Verlagerung des Augapfels nach außen (Siebbein), unten (Stirnhöhle) oder oben (Kieferhöhle). Exophthalmus und Bewegungseinschränkung sind verdächtig auf Beteiligung des retrobulbären Orbitagewebes (Abb. 16.3 u. 16.4; s. u.).

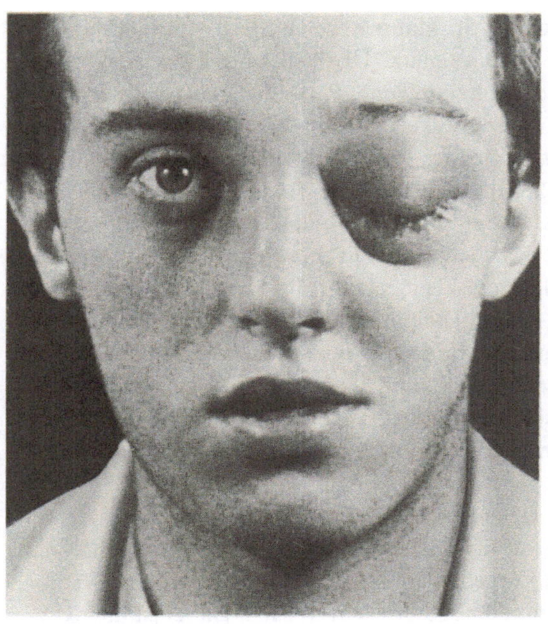

Abb. 16.3 Sinusitis ethmoidalis (intraorbitaler Abszeß)

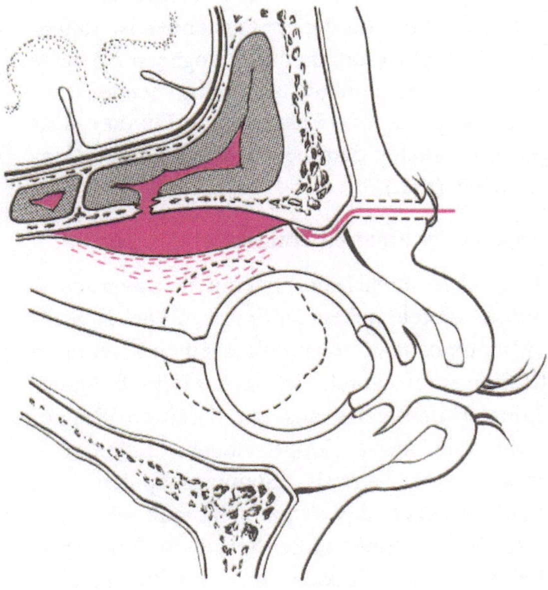

Abb. 16.4 Schematische Darstellung eines intraorbitalen Abszesses: Eiterung in der Stirnhöhle und im Siebbein. Durchbruch am Stirnhöhlenboden. Abszeß zwischen Stirnhöhlenboden und Periorbita. Verdrängung des Bulbus nach unten, seitlich und vorn (entzündlicher Exophthalmus). Zugangsweg zum Abszeß: roter horizontaler Pfeil

Therapie: Für die Therapie ist es im Prinzip nötig, einerseits den Abszeß nach außen abzuleiten und andererseits die erkrankten Nebenhöhlen durch Schaffung einer ausreichenden Verbindung mit der Nasenhöhle zu sanieren. Wenn das erstere als Dringlichkeitsoperation richtig vorgenommen ist, kann mit der Sanierung bis zur Übergabe an einen Rhinochirurgen gewartet werden. Der intraorbitale subperichondrale Abszeß kann in folgender Weise aufgesucht und eröffnet werden: Augenbrauenschnitt vom lateralen Rand der Nasenwurzel bis zur Mitte der Augenbraue bis auf das Periost (s. Abb. 16.2); vorsichtiges Abschieben des Periostes vom Stirnhöhlenboden und der lateralen Siebbeinwand bis in den Abszeß unter Schutz des nach außen gehaltenen Bulbus; nach Absaugen des Eiters wird ein zartes Drain eingelegt und zum medialen Schnittende herausgeleitet; Abschwellung der Nasenschleimhaut, Antibiotika; baldmöglichst exakteste Stirnhöhlen- und Siebbeinoperation.

Orbitaphlegmone

Die diffuse interstitielle Orbitaphlegmone entsteht bei Eiterungen im Gesicht, am Oberkieferknochen, nach Zahneiterungen oder nach Peritonsillitis meist primär thrombophlebitisch, bei Nebenhöhleneiterungen in der Regel sekundär nach einer eitrigen Periostitis oder einem Subperiostalabszeß. Differentialdiagnostische Symptome sind: Protrusio bulbi mit hochgradiger Bewegungseinschränkung und Schmerz in der Tiefe der Orbita. Als weitere Komplikationen sind eine Neuritis optica bei Übergang der Entzündung auf den Nerv, eine Panophthalmie bei Einbruch in den Bulbus, eine Meningitis bei Befall der Sehnervenscheide, eine Kavernosus-Thrombose bei Phlebitis der Orbitavenen möglich.
Therapie: Das therapeutische Vorgehen muß eng mit dem Ophthalmologen abgesprochen werden. Trotz gelegentlich mitgeteilter antibiotischer Erfolge ist die operative Sanierung und Radikaloperation der befallenen Nebenhöhlen noch prinzipiell notwendig (EIGLER und DRABE); bei Hinzukommen einer Meningitis oder Kavernosus-Thrombose muß im Einzelfall die Exenteratio orbitae erwogen werden (ZANGE, ALBRECHT) (s. a. Kapitel 14).

16.1.5. Endokranielle Komplikationen bei Nebenhöhleneiterungen
(ohne posttraumatische Infekte)

Die »rhinogenen« Komplikationen entsprechen in der Pathogenese, pathologischen Anatomie und Klinik im Prinzip den »otogenen« (s. d.). Sie kommen vorwiegend bei perakuten hochvirulenten Nebenhöhleninfekten, akuten Exazerbationen chronischer Sinusitiden und nicht zuletzt nach unvollständigen oder unexakten Nebenhöhlenoperationen zur Beobachtung. Nach BURGER und HIRSCH handelt es sich zu 11% um pachymeningitische Extraduralabszesse, zu 33% um eitrige Meningitiden, zu 33% um Stirnhöhlenabszesse und zu 9% um septische Thrombosen des Sinus cavernosus. Sie haben ihre Ausgangspunkte zu 45% in der Stirnhöhle (vorwiegend Abszesse), zu 13% im Siebbein (meist Meningitiden), zu 17% in der Keilbeinhöhle (besonders Kavernosus-Thrombosen) und vereinzelt in der Kieferhöhle (EIGLER und DRABE). Die Überleitung kann per continuitatem, über den Venen- oder Lymphweg aus einer Stirnbeinosteomyelitis, nach orbitalen Komplikationen oder über den Plexus pterygoideus bei Kieferhöhleneiterung oder Oberkieferosteomyelitis zustande kommen.

Pachymeningitis und Extraduralabszeß

An einen Extraduralabszeß muß gedacht werden, wenn bei einer eitrigen Sinusitis trotz guten Eiterabflusses Kopfschmerz und Fieber weiterbestehen. Erst bei größeren Eiteransammlungen treten allgemeine Hirndrucksymptome auf. Die Behandlung muß in einer operativen Sanierung der erkrankten Nebenhöhlen, Entfernung der kranken Knochenabschnitte und Ableitung des Abszesses nach außen oder in die Nebenhöhlen bestehen.

Subduralabszeß

Isolierte Subduralabszesse dürften sehr selten sein. Neben meningitischen Erscheinungen können frontoparietale Symptome (Hemianopsie, Doppelsehen) auftreten. Wenn bei Nebenhöhlenrevisionen die Dura verdickt, gespannt und damit verdächtig erscheint, muß sie punktiert und gegebenenfalls zur Drainage geschlitzt werden.

Eitrige Meningitis (Leptomeningitis)

Sie kommt am häufigsten bei Siebbein- und Keilbeinentzündungen, per continuitatem, über Lymph- und Blutgefäße, orbitale Komplikationen oder Thrombosen der Hirnblutleiter zur Ausbildung. Ihre Symptomatik ist unverkennbar (s. Kap. 13).

Therapie: Das therapeutische Vorgehen ist auf die schnellstmögliche operative Sanierung der erkrankten Nebenhöhlen, die Entfernung geschädigter Knochenpartien und die breite Freilegung der Dura gerichtet und muß durch die allgemeine Meningitistherapie (Liquorpunktion, Ausblasung der Liquorräume, Osmotherapie, Kreislaufstützung, Antibiotika und Sulfanilamide) ergänzt werden (s. Kap. 13).

Rhinogener Hirnabszeß

Auch er entsteht fast ausnahmslos in Rindennähe der nebenhöhlennahen Hirnpartien, d. h. im Frontallappen. Meist liegen eine eitrige Zerstörung der dünnen Knochenwand, eine Pachymeningitis und umschriebene Leptomeningitis vor, von denen aus eine Enzephalitis im anliegenden Hirngewebe mit Einschmelzung in der schlecht vaskularisierten Marksubstanz entsteht. Die Symptomatik kann anfangs stumm oder uncharakteristisch sein, zumal im vorderen Stirnlappen keine Herdsymptome auftreten. Kopfschmerz, Übelkeit und Erbrechen, Hirndruckerscheinungen, Persönlichkeitsveränderungen (Interesselosigkeit, Antriebsschwäche, Euphorie) müssen jedoch alarmierend an einen Hirnabszeß denken lassen. Dank der Liquorfeindiagnostik, des EEG, der Angio- und Computertomographie läßt sich heute die Diagnose eher und zuverlässiger stellen; entscheidend für die Prognose ist aber, daß bei Auffälligkeiten im Verlauf von Nebenhöhleneiterungen immer an die Möglichkeit eines Hirnabszesses gedacht und der Kranke schnell einer fachklinischen Diagnostik zugeleitet wird, damit alle modernen Therapiemöglichkeiten frühzeitig zum Einsatz gebracht werden können.

Die Therapie aus rhinochirurgischer Sicht richtet sich auf die Sanierung der erkrankten Nebenhöhlen. Das Vorgehen am Hirn muß immer mit dem Neurochirurgen abgesprochen werden. Dabei ist die extrakapsuläre Totalexstirpation nach Punktions- und Instillationsbehandlung zu erwägen; wenngleich der rhinochirurgische Grundsatz, den Abszeß auf dem Wege aufzusuchen, auf dem er entstanden ist, durchaus noch Gültigkeit hat, da die rhinogenen Abszesse rindennahe liegen und oft nur wenig Tendenz zur Kapselbildung zeigen (EIGLER und DRABE). Das Vorgehen ist analog dem bei otogenen Schläfenlappenabszessen (s. d.).

Thrombosen des Sinus cavernosus

Bei der schon mehrfach erwähnten Kavernosus-Thrombose besteht neben der Sepsis mit Schüttelfrösten, Milztumor usw. sowie allgemeinen zerebralen Erscheinungen ein durch die mechanische Behinderung des Blutabflusses aus der Orbita bedingtes Syndrom mit meist doppelseitigem Liderödem, Exophthalmus, Chemosis, Stauungspapillen und Netzhautblutungen, das als pathognomonisch gelten kann. Auch hier ist neben der Sepsis- und Meningitisbehandlung die radikale operative Bereinigung der auslösenden Nebenhöhlenprozesse dringend.

16.2. Septische Erkrankungen des Rachens und des Kehlkopfes

16.2.1. Entzündliche Erkrankungen am lymphatischen Rachenring

Entzündliche Reaktionen am lymphatischen Gewebe des Epi-, Meso- und Hypopharynx haben in der Praxis große Bedeutung, weil es bei Infekterkrankungen im Bereich der Nase und des Rachens hier zu schweren entzündlichen Reaktionen oder Miterkrankungen kommen kann, die sehr häufig über das Allgemein-Klinische hinaus auch chirurgisches Interesse haben können. Dieser sogenannte WALDEYERsche lymphatische Rachenring muß im klinischen Sinne als organische Einheit angesehen werden; für das Entstehen chirurgisch interessierender Komplikationen gibt es jedoch gewisse Prädilektionsstellen, so daß sich charakteristische Krankheitsbilder entwickeln können.

Die einzelnen Anteile des WALDEYERschen Rachenringes reagieren je nach Lebensabschnitt des Patienten unterschiedlich. Im Neugeborenen- und Säuglingsalter nimmt er an der Infektabwehr noch nicht teil, und alle Entzündungsreaktionen spielen sich an der Schleimhaut der Nase und des Rachens ab, so daß der Nasen-Rachen-Infekt des Säuglings (»Säuglingsschnupfen«) wegen der verhältnismäßig großen Reaktions- und Resorptionsfläche ein besonders gefährlicher Zustand ist. Im frühen Kindesalter spielt sich die Hauptreaktion im Bereich der Rachenmandel ab. Mit dem Schulalter und dem Beginn der Pubertät bekommen die Gaumenmandeln mehr und mehr Bedeutung, so daß sich im 2. und 3. Lebensjahrzehnt alle Infektreaktionen nahezu isoliert als Tonsillitis pharyngea manifestieren. Im späteren Erwachsenenalter atrophiert das lymphatische Gewebe auch im Gaumenmandelbereich, und entzündliche Reaktionen laufen dann wieder vorwiegend an der Schleimhaut ab, zum Unterschied vom Säuglingsalter aber an der des Rachens und insbesondere der Bronchien.

Entzündlich-eitrige Erkrankungen der Rachenmandel (Tonsilla palatina)

Die retronasale Tonsillitis hat nur bis zur Pubertät klinische Bedeutung, da dann das lymphatische Gewebe im Epipharynx bei den allermeisten Menschen atrophiert. Neben der mechanischen Behinderung der Nasenatmung und des Sekretabflusses durch entzündliche Schwellung steht die allgemeine fieberhafte Reaktion im Vordergrund. Chirurgische Maßnahmen sind im akuten Zustand nicht indiziert, bei Rezidiven oder bleibenden Atemfunktionsstörungen muß die Adenotomie baldmöglichst nach Abklingen des akuten Prozesses vorgenommen werden.

Retropharyngealabszeß

Eine chirurgisch bedeutungsvolle Komplikation kann sich in Form des Retropharyngealabszesses daran anschließend entwickeln. Dieser entsteht durch eitrige Einschmelzung eines im oberen Rachenbereich lateral gelegenen Lymphknotens, der bei Erkrankungen der Rachenmandel als erste Lymphabflußstation mit erkrankt. Dabei wird die hintere Rachenwand meist einseitig und fluktuierend vorgewölbt, so daß die Nahrungsaufnahme und unter Umständen auch die Luftpassage behindert werden. Die Kinder halten eine Schonstellung mit Kopfneigung zur kranken Seite ein. *Differentialdiagnostisch* mußte früher besonders an einen kalten Senkungsabszeß aus tuberkulös erkrankten Halswirbeln gedacht werden.

Therapie: Der Inzision soll prinzipiell eine Punktion zur bakteriologischen Eiteruntersuchung vorausgeschickt werden. Für den Eingriff genügt im allgemeinen eine umschriebene Oberflächenanästhesie mit einem 1- bis 2%igen Oberflächenanästhetikum (Tetrakainhydrochlorid[1], Propiprokainhydrochlorid[2] oder ähnliches). Die Eröffnung wird dann an der am stärksten vorgewölbten oder geröteten Stelle von der Mundhöhle her durch eine sagittale Stichinzision mit anschließender stumpfer Spreizung mittels einer Kornzange durchgeführt. Bei Abfluß des Eiters muß das Kind zur Aspirationsverhütung sofort nach vorn gebeugt oder in Seitenlage gebracht werden. Falls sich der Abszeß wieder füllt, ist er in den nächsten Tagen nachzuspreizen.

16.2.2. Entzündlich-eitrige Erkrankungen der Gaumenmandeln (»Akute Tonsillitis« – »Fieberhafte Angina«)

Die akute Tonsillitis stellt immer eine Allgemeinerkrankung dar, da schon im Beginn des Infektes eine Streuung von Toxinen und Erregern (zumeist Streptokokken) in die Blutbahn möglich ist. Neben den Allgemeinreaktionen mit hohem Fieber, subjektivem Krankheitsgefühl, Abgeschlagenheit und Appetitmangel sind lokaler Befund und Symptomatik typisch. Die Gaumenmandeln sind etwa seitengleich gerötet, geschwollen und an der Oberfläche punktförmig oder kleinflächig mit einem fibrinösen Belag bedeckt; die umgebende Schleimhaut des weichen Gaumens und des WALDEYERschen Rachenringes ist gerötet, das Zäpfchen meist ödematös. Es bestehen starke Schluckschmerzen und gelegentlich bereits eine Kieferklemme.

Wegen der frühzeitig drohenden Toxinstreuung ist es nötig, sofort Herz, Kreislauf sowie Nieren mit zu untersuchen und zu überwachen. Zur differentialdiagnostischen Ausschaltung einer Diphtherie ist immer ein Abstrich, und zur Klärung der Frage, ob eine Mononukleose oder eine septische Agranulozytose vorliegt, ebenso konsequent ein Blutbild nötig. *Das Unterlassen der Auskultation des Herzens, der Blutdruckmessung, der Urinuntersuchung, des Rachenabstriches und eines Differentialblutbildes kommt nahezu einer fehlerhaften Unterlassung gleich.*

Therapie: Die Behandlung besteht in antibiotischer Abschirmung (Penizillin), Bettruhe, Mundpflege, Antipyretika,

1 Schleimhautanästhetikum »Tief«®; Pantocain®
2 Exotancain®

Halswickeln, kalorienreicher Fieberkost und ausreichender Flüssigkeitszufuhr.
Eine intratonsilläre Abszeßbildung ist von untergeordneter Bedeutung, weil es schnell zum Eiterabfluß nach der Mundhöhle zu kommt.
Auf die fokaltoxischen Krankheitsfolgen einer fieberhaften Angina soll nur hingewiesen werden, da sie mehr allgemein-internistisches Interesse haben. Dafür sind aber die bakteriell-eitrigen Folgeerkrankungen von septisch-chirurgischer Bedeutung.

16.2.3. Intrapharyngeale Komplikationen

Peritonsillitis

Wenn die Entzündung über das Tonsillengewebe hinaus in das umgebende parapharyngeale lockere Bindegewebe eindringt, wird sie zur phlegmonösen Peritonsillitis. Meist handelt es sich um durch rezidivierende Entzündungen vorgeschädigte Tonsillen, an denen es aus randständigen Krypten zum Ausbruch der Entzündung vorwiegend nach vorn oben oder hinten unten kommt. Der Prozeß macht eine einseitige Infiltration der seitlichen Rachenwand mit Vorwölbung der Gaumenbögen und Ödem des Zäpfchens bei starken Schluckschmerzen und Kieferklemme. Er kann als relativ gutartig angesehen werden und ist mit der oben beschriebenen Tonsillitistherapie ziemlich sicher zu beherrschen, so lange er die Kulisse der Schlundmuskulatur nicht durchbrochen hat und damit noch intrapharyngeal liegt.

Paratonsillarabszeß

Sehr häufig entwickelt sich in der peritonsillitischen Infiltration im Verlauf von wenigen Tagen eine eitrige Einschmelzung, die sich entweder nach vorn oben *(Supratonsillarabszeß)* oder hinten unten *(Retrotonsillarabszeß)* ausbreitet. Der Befund ähnelt dem der Peritonsillitis, nur ist die Rötung und Spannung der Schleimhaut bereits umschrieben. Die Tonsille zeigt meist eitrigen Belag und ist nach der Mitte hin vorgewölbt; zum großen Teil wird sie durch das Ödem des vorderen Gaumenbogens verdeckt. Das glasig-ödematöse Zäpfchen ist ebenfalls über die Mittellinie zur anderen Seite verdrängt und ausgebogen. Der starke Schmerz verstärkt sich bei jedem Schluckversuch, so daß der Kranke nur wenig essen oder trinken will, zumal die Kieferklemme oft so stark ist, daß der Mund nur wenig geöffnet werden kann. Die Diagnose ist in diesem Zustand nicht schwer und läßt sich allein schon aus dem schmerzhaften Gesichtsausdruck, der schiefen Schonhaltung des Kopfes und besonders der kloßigen Sprache vermuten. Selbst bei doppelseitigen Abszessen, wie sie nicht selten zur Beobachtung

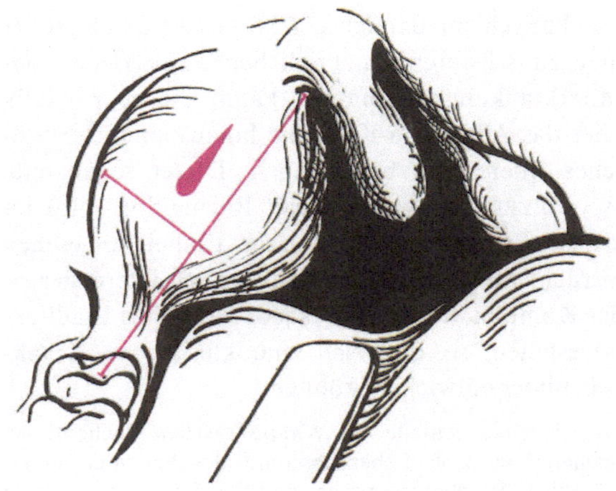

Abb. 16.5 Punktion und Inzision des Paratonsillarabszesses: Die zwischen Uvulaansatz und letztem Unterkiefermolaren gedachte Linie wird halbiert; 0,5 cm seitlich und oberhalb davon erfolgt die Probepunktion und die genau sagittale Stichinzision bis in etwa 1 bis 1,5 cm Tiefe; danach Aufspreizen mit der Kornzange

kommen, ist der Befund nicht zu verkennen, wenn man bedenkt, daß sich ein solcher Paratonsillarabszeß immer im Anschluß oder nach einem Intervall an eine akute Tonsillitis oder eine Exazerbation einer chronischen Tonsillitis entwickelt.
Differentialdiagnostisch müssen dentogene Phlegmonen (Dentitio difficilis), Aktinomykose, Systemerkrankungen des lymphatischen Gewebes, schnell wachsende Tumoren (Non-HODGKIN-Sa) und arteriovenöse Aneurysmen bedacht werden. Bemerkenswert ist, daß in solchen Fällen meist keine Kieferklemme besteht, denn dieses Kriterium ist für das therapeutische Vorgehen wichtig. Aus Prinzip sollte man immer zuerst eine Probepunktion vornehmen, da eine Inzision in ein nicht vermutetes Aneurysma schwerste Folgen haben kann.
Als schnellste und sicherste **Therapie** des Paratonsillarabszesses darf die *Abszeßtonsillektomie* gelten, obwohl man nach allgemein-chirurgischen Gesichtspunkten Bedenken hegen könnte, in einem hochentzündlich-phlegmonösen und blutreichen Gebiet eine Gewebsresektion vorzunehmen.

Abszeßtonsillektomie: Trotz der durch die Kieferklemme eingeschränkten Sicht macht die Abszeßtonsillektomie keine besonderen technischen Schwierigkeiten. Nach Infiltrationsanästhesie des vorderen Gaumenbogens läßt sie sich in der üblichen Tonsillektomie-Technik, die allerdings beherrscht werden muß, meist schnell und leicht ausführen, da die Tonsille durch den Abszeß unterspült und abgehoben ist. Es genügt dann meist, die Tonsille halbscharf oder stumpf an der Übergangsstelle der Schleimhaut zu lösen und stumpf zu mobilisieren, so daß sie am unteren Pol nur noch vom Zungengrund abgetrennt zu werden braucht. Die Blutung ist meist gering und läßt sich durch Kompression stillen.

Punktion und Abszeßinzision: Die Punktion mit Absaugen des Eiters und Auffüllen der Abszeßhöhle mit Penizillin oder ähnlichem, die zu Beginn der Antibiotikazeit von verschiedenen Autoren propagiert wurde, reicht in den meisten Fällen nicht aus, sondern ist nur sinnvoll, wenn man die Abszeßtonsillektomie nicht im hochakuten Zustand vornehmen und sie für einige Tage hinausschieben will. Mit der Inzisionsbehandlung, zu der jeder Arzt imstande sein muß, läßt sich der Paratonsillarabszeß zwar nicht so schnell und vollständig ableiten, aber in den meisten Fällen doch beherrschen.

Nach Atropin-Medikation erfolgt die Schleimhautanästhesie des weichen Gaumens durch Aufpinseln einer 1- bis 2%igen Tetrakainhydrochlorid-Lösung (Pantocain®); danach eine Quaddelanästhesie mit 1%iger Prokainhydrochlorid-Lösung (Novocain® oder anderem) an der Stelle der vorgesehenen Inzision. Die Inzisionsstelle legt man folgendermaßen fest: Man denkt sich eine Linie vom letzten Molaren des Unterkiefers der erkrankten Seite zum Uvula-Ansatz; diese Linie halbiert man, und ½ cm oberhalb dieses gedachten Punktes sticht man zunächst mit der Punktionskanüle, anschließend mit dem Skalpell genau sagittal 1 bis 1½ cm tief ein. Der Skalpellrücken muß dabei nach außen unten und die Schneide in Richtung Uvula zeigen (Abb. 16.5). Mit diesem Stich (kein Schnitt!) gerät man meist bereits in die Abszeßhöhle, so daß der Eiter unter Druck abfließt. Man braucht dann nur durch Eingehen mit einer Kornzange, Klemme oder Pinzette die Inzisionsstelle noch etwas aufzuweiten. Falls es nicht zum Eiterabfluß gekommen ist, bohrt man mit der Kornzange stumpf nach der Tiefe und unten, bis man auf diese Weise den retrotonsillär gelegenen Abszeß gefunden hat. Nach Eiterabfluß läßt der Schmerz meist schnell nach, die Kieferklemme löst sich, und das Fieber kommt zum Abklingen. Im weiteren Verlauf ist für die nächsten Tage ausgiebige Mundpflege und tägliches Nachspreizen mit der Kornzange bis zum Aufhören der Eitersekretion erforderlich.

Extrapharyngeale Komplikationen

Tonsillogene Parapharyngealphlegmone

Mit dem Durchbruch der bakteriell-eitrigen Entzündung durch die Schlundmuskulatur wird das Krankheitsbild schwerer und prognostisch kritisch, weil jetzt die Infektion in die Nähe zahlreicher kleinerer und größerer Gefäße, ausgedehnter Lymphbahnen und der vielfach den Gefäßen anliegenden Halslymphknoten vordringt. Je nach der Ausbreitungsrichtung können entstehen:

– Nach seitlichem Vordringen in die Parotisloge und Durchbruch durch die dünne Kapsel des inneren Parotislappens: *eitrige Parotitis;*

– bei aszendierender Bindegewebsphlegmone: *Orbitaphlegmone und Meningitis;*

– bei einer Thrombophlebitis des Plexus pterygoideus durch direkten Kontakt oder über einen entzündeten Lymphknoten: *Meningitis und Thrombose des Sinus cavernosus;*

– bei Vordringen nach zervikal: *Halsphlegmone* (Abb. 16.6) mit Abgleiten in die Gefäßloge und

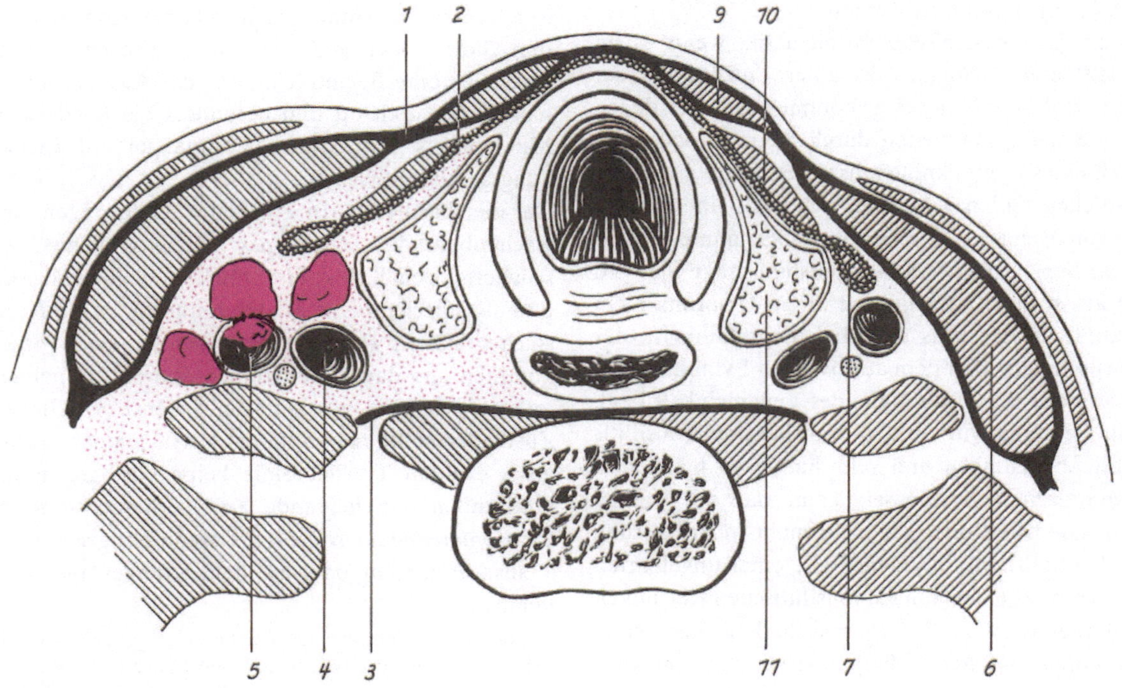

Abb. 16.6 In Höhe des 3. Trachealknorpels (mit wandständiger Thrombusbildung in der V. jugularis interna) eitrige Lymphadenitis colli (Lymphonoduli cervicales et profundi) mit Phlegmone in der Gefäßloge unter der Fascia colli media im Horizontalabschnitt; *1* Fascia colli superficialis, *2* Fascia colli media, *3* Fascia colli profunda (praevertebralis), *4* A. carotis communis, *5* V. jugularis interna, *6* M. sternocleidomastoideus, *7* M. omohyoideus, *9* M. sternohyoideus, *10* M. sternothyreoideus, *11* Gl. thyreoidea

Mediastinitisgefahr. Neben der phlegmonösen Schwellung des Halses bis zum Nacken und zum Schlüsselbein besteht ein tiefer Druckschmerz über der Gefäßloge, der sowohl durch die entzündeten paravasalen Lymphknoten, ebenso aber durch die meist gleichzeitig bestehende Jugularisthrombose bedingt sein kann. In einem solchen Zustand bietet der Patient meist das typische Bild einer Sepsis, die innerhalb weniger Stunden zum toxischen Kreislaufversagen führen kann. Die Behandlung muß gleichzeitig auf die Beeinflussung des septischen Gesamtzustandes (Breitbandantibiotika, Kreislaufstützung, Bluttransfusionen usw. (s. S. 79), auf breite Inzision vor dem M. sternocleidomastoideus und dem M. trapezius mit Freilegung der Gefäßloge sowie auf sofortige Ektomie der erkrankten Tonsille gerichtet werden. Wenn die V. jugularis interna phlebitisch verändert oder thrombosiert ist, muß sie an dem am tiefsten erreichbaren Abschnitt unterbunden werden. Dieses Krankheitsbild der *»postanginösen septischen Halsphlegmone«* gehört zu den dramatischsten Krankheitsbildern überhaupt, weil dabei zumeist junge Menschen innerhalb weniger Tage aus voller Gesundheit ad exitum kommen können. Der Kliniker sieht es heute sicher seltener als früher, kann aber den hochseptischen Verlauf und den toxischen Kreislaufkollaps auch durch massivste Antibiotikatherapie nicht immer abfangen.

Anders ist die klinische Problematik, wenn es im Verlauf einer »Angina« zu einer Entzündung der tiefen Halslymphknoten gekommen ist, von denen aus die tiefen Halsvenen durch Kontakt oder Einbruch eines Lymphknotenabszesses befallen werden. In solchen Fällen entwickelt sich nach einem Intervall von Tagen bis Wochen eine sogenannte postanginöse Sepsis, die das Krankheitsbild prägt. Sie wird oftmals in ihrer Ursache und ihrem Ursprung nicht erkannt, da der Hals äußerlich unauffällig ist, der Druckschmerz über dem auslösenden Lymphknoten, der zumeist tief in der Nähe des Venenwinkels liegt, nicht bemerkt wird und die auslösende Tonsillitis längst abgeklungen und sehr häufig so banal und symptomarm verlaufen sein kann, daß der Kranke sie bagatellisiert oder gar nicht mehr in Erinnerung hat. Deshalb muß in jedem Falle einer ungeklärten Sepsis sehr eingehend nach tonsillitischen Reizungen gefahndet werden. Bei anamnestischen Verdachtsmomenten und tiefem Palpationsschmerz am Hals ist in solchen Fällen immer eine Revision der Gefäßscheide von retromandibulär bis retroklavikulär indiziert.

Eitrige Erkrankungen des Kehlkopfes

Eine primäre und isolierte Entzündung des Kehlkopfes ist wegen der geschützten Lage des Organs höchst selten und am ehesten nach okkulten Verletzungen durch verschluckte oder aspirierte Fremdkörper möglich, die zu einem entzündlichen stenosierenden Schleimhautödem mit einer Perichondritis meist der Aryknorpel führen können. Wenn sich hierbei trotz Antibiotika, Kortison, Adrenalinspray und Eiskrawatte ein Stridor entwickelt, sollte besser einmal etwas zu früh als zu spät an die Tracheotomie gedacht werden. Häufiger ist ein entzündliches Larynxödem sekundär durch eine aus dem Rachen absteigende parapharyngeale Phlegmone (s. o.) bedingt, die ihre Ursachen in einer Peritonsillitis, einem Zungengrundabszeß, einer dentogenen Mundbodenphlegmone, einer eitrigen Lymphadenitis colli, einer Halsphlegmone, einer Jugularisthrombose, einer Strumitis oder ähnlichem haben kann. Der Kehlkopf ist dabei druck- und bewegungsschmerzhaft; im laryngoskopischen Bild sind die aryepiglottische Falte und die Arygegend ödematös, die Hypopharynxwand eingewölbt, die Taschen- und Stimmbänder einseitig oder auch doppelseitig infiltriert und manchmal die Epiglottis so ödematös, daß sich der Kehlkopfeingang und die Glottis überhaupt nicht einsehen lassen. Durch die Einengung des Lumens in Höhe des Kehlkopfeinganges oder der Glottis oder auch der subglottischen Region kann sich eine Beeinträchtigung der Atmung innerhalb kurzer Zeit oft und besonders bei Kindern in Minuten bis zum akuten Luftmangel mit Erstikkungsgefahr entwickeln.

Da die Intubation in solchen Fällen wegen des Rachenbefundes oder des Kehlkopfödems zu schwierig, den Kehlkopf zusätzlich schädigend und oftmals überhaupt nicht durchführbar ist, muß in solchen Fällen als erstes eine *Tracheotomie* vorgenommen und damit die Atmung und die Bronchialtoilette gesichert werden. Bei lebensbedrohlichen Zuständen sollte man mit dem Versuch einer chirurgisch exakten Tracheotomie keine kostbare, unter Umständen entscheidende Zeit verlieren, sondern die *Koniotomie als Noteingriff*, wenn nötig schon im Transportfahrzeug oder auf dem Krankenlager vornehmen.

Koniotomie (Eröffnung der Trachea im Lig. cricothyreoideum s. conicum): Überstrecken und Fixieren des Kopfes, was eventuell der Operateur selbst mit seinem linken Unterarm ausführen muß. Fassen und Fixieren des Kehlkopfes mit Daumen und Mittelfinger der linken Hand, Palpieren des Spaltes zwischen Ring- und Schildknorpel mit der Fingerspitze des linken Zeigefingers. Hautschnitt von 2 bis 3 cm Länge von der Mitte des Schildknorpels bis etwas unterhalb des Ringknorpels mit einem spitzen Messer. Einschieben der Spitze des Zeigefingers an den oberen Rand des Ringknorpels. Einstechen des quergestellten Messers am Nagel des Zeigefingers über dem oberen Rand des Ringknorpels. Aufspreizen der Schnittöffnung, Einschieben einer Klemme, Kanüle oder eines improvisierten Gegenstandes (Gummidrain, aufgebogene Bleistifthülse und ähnliches). Damit ist die Atmung zunächst gesichert, so daß die tiefe Tracheotomie später in Ruhe und unter einwandfreien Operationsbedingungen nachgeholt werden kann. Trotz der Dringlichkeit des Eingriffes muß beachtet werden, daß weder Ring- noch Schildknorpel verletzt werden, weil eine Perichondritis des Ringknorpels zu bleibenden und schwer zu behebenden subglottischen Stenosen führen kann.

16.3. Bakteriell-eitrige Entzündungen der Speicheldrüsen

16.3.1. Eitrige Entzündung der Glandula submandibularis

Bakterielle Infekte der Submandibulardrüsen sind im allgemeinen seltener als die der Ohrspeicheldrüsen, da der vorwiegend muköse Submandibularspeichel wirksamere Abwehrstoffe zu besitzen scheint (BECKER). Sekundäre Eiterungen bei Bestehen einer Sialolithiasis kommen jedoch häufiger zur Beobachtung und verlaufen zumeist in Rezidiven oder chronisch. Unter den entzündlichen Schüben kommt es langsam zum Schwund des Drüsenparenchyms, zur Erweiterung der gestauten Gänge und zur intraglandulären Eiterung. Oft sind die benachbarten Mundbodenlymphknoten mitbeteiligt, so daß eine charakteristische Infiltration medial vom horizontalen Unterkieferast entsteht. Auf Antibiotika geht die umgebende Schwellung meist schnell zurück, während sich der intraglanduläre Prozeß bei verbleibendem Stein, der röntgenologisch nicht immer nachgewiesen werden kann, nicht zurückbildet. In einem solchen Stadium empfiehlt es sich, die erkrankte Speicheldrüse in toto mitsamt Stein und Ausführungsgang von einem Schnitt medial am horizontalen Unterkieferast aus zu entfernen.

16.3.2. Akute eitrige Entzündung der Ohrspeicheldrüse (Parotitis)

Bakterielle Entzündungen in der Parotis müssen grundsätzlich anders eingeschätzt werden, weil sie in klinischer, therapeutischer und insbesondere chirurgischer Hinsicht (N. facialis!) besondere Probleme bieten. Man ist heute allgemein der Ansicht, daß es sich bei der unspezifischen Parotitis um ein sekundäres Geschehen in einer durch hormonale Dysregulation, Mangelzustände, neurovegetative Störungen, Sekretstauung oder Hyposekretion (Atropin!) vorgeschädigten Drüse handelt.

Die Keimeinwanderung geschieht entweder aszendierend aus der Mundhöhle oder bei Entzündungen in der Nachbarschaft (Peritonsillitis, Zahnprozesse, Otitis externa) über Blut- bzw. Lymphwegverbindungen. Für die Annahme einer Vorschädigung spricht, daß bei einer Parotitis oft gleichartige Erscheinungen am Pankreas (RAUCH) bestehen oder daß sie sich postoperativ unter der Antibiotikatherapie entwickeln. Bestimmten Erregern kommt deshalb wohl keine direkte pathogenetische Bedeutung zu, wenngleich auch Streptococcus haemolyticus (50%) und Staphylococcus haemolyticus aureus (40%) häufiger nachweisbar sind (RAUCH, BECKER).

Klinisch steht die Schwellung der Drüse und der benachbarten Gesichtspartie im Vordergrund, deren Spannungsschmerz nach dem Ohr und der Schläfe ausstrahlt. Das Ohrläppchen ist in charakteristischer Weise etwas abgehoben und die Haut leicht gerötet. Unter der gespannten Kapsel läßt sich eine Fluktuation nur selten nachweisen. Bei progredientem Verlauf kann es nach Tagen zum Durchbruch nach außen oder in den Gehörgang mit langanhaltender Fistelung kommen. Der Fazialisnerv ist dabei trotz seiner dichten topographischen Beziehungen zum Parotisparenchym auffallend stabil, so daß eine Fazialisstörung eher gegen eine unspezifische Entzündung und mehr für ein tumoröses oder spezifisches Geschehen spricht. Das orale Gangostium ist meist gerötet, der Speichelfluß vermindert, trübgelblich oder manchmal eitrig-gelatinös (Hyposialie). Die Fieberreaktion verläuft uncharakteristisch, manchmal nur subfebril. Eine solche akute unspezifische Parotitis entwickelt sich meist sehr schnell und monoglandulär. Bei schlechtem Allgemeinzustand oder konsumierenden Erkrankungen werden gelegentlich beide Seiten befallen. Männer scheinen nach Sammelstatistiken häufiger zu erkranken (3 : 2, RAUCH).

Differentialdiagnostisch sind auszuschließen: Entzündungen des Kiefergelenkes (Kieferklemme; Verschiebung des Unterkiefers zur nicht erkrankten Seite; Okklusion schmerzhaft oder nicht möglich; Dentitio difficilis; dentale Wangenabszesse; »Zygomatizitis« (Otitis media mit Mastoiditis, Schalleitungsschwerhörigkeit, beim WEBERschen Versuch Lateralisation ins kranke Ohr); präaurikuläre Lymphadenitis bei Hauterkrankungen am Kopf, an der Ohrmuschel und im Gehörgang.

Bei der **Therapie** muß die primäre Allgemeinkrankheit bzw. ein begünstigendes Grundleiden bedacht und behandelt werden. Für die *Lokalbehandlung* kommt es darauf an, die möglichen therapeutischen Maßnahmen schnell einzusetzen und sie sinnvoll und in klinisch bewährten Formen zu kombinieren:

Medikamentös: Da zumeist hämolytische Kokken zu erwarten sind, müssen sofort bis zum Vorliegen des Antibiogramms Breitbandantibiotika in hoher Dosierung gegeben werden. Bei Verdacht auf einen primären Virusinfekt sind Tetrazykline sinnvoll.

Die *intraduktale Applikation* von Antibiotika (in 5 cm^3 isotonischer Natriumchloridlösung) ist in ihrer Wirkung problematisch, da die Füllung des Ganges wegen der Kieferklemme erschwert sein kann, die Permeabilität vom Lumen zum Interstitium und Drüsengewebe unsicher ist und das Arzneimittel bei noch erhaltener Sekretion schnell wieder ausgespült wird (RAUCH). KARST rät zur Prokain-Infiltration des Ganglion stellatum, Ganglion cervicale medium und der Drüsenumgebung. RAUCH konnte auffallende Besserungen durch kleine Kortisongaben erzielen. Munddesinfizienzien sind zur Unterstützung der Mundpflege und Sialagoga bei Hyposialie notwendig (Pilokarpin 2%, 10 bis 15 Tropfen auf 1 Glas Wasser, 3- bis 4mal täglich Mundspülen und Schlucken).

Physikalische Therapie: Vor hyperämisierender Wärmeanwendung, die bei viralen Parotitiden günstig wirkt, ist bei der eitrigen Parotitis zu warnen, da sie die unerwünschte Einschmelzung begünstigt.

Bestrahlungstherapie: Dafür können mit der Röntgentherapie, besonders wenn sie sofort angesetzt wird, der Prozeß schnell günstig beeinflußt, die Gefahr der Einschmelzung herabgesetzt und die subjektiven Beschwerden gemindert werden. RAUCH empfiehlt schnellstmöglichen Beginn, unter Umständen auch nachts mit täglich 150 R für 2 bis 5 Tage in einer Gesamtdosis bis zu 750 R. Von KLEIN wird nach den Erfahrungen der Chirurgischen Universitätsklinik Rostock empfohlen: Initialdosis von 25 R (180 kV, 20 mA, 0,5 mm Cu-Filter, 40 cm Haut-Fokus-Abstand), bis zur völligen Resorption täglich 5 bis 15 R in einer Gesamtdosis von 150 bis 250 R (SCHMIDT).

Chirurgisch: Wenn es zur Einschmelzung gekommen ist, muß inzidiert und die Eiterung nach außen abgeleitet werden, damit nicht ein Einbruch in die Flügelgaumengrube und die Halsregion erfolgt. Auch wenn kein Eiter gefunden wird, wirkt der Eingriff entlastend auf das Gewebe. REMÉ rät zur Inzisionsbehandlung, wenn nach 3 Tagen kein Rückgang der Schwellung, der Kieferklemme oder des Fiebers eingetreten ist. KARST inzidiert auch bei nichtnachweisbarer Fluktuation, wenn der Zustand nach 5 Tagen noch nicht gebessert ist. Bei der postoperativen Parotitis läßt sich nach den Rostocker Erfahrungen von KLEIN die Inzisionsquote günstig beeinflussen, wenn schnellstmöglich eine Röntgenbestrahlung angesetzt wird (s. o.) und mit einem hochdosierten Breitbandantibiotikum kombiniert wird.

Technik der Inzision: Für Richtung und Größe der Inzisionsschnitte muß die Verlaufsrichtung der Fazialisäste bedacht werden (s. Abb. 17.15), die zwischen dem äußeren und inneren Parotisanteil liegen sollen, aber manchmal auch oberflächlich verlaufen können. Wegen der Anastomosen dürfen die Schnitte nicht zu groß sein und müssen radiär zum Tragus, d. h. parallel zu den Fazialisästen gelegt werden. SCHULZ VAN TREEK hat Stichinzisionen mit dem elektrischen Messer parallel zu den Fazialisästen vorgeschlagen. HERRMANN schlägt zur Verhütung einer phlegmonösen Ausbreitung drei Schnitte vor:

1. Schnitt über der Warzenfortsatzspitze am Hinterrand der Speicheldrüse: verhindert Abgleiten der Phlegmone nach okzipital und zervikal;
2. Schnitt unterhalb des Kieferwinkels: verhindert Abgleiten in die Gefäßloge des Halses;
3. Schnitt vor dem Tragus: verhindert Einbruch und Fistelung in den Gehörgang. Nach Durchtrennen der Kapsel muß der oftmals gekammerte Abszeß stumpf mit der Kornzange aufgesucht und bis zum völligen Abklingen der Entzündung drainiert werden.

16.3.3. Postoperative Parotitis

Besonders kritisch sind Befund und Verlauf einzuschätzen, wenn sich die Entzündung der Ohrspeicheldrüse nach Laparotomien, gynäkologischen, urologischen und anderen Operationen als »Parotitis post operationem« entwickelt. Mit dieser Komplikation ist nach solchen Operationen in 0,09 bis 0,88% (BECKER) zu rechnen, in erster Linie bei alten oder marastischen Patienten oder im Verlauf konsumierender Primärerkrankungen. Sie entwickelt sich vorwiegend in den ersten Tagen nach der Operation, kann aber ebenso auch erst nach Wochen manifest werden. Auch mit der Antibiotikaära scheint sich hieran kaum etwas geändert zu haben; in den meisten Fällen entwickelt sich diese postoperative Parotitis trotz der antibiotischen Abschirmung der Primärerkrankung, so daß für das Entstehen noch ein oder mehrere zusätzliche Faktoren ursächlich zu vermuten sind. Hierbei ist unter therapeutischen sowie prophylaktischen Aspekten zu denken an neurovegetative Dysregulationen, toxische Einwirkungen, allergische Gewebsreaktionen, organische Streßsituationen, die zusammen mit vernachlässigter Mundpflege und präoperativer Anwendung von Atropin zu einer Reduzierung der Drüsenfunktion geführt haben können. Schlechte Durchblutung der Drüse kann zu autodigestiv-fermentativer Hypofunktion des Parenchyms und zu Stauungen im Gangsystem führen, die die Basis für eine aszendierende bakterielle Sekundärinfektion bilden, vorwiegend für hämolytische Strepto- und Staphylokokken. Die postoperative Parotitis wird zu etwa gleichen Teilen ein- oder beidseitig beobachtet, während die Submandibularisdrüsen kaum einmal befallen werden, möglicherweise wegen der drüsenspezifischen Unterschiede in der Zusammensetzung des Speichels. Bei rechtzeitiger Erkennung der Gefahr läßt sich durch sofortige Röntgenreizbestrahlung, speicheltreibende Mittel, Anfeuchten der Mundhöhle mit »künstlichem Speichel«, ipselateralen Stellatumblockaden und Infiltration der Parotisumgebung mit Prokain zur Unterbrechung neurovegetativer Fehlreaktionen unter günstigen Umständen eine Abszedierung verhüten. Interessant ist, daß sich im Auftreten und Verlauf manchmal gewisse Analogien der Parotitis zur akuten Pankreatitis beobachten lassen, für die Störungen der Trypsinaktivierung vermutet worden sind (BENZER).

16.3.4. Chronisch rezidivierende Parotitis

Ätiologisch unklar ist das Bild der chronisch rezidivierenden Parotitis, die schubweise, einseitig oder alternierend beidseitig, unterschiedlich schmerzhaft und mit verschiedener Dauer auftritt. Sie kommt häufiger bei Kindern vor und verläuft bei diesen auch etwas anders als bei Erwachsenen (KREPLER).

Infantile Form: Vorwiegend vom 2. bis 6. Lebensjahr kommt es nach Infekten zu einer mehr teigigen und kaum geröteten Schwellung mit Abstehen des Ohrläppchens und oftmals leichter Anschwellung der Kieferwinkellymphknoten. Die Papille ist gerötet und leicht klaffend; auf Druck entleert sich eitrig-flockiges Sekret, das in seiner Menge reduziert ist. Im Ruhespeichel wurden Natrium und Chloride erhöht gefunden (KREPLER).

Zytologisch finden sich im eingedickten Speichel reichlich neutrophile Leukozyten, Gang- und Drüsenepithelien sowie grampositive Diplo- und Streptokokken.

Im *Sialogramm* stellen sich manchmal schon bei der Erstuntersuchung (KREPLER) rundliche zystische Erweiterungen an den Endverzweigungen des Gangsystems in perlschnurartiger oder kleintraubiger Anordnung dar. Histomorphologisch kommen Erweiterungen der Gangverzweigungen, Wanddehiszenzen und -defekte, leuko- und lymphozytäre Infiltrationen und Schwund des Drüsenparenchyms zur Beobachtung.

Die *Ätiologie* ist unklar; von W. BECKER wird primär ein mißgebildetes Gangsystem vermutet; eine exogene Komponente ist in Virusinfekten zu vermuten, unter denen es zu Epithelschäden im Gangsystem kommt, über die Keime aus der Mundhöhle bei akuten und chronischen Entzündungen an der Mundschleimhaut, dem Zahnfleisch oder den Tonsillen aufsteigen, wobei auch immunologische und allergische Faktoren eine Rolle spielen können.

Typisch ist, daß es nicht zur Einschmelzung kommt, daß aber Rezidive mit Intervallen von Monaten bis Jahren auftreten, bei denen auch wechselseitig die kontralaterale Seite erkrankt.

Die *adulte Form* tritt häufiger bei älteren Menschen auf. Hierbei finden sich im Sialogramm in erster Linie Erweiterungen der Hauptgänge mit unregelmäßig zystischen Ektasien, histologisch interstitiellen Fibrosen und Lipomatosen (RAUCH), die differentialdiagnostisch von den Sialadenosen abgegrenzt werden müssen. Mit fortschreitendem Parenchymschwund erlischt die Sekretion, und die Beschwerden bessern sich oder klingen ganz ab. Für die Kontrolle und das Verhalten der Speichelsekretion wird von KESSLER u. Mitarb. die Szintigraphie mit Technetium 99 m Pertechnetat empfohlen.

Therapie: Bei leichtem Verlauf genügt die Anregung der Speichelsekretion durch Arzneimittel, saure Kost, Kaugummikauen und Ausmassieren des Ganges durch den Patienten selbst. Entzündungsherde in den benachbarten Bereichen der Mundschleimhaut, der Zähne und der Tonsillen müssen gleichzeitig behandelt werden. Bei Erwachsenen wird eine fraktionierte Telegammabestrahlung bis 1000 R empfohlen. In jüngster Zeit sind von DIAMANT und ENFORS die Ligatur und Teilresektion des Ausführungsganges in Vorschlag gebracht worden, der eine einmalige Röntgendosis von 500 bis 700 R Herddosis zur Verödung des Restparenchyms vorausgeschickt wird.

Technik: Umschneidung des Ostiums und Präparation des STENONschen Ganges von der Mundhöhle aus 20 mm in Richtung Parotis; Seidenligatur des Stumpfes, Schleimhautnaht. Der Eingriff verläuft in der Regel ohne nennenswerte Beschwerden. Bei Schmerzen oder Schwellungen symptomatisch Analgetika und Atropin.

LERICHE nimmt eine Exhairese des N. auriculotemporalis vor, die die Sekretion beeinflussen soll.

DISHEL durchtrennt den Plexus tympanicus über dem Promontorium des Mittelohres und versucht damit, eine Einschränkung der Parotissekretion zu erreichen; mit der gleichzeitigen Durchtrennung der Chorda tympani sollen die darin verlaufenden parasympathischen Fasern zur Parotis ausgeschaltet werden.

In hartnäckigen Fällen bleibt als ultima ratio die subtotale Parotektomie, bei der der Fazialis unter Mikroskopsicht herauspräpariert werden muß, was in dem indurierten Gewebe jedoch außerordentlich schwierig sein kann.

16.3.5. Speicheldrüsenentzündungen bei Viruserkrankungen

Neben den bakteriellen Entzündungen kommt es bei einigen Viruskrankheiten im Verlauf der Allgemeinerkrankung zu entzündlichen Reaktionen an den Speicheldrüsen, in Besonderheit bei den Parotiden, die in erster Linie konservativ-internistisch bzw. pädiatrisch behandelt werden müssen. Abszedierungen sind selten, da es kaum einmal zur aszendierenden bakteriellen Superinfektion kommt.

Die in der Praxis bedeutungsvollste ist die *Mumps-Parotitis*, an der zumeist Kinder im Vorschul- und frühen Schulalter erkranken. Mit der im retromandibulären Bereich beginnenden beidseitigen Schwellung ist das Aussehen der Patienten typisch (»Hamsterbackengesicht«). Die gefürchteten Organmanifestationen der Mumpsinfektion sind der Virusbefall der Gonaden, des Pankreas, der Meningen und der Hirnnerven, von denen der N. abducens und der N. statoacusticus (N. octavus) am häufigsten befallen werden, wobei nicht selten und auch bei subklinischem Verlauf (Parotitis sine parotite) Hörstörungen bis zur Ertaubung zurückbleiben können, in günstigen Fällen zumeist nur einseitig.

Bei unklarer Parotisentzündung, -schwellung, -schmerzhaftigkeit ist neben den verschiedenen Sialadenosen (SJÖGREN, HEERFORDT) auch an andere Virusinfekte (Echoviren, Coxsackie-A, Katzenkratzkrankheit) zu denken, die klinisch gutartig verlaufen sollen.

16.3.6. Komplikationen

Komplikationen bei Speicheldrüsenentzündungen, speziell bei Parotitis, sind möglich in Form von: Abszedierungen mit Durchbruch und eventueller Fistelbildung nach der Flügelgaumengrube, nach dem Gehörgang durch die SANTORINIschen Spalten in der knorpeligen Gehörgangswand, nach dem Mundboden (Angina LUDOVICI), nach der tiefen Halsregion als Halsphlegmone, Jugularisthrombose, Mediastinitis.

Das Fazialisnerv ist gegenüber der Entzündung sehr widerstandsfähig und wird nur selten primär geschädigt.

Literaturverzeichnis

Albegger, K. W., Banale Entzündungen der Nase und der Nasennebenhöhlen, in: Hals-Nasen-Ohren-Heilkunde in Praxis und Klinik, Hrsg. J. Berendes, R. Lick und F. Zöllner, 2. Aufl., Bd. 1: Obere und untere Luftwege I. Thieme, Stuttgart 1977

Albrecht, R., Cavernosusthrombose und Orbitalphlegmone. Änderung der chirurgischen Indikationen durch neuzeitliche Chemotherapie. Z. Laryngol. Rhinol. *29* (1950) 512

Becker, W., J. Haubrich und *G. Seifert*, Krankheiten der Kopfspeicheldrüsen. In: Hals-Nasen-Ohrenheilkunde in Praxis und Klinik, Hrsg. J. Berendes, R. Link und F. Zöllner, Band 3, 2. Aufl. Thieme, Stuttgart 1978

–, und *C. Herberhold*, Klinik der Krankheiten des zervikalen Lymphknotensystems, in: Hals-Nasen-Ohren-Heilkunde in Praxis und Klinik. Hrsg. J. Berendes, R. Link und F. Zöllner, 2. Aufl., Bd. 3: Mund-Rachen-Speiseröhre. Thieme, Stuttgart 1978

Benzer, H., Zur Pathogenese der akuten postoperativen Parotitis. Langenbecks Arch. klin. Chir. *297* (1961) 445

Diamant, H., Ligation of the parotid duct in chronic recurrent parotitis. Acta oto-laryngol. (Stockh.) *49* (1958) 375

Dishel, W. D., Tympanic neurectomy in chronic parotitis. Arch. Otolaryngol. *94* (1971) 471

Eckel, W., Die operative Behandlung der Nasen- und Nasennebenhöhlenentzündungen. In: Hals-Nasen-Ohrenheilkunde. Ein kurzgefaßtes Handbuch, Bd. I. Hrsg. J. Berendes, R. Link und F. Zöllner. Thieme, Stuttgart 1964

Eigler, G., und *J. Drabe*, Komplikationen der Nasennebenhöhlenerkrankungen. In: Hals-Nasen-Ohrenheilkunde. Ein kurzgefaßtes Handbuch, Bd. I. Hrsg. J. Berendes, R. Link und F. Zöllner. Thieme, Stuttgart 1964

Ganz, H., Komplikationen der unspezifischen Nasen- und Nebenhöhlenentzündungen, in: Hals-Nasen-Ohrenheilkunde in Praxis und Klinik. Hrsg. J. Berendes, R. Link und F. Zöllner, 2. Aufl., Bd. 1: Obere und untere Luftwege I., Thieme, Stuttgart 1977

Herrmann, A., Gefahren bei Operationen an Hals, Ohr und Gesicht und die Korrektur fehlerhafter Eingriffe. Springer, Berlin-Heidelberg-New York 1968

Karst, W., Über die Behandlung der akuten postoperativen Parotitis. Chirurg *26* (1955) 319

Kessler, L., W. Schmidt und *H. J. Otto*, Die Kamera-Szintigraphie der Kopfspeicheldrüsen mit Technetium 99m. Pertechnetat. Arch. Ohr.-, Nas.- u. Kehlk.-Heilk. *193* (1969) 329

Klein, G., Zur Behandlung der postoperativen Parotitis. Z. ärztl. Fortbild. *59* (1965) 753

Krepler, P., Chronische rezidivierende Parotitis. Chir. Praxis *22* (1977) 403

Leriche, N., Behandlung der permanenten Parotisfisteln durch die Entnervung der Speicheldrüse. Zbl. Chir. *41* (1914) 754

Maurer, H., Entzündungen des Rachens, in: Hals-Nasen-Ohrenheilkunde in Praxis und Klinik. Hrsgb. J. Berendes, R. Link und F. Zöllner, 2. Aufl., Bd. 3: Mund-Rachen-Speiseröhre. Thieme, Stuttgart 1978

Rauch, S., Die Speicheldrüsen des Menschen. Thieme, Stuttgart 1959

Schmidt, W., Zur Entzündungsbestrahlung der Parotitis. Z. ärztl. Fortbild. *61* (1967) 138

Zange, J., in: J. Zange und K. Schuchardt, Rhinologische und plastische Operationen auf Grenzgebieten mit der Ophthalmologie und Chirurgie. Thieme, Leipzig 1950

17. Chirurgische Infektionen im Zahn-, Mund- und Kieferbereich

A. ANDRÄ

Die vom Zahnsystem ausgehenden Entzündungen sind häufige Erkrankungen. Dabei stehen entzündliche Infiltrate und Abszesse im Vordergrund, während sich die Zahl der phlegmonösen Entzündungen seit der Einführung der Chemotherapeutika wesentlich verringert hat (ALEXANDROW und NISOWA, FRIES, MEYER und HARNISCH).

Die Frage nach der Behandlung odontogener Infektionen läßt sich nicht generell beantworten. Neben der Abszeßeröffnung ist die Indikation zur Inzision auch bei phlegmonösen Erkrankungen gegeben. Des weiteren sollte man bei Progredienz oder Stagnation des entzündlichen Geschehens aus Gründen der Entlastung frühzeitig inzidieren, auch wenn sich die typischen Abszeßsymptome noch nicht nachweisen lassen (ECKSTEIN, SCHUCHARDT u. Mitarb.). Dem Infiltrat gegenüber verhält man sich abwartend. Eine intensive *lokale Kältetherapie* in Verbindung mit Bettruhe und medikamentöser Schmerzbehandlung unterstützt die Rückbildung der entzündlichen Veränderungen. Auch bei fortschreitenden Infiltrationen und Thrombophlebitiden des Gesichts- und Halsbereiches, führt die Kälteanwendung zur Abgrenzung des entzündlichen Geschehens. Die Kälte ist dann durch Wärme zu ersetzen, wenn die Entzündung in die Reparationsphase (s. S. 91), d. h. ins chronische Stadium übergegangen ist, was bei einem Infiltrat nach etwa 2 bis 4 Tagen erreicht wird. Ferner befürworten wir die Wärmeanwendung nach erfolgter Abszeßeröffnung, wenn die klinischen und Laborbefunde das Ende der akuten Entzündungsphase anzeigen (SCHÖNBERGER).

Die Verordnung von Antibiotika und Sulfanilamiden bleibt auf bedrohliche Krankheitsbilder beschränkt (BETHMANN u. Mitarb., NAUMANN). Ihr Einsatz erfolgt in Abhängigkeit von der durchgeführten Resistenzbestimmung der Erreger (s. S. 113). Kann dieses Ergebnis nicht abgewartet werden, so wird die Auswahl nach den Erfahrungen territorialer Resistogramme vorgenommen (MARKULA und PAPE). Der Therapiebeginn mit Breitspektrumantibiotika ist jedoch auch bei odontogenen pyogenen Infektionen angezeigt. Erst wenn das gezielte Resistogramm es fordert, wird auf das optimal wirksamste Chemotherapeutikum umgestellt (ANDRÄ u. Mitarb.).

Die gleichzeitig durchzuführende lokale Behandlung der Eintrittspforte verhindert oft die weitere Ausbreitung der Infektion. Wegen möglicher zusätzlicher Komplikationen muß jedoch im akuten Stadium der Entzündung die Durchführung größerer operativer Maßnahmen (Wurzelspitzenresektionen, Entfernung verlagerter Zähne, Zystenoperationen) unterbleiben. Diese Eingriffe unterstützen durch Traumatisierung von Knochen- und Weichgeweben das weitere Fortschreiten der entzündlichen Prozesse (ANDRÄ, HERFERT, SCHUCHARDT).

17.1. Unspezifische Infektionen

17.1.1. Ätiologie

Bei der *odontogenen* Infektion steht der pulpentote Zahn im Vordergrund. Die Nekrose seiner Pulpa ermöglicht den Erregern das Vordringen zum *apikalen* Periodontium und von hier aus den Einbruch in Knochen und umgebende Weichteile. Dieser Vorgang zeichnet sich nur in seltenen Fällen durch einen stürmischen Verlauf aus. Im Vordergrund steht vielmehr die chronische Entzündung zunächst in unmittelbarer Umgebung der Wurzel des erkrankten Zahnes. Erst im weiteren Verlauf greift sie auf den benachbarten Knochen über. Der durch Resorption entstandene Knochenverlust wird durch Granulationsgewebe ersetzt *(chronische apikale Periodontitis,* sogenanntes *Granulom).* Dieser Vorgang verursacht zumeist nur geringe subjektive Beschwerden. Häufig kommt es durch unbekannte Ursachen plötzlich zu einer *akuten Exazerbation* der chronischen Entzündung. Doch können auch die möglichen Folgen einer Zahnextraktion, wie das Zurücklassen von Wurzelresten, und die infizierte, nicht heilende Extraktionswunde Ausgangspunkt odontogener Infektionen sein.

Geht der physiologische Ansatz der Mundschleimhaut am Zahn verloren und entsteht die pathologische Zahnfleisch-Knochentasche, so ist damit eine weitere Infektionsmöglichkeit gegeben. Die vom *marginalen* Periodontium ausgehenden Entzündungen sind Schlupfwinkelinfektionen, die am häufigsten beim erschwerten Durchbruch des unteren Weisheitszahnes beobachtet werden.

Eine Infektionsquelle liegt ferner bei *traumatischen Zahn- und Kieferschädigungen* vor. So muß die bei der Zahnfraktur eröffnete Pulpa als Eintrittspforte angesehen werden. Auch der durch Verletzung der Schleimhaut zur Mundhöhle hin offene Kieferbruch bietet die Möglichkeit der Keiminvasion. Der in seinem Halteapparat traumatisch geschädigte Zahn am Bruchspalt schafft ebenfalls die Voraussetzungen für eine infizierte Fraktur.

Die *nichtodontogenen* Entstehungsmöglichkeiten einer pyogenen Infektion von Kieferknochen und Weichteilen treten demgegenüber an Häufigkeit zurück (ca. 10,5%). Das bei der *Lokalanästhesie* auftretende Hämatom bietet Infektionserregern einen guten Nährboden. Erkrankungen und Verletzungen von Haut und Schleimhaut können ebenfalls Ausgangspunkt von Weichteilentzündungen sein, genauso wie entzündliche Erkrankungen der großen Speicheldrüsen, der Lymphknoten und der Nasennebenhöhlen, wie auch Fremdkörper hierzu in der Lage sind (ANDRÄ, ECKSTEIN, TRAUNER).

17.1.2. Akute odontogene pyogene Infektion

17.1.2.1. Entzündungen im marginalen Periodontium

Periodontaler Abszeß

In der pathologisch vertieften Zahnfleisch-Knochentasche besteht eine chronische Entzündung, die zum Knochenabbau und damit zur weiteren Vertiefung der Tasche führt (FRÖHLICH). Bei Verlegung des Tascheneinganges entsteht über die akute Entzündung der *periodontale Abszeß*. Er bleibt auf den Alveolarfortsatz lokalisiert und führt nur selten zu ernsten Komplikationen.

Klinik: Man findet eine halbkugelig vorgewölbte Schwellung der stark geröteten Gingiva in unmittelbarer Umgebung des schuldigen Zahnes mit nachweisbarer Fluktuation (Abb. 17.1).

Therapie: Ist der Zahn nicht erhaltungswürdig, so wird mit der Extraktion gleichzeitig der Abszeß eröffnet. Andernfalls genügt das Lösen der Verklebungen zwischen Zahn und Schleimhaut mit einer stumpfen Sonde. Ein in die Tasche eingelegter Jodoformgaze-Streifen gewährleistet den Exsudatabfluß. Nur bei mehr apikaler Lage des Abszesses ist die Inzision erforderlich. Dieser Eingriff erfolgt in Lokalanästhesie (»intramuköse Injektion« nach KALLENBERGER). Nach 2 bis 3 Minuten wird die Inzision am tiefsten Punkt des Abszesses vorgenommen, die Abszeßhöhle mit einem kurzen Gazestreifen drainiert (Abb. 17.2).

Die beschriebene Injektionstechnik kommt ebenfalls bei subperiostal, submukös und palatinal gelegenen Abszessen zur Anwendung.

Dentitio difficilis

Dieses Krankheitsbild ist durch entzündliche Veränderungen an der Schleimhaut beim erschwerten Durchbruch der vornehmlich unteren Weisheitszähne charakterisiert (HARNISCH). Die Schlupfwinkelinfektion geht von der die Krone des durchbrechenden Zahnes mehr oder weniger bedeckenden Weichteiltasche aus.

Klinik: In leichteren Fällen besteht eine geringe Schwellung und Rötung der Schleimhaut über dem Weisheitszahn mit mäßigen Schmerzen und geringgradiger Lymphadenitis der regionären Lymphknoten. Die hinzutretende Mundöffnungsbehinderung

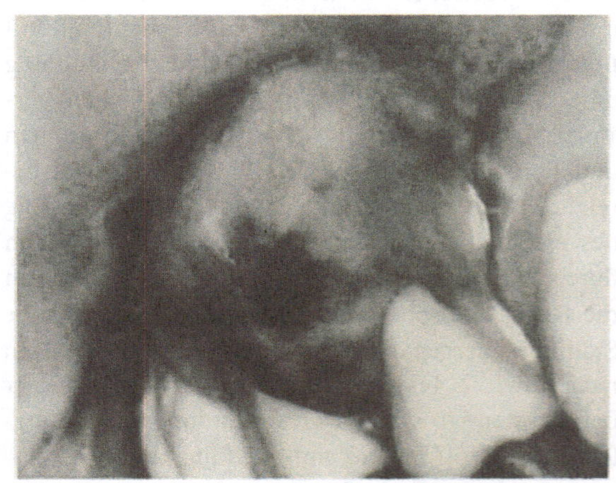

Abb. 17.1 Periodontaler Abszeß bei 14

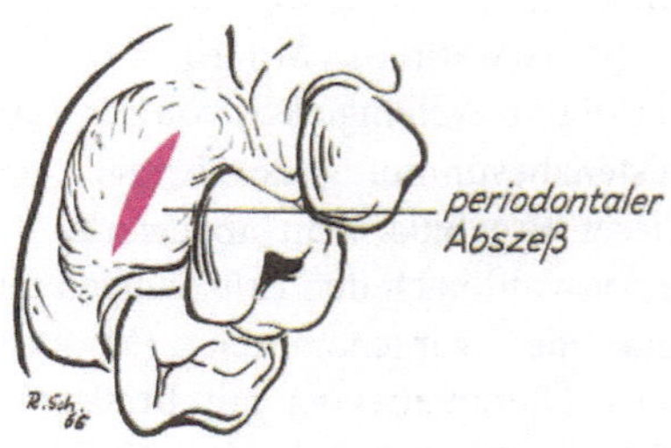

Abb. 17.2 Inzision eines periodontalen Abszesses

mit Anschwellung der äußeren Weichteile vorzugsweise im Kieferwinkelbereich, die geklagten Schluckbeschwerden, die Temperaturerhöhung und das reduzierte Allgemeinbefinden, weisen auf das Fortschreiten der Infektion hin. Eine Gingivitis oder Stomatitis wird oft als Begleiterkrankung gefunden.
Therapie: Die wichtigste lokale Maßnahme ist die mechanische Säuberung der Schleimhauttasche durch Spülungen mit einer 3%igen Wasserstoffperoxidlösung. Ein mit einer desinfizierenden Lösung getränkter Gazestreifen hält die Tasche offen. Im Stadium des entzündlichen Infiltrats und vor allem bei Progredienz der Infektion ist die Gabe von Chemotherapeutika angezeigt. Vorhandene Abszesse sind zu öffnen.

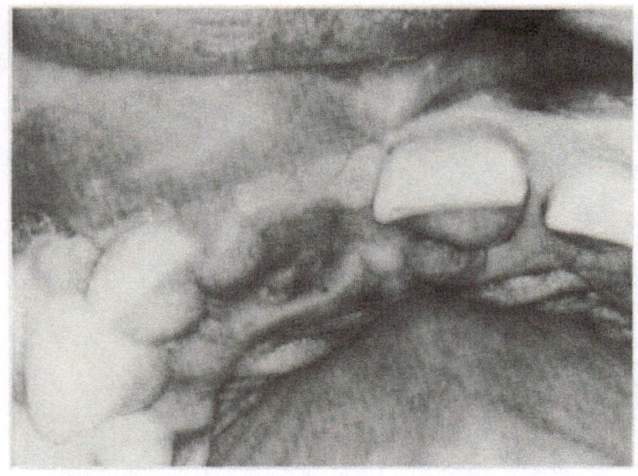

Abb. 17.3 Submuköser Abszeß bei 11, 12

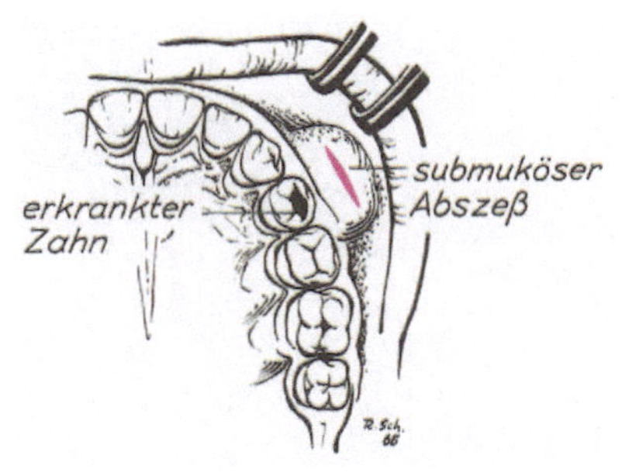

Abb. 17.4 Inzision eines submukösen Abszesses (umgezeichnet nach RITTER, Allgemeine und spezielle chirurgische Operationslehre, 2. Auflage)

17.1.2.2. Entzündungen im apikalen Periodontium

Entzündungen am Alveolarfortsatz

Subperiostaler Abszeß

Die vom apikalen Bereich des Zahnes ausgehende Infektion dringt schnell zum Periost vor. Die Durchbruchsstelle des Eiters und das daraus entstehende Krankheitsbild ist abhängig von der Lokalisation des Zahnes, der Länge seiner Wurzeln und dem Ansatz der Kiefermuskulatur.
Klinik: Das Zahnfleisch ist in Höhe der Umschlagfalte breitflächig angeschwollen bei fehlender scharfer Begrenzung. Die Schleimhaut zeigt starke Rötung und Druckschmerzhaftigkeit. Der schuldige Zahn ist klopfempfindlich. Extraoral läßt sich ein entzündliches Ödem der Gesichtsweichteile nachweisen mit dem Zentrum der Schwellung in Höhe des erkrankten Zahnes.
Therapie: Der subperiostale Abszeß erfordert die Durchtrennung von Schleimhaut und Periost. Die Erweiterung der Inzisionswunde wird durch Spreizen einer stumpfen Klemme erreicht. Die Drainage mit einem Jodoformgaze-Streifen beendet den Eingriff. Der Drainwechsel in Verbindung mit der Wundsäuberung (Spülung mit 3%iger Wasserstoffperoxidlsg.) ist in 2tägigem Abstand vorzunehmen.

Submuköser Abszeß

Infolge zunehmenden Druckes und eintretender Nekrose des Periostes bricht der Eiter in das submuköse Gewebe ein.
Klinik: Der vorzugsweise im Mundvorhof lokalisierte Abszeß ist gut begrenzt. In seinem Zentrum läßt sich Fluktuation nachweisen. Die Gesichtsweichteile sind in die entzündliche Schwellung einbezogen, und zwar in Abhängigkeit vom Sitz des erkrankten Zahnes.
Therapie: Am tiefsten Punkt der Schwellung erfolgt die Inzision, wobei nur die Schleimhaut durchtrennt werden muß. Das Nachspreizen der Wunde ist nicht in jedem Fall notwendig (Abb. 17.3 und 17.4).

Entzündungen im Oberkieferbereich

Palatinaler Abszeß

Er nimmt vorzugsweise seinen Ausgang von den seitlichen Schneidezähnen und den palatinalen Wurzeln der Prämolaren und ersten Molaren. Differentialdiagnostisch ist an Tumoren und infizierte Zysten zu denken. Anamnese und Röntgenbild klären die Diagnose.
Klinik: Unter starken Schmerzen entsteht eine scharf begrenzte Schwellung am Gaumen von anfangs derber, später prallelastischer Konsistenz. Die Schleimhaut ist stark gerötet, oft bläulich verfärbt.
Therapie: Bei der Abszeßeröffnung muß auf den Verlauf der A. palatina major Rücksicht genommen werden. Um ein schnelles Verkleben der Wundrän-

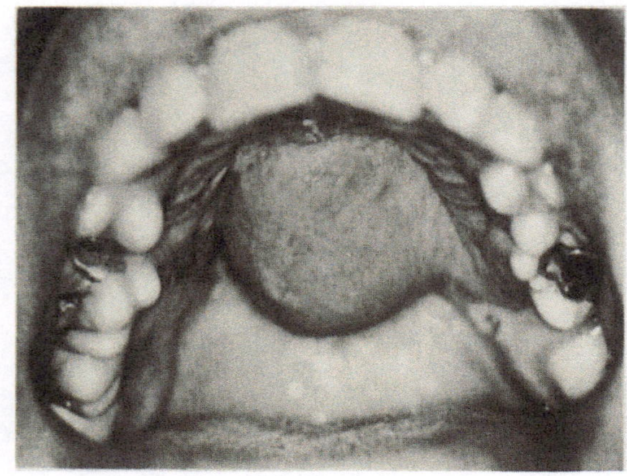

Abb. 17.5 Palatinaler Abszeß

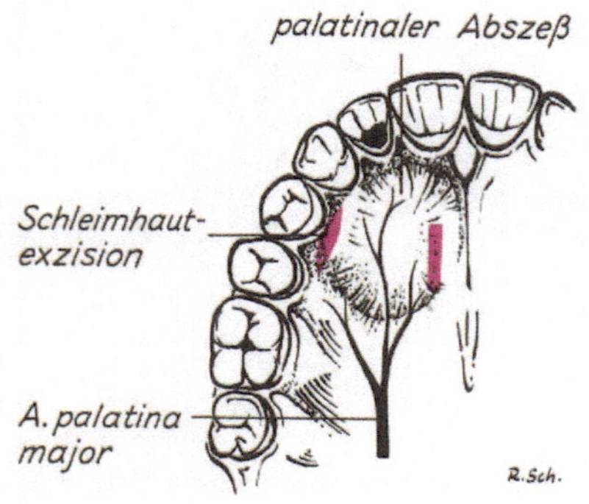

Abb. 17.6 Schleimhautexzision beim palatinalen Abszeß

der zu vermeiden, exzidiert man einen ovalären oder rechteckigen Schleimhautbezirk (WASSMUND) (Abb. 17.5 und 17.6).

Nasenboden-Nasenseptum-Abszeß

Die engen anatomischen Beziehungen zwischen Nasenboden und oberen Frontzähnen begünstigen die Entstehung odontogener Nasenboden-Nasenseptum-Abszesse. Der am Nasenboden gelegene Abszeß kann zu Beginn mit einem Furunkel am Naseneingang verwechselt werden. Beim Septumabszeß greift die apikale Entzündung entweder direkt auf die Nasenscheidewand über oder sie wird durch den Canalis nasopalatinus fortgeleitet. Dieser Infektionsweg erklärt die Tatsache, daß der Septumabszeß nahezu immer beidseitig auftritt. Die klinische und röntgenologische Untersuchung der in Frage kommenden Zähne klärt die Diagnose (Abb. 17.7).

Klinik: Im vorderen Drittel des Nasenbodens entsteht eine mit starken Schmerzen einhergehende umschriebene Schwellung. Häufig ist der Nasenflügel nach lateral verzogen und druckschmerzhaft. Beim Septumabszeß zeigt sich auf beiden Seiten des Septums eine stark gerötete Vorwölbung, die die Nase einengt und die Nasenatmung erschwert. Der Nasenrücken ist in seinem unteren Anteil angeschwollen und verbreitert.

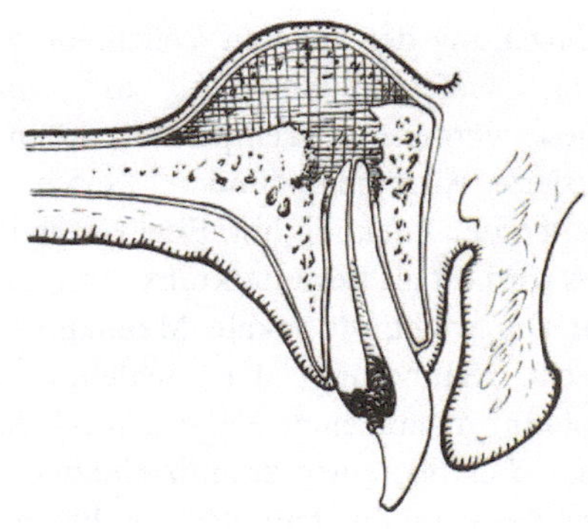

Abb. 17.7 Entstehung eines Nasenbodenabszesses (nach KRANZ, Chirurgie des praktischen Zahnarztes, 3. Aufl.)

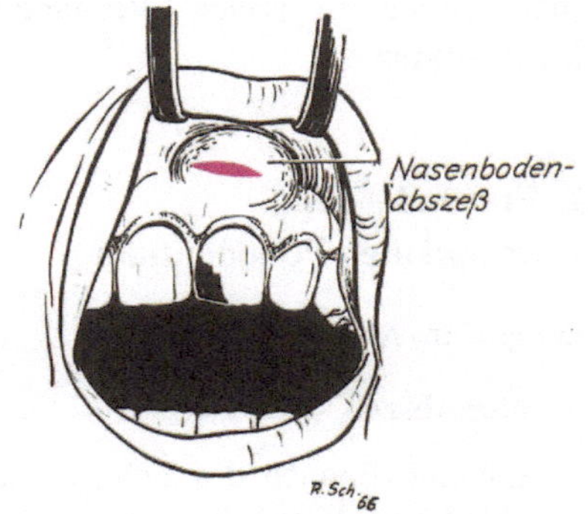

Abb. 17.8 Inzision eines Nasenbodenabszesses von intraoral

Intraoral findet man im Bereich des schuldigen Zahnes eine schmerzhafte Schleimhautschwellung.

Therapie: Der Nasenbodenabszeß wird vom Mundvorhof aus eröffnet. In Narkose erfolgt die Inzision in der Umschlagfalte. Eine stumpfe Klemme dringt zum Nasenboden vor und eröffnet durch kräftiges Spreizen den Abszeß (Abb. 17.8). Abszesse am Nasenseptum sind wegen der Gefahr der Knorpelnekrose *frühzeitig* zu inzidieren (Technik s. S. 270).

Retromaxillärer Abszeß

Der retromaxilläre Raum liegt an der Hinterfläche der Maxilla. Er steht mit der Flügelgaumengrube, der Fossa infratemporalis und über den lateralen Anteil der Fissura orbitalis sphenomaxillaris mit der Orbita in Verbindung.

Die Entzündungen dieses Raumes gehen hauptsächlich von den oberen Weisheitszähnen aus. Weitere Ursachen sind: die Osteomyelitis, das infizierte Hämatom im Anschluß an eine fehlerhafte Tuberanästhesie, die Perforation der hinteren Kieferhöhlenwand mit der Punktionskanüle bei scharfen Spülungen der Kieferhöhle.

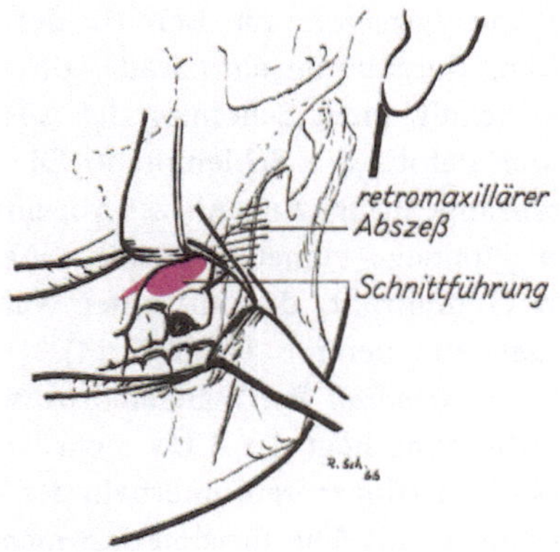

Abb. 17.9 Inzision eines retromaxillären Abszesses in der Umschlagfalte über dem Tuber maxillae

Klinik: Infolge der versteckten Lage wird die Infektion des retromaxillären Raumes im Anfangsstadium nur schwer erkennbar. Im Vordergrund stehen zunehmende Kieferklemme und eine teigige, nicht schmerzhafte Schwellung zwischen aufsteigendem Unterkieferast und Jochbogen. Bei der Palpation am Tuber maxillae läßt sich ein heftiger Druckschmerz auslösen. Hohe Temperaturen, reduzierter Allgemeinzustand und eine bald totale Kieferklemme vervollständigen das klinische Bild.
Entzündliche Schwellungen der Schläfenregion, des Ober- und Unterlides zeigen die weitere Ausbreitung der Infektion an.
Therapie: Entzündungen im retromaxillären Raum sind *frühzeitig* zu eröffnen! Die Inzision liegt in der Umschlagfalte über dem Tuber maxillae. Eine abgebogene Kornzange dringt unter ständigem Knochenkontakt in den retromaxillären Raum vor. Durch ihr Spreizen wird der Abszeß eröffnet (Abb. 17.9). Die zusätzliche allgemeine Anwendung von Chemotherapeutika ist notwendig.

Odontogen bedingte Sinusitis maxillaris

Etwa 10% der entzündlichen Kieferhöhlenerkrankungen sind odontogenen Ursprungs (SCHUCHARDT u. Mitarb.). Dabei kommt vorzugsweise die chronische apikale Periodontitis an Prämolaren und Molaren in Betracht. Weitere Ursachen sind: die artifizielle Eröffnung des Antrums bei der Zahnextraktion, die Verlagerung von Fremdkörpern (Füllungswerkstoffe) oder eines Wurzelrestes in die Kieferhöhle, infizierte Zysten oder eine Oberkieferosteomyelitis (HOFFMANN-AXTHELM, EDER).
Klinik: Das klinische Bild der akuten oder chronischen odontogenen Sinusitis maxillaris unterscheidet sich nicht von dem der rhinogen bedingten.
Der Verdacht einer vom Zahnsystem ausgehenden Entzündung besteht dann, wenn das bei der Spülung gewonnene Exsudat besonders übelriechend ist. Anamnese (Zahnextraktion, Verlagerung von Wurzelresten usw.), Röntgenbild (Zahnfilm!) und eventuell nachweisbare Verbindungen zur Kieferhöhle (positiver Nasenblaseffekt, Sondierung) bestätigen die Diagnose.
Therapie: Bei der *akuten* Sinusitis maxillaris wird durch die frühzeitige Extraktion des schuldigen Zahnes der Keimnachschub unterbunden und dem Exsudat der Abfluß über die leere Alveole ermöglicht. Gleichzeitig erfolgt die stumpfe Spülung der Kieferhöhle (2- bis 3mal wöchentlich) über das eröffnete Zahnfach. Dieses Vorgehen begünstigt die Ausheilung der akuten Entzündung bei möglichem Spontanverschluß der Mund-Antrum-Perforation. Entsteht oder liegt bereits eine *chronische* Sinusitis maxillaris vor, so muß die Kieferhöhle operiert werden (Technik s. S. 271).
Frische Perforationen sind nur dann plastisch zu decken, wenn eine gesunde Kieferhöhle nachzuweisen ist. Ins Antrum verlagerte Fremdkörper müssen entfernt werden (HAHN).

Wangenabszeß

Die Mehrzahl der Wangenabszesse entsteht durch Erkrankungen des Zahnsystems. Dabei sind die Zähne des Oberkiefers ebenso oft wie die des Unterkiefers beteiligt. Nach Lokalisation und Ausdehnung lassen sich 3 Formen unterscheiden:
Abszeß in der Fossa canina
Entzündliche Erkrankungen der Fossa canina nehmen vorzugsweise von den langwurzeligen Eckzähnen ihren Ausgang. Durch die in diesem Gebiet ansetzenden Muskeln ist der Eiterdurchbruch nach intraoral erschwert. Damit wird die subkutane Ausbreitung und die Entstehung einer Thrombophlebitis der V. angularis begünstigt.
Klinik: In der Fossa canina zeigt sich eine druckschmerzhafte, auf der Unterlage unverschiebliche, derbe Schwellung. Die Nasolabialfalte ist verstrichen, die bedeckende Haut gespannt und gerötet. Durch ein kollaterales Ödem sind Wange, Augenlider und Nasenrücken in das entzündliche Geschehen einbezogen. Häufig bezeichnet erst die Röntgenuntersuchung den schuldigen Zahn (Abb. 17.10).
Therapie: Wegen der Gefahr einer fortschreitenden Thrombophlebitis sind Patienten mit Entzündungen im Bereich der Fossa canina stationär zu behandeln! Bei der frühzeitig von intraoral vorzunehmenden Inzision ist darauf zu achten, daß die Kornzange genügend weit zur Fossa canina hin vordringt, damit die Entleerung des Abszesses in die Mundhöhle erfolgen kann. Chemotherapeutika sind indiziert.

Die in der Fossa canina von extraoral nachweisbare Fluktuation weist auf den bereits subkutan liegenden Abszeß hin. Dieser ist durch einen leicht bogenförmigen Hautschnitt in der Nasolabialfalte zu eröffnen (Abb. 17.11).

Typischer Wangenabszeß

Der die gesamte Wange einnehmende Abszeß wird meist von oberen Molaren verursacht.

Klinik: Die Wange ist erheblich angeschwollen, die bedeckende Haut gerötet und gespannt. Die Schwellung ist hart und unverschieblich. Das entzündliche Ödem von Ober- und Unterlid engt die Lidspalte ein. Der Mundvorhof wird durch die Wangenschwellung erheblich verkleinert. Entwickelt sich im weiteren Verlauf der Abszeß zur Mundhöhle hin, so läßt sich bald im Vestibulum eine umschriebene Vorwölbung der Wange mit deutlich nachweisbarer Fluktuation palpieren (Abb. 17.12).

Bei Durchbruchsrichtung des Eiters nach außen grenzt sich die Entzündung mehr und mehr ab, und es entsteht ein *subkutan* liegender Wangenabszeß.

Am Unterkiefer lokalisierter Wangenabszeß

Ausgangspunkt sind zumeist untere Molaren. Die derbe, druckschmerzhafte Schwellung liegt im Bereich des M. masseter dem Corpus mandibulae fest auf (Spatium masseterico-mandibulare) und verursacht Funktionsstörungen (Abb. 17.13).

Therapie: Je nach Ausbreitungsrichtung wird der Wangenabszeß von intra- oder extraoral inzidiert.

Inzision von intraoral: Im Bereich der stärksten Verwölbung durchtrennt ein parallel zur Zahnreihe geführter Schnitt unter Schonung des Ausführungsganges der Parotis die Schleimhaut. Die geschlossene Kornzange dringt zum Abszeß vor und eröffnet ihn. Zur Drainage eignet sich eine Gummilasche oder ein Gummirohr, das mit einer Naht an der Schleimhaut zu fixieren ist (Abb. 17.14).

Inzision von extraoral: Bei Wangenabszessen subkutaner Ausbreitung liegt der 4 bis 5 cm lange Hautschnitt zwei-querfingerbreit unterhalb des Knochenrandes (Abb. 17.15). Die Inzision darf nicht bis zum Knochen geführt werden, um die Verletzung der A. facialis zu vermeiden. Der Abszeß wird stumpf eröffnet. Die Inzision abgegrenzter subkutaner Wan-

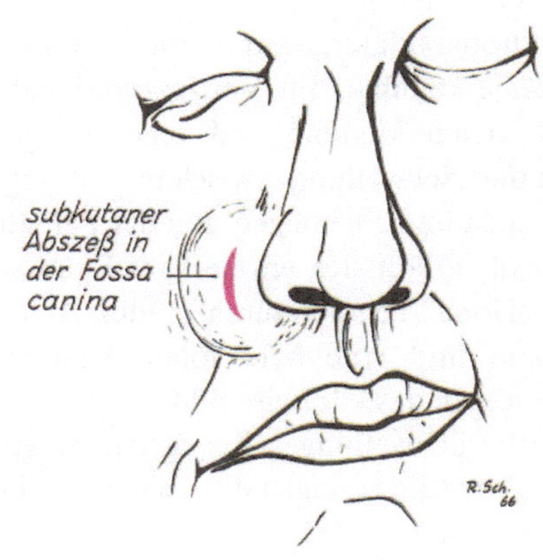

Abb. 17.11 Inzision eines Subkutanabszesses in der Fossa canina

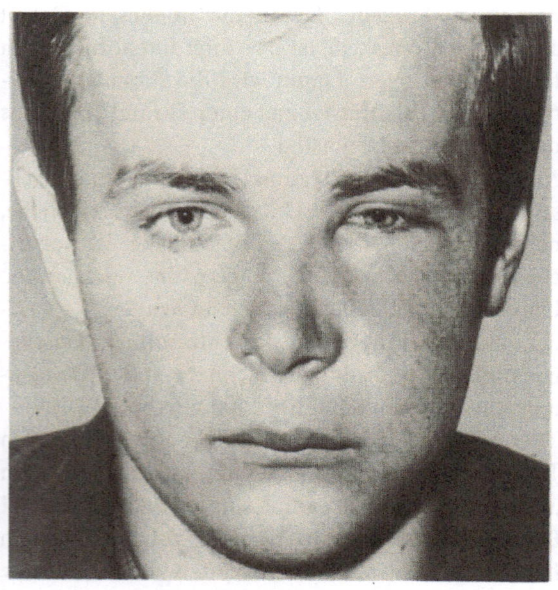

Abb. 17.10 Thrombophlebitis der V. angularis bei Abszeß in der Fossa canina

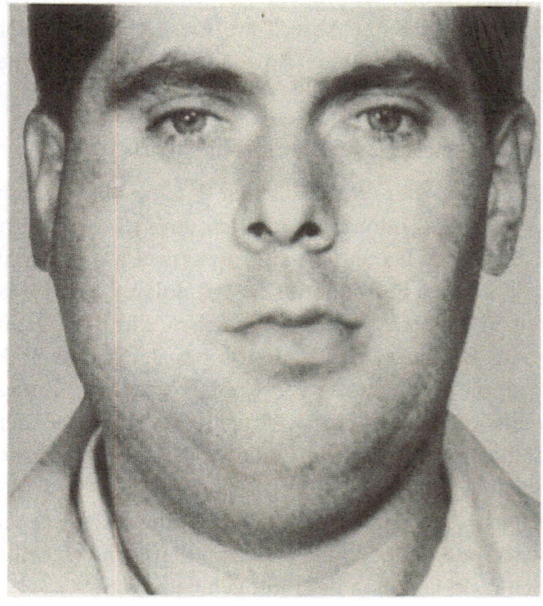

Abb. 17.12 Typischer Wangenabszeß

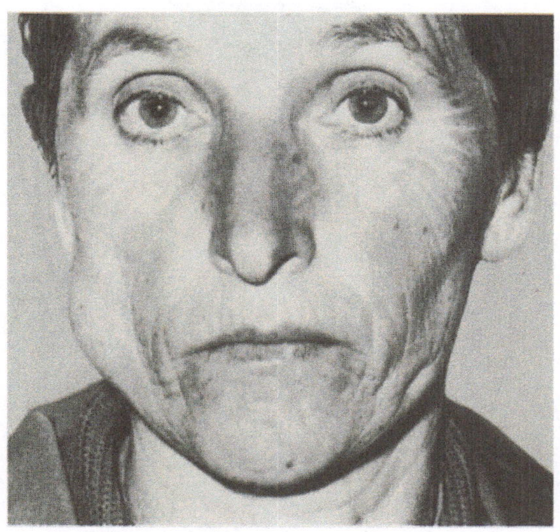

Abb. 17.13 Abszeß im Spatium masseterico-mandibulare

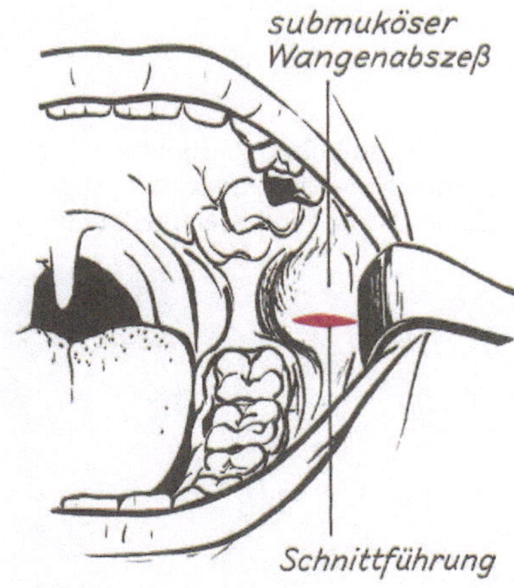

Abb. 17.14 Inzision eines submukösen Wangenabszesses (umgezeichnet nach RITTER, Allgemeine und spezielle chirurgische Operationslehre, 2. Aufl.)

genabszesse erfolgt in ihrem Zentrum, wobei der Hautabschnitt unter Schonung des N. facialis zu führen ist (Abb. 17.15).

Der Abszeß im Spatium masseterico-mandibulare ist ebenfalls von extraoral zu inzidieren.

Der bei extraoraler Abszeßeröffnung anzulegende Wundverband besteht aus mehreren Gazelagen, Zellstoff und Mullbinden. Er wird als Halbseiten-Kopfverband angelegt. Der Wechsel erfolgt bei ungestörtem Verlauf nach zwei Tagen. Das Wundgebiet ist durch Spülungen mit einer 3%igen Wasserstoffperoxidlösung zu säubern.

Wangenphlegmone

Die verschiedenen Formen der Wangenabszesse lassen selbst bei erheblicher Ausdehnung eine Begren-

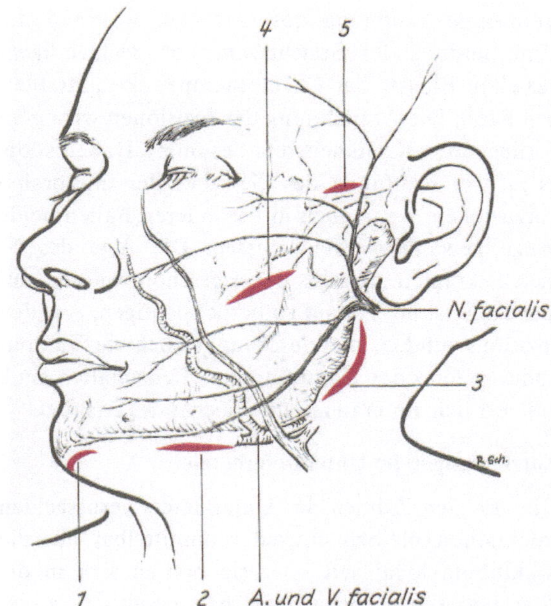

Abb. 17.15 Extraorale Schnittführungen zur Abszeßeröffnung: *1* Kinnabszeß, Submentalloge, beide Sublinguallogen, Zungengrundabszeß; *2* perimandibulärer Abszeß, abgesunkener Wangenabszeß, Submandibularloge (+ Sublingualloge), eitrige Lymphadenitis submandibularis, Abszeß der Glandula submandibularis; *3* Spatium masseterico-mandibulare, pterygomandibulare, parapharyngeum, eine Sublingualloge, Parotisloge; *4* subkutaner Wangenabszeß; *5* Fossa temporalis, infratemporalis, pterygopalatina (umgezeichnet nach KRANZ, Chirurgie des praktischen Zahnarztes, 3. Aufl., und ECKSTEIN, Die Zahn-, Mund- und Kieferheilkunde, 3. Bd. 2. Teil)

zung erkennen, die bei der stürmisch verlaufenden Wangenphlegmone nicht vorhanden ist. Im Vordergrund steht die *schnelle* Ausbreitung der Entzündung in die Fossa infratemporalis, pterygopalatina, in Orbita und Schädelinneres sowie in die seitlichen Halspartien. Die auftretende Thrombophlebitis der Vv. angularis, infraorbitalis und ophthalmica kann zur Miterkrankung des Sinus cavernosus und damit zur Meningitis oder zum Hirnabszeß führen.

Klinik: Der Allgemeinbefund des Patienten gibt wichtige Anhaltspunkte. Die beim beginnenden Wangenabszeß beobachteten hohen Temperaturen klingen nach erfolgter Einschmelzung ab, während sie bei der phlegmonösen Entzündung bestehen bleiben bzw. weiter ansteigen. Der Patient mit einer Wangenphlegmone macht einen schwerkranken, widerstandslosen Eindruck mit hoher Pulsfrequenz und Schweißausbruch, während der Patient mit einem Wangenabszeß nur wenig in seinem Allgemeinbefinden gestört ist.

Therapie: Sie hat mit der Einführung der Chemotherapeutika eine Wandlung erfahren. Geblieben ist die frühzeitige Eröffnung des Gewebes, während die Unterbindung der Gesichtsvenen bei rechtzeitigem gezielten Einsatz der Chemotherapeutika unterbleiben kann. Die Ausdehnung der Inzisionen wird vom vorliegenden Krankheitsbild bestimmt. Dabei ist die extraorale Eröffnung des Gewebes der intraoralen vorzuziehen, wenn auch in besonderen Fällen beide Wege gewählt werden müssen. Die Äste des N. facialis können meistens dabei geschont werden, auf alle Fälle ist ihr Verlauf zu berücksichtigen. Aus den Inzisionswunden, die durch angefeuchtete Tamponadestreifen oder Gummidrains offenzuhalten sind, entleert sich ein braunes, übelriechendes Exsudat.

Entzündungen im Unterkieferbereich

Die von den Zähnen des Unterkiefers verursachten Infektionen bleiben entweder unmittelbar auf die Mandibula lokalisiert oder sie breiten sich in die dem Unterkiefer benachbarten, anatomisch vorgebildeten Logen und Spalträume aus (SCHMIEG und SCHMELZLE).

Weichteilentzündungen im Bereich der Mandibula
Perimandibulärer Abszeß

Die eitrige Entzündung breitet sich hierbei »um die Mandibula herum« aus, wobei die Eiterung *unterhalb* des Ursprungs der Gesichtsmuskulatur die Knochenoberfläche erreicht.

Das Krankheitsgeschehen spielt sich also im wesentlichen *außerhalb* der Mundhöhle ab (Abb. 17.16).

Klinik: In unmittelbarer Umgebung des Unterkieferkörpers entsteht eine unverschiebliche, derbe und schmerzhafte Schwellung, die sich zur Wange und zur seitlichen Halsregion hin fortsetzt. Der Unterkieferrand ist *nicht* zu tasten. Wegen der tiefen Lage des Abszesses läßt sich eine Fluktuation nicht immer nachweisen. Intraoral findet man außer einer gering angehobenen Umschlagfalte und Mundbodenregion keine weiteren pathologischen Veränderungen. Die Mundöffnung ist nicht wesentlich eingeschränkt, das Allgemeinbefinden des Patienten jedoch erheblich reduziert (Abb. 17.17).

Therapie: Der 4 bis 5 cm lange Hautschnitt liegt unterhalb des Kieferrandes und verläuft parallel zu ihm (s. Abb. 17.15). Die vorsichtig in Richtung Knochen vorgeschobene Kornzange eröffnet den Abszeß und erweitert durch kräftiges Spreizen den Zugang zur Abszeßhöhle. Das eingelegte Gummidrain sorgt für den Eiterabfluß (Abb. 17.18).

Kinnabszeß

Er nimmt vorzugsweise von den unteren Frontzähnen seinen Ausgang. Infolge der anatomischen Besonderheiten der Kinnregion bleibt der Abszeß auf diesen Bereich lokalisiert.

Klinik: Die Kinnspitze wölbt sich stärker vor. Die Haut ist stark gerötet und glänzend, der Unterkieferrand nicht zu tasten. Das Vestibulum im Bereich der unteren Frontzähne wird angehoben. Es ist erheblich druckschmerzhaft.

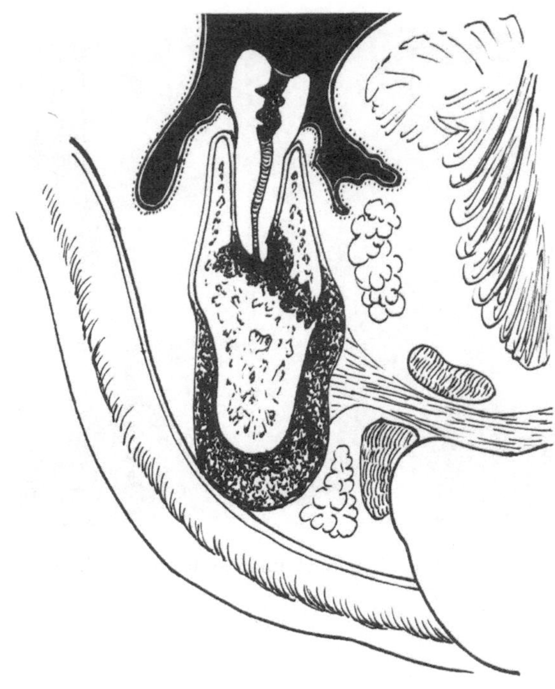

Abb. 17.16 Perimandibuläre Ausbreitung der odontogenen pyogenen Infektion (nach AXHAUSEN, Allgemeine Chirurgie in der Zahn-, Mund- und Kieferheilkunde, 4. Aufl.)

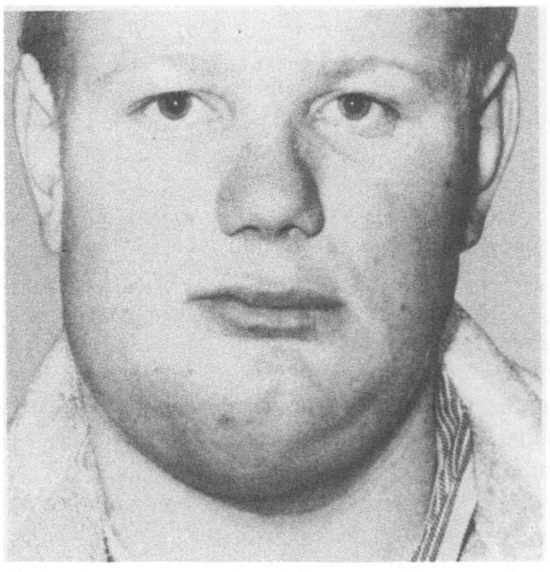

Abb. 17.17 Perimandibulärer Abszeß ausgehend von 46

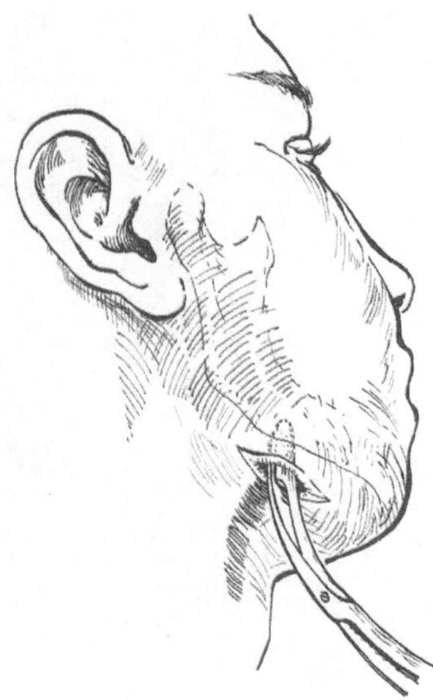

Abb. 17.18 Inzision eines perimandibulären Abszesses (umgezeichnet nach KRANZ, Chirurgie des praktischen Zahnarztes, 3. Aufl.)

Therapie: Zu Beginn der Erkrankung genügt die intraorale Inzision in der Umschlagfalte. Hat sich der Abszeß bereits mehr zur Kinnprominenz hin entwickelt, so muß von außen inzidiert werden.

Entzündungen der Spalträume und Logen
Abszeß in der Submandibularloge

Das Spatium submandibulare liegt in der lateralen Halsregion *unterhalb* des Unterkieferrandes. Es steht mit der Sublingualloge, dem Spatium parapharyngeum, pterygomandibulare und submentale sowie über die V. facialis mit der Wange in Verbindung. Die *odontogene* Infektion der Submandibularloge nimmt in den meisten Fällen von unteren Molaren ihren Ausgang.

Klinik: Eine zunächst unscharf begrenzte Schwellung reicht vom Zungenbein bis zum vorderen Rand des M. sternocleidomastoideus. Der Unterkieferrand *bleibt* tastbar. Schluckbeschwerden und Mundöffnungsbehinderung vervollständigen das klinische Bild. Die tiefe Lage der Entzündung läßt die Fluktuation erst spät nachweisen. Wegen der engen Verbindung zur Sublingualloge erkranken häufig beide Spalträume. Auch kann der Submentalraum in die Entzündung einbezogen werden (Abb. 17.19).

Therapie: Die Inzision des submandibulären Abszesses muß rechtzeitig erfolgen, um die weitere Ausbreitung der Entzündung zu verhindern. Der 4 bis 5 cm lange Hautschnitt liegt unterhalb des Unterkieferrandes (s. Abb. 17.15 und 17.18).

Die *Entzündung der Glandula submandibularis* entsteht vorzugsweise durch Speichelsteine.

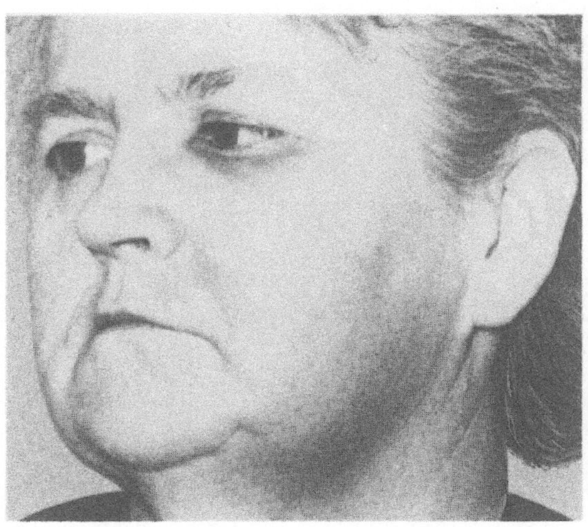

Abb. 17.19 Abszeß in der Submandibularloge

Klinik: Unter Temperaturanstieg vergrößert sich die Speicheldrüse und füllt die Submandibularloge nahezu völlig aus. Bei der extra-intraoralen bidigitalen Untersuchung tastet man eine scharf begrenzte, sehr druckschmerzhafte und derbe Schwellung. Der gleichseitige Mundboden ist angeschwollen bei bestehender Rötung und Schwellung der Papilla salivaria, aus der sich ein eitriges Sekret entleert. Der Patient klagt über Schluckbeschwerden und behinderte Mundöffnung.

Bei Vorliegen von Speichelsteinen geht die akute in eine chronisch-rezidivierende Entzündung über, die durch Reinfektionen immer wieder zu akuten Exazerbationen Veranlassung gibt. Anamnese, klinischer Befund und Röntgenbild grenzen die Speicheldrüsenerkrankung unschwer von der odontogen bedingten Infektion der Submandibularloge ab.

Therapie: Bei der *akuten* Sialoadenitis submandibularis fördert man den Speichelfluß und verordnet Wärme sowie Antibiotika allgemein. Speichelsteine im Mundbodenbereich werden durch Gangschlitzung von intraoral entfernt. Ein vorhandener Abszeß ist zu inzidieren, die *chronisch-entzündlich* veränderte Speicheldrüse nach Abklingen der akuten Entzündung operativ zu entfernen.

Die *Entzündung der submandibulären Lymphknoten* ist eine regelmäßige Begleiterscheinung von pyogenen Infektionen im Kiefer-Gesichtsbereich. Sie tritt ferner bei Allgemeinerkrankungen, wie Kinderkrankheiten, grippale Infekte, Nasen- oder Nasennebenhöhlenentzündungen, auf. Auch bei Hautverletzungen oder -infektionen im Quellgebiet der submandibulären Lymphknoten beobachtet man ihre unspezifische Entzündung. Oft läßt sich jedoch für die vorhandene Lymphadenitis submandibularis

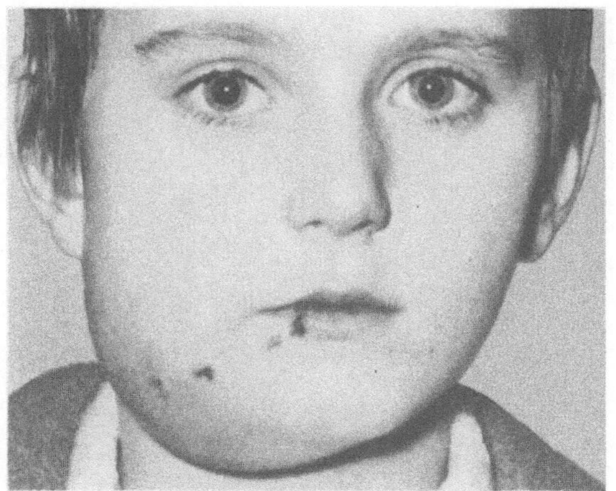

Abb. 17.20 Abszeß bei eitriger Lymphadenitis submandibularis

keine befriedigende Erklärung finden. Vor allem bei Kindern muß an die tuberkulöse Lymphknotenentzündung gedacht werden.

Klinik: Anfangs sind die vergrößerten Lymphknoten einzeln als druckempfindliche, gut begrenzte, verschiebliche Veränderungen tastbar, die später unter Ausbildung von Abszessen zu größeren Paketen verschmelzen. Die submandibuläre Schwellung nimmt zu, die bedeckende Haut ist glänzend und stark gerötet. Nach erfolgtem Durchbruch des Eiters in die Umgebung der Lymphknoten liegt klinisch das Bild eines submandibulären bzw. perimandibulären Abszesses vor (Abb. 17.20).

Therapie: Die Inzision wird nach der bisher beschriebenen Technik vorgenommen. Erkrankte Kinder sind dem Kinderfacharzt zum Ausschluß einer spezifischen Entzündung vorzustellen.

Abszeß in der Submentalloge

Dieser Spaltraum liegt unterhalb der Kinnregion. Die isolierte Erkrankung des Spatium submentale ist selten. Sie nimmt dann vorwiegend von unteren Frontzähnen ihren Ausgang. Häufiger wird die Entzündung von der Submandibular- oder Sublingualloge fortgeleitet.

Klinik: Eine derbe, scharf begrenzte Schwellung reicht vom Unterkieferrand bis zum Zungenbein. Die Haut ist gespannt, über dem Zentrum stark gerötet und auf der Unterlage unverschieblich. Bei Zunahme der Schwellung entsteht am Knochenrand eine quere Furche, die den Eindruck eines »Doppelkinns« entstehen läßt. Die Mundöffnung ist nicht behindert, die Schluckbeschwerden sind gering (Abb. 17.21).

Therapie: Die Inzision erfolgt mit einem queren, 3 bis 4 cm langen Schnitt zwischen Unterkieferrand

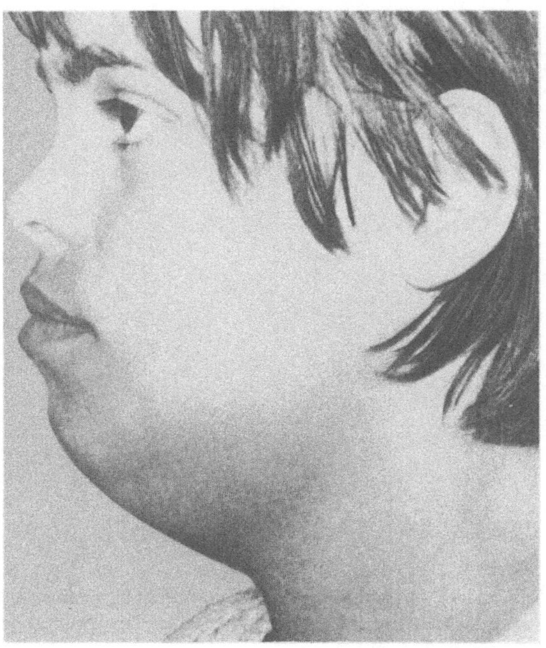

Abb. 17.21 Abszeß in der Submentalloge

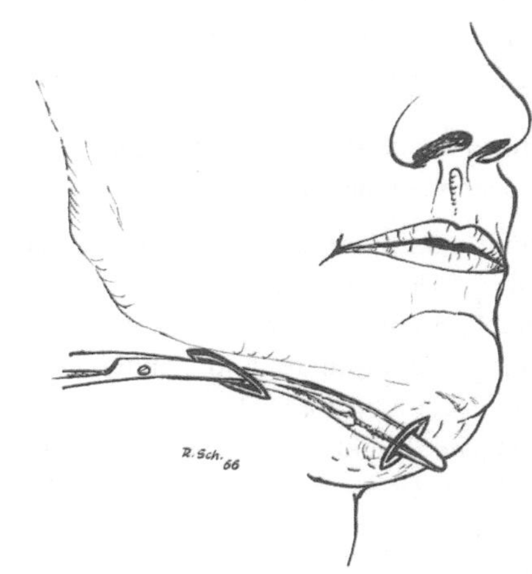

Abb. 17.22 Inzision mit Gegeninzision bei Abszessen in der Submandibular- und Submentalloge

und Zungenbein (s. Abb. 17.15). Bei weiterem Vordringen durch den M. mylohyoideus in den Sublingualraum hinein, lassen sich hier liegende Abszesse gleichzeitig miterfassen. Liegt zusätzlich eine Eiterung in der Submandibularloge vor, so sind zwei Schnitte erforderlich, und zwar einer in typischer Weise unterhalb des horizontalen Unterkieferastes und einer als sagittale Gegeninzision in der Mitte des submentalen Raumes (Abb. 17.22).

Abszeß in der Sublingualloge

Die Infektion des sublingualen Raumes entsteht vorzugsweise durch untere Backenzähne, seltener

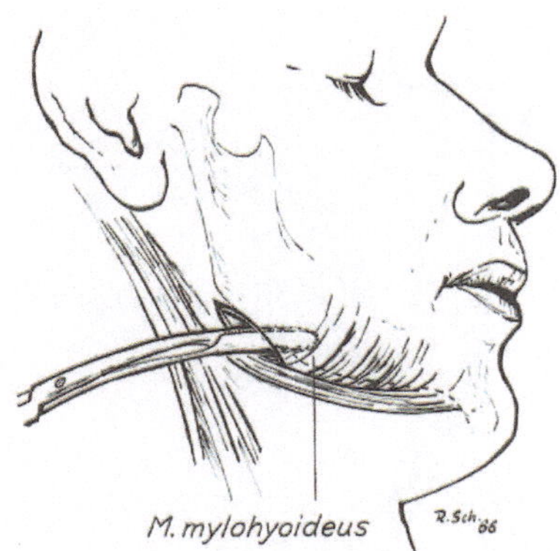

Abb. 17.23 Inzision eines Abszesses in einer Sublingualloge über den dorsalen Rand des M. mylohyoideus

durch die Schneidezähne. Daneben können Speicheldrüsenerkrankungen und Verletzungen des Mundbodens zur Entzündung der Logen führen.

Klinik: Die Abszeßbildung kann sich auf einen kleineren Mundbodenbezirk beschränken oder auch große Teile einbeziehen. Bei ausgedehnteren Entzündungen ist vorwiegend die eine Mundbodenhälfte oft bis in die Höhe der Zahnkronen angehoben, mit stark geröteter und glasig aussehender Schleimhaut. Die Zunge wird zur gesunden Seite hin verdrängt. Hat die Infektion beide Logen befallen, so ist der gesamte Mundboden vorgewölbt, die Zunge nach hinten oben verlagert, so daß Atemstörungen auftreten. Kloßige Sprache, heftige Schmerzen beim Mundschluß, Sprechen und Schlucken, sowie ein erheblich reduzierter Allgemeinzustand ergänzen das klinische Bild.

Therapie: Der *umschriebene* Abszeß läßt sich von intraoral eröffnen. Bei Abszessen in *einer Loge* schafft ein bogenförmiger Hautschnitt am Kieferwinkel den Zugang zum sublingualen Raum (s. Abb. 17.15). Die Kornzange dringt über den dorsalen Rand des M. mylohyoideus zum Abszeß vor und eröffnet ihn (Abb. 17.23).

Sind *beide* Sublinguallogen betroffen, so erfolgt die Inzision über einen queren Hautschnitt im Submentalraum und einen sagittalen Schnitt in der Mittellinie mit scharfer Durchtrennung der Raphe mylohyoidea. Durch weiteres Vordringen der Kornzange werden die Abszesse in beiden Logen eröffnet. Danach ist jeder Spaltraum für sich zu drainieren (Abb. 17.24).

Zungenabszeß

Nicht selten wird in die Entzündung des sublingualen Raumes die Zunge mit einbezogen, indem sich die Infektion über die Mm. genioglossi und geniohyoidei ausbreitet.

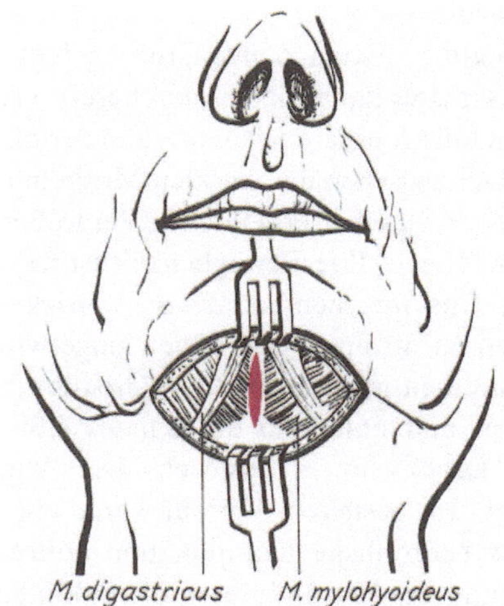

Abb. 17.24 Schnittführung zur Eröffnung von Abszessen in beiden Sublinguallogen und im Zungengrund

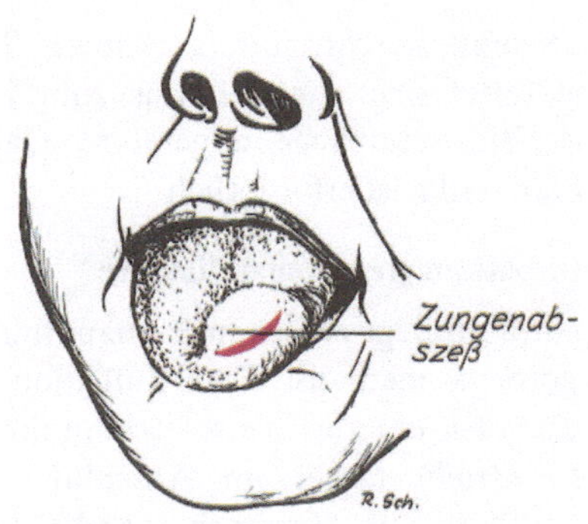

Abb. 17.25 Inzision eines Abszesses im Zungenkörper

Beim *eigentlichen* Zungenabszeß ist die Zungenmuskulatur *primär* erkrankt, während der Mundboden keine oder nur unwesentliche Begleitsymptome der Entzündung aufweist.

Abszeß im Zungenkörper

Er entsteht durch Verletzungen (Fremdkörper, scharfe Zahnkanten, Bißwunden) oder im Anschluß an eine Tonsillitis oder einen grippalen Infekt. In vielen Fällen läßt sich die auslösende Ursache nicht nachweisen.

Klinik: Die Entzündung ist meist nur auf eine Zungenseite lokalisiert. Im Zungenkörper bildet sich eine derbe, sehr druckschmerzhafte Schwellung, die den Zungenrand abrundet und zur Vorwölbung der Zungenoberfläche führt. Die Zungenbeweglichkeit ist eingeschränkt, die Sprache kloßig verändert, das Schlucken erschwert.

Therapie: Die Inzision erfolgt durch einen sagittalen Schnitt am Zungenrand. Nur bei tiefliegenden Abszessen ist ein Nachspreizen mit der Kornzange notwendig (Abb. 17.25).

Zungengrundabszeß

Eine Infektion des am Zungengrund gelegenen Bindegewebsspaltes kann, neben den bereits erwähnten Ursachen, durch untere Schneidezähne erfolgen.

Klinik: Der zwischen den basalen Muskeln gelegene Abszeß führt zu einer erheblichen Vergrößerung der gesamten Zunge. Ihre Beweglichkeit ist nahezu aufgehoben. Das Sprechen bereitet Schwierigkeiten, das Schlucken ist oft unmöglich. Die Zunge wird gegen die Zahnreihen gepreßt. Bei der Palpation am Zungenrücken und unterhalb des Kinnes läßt sich ein heftiger Druckschmerz auslösen. Die Atmung ist erschwert. Im weiteren Verlauf kann ein Glottisödem als bedrohliche Komplikation auftreten. Die Ausbreitung der Entzündung in die Sublingual- und Submentalloge ist möglich.

Therapie: Nach einem queren submentalen Hautschnitt wird die Raphe mylohyoidea mit einem sagittalen Schnitt durchtrennt (s. Abb. 17.24). Die Kornzange tastet sich von hier aus zum Zungengrund vor. Die zusätzliche allgemeine Gabe von Chemotherapeutika ist erforderlich.

Abszeß im Spatium pterygomandibulare

Dieser Spaltraum liegt zwischen R. mandibulae und M. pterygoideus medialis. Eine Infektion nimmt vorzugsweise vom unteren Weisheitszahn ihren Ausgang. Sie entsteht ferner im Anschluß an eine Leitungsanästhesie am Foramen mandibulae oder durch eine Osteomyelitis im Kieferwinkelbereich.

Klinik: Zunehmende Schluckbeschwerden, Kieferklemme und Druckschmerz am inneren Rand des Kieferwinkels sind die wichtigsten Frühsymptome. Bei noch möglicher Mundöffnung sieht man eine intensiv gerötete Schwellung im Bereich des vorderen Gaumenbogens, des weichen Gaumens und der Uvula. Nicht selten stellt sich später eine totale Kieferklemme ein.

Therapie: Der bogenförmige äußere Hautschnitt liegt unterhalb des Kieferwinkels (s. Abb. 17.15). Die geschlossene Kornzange wird zwischen aufsteigendem Unterkieferast und M. pterygoideus medialis in Knochenkontakt zum Spaltraum vorgeschoben und der hier liegende Abszeß eröffnet (Abb. 17.26).

Intensive Wärmeanwendung (Rotlicht, Kurzwellen-Diathermie) in Verbindung mit vorsichtigen aktiven Dehnübungen beschleunigen die Wiederherstellung der Kieferfunktion.

Abszeß im Spatium parapharyngeum

Dieser Spaltraum wird nach medial von der seitlichen Rachenwand, nach latero-ventral vom M. pterygoideus medialis und nach latero-dorsal von der

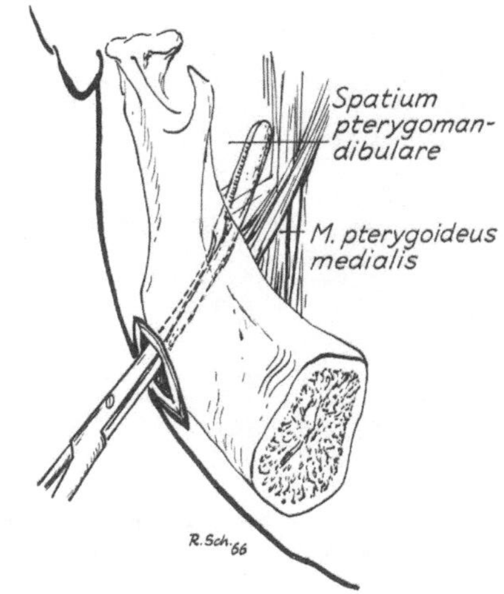

Abb. 17.26 Inzision eines Abszesses im Spatium pterygomandibulare

Fascia retromandibularis begrenzt. Das Dach wird von der Schädelbasis gebildet. Der Spaltraum steht mit der Submandibularloge, dem Spatium pterygomandibulare und der Parotisloge in Verbindung. Nach medial und dorsal schließt sich das Spatium retropharyngeum an. Weitere Ausbreitungsmöglichkeiten zur Schädelbasis sind gegeben. Entlang der großen Gefäße kann die Infektion einen auf- oder absteigenden Verlauf nehmen. Die Infektion des Spatium parapharyngeum geht ebenfalls vor allem von unteren Weisheitszähnen aus.

Klinik: Bei *isolierter* Erkrankung des Spaltraumes sind die extraoral nachweisbaren Symptome gering. Es besteht lediglich eine unwesentliche Schwellung am Kieferwinkel mit heftigem Druckschmerz in der Tiefe der Weichteile. Charakteristische Veränderungen dagegen sind Schluckbeschwerden, Kieferklemme und schlechter Allgemeinzustand. Im weiteren Verlauf nimmt die Kieferklemme immer mehr zu. Das Schlucken ist nahezu unmöglich, die Atmung behindert. Hohe Temperaturen und Pulsfrequenzen weisen auf das ernste Krankheitsbild hin.

Bei *sekundärer* Infektion des Spaltraumes tritt diese Symptomatik zu den bereits bestehenden Veränderungen hinzu. Auftretende Schwellungen im Bereich der Submandibularloge, der Parotis und der Schläfe mit Verschlechterung des Allgemeinzustandes deuten die weitere Ausbreitung der Entzündung an.

Therapie: Die Entzündung im Spatium parapharyngeum erfordert die *Frühinzision!* Zunahme der Kieferklemme, der Schluckbeschwerden und Anstieg der Temperatur geben den Zeitpunkt zum aktiven Vorgehen an. Der Hautschnitt liegt unterhalb des Kieferwinkels (s. Abb. 17.15). Die geschlossene Kornzange dringt am hinteren Pol der Glandula subman-

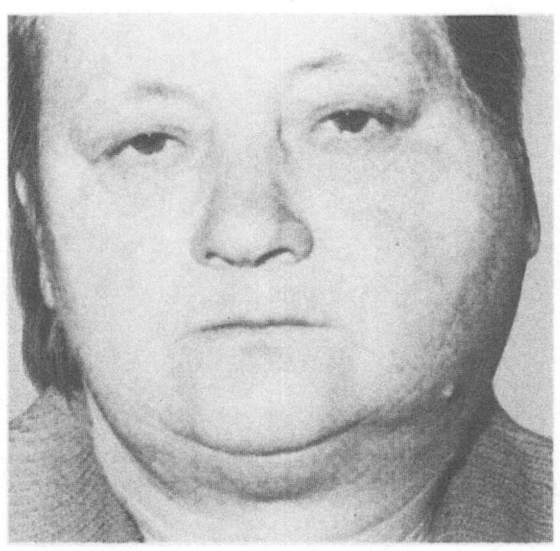

Abb. 17.27 Abszeß in der Parotisloge

dibularis auf der medialen Fläche des M. pterygoideus medialis, d. h. ohne Knochenkontakt zum Spatium parapharyngeum vor und eröffnet den Abszeß.

Abszeß der Parotisloge (Fossa retromandibularis)

Die Fossa retromandibularis nimmt die Glandula parotis auf. Sie steht mit dem Spatium parapharyngeum und masseterico-mandibulare in Verbindung.
Die Parotisloge erkrankt selten primär durch eine Osteomyelitis des aufsteigenden Unterkieferastes oder eine entzündliche Erkrankung der Zähne. Auch wird bei der eitrigen Parotitis die Loge in nur wenigen Fällen in das entzündliche Geschehen einbezogen. Wesentlich häufiger dagegen greift die Infektion aus dem Spatium parapharyngeum sekundär auf die Fossa retromandibularis über.
Klinik: Die Schwellung beginnt präaurikulär und dorsal vom R. mandibulae. Sie breitet sich unter erheblicher Zunahme nach vorn über den Unterkiefer etwa bis zur Wangenmitte und nach dorsal bis zum vorderen Rand des M. sternocleidomastoideus weiter aus. Sie bleibt scharf begrenzt. Die Haut ist gespannt, glänzend und stark gerötet. Die Parotis ist zwar verdrängt, bleibt aber zunächst funktionstüchtig (Abb. 17.27).
Therapie: Der bogenförmige Schnitt liegt unterhalb des Kieferwinkels (s. Abb. 17.15), da ein weiter dorsal geführter die Gefahr einer Schädigung des N. facialis und der V. retromandibularis mit sich bringen kann. Die in das straffe Gewebe nur schwer vordringende Kornzange eröffnet den Abszeß. Das sorgfältige Austasten der Loge ist notwendig, da oft mehrere in sich abgekapselte Abszesse gleichzeitig vorliegen.

17.1.3. Ausbreitungswege der odontogenen pyogenen Infektion

17.1.3.1. Entzündungen im Bereich der Fossae temporalis, infratemporalis und pterygopalatina

Abszeß in der Fossa temporalis

Der im Bereich der Schläfe gelegene Spaltraum wird vom M. temporalis ausgefüllt und nach lateral durch die Fascia temporalis begrenzt. Er steht mit der Fossa infratemporalis unmittelbar in Verbindung.
Klinik: Bei einer Entzündung im Spatium parapharyngeum, pterygomandibulare, masseterico-mandibulare, retromaxillare, in der Fossa pterygopalatina oder infratemporalis findet man häufig ein entzündliches kollaterales Schläfenödem als weiche Schwellung oberhalb des Jochbogens. Erst beim Übergang in ein derbes Infiltrat muß die weitere Ausbreitung der Infektion in die Fossa temporalis angenommen werden. Dabei liegt die Entzündung entweder subkutan oder unter dem M. temporalis. Bei den subkutanen Abszessen ist die bald nachweisbare Fluktuation ein sicheres Symptom, während der heftige Druckschmerz über dem M. temporalis für die darunterliegende Entzündung spricht.
Therapie: Erst wenn nach Eröffnung des *primär* erkrankten Spaltraumes die Schwellung in der Fossa temporalis sich nicht zurückbildet, ist die zusätzliche Inzision notwendig.
Ein oberhalb des Jochbogens gelegener Schnitt eröffnet den Schläfenraum, in den die Kornzange eindringt (s. Abb. 17.15). Die zusätzliche allgemeine Verordnung von Chemotherapeutika wird notwen-

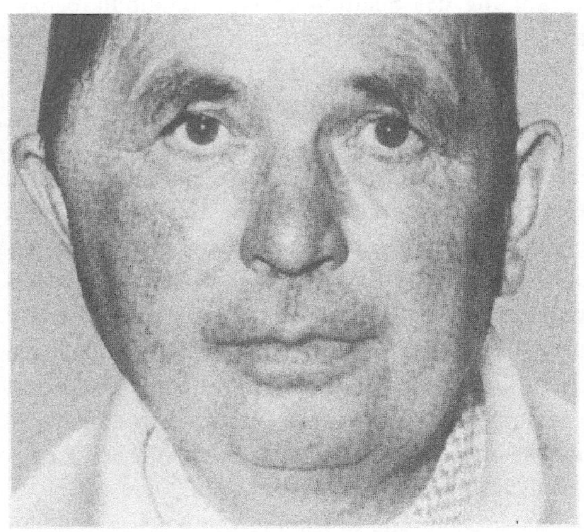

Abb. 17.28 Abszeß in der Fossa temporalis

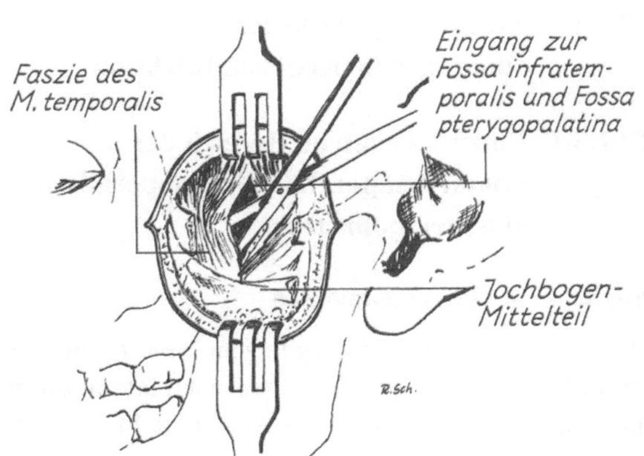

Abb. 17.29 Eröffnung eines Abszesses in der Fossa infratemporalis bzw. pterygopalatina mit doppelter Jochbogendurchtrennung (umgezeichnet nach Ritter, Allgemeine und spezielle chirurgische Operationslehre, 2. Aufl.)

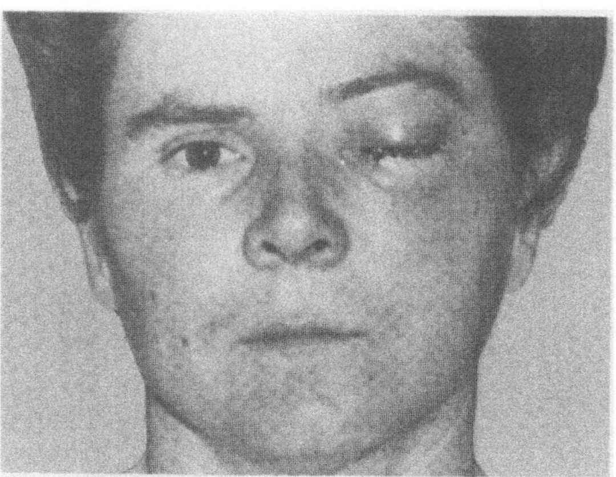

Abb. 17.30 Abszeß in der Orbita bei retromaxillärer odontogener Eiterung

dig, um eine Fortleitung der Entzündung zu verhindern (Abb. 17.28).

Abszeß in der Fossa infratemporalis und pterygopalatina

Die *Fossa infratemporalis* hat zur Fossa temporalis und pterygopalatina, zur Orbita, zum Schädelinneren, zum retromaxillären Raum und zum Spatium parapharyngeum enge topographische Beziehungen. Von besonderer Bedeutung hierbei ist der in der Fossa infratemporalis gelegene Plexus pterygoideus (venosus).

Die *Fossa pterygopalatina* schließt sich als ein schmaler Spaltraum nach medial zu an.

Infolge der engen anatomischen Beziehungen sind in der Mehrzahl der Fälle beide Spalträume gleichzeitig erkrankt. Hierbei geht die Infektion vorzugsweise von den Zähnen des Unterkiefers aus, bei primärer Erkrankung des Spatium pterygomandibulare bzw. parapharyngeum. Sind die Zähne des Oberkiefers ursächlich beteiligt, so erfolgt die Fortleitung der Entzündung über den retromaxillären Raum.

Klinik: Bei entzündlichen Erkrankungen beider Gruben entsteht zunächst ein kollaterales Ödem in der Orbita. Augenlider schwellen an. Bei Druck auf den Bulbus klagt der Patient über heftige Schmerzen. Ist es in der Flügelgaumengrube zur Eiterbildung gekommen, so findet man stets eine Protrusio bulbi. Ein Abszeß im Bereich der Schläfe dagegen spricht immer für eine Miterkrankung der Fossa infratemporalis (Eckstein). Nasennebenhöhleneiterungen sind differentialdiagnostisch hierbei auszuschließen.

Therapie: Die breite Eröffnung von Abszessen in der Fossa infratemporalis und pterygopalatina gelingt mit Hilfe der doppelten Jochbogendurchtrennung nach Partsch. Nach Schlitzung der Sehnenplatte des M. temporalis dringt die Kornzange in die Spalträume vor und ermöglicht die Eiterentleerung (Abb. 17.29).

17.1.3.2. Entzündungen im Bereich der Orbita

Die seltene *odontogen bedingte* Infektion der Orbita kann bei einer fortgeleiteten Entzündung von oberen Zähnen über den retromaxillären Raum und die Flügelgaumengrube, von unteren über die Fossa infratemporalis und pterygopalatina erfolgen. Des weiteren ist hierzu eine Thrombophlebitis des Plexus pterygoideus (venosus), der V. angularis oder infraorbitalis in der Lage. Nur selten greift eine Entzündung der Wange direkt auf die Augenhöhle über. Wesentlich häufiger dagegen führen Eiterungen der Nasennebenhöhlen zur Mitbeteiligung der Orbita.

Klinik: Zunächst entwickelt sich in der Orbita ein entzündliches Ödem, das Ober- und Unterlid mit einbezieht. Die Konjunktiva ist glasig geschwollen und wölbt sich vor. Oft läßt sich schon in diesem Stadium eine Protrusio bulbi nachweisen. Im weiteren Verlauf wird die Beweglichkeit des Bulbus eingeschränkt oder ganz aufgehoben *(Orbitalphlegmone)* (Abb. 17.30). Veränderungen am Augenhintergrund können nachweisbar sein.

Therapie: Sie muß stets in Zusammenarbeit mit dem Ophthalmologen erfolgen! Differentialdiagnostisch ist zu entscheiden, ob nur ein kollaterales Ödem oder bereits eine selbständige Erkrankung der Orbita vorliegt. Bleiben trotz Eröffnung des odontogenen Abszesses die Symptome im Bereich des Auges bestehen oder nehmen sie gar an Intensität zu, so muß letzteres angenommen werden.

17.1.3.3. Thrombophlebitis im Kiefer- und Gesichtsbereich

Der Sinus cavernosus im Schädelinneren kann von einer Phlebitis auf zwei Wegen erreicht werden. Der *vordere* führt über die V. facialis, V. angularis oder V. infraorbitalis über die V. ophthalmica superior bzw. inferior zum Sinus. Diesen Weg beschreiten vor allem Entzündungen, die von oberen Frontzähnen ihren Ausgang nehmen. Der *hintere* Weg geht über den Plexus pterygoideus (venosus), der mit dem Sinus cavernosus durch mehrere Venen direkt in Verbindung steht.

Die Infektion des Plexus pterygoideus (venosus) erfolgt über das Spatium pterygomandibulare, parapharyngeum, retromaxillare oder über die Fossa infratemporalis und pterygopalatina. Durch richtige Einschätzung der vorliegenden Symptomatik und frühzeitige Eröffnung von Eiterungen in diesen Spalträumen bei gleichzeitig durchgeführter gezielter antibiotischer Therapie läßt sich die schwere odontogen bedingte Komplikation einer Thrombophlebitis des Sinus cavernosus vermeiden.

Klinik: Kopfschmerzen, Schwindel, Erbrechen und eine Pleozytose im Liquor sind Frühsymptome einer zerebralen Beteiligung, die unverzüglich die Konsultation von Vertretern entsprechender Fachdisziplinen notwendig machen.

Therapie: Die früher geforderte Venenunterbindung zur Verhinderung einer Weiterleitung entzündlicher Prozesse, kann bei den Gesichtsvenen unterbleiben. Hier ersetzt die antibiotische Behandlung das chirurgische Vorgehen.

Neben der aufsteigenden besteht die Möglichkeit der *absteigenden* Thrombophlebitis, die sich von der Gefäßloge des Spatium parapharyngeum zum Mediastinum hin entwickelt.

Klinik: Ein entzündliches Ödem im Bereich der seitlichen Halsregion mit erheblichem Druckschmerz am vorderen Rand des M. sternocleidomastoideus zeigt die deszendierende Ausbreitung der Infektion an. Dabei wird die V. jugularis interna nur selten in das pathologische Geschehen einbezogen.

Therapie: Die allgemeine antibiotische Behandlung in Verbindung mit intensiver lokaler Kälteanwendung steht im Vordergrund. Besteht der Verdacht einer Miterkrankung der V. jugularis interna, so ist ihre zusätzliche Unterbindung notwendig, um einer Allgemeininfektion vorzubeugen (REHRMANN).

17.1.4. Chronische odontogene pyogene Infektion

Die chronische Entzündung im apikalen Bereich eines Zahnes kann ihren chronischen Charakter beibehalten und durch kleinste subakute Exazerbationen eine weitere Ausdehnung erfahren (MEYER). Der Knochen wird dabei vom Granulationsgewebe allmählich resorbiert, das schließlich mit dem Periost und den bedeckenden Weichteilen in Verbindung tritt. Diese Ausdehnung leitet zur Fistelbildung über.

Klinik: Bei der *Zahnfleischfistel* beobachtet man zumeist vestibulär in Höhe der Wurzelspitze des erkrankten Zahnes ein kleines, dunkelrotes Knötchen, aus dem sich von Zeit zu Zeit eitriges Exsudat entleert (Abb. 17.31).

Derartige Fisteln werden auch im Nasenboden und in der Kieferhöhle beobachtet.

Die in den *Gesichts- und Halsweichteilen* vorkommenden Fisteln stehen nicht selten mit einem pulpentoten Zahn in ursächlichem Zusammenhang. So

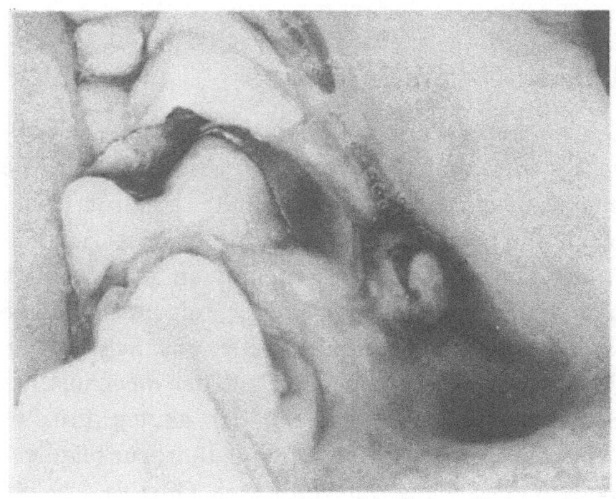

Abb. 17.31 Zahnfleischfistel bei 36

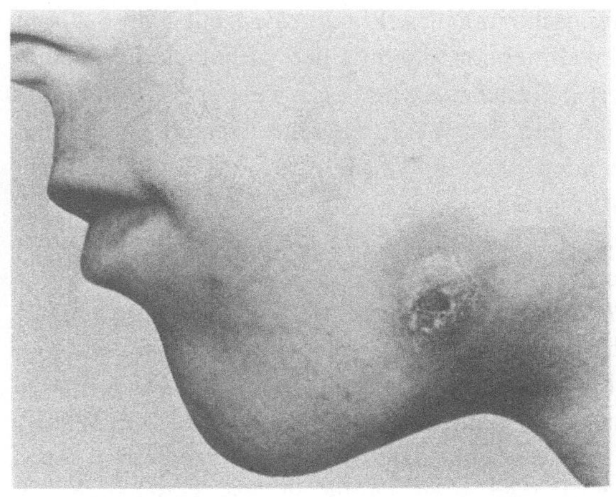

Abb. 17.32 Untere Wangenfistel ausgehend von 37

geht die Fistel im Bereich des inneren Augenwinkels vom oberen Eckzahn aus, die Kinnfistel von unteren Frontzähnen und die untere Wangenfistel von Prämolaren oder Molaren des Unterkiefers. Die von oberen Backenzähnen verursachten Fisteln liegen meist in Höhe des Jochbeins bzw. des Jochbogens. Seltenere Lokalisationen sind äußerer Augenwinkel, Zungenbein, vorderer Rand des M. sternocleidomastoideus und des Kieferwinkels (Abb. 17.32).
Therapie: Bei Vorliegen der zumeist weichen, knotenförmigen Vorwölbungen mit zentraler Einziehung ist der Stomatologe zu konsultieren.

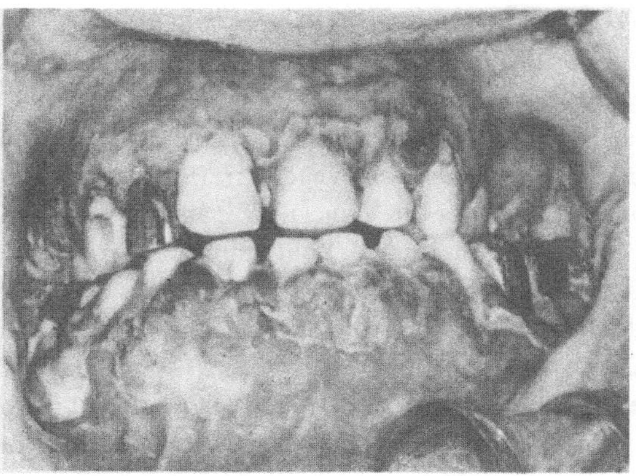

Abb. 17.33 Schwere Form einer Stomatitis ulcerosa

17.1.5. Entzündungen der Mundschleimhaut

Entzündliche Erkrankungen der Mundschleimhaut werden durch *exogene* (Beläge, Zahnstein usw.) und *endogene* Faktoren (Stoffwechselstörung, hormonale Einflüsse usw.) verursacht. Sie kommen isoliert oder in Verbindung mit anderen Grunderkrankungen (akute und chronische spezifische Infektionen, Hämoblastosen usw.) vor.

17.1.5.1. Gingivitis, Stomatitis

Die *Gingivitis* (Periodontopathia inflammata superficialis) tritt akut, subakut oder chronisch auf. Sie bleibt auf einzelne Kieferabschnitte lokalisiert oder befällt die gesamte Gingiva.
Klinik: Die Entzündung beginnt an den Papillen und breitet sich von hier weiter auf die marginale (seltener alveoläre) Gingiva weiter aus. Schwellung, Rötung und Blutungsbereitschaft bei mechanischer Beanspruchung sind Zeichen der akuten Entzündung. Die chronische Entzündung führt zur bläulichlividen Verfärbung der verdickten Gingiva, die bei der produktiv-entzündlichen Form eine Hyperplasie mit Blutungsneigung zeigt.
Bei der *Stomatitis* (Gingivostomatitis) ist die gesamte Mundschleimhaut erkrankt. Sie stellt eine Schlupfwinkelinfektion dar mit der pathologischen Zahnfleisch-Knochentasche bei profunden Periodontopathien und der Weichteiltasche über dem durchbrechenden unteren Weisheitszahn als wichtigste Eintrittspforten.
Die *Stomatitis ulcerosa* ist die klinisch bedeutsamste Form.
Klinik: Die stark angeschwollene, bläulich verfärbte Schleimhaut verfällt schnell der Nekrose. Die Geschwürsbildung beginnt zumeist am Zahnfleischrand, um dann auf die Schleimhaut von Wange, Gaumen, Zunge und Lippen überzugreifen. Auch der Rachen wird häufig in das Geschehen mit einbezogen. Gelegentlich beobachtet man »Abklatschgeschwüre« an Wange und Zunge. Durch fehlende Reinigung und Selbstreinigung entstehen schmierige Beläge. Das Allgemeinbefinden des Patienten ist erheblich beeinträchtigt. Hohe Temperaturen, entzündlich vergrößerte regionäre Lymphknoten ergänzen das klinische Bild. Die Nekrosen und Geschwüre verursachen einen üblen Mundgeruch (*»Mundfäule«*) (Abb. 17.33).
Therapie: Die Stomatitis ulcerosa erfordert die stationäre Aufnahme des Patienten. Mundspülungen mit Wasserstoffperoxid (3- bis 10%ig), Diazetyltannin-Protein-Silber-Lösungen (Targesin®) od. Aethakridinlaktatlösungen (Rivanol®), intraorale Verbände mit Gazestreifen, auf die Akridinfarbstoffe aufgetragen werden, Schmerzbehandlung und eine gezielte Chemotherapie sowie hohe Vitamin-C-Dosen sind erste therapeutische Maßnahmen.

17.1.5.2. Noma (s. a. S. 174)

Diese Erkrankung ist in unseren Breiten selten, während sie in Asien, dem Vorderen und Hinteren Orient weitaus häufiger auftritt. Sie ist gekennzeichnet durch einen rasch fortschreitenden gangränösen Gewebszerfall, der sich vorwiegend auf die Wange lokalisiert. Früher wurde die Letalität mit 70 bis 80%, nach neueren Statistiken wird sie mit etwa 30% angegeben (BETHMANN).
Klinik: Zu Beginn der Erkrankung entsteht auf der Wangenschleimhaut ein sich schwarz verfärbendes und schnell an Größe zunehmendes Bläschen, das den Wangendurchbruch einleitet. Diese Perforation vergrößert sich rasch. Im weiteren Verlauf greift die Entzündung auf Gingiva, Zähne und Kieferknochen über. Die umgebenden Weichteile sind erheblich ödematös angeschwollen, eine Abgrenzungstendenz fehlt. Typisch ist ein stark fötider Geruch.

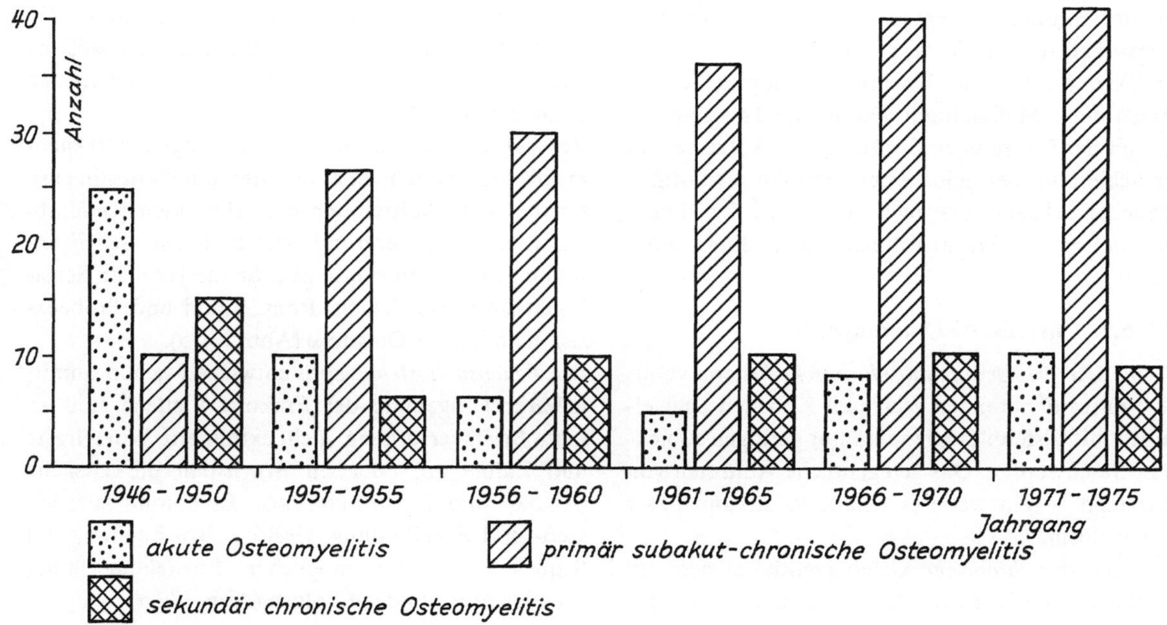

Abb. 17.34 Verlaufsformen der Kieferosteomyelitis (1946 bis 1975)

Therapie: Die sofort einsetzende allgemeine Therapie mit hochdosierten Breitspektrumantibiotika, verbunden mit Bluttransfusionen, Vitamin-C- und Vitamin-B-Komplex-Gaben sowie die Exzision der Nekrosen weit im Gesunden, hat die Prognose der Erkrankung in letzter Zeit verbessert.

17.1.6. Osteomyelitis der Kieferknochen

Die Osteomyelitis der Kieferknochen im Erwachsenenalter entsteht hauptsächlich durch eine odontogene und wesentlich seltener durch eine hämatogen-metastatische Infektion.

Das Wesen der Osteomyelitis hat sich in den letzten Jahren geändert (HAYM, NEUMANN u. Mitarb., SPIESSL). Die akute, stürmisch verlaufende, sich auf große Kieferabschnitte ausdehnende Form wird heute nur noch selten beobachtet. Im Vordergrund steht vielmehr eine subakut-chronische Verlaufsform. Bei 313 Patienten, die mit einer Osteomyelitis der Kieferknochen von uns behandelt wurden, lag in den Jahren 1946 bis 1950 in der Mehrzahl der Fälle eine akute Osteomyelitis vor, später verschob sich das Verhältnis zugunsten der primär subakut-chronischen Form (Abb. 17.34).

17.1.6.1. Akute Osteomyelitis

Klinik: Ein entzündliches Ödem der Weichteile, ein klopfempfindlicher, beim Aufbeißen schmerzender Zahn, sind die uncharakteristischen Frühsymptome der akuten Osteomyelitis. Durch das Auftreten multipler extra- wie intraoraler Abszesse in Verbindung mit einer zunehmenden Lockerung nebeneinanderstehender Zähne, wird die akute Knochenentzündung klinisch manifest. Die Anästhesie im Bereich des N. mentalis (VINCENT-Symptom) zeigt das Übergreifen der Entzündung auf den Mandibularkanal an. Röntgenologisch sind frühestens in der 3. Erkrankungswoche Strukturveränderungen am Knochen zu erwarten. Das Röntgenbild weist eine »marmorierte« Zeichnung im Bereich der erkrankten Kieferabschnitte auf.

Bei der akuten *Oberkieferosteomyelitis* stehen resorptive Vorgänge im Vordergrund. Nur im geringen Umfang kommt es zur Knochenneubildung. Charakteristisch ist ein tiefliegender Gesichtsschmerz, der auch nach der Behandlung des schuldigen Zahnes bestehen bleibt. Die Weichteile des Mittelgesichtes sind ödematös angeschwollen. Der erkrankte Kieferabschnitt ist aufgetrieben. Im Innervationsgebiet des N. infraorbitalis können Hyp- oder Anästhesien auftreten. Die gleichzeitig vestibulär und oral nachweisbaren Abszesse bzw. Fisteln sowie die Lockerung der Zähne im erkrankten Kieferabschnitt sind typische Symptome einer fortschreitenden Oberkieferosteomyelitis.

Therapie: Für den weiteren Verlauf der Erkrankung sind die ersten 3 Behandlungstage entscheidend (BECKER, ZISSER). Dabei steht die gezielte und genügend lang andauernde Antibiotikabehandlung und der Einsatz von Präparaten mit breitem Wirkungsspektrum im Vordergrund. Hohe Vitamingaben (Vitamin-C- und Vitamin-B-Komplex) unterstützen diese Maßnahmen. Die lokale Therapie hat sich mit der frühzeitigen Eröffnung der Abszesse und der Schienung der gelockerten, erhaltungswürdigen Zähne zu befassen. Erst nach Abklingen der akuten Entzündung ist eine ursächliche Behandlung möglich.

17.1.6.2. Chronische Osteomyelitis

Klinik: Die *primär subakut-chronische* Osteomyelitis führt zu rezidivierenden Weichteil-Knochen-Schwellungen mit Fistelbildungen und nur geringen subjektiven Beschwerden. Das gelegentliche Auftreten von Abszessen ist ein weiteres Charakteristikum dieser Verlaufsform.

Die *sekundär-chronische* Osteomyelitis entsteht im Anschluß an die akute Knocheneiterung. Ausgedehnte Sequesterbildung, extra- und intraorale Fisteln, rezidivierende Schwellungen, abgestoßene Zähne und pathologische Frakturen kennzeichnen dieses Krankheitsbild.

Bei der *primär chronischen* Osteomyelitis (Osteomyelitis sicca) steht eine ossifizierende Periostitis mit schmerzloser Auftreibung des erkrankten Kieferabschnittes im Vordergrund. Weichteilabszesse, Fistelbildungen, Zahnlockerungen, Sequester oder Sensibilitätsstörungen fehlen. Röntgenbild und Probeexzision klären die Diagnose (Abb. 17.35).

Die *Bruchspaltosteomyelitis* entwickelt sich in unmittelbarer Umgebung der Fraktur. Vielfach sind zu späte Bruchversorgung, nicht extrahierte Wurzelreste und Zähne am oder im Bruchspalt die Ursache (ANDRÄ und I. SONNENBURG). Es kommt zur Abszeß- und Fistelbildung. Gestörte Bruchheilung mit Sequestration und möglicher Entstehung einer Pseudarthrose sind die Folgen (Abb. 17.36).

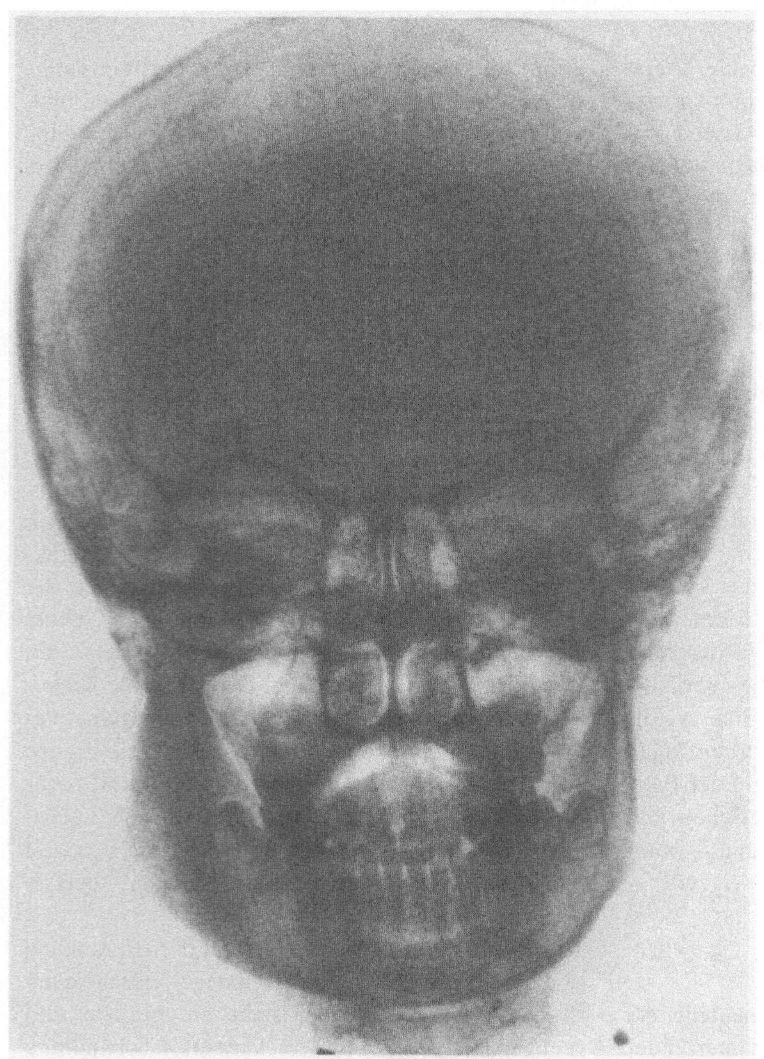

Abb. 17.35 Hypertrophie des rechten Unterkiefers bei primär chronischer Osteomyelitis

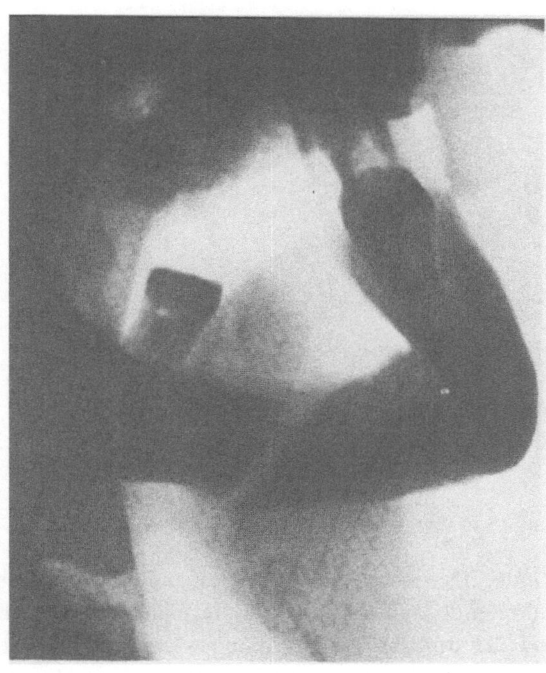

Abb. 17.36 Bruchspaltosteomyelitis bei Unterkieferbruch

Die *Osteoradionekrose* ist eine ernste Komplikation nach intensiver radiologischer Therapie. Begünstigende Faktoren sind primär infizierte Operationsdefekte sowie nach der Bestrahlung vorgenommene Eingriffe (Zahnextraktionen, Probeexzisionen, prothetische Maßnahmen usw.). Heftige Schmerzen, sich schnell vergrößernde Schleimhautulzera, ausgedehnte Nekrosen des Knochens ohne Tendenz zur Abgrenzung sind die wichtigsten klinischen Merkmale. Pathologische Frakturen, Weichteilperforationen und Defektpseudarthrosen stellen sich im weiteren Verlauf ein.

Therapie: Bei der chronischen Osteomyelitis steht das chirurgische Vorgehen im Vordergrund, außer bei der Osteomyelitis sicca, bei der mit einer spontanen Ausheilung gerechnet werden kann. Bei weniger ausgedehnten Prozessen sind die von MOWLEM und OBWEGESER empfohlene Dekortikation des Knochens bzw. die Sequestrotomie angezeigt. Für große Destruktionsherde wird das *radikal-chirurgische Vorgehen* mit Entfernung des erkrankten Knochens im Gesunden empfohlen (BECKER, REHRMANN). Die primäre Osteoplastik begünstigt den Heilungsverlauf (EWERS, GLAHN, LUHR, LUHR u. Mitarb.).

Zur Vermeidung der Osteoradionekrose ist die Ausschaltung *aller* möglichen Infektionsquellen vor Bestrahlungsbeginn (Sanierung der Mundhöhle!) wichtigste prophylaktische Maßnahme (GRIMM).

17.1.6.3. Osteomyelitis der Kieferknochen beim Säugling und Kleinkind

Die Kieferosteomyelitis beim Säugling und Kleinkind entsteht vorzugsweise auf hämatogenem Weg. So wurde sie im Anschluß an Infektionskrankheiten, bei Nabelschnurinfektionen, Panaritien, Ohrfurunkeln und Anginen beobachtet. Die Erkrankung des Knochens über eine Schleimhautwunde oder über eine Stomatitis kommt selten vor. Für einen Teil der Erkrankungsfälle ist die rhinogene Infektion des Oberkiefers über die Kieferhöhle als sicher anzunehmen (SCHLEGEL). Bei Kindern vom 4. Lebensjahr an treten diese Möglichkeiten zugunsten des odontogenen Infektionsweges immer mehr in den Hintergrund.

In den ersten Lebensjahren lokalisiert sich die Osteomyelitis nahezu ausschließlich auf den *Oberkiefer*. Erst vom 2. bis 3. Jahr an nimmt die Unterkieferbeteiligung zu.

Klinik: Bei der *medullären Form* der Säuglingsosteomyelitis besteht eine Knochenmarkinfektion, die sich durch einen progredienten Verlauf auszeichnet und das gesamte Zahnkeimlager in die Entzündung einbezieht, so daß Zahnkeime im ganzen ausgestoßen werden können (SPIESSL). Neben dem erheblich gestörten Allgemeinbefinden ist die ödematöse Schwellung von Wangen und Lidern typisch für die Oberkieferosteomyelitis. Der erkrankte Kieferabschnitt schwillt an, eiternde Fisteln treten frühzeitig auf. Protrusio bulbi und starke Schwellung von Ober- und Unterlid weisen auf die Mitbeteiligung der Orbita hin (Abb. 17.37).

Therapie: Die Behandlung ist bis zum Vorliegen des Antibiogramms mit Breitspektrumantibiotika als

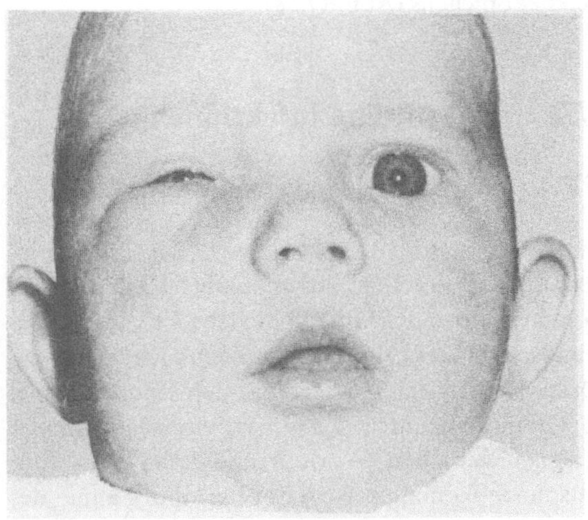

Abb. 17.37 Akute Oberkieferosteomyelitis rechts bei einem Säugling

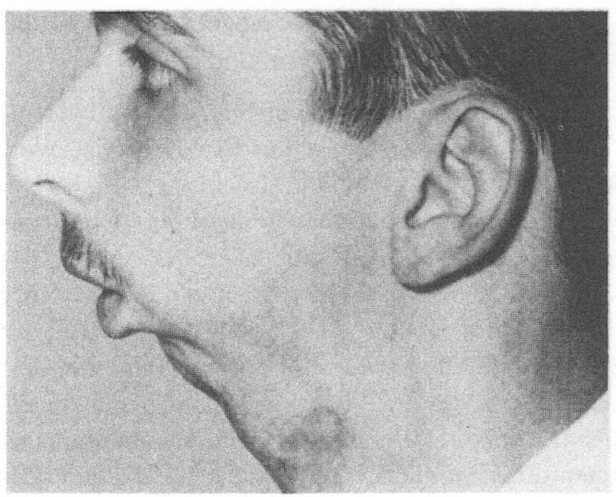

Abb. 17.38 »Vogelgesicht« als Folge einer frühkindlichen Unterkieferosteomyelitis

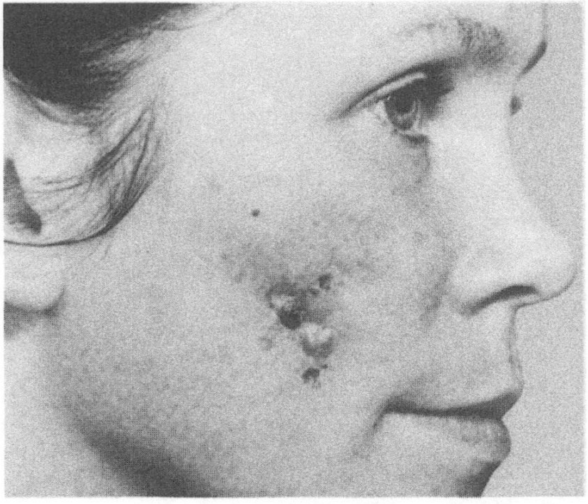

Abb. 17.39 Aktinomykose der rechten Wange

Kombinationstherapie einzuleiten, um schwere Komplikationen (metastatische Eiterungen) zu verhindern. Das Immunkörperdefizit wird durch *Gammaglobulingaben* ausgeglichen. Eine aktive Immunisierung durch Autovakzine ist anzustreben (SCHLEGEL und GABKA). Abszesse sind zu inzidieren, wobei vor allem im Oberkiefer größere aktive Revisionen (Zahnkeime!) zu vermeiden sind (ROSENTHAL, SCHUCHARDT). Die Zusammenarbeit mit dem Kinderfacharzt ist unerläßlich.

Die *Prognose* ist günstig, wenn auch ein Teil der Fälle in ein chronisches Stadium übergehen kann.

Die *Folgen* von Säuglings- und frühkindlicher Osteomyelitis sind: Wachstumsstörungen im Oberkiefer-Mittelgesichts-Bereich (bis zu 70% nach KOBLIN und KREIDLER), Zahnschädigungen und Dysgnathien, Ankylosen bei Gelenkbeteiligung und Zerstörung der Ossifikationskerne im hyalinen Knorpel des Gelenkköpfchens (Abb. 17.38).

17.2. Spezifische Infektionen

17.2.1. Zervikofaziale Aktinomykose (s. a. S. 196)

Actinomyces israeli ist ein anaerober Keim, der als Kommensale in der Mundhöhle lebt. Er wird auf der Mundschleimhaut, in den Tonsillenbuchten, in kariösen Zähnen, im Wurzelkanal pulpentoter Zähne, im Granulom und in Zahnfleischtaschen gesunder Personen gefunden (AUGUST und LEVY). Als Eintrittspforte kommen vorzugsweise die Zähne des Unterkiefers in Frage, während Schleimhautverletzungen und Kieferbrüche eine untergeordnete Rolle spielen (SCHUCHARDT).

Klinik: Der nach Inzision eines akuten Abszesses auftretende, zumeist subkutan liegende Zweitabszeß und die trotz breiter Eröffnung weiter andauernde Eiterung, sind klinische *Frühsymptome* einer Aktinomykose (AXHAUSEN). Dagegen müssen die umschriebene Induration des Gewebes mit der Ausbildung chronischer Subkutanabszesse, die Atrophie und bläuliche Verfärbung der Haut sowie die Entstehung von Weichteilfisteln als charakteristische Erscheinungen der spezifischen Infektion angesehen werden (Abb. 17.39). Im weiteren Verlauf entsteht eine narbige Verhärtung des Gewebes mit Schrumpfung der bedeckenden Haut. Die Fisteln schließen sich, um erneut aufzubrechen. In der Umgebung des Primärherdes bilden sich neue Infiltrate und Abszesse aus, wodurch das typische Bild der *fortschreitenden* Aktinomykose manifest wird.

Die Beteiligung der Kieferknochen, der Mundschleimhaut sowie metastatische Absiedlungen sind möglich (KUZMENKO, STENHOUSE).

Therapie

1. Breite Inzision vorhandener Abszesse mit vorsichtiger Entfernung des Granulationsgewebes aus der Abszeßhöhle. Beseitigung der Eintrittspforte!

2. Langandauernde allgemeine und lokale Chemotherapie mit Nachkur (3 bis 6 Monate). Penizillin in hohen Dosen (5 bis 10 Millionen IE täglich) ist das Mittel der Wahl. Tetrazykline und Erythromyzin sind gleichfalls indiziert (Antibiogramm!). Eine alleinige Sulfanilamidbehandlung ist nicht zu empfehlen (SCHÜLE).

3. Röntgenbestrahlung als Entzündungsbestrahlung (Gesamtdosis: 750 bis 1000 R).

4. Allgemeine Maßnahmen, wie Transfusionen von Rekonvaleszentenblut und Anwendung unspezifi-

scher Reizkörper (Eigenblut) sollten hartnäckigen Verlaufsformen vorbehalten bleiben.

5. Sorgfältige Überwachung der Patienten über längere Zeit.

17.2.2. Syphilis (s. a. S. 194)

Nach SCHUERMANN sind zwei Drittel bis drei Viertel der extragenitalen syphilitschen Primäraffekte (5 bis 10%) auf die Kopfregion lokalisiert. Dabei führt die Syphilis in allen vier Stadien zu klinisch manifesten Veränderungen im Kiefer- und Gesichtsbereich.

I. Stadium. Den *Primäraffekt* findet man vorzugsweise im Bereich der Lippen und Mundwinkel, während seine Lokalisation am vorderen Teil der Zunge, am Gaumen, an den Tonsillen, an der Wangenschleimhaut und Gingiva seltener beobachtet wird.

Klinik: Aus einem scharfbegrenzten, knotenförmigen Gebilde entsteht eine schmerzlose, derbe, flächenhaft erodierte Veränderung, die außerhalb der Mundhöhle krustöse Beläge aufweist. Gleichzeitig oder etwas später entwickelt sich eine zumeist einseitige, nicht schmerzhafte regionäre Lymphknotenschwellung (= *Primärkomplex).*

II. Stadium. Von den Symptomen dieses Stadiums sind bevorzugt Tonsillen, weicher Gaumen und Uvula, Wangenschleimhaut, Zunge und Zahnfleisch befallen.

Klinik: Die Sekundärerscheinungen beginnen zumeist im Bereich der Tonsillen mit der Ausbildung dunkelroter, fleckförmiger Erytheme (»Angina specifica«), die bald auf das Velum übergreifen bei scharfer Begrenzung zum harten Gaumen hin. Heiserkeit spricht für die Mitbeteiligung des Kehlkopfes. Im weiteren Verlauf entstehen papelomatöse Effloreszenzen (Plaques opalines, Plaques erosives). An der Zunge kann ein umschriebenes Verschwinden der Zungenpapillen auftreten (Plaques lisses). Im Mundwinkelbereich entsteht häufig eine Papel mit einer nichtheilenden krustösen Rhagade im Zentrum. Diese Mundschleimhautveränderungen können kombiniert mit anderen Symptomen der Syphilis oder isoliert auftreten.

III. Stadium. Die tertiäre Syphilis lokalisiert sich vor allem am harten Gaumen und im Bereich der Lippen.

Klinik: Die dieses Stadium auszeichnenden Gummen führen nicht selten zu kreisrunden, zumeist median liegenden Gaumenperforationen. Im Lippen- und oberflächlichen Zungenbereich entstehen nach Perforation der gummösen Veränderungen Geschwüre, die von bösartigen Tumoren differentialdiagnostisch abzugrenzen sind. Bei der tertiär-syphilitischen Glossitis steht nicht die Ulzeration, sondern die Sklerosierung im Vordergrund, die zu unregelmäßigen Einziehungen des Zungenrückens führt (Abb. 17.40).

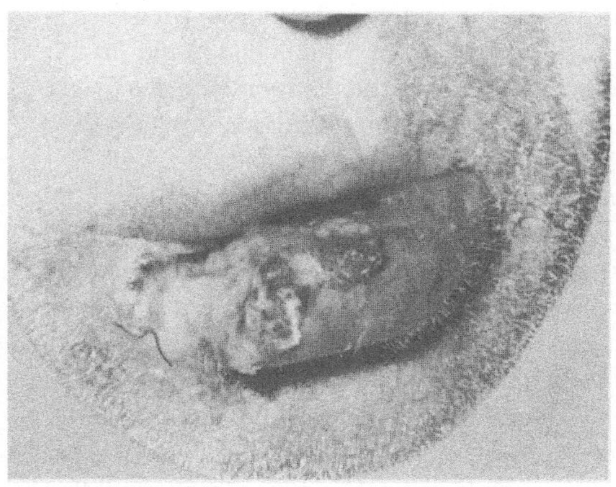

Abb. 17.40 Exulzeriertes Gumma der Unterlippe

IV. Stadium. Die wichtigste klinische Erscheinung hierbei ist das Mal perforant, das allerdings in der Mundhöhle selten beobachtet wird.

Klinik: Das IV. Stadium beginnt nicht selten mit einer Trigeminus-Neuralgie, an die sich bei nachfolgender Anästhesie im Versorgungsbereich des V. Hirnnerven schmerzlose Zahnlockerungen und Zahnausfälle, vornehmlich im Oberkieferbereich, anschließen. Sequestrationen des Kieferknochens vorzugsweise im Gebiet der Molaren lassen Geschwüre und Fisteln sowie nicht median liegende Perforationen zur Kiefer- oder Nasenhöhle entstehen.

Therapie: Die Behandlung der Syphilis bleibt den entsprechenden Fachdisziplinen vorbehalten. Auf die Zunahme venerischer Infektionen ist mit Nachdruck zu verweisen (KERN).

17.2.3. Tuberkulose (s. a. S. 187)

Die Tuberkulose von Haut und Schleimhaut übertrifft in ihrer wechselvollen klinischen Symptomatik die der inneren Organe bei weitem. Die Kenntnis ihrer verschiedenen Formen ist im Hinblick auf Therapie und Prognose unerläßlich, wenn auch ihre Lokalisation im Mundhöhlenbereich ein relativ seltenes Ereignis darstellt (LAWS).

Tuberkulöser Primärinfekt

Diese Form der Tuberkulose ist nur bei Menschen zu erwarten, die sich noch nicht mit dem Erreger auseinandergesetzt haben oder deren Immunität

nach Ausheilung einer Tuberkulose wieder erloschen ist. Im Bereich der Mundhöhle ist der Primärinfekt eine Sonderform der extrapulmonalen Tuberkulose, deren Häufigkeit SCHUERMANN mit 15,3% angibt.
Klinik: Der Primärinfekt wird vorzugsweise an der Gingiva und im Bereich des lymphatischen Rachenrings gefunden. Zahnfleischtaschen und kariöse Zähne werden als Eintrittspforten genannt. Im Stadium der exsudativen und verkäsenden Entzündung zeigt sich ein kraterförmiges Ulkus mit aufgeworfenen, weichen Rändern, die zu Blutungen neigen. Die Abheilung beginnt nach 1½ Wochen und ist nach etwa 3 Wochen beendet. Die regionären Lymphknoten schwellen an, verbacken untereinander zu größeren Paketen, erweichen und brechen nach außen durch *(= Primärkomplex).*
Der mögliche akute Beginn einer tuberkulösen Lymphadenitis kann zu Fehldiagnosen führen. Der Erregernachweis und die nach einigen Wochen positiv werdende Tuberkulinreaktion klärt das vorliegende Krankheitsbild.

Lupus vulgaris

Diese Form führt in etwa der Hälfte der Fälle zu einer Mitbeteiligung von Nasen-, Mund- und Rachenschleimhaut, wobei auch isolierte Erkrankungen der Mundhöhle beobachtet werden.
Klinik: Die Hauptlokalisation betrifft harten und weichen Gaumen, Gingiva, Wangenschleimhaut und Tonsillen. Das typische »Lupusknötchen« tritt hierbei weniger deutlich in Erscheinung. Im Vordergrund stehen einzelne flache Geschwüre, die später konfluieren, so daß flächenhafte Ulzerationen entstehen. Aber auch blaßrote Knötchen von wechselnder Größe, feine Granulationen mit dazwischenliegenden grauen Knötchen oder höckerige, leicht blutende Wucherungen können das vielgestaltige klinische Bild beherrschen. In der Umgebung von kariösen Zähnen kommt es häufig zu tiefen Ulzerationen mit nachfolgender Zahnlockerung und Verlust der Zähne. Am Gaumen können Perforationen, im Bereich des Velums Schrumpfungen und Verwachsungen auftreten. An den Lippen führt der Lupus vulgaris zu starken Verziehungen und Kontraktionen, so daß die Mundöffnung erheblich verkleinert wird (Abb. 17.41).

Tuberculosis miliaris ulcerosa

Diese Form wird nahezu ausschließlich im Endstadium einer fortgeschrittenen aktiven Organtuberkulose beobachtet.
Klinik: Das schmerzhafte, flache, oft in der Mehrzahl vorhandene Geschwür mit seinen unterminierten Randpartien steht im Vordergrund der klinischen Symptomatik. Hauptsitz der Ulzerationen sind Zunge, harter Gaumen, Tonsillen und Wange.
Die Tuberculosis miliaris ulcerosa führt in vielen Fällen erst zur Erfassung einer manifesten Organ-, zumeist Lungentuberkulose.

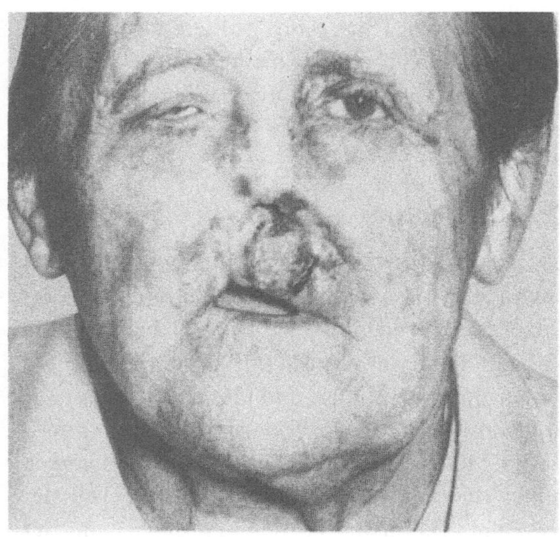

Abb. 17.41 Lupus-Karzinom der Oberlippe

Tuberculosis colliquativa

Die häufigste Form der Hauttuberkulose wird in der Mundhöhle nur selten festgestellt. Die wichtigste Lokalisation ist dann die Randpartie der Zunge, wobei sich die Entzündung in der Muskulatur oder in der Schleimhaut abspielt.
Klinik: Primär entwickelt sich ein schmerzloses, an Größe allmählich zunehmendes, knotenförmiges Infiltrat, das erweicht, nach außen durchbricht und ein trichterförmiges Ulkus hervorbringt. Unter zumeist erheblicher Bindegewebswucherung kommt es zur Abheilung. Das Auftreten neuer Herde weist auf den chronisch-rezidivierenden Verlauf hin.
Die spezifischen Infektionen der *Kieferknochen* sind sehr seltene Erkrankungen, so daß auf ihre Darstellung verzichtet werden kann.

Literaturverzeichnis

Alexandrow, H. M., und *R. F. Nisowa,* Über Veränderungen des klinischen Verlaufs bei Phlegmonen odontogener Herkunft. Stomatolgija (Mosk.) *44* (1965) 56

Andrä, A., Zahnärztlich-chirurgischer Eingriff im Entzündungsgebiet. In: Andrä, A. und G. Naumann, Odontogene pyogene Infektion, 1. Aufl. J. A. Barth, Leipzig 1971, 263–267

–, Die Lymphadenitis colli beim Kind aus stomatologisch-kieferchirurgischer Sicht. Stomat. DDR *25* (1975) 25

–, und *G. Naumann*, Odontogene pyogene Infektion, 1. Aufl. J. A. Barth, Leipzig 1971

–, und *I. Sonnenburg*, Die Bruchspaltostitis als Komplikation bei Unterkieferbrüchen in Beziehung zum primär vitalen Zahn am oder im Bruchspalt. Dtsch. Stomat. *16* (1966) 336

–, *H. Schmidt* und *G. Naumann*, Mikrobiologische Untersuchungen bei Entzündungen im Kiefer-Gesichtsbereich. Stomat. DDR *29* (1979) 81

August, D. S. und *P. A. Levy*, Periapical actinomycosis. Oral Surg. Med. Path. *36* (1973) 585

Axhausen, G., Allgemeine Chirurgie in der Zahn-, Mund- und Kieferheilkunde, 4. Aufl. Hanser, München 1949

Becker, R., Beobachtungen über die Zunahme der Kieferosteomyelitis und Änderungen ihres Krankheitsbildes. Dtsch. zahnärztl. Z. *14* (1959) 1373

–, Therapeutische Konsequenzen aus der Änderung des Krankheitsverlaufes der Osteomyelitis. In: Schuchardts Fortschritte der Kiefer- und Gesichts-Chirurgie, Bd. IX. Thieme, Stuttgart 1964, 157–161

–, Zur Therapie der chronischen Osteomyelitis. Dtsch. zahnärztl. Z. *22* (1967) 1020

Bethmann, W., Tropenerfahrungen in Plastischer Gesichts- und Kieferchirurgie, 1. Aufl. VEB Volk und Gesundheit, Berlin 1960

–, *H. Faßauer, C. Schottke* und *B. Langanke*, Beitrag zur Chemotherapie mit Sulfonamiden in der Zahn-, Mund- und Kieferheilkunde. Stomat. DDR *24* (1974) 116

Eckstein, A., Die unspezifischen Entzündungen der dem Kiefer benachbarten Weichteile. In: Häupl-Meyer-Schuchardt, Die Zahn-, Mund- und Kieferheilkunde, 3. Bd., Teil 2, Urban & Schwarzenberg, München-Berlin 1959, 395–1046

Eder, M., Die dentogene Sinusitis, Erkennung-Bedeutung-Behandlung. Österr. Z. Stomat. *73* (1976) 184

Ewers, R., Indikation zur operativen Behandlung der Unterkieferosteomyelitis. Dt. zahnärztl. Z. *33* (1978) 811

Fries, R., Erfahrungen bei phlegmonösen Entzündungen im Kiefer-Gesichtsbereich. In: Schuchardts Fortschritte der Kiefer- u. Gesichts-Chirurgie, Bd. IX. Thieme, Stuttgart 1964, 118–123

Fröhlich, E., Die chirurgische Behandlung der marginalen Parodontitis. In: Häupl-Meyer-Schuchardt, Die Zahn-, Mund- und Kieferheilkunde, Bd. 3, Teil 1. Urban & Schwarzenberg, München-Berlin 1957, 465

Glahn, M., The surgical treatment of chronic osteomyelitis of the mandible. J. Maxillofac. Surg. *2* (1974) 238

Grimm, G., Klinische und experimentelle Untersuchungen über die radiogene Knochenschädigung am Kieferapparat. Nova acta Leopoldina, Nr. 196, Bd. 36. J. A. Barth, Leipzig 1971

Hahn, W., Die chirurgisch-plastische Deckung der Mund-Antrum-Verbindung. Zahnärztl. Praxis *27* (1976) 447

Harnisch, H., Die Durchbruchsstörungen der Weisheitszähne, 2. Aufl. VEB Volk und Gesundheit, Berlin 1961

–, Klinische Erfahrungen mit mehrdimensionaler Chemotherapie. Zahnärztl. Rdsch. *74* (1965) 2

Haym, J., Die Unterkieferosteomyelitis und ihre Folgezustände. Zahnärztl. Welt *61* (1960) 583, 660

–, Wandel der klinischen Symptome in der Zahn-, Mund- und Kieferheilkunde durch moderne Medikamente. Dtsch. zahnärztl. Z. *17* (1962) 276

Herfert, O., Können durch Sulfonamide und Penicilline die zahnärztlich-chirurgischen Eingriffe im akut entzündlichen Stadium großzügiger gehandhabt werden? Dtsch. zahnärztl. Z. *14* (1959) 869

Hoffmann-Axthelm, W., Zur Ätiologie der Kieferhöhlenentzündungen. Dtsch. zahnärztl. Z. *17* (1962) 303

Kallenberger, K., Odontogene Abszesse. Deutscher Zahnärzte-Kalender. Hanser, München 1959

Kern, A., Bedeutung und Diagnose venerischer Infektionen im Kindes- und Jugendalter. Päd. Grenzgeb. *13* (1974) 147

Koblin, I., und *J. Kreidler*, Spätfolgen nach Oberkieferosteomyelitis im Säuglings- und Kleinkindesalter. Dtsch. zahnärztl. Z. *29* (1974) 212

Kuzmenko, V. F., Some peculiarities in the clinical picture, diagnosis and treatment of actinomycosis of the jaw. Stomatologija (Mosk.) *50* (1972) 77

Laws, I. M., Oral tuberculosis. Brit. dent. J. *134* (1973) 146

Luhr, H. G., Moderne Verfahren bei der Behandlung der Unterkieferpseudarthrose. Act. traumatologie *3* (1973) 165

–, *R. Maerker* und *J. Blümel*, Operative Technik bei der Behandlung der Unterkieferosteomyelitis. Dt. zahnärztl. Z. *33* (1978) 814

Markula, K., und *K. Pape*, Sogenanntes territoriales Antibiogramm. Acta Chirurgiae Max.-Facialis, Bd. 1. J. A. Barth, Leipzig 1975

Meyer, H., und *H. Harnisch*, Haben die Antibiotika die Anzahl der Phlegmonen des Kieferbereiches verringert? Dtsch. zahnärztl. Z. *16* (1961) 770

Mowlem, R., Osteomyelitis of the Jaw. Prod. roy. Soc. Med. *38* (1945) 452

Naumann, G., Chemotherapie und Chemotherapeutika. In: Andrä, A. und G. Naumann, Odontogene pyogene Infektion, 1. Aufl. J. A. Barth, Leipzig 1971, 288–295

Neumann, H. J., G. Steinbrecher und *I. Thiemann*, Ein Beitrag zur Kieferosteomyelitis. Stomat. DDR *25* (1975) 31

Obwegeser, H., Aktives chirurgisches Vorgehen bei der Osteomyelitis mandibulae. Österr. Z. Stomat. *57* (1960) 216

Rehrmann, A., Ein Beitrag zur Pathogenese, Diagnostik und Therapie der eitrigen Phlebitis im Bereich des Gesichtes, Gesichtsschädels und Halses. Dtsch. Zahn-, Mund- und Kieferheilk. *14* (1951) 5

Rosenthal, W., W. Bethmann und *A. Bienengräber*, Spezielle Zahn-, Mund- und Kieferchirurgie, 3. Aufl. J. A. Barth, Leipzig 1971

Schlegel, D., Zur Pathogenese und Therapie der Zahnkeimosteomyelitis. Dtsch. Stomat. *7* (1967) 509

–, und *J. Gabka*, Zur Therapie der Kieferosteomyelitis im Säuglings- und Kleinkindesalter. Dtsch. zahnärztl. Z. *12* (1957) 66

Schmieg, E., und *R. Schmelzle*, Zur Behandlung odontogener Logenabszesse. Dtsch. zahnärztl. Z. *30* (1975) 54

Schönberger, A., Klinische und experimentelle Studien über den Einfluß örtlicher Kälteapplikation auf Entzündungsvorgänge. Habil.-Schrift., Rostock 1959

–, Untersuchungen über die Infekthäufigkeit der Kieferhöhle nach akzidenteller Eröffnung. Dtsch. Stomat. *11* (1961) 831

–, Komplikationen von seiten der Kieferhöhle bei zahnärztlichen Operationen. Dtsch. zahnärztl. Z. *17* (1962) 1197

Schuchardt, K., Die Aktinomykose. In: Häupl-Meyer-Schuchardt, Die Zahn-, Mund- und Kieferheilkunde, Bd. 3, Teil 2. Urban & Schwarzenberg, München-Berlin 1959, 1255–1274

–, *A. Eckstein* und *S. Lehnert*, Beobachtungen und Erfahrungen bei der Diagnose und Therapie von 3591 klinisch behandelten Fällen odontogener Entzündungen im Kiefer-, Gesichtsbereich. In: Schuchardts Fortschritte der Kiefer- und Gesichts-Chirurgie, Bd. IX. Thieme, Stuttgart 1964, 107–117

–, *G. Pfeifer* und *J. Lentrodt*, Beobachtungen bei der Behandlung von Fällen odontogener Kieferhöhlenentzündungen. In: Schuchardts Fortschritte der Kiefer- und Gesichts-Chirurgie, Bd. IX. Thieme, Stuttgart 1964, 130 bis 137

Schuermann, H., Krankheiten der Mundschleimhaut und der Lippen, 2. Aufl. Urban & Schwarzenberg, München-Berlin 1958

Schüle, H., Experimentelle und klinische Untersuchungen zur Chemotherapie pyogener Infekte im Kieferbereich. In: Schuchardts Fortschritte der Kiefer- und Gesichts-Chirurgie, Bd. IX. Thieme, Stuttgart 1964, 176–192

Spiessl, B., Osteomyelitis der Kieferknochen. In: Häupl-Meyer-Schuchardt, Die Zahn-, Mund- und Kieferheilkunde, Bd. 3, Teil 2. Urban & Schwarzenberg, München-Berlin 1959, 1047–1083

Stenhouse, D., Intraoral actinomycosis – Report of five cases. Oral Surg. Med. Path. *39* (1975) 547

Trauner, R., Die Osteomyelitis der Kiefer. In: Schuchardts Fortschritte der Kiefer- und Gesichts-Chirurgie, Bd. IX. Thieme, Stuttgart 1964, 146–152

Wassmund, M., Lehrbuch der praktischen Chirurgie des Mundes und der Kiefer, Bd. 1. H. Meusser, Leipzig 1935

Wunderer, S., Die Osteomyelitis der Kieferknochen im Säuglings- und Kleinkindesalter. Österr. Z. Stomat. *65* (1967), 133

Zisser, G., Zur Therapie der Kieferosteomyelitis unter besonderer Berücksichtigung eigener Fälle. Österr. Z. Stomat. *66* (1969) 430

18. Chirurgische Infektionen im Bereich der Brustwand und Brusthöhle

C. ENGELMANN

18.1. Brustwand

18.1.1. Unspezifische Infektionen

18.1.1.1. Weichteile

Infektionen der Haut und Unterhaut
(s. S. 615)

Brustwandphlegmone, Brustwandabszeß

Tiefe Brustwandschichten werden entweder durch Verletzungen direkt infiziert oder indirekt bei Wunden und Entzündungen der Haut, bei Entzündungen thoraxregionärer Lymphknoten, über eine Phlebitis und bei einer pyogenen Allgemeininfektion. Die Folge sind eitrige Zellgewebsentzündungen (Phlegmonen), die sich entlang der Muskelsepten und Gewebsspalten ausbreiten. Je nach Erregertyp sind sie überwiegend putride (jauchig) oder purulent (eitrig).

Bei der **Subpektoralphlegmone** treten die Keime durch Verletzungen oder Entzündungen an Fingern, Händen, Armen oder Schulter ein. Sie erreichen nach oft symptomloser Passage der kubitalen und axillären die subpektoralen Lymphknoten und verursachen eine Lymphadenitis, die zu einem Lymphknotenabszeß und zu einer sich unter dem großen und kleinen Brustmuskel ausbreitenden Phlegmone führen kann. Durch rasches Fortschreiten zum Hals und in das Mediastinum sowie massive Toxinresorption ist die Prognose ernst. Da sich der Zustand dem Auge verbirgt, wird die Diagnose oft nicht frühzeitig gestellt oder das Leiden als axilläres Geschehen verkannt. Diagnostische Hinweise sind die Adduktionshaltung des Armes, die kissenartige Schwellung, verursacht durch den angehobenen lateralen Rand des M. pectoralis (Abb. 18.1 und 18.2), und lokaler Druckschmerz. Später rötet sich die Haut und erscheint straff gespannt. Fluktuation ist nicht immer nachzuweisen. Oft wird der Kopf zur kranken Seite geneigt. Das Allgemeinbefinden ist durch Fieber und Schüttelfrost stark beeinträchtigt.

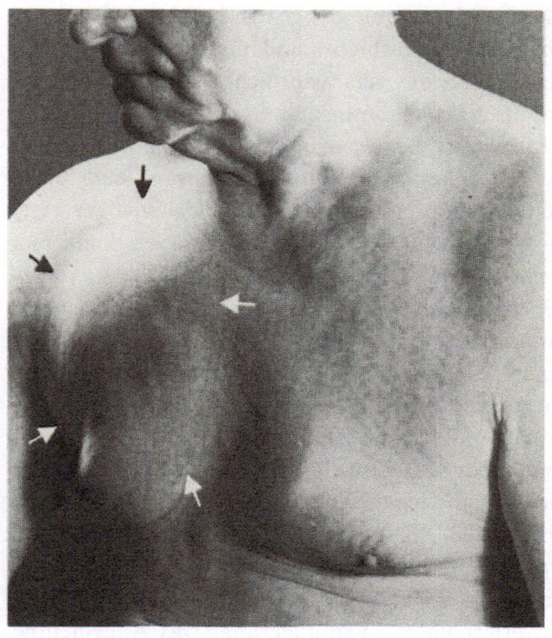

Abb. 18.1 Kissenartige Schwellung im Bereich des rechten M. pectoralis bei einer Subpektoralphlegmone

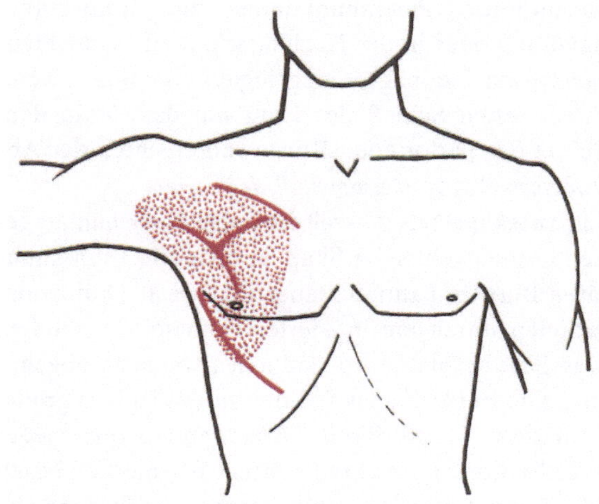

Abb. 18.2 Schnittführung bei Subpektoralphlegmone

Nur *frühzeitige chirurgische Therapie* in Form einer ausreichenden Inzision am lateralen Pektoralisrand, großzügige stumpfe Eröffnung der Muskellogen und ausgiebige Drainage mit Gummidrain oder locker gelegter Gaze können weiteres Fortschreiten verhindern. Eine Gegeninzision in der MOHRENHEIMschen Grube oder parasternal stoppt die Ausbreitung zu Schlüsselbein, Schulterblatt und Mediastinum. Der Arm soll in Abduktion gelagert und bald bewegt werden. Gezielte Antibiose beschleunigt die Heilung.

Gelegentlich findet sich kein Eiter, sondern nur trübseröses Exsudat (Ödemphlegmone s. S. 174). Dafür sind Art und Virulenz der Keime (Fäulniserreger in Mischinfektion mit pyogenen Kokken und saprophytären Anaerobiern) und mangelhafte Resistenz des Organismus verantwortlich. Der Befund ist prognostisch als ungünstig zu werten.

Thoraxwandphlegmonen anderer Lokalisation haben ihre Ursache im Bereich der Brustwand oder Brusthöhle und breiten sich gewöhnlich weniger rasch aus. Wegen ihres purulenten Charakters kann man sie als *Brustwandabszesse* kennzeichnen.

Ein typisches Beispiel ist das sogenannte **Empyema necessitatis,** eine phlegmonöse Entzündung, die von einem Pleuraempyem ausgeht (häufiger von einer Empyemresthöhle), ihm Drainage nach außen schafft und auf diesem Wege auch einmal (selten) seine Spontanheilung herbeiführen kann. Erstes Zeichen ist eine teigige Schwellung der Haut, meist über abhängigen Thoraxpartien. Langsam progredient treten weitere Entzündungszeichen und Fluktuation hinzu. Die Haut verdünnt sich im Zentrum und perforiert unter Eiterentleerung. Das Allgemeinbefinden ist dabei wenig beeinträchtigt, das Fieber nicht septisch.

Oft entwickelt sich eine Phlegmone im Bereich wiederholter Pleurapunktionen zur Empyembehandlung oder in der Nachbarschaft eines zur Pleuraempyem-Drainage eingelegten Drains, wenn durch festen Schluß der Haut um das Drain dem Sekret der perforierten Brustwandschichten der Abfluß verwehrt ist *(iatrogene Phlegmone).*

Ein **subskapulärer Abszeß** ist Folge einer hämatogenen Osteomyelitis der Skapula oder einer subskapulären Bursitis, kann sich aber auch nach Thoraxoperationen durch ein infiziertes Hämatom ausbilden. Das Schulterblatt wird dadurch flügelartig abgehoben. Die Funktion des Schultergürtels ist hochgradig behindert. Unspezifische Brustwandabszesse jeder Lokalisation müssen breit eröffnet, drainiert und nach Möglichkeit gezielt antibiotisch behandelt werden.

Infektionen nach Thoraxtraumen und chirurgischen Eingriffen

Nach scharfen und stumpfen Thoraxtraumen kann es durch direkte oder indirekte Infektion zu phlegmonösen Entzündungen der Brustwandweichteile kommen, insbesondere nach unterbliebener oder unsachgemäßer chirurgischer Therapie.

Aber auch der lege artis versorgten Gelegenheits- und der primär aseptischen Operationswunde am Thorax droht die Infektion. Sie führt zu *Wundheilungsstörungen,* die vornehmlich die Weichteile betreffen.

Wesentliche Differenzen im Vorkommen bei Standardthorakotomien (in unserem Krankengut 1975 5% bei 240 septischen und aseptischen Eingriffen) und medianen Sternotomien (2,8% nach CERAT und Mitarbeitern) scheint es nicht zu geben (NELSON und NELSON). Nach unseren Erfahrungen deutet sich die Wundheilungsstörung nach Thorakotomie mit Wundschmerz und Temperaturanstieg zwischen 4. und 10. Tag an. Umschriebene »Serome« und Eiterabsonderungen aus Stichkanälen beim Fädenziehen weisen auf die tiefe Infektion hin. Die in die Wunde eindringende Pinzette legt dann entweder Abszesse oder zundrig-nekrotisches Muskelgewebe frei.

Umschriebene Wunderöffnung oder Drainage der unterminierten Muskelschichten protrahieren den Verlauf *(chronische Wunde).* Wundspreizung in ganzer Ausdehnung der Nekrosen und Abszesse ist günstiger, auch wenn danach die Wunde weit auseinanderklafft. Die gereinigte granulierende Wunde kann später durch Sekundärnaht mit Anfrischung der Wundflächen oder mit Heftpflasterstreifen geschlossen werden. Wundheilungsstörungen nach medianer Sternotomie s. S. 347.

Besondere Probleme ergeben sich, wenn es bei der **Implantation von Allenthesen** (unbelebte Hilfsmittel) am Thorax zu einer Infektion kommt. Das betrifft die Verwendung von Stabilisatoren bei Trichterbrustoperationen und Brustwandstückbrüchen, von Kunststoffnetzen zur Defektdeckung und die Implantation von Herzschrittmachern (Pacemaker und Kabelsysteme) (s. S. 361) in die Weichteile der Brustwand. Diese Infektionen verlaufen überwiegend chronisch, erfordern Reinterventionen und langen Krankenhausaufenthalt (SOOTS u. Mitarb.).

Die **Therapie** muß möglichst die Exstirpation des Fremdkörpers anstreben.

Bei der Entfernung infizierter Kunststoffnetze, die einen Defekt des knöchernen Thorax überspannen, kommt es wegen der Pleuraobliteration im Entzündungsbereich meist nicht zum Lungenkollaps. Stellt er sich dennoch ein, werden der Pleuraraum mehrfach drainiert und die Wunde über einem lokalen Brustwanddrain primär verschlossen. Alle Drains sind dann an ein Saugsystem anzuschließen.

Mastitis H. WILKEN

Mastitis puerperalis

Die Mastitis puerperalis ist eine der gefürchtetsten Komplikationen nach der Geburt. Wenn die Letalität der Erkrankung auch relativ gering ist, so stellt sie doch für die betroffene Patientin eine große Belastung dar. Sie verlängert das Wochenbett beträchtlich, verursacht starke Schmerzen, beeinträchtigt das Stillen und führt bei notwendig werdenden Inzisionen zur Entstellung der Brust. Dabei ist zu berücksichtigen, daß es sich um primär gesunde Frauen handelt, die die Erkrankung erst durch den Klinikaufenthalt erwerben.

Häufigkeit:

In der Antibiotikaära hat die Mastitis puerperalis wieder größere Bedeutung erlangt, da sie die häufigste Erscheinungsform des Hospitalismus in geburtshilflichen Einrichtungen ist. Im Gefolge der Antibiotikatherapie kam es fast überall zu einem Anstieg der Mastitisfrequenz, z. T. bis zu 15% aller Wöchnerinnen. Inzwischen ist jedoch ein Rückgang der Häufigkeit zu verzeichnen. Ungefähr 90% aller Entzündungen der weiblichen Brüste treten im Wochenbett auf, etwa 5% in der Schwangerschaft und etwa weitere 5% bei Nichtschwangeren. Von der Mastitis puerperalis werden Erstgebärende doppelt so häufig wie Mehrgebärende befallen. Linke und rechte Mamma sind gleich häufig betroffen, mit signifikanter Bevorzugung des äußeren Quadranten. Die Häufigkeit der bilateralen Mastitis beträgt etwa 20%, doch erkranken meist nicht beide Brüste gleichzeitig. Die Infektion erfolgt fast ausschließlich durch den *antibiotika-*(penizillin-)*resistenten Staphylococcus aureus,* der durch Mutation und Selektion zum Hospitalismus führen kann. In seltenen Fällen werden aus dem Mastitiseiter Streptokokken, Pseudomonas aeruginosa, Proteus, E. coli und andere Keime gezüchtet. Die Besiedlung der Mamma mit den pathogenen Keimen geschieht vorzugsweise durch das trinkende Kind, in dessen Nasen-Rachen-Raum die Erreger wiederum direkt oder aerogen aus den Luftwegen des Pflegepersonals gelangt sind. Nur in einem geringen Prozentsatz wird die Mamma direkt aus der Luft, mit der Wäsche oder durch Schmierinfektion mit Keimen aus den mütterlichen Geburtswegen infiziert. Aus diesem Infektionsmodus ergibt sich die *große Bedeutung allgemein-hygienischer Maßnahmen bei der Bekämpfung der Mastitis puerperalis.*

Das Eindringen der Keime in die Brust ist auf verschiedenen Wegen möglich:

1. *hämatogen* (sehr selten),
2. *kanalikulär* durch die Milchgänge,
3. *lymphogen.*

Von den beiden letzteren Wegen hat die lymphogene Infektion sicher die größere Bedeutung. Die Pyokokken dringen durch beim Stillen entstandene Rhagaden und Fissuren an der Warze in die Mamma ein. Bei entsprechender Virulenz der Erreger und Disposition der Patientin kommt es dann zur interstitiellen Mastitis. Begünstigend für das Angehen der Mastitis sind Störungen des Milchflusses mit ödematöser Schwellung der Brust (sogenannte Milchstauung). Dagegen ist die durch kanalikuläre Infektion entstehende parenchymatöse Mastitis sehr viel seltener.

Die ersten *Symptome* der Mastitis puerperalis treten meist zwischen dem 8. und 14. Tag post partum auf. Die Patientin wird also in der Klinik infiziert, erlebt das Auftreten des Krankheitsbildes aber erst zu Hause. In seltenen Fällen kommt es zur Spätmastitis, die später als 4 Wochen nach der Geburt auftritt. Das Krankheitsbild der Mastitis puerperalis beginnt mit Verschlechterung des Allgemeinbefindens und Fieber oft über 39°C, eventuell mit Schüttelfrost. Daneben bestehen Schmerzen in der betroffenen Brust, die besonders beim Stillen auftreten. Als klinischer Befund ist in diesem Stadium eine umschriebene Rötung und Druckempfindlichkeit festzustellen. Die ganze Brust ist meist vergrößert und gestaut, die infizierte Region gering infiltriert. Häufig sind die entsprechenden axillären Lymphknoten geschwollen, gelegentlich finden sich auch gerötete Lymphbahnen auf der Mamma. Oft sind auch die als Eingangspforte für die Erreger dienenden Rhagaden an der Mamille noch nachweisbar. Dieses Stadium der Mastitis puerperalis wird als *mastitisches Frühinfiltrat* bezeichnet. Unbehandelt kommt es fast immer zur Einschmelzung des Infiltrates, es entsteht dann die *abszedierende Mastitis.* Als Symptome finden sich eine Vorwölbung und Fluktuation sowie remittierendes Fieber.

Sonderformen der abszedierenden Mastitis sind der *subareoläre* und *retromammäre Abszeß.* Beim ersteren finden sich ein oder mehrere kleine Einschmelzungsherde am Warzenhof, die immer oberflächlich gelegen sind. Beim retromammären Abszeß liegt der Eiterherd zwischen Drüsenkörper der Mamma und Pektoralisfaszie. Häufig ist dabei keine Fluktuation nachweisbar. Man hat bei der Palpation jedoch das Gefühl, als ob die Brust auf einem Wasserkissen liegt. Weniger häufig entwickelt sich aus dem Frühinfiltrat eine *phlegmonöse Mastitis.* Diese Form ist gekennzeichnet durch ihren schleppenden Verlauf, wechselndes Fieber und derbschwielige Infiltrate, die nur zögernd einschmelzen.

Die **Therapie des Frühinfiltrates** ist konservativ und besteht aus folgenden Maßnahmen:

1. Penizillinase-stabile, bakterizid wirkende Antibiotika wie Oxazillin und Zephalosporine. Bakteriostatisch wirkende Breitbandantibiotika wie Chloramphenikol und Tetrazyklin werden heute seltener angewendet;
2. Röntgenschwachbestrahlung des Herdes (an 2 aufeinanderfolgenden Tagen je 50 R Oberflächendosis, Feldgröße 10 × 15 cm);
3. Entleerung der erkrankten Brust durch Abpumpen. An der gesunden Brust kann weiter gestillt werden. Die Milch aus der kranken und gesunden Brust muß bakteriologisch untersucht werden. Vielfach ist es heute üblich, ganz abzustillen. Das Abstillen erfolgt durch Hochbinden der Mammae, Beschränkung der Flüssigkeitszufuhr und Gabe von Sexualsteroiden (z. B. 5 Tage lang je 3 Tabletten Non-Ovlon®). Ein sicheres Sistieren der Milchproduktion kann durch die zweimalige Gabe von 2,5 mg Bromocriptin erzielt werden.

Beginnt man mit der Behandlung innerhalb von 36 Stunden nach Krankheitsbeginn, so läßt sich fast immer die Einschmelzung vermeiden und die Erkrankung konservativ heilen. Deshalb ist es zweckmäßig, allen Wöchnerinnen gleich nach der Geburt ein Merkblatt auszuhändigen, aus dem die Wichtigkeit einer frühzeitigen ärztlichen Behandlung der Mastitis puerperalis hervorgeht. Sind bereits Zeichen einer beginnenden Einschmelzung vorhanden, so ist die Antibiotikabehandlung zwecklos.

Von Peters und Breckwoldt wird die ausschließliche Bromocriptinbehandlung des mastitischen Frühinfiltrates empfohlen. Durch die Gabe von 5,0 bis 7,5 mg Bromocriptin über 14 Tage konnten in fast allen Fällen lokale Symptome und Fieber beseitigt werden. Die Wirkung wird damit erklärt, daß durch die Hemmung der hypophysären Prolaktinausschüttung ein Rückgang des Ödems in der Mamma erreicht wird. Sekundär wird die Sekretion unterbrochen und der Lymphstau aufgehoben. Außerdem soll das Bromocriptin einen analgetischen Effekt haben.

Die *Behandlung des mastitischen Abszesses* erfolgt aktiv chirurgisch. An der Stelle der stärksten Fluktuation wird inzidiert, und zwar radiär (Abb. 18.3), um eine quere Durchtrennung von Milchgängen und Milchdrüsen zu vermeiden. Bei tiefliegenden und retromammären Abszessen wird am besten der Bardenheuersche Bogenschnitt (Abb. 18.4) angewendet. Die Eingriffe werden in intravenöser oder Inhalations-Kurznarkose vorgenommen. Die Abszeßhöhle wird mit dem Finger ausgetastet und zunächst mit Gummidrains, später mit Gazestreifen offengehalten. Bei großen Abszessen ist es besser, auch eine Gegeninzision zu machen. Die Punktionsbehandlung der Mastitis puerperalis mit Instillation von Antibiotika in die Abszeßhöhle hat sich nicht bewährt. Wichtig ist die *Wahl des richtigen Zeitpunktes* zur Inzision. Diese darf nicht zu früh erfolgen, bevor nämlich die kleineren Einschmelzungsherde konfluiert sind, da sonst erneute Inzisionen notwendig werden, die zur Verstümmelung der Brust führen. Falls erforderlich, muß die Einschmelzung durch Anwendung von Wärme (Rotlicht, Heizkissen) unterstützt werden. Das ist auch das Vorgehen bei der

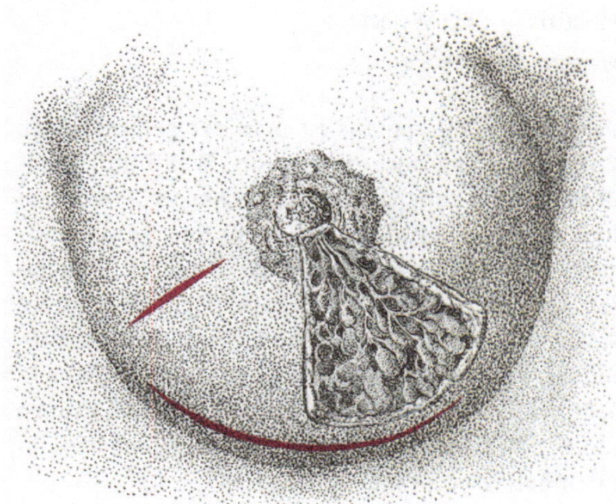

Abb. 18.3 Radiäre und bogenförmige Schnittführung zur Eröffnung mastitischer Abszesse

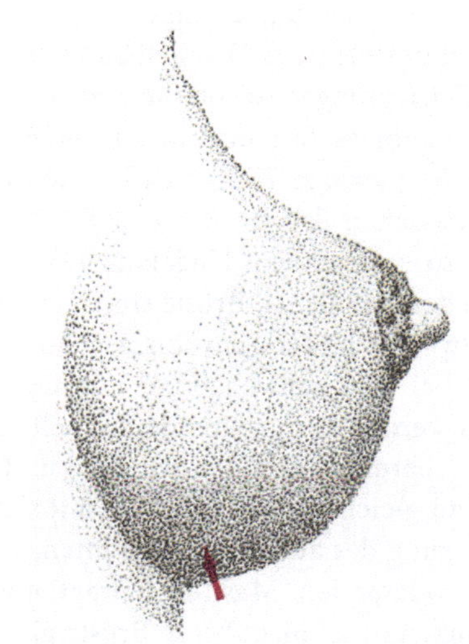

Abb. 18.4 Lage des Bogenschnittes nach Bardenheuer zur Aufklappung der Mamma etwa 1 cm von der Umschlagfalte brustwärts

Behandlung der phlegmonösen Verlaufsform der Mastitis puerperalis. Die Einschmelzung kann außerdem durch eine einmalige Röntgenbestrahlung von 125 R Oberflächendosis auf den Herd gefördert werden.

Bei Patientinnen, deren schwielig-derbe Infiltrate sich durch die genannten Maßnahmen nicht zur Einschmelzung und nicht zum Rückgang bringen lassen, sollte eine Kombinationsbehandlung mit Prednisolon und Breitbandantibiotika versucht werden. Man beginnt unter gleichzeitiger Gabe von Chloramphenikol oder Oxytetrazyklin mit 50 mg Prednisolon täglich, wobei man die Prednisolondosis langsam reduziert.

Das *Abstillen* erfolgt mit Sexualsteroiden oder Bromocriptin (s. vorher). Seltene Komplikationen der Mastitis puerperalis sind *Milchfisteln*, die sich meist spontan schließen, und *Milchzysten*, die durch narbige Verlegung größerer Milchgänge entstehen. Bei deren Zersetzung bilden sich Butter-, Käse- oder Seifenzysten.

Die *Prognose* der Mastitis puerperalis quoad vitam ist gut. Sehr selten kommt es zur septischen Allgemeininfektion, die dann allerdings wegen der Virulenz und der meist bestehenden Resistenz der Erreger gegen die gebräuchlichen Antibiotika sehr ernstzunehmen ist. Die Häufigkeit des Auftretens der Mastitis puerperalis läßt sich entscheidend durch prophylaktische Maßnahmen beeinflussen. Dazu gehört eine zweckmäßige Brustpflege bereits in der Schwangerschaft, gute Stillhygiene, häufige Raum- und Luftdesinfektionen der Wöchnerinnen- und Kinderzimmer sowie die sparsamste und streng indizierte Verabfolgung von Antibiotika auf den geburtshilflichen Stationen. Die Brustpflege während des Stillens erfolgt mit Nifucin®- oder Brevicid®-Salbe oder mit Linimentum curans SR 71, die sich bei uns gut bewährt hat (Sorbimacrogolum oleinicum 0,2, Silicium dioxydatum dispersum 0,3, Aethanolyum 70%, Elasanöl® aa ad 50,0).

Streng kontraindiziert ist die Lokalbehandlung mit Antibiotikasalben.

Mastitis tuberculosa

Die Mastitis tuberculosa ist sehr selten. Sie kommt vorwiegend bei der Frau in der Zeit der Geschlechtsreife vor, nach dem 50. Lebensjahr äußerst selten. Wenige Erkrankungen wurden auch bei Männern beobachtet. Es können beide Brustdrüsen erkranken, die rechte Mamma und die äußeren oberen Quadranten sollen jedoch häufiger betroffen sein.

In der Mehrzahl der Fälle handelt es sich um eine sekundäre Tuberkulose. Die Infektion der Mamma erfolgt vorwiegend hämatogen. Bei einzelnen Patientinnen bestand in der Jugend eine Lymphknotentuberkulose. Die hormonale Situation in der Geschlechtsreife, in Schwangerschaft und Wochenbett scheint die Infektion zu begünstigen.

Der tuberkulöse Befall der Mamma durch die Milchgänge oder durch Rhagaden an der Mamille spielt eine geringe Rolle. Gelegentlich kann die Tuberkulose bei spezifischer Pleuritis oder Rippenkaries von der Nachbarschaft auf die Brustdrüse übergreifen. Während der Laktation können die Tuberkulosebakterien mit der Milch ausgeschieden werden und das Kind infizieren. Klinich und pathologisch-anatomisch lassen sich verschiedene Formen unterscheiden:

1. die *knotige Mammatuberkulose* bei der sich einzelne oder mehrere schmerzlose Herde finden. Sie ist im Anfangsstadium am häufigsten zu beobachten, wobei meist keine Hautsymptome bzw. keine Einziehung der Warze bestehen. Von diesen Herden kann eine weitere Aussaat erfolgen. Später können die Tuberkel konfluieren und verkäsen;
2. der *kalte Abszeß*, bei dem akute entzündliche Reaktionen fehlen. Bricht der Abszeß durch, entwikkeln sich hartnäckige Fisteln, aus denen sich dünnflüssiger Eiter entleert;
3. die *sklerosierende, pseudoneoplastische Mammatuberkulose*. Die erkrankte Brust ist geschrumpft, verhärtet und die Warze meist eingezogen, so daß das Bild eines szirrhösen Karzinoms entsteht. Diese Form findet sich vorwiegend bei älteren Frauen;
4. die *miliare Form*, die heute selten ist.

Die *Diagnose* ergibt sich aus dem klinischen Bild, dem histologischen Nachweis von typischen Tuberkeln sowie dem bakteriologischen Nachweis von Tuberkulosebakterien.

Differentialdiagnostisch kommen die eitrige Mastitis, die Syphilis und die Aktinomykose in Betracht.

Durch die konservative Behandlung mit Tuberkulostatika (Isoniazid, PAS, Streptomyzin) hat sich die Zahl der radikalen Eingriffe vermindert. Bei Mischinfektionen muß zusätzlich zur tuberkulostatischen Behandlung eine gezielte (nach vorheriger Testung der Keime) Behandlung mit anderen Antibiotika (Penizillin, Tetrazyklin, Chloramphenikol) erfolgen. Von einigen Autoren wurden auch Erfolge mit der Röntgentherapie beobachtet. Die chirurgische Therapie, die immer mit der chemotherapeutischen Behandlung kombiniert wird, kann meist auf kleinere Eingriffe (Inzision, Exkochleation der Herde) beschränkt werden. Mammaamputation oder Radikaloperation mit Ausräumung der Lymphknoten ist nur bei ungünstigen Fällen indiziert.

Syphilis der Mamma

Die Syphilis der Mamma kann in allen 3 Stadien der Erkrankung auftreten. Sie ist heute sehr selten. Am häufigsten ist der *Primäraffekt*, der sich meist in der Gegend der Warze findet. Dabei sind die Achsellymphknoten stets geschwollen. Eine Erkrankung im sekundären Stadium ist wesentlich seltener. Es kann sich dabei eine diffuse oder umschriebene Mastitis finden. Die Brust ist im ganzen geschwollen, die Achsellymphknoten vergrößert. Einschmelzung und Fistelbildung nach außen sind selten.

Der Befall der Brustdrüse im Tertiärstadium der Syphilis ist nicht häufig. Dabei kommt es entweder zur diffusen interstitiellen Entzündung oder zum Auftreten von Gummen. Letztere imponieren klinisch als Tumor und können später zentral verkäsen, mit der Haut verwachsen und nach außen durchbrechen. Man findet dann Geschwüre mit speckigem Grund oder hartnäckige Fisteln. Die Diagnose erfolgt bakteriologisch (Erregernachweis) oder serologisch (WASSERMANNsche Reaktion, NELSON-Test). Die Behandlung ist vorwiegend konservativ.

Literaturverzeichnis

Zu Mastitis

Benson, E. A., and *M. A. Goodman*, Incision with primary suture in the treatment of acute puerperal breast abscess. Brit. J. Surg. *57* (1970) 55

–, An evaluation of the use of Stilboestrol and antibiotics in the early management of acute puerperal breast abscess. Brit. J. Surg. *57* (1970) 255

Hollösy, K., Zur Klinik der Brustdrüsentuberkulose. Chirurg *36* (1965) 246

Keller, L., Genital- und Peritonealtuberkulose der Frau – Mammatuberkulose. Prax. Pneumol. *31* (1977) 757

Loreck, D., Ein Beitrag zur Röntgenentzündungsbestrahlung der Mastitis puerperalis. Dtsch. Ges.wesen *27* (1972) 1551–1555

Mischel, W., Die Physiologie und Pathologie der Laktation. In: Klinik der Frauenheilkunde und Geburtshilfe, von H. Schwalm und G. Döderlein. Urban & Schwarzenberg, München-Berlin 1965

Moltz, L., Medizinische und ökonomische Aspekte einer modernen Mastitisbehandlung. Dtsch. Ges.wesen *27* (1972) 1885–1890

Peters, F., und *M. Breckwoldt*, Neue Aspekte bei der Behandlung der puerperalen Mastitis. Dtsch. med. Wschr. *102* (1977) 1754

Schöntube, M., Die Mastitis puerperalis an der UFK Rostock von 1950 bis 1965. Med. Diss. Rostock 1966

Stetler, H., E. Marten, St. Plotkin and *M. Katz*, Neonatal mastitis due to Escherichia Coli. I. Pediat. (St. Louis) *76* (1970) 611

18.1.1.2. Skelett

Knorpel

Prädilektionsstellen für Skelettinfektionen des Thorax sind die knorpeligen Anteile der Rippen. Vor einigen Jahrzehnten standen ätiologisch Tuberkulose, Typhus abdominalis (SCHMITT), Parathyphus, Fleckfieber und Rückfallfieber im Vordergrund. Betroffen waren Patienten in der Rekonvaleszenz und im Alter zwischen 30 und 50 Jahren. Die Infektion (Chondritis) entstand überwiegend hämatogen.

Ätiologie und Pathogenese haben sich inzwischen gewandelt (WILLIAMS u. Mitarb.; WRAY u. Mitarb.). Heute kommt die Chondritis am Thorax fast ausschließlich fortgeleitet durch Entzündungen aus der Nachbarschaft zustande. Damit treten andere Erreger ätiologisch auf den Plan: Staphylokokken, Nocardia asteroides (WILCOX), Pseudomonas aeruginosa (WRAY u. Mitarb.), β-hämolysierende Streptokokken, Diplokokken, Korynebakterien, E. coli, Candida albicans (PONTIUS u. Mitarb., WILLIAMS u. Mitarb.) und andere.

Der Verlauf ist schleichend, oft ohne Fieber.

Der Knorpel wird durch Diffusion aus den Gefäßen des Perichondriums ernährt. Die fehlende Gefäßversorgung bedingt eine mangelhafte Reaktionsfähigkeit des Knorpels. Das erklärt einerseits die erstaunliche Chronizität der Infektion und andererseits die Unmöglichkeit einer Heilung ohne radikale chirurgische Entfernung des gesamten infizierten Knorpels (WILLIAMS u. Mitarb.). Das intakte Perichondrium setzt zunächst der Ausbreitung der Infektion in Richtung auf den Knorpel eine Barriere entgegen. Erst allmählich führen perichondritische Abszesse zur Zerstörung des Perichondriums. Der damit ausgelösten Ernährungsstörung des Knorpels folgt die eitrige Nekrose. Es entstehen eitergefüllte, etwa haselnußgroße Kavernen, die sich über Defekte im Perichondrium in die Weichteile der Brustwand oder in die Brusthöhle (Empyem) entleeren können. Chronische Fisteleiterungen sind die Folge.

Die Tendenz zur diskontinuierlichen Ausbreitung der Infektion auf zunächst nicht betroffene gleichseitige oder auch kontralaterale Rippenknorpel ohne direkte Verbindung über eine Weichteilentzündung (»pernicious tendency«; WILLIAMS u. Mitarb.) ist nicht nur für die hämatogene, sondern auch für die sekundäre Chondritis charakteristisch (Progressive Rippenknorpelnekrose; Wanderchondritis; Chondritis necroticans progressiva).

Die **Therapie** ist oft sehr zeitaufwendig. Deshalb ist eine **rechtzeitige radikale Resektion aller befallenen Knorpel** zu fordern. Bei isolierten Nekrosen genügen extraperichondrale Resektionen im Gesunden mit glatten Resektionsflächen, die von gut durchblutetem Gewebe bedeckt sein müssen. Von der Intensität der Weichteilinfektion wird es abhängen, ob drai-

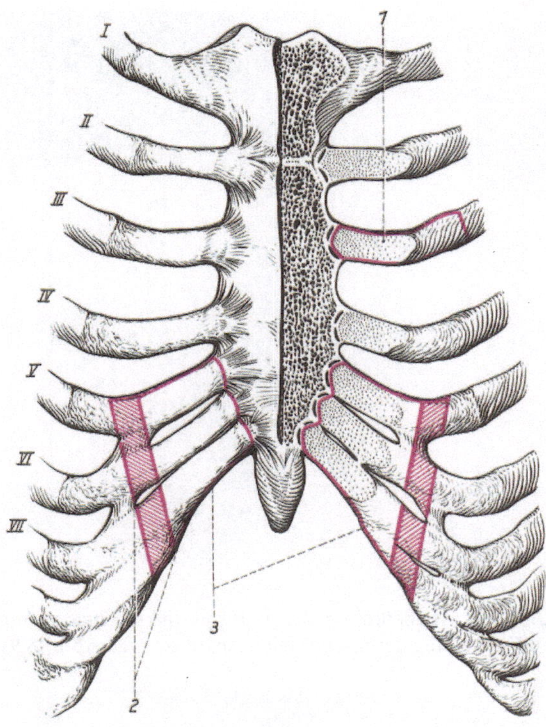

Abb. 18.5 Operatives Vorgehen bei isolierter Nekrose einer Rippe *(1)* und eines Rippenbogens *(2)* sowie der zweizeitigen Rippenbogenresektion nach BÖRGER *(3)*

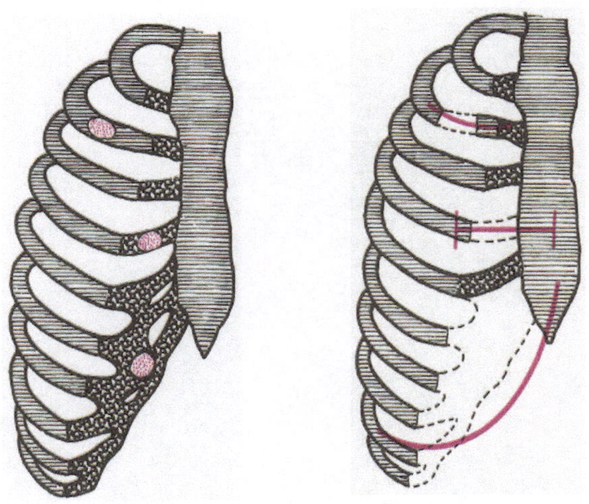

Abb. 18.6 Schnittführung zur radikalen Entfernung knorpeliger und knöcherner Anteile der Rippen und des Rippenbogens

niert, gespült und die Wunde verschlossen werden kann oder ob offen behandelt werden muß. An den kommunizierenden Knorpeln der unteren Rippen (Rippenbogen) ist die Nekrose ausgedehnter und kann kontinuierlich über den Processus xiphoideus zur Gegenseite reichen. Auch dann ist eine radikale Entfernung aller Knorpel angezeigt. Sie kann einzeitig oder als »diskontinuierliche, grabenförmige Resektion« (BÖRGER) in zwei Sitzungen erfolgen (Abb. 18.5). Dadurch kann versucht werden, laterale nicht befallene Knorpelabschnitte zu erhalten. Häufig wird es aber notwendig sein, den Knorpel soweit zu resezieren, bis gut durchblutetes Gewebe (Knochen, Bindegewebe) vorliegt. Nur so sind mit großer Sicherheit Rezidive zu vermeiden (SCHMITT; Abb. 18.6).

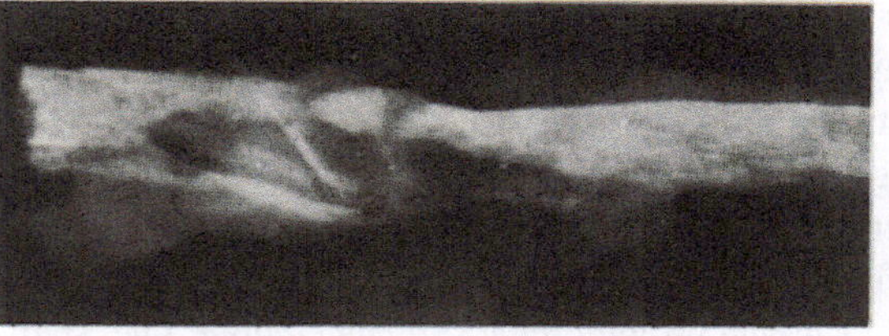

Abb. 18.7 Röntgenaufnahme des Operationspräparates bei sekundärer Rippenosteomyelitis

Antibiotische Behandlung ohne operative Konsequenzen ist nutzlos, führt zu unheilvoller Ausbreitung der Infektion, zahlreichen Korrektureingriffen und problematischen Brustwanddefekten (WILLIAMS u. Mitarb.).

Knochen

Heute sieht man überwiegend sekundäre Infektionen der Rippen und des Sternums (Rippen- und Sternumosteomyelitis), die proportional zur Zahl thoraxchirurgischer Eingriffe zunehmen (WRAY u. Mitarb., WILLIAMS u. Mitarb.). Sie sind Komplikationen von Weichteilinfektionen, traumatischen Knochenverletzungen und chirurgischen Eingriffen (iatrogene Osteomyelitis), selten das Resultat verzögerter oder inadäquater Therapie einer Chondritis (WILCOX).

Differentialdiagnostisch muß das ätiologisch ungeklärte TIETZE-Syndrom erwähnt werden, das BAILEY als »nichttuberkulöse Kostochondritis« bezeichnete. Es handelt sich um eine oft schmerzhafte derbe Schwellung der Knorpel-Knochen-Grenze einer oberen Rippe, die keiner chirurgischen Therapie bedarf.

Frühzeitige *chirurgische* und mit ihr kombinierte *antibiotische Lokal- und Allgemeinbehandlung* können folgenschwere Komplikationen der Osteomyelitis vermeiden. Bei **Rippenosteomyelitis** (Abb. 18.7) wird man immer eine partielle subperiostale Rippenresektion im Gesunden, möglichst ohne Pleuraeröffnung, vornehmen. Die Wunde wird über einem Lokaldrain geschlossen.

Sternumosteomyelitis (s. S. 360). Sind implantierte metallische oder Plastematerialien in eine postoperative Infektion der Knochen einbezogen, müssen sie entfernt werden. Bei ausgedehnter Sternumosteomyelitis, insbesondere mit Rippenknorpelnekrosen, ist eine radikale Resektion nicht zu umgehen. Wichtig sind glatte Resektionsflächen innerhalb der erhaltenen Periostschläuche, deren Lefzen die Knochenwunde bedecken können. Auch hier bewährt sich eine *lokale antibiotische Spülbehandlung*. Die Spannung der Haut infolge der Weichteilinfektion läßt jedoch oft nur eine offene Wundbehandlung zu.

18.1.2. Spezifische Infektionen

18.1.2.1. Thorakale Aktinomykose (s. a. S. 196)

Die *Aktinomykose der Brustwand* entsteht selten als Verletzungsfolge, sondern tritt fast immer zusammen mit einer pleuropulmonalen Aktinomykose auf. Darin offenbart sie ihre charakteristische Eigenschaft, Organgrenzen zu durchbrechen. Hämatogene Ausbreitung wird für wahrscheinlich gehalten.

Der *Verlauf* ist akut bis chronisch. Das klinische Bild entspricht dem einer »konsumierenden« Krankheit. An der Brustwand manifestiert sie sich als brettharter Pseudotumor, seltener als entzündliche Erkrankung. Durch Ausbreitung in allen Richtungen kann es zu umschriebener Zerstörung des Brustwandskeletts kommen. Die *Lungenaktinomykose* verursacht Abszedierungen, denen seröser Pleuraerguß, Empyem mit Schwartenbildung und das Übergreifen auf die Brustwand früher oder später folgen. Fisteln zeigen auf der Haut dunkelrote Färbung mit seltsam linearer Fältelung.

Die *Diagnose* wird oft erst nach erfolgter Operation gestellt (BEYER u. Mitarb., TOMM u. Mitarb.). Eine Punktion bringt selten genügend Material. Da erst der Nachweis von Drusen die Diagnose sichert (aus dem Eiter sehr schwierig), ist eine Probeexzision, bei Einschmelzungen auch die ausgiebige Inzision und Drainage, immer gerechtfertigt. Radikale Operationen sind bei pseudotumorösen Formen ausgeführt worden, sollten jedoch bei der Wirksamkeit einer mehrmonatigen (6 Monate bei TOMM u. Mitarb.) hochdosierten *Penizillintherapie* nur umschriebenen oberflächlichen Herden, Fisteleiterungen, Pleuraempyem-Resthöhlen und chronischen Lungenabszessen vorbehalten bleiben.

18.1.2.2. Tuberkulose (s. a. S. 187)

Die heute sehr seltene Tuberkulose der Brustwandweichteile entsteht gelegentlich noch bei einem spezifischen Empyem (Empyema necessitatis) oder aus einer die Knorpel-Knochen-Grenze bevorzugenden spezifischen Osteomyelitis.

Die Symptomatik ist dezent, selten besteht Druckschmerz. Sichtbare Entzündungszeichen fehlen lange (kalter Abszeß). Der protrahierte Verlauf ermöglicht nach Knochenzerstörung eine der Schwerkraft folgende Verlagerung des Eiters in den Weichteilen *(Senkungsabszeß)* (Abb. 18.8).

Die *Knochentuberkulose am Thorax* ist Teil einer Allgemeininfektion, deren Ausgangsherd oft in den Lungen radiologisch nachgewiesen werden kann. Spontanheilungen sind möglich, gewöhnlich verläuft die Krankheit aber exsudativ verkäsend. Die Schwellung in der Nachbarschaft einer betroffenen Rippe nimmt zu, wird sicht- und tastbar, das Röntgenbild zeigt die Zerstörung des Knochens (Abb. 18.9). Eine Punktion sichert die Diagnose. Lokale Instilla-

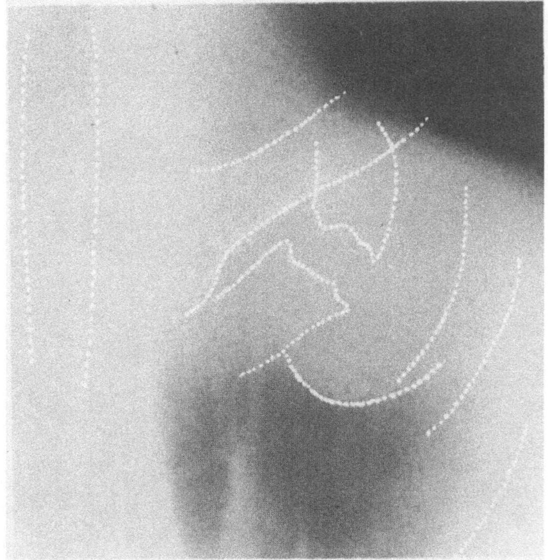

Abb. 18.8 Tuberkulose der 1. Rippe links. Tomogramm mit Darstellung des interkostalen Abszesses (vgl. Abb. 18.9)

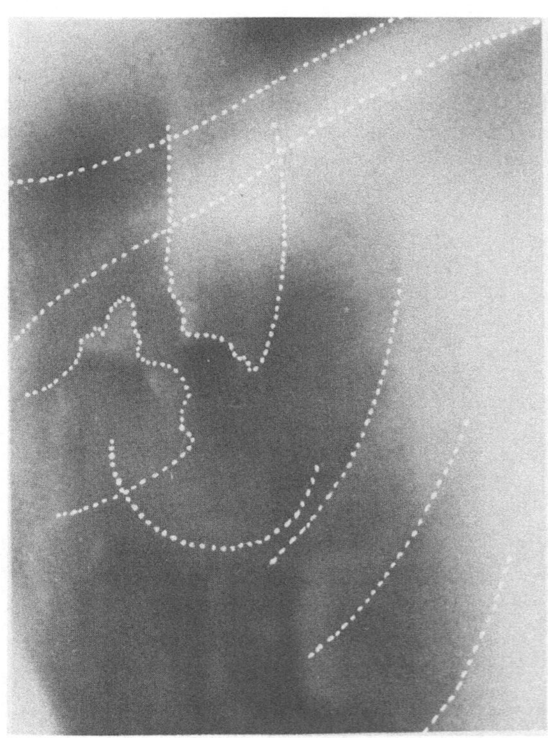

Abb. 18.9 Tuberkulose der 1. Rippe links. Tomogramm mit Darstellung der Rippendestruktion (Rippenkaries) (vgl. Abb. 18.8)

tionen von Streptomyzin und eine wirksame kombinierte Chemotherapie der spezifischen Allgemeininfektion können den Herd ausheilen. *Radikale chirurgische Entfernung* ist bei frühzeitiger Erkennung und bei mischinfizierten Fisteleiterungen angezeigt. Abszesse werden inzidiert, drainiert und lokal mit antituberkulotischen Mitteln (s. S. 120) behandelt. Oft verbleiben Fisteln, fast immer vom Knochen ausgehend, die radikal exstirpiert werden müssen.

18.1.2.3. Syphilis (s. a. S. 194)

Die Infektion mit Spirochäta pallida manifestiert sich am Thorax gelegentlich im Tertiärstadium (Spätsyphilis) als *Periostitis, Ostitis* oder *Osteomyelitis gummosa.* Chirurgische Therapie kommt nur bei fistelnder Knochensyphilis in Verbindung mit antisyphilitischer Therapie (s. S. 194) in Betracht. Bei periostaler Knochenneubildung oder kariösen Prozessen muß man an eine tertiäre Syphilis denken.

18.1.2.4. Parasiten (s. a. S. 66)

Echinokokkuszysten, meist von einer Lungenmanifestation direkt ausgehend, und *Zystizerkenbläschen* (Larven des Schweinebandwurms) können in Brustwandlokalisation angetroffen werden. Sie vermögen über eine Fremdkörperreaktion zu einer Entzündung zu führen, die dann chirurgischer Therapie bedarf.

18.2. Brusthöhle

18.2.1. Infektion des Brustfells

18.2.1.1. Allgemeines

Ätiologie und Pathogenese

Man muß annehmen, daß die meisten Entzündungen der Pleura (Pleuritis) ihre Ursache in einer Infektion haben. Das gilt auch für Fälle mit Exsudatbildung, bei denen Keime nicht nachgewiesen werden. Die Pleuritis durch Mikroorganismen ist immer Begleit- oder Folgekrankheit unspezifischer oder spezifischer Infektionen unmittelbar benachbarter, selten ortsferner Gewebe und Organe. Die Keime gelangen entweder **direkt** in die Pleura, wie das bei traumatischer und operativer Eröffnung oder Punktion der Pleurahöhle von außen, aber auch im Falle eines Pneumothorax von innen geschehen kann, oder sie folgen den kontinuierlich fortschreitenden Entzündungsreaktionen in den Nachbargeweben bis zur Pleura. Dafür sind Infektionen der Brustwand, überwiegend jedoch Entzündungen der Lunge unterschiedlicher Genese, aber auch Infektionen im Mediastinum und selbst im Abdomen prädestiniert. Diese bevorzugen jedoch den **indirekten Weg** über die Lymphbahnen des Zwerchfells. Nur subphrenische Empyeme und paranephritische Abszesse können direkt auf die Pleura übergreifen. Eine hämatogene Infektion ist im Vergleich zu metastatischen Infektionen der Lunge selten. Bei Septikopyämie können kleinste septische Embolien in der Pleura umschriebene Nekrosen und bei protrahiertem Verlauf der Sepsis ein Empyem verursachen.

Nach der Zytomorphologie des entzündlichen Ergusses, annähernd auch makroskopisch, können *serofibrinöse, hämorrhagische, eitrige* (purulente) und *jauchige* (putride) Exsudate differenziert werden. Übergänge von einer in die andere Qualität und Mischformen sind möglich.

Vor Einführung der Chemotherapie entwickelten sich 2 bis 5% serofibrinöser Ergüsse bei Pneumonien zu Empyemen (KÜHN u. Mitarb.). Man unterscheidet *Totalergüsse* (-empyeme Abb. 18.10), (Serothorax, Pyothorax) von *partiellen,* die aufgrund vorbestehender umschriebener Pleuraobliterationen *gekammert* und dann *brustwandständig* (Abb. 18.11), *mediastinal, epiphrenisch* oder *interlobär* lokalisiert sein können. Ihr Röntgenbild ist vielgestaltig und deshalb schwer zu differenzieren. Pleuraergüsse mikrobieller Genese sind selten doppelseitig.

In der Ätiologie der serofibrinösen Ergüsse scheint auch heute noch die *Tuberkulose* bedeutsam zu sein. Eine eitrige Pleuritis geht heute weniger von kruppösen als von herd- und tumorbedingten Retentionspneumonien (Abb. 18.12), Lungenabszessen und Bronchiektasen aus.

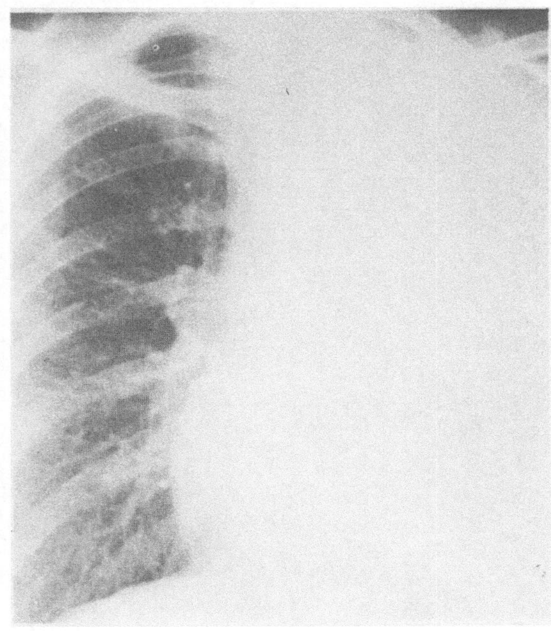

Abb. 18.10 Totalerguß(-empyem). Thoraxübersichtsaufnahme

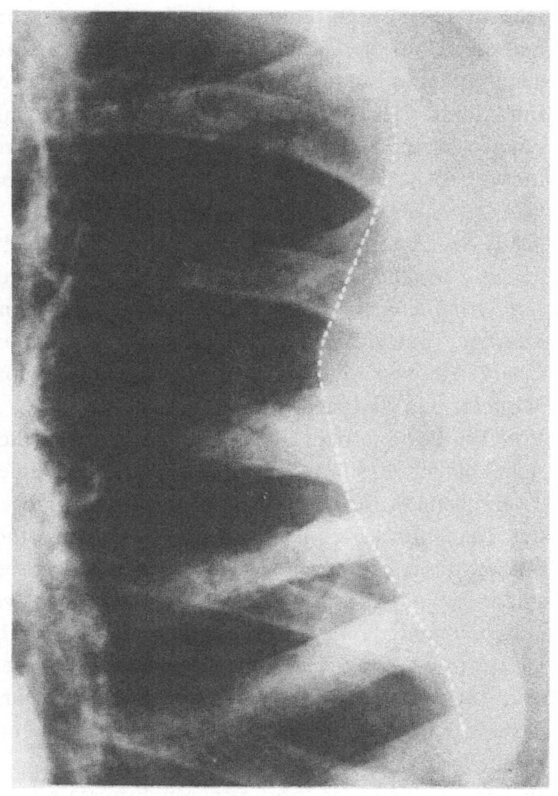

Abb. 18.11 Gekammerter brustwandständiger Erguß (Empyem), ausgehend von einer Osteomyelitis der 5. Rippe links

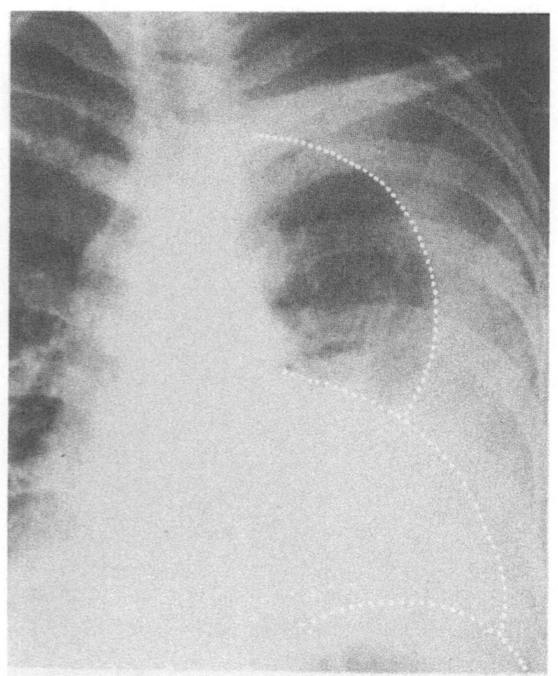

Abb. 18.12 Mantelförmiger Erguß (Empyem) nach Pneumonie des linken Unterlappens

In der Ära der Chemotherapie sind aber sowohl pneumonische als auch septische Empyeme bei Erwachsenen seltener geworden (KÜHN u. Mitarb., WEESE u. Mitarb.). Art und Virulenz vorherrschender Erreger haben sich auffällig gewandelt. Dominierten früher beim Kind Pneumokokken und bei Erwachsenen Streptokokken in Pleuraempyemen, so beherrschen heute bei beiden Altersgruppen *Staphylokokken* und *gramnegative Stäbchen* die Szene (E. coli, B. proteus, Pseudomonas aeruginosa, Klebsiella pneumoniae, Enterokokken u. a.). In Pleuraempyemen, die mit Parenchymläsionen der Lunge einhergehen oder durch Ösophagusperforation, subphrenische Empyeme und postoperative Wundheilungsstörungen verursacht sind, erlangen zunehmend *Anaerobier* Bedeutung.

Symptomatik und Diagnostik

Art, Lokalisation und Ausdehnung der Grundkrankheit, Anzahl, Art und Virulenz der Keime, die allgemeine Intoxikation, die individuell stark variierende Reaktionsbereitschaft der Pleura und die Ergußexpansion bestimmen Symptomatik und Verlauf (akut, subakut, chronisch) der Pleuritis.

Bakteriologische, zytologische, biochemische und serologische Untersuchungen des durch *Probepunktion* gewonnenen Exsudates lassen oft dessen Ätiologie und Pathogenese, immer aber dessen Qualität bestimmen.

Therapie

Sinnvoll kombinierte konservative und chirurgische Maßnahmen bieten die besten Erfolgsaussichten. Die *Allgemeinbehandlung* ist in erster Linie gegen das Grundleiden gerichtet. Sind die Erreger und ihre Sensibilität (Antibiogramm) bekannt, muß eine gezielte und wirksame *Chemotherapie* eingeleitet werden. Andernfalls kann bei hochakuter eitriger Pleuritis zunächst ein Breitbandantibiotikum oral oder parenteral eingesetzt werden.

Exsudate, auch Luft, Blut, Lymphe (Pneumo-, Hämo-, Chylothorax) sind im Pleuraraum als »Fremdkörper« zu betrachten und müssen rasch und vollständig beseitigt werden.

Das Ziel *chirurgischer Behandlung* ist die Wiederherstellung physiologischer Druckverhältnisse durch vollständige Exsudatbeseitigung und Wiederentfaltung der Lunge. Dem dienen *Pleurapunktion und -drainage*. Beide gestatten sowohl die **Aspiration** des Exsudates als auch die **Instillation** antibiotischer Lösungen und Spülungen (DIETER u. Mitarb.; LAU).

Eine **Pleurapunktion** (Thorakozentese) kann als diagnostische und/oder therapeutische Maßnahme durchgeführt werden. Erguß im freien Pleuraraum läßt sich optimal im 7. oder 8. Interkostalraum in der hinteren Axillarlinie punktieren. Gekammerte, nicht brustwandständige Ergüsse erfordern dabei Durch-

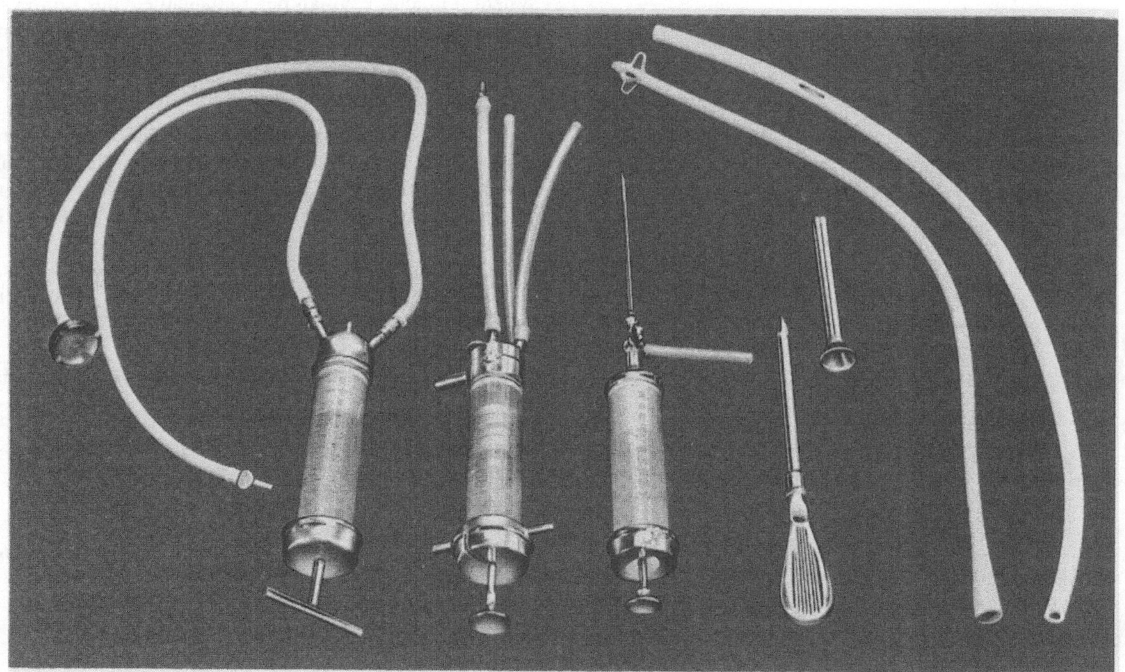

Abb. 18.13 Trokar, Drains, Spritzenmodifikationen mit Mehrwegehähnen

leuchtungskontrolle (Bildwandler). Prämedikation (Atropin und Pethidin[1]) ist ratsam.

Nach Hautdesinfektion wird mit einer dünnen Hohlnadel am Ort der Wahl ein subkutanes Depot des Lokalanästhetikums (Prokain 1- oder 2%ig) von etwa 3 cm Durchmesser gesetzt. Unter permanenter Injektion wird die Nadel leicht ansteigend vorgeschoben, so daß sie am Oberrand einer Rippe den Interkostalraum erreicht. Gelegentliche Aspiration schließt Gefäßverletzungen aus und bestätigt den Erguß. Je nach Viskosität kann er jetzt oder erst nach Einstechen einer weitlumigen Hohlnadel aspiriert werden. Die Punktion muß geschlossen ausgeführt, eingedrungene Luft wieder aspiriert werden. Spritzenmodifikationen und Mehrwegehähne (Abb. 18.13) begünstigen die geschlossene Punktion, sind aber nachteilig durch die starre Verbindung zur Kanüle. Bewährt hat sich ein mit Konnexstücken versehener kurzer Gummischlauch, der intermittierend abgeklemmt wird. Die sich entfaltende Lunge spürt man an der Nadelspitze. Unterdruck erzeugt Hustenreiz. Die Instillation eines gelösten Antibiotikums (z. B. 1 g Streptomyzin), Entfernung der Nadel und Desinfektion der Haut beenden den Eingriff. Restlose Ergußentleerung ist anzustreben, sie wird auch bei großen Mengen durch gute Punktionstechnik toleriert. Bei eitrigem Exsudat schließen wir bei Erwachsenen sofort die Pleuradrainage an.

Eine innere Fistel läßt bei der Punktion einen Unterdruck und die Reexpansion der Lunge nicht zustande kommen. Das instillierte Antibiotikum verursacht dann einen bitteren Geschmack des expektorierten Sputums. Diese Fistelzeichen rechtfertigen die sofortige Anlage einer **Pleuradrainage** (Abb. 18.14). Sie dient der kontinuierlichen Exsudatableitung und antibiotischen Pleuraspülungen.

Starkkalibrige, dickwandige Gummidrains werden mit einem ihrem Kaliber entsprechenden Trokar zwischen benachbarten Rippen eingelegt. Nach Prämedikation wird in Lokalanästhesie am liegenden oder sitzenden Patienten eine Probepunktion vorgenommen. Bestätigt sie die richtige Wahl des Ortes, wird die Nadel entfernt und die Haut im anästhesierten Bezirk auf 1 bis 1,5 cm bis in die Subkutis inzidiert. Hier sticht man unter drehender Bewegung den Trokar (Stachel und Hülse) mit kräftigem Druck schräg aufsteigend am Oberrand der unteren Rippe in den Interkostalraum ein, zieht den Stachel zurück und verschließt die Hülse mit aufgelegtem Daumen. Ein am Ende mit Seitenlöchern versehenes Drain, dessen mühelose Passage durch die Hülse vorher geprüft wurde, wird nun so tief eingeführt, daß sein proximales Seitenloch gerade intrathorakal liegt. Eine oberflächliche Kerbe, 3 cm diesseits des letzten Loches, kontrolliert die Lage. Sie muß im Hautniveau liegen, wenn die Hülse über dem Drain zurückgezogen wurde. Das mit einer KOCHER-Klemme verschlossene Drain wird mit einer Hautnaht, die die Inzision adaptiert, fixiert. Eine U-Naht, deren Schenkel zu beiden Seiten des Drains liegen, wird als Schleife geknüpft und dient dem Wundverschluß bei späterer Drainentfernung. Das Drainende muß mit steriler Kompresse bedeckt und abgeklemmt bleiben, bis es an ein Saugsystem angeschlossen werden kann.

Die **Drainage nach Bülau** nutzt das Heberprinzip. Das Pleuradrain wird durch ein Glaszwischenstück mit einem in

1 *Dolcontral®* (Kombinat VEB Arzneimittelwerk Dresden),
Dolantin® (Farbwerke Hoechst AG., Frankfurt-Hoechst)

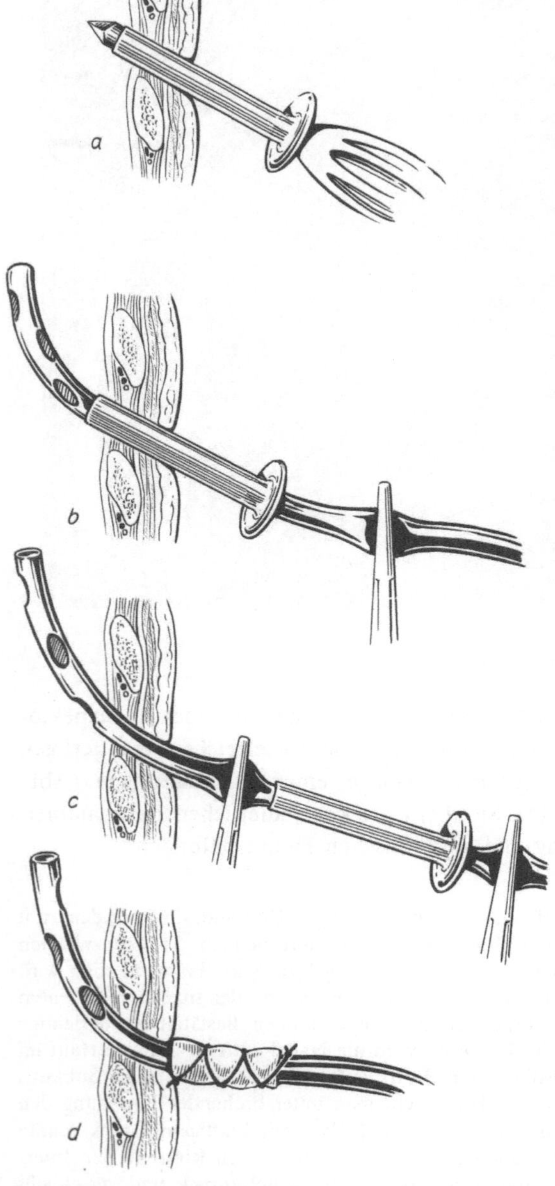

Abb. 18.14 *a–d* Technik der interkostalen geschlossenen Pleuradrainage

Desinfektionslösung eintauchenden Schlauch verbunden (Abb. 18.15), der vorher mit Flüssigkeit gefüllt wurde. Ihr Ausfließen und der Exsudatabfluß erzeugen einen milden Sog, der von der Fallhöhe abhängt. Das System ist einfach und von Energiequellen unabhängig, funktioniert aber nur als geschlossenes System, nicht bei innerer Fistel.

Pumpen verschiedener Bauprinzipien sorgen mit Vorrichtungen zur Sekretableitung für eine Saugdrainage des Pleuraraumes. Bei Verwendung von Wasserstrahl-Luftpumpen oder Vakuumanlagen muß, da der Sog nicht dosierbar ist, zwischen Sogquelle und Sekretflasche eine mit Flüssigkeit gefüllte Ventilflasche geschaltet werden, die neben den Anschlüssen zu Pumpe und Sekretflasche ein unter den Flüssigkeitsspiegel reichendes Glasrohr enthält. Ist das System luftdicht, kann an der Eintauchtiefe des Rohres die Soghöhe in cm Wassersäule abgelesen werden. Die Funktionstüchtigkeit dieses *Zwei-Flaschen-Systems* (Abb. 18.16) ist am Durchperlen von Luftblasen in der Flüssigkeit zu erkennen.

Elektrische Saugpumpen ermöglichen einen regulierbaren Sog mit Stufenschalter und Manometerkontrolle. Nachteilig sind die Störanfälligkeit der Ventile und die Keimkontamination der Luft im Krankenzimmer, die bei Wasserstrahlpumpen zu Lasten des Abwassers geht.

Bei der Zusammenstellung der Systeme sollten sterile Flaschen und Schläuche verwendet und auch steril miteinander verbunden werden.

Dauer- und Spätschäden nach Infektionen der Pleura

Kommt es nach Exsudation nicht zur restitutio ad integrum, wird das auf der Pleura niedergeschlagene

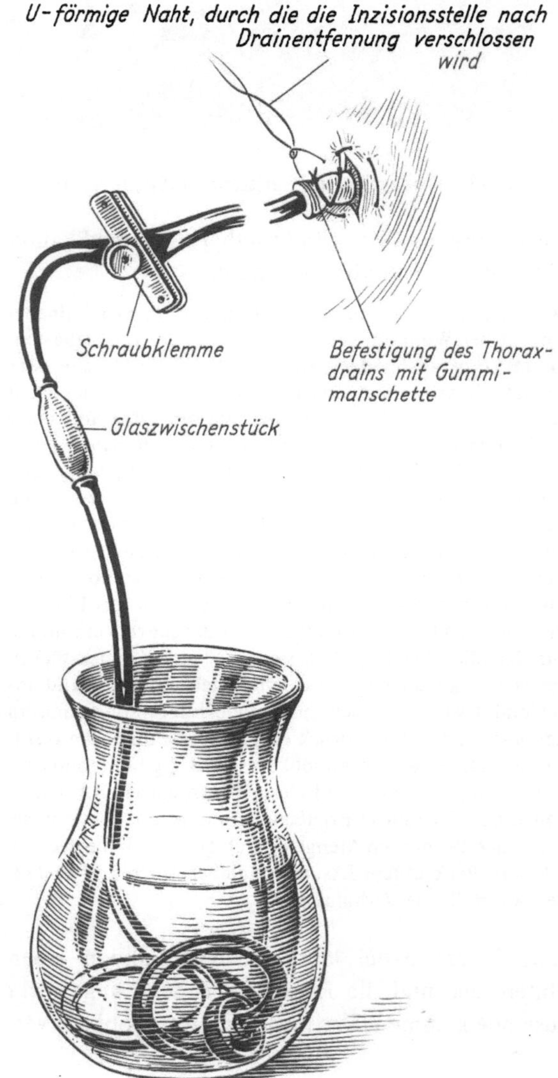

Abb. 18.15 Heberdrainage nach BÜLAU

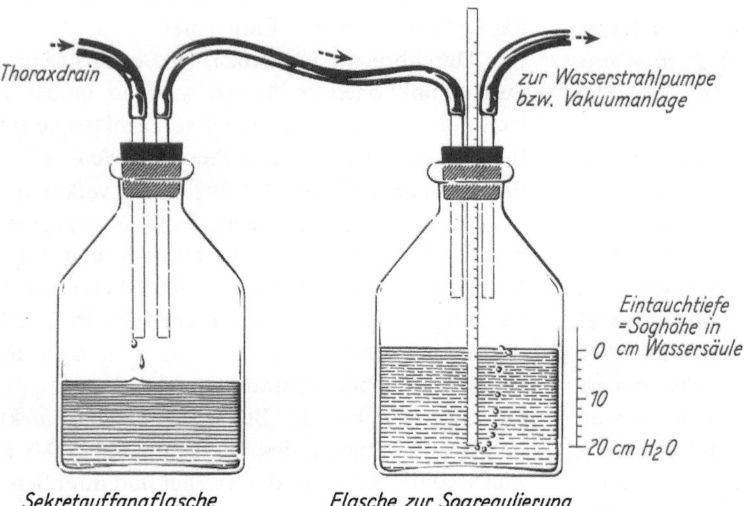

Abb. 18.16 Zweiflaschen-Saugsystem zur Dauersaugdrainage

Fibrin durch Proliferation von Granulationsgewebe organisiert. Die Folge sind flächenhafte oder strangförmige Verwachsungen, oft die Obliteration des Pleuraspalts – irreversible Veränderungen, die später gelegentlich Bedeutung erlangen. So kann es bei einem symptomatischen Pneumothorax zum Einreißen eines vaskularisierten Stranges und zum Hämopneumothorax kommen.

Für die Ausbildung von Dauer- und Spätschäden sind ätiologische Faktoren, die Reaktionsbereitschaft der Pleura und die Effektivität der primären Therapie bedeutsam. Antibiotische Behandlung, Punktionen und Drainagen des entzündlichen Exsudates hinterlassen in der Regel eine mehr oder weniger starke Schwarte aus fibrösem Narbengewebe, nach spezifischer Infektion oft mit umschriebenen eitrigen, lange symptomlosen Exsudatresten, Verkalkungen oder Knochenbildung.

Schwarten, die im Röntgenbild breiter sind als 2 Querfinger, sind immer verdächtig auf eine *Resthöhle,* die nach Jahren zum *Spätempyem* führen kann. Die schrumpfenden Schwarten schränken die Beweglichkeit von Zwerchfell, Brustwand und Wirbelsäule und die Ventilation der Lunge ein. Ihre Fesselung, die Einbeziehung der Peripherie in subpleurale chronische progrediente Entzündungen, die Bildung von *Bronchiektasen* in schlecht belüfteten Abschnitten durch Infektion gestauten Sekrets und die Emphysembildung aus subpleuralen Überdehnungszonen (KUNTZ) beeinträchtigen zunehmend Ventilation und Perfusion der Lunge. 25 bis 30% der Träger einer Pleuraschwarte sollen für chronische Bronchitis prädestiniert sein (KIRSTEN und BOPP, MARX). Aus dem Geschehen der Initialphase kann eine Voraussage über das Auftreten von Spätschäden nicht getroffen werden. Es steht jedoch fest, daß sie, besonders bei eitrigen Entzündungen, durch rechtzeitige optimale Primärtherapie oft zu vermeiden sind.

18.2.1.2. Unspezifische eitrige Infektionen der Pleura

Die Anwesenheit polymorphzelliger Leukozyten im Erguß unterscheidet die eitrige von der serofibrinösen Pleuritis. Pleuraeiterungen sind nach wie vor chirurgische Erkrankungen mit großer praktischer Bedeutung.

Akutes Pleuraempyem

Es ist überwiegend eine Komplikation bronchopulmonaler Infektionen und betrifft 1% der Fälle. Beide werden jahreszeitlich gehäuft mit Gipfel im Februar beobachtet (VAN DE WATER). Empyeme im Verlaufe einer Pneumonie *(parapneumonische)* ordnen sich symptomatisch in eine schwere Allgemeininfektion ein.

Häufiger (84%; SPITZKY), klinisch und prognostisch ernster, sind *post- oder metapneumonische* Empyeme, die sich eher als selbständiges Krankheitsbild manifestieren (KÜHN). Sie werden selten, bei putrider Infektion niemals spontan resorbiert. Typisch ist der neuerliche akute Fieberanstieg mit remittierendem Verlauf wenige Tage nach Entfieberung, den Tachypnoe, Tachykardie, Hustenreiz, Neigung zum Schwitzen und Blutbildveränderungen begleiten. Empyeme ohne erkennbare Ursache *(autochthone)* sind wahrscheinlich *metastatische.* Andere entstehen nach direkter Infektion bei offenen Thoraxtraumen *(traumatische),* häufig bei Schuß- und Stichverletzungen. Selten sind sie nach geschlossenen Traumen mit Lungen- und Bronchusruptur (infizierter Hämothorax, Pyothorax, Pyopneumothorax). *Postoperative Empyeme* nehmen proportional zur Zahl der Thoraxoperationen zu (SIMMONS u. Mitarb.).

Purulente Empyeme neigen dazu, chronisch zu werden, sind oft gekammert und können an jeder Stelle im Thorax lokalisiert sein. Ihre Erkennung und Differenzierung gegenüber Lungenherden und die therapeutische Zugängigkeit sind oft erschwert. Unter dem Bild einer foudroyanten Sepsis, der viele Kranke rasch erliegen, verlaufen sogenannte **Pleuraphlegmonen,** eine plötzliche Überschwemmung des freien Pleuraraumes mit infektiösen Massen aus Abszessen oder Gangränherden. Ebenso schwer ist das Allgemeinbefinden beim überwiegend postpneumonischen Grippeempyem und bei putriden Empyemen beeinträchtigt. Diese verlaufen stürmisch, mit septischen Fieberschüben und Schüttelfrösten und haben, da sie vorwiegend Kranke mit »konsumierenden« Grundleiden (abszedierendes Bronchialkarzinom, perforiertes Ösophaguskarzinom und anderes) betreffen oder sich bei Sepsis aus Pleurametastasen, Lungenabszessen und -gangrän entwickeln, eine ernste Prognose. Besorgniserregend sind wegen der zunehmenden Antibiotikaresistenz putrider Erreger Pleuraempyeme nach chirurgischen Operationen (KONRAD u. Mitarb.; WEESE u. Mitarb.).

Die Kranken sterben heute meist nicht mehr an der akuten massiven Infektion, sondern an durch Therapiefehler begünstigten Spätfolgen. Man kann deshalb die Meinung vertreten, daß jedes durch Saugdrainage nicht ausgeheilte, akute, unkomplizierte (d. h. nicht vorbehandelte Empyem ohne Fisteln) Pleuraempyem als Vorwurf gegen den erstbehandelnden Arzt zu werten ist!

Die *Diagnostik* stützt sich auf Anamnese und klinischen Befund. In der Regel wird die Dauer des Empyems nach anamnestischen Angaben um 1 bis 2 Wochen zu kurz bemessen (KESSLER und Mitarbeiter).

Spiegelbildung und Lufthaube sind bei unkomplizierten Empyemen im Röntgenbild nicht zu erwarten. Oft weisen nur Allgemeinerscheinungen eitriger Prozesse, wie Fieber, Leukozytose usw. auf die Diagnose hin.

Die Selbstheilung von Empyemen ohne wesentliche sichtbare Residuen ist in seltenen Fällen auch bei Erwachsenen durch Selbstdrainage nach außen, häufiger nach innen, möglich. Diese Komplikationen kennzeichnen einen Pyopneumothorax entsprechend der Fistelrichtung als mit **äußerer** (Empyema necessitatis), mit **innerer** (bronchopulmonaler) oder mit innerer und äußerer **(kombinierter)** Fistel. Sie sind häufig bei chronischen Empyemen.

Der Durchbruch nach außen, falls er nicht iatrogen durch Punktionen begünstigt wird, ist immer Hinweis auf eine protrahierte und vernachlässigte Infektion. Im Falle eines akuten Pleuraempyems wird das **Empyema necessitatis** (s. S. 308) selten verkannt. Die Eiterpassage durch die Brustwand ist Folge einer von der Pleura parietalis ausgehenden und mit dem Empyem kommunizierenden abszedierenden Entzündung der Brustwandweichteile. Der Einbruch in das Bronchialsystem führt zu schwallartiger Eiterexpektoration mit Aspirationsgefahr.

Die **Therapie** hat die Beherrschung der Infektion und die Beseitigung des Eiters zum Ziel. Das erste Ziel setzt die Kenntnis der Erreger und ihrer Sensibilität gegenüber Antibiotika, möglichst vor Therapiebeginn, voraus. Keimbestimmungen im Nasen- und Rachenabstrich bei Kindern und im Lungensputum bei Erwachsenen lassen Rückschlüsse zu. Sicherheit gibt aber nur eine *Probepunktion.* Sie ist die wichtigste diagnostische und differentialdiagnostische und als *Entlastungspunktion* zugleich erste therapeutische Maßnahme. Mit weitlumiger Hohlnadel (1 bis 2 mm) soll der Eiter möglichst restlos entfernt werden, ohne daß Luft eindringt. Neben der allgemeinen sollte mit der Punktionsbehandlung eine lokale antibiotische Therapie *(intrapleurale Instillation)* einsetzen (s. S. 136). Dazu werden Antibiotika in 10 bis 20 ml Lösungsmittel (Aqua ad injectionem, Natriumchloridlösung) verdünnt oder gelöst. Wiederholte Punktionen und Instillationen, deren Intervall durch tägliche Röntgenaufnahmen bestimmt wird, können akute Empyeme heilen. Sie haben um so mehr Erfolg, je früher sie bei einem unkomplizierten Empyem eingesetzt werden, sind aber unwirksam, wenn Fisteln vorliegen. Trotz Besserung des Allgemeinbefindens und Fieberabfall können Resthöhlen verbleiben und, als Schwarten fehlgedeutet, zur Ursache späterer Exazerbation werden (Scheinheilung!). Sollte die Eiterproduktion über zwei Wochen fortdauern, muß wegen der dann zu erwartenden viszeralen Schwarte eine *geschlossene interkostale Drainage* des Empyems erfolgen. Nur sie ist als *Saugdrainage* in der Lage, den zur Entfaltung der Lunge notwendigen Sog zu erzielen.

Da wir überzeugt sind, daß die interkostale Pleuradrainage ungefährlich, bei guter Technik weniger belästigend als tägliche Punktionen, wirksamer zur restlosen Eiterentleerung, Wiederentfaltung der Lunge und Vermeidung von Dauerschäden ist und zugleich beste Voraussetzungen für eine *Spülbehandlung* der Pleurahöhle schafft, legen wir sie grundsätzlich sofort an, wenn die Probepunktion Eiter fördert oder ein durch Fisteln oder Schwarten (s. Empyemresthöhlen!) kompliziertes Empyem vorliegt. Nichts spricht dagegen, bei seltenen doppelseitigen Empyemen beiderseits zu drainieren. Zur Drainage sollen der Fußpunkt der Höhle und ein weitlumiges, starkwandiges Drain gewählt werden. Bei Totalempyemen legen wir ein zweites Drain parasternal in den 2. Interkostalraum. Man beginnt mit einem Sog von 12 bis 15 cm Wassersäule, der bei starken viszeralen Schwarten oder inneren Fisteln erhöht werden muß. Röntgenaufnahmen kontrollieren die Wirksamkeit der Therapie. Die Anlage der Drainage in Intubationsnarkose gestattet zusätzlich das passive Blähen der Lunge (bei offenem Drain!) (HARTL).

Bei unkomplizierten Empyemen, suffizienter Saugdrainage und entfalteter Lunge kann nach 3 bis 4 Wochen mit einer Verklebung beider Pleurablätter gerechnet werden. Eine Kontrastmittelfüllung weist dann nur noch den Drainkanal nach. Da wir nach einzeitiger Drainentfernung einige Brustwandabszesse im ehemaligen Drainkanal sahen, die nach Spontanperforation ausheilten, wandeln wir die geschlossene Drainage durch Abschneiden des Drains an der Brustwand in eine offene um und kürzen das restliche Drain sukzessive.

Komplizierte Empyeme (Fisteln, gekammerte Hohlräume, Restpneumonie, Lungenabszeß usw.) müssen länger drainiert werden, kommen aber so auch in der Mehrzahl der Fälle zur Ausheilung. Größte Beachtung ist der Funktionstüchtigkeit des Saugsystems zu schenken.

Kann der toxische Zustand eines hochakuten Empyems mit Saugdrainage nicht behoben werden, ist trotz der Aussicht auf Resthöhlenbildung und Sekundäroperationen eine *breite Eröffnung des Thorax (Thorakostomie) mit Tamponadebehandlung* gerechtfertigt. Das gilt besonders für putride Infektionen bei Lungengangrän (s. S. 335). Man erwirkt damit einen Zeitgewinn und unter lokaler und allgemeiner Antibiotikagabe eine Markierung der Gangrän. Bei purulenten Empyemen muß eine Allgemeinbehandlung mit Antibiotika während der Drainage nur erfolgen, wenn röntgenologisch und klinisch noch Residuen der Grundkrankheit anzunehmen sind. Spülungen des Pleuraraumes (bei unkomplizierten Empyemen unbedingt Lufteintritt vermeiden) mit körperwarmer Natriumchloridlösung entfernen den Detritus und halten das Drain offen. Bei innerer Fistel sollten Spülungen unterbleiben oder mit Vorsicht nur am sitzenden Patienten vorgenommen werden; Hustenreiz zwingt zum Abbruch. Von besonders großer Bedeutung für den Therapieerfolg sind die frühzeitige Mobilisierung des Patienten und die mit der Entfieberung einsetzende Physiotherapie.

Das **Pleuraempyem im Kindesalter** ist selten autochthon, aber häufiger Komplikation eitriger Einschmelzungen bei Pneumonie oder metastatischer Lungenabszesse.

Die *Chemo(Antibiotika-)therapie* ist der Hauptpfeiler der Behandlung. Sie muß bei akuten Empyemen notgedrungen ohne Kenntnis der Erreger und Resistenzverhältnisse begonnen werden. Es wird empfohlen, Penizillin (s. Tab. 8.4) (500000 bis 1 Mill. IE/kg und Tag in 2 bis 4 Dosen intravenös) kombiniert mit einem gegen Penizillinase resistenten Penizillin (Oxazillin-Natrium s. Tab. 8.4), alle 6 Stunden 250 mg i. v. oder i. m. zu applizieren. Ausbleibende Wirkung rechtfertigt nach 4 bis 7 Tagen die Umstellung entsprechend dem Antibiogramm.

Zur *Lokalbehandlung* eignen sich bei Staphylokokkeninfektion Neomyzin und Bazitrazin (s. Tab. 8.4) oder Rifamyzin (s. Tab. 8.4). Bei kindlichen Pleuraempyemen ist es sehr oft notwendig, durch entsprechende Maßnahmen zunächst akute (Notfall-) Situationen zu beherrschen.

Für die *chirurgische Therapie* ist die Feststellung KREPLERS bemerkenswert, daß in allen Perioden der Chemotherapie-Ära die Gruppe der mit Drainage behandelten Empyeme die geringste Letalität aufwies. Das dokumentiert den Wert der Eiterentleerung durch Drainage, die um so vorteilhafter ist, je früher sie angelegt wird. In Verbindung mit gezielter antibiotischer Allgemeinbehandlung kann die Hospitalisation dadurch wesentlich verkürzt werden. Nur umschriebene brustwandständige Empyeme sind fast immer mit Punktions- und Instillationsbehandlung allein zu heilen. Bei kindlichen Empyemen ohne Fistel ist der BÜLAU-Drainage wegen des milden Sogs der Vorzug zu geben. Ein Drain mit ausreichend weitem Lumen kann in Lokalanästhesie, aber auch zur passiven Lungenblähung in Intubationsnarkose mit Muskelrelaxanzien (HARTL) eingelegt werden. Um den Schluß von Fisteln zu ermöglichen, sollte ein geringer Sog (12 cm Wassersäule) Anwendung finden. Nachteilig sind häufige Röntgenaufnahmen zur Kontrolle.

Verbleiben trotz Drainage Resthöhlen mit Teilkollaps von Lungenabschnitten, müssen unter Umständen weitere Drains gelegt werden. Operationen sind selten notwendig, da auch starke Schwarten erstaunliche Rückbildungstendenz zeigen. Ist ein chronisches Empyem entstanden, muß man sich wegen der hochgradigen Deformierungsmöglichkeit des kindlichen Skeletts rechtzeitig zur *Pleurektomie* (Frühdekortikation) entschließen.

Doppelseitige Empyeme sind bei Kindern häufiger als bei Erwachsenen. Man soll sich nicht scheuen, gegebenenfalls beide Seiten zu drainieren, denn diese Zustände können rasch deletär enden.

Zeigt das Röntgenbild Atelektasen, muß das oft dickflüssige Bronchialsekret rechtzeitig endoskopisch, gelegentlich über ein Tracheostoma, abgesaugt werden.

Chronisches Pleuraempyem und Empyemresthöhle (Tab. 18.1)

Akutes und chronisches Empyem haben einen fließenden Übergang, der durch eine an Stärke zunehmende Schwarte auf der inneren Oberfläche des Pleurasackes (organisierte Fibrinbeläge) charakterisiert ist (Abb. 18.17 und 18.18). Ein Empyem muß als chronisch bezeichnet werden, wenn es über die 4. Krankheitswoche hinaus fortbesteht. Dieser Zustand muß auch heute noch als ernst beurteilt werden.

Die Kontrastmittelfüllung äußerer Fisteln über eine Knopfkanüle oder das Pleuradrain kann die infizierte Pleurahöhle (Resthöhle) röntgenologisch darstellen, wobei mitunter auch eine innere Fistel zur Darstellung kommt (Abb. 18.19 und 18.20). Wird sie klinisch vermutet, kann sie auch durch intrapleurale Applikation geringer Mengen Äther, Methylenblau (Methylthioninchlorid) oder Antibiotika (bitterer Geschmack) bestätigt werden. Sie ist auch bewiesen, wenn es bei geschlossener Probepunktion oder Saugdrainage nicht zur Einstellung eines »Unterdrucks« kommt.

Nach der klinischen Symptomatik werden äußere Fisteln oft als Rippentuberkulose, innere als Bronchiektasen oder Lungenabszeß verkannt.

Therapie

Die Behandlung chronischer Empyeme sollte immer mit einer *Dauersaugdrainage* beginnen. Fehlt eine innere Fistel, können Spülungen die Reinigung der Höhle fördern und die Intoxikation beheben.

Abb. 18.17 und 18.18 Pleuraempyem-Resthöhle rechts, über Jahre als »Schwarte« verkannt

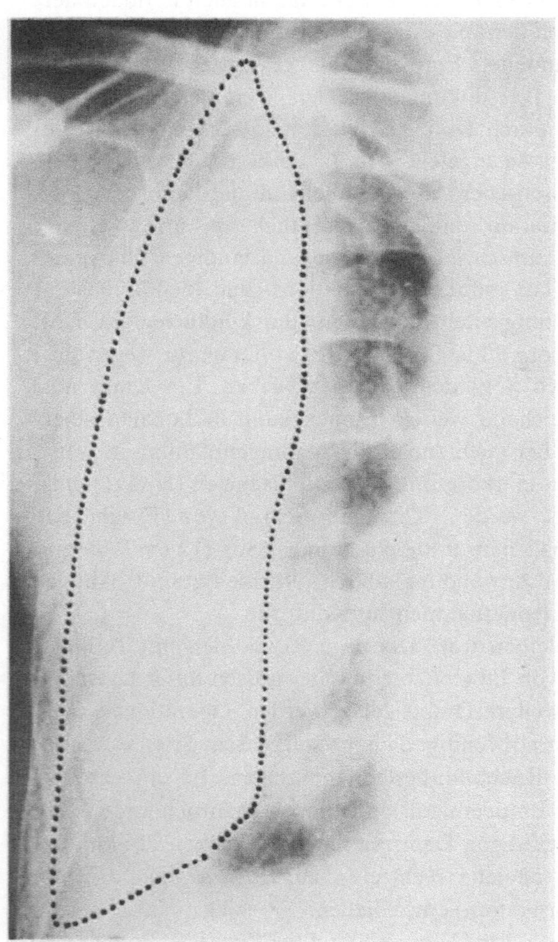

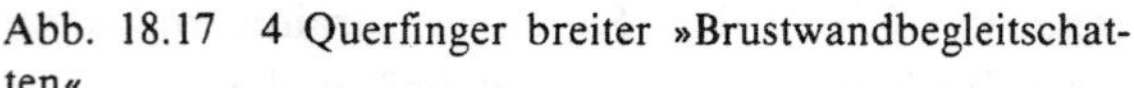

Abb. 18.17 4 Querfinger breiter »Brustwandbegleitschatten«

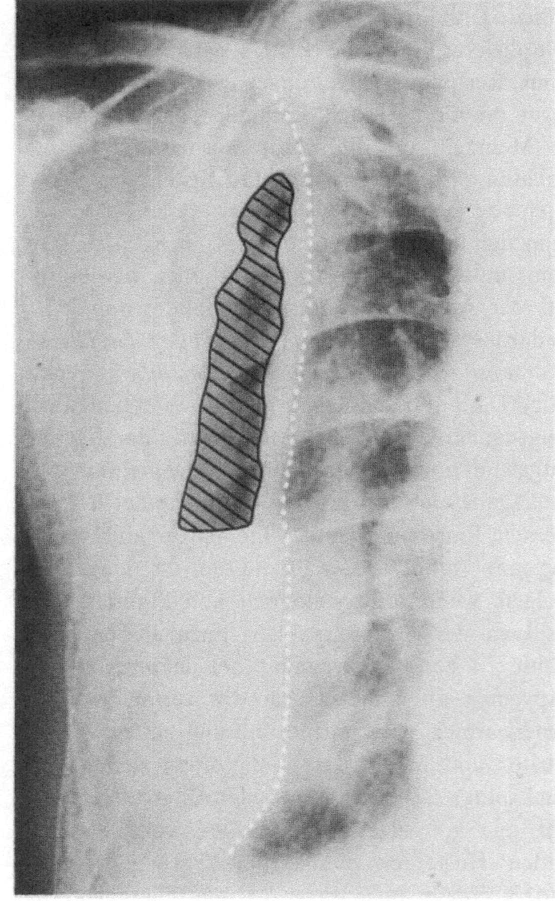

Abb. 18.18 Nach partieller Entleerung erkennt man die starke parietale und viszerale Schwarte und die Ausdehnung des Empyemschwartensackes

Abb. 18.19 und 18.20 Kontrastmittelfüllung einer Pleuraempyem-Resthöhle über das Drain

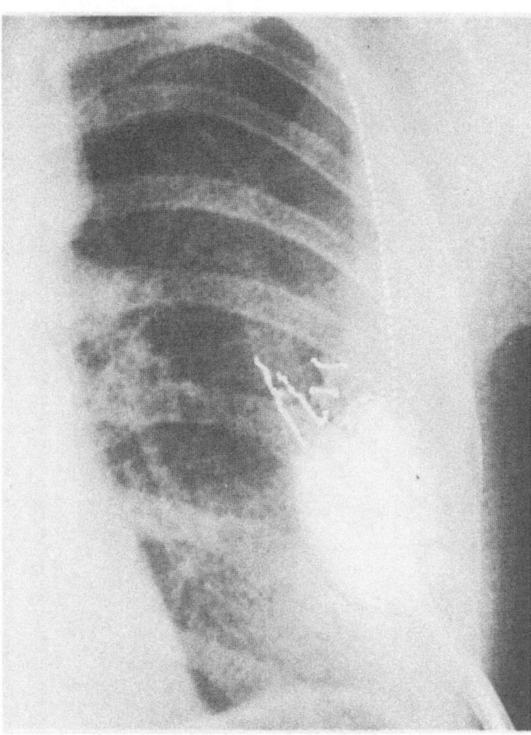

Abb. 18.19 Darstellung einer peripheren (pleuropulmonalen) Fistel (Parenchymfistel)

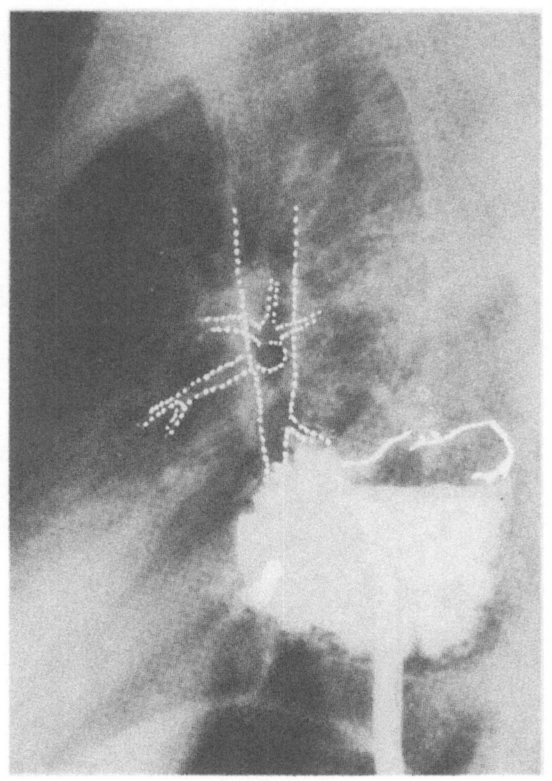

Abb. 18.20 Darstellung einer zentralen (pleuro-bronchialen) Fistel (Bronchusfistel). Der Kontrastmittelfilm auf der Schleimhaut zentraler Bronchusabschnitte ist nachgezeichnet

Tabelle 18.1 Die wichtigsten Ursachen chronischer Pleuraempyeme

1. *Verschleppung des akuten Empyems durch den Kranken;*
2. *Verschleppung des akuten Empyems durch den Arzt*
a) Verkennung als Schwarte,
b) zu konservative Einstellung in der Therapie,
c) Unkenntnis der chirurgischen Therapie,
d) inadäquate Therapie
- nicht effektive Chemotherapie (nicht gezielt, zu kurze Behandlungszeit, zu niedrig dosiert),
- insuffiziente Punktionsbehandlung (zu große Intervalle, zu dünne Kanüle, keine restlose Eiterentleerung, schlechte Technik und anderes),
- insuffiziente Drainage (undichtes System, zu geringer Sog, zu dünnes Drain, zu frühe oder unsachgemäße Drainentfernung und ähnliches),
- zu lange konservative Therapie,
- zu späte Drainage;
3. *Komplikationen des akuten Empyems*
a) innere, äußere oder kombinierte Fistel,
b) Osteomyelitis oder Chondritis der Rippen,
c) Mediastinalabszeß oder Brustwandabszeß,
d) eitrige Perikarditis;
4. *Unerkannte Grundleiden*
a) subphrenisches Empyem,
b) pleuroösophageale Fistel (Fremdkörperperforation),
c) Fremdkörper in Brustwand, Pleura und Lunge (Granatsplitter, Drainstücke, Rippensequester und anderes),
d) Aktinomykose und Parasiten

Desquamation reinigt die Pleuraflächen auch bei langfristiger Drainage mit steigendem Sog. Wir haben selbst bei mehr als 50 cm Wassersäule keine Blutung gesehen und einen Teil der chronischen Empyeme, selten auch mit innerer Fistel, so ausheilen können. Die Drainage wird beendet, wenn die Exsudation sistiert und röntgenologisch ein Hohlraum nicht mehr nachzuweisen ist. Diese Therapie verlangt Geduld von Arzt und Patienten. Atemgymnastik unterstützt sie wesentlich. Der Ausgang ist jedoch ungewiß. Starke Schwarten begünstigen als Dauerschaden spätere Komplikationen und lassen bei Erwachsenen eine Ausheilung der Infektion durch Dauersaugdrainage nicht erwarten. Sie ist aber auch dann wertvoll bei der Vorbereitung auf operative Therapie. Der Zeitaufwand lohnt sich immer. So vorbereitete Patienten erholen sich postoperativ rascher und neigen weniger zu Komplikationen. Als Alternative zu oft lebenslangem Siechtum sollte dafür Geduld aufgebracht werden. Die Dauersaugdrainage beseitigt die Intoxikation, gewinnt Zeit für die Erholung des Patienten, verkleinert die Höhle beträchtlich und läßt sie keimarm und oft steril werden.

Abhängig vom Schweregrad der Pleura- und Grundkrankheit und vom Alter ist schon unter dieser Maßnahme mit einer Letalität von 15% zu rechnen. Ebenso hoch ist sie bei operativen Eingriffen zur Beseitigung chronischer Empyeme und ihrer Folgen. Damit ergibt sich eine Gesamtletalität von 30% (KUBIENA und SCHNETZER).

Bei fortgeschrittener Schwartenbildung mit Schrumpfung des Hemithorax ist oft wegen der engen Zwischenrippenräume die Draineinlage auf die oben beschriebene Weise nicht möglich. Sie muß hier als **geschlossene Drainage nach Rippenresektion** (Abb. 18.21) im Bett einer teilresezierten Rippe erfolgen. Die Lokalisation des Empyems bestimmt den Zugang. In Allgemein- oder Lokalanästhesie wird die Haut im Rippenverlauf, eventuell mit Exzision eines Fistel- oder Drainkanals, inzidiert. Nach subperiostaler Rippenresektion (ca. 3 cm) muß eine Probepunktion den optimalen Zugang bestätigen. Mit dem Skalpell oder Elektrokauter wird der Stichkanal erweitert. Der offenen Behandlung der Eiterhöhle folgen Draineinlage, schichtweiser Wundverschluß und Fixation des Drains an der Haut (s. Abb. 18.14d). Nach dem Anschluß des Drains an ein Saugsystem müssen die Bedingungen einer geschlossenen Drainage erfüllt sein.

In Ausnahmesituationen, ja oft als einziger Ausweg, ist die **offene Drainage als Thorakostomie** (Empyem- oder Resthöhlenfensterung) gerechtfertigt. Das gilt für umschriebene brustwandständige chronische Empyeme und durch Dauersaugdrainage verkleinerte Empyemresthöhlen bei Patienten in stark reduziertem Allgemeinzustand, mit hohem Alter, schlechter Lungenfunktion und bei gangräneszierenden Pneumonien als Grund- oder Folgekrankheit, wenn andere chirurgische Maßnahmen nicht zugemutet werden können. Auch dieser Eingriff kann in Lokalanästhesie ausgeführt werden (s. S. 329).

Bei Persistenz eines chronischen Empyems resultiert eine **Empyemresthöhle.** Es handelt sich dabei um einen intrapleuralen (nach extrapleuraler Pneumolyse zur früheren Therapie der Lungentuberkulose auch extrapleuralen) infizierten irreversiblen Hohlraum zwischen dickwandigen Schwarten (viszerale und parietale Teile), der durch Fisteln nach innen und außen kompliziert sein kann.

Die Therapie chronischer Empyeme und Empyemresthöhlen ist wieder zunehmend operativ geworden. SCHNETZER und KUBIENA haben in einer Umfrage SALZERS an zahlreiche Thorax- und Lungenkliniken in Mitteleuropa die chronischen Pleuraeiterungen ausgewertet. Die 1004 Fälle waren zur Hälfte Folge inadäquater Therapie akuter Em-

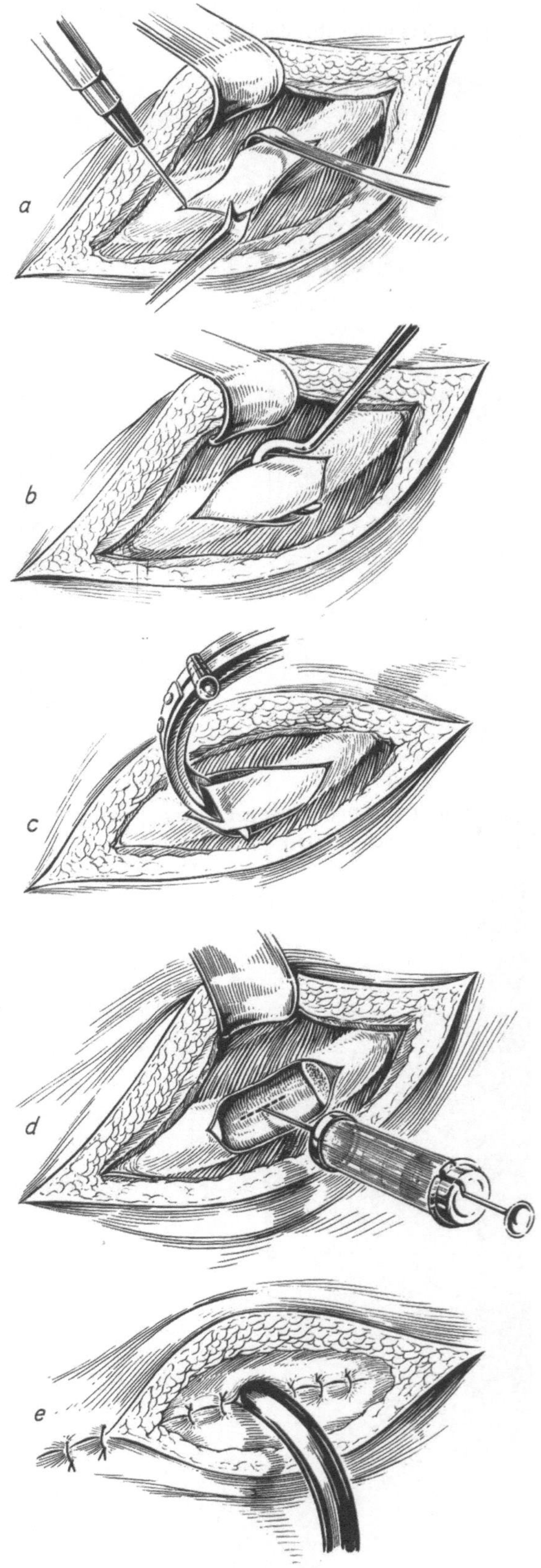

Abb. 18.21 *a–e* Pleuraempyem-Drainage nach subperiostaler Rippen-Teilresektion

pyeme und zum anderen Teil Folge der Grundkrankheit. Diese Relation ist trotz des Rückgangs der Erkrankungshäufigkeit konstant geblieben. Die Ergebnisse verschiedener Therapieformen weisen die Überlegenheit operativer Behandlung bei nahezu gleicher Letalität aus (Tab. 18.2).

Tabelle 18.2 Behandlungsergebnisse bei chronischen Pleuraeiterungen, bezogen auf verschiedene Therapieformen (nach SCHNETZER und KUBIENA 1967)

	Absolut	Geheilt	Gebessert	Verstorben
Konservative Therapie	242	45%	28%	8%
Drainagebehandlung	357	59%	20%	7%
Operative Therapie	405	72%	9%	9%
Gesamt	1004			

Für die erfolgreiche **chirurgische Therapie** sind neben einer erschöpfenden Diagnostik bestimmte Voraussetzungen unerläßlich: Eine optimale Behandlung der Grundkrankheit, Roborierung, kardiale Stützung, Atemgymnastik, Inhalationen und anderes müssen den Kranken operationsfähig machen und mindern das Operationsrisiko. Von großer Bedeutung ist die Wahl des optimalen Operationsverfahrens und des rechten Operationszeitpunktes. Sachgerechte Nachbehandlung, suffiziente Drainage und intensive Atemübungen müssen die restlose Hohlraumbeseitigung durch Wiederentfaltung der Lunge fördern. Fehler und Versäumnisse, Ungeduld von Arzt und Patient müssen fast immer mit verstümmelnden Folgeoperationen bezahlt werden, gehen mit Defektheilungen, lebenslänglichem Siechtum oder deletär aus.

Heute stehen drei im Prinzip unterschiedliche **Operationsverfahren** zur Verfügung, deren Indikationsbereiche durch die Erfahrungen fest umrissen sind:

1. Entschwartungsoperationen (Dekortikation, Pleurektomie, Empyemektomie);
2. verschiedene Modifikationen thorakoplastischer Verfahren und
3. Plombierungsverfahren mit autologem Material (Haut und Muskel).

Die **Entschwartungsoperationen** erfüllen auf ideale Weise die Forderungen der Empyembehandlung: Entfernung des vergiftenden Eiters, Beseitigung der pathologischen Druckverhältnisse im Thorax, Wiederentfaltung der Lunge mit Rückkehr zu physiologischen Verhältnissen unter Hohlraumbeseitigung.

Die **Dekortikation** entfesselt durch Entfernung der viszeralen Schwarte (»Entrindung«) die Lunge. Sie kann sich entfalten und der parietalen Schwarte anlegen, also einen Hohlraum im Sinne einer »natürlichen Plombe« beseitigen (Abb. 18.22). Das Verbleiben einer starken parietalen Schwarte hat aber unerwünschte Spätfolgen für die Brustwand-, Wirbelsäulen- und Zwerchfellbeweglichkeit und begünstigt ein Empyemrezidiv (Restempyem).

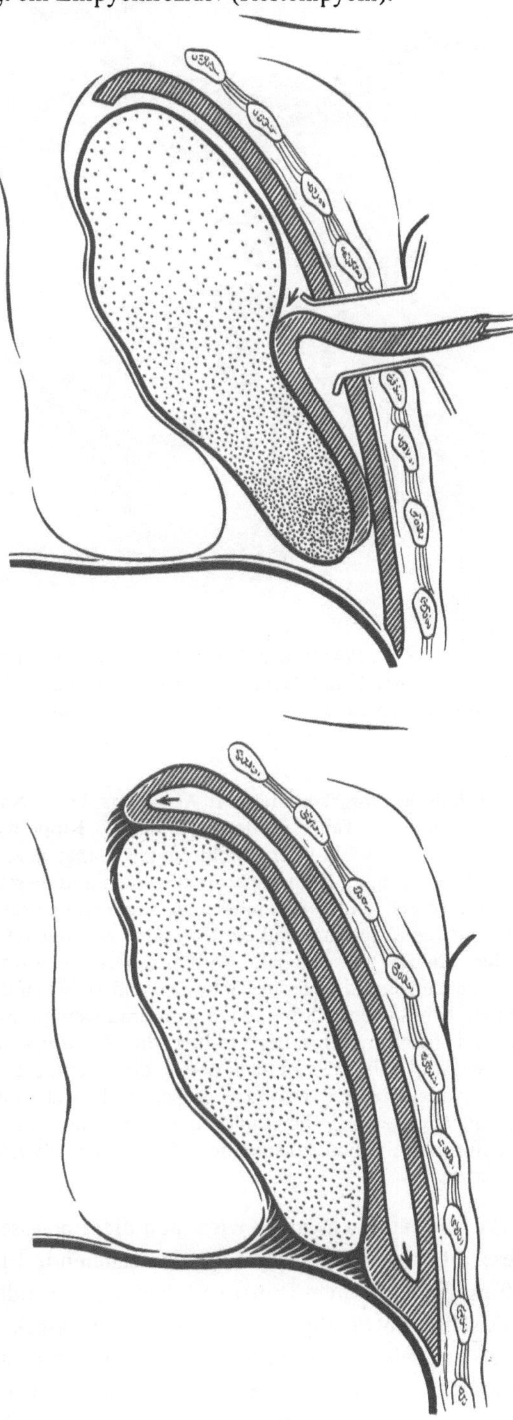

Abb. 18.22 Operationsprinzip bei der Dekortikation der Lunge

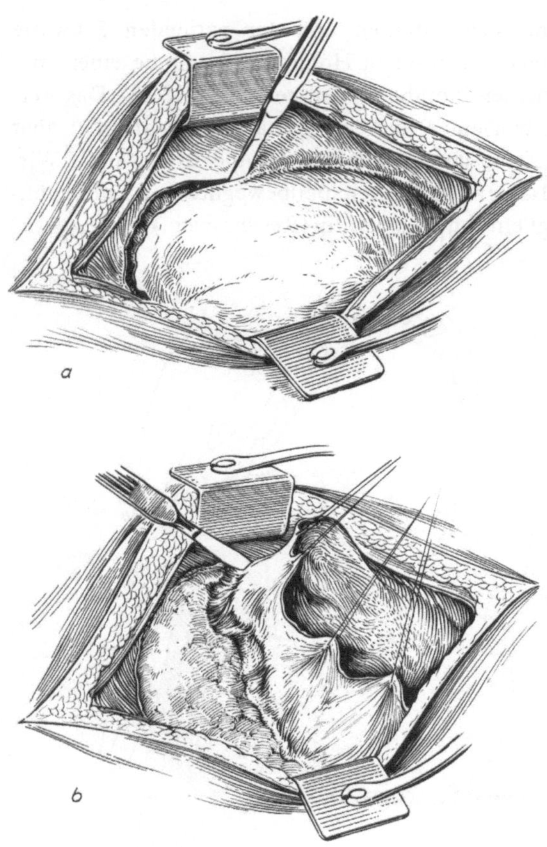

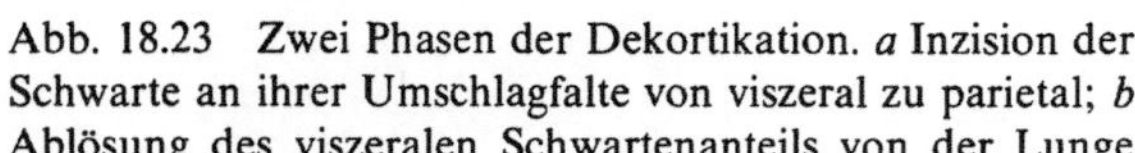

Abb. 18.23 Zwei Phasen der Dekortikation. *a* Inzision der Schwarte an ihrer Umschlagfalte von viszeral zu parietal; *b* Ablösung des viszeralen Schwartenanteils von der Lunge

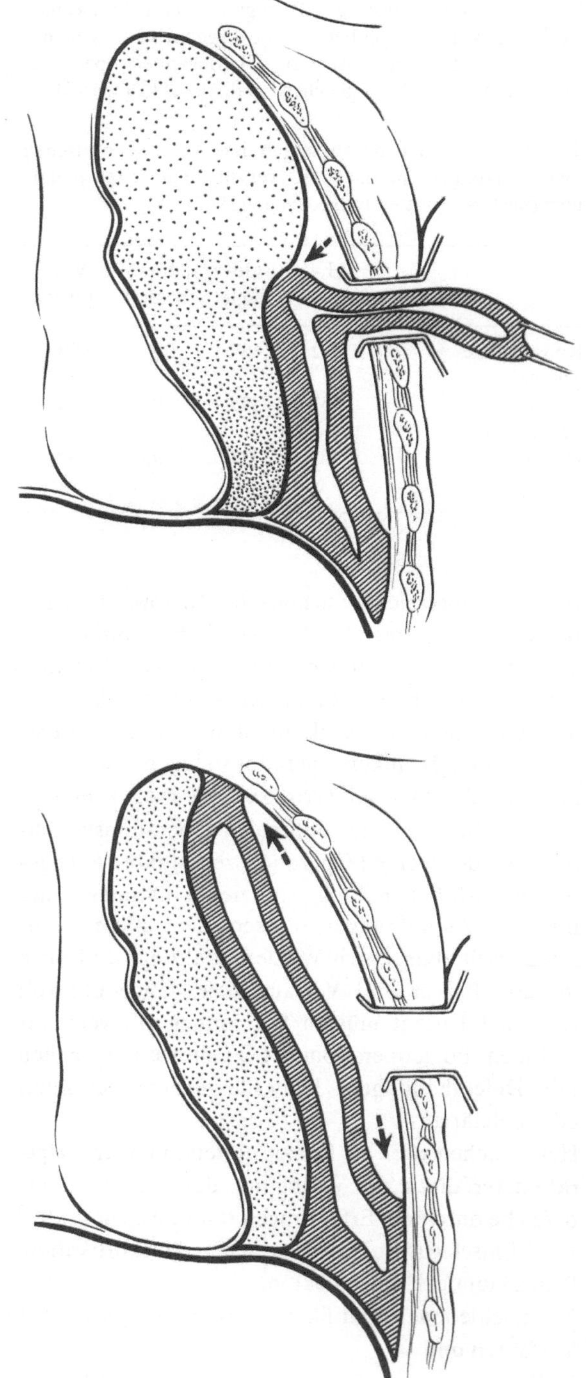

Abb. 18.24 Operationsprinzip bei der Pleurektomie (Empyemektomie) mit geschlossener Exstirpation des Empyemschwartensackes

Das **technische Vorgehen** erläutert Abbildung 18.23. Nach Thorakotomie mit Teilresektion der 6. oder 7. Rippe wird die parietale Schwiele quer durchtrennt. Gelangt man in eine Höhle, kann ein Rippensperrer eingesetzt und dieselbe revidiert werden, andernfalls müssen viszerale und parietale Schwarte digital getrennt und ein Hohlraum erst geschaffen werden. In der Umschlagfalte wird inzidiert. So werden zwischen Lunge und viszeraler Schwarte und zwischen den Lappen Adhäsionen sichtbar, die durchtrennt werden müssen. Bei frischen Schwarten gelingt die Ablösung mit feuchten Stieltupfern. Es ist nicht notwendig, oberflächliche Parenchymwunden zu versorgen, größere sollten atraumatisch genäht werden. Das Einlegen von Drains und ihr Anschluß an ein funktionstüchtiges Saugsystem beenden den Eingriff.

Starke parietale Schwarten wird man nicht belassen. Dieser über eine Dekortikation hinausgehende Eingriff muß nach seinem Prinzip als *Pleurektomie* oder, da es selten notwendig ist, den ganzen Pleurasack zu entfernen (wie bei diffusen malignen Pleuramesotheliomen), als *Empyemektomie* (SAMSON, DUGAN und SAMSON) bezeichnet werden. Diese ist heute bei chronischen Empyemen und pleuralen Resthöhlen die Methode der Wahl. *Fisteln* sind keine Gegenanzeige. Das Prinzip besteht in der Exstirpation des Pleura- oder Empyemschwartensackes in toto, möglichst ohne seine Eröffnung (Abb. 18.24).

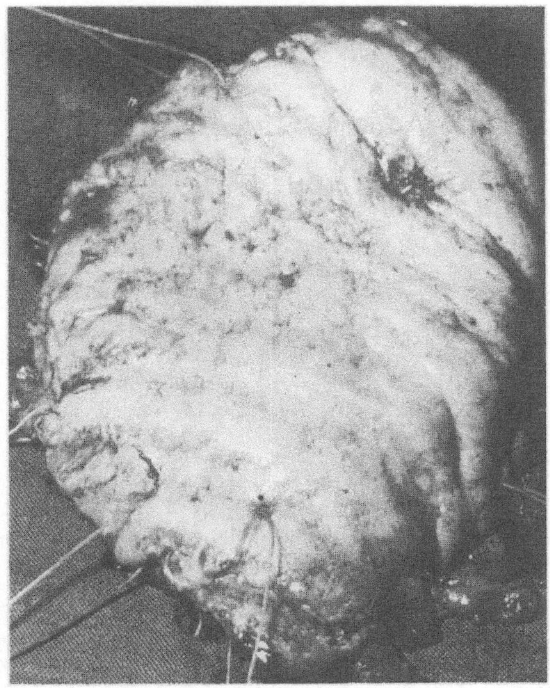

Abb. 18.25 Empyemschwartensack in toto nach geschlossener Exstirpation (Pleurektomie). Gut sichtbare Rippenimpressionen und Perforationsstelle des Resthöhlendrains

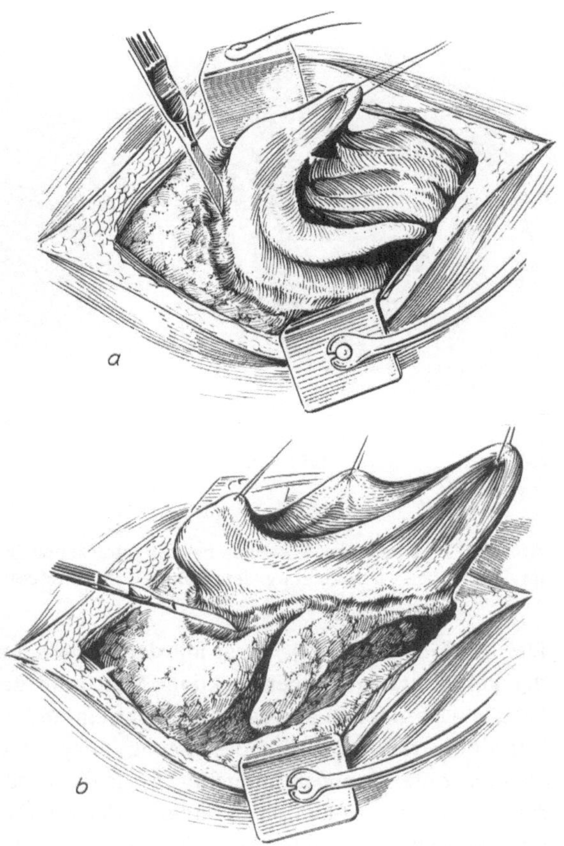

Abb. 18.26 Zwei Phasen der Pleurektomie (Empyemektomie). *a* Anzügeln der Umschlagfalte von viszeraler zu parietaler Schwarte; *b* Ablösung des Schwartensackes von der Lunge (Phase der Dekortikation)

Die **Thorakotomie** erfolgt wegen der basal und epiphrenisch stärkeren Schwarte im Bett der resezierten 7. Rippe oder tiefer (notfalls zweite Thorakotomie, handbreit unter der ersten). Mit der flachen Hand wird der Schwartensack (Abb. 18.25) von der Fascia endothoracica (extrapleural) gelöst, nach Einsetzen eines Rippensperrers an der vorderen »Kante« angezügelt und von der Lunge, die sich unter Überdruckbeatmung entfaltet, befreit. Über chronischen Pneumonien und pleuropulmonalen Fisteln muß man einen Teil der Schwarte belassen, um Defekte zu vermeiden. Ist die geschlossene Exstirpation des Schwartensackes (Abb. 18.26) nicht möglich – meist wegen Schwierigkeiten in der Phase der Dekortikation – wird er quer inzidiert, mit antiseptischen Lösungen (z. B. Tosylchloramidum-Natrium[1]; bis 1‰ig) behandelt und in Anteilen (offen) entfernt.

Wichtig für eine Funktionsverbesserung, die bei hohem Alter der Resthöhle nicht erwartet werden kann, ist die restlose Exzision der Schwarte im Sinus phrenicocostalis und über dem Zwerchfell. Auch jahrzehntelang komprimierte Lungenabschnitte entfalten sich erstaunlich gut. Vorsichtig ist in der Thoraxkuppel, am Mediastinum und in Aortennähe zu präparieren. Sorgfältige Elektrokoagulation verhindert Nachblutungen. Bronchopleurale Fisteln müssen versorgt werden (Resthöhlen-Prophylaxe).

Irreversible Bronchus- und Parenchymveränderungen sollten präoperativ bekannt sein, damit der Eingriff bereits als Pleurektomie mit atypischer oder segmentförmiger Resektion, Pleurolobektomie oder Pleuropneumonektomie geplant werden kann. Die en-bloc-Resektion wird nicht immer gelingen. Füllt die verbleibende Lunge den Hemithorax nicht und kann dies auch postoperativ nicht erwartet werden, muß die Resthöhle simultan oder später durch eine Spitzenplastik C 1 bis 4/5 liquidiert werden.

Problematisch ist aus diesem Grunde die Pleuropneumonektomie, die bei ausgedehnten Bronchiektasen, bei Lungengangrän der Restlunge nach partiellen Lungenresektionen oder nach traumatischen Einwirkungen mit Empyemfolge notwendig werden kann. Alle möglichen Maßnahmen hierbei (Beendigung des Eingriffs mit oder ohne Drainage, postoperative Punktions-, Instillations- und Spülbehandlung usw.) sind keine Garantie für die Vermeidung eines baldigen oder späteren Empyemrezidivs, das dann nur durch Thorakoplastik liquidiert werden kann. Dieselbe, in gleicher Sitzung mit der Pleuropneumonektomie vorgenommen, belastet den Eingriff mit einem sehr hohen Risiko.

1 *Chloramin*® »*Fahlberg*« (VEB Fahlberg-List Magdeburg, Magdeburg).
Chloramin 80® (Chemische Fabrik von Heyden AG., München)

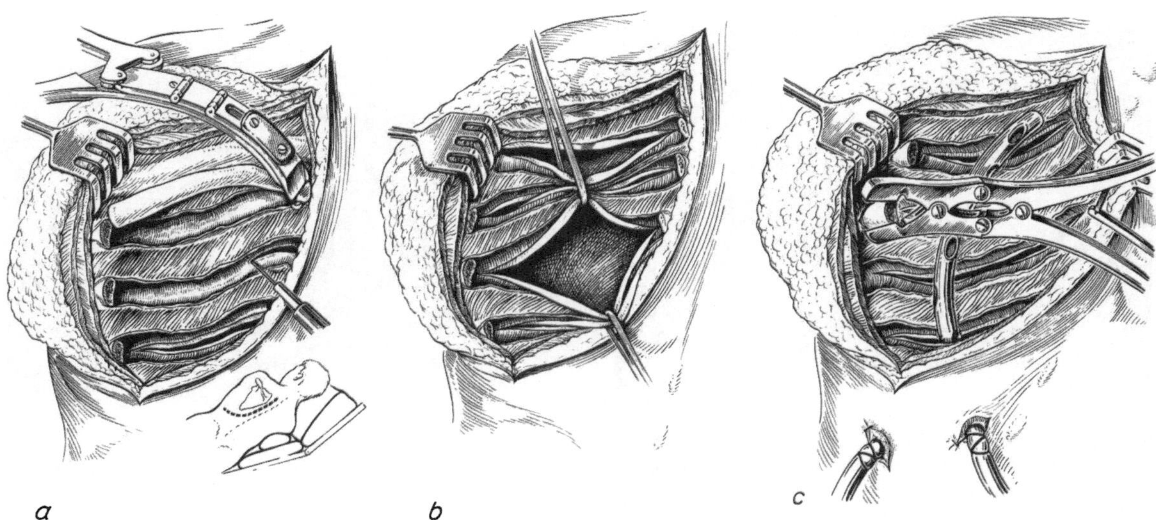

Abb. 18.27 Operatives Vorgehen bei der Jalousieplastik nach HELLER. *a* Subperiostale Rippenresektionen und Inzisionen im Rippenbett; *b* Reinigung der Höhle; *c* Nachresektion der Rippenstümpfe, extra- und intrapleurale Drainage

Die *Zahl der Mißerfolge* steigt mit der Ausdehnung der kombinierten Lungenresektion. Man muß deshalb von vornherein abwägen, ob nicht ein anderes Verfahren zur Resthöhlenbeseitigung angewendet werden sollte. Dennoch unterstützen wir die Forderung nach kompromißloser Beseitigung des Eiterherdes und seiner Ursachen. Auch der größere Eingriff ist zumutbar, wenn von ihm die Heilung »auf Anhieb« erwartet werden kann. Funktionelle Einbußen können erst in zweiter Linie beachtet werden.

Die **thorakoplastischen Operationsverfahren** beseitigen einen intra-(oder extra-)pleuralen Hohlraum durch Mobilisation der Brustwand. Der Lungenkollaps unter der viszeralen Schwarte besteht irreversibel fort (irreversibles Lungenkollapsverfahren). Der Indikationsbereich dieser eingreifenden und verstümmelnden Operationen ist durch die guten Ergebnisse der Pleurektomie erheblich eingeschränkt worden. Sie sind noch berechtigt bei Resthöhlen, die nach Lungenresektionen verbleiben, in Fällen, bei denen aus funktionellen Gründen eine Pleurektomie nicht möglich ist, und bei Rezidivresthöhlen nach Pleurektomie. Mißerfolge sind oft nicht zu vermeiden; in 45% sind Nachoperationen zur definitiven Sanierung notwendig.

Unter vielen methodischen Modifikationen, auf die in seltenen Fällen immer wieder einmal zurückgegriffen werden muß, sollen nur die gebräuchlichsten erwähnt werden.

Bei der **extrapleuralen Thorakoplastik** wird die Brustwand in der Ausdehnung einer Resthöhle durch Rippenresektionen so mobilisiert, daß sich ihre Weichteile dem viszeralen Höhlengrund anmodellieren und mit ihm verwachsen können. Flache und umschriebene Resthöhlen mit dünnen Schwarten sind so besonders gut zu beseitigen. Da die parietale Schwiele verbleibt, müssen die Rippenresektionen über die Hohlraumgrenzen hinausgehen; Spannungen werden damit aufgehoben. Wichtig sind die Drainage der Resthöhle und des extrapleuralen Wundbereiches.

Nach unseren Erfahrungen bietet die **Jalousieplastik nach HELLER** in der Modifikation von GROW und KERGIN (Abb. 18.27) die besten Erfolgsaussichten bei geringster Rezidivneigung:

Lokalisation und Ausdehnung der Höhle bestimmen die Lagerung und den Zugang. Mantelförmige Resthöhlen sind am besten in Seitenlage zu erreichen. Den Zugang zu den oberen Rippen erleichtert ein hakenförmiger Schnitt um den Angulus caudalis scapulae, der nach Bedarf zwischen Wirbelsäule und Margo medialis scapulae hinaufgezogen wird. Alle Rippen in der Ausdehnung der Höhle werden subperiostal reseziert – nach dorsal bis dicht an die Wirbelsäule und allseitig über die Hohlraumgrenze hinaus. Inzisionen im Bett der Rippen schaffen jalousieartige Streifen. Die parietale Schwarte wird extrapleural gelöst und exzidiert, so daß nur interkostale Weichteilbänder mit Rippenperiost, Nerven und Gefäßen verbleiben. Kürettage der viszeralen Schwarte beseitigt Granulationen und Beläge; Fisteln werden versorgt. Die Muskel-Periost-Bänder legen sich der viszeralen Schwarte an und »plombieren« den Grund der Resthöhle. Intra- und extrapleurale Saugdrainage, lokale Antibiotika-Applikation und das Aufnähen des Haut-Muskel-Lappens beschließen den Eingriff (s. a. S. 331). Der Kollapseffekt wird durch einen Kompressionsverband (Pelotte aus Watteballen oder Ballonweste) über 2 bis 3 Tage unterstützt. Die Drains werden schrittweise gezogen, wenn eine Resthöhle röntgenologisch nicht mehr nachzuweisen und die Sekretion versiegt ist.

Ein Nachteil der HELLER-Plastik ist die *Regeneratbildung* in den erhaltenen Periostschläuchen, die bei Tuberkulose oft Anlaß zu Fisteleiterungen geben kann.

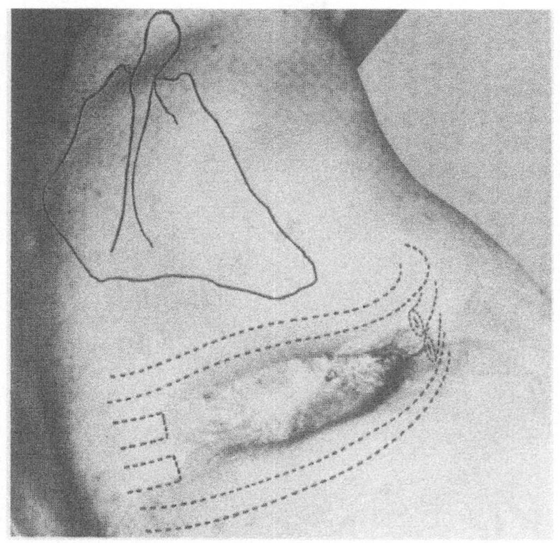

Abb. 18.28 Großes Thorakostoma (Empyemfensterung) rechts, laterobasal, weitgehend epithelisiert, bei einem 63jährigen Patienten mit Siliko-Tuberkulose (Teilresektion der 8. und 9. Rippe rechts)

Fistelnde Rezidivhöhlen unter Thorakoplastik nach HELLER/GROW/KERGIN müssen nach der SCHEDEschen Methode liquidiert werden. Ihr Prinzip liegt auch der **Thorakostomie** (Empyemfensterung, Resthöhlenfensterung, open window thoracostomy) zugrunde, deren Indikationsbereich auf Seite 324 erläutert wurde. Sie gewinnt mit steigender Anzahl postoperativer Empyeme an Bedeutung (VIERITZ, JÜNGST).

Der Hautschnitt wird über der Resthöhle im Rippenverlauf gelegt. Im Bett der subperiostal resezierten Rippe wird die parietale Schwarte quer inzidiert. Unter Tastkontrolle muß die gesamte parietale Bedeckung der Höhle, wie bei der SCHEDE-Plastik, mit der Schere in ganzer Ausdehnung der Resthöhle ausgeschnitten werden, oft nach Resektion weiterer Rippen. Taschen und Überhänge dürfen nicht verbleiben, wenn der Rand der Hautwunde mit dem Schwartenrand im Höhlengrund vernäht wurde. Dieser ist dann einer Tamponadebehandlung mit feuchten Kompressen (s. lokale Wundbehandlung, S. 106) zugänglich, wird sich rasch reinigen, verkleinern und vom Rand her epithelisieren (Abb. 18.28). Dazu bedarf es monatelanger Verbände, wenn man nicht thorakoplastische Maßnahmen oder Plombierungsverfahren zur definitiven Heilung anwenden will. Die Epithelisierung des Wundgrundes kann durch autologe Hauttransplantationen (nach REVERDIN oder THIERSCH) gefördert werden.

Plombierungsverfahren finden überwiegend bei umschriebenen Resthöhlen, die wegen ihrer Lokalisation (Thoraxkuppel, paravertebral) durch Thorakoplastik schwer zu beseitigen sind, Anwendung, eignen sich aber auch zur definitiven Versorgung eines Thorakostomas und zur Liquidierung von Resthöhlen unter Thorakoplastik.

Im Prinzip (*»lebende Tamponade«*) legt eine umschriebene Plastik nach SCHEDE die Resthöhle frei, die nach mechanischer Reinigung mit Plombenmaterial (gestielter Haut- oder Muskellappen bzw. beide) ausgefüllt wird. Das kann bei unspezifischen Resthöhlen in einer Sitzung aber auch zweizeitig geschehen, wobei die Plombierung erst nach passagerer Thorakostomie und lokaler Höhlenbehandlung erfolgt (z. B. Trichterplastik nach VOSSSCHULTE). Mißerfolge sind nicht selten, besonders wenn die Höhle schlecht gereinigt, das Plombenmaterial kaum durchblutet und zum Verschluß einer Fistel in der Tiefe der Höhle verwendet wird. Problematisch ist die Fixierung des Lappens, ohne daß Resthohlräume verbleiben. Infektion und Nekrose des Plombenmaterials sind die Folge. Eine ausgedehnte Thorakoplastik kann dann die Höhle flacher gestalten und mit einem Haut-Muskel-Lappen ausfüllen (SCHEDE-Plastik modifiziert nach SCHEICHER). Die Abbildungen 18.29 und 18.30 erläutern die Verfahren von KIRSCHNER und NISSEN.

Infektionen der Pleura nach Thoraxoperationen (Tab. 18.3)

Diese folgenschweren Komplikationen der Thoraxchirurgie machen 10% aller Komplikationsmöglichkeiten aus (GÖDDE) und sind mit einer hohen Letalität belastet (SCHAMAUN, SUTHERLAND u. Mitarb.). Die Grundkrankheit, die Konstitution des Patienten, belastende Vorbehandlung (Bestrahlung, Zytostatika usw.) und ärztliche Fehlleistungen spielen pathogenetisch eine Rolle, Resthohlräume und -exsudat begünstigen die Infektion.

Naturgemäß ist die Gefahr von Eiterungen, die als Früh- oder Spätempyeme auftreten können, nach Pneumonektomie besonders hoch und erhöht sich bei der Grundkrankheit Bronchialkarzinom. Charakteristisch ist ihr schleichender Beginn, besonders unter der bisher üblichen, heute nicht mehr generell vertretbaren antibiotischen Nachbehandlung Thoraxoperierter. Relativ spät verschlechtert sich das Allgemeinbefinden und es treten intermittierendes Fieber um 38°C sowie ansteigende Pulsfrequenz auf. In

Tabelle 18.3 Die wichtigsten Ursachen postoperativer Pleuraempyeme nach Thoraxoperationen

1. Thorakotomie bei manifester Pleurainfektion;
2. Thorakotomie bei latenter Pleurainfektion (Pneumonie, Lungenabszeß, Bronchiektasie, Pneumothorax und anderes);
3. Intraoperative Inokulation der Keime;
4. Wundheilungsstörungen (Weichteilinfektion, Brustwandinsuffizienz);
5. Bronchusstumpffisteln und Parenchymfisteln;
6. Aszension der Keime über die Thoraxdrains;
7. Iatrogene Maßnahmen (Punktionen, Sekundärdrainage);
8. Verbliebene Infektionsherde der Restlunge (Abszesse, Gangrän, Bronchiektasen, Pneumonien);
9. Operationstechnische Fehler (Hämorrhagischer Infarkt nach Ligatur von Venenästen, nachfolgende Gangrän);
10. Intrapleurale Fremdkörper

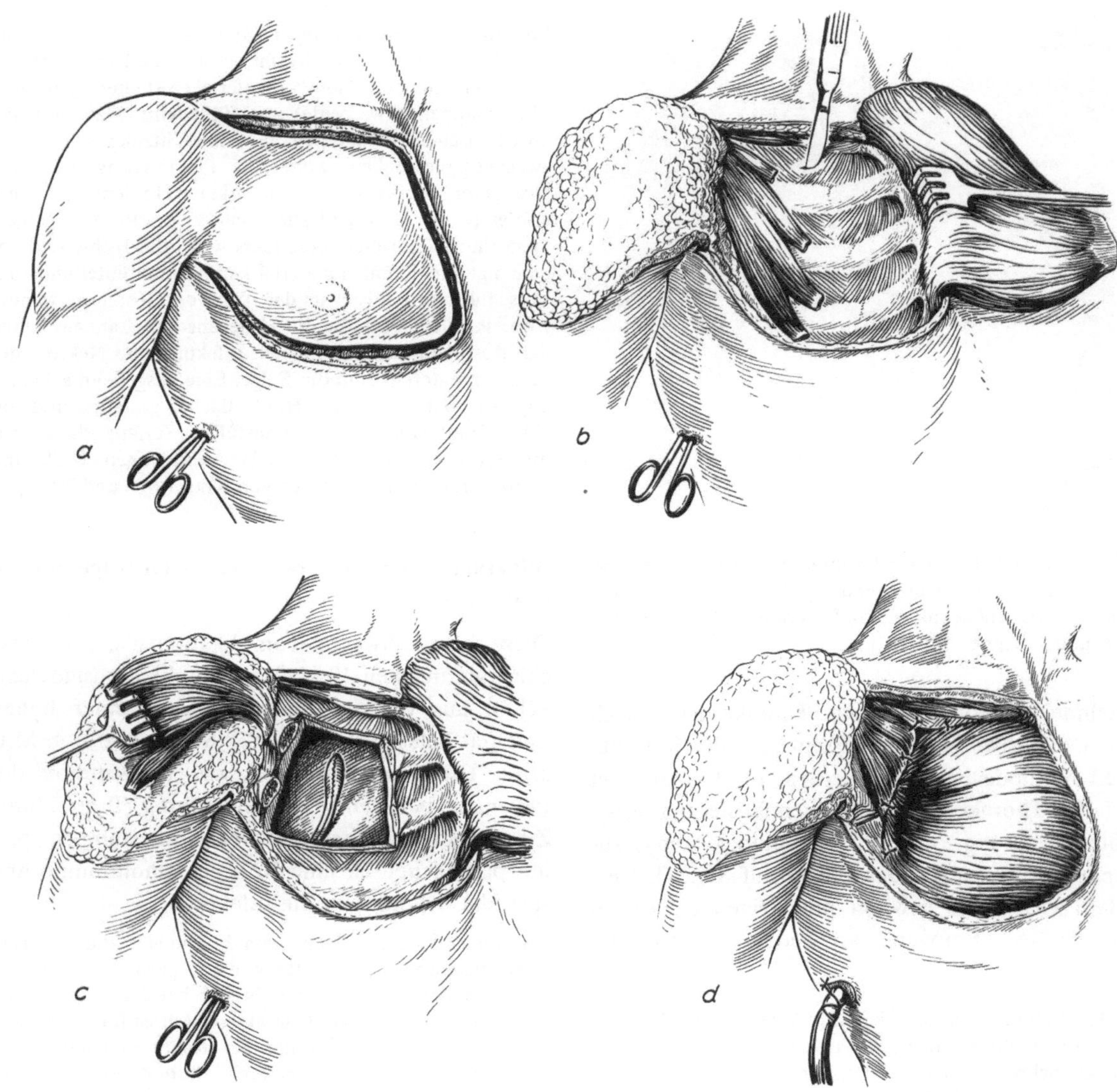

Abb. 18.29 Liquidierung einer apikalen Resthöhle durch Muskelplombierung nach KIRSCHNER unter Verwendung der Mm. pectoralis major und minor. *a* Hautinzision; Kornzange im Drainkanal; *b* die Brustmuskeln sind am Ursprung bzw. Ansatz abgetrennt. Der Hohlraum wird durch interkostale Inzision eröffnet; *c* Rippenresektion in der Ausdehnung der Höhle und mechanische Reinigung; *d* Drainage der Höhle; Einschlagen und Fixieren der Muskelbündel

Pneumonektomiehöhlen und Resthohlräumen nach partieller Lungenresektion (Abb. 18.31) ist eine stärkere Exsudation zu beobachten. War die Lunge entfaltet, zeigt das Röntgenbild eine an Ausdehnung zunehmende umschriebene Verschattung oder einen »Brustwandbegleitschatten«, deren zunehmende Konvexität zur Lunge hin ein gutes Unterscheidungsmerkmal zur Schwarte ist.

Für alle Erscheinungsformen (serofibrinös, hämorrhagisch, eitrig) ist die Probepunktion die wichtigste diagnostische und erste therapeutische Maßnahme. Umschriebene Empyeme sind mit Punktions- und Instillationsbehandlung sehr häufig auszuheilen; Selbstheilung unter allgemeiner Antibiotikatherapie ist möglich, wenn sie über innere Fisteln expektoriert und die Hohlräume durch Reexpansion der Restlunge beseitigt werden. Doch ist es gefährlich, darauf zu spekulieren.

Auch größere unkomplizierte und komplizierte Resthohlräume können durch Expansion einer kleinen Restlunge unter *Dauersaugdrainage mit steigendem Sog* beseitigt werden. Wichtig sind die Erkennung und Behandlung der Komplikationsursache.

Die hohe Letalität operierter Bronchialkarzinome, bzw. die geringe Quote sogenannter 5-Jahres-Heilungen rechtfertigen es, bei infektiösen Komplikationen nach Resektionen wegen dieses Grundleidens so konservativ wie möglich zu bleiben (Ausnahme:

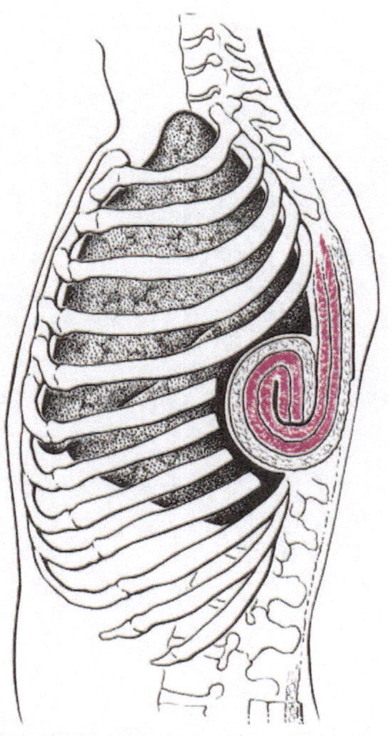

Abb. 18.30 Muskelplombierung einer paravertebralen Resthöhle nach NISSEN unter Verwendung des M. erector trunci

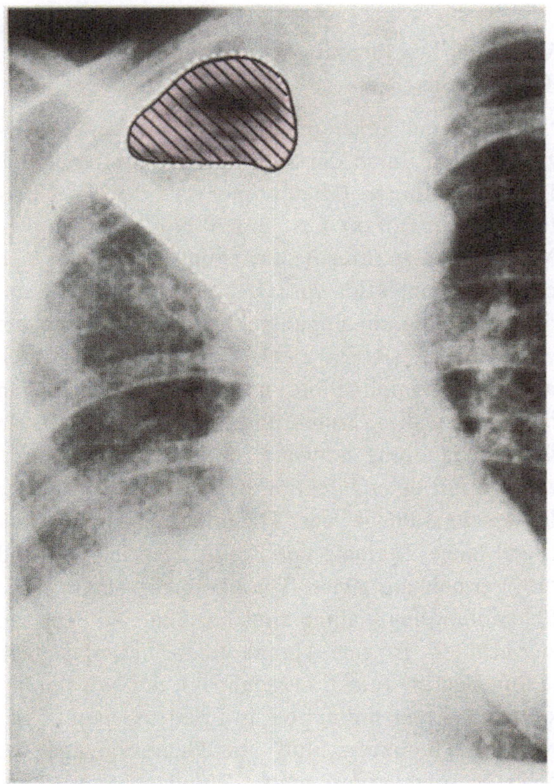

Abb. 18.31 Apikale pleurale Resthöhle nach Lobektomie des rechten Lungenoberlappens (postoperatives Empyem). Ihre Beseitigung erfolgte nach Dauersaugdrainage durch Spitzenplastik der 1. bis 5. Rippe

Lungengangrän als Empyemursache). Mit einer *Irrigationsdrainage* können infizierte Pneumonektomiehöhlen oft keimfrei werden; spontaner Fistelschluß ist selten, aber möglich (KÄRKÖLÄ u. Mitarb.).

Bei persistierenden **Bronchusfisteln,** aber auch bei **Thoraxwandinsuffizienz,** kann die Empyemresthöhle nicht vermieden werden. Thorakoplastische Maßnahmen oder die offene Drainage (Thorakostomie) sind dann angezeigt. Kleinere Fisteln können transbronchial mit Gewebekleber auf Zyanoakrylatbasis (Fimomed®; Histoacryl® blau) verschlossen werden. Der zuverlässige sekundäre Verschluß einer großen Bronchusstumpffistel ist wegen der Schwartenbildung auch bei intrapleuralen Folgeoperationen problematisch. Die ovaläre Inzision der Schwarte um die Fistel schafft zwei Kanten, die mit Chrom-Katgut über der verschorften Fistel adaptiert und zusätzlich mit einem gestielten Muskellappen (Interkostalmuskel) gedeckt werden können.

VIRKUULA und EEROLA haben die Pneumonektomiehöhle durch offene Drainage *(open window thoracostomy)* gereinigt und die Fistel mit einem Haut-Muskel-Lappen aus dem Bereich des Pektoralismuskels bedeckt, der nach Resektion der Knorpel C 2 und C 3 (zweites Thorakostoma) in die Resthöhle geschlagen, mit der mediastinalen Schwarte vernäht und mit feuchten Kompressen gegen sie gepreßt wurde. Sie halten diesen Eingriff, der im Prinzip der Trichterplastik nach VOSSSCHULTE entspricht, für weniger riskant als die folgenden Methoden.

Da der Fistelverschluß im septischen Milieu unsicher ist, wurden Verfahren entwickelt (MONOD und WEYL, ABRUZZINI), die den Hauptbronchus nach Pneumonektomie im aseptischen Milieu freilegen und sekundär verschließen (transsternal-transperikardial, transthorakal-extrapleural). BOGUSCH u. Mitarb. sowie PETROWSKIJ und PERELMAN haben diese Verfahren modifiziert, zahlreich angewendet und geprüft. Die transperikardiale Methode (Abb. 18.32) gewährleistet den Zugang zu beiden Hauptbronchien, zum linken erst nach Unterbrechung der A. pulmonalis sinistra und der V. pulmonalis superior sinistra, und einen sicheren Stumpfverschluß, am besten mit einem Bronchusnähapparat. Das Risiko der Operation ist hoch, auch durch die Infektionsmöglichkeit der Sternotomiewunde. Die Notwendigkeit der Behandlung des infizierten Hohlraumes besteht fort, er kann aber jetzt durch intermittierende Spülbehandlung über viele Jahre keimfrei gehalten werden (SEMENENKOW). Die Höhle kann sich dabei erstaunlich verkleinern, so daß schließlich nur eine begrenzte Thorakoplastik erforderlich wird, wenn man sich zur operativen Beseitigung entschließt. Wir wenden dafür die Plastik nach HELLER/GROW/KERGIN an. Oft sind paravertebrale Resektionen der Rippen 1 bis 7 ausreichend. Die vordere Resektionsebene soll weit ventral liegen. Wichtig ist die Nachresektion der Rippenköpfchen. Sie gelingt leicht, wenn das Kosto-Vertebralgelenk von dorsal mit dem Skalpell inzidiert, die Ligamenta ober- und unterhalb des Rippenhalses mit der Schere durchtrennt und das mit einer Faßzange fixierte Rippenfragment unter Zug und mit Unterstützung eines hebelnden, in den Gelenkspalt eingeführten flachen Raspatoriums gelockert und herausgedreht wird. Die Resektion der 1. Rippe, die wir grundsätzlich bei der Liquidierung von Pneumonektomiehöhlen vornehmen, verhindert apikale Resthohlräume, beeinträchtigt aber die Funktion des Schultergürtels. Bei der Präparation sind Plexus brachialis

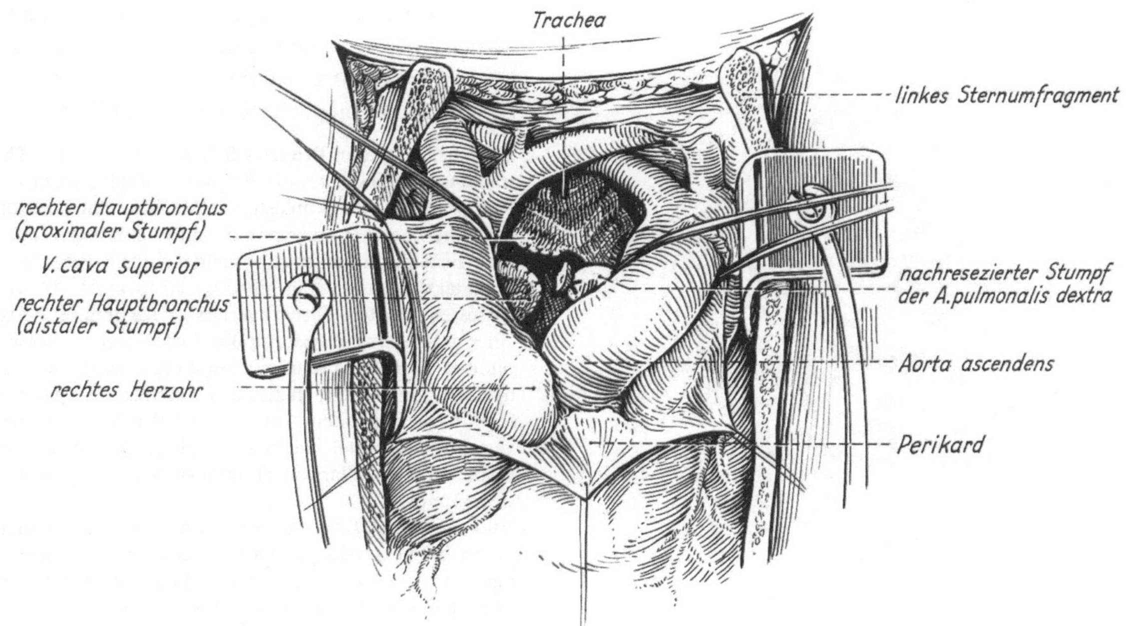

Abb. 18.32 Versorgung einer Hauptbronchusstumpffistel nach rechtsseitiger Pneumonektomie. Transsternales, transperikardiales Vorgehen nach ABRUZZINI sowie PETROWSKIJ und PERELMAN

und A. und V. subclavia besonders zu beachten. Da die Rippe fast quer liegt, wird zuerst die laterale Kante vom Periost befreit, das dann auf der kranialen und kaudalen Fläche nach medial geschoben und mit einem gebogenen Raspatorium von der medialen Kante der Rippe abgehoben wird. Ständiger Knochenkontakt der Instrumente vermeidet Verletzungen der Nerven und Gefäße. Eine gerade Rippenschere (nach SAUERBRUCH) durchtrennt die Rippe. Beide Fragmente werden weiter vom Periost befreit und entfernt. Die Resektion des 1. Rippenköpfchens ist technisch schwierig und nicht unbedingt notwendig.

Putride postoperative Pleurainfektionen sind sehr oft Folge einer Gangrän der Restlunge. Sie zwingt, wenn der Zustand und die Funktionsanalyse des Patienten das gestatten, zur *Nachresektion*, die mit geschlossener oder breit offener Drainage beendet werden kann. Beide Drainageformen geben wegen der immer resultierenden Resthöhle Anlaß zu weiteren (thorakoplastischen) Maßnahmen, wenn nicht aus bestimmten Gründen die Spülbehandlung vorgezogen wird oder dieselbe wegen persistierender Fisteln keine Sterilität erzielt. Nicht selten bleibt bei diesen hochakuten septischen Prozessen, die durch Hirnabszesse oder Meningoenzephalitis kompliziert sein können, nur die breite Thorakostomie mit lokaler antibiotischer und Tamponade-Behandlung. An der steigenden Letalität infektiöser Pleurakomplikationen nach Thoraxoperationen haben die putriden Infektionen einen hervorragenden Anteil.

Verhütung von Pleurainfektionen nach offenen Thoraxtraumen

Die in Friedenszeiten seltenen offenen Thoraxverletzungen sind durch die Störung der intrathorakalen Druckverhältnisse (Pneumothorax) oder eine Blutung (Hämothorax) fast immer Notfallsituationen. Maßnahmen zu ihrer Beherrschung beugen zugleich einer Pleurainfektion vor (GROVER und Mitarb.), mit der unter Kriegsbedingungen heute in 5% gerechnet werden muß (ROMANOFF). Der Hämothorax, die häufigste Komplikation, und Lungenverletzungen begünstigen die Vermehrung von Eitererregern. Zu ihrer Behandlung notwendige Thorakotomien sind zu 7,4% mit einer Infektion belastet. Die **frühzeitige Dauersaugdrainage des Hämothorax,** die **ausreichend lange Therapie mit Breitbandantibiotika** und die **Vermeidung einer Thorakotomie** als primäre Behandlungsmaßnahme sind imstande, Infektionen zu verhüten. Ist eine Thorakotomie unumgänglich, erhöht sich die Infektionsgefahr mit der Notwendigkeit einer Lungenresektion. In Friedenszeiten ist der primäre Thoraxverschluß mit Pleuradrainage bei nicht zu sehr verunreinigten Wunden gestattet, im Kriege sollte eine verzögerte Wundnaht Anwendung finden. Bei kombinierten Abdominalverletzungen empfiehlt ROMANOFF separate Laparotomien.

18.2.1.3. Spezifische Infektionen der Pleura

Tuberkulose

Die Tuberkulose manifestiert sich an der Pleura klinisch und morphologisch als Pleuritis exsudativa. Die spezifische Entzündung kann fortgeleitet aus subpleuralen Herden (Kavernen) der Lunge, aus einer Karies der Wirbelsäule oder Rippen, lymphogen bei Tuberkulose bronchopulmonaler oder tracheobronchialer Lymphknoten und Peritonealtuberkulose sowie hämatogen bei Miliartuberkulose entstehen. Diabetes, Alkoholismus und andere »konsumierende« Leiden sind begünstigende Faktoren.

Die Ätiologie ist gesichert, wenn Tuberkulosebakterien nachgewiesen werden. Das gelingt im Exsudat, das auch bei eitriger Infektion erstaunlich keimarm sein kann, kulturell selten, eher noch im Tierversuch. Frühere oder vorausgegangene Organtuberkulosen (z. B. Lymphknoten-Tbk) oder ein Erythema nodosum sind wichtige Hinweise. Eine diagnostische Punktion sollte nie unterlassen werden. Untersuchungen des Sputums und endoskopisch gewonnenen Bronchialsekrets sind für die Klärung nützlich.

Ein steriles Empyem ohne Fistel hat eine günstige Prognose. Die Mischinfektion muß deshalb nach Möglichkeit vermieden werden, d. h., **man muß mit diagnostischen und therapeutischen Punktionen zurückhaltend sein.**

In der **Therapie** gelten andere Grundsätze als bei unspezifischen Empyemen. Unkomplizierte sterile oder spezifische Ergüsse werden mitunter schon nach einer diagnostischen Punktion resorbiert. Entlastungspunktionen sind deshalb selten notwendig. Verzögerte oder ausbleibende Resorption unter optimaler Chemotherapie führt bald zur Verschwartung, die Drainagebehandlung fast immer zur Mischinfektion.

Spezifische Empyeme sind zu 65% durch *Fisteln* kompliziert. Äußere Fisteln entstehen oft nach wiederholten Punktionen, haben die Neigung zu persistieren und sind so Ursache von Resthöhlen, die bei Tuberkulose ohnehin häufiger als bei unspezifischen Infektionen angetroffen werden.

Mischinfizierte Empyeme oder Resthöhlen erfordern wegen des oft stark reduzierten Allgemeinzustandes der Patienten eine Dauersaugdrainage, die unter wirksamer Chemotherapie der tuberkulösen Allgemeininfektion (s. S. 120) die allgemeine und lokale Situation des Patienten bessern und das Risiko chirurgischer Therapie mindern kann.

Unter peri- und postoperativer antituberkulotischer Chemotherapie kann heute eine operative Behandlung spezifische Pleuraeiterungen in zunehmendem Maße »auf Anhieb« ausheilen. Sie stützt sich auf die gleichen Operationsverfahren wie die Therapie unspezifischer Infektionen. Mißerfolge sind aber häufiger, wiegen schwerer und erfordern oft mehrere Korrekturoperationen. Die Letalität geht vor allem zu Lasten thorakoplastischer Maßnahmen; man rechnet mit 20% (KUBIENA und SCHNETZER).

Wir streben die *Pleurektomie* (Empyemektomie) überall dort an, wo sie technisch möglich ist, besonders bei jüngeren Patienten. Die Lunge entfaltet sich auch Jahrzehnte nach Kollapstherapie, falls nicht irreversible Veränderungen vorliegen. Eine Exazerbation stabilisierter Lungenherde ist kaum zu befürchten, wenn konsequent chemotherapeutisch nachbehandelt wird (möglichst über 8 bis 12 Wochen stationär).

In Fällen, die eine *Pleuropneumonektomie* erfordern (Abb. 18.33 und 18.34), ist zu empfehlen, diese ohne Drainage zu beenden, die Höhle in Intervallen zu punktieren und Antituberkulotika zu instillieren. Heilen spezifische Pleu-

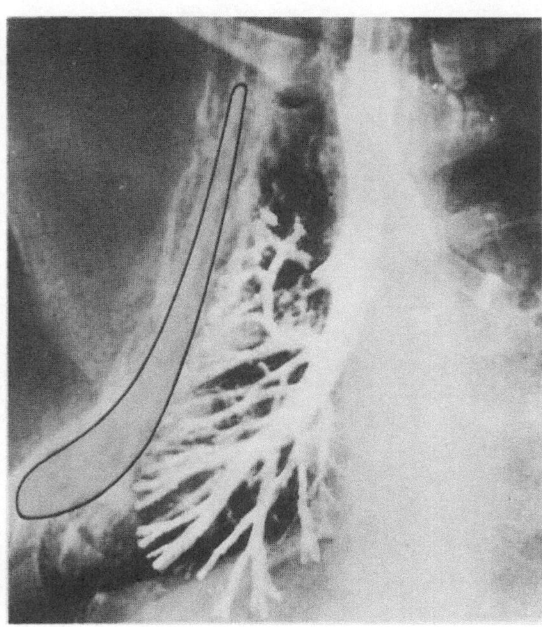

Abb. 18.33 Spezifisches Pleuraempyem rechts unter Thorakoplastik wegen Lungentuberkulose. Die Ausdehnung der Resthöhle ist in das Bronchogramm eingezeichnet. Sackförmige und zylindrische (erworbene) Bronchiektasie der rechten Lunge

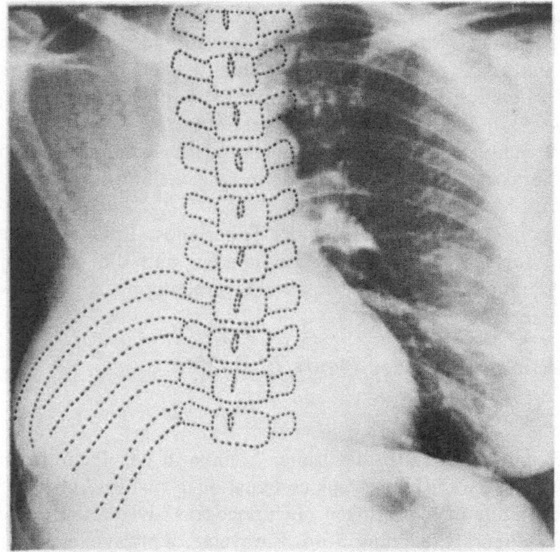

Abb. 18.34 Spezifisches Pleuraempyem rechts unter Thorakoplastik wegen Lungentuberkulose. Thoraxübersichtsaufnahme nach Pneumonektomie. Die Zeichnung verdeutlicht das Ausmaß und das Prinzip der Thorakoplastik (1. bis 8. Rippe rechts) und die oft resultierende linkskonvexe Skoliose der Brustwirbelsäule bei rechtsseitiger Thorakoplastik

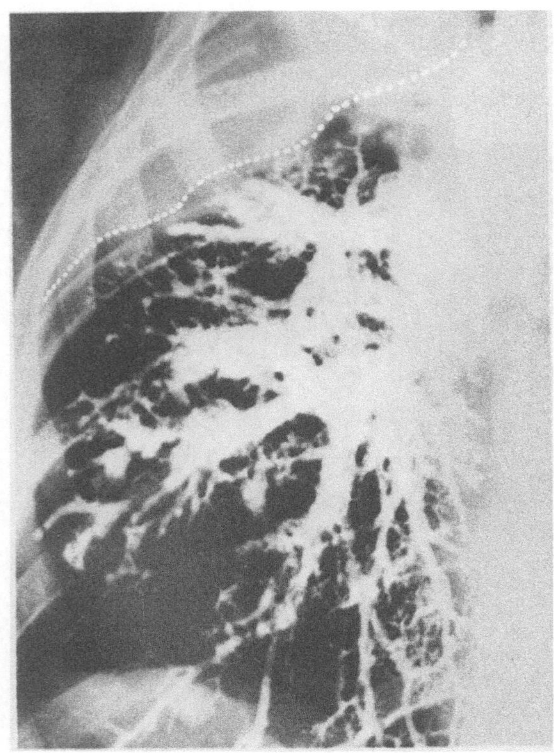

Abb. 18.35 Extrapleurales Spätempyem nach Pneumolyse rechts wegen Oberlappentuberkulose. Das technisch unzulängliche Bronchogramm läßt Bronchiektasen im komprimierten Oberlappen erkennen

rainfektionen und extrapleurale Empyeme (Pneumolysen-Spätempyem [Abb. 18.35], Oleothorax u. a.) durch die genannten Maßnahmen nicht sofort aus oder muß wegen Kontraindikationen auf sie verzichtet werden, aber auch als Vorbereitung auf eine *Thorakoplastik*, kann die *Thoraxfensterung* (Thorakostomie) angewendet werden. Nach Überwindung der Infektion können viele Patienten durch Thorakoplastik doch noch definitiv geheilt werden (VIERITZ, JÜNGST).

Der günstigen Entwicklung der Tuberkulose-Epidemiologie in unserem Lande ist es zu danken, daß die Zahl der Operationen wegen spezifischer Pleuraeiterungen stetig geringer wird.

Aktinomykose der Pleura (s. S. 196)

Parasiten

Echinokokkuszysten der Lunge können in den Pleuraraum perforieren (Echinococcus cysticus) oder aus der Leber per continuitatem vordringen (Echinococcus alveolaris). Folge der Pleurabeteiligung sind Empyeme, entsprechend der Pathogenese mit bronchopleuralen seltener bronchobiliären Fisteln (TIERRIS u. Mitarb.). Die Behandlung akuter Empyeme beginnt mit einer Pleuradrainage; bei chronischen Fisteln wird eine Pleurolobektomie nicht zu umgehen sein. Abhängig von der Ausdehnung des Befundes und der Genese der pleuralen Erkrankung ist die chirurgische Therapie jedoch selten radikal. Als wirksame konservative Maßnahmen wurden die intramuskuläre Injektion von Jod-Thymolöl, intra- oder subkutane Injektionen von Echinokokkenantigenen und Tetrazykline empfohlen (BRUNNER, LANDMANN).

18.2.2. Bronchopulmonale Infektionen

18.2.2.1. Nichttuberkulöse Pneumonien

Ätiologie

Die Differenzierung ätiologischer Faktoren ist eine Forderung der Chemotherapie, gewinnt also für konservative Maßnahmen überragende Bedeutung.

Chirurgische Maßnahmen werden bei Pneumonien sowohl zur Diagnostik (Thorakotomie) als auch zur Therapie angewandt.

Ätiologisch (Tab. 18.4) scheinen *bakterielle Infektionen* noch immer die Hauptrolle zu spielen, doch deutet sich unter verbesserter ätiologischer Diagnostik eine Tendenz zu den nichtbakteriellen Erregern (REIMANN; KÜHN), aber auch ein Wandel der bakteriellen Erreger an. Die Keimflora chemotherapeutisch Vorbehandelter unterscheidet sich deutlich von der Nichtvorbehandelter. Die »klassischen« Pneumonieerreger, Pneumokokken, sind zugunsten der Staphylokokken und gramnegativen Keime seltener geworden (TURAY u. Mitarb.). Diese sind heute die klinisch wichtigsten Pneumonieerreger. Anaerobiern kommt als ätiologisches Agens pleuropulmonaler Eiterungen scheinbar steigende Bedeutung zu (RUBIN und BLOCK). BARLETT und FINEGOLD fanden sie bei 26% ihrer Patienten.

Tabelle 18.4 Einteilung der Pneumonien nach ätiologischen Faktoren (nach KÜHN 1972)

1. *Bakterielle Pneumonien:* Pneumokokken-, Staphylokokken-, Streptokokkenpneumonien, FRIEDLÄNDER-Pneumonien, Pneumonien durch gramnegative Stäbchen, seltene bakterielle Pneumonien (Neisserien, Brucellose, Pest, Milzbrand, Listerien und andere), Pneumonien durch Anaerobier
2. *Atypische Pneumonien:* Mykoplasmen-, Rickettsien-, Virus-, Psittakose-Ornithose-Pneumonien
3. *Pilzpneumonien* (Lungenmykosen): Kandidiasis, Kryptokokkose, Geotrichose, Schimmelpilzmykosen, Histoplasmose, sonstige Lungenmykosen
4. *Pneumonien durch sogenannte Strahlenpilze:* Aktinomykose, Nokardiose
5. *Pneumonien exogener und endogener Ätiologie:* Sekundäre Pneumonien bei Urämie, Stoffwechselstörungen, Kreislaufstörungen, Strahlentherapie, Lungeninfarkt, Aspirationen, Inhalation pathogener Noxen, Trauma, Kollagenosen, Infektion mit Parasiten (Pneumozoonosen), und andere

Intrapulmonale Pneumoniekomplikationen

Trotz Zunahme des Alters und der damit höheren Gefährdung Pneumoniekranker wurde am Autopsiematerial und in der Klinik eine Abnahme der Komplikationen (chronische Pneumonie, Lungenabszeß und -gangrän und Bronchiektasie [s. dort!]) registriert.

Chronische Pneumonien sind in 30 bis 50% Folge nicht gelöster akuter Pneumonien unterschiedlicher Ätiologie und Genese. KÜHN bezeichnet diese Formen in Anlehnung an UEHLINGER und GIESE als sogenannte postpneumonische Pneumonien. Alle übrigen sind chronische Begleitpneumonien anderer Lungenkrankheiten (Tuberkulose, Infarkt, Bronchiektasie, Karzinom und andere) oder chronische Pneumonien besonderer Ätiologie (Cholesterinpneumonie, Kollagenosen, HAMMAN-RICH u. a.). Besonders in dieser Gruppe finden sich Pneumonien mit »primär chronischem Verlauf«. Chirurgische Behandlung erfordern vor allem postpneumonische Formen.

Nicht die Erreger, sondern präexistente Durchlüftungsstörungen bei alten Menschen sind Ursache des chronischen Fortbestehens der Lungenentzündung (UEHLINGER, KÜHN u. Mitarb.). Den irreversiblen Endzustand nach Vernarbung nennt man Induration, Karnifikation und Fibrose (GIESE).

Weder klinisches noch radiologisches Bild sind bei chronischen Pneumonien charakteristisch. Ihre Ausdehnung kann kardiorespiratorische Insuffizienz und durch das Fortbestehen der Infektion toxische Schäden herbeiführen. Nicht selten schmelzen sie eitrig oder jauchig ein. HAUPT glaubt, daß 6,4% der resezierten und 12,7% der obduzierten Narbenkrebse der Lunge aus chronischen Pneumonien entstehen. Chronische Pneumonien sind Ursache sogenannter erworbener Bronchiektasen und erlangen große Bedeutung als Indikatoren des zentralen Bronchialkarzinoms.

Chirurgische Therapie ist indiziert bei gesicherten Karzinomen mit chronischer (Retentions-) Pneumonie, bei nicht auszuschließendem Karzinomverdacht, bei Therapieresistenz der chronischen Pneumonie und ihrer Komplikationen gegen Antibiotika und bei irreversiblen Veränderungen.

Nur bei Kontraindikationen (Funktionsanalyse) und sehr kleinen initialen nicht karnifizierten oder multiplen Herden ist nach Malignomausschluß konservative Therapie unter Röntgenkontrolle gerechtfertigt.

Als »parenchymsparende« Eingriffe bieten sich bei peripheren Herden die *atypische (Keil-) Resektion* mit dem Parenchymnähapparat und die *typische Segmentresektion* an. Intraoperative Schnellschnittuntersuchungen sollten immer möglich sein. Sie bestimmen das Resektionsausmaß, schützen in Einzelfällen aber nicht vor Fehlurteilen mit ausgedehnten Resektionen ohne Notwendigkeit (KURPAT und BAUDREXL).

Lungenabszesse sind eitergefüllte Zerfallshöhlen mit unregelmäßiger Wandung, die durch enzymatische Wirkung von Entzündungs- und Eitererregern auf dem Boden lokaler entzündlicher oder thromboembolischer Zirkulationsstörungen in pneumonischen Infiltraten oder ischämischen Nekrosen entstehen.

Eine jauchige Einschmelzung durch Fäulniserreger (unter Antibiose sehr selten!) nennt man **Lungengangrän.** Klinisch und anatomisch setzt sie die schwersten Veränderungen. Charakteristisch sind fetzige, schmutzig-grüne bis grauschwarze aashaft stinkende Nekrosen.

Eitrige und brandige Lungeninfektionen entstehen bei reduzierter Abwehrlage durch Stoffwechselstörungen, Geschwulstkrankheiten, chronische Infektionen, Intoxikationen und andere »konsumierende« Krankheiten.

Ätiologisch stehen aerobe Pneumonie-, Eiter- und Sepsiserreger, meist als Mischinfektion, im Vordergrund, selten Erreger bakterieller Zoonosen wie Milzbrand und Rotz. Auch hier hat die Antibiotika-Ära einen Ätiologiewandel bewirkt. KRUMHAAR u. Mitarb. isolierten aus Lungenabszessen zwischen 1955 und 1969 Staphylokokken, Streptokokken, Pseudomonas aeruginosa, Proteus vulgaris, E. coli und Pneumokokken in abnehmender Häufigkeit. Für die Gangrän werden in 9 bis 26% (BARLETT und FINEGOLD) Anaerobier ursächlich angeschuldigt, die als Mischflora mit Aerobiern vorliegen. Es handelt sich überwiegend um fusiforme und spirochätäre Keime, anaerobe Streptokokken, Klostridien und Keime der Gattung Bacteroides.

Für diese Infektionen unterscheiden BARLETT und FINEGOLD nach dem makroskopischen Bild Lungenabszesse (definiert als Hohlraum mit mehr als 2 cm Durchmesser) von nekrotisierenden Pneumonien (multiple kleine Hohlräume in mehreren Segmenten oder Lappen).

Wir sprechen von *primär septischen Einschmelzungen*, wenn sie vorher gesundes (häufig bei Kindern), und von *sekundär septischen Einschmelzungen*, wenn sie vorgeschädigtes Gewebe betreffen. Abszesse entstehen am häufigsten *bronchogen* durch Aspiration erregerhaltigen Materials (Eiter, Speichel, Speisepartikel, Fremdkörper) in die tieferen Atemwege (75%, CHIDI u. Mitarb.) und Fortschreiten der bronchialen Entzündung auf das Lungenparenchym. Ätiologisch ungeklärte sind wahrscheinlich ebenso entstanden. Dafür spricht die Lokalisation in dorsalen Abschnitten der Ober- und Unterlappen. Putride und purulente extrapulmonale Infektionen (puerperale Infektion, zerfallendes Karzinom des Genital- oder Darmtrakts, Osteomyelitis und anderes) können zu *hämatogen-metastatischen Einschmelzungen* (GRIFFITH) führen. Hier bestimmen die Primärinfektion und das allgemeine septische Geschehen die Schwere des Krankheitsbildes. Multiple Abszesse sind dabei als prognostisch ungünstig zu werten. Postpneumonische Abszesse sind vor allem Folgen unspezifischer Herdpneumonien (64%, BARLETT und FINEGOLD).

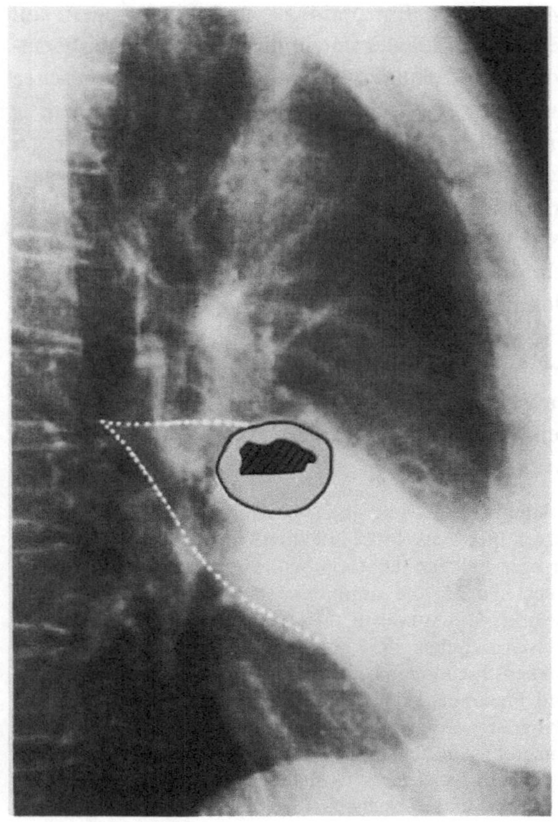
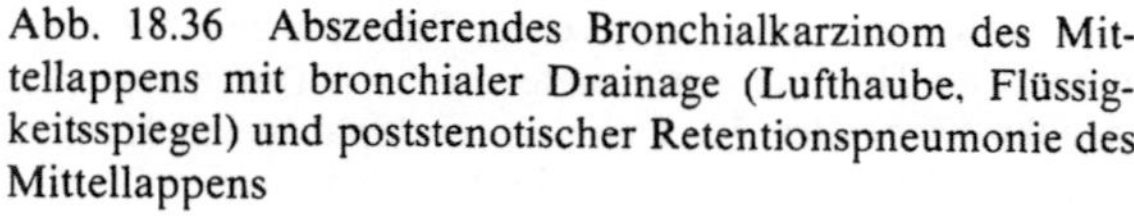

Abb. 18.36 Abszedierendes Bronchialkarzinom des Mittellappens mit bronchialer Drainage (Lufthaube, Flüssigkeitsspiegel) und poststenotischer Retentionspneumonie des Mittellappens

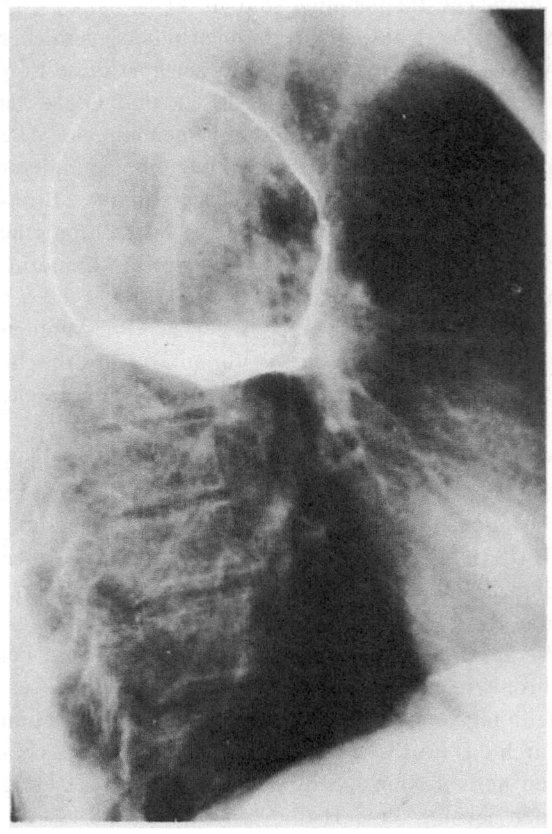

Abb. 18.37 Große therapieresistente Lungenabszeß-Resthöhle im 2. Segment des rechten Oberlappens nach transbronchialer Instillationsbehandlung bei einem 57jährigen Alkoholiker

Zunehmend häufiger abszedieren Bronchialkarzinome durch Infektion der zentralen Tumornekrosen oder der poststenotischen Atelektase (Retentionspneumonie) (Abb. 18.36). Putride Superinfektionen von Lungeninfarkten und -abszessen, tuberkulösen Kavernen und karnifizierten Pneumonien und die jauchige Einschmelzung von Atelektasen führen zur *sekundären Lungengangrän* (Abb. 18.37). Traumatische Abszesse haben meist perforierende, aber auch stumpfe Thorax- und Lungenverletzungen zur Ursache, wobei die Erreger direkt oder bronchogen eindringen. Fortgeleitet von Entzündungen der Umgebung (Pleuraempyem, Mediastinitis, Brustwandphlegmone, Ösophaguskarzinom und -divertikel, subphrenisches Empyem, Leberabszeß und anderes) kommt es selten zu eitrigen Einschmelzungen der Lunge.

Die *Lokalisation* der Einschmelzungen hängt von der Ätiologie ab. Bevorzugt werden die rechte Seite und dort, das gilt besonders bei Aspiration, das posteriore Oberlappen- und apikale Unterlappensegment. Postpneumonische Abszesse variieren stark in Größe und Lokalisation. Multiple Abszesse neigen zum Konfluieren.

Während die Gangrän und die mit Pleurakomplikationen (Pyopneumothorax) verbundenen kindlichen Lungenabszesse (RUPPRECHT) frühzeitig schwere septische Erscheinungen verursachen, ist das *klinische Bild* der Lungenabszesse, entsprechend der unterschiedlichen Ätiologie, nicht typisch. Bei sekundären, meist weniger stürmisch verlaufenden Einschmelzungen überlagern sich deren Symptome mit denen der Grundkrankheit.

Lungenabszesse können auch *asymptomatisch* verlaufen (RUBIN und BLOCK), sind aber gewöhnlich mit Fieber, Schüttelfrost (Hinweis auf Pyämie), Abgeschlagenheit, Gewichtsverlust, Dyspnoe und Pleuraschmerz verbunden. Husten und Auswurf großer Mengen grün-gelben, süßlichen Eiters mit Blutbeimengungen treten nach Tagen oder Wochen mehr oder weniger plötzlich auf. Dann werden morgens und bei Lageänderung große Mengen expektoriert (»maulvolle Expektoration«). Beim Lungenbrand glaubt man im braunroten, dünnflüssigen, aashaft

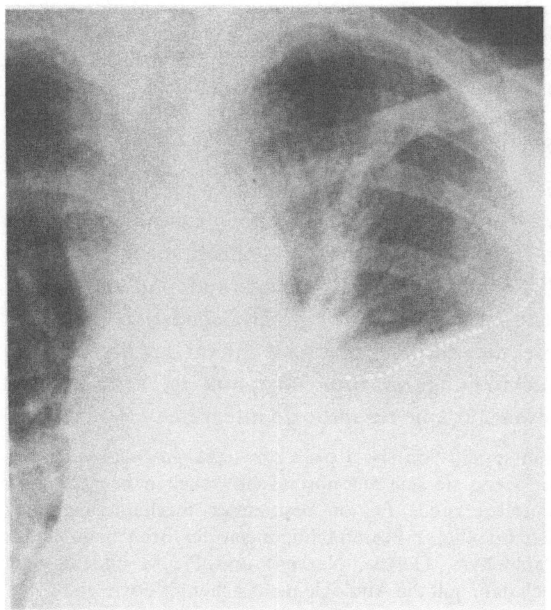

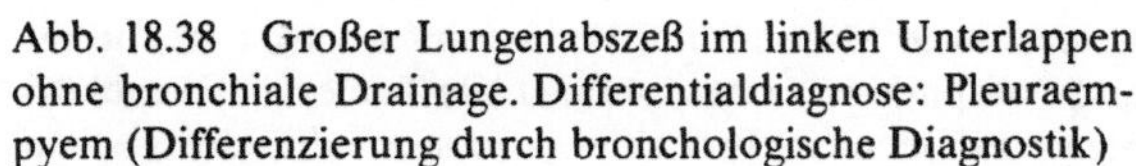

Abb. 18.38 Großer Lungenabszeß im linken Unterlappen ohne bronchiale Drainage. Differentialdiagnose: Pleuraempyem (Differenzierung durch bronchologische Diagnostik)

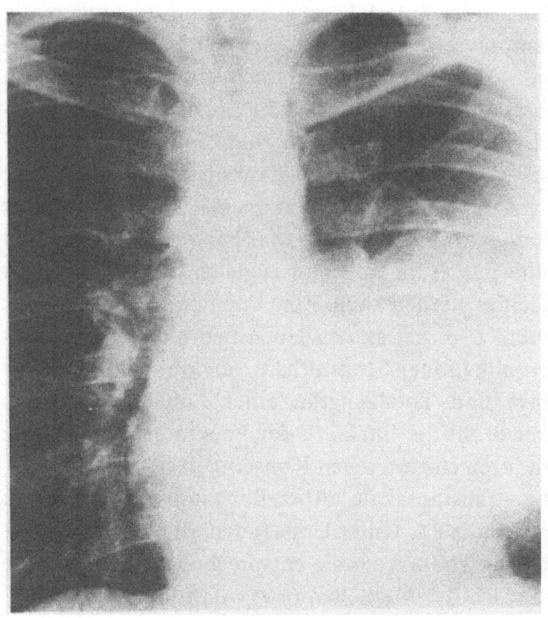

Abb. 18.39 Großer postpneumonischer Lungenabszeß im linken Unterlappen vor der spontanen Expektoration

stinkenden Sputum nekrotisches Lungengewebe zu erkennen. Chronische Abszesse führen seltener zu Trommelschlegelfingern als die Bronchiektasie.

Die **Diagnostik** stützt sich auf Röntgenbilder, Sputumuntersuchungen, Bronchoskopie und Bronchographie. Schwierig ist die Abgrenzung gegenüber Pleuraempyemen (Abb. 18.38).

Die *Bronchoskopie* ist eine wichtige diagnostische und zugleich therapeutische Maßnahme. Mit ihr kann man Bronchusobstruktionen und -stenosierungen erkennen, aspirierte Fremdkörper entfernen, Material für diagnostische Untersuchungen gewinnen und Abszesse oft drainieren, entleeren und antibiotisch spülen.

Als *Abszeßkomplikationen* werden der Einbruch in das Bronchialsystem (häufigste Voraussetzung für Spontanheilung, seltener Ursache von Aspirationen) (Abb. 18.39), in den Pleuraspalt (besonders bei Kindern), seltener in das Mediastinum oder die Speiseröhre, lebensbedrohliche Blutungen, septische Metastasen und Abszeß-Resthöhlen beobachtet. Unter Antibiose sind sie jedoch selten.

In der **Therapie** stehen Antibiotika im Vordergrund. Ihre parenterale (intravenös, muskulär) Applikation verspricht in der akuten Phase am ehesten Erfolg. Als ungezielte Therapie werden Benzylpenizillin (s. Tab. 8.4) und Streptomyzin (s. Tab. 8.4) in Kombination, penizillinaseresistente Penizilline (Oxacillin-Natrium [s. Tab. 8.4], Meticillin-Natrium [s. Tab. 8.4]) und bei Verdacht auf Anaerobier Gentamycinsulfat (s. Tab. 8.4) empfohlen. Nach Kenntnis des Antibiogramms müssen unter Umständen die Therapie umgestellt und bei schwerer Intoxikation zusätzlich Glukokortikoide eingesetzt werden.

Intrafokale Applikation ist nach Eiterentleerung transbronchial mittels METRAS-Katheter, gelegentlich durch pertracheale (GROFF und MARQUIS) oder transthorakale Punktion, aber auch als lokale Berieselung über einen Pulmonalarterien-Katheter, der 2 Wochen in Position belassen wird (OUGLOW), möglich. Transbronchiale Therapie ist bei der höheren Komplikationsrate chirurgischer Maßnahmen diesen vorzuziehen.

Abszesse entleeren sich oft spontan durch bronchiale Drainage. *Physikalische Maßnahmen* (Lagerungsdrainage, Klopfmassage, Inhalationen usw.) unterstützen die Heilung wirksam. Sie gelingt allein mit konservativen Mitteln in 66 bis 100% (HUTH, KÜHN, RUBIN und BLOCK).

Die **chirurgische Therapieindikation** richtet sich nach den Besonderheiten jedes Falles. Prognostisch ungünstige Faktoren (hohes Alter, Hohlraum über 6 cm Durchmesser, Bronchusstenose, Dauer der Symptomatik nach Therapiebeginn, Stärke der Abszeßwand, begleitende Anämie, Bronchiektasie) müssen ebenso berücksichtigt werden, wie die Tatsache, daß auch lange bestehende Abszesse konservativ mit restitutio ad integrum ausheilten.

Die **Resektion** wird heute anderen chirurgischen Maßnahmen vorgezogen. Sie ist indiziert bei chronischen therapieresistenten Abszeß-Resthöhlen mit dicker Wandung, bei Abszeßfolgen an Parenchym, Bronchien und Pleura (Bronchiektasie, Bronchusstenose, chronische Pneumonie, Satellitenabszesse, Perforation mit umschriebener Pleuraempyem-Resthöhle oder interlobärem Empyem, rezidivierende Hämoptysen, bronchokutane Fistel nach Pneumotomie-Drainage) und bei nicht auszuschließendem Karzinomverdacht. Oft ist die Lobektomie, gelegentlich mit en-bloc-Resektion eines Empyemschwartensackes oder breiter transdiaphragmaler Fensterung eines subphrenischen Empyems und ausgiebiger Drainage, eine adäquate Maßnahme. Die Resektion sollte nur erfolgen, wenn zugleich das Grundleiden beseitigt werden kann. Eine Pneumonektomie ist nur selten, z. B. bei akuten lebensbedrohlichen Abszeßkomplikationen (unstillbare endobronchiale Blutung) und Totalgangrän einer Lunge, notwendig. Hier droht die Infektion der Pneumonektomiehöhle mit ihren chirurgischen Konsequenzen.

Die transthorakale Abszeßbehandlung ist kaum noch indiziert. Unter Umständen, die den Indikationen zur Thorakostomie entsprechen (s. S. 329) sollte man sich der Methoden (MONALDI-Drainage, Punktion, Pneumotomie) erinnern.

Bei Lungenbrand mit schwerster Beeinträchtigung des Allgemeinbefindens ist die breite transthorakale Abszeßdrainage nach außen lebensrettend, auch wenn später, unter günstigeren Voraussetzungen, weitere Eingriffe zur definitiven Heilung notwendig werden.

Die **Pneumotomie** (s. a. Thorakostomie S. 329) kann in Lokalanästhesie durchgeführt werden. Voraussetzung sind subpleurale Lage und genaue Lokalisierung des Abszesses. Die Probepunktion kann nach umschriebener Rippenresektion erfolgen, wenn die gelblich-weiße Färbung der Pleura parietalis auf eine Pleuraobliteration hinweist. Die Interkostalmuskeln werden ventral und dorsal umstochen und zwischen den Ligaturen durchtrennt. Der tastende Finger kann über dem Abszeß ein Ballotement nachweisen. Mit der eingestochenen Nadel und dem Diathermiegerät wird eine Öffnung in die Abszeßmembran gebrannt; Luftembolie und Blutung können so vermieden werden. Das Diathermiemesser legt die Höhle in ganzer Ausdehnung frei. Sie wird mit feuchten Kompressen gereinigt. Freiliegende Bronchien und Gefäße müssen umstochen werden. Weitere Abszeßkammern eröffnet man und näht schließlich die Hautränder in die Brustwandbresche ein, wenn man sich nicht zu einer geschlossenen Drainage entschließt. Unter weiterer Behandlung mit feuchten Tamponadestreifen (**Nebazetin®**, granulationsfördernde Lösungen s. S. 110) resultiert eine Resthöhle mit Bronchusfisteln am Höhlengrund (Gitterlunge). Sie kann später durch Resektion, Thorakoplastik oder Plombierung definitiv versorgt werden. Stellt sich heraus, daß zahlreiche Abszesse vorliegen, muß der Eingriff zur Resektion mit ausgiebiger Pleuradrainage erweitert werden, da durch Pneumotomie eine Ausheilung nicht erwartet werden kann. Die Resektion kann sich bei Gangrän technisch schwierig gestalten. Bei postoperativer fortgeschrittener Gangrän einer Restlunge wird oft die Nachresektion nicht möglich sein, insbesondere dann, wenn als Komplikation ein Pleuraempyem hinzutritt. Hier ist eine breite Thorakostomie mit Tamponade und Pleuradrainagen angezeigt, die unter gezielter Antibiose eine Markierung der Gangrän und die Entgiftung des Kranken bewirkt. Perforierte Abszesse mit Pleuraempyem sind auch mit Dauersaugdrainage allein erfolgreich zu behandeln.

18.2.2.2. Bronchiektasie

Sie ist durch eine irreversible Erweiterung einzelner oder mehrerer Bronchien gekennzeichnet, die mit einer in Schüben fortschreitenden, nach und nach alle Schichten der Bronchuswand und das umgebende Lungenparenchym erfassenden chronischen Infektion der Bronchialschleimhaut einhergeht. Eine Rückbildung im Bronchogramm ist kein sicherer Beweis für eine restitutio ad integrum.

Man spricht von *erworbenen oder sekundären Bronchiektasen*, wenn sie sich aus normal entwickelten Bronchien als komplizierender Faktor bestimmter mechanischer und/ oder infektiöser Beeinträchtigungen der Bronchien, Lunge (Parenchym, Gefäße, Nerven) und Pleura bilden. Aber auch dann gilt die Ätiologie nicht sicher als erwiesen.

Sogenannte erworbene Bronchiektasen können nach tuberkulösen Entzündungen, unspezifischen Pneumonien (besonders nach Masern- und Pertussisinfektion), durch intra- und extrapulmonale bzw. -bronchiale Tumoren, Fremdkörperaspirationen, in Bronchien perforierende oder sie von außen komprimierende Lymphome, Broncholithen, Pleuraschwarten und viele andere Ursachen entstehen. Die von einigen Autoren unterschiedene *primitive Bronchiektasie* des Kindes- und Jugendalters kann ebenfalls als erworbene Form bezeichnet werden, wenn sich nicht Hinweise auf eine endogene Störung ergeben. Dieselbe muß jedoch diskutiert werden, da nur wenige Kinder nach Masern- und Pertussisinfektion Bronchiektasen ausbilden (SPATH und FINSTERBUSCH; DIETZSCH). Das schädigende Agens trifft hier, im Unterschied zu den erworbenen Bronchiektasen des Erwachsenen, ein noch nicht ausgereiftes Bronchialsystem und führt, wahrscheinlich auf dem Wege über Immunreaktionen, zur Destruktion der Bronchuswandelemente mit nachfolgender irreversibler Erweiterung der Bronchien.

Die Wechselwirkung von Bronchitis und Bronchiektasie als vorherrschendes pathogenetisches Prinzip ist bei den sogenannten erworbenen Formen ausschlaggebend für das klinische Bild. Sie ist sicher auch der Grund dafür, daß sich pathologisch-anatomisch erworbene Bronchiektasen nicht von kongenitalen unterscheiden (KARTAGENER).

Es steht jedoch außer Zweifel, daß *angeborene oder primäre Bronchiektasen* vorkommen. Ihr Anteil liegt wahrscheinlich weit unter den von SPATH und FINSTERBUSCH angenommenen 10%.

Die auslösenden oder begünstigenden Faktoren bestimmen die Lokalisation der Bronchiektasen. Bevorzugt sind abhängige Lungenabschnitte (Unterlappen beiderseits, Mittellappen, Lingula) befallen (Abb. 18.40). Sowohl einzelne Bronchien, als auch das Bronchialsystem eines Segmentes, eines Lappens oder mehrerer Lappen einer, aber auch beider Lungen, können befallen sein. Doppelseitigkeit liegt in 20 (VOIGT) bis 70% (DOESEL) vor.

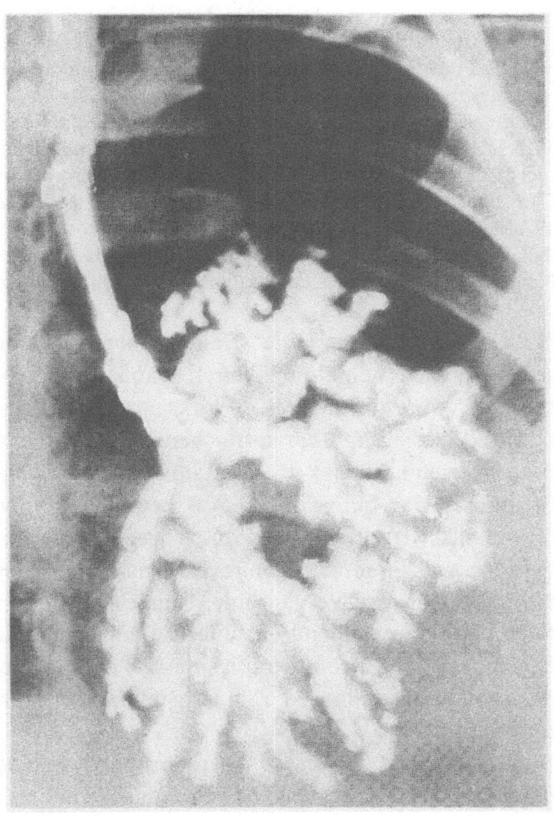

Abb. 18.40 Angeborene Bronchiektasie in einer fehlgebildeten linken Lunge (Lungenhypoplasie). Bronchogramm aus didaktischen Gründen überzeichnet

Nach Morphologie und Bronchogramm lassen sich *zylindrische, sackförmige* und *Mischformen* mehr oder weniger gut unterscheiden, ohne daß daraus Rückschlüsse auf die Ätiologie möglich sind.

Die *Symptomatik* kann sowohl unauffällig, als auch durch »*maulvolle*« Expektoration, wie beim Lungenabszeß, charakterisiert sein. Die meisten Betroffenen neigen zu Atemwegsinfekten, oft schon von frühester Kindheit an. Jahreszeitlich bedingte Remissionen des chronischen Katarrhs täuschen Besserungen vor. Bei fortgeschrittenen Bronchiektasen sind in beiden Atemphasen »brodelnde« Geräusche zu hören. Anfallsweise wird reichlich eitriges Sputum expektoriert, das sich im Glas dreischichtig absetzt. Bakteriologisch findet man eine Mischflora, in der Staphylokokken vorherrschen. Die Auswurfmenge kann durch Lageänderung variiert werden (Lagerungsdrainage). Nicht selten kommt es zu Hämoptysen. Eine Pansinusitis liegt in etwa 30% vor (VOIGT).

Physikalische Methoden der Krankenuntersuchung weisen oft nur indifferente Zeichen einer Bronchitis nach. Uhrglasnägel bei Trommelschlegelfingern sind in 23% der Fälle zu beobachten (DOESEL).

Wichtigste diagnostische Maßnahme ist eine technisch gute *Bronchographie* in zwei Ebenen. Wird eine Operationsindikation erwogen, sollten immer beide Seiten (simultan oder alternierend) bronchographiert werden. Die Bronchoskopie erlaubt dabei, den Entzündungszustand der Schleimhaut in nicht ektatischen, d. h. nicht irreversibel geschädigten Bronchien und im geplanten Resektionsbereich einzuschätzen.

Für die **Behandlung** der Bronchiektasie können keine allgemeingültigen Richtlinien gegeben werden. Die oft mangelhafte Erkennung der ätiologischen Faktoren erlaubt auch keine sichere prognostische Aussage. Heilungen durch konservative Therapie wurden beschrieben (EERLAND und ORLE, FRITZ u. Mitarb.). Oft werden vorübergehende Besserungen dafür gehalten. Dennoch kommt konservativen Maßnahmen zur Vorbereitung auf chirurgische Therapie und als ultima-ratio-Therapie bei inoperablen Zuständen größte Bedeutung zu. Neben der gezielten hochdosierten antibiotischen Langzeitbehandlung verdienen die Verabfolgung von Expektorantien, Sekretolytika, tägliche Lagerungsdrainage, Vibrations- und Klopfmassagen, Inhalationen, Atemübungen, körperliches Konditionstraining, Klimakuren und die fachspezifische Therapie einer Pansinusitis besondere Erwähnung.

Bronchologische Maßnahmen, wie Sekretabsaugung, Bronchusspülungen (bronchial lavage) und antibiotische Instillationen, treten immer mehr in den Vordergrund und haben die Indikation zu chirurgischer Therapie stark beeinflußt.

Dennoch ist die **Operation,** als Lappen- oder typische Segmentresektion, das einzige kurative Verfahren. Problematisch ist noch immer die Indikationsstellung. Übereinstimmend wird die Resektion bei einseitig lokalisierter Bronchiektasie mit klinischer Symptomatik und gesundem Bronchialbaum der verbleibenden Lungenteile befürwortet (CZAKÓ u. Mitarb., SPATH und FINSTERBUSCH, VOIGT, FRITZ u. Mitarb., REMÉ u. Mitarb.). Die Operationsletalität bei erfahrenen Operateuren überschreitet nicht die der Lungenresektion aus anderer Indikation (5% nach SPATH und FINSTERBUSCH, 1% nach RÖMER und BALISCHEWSKI) und kann durch Vorbehandlung und kritische Indikationsstellung gesenkt (VOIGT) und sogar beseitigt werden (FRITZ u. Mitarb.). Ein komplikationsloser postoperativer Verlauf ist Voraussetzung, aber keine Garantie für Rezidivfreiheit. Symptomlose lokalisierte Bronchiektasen mit Komplikationen (Atelektase, chronische Pneumonie, chronischer Lungenabszeß), mit Hämoptysen oder bei irreversibler Bronchusstenose sollten ebenfalls operiert werden. Nach ihrer Entfernung ergeben sich für eine Bronchitis deformans anderer Lungenabschnitte unter antibiotischer Therapie günstige Heilungschancen (in 27% nach SPATH und FINSTERBUSCH). Chirurgische Therapie ist erfolgreich, wenn der Eingriff radikal durchgeführt und der Kranke ausreichend vor- und nachbehandelt wird. Kinder haben eine günstige Prognose und die geringste Komplikations-, Rezidiv- und Letalitätsrate (CZAKÓ und Mitarb., RÖMER und BALISCHEWSKI). Die Ergebnisse früher Nachuntersuchungen sind jedoch nicht definitiv (REMÉ u. Mitarb.). Die **Spätergebnisse** veranlassen uns, die Indikationen zu Mehrsegmentresektionen, die über das Ausmaß eines großen Lungenlappens hinausgehen, und für doppelseitige Befunde sehr kritisch zu stellen. Mit steigender Zahl entfernter Segmente wird die Prognose ungünstiger. Eingriffe bei ausgedehnten beidseitigen Bronchiektasen sind von vornherein palliativ, jedoch in vielen Fällen sinnvoll im Hinblick auf die Wirkung konservativer Maßnahmen. Es genügt, den Hauptherd zu beseitigen, um unter Antibiotika und Physiotherapie eine wesentliche Besserung der Symptomatik zu erreichen. Oft ist postoperativ eine temporäre Tracheotomie zur Sekretbeherrschung nicht zu umgehen.

Eine mehrwöchige stationäre antibiotische Nachkur ist zu empfehlen. Die Langzeittherapie scheint weniger wirksam zu sein, als die gezielte Stoßtherapie rezidivierender Infekte (Intervalltherapie).

Hat die Operation die irreversibel geschädigten Bronchien mit ihrem chronisch eitrigen Katarrh beseitigt, besteht in 70 bis 90% Aussicht auf wirkliche Heilung. Unbehandelt greift das Leiden auf gesunde Bronchien über (Bronchitis deformans), führt über bronchogene Aspiration zu Komplikationen (lobäre Pneumonie, diffuse Bronchoblenorrhoe, diffuse Herdpneumonie u. a.) und toxischen Allgemeinschädigungen (Amyloidose, Myokarditis, Nephritis).

Eine Bronchiektasie im Entwicklungsalter hat oft körperliche und geistige Entwicklungsstörungen zur Folge.

18.2.2.3. Lungentuberkulose

Sie ist bevorzugte Manifestation einer Allgemeininfektion mit Mycobacterium tuberculosis. Die Ätiologie klärte Robert KOCH 1882. Doch erst mit der Entwicklung spezifischer Therapeutika (1940 Sulfathiazole durch DOMAGK; 1944 Isolierung des Streptomyzins durch WAKSMAN, BUGIE und SCHATZ) begann mit der Ära der Chemotherapie der erfolgreiche Kampf gegen die Tuberkuloseinfektion als Volksseuche.

Seither fallen in allen europäischen Ländern die Zahlen der jährlichen Neuzugänge an Tuberkulose der Atmungsorgane, des Bestandes an Kranken mit chronischer Lungentuberkulose und der Sterbefälle an Tuberkulose.

Die Entwicklung in der Deutschen Demokratischen Republik charakterisieren folgende Daten: 1955 gab es auf 100 000 Einwohner 251,1 Neuzugänge an Tuberkulose der Atmungsorgane, 1975 nur noch 28,5. Etwa bei der Hälfte von ihnen konnten Tuberkelbazillen nachgewiesen werden. 1955 starben 27,9 von 100 000 Bürgern an Organtuberkulosen, 1975 nur 2,4. Der Bestand an Kranken mit chronischer Lungentuberkulose verminderte sich zwischen 1965 und 1975 von 4073 auf 228. Prognostisch ist damit zu rechnen, daß bis 1981 die Tuberkulose als epidemiologisches Problem in der Deutschen Demokratischen Republik beseitigt ist.

Nahezu jede festgestellte Neuerkrankung kann, selbst bei Kavernenbildung, durch adäquate Chemotherapie (wirksame Mittel in wirksamer Kombination und Dosierung über ausreichende Zeit) geheilt, die Ansteckungsfähigkeit sogenannter offener Tuberkulosen der Lunge in ca. 90% behoben werden (WOLFART, SUTER). Damit wird chirurgischen Maßnahmen, ganz besonders den reversiblen Kollapsverfahren, die in der Vergangenheit unbestrittene Erfolge hatten, weitgehend das Substrat entzogen. Die Ergebnisse der Chemotherapie müssen deshalb bei der Indikationsstellung die ihnen gebührende Würdigung finden.

Bronchologische Befunde, Operationsbefunde und pathologisch-anatomische Untersuchungsbefunde an Resektionspräparaten haben aber bei ausgedehnten Ausgangsherden nach abgeschlossener Chemotherapie noch umfangreiche Restgranulationen nachweisen können (WOLFART). Das gilt auch für die unter Chemotherapie häufiger zu beobachtende Umwandlung einer Kaverne in eine posttuberkulöse Resthöhle (open negativ syndrome), die in 5 bis 45% zu Rückfällen und Spätkomplikationen (bakterielle Superinfektion, Pilzbefall, Tuberkulombildung durch Verhaltung nekrotischen Materials und anderes) führen soll (DANZER, SUTER). Sputumkonversion und Rückbildung des Röntgenbefundes sind demnach keine sicheren Indikatoren für eine Ausheilung. Unter diesem Aspekt scheint sich die Indikationsbreite chirurgischer Maßnahmen gegenwärtig definitiv abzugrenzen.

Hochwirksame Medikamente lassen heute sogar frische, d. h. aktive Infektionen in die chirurgische Behandlung einbeziehen, sind dann jedoch eine conditio sine qua non. Diese sogenannte Frühresektion der tuberkulösen Nekrosen und kleinen Zerfallshöhlen bei jüngeren Kranken wird jedoch heute selten wegen der rascheren beruflichen und sozialen Rehabilitation (Lehrer, Säuglingsschwestern, Fleischer und andere), eher noch bei undisziplinierten Kranken notwendig werden.

Dagegen kann man die Resektion nur ungenügend regredienter käsiger Pneumonien oder bedrohlich progredienter Befunde unter korrekter Chemotherapie sowie die Resektion von Tuberkulomen und diagnostisch nicht zu differenzierenden Lungenbefunden (Bronchialkarzinom-Verdacht!) befürworten. Eine mehrwöchige Vorbehandlung (ca. 6 Wochen) nach den Empfehlungen der Problemkommission für Lungenkrankheiten und Tuberkulose zur Chemotherapie der Tuberkulose sollte immer angestrebt werden. Sie stabilisiert Streuherde und mindert das Operationsrisiko, ist jedoch keine unumgängliche Forderung, wenn garantiert ist, daß postoperativ wirksame Medikamente (keine Keimresistenz, keine Intoleranzerscheinungen) eingesetzt werden können.

Durch die Zahl verfügbarer Medikamente und die Kenntnisse über optimale Kombinationen wird es heute bei frischen Tuberkulosen kaum zu einer Erschöpfung der konservativen Therapie kommen, damit auch selten zu chirurgischen Eingriffen als ultima-ratio-Therapie. Dieselbe kann aber bei chronisch-kavernöser Tuberkulose oder pleuralen Komplikationen notwendig werden. Dabei liegen aber fast immer vielfältige Kontraindikationen vor, die oft eine Lungenresektion überhaupt verbieten.

Auf diese wenigen Fälle und die infektiösen Pleurakomplikationen beschränkt sich heute der Indikationsbereich für thorakoplastische Operationen und Verfahren der direkten oder offenen Kavernen- bzw. Resthöhlenbehandlung (Kavernostomie, Thorakostomie). Sie führen zur Beherrschung der Infektion und zur Entkeimung auf lange Sicht. Andernfalls kann der Kranke ein Dauerausscheider mit der Konsequenz der Asylierung werden.

In anderen Fällen ist die Lungenresektion unterschiedlichen Ausmaßes in Verbindung mit optimaler Chemotherapie die Methode der Wahl. Das allgemeine Operationsrisiko übersteigt nicht das der Appendektomie (Wolfart). Die operationsbedingte Sterblichkeit wird mit 2,4% angegeben.

Die *akute Kavernenperforation* in den freien Pleuraraum, ein heute seltenes Ereignis, kann bei den Möglichkeiten der Chemotherapie trotz hohen Risikos als vitale Indikation zur Resektionsbehandlung angesehen werden und sollte der Pleuradrainage, die Ausdruck einer gewissen therapeutischen Resignation (Eule) ist, vorgezogen werden.

Von besonderer Problematik sind Zustände nach mehrfach erfolglosen Operationen wegen Lungentuberkulose oder deren Komplikationen, insbesondere dann, wenn es zur unspezifischen Superinfektion (Mischinfektion) des Pleuraraumes mit Sekundärkomplikationen gekommen ist (bronchopleurale oder thorakale Fistel).

Kavernen unter Thorakoplastik oder extrapleuralen Plomben sind nur bei therapieresistenter Bazillenausscheidung Operationsindikationen. Eine abgelaufene Pleuratuberkulose kann die Resektion unter Plastik schwierig gestalten und zur Pneumonektomie zwingen (s. Abb. 18.33). Die Rezidivquote ist hoch, ebenso die Komplikationsrate.

Irreversible Folgen der Tuberkuloseinfektion am Lungenparenchym und an den Bronchien (Bronchiektasie, Kavernenresthöhlen mit dicker Wand, destroyed lung bzw. -lobe) sollten zur Prophylaxe unspezifischer Komplikationen und beim Fehlen von Kontraindikationen Anlaß zur Resektion sein.

Parenchymerhaltende Resektionen mit Bronchusresektion und -anastomose sind bei Bronchusstenosen infolge Tuberkulose selten möglich.

Stellt man heute die Operationsindikation, so ist der Funktionsanalyse und dem Alter besondere Beachtung zu schenken, da es sich überwiegend um Kranke handelt, die in mehreren Heilverfahren mit konservativen und chirurgischen Maßnahmen versorgt wurden.

18.2.2.4. Infektionen durch Fremdkörper in den Bronchien und im Lungenparenchym

Fremdkörperaspiration

70% der Aspirationsunfälle betreffen Kinder bis zum 15. Jahr, überwiegend Kleinkinder, bevorzugt Knaben (Doesel, Hein u. Mitarb.). Die Corpora aliena sind metallisch, vegetabil, mineralisch und zunehmend aus Plaste. Aus anatomischen Gründen gelangen sie häufiger in den rechten als in den linken Hauptbronchus (Thal). Unachtsamkeit und Fahrlässigkeit, aber auch neurologische und psychische Grundleiden sind die Ursache.

Spontane Expektoration ist nur in 2 bis 8% der Fälle möglich (Hein u. Mitarb.). Werden Fremdkörper nicht sofort entfernt, kommt es nach einer symptomarmen Phase zu Symptomen infektiöser Komplikationen, die akute oder chronische Lungenkrankheiten imitieren können und zu Fehldiagnosen Anlaß geben. Oft fehlt ein Röntgenbefund. Wichtigste diagnostische Methode ist die Bronchoskopie, bei der in der Regel die Extraktion des Fremdkörpers gelingt. Chirurgische Maßnahmen sind selten notwendig.

Nach Hein u. Mitarb. bleiben 50% der Fälle zunächst ungeklärt. Das führt zur chronischen Verlaufsform und nach 7 bis 14 Tagen zu reaktiv entzündlichen Veränderungen. Antibiotika bessern die Bedingungen für die *transbronchiale Extraktion,*

sofern sie nicht sofort gelingt. Sie sollten auch danach, entsprechend dem Antibiogramm (Bronchialsekret), allgemein verabfolgt werden.
Beherrschen relativ seltene Komplikationen und irreparable Folgen, wie Bronchiektasen, Bronchusstenosen, Lungenabszesse, chronische Pneumonie, Hämoptysen und anderes das Bild, so erfordern sie chirurgische Therapie. Die transbronchiale Extraktion darf wegen der Gefahr der Bronchusruptur nicht forciert werden. Nach mehreren erfolglosen Extraktionsversuchen sind die Thorakotomie mit Bronchotomie oder Lungenteilresektion, bei peripherem Sitz eines Fremdkörpers ohne entzündliche Parenchymreaktion auch einmal die Pneumotomie, indiziert (MAJOR, DOESEL). Pneumonektomien werden nur ausnahmsweise notwendig.

Intrapulmonale Fremdkörper

Sie sind häufig metallische Partikel oder Projektile (Abb. 18.41), die über eine Verletzung der Brustwand und Pleura in das Lungenparenchym gelangten (Steckschuß) und bei der Erstversorgung nicht entfernt werden konnten. Man kann Glattgeschosse (Kugeln aus Pistole, Gewehr, Bolzenschußgerät) und Rauh- oder Sprenggeschosse (Splitter von Granaten, Bomben und anderen Gegenständen, Kugeln aus Kugelbomben usw.) unterscheiden.
Zu 85% heilen sie reaktionslos im Lungenparenchym ein (FERNANDEZ-RICHTER; MAJOR; WÜLFING und LIPINSKI). In Kriegszeiten erhöht sich die *Gefahr einer Infektion.* Die Keime stammen selten vom Geschoß, sondern von mitgerissenen Partikeln der Kleidung, Haut und anderen Fremdkörpern (Holz, Erde, Straßenstaub) oder aus dem Bronchialsystem.
Verletzungen durch Rauhgeschosse bieten durch zerfetzte Schußkanäle und ausgedehnte Zertrümmerungszonen in allen Gewebsschichten beste Wachstumsbedingungen für pyogene und anaerobe Keime. Dieser Tatsache hat die primäre Versorgung Rechnung zu tragen. Sie wird sich bei frischen Lungenverletzungen durch Geschosse oder Splitter vorwiegend auf die Behandlung und Vermeidung akut lebensbedrohlicher pleuraler *(Spannungspneumothorax)* und pulmonaler *(Blutung)* Komplikationen richten müssen. Eine Operationsanzeige ergibt sich dabei weniger aus dem Verweilen des Fremdkörpers im Parenchym, als aus den Komplikationen, die sein Weg dahin auslöste.
Da die Fremdkörperentfernung auch während einer operativen Erstversorgung durch Thorakotomie selten gelingt, sollte sie nicht forciert werden. Unter *antibiotischer Infektionsprophylaxe* hat sich konservatives Verhalten auch bei den Thorax- und Lungenverletzungen durch Kugelbomben in Vietnam bewährt (GESTEWITZ). Da es sich dabei überwiegend um Geschädigte mit multiplen Verletzungen handelt, wird man, wie bei der frischen Verletzung, auch mit der Entfernung symptomlos eingeheilter Lungenstecksplitter später zurückhaltend sein.

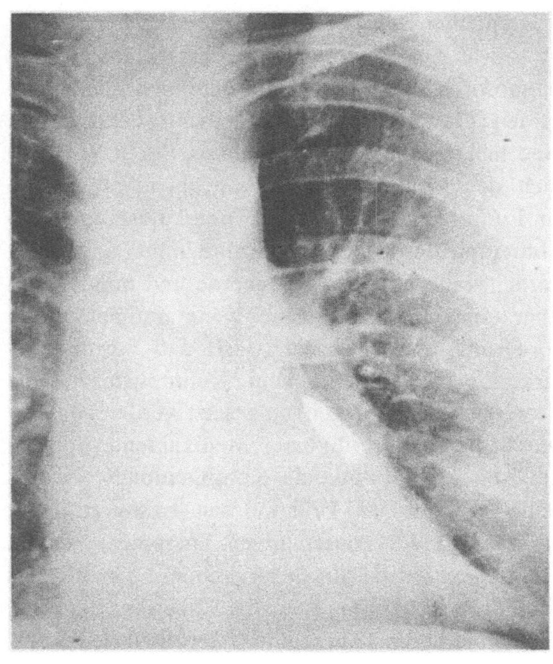

Abb. 18.41 Fremdkörper (Gewehrkugel) im Lungenparenchym mit zentraler Lage. Ein perifokaler Abszeß war auch tomographisch nicht zu erkennen, wurde aber im Operationspräparat nachgewiesen

Anders liegen die Verhältnisse, wenn die Erstversorgung bei eingetretener pleuraler Infektion erfolgt oder die Infektion des Pleuraraumes als Komplikation der Erstversorgung entsteht, mit der in Friedenszeiten nur in 2,7% der Fälle gerechnet werden muß (FARRINGER und CARR). Hier gelten die oben beschriebenen Behandlungsrichtlinien.
Fremdkörper im Lungenparenchym können oft eine chronische Pleuraeiterung mit äußerer oder innerer Fistel unterhalten und sind deshalb im Zuge der operativen Empyembehandlung durch Lungenteilresektion zu entfernen. Eingriffe dieser Art sind in hohem Prozentsatz mit Komplikationen belastet.
Unter Antibiotika heilen auch infizierte Stecksplitter ein. Daraus ergeben sich Konsequenzen für eine spätere Exstirpation (Tetanusprophylaxe). Als Reaktion auf den Fremdkörper oder die Keime bildet sich um den Splitter eine bindegewebige Kapsel. So kann er zeitlebens symptomlos verharren und stellt damit keine Operationsanzeige dar. Beim gegenwärtigen Stand der Thoraxchirurgie kann man dennoch

die Entfernung großer solitärer Splitter in der »stummen Phase« befürworten.

Symptome treten in der Regel erst mit Komplikationen auf, oft erst nach mehr als 25 Jahren. Mit 60% dominieren *Blutungen.* Die Symptomatik, in Art und Intensität unabhängig von Größe und Sitz des Fremdkörpers, steht in direktem Zusammenhang mit sekundären Lungen- und Bronchusveränderungen. Bronchopneumonien, zum Teil mit Karnifikationen, stellen 70% derselben; in einem Drittel der Fälle werden Abszesse, Bronchiektasie, Atelektasen und endangitische Veränderungen in pneumonischen Bezirken gefunden (MAJOR).

Klinische und radiologische Symptome bei intrapulmonalen Stecksplittern sind heute eine klare Indikation zur Operation. Nicht immer sind morphologische Veränderungen in der Umgebung eines Splitters radiologisch erkennbar oder führen zu Symptomen. Ändern sich Lage oder Lokalisation im Röntgenverlauf, sind diese Änderungen ein untrügliches Zeichen für die schwelende Infektion in einer perifokalen Abszeßhöhle, die dem Splitter Bewegungsfreiheit gewährt. Dieselbe kann bei scharfkantigen Granatsplittern zentraler Lage durch gezackte Bruchflächen einen Sägemechanismus begünstigen und zu einer tödlichen Blutung durch Arrosion großer Gefäße führen.

Nach unseren Erfahrungen muß man jeden Stecksplitter, der durch Symptome oder Komplikationen eine Operationsanzeige darstellt, als infiziert betrachten. Seine Entfernung durch Pneumotomie sollte deshalb unterbleiben. Nur atypisch-keilförmige oder typische Segmentresektionen und Lappenresektionen sind adäquate chirurgische Maßnahmen, die mit großer Sicherheit postoperative Komplikationen vermeiden können.

Mit der Indikationsstellung wird der Kranke gegen Tetanus immunisiert oder der Impfschutz aufgefrischt.

Die Letalität der Spätentfernung von »stummen« Stecksplittern liegt unter 1%. Sie steigt bei manifesten Komplikationen.

Literaturverzeichnis

Zu 18. (ohne Mastitis, s. S. 312)

Abruzzini, P., Trattamento chirurgico delle fistole del bronco principale consecutive a pneumonectomia per tuberculosi (technica personale). La chirurgia toracica *14* (1961) 165

Bailey, H., Chirurgische Krankenuntersuchung. 6. Aufl. I. A. Barth. Leipzig 1974

Barlett, J. G., und *S. M. Finegold*, Anaerobic infections of the lung and pleural space. Amer. Rev. Resp. Dis. *110* (1974) 56

Beyer, J., *G. Feifel* und *B. Wiebecke*, Thorakale Aktinomykose. Thoraxchirurgie *21* (1973) 107

Börger, G., Diskontinuierliche Knorpelresektionen im Behandlungsplan der progressiven Rippenknorpelnekrose. Thoraxchirurgie *7* (1959/60) 612

Bogusch, L. K., *A. A. Travin* und *J. L. Semenenkow*, Transperikardiale Operationen an den Hauptbronchien und Lungengefäßen. Hippokrates, Stuttgart 1971

Brunner, A., Die Chirurgie der Lungen und des Brustfelles. 2. Aufl., Steinkopf, Darmstadt 1964

Cerat, G. A., *M. C. McHenry* und *F. D. Loop*, Median sternotomy wound infection and anterior mediastinitis caused by Bacteroides fragilis. Chest Dis. *69* (1976) 231

Chidi, C. C., und *H. J. Mendelsohn*, Lung abscess. A study of the results of treatment based on 90 consecutive cases. J. Thorac. Cardiovasc. Surg. *68* (1974) 168

Czakó, Z., *J. Schnitzler* und *M. Nagy*, Resektionsergebnisse bei primärer Bronchiektasie. Z. Tuberk. *129* (1968) 153

Danzer, W., Prognose posttuberkulöser Resthöhlen. Prax. Pneumol. *23* (1969) 559

Dieter, R. A., *R. Pifarré*, *W. E. Neville*, *M. Magno* und *M. Jasuja*, Empyema treated with neomycin irrigation and closed-chest drainage. J. Thorac. Cardiovasc. Surg. *59* (1970) 496

Dietzsch, H. J., Die Bronchologie des ABE-Syndroms im Kindesalter. Z. Erkr. Atm. *136* (1972) 207

Disko, R., und *I. Braveny*, Echinokokkose. Aktuelle Probleme der Diagnose und Verbreitung. Med. Klin. *74* (1979) 1159

Doesel, H., Zur primitiven Bronchiektasie im Kindes- und Jugendlichenalter. Prax. Pneumol. *23* (1969) 464

–, Fremdkörperaspiration im Kindesalter. 1. Symptomatik und Krankheitsverlauf. Fortschr. Med. *90* (1972) 61. 2. Röntgenologie, Differentialdiagnose und Therapie. Fortschr. Med. *90* (1972) 92

Dugan, D. J., und *P. C. Samson*, Surgical significance of the endothoracic fascia. The anatomic basis for empyemectomy and other extrapleural technics. Amer. J. Surg. *130* (1975) 151

Eerland, L. D., und *N. G. M. Orie*, Bronchiectasis. In: Derra, E., Handbuch der Thoraxchirurgie, Bd. 3. Springer, Berlin-Göttingen-Heidelberg 1958

Eule, H., Aktuelle Operationsindikationen bei Lungentuberkulose. Therapeutische Berichte (Bayer) *39* (1967) 253

Farringer, J. L., und *D. Carr*, Zit. nach *Hernandez-Richter, J.* (1963)

Fritz, W., *K. L. Schober*, *H. H. Thiemann* und *U. Sitka*, Bronchiektasen im Kindesalter. Krankengut – Grundzüge der Therapie – Nachuntersuchungsergebnisse. Thoraxchirurgie *19* (1971) 161

Gabler, A., und *S. Liebig*, Die chirurgische Behandlung der unspezifischen entzündlichen Lungenkrankheiten einschließlich der Mykosen. Prax. Pneumol. *33* (1979) 160

Gestewitz, H. R., Der Einsatz von Kugelbomben der US-Fliegerkräfte gegen die Demokratische Republik Vietnam und ihre Wirkung. Zschr. f. Mil.-Med. *9* (1968) 263

Giese, W., Chronische Pneumonien. Beitr. Klin. Tuberk. *132* (1965) 178

Gödde, K., Postoperative Frühkomplikationen nach Lungenresektionen. Diss., Bonn 1968

Griffith, G. L., *K. I. Maull* und *C. R. Sachatello*, Septic pulmonary embolization. Surg. Gynec. Obstet. *144* (1976) 105

Groff, D. B., und *J. Marruk*, Transtracheal drainage of lung abscesses in children. Jour. Pediatr. Surg. *12* (1977) 303

Grover, F. L., J. D. Richardson und *J. G. Fewel*, Prophylactic antibiotics in the treatment of penetrating chest wounds. J. Thorac. Cardiovac. Surg. *74* (1977) 528

Hartl, H., Mögliche und vermeidbare Fehler beim kindlichen Pleuraempyem. Langenbecks Arch. klin. Chir. *327* (1970) 596

Hasche, E., und *C. Engelmann*, Operationen an der Brustwand und im Bereich der Pleura. In: Bier, A., H. Braun und H. Kümmell. Chirurgische Operationslehre. 8. Aufl., B. 3 I. I. A. Barth. Leipzig 1971

Haupt, R., Der Narbenkrebs der Lunge. Lungennarbe. Lungennarbenkarzinom, Karzinomnarbe. Diss., Berlin 1969

Hein, J., H. Kleinschmidt, E. Uehlinger und *P. G. Schmidt*, Handbuch der Tuberkulose. Bd. 3. Thieme. Stuttgart 1975

Hernandez-Richter J., Schußverletzungen des Brust- und Bauchraumes. In: Bauer, K. H., A. Brunner und K. Lindemann, Ergebnisse der Chirurgie und Orthopädie, Bd. 45. Springer, Berlin-Göttingen-Heidelberg 1963

Huth, J. H., Chirurgische Infektionen im Bereich von Brustwand und Brusthöhle. In: Schmitt, W., Chirurgie der Infektionen, 1. Aufl. Barth, Leipzig 1968

Höhne, C., und *J. Brockmann*, Infektionen durch sporenlose Anaerobier. Z. ärztl. Fortbild. *73* (1979) 1045

Jara, F. M., L. Toledo-Pereyra, J. W. Lewis und *D. J. Magilligan*, The infected pacemaker pocket. J. Thorac. Cardiovasc. Surg. *78* (1979) 298

–, *L. Toledo-Pereyra*, und *D. J. Magilligan*, Surgical implications of pulmonary actinomycosis. J. Thorac. Cardiovasc. Surg. *78* (1979) 600

Jüngst, G., Die Thoraxfensterung und offene Behandlung des chronischen Pleuraempyems als Therapiemöglichkeit sonst nicht mehr operabler Kranker. Thoraxchirurgie *22* (1974) 409

Kärkölä, P., M. J. Kairalnoma und *T. K. Larms*, Postpneumonectomy empyema in pulmonary carcinoma patients. J. Thorac. Cardiovasc. Surg. *72* (1976) *319*

Kartagener, M., Bronchiektasien bei Situs viscerum inversus. Praxis *57* (1968) 622

Kerr, W. F., Late onset post pneumonectomy empyema. Thorax *32* (1977) 149

Kessler, E., G. Kampmann und *W. Wernitsch*, Die chirurgische Behandlung des Pleuraempyems. Thoraxchirurgie *22* (1974) 414

Kirsten, B., und *K. P. Bopp*, Das bronchitische Syndrom als Pleuritisfolge. Tuberk.-Arzt *16* (1962) 81

Konrad, R. M., H. D. Schulte und *A. Jünemann*, Infektionen nach Eingriffen an Lungen, Mediastinum und Brustwand. Thoraxchirurgie *18* (1970) 332

Krepler, P., Epidemiologie und Behandlung der eitrigen Lungen- und Pleuraerkrankungen in einem Kinderkrankenhaus von 1936 – 1966 (399 Fälle). Arch. Kinderheilk. *178* (1968) 29

Krumhaar, D., I. Vogt-Moykopf und *D. Zeidler*, Chirurgische Gesichtspunkte bei der Behandlung des Lungenabszesses. Dtsch. med. Wschr. *95* (1970) 317

Kubiena, K., und *J. Schnetzer*, Das Pleuraempyem. Offene Probleme der Behandlung. Internist. prax. *8* (1968) 543

Kühn, H., Lungenentzündungen und ihr Wandel unter der Chemotherapie. I. A. Barth, Leipzig 1972

–, *H. P. Haack* und *Th. Jähnichen*, Pneumoniebedingte chronische Lungenentzündungen, Lungenabszesse und -gangrän sowie Pleuraempyeme vor und nach Anwendung der Chemotherapie. Zbl. Chir. *96* (1971) 821

Kuntz, E., Die Pleuraergüsse. Urban & Schwarzenberg, München 1968

Kurpat, D., und *A. Baudrexl*, Die chronische Pneumonie (ein Beitrag zu ihrer Diagnostik und Therapie). Zbl. Chir. *97* (1972) 457

Landmann, H., Lungenkrankheiten durch Parasiten. I. A. Barth, Leipzig 1972

Lau, A. F., Die chirurgische Behandlung der Pleuraempyeme. Zbl. Chir. *97* (1972) 257

Lose, H., Klinik der Pneumonien. 12. Kolloquium der Bad Reichenhaller Forschungsanstalt. Tagungsbericht. Prax. Pneumol. *33* (1979) 1070

Major, H., Klinik und Therapie intrapulmonaler Fremdkörper. Zbl. Chir. *90* (1965) 2519 (Ref.)

Marx, H. H., Über die funktionelle und klinische Bedeutung von Pleuraverschwielungen. Prax. Pneumol. *19* (1965) 661

Miller, D. R., K. Murphy und *T. Cesario*, Pseudomonas infection of the sternum and costal cartilages. J. Thorac. Cardiovasc. Surg. *76* (1978) 723

Mittapalli, M. R., Primary osteomyelitis of sternum. Thorax *34 (1979) 680*

Monod, O., und *B. Weyl*, Über Bronchialfisteln nach Lungenresektion. Thoraxchirurgie *4* (1956) 197

Nelson, J. C., und *R. M. Nelson*, The incidence of hospital wound infection in thoracotomies. J. Thorac. Cardiovasc. Surg. *54* (1967) 586

Ouglov, Ref. in: Zbl. Chir. *97* (1972) 431

Petrowskij, B. W., und *M. J. Perelman*, Wiederherstellende und rekonstruktive Operationen am Thorakalabschnitt von Trachea und Bronchien. Langenbecks Arch. klin. Chir. *322* (1968) 859

Pontius, J. G., O. T. Clagett und *J. R. McDonald*, Costal chondritis and perichondritis. Surgery *45* (1959) 852

Reimann, H. A. The pneumonias. St. Louis/Missouri 1971

–, Atypical pneumonia in old age. Geriatrics *23* (1968) 173

Remé, H., O. Scheibe und *R. Strüber*, Früh- und Spätergebnisse nach operativer Behandlung des Bronchiektasenleidens. Bruns Beitr. klin. Chir. *219* (1972) 689

Römer, K. H., und *B. Balischewski*, Bronchiektasen im Kindesalter. Zbl. Chir. *101* (1976) 1638

Romanoff, H., Prevention of infection in war chest injuries. Ann. Surg. *182* (1975) 144

Rubin, P. E., und *A. J. Block*, Nonspecific lung abscess. A perspective. Geriatrics *27* (1972) 125

Rupprecht, E., E. Alt und *P. Wunderlich*, Der Wandel der abszedierenden Pneumonie im Kindesalter. Dtsch. Ges.-wesen *33* (1978) 253

Samson, P. C., Empyema thoracis. Essentials of present day management. Ann. thor. Surg. *11* (1971) 210

Schamaun, M., Komplikationen nach Thoraxoperationen. Helv. chir. Acta *42* (1975) 699

Schmalz, H., Antimikrobielle Therapie bei septischen Erkrankungen im Kindesalter. Dtsch. Ges.wesen *34* (1979) 2347

Schmitt, W., Zur Entstehung und Behandlung der posttyphösen und posttraumatischen Rippenknorpelfisteln (Chondromyelitis). Zbl. Chir. *72* (1947) 949

–, Nutzen, Fehler und Gefahren der Antibiotikaanwendung in der Chirurgie. Dtsch. Ges.wesen *33* (1978) 1415

Schnetzer, J., und *K. Kubiena*, Das chronische Pleuraempyem. Beitr. klin. Tuberk. *138* (1968) 89

Semenenkow, J. L., Persönl. Mitteilung, Moskau 1974

Simmons, E. M., P. Sauer, A. Elkadi, J. W. Mackenzie und *C. H. Almond*, Review of nontuberculous empyema at the university of Missouri Medical Center from 1957 – 1971. J. Thorac. Cardiovasc. Surg. *64* (1972) 578

Soots, G., P. Laurens, P. Lespinasse und *M. L. Lefebvre*, Zur Überlebenszeit von Patienten mit Herzschrittmachern. Münch. med. Wschr. *117* (1975) 537

Spath, F., und *W. Finsterbusch*, Langzeitergebnisse bei der Resektionsbehandlung idiopathischer Bronchiektasen. Langenbecks Arch. klin. Chir. *326* (1969) 25–37

Spitzky, K. H., Das akute Empyem. Ref. in: Mschr. Tbk.-Bekpf. *10* (1967) 172

Suter, F., Indikation zur chirurgischen Behandlung der Lungentuberkulose. Dtsch. med. Wschr. *95* (1970) 82

Sutherland, R. D., H. E. Martinez, W. A. Guynes und *L. Miller*, Postoperative chest wound infections in patients requiring coronary bypass. A controlled study evaluating prophylactic antibiotics. J. Thorac. Cardiovasc. Surg. *73* (1977) 944

Thal, W., Kinderbronchologie. I. A. Barth, Leipzig 1972

Thomas, F. E., C. E. Martin, R. D. Fisher und *R. H. Alford*, Candida albicans infection of sternum and costal cartilages: Combined operative treatment and drug therapy with 5-fluorocytosine. Ann. Thorac. Surg. *23* (1977) 166

Tierris, E. J., K. Avgeropoulos, K. Kourtis und *E. J. Papaevangelou*, Bronchobiliary fistula due to ecchinococcosis of the liver. World. J. Surg. *1* (1977) 99

Tomm, K. E., J. W. Raleigh und *G. A. Guinn*, Thoracic actinomycosis. Amer. J. Surg. *124* (1972) 46

Turay, P. G., Csanaky, T. Kibedy und *E. Schmidt*, Erfahrungen über Staphylokokken-Erkrankungen der Haut und der Luftwege an einem 3-jährigen Krankengut während der Jahre 1964–1966. Kinderärztl. Prax. *37* (1969) 193

Uehlinger, E., Die chronische Pneumonie. Regensburg. Ärztl. Fortbild. *13* (1965) 18

Vainrub, B., D. M. Musher, G. A. Guinn, E. J. Young, E. J. Septimus und *L. L. Travis*, Percutaneous drainage of lung abscess. Amer. Rev. Resp. Dis. *117* (1978) 153

Van de Water, J. M., The treatment of pleural effusion complicating pneumonia. Chest Dis. *57* (1970) 259

Vieritz, H. D., Das Thorakostoma. Zbl. Chir. *98* (1973) 1496

Virkuula, L., und *S. Eerola*, Treatment of postpneumonectomy empyema. Scand. J. thorac. cardiovasc. Surg. *8* (1974) 133

Voigt, H., Indikation und Ergebnisse der chirurgischen Behandlung von Bronchiektasen im Kindesalter. Z. Tuberk. *128* (1968) 99

–, Bronchiektasen. In: Ganguin, H. G., F. Mlczoch, H. Seidel, P. Steinbrück und E. Uehlinger, Syllas Lungenkrankheiten, 3. Aufl. VEB Thieme, Leipzig 1978

Weese, W. C., E. R. Shindler, J. M. Smith und *S. Rabinovich*, Empyema of the thorax then and now. A study of 122 cases over four decades. Arch. Intern. Med. *131* (1973) 516

Wilcox, R. E., Costal chondritis with associated osteomyelitis. J. Thorac. Cardiovasc. Surg. *49* (1965) 210

Williams, C. D., J. N. Cunningham, E. A. Falk, O. W. Isom, R. N. Chase und *F. C. Spencer*, Chronic infection of the costal cartilages after thoracic surgical procedures. J. Thorac. Cardiovasc. Surg. *66* (1973) 592

Wolfart, W., Der heutige Stand der chirurgischen Behandlung der Lungentuberkulose. Chirurg *40* (1969) 529

Wray, T. M., R. E. Bryant und *D. A. Killen*, Sternal osteomyelitis and costochondritis after median sternotomy. J. Thorac. Cardiovasc. Surg. *65* (1973) 227

Wülfing, D., und *C. Lipinski*, Über Schußverletzungen im Frieden. Langenbecks Arch. klin. Chir. *323* (1968) 66

19. Chirurgische Infektionen im Bereich des Mittelfells

H. KALKOWSKI

19.1. Diagnostische Maßnahmen im Mittelfellraum

Diagnostische Maßnahmen im Mittelfellraum richten sich nach Umfang und Art der Grundkrankheit. Die Inspektion läßt Halsvenenstau, Gesichtsödem, Zyanose, Dyspnoe, atypische Atmung, Rötungen und Schwellungen erkennen. Mittels der Palpation werden Tumoren, eitrige Schwellungen in der Fossa jugularis, pulsierende und schmerzende Vorwölbungen, Lufteinlagerungen nach penetrierenden Verletzungen im Thorax- und Sternalbereich (Emphysem!), Druck- und Klopfschmerz des Brustbeins sowie der Wirbelsäule und knöcherne Instabilität festgestellt. Behinderung der Atmung durch mediastinale Verdrängungsprozesse (Stridor), unreine Klappengeräusche nach Eingriffen am Herzen und den großen mediastinalen Gefäßen sowie am Perikard sind durch gründliche Auskultation zu diagnostizieren und geben einen Hinweis auf Lokalisation der Erkrankung und die einzuschlagende Behandlung. Röntgenaufnahmen in zwei Ebenen erlauben die Beurteilung des hinteren wie des vorderen Mediastinums. Im a-p Strahlengang läßt sich eine bindende Aussage über Verbreiterungen, Verlagerungen, Verdrängungen im oberen Mittelfellraum sehr gut feststellen. Schattengebende Prozesse können erkannt und ihre Lokalisation bestimmt werden. Spezialaufnahmen erlauben es, Eiterungen im Brustbein zu erkennen und gestatten Rückschlüsse hinsichtlich ihrer Ausbreitung in die Nachbarregionen des Retrosternalraums. Eine Kontrastdarstellung des Ösophagus ist vor allem bei Verdacht auf eine Perforation (Schuß, Stich, postendoskopisch) unerläßlich. Hierfür sind lediglich wasserlösliche Kontrastmittel zugelassen, Bariumsulfat findet keine Verwendung. Kymographische Untersuchungen geben brauchbare Hinweise auf pulsierende, abgekapselte und mit dem Perikard in Verbindung stehende Prozesse. Verkalkte und verschwielende Erkrankungen (Tuberkulose, Perikarditis) werden mittels eines Tomogramms sicher erkannt und lokalisiert.

19.1.1. Pneumomediastinum

Man unterscheidet eine direkte und indirekte Methode zur Röntgenuntersuchung nach vorheriger Gasinsufflation des Mittelfellraums (CONDORELLI). Bei der *direkten Insufflation* wird Luft oder Kohlendioxid mit einem Pneumothoraxapparat retrosternal oder transtracheal in das Mediastinum eingebracht. Unter einem Insufflationsdruck von 25 bis 40 cm Wassersäule erreicht man eine rasche Füllung innerhalb von 20 Minuten. Die transtracheale Methode eignet sich nicht für Patienten, die unter entzündlichen Erkrankungen im Mittelfell leiden, da die Gefahr der Keimverschleppung gegeben ist. Ein *indirektes* Pneumomediastinum ist durch Punktion der Regio suprapubica bzw. retrococcygica erreichbar.

19.1.2. Mediastinoskopie

Die Mediastinoskopie hat ihre Bedeutung für die Beurteilung der Operabilität bei Bronchuskarzinomen, Ösophagus- und Kardiakarzinomen, Tumoren des Mittelfellraums und Lymphknotenschwellungen verschiedener Genese; beim **Verdacht auf entzündliche Erkrankungen des Mittelfells ist sie kontraindiziert.** Die Implantation von Herzschrittmachern auf mediastinoskopischem Wege hat sich gegenüber dem transvenösen als nachteilig erwiesen und wird nur vereinzelt geübt (CARLENS). Therapeutisch wird sie angewendet, um mediastinale Lymphknotenpakete bei Morbus BOECK und Lymphknotentuberkulose auszuräumen. Als **Komplikationen nach Mediastinoskopie** werden Verletzungen benachbarter Gebilde oder Organe und Blutungen gesehen (KNOCHE u. Mitarb., MÜLLER).

19.2. Operativer Zugang zum Mittelfellraum

19.2.1. Kollare Mediastinotomie (Abb. 19.1)

Das Hauptanwendungsgebiet dieser Operation ist das *Mediastinalempyem* nach stumpfen Thoraxtraumen (Knistern im Jugulum, Hautemphysem an Hals und Gesicht, gestaute Halsvenen, Zyanose). Der Eingriff wird in Lokalanästhesie vorgenommen: quere Inzision in der Fossa jugularis, Durchtrennung

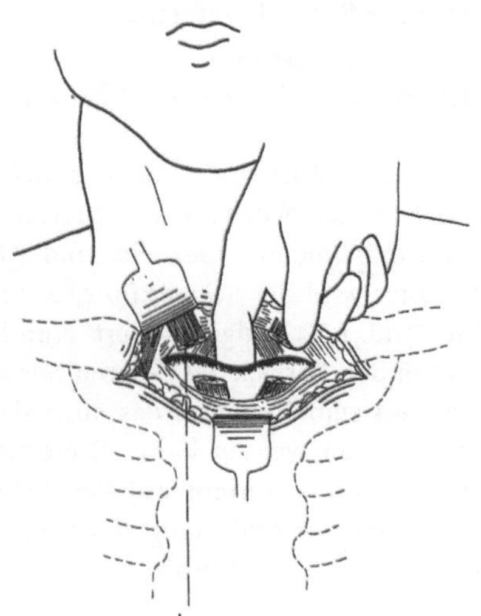

Abb. 19.1 Kollare Mediastinotomie

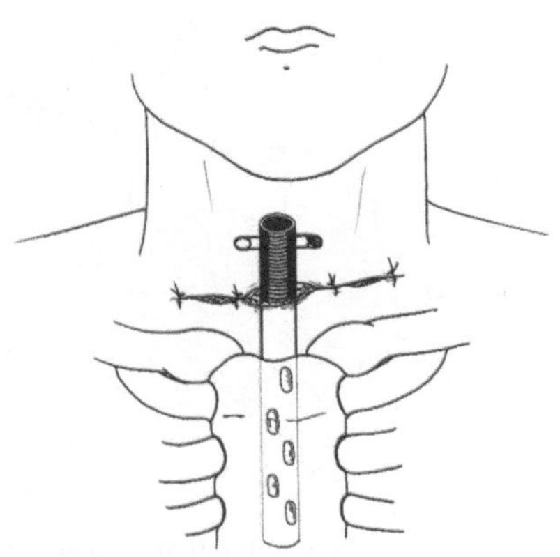

Abb. 19.2 Drainage des oberen retrosternalen Raumes mittels eines großlumigen Drains über eine kollare Mediastinotomie; Fixation des Drains mit Sicherheitsnadel

der vorderen Halsfaszie mit Einkerben des Ansatzes beider Kopfnickermuskeln, bis man den Zeigefinger hinter das Sternum in das vordere Mediastinum einführen kann. Der Schnitt kann mittels eines großlumigen Drains offen gehalten werden (Abb. 19.2).

19.2.2. Mediastinotomia longitudinalis (Abb. 19.3 bis 19.6)

Das Brustbein kann in ganzer Ausdehnung gespalten werden *(Sternotomia longitudinalis totalis)* oder nur im oberen Anteil, um einen Zugang zum vorderen Mittelfellraum zu erhalten *(obere Sternotomie)*. Der Weichteilschnitt bei der totalen Sternotomie verläuft von der Fossa jugularis bis zum Schwertfortsatz des

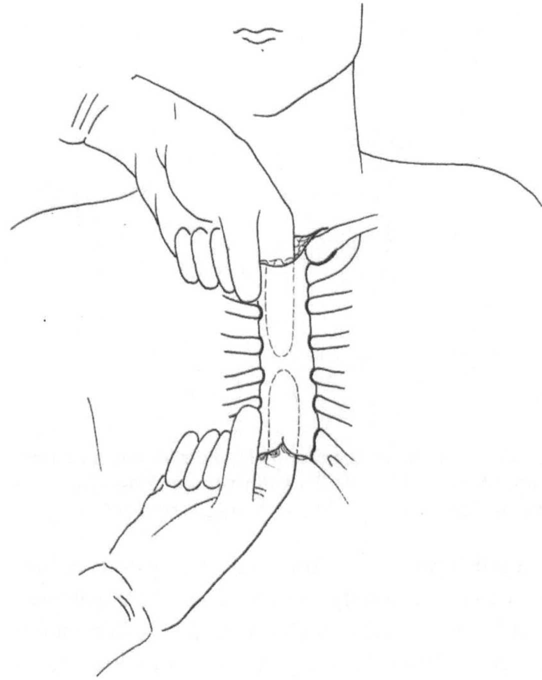

Abb. 19.3 Digitale Austastung des retrosternalen Raumes über eine kollare Mediastinotomie bei gleichzeitiger Inzision im unteren Sternalbereich

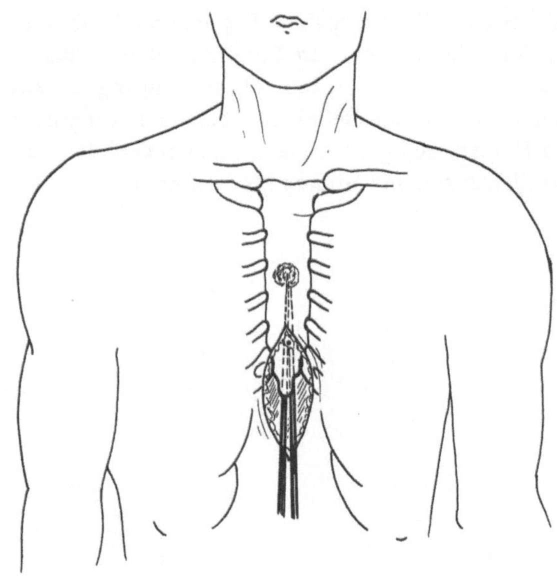

Abb. 19.4 Stumpfe Tunnelierung des Retrosternalraumes mittels eines Stieltupfers zur Exploration und Ableitung entzündlicher Verhaltungen

Brustbeins. Mittels eines kleinen präparierenden Schnittes wird der Processus xiphoideus freigelegt und hochgezogen. Nun kann man mit dem Finger oder einem Präpariertupfer das retrosternale Gewebe und weiter nach kranial auch die Pleuren, die

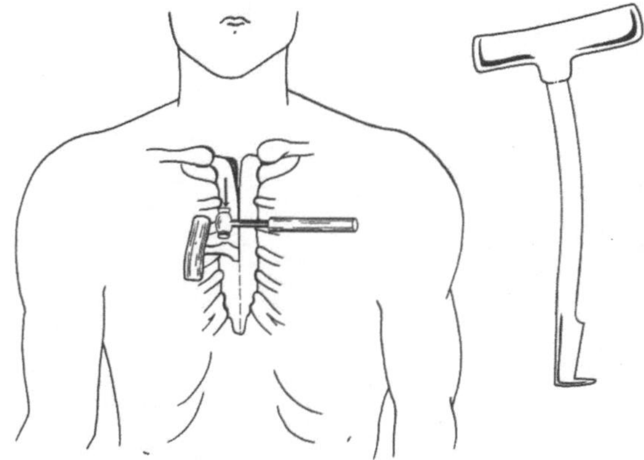

Abb. 19.5 Mediane longitudinale Sternotomie mit dem LEBSCHE-Meißel. Der Meißel kann von der Fossa jugularis oder dem Processus xiphoideus aus angesetzt werden

gelegentlich weit zur Mitte reichen, beiseite schieben. Unter Sicherung durch einen untergelegten Spatel kann mit dem Meißel oder der oszillierenden Säge (Abb. 19.6) die Längsspaltung des Brustbeins ohne Gefahr der Verletzung dorsal gelegener Mediastinalorgane vorgenommen werden. Es empfiehlt sich, diese Spaltung von unten zu beginnen. Aber auch das Vorgehen von der Fossa jugularis ist möglich. Bei Kindern läßt sich das Sternum auch mittels einer Schere spalten. Die Pleuren bleiben in der Regel bei vorsichtigem Spreizen mit dem flachen Thoraxsperrer geschlossen. Dieser Zugang erfreut sich zunehmender Beliebtheit bei allen Eingriffen am Herzen, den großen mediastinalen Gefäßen und bei Eiterungen im vorderen Mediastinum.

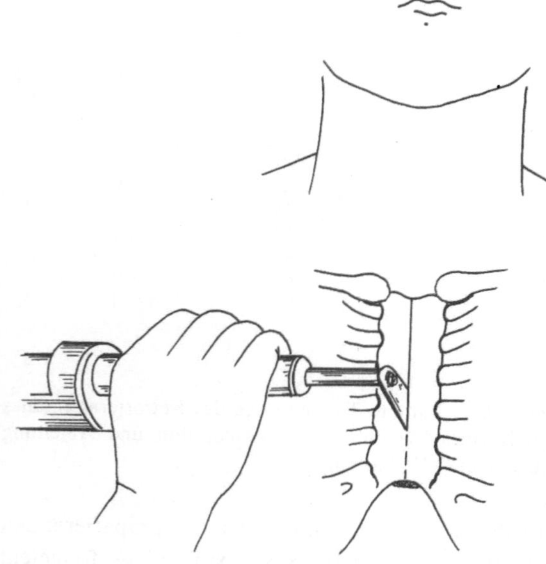

Abb. 19.6 Mediane longitudinale Sternotomie mit einer oszillierenden Säge (nach vorheriger Tunnelierung, vgl. Abb. 19.5)

19.2.3. Pericardiotomia inferior (nach SAUERBRUCH) (Abb. 19.7, s. a. Abb. 19.27 und 19.28)

Der Hautschnitt verläuft vom Processus xiphoideus bis kurz oberhalb des Nabels. Unter zügiger Präparation des retroxiphoidalen Gewebes und Abschieben des Periostes wird der Schwertfortsatz freigelegt und anschließend, falls nötig, reseziert. Nun gelangt man sehr gut in den Bereich des unteren retrosternalen Raumes und zum Perikard, das entweder quer oder längs gespalten werden kann. Dieser Zugang wird zur Implantation von epikardialen Schrittmacherelektroden und zur Entlastung eines Perikardergusses *(Perikardiozentese)* benutzt.

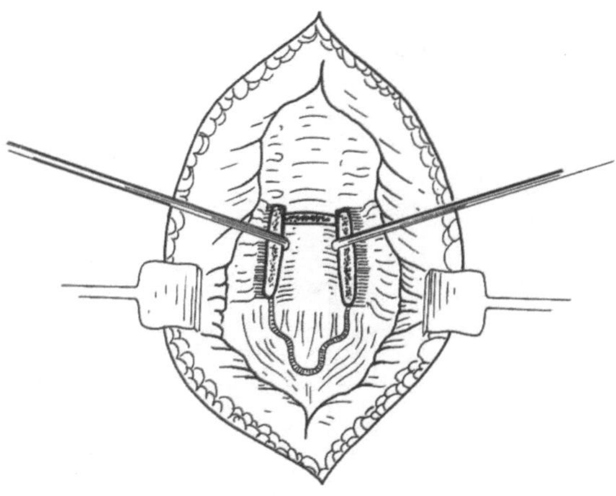

Abb. 19.7 Kombinierte longitudinale und quere Sternotomie im unteren Bereich unter Resektion des Processus xiphoideus (vgl. Abb. 19.27 und 19.28)

19.2.4. Sternotomia transversalis (Abb. 19.8)

Der Hautschnitt wird in Höhe des 2. Interkostalraums quer über das Brustbein geführt und nach beiden Seiten etwa 10 cm verlängert. Die Faszie des M. pectoralis major wird inzidiert und der Muskel in seiner Faserrichtung gespalten. Ein Raspartorium wird unter das Sternum geführt, und dieses anschließend mit einer GIGLI-Säge quer durchtrennt. Die Aa. mammariae internae werden unterbunden. Der Zugang kann auch in Höhe des 4. oder 5. Interkostalraums ausgeführt werden, falls das erforderlich sein sollte. Drainagen können nach Verschluß eingelegt werden und sorgen für ausreichende Ableitung eitriger Ergüsse. Auch Instillation antibiotischer Lösungen ist auf diesem Wege möglich.

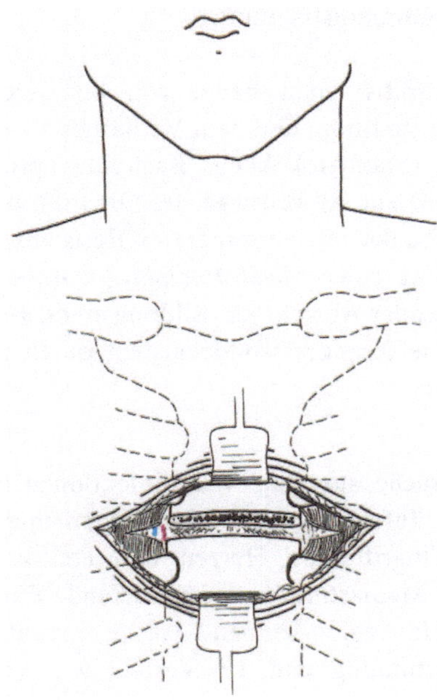

Abb. 19.8 Mediastinotomia anterior transversalis (querer Sternumschnitt)

19.2.5. Mediastinotomia anterior parasternalis

Sie ist indiziert, wenn umschriebene, gut lokalisierte Entzündungen im vorderen Mediastinum extrapleural freigelegt werden sollen. Die Pleuren können – auch wenn die 1. bis 3. Rippe reseziert wird – geschlossen bleiben, indem man sie vorsichtig zur Seite schiebt. Den Hautschnitt wählt man parasternal über dem anzugehenden Herd.

19.2.6. Mediastinotomia posterior vertebralis (Abb. 19.9 bis 19.11)

Die extrapleurale Freilegung von Eiterherden auf diesem Wege wird bei *abszedierender Mediastinitis* bevorzugt, die zu Kompressionserscheinungen des Rückenmarks geführt hat und durch Punktion nicht ausreichend entlastet werden konnte (Verletzungen der Speiseröhre, prävertebraler Abszeß). Der Hautschnitt wird, leicht nach außen konvex gekrümmt, 2 cm neben den Dornfortsätzen gelegt. Die darunter liegenden Muskeln werden durchtrennt – im oberen Bereich die Mm. trapezius und rhomboides, im unteren der M. latissimus dorsi. Die Fascia lumbodorsalis wird an ihrem lateralen Rand eingeschnitten und der lange Rückenmuskel nach medial verschoben, so daß die Rippen zwischen Querfortsatz und Rippenwinkel freiliegen. Die zu resezierenden Rippen werden vom Periost befreit und etwa 6 cm von der Spitze des Querfortsatzes entfernt durchtrennt. Die Pleura kann stumpf abgeschoben werden. Eine vorgefundene Abszeßhöhle wird auf diesem Wege punktiert (s. Abb. 19.10), ausgeräumt, drainiert oder mit einer antibiotischen Spüllösung versehen.

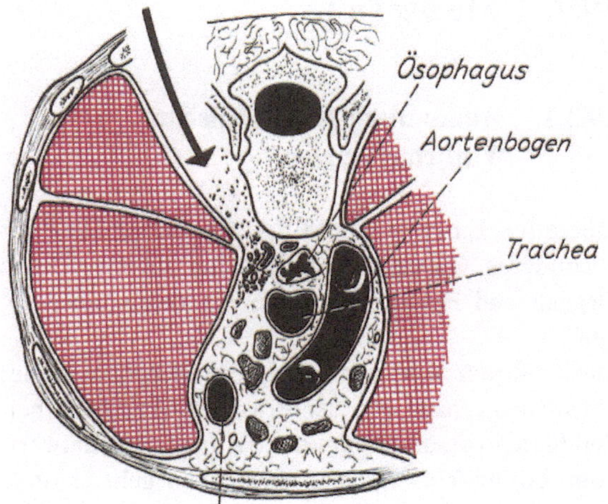

Abb. 19.9 Mediastinotomia posterior vertebralis

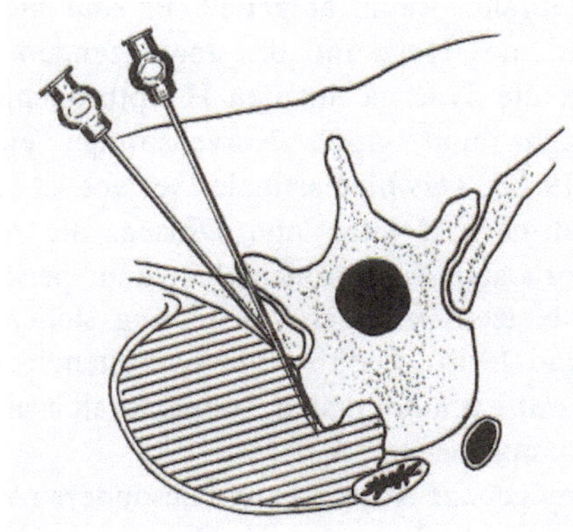

Abb. 19.10 Punktionstechnik bei Vorliegen eines prävertebralen Abszesses

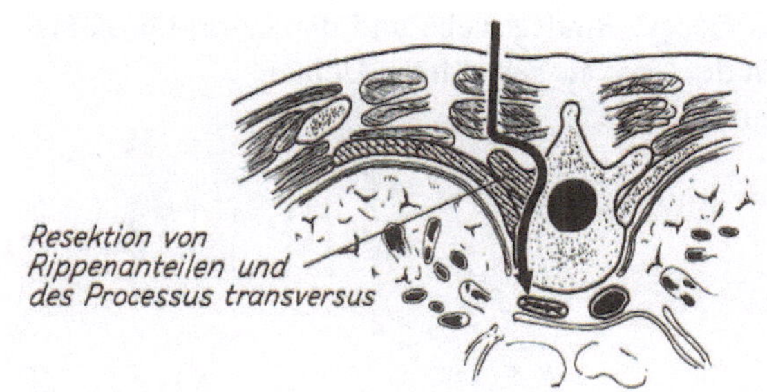

Abb. 19.11 Zugang zum hinteren Mediastinum unter Resektion des Processus transversus

19.3. Mediastinitis

19.3.1. Anatomisch-physiologische Vorbemerkungen

Operative Eingriffe im Mittelfellraum erhalten ihr besonderes Gepräge dadurch, daß lebenswichtige Organe und Funktionssysteme eng beieinander liegen.

Dieser Raum wird ventral von der Rückfläche des Brustbeins, dorsal von der Brustwirbelsäule, zu beiden Seiten von der Pleura mediastinalis, kaudalwärts vom Zwerchfell begrenzt. Nach oben geht er ohne Grenzfläche in die Halsregion über. Vom Herzen und den großen Gefäßen wird das Mediastinum in einen vorderen, retrosternalen und einen hinteren, prävertebralen Raum aufgeteilt. Es sind hierin das Perikard, das Herz und die angrenzenden großen Gefäße, die Trachea mit den Hauptbronchien, der Ösophagus und große Nervenstränge enthalten (Abb. 19.12). Das mediastinale Gewebe ist reich an lymphatischen Bahnen und Drüsen, die mit den intrathorakalen, peribronchialen und periösophagealen Netzen in enger Verbindung stehen (Abb. 19.13 und 19.14). Darüber hinaus bestehen Anastomosen mit extrathorakalen, subpektoralen und axillären Lymphwegen.

Die vorgegebene Anatomie und besonderen Verhältnisse infolge der Pulsation des Herzens sorgen dafür, daß sich Entzündungen rasch im Mittelfellraum ausbreiten können. Ein begünstigender Faktor ist das lockere Bindegewebe und die Resorptionsfähigkeit der serös ausgekleideten Höhlen.

19.3.2. Mediastinitis acuta

Die Mediastinitis acuta hängt von der Art der Ursachen, Ausbreitung und dem Verhältnis Virulenz der Erreger (Staphylokokken, Bacterium proteus, Kolibakterien) zur Abwehrlage des Organismus ab. So neigen Kranke mit verminderter Resistenz eher zur Ausbildung einer *Mediastinalphlegmone,* solche mit ausreichender Abwehr zur Bildung eines *Abszesses.* Das akute Krankheitsbild entsteht durch mehrere Ursachen.

Ursachen

Infizierte Tracheostomata, Wundinfektionen nach Sternotomie, Infektionen am Mundboden und den Tonsillen, Eingriffe am Herzen und den großen Gefäßen des Mediastinums und absinkende Entzündungen der Halsregion können Ursache einer akuten Mittelfellentzündung sein. Im Verlauf von Verletzungen der Thoraxorgane, besonders aber bei penetrierenden mit Organbeteiligung, tritt sie auf. Läsionen der Trachea und des Ösophagus sind Ausgang einer Mediastinitis. *Die direkte Kontamination ist häufiger als die lymphogene und hämatogene Infektion.*

Klinisches Bild

Fieber mit septischem Verlauf, retrosternale Schmerzen mit zeitweiliger Somnolenz der Patienten, Schluckbeschwerden, Luftnot, bei Verletzung des Ösophagus und der Trachea auch ein Mediastinalemphysem, stehen im Vordergrund (YAMAGUCHI u. Mitarb.). Der Puls ist langsam, der Blutdruck erniedrigt. Schleimhauthämorrhagien sind häufige Begleiterscheinungen. Als Zeichen einer Leberschä-

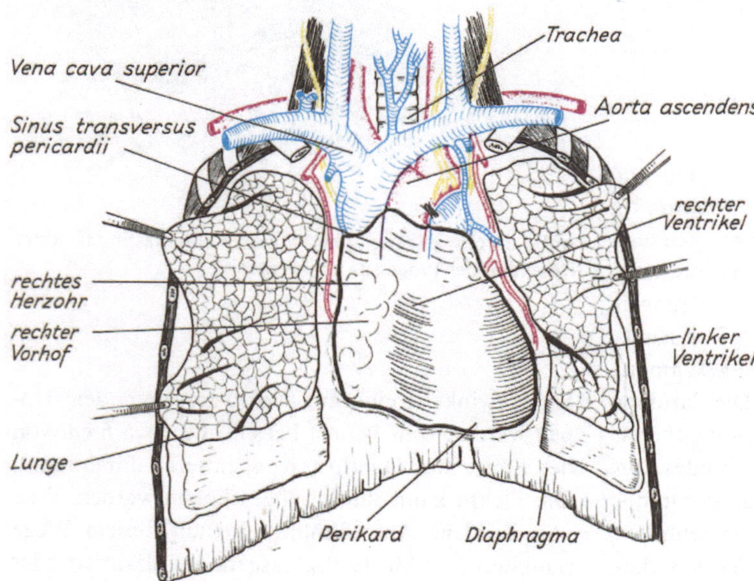

Abb. 19.12 Die Organe des Mediastinums und ihre Beziehungen zueinander

digung wird gelegentlich ein Ikterus beobachtet. Oligurie und Albuminurie können einen Hinweis auf toxische Schädigung der Nieren sein. Die Blutsenkungsgeschwindigkeit ist in den meisten Fällen beschleunigt bei ausgeprägter Leukozytose.

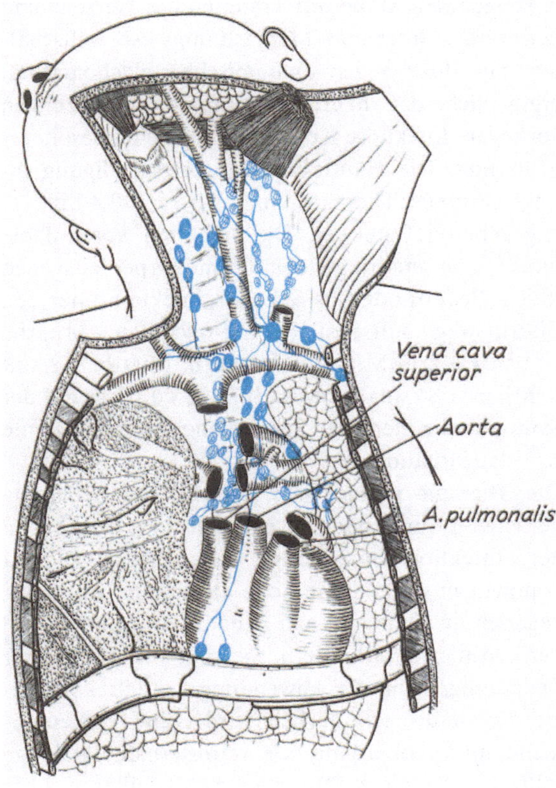

Abb. 19.13 Das lymphatische Netz des Mediastinums

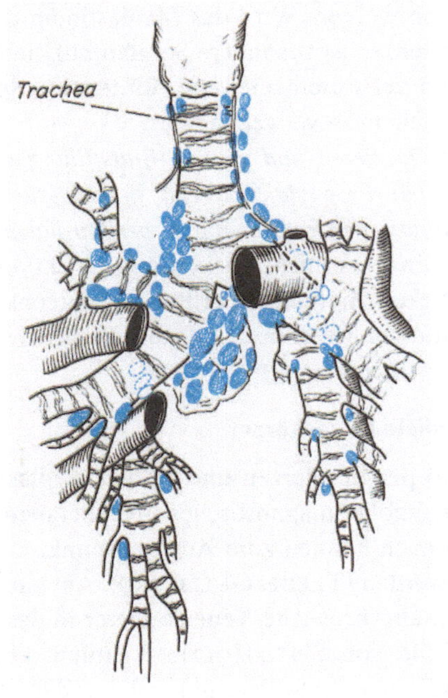

Abb. 19.14 Lymphbahnen des Tracheobronchialgebietes

Stauungszeichen im oberen Mediastinum beeinträchtigen den venösen Blutrückfluß zum Herzen, vor allem bei Ausbildung eines Abszesses. Greift die Entzündung auf die Pleuren über, wird die Atmung flacher und frequenter. Werden die durch das Mediastinum ziehenden Nerven irritiert, beobachtet man Zwerchfellhochstand, Heiserkeit und Rhythmusstörungen des Herzens. Vorwölbung und Rötung der Supraklavikularregion sieht man bei Prozessen im oberen Mittelfeld. Ist vornehmlich das vordere retrosternale Gebiet befallen, tritt der Sternumschmerz mit Klopfempfindlichkeit in den Vordergrund.

Entzündungen des hinteren Mittelfells sind lange Zeit uncharakteristisch und fallen erst später durch Druck- und Klopfempfindlichkeit der Wirbelsäule, Schulterschmerzen und die allgemein klinischen Zeichen wie Fieber, Leukozytose und Unwohlsein auf. Als verläßliches röntgenologisches Zeichen ist die Verbreiterung des Mittelfells bei vorliegender Mediastinitis zu werten. Mediastinalabszesse lassen sich in verschiedenen Strahlengängen darstellen und gegenüber Tumoren abgrenzen.

Die *diffuse Mediastinitis* kann wegen ihrer uncharakteristischen röntgenologischen Symptome lange unerkannt bleiben, wenn nicht klinische und paraklinische Zeichen einen deutlichen Hinweis geben. An vorliegende Entzündungen des oberen Abdomens und Übergreifen auf das untere, vordere und hintere Mittelfell ist zu denken (Ulkusperforation, subphrenische Abszesse, Pankreatitis).

Therapie

Die operative Therapie richtet sich nach Lokalisation, Ausmaß und Mitbeteiligung von Nachbarorganen und -regionen. Sie hat, wenn irgend möglich, innerhalb der ersten 24 Stunden nach Krankheitsbeginn zu erfolgen. Freilegung und ausgiebige Drainage ist anzustreben. Die gleichzeitige lokale Antibiotikaapplikation ist von Vorteil. Die chirurgische Behandlung wird durch gezielte Breitbandantibiotikaverabreichung und Kreislaufstützung und – sofern erforderlich – Schockbehandlung unterstützt. Bei längerer Krankheitsdauer ist die Zufuhr einer hochkalorischen Ernährung sicherzustellen.

19.3.3. Mediastinitis chronica

Ursachen

Sie ist in der Regel spezifischer Natur und geht von kalten Abszessen, zerfallenen tuberkulösen Lymphknoten oder Wirbelerkrankungen aus und wird wegen ihres schleichenden Beginns leicht mit einem Tumor verwechselt (KREMER). Im Kindesalter tritt die chronische Mediastinitis als *tuberkulöse mediastinale Lymphknotenschwellung* röntgenologisch in Erscheinung. Beim Erwachsenen spielt diese dagegen keine besondere Rolle. Große Lymphknoten werden auffällig, wenn sie Bronchien oder die Trachea komprimieren und Lungenatelektasen folgen. Verkäste und eingeschmolzene Lymphknoten führen zu spezifischen Infektionen, Fistelbildung und gelegentlich zu sekundärer Bronchustuberkulose. Die Mediastinaltuberkulose kann durch Röntgenuntersuchung, Tomogramm, Bronchographie und -skopie erkannt werden. Hohes Fieber tritt erst nach erfolgter Perforation auf und ist dann von Reizhusten und Auswurf käsiger Massen begleitet.

Therapie

Nach zunächst vorwiegend konservativ geführter Therapie mit Tuberkulostatika kann die *transthorakale Ausräumung* erfolgreich sein. Der tuberkulöse *Senkungsabszeß* findet sich überwiegend im hinteren Mediastinum und verläuft symptomarm. Durchbrüche und Fistelbildung sind selten. Der spondylitische Senkungsabszeß fällt durch spindelförmige Verschattung des hinteren Mediastinums, die die Brustwirbelsäule nach beiden Seiten überragt, auf. Behandlung der Wahl ist *chirurgische Entleerung und Drainage*, gekoppelt mit örtlicher oder allgemeiner Applikation von Tuberkulostatika. Seltene nichttuberkulöse Mittelfellentzündungen weisen in der Regel einen chronischen Verlauf auf und werden, wenn spezifische Nachweisreaktionen ausbleiben oder negative Ergebnisse erbringen, lange nicht erkannt. Das gilt in besonderem Maße für die Mediastinalsyphilis. Parasitäre Mittelfellentzündungen mit Echinokokken, Aktinomykose, Blastomykose und Sporotrichose spielen eine untergeordnete Rolle.

Die **chirurgische Behandlung** der chronischen Mediastinitis richtet sich nach den sekundären klinischen Erscheinungen. Liegt die Gefahr des Zerfalls im Bereich der Trachea, Bronchien oder des Ösophagus vor, die sich durch Hustenanfälle mit akuter Erstickungsgefahr ankündigen, muß sofort eingegriffen werden. Drainagen werden wie bei der akuten Mediastinitis benutzt. Ihre Verweildauer ist länger zu veranschlagen (HIX u. Mitarb., YAMAGUCHI u. Mitarb., PRESTLEY u. Mitarb.), Fisteln können die Patienten lange Zeit belasten. Die medikamentöse Nachbehandlung muß entsprechend der Grundkrankheit (Tuberkulostatika, Antimykotika) und einer vorliegenden Superinfektion erfolgen (Breitbandantibiotika, Penizillin und ähnliches).

19.3.4. Mediastinitis als Folge von Verletzungen

Mediastinitis als Folge von Verletzungen des Herzens, des Perikards und der großen Gefäße

Die Zunahme der Verkehrs- und Arbeitsunfälle ist in steigendem Maße mit Traumen des Herzens und der großen Gefäße des Mediastinums vergesellschaftet. Aus ihrer engen anatomischen Nachbarschaft ergibt sich, daß häufig Kombinationsverletzungen vorliegen. Infektiöse Komplikationen sind besonders gefürchtet. Die Häufigkeit der Herzschädigung infolge stumpfer Thoraxtraumen wird mit 0,4 bis 12% angegeben (HEBERER). Die Infektion kann dabei direkt vom eindringenden Fremdkörper ausgehen (Stich, Schuß) oder als Sekundärinfektion über den Eintrittsweg auftreten (BOLANOWSKI u. Mitarb., BAUMGARTL u. Mitarb., CESNIK u. Mitarb., CLARK u. Mitarb., SYMBAS u. Mitarb.). Im Vordergrund der Symptomatik steht der Schock und die insuffiziente Kreislaufsituation.

Die **Therapie** wendet sich zunächst der Erhaltung der vitalen Funktionen zu, erst später werden Fragen der Infektionsbehandlung aufgeworfen. Hierbei kommen in erster Linie hohe allgemeine Antibiotikagaben in Betracht, um eine Myo-, Endo- und Perikarditis zu verhindern. Sie sind von besonderer Bedeutung, wenn die Anwendung des extrakorporalen Kreislaufs erforderlich wird. Eine vorgenommene intraperikardiale wie retrosternale Drainage sollte mit feinen, zuführenden Spülkapillaren, über die lokal Antibiotika verabreicht werden können, verbunden werden. Wird das Mediastinum operativ angegangen, so ist besondere Sorgfalt auf die Entfernung von zerstörtem Gewebe, Blutresten, Splittern und ähnlichem zu verwenden.

Subtiles Operieren und genaue Blutstillung sind die wirksamsten Prophylaktika zur Verhinderung einer posttraumatischen kardialen bzw. perikardialen Infektion. Gelingt es nicht, bakterielle Infektionen zu unterdrücken, muß mit einer Pericarditis constrictiva als Spätfolge gerechnet und die Perikardektomie vorgeplant werden.

Intrakardiale Fremdkörper

Fremdkörper im Herzen und in den mediastinalen Gefäßen infolge diagnostischer und therapeutischer Bemühungen können zum Ausgangspunkt einer Infektion werden (TREDE, GULLIFORD). Am häufigsten gelangen abgebrochene Venenkatheter in das rechte Herz. Teile von SPITZ-HOLTER-Ventilen, abgebrochene oder getrennte Pacemakerelektroden, die zur Umschlingung und zu Nekrosen an Papillarmuskeln

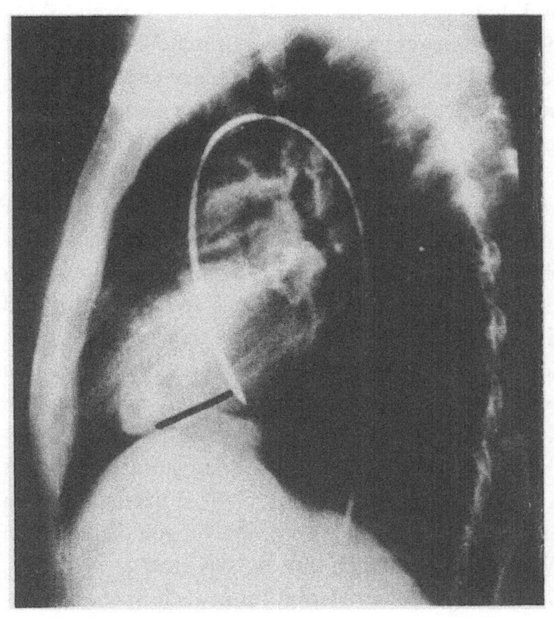

Abb. 19.15 Nähnadel im linken Ventrikel. Gescheiterter Suizidversuch eines debilen Mädchens

führen können, Saugköpfe von intrakardialen Saugern bei extrakorporaler Zirkulation, Nadeln durch Verschlucken (SCHECHTER u. Mitarb.) werden im Perikard und Myokard vorgefunden (Abb. 19.15). Die drohenden Komplikationen sind Intima- und Endokardläsionen, bakterielle Endokarditis, septische Fernabsiedelung als Lungenabszeß oder in Organen des großen Kreislaufs, mechanische Behinderung von Herzklappen und Erosionen derselben, Klappenkarditiden, Myokardschädigung mit anschließender Herzwandperforation und Perikardergüsse mit Übergang zu purulenter und/oder anschließender Pericarditis constrictiva (NISSEN-DRURY).

Die *Diagnose* ist anhand des Röntgenbildes des Herzens (in zwei Ebenen!) zu stellen. Hingewiesen werden muß auf die Mobilität eingedrungener Fremdkörper, die die Lokalisation erschwert.

Klinische Zeichen treten mit Manifestwerden der Komplikationen zutage. Auffällig ist, daß subjektive Beschwerden erst nach Monaten bis Jahren auftreten können. Die Letalität belassener oder nicht rechtzeitig und vollständig entfernter Fremdkörper ist hoch und Anlaß zu aktiv-chirurgischem Vorgehen unter Antibiotikaschutz. Daneben sollte die Extraktion versucht werden, die zur Alternative der Operation geworden ist (ZEISSsche Schlinge, DORMIA-Schlinge, Bronchoskopiezange). Bei Perikardio- und Ventrikulotomie ist mit einer Schmierinfektion im Operationsgebiet zu rechnen. Intraperikardiale und retrosternale Drainagen sind anzuwenden.

Posttraumatische Perikarditis

Die durch traumatische Einwirkung hervorgerufene Perikarditis findet man nach penetrierenden und nichtpenetrierenden Verletzungen des Brustkorbes. Auch von Perforationen des Ösophagus kann eine Perikarditis ausgelöst werden. Häufig ist die Herzbeuteltamponade das erste Krankheitszeichen. Die Pericarditis purulenta nach Herzverletzungen tritt durch Schmerzen, perikarditisches Reiben und den in der Regel nachweisbaren Perikarderguß in Erscheinung.

Die **Therapie** besteht in Drainage, unterstützt durch allgemeine Antibiotikagaben in hohen Dosen. Eine Spüldrainage ist zu erwägen.

Mediastinitis als Folge von Mediastinaltrauma und Ösophagusverletzung

Auch hier spielen Verkehrsunfälle (Lenkradaufprall), Sturz (Zusammentreffen von Kompressions- und Schleudermechanismen) und Schläge auf den Brustkorb eine ursächliche Rolle. Commotio, Contusio und Compressio thoracis führen zu Gewebszerstörungen im Mediastinum, die sich sekundär infizieren können. Das vordere Mediastinum kann auch bei diagnostisch indizierten Mediastinoskopien verletzt werden, wobei mediastinale Venen und Arterien, Speiseröhre, Tracheabifurkation und die Pleuren in Mitleidenschaft gezogen und zum Ausgangsort einer Entzündung werden (KOTTMANN, POPOVSKY). Pfählungs- und Splitterverletzungen (*Cave:* Kunststoffsplitter mit mangelhafter röntgenologischer Darstellbarkeit!) kontaminieren das mediastinale Gewebe über ihren Eintrittskanal rasch. Besonders infektionsgefährdet sind sogenannte Querschläger, das sind Geschosse, die nicht richtungsstabil sind und durch hohe Geschwindigkeit (bei Infantriegeschossen 200 bis 1000 m/s) gezackte, mit zahlreichen Klüften und Spalten ausgestattete Wunden hervorrufen. Treten Verletzungen infolge einer instrumentellen Untersuchung auf, so kann die Diagnose leicht gestellt werden. Sind aber zunächst keine klinischen Zeichen vorhanden, und die Mediastinitis entwickelt sich schleichend, so werden zunehmende Dyspnoe, Reizhusten, Leukozytose, Schmerzen hinter dem Brustbein, Fieber, Schluckbeschwerden auf sie aufmerksam machen. Der *Sternumschmerz* steht bei Traumen des Brustkorbes mit und ohne Brustbeinfraktur oft im Vordergrund und wirkt sich besonders nachteilig auf die Ventilation aus: die Patienten atmen nur flach. Liegt eine Verletzung der Trachea oder eines Bronchus vor, sind die nachfolgenden respiratorischen und hämodynamischen Störungen gravierend. Eine solche Infektion tritt besonders frühzeitig auf. Rasch entwickelt sich ein Mediastinalemphysem und -empyem, wenn nicht sofortige Entlastung erfolgt.

Perforationen des Ösophagus durch Fremdkörper und Instrumente wirken sich durch das Fehlen eines Serosaüberzuges der Speiseröhre und ihre segmentale arterielle Gefäßversorgung bei der Behandlung einer Infektion nachteilig aus. Die fehlende Serosabdeckung ist auch die Ursache mangelhafter Abdichtung der Nahtreihen nach Eingriffen an diesem Organ. Stenosierende oder obturierende Fremdkörper gelangen fast ausschließlich durch den Mund, nur in Ausnahmefällen über eine Perforation von außen, in das Lumen der Speiseröhre (KONRAD, KREMER). Perforierende Verletzungen werden dagegen oft als Folge von Stich-, Schuß-, Splitter-, Operations- und Begleitwunden bei Pneumektomie, Vagotomie, Hiatusherniotomie sowie stumpfen und scharfen Traumen im Halsbereich gesehen (SAILER, KRAFT-KINZ, ECKHARDT und Mitarb.). Instrumentelle Verletzungen durch Sonden, Dilatatoren und Bougies schwanken in ihrer Häufigkeit zwischen 0,004 und 0,7% (GROVES, KONRAD, KOTTMANN). Schmerzen und Schluckbeschwerden sind erste Hinweise. Verletzungen im unteren Ösophagusabschnitt sind häufiger als im mittleren und oberen (Abb. 19.16). Gelegentlich fehlen klinische Zeichen und begünstigen ein Übersehen der Verletzung (GRADDOCK). Spontane und postemetische Ösophagusrupturen sind gegenüber den oben erwähnten Ursachen selten (GRADDOCK, WYCHULIS). Die fortgeschrittene Mediastinitis verlangt umgehend eine hintere oder kollare Mediastinotomie und Entlastung des Ösophagus durch Anlage einer Magenfistel, die zugleich die Ernährung sichert. Saug- und Spüldrainagen sind einzulegen im Verein mit allgemein verabreichten hochdosierten Antibiotika. Die Letalität liegt bei innerhalb von 24 Stunden erfolgreich versorgten Kranken um 7%, nach Verstreichen der 24-Stunden-Grenze bei 40% (HEBERER). Alleinige Entlastung mit Antibiotikaapplikation kann in Einzelfällen zum Erfolg führen, auch Spontanheilungen bei kleinen Wunden sind möglich (GROVES, KREMER).

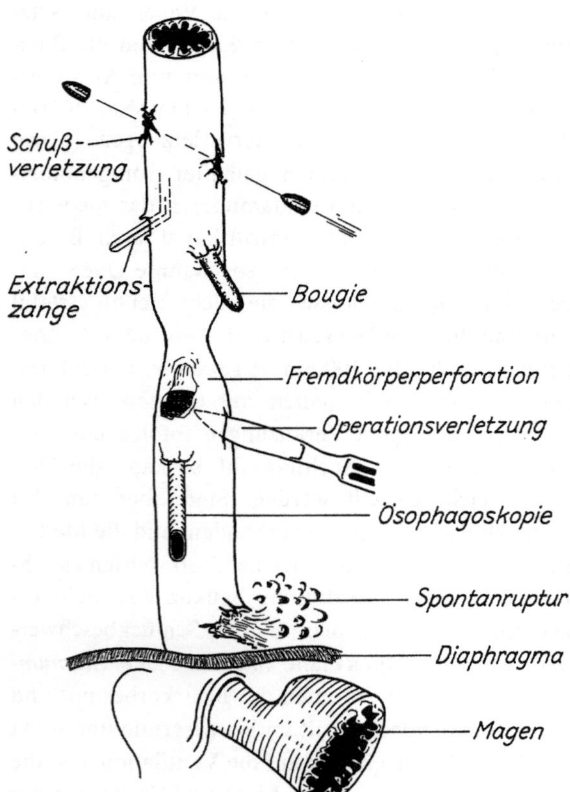

Abb. 19.16 Ursachen von Ösophagusverletzungen

Die Häufigkeit der Mediastinitis nach Speiseröhrenoperationen hängt von den Faktoren ab, die die Sicherheit der Naht beeinflussen. *Nahtinsuffizienzen* führen zu Abszedierungen, Pleuraempyem und Fisteln in die Trachea und Arrosionsblutung im Bereich des Aortenbogens und haben oft einen ungünstigen Ausgang.

Mediastinitis als Folge einer Tracheotomie

Nach längerem Verweilen einer Trachealkanüle sind Wundheilungsstörungen im Bereich des Tracheostomas durch Infektion eine Komplikation, die besonders bei Kindern gefürchtet ist (MÜLLER). Die Ursache liegt häufig in mangelhafter Pflege, in zu lockerem Sitz der Kanüle und in mechanischer Irritation des Stomas. Perforation der Trachea bei resistenzgeschwächten Kranken mit Mediastinitis und Arrosion des Truncus brachiocephalicus sind beschrieben worden (KREMER). Wundrevisionen sind unter diesen Bedingungen schwierig. *Das Vermeiden solcher Situationen hat daher Vorrang vor der Behandlung ihrer Folgen.* Vorsichtiges Wechseln, Verwenden passender, wechselseitig aufblasbarer Doppelballontuben helfen Komplikationen vermeiden. Sachgemäße Abdeckung der Wundränder des Tracheostomas bei Patienten mit medianer longitudinaler Sternotomie verhütet das Übergreifen von lokalen Infekten auf die Sternumwunde.

19.4. Infektionen des Perikards

19.4.1. Anatomische Vorbemerkungen

Der Herzbeutel bildet ein Gleitlager für das Herz und stellt einen serösen Sack dar, der aus dem mit dem Myokard fest verwachsenen Epikard und dem eigentlichen Herzbeutel, dem Perikard, besteht. Durch Bindegewebszüge ist das Perikard an der Wirbelsäule, an den Organen des hinteren Mediastinums, am Brustbein und dem Centrum tendineum des Zwerchfells verschieblich aufgehängt. Der Herzbeutel ist als anatomische Schranke für Entzündungsprozesse anzusehen, die das Herz schützt, daneben hat er rein mechanische Aufgaben. Der Lymphabfluß aus dem Bereich der Lungen und Pleuren erfolgt teilweise über die Lymphgefäße des Herzbeutels in das dorsale Mediastinum, was sowohl für die bakterielle als auch neoplastische Metastasierung von Bedeutung ist. Möglicherweise ist die Obliteration des Lymphgefäßsystems bei der schwieligen Perikarditis für die Entstehung der häufig anzutreffenden Pleuraergüsse mit verantwortlich (HOLT, KAMM).

19.4.2. Perikarditis

Die Perikarditis ist eine Entzündung des Perikards. Abhängig von der Art der Erreger unterscheidet man:

1. eitrig-bakterielle Perikarditis, hervorgerufen durch Staphylokokken, Meningokokken, Streptokokken, Pneumokokken, Gonokokken;
2. tuberkulöse Perikarditis;
3. Virusperikarditis;
4. Perikarditis bei Infektion mit Aktinomyzes, Histoplasmose, Toxoplasmose;
5. syphilitische Perikarditis;
6. Pericarditis chronica;
7. Perikarditis im Kindesalter.

Die Herzbeutelentzündung wird vom pathologischen Standpunkt aus nach der perikarditischen Reaktion und dem Exsudat in eine Pericarditis fibrinosa, serofibrinosa, hämorrhagica, purulenta und constrictiva (adhaesiva) eingeteilt. Kombinationen dieser Formen sind keine Seltenheit.

Klinisches Bild: Die hämorrhagische Perikarditis ist eine Variante der serofibrinösen, bei der der Erguß soviel Blut enthält, daß er sanguinolent erscheint. Das kommt bei der tuberkulösen Perikarditis vor. Charakteristisch für das *Chyloperikard* ist der milchige Erguß, der nach operativer oder traumatischer Arrosion des Ductus thoracicus entsteht und meistens mit einem Chylothorax verbunden ist (THOMAS). Im Vordergrund bei der Perikarditis stehen Schmerzen in der Brust, Dyspnoe, als Folge der Kompression des Herzens (Erguß) und der angrenzenden Organe im Thorax. Fieber, Unwohlsein und Arrhythmien werden ebenfalls beobachtet. Man findet perikardiale, oberflächlich schabende, kratzende oder reibende Geräusche, gelegentlich auch Knarren im Bereich der A. pulmonalis links parasternal (HEGGLIN). Weiter wird eine Verbreiterung der Dämpfung über der Herzbasis, Abschwächung der Herztöne, besonders im Liegen, gefunden. Ein akuter Erguß von 150 bis 250 ml bei eitriger Perikarditis kann zur *Herzbeuteltamponade* führen. Langsam entstehende tuberkulöse Ergüsse gestatten eine Dehnung des Herzbeutels bis zur Aufnahme von einem Liter.

Im Vordergrund der entstehenden Tamponade stehen Erscheinungen der Herzkompression: Erhöhung des zentral-venösen Blutdruckes und Abfall des arteriellen, Tachykardie, venöse Stauung im kleinen Kreislauf. Gestaute Halsvenen, Lebervergrößerung, Zyanose der Lippen, des Gesichtes sowie des Halses sind in der Regel vorhanden. Der Patient sitzt im Bett und beugt sich vor, um Linderung zu erreichen. Bei der Übersichtsaufnahme des Thorax kann der Perikarderguß durch Veränderung der Perikardsilhouette erkannt werden. *Abgekapselte Ergüsse* sind häufig in den Abschnitten der geringsten Herzbewegung nahe den großen Gefäßen oder am unteren Rand des rechten Ventrikels zu finden. Der direkte Nachweis gelingt mit der Perikardpunktion (Abb. 19.17 und 19.18).

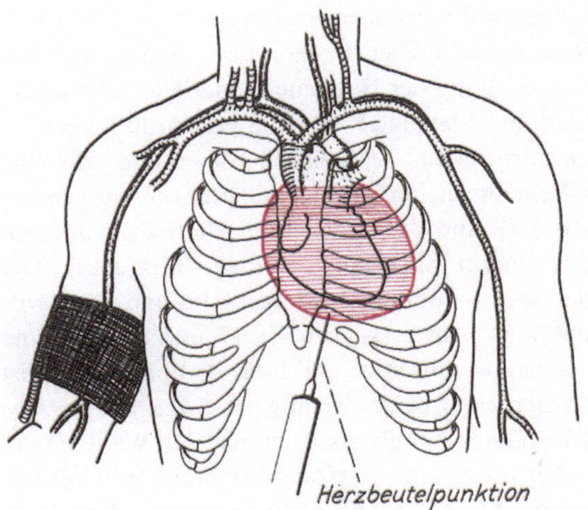

Abb. 19.17 Tamponade des Herzbeutels durch Ergußbildung. Herzbeutelpunktion vom LARREYschen Punkt

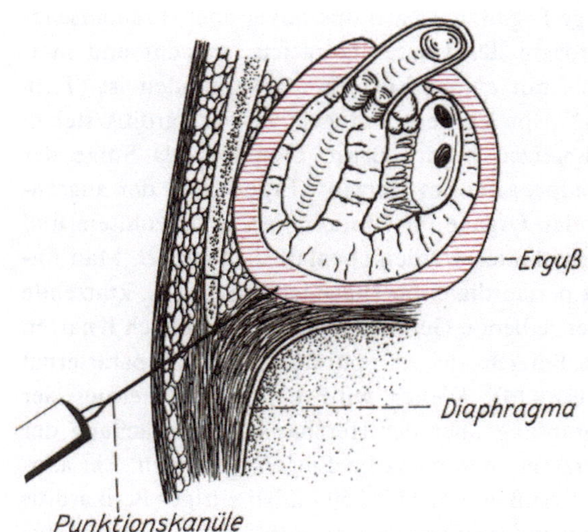

Abb. 19.18 Herzbeutelpunktion; Seitenansicht

19.4.3. Bakterielle Perikarditis

Die Pericarditis purulenta entsteht durch:

- direktes Angehen einer Infektion aus der Nachbarschaft des Herzbeutels,
- hämatogene Keimaussaat,
- traumatisch bedingtes Eindringen von Keimen durch die Brustwand (Pericarditis posttraumatica),
- Perforation eines Fremdkörpers im Ösophagus, Verätzung oder Durchwanderung eines Leber- bzw. Subdiaphragmalabszesses.

Osteomyelitis, Staphylokokkensepsis, Pneumo- und Streptokokkenempyem, vornehmlich der linken Pleurahöhle, sind begünstigende Krankheiten. Die bakterielle Perikarditis durchläuft ein seröses, serofibronöses (hämorrhagisches bei Traumen) Stadium und geht dann in ein eitriges über.
Klinisch sind Fieber, Leukozytose, Toxinämie, Dyspnoe, Stauung der Halsvenen, arterieller Blutdruckabfall, beschleunigter Puls und perikarditisches Reiben anzutreffen. Im Elektrokardiogramm fällt eine T-Welleninversion in allen Ableitungen, ausgenommen AVR und V1, auf. Diese Erscheinungen müssen vom Infarkt abgegrenzt werden (HEGGLIN). Die Diagnose wird durch Röntgenbild und Perikardpunktion gestellt (s. Abb. 19.17 und 19.18). Eine allgemeine frühzeitige und hohe Antibiotikagabe ist erforderlich. Ebenso wichtig ist *frühe chirurgische Behandlung*, sie gilt als Therapie der Wahl (DAS). Vorher kann eine Aspirationsdrainage mit lokaler Antibiotikaeinbringung versucht werden. Das sollte jedoch nicht dazu führen, die Perikardektomie hinauszuzögern.

19.4.4. Tuberkulöse Perikarditis

Bei 0,5 bis 1% aller Obduktionen wird eine Pericarditis tuberculosa gefunden (SHEPPERS), sie entsteht durch direktes Übergreifen eines tuberkulösen Prozesses im Bereich des Hilus oder Mediastinums auf das Perikard. Gelegentlich liegt auch eine pleuropulmonale Tuberkulose vor. Die Pericarditis tuberculosa durchläuft mit wechselnder Geschwindigkeit ein akutes bis subakutes, fibrinöses Stadium mit Ergußbildung, wobei Beschwerden in den Hintergrund treten. Die *Perikardverdickung* ist die Folge von Granulationen mit käsigen Massen und starker bindegewebiger Reaktion.
Große hämorrhagische, fibrinös-eitrige und auch solche mit eitrig-käsiger Flüssigkeit gefüllte abszeßähnliche Höhlen werden beobachtet. Das Perikard verwächst schon früh schwielig mit dem Epi- und Myokard, in das sich spornartig verkalkte Ausläufer fortsetzen.
Die *Diagnose* wird oft spät gestellt, da der Schmerz im Frühstadium nicht oder nur untypisch in Erscheinung tritt. Im Vordergrund stehen Hustenreiz und Dyspnoe mittleren Grades.
Häufig wird die Pericarditis tuberculosa erst im Stadium der Verkalkung als Pericarditis constrictiva entdeckt. Jetzt treten die Zeichen der Einflußstauung deutlich hervor. Das Fehlen tuberkulöser Prozesse an den Lungen schließt die Pericarditis tuberculosa nicht aus, da sie häufig die einzige Manifestation der Krankheit darstellt.
Die *Prognose* ist schlecht, wenn Herzinsuffizienz, Miliartuberkulose oder tuberkulöse Meningitis hinzutreten. Bei Entwicklung einer *Pericarditis constrictiva* (Abb. 19.19) ist die Dekortikation des sogenannten Panzerherzens angezeigt. Die Perikardektomie wird ohne Rücksicht auf den unter Umständen aktiven Prozeß durchgeführt, sofern eine akute Verschlechterung des Zustandes des Patienten unter konservativ-internistischer Therapie auftritt. Ist dieses Vorgehen nicht dringlich, wartet man eine Inaktivierung des Krankheitsprozesses ab.

19.4.5. Virusperikarditis

Es handelt sich um eine sero-fibrinöse Perikarditis. In einigen Fällen konnte Coxsackie-Virus-B, Echo-Typ-8, Mumps und Monoukleose nachgewiesen werden. Sie wird auch als immunologisch-hyperergische Reaktion des Perikards interpretiert, die durch eine vorangegangene Infektion mit Staphylokokken-A hervorgerufen wurde. Der Erguß ist strohfarbig bis

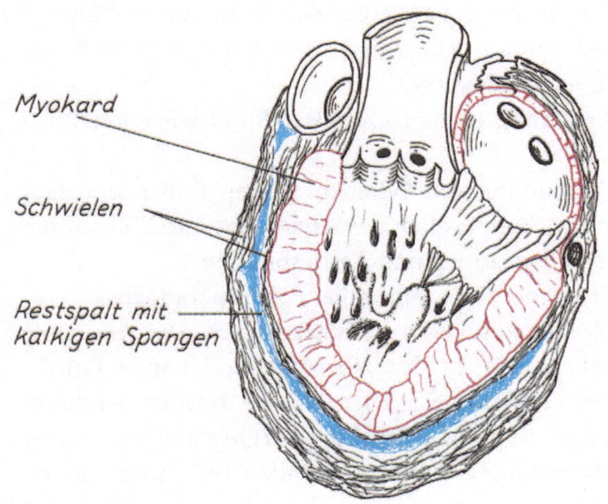

Abb. 19.19 Schrägschnitt eines Herzens mit Pericarditis constrictiva, sogenanntes Panzerherz

hämorrhagisch. Ein Übergang in die Pericarditis constrictiva ist beschrieben worden (ROBERTSON). Die *Diagnose* ist schwierig zu stellen, da eine Abgrenzung gegenüber Myokardinfarkt (ähnliche Schmerzausstrahlung) und akutem Abdomen (nach oben gerichteter Abdominalschmerz) vorgenommen werden muß (HEGGLIN). Die Behandlung erfolgt zuweilen konservativ. Tritt jedoch wiederholt Herztamponade auf, ist die Perikardektomie erforderlich.

19.4.6. Perikarditis bei Aktinomykose, Histoplasmose, Toxoplasmose und Echinokokkose

Wenn eine Infektion des Perikards mit Aktinomyzes vorliegt, findet man Actinomyces israelii oder bovis, die durch Übergreifen von der Lunge, dem Mediastinalraum, der Halsregion oder anderer thorakalen Organen dorthin gelangt sind. Sehr selten wird eine Infektion mit diesen Erregern auf hämatogenem Wege ausgelöst.

Am Perikard findet man nekrotisierende, eitrige und sklerotische Veränderungen nebeneinander vor. Die Herzbeutelschichten verdicken und verwachsen mit dem Epikard bzw. Myokard. Dazwischen findet sich fibrotisches, käsiges Material, das zu Abszeßbildung und Nekrosen führt.

Auch bei Histoplasmose, Toxoplasmose und Aspergillose werden purulente Perikarditiden beobachtet. Die vorliegenden Symptome treten trotz erheblicher Läsionen am Herzbeutel und Herz spät auf.

Bei Befall der Leber durch Amöben und anschließender Abszeßbildung (Abb. 19.20) kann es zur Begleitperikarditis kommen – »*Amöbenperikarditis*«.

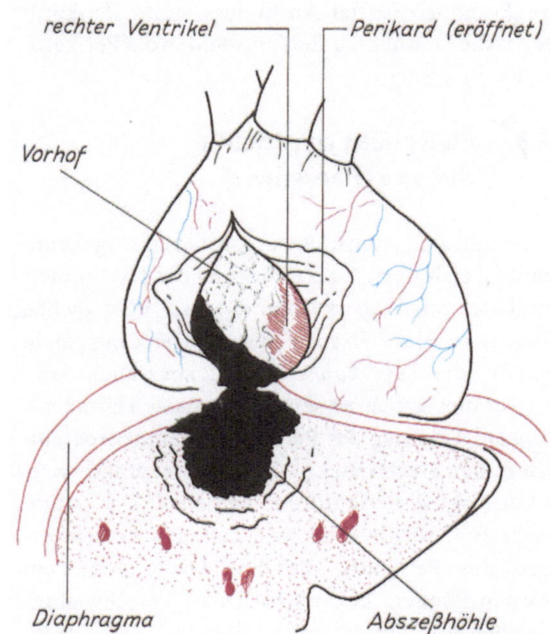

Abb. 19.20 Ins Perikard perforierter Leberabszeß

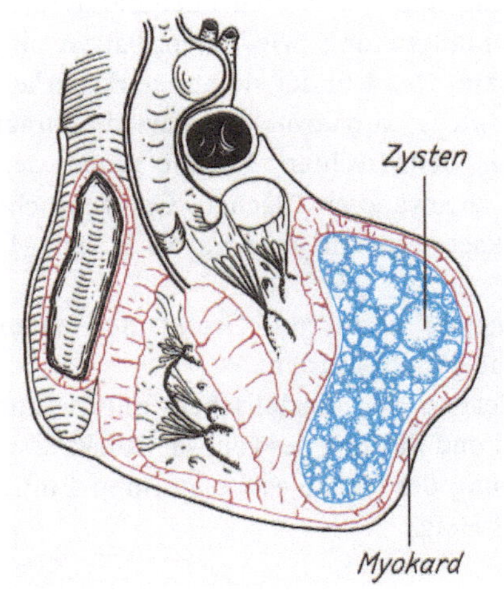

Abb. 19.21 Echinokokkose des Myokards

Eine seltene Erkrankung des Perikard tritt bei der Echinokokkose auf. Es können sich im Myokard Echinokokkenzysten bilden, die rupturieren und auf diese Weise ihren Inhalt in den Herzbeutel entleeren: es entsteht eine akute Perikarditis, die der sofortigen chirurgischen Therapie bedarf (Abb. 19.21) (VARA).

19.4.7. Syphilitische Perikarditis

Im Gefolge einer Syphilis der aszendierenden Aorta bzw. des Myokards wird das Perikard sekundär befallen. Neben der allgemeinen Behandlung der

Grundkrankheit ist bei Ausbildung eines Perikardergusses die Drainage, unter Umständen die Perikardektomie zu erwägen.

19.4.8. Pericarditis constrictiva chronica (Panzerherz)

Die Pericarditis constrictiva chronica ist gekennzeichnet durch fibrinöse Verdickung des Herzbeutels bakterieller oder tuberkulöser Genese. In manchen Fällen wird die Ursache der Erkrankung nicht gefunden, die *Tuberkulose* scheint aber auch dann dafür verantwortlich zu sein. Auch nach Thoraxverletzungen, Traumen des Perikards, Fremdkörpereinbruch in den Herzbeutel und Herzverletzungen werden konstriktive Perikarditiden gesehen. Das pathologische Bild wird von dichten kalkigen Verschwartungen des Perikards, die eine Dicke von 1 cm aufweisen können, beherrscht. Diese Verschwielungen ziehen oft über das ganze Herz und die angrenzenden Gefäße und bilden abgekapselte Flüssigkeitsräume mit käsigem Inhalt (Tuberkulose). Die Verkalkung führt zu Platten oder Bändern, die das Herz einmauern und wie einen Panzer umgeben (Panzerherz). Man findet sie am stärksten ausgebildet am Sulcus coronarius der Pars diaphragmatica pericardii, dem rechten Vorhof sowie den dem Sternum zugewandten Flächen. Gelegentlich setzen sich Kalkspangen und -sporne bis in das Myokard fort.

Die *Diagnose* kann auf Grund der eindeutigen Symptome gestellt werden:

- Behinderung der diastolischen Entspannung der Ventrikel und Störung des venösen Rückflusses,
- Einengung der Venae cavae an ihren Eintrittsstellen in das Herz,
- Verminderung des Herz-Zeit-Volumens infolge des verminderten Rückflusses, vor allem während körperlicher Belastung,
- Erhöhung des zentralvenösen Blutdruckes und Blutrückstau,
- Ausbildung von Ödemen an den Füßen und Gelenken, Anschwellen des Abdomens durch Zunahme der Leberstauung und Aszitesbildung,
- Dyspnoe, Hepatomegalie, Pulsus paradoxus.

Die Diagnose wird gesichert durch *Druckmessung* (Abb. 19.22). In den Vorhöfen findet man Druckerhöhung über 25 Torr, in der rechten Kammer infolge verminderter Erweiterungsfähigkeit einen frühdiastolischen Druckabfall, den sogenannten frühdiastolischen »Dip«. Im *Kymogramm* deuten fehlende Randpulsationen auf die richtige Diagnose. Das wesentliche auskultatorische Phänomen der Pericarditis constrictiva chronica ist der frühe dritte Herzton, der sogenannte *perikardiale Extraton*. Sein punctum maximum liegt zwischen Herzspitze und Valvula tricuspidalis. Perikarditisches Reiben tritt bei Verschwielung nicht mehr auf (KAMM). Der Beginn der Erkrankung liegt meistens zwischen dem 10. und 40. Lebensjahr.

Therapie

Die *Therapie* ist eine Domäne der Herzchirurgie. Mit zunehmender Sicherheit herzchirurgischer Operationen und antibiotischer Therapie ist die Perikardektomie zu einem Routineverfahren geworden. Dabei ist die vollständige Entfernung des Herzbeutels nicht erforderlich. Die Höhe des Operationsrisikos ist von der Ausgangssituation des Patienten, in Sonderheit der Vorschädigung seiner Leber und seines Myokards sowie dem Lebensalter abhängig. Die Vorbe-

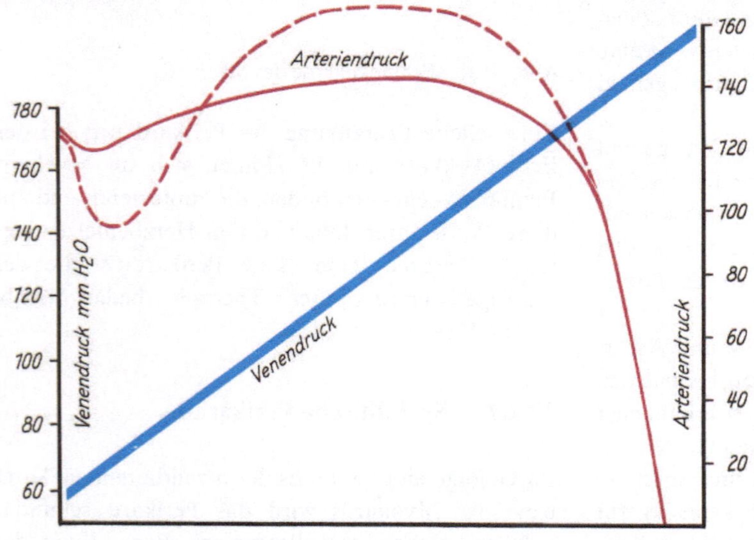

Abb. 19.22 Verhalten von arteriellem und venösem Blutdruck bei Herzbeuteltamponade (vgl. Abb. 19.17 und 19.18)

reitung eines Patienten mit Pericarditis constrictiva muß mit besonderer Sorgfalt vorgenommen werden.

Die **Perikardektomie** kann extrapleural, transpleural oder transsternal durchgeführt werden. Es ist zweckmäßig, den linken Ventrikel zuerst zu dekortizieren, da er dann das durch die spätere zunehmende diastolische Füllung des rechten Ventrikels vermehrte Herz-Zeit-Volumen besser bewältigen kann. Das Epikard ist in den entzündlichen Verschwielungsprozeß mit einbezogen und fest verlötet (s. Abb. 19.19). Besondere Sorgfalt muß bei der Präparation in der Nähe der Koronaräste walten. In der postoperativen Phase ist neben der Stützung des Myokards durch Kardiaka eine *intensive Infektionsprophylaxe* von Bedeutung. Der Patient befindet sich oft in einem reduzierten Allgemeinzustand. Bei allen Perikarderkrankungen tuberkulöser Genese und in Zweifelsfällen kann unterstützend Streptomyzin verabfolgt werden. Das Perikard wird mit einer ausreichend weiten Drainage versehen. Postoperative Flüssigkeitsansammlungen fließen so sicher ab. Gelegentlich ist eine retrosternale und intraperikardiale Drainage erforderlich, um lokale Spülungen durchführen zu können. Die chirurgische Behandlung der Pericarditis constrictiva chronica führt in 86% der Fälle zu guten bis sehr guten Ergebnissen (Emmrich, Brunner, Hoffmann, Das).

19.4.9. Perikarditis im Kindesalter

Im Kindesalter ist die Perikarditis ein seltenes Krankheitsbild. Die Genese bleibt bei den meisten auftretenden Fällen unbekannt. Histologisch werden Veränderungen des Perikards im Sinne eines rheumatischen Gewebeschadens gefunden und gedeutet (Schmitz, Simcha). Die Therapie der Wahl ist die totale oder partielle Entfernung des Perikards, die so früh als möglich angestrebt werden sollte, um später irreperable Schäden am Myokard zu vermeiden.

19.5. Endokarditis nach Eingriffen am Herzen

Die Häufigkeit der postoperativen Endokarditis nach geschlossenen Herzoperationen liegt zwischen 0,3 und 1%. Nach offenen Operationen im extrakorporalen Kreislauf tritt sie in 0,5 bis 4,5% der Fälle auf (Shafer, Birks, Bücherl, Eigel). Infektionen bei Patienten mit prothetischem Klappenersatz stehen an erster Stelle (Bloodwell). Bei diesen ist die postoperative Endokarditisfrequenz wesentlich höher und liegt bei 1,3 bis 9,7%. Die Patienten fallen durch Fieber, Mikrohämaturie, Leukozytose, septische Embolien, Splenomegalie, Pulmonalembolie, Änderung des Klappengeräusches und allgemeine Abgeschlagenheit auf. Besonders oft wird die Aortenklappe betroffen, wenn eine Fascia-lata-Plastik ausgeführt worden ist (Angell, Ionescu, Schubert, Glifford, Kudasz).

Die *Diagnose* ist durch den *Erregernachweis* zu sichern. Differentialdiagnostisch kommt ein Wundinfekt im Bereich der Sternotomie, das Postkardiotomiesyndrom oder auch ein Pulmonalinfekt in Frage. Die Schwere des Krankheitsbildes nach Klappenersatz deutet jedoch in der Regel in die richtige Richtung. Auskultatorisch läßt sich perikarditisches Reiben häufig feststellen. Objektiv steht die sich anbahnende oder bereits manifeste Klappeninsuffizienz im Vordergrund des Geschehens, die einen chirurgischen Reeingriff aufdrängt. Die Auffassung, daß eine aktive infektiöse Endokarditis als absolute Kontraindikation eines chirurgischen Vorgehens gelte, muß fallen gelassen werden. Die Reoperation bei florider Herzinnenhautentzündung und Beteiligung der Klappen trägt jedoch ein beträchtliches Risiko, das im Einzelfall gegen die Aussicht einer konservativen Behandlung abzuwägen ist.

Die Reaktion auf die Endotoxineinschwemmung ist vielgestaltig und hängt vom Dosis-Zeit-Verhältnis sowie der Abwehrlage ab. Für den Abfall der Immunkonzentration ist in erster Linie der postoperative Katabolismus verantwortlich. Die depressive Einwirkung bezieht sich vornehmlich auf die zellvermittelte Immunität (Gierhake). Die Reaktion reicht von flüchtiger Hypotonie bis zum irreversiblen Schock. Die zunächst beobachtete hohe Temperatur ist Ausdruck einer massiven Endotoxineinschwemmung. Gelegentlich fehlt dieses hochfieberhafte Verhalten auch, Akrozyanose als Zeichen einer Verringerung der terminalen mangelhaften Durchblutung ist dagegen häufig zu sehen. Der arterielle Blutdruck vermindert sich mit zunehmender Klappeninsuffizienz und abnehmendem zirkulierenden Blutvolumen. Die Blutdruckamplitude wird klein, die Herzfrequenz nimmt zu. Der zentrale venöse Druck bleibt dagegen lange Zeit im Bereich der Norm.

Die am häufigsten gefundenen *Erreger* sind grampositive Mikroben, Staphylococcus viridans, gramnegative Mikroben, Aerobacter aerogenes, Escherichia coli, Proteus und Candida albicans (Anschütz, Rodewald, Crosby, Gschnitzer). Für das Auftreten einer Infektion nach Klappenersatz an der Aorta und der Mitralklappe werden direkte bakterielle Kontamination des Klappenbettes mit dem Erreger, Reaktivation einer bakteriellen Endokarditis und sekundäre hämatogene Infektion während der Operation oder unmittelbar postoperativ angeschuldigt. Die Behandlung macht sich Erfahrungen aus der allgemeinen Chirurgie zunutze und schließt eine hohe Antibiotikagabe, kombiniert mit Entfernung des Implantates ein. Eine alleinige antibiotische Behandlung wäre sinnlos (SHUMAKER).

Der *Therapieplan* wird nach Resistenzlage, Allgemeinzustand des Patienten sowie unter Berücksichtigung der kardialen Hämodynamik (Insuffizienzgröße!) durchgeführt. Gelingt es, das geeignete Antibiotikum auszuwählen, wird zunächst versucht, eine hochdosierte Allgemeinbehandlung damit vorzunehmen. Liegt eine persistierende oder progrediente Septikämie vor, muß die frühe Rekardiotomie mit Explantation der Klappe und Implantation einer neuen erfolgen. Im Falle wiederholter septikämischer Schübe nach Absetzen einer vorher begonnenen Antibiotikabehandlung sollte ebenfalls die Reoperation angestrebt werden.

Für die *Prophylaxe* werden verschiedene Maßnahmen vorgeschlagen. Zunächst sind allgemeine operationssaalhygienische Untersuchungen erforderlich, wenn gehäuft postoperative (Klappen-)Endokarditiden auftreten. Daneben sind beim Patienten genaue Zahn- und Kiefersanierungen durchzuführen, wenn Eingriffe am Herzen vorgesehen sind. Hinsichtlich einer antibiotischen Prophylaxe werden unterschiedliche Standpunkte vertreten, gute Erfahrungen liegen mit hoher antibiotischer Abschirmung sofort nach Beendigung des Eingriffs vor (CROSBY).

19.6. Sternumentzündungen

Ein operativ günstiger Weg zur Freilegung des Herzens und der großen herznahen Gefäße ist die *mediane longitudinale Sternotomie* (s. Abb. 19.3 bis 19.6). Sie hat gegenüber anderen Thoraktotomieformen folgende Vorteile:

- schnelle Ausführbarkeit;
- leichter und bequemer Zugang zur Aorta und allen übrigen Herzanteilen;
- geringe Stabilitätseinbußen in der postoperativen Phase und damit bessere Ventilationsbedingungen.

Trotz dieser eindeutigen Vorteile ist der Zugang nicht ungefährlich und mit einigen Komplikationen behaftet. Die Häufigkeit der postoperativen Mediastinitis nach Sternumosteomyelitis liegt bei 0.5 bis 5% (BROWN, ENGELMANN, JIMINEZ-MARTINEZ, MACMANNS, ZEIDLER, SCOTT). Patienten, die sich einer Myokardrevaskularisation unterziehen, sind dabei gefährdeter als solche mit Klappenersatz, Verschluß eines Kammer- bzw. Vorhofseptumdefektes. Die Mobilisation der A. mammaria interna mit ausgiebigen Manipulationen am Sternum bietet viele Möglichkeiten einer Kontamination mit Erregern der Haut. Die »Sternumischämie« könnte bei Entstehung der Infektion des Brustbeins eine Rolle spielen (ARNOLD, MACMANNS). Natürlich haben operative Technik und Sorgfalt des Operierens einen direkten Einfluß auf das Auftreten postoperativer Infektionen im Bereich des Brustbeins (MACMANNS). Das Spektrum reicht vom harmlosen Serom bis zur Dehiszenz aller Schichten mit Verlust der Stabilität des Thorax und einer schweren, chronischen Osteomyelitis, purulenter Mediastinitis sowie Perikarditis (HERLEIN, OCHSNER).

Zur *Prophylaxe* bietet die Benutzung einer oszillierenden Säge (s. Abb. 19.7) zur Sternotomie gegenüber des LEBSCHE-Meißel Vorteile, da eine glatte Schnittfläche des Brustbeines entsteht. Knochenwachs zur Blutstillung sollte, wenn überhaupt, nur in sehr dünnen Schichten verwandt werden. Beim Verschluß der Sternotomie empfehlen sich inerte V2A-Stahlnähte oder Perlonligaturen, die im rechten Winkel zum Schnitt angelegt werden, die Einbeziehung der Aa. mammariae internae ist dabei zu vermeiden (ARNOLD). Das periostöse Sternumgewebe und die Subkutis sind in getrennten Schichten zu nähen. Das Nahtmaterial scheint eine untergeordnete Rolle zu spielen, es kann chromiertes Katgut und auch vollsynthetisches Nahtmaterial benutzt werden. Besteht mangelhafte Gerinnungsfähigkeit des Blutes oder die Gefahr der Nachblutung, so sollte man zusätzlich zur retrosternalen und intraperikardialen Drainage ein Wund-Redon-Drain einlegen. Kleine Serome und Wundheilungsstörungen können Ausgangspunkt einer Sternuminfektion werden. Von einigen Autoren wird daher intra- und postoperativ eine aktive Antibiotikaspülung des retrosternalen und mediastinalen Raumes empfohlen (BRYANT).

Die *postoperativen Wundheilungsstörungen* treten in verschiedenen Schweregraden auf, die entsprechende chirurgische Maßnahmen erfordern. Es handelt sich um:

- Serome mit oberflächlichen Hautdehiszenzen,
- infizierte Serome mit tiefgehenden Dehiszenzen der Haut unter Mitbeteiligung des periostalen Gewebes,
- schwere Infektionen mit Fisteln oder Osteomyelitis,
- Verlust der Thoraxstabilität durch komplettes Klaffen des Sternums und Infektion aller Wundschichten unter Mitbeteiligung der retrosternalen sowie mediastinalen Teile.

Patienten, die mit Hilfe der extrakorporalen Zirkulation operiert werden müssen, sind 6mal häufiger von

der postoperativen Sternuminfektion bedroht als solche, die in konventioneller Weise behandelt werden. Weiterhin machen sich Störungen der Gerinnung besonders nachteilig auf die primäre Wundheilung bemerkbar.
Entsprechend der Einteilung der Wundinfektionen kann eine *adäquate Behandlung* einsetzen (BRYANT, WRAY, AIGNER, HIERHOLZER, MACMANNS, WILLIAMS, LOOSER, SUTHERLAND). Oberflächliche Serome und Infektionen ohne Knochenbeteiligung heilen unter allgemeinen lokalen Maßnahmen, wie Entleerung und Säuberung der Seromtasche, Entfernung von Fäden in diesem Bereich, Anfrischung, lokaler Antibiotikagabe, ab. Wenn ein gelegter Draht oder eine Ligatur zur Fistelung führt, kann die Heilung durch Entfernen desselben erreicht werden. Dabei sollte vermieden werden, die infizierten Anteile durch das retrosternale Gewebe zu ziehen. Tritt eine schwere purulente Wundinfektion auf, ist es ratsam, rasch eine retrosternale Drainage zu legen, die einen zu- und abführenden Schenkel besitzt (Abb. 19.23). Sie muß so angelegt werden, daß eine weitflächige Berieselung des infizierten Gebietes und eine ausreichend lange Verweildauer der antibiotischen Lösung erreicht wird (s. S. 136). Die Osteomyelitis als schwerste und langwierigste Sternuminfektion bedarf einer radikalen chirurgischen Therapie: Inzision, Debridement, Trepanation im Bereich nicht eröffneter Gebiete, Drainage mit radikaler Revision und Entfernung von infektionsunterhaltenden Fremdkörpern (Nähte, Knochenwachsreste, Metalldrähte). Besonders geachtet werden muß auf Eiterherde im Bereich des knorpeligen Gewebes des

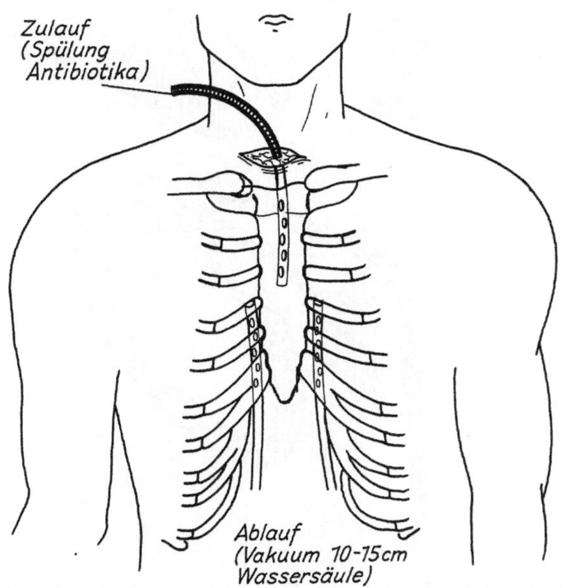

Abb. 19.23 Drainagemöglichkeiten bei Mediastinitis

Rippenansatzes (s. S. 312); sie müssen rigoros ausgeräumt werden. Die Sternumwunde ist offen zu lassen und nur mit Gaze, die mit Antibiotikalösung berieselt wird, zu bedecken. Die Granulationen sollen aus der Tiefe erfolgen, vorzeitige Hautbrücken müssen verhindert werden. In manchen Fällen tritt die Osteomyelitis des Brustbeins nicht in ganzer Ausdehnung auf, sondern nur an Stellen, die durch Drahtnähte unter Druck stehen und wahrscheinlich ernährungsgestört sind (ARNOLD). In diesen Fällen empfiehlt es sich, über vorhandene und eventuell noch zu schaffende Zugänge zum retrosternalen Raum Antibiotikaspüldrainagen anzulegen, die eine Wundsäuberung erzielen lassen. Gut verheilte Sternumanteile sollten nicht wieder eröffnet werden, da sie die Stabilität des Thorax wahren und Ruhe ins Wundgebiet bringen (HIERHOLZER).

19.7. Infektion im Bereich implantierter Herzschrittmacher

Binnen weniger Jahre hat sich die Elektrostimulation des Herzens zu einer weitverbreiteten Behandlungsmethode bei bradykarden Rhythmusstörungen entwickelt. Die Mehrzahl dieser Patienten benötigt infolge der zu Grunde liegenden Erkrankung des Reizleitungssystems des Herzens einen Dauerschrittmacher, dessen Implantation in das subkutane bzw. submuskuläre Gewebe erforderlich ist. Mit der technischen Vervollkommnung der Herzschrittmacher ging die Entwicklung verschiedener Typen einher, die sich hinsichtlich ihrer Größe und Form und der Elektrodenanschlußsysteme unterscheiden und sowohl an die Implantationstechnik wie den Organismus unterschiedliche Anforderungen stellen. Es ist offenkundig, daß kleine, mit glatter Oberfläche versehene, an den Kanten abgerundete Schrittmacherkapseln aus inertem Material besser einheilen als solche, die diese Oberflächen- und Formeigenschaften nicht aufweisen (BANKL, SCHALDACH, ULRICH).

19.7.1. Implantationstechnik (Abb. 19.24)

Die operative Technik zur permanenten Implantation eines Herzschrittmachers hängt vom Typ der Elektrode ab (Abb. 19.25). Gegenwärtig werden intrakardiale und myokardiale Elektroden benutzt. Die intrakardiale Schrittmacherelektrode wird auf dem Wege einer zum Herzen führenden Vene (Abb. 19.26) in den rechten Vorhof bzw. Ventrikel einge-

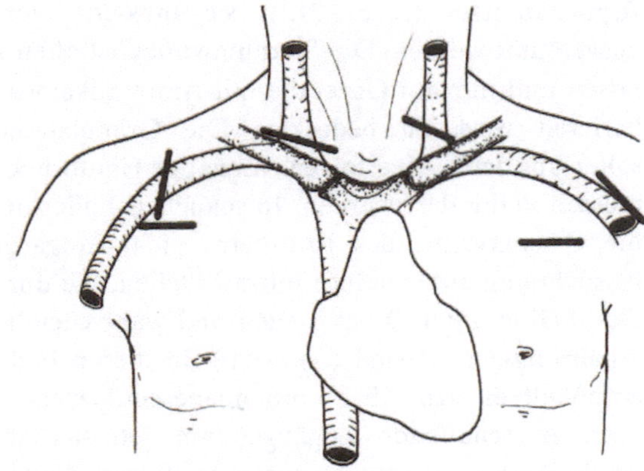

Abb. 19.24 Häufig benützte Zugangswege zur endokardialen Pacemakerimplantation

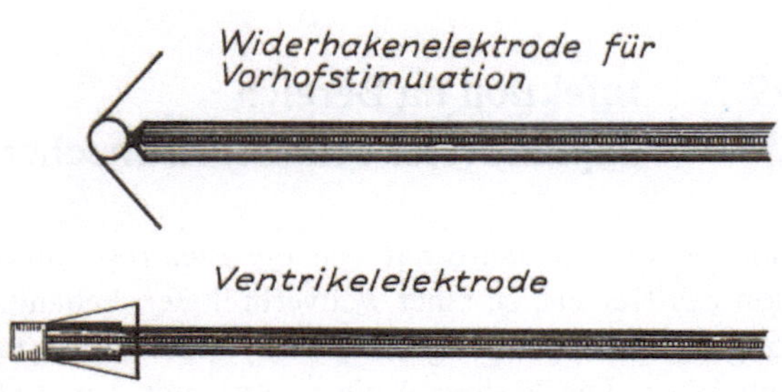

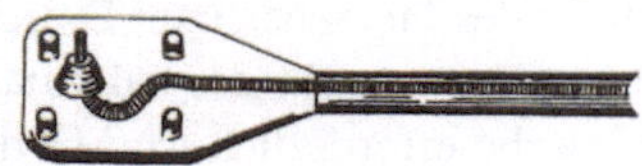

Abb. 19.25 Pacemakerelektrodenformen

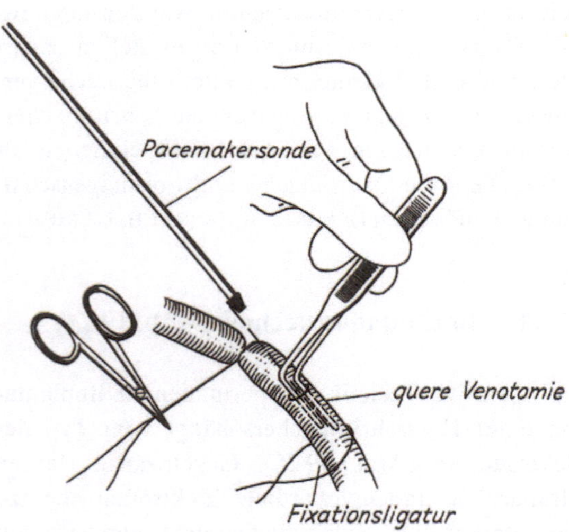

Abb. 19.26 Insertionstechnik bei endovasaler-intrakardialer Pacemakerimplantation

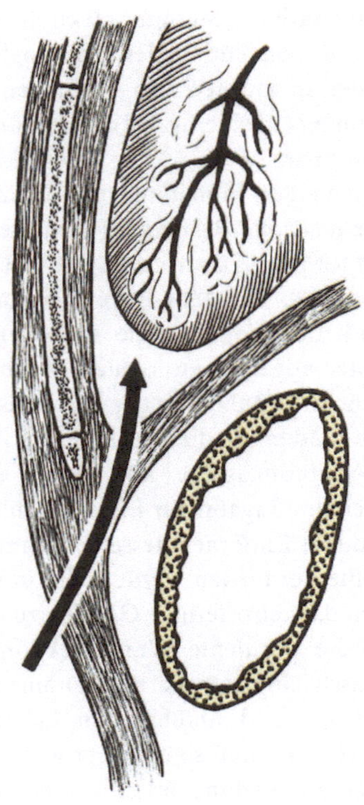

Abb. 19.27 Zugang zur Herzspitze über eine Pericardiotomia inferior

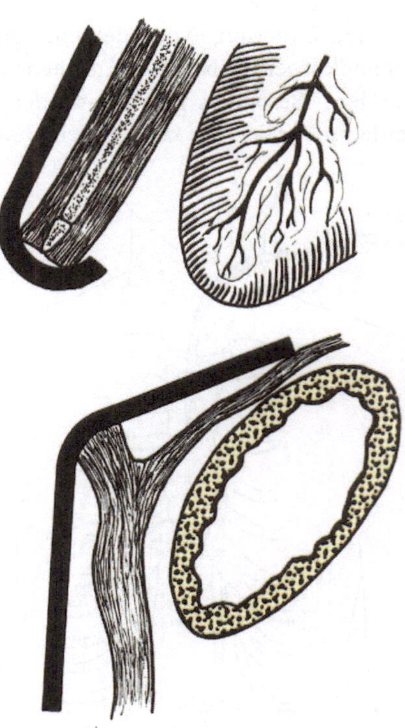

Abb. 19.28 Technik des Freihaltens des Zuganges bei Darstellung der Herzspitze (vgl. Abb. 19.7)

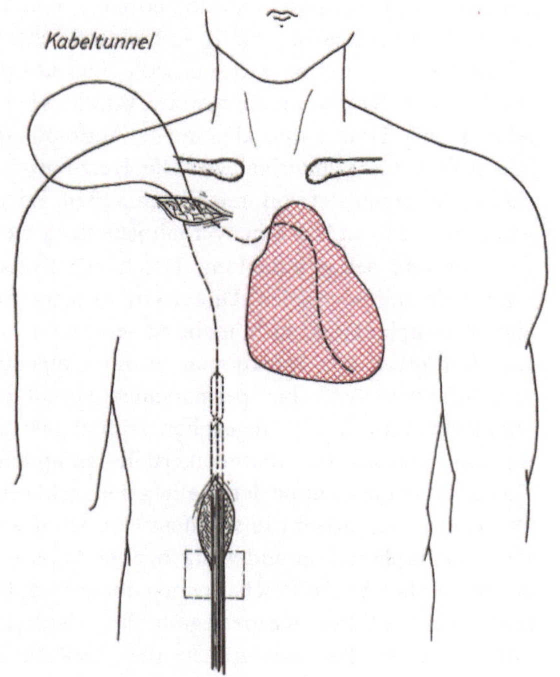

Abb. 19.29 Bildung eines Kabeltunnels und einer Pacemakertasche in der rechten Rektusscheide

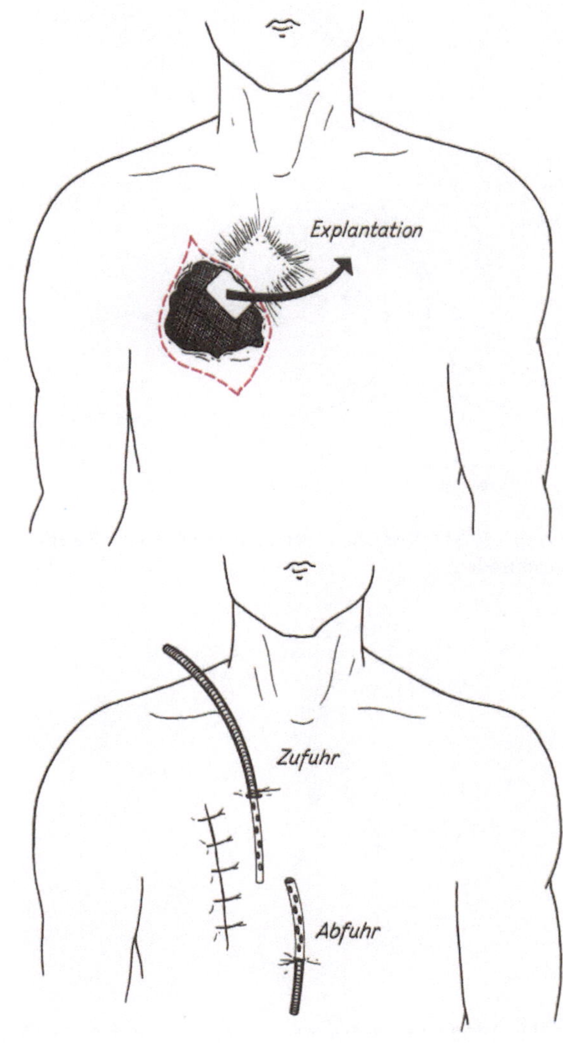

Abb. 19.30 Vorgehen bei Pacemakerdurchbrüchen und Hautnekrosen

bracht. Die epikardiale bzw. myokardiale Elektrode wird über eine Thorakotomie und Perikardiotomie mittels nichtresorbierbarem Material fixiert. Am gebräuchlichsten sind bei der transthorakalen Technik die laterale Thorakotomie oder die Pericardiotomia inferior longitudinalis bzw. transversalis (s. Abb. 19.7 und Abb. 19.27, 19.28). Die Generatorkapsel wird entweder in einer nahe dem Schnitt gelegenen oder Oberbauchtasche versenkt. Das Kabel wird in diesem Fall durch einen intrakutanen Tunnel geleitet (Abb. 19.29).

19.7.2. Komplikationen

Die interessierenden Komplikationen bei der Pacemakerbehandlung sind:

- Dekubitus im Bereich der Schrittmacherkapsel oder des Sondenverlaufs mit Durchbrüchen nach außen oder auch in eine Körperhöhle,
- Drucknekrosen der Haut mit nachfolgender Infektion (Abb. 19.30),
- venöse Thrombosen im Verlauf des intravenös verlegten Kabels,
- Dislokation der Sonde (bei intrakardialer Lage).

19.7.3. Therapie

Der Dekubitus ohne Infektion ist eine leicht zu beherrschende Komplikation, solange die Haut nicht durchbrochen ist. Das geschieht bei älteren Patienten häufiger als bei Jugendlichen und Kindern. Ist nur ein flachliegender, subkutaner Teil des Kabels oder der Pacemakertasche von der Infektion betroffen, genügt es, nur diesen Teil zu entfernen (z. B. bei Kabeln, die sich in einem Tunnel befinden wie in Abb. 19.29) und eine ausgiebige Exzision der mit einer schleimigen, grauen, umhüllenden Schicht versehenen Auskleidung vorzunehmen. Ist der gesamte Tunnel infiziert, so muß das System entfernt und ein neues implantiert werden.
Gelegentlich gelingt es nicht, die im Herzen fixierte

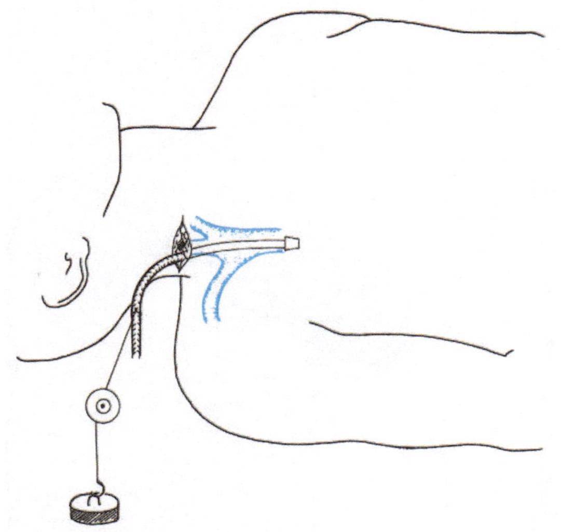

Abb. 19.31 Vorgehen bei festgewachsenen Pacemakerelektroden

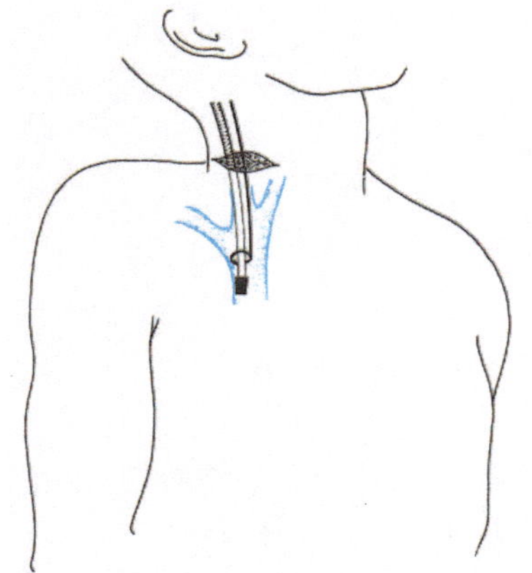

Abb. 19.32 Extraktion einer festgewachsenen Pacemakerelektrode mittels Ringstripper

Elektrode zu entfernen, da es zur derben Verwachsung am Endokard gekommen ist (BONSCHEK, KRUPKE). In diesem Fall kann man die Entfernung mit Hilfe einer Dauerextraktion versuchen (Abb. 19.31). Ist sie in dieser Form unmöglich, wird mit einem Ringstripper (Abb. 19.32), dessen Durchmesser nicht zu groß gewählt werden darf, die Elektrode vorsichtig mobilisiert und herausgezogen. Mißlingt auch diese Methode, bleibt nur die Thorakotomie und/oder Kardiotomie (KIRSCH). In den meisten Fällen gelingt es auf einem dieser Wege, infizierte myokardiale und epikardiale Elektroden zu entfernen (MARX, RAGAZA, WUNDERLICH, BIOLER, CHAVEZ). Hierbei ist es erforderlich, auch den Kabelverlauf außerhalb des Herzens genau zu sondieren und zu kontrollieren. Zurückgelassene Teile desselben führen zu langwierigen belastenden Fistelungen. Man beginnt mit der Kabelentfernung am Herzen und setzt sie in Richtung auf die Peripherie fort. Die Pacemakertasche wird zuletzt mit einem scharfen Löffel gereinigt und nach Installation eines ab- und zuführenden Drains situationsweise verschlossen (s. Abb. 19.30). Lokale und allgemeine Antibiotikagaben sollten nicht unterbleiben. Die Herzschrittmachertasche granuliert von innen nach außen. Entstehen unbefriedigende Narbenverhältnisse nach dieser Revision und Sekundärheilung, lassen sich Korrekturen jederzeit nachholen. Dieser Ort ist jedoch für eine Neuimplantation nicht mehr zu benutzen.

Die *Häufigkeit* von Infektionen in der Umgebung von Schrittmachern bei permanenter Stimulation wird zwischen 1 und 5% angegeben. Auffällig ist, daß die im Bereich der Pacemakerteile gefundenen Keime oft in die Gruppe der apathogenen gehören.

Die *Prophylaxe* besteht in subtilem Operieren während der Implantation und weitgehender Anpassung des Implantats an die Beschaffenheit der zur Implantation ausgewählten Körperregion. Der Generator soll sich in der Pacemakertasche dem Gewebe anschmiegen, Kanten müssen tiefer als Flächen gelegt werden und mit reichlich Unterhautfettgewebe bedeckt sein. Eine übermäßige Prominenz des Schrittmachers ist zu vermeiden, um den Reibekontakt mit Kleidungsstücken zu verringern. Die während der Bildung der Pacemakertasche auftretenden Blutungen sollten sparsam umstochen werden. Jede zusätzliche Naht vergrößert die Gewebsspannung und verringert die lokale Durchblutung (SELING, KALMAR).

Literaturverzeichnis

Zu 19.1. und 19.2.

Beyer, J., E. Alt, M. Goltsmann und *E. Kreuzer*, Sepsis bei infiziertem Schrittmachersystem: Entfernung der endokardialen Sonde mit Hilfe der extrakorporalen Zirkulation. Thoraxchirurg. u. vask. Chirurg. *26* (1978) 394

Carlens, E., L. Johanson und *H. Lagergren*, Eine neue Methode zur Vorhofableitung bei vorhofgesteuerten Schrittmachern. Langenbecks Arch. klin. Chir. *313* (1965) 605

–, Mediastinoscopy: a method for inspection and tissue biopsy in the superior mediastinum. Dis. Chest. *36* (1959) 343

Knoche, E., und *H. Rink*, Die Mediastinoskopie. Schattauer, Stuttgart 1964

Massen, W. S., Therapeutische Möglichkeiten der Mediastinoskopie nach Carlens bei Sarkiodose und Tuberkulose. Münch. med. Wschr. *107* (1965) 1114

Müller, E., Seltene Spätkomplikationen nach Mediastinoskopie. Thoraxchir. *15* (1967) 148

Jara, F. M., L. Toledo-Pereyra, J. W. Lewis jr. und *D. J. Magilligan,* The infected pacemaker pocket. J. thoracic and cardiovasc. Surg. *78* (1979) 298

Zu 19.3.

Bolanowski, P. J. P., A. P. Swannathan und *W. E. Neville,* Aggressive surgical management of penetrating cardiac injuries. J. Thoracic and cardiovasc. Surg. *66* (1973) 52

Baumgartl, F., K. Kremer und *H. W. Schreiber,* Spezielle Chirurgie für die Praxis. Thieme, Stuttgart 1975

Cesnik, H., J. Kraft-Kinz und *H. Tscherne,* Thoraxverletzungen. Thoraxchirurgie *18* (1970) 16

Clark, Th. A., F. H. Corcoran, W. P. Baker und *Mitschel Mills,* Early repair of traumatic ventricular septal defect. J. Thoracic and cardiovasc. Surg. *67* (1974) 121

Craddock, D. R., A. Logan und *M. Mayell,* Traumatic rupture of the esophagus and stomach. Thorax *23* (1968) 657

Defore, W. W. jr., K. L. Mattox, H. A. Hansen, R. Garcia-Rinaldi, A. C. Beall und *M. E. DeBakey,* Surgical management of penetrating injuries of the esophagus. Am. J. Surg. *134* (1977) 734

Derra, E., Freie Körper in Herzhöhlen. Handbuch d. Thoraxchirurgie. Springer, Berlin 1959

Groves, L. K., Instrumental perforation of the esophagus: what is conservative management. J. Thoracic and cardiovasc. Surg. *52* (1966) 1

Cullifard, A. T., J. N. Cunningham, R. H. Zeff, O. W. Isom, P. Teiko und *F. C. Spencer,* Sternal and costochondral infections following openheart surgery. J. Thoracic and cardiovasc. Surg. *72* (1976) 714

Heberer, G., Beurteilung und Behandlung von Verletzungen des Brustkorbes und der Brustorgane im Rahmen der Mehrfachverletzungen. Langenbecks Arch. klin. Chir. *322* (1968) 262

Hix, W. R., und *M. Mills,* The management of esophageal wounds. Ann. Surg. *172* (1970) 1002

Yamaguchi, S., T. Mori, T. Yasumitsu, S. Kyoto, M. Takamura, A. Masoaka und *H. Manate,* Surgery of mediastinum in all Japan statistical surgery. J. Jap. Ass. Thorac. Surg *19* (1971) 1289

Knoche, E., und *H. Rink,* Die Mediastinoskopie. Schattauer, Stuttgart 1968

Konrad, R. M., Die Therapie der Ösophagusperforationen. Thoraxchirurgie *16* (1968) 492

Kottmann, U. R., H. Jung und *W. Wernitz,* Komplikationen bei der Mediastinoskopie – eine Möglichkeit der Sofortbehandlung. Thoraxchirurgie *23* (1975) 20

Kraft-Kinz, J., und *G. Friehs,* Die septischen Prozesse in der Brusthöhle. Chirurg *42* (1971) 353

Kremer, K., E. Müller und *H. Böhmke,* Dringliche Eingriffe bei der Erkrankung der Mediastinalorgane. Chirurg *40* (1969) 342

–, Die chirurgischen Erkrankungen des Mediastinums. Spezielle Chirurgie für die Praxis. Thieme, Stuttgart 1973

Lindbom, G., Studies of the epidemiology of staphylococcal infections. II. Staphylococcal infections in the thoracic surgery unit. Acta chir. scand. *128* (1964) 421

Matts, S. G. F., Acute spontaneous mediastinal emphysema. Lancet *1* (1957) 507

Müller, E., Tracheotomie. Spezielle Chirurgie für die Praxis. Thieme, Stuttgart 1973

Nissen-Drury, C., Intravenöse Infusionen. Intra- und postoperative Zwischenfälle. G. Brandt, H. Kunzen, R. Nissen (Hrsg.). Thieme, Stuttgart 1967

Overbeck, W., Eingriffe am Herzen. Operationslehre. M. Kirschner, H. Guleke, R. Junker (Hrsg.). Springer, Berlin-Heidelberg-New York 1967

Postletaijait, R. W., R. S. Kim und *M. L. Dillon,* Esophageal complications of vagotomy. Surg. Gynec. Obstet. *128* (1969) 481

Popovsky, J., Y. C. Lee und *J. L. Berk,* Gunshot wounds of the esophagus. J. Thoracic and cardiovasc. Surg. *72* (1976) 609

Presley, A. F., und *J. A. Williams,* Postoperative chest infections. Brit. J. Surg. *61* (1974) 448

Sailer, R., E. Müller und *D. Moschinski,* Die iatrogene Ösophagusperforation. Dtsch. med. Wschr. *95* (1970) 330

Schechter, A. D., und *L. Gilbert,* Injuries of the heart and great vessels due to pins and needels. Thorax *24* (1969) 246

Stiller, H., Mediastinum. Intra- und postoperative Zwischenfälle G. Brandt, H. Kunzen, R. Nissen (Hrsg.). Thieme, Stuttgart 1967

Sugg, W. L., W. J. Rea, R. R. Ecker, W. R. Webb, E. R. Rose und *R. R. Shaw,* Penetrating wounds of the heart: an analysis of 459 cases. J. Thoracic and cardiovasc. Surg. *56* (1968) 531

Symbas, P. N., D. A. Diorio, D. H. Tyras und *R. E. Ware,* Penetrating cardiac wound. J. Thoracic and cardiovasc. Surg. *66* (1973) 526

Trede, M., und *A. Enke,* Iatrogene Fremdkörper im Herzen und den großen Gefäßen. Thoraxchirurgie *18* (1970) 405

Wychulis, A. R., R. S. Fontana und *W. S. Payne,* Noninstrumental perforation of the esophagus. Si. Chest *55* (1969) 190

Zu 19.4.

Brunner, L., B. Heisig, H. E. Hoffmeister, P. G. Kirchhoff, J. Koncz, D. Larbig, H. Rastan, K. Sinha und *K. Stapenhorst,* Hämodynamische und klinische Spätergebnisse nach Panzerherzoperationen. Thoraxchirurgie *18* (1970) 399

Cunningham, J. N., F. C. Spencer, R. Zeff, C. D. Williams, R. Cukingnam und *M. Mulli,* Influence of primary closure of the pericardium after open heart surgery: the frequence of tamponade, postcardiotomy syndrome, and pulmonary complications. J. Thoracic and Cardiovasc. Surg. *70* (1975) 119

Das, P. B. Gupka, R. P., J. P. Sukinar, G. Cherian und *St. John,* Pericardiotomy, indication and results. J. Thoracic and Cardiovasc. Surg. *66* (1973) 58

Emmrich, K., Langfristige Ergebnisse nach Operationen des Panzerherzens. Zbl. Chir. *90* (1965) 1365

Fraumeni, J. F., und *R. E. Fear,* Purulent pericarditis in aspergillosis.Ann. int. Med. *57* (1962) 823

Hakkila, J., H. Frick und *P. Halonen,* Pericarditis and myocarditis caused by Toxoplasma. Amer. Heart J. *55* (1958) 758

Hegglin, R., Differentialdiagnose innerer Krankheiten. Thieme. Stuttgart 1975

Hoffmann, E., A. Jünemann und *F. Niemann,* Chirurgische Ergebnisse beim Panzerherzen. Zbl. Chir. *95* (1970) 929

Holt, J. P., The normal pericardium. Amer. J. Cardiol. *26* (1970) 455

Ibrava-Perez, L., L. Green, M. Calvillo-Jurrez und *J. Vargas de la Cruz,* Diagnosis and treatment of rupture of amebic abscess of the liver in to the pericardium. J. Thoracic and Cardiovasc. Surg. *64* (1972) 11

Jones, T. C., B. H. Kean und *A. C. Kimbal,* Pericarditis associated with Toxoplasmosis. Amer. int. Med. *58* (1963) 862

Kamm, P., und *H. Siener,* Möglichkeiten der Diagnostik und Therapie der Pericarditis constrictiva. Päd. praxis *10* (1971) 359

Kaplan, M. M., und *L. M. Sherwood,* Acute pericarditis due to Histoplasma capsulatum. Amer. int. Med. *58* (1963) 862

Kroop, G. J., J. Karnow und *C. Oshrain,* Recurrent pleuropericarditis after open heart repair of congenital cardiac defects. Circulation *24* (1961) 976

Levin, H. S., und *D. M. Hosier,* Salmonella pericarditis. Amer. int. Med. *55* (1963) 102

Robertson, R., und *O. R. Arnold,* Acute constrictive pericarditis. J. Thoracic and cardiovasc. Surg. *49* (1965) 91

Rosenbaum, A. E., J. Schweppe und *E. R. Roben.* Constrictive pericarditis and aortic aneurysm due to Histoplasma capsulatum. New Engl. J. Med. *270* (1964) 935

Sheppers, G. W. H., Tuberculous pericarditis. Amer. J. Cardiol. *9* (1962) 248

Schmitz, W. H., H. Storch und *D. Wolf,* Pericarditis und Epicarditis constrictiva im Kindesalter. Langenbecks Arch. klin. Chir. *324* (1969) 236

Simcha, A., und *J. F. N. Taylor,* Constrictive pericarditis in childhood. Arch. Dis. Childhood *46* (1971) 515

Simon, H., und *G. Fricke,* Zur Diagnose des Postcardiotomie- und Postmyokardinfarkt-Syndroms. Dtsch. med. Wschr. *96* (1971) 166

Spodick, D. H., Differential diagnosis of acute pericarditis. Progr. Cardiovasc. Dis. *14* (1971) 192

Thomas, C. S., und *D. C. McGoon,* Isolated massive chylopericardium following cardiopulmonary bypass. J. Thoracic and cardiovasc. Surg. *61* (1971) 945

Vara, R., und *C. Vara-Thorbeck,* Echinokokkuszysten des Herzens. Chirurg *45* (1974) 190

Zu 19.5. und 19.6.

Aigner, P. W., H. L. Klammer und *B. Kreutzberg,* Stabilisierende Eingriffe bei infizierter Sternumdehiszens. Thoraxchirurgie *22* (1974) 1

Angell, W. W., N. E. Shumway und *J. C. Kosek,* A five year study of viable valve homografts. J. Thoracic and cardiovasc. Surg. *64* (1972) 329

Anschütz, F., M. Feder und *U. Weber,* Akute Endokarditis und Herzbeteiligung bei septischen Zuständen. Dtsch. med. Wschr. *95* (1970) 1161

Arnold, M., The surgical anatomy of the sternal blood supply. J. Thoracic and Cardiovasc. Surg. *64* (1972) 596

Birks, W., Ch. Reidemeister, V. Sandony, H. D. Schulte und *S. Tarbiat,* Diagnostic and therapeutic problems of septicemia after valvular replacement. J. Thoracic and Cardiovasc. Surg. *13* (1972) 385

Bloodwell, R. D., J. E. Okies, G. L. Hallman und *D. A. Cooley,* Aortic valve replacement: long term results. J. Thoracic and Cardiovasc. Surg. *58* (1969) 457

Brown, A. H., P. Brainbridge, P. Ponogopoulos und *E. F. Sahar,* The complication of median sternotomy. J. Thoracic and Cardiovasc. Surg. *58* (1969) 189

Bryant, L. R., F. C. Spencer und *J. K. Trimble,* Treatment of median sternotomy infection by mediastinal irrigation with an antibiotic solution. Ann. Surg. *169* (1969) 914

Bücherl, E. S., Bedeutung der Infektion bei künstlichen Herzklappen und Gefäßtransplantation. Münch. med. Wschr. *118* (1976) 665

Cliffard, A. T., J. W. Cumingham, R. W. Zeff, O. W. Isom, P. T. Teiko und *F. C. Spencer,* Sternal and costochondral infections following open-heart surgery. J. Thoracic and Cardiovasc. Surg. *72* (1976) 714

Crosby, J. K., R. Cravell und *W. A. Reed,* Operative management of valvular complications of bacterial endocarditis. J. Thoracic and Cardiovasc. Surg. *64* (1972) 235

Eigel, P., A. Tschirkov, H. Knothe, E. Krause und *P. Satter,* Die Cephalotin-Prophylaxe in der offenen Herzchirurgie. Chirurg *48* (1977) 524

Engelmann, R. M., C. D. Williams, R. M. Gouge, T. H., E. A. Falk, A. D. Body und *G. E. Reed,* Mediastinitis following open heart surgery. Arch. Surg. *107* (1973) 772

Grmoljez, P. F., H. H. Barner, V. L. William und *G. C. Kaiser,* Major complications of median sternotomy. Amer. J. Surg. *130* (1975) 679

Gierhake, F. W., R. Johannson, W. Meyer-Wifel, W. F. Herget, R. Stöcker, A. B. Carlson, H. L'Allemand, F. W. Herlein, Immunologische Möglichkeiten zur Infektionsverhütung in der Gefäßchirurgie. Thoraxchir. *23* (1975) 417

Gschnitzer, F., Resektion eines luetischen Aortenaneurysmas im Links-Herz-Bypass mit tiefer Hypothermie und Kreislaufstillstand. Thoraxchirurgie *21* (1973) 87

Halberstadt, E., Schock durch bakterielle Infektion. Med. Welt *22* (1971) 1191

Henneberg, G., Bedeutung von Virusinfektionen für Herzkrankheiten. Münch. med. Wschr. *114* (1972) 1625

Herlein, F. W., H. Herrmann und *J. Kraus,* Complications of median sternotomy in cardiovascular surgery. J. Thoracic and Cardiovasc. Surg. *13* (1972) 390

Hierholzer, G., und *J. Rehn,* Chirurgische Operationslehre, Bd. 4, Erg. 21, Urban-Schwarzenberg, München-Berlin-Wien 1975

Ionescu, M. J., M. P. Holden und *G. H. Wooler,* Results of aortic valve replacement with frame supported fascia lata and pericardial grafts. J. Thoracic and Cardiovasc. Surg. *64* (1972) 341

Jiminez-Martinez, M., R. Arguero-Sanchez, J. J. Perez-Alvarez und *P. Mina Casteneda,* Anterior mediastinitis as a complication of median sternotomy incisions. Diagnosis and surgical considerations. Surgery *67* (1970) 929

Joyce, L. D., W. W. Lindsay und *D. M. Niciloff,* Chylothorax after median sternotomy for intrapericardial cardiac surgery. J. Thoracic and cardiovasc. Surg. *71* (1976) 476

Kudasz, J., C. Dzsinick und *J. Szily,* Über den Herzabszeß. Thoraxchirurgie *24* (1976) 227

Looser, K. G., P. D. Allmendinger, H. Kakata, L. H. Ellion und *H. B. C. Low,* Infection of cardiac suture line after ventricular aneurysmectomy. J. Thoracic and Cardiovasc. Surg. *72* (1976) 280–281

Macmanns, O., Surgical considerations in patients undergoing repeated median sternotomy. J. Thoracic and Cardiovasc. Surg. *69* (1975) 138

McClellan, J. R., J. D. Hamilton, W. G. Alexander, J. A. und *J. B. Reed,* Paecilomyces varioti endocarditis on a prothetic aortic valve. J. Thoracic and Cardiovasc. Surg. *71* (1976) 472

Naumann, P., Neue Entwicklungen auf dem Gebiet der Antibiotikatherapie. Internist *16* (1975) 407

Ochsner, J. L., N. L. Mills und *W. C. Wollerverton,* Disruption and infection of the median sternotomy incision. J. Thoracic and Cardiovasc. Surg. *13* (1972) 394

Rodewald, G., H. Sagebaum, K. Matz, P. Kalmar und *H.*

Pokar, Infektionen nach Eingriffen am Herzen und an den großen Gefäßen. Thoraxchirurgie *18* (1970) 314

Sadony, V., und *S. Tarbiat,* Therapeutische Probleme der »Prothesenendokarditis« nach alloplastischem Ersatz der Aortenklappen. Thoraxchirurgie *19* (1971) 377

Scott, Stewart, The infected mediastinum. J. Thoracic and Cardiovasc. Surg. *73* (1977) 801

Shafer, R. B., und *W. H. Hall,* Bacterial endocarditis folowing open heart surgery. Amer. J. Cardiol. *94* (1970) 602

Schubert, G. E., P. Reifferscheid und *A. Flach,* Mikroembolien vom Fremdmaterial nach Angiographien und intravenösen Infusionen. Dtsch. med. Wschr. *97* (1972) 1745

Shumaker, H. B., Aneurysma of the aortic sinus of Valsalva due to bacterial endocarditis with special reference to their operative management. J. Thoracic and Cardiovasc. Surg. *63* (1971) 896

Sutherland, R. D., H. E. Martinez, W. A. Guynes und *La Wayne Miller,* Postoperative chest wound infections in patients requiring coronary bypass. J. Thoracic and Cardiovasc. Surg. *73* (1977) 944

Wenzel, K. P., H. Neef und *R. Panzner,* Zur exogenen Sternumosteomyelitis nach Operationen mit Hilfe der Herz-Lungen-Maschine. Langenbecks Arch. klin. Chir. *323* (1968) 162

Williams, C. D., J. N. Cunningham, E. A. Falk, O. W. Isom, R. M. Chase und *F. C. Spencer,* Chronic infection of the costal cartilages after thoracic surgical procedures. J. Thoracic and Cardiovasc. Surg. *66* (1973) 592

Wray, T. M., R. E. Bryant und *D. A. Killen,* Sternal osteomyelitis and chondritis after median sternotomy. J. Thoracic and Cardiovasc. Surg. *65* (1973) 227

Zeidler, D., H. H. Storch und *B. Hasper,* Die Behandlung der postoperativen Sternum-Osteomyelitis. Thoraxchirurgie *24* (1976) 447

Zu 19.7.

Bankl, H., Komplikationen bei Anwendung intrakardialer Herzschrittmacher. Thoraxchirurgie *18* (1970) 266

Bisler, H., Broncho-kutane Fistelbildung nach Infektionen myokardialer Schrittmacher. Thoraxchirurgie *25* (1977) 118

Bonscheck, L. J., New method in the management of extruded and infected cardiac pacemakers. Ann. Surg. *176* (1972) 686

Chavez, C. M., und *J. H. Conn,* Septicaemia secondary to impacted infected pacemaker wire. J. Thoracic and Cardiovasc. Surg. *73* (1977) 796

Eckert, P., Häufigkeit von Infektionen nach thoraxchirurgischen Eingriffen durch Behandlung auf einer allgemeinen Intensivstation. Thoraxchirurgie *18* (1970) 348

Furman, R. W., A. J. Hiller, R. H. Playfort, R. Bryant und *J. K. Trinkle,* Infected permanent cardic pacemakers. Ann. Thorac. Surg. *14* (1972) 54

Golden, G. T., The treatment of extruded and infected permanent cardiac puls generators: application of a technique of closed irrigation. Surg. *74* (1973) 575

Heymer, B., H. Wuttke und *B. Kreuzberg,* Histologische Untersuchungen der Endokardkontaktstellen an intrakardial implantierten Schrittmacherelektroden. Thoraxchirurgie *17* (1969) 59

Holt, R., Coagulase-negative Staphylococcus as opportunist pathogen. Arzneimittelforschung *21* (1971) 323

Kalmar, P., Fremdkörper in der Herz- und Gefäßchirurgie. Med. Mittlg. (Melsungen) *47* (1973) 325

Kirsch, U., P. Kalmar, G. Rodewald und *K. W. Westermann,* Spätkomplikationen der Herzschrittmachertherapie und ihre Behandlung. Langenbecks Arch. klin. Chir. *329* (1971) 595

Konrad, R. M., Infektion nach Eingriffen an Lungen, Mediastinum und Brustwand. Thoraxchirurgie *18* (1970) 332

Krupke, H. J., und *J. Honkomp,* Elektrodenkopplung bei Infektionen nach Herzschrittmacherimplantation. Thoraxchirurgie *18* (1970) 442

Marx, E., H. D. Schulte, J. Banlau und *K. A. Buysch,* Phlebographische und klinische Früh- und Spätbefunde bei transvenös implantierten Schrittmachern. Langenbecks Arch. klin. Chir. *329* (1971) 605

Ragaza, E. P., H. B. C. Low und *R. L. Shapiro,* Pericardial effusion with resultant right hemathorax after removal of epicardial pacing wires. J. Thorac. and Cardiovasc. Surg. *66* (1973) 814

Rodewald, G., H. Sagebeum, K. Matz, P. Kalmar und *M. Pokar,* Infektionen nach Eingriffen am Herzen und an den großen Gefäßen. Thoraxchirurgie *18* (1970) 315

Schaldach, M., S. Furman (Hersg.), Advances in Pacemaker Technology. Springer, Berlin-Heidelberg-New York 1975

Seling, A., und *J. Sykosch,* Pacemakerinfektion, Thoraxchirurgie *18* (1970) 336

Struck, H., Ursachen gestörter Wundheilung. Med. Mittlg. (Melsungen) *47* (1973) 267

Ullrich, B., Zur Behandlung von Infektionen oder Hautnekrosen im Bereich implantierter Herzschrittmacher. Bruns Beitr. *221* (1974) 218

Wunderlich, E., und *S. Leutritz,* Sepsis als Komplikation der Schrittmachertherapie. Dtsch. Ges.wesen *32* (1977) 2208

Wysocki, S., B. Oellers, und *J. Gruss,* Klinik der Wundheilungsstörungen. Med. Mittlg. (Melsungen) *47* (1973) 287

20. Septische Komplikationen nach gefäßchirurgischen Eingriffen

P. HEINRICH

Gewebsischämie, Neigung zu lokalen Blutungen und Schnittführungen durch potentiell infiziertes Gewebe belasten gefäßchirurgische Operationen mit Wundheilungsstörungen.

Morbidität

Angaben über Wundheilungsstörungen von 1 bis 3% nach gefäßchirurgischen Maßnahmen erscheinen zu optimistisch und nur glaubhaft, wenn man oberflächliche Wundheilungsstörungen ausläßt und nur die tiefen Wundinfektionen berücksichtigt.

Entsprechend der Bedeutung für den Krankheitsverlauf und somit auch für die Prognose, unterscheidet SZILAGYI drei Schweregrade:

I Nur die Haut ist infiziert.
II Haut und subkutanes Fettgewebe sind von der Infektion befallen.
III Das operierte Blutgefäß, d. h. auch die Gefäßnaht oder der Ersatz wurden von der Entzündung erfaßt.

In einem Krankengut von mehreren tausend Gefäßeingriffen fand SZILAGYI 1,3% Wundinfekte der Stufe III. Die Letalität bei diesen Schweregraden betrug 27,5%, der Extremitätenverlust war mehr als doppelt so hoch. Bei 7454 angiochirurgischen Eingriffen beobachteten HEBERER, ZEHLE und CHORUS 7,2% Wundheilungsstörungen, dabei handelte es sich um 2,2% tiefe Infektionen mit Gefäßbeteiligung.

Im eigenen Krankengut traten nach 760 Arterienrekonstruktionen 10,3% Wundheilungsstörungen auf. Dabei entfielen 1,4% auf den Schweregrad III. Von diesen 11 Patienten verstarben zwei. Nur dreimal gelang es, durch die Therapie die Infektion zu beherrschen und das betroffene Bein zu erhalten, die übrigen 6 Patienten konnten nur unter Opferung der infizierten Extremität am Leben erhalten werden.

Zusammenfassende Darstellungen entwerfen oft ein falsches Bild, denn die Wundheilungsstörungen besitzen einen engen Zusammenhang zur operierten Körperregion und der angewendeten Operationsmethode. Die Infektionsrate nimmt vom Hals nach distal zu. Supraaortische Eingriffe sind unter 1% an den Infekten beteiligt. Auch die thorakale Aorta ist selten einbezogen, häufiger schon die Bauchaorta mit 1 bis 2%. Die mit Abstand häufigsten Infekte ereignen sich in der *Leistenbeuge.* So waren bei LAUBACH und SAGGAU mehr als die Hälfte der beobachteten Infekte dort lokalisiert. DENCK sah bei 258 Prothesenimplantationen im aortoiliakalen Abschnitt 2,2% Infektionen, nach 226 Desobliterationen in diesem Bereich keine.

Die Ursachen für die Entstehung von postoperativen Wundinfektionen nach Gefäßeingriffen sind vielgestaltig, lassen sich aber im wesentlichen auf drei Wurzeln zurückführen:

1. *Verstöße gegen die Aseptik,* wobei die Haut immer noch die häufigste Keimquelle für die Wundkontamination ist;
2. *operationstechnische Fehler,* deren häufigster die falsche Schnittführung durch infizierte Lymphknoten bleibt. Außerdem können postoperative Hämatome bei unzureichender Drainage einen Ausgangspunkt der Infektion bilden. Zu fester Wundverschluß und zu reichlich versenktes Nahtmaterial stellen weitere Möglichkeiten dar;
3. *Defekte in der Biologie der Wundheilung,* bedingt durch die ischämische Grundkrankheit, durch begleitende diabetische und protein-biosynthetische Stoffwechselstörungen. Auch können latente Avitaminosen und Beeinträchtigungen der Infektimmunologie bedeutsam werden. Als weitere Ursache kommt auch eine Bakteriämie in Frage. Es konnte gezeigt werden, daß infizierte Zehen oder auch nur die Manipulationen mit Blasenkathetern oder Endotrachealtuben als Infektionsquelle (YASHAR u. Mitarb.) Bedeutung erlangen.

Letalität

Die Todesursachen bei tiefen Infektionen nach gefäßchirurgischen Eingriffen sind Blutung, Sepsis und Ischämiefolgen.

Während die Letalität der Infekte an den Extremitäten zwischen 20 und 45% liegt, gelingt es nur selten, bei Infektionen des Aortenbogens und der Aorta abdominalis den tödlichen Ausgang zu verhindern.

Mikrobiologie

Die Keimkulturen ergaben als häufigstes Bakterium Staphylococcus aureus haemolyticus. Zunehmend werden jedoch auch gramnegative Keime, wie Escherichia coli, Enterokokken, Klebsiella, Proteus und Pseudomonas aeruginosa beobachtet. Besonders bei Infektionen im Bauchraum herrscht Escherichia coli vor (SMITH u. Mitarb., FRY und LINDENAUER). CONN u. Mitarb. kultivierten Serratia marcesens. Während man früher annahm, dieser Keim sei nicht pathogen, wurde nachgewiesen, daß er zunehmend schwere lokale und allgemeine Infektionen auszulösen vermag.

Prophylaxe und *Therapie* der Wundinfektion sind bei gefäßchirurgischen Eingriffen so aufzubauen, daß sie den spezifischen, komplizierten biologischen Vorgängen gerecht werden:

Da die Haut die bedeutsamste Keimquelle ist, genügt *Hautdesinfektion* mit Alkohol und Jod nicht. Es sollte kurz vor der Operation eine Hautreinigung mit Seife und Bürste und Rasur mit anschließender Hautdesinfektion durch Peressigsäurelösungen durchgeführt werden.

Während der Operation ist die Wunde durch Folien oder angenähte Tücher vor Hautberührung zu schützen.

KNAPP und HOLZ fanden trotz strenger Aseptik bei 41% ihrer Operationen intraoperativ kontaminierte Wunden, aber nur 0,94% postoperative Infekte. Dabei spielen die Keime aus der Luft des Operationssaales die größte Rolle. Für infektionsgefährdete Operationen sollten die zulässigen Keimzahlen von 35 bis 70 pro Kubikmeter im Operationssaal nicht überschritten werden (LITONSKI).

Die *Schnittführung* soll, wenn irgend möglich, den Spaltlinien der Haut folgen. Besonderer Sorgfalt bedarf die Inzision in der Leistenbeuge. Da sich die Blutgefäße direkt unter den Lymphknoten befinden, geht der Schnitt oft durch potentiell infizierte Gewebspartien. Der Hautschnitt muß daher lateral geführt werden. Bei schräger, von außen nach innen gerichteter Präparation läßt sich das Lymphknotenpaket en bloc nach medial abheben (Abb. 20.1).

Durch zu straffe Hautnaht mangelhaft durchblutete Wundränder lösen über Wundrandnekrosen leicht Infektionen aus. Sparsame Ligaturen, der Verzicht auf subkutanes Nahtmaterial und eine *lockere Hautnaht* sind für eine ungestörte Wundheilung wesentlich.

Jedes postoperative *Hämatom* ist eine potentielle Infektionsquelle. Der Arbeitsgegenstand der Gefäßchirurgie bedingt aber in einem höheren Maße als bei anderen chirurgischen Disziplinen Blutungen aus Stichkanälen.

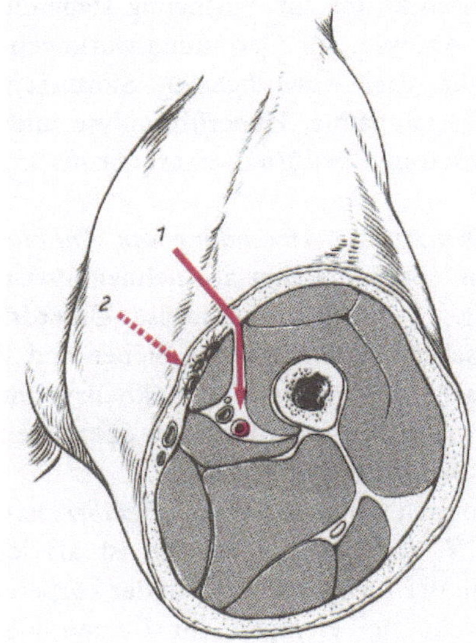

Abb. 20.1 Um die potentiell infizierten Lymphknoten und -bahnen über dem Gefäßbündel in der Leistenbeuge nicht zu eröffnen, darf der Schnitt nicht direkt *(2)*, sondern muß lateral *(1)* geführt werden

Der Blutverlust während angiochirurgischer Operationen ist relativ hoch, dieser und der intraoperative Eingriff in den Blutgerinnungsmechanismus durch Heparin bedingen häufiger als sonst auch *Gerinnungsstörungen*. Ein Mangel an Gerinnungsfaktoren führt auch zu Wundheilungsstörungen, welche wiederum einer Infektion Vorschub leisten. Kumarine und ihre Derivate wirken auf die Faktoren II und VI und bedingen dadurch gehäuft Wundrupturen. Heparin verhindert in der Frühphase die Gerinnung im Wundbereich, in der Spätphase soll es das für die Ausreifung der kollagenen Fasern notwendige Absinken des Mukopolysaccharidspiegels hemmen (DITTRICH).

Die *Unterdrucksaugdrainage nach REDON* (s. Abb. 7.4) ist noch am besten geeignet, Hämatome zu verhindern, die technische Sicherheit der Naht zu überwachen und Blutungsübel schnell zu erkennen. Auf eine großzügige, oft mehrfache, kurzfristige Drainage sollte nach gefäßchirurgischen Eingriffen **nie** verzichtet werden.

Durch den intravasalen Eingriff werden größere Mengen von Plasminogen freigesetzt. Dabei ist weiter zu bedenken, daß die Arteriosklerose durch einen allgemeinen Antiplasminmangel gekennzeichnet ist. Beide Momente gemeinsam lösen daher nicht selten *hyperfibrinolytische Nachblutungen* aus.

Postoperative Blutungen sind immer sehr ernst zu nehmen. Nach Abgrenzung mechanischer Blutungen ist das gesamte uns zur Verfügung stehende Rüstzeug zur Analyse von Gerinnungsstörungen einzusetzen. Die drei wesentlichsten Störungen: Verbrauchskoagulopathie, Hyperfibrinolyse und Heparinüberdosierung, bedürfen einer spezifischen Therapie.

Die *prophylaktische Anwendung von Antibiotika* ist umstritten, aber wohl eher abzulehnen als zu befürworten (s. S. 132). Die teilweise Unterdrückung unspezifischer Reaktionen wie Fieber und Pulsanstieg verschleiern nur den Krankheitsverlauf und verzögern meist die erforderlichen operativen Maßnahmen (BAKER, BODENSTEINER).

Der biologisch erreichbar *beste Gefäßersatz* ist die autologe V. saphena magna. Sie ist als lebendes Gewebe in der Lage, sich ganz an der körpereigenen Infektabwehr zu beteiligen, ihr Lumen bleibt als Transplantat bei leichteren Wundinfekten offen (MOORE, W. S., F. W. BLAISELL, M. GARDENER, A. D. HALL).

Die neuen Gefäßprothesen aus Polyterephthalaten oder Polytetrafluoräthylen entsprechen immer besser den an sie gestellten Anforderungen hinsichtlich Haltbarkeit, Gewebsindifferenz und Inkorporationseigenschaften. Voraussetzung für ein ungestörtes Einheilen ist jedoch die Noninfektion. Der *Fremdkörperreiz des Kunststoffes macht jede Infektion unbeherrschbar.* Die Keime auf dem unbelebten Material werden weder von körpereigenen Abwehrkräften noch von den Antibiotika erreicht. Der Fremdkörper steigert die Virulenz der Keime (FRY, LINDENAUER).

Manifestiert sich nach gefäßchirurgischen Eingriffen eine Infektion, so folgt die Behandlung den Grundregeln der septischen Chirurgie. Schon 1963 schrieb SHAW: *»Infektionen sind der Alptraum der rekonstruktiven Arterienchirurgie«*, und sie sind es bis heute geblieben.

Eine *konservative Behandlung* mit Ruhigstellung und lokalen Propanolumschlägen ist selten und nur kurzfristig beim Schweregrad I erlaubt.

Chirurgische Therapie

Im Zustand der allgemeinen Schmerzausschaltung und unter streng aseptischen Kautelen, die jede Superinfektion ausschließen, werden Abszesse eröffnet um so den ungehinderten Eiterabfluß zu garantieren. Bei phlegmonösen Infiltraten sind bereits Inzisionen anzulegen.

Von besonderem Wert ist die *Spül-Saug-Drainage* (s. Abb. 8.17), die offen oder halboffen, selten geschlossen, angelegt wird. Geeignete Antibiotika, wie 0,5‰ Chloramphenikollösung oder Nebazetinlösung[1], unterstützen das Vorgehen. Aber schon durch den mechanischen Vorgang der Spülung gelingt es oft, eine aggressive fortschreitende Entzündung in eine blande zu überführen. Lokale Antibiotikainfiltrationen in ischämisches Gewebe sind verboten! Die allgemeine Gabe eines Antibiotikums in hoher Dosierung über einen genügend langen Zeitraum bleibt den Fällen drohender oder erfolgter Allgemeininfektion vorbehalten (GIERHAKE).

Die Infektion führt an den Nahtlinien zur Dehiszenz mit lebensbedrohlichen Blutungen, zu Anastomosenaneurysmen oder septischen Thrombosen. Bei noch funktionierender Gefäßprothese bleibt die Infektion meist längere Zeit begrenzt. Nach dem thrombotischen Verschluß breitet sich der Infekt dann aber schnell aus und führt zur deletären Sepsis.

Das *spezifische Behandlungsprinzip für alle Lokalisationen* besteht in

- Isolierung und Ausschaltung des infizierten Gefäßabschnittes (SCHRAMEL, CREECH);
- Ausbau alloplastischen Materials;
- Versenkung der nicht infizierten Gefäßstümpfe in möglichst gesundes Gewebe;
- antibiotische Spülung infizierter Hohlräume (Abb. 20.2);
- wenn irgend möglich, ist die Blutversorgung zu restaurieren. Möglichst entfernt vom Infektionsherd sind Bypässe durch gesundes Gewebe zu führen. Der Vorzug gebührt der autologen V. saphena, gegebenenfalls können auch beide Saphenae entnommen und zusammengenäht werden, um ein ausreichend langes Gefäß zu gewinnen. Muß erneut alloplastisches Material benutzt werden, ist höchste Sorgfalt und peinlichste Aseptik vonnöten (BONKE u. Mitarb., KRAUSE-ELERT).

Alle Entscheidungen sind schnell und eindeutig zu fällen. **Lebenserhaltung geht vor Organerhaltung, nüchterne Einschätzung der Gefahrenlage vor angiochirurgischer Artistik.**

20.1. Komplikationen und Gefahren des Vena-subclavia-Katheters

Schocktherapie und parenterale Ernährung sind als Säulen der Notfallmedizin und Intensivtherapie unentbehrlich geworden. Die hohe thrombotische Verschlußrate und die oft ungenügende kapazitative Aufnahmefähigkeit peripherer Venen lassen diese

1 Nebacetin® Byk-Gulden = Neomyzin und Bazitrazin

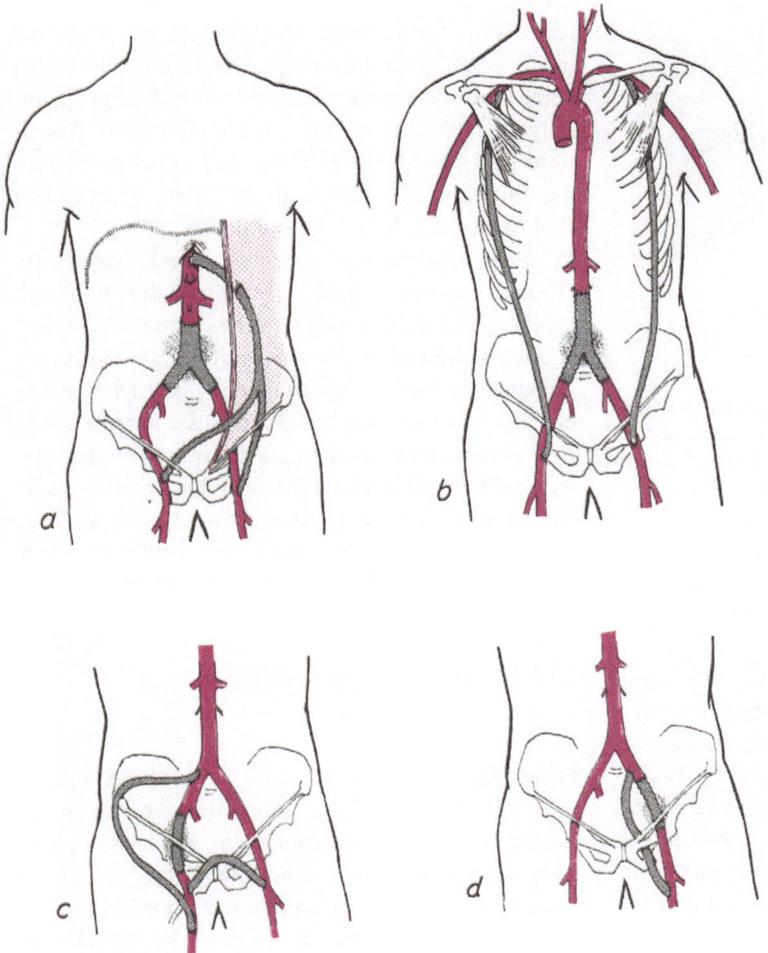

Abb. 20.2 Weit entfernt vom Infektionsherd sind Bypässe zur Aufrechterhaltung der Blutversorgung zu installieren. Die infizierte Prothese muß ausgebaut werden, dabei sollen die Gefäßstümpfe in gesundes Gewebe (Muskulatur) versenkt, die Infekthöhle durch Dauerspülung versorgt werden. Für die häufigsten Infektionsherde einige Verfahrensbeispiele: *a* Umgehung mittels Bifurkationsprothese in der Bauchwand; *b* Umgehung durch beiderseitigen axillo-femoralen Bypass; *c* Bypass retroperitoneal zur Leistenbeuge, manchmal mit Einkerbung der Darmbeinschaufel. Gelegentlich führt auch eine Over-cross-Plastik zum Ziel; *d* einfacher Bypass durch das Foramen obturatum

als Zugangsweg zunehmend hinter der perkutanen Punktion großlumiger Stammvenen zurücktreten. Dabei gibt es grundsätzlich drei Möglichkeiten: die Vv. femorales, Vv. jugulares und Vv. subclaviae. Die V. subclavia wird aus anatomischen Gründen, der festen Einspannung in die Fascia costoclavicularis, als häufigster Zugangsweg gewählt (BAUER).

Wie zahlreiche Übersichtsarbeiten belegen, ist das Verfahren zu Recht etabliert. Dadurch sind aber auch die Gefahren und Komplikationen bekannt:
- Punktionsfehler und Katheterdislokationen,
- embolische Komplikationen,
- primäre und sekundäre Infektionen.

20.1.1. Punktionsfehler

Mit 1% sind Verletzungen der Pleura mit Pneumo- oder Hämatothorax die häufigsten Komplikationen. Besondere Vorsicht gilt es bei bekanntem Emphysem zu üben. Pleuraverletzungen sind möglich, wenn zu steil eingestochen wird. Vor mehrfachen Punktionen im Sinne des »Herumstocherns« ist eindringlich zu warnen. Thoraxdeformitäten, starke Adipositas und Veränderungen des Schultergürtels begünstigen die Pleurabeschädigung. Liegt eine einseitige Lungenverletzung vor, sollte immer auf der bereits erkrankten Seite punktiert werden. Eine erneute Läsion durch Punktion bei vorbestehender Schädigung der anderen Seite führt augenblicklich zu einer schweren respiratorischen Insuffizienz (MEISEL und SPITHALER) (Abb. 20.3).

Die *versehentliche Punktion der A. subclavia* (0,5 bis 2%) ist wenig gefährlich. Bei rhythmischer, hellroter Blutung muß die Kanüle sofort zurückgezogen werden. Eine leichte Kompression verhindert eine stärkere Nachblutung. Gefäßeinrisse sind nur bei hochgradiger Arteriosklerose zu befürchten. Eine Röntgenkontrolle der Thorax nach der Punktion ist obligatorisch!

Seltener beschriebene Verletzungsmöglichkeiten betreffen den Plexus brachialis, die Trachea, die

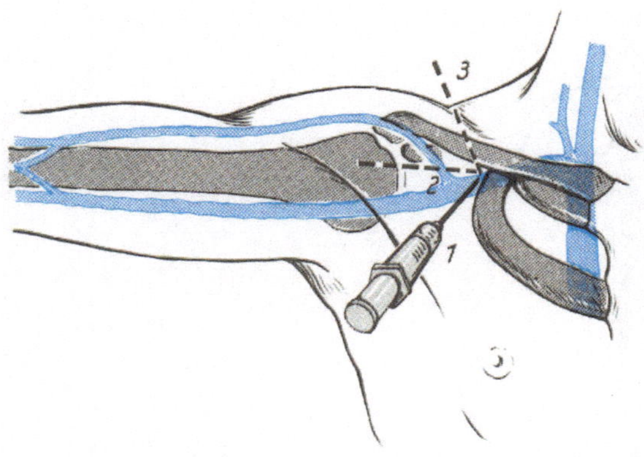

Abb. 20.3 Nur die von unten nach oben gerichtete Punktion *(1)* läßt mit hoher Wahrscheinlichkeit sofort die V. subclavia erreichen. Die Punktionslinien *2* und *3* sollten vermieden werden

Schilddrüse und den Ductus thoracicus. CREMER beobachtete nach 7 Tagen bei zu tief liegendem Katheter eine Herzvorhofperforation mit tödlicher Herzbeuteltamponade.

Bei den Fehllagen sind besonders die Abweichungen in die V. jugularis interna und Schlingen- und Knäuelbildungen gefürchtet. Die inkorrekte Lage in kleineren Gefäßen führt durch mechanische Wandreizung zu Thrombophlebitiden. Zu tiefe Lagerung des Katheters im Herzen löst Rhythmusstörungen aus. Wird eiskalte Infusionslösung oder eine Blutkonserve zu schnell in einen zu tief eingeschobenen Schlauch infundiert, kann der Kältereiz auf das Myokard sogar einen Herzstillstand auslösen. Aus den angeführten Gründen muß jeder Katheter durch Instillation mittels Kontrastmittel hinsichtlich seiner Lage geprüft werden. Der Katheter ist durch eine Naht zu fixieren, denn nur so ist eine nachträgliche Dislokation zu vermeiden.

Knäuelbildungen erfordern meist die operative Entfernung durch direkte Gefäßfreilegung.

20.1.2. Embolische Komplikationen

Die *lokalen partiellen Wandthrombosen* sind recht häufig. Die obliterierenden Thrombosen, die auch klinisch das Vollbild eines Achselvenenstaus (PAGET-v.-SCHROETTER-Syndrom) auslösen, werden nur in 1,5% aller Subklaviakatheter beobachtet. Tödliche Lungenembolien nach Subklaviapunktion sind auf Grund ihrer extremen Seltenheit statistisch nicht erfaßbar. Die Therapie besteht in der Katheterentfernung und je nach Ausbildungsgrad in der Thrombektomie oder bei leichteren Formen in der Heparinbehandlung (mindestens 4 × 10 000 E täglich).

Prophylaktisch wirkt sicher eine nichttraumatisierende Punktionstechnik und die richtige Katheterlage. Über heparinimprägnierte Katheter liegen keine ausreichenden Langzeitbeobachtungen vor. Polyäthylenkatheter mit gleichbleibender Konsistenz sind PVC-Kathetern, die ihre Weichmacher an die Blutbahn abgeben und verhärten, vorzuziehen (HILDEBRANDT, MIKULIN und DEMMLER).

In TRENDELENBURG-Lage und tiefer Inspiration (VALSALVAscher Versuch) während der Punktion lassen sich *Luftembolien* vermeiden. Gefährlich (Luftembolie-Gefahr) ist das Ablösen des Infusionsschlauches. Zur Vermeidung unwillkürlichen Lufteintrittes sind deshalb Lockverschlüsse anzuwenden.

Katheterembolien beruhen auf technischen oder Materialfehlern. Der Katheter darf nie in der Nadel zurückgezogen werden, da die Nadelspitze wie eine Schneide wirkend den Katheter abtrennen kann. Früher wurden schlechte Materialien brüchig.

20.1.3. Primäre und sekundäre Infektionen

Diese treten in 1 bis 3% nach Subklaviakatheterismus auf. Die primären Infektionen beruhen auf Aseptikfehlern. *Sekundäre Infekte* nach langer Liegedauer des Katheters sind die Folge des Hautdurchbruches. Von der aseptischen Entzündung um den Fremdkörper her kommt es auch bei sorgfältiger Pflege zur Infektion. Erster Hinweis auf eine Katheterinfektion sind in der Regel sonst nicht erklärbare Temperaturerhöhungen; weitere Zeichen fehlen meist. Um die Punktionsstelle nimmt die Hautrötung zu.

Die Einlage des Subklaviakatheters hat unter streng aseptischen Kautelen zu erfolgen. Nach Möglichkeit sollte der Eingriff im Operationssaal, zumindest unter dessen Bedingungen, stattfinden. Die Haut-Katheter-Grenze muß mit Akrylspray abgedichtet werden. Das tägliche Absprühen mit Klebstoffspray ist die beste Katheterpflege. Bei Langzeitinfusionen muß täglich das Infusionsbesteck gewechselt werden. Blut und Blutderivate verlangen für jede Konserve ein neues Anschlußsystem (FELSCH).

Die Besiedlungshäufigkeit des Katheters ist eine Funktion der Zeit. WILHELM u. Mitarb. fanden nach 5 Tagen in 9,1% der Fälle pathogene Erreger an der Katheterspitze, nach 30 Tagen waren schon 50% infiziert. Häufigste Keime waren Staphylococcus aureus, plasmakoagulase-negative Staphylokokken, Escherichia coli und Pseudomonas aeruginosa. Die Therapie der Katheterinfektion besteht in der früh-

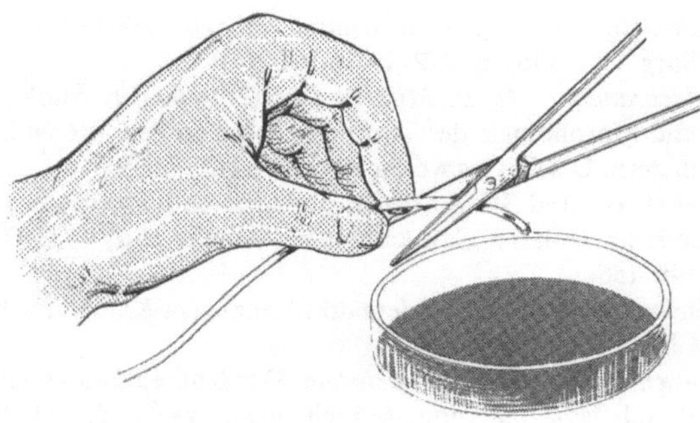

Abb. 20.4 Die Spitze des steril entnommenen Katheters muß sofort auf einen Nährboden gebracht werden

zeitigen Entfernung des Kunststoffschlauches unter aseptischen Bedingungen. Die Katheterspitze ist steril abzutrennen und möglichst schon am Krankenbett in einem Nährboden zur Bebrütung zu bringen. Wenn die Zeichen der Entzündung nicht sofort abklingen, ist nach Erhalt des Antibiogramms die gezielte antibiotische Behandlung einzuleiten (Abb. 20.4) (GERTNER u. Mitarb.).

Lokale phlegmonöse oder abszedierende Entzündungen erfordern großzügige chirurgische Revision, gegebenenfalls mit Drainage und antibiotischer Spülbehandlung.

DEFALQUE berichtete über einige wenige Krankheitsfälle von Dermatitis. Bisher sind auch fünf Beobachtungen von Blastomykosen beschrieben worden. Die daraus resultierende Septikopyämie war gegen alle Antibiotika resistent, sie klang aber nach Entfernung des Katheters sofort ab.

Literaturverzeichnis

Zu 20. (Septische Komplikationen)

Agrifoglio G., S. Constantini, M. Zanetta und *P. Castelli*, Infections and anastomotic false aneurysms in vascular surgery. J. Cardiovas. Surg. *20* (1979) 25

Baker, W. H., und *J. A. Bodensteiner*, The administration of antibiotics in vascular reconstructive surgery. Journ. thoracic. cardiovasc. surg. (St. Louis) *64* (1972) 301–303

Bonke, St., P. Maurer und *C. Hilber*, Die chirurgische Behandlung infizierter Dacron-Prothesen. Thoraxchirurgie *22* (1974) 517–521

Conn, J. H., J. D. Hardy, C. M. Chavez und *W. R. Fain*, Infected arterial grafts. Ann. Surg. *171* (1970) 704–713

Denck, H., Zur Problematik infizierter Gefäßplastiken. 2. Tagungsbericht der Österreichischen Gesellschaft für Gefäßchirurgie. Verlag der Wiener Medizinischen Akademie (1969) 87–90

Dittrich, H., Wundheilungsstörungen. Chirurg *42* (1971) 289–295

van Dongen, R. J. A. M., Septische Komplikationen in der Gefäßchirurgie: Operative Behandlung und Ergebnisse. Langenbecks Arch. klin. Chir. *342* (Kongreßbericht 1976) 511–512

Fry, W. J., und *S. M. Lindenauer*, Infection complicating the use of plastic arterial implants. Trans. West. Surg. Ass. *74* (1967) 164–173

Gierhake, F. W., Antibiotikaanwendung in der septischen Chirurgie. Chirurg *42* (1971) 299–301

Hammarsten, J., J. Holm und *T. Scherstein*, Infections in vascular surgery. J. Cardiovas. Surg. *18* (1977) 543–545

Heberer, G., A. Zehle und *A. Chorus*, Wundheilungsstörungen in der rekonstruktiven Arterienchirurgie. Chirurg *42* (1971) 337–346

Knapp, U., und *U. Holz*, Bakterielle Kontamination der Operationswunden im konventionellen Operationsraum. Akt. traumatologie *6* (1976) 99–103

Krause, E. und *O. Elert*, Nahtrupturen infolge bakterieller Infektionen bei Rekonstruktion arterieller Gefäße der unteren Extremitäten. Thoraxchirurg. *22* (1974) 522–525

Laubach, L., und *W. Saggau*, Behandlungsmöglichkeiten beim septischen Gefäßinfekt. Chir. praxis *20* (1975/76) 561–569

Lieckweg, W. G., und *L. J. Greenfield*, Vascular prothetic infections: Collected experience and results of treatment. Surgery (St. Louis) *81* (1977) 335–342

Litonski, B., Mikrobielle Kontamination der OP-Raumluft auf dem Luftwege. Chirurg *45* (1974) 538–545

Moore, W. S., F. W. Blaisdell, M. Gardener und *A. D. Hall*, Effect of infection an autogenous vein arterial substitutes. Surg. Forum *13* (1962) 235–237

Müller-Wiefel, H., Iliaco-femoroprofundaler Obturator-Bypass mittels Vena saphena magna. Aktuelle chir. *9* (1974) 15–22

Rollin, B. und *I. N. Ligier*, Intéret de la fistulographie dans le traitement de l'infection des prothèses artérielles. J. Chir. (Paris) *113* (1977) 289–294

Sandmann, W., K. H. Gisbertz und *S. Kovacicek*, Die Wundinfektion nach Artierenoperationen im Becken-Bein-Bereich. Chirurg *47* (1976) 130–139

–, Septische Komplikationen in der Gefäßchirurgie. Langenbecks Arch. klin. Chir. *342* (Kongreßbericht 1976) 497–504

Schramel, R. J., und *O. Creech*, Effects of infection and exposure of synthetic arterial protheses. Arch. Surg. *78* (1959) 271–279

Shaw, R. S., und *A. E. Baue*, Management of sepsis complicating arterial reconstructive surgery. Surgery *53* (1963) 75–86

Smith, R. B., K. Lowry und *G. D. Perdue*, Management of the infected arterial prothesis in the lower extremity. Amer. Surg. *33* (1967) 711–714

Smith, R. F., und *D. E. Szilagyi*, Healing complications with plastic arterial implants. Arch. Surg. *82* (1961) 14–24

Trede, M., U. Rückert und *K. Laubach*, Septische Gefäßkomplikationen. Medizinische Welt *28* (N. F.) (1977) 838–842

Vollmar, J., und *A. Buettner-Ristow*, Diagnostik und Klinik septischer Komplikationen in der Gefäßchirurgie. Langenbecks Arch. klin. Chir. *342* (Kongreßbericht 1976) 505–509

Yashar, J., A. K. Weyman, R. J. Burnard und *J. Yashar*, Survival and limb salvage in patients with infected arterial prostheses. Am. J. Surg. *135* (1978) 499–504

Zu 20.1.

Bauer, H., Über Komplikationen des Vena-subclavia-Katheters und deren Verhütung. Infusionstherapie *2* (1975) 134–142

Calderoli, H., Ch. Meyer, M. Starlinger und *L. F. Hollender,* Septikaemie und Thrombophlebitis als Komplikationen des Venenkatheters. Akt. chir. *11* (1976) 281–288

Cremer, W., Herzvorhofperforation mit akuter Herztamponade bei Infusionskatheterung der Vena subclavia. Anaest. intensivmed. Praxis *8* (1973) 97–99

Defalque, R. J., The Subclavian Route. Anaesthesist *21* (1972) 325–335

Felsch, G., Die Subclaviakatheterisierung in der Intensivmedizin.
Anaesthesiol. u. Reanimat. *1* (1976) 27–37

Gertner, J., B. Herman, M. Pescio und *M. A. Wolf,* Risk of infection in prolonged central venous catheterization. Surg. Gyn. Obstet. *149* (1979) 567–570

Hildebrandt, J., H. D. Mikulin und *G. Demmler,* Ätiologie und Morphologie der Thrombogenese an PVC-Venenkathetern. Dtsch. Ges.wesen *30* (1975) 2175–2179

Meisel, G., und *W. Spithaler,* Vorzüge und Probleme des infraclaviculären Cavakatheters. Aktuelle chir. *10* (1975) 149–156

Teichmann, W., Zur Problematik: Vena-cava-Katheter. Zbl. Chir. *101* (1976) 482–484

Welsch, K. H., und *Ch. Puchstein,* Der Katheterinfekt nach V. subclavia-Punktion. Münch. med. Wschr. *120* (1978) 1415–1417

Wilhelm, R., M. Eckert, H. Grünhagen und *W. Seifert,* Symptomlose bakterielle Besiedlung von venösen Kathetern; ein bisher wenig beachteter Gesichtspunkt. Zbl. Chir. *101* (1976) 482–484

21. Chirurgische Infektionen der Bauchwand

S. KIENE

21.1. Postoperative Bauchwandruptur (Platzbauch)

Unter postoperativer Bauchwandruptur verstehen wir das symptomlose oder symptomarme Auseinanderweichen der Bauchwandschichten ohne lokale Entzündungsreaktion und ohne primäre Infektion. Die *Frequenz* der Komplikation schwankt nach Literaturangaben zwischen 0,5 und 3% aller Laparotomien, im Krankengut der Rostocker Klinik zwischen 0,88% bei 2156 Laparotomien (mit Appendektomien) 1951 bis 1953 (KUHLGATZ) und 1,41% bei 2258 Laparotomien 1964 bis 1965; 35 Platzbäuche bei 3340 Laparotomien (einschließlich 1927 Appendektomien) 1974 und 1975 = 1,04%. Von der postoperativen Bauchwandruptur zu unterscheiden sind *Wandrupturen bei fehlerhafter, ungenügender Wundnaht* (in den ersten 48 Stunden nach der Operation) und *septische Wunddehiszenzen* bei Vereiterung der Operationswunde. In diesen Fällen zerfällt die Faszie durch Infektion, ein Prolaps der Eingeweide ist selten, da die Därme meist schon früher miteinander verklebt sind (Abb. 21.1).

Ein Vorstadium der postoperativen Bauchwandruptur ist die *subkutane Bauchwanddehiszenz* (der inkomplette Platzbauch). Nur noch die Nähte oder Verklebungen der Hautränder halten die Wunde nach außen geschlossen, während die tieferen Schichten schon dehiszent sind.

Der Platzbauch ist eine bedrohliche postoperative Komplikation, die Letalität schwankt je nach der Grundkrankheit zwischen 79% und 10%. SOKOLOV errechnete sie auf Grund eines internationalen Krankengutes von 723 Fällen 1932 mit 33,88%, in den letzten 15 Jahren wurden Letalitätsziffern um 10 bis 20% publiziert, jedoch errechnete BÖTTGER (1969) noch 30,38% Letalität bei 79 eigenen Beobachtungen, PEITSCH und BURKHARDT (1976) ebenfalls 31%.

Frequenz und Letalität der Komplikation sind also trotz aller Mühen seit Jahrzehnten konstant geblieben.

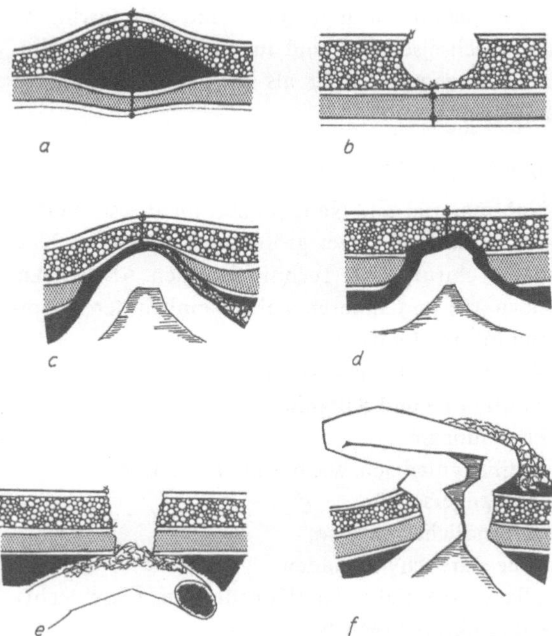

Abb. 21.1 Verschiedene Formen der Dehiszenz von Bauchwandwunden. *a* Epifasziales Hämatom oder Serom; *b* Dehiszenz von Haut- und Subkutannaht, meist Folge oberflächlicher Bauchwandeiterung; *c, d* verschiedene Formen der inkompletten postoperativen Bauchwandruptur; *c* Peritoneal- und Muskelnaht sind dehiszent; *d* Peritoneal-, Muskel- und Fasziennaht sind dehiszent; *e* septische Dehiszenz der Bauchwandwunde ohne Darmvorfall; *f* kompletter Platzbauch mit Darmvorfall

21.1.1. Entstehungsursache

Die Entstehungsursache der postoperativen Bauchwandruptur ist trotz umfangreicher Forschungen bis heute nicht geklärt. Es handelt sich um eine komplexe Störung mit einer Vielzahl begünstigender Faktoren, wobei sicher begünstigende von fraglich begünstigenden unterschieden werden (s. AMANN u. Mitarb.).

Sicher begünstigende Faktoren:

1. fortgeschrittenes Alter;
2. maligne Tumoren als Grundkrankheit;

3. postoperative Erkrankungen der Atemwege;
4. Hypoproteinämie, reduzierter Allgemeinzustand, Vitamin-C-Mangel;
5. postoperatives Erbrechen;
6. Faktor-XIII-Mangel (fibrinstabilisierender Faktor, FÜRSTENBERG und SCHNEIDER);
7. primärer Fibrinmangel (Hypo- oder Afibrinogenämie);
8. Fibrinolyse;
9. lokale Freisetzung proteolytischer Enzyme;
10. Die Schnittführung: Quer- und Schrägschnitte, auch Wechselschnitte sind in viel geringerem Umfang dehiszenzgefährdet als mediane oder andere Längsschnitte.

Fraglich begünstigende Faktoren:

1. Nahtmaterial und Nahttechnik: nicht resorbierbares Nahtmaterial bietet größere Sicherheit als Katgut, die chirurgische Technik ist nach ALTEMEIER, KARNBAUM und anderen wahrscheinlich der Hauptgrund für den Platzbauch;
2. Kortikosteroide und ACTH;
3. Antibiotika und Sulfanilamide;
4. Phenothiazine;
5. Antikoagulanzien, wachsende Hämatome;
6. Schwangerschaft;
7. entzündliche Prozesse;
8. Leberparenchymschäden;
9. allgemeine Faktoren (Konstitution, Geschlecht), soziale Faktoren (MANN);
10. Zystostatika stören die Wundheilung nicht.

Der Platzbauch tritt zumeist zwischen dem 7. und 10. postoperativen Tag (4. bis 12.) auf, aber auch, in sehr seltenen Fällen, bedeutend später (Späteventration HOFSTÄTTER). *Prodrome* sind Wundschmerzen, Unbehagen, Erbrechen, Singultus, Völlegefühl und Meteorismus. Symptomarm ist der Platzbauch besonders im Kindesalter.

Alarmzeichen ist eine plötzlich einsetzende reichliche, seröse oder serosanguinöse Wundsekretion mit Durchtränkung der Verbände, auch die Kombination mit mechanischem Ileus (PEITSCH und BURKHARDT). Bei einem Hustenstoß oder einer anderen Anspannung der Bauchwand bricht die Wunde auf, die Därme fallen vor (Abbildung 21.2). Dieses Ereignis kann ohne akute Begleitsymptome ablaufen. Die Darmschlingen sind anfangs spiegelnd glatt, ohne Beläge, die Bauchwundränder wirken reaktionslos, es fehlen die sonst üblichen Veränderungen der biologischen Heilentzündung. Die *Diagnose* des kompletten Zustandes ist ohne Problem, Aufmerksamkeit verlangt die Bewertung der Prodrome und

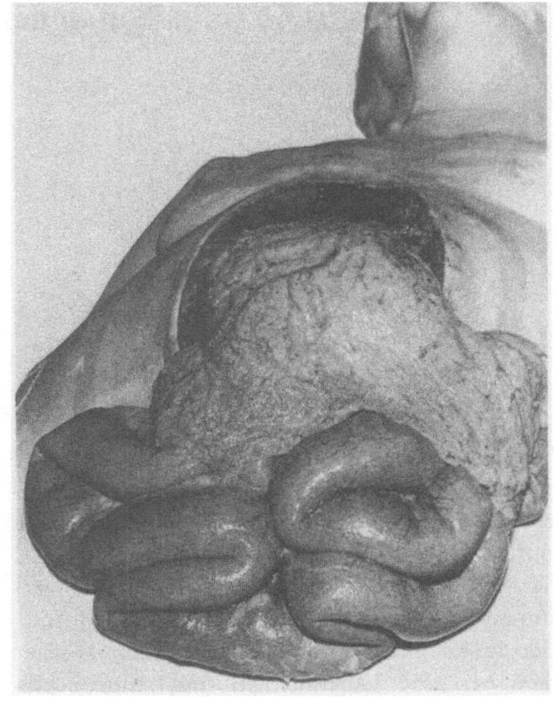

Abb. 21.2 Kompletter Platzbauch mit Darmvorfall

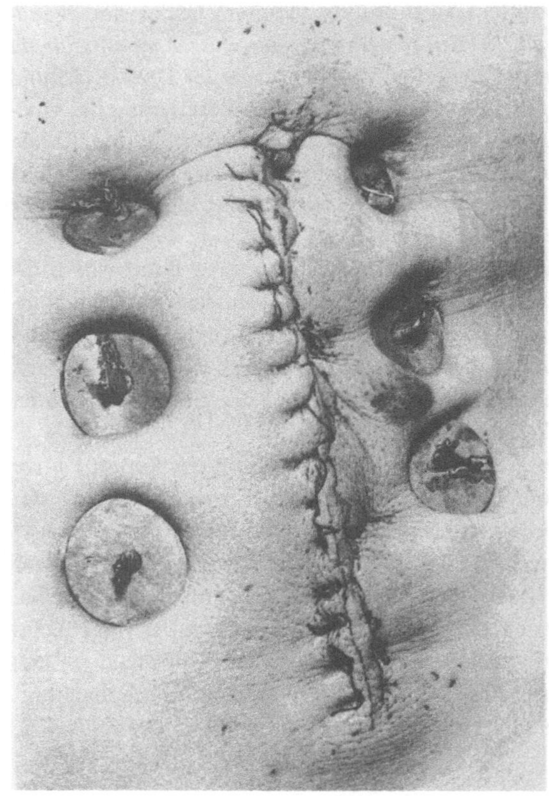

Abb. 21.3 Zustand des Platzbauchs nach Sekundärnaht mit Draht über Bleiplatten

Alarmsymptome. Beim subkutanen Platzbauch kann eine Darmschlinge eingeklemmt werden und ein mechanischer Ileus entstehen. Im Zweifelsfall ist die Wunde im Operationssaal unter aseptischen Kautelen zu prüfen.

Prophylaxe des Platzbauches

Sie hat die Vielzahl der genannten Faktoren zu berücksichtigen, *präoperativ* den Ausgleich von Mangelzuständen (Eiweiß-, Flüssigkeits- und Vitaminsubstitution), *intraoperativ* eine atraumatische Operationstechnik (Blutstillung, Fettgewebe nicht mit den Haken zerreißen, Faszien nicht blank putzen, exakte Schichtnaht der Wunde, richtige Knotentechnik, Redon-Drainage). Drains und Kolostomien werden nicht durch den Hauptschnitt, sondern durch Sonderschnitte herausgeleitet. Bei Risikopatienten (Massenblutung, Kachexie, Senium usw.) wird die Wundnaht durch extraperitoneale Pfeilernähte aus V_2A-Stahl-Draht 0,8 mm Φ, die nur Haut, Subkutis und Faszie fassen, gesichert (s. Abb. 21.3). (Technik s. unten.) Diese Bleiplattennähte bleiben mindestens 14 Tage liegen.

Postoperativ wird eine gefährdete Bauchwandnaht durch queren Pflasterverband gestützt. Zum Verbandswechsel wird die Pflasterschicht nicht entfernt, sondern nur über der Wunde gespalten. Nach frischer Abdeckung der Wunde wird eine neue Pflasterlage auf die alte geklebt, die Haut wird so mehr geschont als durch täglichen Pflasterwechsel! Aber Vorsicht, nicht mit der Schere eventuell unter dem Mull liegende Darmschlingen aufschneiden! Gleiche Dienste leistet der alte Heftpflasterschnürhakenverband (FISCHER).

Kritik verlangen die Anwendung von Antibiotika und Glukokortikoiden auch in Hinsicht auf mögliche Beeinflussung der Wundheilung (s. S. 39). Ob die Gabe von Proteinasenhemmern (Contrykal®; BÖTTGER) eine Platzbauchprophylaxe darstellt, bedarf der klinischen Bestätigung (GIERHAKE).

Therapie

Wird bei einem Verbandswechsel ein Platzbauch festgestellt, so ist die Wunde steril zu bedecken und *sofort* ein straffer Dachziegelverband mit Heftpflaster anzulegen, um weiteren Vorfall zu verhüten (zusätzlich sofort Magensonde zum Absaugen). Jeder Platzbauch, auch bei Risikopatienten, erfordert eine unverzügliche Sekundärnaht der Wunde mit nichtrostendem Stahldraht. Ist Allgemeinnarkose zu riskant, ist der Verschluß auch in Lokalanästhesie möglich.

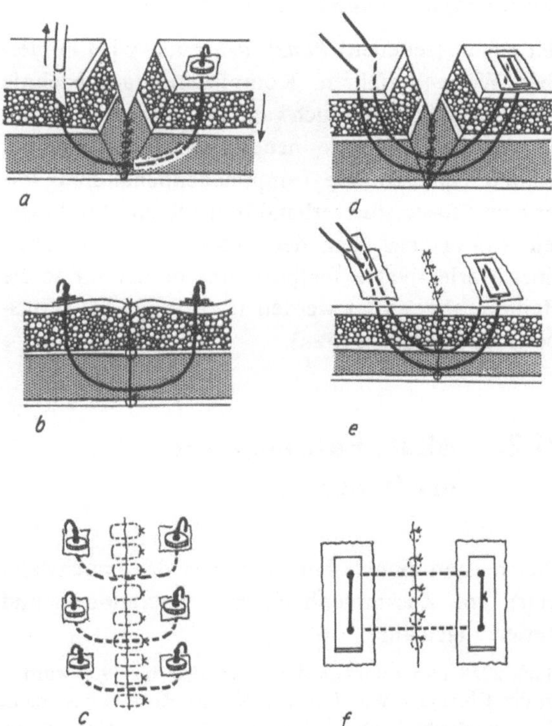

Abb. 21.4 Technik der Sekundärnaht eines Platzbauches mit extraserösen Drahtnähten über Bleiplatten *(a, b, c)* oder mit fabrikmäßig hergestellten Entlastungsnähten (Ventrofil Entlastungsnahtbesteck B. Braun-Melsungen *d, e, f)*

Sekundärnaht bei Platzbauch: Erst nach Relaxation und Intubation wird der auf Station angelegte Heftpflasterverband entfernt. Der Darm wird von Verschmutzung und Verbandsstoffen gereinigt und en bloc, ohne Auftrennen von Verklebungen, reponiert. Die Bauchwandwunde wird nicht nachexzidiert oder auf andere Art angefrischt. Auch werden die Schichten der Wunde nicht separiert. Kernstück der sekundären Wundnaht (Abb. 21.4) sind die von BIER empfohlenen extraperitoneal durch Faszien, Fett und Haut gelegten Nähte mit nichtrostendem V_2A-Stahldraht von 0,8 mm Φ. Die extraperitoneale Drahtführung soll Druckschäden an anliegenden Darmschlingen vermeiden. Diese Nähte werden mittels einer Drahtführungskanüle oder einer atraumatischen Nadel in 5 cm Abstand vom Wundrand und jeweils 5 cm Abstand voneinander durchgestochen und zunächst mit Kocher-Klemmen armiert. An diesen Drahtnähten wird die Bauchwunde angehoben, adaptiert und, wenn möglich, durchgreifende Bauchfell-Faszien-Nähte mit nicht resorbierbarem Nahtmaterial gelegt. Auf Subkutannähte wird verzichtet. Die Drähte werden leicht gespannt, Bleiplatten über Gummiplatten auf die Drahtenden geschoben und in der gewünschten Spannung mit je 2 Bleikugeln plombiert. 1 cm über den Plomben werden die Drahtenden abgeschnitten und auf Plombenhöhe um 180° umgebogen. Hautnähte beenden die Sekundärnaht. Der unkomplizierte Platzbauch wird drainlos verschlossen und verheilt meist primär. Ist wegen einer Abszedierung Drainage der Bauchhöhle erforderlich, so wird diese durch einen Sonderschnitt herausgeleitet.

Die Bleiplattennähte bleiben 20 Tage liegen.

Bei einem (seltenen) *Platzbauchrezidiv* wird in gleicher Weise verfahren. Komplizieren ausgedehnte Infektionen oder Bauchwandnekrosen den Platzbauch, muß auf eine neuerliche Naht verzichtet werden. Dann tritt die Tamponadenbehandlung unter dem Pflasterstützverband in ihr Recht. Mit besserem Erfolg aber kann der Defekt durch Einnähen eines Marlex-Netzes temporär überbrückt und so die Heilung abgewartet werden (s. Abb. 21.11) (GILSDORF und SHEA, USHER).

21.2. Akute Entzündungen der Bauchwand

Die meisten akuten Entzündungen der Bauchwand treten im Zusammenhang mit Operationen und Verletzungen auf.

Nach 2258 Laparotomien der Jahre 1964 bis 1965 wurden an der Chirurgischen Universitätsklinik Rostock insgesamt 99 entzündliche Komplikationen an der Bauchwandwunde gesehen (= 4,37%), nach 3340 Laparotomien 1974 bis 1975 146 Bauchwandinfektionen (= 4,3%). Dabei gelangen die Keime zumeist aus der kontaminierten Bauchhöhle oder operativ eröffneten Hohlorganen in die Wunde. Andere Ausgangsherde sind Infektionen des Nabels, des Dammes, Durchbruch von Eiterungen aus der Peritonealhöhle oder dem Retroperitoneum, Eiterungen der benachbarten Knochen (Becken, Wirbelsäule).

Prophylaxe der Bauchwandentzündungen

Die wichtigste Prophylaxe ist korrekte Operationstechnik! Das lückenlose *Abdecken der Bauchwandwundflächen,* also Annähen einer Lage von Tüchern an den Hautrand (Schutz vor Infektionen von der Haut her) oder Aufkleben steriler Plastfolie, einer zweiten Lage von Tüchern an den Bauchfellschnittrand oder Einlage von »Vidrape« zum Schutz vor Infektionen von der Bauchhöhle her, hat große Bedeutung. Es darf keine Haut und kein Bauchwandanteil mehr unbedeckt sein!

Eine weitere Möglichkeit zur Prophylaxe von postoperativen Wundeiterungen ist die **verzögerte Naht der Hautwunde** (Abb. 21.5).

Bauchfellmuskulatur und Faszienlagen werden dabei primär vernäht, die primär gelegten durchgreifenden Fäden für Subkutanfaszie, Fett und Haut erst 4 bis 5 Tage später geknüpft (GROSFELD und SOLIT). Dieses Vorgehen bewährte sich vor allem bei der hochakuten, perforativen

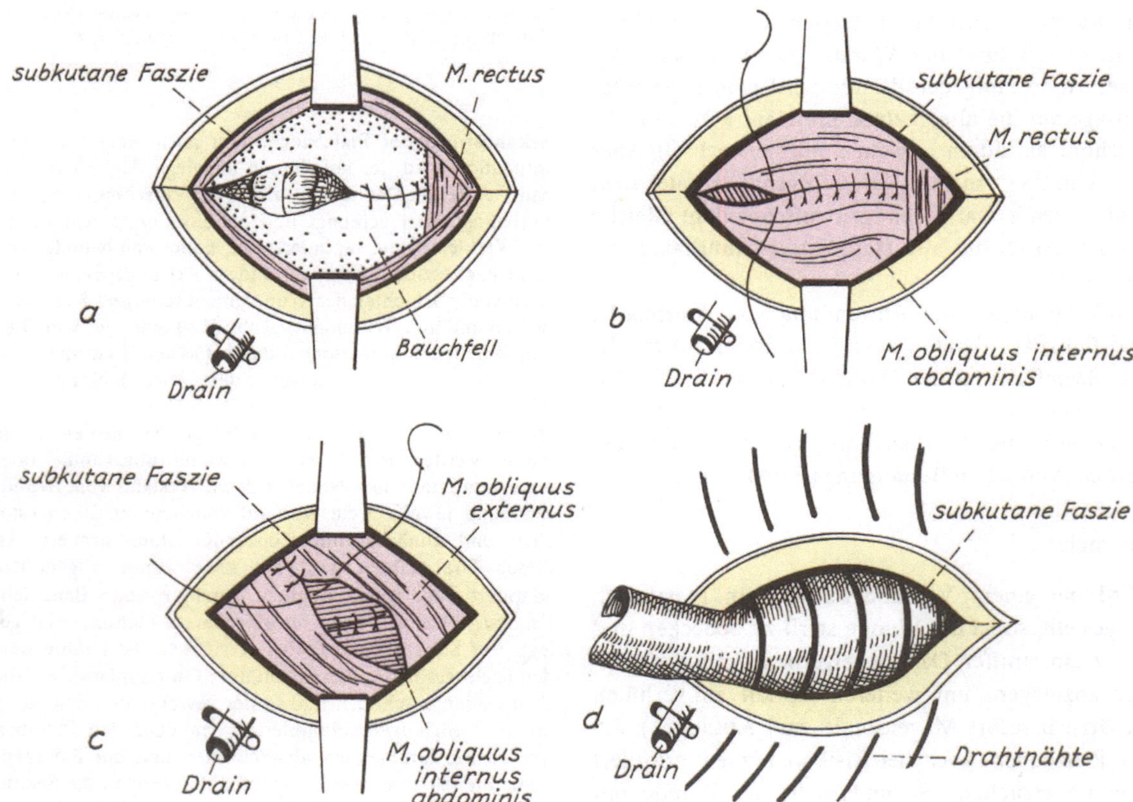

Abb. 21.5 Verzögerte Naht der Appendektomie-Hautwunde nach Laparotomie wegen intraabdominaler Eiterung; *a, b, c* Lokkerer Nahtverschluß der Bauchfell-, Muskel- und tiefen Faszienschnitte; *d* Drahtnähte durch Haut, Subkutanfett und oberflächliche Faszie, die erst 3 bis 5 Tage später geknüpft werden, Drain im subfaszialen Raum

Appendizitis. Damit wird die Sekretansammlung im epifaszialen Raum vermieden, der infektionsanfälligsten Zone der Bauchwand. Schließt man aber vermutlich kontaminierte Wunden primär, so sollte man dies nur über eine *Drainage* tun. Ein Drain gehört in den *epifaszialen* Raum, ein weiteres in den *subfaszialen* Raum, denn Eiterungen bahnen sich aus der Bauchhöhle durch den frisch vernähten Schnitt ihren Weg nach außen. Dabei wird die Wunde mitinfiziert, Fasziennähte können dehiszent werden, die septische Wundruptur mit Eviszeration droht.

Diesem Fehlerkreis kann nur durch genügende *Drainage von intraperitonealen Eiterherden* nach außen, eventuell in Kombination mit antibakterieller Spüldrainage vorgebeugt werden. Die Drainagen werden stets zu gesonderten Stichinzisionen herausgeführt, nicht durch den Hauptschnitt, weil sie sonst der Infektion den Weg aus der Bauchhöhle in die Wunde weisen! Analog werden Stomien aller Art durch Sonderschnitte geleitet (Ernährungsfisteln am Magen und Darm ebenso wie Ileostomien und Kolostomien).

Die Prophylaxe von Entzündungen der Bauchwand gelingt nie durch die Allgemeingabe von Antibiotika (s. a. S. 132).

21.2.1. Akute Bauchwandentzündungen

Die Bauchwand wird primär nicht in allen Schichten gleichzeitig von einer Entzündung erfaßt, sondern die verschiedenen Prozesse lokalisieren sich zunächst in bestimmten Bauchwandetagen. Dadurch entstehen in Symptomatik, Klinik, Prognose und Therapie ganz verschieden zu beurteilende Krankheitsbilder.

Folgende klinische Formen der Bauchwandentzündung sind zu unterscheiden:

1. Streptokokkeninfektion der dermalen Lymphgefäße – das Wunderysipel;
2. die akute dermale Gangrän oder postoperative progressive synergistische Gangrän der Haut;
3. postoperative Wundeiterungen im epifaszialen und im subfaszialen Raum;
4. nekrotisierende Fasziitis;
5. putride Bauchwandphlegmone (einschließlich Gasphlegmone);
6. Gasbrand der Bauchwand (Klostridienmyositis).

21.2.1.1. Erysipel (s. S. 617)

21.2.1.2. Akute dermale Gangrän

Sie ist eine seltene Komplikation in der modernen chirurgischen Praxis, zerstört langsam progressiv die ganze Schichtdicke der Haut, sekundär auch das Subkutanfett, nicht aber die tiefe Faszienschicht der Bauchwand. Ausgangsort sind Wunden oder Infektionen der Bauchwand oder des Dammes. Bei besonderer Ausdehnung können die Veränderungen auch auf andere Körperregionen übergehen. Das Krankheitsbild ist verwandt mit FOURNIERS Gangrän (s. unten), der infektiösen genitoskrotalen Hautnekrose. Vorschädigungen im Abwehrsystem der Betroffenen sind häufig (Diabetes mellitus, Knochenmarkinsuffizienz, kardiovaskuläre Schäden). Bakteriologisch lassen sich verschiedene Infektionserreger nachweisen, wie E. coli und Pseudomonas aeruginosa oder Proteus und Staphylococcus albus oder nicht-hämolysierende Streptokokken und Staphylococcus aureus, aber auch Bakteroides, Clostridium perfringens. Vermutet werden synergistisch wirkende Bakterienpaare, jedoch keine spezifische Kombination, daher auch der Terminus: *postoperative progressive synergistische Gangrän der Haut.*

Es gilt heute aber für erwiesen, daß drei Faktoren den Fehlerkreislauf in Gang setzen: neben der **Infektion** die **Ischämie** und die **reduzierte Abwehrfähigkeit.**

Klinik: An der Bauchwand entwickelt sich ein typisches Bild mit zentraler Nekrose, einer fortschreitenden, oft serpiginösen rötlichen Zone und einem hyperämischen, geröteten Randsaum, der allmählich zur normalen Haut hin abblaßt. Am Skrotum schreitet die Nekrosezone rapide vorwärts. Das Subkutanfett ist nur sekundär und in geringem Umfang befallen.

Differentialdiagnostik: Das Krankheitsbild ist von der nekrotisierenden Fasziitis mit sekundärer Hautnekrose durch den primären Befall der Haut, den erst sekundären Befall des Subkutanfettes und den fehlenden oder begrenzt fortgeleiteten Faszienbefall zu unterscheiden.

Therapie: Intravenöse Flüssigkeitszufuhr und Allgemeingabe von passenden Antibiotika stehen am Anfang der Therapie. An lokalen Maßnahmen genügen in der Frühphase Inzisionen des Herdes und Drainagen; die früher üblichen radikalen Exzisionen sind offenbar nicht erforderlich. In späteren Stadien ist die Hautnekrose abzutragen und je nach Befund die Spalthauttransplantation vorzunehmen. Hyperbare Oxygenation scheint die Progredienz des Krankheitsbildes zu stoppen, offenbar durch das Verschwinden von Anaerobiern aus den Wunden (LEDINGHAM und TEHRANI).

Prognose: Nach Abklingen des Prozesses und Abtragung der Nekrosen können kleinere Defekte spontan heilen; von 6 Patienten, die LEDINGHAM sah, überlebten 4.

21.2.1.3. Postoperative Wundeiterung

Postoperative Wundeiterungen entwickeln sich zumeist im infektionsanfälligen epifaszialen Spaltraum und in der subkutanen Fettschicht. Serome und

Hämatome begünstigen das Angehen der Infektion, ebenso eine Reihe von Verstößen gegen die handwerkliche Sorgfalt (s. S. 144), aber auch eine Vielzahl von biologischen Faktoren wirken mit.

Erreger: Wurden keimhaltige Räume der Bauchhöhle eröffnet, so wird die Eiterung zumeist durch deren Flora hervorgerufen. Daher nimmt z. B. die Frequenz der Wundeiterungen von den Operationen am Magen über die am Dünndarm bis zum Kolon deutlich zu.

Rund 90% der aus dem menschlichen Stuhl züchtbaren Keime sind sporenlose Anaerobier. GIERHAKE fand demzufolge bei genauer Nachprüfung als Erreger solcher Wundeiterungen vor allem sporenlose Anaerobier (anaerobe Streptokokken, Bakteroides-Gruppe, Korynebakterien und andere). Der sogenannte typische Koligestank des Eiters geht nicht zu Lasten der E. coli, denn Kolieiter ist geruchlos, reine Koliinfektionen der Operationswunde sind die Ausnahme. Der Gestank weist auf anaerobe, sporenlose Keime als Infektionserreger hin. Ihr Nachweis erfordert aber spezielle mikrobiologische Anaerobiertestungen.

Klinik: Die Entzündung der Bauchwandwunde kündigt sich durch über den dritten postoperativen Tag hinausreichenden Wundschmerz und Temperaturerhöhung an. Die Wundzone ist geschwollen, nicht immer gerötet, die Haut glänzt. Eiter kann sich aus Hautstichkanälen oder zwischen ihnen entleeren. Der Patient klagt über Spannungsgefühl in der Wunde. Entweder beschränkt sich die Eiterung auf den Raum zwischen Haut und Faszien, entleert sich nach außen, die Fasziennähte bleiben intakt, oder auch die Faszie wird nekrotisch, die Fäden reißen aus, die septische Wunddehiszenz mit oder ohne Eviszeration ist die Folge. Unter speziellen Bedingungen (Kombination von besonderer Keimvirulenz mit allgemeiner Abwehrschwäche und Gewebsischämie) kann es zur schnellen Entzündungsausbreitung im epifaszialen Raum mit Fasziennekrose und sekundärer Hautnekrose kommen (nekrotisierende Fasziitis siehe dort).

Diagnose: Die Erkennung der *epifaszialen Wundeiterung* gelingt leicht. Dennoch werden die eindeutigen Zeichen der Entzündung von einer Reihe von Operateuren aus psychologischen Gründen verblüffend lange verdrängt, verniedlicht und andere, dem Operationsgebiet ferne Ursachen für das anhaltende Fieber angegeben.

Die **Therapie** besteht in erster Linie in lokalen, chirurgischen Maßnahmen. Die vereiterte Wunde wird unter Operationssaalbedingungen (also nicht im Krankenzimmer!) nach Entfernung der Hautfäden soweit geöffnet, wie die subkutane Eiterung reicht. Eiter wird zur bakteriologischen Untersuchung entnommen. Lokale biologische Wundantiseptik mit Chemotherapeutika wie Bekarmal® oder Polymyxin-Neomyzin-Bazitrazin-Lösung (s. S. 137) als Spüldrainage schließt sich an. Ist die Stabilität der Fasziennähte fraglich, wird ein Heftpflasterstützverband aufgeklebt. Ist die Wunde nach einigen Tagen gereinigt, folgt die Sekundärnaht. Allgemeingaben von Antibiotika sind kontraindiziert, ausgenommen davon sind Verläufe mit Septikämie.

Subfasziale, tiefliegende Bauchwandeiterungen sind nur zu einem geringen Teil primär lokal entstanden, häufiger erweisen sie sich als intraabdominale Abszesse, die auf dem Durchbruch nach außen durch die Faszienbarriere aufgehalten werden.

Klinik: Subfasziale Abszesse werden wegen ihrer Lage gewöhnlich später diagnostiziert als epifasziale Eiterungen. Fieber und Schmerzen gehen den örtlich sichtbaren Veränderungen voraus. Palpatorisch gelingt der Nachweis eines tiefen Wundinfiltrats.

Diagnose: Bei fettreichen Bauchdecken weist gelegentlich erst der subkutane Kragenknopfabszeß den Weg zum Ausgangsherd. In anderen Fällen ist die Diagnostik der bei epifaszialen Eiterungen identisch.

Therapie: Sie entspricht der von epifaszialen Eiterungen, nur muß die Fasziennaht teilweise miteröffnet werden. Der subfasziale Raum wird drainiert.

21.2.1.4. Nekrotisierende Fasziitis

Mit nekrotisierender Fasziitis bezeichnen wir eine fortschreitende nekrotisierende Entzündung der oberflächlichen Rumpf- oder Extremitätenfaszie, der oberen Lage der darunterliegenden Muskelfaszie und des Subkutanfettes. Die Haut ist primär intakt, sie wird erst sekundär gangränös infolge Thrombose des subkutanen Blutgefäßnetzes (CROSTHWAIT, REA und WYRICK).

Mikrobiologisch läßt sich ein variables Spektrum von gramnegativen aeroben und obligat oder fakultativ anaeroben Bakterien (STONE und MARTIN) nachweisen; Koliforme Keime, Enterokokken, Streptokokken, Bakteroides, Korynebakterien, Proteus, Pseudomonas aeruginosa, Staphylokokken. Die Erkrankung wird nicht durch ein vorherrschendes Klostridienwachstum bedingt.

Klinik: Die Erkrankung beginnt wenige Tage nach einer Bauchoperation (2. bis 4. Tag) oder auch spontan. Hautveränderungen sind zwischen dem 6. bis 11. Tag erstmalig zu erkennen. Schwere Allgemeinveränderungen als Zeichen der Toxinämie (Ikterus, Oligoanurie, psychische Störungen, Fieber und Tachykardie) sind nachweisbar. Wird der Prozeß nicht durch frühes aktives Vorgehen gestoppt, verschlechtert sich die Prognose schnell.

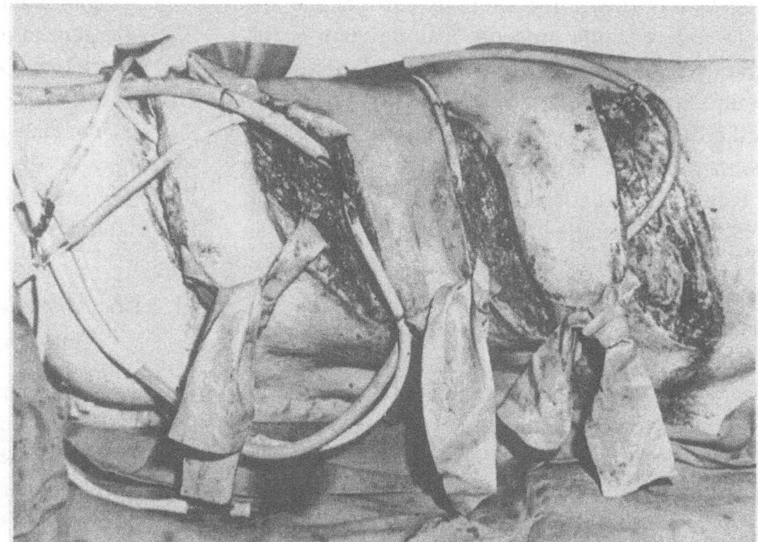

Abb. 21.6 Putride epifasziale Rumpfphlegmone; ausgedehnte Inzisionen der Rumpfwand bis auf die Muskelfaszie. Abheben der Hautlappen. Gummilaschendrainage- und lokale Antibiotikaspülung

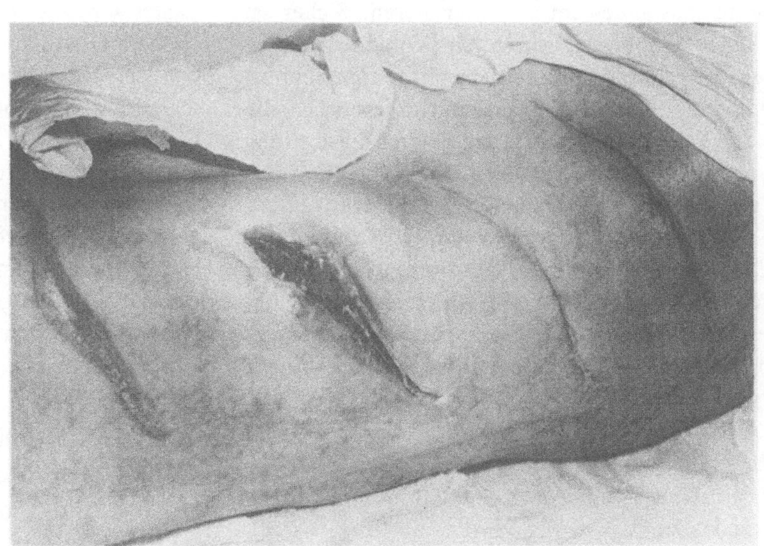

Abb. 21.7 Putride epifasziale Rumpfphlegmone. Heilungsphase 3 Monate später

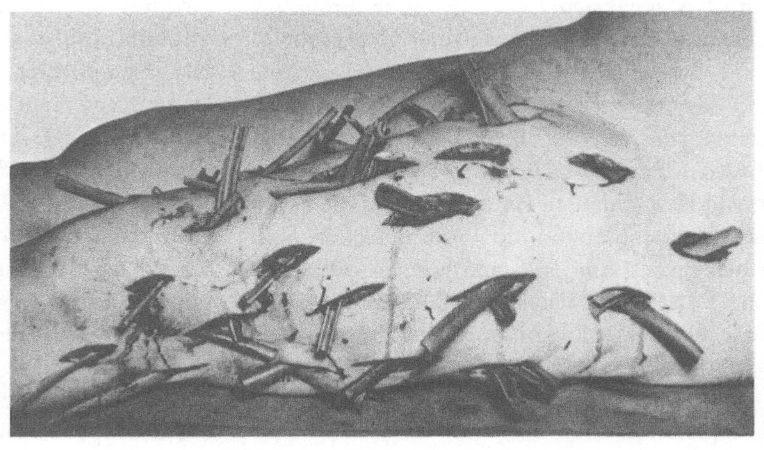

Abb. 21.8 Beispiel (Oberschenkel) der völlig insuffizienten Drainage einer putriden Phlegmone: viele kleine Knopflochschnitte statt breiter Freilegung mit Ausräumung aller Nekrosen

Vorzugslokalisationen für spontan entstandene nekrotisierende Fasziitis sind die Dammregion (paraproktische und periurethrale Abszesse), die Extremitäten und der Hals (STONE und MARTIN).
In Nähe der Operationswunde ist in einigen Fällen zunächst wenig zu erkennen, dafür aber Schwellung und Rötung in wundfernen Rumpfabschnitten, an den Flanken, an der seitlichen Brustwand oder an den Oberschenkeln (MEADE und MÜLLER). Blaufärbung der Haut, Blasenbildung entwickeln sich später, Hautgangrän kann sich anschließen. Nach Aufbruch oder Abtragen der Hautnekrosen entleert sich spülwasserartiges, faulig riechendes Wundsekret, tritt die grau verfärbte nekrotische Faszie ins Blickfeld. Die Beteiligung der Faszie ist immer viel ausgedehnter als die der Haut.
Diagnose: Sie muß früh gestellt werden. Wundschmerz, diskrete Hautveränderungen, diffuse Schwellung der Wundzone, Verschlechterung des Allgemeinzustandes müssen alarmieren. Sicher ist die **Frühdiagnose nur durch die Wundrevision** zu stellen. Ist erst das Vollbild der epifaszialen Rumpfphlegmone entwickelt, die Haut nekrotisch, die schwere Toxinämie eingetreten, gelingt die Rettung nur noch in Sonderfällen. Die Unterscheidung von der akuten dermalen Gangrän (Veränderungen zuerst an der Haut) und vom Erysipel (Schüttelfrost, landkartenartig begrenzte Hautrötung) ist leicht zu treffen. Da gangräneszierende Infektionen und putride Phlegmonen einen schnelleren Verlauf haben, wird die nekrotisierende Fasziitis auch *chronische Gangrän* genannt.
Großflächige Hautverfärbungen in der Frühphase (gelb, braun, violett, grau) und *Krepitation* sollten stets an Klostridien- oder Bakteroidesinfektionen denken lassen.
Therapie: Die chirurgische Therapie hat unbedingt Vorrang gegenüber Allgemeingaben von Antibiotika und hyperbarer Oxygenation (s. S. 179).
Operative Maßnahmen: Nur die breite Eröffnung der Operationswunde, die unverzügliche großzügige Spaltung der befallenen Rumpfpartien bis auf die Faszie, das Abheben der so gebildeten gestielten Hautfettlappen von der Faszie, die Exzision der nekrotischen Faszie, das Einlegen breiter Gummilaschen von Hautschnitt zu Hautschnitt und die biologische Wundantiseptik mit Antibiotikalösungen kann den Prozeß zum Stillstand bringen (Abb. 21.6 und 21.7). LEDINGHAM erzielte mit diesem Vorgehen nur in frühen Erkrankungsphasen Erfolge, bei weiter fortgeschrittener Krankheit hat er die gesamte Haut über der Fasziitis exzidiert, sie konserviert und später replantiert.
Allgemeinmaßnahmen: Intensivtherapie und Antibiotika ergänzen die lokalen Maßnahmen. Die Rolle der hyperbaren Oxygenation ist unsicher. Die Nekrose wird durch sie nicht aufgehalten.
Die *Prognose* hängt von Frühdiagnose und frühzeitiger Therapie ab, auch vom Lebensalter und den Begleitschäden. Bei fortgeschrittener Infektion ist die Letalität hoch.

21.2.1.5. Abszedierte putride Bauchwandinfektion

Die abszedierte putride Bauchwandinfektion führt, lokal begrenzt, bei Patienten mit Abwehrschwäche zu Gewebsnekrose an Faszien und Fett, verbunden mit mißfarbener, stinkender, leukozytenarmer Wundsekretion. Die Zeichen örtlicher und allgemeiner Infektionsabwehr sind im Gegensatz zur Gewebsnekrose nur gering ausgebildet. Nach einigen Tagen wird die Wundsekretion zumeist leukozytenreicher, Granulationsgewebe erscheint nach Abstoßen der Nekrose. Bakteriologisch finden sich verschiedene anaerobe und aerobe Keime. In einzelnen Fällen entwickelt sich eine **putride Phlegmone** mit schneller Ausbreitung der Entzündung in allen Gewebsschichten der Bauchwand. Gasbildung **(Gasphlegmone,** *non clostridial crepitant cellulitis)* wird häufig mit Gasbrand verwechselt.
Operative und allgemeine Therapie entsprechen den oben geschilderten Richtlinien. Die Prognose ist stets sehr ernst.

21.2.1.6. Klostridieninfektion der Bauchwand (Klostridienmyositis = Gasbrand und Klostridienzellulitis) (s. a. S. 175)

Der Gasbrand befällt primär die Muskulatur; Haut und Subkutangewebe bleiben zunächst vital. An der Bauchwand wird der Gasbrand nach Eingriffen aller Art mit und ohne Eröffnung von Hohlorganen, glücklicherweise aber nur sehr selten gesehen. Als häufigster Erreger wird Clostridium perfringens bestimmt, ein regulärer Darmbewohner, der auf der Bauchhaut, gelegentlich in der entzündungsfreien Bauchhöhle, in 90% der entfernten Wurmfortsätze, in bis 19% der entfernten Gallenblasen, im Magen, zu einem hohen Prozentsatz im Dickdarm, gefunden wird. Daher müssen die meisten Infektionen für autogen gelten, obwohl auch Luft- und Kreuzinfektionen möglich sind. Die Inkubationszeit schwankt zwischen 24 und 48 Stunden.
Klinik: Allgemeine Frühsymptome sind Nierenversagen, Hypotension, Tachykardie über die Grenzen

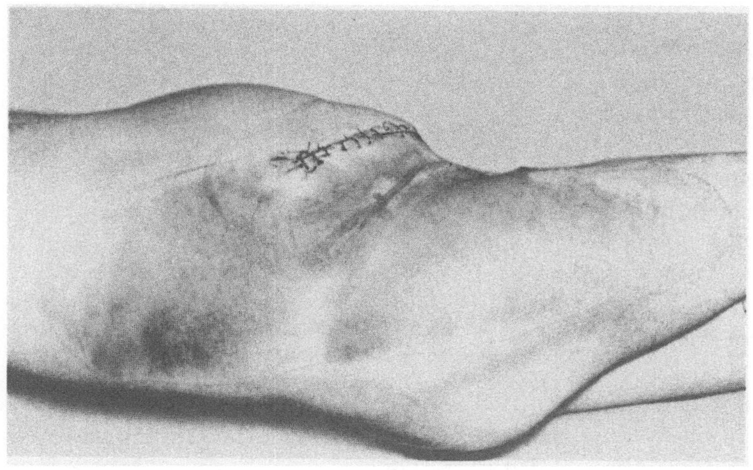

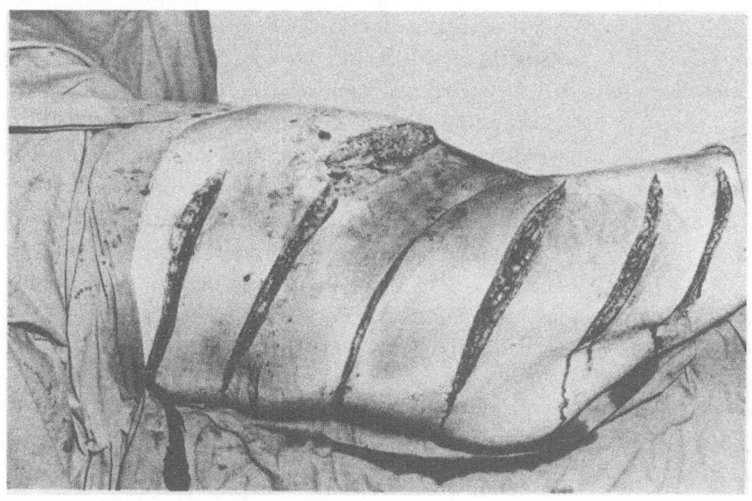

Abb. 21.9 und 21.10 Klostridienmyositis der Rumpfwand und am Oberschenkel nach Herniotomie, die Ausdehnung des Ödems ist markiert, bräunliche Hautverfärbung, ausgedehnte Inzisionen, Exzision der Muskulatur, Drainagen für die H_2O_2-Spülung werden noch eingelegt

der Fieberrelation, psychische Veränderungen, hämolytischer und hepatozellulärer Ikterus.

In der **stark schmerzenden Wunde** erkennt man ein auffällig blasses **Ödem** der Haut und Subkutis, dem eine variable Hautverfärbung folgen kann (gelb, braun, grau, violett, bronze, rot sind möglich). **Krepitation** ist ein Spätzeichen. Die Veränderungen vergrößern sich schnell: »beim Zusehen«! In klassischen Fällen entwickelt sich die Krankheit aus den Anfängen bis zum Tod in wenigen Stunden. Alles kommt also auf die Früherkennung an (Abb. 21.9 und 21.10). Die **Wundsekretion** enthält praktisch keine Leukozyten, riecht süßlich oder nach Mäusen, ist wäßrig-braun oder geleeartig, kann Gasblasen enthalten.

Diagnose: Die Diagnose Gasbrand muß **primär klinisch** aus den Lokalsymptomen und Allgemeinveränderungen gestellt werden. Der Nachweis von grampositiven plumpen Stäbchen in einer Wunde beweist keine Klostridienmyositis, es kann sich auch um eine klinisch folgenlose Kontamination von Wunden mit Klostridien bei klinisch angegangener Infektion mit anderen Keimen handeln.

Somit muß in der Frühphase allein das klinische Bild zur Vermutungsdiagnose und zur unverzüglichen Einleitung der chirurgischen Therapie führen. Erst während einer ausgiebigen Wundrevision gelingt die Abgrenzung des Gasödems von einer gasbildenden putriden Phlegmone (SCHOTT). Entscheidend für diese Unterscheidung sind der Zustand der Muskulatur und das Ergebnis der *Bakterioskopie* aus wundfernen Muskelstückchen (SCHMAUSS und BAHRMANN, s. S. 178).

Differentialdiagnose

Krepitierende Klostridienzellulitis: Das Krankheitsbild wird oft mit der Klostridienmyositis verwechselt (ALTEMEIER und FÜLLEN). Die Klostridienzellulitis kann ohne Klostridienmyositis vorkommen. Es können aber auch beide Formen beim selben Patienten kombiniert auftreten. Die Klostridienzellulitis wird als epifasziale oder retroperitoneale krepitierende Entzündung beobachtet. Sie entwickelt sich gewöhnlich etwas langsamer als der Gasbrand, ihre Inkubationszeit ist länger, 3 bis 5 Tage. Allgemeinveränderungen sind merklich geringer. Dennoch erfordert die schnelle Ausbreitung der Infektion sofort *radikale chirurgische Drainage.*

Nicht durch Klostridien bedingte krepitierende Zellulitis: Eine Vielzahl von Krankheitsbildern ist hier zusammenzufassen. Ihre Differenzierung erfordert beträchtliches diagnostisches Geschick. ALTEMEIER und FULLER unterscheiden:

1. *bakterielle, krepitierende, nicht durch Klostridien bedingte Infektionen*

a) aerobe gasbildende Infektionen (koliforme, Mischinfektionen) (s. S. 75),

b) Fasziitis durch hämolysierende Staphylokokken (s. S. 380),

c) anaerobe Streptokokkeninfektionen (s. S. 60),

d) Infektionen durch Bakteroides (s. S. 58);

2. *nicht durch Bakterien bedingte Gasansammlung im Gewebe*

a) durch Traumafolgen,

b) durch Luftinfiltration bei Preßluftunfällen,

c) bei Gewebsspülung mit Wasserstoffperoxid,

d) durch Benzininjektion in das Gewebe.

Therapie s. S. 382

Die **unverzügliche radikale Exzision** der befallenen Bauchwandmuskulatur bleibt primäre therapeutische Maßnahme. Die Ausdehnung der Exzision richtet sich nach dem Ausmaß des Muskelbefalls. Die intraoperativ festgestellte Beschaffenheit der Muskulatur bringt auch den endgültigen Beweis für die präoperativ nur vermutete Diagnose: vom Gasbrand befallener Muskel ist ödematös, blutet nicht bei der Inzision, kontrahiert sich nicht. Seine Farbe variiert von braun über grau, rot, lachsfarben bis grün oder schwarz, manchmal wirkt der Muskel wie gekocht. Die Exzision der befallenen Muskulatur muß bis ins gesunde Muskelgewebe hinein geführt werden, auch wenn dadurch eine ausgedehnte Verstümmelung bedingt wird. Die dazu erforderlichen großen Freilegungen führt man von mehreren parallelen Hautschnitten aus, zwischen denen breitbasige Hautfettlappen stehen bleiben. Diese Lappen dienen zur Deckung der riesigen Wundflächen. Die Wundhöhlen werden mit in 3%igem Wasserstoffperoxid getränkten Kompressen locker ausgelegt und über eingelegte Kapillaren mit 3%igem Wasserstoffperoxid berieselt.

Bei Mitentfernung des Bauchfells droht die Eviszeration, sie kann durch primäres Einsetzen von Kunststoffnetzen (Marlex) in den Defekt zu verhüten versucht (Abb. 21.11) werden (USCHER, FROMM, GILSDORF, MORGAN, MORAIN).

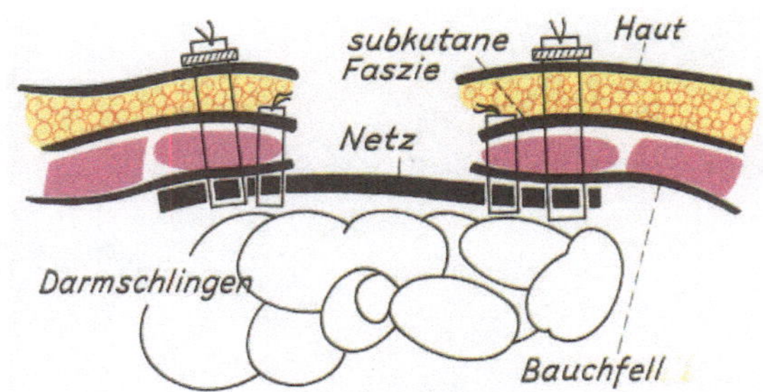

Abb. 21.11 In einen Bauchwanddefekt bei Bauchwandinfektion wird ein Marlex-Netz zur Verhütung der Eviszeration eingesetzt (nach GILSDORF und SHEA, Amer. J. Surg. *130* [1975])

Intensivtherapie, hyperbare Oxygenation und Antibiotika s. S. 179.

Die Beherrschung einer Klostridieninfektion ist an der Besserung des klinischen Bildes zu erkennen. Klostridien selbst sind dagegen oft noch längere Zeit im Wundsekret nachweisbar. Sekundäre Korrektureingriffe dürfen erst nach Wochen ausgeführt werden, sofern keine Klostridien mehr in den Abstrichen vorhanden sind, eine Ausnahme bildet die Spalthauttransplantation auf Granulationsflächen.

Prognose: Die Klostridienmyositis der Bauchwand endet bei 60% der Patienten tödlich (mit Peritonitis in 86%, ohne Peritonitis in 54%) (PHILIPS und HEIMBACH, FROMM und SILEN).

21.2.2. Chronische Bauchwandentzündungen

21.2.2.1. Fadenfisteln

Fisteln nach Bauchoperationen werden häufig durch chronische Fadeneiterungen um nicht resorbierbares Nahtmaterial, selten um Katgutnähte, hervorgerufen. Durch die Fistel gelangt man in Abszeßhöhlen auf der Fasziennaht. Oft gelingt das Hervorziehen der Fäden mit einer schmalen Klemme und die Fadendurchtrennung mit der Schere. Danach heilt die Fistelung aus. Nur bei sehr ausgedehnten Fadenfisteln ist die Wiedereröffnung der gesamten Wunde und die Exzision aller Faszienfäden unter Sicht erforderlich. Die Wunde wird verzögert, ohne versenkte Nähte genäht. Liegt gleichzeitig ein Narbenbruch vor, so ist zweizeitiges Operieren empfehlenswert.

21.2.2.2. Fisteln aus dem Innern der Bauchhöhle

Sie sind in ihrer Ausdehnung durch Fistulographie zu bestimmen. Der Therapieplan richtet sich nach der jeweiligen Situation. In Frage kommen Fisteln zu Hohlorganen, unvollständig entfernten Gallenblasen oder Wurmfortsätze, Anastomoseninsuffizien-

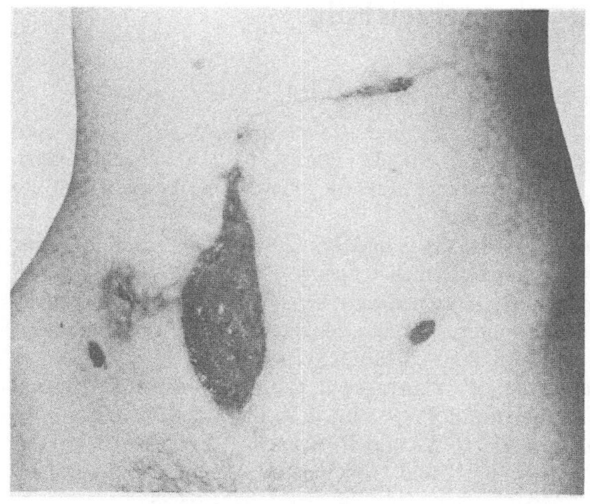

Abb. 21.12 Aktinomykose nach Kolektomie und Ileorektostomie wegen einer komplizierten Colitis granulomatosa (CROHN), fistelnde Abszesse und Infiltrate in der Bauchwand und der Bauchhöhle, Heilung nach zweimonatiger Penizillinkur

zen, Karzinomrezidive, Pankreasnekrosen. Auch die Tuberkulose, der Morbus CROHN, Aktinomykose (besonders nach Appendektomie), intraoperativ vergessene Fremdkörper (Bauchtücher, Tupfer), fistelnde Gefäßprothesen, Ureterstumpf- oder Nierenparenchymfisteln kommen in Betracht. Zur **Therapie** (s. a. GROSS, IRVING) ist die genaue Kenntnis der vorangegangenen Operation und der Krankheit erforderlich. Niemals darf der Eingriff chirurgischen Anfängern überlassen werden. Werden vergessene Fremdkörper entfernt, so sind sie sofort zu fotografieren (Beweis für spätere Gerichtsverfahren).

Abdominale Aktinomykosen (s. a. S. 385)

Sie machen etwa 20% aller Strahlenpilzerkrankungen aus und gehen in der Mehrzahl der Fälle von der Ileozökalregion und der Appendix aus (MINSKER und MOSKOVSKAJA, DAVIES und KEDDIE), vereinzelt von Magen, Duodenum, übrigem Kolon, Urogenitalsystem (Abb. 21.12).

Diagnose: Zwei klinische Formen des Krankheitsbeginns werden beobachtet – der akute Start mit einer perforativen Appendizitis und der schleichende Anfang mit einem Infiltrat. Im weiteren Verlauf entwickeln sich holzharte Infiltrate mit zahlreichen Einschmelzungen und Fistelungen.
Die Aktinomykose zählt zu den großen Imitatoren der klinischen Symptomatik in der Bauchhöhle. Wichtige Hinweise auf eine Strahlenpilzerkrankung sind die lange Latenzzeit zwischen den fistelnden Infiltraten und einer früheren Bauchoperation, ein persistierender sezernierender Fistelgang nach Operation eines perforierten Hohlorgans. Die Kranken fiebern hoch über Wochen und Monate, ihr Allgemeinzustand verschlechtert sich, Anämie entwickelt sich. Der bakteriologische Nachweis von Strahlenpilzen (anaerob, grampositiv) kann anfangs negativ sein, die Pilzkolonien sind oft schwer zu finden und zu kultivieren, besonders bei Mischinfektionen mit E. coli und Staphylokokken. Schwefelgelbe Pilzdrusen sind höchstens in jedem 2. Fall nachweisbar. Auch die Biopsie von Granulationsgewebe läßt keine eindeutigen Ergebnisse erwarten. Dennoch basiert die Diagnose auf dem Pilznachweis.

Differentialdiagnostisch sind vor allem Karzinome, Sigmadivertikulitis, Morbus CROHN und Fistelungen um Fremdkörper zu erwägen.
Therapie: Die totale Exzision der Infiltrate ist zumeist unmöglich, außerdem völlig überflüssig. Es genügt die Inzision und Drainage sowie Kürettage großer Abszesse. Die entscheidende therapeutische Maßnahme ist die Langzeittherapie mit Penizillin. Wir beginnen mit 10 Millionen E. Penizillin pro Tag als intravenöse Dauerinfusion für 10 Tage, setzen dann mit einem oralen halbsynthetischen Penizillin (Oxazillin 6 g/die) über 2 Monate fort. Auf keinen Fall darf die Therapie früher beendet werden, sonst ist das Rezidiv sicher. Andere Antibiotika sind nur indiziert bei Penizillinallergie oder – sehr selten – Penizillinresistenz der Pilze.

21.2.2.3. Nabeleiterungen (nässender Nabel)

Ein weites Spektrum von Krankheiten kann zu Fisteln und Abszessen in der Nabelregion führen.

Primär entzündliche Erkrankungen

1. *Nabelentzündungen mit Granulomen* bei Neugeborenen, eine gefürchtete Ausgangsquelle frühkindlicher Pfortaderthrombosen, sind gelegentlich Folge von Nabelvenenkathetern. *Nabeltetanus* spielt in einigen Regionen der Erde noch immer eine Rolle in der Säuglingssterblichkeit;
2. *Dermatitis im Nabelbereich* außerhalb der Neugeborenenperiode durch Bakterien, Viren, Pilze, Protozoen.

Sekundäre entzündliche Nabelerkrankungen

1. *Schmutzretentionen im Nabeltrichter* (Nabelsteine) führen zu Druckgeschwüren, paraumbilikalen Infiltraten und Abszedierungen, chronischer Eitersekretion aus dem Nabel;
2. Haare der Bauchhaut können sich im Nabeltrichter bis in das Subkutangewebe einbohren *(umbilikaler Pilonidalsinus)* (COLAPINTO);
3. Eiterungen aus der Bauchhöhle brechen über den Nabel nach außen durch, so bei Pneumokokkenperitonitis, Bauchfelltuberkulose, aber auch bei unspezifischen, intraabdominalen Eiterungen. Dem Durchbruch kann eine subumbilikale Abszedierung unter den Rektusmuskeln vorausgehen. Als Folgezustände verbleiben langwierige Eiter, Kot oder Galle führende Fisteln.

Mißbildungen im Nabel

Sie können zu Fisteln oder zur Zystenbildung mit sekundärem Durchbruch nach außen führen. Hierher gehören die verschiedenen Formen des Ductus omphaloentericus mit oder ohne Verbindung zum Dünndarm und die Urachusfehlbildungen mit oder ohne Verbindungen zur Harnblase. Nabeldermoide können Ausgangsort ausgedehnter Abszedierung werden (ENGELMANN).

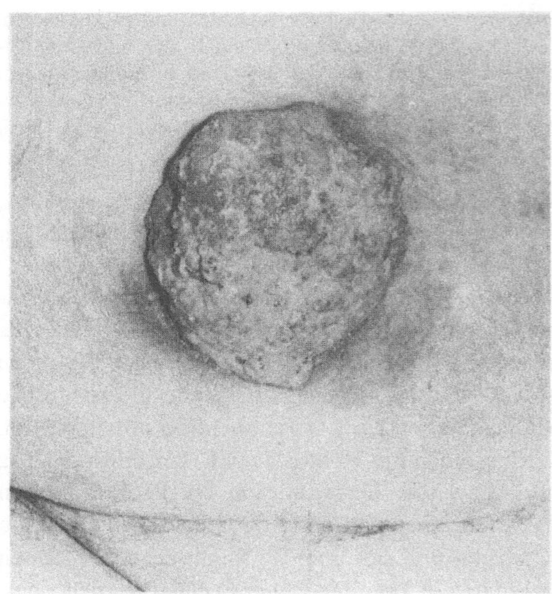

Abb. 21.13 Nabelmetastase bei Peritonealkarzinose (Kolonkarzinom)

Neubildungen am Nabel

Sie sind, abgesehen von seltenen Hauttumoren, zumeist Metastasen intraabdominaler Karzinome. Die Metastasierung erfolgt entweder lymphogen oder durch Zellverschleppung über die freie Bauchhöhle. Tumoren verschiedensten Primärsitzes sind als Ausgangsherd beschrieben worden (FISCHER). Das Auftreten einer sezernierenden Gewebsmasse im Nabeltrichter sollte stets den Verdacht auf eine *Nabelmetastase* (Abb. 21.13) lenken. Probeexzision und histologische Untersuchung bringen Klärung.

Endometriosen am Nabel sind sehr selten (FRIEDRICH).

Bruchzufälle an Nabelhernien

Diese führen gelegentlich zur Abszedierung im Bruchsack oder in einzelnen seiner Kammern. Ileus und Peritonitis zwingen dann oft akut zu operativen Maßnahmen, in anderen Fällen ist konservatives Vorgehen gerechtfertigt.

Über *großen Nabelhernien* entwickeln sich *Dehnungsulzera*, die unbehandelt schließlich in den Bruchsack perforieren. Auch hier ist eine konservative Behandlung vorauszuschikken. Die Dehnungsgeschwüre heilen unter Bettruhe. Die Herniotomie kann danach unter günstigeren Bedingungen erfolgen.

Diagnostik: Inspektion, Palpation, Sondierung, Fistelfüllung, Abstrichuntersuchungen und Probeexzision sind je nach Befund zur Diagnostik heranzuziehen.

Therapie: Die Behandlungen des näßenden Nabels sind so vielfältig wie die Ursachen. Abszedierungen werden inzidiert und drainiert, eingedrehte Haare, Dermoide, Nabelsteine exzidiert. Bei malignen Neubildungen ist die Omphalektomie indiziert.

Literaturverzeichnis

Zu 21.1.

Altemeier, W. A., und *E. Berkrich*, Wound sepsis and dehiscence. In: J. D. Hardy, Critical surgical illness. W. B. Saunders Company, Philadelphia-London-Toronto 1971, 187–206

Amann, E., G. Salem und *W. Lorbeck*, Die Wunddehiszenz nach Laparotomien. Chirurg *42* (1971) 133–140

Böttger, G., Ursachen und Behandlung der postoperativen Bauchwandruptur und der Bauchnarbenbrüche. Langenbecks Arch. klin. Chir. *325* (1969) 39–52

Fischer, A. W., Chirurgische Operationslehre. Bier-Braun-Kümmell, Bd. IV, 7. Aufl. J. A. Barth, Leipzig 1955

Fürstenberg, H. S., und *B. Schneider*, Erworbener Faktor-XIII-Mangel und postoperative aseptische Wundheilungsstörungen. Zbl. Chir. *100* (1975) 806–811

Gierhake, F. W., Postoperative Wundheilungsstörungen. Springer, Berlin-Göttingen-Heidelberg 1970

Gilsdorf, R. B., und *M. M. Shea*, Repair of massive septic abdominal wall defects with Marlex mesh. Amer. J. Surg. *130* (1975) 634–638

Hofstätter, R., Das Aufplatzen frischer Laparotomiewunden. Maudrich, Wien 1952

Karnbaum, S., und *R. Parkofer*, Experimentelle Untersuchungen zur Wundruptur nach Laparotomie. Langenbecks Arch. klin. Chir. *302* (1963) 77–90

Kuhlgatz, G., Wunddehiszenz nach Laparotomie. Langenbecks Arch. klin. Chir. *277* (1953) 373–384

Kyrle, P., Platzbauch. In: Intra- und postoperative Zwischenfälle, ihre Verhütung und Behandlung, 2. Aufl., Bd. II, 40–50. Hrsg.: Brandt, G. H. Kunz, R. Nissen. Thieme, Stuttgart 1971

Mann, L. S., A. J. Spinazzola, G. G. Lindesmith, M. J. Levine und *W. Kuczereja*, Disruption of abdominal wounds. JAMA *180* (1962) 1021–1023

Peitsch, W., und *K. Burkhardt*, Der Platzbauch als Indikation zur Relaparotomie. Zbl. Chir. *101* (1976) 310

Sokolov, S., Das Aufplatzen der Bauchwunde nach Laparotomie mit Eventration bzw. Freiliegen der Eingeweide. Ergebn. Chir. Orthopäd. *25* (1932) 306–379

Ungeheuer, E., und *H. Becker*, Allgemeine Technik der Bauchoperationen. In: Bier-Braun-Kümmell, Chirurgische Operationslehre, Bd. IV/I, 8. Aufl., Operationen am Bauch, 1–56. Hrsg.: E. Derra, P. Huber und W. Schmitt. J. A. Barth, Leipzig 1972

Usher, F. C., A new plastic for repairing tissue defects of the chest and abdominal wall. Amer. J. Surg. *97* (1959) 629

Zu 21.2.

Altemeier, W. A., und *W. D. Fullen*, Prevention and treatment of Gas Gangrene. JAMA *217* (1971) 806–813

–, und *W. R. Culbertson*, Wound Infections. In: Reoperative Surgery, New York, Mc Graw-Hill-Book-Company 1964, 16–28

Amgwerd, R., G. Rauch, O. und W. Sonnabend, Gasbrand nach Eingriffen im Abdomen, Helv. chir. Acta *44* (1977) 467–470

Colapinto, N. D., Umbilical pilonidal sinus. Brit. J. Surg. *64* (1977) 494–495

Crosthwait, R. W., und *G. L. Jordan*, Necrotizing Fasciitis. J. Traum. *4* (1964) 148–157

Davies, M., und *N. C. Keddie*, Abdominal actinomycosis. Brit. J. Surg. *60* (1973) 18–22

Eng, K., P. Casson, I. R. Berman und *L. R. Slattery*, Clostridial Myonecrosis of the abdominal wall (Resection and Prothetic Replacement). Amer. J. Surg. *125* (1973) 367–371

Engelmann, C., und *R. Falkner*, Nabelatherom, Ursache einer lokalen Peritonitis. Zbl. Chir. *97* (1972) 514–515

Fischer, W., Differentialdiagnose des nässenden Bauchnabels. Dtsch. Ges.wesen *29* (1974) 1572–1574

Friedrich, A., Symptomlose Nabelendometriose. Zbl. Chir. *97* (1972) 631–632

Fromm, D., und *W. Silen*, Postoperative clostridial sepsis of the abdominal wall. Amer. J. Surg. *118* (1969) 517–520

Galosi, A. F., W. P. Herrmann, Fasciitis necroticans, Dtsch. Med. Wschr. *104* (1979) 1095–1099

Gierhake, F. W., Postoperative Wundheilungsstörungen. Springer, Berlin-Heidelberg-New York 1970

–, Probleme der bakteriellen Kontamination, Langenbecks Arch. klin. Chir. *325* (1969) 29–39

Gilsdorf, R. B., Repair of massive septic abdominal wall defects with Marlex-Mesh. Amer. J. Surg. *130* (1975) 634–638

Grosfeld, J. L., und *R. W. Solit*, Prevention of wound infection in perforated Appendicitis. Experience with delayed primary wound closure. Amer. Surg. *168* (1968) 891–895

Gross, E., und *M. Irving*, Protection of the skin around intestinal fistulas. Brit. J. Surg. *64* (1977) 258–263

Guliano, A., F. Lewis, K. Hadley, F. W. Blaisdell, Bacteriology of necrotizing Fasciitis. Amer. J. Surg. *134* (1977) 52–57

Höhne, D., und *J. Brockmann*, Infektionen durch sporenlose Anaerobier. Z. ärztl. Fortbildg. *73* (1979) 1045–1050

Irving, M., Local and surgical management of enterocutaneous fistulas. Brit. J. Surg. *64* (1977) 690–694

Keighley, M. R. B., Prevention of wound sepsis in gastrointestinal surgery. Brit. J. Surg. *64* (1977) 315–321

Ledingham, J. M. CA., und *M. A. Tehrani*, Diagnosis, clinical course and treatment of acute dermal gangrene. Brit. J. Surg. *62* (1975) 364–372

Meade, J. W., und *C. B. Mueller*, Necrotizing infection of subcutaneous tissue and fascia. Ann. Surg. *168* (1968) 274–280

Minsker, O. B., und *M. A. Moskowskaja*, Abdominal actinomycosis. Chirurgija (Mosk.) *7* (1975) 51–55

Morgan, A., W. Morain und *A. Eraklis*, Gas Gangrene of the abdominal wall: Management after extensive debridement. Ann. Surg. *173* (1971) 617–622

Philips, J., D. M. Heimbach und *R. C. Jones*, Clostridial Myonecrosis of the abdominal wall. Amer. J. Surg. *128* (1974) 436–438

Rea, W. J., und *W. J. Wyrick*, Necrotizing Fasciitis. Ann. Surg. *172* (1970) 957

Schmauss, A. K., E. Bahrmann und *W. Fabian*, Gasbrandbehandlung und hyperbare Oxygenation. Zbl. Chir. *98* (1973) 912–925

Schott, H., Therapie des Gasödems, Ergebnisse und Probleme. Chirurg *46* (1975) 15–20

–, Therapie des Gasödems. In: Chirurgische Operationslehre, Breitner-Kraus-Zukschwerdt, Bd. IV/1, Erg. 1975. Urban & Schwarzenberg, München-Berlin-Wien

Stone, H., und *J. D. Martin*, Synergistic necrotizing cellulitis. Ann. Surg. *175* (1972) 702–710

Usher, F. C., Repairing tissue defects of the chest and abdominal wall. Amer. J. Surg. *97* (1959) 629–633

Verrier, E. D., K. J. Bossart, F. W. Heer, Reduction of Infection rates in abdominal Incision by delayed wound closure techniques. Amer. J. Surg. *138* (1979) 22–28

22. Retroperitoneum (Retroperitonitis)

S. KIENE

22.1. Anatomische Vorbemerkungen

Der Retroperitonealraum zwischen Fascia abdominis interna und Retroperitoneum (dem dorsalen Blatt des Peritoneum parietale) wird außer von den hier liegenden Organen (Pankreas, Duodenum, Choledochus, Nieren, Nebennieren, Ureteren), Gefäßen, Lymphbahnen, viszeralen Nerven von einem retroperitonealen Bindegewebskörper ausgefüllt. Dieser Bindegewebskörper mit den in ihm eingebetteten Gebilden wird durch Faszienblätter unterteilt. So trennt das ventrale zarte Blatt der Fascia renalis einen *vorderen* von einem *hinteren* Retroperitonealraum (ALTEMEIER). Beide Retroperitonealräume (Abb. 22.1) reichen über die Mittellinie hinweg. Den hinteren Retroperitonealraum unterteilt das hintere derbe Blatt der Fascia renalis in einen *perinephritischen* (GEROTAschen) Raum, er liegt zwischen beiden Blättern der Nierenfaszie und ist nach unten offen und in einen dorsal davon gelegenen *paranephritischen*, mit Fettgewebe gefüllten Raum (Abb. 22.2). Die teilweise retroperitoneal gelegenen Kolonabschnitte werden durch zarte (TOLDsche) Grenzlamellen vom vorderen Retroperitonealraum getrennt.

Als Leitschienen und Barrieren für Abszesse und Phlegmonen spielen diese Faszien- und Grenzlamellen eine bedeutsame Rolle. Der Retroperitonealraum geht kaudalwärts über dem Promontorium und zwischen den Psoasmuskeln breit in den subperitonealen, pelvirektalen Raum über. Er enthält zwischen Fascia pelvis interna, Beckenbodenbauchfell und Faszienhüllen der intrapelvinen Hohlorgane die Gefäßnervenleitplatten zu den Beckenorganen, deren Grenzlamellen und zarte virtuelle, gefäßfreie Spatien. Nach ventral kommuniziert der pelvirektale Raum mit dem prävesikalen Cavum Retzii (Spatium retropubicum).

Insgesamt handelt es sich um einen großen, retro-, sub- und präperitoneal gelegenen hufeisenförmigen Raum, der in Einzelfällen 7 Liter Eiter fassen kann.

Dieser große Raum steht durch Lücken seiner Abgrenzung mit seiner Nachbarschaft in Verbindung. *Kranialwärts* können Eiterungen durch das muskelfreie Trigonum lumbocostale im Zwerchfell, andere Zwerchfellücken und Lymphspalten das Mediastinum und die Pleurahöhle erreichen. Dorsalwärts sind Fascia abdominis interna und Rumpfmuskeln schwer zu durchbrechen. Lediglich das muskelfreie Spatium tendineum lumbale kommt als Ausweg für paranephritische Abszesse ausnahmsweise in Frage.

Vom Subperitonealraum ist der Übergang in den Ischiorektalraum durch Lücken im muskulären Beckenboden möglich, Leistenkanal, Lacuna musculorum und Lacuna vasorum gestatten das Absinken von Entzündungen in Skrotum bzw. Labien und in die Weichteillogen am Oberschenkel.

Sehr ausgiebig kommuniziert der Retroperitonealraum mit den Organen der freien Bauchhöhle. Über die Lymphbahnen können Entzündungen leicht vom Darm auf den Retroperitonealraum übergreifen, in umgekehrter Richtung können Entzündungen, Hämatome und chemisch wirksame Ergüsse (z. B. bei Pankreatitis) vom Retroperitonealraum her die Mesenterien infiltrieren und Darmparalyse auslösen. Durch die dünne Grenzschicht des Retroperitoneums entleeren sich Eiterungen auch direkt in das Subphrenium,

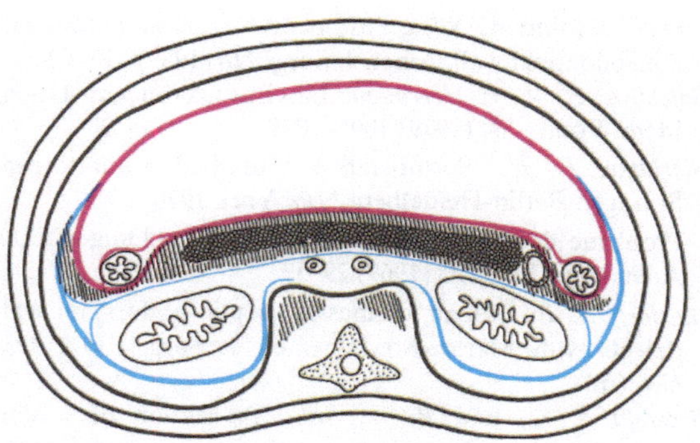

Abb. 22.1 Rumpfquerschnitt etwa auf Höhe des 1. Lendenwirbelkörpers; rot: Peritoneum parietale mit TOLDscher Membran an Colon ascendens und descendens; Fascia renalis

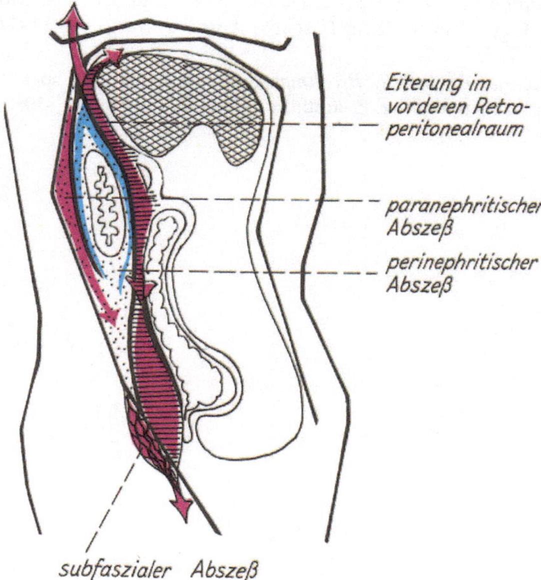

Abb. 22.2 Hauptausbreitungswege retroperitonealer Eiterungen (rot); blau: Fascia renalis

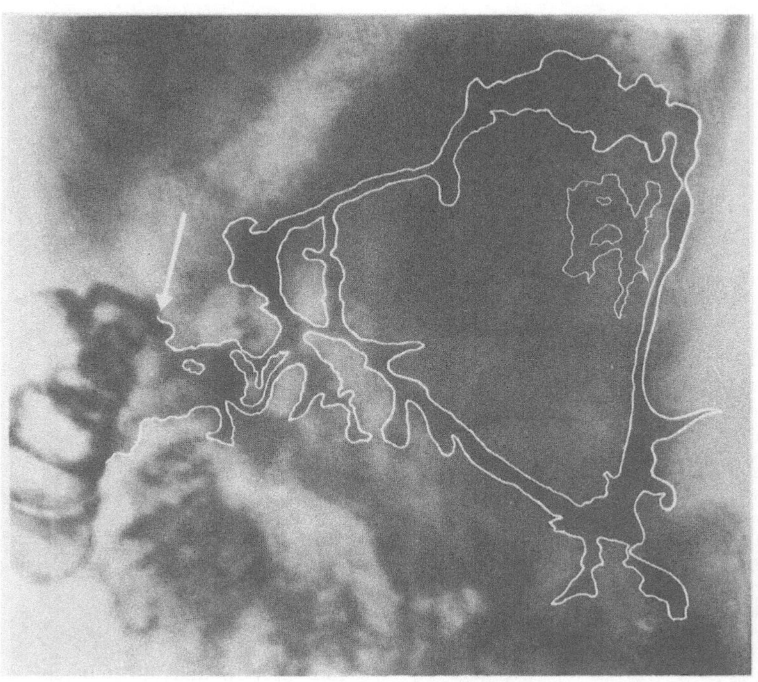

Abb. 22.3 Zustand nach akuter Pankreasnekrose mit Abszeßbildung im Retroperitoneum. Der Abszeß wurde von lumbal her eröffnet und drainiert. Durchbruch der Eiterung in das Kolon (Pfeil)

den DOUGLASschen Raum, die parakolische Rinne, die intermesenterialen Räume oder in angrenzende Hohlorgane (Magen, Duodenum, Kolon) (Abb. 22.3).

22.2. Ursachen der Retroperitonitis

Eine Vielzahl von Ursachen ist bekannt. Die Entzündung kann durch Übergreifen von Eiterungen retroperitonealer Organe auf deren Umgebung entstehen (Pyelonephritis, Pankreatitis, Ulcus duodeni, Kolonkarzinom, Choledochitis, Parametritis, Adnexitis des Mannes) oder durch Hohlorganperforationen (Duodenum, Choledochus, Kolon, Rektum, Ureter).

Die Appendicitis retrocoecalis, die Enteritis regionalis CROHN, die Perisigmoiditis diverticulosa, die komplizierte Colitis ulcerosa können fortgeleitet über die Mesenterien oder direkt zu einer Infektion des Retroperitonealraumes führen. Die Retroperitonitis kann auch von einer abszedierten retroperitonealen Lymphadenitis ausgehen. Osteomyelitis der Rippen, Wirbel- und Beckenknochen führen zu subfaszialen Eiterungen, erst sekundär nach Fasziendurchbruch zur Retroperitonitis, sogar Einbruch in Hohlorgane (Abb. 22.4). In anderen Fällen kommt die hämatogene Metastasierung bei Septikämie als Ursache in Frage (Paranephritis, s. S. 390). Nach stumpfen Bauchtraumen oder Operationen können Hämatome zu Infektionsquellen werden.

Bei der primär chronischen *Retroperitonealfibrose* (ORMOND) ist die Ursache bis heute fraglich.

22.3. Klinik der Retroperitonitis

Eine Vielzahl von klinischen Bildern der Retroperitonitis ist bekannt als akute und chronische *umschriebene Retroperitonitis* (Retroperitonitis circumscripta) und als akute und chronische *diffuse Retroperitonitis.*

Die verschiedenen Formen der Retroperitonitis können je nach ihren Lokalisationen durch unterschiedliche klinische Verläufe voneinander unterschieden werden.

Vier Hauptgruppen von Symptomen können beobachtet werden:

1. Allgemeinsymptome der Infektion;
2. lokalisatorisch verwertbare Schwellungen, Schmerzen und Spannungsgefühl ohne Zeichen der Peritonitis;
3. Symptome von seiten der Harnwege;
4. selten sind Störungen anderer Organsysteme (Darm, Blutgefäße, Gallenwege) oder Symptome von seiten der Wirbelsäule und der Hüftmuskulatur (Psoaszeichen).

Den meisten dieser Entzündungen ist ein stiller und obskurer Verlauf mit Vorherrschen allgemeiner Intoxikationserscheinungen und nur ganz spärlichen

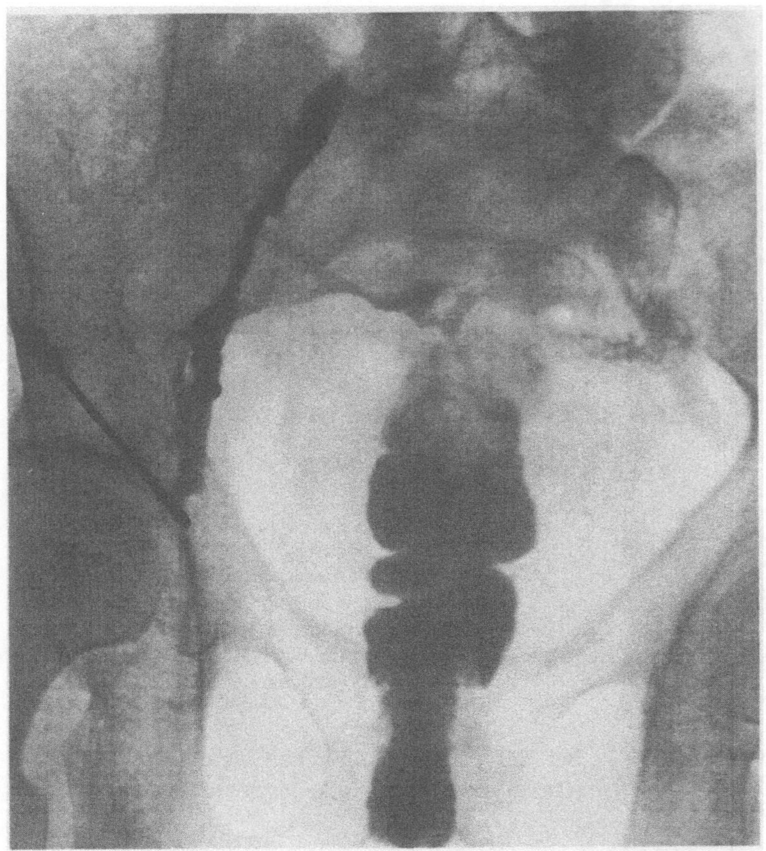

Abb. 22.4 Spondylitis tuberculosa L 5 bis S 1 mit Senkungsabszeß nach kaudal in den pelvirektalen und ischiorektalen Raum und nach ventral, Fisteln perianal und inguinal sowie in das Rektum. Kontrastfüllung des Rektums durch Füllung der Fistel an der rechten Leiste

Lokalzeichen eigen. Langdauernde Fieberattacken, Gewichtsverlust und Hypoproteinämie beherrschen oft das Bild und führen zu Fehldiagnosen wie Karzinom, Tuberkulose, Typhus. Lokalisatorische Hinweise sind anfangs diskret und nur bei gezielter Suche nachzuweisen (Infiltrate, Klopf- und Druckschmerz, Fluktuation). Sie werden aber gelegentlich auch trotz eindeutigem Vorliegen nicht richtig eingeschätzt. Erst der späte Durchbruch unter die Körperoberfläche (z. B. lumbal, inguinal, femoral, ischiorektal) oder in den Pleuraraum, das Subphrenium, den DOUGLASschen Raum führen zu Diagnose und chirurgischer Therapie.

Die *Nierenaufnahme* und das *intravenöse Ausscheidungsurogramm* sind von großer diagnostischer Bedeutung (FLOCKS). Sie gestatten wertvolle Rückschlüsse auf die Lokalisation der Eiterung: Eiterungen im vorderen Retroperitonealraum medial der Psoasmuskulatur (z. B. nach Appendizitis oder bei pelvirektalen Abszessen) führen zu Ureterkompression und Harnstauung, Eiterungen im hinteren Retroperitonealraum können den Ureter und die Niere höchstens verdrängen (STELZNER, ZUKSCHWERDT).

Bei Paranephritis beschreiben GROTZ und SCHMIDT außerdem Entzündungsatonie des Ureters der betroffenen Seite und auch einen etwas dichteren Nierenschatten durch Kontrastmittelanreicherung in der Niere. Unschärfen der Psoas- und Nierenkontur, gelegentlich atypische Weichteilschatten, Skoliose der Wirbelsäule, Meteorismus und Flüssigkeitsspiegel im Darm, Zwerchfellhochstand, Pleuraerguß, Lungenatelektasen oder basale Pneumonie sind weitere, mehr unspezifische Hinweise im Röntgenbild.

22.4. Spezielle Formen der Retroperitonitis

22.4.1. Paranephritische Abszesse

Paranephritische Abszesse entstehen unabhängig von den Nieren (s. S. 390), zum Teil metastatisch oder fortgeleitet im Fettgewebe dorsal der Nierenfaszie. Bis zur Diagnosestellung vergehen oft mehrere Wochen. Spezielle diagnostische Hinweise sind, abgesehen von den oben erwähnten, Vorwölbung der entsprechenden Lumbalregion, dort auch hochgradiger Klopfschmerz, ein tief unter dem Rippenbogen eben tastbares Infiltrat. Die Abszesse senken sich auf der Fascia abdominis interna kaudalwärts in das kleine Becken.

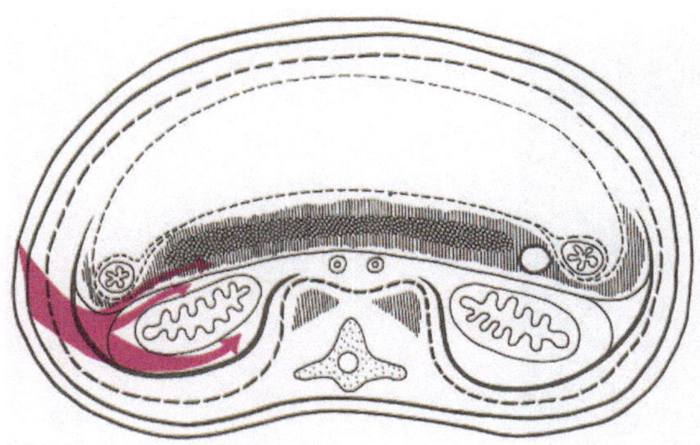

Abb. 22.5 Von lumbal her können die verschiedenen Kammern des Retroperitonealraumes operativ erreicht werden

Therapie: Eröffnung (Abb. 22.5) durch breite extraperitoneale lumbale Freilegung, Entfernung des Eiters und der zumeist vorhandenen Fettsequester. Einlage dicker Drains für die antibakterielle Spüldrainage. Die Wunde wird durchgreifend locker mit nicht resorbiertem Material vernäht. Die Spüldrainage bleibt für ca. 4 bis 6 Wochen liegen. Erst wenn eine Kontrastdarstellung über das Drain keine Resthöhle mehr zeigt, dürfen die Drains entfernt werden.

22.4.2. Perinephritische Abszesse

Perinephritische Abszesse im GEROTAschen Raum, zumeist Folgen entzündlicher Nierenerkrankungen, sind außer an Allgemeinveränderungen durch diskrete Seitenbetonung der Symptomatik und die erwähnten Veränderungen im Ausscheidungspyelogramm zu vermuten. Sie senken sich kaudalwärts aus der unten offenen Fascia renalis in den unteren Retroperitonealraum. Gelegentlich wird auch die vordere Nierenfaszie durchbrochen, Perforationsperitonitis ist die Folge.
Therapie: Freilegung, Spüldrainage.

22.4.3. Retroperitoneale, nicht tuberkulöse Abszesse der Fossa iliaca

Sie stellen ein seltenes, aber charakteristisches Krankheitsbild dar (NEUHOF und ARNHEIM). Die Abszesse liegen medial des M. iliopsoas in unmittelbarer Nähe der Iliakalgefäße, der sie begleitenden Lymphknoten und des Ureters. Der Abszeß ist die Folge einer eitrigen iliakalen Lymphadenitis und nicht durch Spondylitis oder Beckenosteomyelitis bedingt. Als Erreger werden Staphylokokken isoliert. Der Abszeß, zwischen Peritoneum parietale und Faszie gefangen, perforiert eher die Muskelfaszie als das Bauchfell. So kann er in der Psoasfaszie bis unter das Leistenband absinken und am medialen Oberschenkel auftauchen *(nicht spinaler pyogener Psoasabszeß)*.
Klinik: Fieber, Tage oder Wochen nach einer akuten Krankheit, Schmerzen beim Gehen oder spontan im Rücken, in Hüfte oder im Bein, Schonhaltung des Beines *(Psoaszeichen)*, ein protrahierter Verlauf, bevorzugt bei Kindern und Jugendlichen, Ähnlichkeit des Bildes mit einer retrozökalen Appendizitis sollten an das Vorliegen einer retroperitonealen Abszedierung der Iliakalgrube denken lassen (MAULL und SACHATELLO).
Die *Diagnose* stützt sich auf die beschriebenen klinischen Zeichen: Ureterkompression und eventuell Verlagerung in der Ausscheidungsurographie, atypische Weichteilschatten in der Nierenaufnahme.
Therapie: Extraperitoneale Freilegung und antibakterielle Spüldrainage.

22.4.4. Pelvirektale Abszesse

Infektionen des subperitonealen Raumes breiten sich zunächst innerhalb der einzelnen Gefäß-Nerven-Leitplatten aus. Infiltrationen bleiben auf diese Leitplatten beschränkt (z. B. Parametritis), Abszedierungen brechen in die von Grenzlamellen umschlossenen virtuellen gefäßlosen Spatien (retrorektales, prärektales, retrovesikales bzw. retroprostatisches, prävesikales Spatium) oder den ischiorektalen Raum durch (GEMSENJÄGER), höher gelegene Eiterungen auch in den DOUGLASschen Raum und in den retroperitonealen Raum. Wegen seiner besonderen Abgrenzung wird der retrorektale Abszeß als Sonderform erkannt. Auch die retroprostatischen bzw. retrovesikalen Abszesse, vor der DENONVILLIER-Faszie gelegen, zeigen spezielle Eigenheiten. Sie dissezieren durch das Diaphragma urogenitale in den ischiorektalen Raum dammwärts. Die Ursachen pelvirektaler Eiterungen sind zumeist schwer zu klären, Karzinome, Ileitis regionalis, Perisigmoiditis, Proktitis, Lymphadenitis, beckennahe deszendierende Retroperitonitis, nach retroperitonealer, mesozöliakaler Appendizitis, Entzündungen innerer Genitalien kommen als Ausgangsort in Frage.

22.4.5. Subperitoneale Abszesse

Diese Abszesse nach Rektumresektion oder -amputation haben andere anatomische Voraussetzungen. Trennschichten fehlen, der Durchbruch in den Darm auf Anastomosenhöhe oder durch die Dammnaht nach außen ist häufig. Gefahr droht durch Einbruch in die freie Bauchhöhle, aszendierende Retroperitonitis, Phlebitis und Sepsis.

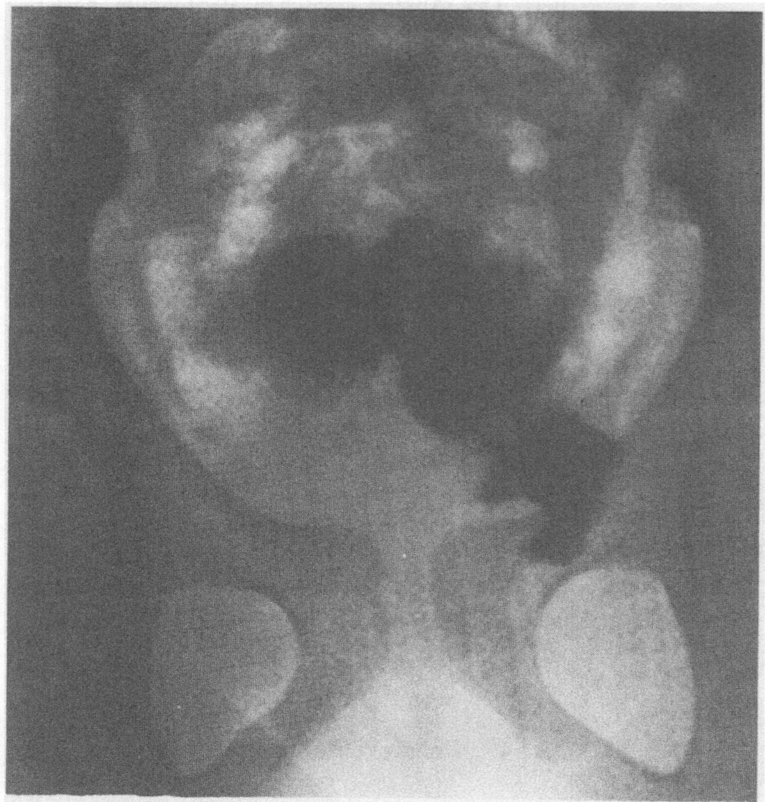

Abb. 22.6 Präsakrale Dermoidzyste, parakokzygeal nach dorsal fistelnd; Ansicht von vorn

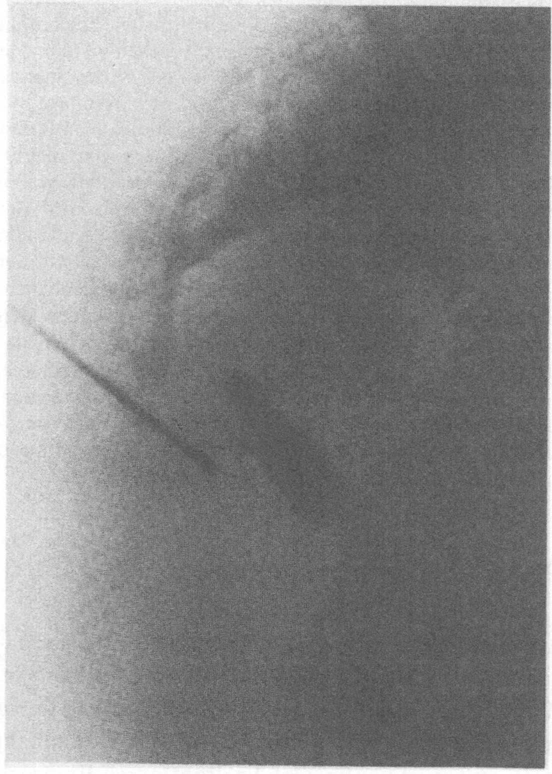

Abb. 22.7 Präsakrale Dermoidzyste, parakokzygeal nach dorsal fistelnd; seitliche Ansicht

22.4.6. Retrofasziale Abszesse

Retrofasziale Abszesse im Bereich präsakraler Dermoidzysten perforieren nicht nach vorn in das Spatium retrorectale, sondern parakokzygeal zur Haut hin (Abb. 22.6 und 22.7).

Das *klinische Bild pelvirektaler Abszesse* (Abb. 22.8) wird gekennzeichnet durch wochenlanges Fieber, Gewichtsverlust, anhaltende Durchfälle, gelegentlichen Wechsel mit Obstipationen, dumpfen Schmerzen im Becken, Harnabflußstörungen (Abb. 22.9); Typhusverdacht, Kolonkarzinom und Spondylitis sind daher die häufigsten Einweisungsdiagnosen. Bei *rektaler Untersuchung* imponiert die pralle Vorwölbung und Fluktuation dorsal, lateral oder zirkulär am Rektum. Dieser eindeutige Tastbefund wird jedoch als solcher oft gar nicht erkannt. Bei translevatorischem Durchbruch sind monströse Schwellungen der Ischiorektalgruben, Hautrötung und Analödem wichtige Hinweise. Die Probepunktion sichert die Diagnose. *Differentialdiagnostisch* abzugrenzen sind retrorektale Tumoren.

Die **Therapie** besteht in breiter T-förmiger Inzision über beiden Ischiorektalgruben und Einlage dicker Drains durch die Levatorplatte bis in die Abszeßhöhle, langfristige Spülbehandlung schließt sich an. Retrorektalabszesse leitet STELZNER durch parasa-

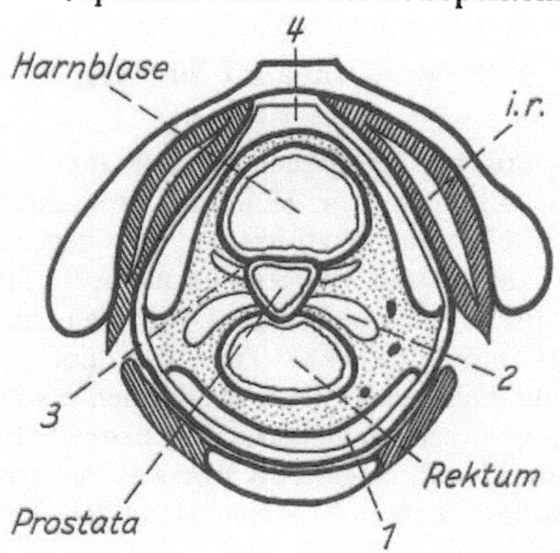

Abb. 22.8 Übersicht über den subperitonealen Raum; rot punktiert: Gefäßnervenleitplatten zu den Beckenorganen (Paraproktium, Parapatrium = Gefäßnervenleitplatte zu den männlichen Adnexen [Prostata, Samenblasen] Parazystium). *1* Spatium retrorectale (Sitz retrorektaler Abszesse); *2* Spatium praerectale; *3* Spatium retrovesicale; *4* Spatium praevesicale; i. r. = Ischiorektalraum, Ausläufer zwischen M. obturatorius internus und M. levator ani

krale Inzision nach dorsal ab. Phlegmonöse, abszedierende und nekrotisierende Entzündungen mehrerer oder aller Retroperitonealräume sind zumeist die Folge von Pankreasnekrosen, von seltenen Ösophagusperforationen, Parametritis, Operationen und retroperitonealen Kolonperforationen. Wir sahen bei einem Patienten nach Pankreasnekrose zusammenhängende Abszesse vom Mediastinum über den Subperitonealraum bis zu den Oberschenkeln, dazu intraperitoneale Abszedierung und Einbruch in Duodenum und Kolon. GROTZ und SCHMIDT fanden nach Pankreasnekrose häufig die Kombination von Retroperitonitis mit intraperitonealen Abszessen, Pleuraergüssen, Leberabszessen, auch Perforationen im Dickdarm, Duodenum oder Magen. In den fuchsbauartig verzweigten retroperitonealen, von Gefäßen durchzogenen Abszeßhöhlen liegen große Gewebssequester (Abb. 22.10).

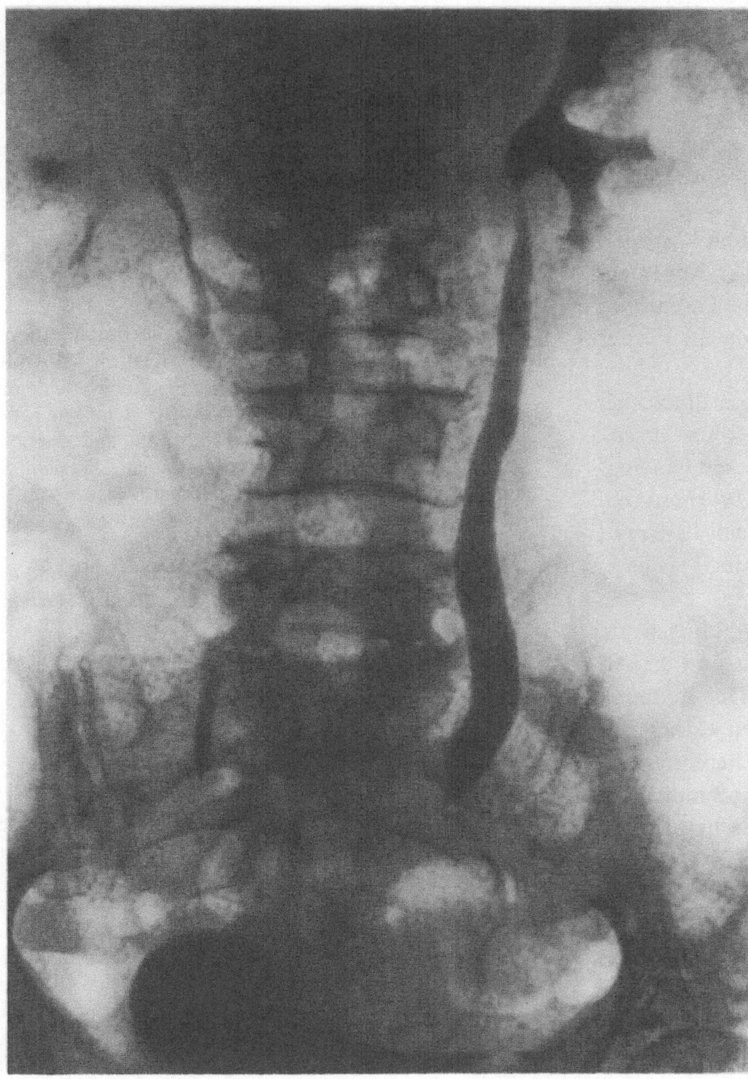

Abb. 22.9 Linksseitige Harnabflußstörung und Verdrängung der Harnblase durch einen großen pelvirektalen Abszeß

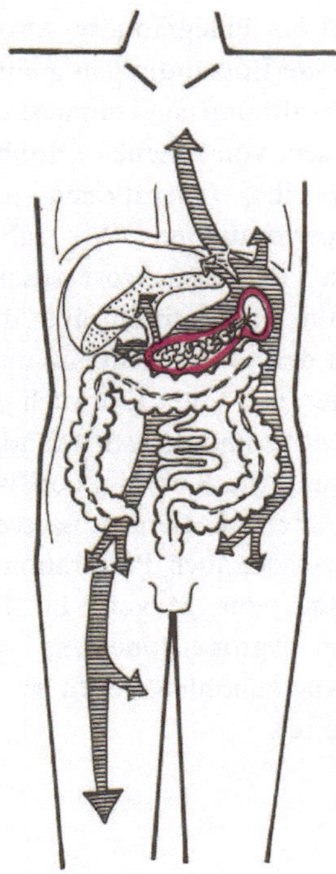

Abb. 22.10 Ausbreitungswege eines Retroperitonealabszesses nach Pankreasnekrose, Einbruch in das Mediastinum, Senkungsabszeß im Oberschenkel

22.4.7. Diffuse Retroperitonealphlegmone

Das klinische Krankheitsbild der diffusen Retroperitonealphlegmone wird von Zeichen der Allgemeinintoxikation beherrscht, Fieber, toxische Parenchymschäden, toxisches Magenbluten stehen im Vordergrund.

Laboratoriumswerte (Diastase, Amylase, Blutzucker, Serumbilirubin, Transaminasen) sind ohne charakteristische Veränderungen. Über die röntgenologischen Veränderungen s. S. 390. Die *Diagnose* muß also anhand der Vorgeschichte (eventuell Pankreatitis), des klinischen Bildes und der eventuell tastbaren Resistenzen gestellt werden.

Therapie: Es empfiehlt sich, das Abklingen der akuten Erscheinungen der Pankreatitis und die Abgrenzung der Nekrosen abzuwarten. Der Zeitpunkt zu der dann erforderlichen operativen extraperitonealen Freilegung, Sequester- und Eiterentfernung sowie breiten Drainage nach außen, muß individuell festgelegt werden. Alle Korrekturen an den Gallenwegen sind später vorzunehmen. Der Operation unter Schutz von Proteinaseninhibitoren und Antibiotika geht eine intensive Vorbereitung voraus.

Nach der Sequesterentfernung verbleibt gelegentlich eine Pankreasfistel, die sich in den von uns behandelten Fällen spontan schloß.

Die *Prognose* der postpankreatischen Retroperitonitis ist stets sehr ernst.

22.4.8. Retroperitoneale Fibrosen

Von der primär chronischen retroperitonealen Fibrose (ORMOND), die anfangs in Höhe des Promonturiums und medial der Ureteren lokalisiert ist, dort liegende Organe ummauert, selten die Rückenmuskulatur infiltriert, sind symptomatische retroperitoneale Fibrosen abzugrenzen (HONKOMP und MICHALKE). Trotz der ätiologischen und pathogenetischen Vielfalt ist allen Formen ein chronischer Entzündungsvorgang gemeinsam, der über die Fibrose des retroperitonealen Bindegewebskörpers zu Passagestörungen der eingeschlossenen Hohlsysteme (Ureteren, Venen, Arterien, Lymphbahnen) führt.

Symptomatische Retroperitonealfibrosen folgen entzündlichen Prozessen mit lymphogener Ausbreitung wie Harnwegsinfektionen, Paranephritis, Perinephritis, Prostatitis, Adnexitis, Spondylitis, entzündlichen Darmerkrankungen einschließlich Appendizitis und der Pankreatitis.

Reaktive Fibrosierungen entwickeln sich nach Radium- und Röntgentherapie, nach retroperitonealen Hämatomen und nach Operationen.

Kollagenosen können von einer primären Retroperitonealfibrose begleitet werden (ROSS), dazu zählen Panarteriitis, Periarteriitis, Mediastinalfibrose, Retroorbitalfibrose (LENHARD u. Mitarb.), Nasennebenhöhlenbefall, Lungenbeteiligung und Knochenmarkfibrose. Vermutet werden auch pathogenetische Beziehungen zwischen der primär chronischen Retroperitonealfibrose und der sklerosierenden Cholangitis, der Induratio penis plastica, der DUPUYTRENschen Kontraktur, der WEGENERschen Granulomatose und der Strumitis RIEDEL.

Zu klären ist jeweils, ob die retroperitonealen Veränderungen durch neoplastische oder chronisch entzündliche Prozesse bedingt sind.

Die *Klinik der Retroperitonealfibrosen* ist durch dumpfe Rückenschmerzen oder Lumbalgie, Kräfteverfall, Gewichtsverlust, Anämie, Leukozytose, Senkungsbeschleunigung gekennzeichnet. Elephantiasis der Beine und des Skrotums, schwere venöse Abflußstörungen und arterielle Durchblutungsstörungen können auftreten. Da sich die Krankheit oft zuerst am harnableitenden System manifestiert, suchen die meisten Patienten zunächst den Urologen auf.

Passagestörungen des Duodenums, der Gallenwege und des Kolons (TEMPLIN u. a.) sind seltener, ebenso auch ein GOLDBLATT-Hochdruck.

Die *Differentialdiagnostik* erfordert umfangreiche klinische und instrumentelle Untersuchungen unter Anwendung auch der lumbalen Aortographie, Beckenphlebographie, Kavographie, Lymphographie und je nach Befund auch des Retropneumoperitoneums. Entscheidend wichtig sind Ausscheidungsurographie und Isotopennephrographie.

Die **therapeutischen Möglichkeiten** sind abhängig von der Form der Retroperitonealfibrose. Harnabflußstörungen erfordern dringend eine operative Behandlung. Bei Ureterstenosen ist die Ureterolyse, die Exzision des fibrösen Gewebswalls um den Ureter, die intraperitoneale Harnleiterverlagerung, in Ausnahmefällen Ureterosigmoidostomie oder Nierenfistelung angezeigt. Durch Phlebolysen und Rekonstruktionen der arteriellen Strombahn haben wir keine Dauererfolge erreicht. Gute Beeinflussung der Fibrose gelingt durch postoperative Langzeittherapie mit Prednisolon.

Literaturverzeichnis

Altemeier, W. A., und *J. W. Alexander*, Retroperitoneal abscesses. Arch. Surg. (Chicago) *85* (1961) 512–524

–, *W. R. Culbertson, W. D. Fullen* und *C. D. Shook*, Intraabdominal abscesses. Amer. J. Surg. *125* (1973) 70–79

Daviglus, G. F., und *B. F. Rush*, Retroperitoneal abscess. Arch. Surg. *83* (1961) 322–328

Flocks, R. H., The role of the urinary tract and the male genital tract in the formation of abdominal abscesses. In: Ariel, J. N., und K. K. Kazarian, Diagnosis and Treatment of abdominal abscesses. Williams and Wilkins, Baltimore 1971

Gemsenjäger, E., Anatomie und Infektion des pelvirektalen Raumes. Helv. Chir. acta *35* (1968) 78–86

Grotz, J., und *M. A. Schmidt*, Subphrenische und retroperitoneale Abszesse nach akuter Pankreatitis. Langenbecks Arch. Chir. *324* (1969) 89–119

Hanley, P. H., Anorectal supralevator abscess fistula in ano Surg., Gynecol. and Obstet. *148* (1979) 899–904

Härtel, F. F., Die Chirurgie des Retroperitonealraumes und des dorsalen Bauchfells. Ergeb. Chir. und Orthopädie *25* (1932) 60–153

Honkomp, J., und *H. J. Michalke*, Differentialdiagnostische Abgrenzungen zur retroperitonealen Fibrose. Langenbecks Arch. klin. Chir. *325* (1969) 663–668

Lenhard, V., J. Bommer, K. Andressy, B. Orth, B. Krempien und *E. Ritz*, Retroorbitalfibrose bei Morbus *Ormond*. Dtsch. med. Wschr. *99* (1974) 2286–2290

Mair, W. S. J., W. A. F. McAdam, P. W. R. Lee, K. Jepson, J. C. Goligher, Carcinoma of the large bowel presenting as a subcutaneous abscess of the thigh: a report of 4 cases. Brit. J. Surg. *64* (1977) 205–209

Marchese, L T., F. Costa, J. C. Lacerda, F. Valle und *F. et P. R. Bueno*, Abcès rétropéritonéaux chez l'enfant. Ètude clinique de dixhuit cas. Anales de Chirurgie Infantile. Paris 1975, *16*, 399–406

Maull, K. J., und *Ch. R. Sachatello*, Retroperitoneal iliac fossa abscesses. Amer. J. Surg. *127* (1964) 270–274

Neuhof, H., und *E. E. Arnheim*, Acute retroperitoneal abscess and phlegmon. Ann. Surg. *119* (1944) 741–758

Reding, R., Operationen am Netz, Mesenterium und im Retroperitoneum. In: Chirurgische Operationslehre, Bier-Braun-Kümmell, Bd. 4/1, 8. Aufl. J. A. Barth, Leipzig 1972

Ross, J. C., Retroperitoneal fibrosis. Proc. Roy. Soc. Med. *61* (1968); Referat Zbl. Chir. *93* (1968) 1757–1758

Stafiniak, O., Die akute traumatische Retroperitonitis. Zbl. Chir. *91* (1966) 1747–1751

Stelzner, F., Die Retroperitonitis. Bruns Beitr. klin. Chir. *200* (1960) 229–248

Templin, R., R. Ranft und *A. Andreew*, Zur Diagnostik und Therapie der retroperitonealen Fibrose. Zbl. Chir. *97* (1972) 23–30

Zukschwerdt, L., Die Chirurgie des Retroperitonealraumes. Langenbecks Arch. klin. Chir. *298* (1961) 36–58

23. Peritonitis

S. KIENE

23.1. Pathophysiologie

Das Bauchfell macht flächenmäßig etwa ein Drittel der äußeren Körperoberfläche aus und besitzt *hohe Resorptions- und Transsudationsfähigkeit.* Selbst große Defekte werden total regeneriert. Im Heilungsverlauf entstandene *fibrinöse Verklebungen* können später fibrös umgewandelt oder resorbiert werden.
Die Reaktion auf alle Arten physikalischer und chemischer Traumen ist ziemlich einförmig. Zuerst tritt eine vermehrte Blutfüllung der Gefäßnetze in der Nähe des Herdes auf, gefolgt von einem Ödem. Die vor der Schädigung klare, durchsichtige Serosa schwillt, trübt sich, die Oberfläche wird granulär, die Gleitfähigkeit nimmt ab. Mit der Flüssigkeitsabgabe in das Gewebe geht eine *Flüssigkeitsausscheidung* in die freie Bauchhöhle Hand in Hand. Diese anfangs klare Flüssigkeit (Transsudation) trübt sich später (Exsudation). Neben weißen Blutzellen treten Antikörper aus dem Blut in das Exsudat über. Bei sehr schwerer Reaktion wird das Exsudat frühzeitig blutig (z. B. akute Pankreatitis).
Art und Menge des *Exsudates* variieren vom dünnen Streptokokkensekret über fadenziehenden Pneumokkeneiter bis zum dickrahmigen fibrinreichen Staphylokokkeneiter. Bei Erwachsenen gelingt dem Organismus oft frühzeitig die Abriegelung des Ausgangsherdes gegen die freie Bauchhöhle; bei Säuglingen, speziell Frühgeborenen, und bei Greisen sind diese Schutzreaktionen nicht so schnell auslösbar, diffuse Bauchfellinfektion daher häufiger. Unbehandelt sammeln sich große Exsudatmengen in bestimmten Sammelbecken der Peritonealhöhle, die Abkapselung dieser Exsudate führt zur Abszeßbildung.
Hauptsammelpunkte für das Exsudat sind neben dem Ort der Primärerkrankung die *parakolischen Rinnen* rechts und links, das kleine Becken und die subphrenischen Räume. Während die Wanderung des Eiters mit der Schwerkraft seitwärts und abwärts einleuchtet, ist die *Aufwärtswanderung* schwieriger zu deuten: bei Exspiration schafft die Lungenelastizität einen negativen intrathorakalen Druck, der groß genug ist, die Zwerchfelle aufwärts zu ziehen. Die Leber, durch einen Saugkappeneffekt am Zwerchfell gehalten, folgt den Atembewegungen des Zwerchfells. Freie Peritonealflüssigkeit wird so unter die Zwerchfelle gesaugt.
Frühzeitig führt die Peritonitis zu *Funktionsstörungen verschiedener Organe und Organsysteme,* zunächst zur Darmparalyse, dann zu Störungen der Kreislaufregulation (Tachykardie, Blutdruckabfall, Schock), der Leber- (Ikterus!) und Nierenfunktion (Oligurie-Anurie), der Lunge (Schocklunge) und des Gehirns.
Die *Darmlähmung* wird später zusätzlich unterhalten durch Hypoproteinämie, Hypoxie, Toxinämie und Distension. Schon einfache Oberbaucheingriffe bedingen eine 20%ige Reduktion des Atemzugvolumens bei Anstieg der Atemfrequenz um 50%.
Enge Wechselbeziehungen kann man zwischen *Ateminsuffizienz* und Magen-Darm-Atonie feststellen. In noch ausgeprägterem Maße können septisch-toxische Prozesse im Bauchbereich (Peritonitis, Ileus, Pankreatitis, Anastomoseninsuffizienz) zur Schädigung der Lungen führen (septische Schocklunge). Der Pathomechanismus ist nicht völlig klargestellt, Toxinämie, vasoaktive Mediatoren (Histamin, Serotonin, Kininsystem), Lungenläsionsfaktor wirken zusammen. Die Schädigung der oberflächenaktiven Substanz der Lunge (surfactant) wird auch durch Erhöhung des Lezithinasespiegels im Blut bei Pankreatitis bedingt. Die klinische Bedeutung des Problems ist erheblich. STEINBEREITHNER fand bei mehr als 30% der Kranken mit akutem Abdomen Symptome progressiver Lungeninsuffizienz, 65% dieser Patienten verstarben.
Das Auftreten einer *Niereninsuffizienz beim akuten Atemnotsyndrom* muß als äußerst ernst beurteilt werden. Wir sprechen daher von einer **inkurablen Trias:** *akute Abdominalerkrankung + Niereninsuffizienz + Lungeninsuffizienz.* Heute ist das akute Atemnotsyndrom (»Schocklunge«) für etwa ⅓ aller tödlichen Verläufe im Gesamtgebiet der Chirurgie verantwortlich zu machen (STEINBEREITHNER).

23.2. Ätiologie

Fremdmaterial verschiedener Art löst eine entzündliche Peritonealreaktion aus, selbst Chylus und Blut tun dies. Meistens nimmt die Peritonitis aber ihren Ausgang von Erkrankungen intraperitonealer Organe, vereinzelt entsteht sie durch Übergreifen von Entzündungen aus dem retro- oder subperitonealen Raum, nur selten primär.
Je nach Art der Kontamination unterscheidet man eine *septisch-bakterielle* Peritonitis von einer *chemisch-irritativen* Form. Diese Unterteilung hat große therapeutische und prognostische Konsequenz (WACHSMUTH).

23.3. Primäre Peritonitis

Die seltene **akute primäre Peritonitis,** sie verursacht z. B. 2,1% abdominaler pädiatrischer Notfälle (McDOUGAL u. a.), entsteht oft ohne erkennbaren intraperitonealen Ausgangsherd. Andere Fälle gehen mit Erkrankungen der Leber oder der Harnwege einher. Somit entfallen chirurgische Therapiemöglichkeiten. Ist daher eine Diagnose ohne Laparotomie möglich (z. B. bei Peritonitis im Rahmen einer Staphylokokkensepsis bei Osteomyelitis oder bei Pneumokokkensepsis), so genügt intensive Antibiotikatherapie. Bedeutsam für die Diagnostik sind allerdings die Probepunktion der Bauchhöhle und die peritoneale Lavage. Bis heute werden allerdings die meisten Fälle durch Laparotomie diagnostiziert, gelingt doch so am zuverlässigsten der Ausschluß einer sekundären Peritonitis.

Die **Pneumokokkenperitonitis** ist insgesamt ein seltenes Krankheitsbild. Sie tritt als aszendierende Infektion, ausgehend vom Genitale, bei Mädchen vor der Pubertät auf. Metastatisch hämatogene Entstehung wurde bei Leberzirrhose mit Aszites beschrieben, außerdem bei Kindern mit nephrotischem Syndrom und nach Pneumokokkenpneumonie (Rieder u. a.). Die meisten Erwachsenen mit Pneumokokkenperitonitis sterben an Leberversagen, Intestinalblutungen und irreversibler Hypotonie. Die Krankheit beginnt plötzlich, häufig mit vagen Symptomen im Unterbauch. Aszites kann die klinischen Zeichen maskieren. Im Eiterausstrich finden sich Leukozyten und grampositive Diplokokken. Das Exsudat neigt zu Abkapselung und Abszeßbildung, die später Drainage erfordern. Penizillin ist das Antibiotikum der Wahl (allgemein und intraperitoneal).

Die **Streptokokkenperitonitis,** fast so häufig wie die Pneumokokkenperitonitis, folgt immer Infektionen der oberen Luftwege, vereinzelt auch unerwarteten Fremdkörperperforationen. Daher zwingt der mikroskopische Nachweis grampositiver Kettenkokken im Ausstrich des Peritonealpunktats immer zur Laparotomie. Die Krankheit beginnt plötzlich, oft mit Schüttelfrost, hohem Fieber und starken Schmerzen. Das Exsudat ist eitrig, klar oder blutig, zumeist dünnflüssig. In der Vorantibiotikaära galt dünnflüssiges Exsudat immer als prognostisch ungünstiges Zeichen. Adhäsionsbildung und Abszedierung folgen dickflüssigem Exsudat.

Therapie: Antibiotika der Wahl sind Penizillin und halbsynthetische Penizilline.

Die **Koliperitonitis** kann selten auch ohne Perforation eines intraabdominalen Hohlorgans auftreten. Offenbar ist bei Wanderkrankungen eine Keimpassage auch perforationslos möglich. Der Nachweis geruchlosen reinen Kolieiters in der Bauchhöhle zwingt zu sorgfältiger Inspektion der Bauchhöhle durch Laparotomie.

Fehlt eine chirurgisch versorgbare Quelle, so wird nach Eiteraspiration ein Katheter zur Peritonealdialyse installiert (s. S. 406).

Therapie: Antibiotika allgemein und intraperitoneal (Chloramphenikol, Ampizillin, Penizillin).

Eine **Staphylokokkenperitonitis** mit Reinkulturen von Staphylokokken ist zumeist metastatisch im Rahmen einer Allgemeininfektion entstanden (akute Osteomyelitis, Endokarditis, Paranephritis, retropharyngealer Abszeß). Das Krankheitsbild wird daher von einer schweren Toxiämie, oft von metastatischer Pneumonie, begleitet. Die Laparotomie, meist zum Ausschluß einer Hohlorganperforation, ergibt dickrahmigen Eiter und ausgedehnte Adhäsionen. Handelt es sich um antibiotikaresistente Keime, so ist die Prognose infaust.

Die **primäre tuberkulöse Peritonitis** ist sehr selten, im Rahmen der postprimären Generalisation mit tuberkulöser Polyserositis aber möglich. Zumeist entsteht sie sekundär im Gefolge tuberkulösen Darmbefalls, tuberkulöser mesenterialer oder retroperitonealer Lymphknoten. Die Krankheit verläuft protrahiert. Die Diagnose primäre tuberkulöse Peritonitis rechtfertigt heute keine Laparotomie mehr. Gewöhnlich wird die Diagnose durch Laparoskopie und ausgiebige Probeexzision gestellt. Erfolgt in der Annahme einer Organtuberkulose doch eine Laparotomie, ist wiederum ausgiebig Material zur Probeexzision zu entnehmen. Der Bauchverschluß erfolgt ohne Drainage – sonst entstehen tuberkulöse Fisteln!

Therapie: Tuberkulostatika.

23.4. Sekundäre Peritonitis (Abb. 23.1)

Bei der sekundären Peritonitis – durch Übertritt von Bakterien oder keimfreiem Inhalt aus Hohlorganen in die Peritonealhöhle infolge Infektion, Nekrose, Trauma oder Perforation anderer Genese – unterscheiden wir folgende 3 Typen:

– die *bakterielle Peritonitis* ist Folge des Durchbruchs einer Eiterung, die virulenten Keime führen zu einem sich allmählich steigernden schweren Krankheitsbild *(Appendizitistyp!)*;

– die *chemische Peritonitis* (s. S. 398);

– die *Peritonitis, ausgehend von gangränösem Darm,* bietet wiederum ein anderes Anfangsbild. Die Bakterien im nekrotischen Darm sind nicht besonders virulent, die Nekrose begünstigt aber das Überwu-

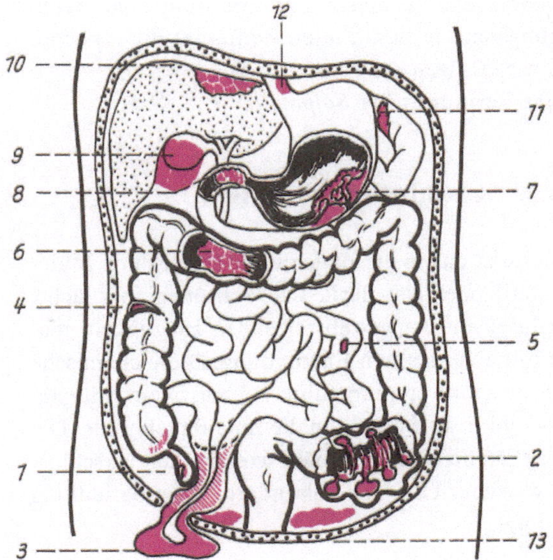

Abb. 23.1 Häufige Ursachen sekundärer Peritonitis, *1* Appendizitis, *2* Sigmadivertikulitis, *3* inkarzerierte Darmschlinge im Bruchsack, *4* dehiszente Darmanastomose, *5* Dünndarmperforation, *6* Durchwanderung oder Perforation bei Kolitis, *7* Perforation eines Magenkarzinoms, *8* Perforation eines Gastroduodenalgeschwürs, *9* eitrige Erkrankung der Gallenwege und Pankreatitis, *10* Leberabszeß, *11* Milzruptur, Milzabszeß, *12* Ösophagusperforation, *13* Adnexitis

chern mikroaerophiler und anaerober Keime. Die Darmwand gestattet, obwohl physikalisch noch intakt, die Passage toxischer Flüssigkeiten und Bakterien und deren Resorption ohne anfangs auffällige peritonitische Reaktion. Die Zeichen der Allgemeinintoxikation gehen also den lokalen Peritonitiszeichen um Stunden voraus (*Beispiel:* embolische Dünndarmgangrän).
Diese drei Typen der sekundären Peritonitis sind nur in den Frühphasen zu unterscheiden. Im weiteren Verlauf werden alle Formen ungeachtet ihrer Ätiologie in die bakteriell-septische übergehen.

23.4.1. Eitrige Peritonitis

Die häufigste Ursache ist die *Appendizitis.* Die Menge der in die freie Bauchhöhle abgegebenen Bakterien ist verhältnismäßig klein. Das Peritoneum kann daher mit Abgrenzung reagieren. Zumeist kommen die Patienten nach der Appendixkolik im Stadium der lokal begrenzten Peritonitis zum Chirurgen und werden sofort operiert. Perforationen sind allerdings schon 6 Stunden nach Erkrankungsbeginn möglich. Ist die Bauchfellentzündung schon diffus, der Patient toxisch, hypovolämisch, eventuell sogar anurisch, so muß der Operation eine sorgfältige, kurzfristige, energische Allgemeinbehandlung vorausgehen, ehe zu einem mit Erfahrung und Beobachtungsschärfe bestimmten Zeitpunkt die Appendektomie erfolgen kann.
Eitrige Peritonitis bei *Salpingitis* (s. S. 503).

23.4.2. Chemische Peritonitis

Zumeist ist das in die Bauchhöhle eintretende Material steril oder fast steril. Die Peritonealoberfläche, überflutet mit der gewebsreizenden Flüssigkeit, reagiert mit einer starken Entzündung. Diese chemische Peritonealverbrennung führt zu massivem Flüssigkeits- und Eiweißverlust in die freie Bauchhöhle. Die Austrittsstelle muß so schnell wie möglich verschlossen werden, ehe die sekundäre Keimbesiedlung nachfolgt.

Bariumsulfatperitonitis

Das zufällige Eindringen einer Bariumsulfatsuspension in die Peritonealhöhle, meist bei einem Röntgenkontrasteinlauf, löst eine schwere akute Peritonitis aus, wobei die Schwere des Krankheitsbildes proportional der Kontrastmittelmenge ist. Schon sterile Bariumsulfatlösung wirkt reizend wie Kot. Die Bariumperitonitis ist mit hoher Letalität (über 50%) belastet (WESTFALL). Überlebenden steht ein langes Krankenlager mit rezidivierenden Abszessen und Adhäsionsileus bevor. Sofort nach dem Eindringen der Substanz in die Bauchhöhle verspürt der Patient einen intensiven lokalen Schmerz, der sich schnell über die ganze Bauchhöhle ausbreitet. Der Allgemeinzustand des Patienten verschlechtert sich schnell, Tachykardie, Volumenmangelschock sind Folgen der massiven reaktiven Flüssigkeitsabsonderung in die Bauchhöhle bei schwerer Hyperämie des Peritoneums, aber auch allgemeiner Wirkungen des Kontrastmittels nach Eindringen in die Blutbahn (Embolien, toxische Organschädigung; BRETTEL, APPEL).
Die *Röntgenabdomenübersichtsaufnahme* läßt die schnelle Ausbreitung des Kontrastmittels im ganzen Abdomen erkennen. Bei der dringlichen, möglichst innerhalb der ersten Stunde nach dem Zwischenfall durchzuführenden (BIKFALVI) Laparotomie kann ein Teil des Bariums mit dem Exsudat ausgesaugt und ausgespült werden. Ein anderer Teil sitzt dem Netz, dem Mesenterium und anderen Seroflächen schon bald so fest an, daß er nicht mehr entfernbar ist. Notversorgung der Darmperforation, Querkolonafter und Anlage einer antibakteriellen Peritonealdialyse beenden den Eingriff. Bei extraperitonealer Rektumperforation mit Ansammlung des Bariumbreis in der Kreuzbeinhöhle (Röntgenbild) werden nur ein Querkolonafter angelegt und in Steinschnittlage die Kreuzbeinhöhle freigelegt, das Kontrastmittel ausgeräumt und Drains eingelegt (APPEL). Die ausgiebige Probelaparotomie unterbleibt!

23.4.3. Postoperative Peritonitis

Die postoperative Peritonitis stellt bis heute eine der schwersten, häufigsten und mit hoher Letalität belasteten Komplikationen nach Baucheingriffen dar. Von 168 Patienten mit postoperativer Peritonitis, die an der Chirurgischen Universitätsklinik Rostock von 1967 bis 1975 behandelt wurden, starben 84 (= 50%), von den 54 Patienten mit diffuser Peritonitis allein 52 (Tab. 23.1).

Tabelle 23.1 Postoperative Peritonitis an der chirurgischen Universitätsklinik Rostock von 1967 bis 1975

Postoperative Peritonitis	Anzahl	Verstorbene
Lokalisiert	73	9
Ober- und Unterbauch	40	22
Diffus	54	52
Unklare Angaben	1	1

Drei *Grundformen postoperativer intraabdominaler Infektionen* sind zu unterscheiden:
1. die gesteigerte lokale resorptive Entzündungsreaktion;
2. die lokalisierte eitrige Peritonitis und Abszeßbildung;
3. die diffuse eitrige Peritonitis.

Staphylokokken führen vorwiegend zu purulenter, lokalisierter Peritonitis, gramnegative Keime zu dif-

fuser Peritonitis mit schwerem septischen Schock. Nach dem klinischen Verlaufsbild können *zwei Grundtypen* differenziert werden:
– die schleichend progrediente Peritonitis mit uncharakteristischem Verlauf (z. B. bei Insuffizienz einer Dickdarmnaht),
– die nach zunächst unauffälligem Verlauf schlagartig einsetzende Peritonitis (z. B. bei Duodenalstumpfruptur).

Ursachen der postoperativen Bauchfellinfektion:
1. die Nahtdehiszenz nach Eingriffen am Magen-Darm-Kanal;
2. die Durchwanderungsperitonitis bei mechanischem oder paralytischem Darmverschluß;
3. die exogene oder iatrogene Infektion während der Operation, auch durch Eröffnung präoperativ existierender Eiterherde;
4. das Übergreifen einer Eiterung der Bauchdecken oder des Retroperitoneums;
5. als seltenste Ursache die hämatogene oder lymphogene Infektion;
6. die Neuerkrankung von Organen, die zum Zeitpunkt der Erstoperation noch gesund waren (Appendizitis, Gallenblasenempyem, Enterokolitis).

Die *Symptomatik* der postoperativen Peritonitis ist demzufolge nicht einheitlich, wichtig ist die Erfassung von **Frühsymptomen** zu einem Zeitpunkt, wo deren Unterscheidung von den üblichen postoperativen Befunden (Darmstille, Schmerz, Erbrechen, Windverhaltung) noch eine Ermessensentscheidung darstellt. Der Füllungszustand des Bauches, das Ingangkommen der Peristaltik, der Singultus, der Spannungszustand der Bauchdecken, die Schmerzempfindlichkeit des Abdomens, Puls- und Atemfrequenz, Urinausscheidung, Blutdruck, Beschaffenheit der Zunge, das Gesicht des Patienten, sein subjektives Befinden müssen von einem erfahrenen Beobachter mindestens zweimal am Tage kontrolliert werden. Man beobachtet immer wieder, daß Symptome zu lange »weggedeutet« werden. Laborbefunde können den klinischen Eindruck verstärken (Bluthamstoff-Stickstoffwerte, Leukozytose), aber nicht widerlegen.
Die Mehrzahl postoperativer intraabdominaler Infektionen wird heute noch zu spät diagnostiziert, wenn aktive Hilfe schon nicht mehr möglich ist. Erschwert und verschleiert wird die Diagnose postoperative Peritonitis durch die Gabe von Analgetika, Antibiotika, peristaltikanregender Mittel, durch parenterale Ernährung, Nebennierenrindenhormone und Magenabsaugung.
Besonders bei guter Intensivtherapie wird das Erfassen einer Peritonitis schwierig (SCHEIBE). Läuft aber aus der Magensonde wieder vermehrt grüner oder brauner Saft, gehen trotz täglicher Afterdehnung keine Winde mehr ab, verfällt trotz adäquater Therapie der Allgemeinzustand, bleibt die Darmparese über den 3. postoperativen Tag bestehen, nimmt der Bauchumfang wieder zu, ebenso die Muskelspannung und Druckempfindlichkeit der Bauchwand, fällt der Blutdruck ab, steigt die Pulsfrequenz, setzt Oligurie-Anurie ein, *so muß die Peritonitis als vorrangige Ursache ausgeschlossen werden.*

23.5. Diagnose

Die Diagnose Peritonitis wird zumeist durch die klinische Untersuchung gestellt, die Ursache der Peritonitis oft durch Erhebung der Anamnese aufgeklärt.

23.5.1. Inspektion

An der Bauchhaut registrieren wir Spannungszustand (glänzend oder faltig), Zirkulation (livedo reticularis), Nabelfärbung bei Blutung, Nabelverziehung, eine intensive regionale Abwehrspannung, Hautabschürfungen und Unterblutungen.
Die Bauchform bei frischer diffuser chemischer Peritonitis ist flach, bei fortgeschrittener eitriger Peritonitis allgemein vorgewölbt, mit glänzend gedehnter Haut.

23.5.2. Schmerzanalyse

Ohne Schmerzanalyse kann die Diagnose Peritonitis oder Entzündung eines intraperitonealen Hohlorgans nicht gestellt werden, ausgenommen Bewußtlose, Schwerstkranke, Greise, Patienten mit hochdosierter Steroid-Dauermedikation.

Der *direkte Loslaßschmerz* wird allgemein überbewertet, er ist auch bei Darmüberdehnung (Ileus) und bei Enteritis nachweisbar. Dagegen kann der *indirekte Loslaßschmerz,* auslösbar über einem Ort fernab vom direkten Druckschmerz, sehr zuverlässige Hinweise geben.
Insgesamt hat bei regionaler Peritonitis die Schmerzlokalisation größte Bedeutung für die Diagnose des Ausgangsortes. So genügt bei entsprechender Vorgeschichte schon eine Berührung der Bauchdecke mit der Hand, um die Diagnose Appendizitis, Cholezystitis, Divertikultitis zu stellen. Dennoch soll man stets den ganzen Bauch palpieren, *schmerzfern* beginnend. Charakteristische Schwierigkeiten in der Lokalisationsdiagnose des Ausgangsherdes entstehen, wenn

der Schmerz nicht über dem erkrankten Organ, sondern dort liegt, wohin die ausgetretene Flüssigkeit abgesunken ist (z. B. bei Ulkusperforation Druckschmerz im rechten Unterbauch).
Spannung der Bauchmuskulatur (Défense musculaire) ist dagegen ein relativ unsicheres Zeichen, das bei Adipösen und alten Menschen speziell postoperativ praktisch fehlen kann, und das bei jungen Patienten oder während einer Kolik auch ohne Peritonitis vorliegen kann. Digitale *rektale* und *vaginale Untersuchung* gehören in jedem Fall zur Routine.
Die *Auskultation* des Abdomens läßt hinsichtlich der Diagnose Peritonitis keine allzuweit reichenden Schlußfolgerungen zu. Wohl spricht die völlige Stille im Bauch für Peritonitis, nur der Pulsschlag ist dann zu hören. Der gegenteilige Befund schließt aber die Peritonitis nicht aus! Darmgeräusche können auch noch einige Stunden nach Beginn einer schweren diffusen Peritonitis nachgewiesen werden.
Die Perkussion der Bauchhöhle ist bei Peritonitis sehr schmerzhaft und erbringt kaum Befunde.

Besonders problematisch ist die Peritonitis als Zweitkrankheit nach Klinikaufnahme wegen einer anderen Erkrankung. Alle neuen Symptome werden der Ersterkrankung zugerechnet, die zur Einweisung führte, Arzneimittel, Antibiotika, Diät, Analgetika maskieren zudem die Symptome.

23.5.3. Laboratoriumsdiagnostik

Blutbild mit Differentialblutbild, Hämatokrit, Kreatinin und Harnstoff-Stickstoff im Serum, Serumionogramm, Blutzucker, Serumamylase, Analye der Blutgase und des Säure-Basen-Haushalts, Urinanalysen, Röntgen-Abdomenübersicht im Stehen, Röntgen-Thoraxbild und Elektrokardiogramm gehören zur Diagnostik. Zum *Nachweis von Anastomoseninsuffizienzen* eignet sich ein wäßriges trijodiertes Kontrastmittel (Visotrast), Bariumbrei ist wegen der Gefahr der Bariumsulfatperitonitis kontraindiziert.

Von außerordentlich großer praktischer Bedeutung in der Peritonitisdiagnose und zur Erkennung von Blutungen haben sich die **Peritonealparazentese** und die *diagnostische Spülung der Bauchhöhle* erwiesen.

Technik: Die Untersuchung lehnt sich methodisch an die Peritonealdialyse an und besteht aus 2 Teilen:
1. Bauchhöhlenpunktion;
2. Bauchhöhlenspülung (KLAUE und SCHOTT, SACHATELLO und BIVINS). Diagnostische Schlüsse werden aus dem makroskopischen Aussehen der Punktions- bzw. Spülflüssigkeit (Galle, Blut), ihrer enzymologischen Untersuchung (Pankreasenzyme) und dem Sediment (Kolibakterien in der GRAM-Färbung, Fasernachweis) gezogen.

Instrumentarium: Lokalanästhetikum mit Adrenalinzusatz, 1 Skalpell, 1 Stilettkatheter zur Peritonealdialyse, 1 Hautnaht, ferner isotone Infusionslösung.

Durchführung: Die Punktion der Bauchhöhle mit dem Stilettkatheter wird nach vorangegangener Katheterisierung der Harnblase von einer Stichinzision der Haut 2 bis 3 Querfinger unterhalb des Nabels aus vorgenommen. Nach Durchstoßen des Peritoneums wird das Stilett sofort entfernt. Wenn sich schon jetzt Blut oder trübe Bauchhöhlenflüssigkeit entleert, wird die Untersuchung abgebrochen. Die Indikation zur Laparotomie ist gegeben. Andernfalls wird der weiche Katheter tiefer in die Bauchhöhle, möglichst in Richtung auf den vermuteten Herd vorgeschoben. Ergibt sich auch jetzt noch kein pathologischer Befund, so läßt man innerhalb von 10 Minuten eine sterile, isotonische Spüllösung in die Bauchhöhle einfließen, beim Erwachsenen mindestens 1000 ml, bei Kindern 500 ml, bei Kleinkindern 10 ml/kg Körpergewicht. Durch Seitwärtslagern und Palpation des Abdomens bemüht man sich um einen intensiven Kontakt der Lösung mit der gesamten Peritonealhöhle. Nach Beendigung der Spülung wird die Lösung wieder aus der Bauchhöhle abgelassen, indem man die Flasche auf den Fußboden stellt. Ist das Ergebnis nicht eindeutig, kann die Spülung nach einigen Stunden wiederholt werden.

Die Indikation zur Probelaparotomie wurde durch die Peritonealspülung wesentlich eingeschränkt, ist aber auch heute noch gerechtfertigt.

23.6. Therapie

Nichtoperative und operative Therapie kommen kombiniert zur Anwendung, sie stellen eine Einheit dar. Viele unwägbare individuelle Faktoren ärztlichen Handelns wie Schnelligkeit und Präzision des Urteils, Akkuratesse und Tempo der Therapie entscheiden wesentlich über den Ausgang. Sie sind später nicht zu rekonstruieren. Die Wahl des richtigen Zeitpunktes vom Übergang der präoperativen Intensivtherapie zu operativen Maßnahmen erfordert Erfahrung und Intelligenz. **Üble Fehler sind zu frühes Operieren bei verschleppten Fällen, zu spätes Operieren bei frühen Fällen.** Ziemlich weit verbreitet ist die Tendenz, bei Frühformen der Peritonitis zu viel präoperative Zeit mit überflüssiger Vorbereitung zu vertun. Schwierig ist in fortgeschrittenen Peritonitisfällen das kurze, aber entscheidende Warten auf den goldenen Moment der gebesserten Homöostase, wird er verpaßt, ist die Situation verloren. Oft wird übersehen, daß *hohes Fieber* (über 39°C rektal) und entsprechende Tachykardie Atropinprämedikation und Narkose auch bei jungen Individuen sehr gefährlich werden lassen. Wird das Fieber nicht präoperativ energisch gesenkt (Aminophenazon und physikalische Kühlung), so drohen unter der Operation akutes Herzversagen und Krämpfe.

23.6.1. Präoperative Maßnahmen

Liegt das Vollbild der Peritonitis mit Toxinämie vor, so kommt das gesamte nachfolgend aufgeführte

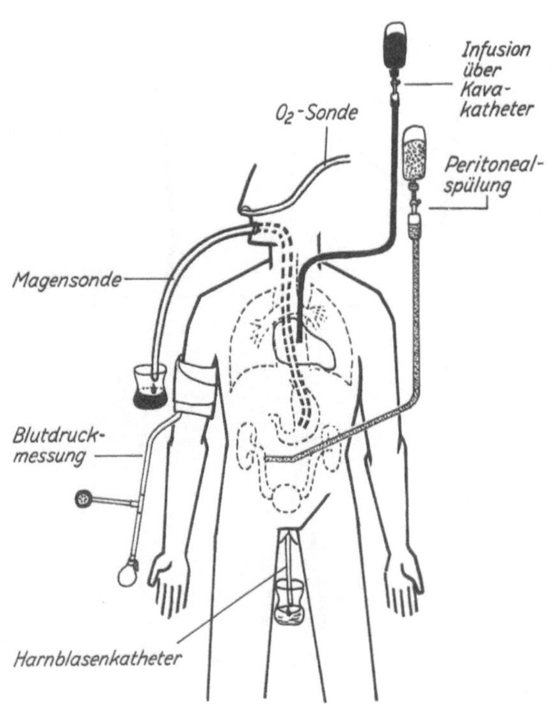

Abb. 23.2 Sonden und Katheter im Rahmen der Peritonitistherapie

Programm zur Anwendung. Geringere Formen der Peritonitis gestatten Einschränkungen.

Einlegen von Sonden und Kathetern (Abb. 23.2)

Transoral, besser transnasal, wird ein *Magenschlauch* von 6 mm lichter Weite gelegt und der Mageninhalt laufend abgesaugt. Über einen *Blasenkatheter* wird die Urinausscheidung stündlich gemessen. Das Mastdarmrohr dagegen ist wenig sinnvoll, es sei denn kurzfristig zur Entleerung einer stärkeren Gasansammlung im Mastdarm. Über die Hals- bzw. Armvenen oder durch Punktion der V. subclavia wird ein *Venenkatheter* (Cavafix) in die obere Hohlvene gelegt. Infusion und Messung des zentralen Venendruckes sind so gesichert.
Über eine *Nasensonde* wird die Sauerstoffzufuhr ermöglicht. Die Peritonealhöhle wird in Zweifelsfällen diagnostisch punktiert (Peritoneallavage s. S. 406). Über den liegenden Peritonealdialysekatheter kann präoperativ mit der *antibakteriellen Peritonealdialyse* begonnen werden.

Infusionsbehandlung

Viele Liter Flüssigkeit gehen bei Peritonitis in kurzer Zeit dem Kreislauf durch Übertritt in die freie Bauchhöhle und den Darmkanal verloren. Sie müssen durch intravenöse Zufuhr ersetzt werden. Die Diurese ist durch Flüssigkeitszufuhr wieder in Gang zu bringen, erst nach Flüssigkeitsersatz sind Mannitolinfusion (300 ml 10%ige Mannitol- und Furosemidgabe 30 bis 50 mg intravenös) möglich. Ausgeprägte Elektrolytstörungen erfordern gezielte Substitution.
Herzglykoside sind in jedem Fall ausgedehnter Peritonitis notwendig. Antibiotika (am besten Gentamyzin und Penizillinpräparate) werden schon vor der Operation verabreicht.
Bei *septischem Schock* (s. S. 84) ist die Gabe von 1,0 bis 2,0 g Prednisolon als Einzelgabe angezeigt, ebenso 3mal täglich 5000 E Heparin, auch Proteaseninhibitoren (Contrykal®, Trasylol®) 300.000 bis 600.000 E. Contrykal® täglich, wenn auch ein klinischer Beweis der Wirksamkeit auf die Letalität noch aussteht (BURKHARDT und PEITSCH).
Präoperativ ist auch die erste Korrektur des Säuren-Basen-Gleichgewichts vorzunehmen. Vasoaktive Substanzen verwenden wir nicht.

Lagerung des Patienten

Gewöhnlich wird die *halbsitzende Position nach* FOWLER empfohlen, um das Absinken des Eiters ins kleine Becken zu fördern. Der Wert dieser Lage wird angezweifelt, denn im Sitzen ist der Druck im Unterbauch dreimal höher als im Oberbauch. Auch fördert der negative Druck unter den Zwerchfellen die Flüssigkeitswanderung aufwärts (s. S. 396). Dennoch herrscht die Tradition, Patienten mit eitriger Peritonitis, bei denen Abszeßbildung zu erwarten ist, in die FOWLERsche Lage zu bringen.

23.6.2. Indikation zur frühzeitigen operativen Therapie einer Peritonitis

Sie ist gegeben, wenn die Chance besteht, durch die Operation die Infektionsquelle zu beseitigen. Je früher die Operation erfolgt, desto besser sind die Heilungschancen. Dringlich ist die Operation außerdem bei mechanisch-paralytischem Mischileus infolge großer interenterischer Abszesse, bei Gefahr des Einbruchs von Eiterungen in Pleurahöhle oder Mediastinum, beim septischen Schock, auch bei Schocklunge, akutem Nierenversagen (SCHILLING, MARC). In anderen Fällen konkurriert die operative Therapie mit der konservativen (Antibiotika, OCHSNERs Therapie = nichts per os, Bettruhe, intravenöse Flüssigkeitszufuhr) oft aber nur solange, bis ein optimaler Operationszeitpunkt erreicht ist.

23.6.3. Indikation zur frühen postoperativen Relaparotomie

Wegen postoperativer intraabdominaler Infektion ist sie gegeben:
1. bei diffuser Peritonitis, auch wenn der vermutete Ausgangsherd drainiert ist;
2. bei lokaler Peritonitis mit Abszeß ohne genügende Drainage;
3. wenn bei lokaler Eiterung und guter Drainage die operative Therapie eine schnellere Sanierung erwarten läßt.

Ganz allgemein wird die Indikation zur Relaparotomie noch zu sehr von psychologischen Gesichtspunkten beeinflußt und verzögert (zu häufige Relaparotomie durch überbesorgte Chirurgen, zu seltene oder zu späte Relaparotomie bei zu selbstsicheren Chirurgen).
Auf jeden Fall sollte eine Relaparotomie nur nach Informationsaustausch mit dem erstoperierenden Chirurgen erfolgen.

23.6.4. Kontraindikation zur Laparotomie bei Peritonitis

Hoffnungslose Spätformen, gesicherte primäre Peritonitis, dekompensierte Risikofaktoren außerhalb der Bauchhöhle. Bei postoperativen Formen: die lokale Infektion ohne Abszeß und Stenose, die klinisch stumme, nur röntgenologisch nachweisbare Nahtinsuffizienz.

23.6.5. Operative Peritonitistherapie

Nach wenigstens teilweiser Behebung des Schocks, der Hyperthermie, der Störung des Säuren-Basen-Haushaltes und der Hypoxie sowie nach Ingangkommen der Diurese ist der »goldene Moment« zur operativen Therapie gekommen. Sieben verschiedene Aufgaben sind jetzt zu lösen:
1. Wahl der richtigen Inzision;
2. Kontrolle des Ausgangsherdes der Peritonitis und die Entfernung des Exsudats aus der Bauchhöhle;
3. Entlastung des überdehnten Darmes;
4. Wiederherstellung der Darmkontinuität;
5. Anlage einer antibakteriellen Peritonealdialyse;
6. Drainage der Bauchhöhle;
7. Verschluß der Bauchwandinzision.

Wahl der richtigen Inzision (Abb. 23.3)

Bei geklärtem Ausgangsherd (Appendizitis, perforatives Gastroduodenalgeschwür) erfolgt die Baucheröffnung gezielt, also Wechselschnitt im rechten Unterbauch oder oberer Paramedianschnitt. Ergibt aber die Laparotomie statt der erwarteten Appendizitis ein perforatives Gastroduodenalgeschwür, so wird der Wechselschnitt *nicht* erweitert, sondern verschlossen und eine paramediane Oberbauchinzision wird zusätzlich angelegt.

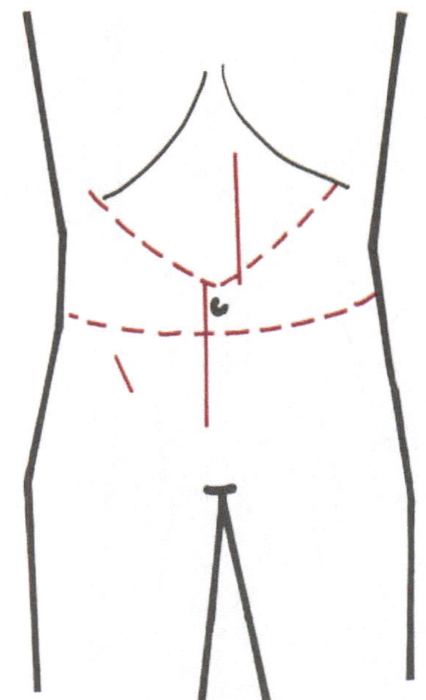

Abb. 23.3 Zugangswege bei Operation wegen Peritonitis

Ist die Ursache der Peritonitis fraglich, so muß eine Übersicht bietende und erweiterungsfähige Inzision gelegt werden. Dazu eignet sich der *paramedian gelegte Mittelbauchschnitt* vorzüglich. Er kann je nach Befund nach oben, unten oder seitlich auf die Rippenbögen zu verlängert werden. Bei frischen Relaparotomien wird, wenn die Erstinzision nicht vereitert ist, dieser Schnitt am besten nochmals eröffnet. Gingen mehrere, länger zurückliegende Laparotomien voraus, so gestattet oft der ausgiebige *Querschnitt* auf Nabelhöhle übersichtlichen Zugang. Er eignet sich auch sehr gut bei Kindern in den ersten beiden Lebensjahren.
Über den Schutz der Bauchwandinzision vor Infektionen s. S. 378.

Kontrolle des Peritonitisausgangsherdes

Sie ist situationsabhängig durch drei verschiedene Arten des Vorgehens zu erreichen:
1. durch palliative Maßnahmen, etwa Drainage eines perityphlitischen Abszesses ohne Appendektomie;
2. durch Übernähung eines Wanddefektes an einem Hohlorgan (z. B. Übernähung eines perforativen Gastroduodenalulkus), Ausschaltung des Ausgangs-

herdes aus der Darmpassage (z. B. Kolostomie oralwärts einer dehiszenten Kolonanastomose) oder Verlagerung des Herdes vor die Bauchdecken (perforierte Tumoren an beweglichen Dickdarmpartien); 3. durch radikale Exzision des Ausgangsherdes (Appendektomie, Magenresektion bei Ulkusperforation, Sigmaresektion bei perforativer Divertikulitis oder Karzinomperforation, Dünndarmresektion).

Während dieses Vorgehens muß bei lokaler Peritonitis eine Verschmutzung der übrigen Bauchhöhle vermieden werden. Bei diffuser Peritonitis sind alle erkennbaren Abszesse zu eröffnen und auszusaugen, besonders zu beachten sind dabei Eiteransammlungen in den wichtigsten Sammelbecken der Bauchhöhle (DOUGLASscher Raum, parakolische Rinnen beiderseits, subphrenische Räume). Freies Exsudat und Darminhalt sind sorgfältig auszusaugen, nicht aber durch energisches Auswischen ein zusätzlicher Peritonealschaden zu setzen.

Bei der Wahl zwischen den obengenannten 3 Arten des Vorgehens hat der Chirurg folgendes zu bedenken: toter Darm muß immer exzidiert werden, wenn danach überhaupt noch ein Überleben möglich ist. Nur bei Totalgangrän des Dünndarms infolge Embolie der A. mesenterica superior verzichten wir daher auf die Resektion. Exzisionen des Sigmas bei der Divertikulitisperforation, des Kolons oder Rektums bei Karzinomperforation bieten bessere Heilungschancen als ineffektive Übernähungen und Zieldrainagen. Magenresektionen bei Ulkusperforation sind erfolgversprechend, wenn die Perforation frisch ist, eine schwere regionale entzündliche Gewebsreaktion also fehlt, und wenn ein in der Magenchirurgie geübter Chirurg den Eingriff ausführt.

Schlechter Allgemeinzustand zwingt zu zügigem Operieren. Damit soll nicht der Hast das Wort geredet werden. Aber Noteingriffe von 4 bis 6 Stunden Dauer bei Peritonitis sollte es nicht geben. Über das operative Vorgehen bei den verschiedenen Ursachen sekundärer Peritonitis siehe unter den entsprechenden Kapiteln.

Bei *typischen Ursachen postoperativer intraabdominaler Infektion* empfiehlt sich ein Vorgehen (in Anlehnung an PICHELMAIR) wie in Tabelle 23.2.

Tabelle 23.2 Typische Behandlungsverfahren bei den verschiedenen Ursachen postoperativer intraabdominaler Infektion

Ursachen	Vorgehen bei ausreichender Drainage	Vorgehen bei ungenügender Drainage: Operation	Bemerkungen
1. Abszeß, infiziertes Hämatom, schwere regionale Peritonitis	keine Operation	Drainage mit antibakterieller Durchlaufspülung	größere sekundäre Korrekturoperationen eventuell nach Abklingen der akuten Infektion
2. Diffuse Peritonitis, gleich welcher Ursache	Anlage einer antibakteriellen Peritonealdialyse, Einlage einer MILLER-ABBOT-Sonde, einfache Korrekturoperationen wie Vorlagerung, Kolostomie vor insuffizienter Kolonanastomose, Zieldrainagen, Deckungsversuch bei Insuffizienzen von Magenanastomosen, Nachresektion insuffizienter Dünndarmanastomosen		Prognose fast immer infaust
3. Nahtinsuffizienz	am Ösophagus konservativ, keine orale Ernährung, Ernährungssonde über die Anastomose vorbringen oder Magenfistel	Drainage mit Durchlaufspülung, eventuell zusätzlich Netz- oder Pleuradeckung. (Frühoperation, Heilung möglich) Übernähung oder Reanastomose erfolglos, Magenfistel	
Magenstumpfnekrose	Restgastrektomie mit Ösophagojejunostomie		Prognose fast immer infaust

Ursachen	Vorgehen bei ausreichender Drainage	Vorgehen bei ungenügender Drainage: Operation	Bemerkungen
Am Magen an der kleinen Kurvatur oder an der GE	konservativ, Magen absaugen, wenn möglich Ernährungssonde über Magen in den Dünndarm einlegen	Drainage, innere Absaugung, bei frischen Formen Übernähung, Deckung mit Netz oder Serosa der zuführenden Jejunalschlinge	gute Chancen bei frühzeitiger Operation
An der Gastroduodenostomie bei B I	bei kleinem Leck Magen absaugen, konservativ. Bei großem Defekt frühzeitig B I in B II umwandeln, dann Absaugen auch der zuführenden Schlinge	Drainage bei größerem Leck, Umwandlung von B I in B II, dazu Absaugung der zuführenden Schlinge	
Am Duodenalstumpf bei B II	konservativ, innere Absaugung	Drainage, innere Absaugung der zuführenden Schlinge, Ernährungssonde in abführende Schlinge, Dekkung des Duodenalstumpfes mit Dünndarmschlinge oder Drainage des Duodenums mit Katheter und Netzmanschette	große Sekretverluste ausgleichen
An Dünndarmanastomosen, an Dünndarm-Dickdarmanastomosen	bei Früherkennung am besten Nachresektion, neue Anastomose, sonst Nahrungskarenz, parenterale Ernährung	Drainage, Nachresektion und neue Anastomose, Übernähung kaum möglich	Prognose günstig bei operativer Frühbehandlung
Am Querkolon	konservativ, Kosmonautenkost	Drainage, eventuell Anastomose vorlagern (auch beide Schenkel trennen bei Bedarf) Schlingenkolostomie am Colon ascendens ist besser als Zökostomie	
Ab Milzflexur des Kolons einschließlich Rektum	Schlingenkolostomie am Querkolon so früh wie möglich ohne Ausnahme!	Zieldrainage, antibakterielle Spülung, Schlingenkolostomie am Querkolon	Heilung nach vorgeschalteter Kotableitung häufig
An Gallenwegen (Zystikusstumpf, aberrierender Gallengang, Choledochotomie, Choledochoenterostomie)	zunächst möglichst konservativ, Gallenwegsrevision bei Nachweis eines Abflußhindernisses (übersehener Stein)	Drainage, Revision, Gallenwegsrekonstruktion je nach Situation	Symptomatik sehr wechselnd
Bei Pankreasfisteln, bei insuffizienter Pankreatikojejunostomie	konservativ, oft Spontanheilung	Drainage, Restpankreatektomie oder Reanastomosierung mit Jejunumschlinge	

Magen- und Darmentlastung

Die intra- und postoperative Entlastung des paralytischen Magens und Darmes ist ein wesentliches Therapieelement. Die Ventilation wird verbessert, das Erbrechen sistiert, die schmerzhafte Darmdehnung wird beseitigt. Durch die Entlastung wird die Blutversorgung des Darmes verbessert, die Gefahr von Nekrosen und Perforationen umgangen, die Peristaltik kann wieder beginnen. Gedehnter Darm ist nicht nur im Querschnitt vergrößert, sondern auch elongiert. So kommt es zum Abknicken – »kinking« – des Darmrohres. Wird eine solche Abknickung durch Adhäsionen fixiert, geht der paralytische Ileus in einen mechanischen über. Die ausreichende Entlastung des Magens und des Dünndarms gelingt durch oral eingelegte Sonden. Bei hartnäckiger Paralyse des Dickdarms ist gelegentlich nur durch Zökostomie oder Schlingenkolostomie am Querkolon eine ausreichende Entlastung möglich. Dünndarmfisteln zur Behebung von Dünndarmparalysen sind überflüssig, sie fügen dem vorhandenen Krankheitsbild nur ein weiteres hinzu und öffnen zumeist dem Tod die Tore.

An der Rostocker Chirurgischen Universitätsklinik wurde von 1957 bis 1976 nie eine äußere Dünndarmfistel zur Entlastung des paralytischen Dünndarms angelegt!

Intraoperativ entlasten wir den überdehnten Dünndarm durch Ausstreichen zum Magen hin und Absaugen über einen Magenschlauch. Ist aber eine schwere diffuse Peritonitis vorhanden, die Darmwand also weich, leicht verletzlich und vielfach verklebt, so verzichten wir auf das Ausstreichen (Gefahr von Serosaeinrissen) und entscheiden uns für die direkte Dünndarmabsaugung durch Punktion. Die Punktion des Darmes, antimesenterial im Bereich einer Tabaksbeutelnaht, wird in möglichst wenig geschädigtem Darm vorgenommen (Technik s. BIER-BRAUN-KÜMMELL, 8. Aufl. Band IV, S. 127). Mit der *transmesenterialen Dünndarmpunktion* (STAIB) haben wir keine eigenen Erfahrungen. Wichtig ist eine sehr sorgfältige, dreireihige Übernähung der Darmpunktion, die Gefahr der Nahtinsuffizienz am gelähmten Darm ist groß!

Nach intraoperativer Darmabsaugung wird, wenn eine längere postoperative Darmatonie zu erwarten ist, eine vielfach gelochte MILLER-ABBOT-Sonde über den Magen und das Duodenum durch den Dünndarm möglichst bis in das Colon ascendens vorgeschoben. So kann postoperativ der Darm ständig abgesaugt werden, die innere Darmschienung verhütet zugleich mechanische Passagestörungen.

Wiederherstellung der Darmkontinuität

Sie ist bei Noteingriffen am Magen, Duodenum und Dünndarm unbedingt anzustreben; sie schafft die Vorbedingungen für baldige Aufnahme oraler Ernährung und die Reduktion des Säfteverlustes. Bei Exzision von Kolonabschnitten richtet sich die Entscheidung nach dem Zustand des Patienten und der Übung des Operateurs. Am rechten Kolon kann noch eher als am linken die Kontinuität wiederhergestellt werden. Große Darmmobilisationen, die manchmal erst eine Darmanastomose am linken Kolon möglich machen, sind aber bei fortgeschrittener Peritonitis kontraindiziert. Hier führt Vorlagerung des oralen Kolonendes schneller und sicherer zum Operationsende. Eine Kolonanastomose mit entzündeten Darmabschnitten bedarf zur Heilung der temporären Ruhigstellung durch eine vorgeschaltete Kolostomie.

Antibakterielle Peritonealdialyse (s. a. S. 406)

Experimentelle und theoretische Grundlagen

Umfangreiche Tierversuche ergaben, daß bei experimenteller Peritonitis die einmalige Spülung der kontaminierten Bauchhöhle mit isotoner Natriumchloridlösung allein die Letalität kaum senkt, bei Zugabe von Antibiotika zur Spüllösung sind die Resultate schon eindeutig günstiger. Die Überlebensrate der Tiere ist um so größer, je früher nach der Kontamination die Antibiotika appliziert werden (STEWART u. a.).

Die Wirkung dieser »Ein-Schußtherapie« bleibt jedoch recht begrenzt. Wird die antibakterielle Bauchfellspülung aber in den ersten 72 Stunden nach Peritonitisbeginn mehrfach wiederholt und wird das gleiche Antibiotikum zusätzlich allgemein verabreicht, so sind die Resultate wiederum entscheidend besser als bei Einzelspülungen. Für den Erfolg sind sowohl das wiederholte mechanische Debridement der Bauchhöhle durch Entfernung von Eiter, Bakterien, Darminhalt verantwortlich als auch die hohe Antibiotikakonzentration in der Peritonealhöhle. Es gelang der Nachweis, daß bei intraperitonealer Antibiotikazugabe die Konzentration des Mittels in der Bauchhöhle fast hundertfach höher ist als bei gleichdosierter intravenöser und intramuskulärer Applikation. Gleichzeitig aber werden bei einigen Antibiotika Blutspiegelwerte fast wie bei gleich hoher intravenöser Applikation erreicht, denn das Bauchfell resorbiert mit seiner Oberfläche sehr schnell. Es bestehen allerdings Unterschiede in der Resorption der verschiedenen Antibiotika aus der Bauchhöhle eines Patienten ebenso wie es Differenzen gibt in der Resorption des gleichen Antibiotikums aus den Bauchhöhlen verschiedener Patienten.

Indikationen: Wir benutzen die antibakterielle Peritonealdialyse als zusätzliche Behandlung im Rahmen der operativen Therapie bei diffuser und ausgedehnter regionaler Peritonitis, bei Anurie und Peritonitis, bei akuter Pankreatitis und bei Pankreasnekrose.

Technik der antibakteriellen Peritonealdialyse (s. a. S. 406)

Wir benutzen die Zwei-Weg-Spüldrainage mit getrenntem Zu- und Ablauf. Liegen die Ablaufdrains in den peritonealen Sammelbecken (suphrenische Räume und/oder DOUGLASscher Raum), so funktioniert das System meist über mehrere Tage störungsfrei. Dabei liegt das Zulaufdrain, ein dünner weicher Plasteschlauch, am Infektionsherd, als Ablauf dienen

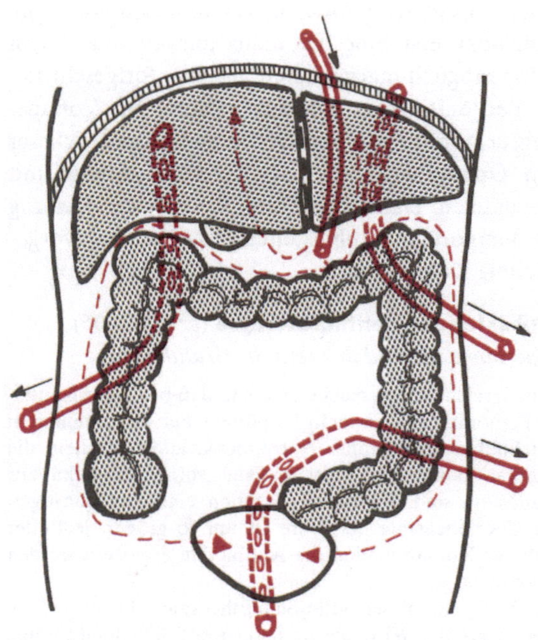

Abb. 23.4 Installation einer intraperitonealen Spüldrainage bei diffuser Peritonitis: ein dünnes Zulaufdrain am Ort der Infektion, 3 starke Ablaufdrains in den Sammelbecken der Peritonealhöhle

Gummidrains von 8 bis 9 mm lichter Weite. Durch intermittierende Drosselung von Zu- und Ablauf erreichen wir eine gezeitenartige Füllung der Bauchhöhle (Abb. 23.4).

Am Operationsende füllen wir zunächst 2 Liter Spüllösung in die Bauchhöhle und lassen dann in den ersten 24 Stunden nach der Operation 24mal je einen Liter Spüllösung schnell (in 5 Minuten) bei abgeklemmten Ablaufdrains einlaufen. Nach 45 Minuten Verweildauer öffnen wir die Ablaufschläuche für 10 Minuten. Zwischen der 25. und 48. Stunde nach der Operation wird 12mal, von der 49. bis 72. Stunde 6mal mit jeweils einem Liter Lösung bei identischen Einlauf-, Verweil- und entsprechend verlängerten Auslauffristen gespült. Die Spülung wird also mindestens 72 Stunden lang durchgeführt. Bei Kindern spülen wir mit 500 ml im Kurzzyklus, bei Kleinkindern mit 10 ml/kg Körpergewicht im Kurzzyklus. Als *Spüllösung* benutzen wir *Peritonealdialyseflüssigkeit* E 141 mit Sorbitol 15 oder, bei Flüssigkeitsretention, E 141 mit Sorbitol 40 (s. Tab. 8.6). Beiden Lösungen fügen wir 0,5 g/l Chloramphenikolbase oder bei Kindern Zephalotin 1,0 g/l oder Ampizillin 1,0 g/l oder 50.000 E Penizillin G/l zu.

Gefahren und Komplikationen

Die antibakterielle Peritonealdialyse ist zwar im Prinzip einfach und in der Durchführung mühelos zu handhaben, wenn geübte Pflegekräfte mit dem Verfahren vertraut sind, sie verlangt aber ebenso wie die Peritonealdialyse aus nephrologischer Indikation sorgfältige Anlage und Überwachung, denn sonst droht dem Patienten eine Reihe neuer Gefahren.

Eine zu *lange Verweildauer* der Lösung in der Bauchhöhle führt zu unerwünscht hoher Wasseraufnahme in den Kreislauf mit Lungen- und Kreislaufkomplikationen. Daher verwenden *wir nur Kurzzyklusspülungen.* Außerdem muß retinierte Flüssigkeit wie intravenös applizierte bilanziert werden. Elektrolytauswaschungen können schnell deletären Umfang erreichen, wenn falsche Spüllösungen benutzt werden. Bei Verwendung der E 141-Lösung besteht diese Gefahr nicht.

Die *Auswaschung von Proteinen,* besonders Albuminen und Immunglobulinen, ist beträchtlich. Entsprechende intravenöse Substitution ist unumgänglich.

Daß sich die Spüllösung auch bei diffuser Peritonitis vom Infusionsort aus noch 72 Stunden nach der Operation schnell über den ganzen Bauch verteilt, zeigten die peritoneografischen Untersuchungen von McKENNA. Somit ist auch bewiesen worden, daß die Wirkung der Bauchhöhlenspülung nicht durch Fibrinverklebungen blockiert wird.

Die antibakterielle Peritonealdialyse verschleppt nicht die Infektion in der Bauchhöhle. Sie kann keine Wirkung entfalten, wenn sie mit *zu kleinen Mengen* durchgeführt wird oder wenn nur eine einfache Durchlaufspülung bei gleichzeitig offenem Zu- und Ablauf erfolgt. Die Heilung von Darmnähten wird durch die Spülung nicht gefährdet (MÜHE).

Eigene klinische Resultate

Vom 1. 1. 1967 bis zum 31. 12. 1975 wurden an der Chirurgischen Universitätsklinik Rostock 1005 Patienten mit unterschiedlichen Peritonitisformen behandelt, 336 davon unter zusätzlicher Anwendung der antibakteriellen Peritonealdialyse (Tab. 23.3).

Die Beurteilung der Wirkung einer ärztlichen Maßnahme im Rahmen der komplexen Peritonitistherapie ist nur begrenzt möglich, ebenso ein Vergleich mit dem Krankengut anderer Kliniken.

Bei Auswertung der speziellen klinischen Wirkung der antibakteriellen Peritonealdialyse an unserem Krankengut läßt sich nachweisen (SCHMITT, KIENE, TROEGER, PIETSCH, Tab. 23.4 und 23.5):

1. es fehlt jeder Hinweis auf eine negative Einwirkung der antibakteriellen Peritonealdialyse auf den Verlauf der Peritonitis;

2. intraperitoneale Abszesse und Wundinfektionen der Bauchwand treten bei Anwendung der Peritonealdialyse nicht seltener auf als bei den übrigen Peritonitispatienten;

Tabelle 23.3 Lokalisation und Letalität der Peritonitis bei 1005 Patienten (1967 bis 1975, Chirurgische Universitätsklinik Rostock)

Peritonitisform	Gesamtzahl	Davon Dauerspülung
Diffus	343 177†	180 72†
Lokal	379 26†	57 4†
Oberbauch	89 38†	26 11†
Unterbauch	187 22†	71 7†
Unklare Angaben	7 3†	2 0†
Gesamt	1005 266†	336 94†
Davon an Peritonitis verstorben	149†	57†

Tabelle 23.4 Intraabdominale Abszesse und Wundinfektionen bei 1005 Patienten mit Peritonitis (1967 bis 1975, Chirurgische Universitätsklinik Rostock)

Bei 336 Patienten mit Dauerspülung
72mal intraabdominale Restabszesse
107mal Wundinfektion

Bei 1005 Patienten (Gesamtgruppe)
177mal intraabdominale Restabszesse
303mal Wundinfektion

Tabelle 23.5 Behandlungsergebnisse bei diffuser und postoperativer Peritonitis (1967 bis 1975, Chirurgische Universitätsklinik Rostock)

Diffuse Peritonitis: 343 operierte Patienten	
180 Patienten mit Dauerspülung	72 gestorben (43%)
163 Patienten ohne Dauerspülung	105 gestorben (72%)
Postoperative Peritonitis: 168 operierte Patienten	
58 Patienten mit Dauerspülung	24 gestorben (41%)
112 Patienten ohne Dauerspülung	62 gestorben (55%)

3. die Frequenz der verschiedenen übrigen lokalen und allgemeinen Komplikationen ist in beiden Patientenkollektiven ohne auffällige Unterschiede;
4. die Letalität der diffusen Peritonitis kann durch zusätzliche Anwendung der Spüldrainage um etwa 30% gegenüber einem Patientenkollektiv ohne Dauerspülung gesenkt werden;
5. die Besserung der Überlebenschancen einer postoperativen regionalen Peritonitis durch zusätzliche Anwendung der Spüldrainage ist eindeutig;
6. auf den Ausgang der diffusen postoperativen Peritonitis und der Altersperitonitis ist die Methode ohne Einfluß.

Drainage der Bauchhöhle bei Infektionen (Abb. 7.2)

Wir sehen in der Zieldrainage des Operationsbettes nach Sanierung eines Peritonitisausgangsherdes oder eines Abszeßbettes nach Eiterentleerung eine entscheidende Sicherungsmaßnahme. Der Drainageschlauch muß weitlumig sein, durch *Sonderinzision* so gelegt werden, daß er der Schwerkraft nach eine Sekretentleerung gestattet. Durch ihn kann eine dünne Plastekapillare zur Dauerspüldrainage des Herdes nach dem Durchlaufprinzip oder zur Schlürfdrainage eingelegt werden (Abb. 23.5). Die Drains werden gekürzt, sobald die Sekretion nachläßt und die Füllung mit wäßrigen Kontrastmitteln eine Verkleinerung der Höhle anzeigt. Die Drains sollen sobald als möglich entfernt werden, um Druckusuren an Hohlorganen und Gefäßen zu vermeiden. Auch bei späterer Abszeßbildung gestattet der alte Drainkanal ein Auswandern des Eiters.

Verschluß der Bauchwandinzision

Er erfordert zum Abschluß einer Operation wegen schwerer eitriger Peritonitis große Sorgfalt und muß so stark und sicher wie irgend möglich erfolgen. Vor Verschluß wird die Bauchwandwunde mit 0,05% Chloramphenikollösung abgespült. Drainagen und Darmableitungen dürfen nicht durch den Hauptschnitt herausgelegt werden, sondern nur durch Extrainzisionen. Die schichtweise Naht der Bauchwand (außer Subkutanfett und Haut) wird durch extraperitoneal gelegte Drahtnähte gestützt. Subku-

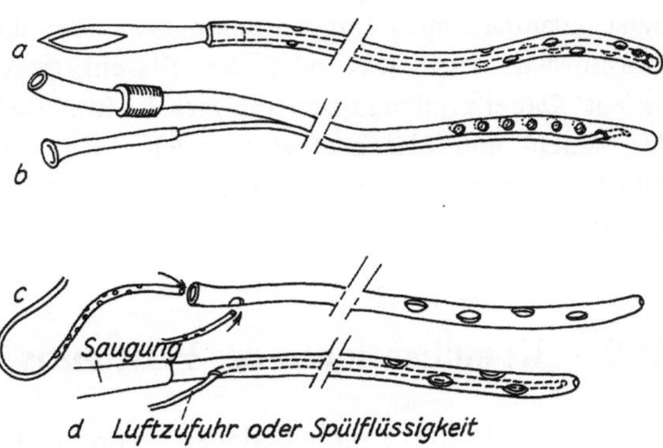

Abb. 23.5 Verschiedene Drains zur Spüldrainage intraabdominaler Abszesse, *a, b* Fabrikmäßig hergestellte Drains; *c, d* Improvisationen an der Greifswalder Klinik

tanfett und Haut werden erst nach 4 Tagen sekundär vernäht, die Fäden allerdings schon bei Operationsende gelegt (s. a. CERISE). Kommt es später dennoch zu einer Wundinfektion, so werden zwar die durchgreifenden Haut-Fett-Nähte wieder entfernt, nicht aber Faszien- und extraperitoneale Stütznähte.

23.7. Postoperative Betreuung

Die postoperative Therapie ist im wesentlichen eine Fortsetzung der präoperativen Maßnahmen. Die wichtigsten biochemischen und physiologischen Parameter (Urinausscheidung, arterieller Blutdruck, zentralvenöser Druck, Pulsfrequenz, Rektaltemperatur) sind weiter zu kontrollieren, ebenso sind die arterielle Sauerstoffsättigung und der Blut-pH zu messen. Die *intravenöse Ersatztherapie* mit Flüssigkeit, Eiweiß, Elektrolyten, Pufferung, Antibiotika und die Herzglykosidgabe laufen weiter. Mit der *intraaortalen Infusionsbehandlung* haben wir keine eigenen Erfahrungen.

Über Magen- und Dünndarmsonden abgesaugtes Sekret ist laufend zu substituieren.

Mit dem *Wasserersatz* hat der von Elektrolyten unbedingt Schritt zu halten (auf einen Liter 0,9%ige Natriumchloridlösung 25 mval Kaliumchlorid). Bei Peritonitis gehen auch *enorme Eiweißmengen verloren*, sie sind durch große Plasmagaben – mehrere Liter in den ersten 2 bis 3 Tagen – zu ersetzen. Auch Humanalbumin ist erforderlich.

Zusätzlich zur Menge der Urinausscheidung ist ein Liter Flüssigkeit für die *insensible Perspiration* zu ersetzen! Also: Bedarf = Ersatz von Darmsekret + Urinmenge + 1 Liter Perspiration.

Fallen trotz adäquater Substitution der Blutdruck und die Urinproduktion ab, so liegen bei hohem zentralvenösem Druck entweder eine Herzinsuffizienz, eventuell auch Lungenstauung vor oder der Infusionsweg ist defekt oder der Blasenkatheter verlegt! Daher muß man zuerst immer die Intaktheit der Venen- und Blasenkatheter prüfen. Liegt hier kein Fehler vor, so ist die Erhöhung der Herzglykosiddosierung zu erwägen.

23.8. Komplikationen der Peritonitis

Eine Vielzahl von Komplikationen bedroht das Leben der Patienten, viele sterben nicht an der Peritonitis, sondern an deren Nachfolgeschäden. Also hängt der Erfolg der im Prinzip einfachen Peritonitistherapie vom rechtzeitigen Entdecken und Behandeln dieser Komplikationen ab. Eine Verbesserung der Ergebnisse der Intensivtherapie abdominaler Erkrankungen gelang in den letzten Jahren vor allem durch

1. frühzeitige Laparotomie bzw. Relaparotomie;
2. frühzeitige Prophylaxe intravasaler Gerinnungsstörungen;
3. rechtzeitige Respiratorbehandlung;
4. rechtzeitige Dialyse;
5. intensivere Operationsvorbereitung.

23.8.1. Frühe Komplikationen

Respirationssystem

Zwei verschiedene Formen der respiratorischen Insuffizienz nach Abdominaleingriffen sind zu unterscheiden:

1. die schmerzbedingte Störung der Ventilation mit Sekretretention, Atelektase und Pneumonie und guter Prognose;
2. die septische Schocklunge im Gefolge schwerer Infektionen. Der Schaden greift an den Lungengefäßen an, geht mit intravasaler Gerinnung einher. Die Prognose ist in Spätfällen sehr schlecht.

Zu 1. **Schmerzbedingte Ventilationsstörungen:** Der Wundschmerz führt zur Tachypnoe mit Verminderung des Atemvolumens und Hemmung des Hustenreflexes, die Tachypnoe zur Verminderung des CO_2-Partialdruckes im Blut, also respiratorischer Alkalose als erstem Signal postoperativer Atemstörung. Flache Atmung und Hemmung des Hustenreflexes begünstigen beträchtliche Flüssigkeitsansammlungen in den gröberen Luftwegen, vor allem bei Rauchern! Diese Massen können in kurzer Zeit zu akuter Atemnot führen. Als weitere Folgen dieser Sekretion entstehen Atelektasen. Da die pulmonale Blutzirkulation aber auch in diesen Bezirken fortbesteht, sinkt jetzt die Sauerstoffsättigung des Blutes. Dadurch kennzeichnen diese 2. Phase der frühen respiratorischen Störung: Hypoxie (PO_2<60 mm Hg) und *Hypokapnie!* Später erst folgt auch *Hyperkapnie* (PCO_2>50 mm Hg).

Als physikalische Maßnahmen sind erforderlich: Energische Aufforderung zum wiederholten Abhusten, eventuell nach vorangegangener Analgetikagabe. Hier zahlt sich die präoperative Atemgymnastik mit Hustentraining und tiefen Atemzügen aus! Es ist sinnlos, jetzt nur Sauerstoffsonde oder gar Antibiotika als Pneumonieprophylaxe zu verordnen. Die Pneumonie kann lediglich durch Sekretentfernung verhütet werden, nicht durch Antibiotika!

Inhalation mit sekretverflüssigenden Aerosolen und Expektorantien ist wichtig, aber nur sinnvoll, wenn sich intensives Abhusten anschließt. Werden Atelektasen so behandelt, kann die postoperative Pneumonie weitgehend verhütet werden!

Bei schwerer chronischer Bronchitis, destruktivem Lungenemphysem, schwerer Raucherlunge, massiver Aspiration kann der Sauerstoffmangel nicht mehr kompensiert werden, die Hypoxie führt zu angestrengter, aber insuffizienter Atemtätigkeit, zu Erschöpfung und schließlich (ungenügend behandelt) zum Tode. Wird die postoperative Ateminsuffizienz früh diagnostiziert, so ist eine Besserung der Atemeffektivität möglich:

1. durch Gabe von Analgetika;
2. durch Sekretabsaugung, Aushusten und Lagewechsel;
3. durch Zufuhr von angefeuchtetem Sauerstoff über Nasensonde oder Atemmaske;
4. durch intermittierende Überdruckbeatmung bei gleichzeitiger dauernder Magenabsaugung;
5. durch Senkung des Sauerstoffbedarfs durch kontrollierte Normothermie;
6. diese Maßnahmen helfen in frühen Stadien, sie versagen bei schwerer Fettsucht, schwerer vorbestehender Lungenschädigung, bei starken Rauchern, bei Altersdemenz, Debilität oder mangelnder Kooperationsfähigkeit des Patienten aus anderer Ursache. In dieser Situation hilft nur noch die nicht zu spät ausgeführte *Tracheotomie und Dauerbeatmung.*

Zu 2. Die **Schocklunge** führt ebenfalls zur progressiven Lungeninsuffizienz. Sie entsteht unter anderem im Gefolge des septischen oder hämorrhagischen Schocks, der Sepsis bei Peritonitis (high output respiratory failure in peritonitis), der Urämie.

Ihre *Diagnose* stützt sich auf die Zeichen der progressiven Lungeninsuffizienz bei Lungenödem und röntgenologisch auf diffuse oder herdförmige milchige Trübungen des Lungenparenchyms. Der Thrombozytensturz weist auf intravaskuläre Gerinnung hin (WIEMERS, HALMAGY).

Die **Therapie** erfordert unter anderem neben der Sanierung der Schockursache Dauerbeatmung, frühzeitige Contrykal-, Prednison- und Heparingaben (3×5000 IE Heparin pro Tag bei Erwachsenen). Gelingt die chirurgische Beseitigung des Ausgangsherdes nicht, tritt Anurie und progrediente Gasaustauschstörung auch für Kohlensäure hinzu, so ist die Prognose infaust. Der Tod ist Folge der Hypoxie und der Rechtsherzüberlastung. *Die Chancen der Intensivtherapie liegen vor allem in der Prophylaxe der Schocklunge.*

Sequestration von Körperflüssigkeiten

Die Sequestration von Körperflüssigkeiten in Bauchhöhle, Darm und anderen Geweben in der Frühphase einer Peritonitis führt zu einer Verringerung des Blutvolumens, die ähnlich wie bei Verbrennungen hämodynamische Störungen bewirkt, wenn keine entsprechende Substitutionsbehandlung erfolgt.

Nach Überwinden der Initialschädigung setzen der Rückstrom der Flüssigkeiten in den Kreislauf und eine massive Diurese ein. Damit entsteht besonders bei stark geschädigten und alten Patienten eine bedrohliche Situation, das kardiopulmonale System kann akut dekompensieren (Kreislaufüberladung, Lungenödem). Die Besonderheit dieser Gefahr besteht darin, daß der Rückstrom z. B. nachts zwischen zwei Zwischenbilanzen der Flüssigkeitssubstitution einsetzen kann. Nur der Geübte erkennt an der plötzlichen Dyspnoe, an dem PO_2-Abfall und an den feuchten Atemgeräuschen die akute Bedrohung. Bremsen der Flüssigkeitszufuhr und Gabe von Diuretika (Furosemid) sind von lebenserhaltender Bedeutung.

Postoperative Magen-Darm-Paralyse

Sie tritt für 2 bis 4 Tage selbst nach kleinen Bauchoperationen auf. Sie ist resistent gegen jede Art der Behandlung, auch gewaltsame Prozeduren können sie nicht verhüten. Es bleibt nichts anderes übrig, als das spontane Ende dieser reflektorischen Ruhigstellung des Darmtraktes abzuwarten. Das heißt nun nicht, daß nichts zu tun bleibt. Im Gegenteil, es gilt alle Voraussetzungen für das spontane Wiederingangkommen der Darmfunktion zu schaffen, also die Magen- und Darmüberdehnung durch Absaugen der gestauten Sekrete zu beseitigen, Eiweiß- und Kaliummangel zu verhüten, Peristaltikagaben sollen die wiedererwachende Darmaktivität kräftigen.

Die Rückkehr der Darmmobilität erfolgt segmentär, daher oft verknüpft mit Tenesmen und bei noch fortbestehender Paralyse anderer Darmabschnitte.

Wenn eine postoperative Darmparalyse nicht nach 5 bis 7 Tagen behoben ist, ist dies meist ein Vorzeichen für bedrohliche Spätkomplikationen.

23.9. Spätkomplikationen der Peritonitis

Späte postoperative Komplikationen der Peritonitis sind die persistierende Peritonitis, die Sepsis, der Ileus und die intraabdominalen Abszesse. Jede dieser Komplikationen stellt eine Fortentwicklung früher postoperativer Folgezustände dar. Die Schwierigkeit besteht in der Definition des Übergangs in die jeweilige Komplikation, also in der Diagnose. Nur die frühzeitige Erfassung dieses Übergangs durch wiederholte ärztliche Kontrollen schafft die Voraussetzungen für eine erfolgreiche Therapie.

23.9.1. Postoperativ persistierende Peritonitis

Die postoperativ persistierende Peritonitis ist am Fortbestehen und an der Ausbreitung der präoperativ nachgewiesenen Peritonitiszeichen zu erkennen. In den ersten 24 bis 36 Stunden nach der Operation ist aber die Beurteilung des Bauchbefundes durch Wundschmerz und Allgemeinkrankheit erschwert. Ursache für das Persistieren der Peritonitis ist die unzureichende operative Kontrolle über den Ausgangsherd.
Es kann aber auch ein *zweiter Peritonitisherd* vorliegen, der bei der Erstoperation übersehen wurde (z. B. zweifache Ulkusperforation, Mehrfachzerreißungen am Darm bei Traumen). Schließlich kann sich eine Krankheit entwickelt haben, die zum Zeitpunkt der Erstoperation noch nicht vorlag (Pankreatitis, Darmgangrän durch Embolie). Zu erwägen ist auch eine *massive Keimverschmutzung* der Bauchhöhle bei der Erstoperation. Karzinompatienten, Zirrhotiker, Patienten mit Hypogammaglobulinämie und Steroiddauermedikation sind besonders gefährdet. *Man suche jedoch nicht als erstes seine Zuflucht zu diesen schwer einschätzbaren allgemeinen Faktoren, nur um eine eindeutige chirurgische Ursache der Peritonitispersistenz wegzudeuten.* Die Prognose ist in jedem Falle sehr ernst, der Entschluß zur Reoperation muß daher früh gefaßt werden.

23.9.2. Sepsis

Als kurze Episode eines septischen Schocks, ist die Sepsis nach Eröffnen eines intraabdominalen Infektionsherdes ein durchaus zu erwartendes frühes postoperatives Ereignis. 6 bis 12 Stunden nach adäquater Operation – bei alten Patienten gelegentlich auch später – tritt aber gewöhnlich Besserung ein. Bestehen jedoch Fieber, Leukozytose, Blutdruckabfall, Oligurie nach dieser Zeit noch weiter, so müssen andere Sepsisquellen erwogen werden. Dazu zählen intravenös applizierte Flüssigkeiten, Kavakatheter und Thrombophlebitis, Wundinfektionen, Retroperitonealphlegmonen, intraabdominale Infektionsherde. Auch an Klostridieninfektionen der Bauchwand und der Bauchhöhle ist zu denken. Meist liegen aber gramnegative Infektionen oder Mischinfektionen vor. Eine spezielle Sepsisquelle ist die Pylephlebitis, sie ist sehr selten geworden, taucht aber auch heute in unserem Krankengut auf. Klinisch findet man dann eine Kombination der Septikämie (Schüttelfröste, Fieberspitzen) mit Ikterus als Folge von Leberabszessen – stets eine sehr ernste Prognose. Multiple kleine pylephlebitische Leberabszesse führen zumeist früh zum Tode, große Einzelabszesse der Leber entwickeln sich langsamer und sind chirurgisch heilbar.
Einen besonders problematischen Sepsisstreuherd stellt die *akute bakterielle Endokarditis* dar (PODSZUS).
Vermehrte Aufmerksamkeit verdienen Infektionen mit *Bakteroides* (s. S. 380).
Das *klinische Bild* der Sepsis kann außerordentlich vielfältig sein. Wir beobachten sie unter den Erscheinungen der Pneumonie, der typhösen Bewußtseinsstörung, der Magen-Darm-Atonie, der septischen Polyserositis (mit Meningitis, Pleuritis, Arthritis), der Hepatargie oder der Urämie, schließlich als hämorrhagisches Syndrom, als Schock, als enteritische Form oder in Verbindung mit Hauteffloreszenzen. Die einzelnen klinischen Erscheinungsformen können sich in mannigfaltiger Art kombinieren.
Die *Diagnose der Sepsis wird klinisch gestellt.* Positive Blutkulturen bestätigen die klinische Diagnose, negative schließen die Sepsis nicht aus. Wichtigstes Kriterium im Blutbild ist der *Thrombozytensturz.* Gelingt der Erregernachweis im Blut nicht, so sind Wundkeime als wahrscheinliche Sepsiserreger anzusehen.
Die **Therapie** der Sepsis bei intraabdominaler Infektion verlangt die Kombination von Allgemeintherapie und chirurgischen Maßnahmen; als Notfalltherapie vor Eintreffen der Antibiogramme bewährte sich bei uns die Kombination von 6,0 g Oxazillin mit 12,0 g Ampizillin und 240 mg bis 480 mg Gentamyzin in 24 Stunden. Der Kavakatheter ist sofort auszuwechseln und bakteriologisch zu überprüfen (Katheterspitze abimpfen s. S. 375). Ist ein extraperitonealer Sepsisausgangsherd ausgeschlossen worden und das Krankheitsbild durch hohe allgemeine Antibiotikagaben in 24 bis 48 Stunden nicht zu beherrschen, so muß ein intraperitonealer Sepsisherd durch Relaparotomie beseitigt oder ausgeschlossen werden. Dabei ist es besser, einmal umsonst zu relaparotomieren als dem Kranken die Heilungschance aus Unentschlossenheit zu versagen.

23.9.3. Ileus

Der Ileus als Komplikation der Peritonitis führt zu einem rapiden Ansteigen der Letalität. Von überragender Bedeutung ist die Abgrenzung der paralytischen von der mechanischen Passagestörung. Nicht überall ist die Abgrenzung möglich, da die klassischen Zeichen fehlen können. Verzögert sich aber das Wiedereinsetzen der Peristaltik für länger als 5 bis 7 Tage nach der Operation, so ist dies ein ernstes Warnsymptom, besonders wenn auch noch andere Störungen auftreten.

Schwierig zu beurteilen sind jene Situationen, wo sich der mechanische Darmverschluß während einer Darmparalyse ausbildet, sich also Fehlen von Darmgeräuschen mit mechanischer Darmobstruktion verbinden. Hyperperistaltik und Krämpfe können auch durch regionale Peritonitis blockiert werden, ebenso durch eine sehr sorgfältige Darmabsaugung.

Die *Darmobstruktion bei Peritonitis* ist klinisch zu vermuten

1. bei Fortbestehen von Fieber, Leukozytose, Tachykardie, Abdominalschmerz als Symptome der Infektion in Kombination mit
2. *Zeichen fehlender gastrointestinaler Resorption und Peristaltik,* also **hohen** Verlusten von Darmflüssigkeit durch die liegenden Sonden. Bei Darmparalyse betragen die Saftverluste 1 bis 2 Liter pro Tag aus dem Magen. Mehr als 2 bis 3 Liter Saftverlust pro Tag läßt eine mechanische Störung vermuten.

Röntgenuntersuchung

Die Röntgenuntersuchung kann wertvolle Informationen bringen. Bei der Abdomenübersichtsaufnahme im Stehen spricht die disseminierte Gasansammlung in Dünn- und Dickdarm für die Darmparalyse, während regionale Überblähung mit Flüssigkeitsspiegeln auf Obstruktion hinweist. Sehr aussagekräftig ist die Gabe von 60 bis 100 ml eines trijodierten Kontrastmittels *(Visotrast 290®)* durch die liegende Sonde in den Magen. Selbst bei langwieriger Darmparalyse wird das stark peristaltikanregende Kontrastmittel nach 6 bis 8 Stunden den Dickdarm und das Rektum erreicht haben, die mechanische Obstruktion ist so ausgeschlossen. Fehlt noch nach 12 bis 14 Stunden ein Übertritt des Kontrastmittels in den Mastdarm, sahen wir darin bisher immer einen Beweis für die mechanische Passagestörung und sind operativ vorgegangen.

Dennoch werden immer wieder Fälle beobachtet, wo Klinik und Röntgendiagnostik eine sichere Abgrenzung nicht gestatten und die Indikation zur Reoperation mitbestimmt wird durch die *offene Differentialdiagnose: Paralyse und/oder Obstruktion.*

Wahl des richtigen Operationszeitpunktes

Sie stellt eine der schwierigsten Entscheidungen für den Chirurgen dar, besonders wenn die Symptome der Peritonitis und der Obstruktion diskret fortschwelen. Es gibt keinen idealen Zeitpunkt zur Reoperation, den man einer Richtmarke gleich anlaufen könnte. Wohl sind frühe Reoperationen in der ersten Woche nach der Operation technisch am einfachsten, da die Verklebungen noch sehr locker sind. Der Wendepunkt im klinischen Verlauf zum Günstigen oder Nachteiligen hin kommt aber oft erst um den 7. bis 10. postoperativen Tag, also wenn die Adhäsionen schon organisiert werden. Der Entschluß zur Reoperation bedeutet nach den Tagen der Ungewißheit und des Zauderns dann für Arzt und Patient oft eine befreiende Erleichterung.

Leitlinien zur Reoperation wegen Peritonitis mit Darmobstruktion

Sofort nach Entscheidung zur Reoperation laufen die unmittelbaren Operationsvorbereitungen an, dazu zählt neben der Substitutionstherapie bzw. der Kontrolle ihrer Effektivität die erneute *Intubation von Magen-Darmkanal und Harnblase.* Die Reoperation erfordert einen großen Zugang. Gewöhnlich wird dazu die alte Operationswunde wiedereröffnet und bedarfsweise erweitert.

Ziel der Operation ist die Beseitigung der Obstruktion des Darmes. Dazu wird die Quelle für die fortbestehende Peritonitis adäquat versorgt, intraperitoneale Abszesse werden entleert und drainiert. Gewebsnekrosen (Netz, Pankreas) werden entfernt, ebenso gelegentlich Fremdkörper (Bauchtuch!). Der Dünndarm wird abgesaugt, anschließend wird eine MILLER-ABBOT-Sonde transnasal bis in das Zökum vorgeschoben und somit der gesamte Dünndarm intubiert und geschient. Die innere Dünndarmschienung ist das derzeit überlegene Verfahren zur Ileusprophylaxe. Durch dieses Vorgehen lassen sich langwierige operative Prozeduren wie die Darmplikatur nach NOBLE oder die Mesenterialtransfixation nach CHILDS und PHILLIPS ersetzen. Drainagen und antibakterielle Peritonealdialyse sind situationsweise am Operationsende zu installieren.

Die *Revision der Bauchhöhle* beginnt mit der Eviszeration der dilatierten Dünndarmschlingen. So ist die Ileusursache am schnellsten zu erkennen. Dabei müssen gelegentlich weite Dünndarmstrecken aus Verwachsungen disseziert werden, ehe sich innerhalb dieser Adhäsionsterrassen die Obstruktion darstellen läßt. Es folgt die Dünndarmentleerung durch Ausstreichen zum Magen oder Kolon hin oder das Absaugen über eine Enterotomie. Sind Dünndarmresektionen erforderlich, so müssen sie bis in gut durchblutete und durch Überdehnung nicht geschädigte Darmstrecken reichen, also oralwärts nicht zu sparsam bemessen werden. Die Anastomosen am Dünndarm werden End-zu-End ein- oder zweireihig mit atraumatischem Nahtmaterial genäht.

Sind Kolonresektionen angezeigt, so muß die Kolo-Kolostomie stets durch eine vorgeschaltete Schlingenkolostomie entlastet werden. In Ausnahmefällen bleibt die Ileostomie oder die Kolostomie unter Belassung der Ileusursache die einzig mögliche Behandlung.

In geeigneten Fällen ist von Umgehungsanastomosen zur Entlastung nicht resezierbarer entzündlicher Darmkonvolute (Entero-Enterostomie, Entero-Kolostomie) Gebrauch zu machen. Die Wahl zwischen Resektion des Herdes oder Ruhigstellung durch Umgehungsanastomose ist schwerwiegend und sollte stets vom rangältesten Chirurgen mitgetragen werden.

23.9.4. Intraperitoneale Abszesse

Entsprechend der anatomischen Lage sind drei Kategorien von intraabdominalen Abszessen zu unterscheiden: intraperitoneale, retroperitoneale und viszerale Abszesse (ALTEMEIER, CULBERTSON, FULLEN). Nachfolgend werden die intraperitonealen Abszesse näher besprochen. Darstellung retroperitonealer Abszesse s. S. 388, viszeraler Abszesse (s. Leber, Pankreas, Nieren, Gallenblase, Milz usw.). Wichtig ist die Abgrenzung der Abszesse von Infiltraten, die unter konservativer Behandlung abheilen können.

In der Nomenklatur der intraperitonealen Abszesse setzt sich eine Vereinfachung durch (Abb. 23.6).

Subphrenischer Abszeß

Definition und Klassifikation: Ein subphrenischer Abszeß ist jede Ansammlung von Eiter in Kontakt mit der Unterfläche des Zwerchfells. Subphrenische Infektionen ohne Eiterbildung (Subphrenitis oder subphrenische Zellulitis (CARTER und BREWER) treten viel häufiger auf, nur ein kleiner Teil von ihnen entwickelt sich zum Abszeß.

Ein alter Klassifikationsfehler beruht seit BARNARD (1907) auf der Fehlangabe über die Bandaufhängung der Leber. Gewöhnlich wird sie als mit dem Mesohepaticum laterale dextrum an der Oberseite hängend beschrieben. Tatsächlich aber ist die Leber wie andere Bauchorgane *hinten* fixiert. Die sich auf diesen Fehler gründende Unterscheidung in vorderen und hinteren oberen rechts- und linksseitigen subphrenischen Raum ist daher ein Mythos (BOYD), es gibt nur vier klinisch wesentliche Räume im Oberbauch und nicht sechs wie in anderen Darstellungen:

1. *rechts* des Mesohepaticum ventrale einen *subphrenischen intraperitonealen Raum;*
2. einen *rechten subphrenischen extraperitonealen Raum* im Bereich der dorsalen Leberaufhängung (Abb. 23.7). Der rechte intraperitoneale subhepatische Raum kann nicht mehr als subphrenisch angesehen werden. Auch links des Mesohepaticum ventrale gibt es keinen subphrenischen Raum hinter dem Mesohepaticum laterale sinistrum;

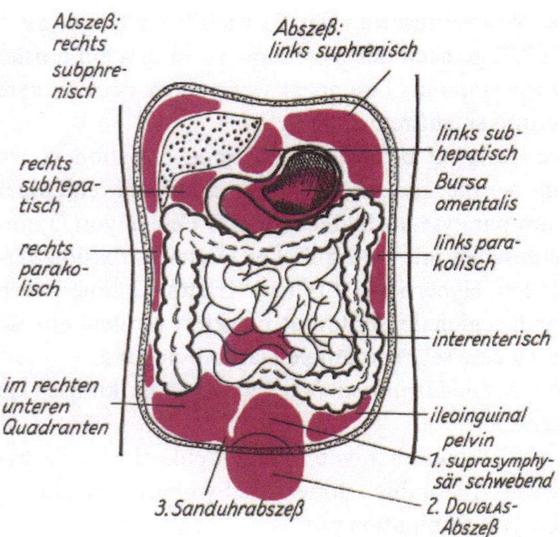

Abb. 23.6 Typische intraperitoneale Abszesse

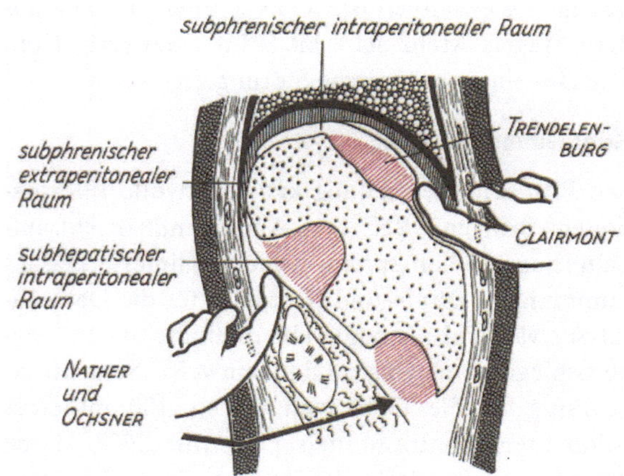

Abb. 23.7 Rechtsseitige subphrenische und subhepatische Abszesse und die verschiedenen Zugangswege

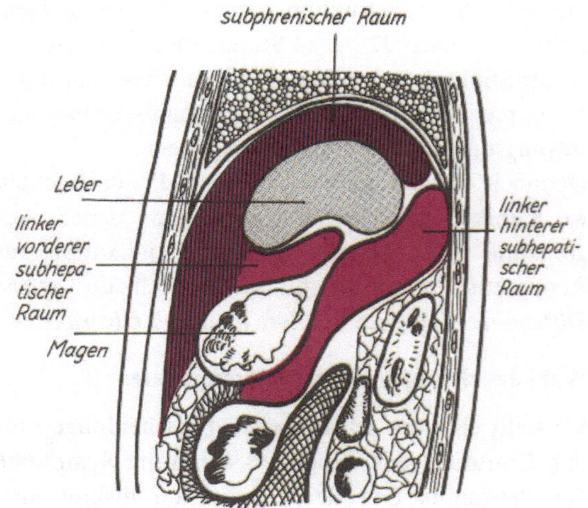

Abb. 23.8 Anatomie der linken subphrenischen Räume

3. der *linke subphrenische Raum* einschließlich des linken vorderen subhepatischen Raumes wird oben begrenzt durch die Unterfläche des linken Zwerchfells, unten teilweise durch den linken Leberlappen, die vordere obere Oberfläche des Magens und die Zwerchfellfläche der Milz, hinten durch das Aufhängeband der Leber (Abb. 23.8). Vom rechten subphrenischen Raum wird er durch das Mesohepaticum ventrale abgegrenzt. Der linke vordere subhepatische Raum ist ein Teil des linken subphrenischen Raumes;

4. der *linke hintere subhepatische Raum* (Bursa omentalis) zählt ebenfalls zu den Räumen mit direktem Kontakt zum Zwerchfell. Während rechtsseitige subphrenische Abszesse durch den soliden, fest verankerten rechten Leberlappen gut abgeschlossen sind, liegen die Verhältnisse im linken Oberbauch anders. Die Organe, die einen subphrenischen Abszeß hier begrenzen können, sind ziemlich gut verschiebbar; linksseitige subphrenische Abszesse sind daher oft polylokulär und drainieren ihren Eiter eher nach unten, als daß sie ihn unter dem Zwerchfell festhalten (HOFFMANN).

Lokalisation: In der Sammelstatistik von ARIEL und KAZARIAN (1971) über 2721 subphrenische Abszesse (Publikationen von 1933 bis 1968) werden 1644 (60,5%) rechts liegend, 664 (24,4%) links, 101 (3,7%) bilateral beschrieben. 310 (11,4%) waren unbekannten Sitzes oder werden als extraperitoneal klassifiziert (8%). Abszesse in dieser Region sind entweder Folgen einer Retroperitonitis oder von Leberabszessen. Die Abszesse im hinteren rechten Subphrenium früherer Autoren lagen zumeist im subhepatischen Raum. Multiple subphrenische Abszesse sind offenbar gar nicht allzu selten. In der Altersverteilung hat in den letzten Jahrzehnten ein Wechsel zu den älteren Jahrgängen stattgefunden (mittleres Alter 50 Jahre) entsprechend der abnehmenden Rolle der Appendizitis als ätiologischer Faktor (HOFFMANN, FREESE).

Ätiologie: Je nach den auslösenden Ursachen werden primäre von sekundären Abszessen unterschieden, also solche ohne und mit erkennbarer Ursache. Unter 4632 Fällen einer Sammelstatistik (ARIEL und KAZARIAN) werden 4155 (90,3%) als sekundäre subphrenische Abszesse bezeichnet, 477 (9,7%) als primär. Ursachen sekundärer subphrenischer Abszesse sind bei ⅔ der Kranken perforierte peptische Geschwüre, akute Appendizitis und Bauchoperationen. Gegenüber älteren Statistiken ergeben solche der letzten Jahre eine Abnahme der Appendizitis als Ursache und eine Zunahme der subphrenischen Abszesse durch Erkrankungen der Leber, der Gallenwege und als postoperative Komplikationen (SANDERS). Dabei führen perforierte Duodenalgeschwüre am ehesten zu Abszessen im rechten Subphrenium, ebenso die Appendizitis, perforative Magengeschwüre gewöhnlich zu solchen im linken Subphrenium. Als vorausgegangene Operation kommen vor allem Magenresektionen, Splenektomie und Cholezystektomie in Frage.

Symptomatik und Diagnose: Das klinische Bild kann **plötzlich**, abrupt einsetzen, die Symptome simulieren zum Teil eine Organperforation mit diffuser Peritonitis. In anderen Fällen ist der Verlauf **schleichend** subakut bis chronisch (HARDY).

Postoperativ muß noch nach Monaten, sogar nach Jahren (HARRISON) an einen subphrenischen Abszeß gedacht werden, wenn der Verlauf fieberhaft ist, besonders auch Fistelabsonderungen nicht sistieren.

Entsprechend ist eine *Klassifikation subphrenischer Abszesse* möglich:

1. nach der *Ätiologie* in sekundäre nach intraabdominalen Erkrankungen oder Operationen (ca. 90%) und primäre oder idiopathische (10%);
2. nach der *Verlaufsdauer* in akute Abszesse mit dramatischem Verlauf (91%), und chronische (9%) mit monatelanger Krankheit und Indolenz. Antibiotikagaben verschleiern die Symptome und erschweren die Frühdiagnose (STUCKE);
3. nach dem *Stadium der Krankheit* in unkomplizierte, wenn sich die Symptome auf den Ort des Abszesses lokalisieren und in komplizierte mit Bauch- oder Thoraxsymptomen;
4. nach der *Zahl der Abszesse* in solitäre (87% der Fälle) und multiple;
5. nach der Lokalisation (rechts, links, bilateral).

Die allgemeinen *Symptome subphrenischer Eiterungen* sind die der geschlossenen Infektion (Fieber, auch mit Schüttelfrösten ohne andere Erklärungsmöglichkeiten, Schweißausbrüche). Lokale Zeichen (Abb. 23.9) (thorakoabdominaler klinischer Komplex, CARTER und BREWER) sind bei 90% der Kranken nachweisbar, klinisch als Rippenbogenschmerz, Schulterschmerz beim Atmen und Husten, Oberbauchschmerzen, Brustschmerzen, Flankenschmerz,

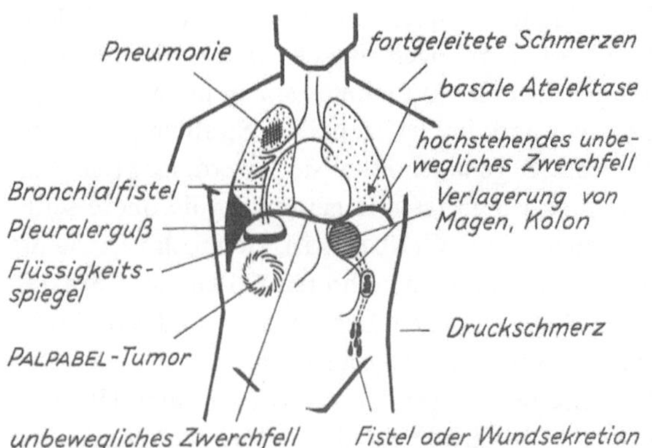

Abb. 23.9 Thorakoabdominaler Symptomenkomplex bei subphrenischem Abszeß (nach R. CARTER und L. A. BREWER, Amer. J. Surg. *108* [1964] 165)

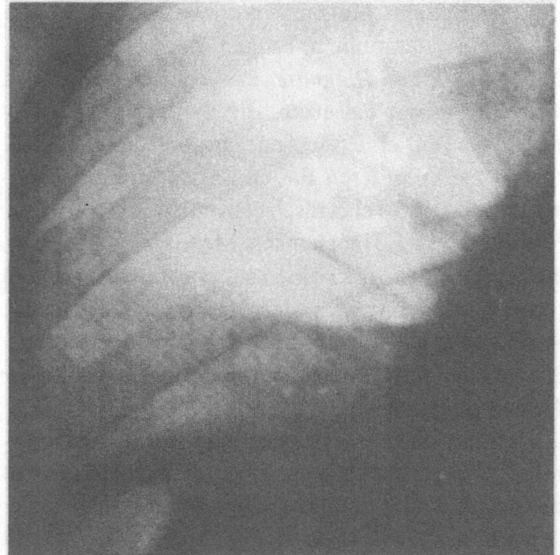

Abb. 23.10 Subphrenischer rechtsseitiger Abszeß im Röntgenbild bei frontalem Strahlengang, große Luftblase und Flüssigkeitsspiegel unter dem rechten Zwerchfell

Verstrichensein der regionalen Interkostalräume, Vergrößerung und Druckschmerzhaftigkeit der Leber. Insgesamt steht der Spontanschmerz im seitlichen Oberbauch an der Spitze aller Lokalsymptome. *Röntgenaufnahmen* von Oberbauch, Zwerchfell und Thorax am stehenden Patienten in zwei Ebenen (frontaler und sagittaler Strahlengang, Abb. 23.10 und 23.11) offenbaren in nahezu 100% Zeichen der subdiaphragmatischen Infektion (Verlagerung von Bauchorganen (Milz, Magen, Kolon), basale Lungenatelektasen, Pneumonie, Hochstand und verminderte Beweglichkeit des entsprechenden Zwerchfells, Pleuraerguß). Der einseitige Pleuraerguß ist das nahezu klassische Symptom subphrenischer Abszesse. Subphrenische Luftsicheln über Flüssigkeitsspiegeln sind ein wichtiges Zeichen. Dagegen ist Luft ohne Flüssigkeitsspiegel unter dem Zwerchfell über 10 bis 14 Tage nach Bauchöffnung ein regulärer Befund. Durch Aufnahme am seitlich liegenden Kranken und im horizontalen Strahlengang kann der Abszeß genauer lokalisiert werden. Freie Luft bewegt sich bei dieser Lagerung an die obere seitliche Bauchwand (WENDT u. a.). Dennoch vermag die Röntgenaufnahme in mehreren Fällen einen exakten Unterschied zwischen Leberabszeß und subphrenischer Eiterung nicht zu erbringen.

Das simultane *Leber-Lungen-Szintigramm* (BROWN, WHITE u. Mitarb.) und die *Leberarteriographie* gestatten differenziertere Aussagen. Die Lokalisationsdiagnostik von Abszessen durch Markierung körpereigener Leukozyten mit 99 Tc^{m} Schwefelkolloid befindet sich noch im Stadium der Erprobung (KÜGLER u. a.).

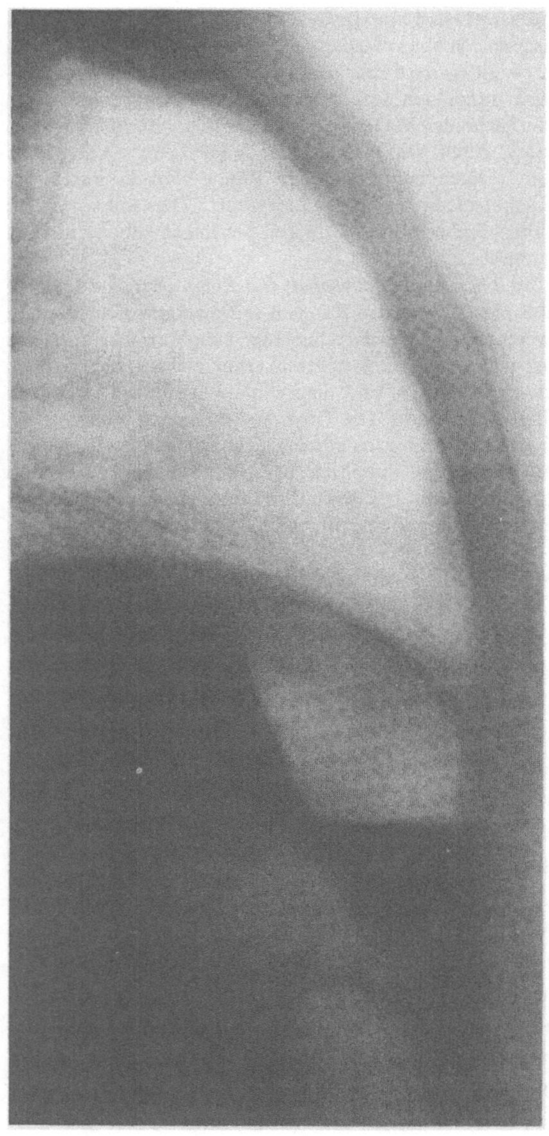

Abb. 23.11 Subphrenischer rechtsseitiger Abszeß im Röntgenbild bei sagittalem Strahlengang (vgl. Abb. 23.10)

Mit *Ultraschall,* Sonographie und Computertomographie sind neben intraabdominalen Abszessen auch subphrenische exakt lokalisierbar und in ihrer Ausdehnung metrisch erfaßbar (SZÖKE u. Mitarb.).

Die *Probepunktion* als diagnostische Maßnahme wird wegen der Gefahren der Infektionsverschleppung heute allgemein abgelehnt, sie ist nur intraoperativ vom offenen Bauch her angezeigt. Bringt die Diagnostik keine endgültige Klärung, so ist die Probefreilegung des entsprechenden Raumes gerechtfertigt (s. a. SHERMAN).

Bereits nach den klinischen Zeichen allein wird die Diagnose in etwa ¼ der Fälle gestellt. Röntgenbefunde gestatten eine Diagnose bis etwa 90%, das Leber-Lungen-Szintigramm bis 98%. Dennoch verbleibt auch heute noch eine Gruppe von subphrenischen Abszessen von 6 bis 10%, die erst durch die Sektion erkannt werden.

Komplikationen im Brust- und Bauchraum

Zu den häufigsten *abdominalen* Komplikationen – sie finden sich bei etwa ⅔ aller Patienten mit subphrenischen Abszessen – zählen Wundinfektionen, Nahtinsuffizienzen, Passagestörungen, diffuse Peritonitis oder andere intraabdominale Abszesse und Pylephlebitis. Zu frühe Entfernung der Drainage nach Entleerung eines subphrenischen Abszesses führt zwangsläufig zum Abszeßrezidiv.

Intrathorakale Komplikationen – bei etwa der Hälfte der Patienten nachweisbar – spielen für die Krankheitsdauer und als Todesursache eine große Rolle. Besonders folgenschwer sind Zwerchfellperforationen, Pleuraempyeme, bronchopleurale Fisteln, Lungenabszesse und Pneumothorax. Die begleitenden Pleuraergüsse sind meist steril.

Die Ausbreitung subphrenischer Infektionen in den Thoraxraum erfolgt über die Lymphbahnen, über Zwerchfellperforation oder penetrierende thorakoabdominale Zweihöhlenverletzungen (HARLEY).

Abszeßferne Komplikationen sind Meningitis, Hirnabszesse, Parotitis und septische Arthritis.

Therapie

Entscheidend ist die Abszeßentleerung durch Inzision und Drainage zum frühestmöglichen Zeitpunkt in Kombination mit systemischer und lokaler Antibiotikaapplikation. Eine Ausnahme stellen nur Amöbenabszesse (s. S. 206) dar, die, ganz gleich ob subphrenisch oder intrahepatisch gelegen, unter Nadelaspiration und medikamentöser Therapie (Emetin) am sichersten ausheilen.

Der Zugang erfolgt extraserös (CLAIRMONT) und extraperitoneal von einer vorderen subkostalen Inzision aus.

Technik

Von einem handbreiten *vorderen Rippenbogenrandschnitt* aus wird bis an das Peritoneum vorgedrungen, das Peritoneum wird aufwärts solange vom Zwerchfell abgestreift, bis der Abszeß erreicht ist, dann wird es durchstoßen, der Eiter abgesaugt, dicke Gummidrains zur Spüldrainage (Dreierantibiotikakombination, s. S. 137 mit etwa 1 Liter pro Tag Durchlauf) werden eingelegt. Die Drains müssen lange belassen werden, sonst droht das Rezidiv. NATHER und OCHSNER entwickelten einen *extraserösen, retroperitonealen Zugang* unter Resektion der 12. Rippe. Dieser Zugang eignet sich jedoch nur zur Eröffnung hinterer subhepatischer und extraperitonealer subphrenischer Abszesse, nicht für die echten intraperitonealen subphrenischen Abszesse.

Für die Freilegung dorsal und lateral gelegener subphrenischer Abszesse benutzen DE GORSE u. Mitarb. einen *seitlichen extraserösen* Zugang mit Inzision von der Spitze der 11. Rippe nach vorn. TRENDELENBURG hat, wohl als erster, einen subphrenischen Abszeß *transpleural* drainiert; das Verfahren geriet wegen der Gefahr der Infektionsverschleppung zeitweise in Mißkredit, uns ist es heute unentbehrlich zur Drainage von Leberabszessen und zur Exzision von Leberechinokokken. ARIEL und KAZARIAN benutzten den transpleuralen Zugang bei rechtsseitigen subphrenischen Abszessen mit intrapleuralen Komplikationen. Gelegentlich werden subphrenische Abszesse bei Laparotomien zufällig entdeckt und transperitoneal drainiert, unter entsprechender intraoperativer Aseptik und postoperativer Antibiotikagabe sind die Resultate gut.

Abszesse der Bursa omentalis sind praktisch nur transperitoneal erreichbar.

Die *Prognose* subphrenischer Abszesse wird von 5 Faktoren beeinflußt: Ätiologie, Typ des Abszesses, Vorliegen von Komplikationen, Zeitpunkt der Drainage und effektiver Chemotherapie.

Ohne operative Drainage verstarben laut Sammelstatistik von ARIEL und KAZARIAN von 1346 Patienten (1938 bis 1968) 1125 (83,8%). Lediglich mit Antibiotika behandelt wurden nur 71 Patienten, 33 (46,5%) von ihnen starben. Von 2757 Patienten mit operativ drainierten subphrenischen Abszessen starben 865 (31,4%). Von 32 subphrenischen Abszessen, an der Rostocker Klinik in 9 Jahren behandelt (1958 bis 1966), verstarben 13 (FREESE). Der subphrenische Abszeß zählt also noch heute zu den folgenschwersten intraabdominalen Infektionen.

Pelvine Abszesse (Douglas-Abszesse)

Sie gehören zu den häufigsten Formen intraabdominaler Abszesse nach den verschiedensten Baucherkrankungen und Bauchoperationen überhaupt. Der Eiter sammelt sich in der Excavatio rectovesicalis bzw. der Excavatio rectouterina (DOUGLASscher Raum) und wird früh der rektalen Untersuchung oder der bimanuellen rekto-vaginalen Untersuchung zugängig. Größere Abszesse werden suprapubisch tastbar oder sie dehnen sich seitlich auf den Iliakalgruben und der parakolischen Rinne aus (Sanduhrabszesse). Andere reichen bis in die suphrenischen Räume.

Symptomatik: Allgemeinsymptome sind wiederum die der geschlossenen Infektion, gelegentlich Ileussymptome durch Abknicken von Darmschlingen. Die Lokalsymptome sind eindeutiger. Diarrhoe, Rektaltenesmen, Dysurie und Schleimabgang aus dem After bei Sphinkterhypotonie sind regelmäßige Zeichen. Schmerzen dagegen sind wechselhaft ausgeprägt und fehlen oft völlig. Der Spontandurch-

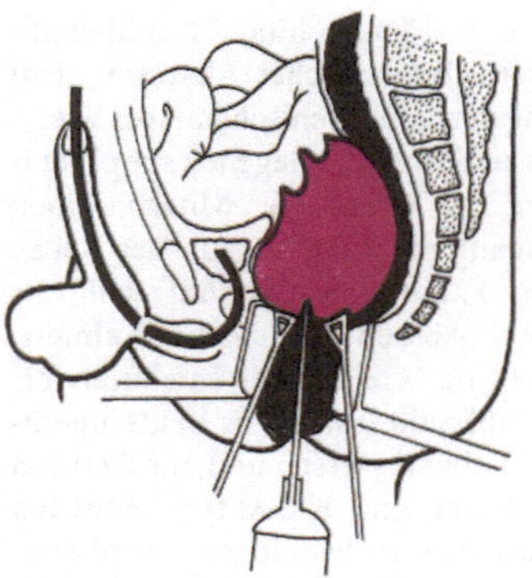

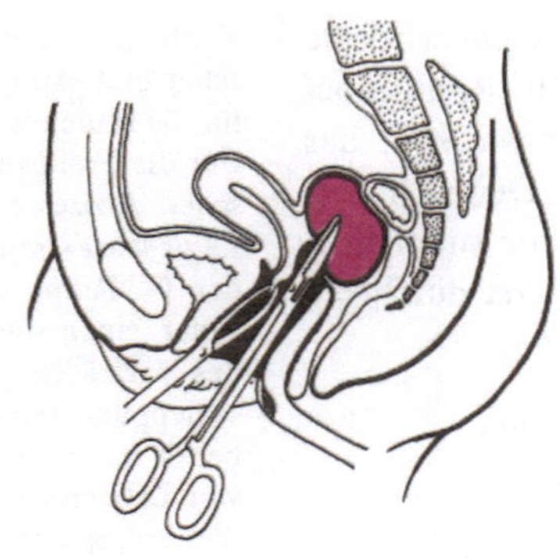

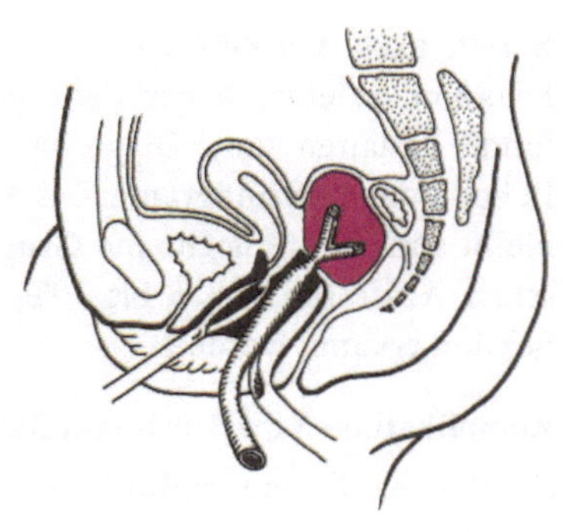

Abb. 23.12 Behandlung eines DOUGLAS-Abszesses: Punktion des Abszesses vom Mastdarm her
Abb. 23.13 Eröffnung des Abszesses mit der ROTTERschen Kornzange durch das hintere Scheidengewölbe
Abb. 23.14 Drainage mit T-Drain

bruch des Abszesses in Mastdarm oder Vagina zeigt sich durch massiven Eiterabgang an.

Diagnostik: Bei Fieber und Diarrhoe nach einer Bauchoperation oder -erkrankung muß die rektale Untersuchung unverzüglich erfolgen und regelmäßig wiederholt werden. Die DOUGLAS-Abszesse sind als fluktuierende pralle dolente Raumforderung an der Mastdarmampullenvorderwand gut zu tasten. Die Mastdarmschleimhaut ist in diesem Bereich geschwollen, die Rektumfalten dadurch auffällig verdickt und rigide. Bei bimanueller Palpation ist die raumfordernde Flüssigkeitsansammlung zwischen Rektum und hinterem Scheidengewölbe zu tasten.

Im Gegensatz dazu zeigen Phlegmonen (Infiltrate) des DOUGLASschen Raumes keine Fluktuation. Sie können sich unter Antibiotikagaben spontan resorbieren. Wichtig ist die Unterscheidung von einer vollen Harnblase! **Keine Douglaspunktion ohne vorherige Blasenentleerung durch einen Katheter!**

Therapie: Die transvaginale oder transrektale Entleerung ist die einzig sinnvolle Therapie. Sie ist aber nur bei tastbarer Fluktuation indiziert. Fehlindizierte Inzisionen können schweren Schaden anrichten (Abb. 23.12 bis 23.14) (BLUM und GASSNER).

Technisches Vorgehen

In Narkose und Steinschnittlage wird nach Harnblasenentleerung durch einen Katheter die Scheidenhinterwand oder die Mastdarmampullenvorderwand mit zwei Spekula eingestellt, die Gegend der Fluktuation mit einer starken Kanüle punktiert und bei Eiternachweis die Trennwand mit der ROTTERschen Kornzange durchstoßen. Der sich in großem Schwall entleerende Eiter wird abgesaugt, er soll sich nicht in den Operationsraum ergießen!

Über den mit der Kornzange geschaffenen Kanal legt man zur Drainage ein dickes *Kehrsches T-Drain* ein, fixiert es mit einer Naht am After und spült die Höhle mit Dreierantibiotikalösung (s. S. 137) zunächst sauber.

Die Drainage wird abgeleitet und kann nach wenigen Tagen entfernt werden.

Abszesse anderer Lokalisation

Kleine Eiterungen finden Anschluß an die Darmlichtung, entleeren sich spontan oder werden resorbiert. Ein *primär abwartendes Verhalten ist daher indiziert.*

Wenn dagegen der Abszeß an Größe schnell zunimmt und Ileus oder Peritonealreizung sich entwikkeln, dann ist die Indikation zur Abszeßinzision gegeben, wobei man extraserös im wandständigen Bereich eingeht. Die Wahl des richtigen Zeitpunktes für die Inzision erfordert Geduld und Erfahrung. Drainage für einige Tage, die auf kürzestem Weg nach außen geleitet wird.

Bei mechanischem Ileus muß allerdings die gesamte Bauchhöhle sorgfältig revidiert werden. Die Perforation eines Abszesses in die freie Bauchhöhle bringt eine schlagartige dramatische Verschlechterung (Schock, diffuse Peritonitis!) und erfordert sofortige operative Revision der Bauchhöhle.

Literaturverzeichnis

Altemeier, W. A., W. R. Culbertson, W. D. Fullen und *C. D. Shook,* Intraabdominal abscesses. Amer. J. Surg. *125* (1973) 70–79

Appel, A., M. Henrich und *J. Kollath,* Perforationszwischenfälle beim Kolonkontrasteinlauf und ihre Behandlung. Chir. praxis *21* (1976) 517–526

Ariel, J. M., und *K. K. Kazarian,* Diagnosis and treatment of abdominal abscesses. Williams and Wilkens, Baltimore 1971

Artz, C. P., und *J. D. Hardy,* Complications in Surgery and their management. 2. Aufl. Saunders, Philadelphia und London 1967

Baker, C. C., S. R. Petersen, G. F. Sheldon, Septic phlebitis, a neglected disease, Amer. J. Surg. *138* (1979) 97

Ballinger, W. F., und *Th. Drapanas*, Practice of Surgery, Current review, Volumen II. Mosby Company, St. Louis 1975, 500

Benkamon, G., X. Fabre, H. Charleux und *C. Nardi*, Les abcès sous – phréniquet post-operatoires, Jour. Chir. (Paris) *116* (1979) 21–25

Benke, A., Peritonitis. In: *H. Bergmann, B. Blauhut*, Anästhesiologie und Wiederbelebung 4.91. Springer-Heidelberg-Berlin-New York 1975, 149–151

Bikfalvi, A., Erfahrungen mit der Mesenteriumduplikatur nach Childs und Phillips zur Behandlung und Vorbeugung des Dünndarmileus. Zbl. Chir. *96* (1971) 1671–1681

–, *U. Schutze* und *Kl. Noeske*, Zur Frage der Bariumsulfat-Peritonitis nach Kolonperforation. Zbl. Chir. *97* (1972) 1194–1204

Blum, E., und *H. Gassner*, Operationstechnisch bedingte Mißerfolge bei der Behandlung des Douglas-Abszesses. Acta chir. Austriaca, Kongreßbericht 1976, Sondersuppl. (1976/77) 237–238

Boyd, D. P., The anatomy and pathology of the subphrenic spaces. Surg. Clin. North America *38* (1958) 619–626

Brettel, H. F., M. Heinrich und *A. Appel*, Tierexperimentelle Untersuchung zur Schädigung durch Bariumsulfat. Zbl. Chir. *101* (1976) 19–23

Brown, W. W., Radioisotope Scanning in the diagnosis of subdiaphragmatic abscesses. In: Ariel, J. M. und K. K. Kazarian, Diagnosis and treatment of abdominal abscesses. Williams und Wilkens, Baltimore 1971, 167–173

Burkhardt, K., und *W. Peitsch*, Die Cortison- und Liquemintherapie im septischen Schock bei Peritonitis. Chirurg *47* (1976) 322–325

Carter, R., und *L. A. Brewer*, Subphrenic Abscess: a thorakoabdominal clinical complex. Amer. J. Surg. *108* (1964) 165–174

Cerise, E. J., Drains in abdominal surgery: their use and abuse. In: *Ballinger, W. F.* und *Th. Drapanas*. Practice of Surgery, Current review, Volumen II. Mosby, St. Louis 1975

Clairmont, P., und *E. Ranzi*, Kasuistischer Beitrag zur operativen Behandlung des subphrenischen Abszesses. Wien. klin. Wschr. *18* (1905) 653

Clairmont, P., und *M. Meyer*, Erfahrungen über die Behandlung der Appendizitis. Acta chir. scand. *60* (1926) 55–134

Clauss, D., Klinische Erfahrungen in der Anwendung der Dünndarmfistel nach Witzel-Heidenhain beim paralytischen Ileus. Zbl. Chir. *95* (1970) 1113

De Cosse, J. J., Th. L. Poulin, P. S. Fox und *R. E. Gondon*, Subphrenic abscess. Surg. Gynec. Obstet. *138* (1974) 841–845

Dorsch, Behandlung der diffusen, exsudativen Peritonitis mit Peritonealdialyse. Anästhesie und Wiederbelebung, H. *91*. Springer, Heidelberg-Berlin-New York 1975, 183–186

Eckert, P., H. P. Eichfuss und *H. W. Schreiber*, Frühlaparotomie. Chirurg *49* (1978) 33–36

Eisele, R., D. Athanasiadis, W. Dissmann, M. Nasseri und *W. Thimme*, Die postoperative Peritonitis. Chirurg *49* (1978) 355–361

Freese, P., Diagnostik und Therapie subphrenischer Abszesse. Chir. Prax. *13* (1969) 225–234

Fürtig, W., Erfahrungen bei der Bereitung von Spüllösungen für die »Künstliche Niere« und von Lösungen für die Peritonealdialyse. Pharmaziepraxis *11* (1966) 241–249

Gilchrist, R. K., The large intestine, rectum and anus. In: Rothenberg, R. E., Reoperative Surgery. Blakiston McGraw-Hill, New York-Toronto-London 1964, 311 bis 334

Guschtscha, A. L., Limfangioma oslochnenaja chilorotoraksom i chilesnim aszitom. Chirurgia (Moskau) *4* (1976) 120–121

Halmagy, M., Möglichkeiten und Grenzen der abdominalen Intensivtherapie. Anästhesiologie und Wiederbelebung, H. *91*. Springer, Berlin-Heidelberg-New York 1975, 152–154

Hardy, J. D., Critical surgical illness. Saunders, Philadelphia-London-Toronto 1971, 679

Harley, H. R. S., Subphrenic abscess. Thorax *4* (1949) 1. Subphrenic abscess with particular reference to the spread of infection. Ann. Roy Coll. Surg. Eng. *17* (1955) 201

Harrison, N. W., Chronic subphrenic abscess simulating hepatic metastases. Brit. J. Surg. *57* (1970) 456–457

Hedberg, St. E., und *C. E. Welch*, Suppurative peritonitis with major abscesses. In: *Hardy, J. P.* Critical surgical illness. Saunders, Philadelphia-London-Toronto 1971, 436–476

Hegemann, G., Chirurgische und eitrige Komplikationen nach Eingriffen an den Bauchorganen. Langenbecks Arch. klin. Chir. *329* (1971) 1048–1054

Hoffmann, E., und *A. Jünemann*, Der subphrenische Abszeß. Zbl. Chir. *94* (1969) 729–740

Jones, P. F., Emergency abdominal surgery. Blackwell, Oxford-London-Edinburgh-Melbourne 1974, 808

Käufer, C., und *U. Hiller*, Die frühzeitige Relaparotomie. Bruns Beitr. klin. Chir. 220 (1973) 151–157

Kiene, S., und *H. Troeger*, Intraperitoneale Antibiotikaspüldrainage bei diffuser Peritonitis. Zbl. Chir. *99* (1974) 833 bis 840

Kindhäuser, V., K. Littmann und *F. W. Eigler*, Ergebnisse einer prospektiven Studie über die Wirksamkeit einer ausgiebigen intraoperativen Spülung der Bauchhöhle bei diffuser Peritonitis. Zbl. Chirurgie *104* (1979) 1147

Klaue, P., und *H. Schott*, Die diagnostische Peritonealspülung. Chir. Praxis *20* (1975/76) 57–63

Kraus, E., H. G. Beger, H. Becker, R. Schurig und *K. de Jonge*, Zur Problematik der Peritonealdialyse bei Patienten mit eitriger Peritonitis (Endotoxinnachweis im Blut und Spülflüssigkeit). Zbl. Chirurgie *104* (1979) 1148

Krieg, H., J. Löhr und *E. Pross*, Zur Klinik und Pathologie der retroperitonealen Fibrose. Bruns Beitr. klin. Chir. *220* (1973) 761–767

Kügler, S., J. Hagemann und *R. Montz*, Lokalisationsdiagnostik von Abszessen und Entzündungen mit 99 Technetium^{m} (99 Tc^{m}). Dtsch. med. Wschr. *101* (1976) 1162 bis 1164

–, und *H. P. Eichfuss*, Ein Beitrag zur Lokalisation, Prophylaxe und Therapie subphrenischer Abszesse. Chirurg *48* (1977) 93–97

–, *H. Lennartz, H. F. Otto* und *J. Bessert*, Generalisierte Herpes-simplex-Infektion unter dem Bild eines akuten Abdomens. Dtsch. med. Wschr. *101* (1976) 779–782

Kunz, H., Postoperative Peritonitis. In: Intra- und postoperative Zwischenfälle, Bd. 2, 2. Aufl. Hrsg.: G. Brandt, H. Kunz und R. Nissen. Thieme, Stuttgart 1971

Lennert, K. H., V. v. Loewenich und *H. P. Lange*, Die Enteritis necroticans des Neugeborenen. Bruns. Beitr. klin. Chir. *220* (1973) 710–718

Marc, R., Les indications a la reintervention pour complication infectieuse en Chirurgie abdominale. J. Chir. (Paris) *110* (1975) 131–138

Margolis, I. B., R. S. Faro und *E. M. Howeth*, Megacolon in the elderly, ischamic or inflammatory. Ann. Surg. *190* (1979) 40

McDougal, W. SC., R. J. Izant und *R. M. Zollinger*, Primary peritonitis in infancy and childhood. Ann. Surg. *181* (1975) 310–313. Ref. Zentralorg. ges. Chirurgie *216* (1975) 329 (Nr. 1446)

Meissner, K., Gastro-entero-zökale Darmschienung. Zbl. Chir. *101* (1976) 35–38

Melnikow, A., Die chirurgischen Zugänge durch den unteren Rand des Brustkorbes zu den Organen des subdiaphragmalen Raumes. Dtsch. Zschr. f. Chir. *182* (1923) 83–151

Mühe, E., und *W. Schierl*, Peritonitisprophylaxe durch Saug-Spüldrainage der Bauchhöhle. Chirurg *42* (1971) 458–460

Nagler, St. M., und *St. P. Policha*, Intraabdominal abscess in regional enteritis. Amer. J. Surg. *137* (1979) 350–354

Norton, L., J. Eule und *D. Burdick*, Accuracy of techniques to detect intraperitoneal abscess. Surgery *84* (1978) 370

Pichlmayr, R., und *H. Ziegler*, Die Relaparotomie bei Infektionen. Chirurg *45* (1974) 208–216

Podszus, G., Die akute bakterielle Endokarditis mit Sepsis, hervorgerufen durch Staphylococcus aureus, als Komplikation bei kritisch chirurgisch Kranken. Probleme der Diagnostik und Therapie. Diplomarbeit, Bereich Medizin der Universität Rostock, Rostock 1973

Ranke, E., Probleme der frühen Relaparotomie. Zbl. Chir. *95* (1970) 73–77

Riedler, L., E. Semenitz und *H. Haselbach*, Pneumokokkenperitonitis nach grippalem Infekt. Chirurg *46* (1975) 187 bis 189

Rothenberg, R. E., Reoperative Surgery. Blakiston, McGraw Hill, New York-Toronto-London 1964, S. 638

Sachatello, C. R., und *B. Bivins*, Technic for peritoneal dialysis and diagnostic peritoneal lavage. Amer. J. Surg. *131* (1976) 637–640

Saksena, D. S., M. A. Block, M. C. McHenry und *J. P. Truant*, Bacteroidaceae: anaerobic organismus encountered in surgical infections. Surgery *63* (1968) 261–267

Sanders, R. C., The changing epidemiology of subphrenic abscess and its clinical and radiological consequences. Brit. J. Surg. *57* (1970) 449–455

Scheibe, O., Relaparotomie bei Intensivpatienten. Chirurg *45* (1974) 216–221

Schilling, K., Allgemeintherapie des septischen Schocks. Chirurg *47* (1976) 308–311

Schmidt, P., Nierenfunktion: Signal postoperativer abdominaler Komplikationen. Zbl. Chir. *101* (1976) 271–277

Schmitt, W., P. Pietsch und *H. Tröger*, Die intraperitoneale Antibiotikaspüldrainage bei diffuser Peritonitis. Zbl. Chir. *97* (1972) 3–10

Schreiber, H. W., H. V. Ackeren, M. Rehner und *K. Schilling*, Septische Erkrankungen der Bauchhöhle. Chirurg *42* (1971) 346–352

Shabunin, A. V., Abdominal cavity lavage during and after operation for diffuse purulent peritonitis. Westn. Chir. *119* Nr. 9 (1977) 25–28

Shermann, N. J., J. R. Davis und *J. E. Jesseph*, Subphrenic Abscess, a continuing hazard. Amer. J. Surg. *117* (1969) 117–123

Staib, J., Fragen des postoperativen Frühileus und der postoperativen Peritonitis. Langenbecks Arch. klin. Chir. *329* (1971) 1077–1086

Steinbereithner, K., Postoperative und posttraumatische Ateminsuffizienz. Chirurg *47* (1976) 171–176

–, Die Lunge im Schock. Zbl. Chir. *101* (1976) 65–76

Stephen, M., und *J. Loewenthal*, Generalised infective Peritonitis. Surg., Gynecol. + Obstet. *147* (1978) 231–234

–, –, Continuing peritoneal lavage in high risk peritonitis. Surgery *85* (1979) 603–606

Stewart, D. J., Antibiotic lavage in peritonitis, Brit. J. Surg. *66* (1979) 143

–, und *N. A. Matheson*, Peritoneal lavage in appendicular peritonitis. Brit. J. Surg. *65* (1978) 54–56

–, Peritoneal lavage in faecal peritonitis in the rat. Brit. J. Surg. *65* (1978) 57–59

Streicher, H. J., Chirurgische und eitrige Komplikationen nach Eingriffen am Dünn- und Dickdarm, vorzugsweise bei chirurgischen Primärerkrankungen. Langenbecks Arch. klin. Chir. *329* (1971) 1086–1095

Stucke, K., Eiterungen des subphrenischen Raumes. Langenbecks Archiv klin. Chir. *329* (1971) 1101–1107

Tschirkov, F., und *H. H. Hirsch*, Kasuistischer Beitrag zur Klinik des Cholaskos. Bruns' Beitr. klin. Chir. *220* (1973) 220–224

Szöke, B., G. Bartos, B. Gog und *D. Kiss*, Diagnose intraabdominaler Abszesse mittels Ultraschall. Zbl. Chir. *103* (1978) 151–156

Wachsmuth, W., Peritonitis. Langenbecks Arch. klin. Chir. *313* (1965) 146

Walzel, C., Abdrücken des Gallengangssystems zum Nachweis von Mikroperforationen. Chirurg *47* (1976) 345–347

Welch, J. P., Unusual abscesses in perforating colorectal cancer, Amer. J. Surg. *131* (1976) 271–274

Wendt, F., R. Hübner und *B. Kunz*, Zur Kenntnis der subphrenischen Abszesse. Zbl. Chir. *93* (1968) 1625–1632

Westfall, R. W., R. H. Nelson und *M. M. Musselman*, Barium-Peritonitis. Amer. J. Surg. *112* (1966) 760–763

Whithe, P. H., M. Hayes und *J. R. Benfield*, Combined Liver-Lung Scanning in the management of subdiaphragmatic abscesses. Amer. J. Surg. *124* (1972) 143–148

Wiemers, K., Möglichkeiten und Grenzen abdomineller Intensivtherapie. In: Bergmann, H. und B. Blauhut, Anästhesiologie und Wiederbelebung, H. *91*. Springer, Berlin-Heidelberg-New York 1975

Willam, K., Zur Behandlung der Peritonitis und des postoperativen Ileus durch Relaparotomie, Enterotomie und Darmabsaugung. Zbl. Chir. *96* (1971) 65–69

Zühlke, V., Chirurgische Therapie der Peritonitis im Rahmen des septischen Schocks. Chirurg *47* (1976) 312–317

24. Chirurgische Infektionen im Bereich von Magen und Duodenum, Dünndarm, Leber, Pankreas und Milz

K. H. Herzog

24.1. Magen und Duodenum

Gastritis und Duodenitis als abakterielle Affektionen sind häufige Befunde, insbesondere seit die Gastroduodenoskopie zur Routinemethode entwickelt wurde. Demgegenüber werden infektiöse Entzündungen selten angetroffen, gelten geradezu als Rarität.

24.1.1. Magenwandphlegmone (Gastritis phlegmonosa)

Die phlegmonöse Gastritis kann diffus und auf kleinere Bereiche lokalisiert auftreten, gelegentlich geht sie mit Abszeßbildung einher. Bis 1964 wurden etwa 400 Fälle – zumeist handelte es sich um ältere Menschen mit Achlorhydrie – in der Literatur mitgeteilt. Die Entzündung breitet sich vorwiegend in der Submukosa aus. Dadurch hebt sie die Schleimhaut polsterartig ab, die ihrerseits ödematös durchtränkt wird. Die Schleimhautfalten flachen ab oder glätten sich und können der ischämischen Nekrose anheimfallen. Ein primär submuköser Abszeß kann in den Magen einbrechen, andererseits zur Serosa penetrieren und in die freie Bauchhöhle perforieren (Murphy u. Mitarb.). Mit dem Übergreifen der Entzündung auf die Serosa entwickelt sich eine zirkumskripte Peritonitis, die durch Nachbarorgane abgedeckt oder – wenn das nicht erfolgt – sich rasch ausbreiten kann. Spontanheilungen infolge Durchbruchs eines Abszesses nach innen kommen vor. Die Keime – zumeist Streptokokken, seltener Staphylokokken, Pneumokokken, Koli und Anaerobier – dringen durch die Schleimhaut in die Magenwand ein. Von der auf diesem Wege entstehenden *primären* Phlegmone ist die *sekundäre* auf der Basis eines Ulkus oder Karzinoms abzugrenzen.

Bei *klinischer Untersuchung* ist die Diagnose nicht zu stellen, oftmals deckt erst die Laporotomie unter Annahme einer Perforation oder die Obduktion den Befund auf. Die Symptome werden vom Verlauf bestimmt. Man differenziert dementprechend einen akuten, subchronischen und chronischen Verlauf, wobei Übergänge vorkommen.

Die akute Erkrankung beginnt plötzlich mit heftigen Oberbauchschmerzen, Bauchdeckenspannung und Druckempfindlichkeit im Epigastrium. Gelegentlich ist eine dolente Resistenz tastbar, die dann zur Fehldiagnose »maligne Geschwulst« verleitet. Allgemeinsymptome, wie Schüttelfrost mit Tachykardie sowie Erbrechen und Diarrhoe treten unregelmäßig auf. Besonders chronische Verläufe können in Verbindung mit tastbarer Resistenz ein Malignom vortäuschen. Die perakute Phlegmone verläuft dramatisch mit den klassischen Zeichen der diffusen Peritonitis. Die Differentialdiagnose ist dabei äußerst schwierig (Dassel, Ruze). Röntgenologisch ist die Nativaufnahme im Stehen zum Ausschluß einer Ulkusperforation unerläßlich. Ein abnormer Weichteilschatten im Epigastrium kann sich darstellen. Die Untersuchung mit wäßrigem Kontrastmittel läßt die Schleimhaut unregelmäßig geglättet erscheinen, sie dient zugleich dem Perforationsausschluß – besonders von Hinterwandgeschwüren.

Bei chronischem und subchronischem Verlauf und in akuten Erkrankungsstadien – wenn der Allgemeinzustand des Kranken es erlaubt – kann die Gastroduodenoskopie zur Klärung beitragen. Hierbei zeigen sich verstrichene, ödematös veränderte Schleimhautareale mit oberflächlichen Nekrosebezirken. Über eine mögliche therapeutische endoskopische Eröffnung von Abszessen liegen bislang keine Erfahrungen vor.

Differentialdiagnostisch kommt des weiteren die Abdominozentese zum Ausschluß einer Perforation oder Peritonitis aus anderer Ursache in Frage.

Die **Therapie** bei chronischen und subakuten Verläufen besteht in Verlaufsbeobachtung mit wiederholter klinischer Untersuchung, Anwendung von Breitspektrumantibiotika und parenteraler Flüssigkeitszufuhr. In akuten Fällen erfolgt alsbald die Laparotomie zur Verhütung einer Peritonitis. Lokalisierte Prozesse beseitigt man durch Exzision mit plastischem Verschluß der Magenwand oder Kontinuitätsresektion. Die Entfernung wird stets im Gesunden vorgenommen, um Nahtbrüchen vorzubeugen. Ausgedehntere Entzündungen erfordern adäquate aborale oder orale typische Resektionen. Hat die Entzündung den gesamten Magen erfaßt, sollte die Gastrektomie vermieden und gegebenenfalls durch Punktion Abszesse entleert und eine antibiotische Dauerspülung des Oberbauchs angelegt werden. Transnasale Magenablaufsonde über Tage, mehrmonatige allgemeine Antibiotikaapplikation und parenterale Ernährung sind ebenso unerläßlich, wie subtile Kontrolle des Bauchbefundes, da jederzeit eine Perforation eintreten kann (Sampsel).

Weitere, sehr seltene entzündliche Magen-Zwölffingerdarm-Erkrankungen sind das *tuberkulöse Geschwür* bei Phthisikern und diffuse submuköse Infiltrate oder Gummata bei Syphilitikern (Chazan, Hammer, Plane).

24.1.2. Magen-Duodenum-Perforation

Die Perforation bei Gastroduodenalulkus oder peptischem postoperativem Geschwür betrifft vorwiegend Männer in mittleren Lebensjahren (4. und 5. Dezennium). Der Duodenalgeschwürsdurchbruch erfaßt im Durchschnitt jüngere Patienten, die Magenperforation ältere Menschen. In Analogie dazu liegt die primäre Letalität der Magengeschwürsperforation deutlich über der des Zwölffingerdarmdurchbruchs, wobei dem oft vorhandenen Säuremangel bei Magenulkuserkrankung zusätzliche Bedeutung zukommt. Der Anteil der Frauen beträgt 5 bis 10%, im eigenen Krankengut 16%.

Die *Perforationsquote* der Geschwüre wird mit 5 bis 8% beim Magen- und 15 bis 20% beim Duodenalulkus angegeben (BEWERS, BRÜCHLE, DEAN, GRINSHPUN).

Das gastroduodenale Ulkus ist offenbar im Zunehmen begriffen; dabei kommt den Nebenwirkungen medikamentöser Therapie eine wichtige Rolle zu. Im angloamerikanischen Schrifttum werden diese Ulzera als *»drug-induced ulcers«*, sonst als *»iatrogene«* Ulzera bezeichnet. Schwerwiegende Komplikation ulzerogener Arzneimittel sind Blutungen und Perforation, von welchen die letztere nicht selten maskiert verläuft und deshalb übersehen werden kann. Zahlreiche Arzneimittel wirken sekretionsfördernd und resistenzvermindernd auf die Magenschleimhaut, die dann für aktive proteolytische Enzyme angreifbarer wird. Besonders die auf breiter Basis angewendeten Kortikosteroide haben nachgewiesenermaßen ulkusbegünstigende Nebenwirkungen (GRAY). Daneben findet noch eine Vielzahl anderer ulzerogener Arzneimittel Verwendung. Auch die infolge zunehmender Technisierung immer häufigeren Streßsituationen wirken im gleichen Sinne begünstigend auf die Ulkusentstehung. Nicht allein sogenannte Vagotoniker, sondern jeder Mensch kann unter abnormen psychischen Belastungen mit einem Ulkus reagieren.

Nahezu ausschließlich führen *Vorderwandulzera* zur freien Perforation, während an anderer Stelle lokalisierte Geschwüre in Nachbarorgane penetrieren oder von diesen abgedeckt werden.

Nicht immer ergibt die Anamnese Anhaltspunkte für ein »Magenleiden«. Ein nicht geringer Anteil der Fälle weist eine *völlig stumme Anamnese* auf. Dabei muß berücksichtigt werden, daß manche Patienten, unter dem Perforationsereignis stehend, es versäumen, vorausgehende Magenbeschwerden anzugeben.

Die Perforation geht mit einem plötzlichen dolchstichartigen Schmerz im Epigastrium einher. Manche Patienten glauben, ein Platzen zu vernehmen, nach welchem heiße Flüssigkeit in den Bauch fließe. Dieses Zeichen wurde als *»Symptom der glühenden Tropfen, die den Bauch hinunterfallen«* bezeichnet. Die Plötzlichkeit und Heftigkeit der Schmerzattacke ist das Bezeichnende der freien Perforation. Keine andere Baucherkrankung als die Magenperforation geht mit derartiger Dramatik einher und streckt auch den kräftigsten Menschen zu Boden.

Auftreten der Spontanschmerzen mehr rechts und mit Ausstrahlung nach rechts weist auf eine *Duodenalperforation* hin, während die Schmerzen bei kardianahen Geschwüren zur linken Schulter hin ausstrahlen können. Die sekundäre Lokalisation des stärksten Schmerzes hängt von der Stelle ab, an der sich der ausgetretene Mageninhalt hauptsächlich ansammelt. Beim Duodenalulkus fließt er parakolisch nach unten, eine Appendizitis vortäuschend. Später füllt sich das kleine Becken an und der Magensaft steigt links seitlich wieder nach oben, ein Befund, den man früher als »periphere Peritonitis« bezeichnet hat.

Allgemeine Zeichen sind mäßige Pulsbeschleunigung bei stabilen Kreislaufverhältnissen. Die durch die Perforation ausgelösten Schockzeichen mit Schweißausbruch sind passager und, wenn der Arzt den Patienten sieht, nur noch aus seinen Angaben zu entnehmen. Die Temperatur ist normal, höchstens subfebril, die Atmung beschleunigt, flach und rein kostal. Erbrechen tritt meist nur unmittelbar nach der Perforation auf, in den folgenden Stunden nicht mehr, sondern erst wieder im Spätstadium bei ausgedehnter Peritonitis. Der Patient liegt mit angezogenen Beinen auf dem Rücken oder seitlich, die verkrampfte Bauchmuskulatur entspannend.

Lokal ist die durch ausgedehnte, reflektorische Kontraktion der Bauchdeckenmuskeln bedingte kahnförmige Einziehung des Bauches vorherrschendes Symptom. Überall besteht Druckempfindlichkeit, besonders ausgeprägt im Oberbauch. Der *»bretth'arte« Bauch* ist bei keiner anderen Abdominalerkrankung sofort so ausgeprägt vorhanden wie hier. Ein durch den austretenden Mageninhalt entstehender Erguß läßt sich zuerst in den Flanken, rechts mehr als links, nachweisen. Wenn Luft durch die Perforationsöffnung entwichen ist, wird die Leberdämpfung von links zunehmend verkleinert. Das Pneumoperitoneum kann im Sitzen oder Stehen des Patienten als subphrenische Luftsichel röntgenologisch dargestellt werden (Abb. 24.1). Freie Luft in der Bauchhöhle ist für die Perforation beweisend; ihr Fehlen schließt den Durchbruch nicht aus, denn nur in etwa 60 bis 70% (KUNZ) gelingt es, das Pneumoperitoneum röntgenologisch darzustellen. Besonders parapylorische Rupturen gehen oft ohne Luftaustritt vonstatten, da Mageninhalt die Öffnung tamponiert. Die

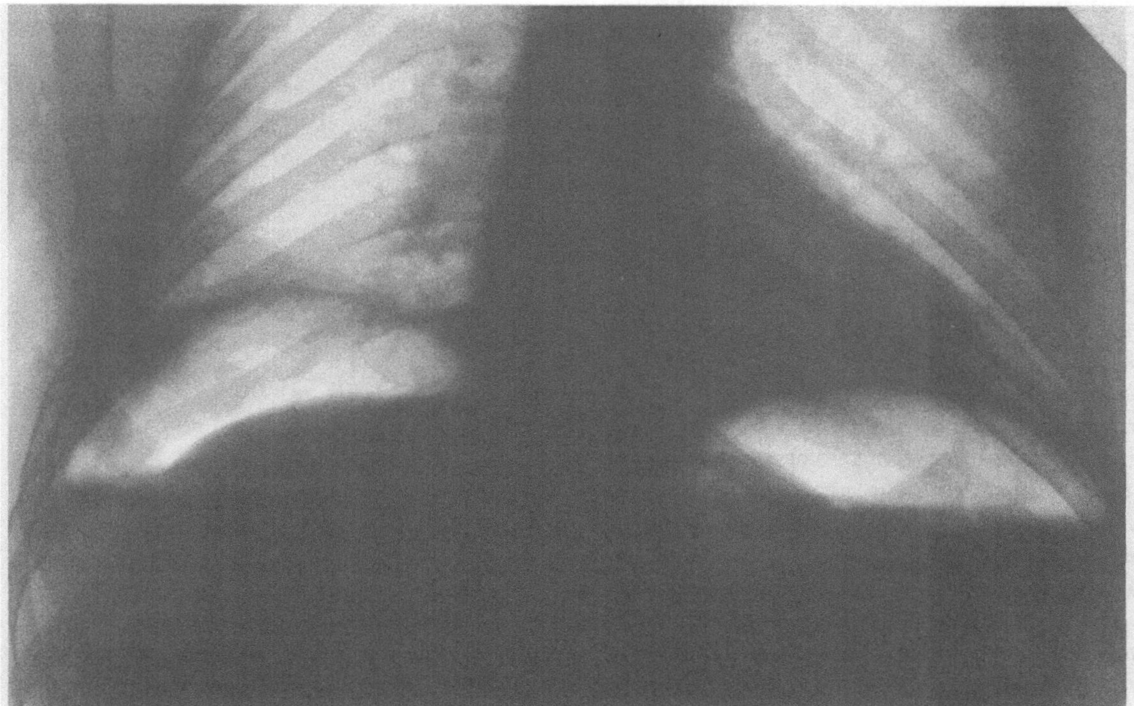

Abb. 24.1 Röntgenaufnahme bei Magenperforation: ausgeprägte subphrenische Luftsicheln

Luftsichel im Subphrenium ist zumeist rechts, aber auch links, medial oder bilateral lokalisiert. In Zweifelsfällen ist auch die Gabe von *wäßrigem Kontrastmittel* zum direkten röntgenologischen Nachweis der Perforation erlaubt (Abb. 24.2). Des weiteren vermag die Abdominozentese Aufklärung zu bringen. Auskultatorisch ist zuweilen über dem Epigastrium Reiben festzustellen. Im Blutbild sind leichte Leukozytose und Linksverschiebung vorhanden, die Blutkörperchen-Senkungsgeschwindigkeit ist in den ersten Stunden nicht erhöht.

Zusammengefaßt ergeben sich für die akute Geschwürsperforation des Magens folgende Kardinalsymptome:

1. plötzlicher, dolchstichartiger Schmerz im Oberbauch, der sich auf das gesamte Abdomen ausdehnt;
2. brettharte, diffuse Bauchdeckenspannung mit kahnförmiger Einziehung des Bauches und allgemeiner Druckempfindlichkeit;
3. röntgenologischer Nachweis eines Pneumoperitoneums;
4. wenig beeinträchtigter Allgemeinzustand mit weitgehend normalen Kreislaufverhältnissen.

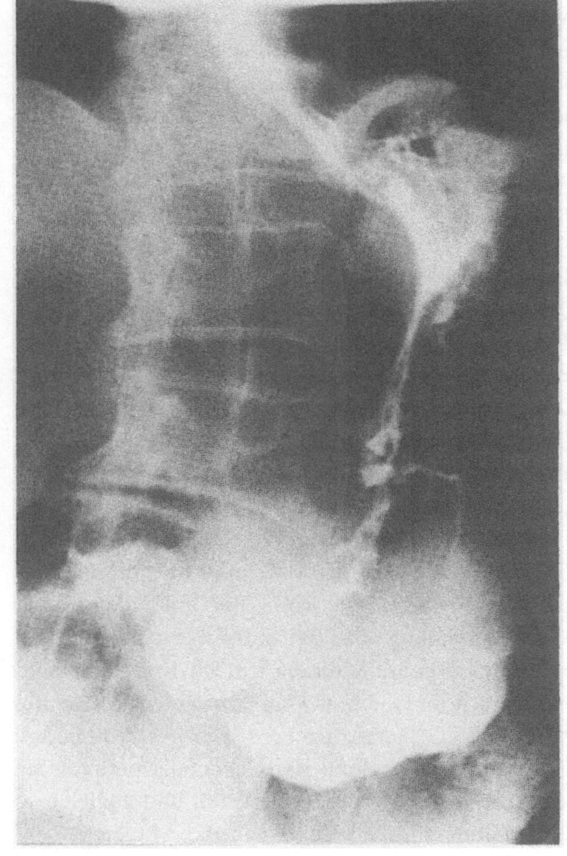

Abb. 24.2 Perforation eines Magengeschwürs; Kontrastmittelaustritt in die Bursa omentalis

Das beschriebene klinische Bild ist nur für frischere Perforationen bis zu 6 oder 8 Stunden zutreffend. Jenseits dieser Periode bilden sich zunehmend Zeichen der Peritonitis aus, der Allgemeinzustand des Patienten verschlechtert sich zusehends. Halonierte Augen, trockene Zunge, Kreislaufdepression mit Tachykardie, meteoristische Auftreibung des Abdomens mit diffuser Abwehrspannung und Druckempfindlichkeit sowie Paralyse des Darmes und Rücklauferbrechen kennzeichnen die nun vorliegende schwere Bauchfellentzündung. In derartigen Spätstadien wird man mit Sicherheit nur die Pauschaldiagnose »Peritonitis diffusa« stellen und aus der Anamnese eine Magenperforation lediglich vermuten können. Eine röntgenologisch vorhandene Luftsichel könnte auch von einer Dickdarmperforation herrühren.

Die *Differentialdiagnose* läßt in Frühfällen bei ausgeprägtem Symptomenbild nur wenige Erwägungen zu. Die *akute Appendizitis* kann vorgetäuscht werden, wenn kleine, relativ »trockene« parapylorische Perforationen wenig stürmisch verlaufen (ISELIN). Analog der Appendizitis erfolgt dann der erste Schmerzanfall im Epigastrium, und mit Ansammlung des Mageninhalts im rechten Unterbauch verlagern sich die Schmerzen dorthin. Akuter Beginn, Anamnese und erheblicher Lokalbefund machen jedoch die Magenperforation wahrscheinlicher, die bei Luftnachweis als bewiesen gilt. Die Appendixperforation weist niemals von Beginn an die brettharte, diffuse Bauchdeckenspannung auf. Dennoch ist die Appendizitis häufigste Fehldiagnose. Von unseren 331 Patienten mit Magenperforation wurden 13 unter der Annahme einer Appendizitis und 2 Spätfälle als Ileus mit Peritonitis laparotomiert; die Quote der Fehldiagnosen liegt insgesamt bei 4,5%.

Akute Gallenwegserkrankungen zeigen eine auf den rechten Oberbauch begrenzte Abwehrspannung und Druckempfindlichkeit; die akute Pankreatitis geht – ganz im Gegensatz zur Magenperforation – mit einer schweren, ins Auge fallenden Allgemeinbeeinträchtigung, Kreislaufdepression und nur geringer Bauchmuskelspannung einher. Von bauchfernen Erkrankungen spielt der *Hinterwandinfarkt* differentialdiagnostisch die wichtigste Rolle. Bei ihm ist jedoch die Abwehrspannung der Bauchdecke weniger ausgeprägt, der primäre Schmerz tritt im Brustraum und erst danach im Oberbauch auf; zu seinem Ausschluß ist das EKG heranzuziehen. Die *perforationslose Galleperitonitis* beginnt meist ebenfalls perakut, sie setzt aber keinen derartig schweren und zugleich so ausgedehnten Lokalbefund wie die Magenperforation (GÜLZOW u. Mitarb.).

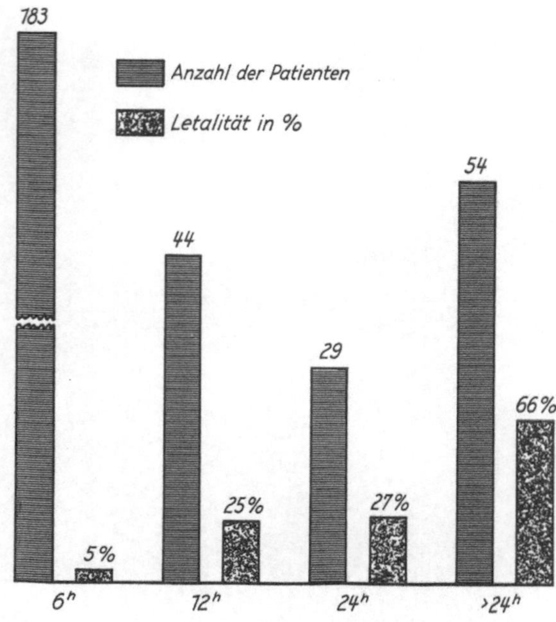

Abb. 24.3 Die vom Zeitpunkt der Operation abhängige Letalität nach Magenperforation bei 310 Fällen (Chirurgische Universitätsklinik Rostock)

Schwierig kann die Diagnose zu stellen sein, wenn die Perforation durch Arzneimittel verschleiert verläuft. Besonders bei *Kortikosteroidanwendung* wurden schwere, teils multiple Durchbrüche beobachtet mit nur diskreter Bauchsymptomatik.

Die *Prognose* wird nach der Perforation von Stunde zu Stunde ungünstiger. Ein Zeitraum zwischen Perforation und Behandlungsbeginn von mehr als 6 Stunden läßt die Letalitätsquote steil ansteigen (Abb. 24.3). Deshalb ist umgehend die Operation indiziert, die als einzige Methode zu einem sicheren Verschluß der Infektionsquelle führt und dem Fortschreiten der verhängnisvollen Peritonitis Einhalt gebietet.

Zur Vorbereitung des Eingriffs wird eine Sonde transnasal eingeführt und der Mageninhalt ständig abgesaugt. Kreislaufinsuffiziente Patienten erhalten niedermolekulare Flüssigkeit intravenös (Gelafusal®, Rheomacrodex®), sonst gibt man 5%ige Glukoselösung. Zwei Blutkonserven werden für die Operation bereitgestellt.

Operationstechnik: Einfachstes Verfahren, die Perforationsöffnung zu verschließen und damit der Infektion der Bauchhöhle Einhalt zu gebieten, ist die *Übernähung* (HARBRECHT, JACKSON, JORDAN, SCHREIBER). Die Bauchhöhle wird durch einen Mittelschnitt im Oberbauch eröffnet und der Mageninhalt aus dem Oberbauch abgesaugt. Die Perforationsöffnung wird nun sparsam längsoval exzidiert (histologische Untersuchung!) und zweireihig mit seromuskulären, invertierenden Einzelknopfnähten dicht verschlossen (Abb. 24.4). Die Exzision des Ulkus empfiehlt sich bei

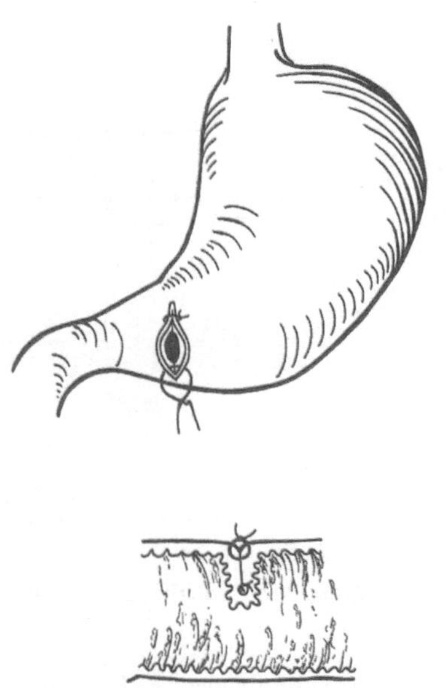

Abb. 24.4 Zweireihige Übernähung einer Magenperforation

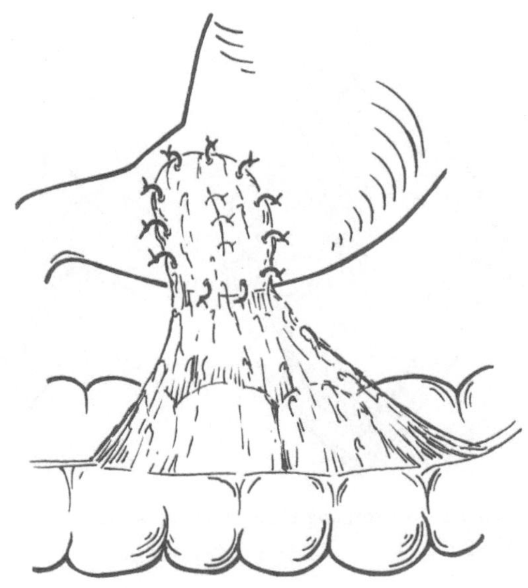

Abb. 24.5 Einreihige Übernähung einer Magenperforation mit Sicherung durch Aufsteppen eines Netzzipfels

parapylorischen Ulzera mit engem Pyloruskanal zur Vermeidung einer postoperativen Magenausgangsstenose, eine Gefahr, die jedoch meist überschätzt wird. Man exzidiert das Ulkus längs und vernäht die Wand quer, dem Vorgang der Pyloroplastik nach HEINEKE-MIKULICZ entsprechend. Beim Absaugen und Austupfen der Bauchhöhle ist besonders auf die Säuberung präformierter Exkavationen zu achten, wie den subhepatischen Raum, DOUGLAS, Subphrenium und parakolische Rinnen. Danach geben wir Chloramphenikollösung (0,05%ig) in die Bauchhöhle und verschließen sie. Eine *Drainage* ist in Frühfällen nicht notwendig. Sie kommt nur in Betracht, wenn der Nahtverschluß nicht genügend sicher erscheint; in solchen Fällen wird ein *Netzzipfel* zusätzlich (Abb. 24.5) auf die letzte Nahtreihe aufgesteppt. Postoperativ erfolgt über 2 Tage die parenterale Substitutionstherapie; der Magen wird durch Sonde über 24 Stunden entleert. Die ausgeheberte Flüssigkeitsmenge muß bei der parenteralen Infusionsmenge und dem Elektrolytersatz berücksichtigt werden. Da der Magensaft chlorhaltig ist, werden NaCl 100 bis 150 mval täglich zugesetzt. Sobald die Urinausscheidung in Gang gekommen ist, gibt man 40 bis 80 mval KCl pro Tag dazu. Auf Antibiotikaanwendung darf verzichtet werden.

Bei *Spätfällen* steht postoperativ die Behandlung der Peritonitis im Vordergrund (s. S. 396). Ob man dabei eine ausgedehntere Drainage der Bauchhöhle vornimmt, hängt vom jeweiligen Befund ab. Wir führen sie durch, wenn eine ausgedehnte Peritonitis vorliegt. Nach dem Abstrich richtet sich dann die Wahl des allgemein anzuwendenden Antibiotikums. Auch eine peritoneale Antibiotika-Dauerperfusion ist in Erwägung zu ziehen.

Die Anlage einer *Neumannschen Netzmanschette* (Abb. 24.6) kann sich bei großen Perforationsöffnungen oder Starrheit der umgebenden Magenwand notwendig machen. Die einfache Übernähung ist dann nicht durchführbar, da sie zu einer zu starken Einengung führen würde oder die Nähte durchschneiden. Durch die Rupturstelle wird ein CASPER- oder PEZZER-Katheter in das Lumen eingeführt und der Katheter durch einen mobilen Netzzipfel vom Magen bis zur Bauchdecke einmanschettiert. Das Netz heftet man sowohl an die ulkusnahe Magen-Duodenal-Wand als auch an das Peritoneum der vorderen Bauchwand an. Der Katheter wird auf kürzestem Wege durch eine gesonderte Stichinzision der Bauchdecke herausgeleitet; er kann entfernt werden, wenn die Peritonitis sicher beherrscht und die Passage durch den Magenausgang frei ist.

Der Verschluß durch Netzmanschette ist nicht immer mit der notwendigen Dichtigkeit durchführbar, so daß postoperativ das Austreten von Mageninhalt in die Bauchhöhle anhält. Es empfiehlt sich deshalb, die Gegend der Perforationsstelle zusätzlich durch Zieldrain abzuleiten und außerdem den Mageninhalt über 2 Tage mittels transnasaler Sonde abzuheben. Nach glattem postoperativem Verlauf stellen sich zuweilen Hautschäden in der Fistelumgebung durch Magensaft ein, der neben dem Katheter hervortritt. Wir sahen nach Katheterentfernung über Monate bestehende Fisteln, die sich nicht spontan verschlossen und erst durch Magenresektion zu beheben waren.

Die NEUMANNsche Netzmanschette stellt eine Notoperation dar, die als solche zweckmäßig und leistungsfähig ist. Wegen ihrer Nachteile sollte sie jedoch ausschließlich Notfällen vorbehalten bleiben.

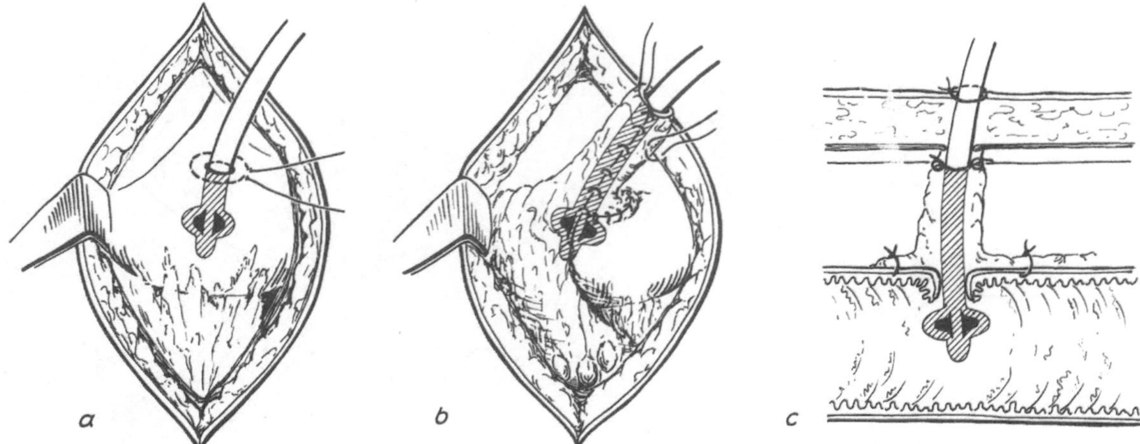

Abb. 24.6 *a–c* Versorgung einer Magenperforation durch Netzmanschette nach NEUMANN. Zusätzliche Drainableitung der Umgebung

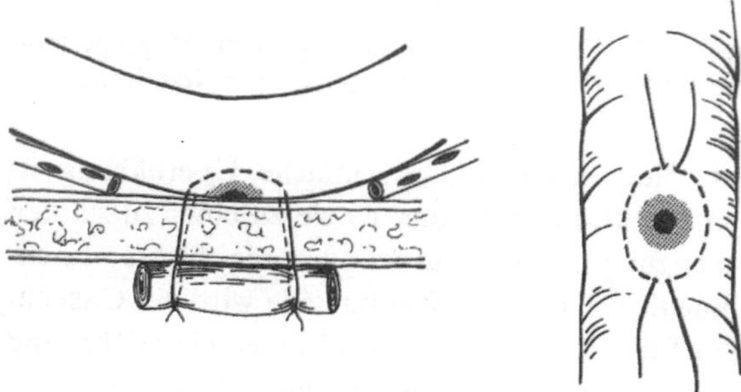

Abb. 24.7 Versorgung einer Perforationsöffnung am Magen nach BURK als Notmaßnahme

Ein weiterer Notbehelf für nur ausgewählte Fälle stellt die Versorgung einer Magenperforation nach BURK dar (Abb. 24.7). Die Perforationsöffnung wird mit zwei halbkreisförmigen, nicht perforierenden kräftigen Nähten umstochen, die Fädenenden durch die Bauchdecke hindurchgeführt und über einer Mullrolle geknüpft. Die Rupturstelle soll so durch die vordere Bauchwand abgedeckt und verschlossen werden. Die unmittelbare Umgebung der Perforationsstelle wird zusätzlich drainiert.

Nach den Angaben von GRAHAM kann das Ulkus auch durch einfaches Aufknüpfen eines Netzzipfels verschlossen werden.

Mit der Verbreitung nichtresezierender, sogenannter *bionomer Operationsverfahren* beim unkomplizierten Gastroduodenalulkus finden diese Methoden zunehmend auch bei Geschwürsperforation Anwendung (Tab. 24.1). Ersten Erfahrungsberichten zufolge werden damit gute Ergebnisse erzielt – dies entspricht auch eigenen Beobachtungen. Voraussetzungen für die Durchführung der nichtresezierenden Methoden sind frühzeitige Operation im Stadium nicht bereits fortgeschrittener Peritonitis, ein entsprechender anatomischer Situs und ein erfahrenes Operationsteam. Die parapylorische Geschwürsperforation bietet sich an für *selektive orale Vagotomie mit Pyloroplastik.* Die Drainageoperation wird hier durch Längsexzision der Perforationsstelle und querem Nahtverschluß (HEINEKE-MIKULICZ) vorgenommen. Auch Querexzision unter Mitnahme des ventralen Pylorusanteils führt zur gewünschten Erweiterung des Magenausgangs. Bei postpylorischem Geschwürsdurchbruch erfolgt nach sparsamer Exzision der plastische zweireihige Nahtverschluß und die orale gastrale Vagotomie. Falls dabei die vagalen Antrumäste sicher erhalten werden und keine Stenosierung der Antrum-Pylorus-Region oder Vernarbungen vorliegen, darf auf die Drainageoperation verzichtet werden – analog der supraselektiven gastralen Vagotomie (FEIFEL, PIETSCH, GOLIGHER, WISE).

Tabelle 24.1 Ulcus gastroduodenale, Perforation. Operationsmethoden (Chirurgische Universitätsklinik Rostock 1. 1. 1967–31. 8. 1976)

	Ulcus ventriculi n	Ulcus duodeni n
Übernähung	26	27
Netzmanschette, T-Drain	5	20
BILLROTH II	3	13
BILLROTH I	3	3
Vagotomie und Drainage-Operation		23
Ulkusexzision und Plastik	8	13
Gesamt	45	99

Die *sofortige Magenresektion* bei Durchbruch eines Geschwürs ist angezeigt, wenn eine jahrelange Magenanamnese vorausging, die Perforation erst wenige Stunden zurückliegt und der Allgemeinzustand des Patienten den Eingriff zuläßt. Die endgültige Entscheidung wird man erst bei geöffneter Bauchhöhle treffen können, da dann Ausmaß und Schwere der Peritonitis hinreichend sicher einzuschätzen sind. Der Grad der Bauchfellentzündung ist dabei nicht allein von der Zeitdauer des Durchbruchs abhängig; man sieht Fälle mit ausgeprägter Peritonitis bereits nach wenigen Stunden und andere, die nach 12 Stunden nur geringe entzündliche Reaktionen zeigen. Bei erheblicher Peritonitis ist die Resektion nicht erlaubt. Auch beim Durchbruch eines akuten Geschwürs ohne oder mit kurzer Magenanamnese soll die Radikaloperation unterbleiben, zumal diese Geschwüre nach einfacher Übernähung in einer hohen Rate abheilen (BARTELHEIMER). Ebenso sollte die Resektion bei jüngeren Patienten und »drug-induced ulcers« nur mit Reserve angewendet werden.

Die *Ergebnisse der einfachen Übernähung* sind gut. Die primäre Letalität wurde in letzter Zeit mit weniger als 3% (WISE) angegeben; in älteren Statistiken betrug sie noch 15% (HADY) bis 34%. Die Gesamtresultate der Behandlung von Magenperforationen in größeren Zusammenstellungen schwanken heute zwischen 7,5% und etwa 20% Frühletalität. Diese ist in entscheidendem Maße vom Zeitpunkt der Operation abhängig. In unserem Krankengut ist die Letalität nach 6 Stunden fünffach so hoch wie unterhalb der 6-Stunden-Grenze (s. Abb. 24.3). Lag die Perforation länger als 24 Stunden zurück, starben ⅔ der Patienten. Die Heilchance eines Ulkusleidens nach Übernähung liegt bei etwa 50%, die anderen Patienten müssen im Laufe von Jahren nachoperiert werden.

Die *Frühletalität der Vagotomie* ist signifikant niedriger als nach anderen Verfahren; die Ergebnisse entsprechen denen nach Elektivoperation, sie sind gut (FEIFEL).

Die *konservative Behandlung der Magengeschwürsperforation* wurde von WANGENSTEEN empfohlen. Bei diesem Vorgehen wird mittels Sonde eine Dauersaugdrainage des Magens angelegt, die Patienten erhalten Morphinpräparate, parenteral wird Flüssigkeit substituiert. Bei 811 nach diesem Prinzip behandelten Fällen betrug die Letalität nur 7,5%. Dabei bleibt allerdings die Frage offen, wieviel Patienten mit anderen akuten Bauchzuständen unter der Annahme einer »Magenperforation« geheilt wurden, da die Diagnose ohne Eröffnung der Bauchhöhle stets unsicher ist. Eine Quote von 5% Fehldiagnosen wird zugegeben. Bei Peritonitis und Toxinämie halten die Anhänger dieser Methode die Operation ebenfalls für das sicherste Verfahren.

Wir lehnen die rein konservative Behandlung der freien Perforation ab, da sie stets ein hohes Risiko für den Patienten darstellt. Nur in Notfällen, wo eine Laparotomie aus unterschiedlichen Gründen nicht durchführbar ist, kommt dieses Verfahren in Frage.

24.1.3. Perforation des postoperativen Ulcus pepticum jejuni

Der freie Durchbruch eines postoperativen Geschwürs ist ein seltenes Ereignis und eher nach Resektion mit antekolischer Gastroenterostomie zu erwarten, während bei retrokolischer Gastroenterostomie die Abdeckung einer drohenden Geschwürsperforation durch das Mesokolon möglich ist.

Der Perforation gehen stets verstärkte Magenbeschwerden voraus, den Durchbruch selbst vermag der erfahrene Patient als besonderes, vorher nicht erlebtes Ereignis anzugeben. Die Heftigkeit und Plötzlichkeit der Oberbauchschmerzen unterscheidet sich wesentlich von der freien Perforation des Nichtresezierten. Der Ausbreitung des Mageninhalts sind beim Magenresezierten zuweilen durch Adhäsionen Grenzen gesetzt, so daß der Lokalbefund mehr auf den Ober- und Mittelbauch begrenzt bleibt. Der initiale Schmerz tritt vorwiegend in Oberbauchmitte und links davon auf, bei diffuser Ausbreitung des austretenden Mageninhalts jedoch bald im gesamten Abdomen. Die Bauchdecken sind dementsprechend bretthart gespannt; röntgenologisch findet sich Luft unter dem Zwerchfell.

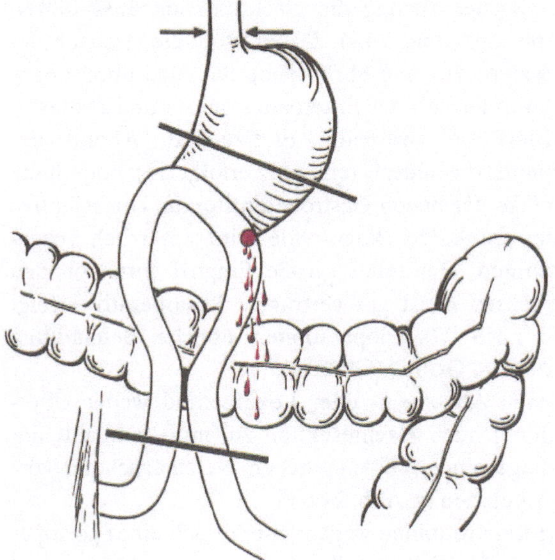

Abb. 24.8 Perforation eines postoperativen peptischen Geschwürs. Einzelheiten der Therapie (Vagotomie und Nachresektion) s. S. 426

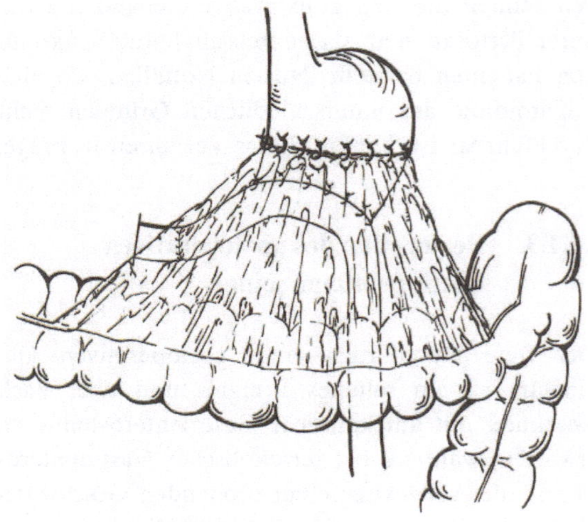

Abb. 24.9 Perforation eines Ulcus pepticum jejuni. Zustand nach Beendigung der Operation (s. Abb. 24.8)

Differentialdiagnostisch läßt sich ein akuter Pankreasanfall durch das Fehlen von Amylasurie und erhöhter Serumamylase und -lipase ausschließen.

Therapie: Die notwendige Operation zielt auf den sicheren Verschluß der Perforationsöffnung ab. Die am einfachsten durchführbare Übernähung kommt nur bei Rupturen am Restmagen in Frage, wenn dadurch Zu- und Abgang der Dünndarmschlingen nicht eingeengt werden. Da sich die postoperativen Jejunalgeschwüre aber meist am Abgang der abführenden Schlinge etablieren, kann die einfache Naht hier nicht vorgenommen werden. Man ist genötigt, in gleicher Sitzung die Nachresektion auszuführen (Abb. 24.8 und 24.9). Dabei wird die Anastomose reseziert; zu- und abführende Schlinge durchtrennt man unterhalb der Enteroanastomose und reanastomisiert sie zweireihig End-zu-End. Aboral der Dünndarmwiedervereinigung erfolgt retrokolisch die Anlage der neuen Gastroenterostomie. Die selektive oder trunkuläre Vagotomie wird zusätzlich vorgenommen. Der relativ große Eingriff wird von den Patienten meist gut vertragen. Postoperativ erfolgt die nach Magenoperationen übliche Behandlung (JORDAN, GOULD, GIBELLI).

Lassen Allgemein- oder Lokalbefund weder Übernähung noch Nachresektion zu, muß man mit der Anlage einer NEUMANNschen Netzmanschette vorlieb nehmen (s. Abb. 24.6 bis 24.7).

Bei Laparotomien wegen Durchbruch eines postoperativen Geschwürs soll man stets an die Möglichkeit eines Pankreasadenoms (ZOLLINGER-ELLISON-Syndrom) als Ursache des Ulkusrezidivs denken und danach fahnden.

24.1.4. Perforation des Magenkarzinoms

Bei der äußerst seltenen Perforation eines Magenkarzinoms bestehen die gleichen Symptome wie beim Ulkusdurchbruch. Auf ein Malignom können Anämie, Anazidität des abgezogenen Mageninhalts, schlechter Allgemeinzustand des Patienten und erhöhte Blutsenkung hinweisen. Die Prognose ist ungünstig, da es sich meist um fortgeschrittene Karzinome bei erheblich allgemeingeschädigten Menschen handelt. Der anazide Magensaft ist hochinfektiös und verursacht bald eine schwere und ausgedehnte Peritonitis.

Therapeutisch ist nur die Radikaloperation erfolgversprechend, die sich jedoch meist verbietet, da die Patienten funktionell inoperal sind oder die lokale Ausdehnung der Geschwulst ihre Entfernung nicht mehr zuläßt. Den Verschluß der Perforationsöffnung kann man mit der NEUMANNschen Netzmanschette auf einfache Weise vornehmen. Da die Verklebungsneigung wegen tumorbedingter Dysproteinämie schlecht ist, wird man die Umgebung der versorgten Rupturstelle drainieren und den Bauchdeckenverschluß durch zusätzliche Bauschnähte (Abb. 24.10) sichern.

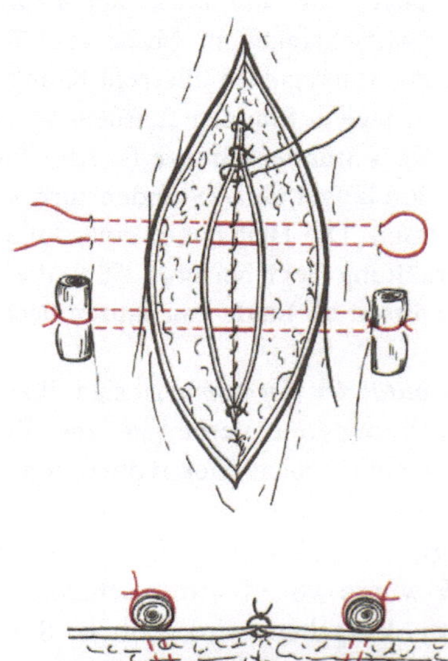

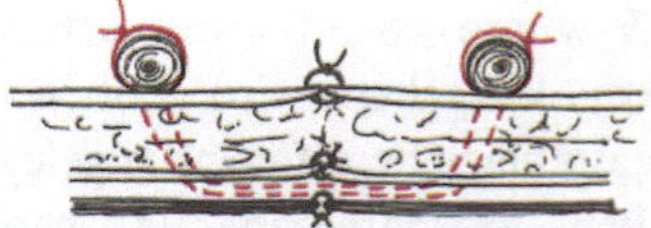

Abb. 24.10 Bäuschchennähte als zusätzliche Sicherung beim Bauchdeckenverschluß. Besser sind Drahtnähte über Bleiplatten (s. Abb. 21.4, S. 377)

24.2. Dünndarm

24.2.1. Jejunitis und Jejunalphlegmone, Darmbrand

Für *Jejunitis* charakteristisch ist eine kurze Vorgeschichte mit Oberbauch- und Rückenschmerzen. Klinisch besteht Druckempfindlichkeit über dem Mittelbauch, es finden sich klingende Darmgeräusche bei allgemeinem Meteorismus. Die Temperaturen sind subfebril, die Blutkörperchen-Senkungsgeschwindigkeit erhöht. Im Röntgenbild ist die Schleimhaut des Jejunums vergröbert. Eine Abgrenzung gegenüber Erkrankungen der Gallenblase oder des Magens ist oftmals kaum möglich (Borchers, Collyns, Fuss, Kny).
Die **Jejunalphlegmone** ist eine schwere und akute Form der Jejunalentzündung, die bei allgemeiner Auszehrung, Alkoholismus und nach größeren Kohlenhydrat- und Fischmahlzeiten auftritt.
Pathologisch-anatomisch zeigt die Darmwand ein derbes Ödem, ihre Serosa ist mit Fibrin belegt und verdickt, die Schleimhaut weist bald Geschwürs- und Nekrosebildungen auf. Die Entzündung kann nach oral und aboral fortschreiten, zuweilen geht sie in eine Darmwandgangrän über (Griessmann, Hansen, Nagel, Norpoth).
Der Erkrankung beginnt plötzlich mit akuten Bauchsymptomen, wie Stenoseperistaltik, stärksten Schmerzen im linken Oberbauch, Fieber, Erbrechen, blutigen, durchfälligen Stühlen und Kreislaufschock. Diese schwere Beeinträchtigung kann unvermindert 5 bis 10 Tage anhalten. Eine exakte Diagnose ist klinisch nicht möglich, deshalb wird meist unter der Annahme einer Perforation oder akuten Appendizitis laparotomiert. Bei der Operation findet sich das Jejunum auf einer Strecke von 50 bis 70 cm hochentzündlich verändert. Der Befund kann mit einer Enteritis regionalis verwechselt werden, zumal das Mesenterium ebenfalls entzündlich verdickt erscheint. Man soll nicht resezieren, sondern eine Prokainblockade des Plexus coeliacus vornehmen und Antibiotika allgemein anwenden. Die Resektion ist nur beim freien Durchbruch angezeigt, ihre Ergebnisse sind wenig ermutigend (Winkler).
Eine andere bedrohliche Form der Jejunitis ist der *Darmbrand.* Auch hier wird die Diagnose selten vor der Laparotomie gestellt. Bei der Operation trifft man hämorrhagisches Exsudat in der Bauchhöhle an, die entzündlichen Veränderungen sind segmentartig angeordnet, die Darmwand jeweils zirkulär erfassend im Gegensatz zum Mesenterialgefäßverschluß, bei dem ausgedehnte Abschnitte homogen verändert erscheinen (Wüsecke, Hertzberg).
Klinisch steht die Intoxikation im Vordergrund. Die Haut ist marmoriert, es treten petechiale Hautblutungen und blutige Stühle auf. Die Schmerzen lokalisieren sich in den Oberbauch, sind kolikartig und schwer beeinflußbar. Röntgenologisch kommt eine stehende, luftgefüllte Jejunalschlinge im linken Oberbauch zur Darstellung. Die Gangrän von Darmabschnitten kann nur kurzzeitig von Fibrinverklebungen der Baucheingeweide abgeschirmt werden und führt zur diffusen Peritonitis. Die Resektion ist immer indiziert, die Frage einer primären Anastomose oder Vorlagerung muß von der Höhe des Krankheitsherdes abhängig gemacht werden. Wenn eine Anastomosierung möglich erscheint, soll sie als End-zu-End-Vereinigung erfolgen (Ruppert, Kuipers).

Die Letalität der operativen Therapie liegt bei 50%, die der konservativen Behandlung um etwa 10 bis 15% höher.

24.2.2. Ulcus simplex des Dünndarms

Das Dünndarmgeschwür ist sehr selten; im Schrifttum wurden etwa 480 Fälle mitgeteilt (Keen). Die Ätiologie dieses Leidens, das vor allem Männer jenseits des 40. Lebensjahres befällt, ist nach wie vor ungeklärt. Es wird angenommen, daß die verlangsamte Entleerung des Jejunums hier ursächlich eine Rolle spielt. Daneben wird auch an die Möglichkeit von Gefäßveränderungen, von chronischen Entzündungen und an ein gleichzeitig vorliegendes Inselzelladenom (Zollinger-Ellison-Syndrom) gedacht. Neu ist die noch nicht zu beweisende Vermutung, daß Medikamente (Thiazide) beim Zustandekommen eine Rolle spielen (Hoyer u. a.).
Klinisch ist das Leiden kaum erkennbar. Im Vordergrund der Beschwerden stehen Passagestörungen bis zum Ileus sowie Blutungen. Die richtige Diagnose wird meist erst bei der Laparotomie gestellt, die als Noteingriff infolge Peritonitis nach Perforation vorgenommen wird. Unter der Operation soll das Geschwür entweder durch Exzision oder Übernähung entfernt werden. Bei fortgeschrittener Peritonitis wird es als Enterostomie mit Katheter (Litwin, Morlock) und Netzmanschette in die Bauchdecke eingenäht.
Differentialdiagnostisch ist an syphilitische und typhöse Geschwüre zu denken (Nagel).
Da die Erkrankung äußerst selten ist und bei Behandlungsbeginn oftmals bereits Komplikationen vorliegen, ist ihre Letalität ziemlich hoch; sie betrug früher um 50% und seit 1960 etwa 12%.

24.2.3. Typhus (s. a. S. 205)

Die Erkrankungshäufigkeit hat gegenüber früheren Zeiten wesentlich abgenommen, die Quote der Komplikationen ist aber gleichgeblieben. Am häufigsten ist die Perforation der Geschwüre.
Das *klinische Bild* der Perforation eines typhösen Geschwürs verläuft weniger dramatisch als bei Perforationen aus anderen Ursachen, da die Symptomatik von der Schwere der Grundkrankheit überlagert wird. Erst wenn eine diffuse Peritonitis zur Ausbildung gekommen ist, wird man auf die richtige Diagnose gelenkt. Es bestehen dann Pulsanstieg, Erbrechen, Schmerzen im gesamten Bauchraum, besonders aber rechts unten und paraumbilikal.
Röntgenologisch ist Luft unter dem Zwerchfell nachweisbar, jedoch erst Stunden nach dem Eintritt der Komplikation. Wenn der Typhus bekannt ist, so wird das Ereignis einer Perforation durch den Wechsel im Allgemeinzustand, Temperaturabfall und Leukozytenanstieg (Bingold) rechtzeitig feststellbar.
Die meist kleinen *Perforationen* befinden sich an der kontramesenterialen Darmseite und sind solitär, an-

dernfalls liegen sie dicht beieinander. Über 90% der Durchbrüche betreffen das Ileum, die anderen verteilen sich auf Jejunum und Kolon. Die Perforation erfolgt gewöhnlich in der 3. bis 4. Krankheitswoche, beim Kind etwa eine Woche früher (DETLEFSEN, MADELUNG).

Therapie: Die Laparotomie muß umgehend vorgenommen werden; dabei ist nur der kleinste Eingriff erlaubt, da die schwere Allgemeinschädigung der Patienten keine größeren Operationen zuläßt. Auch heute noch begnügt man sich mit der Übernähung entweder durch Tabaksbeutel- und Einzelknopfnahtreihen oder doppelte sero-seröse Einzelknopfnahtreihen, schräg oder quer. Keilexzision oder Resektion haben schlechte Ergebnisse, ebenso die Vorlagerung. Die Bauchhöhle wird ausgetupft und Antibiotikalösung (Chloramphenikol 0,05%) eingegeben. Zur Sicherheit legt man eine Zieldrainage, und wenn die Peritonitis ausgedehnt war, eine Spüldrainage (s. S. 406) an.

Die nicht seltene *Blutung* aus typhösen Geschwüren wird mit Frischbluttransfusionen und Hämostyptika konservativ behandelt, ein chirurgischer Eingriff ist hier nur selten indiziert. Eine solche Blutungsquelle auszuschalten, ist auch bei eröffnetem Bauch schwierig (KNUST).

24.2.4. Divertikulitis (s. a. S. 466)

Dünndarm

Der Dünndarm ist selten Ausgangspunkt von Divertikelbildungen. Das gilt sowohl für solitäre als auch multiple Divertikel. Sind sie vorhanden, finden sie sich immer an der Seite des Mesenterialansatzes in der Nähe von Gefäßdurchtritten der Muskulatur.

Klinisch wird das Dünndarmdivertikel erst durch Komplikationen feststellbar; deshalb wird die Diagnose vorwiegend im höheren Lebensalter – jenseits des 50. Lebensjahres – gestellt. Divertikelzufälle sind Stauungen des Darminhalts mit Entzündung, Ileus, Blutung, Ulkus, Penetration und Perforation, selten einmal maligne Neubildungen. In den Divertikeln können sich Kotsteine bilden, die zu Entzündungen der Wand führen und auf Grund von Durchwanderung entzündliche Verwachsungen mit Darmdrehungen und Ileus hervorrufen. Es bestehen Schmerzen im Bereich des Nabels, Obstipation und Unverträglichkeit von Milch und Fisch (MARTIN, MCCOLLUM, SOUDAMORE, SHAKLEFORD, SILERZ).

Die *Diagnose* kann durch Röntgenkontrastuntersuchung gestellt werden, bei der sich übereinanderliegende Luft-, Sekret- und Kontrastmittelspiegel zeigen.

Bei einer Divertikulitis jejuni kann es durch ständige Blutungen zu einer hypochromen Anämie kommen; hier bestehen Parallelen zum sogenannten Blindsacksyndrom. Eine *Symptomentrias:* Fettstühle, Megaloblastenanämie und Jejunaldivertikulose wurde 1954 beschrieben (BADENOCH). Die Steatorrhoe ist bei diesem Syndrom das hervorstechendste Merkmal, eine Glossitis kann fehlen. Die Anämie ist nicht mit Vitamin B_{12} zu bessern, insbesondere auch nicht die Steatorrhoe; nur Sanierung der chronischen Entzündungsherde im Dünndarm beseitigt sie (TIDLER, WATKINSON, WINKELBAUER).

Therapie: Da Dünndarmdivertikel immer zu Komplikationen führen, sollte ihre Beseitigung in jedem Falle angestrebt werden. Bei der Operation hat man sich zuerst über die Beziehung des Divertikels zum Gefäßverlauf zu orientieren; dann wird das Peritoneum vom Mesenterium der gefäßfreien Seite vom Divertikel abpräpariert, so daß ein Lappen mit Basis an der Darmwand entsteht. Unter Belassung des gegenseitigen Mesenterialblattes wird nun das Divertikel längs an seiner Basis reseziert und die Darmwand in zwei Schichten quer vereinigt. Nach der Darmnaht schlägt man den Mesenteriallappen zurück und näht ihn wieder in seine vorherige Position. Dieses Vorgehen bietet sich bei isoliertem Dünndarmdivertikel an. Wenn mehrere Divertikel vorhanden sind, wird die Dünndarmresektion zur Entfernung der Divertikel notwendig; dabei soll die Resektionsgrenze beiderseits etwa 10 cm im Gesunden liegen; die Wiederherstellung der Kontinuität erfolgt durch ein- oder zweireihige terminoterminale Anastomose (NIEDENZU).

Meckelsches Divertikel

Dieses Divertikel kommt bei etwa 2% der Gesamtbevölkerung, vorwiegend bei Männern (4 : 1), vor; in etwa 11 bis 50% treten Komplikationen auf (WEESE, NOER, REINWEIN). Am häufigsten führt es zum Darmverschluß infolge entzündlicher Strangbildung zwischen Divertikel und Nabel, Mesenterium oder parietalem Peritoneum. Dem Eintritt von Komplikationen gehen meist uncharakteristische Prodrome voraus, wie Schmerz, Erbrechen und paraumbilikale Sensationen. Nur selten läßt sich ein Tumor tasten, der dann einer Invagination entspricht.

Häufiger als der Ileus auf Grund von Strangbildungen ist die *Blutung* (30%), die oftmals falsch diagnostiziert und auf ein Ulkus des Magens bezogen wird (SÖDERLUND, THOMAS, SANDERUP).

In dem Divertikel entstehen zuweilen *Ulzera*, die mit dem Auftreten von heterotopen Gewebsanteilen in Zusammenhang gebracht werden. In einem Drittel der Fälle perforieren diese Ulzera und führen zur Perforationsperitonitis mit den klassischen klinischen Zeichen; eine Blutung in den Darm geht oftmals gleichzeitig mit einher. Zuweilen ist allein eine Blutung aus dem Divertikelulkus vorhanden, wobei ein chronischer Mittelbauchschmerz besteht.

Diese Blutungen sind meist mittelschwer, nur ausnahmsweise massiv und primär tödlich (ALDAHEFF, BARRET, COX, HASCHEKLÜNDER, NYGARD).

Die Entzündung des Divertikels ohne Ulkus ist vor allem beim Kleinkind zu finden. Hier bestehen wenig charakteristische Schmerzen im Bereich des Nabels und Übelkeit mit Erbrechen. Die Diagnose ist nur schwer auf Grund der klinischen Untersuchung zu stellen, meist werden diese Fälle unter der Annahme einer Appendizitis operiert. Wenn unter der Fehldiagnose »Appendizitis« die Operation vorgenommen und am Wurmfortsatz keine Entzündung angetroffen wird, soll man besonders bei Kindern an eine Divertikulitis denken und entsprechend handeln (RUTHERFORD, SKINNER).

Therapie: Jedes diagnostizierte MECKELsche Divertikel ist zu entfernen. Divertikel mit schmalem Stiel und ohne Entzündung werden nach Umschnürung und Tabaksbeutelnaht an der Basis abgetragen und quer einreihig übernäht. Entzündliche Divertikel müssen mit breiterer Basis aus der Darmwand exzidiert werden. Mit zwei Häkchen wird dann die Öffnung quer oder schräg verzogen und die Entnahmestelle zweireihig verschlossen. Die Einstülpung von Divertikeln sollte nicht durchgeführt werden.

24.2.5. Enteritis regionalis
(CROHNsche Krankheit – Ileitis terminalis; s. S. 463)

24.3. Leber

24.3.1. Leberabszeß

Metastatische Leberabszesse entstehen vorwiegend durch bakterielle Einschwemmung aus dem großen Quellgebiet der Pfortader. Primär kommen neben der Appendizitis Gallenblasenempyem, Divertikulitis, perforierte verjauchte Geschwülste, Nahtinsuffizienz an Anastomosen, abszedierte Pankreatitis, infizierte Hämorrhoiden oder eitrige Prozesse im Bekkenbereich in Frage. Bei Neugeborenen kann sich eine Entzündung der Nabelvene bis zu den intrahepatischen Aufzweigungen der Pfortader fortpflanzen und auf diesem Wege zum Leberabszeß führen.

Multiple Abszesse der Leber treten bei infektiöser Endokarditis, Erysipel, Osteomyelitis, paranephritischem Abszeß oder beim Karbunkel auf. Die Erreger werden dabei über die A. hepatica eingeschwemmt (ALTEMEIER, BENGMARK, BOLCK, BRÜHL).

Häufigste *Ursache* für Leberabszesse ist heute die Cholangitis, die auf Grund einer Gallenstauung bei Gallensteinen, Tumoren oder Strikturen auftritt (GROS, GÜTGEMANN, FEDOROV, HAFTER).

Gelegentlich kann ein *solitärer* Leberabszeß auch nach perforierenden Verletzungen oder durch direktes Übergreifen einer Entzündung aus der Umgebung der Leber – meist Kolon oder Niere – entstehen. Prognostisch ungünstig sind sekundäre Abszesse im Bereich von zentralen oder subkapsulären Leberrupturen (PETTINARI, STUCKE). In etwa der Hälfte aller Fälle kann eine eindeutige Ursache für den Abszeß nicht gefunden werden. Diese Eiteransammlungen werden deshalb als »*kryptogenetische Abszesse*« bezeichnet.

Infektionserreger sind meist Staphylokokken, Streptokokken und E. coli, auch Proteus, Aerobakter, Typhus, Paratyphus und andere Keime der Salmonellagruppe sind gefunden worden. Meist handelt es sich um Polyinfektionen, an denen Staphylokokken in der Hälfte der Fälle beteiligt sind, besonders bei Patienten, die längere Zeit Antibiotika erhielten. Der Abszeßeiter kann auch steril sein, wenn eine längere Antibiotikabehandlung vorausgegangen ist. Zur Ermittlung der Erreger und ihrer Resistenz für den gezielten Antibiotikaeinsatz ist es wichtig, aus dem Blut und anderen möglichen Infektionsquellen Kulturen unter aeroben und anaeroben Bedingungen anzulegen (ADOLPH, ARIEL).

Die Abszesse können multipel oder solitär auftreten, klein bleiben, aber auch überfaustgroß werden. Bei einer gleichzeitigen Phlebitis der Pfortader sind an ihren Ästen Zeichen der Entzündung mit Wandverdickung und zuweilen Eiter nachzuweisen. In diesen Fällen bestehen meist gleichzeitig mehrere Abszesse. Bei kapselnaher Ausbreitung der Entzündung kommt eine Perihepatitis zustande. Geht die Eiterung von einer Infektion der Gallengänge aus, bleibt sie mit diesen in enger Beziehung (TUNG).

Ein Leberabszeß kann in das Subphrenium einbrechen oder durchwandern und zum *subphrenischen Abszeß* führen (s. S. 412). Aus diesem Raum erfolgt dann nicht selten eine Durchwanderung in den Thorax mit Ausbildung einer Pleuro-Pneumonie. Seltene Komplikationen sind Abszeßperforation in die freie Bauchhöhle oder Penetration durch die Bauchdecke bis unter die Haut.

Symptome: Symptomatisch bestehen im akuten Stadium stets schwere Allgemeinerscheinungen wie Schüttelfrost, Schweiß und Hinfälligkeit. Bei Infektion mit gramnegativen Erregern sind die Allgemeinsymptome besonders schwer und nicht selten von Schock begleitet. Der Patient bietet ein toxisches Krankheitsbild und klagt über unklare Schmerzen im rechten Oberbauch und, wenn das Zwerchfell von der Entzündung miterfaßt ist, über rechtsseitige Schulterschmerzen. Die Leber ist meist vergrößert, derb und auffällig druckempfindlich. Bei oberflächlicher Lage des Abszesses kann in den angrenzenden Hautpartien ein Ödem auftreten. Die Milz ist nur bei chronischen Fällen vergrößert. Aszites ist ein seltenes und Gelbsucht ein spätes Zeichen. Nur wenn die Abszeßbildung auf dem Boden einer Cholangitis erfolgt, kann der Ikterus frühzeitig auftreten, da die Cholangitis nahezu ausschließlich mit Abflußbehinderung vergesellschaftet ist (VOSS, HERZOG).

Diese typische Symptomatik ist nur in ausgeprägten Fällen vorhanden. Vielfach verläuft die Abszeßbildung latent oder wird von den Erscheinungen der Primärerkrankung überdeckt. Fieber und Schüttelfrost, Abgeschlagenheit, Anämie und Leukozytose sind stets festzustellen. Die Leberfunktionsteste geben meist keine Hinweise.

Die *Diagnose* Leberabszeß bietet sich an, wenn nach Appendizitis, Cholezystitis oder Cholangitis, hohes Fieber, Schüttelfröste, eine harte, druckempfindliche und vergrößerte Leber, Leukozytose und Anämie vorhanden sind.

Röntgenologisch zeigt sich ein Hochstand des rechten Zwerchfells mit nur geringer Atemverschieblichkeit, zuweilen Konturunregelmäßigkeiten und ein sympathischer Pleuraerguß. Gasbildende Erreger verursachen Luft- und damit Spiegelbildung in der Abszeßhöhle. Ein Abszeß im linken Leberlappen kann zur Verdrängung des Magens führen. Bei Szintigraphie zeigen sich »kalte Bezirke« (ANDRYSEK, SCHNEIDER, GÜNTHER).

Die *Prophylaxe* von Leberabszessen besteht in der chirurgischen Versorgung von primären Eiteransammlungen im Bereich des Pfortadergebietes. Dafür kommen zumeist nur Absaugung, Drainage und lokale Antibiotikaeinbringung der betreffenden Abszeßhöhle in Frage (REIFFERSCHEID, ALTEMEIER).

Therapie: Häufig sieht man aber Patienten mit einem Leberabszeß, ohne daß eine Ursache, etwa eine primäre Erkrankung im Pfortadergebiet, noch erkennbar ist. Dann empfiehlt es sich nach entsprechender Vorbereitung und Abschirmung mit Breitspektrumantibiotika den Abszeß zu drainieren oder, falls möglich, zu exstirpieren. Wir wählen als Zugangsweg den rechtsseitigen Rippenbogenrandschnitt. Die freie Bauchhöhle wird sorgfältig mit Tüchern abgedichtet. Bei subseröser Lage ist der Abszeß leicht auszumachen, tiefer liegende Abszesse tastet man bimanuell. Eine Probepunktion aus rein lokalisatorischen Gründen ist meist nicht notwendig. Über dem Abszeß inzidiert man die Serosa und teilt das Lebergewebe mit der Dissektionsklemme behutsam bis zur Abszeßmembran. Die Exstirpation ist technisch möglich, wenn eine kräftige Abszeßmembran vorhanden ist. Entlang dieser Membran kann man den Abszeß in toto aus dem Parenchym herauslösen. Die Präparation wird nach Eröffnung und Absaugen des Abszesses erleichtert (Abb. 24.11). Unvermeidbare Verletzungen von Gallenwegen werden durch atraumatische Naht oder Ligatur verschlossen. Die nach Fortnahme der Abszeßkapsel entstandene Höhle in der Leber wird drainiert. Postoperativ spült man die Abszeßhöhle täglich 2mal mit Antibiotikalösung. Diese Behandlung ist über mehrere Wochen fortzusetzen. Das Drain kann schrittweise gekürzt werden, wenn die Absonderung aus der Höhle nachläßt und steril ist. Multiple cholangitische Abszesse der Leber werden nicht eröffnet, sondern durch Beseitigung ihrer Ursache am Gallengang und äußere Drainage des Ganges behandelt.

24.4. Gallenwege und Pankreas

24.4.1. Akute Cholezystitis

Der Erkrankungsbeginn setzt, wie bei der Gallensteinkolik, plötzlich ein mit heftigen, rechtsseitigen

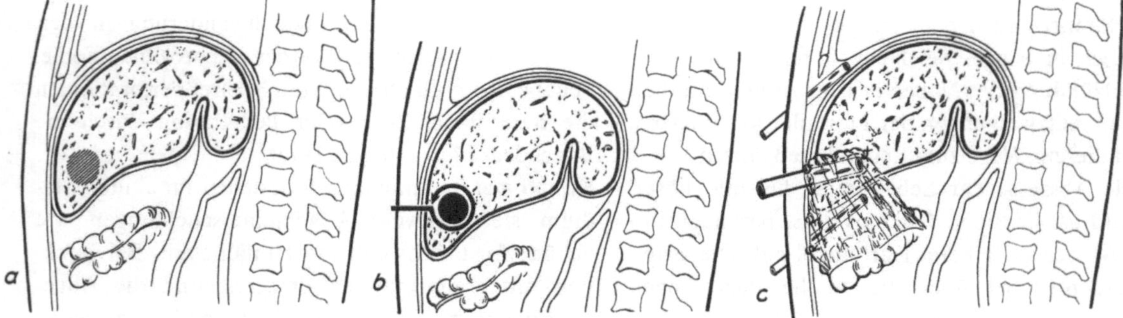

Abb. 24.11 Exstirpation eines solitären Leberabszesses. *a* Lokalisation; *b* Exstirpation; *c* Status nach Exstirpation mit Drainage von Abszeßhöhle, Subhepatikum und Subphrenium

Oberbauchbeschwerden, die nach rechts und in den Rücken zwischen die Schulterblätter und zur rechten Schulter hin ausstrahlen. Gleichzeitig besteht Fieber um 38°C, die Bauchdecke ist im rechten Oberbauch gespannt und druckempfindlich. Pulsbeschleunigung, Erbrechen und deutlich gestörtes Allgemeinbefinden deuten ebenso wie Leukozytose und Linksverschiebung auf den entzündlichen Charakter der Erkrankung hin. Bei der reinen Steinkolik finden sich diese Zeichen nicht. Oft aber sind Koliken anamnestisch vorausgegangen (BRÜHL).

Verschiedentlich ist die akute Cholezystitis erstes Symptom einer Gallenwegserkrankung und nicht mit Steinvorkommen kombiniert. In derartigen Fällen gehen zuweilen Angina, Pneumonie oder banale Infektionen voraus. Bestand ein latentes Gallenwegsleiden, so lassen sich Prodrome finden wie »Magenbeschwerden«, Fettunverträglichkeit, Dyspepsie und Druckgefühl im rechten Oberbauch. Subikterus oder Ikterus begleiten die akute Cholezystitis gewöhnlich nicht; wenn sie vorkommen, sind sie Ausdruck einer toxischen Leberschädigung, eines Übergreifens der Entzündung auf den Choledochus und die Hepatici oder Obturationsfolge von entzündlichen Lymphknoten an der Leberpforte oder der Gallenblase.

Eine Vergrößerung der Gallenblase kann meist perkutorisch und palpatorisch nachgewiesen werden. Bei unkompliziertem Verlauf geht diese Anschwellung innerhalb von Tagen zurück, Fieber und Leukozytose klingen ab, das Allgemeinbefinden normalisiert sich. Meist geht aber die akute Entzündung in ein chronisches Stadium über. Zuweilen bildet sich ein Gallenblasenempyem aus, dessen Verlauf sich mit peristierenden Entzündungszeichen über Wochen erstreckt. Schwerste Infektionen der Gallenblase können unter hohem, von Schüttelfrösten begleitetem Fieber zur Allgemeininfektion führen oder zur freien Perforation. Eine häufige Komplikation der schweren Gallenblasenentzündung ist die cholezystogene Pankreatitis (HERFORTH, HESS, MULLER-WIELAND, SCHULZE).

Die *Differentialdiagnostik* der Cholezystitis hat sich zuerst mit der einfachen Gallenkolik zu befassen. Bei ihr fehlen allgemeine und lokale Entzündungszeichen, der Anfall klingt nach einigen Minuten bis etwa einer Stunde wieder ab, ohne das Allgemeinbefinden des Patienten nennenswert beeinträchtigt zu haben.

Die Perforation eines Magen-Duodenal-Ulkus (s. S. 420) verursacht diffuse Bauchdeckenspannung mit Kahnbauch, die bei der Cholezystitis fehlt. Ein die Magenperforation beweisendes Pneumoperitoneum ist bei der Cholezystitis niemals vorhanden. Die akute Appendizitis wird schon dadurch abzugrenzen sein, daß der Befund mehr im rechten Unterbauch anzutreffen ist. Weitere für Appendizitis typische Zeichen fehlen bei der Cholezystitis, dagegen wird eine Differenzierung beider Krankheitsbilder unmöglich, wenn sich eine Appendizitis bei Zökumhochstand in unmittelbarer Nähe der Gallenblase abspielt (Schwangerschaft!).

An die Möglichkeit einer rechtsseitigen basalen Pleuritis und Pneumonie oder einer akuten Stauungsleber bei dekompensiertem Myokardschaden soll man ebenfalls denken.

Therapie: Die akute Cholezystitis behandeln wir konservativ mit Bettruhe, Nahrungskarenz, feuchtwarmen Umschlägen und Spasmolytika. In den meisten Fällen gehen so die heftigen Schmerzen innerhalb von Stunden merklich zurück. Der Flüssigkeitsbedarf wird durch parenterale Zufuhr gedeckt. Antibiotika wenden wir nicht an, da die Entzündung ohnehin meist abakteriell ist und unter Antibiotikaanwendung eine Maskierung von Komplikationen stattfindet. Klingen die Befunde innerhalb von 24 bis 48 Stunden nicht merklich ab oder nehmen sie gar zu, so operieren wir. Das ist jedoch nur sehr selten notwendig (EGGERT, STILLE).

Diese Einstellung erlaubt, für einen notwendigen Eingriff optimale Verhältnisse zu erwirken. Die Sofortoperation bei der akuten Cholezystitis empfiehlt sich nicht, da ihre Letalität mehrfach höher ist als bei der Operation im kalten Stadium.

24.4.2. Chronische Cholezystitis

Die chronische Entzündung der Gallenblase, nahezu ausnahmslos mit Steinleiden kombiniert, bietet diagnostisch und therapeutisch keine wesentlichen Schwierigkeiten.

Die in Schüben verlaufende chronische Cholezystitis operieren wir im Intervall. Dabei ist die Letalität in unkomplizierten Fällen niedrig, sie beträgt im eigenen Krankengut 0,36% bei Patienten unter 50 und 1,1% bei Patienten über 50 Jahre.

24.4.3. Cholangitis

Die Infektion der Gallenwege betrifft stets die extrahepatischen und die intrahepatischen Gänge, sie ist somit eine Cholangitis und Cholangiolitis zugleich. Die Infektion ist bakteriell und durch Aszension aus dem Darm entstanden. Stauung im Gallensystem ist Voraussetzung für das Angehen der Infektion. Die hämatogene oder lymphogene Infektion dürfte eine völlig untergeordnete Rolle spielen, obwohl auch solche Fälle bekannt sind. Die Cholangitis muß als typische Komplikation inkompletter Gallenwegsverschlüsse angesehen werden.

Jede stauungsbedingte Entzündung der Gallengänge befällt auch die intrahepatischen Anteile des Gallengangsystems. Es finden sich in ihrer Umgebung unspezifische Infiltrate, die zuweilen einschmelzen und zu *miliaren Leberabszessen* führen. Seltener bilden sich große solitäre Abszesse aus.

Eine akute Cholangitis kommt entweder bei Keimbesiedlung gestauter Gallenwege oder bei plötzlichem Verschluß eines infizierten Choledochus zustande. Das klinische Bild kann dabei dramatische Züge annehmen. Unter hohem Fieber bildet sich ein Ikterus heraus. Der Lokalbefund ist unbedeutend, nur die Leber erweist sich als leicht vergrößert und druckempfindlich. Der Übergang in eine schwere Allgemeininfektion ist keine Seltenheit. Nach Behebung des die Stauung verursachenden Verschlusses klingen die Symptome meist rasch ab.

Eine *chronische Cholangitis* kann nahezu asymptom verlaufen, einziges objektives Zeichen ist dabei die erhöhte Blutkörperchen-Senkungsgeschwindigkeit und eventuell ein leicht erhöhter Serum-Bilirubin-Spiegel. Die chronische Cholangitis wirkt als septischer Herd und kann zu vielfältigen Allgemeinschädigungen führen. Häufige Zeichen sind subfebrile Temperaturen, Leukozytose, Eisenmangel, Anämie und Leistungsknick. Die alkalische Serumphosphatase ist erhöht und beweist die Gallenstauung.

Bei der chronischen Cholangitis sind die Gallenwege stets erweitert, ihre Wand ist deutlich verdickt. Die Entzündung tritt auch auf die Umgebung über und verändert diese Gewebe, die schließlich derb und fibrös werden. Terminalstadium ist die biliäre Leberzirrhose (STILLE und TIMMLER).

Mit der Zunahme von Gallenoperationen infolge steigender Morbidität von Gallenerkrankungen werden auch häufiger Läsionen des Hepatocholedochus mit Strikturbildung angetroffen. Hierbei treten mit Regelmäßigkeit aszendierende Cholangitiden auf. Operative Beseitigung der Strikturen wird spätestens nach dem 2. Cholangitis-Schub erforderlich, konservative Behandlung mit Antibiotika ist nicht erfolgversprechend. Kurzstreckige Stenosen (2 bis 3 cm) erlauben die Resektion und die End-zu-End-Naht, bei ausgedehnten Strikturen wird eine biliodigestive Ableitung erforderlich. Hier ist die hepatiko-jejunale Anastomose mit Y-förmig ausgeschalteter Schlinge anderen Derivationsverfahren vorzuziehen, da sie funktionell günstiger ist und seltener zum Cholangitisrezidiv führt. Bei technisch einwandfreier, genügend weiter Anastomose darf auf die transanastomotische äußere Gangdrainage verzichtet werden, sonst belassen wir sie 4 bis 6 Monate. Die sogenannte *Ringdrainage* betrachten wir als Notmaßnahme und behalten sie entsprechend ausweglosen Fällen vor. Zumeist wird es bei geduldiger eingehender Präparation noch gelingen, den Hepatikusstumpf im Leberhilus aufzufinden und ihn in eine isolierte Jejunumschlinge einzupflanzen.

Nach erfolgter Operation kann die Cholangitis persistieren, sie verläuft dann in Schüben und mehr blande; Langzeit-Antibiotikabehandlung (Sulprim®) ist erforderlich. Bei gehäuften, heftigen Attacken muß an die Möglichkeit einer nicht seltenen Restrikturierung gedacht und die Reoperation erwogen werden (HERZOG).

24.4.4. Choledochitis

Eine seltene Verlaufsform der chronischen Cholangitis ist die alleinige Entzündung des Choledochus. Als Folge entwickelt sich eine langstreckige Stenose des gesamten Ganges. Bei dieser seltenen Erkrankung fehlen meist Steine. *Klinisch* bestehen Koliken, Erhöhung der alkalischen Serumphosphatase und Ikterus. Bei der notwendigen Operation ist durch Probeexzision und histologische Schnellschnittuntersuchung ein Karzinom auszuschließen. In diesem Fall darf die Einlage einer Endoprothese zur Stenosenbeseitigung erfolgen; man beläßt sie 1 Jahr und entfernt sie bei einer Reoperation. Sonst bleibt als einziger Ausweg die Hepatikojejunostomie dicht vor der Hepatikusgabel. Die diffuse Choledochitis ist von einer postoperativen Stenose abzugrenzen.

24.4.5. Gallenblasenempyem – Pericholezystitis

Der Verschluß des Ductus cysticus durch Stein setzt letztlich die Gallenblase außer Funktion. Der Vorgang äußert sich als typischer Kolikanfall. Der weitere Verlauf hängt von der Dauer des Verschlusses ab. Bei anhaltender Abflußbehinderung geht die Kontraktionsfähigkeit der Gallenblase verloren und die Blasenwand wird überdehnt. Steriler Gallenblaseninhalt führt zum Hydrops, infizierte Galle löst einen akuten Cholezystitisschub aus und verursacht ein Empyem. Die vergrößerte Gallenblase enthält dann übelriechende, grünlich-gelbe bis weißlichgraue, rahmige Flüssigkeit mit Bakterien und Leukozyten. In frischeren Stadien ist die Gallenblasen-

wand phlegmonös oder gangränös verändert und mit umgebenden Organen entzündlich verklebt, bei älteren Befunden ist die Wand fibrös verdickt und zuweilen tumorartig hart (»Porzellan«-Gallenblase).
Klinisch geht das akute Empyem mit ausgeprägten Entzündungserscheinungen einher. Das Allgemeinbefinden ist erheblich beeinträchtigt, die Körpertemperatur auf über 38 bis 39°C erhöht; im Blutbild finden sich exzessive Leukozytose und Linksverschiebung. Die lokal im Oberbauch bestehende Abwehrspannung läßt einen sicheren Tastbefund der Gallenblase nicht zu. In späteren Phasen der Erkrankung sind die Entzündungszeichen weniger ausgeprägt, dafür kann jetzt die vergrößerte Gallenblase palpiert werden. Die BSG ist stets hoch.
Nicht selten penetriert die Entzündung in die Umgebung und bezieht dann Netzanteile oder andere Organe in den Herd mit ein. So entstehen *pericholezystisches Infiltrat*, abszedierende Pericholezystitis oder der *pericholezystische Abszeß*.
Therapie: Empyem und Pericholezystitis gehören in die Behandlung des Chirurgen. Lokal gibt man eine Eisblase, führt Flüssigkeit nur parenteral zu und stellt den Darm durch Nulldiät und täglich 3×0,5 mg Atropin ruhig. Ob man kolikwirksame Antibiotika anwendet, hängt von der Schwere der Erkrankung ab. In perakuten Fällen sollte man nicht darauf verzichten; dagegen sind Antibiotika beim chronischen Empyem wirkungslos.
Die meisten Erkrankungsfälle verlieren unter konservativer Behandlung ihren bedrohlichen Charakter. Die Operation (Cholezystektomie mit intraoperativer Radiomanometrie, gegebenenfalls Choledochus- und Papillenrevision) kann dadurch hinreichend vorbereitet und im weniger riskanten, subakuten oder chronischen Stadium vorgenommen werden. *Pericholezystitische Abszesse* zum Leberbett hin sind häufig, so daß bei der Cholezystektomie dann eine Verschmutzung des Operationsgebietes nicht zu vermeiden ist. Wir drainieren ausgiebig, spülen die Drains täglich mit Chloramphenikollösung (0,05%ig) an und geben für einige Tage 2,0 g Chloramphenikol parenteral.
Das gleiche Vorgehen empfiehlt sich bei der Pericholezystitis. Bei der schwierigen, intraoperativen Darstellung der Gallenblase sind Nachbarorgane – meist Querkolon oder Duodenum – tunlichst zu schonen; bei der Präparation hält man sich immer in unmittelbarer Nähe der Gallenblase. Werden dabei dennoch Darmanteile eröffnet, so verschließt man sie durch innere fortlaufende Katgutnaht der Schleimhaut und zwei Reihen sero-seröser Seideneinzelknopfnähte.
Die Operation der »akuten Galle« ist mit einer Primärletalität von 5 bis 15% belastet, die Operation a froid mit weniger als 1% Sterblichkeit. Wir behandeln deshalb akute Gallenerkrankungen zunächst konservativ und operieren sie nur bei drohender Perforation oder Persistenz des Befundes, was nur äußerst selten notwendig wird.

24.4.6. Perforation der Gallenblase und -gänge

Perforationen der Gallenblase sind selten, sie machen etwa 0,5% (Hess, Sanders, Greene und Coe) des Gesamtkrankengutes aus. Die freie Perforation ist meist Folge schwerster Entzündungen bei verschlossenem Ductus cysticus. In der Mehrzahl der Fälle erfolgt die Perforation nicht in die freie Bauchhöhle, sondern in bereits bestehende entzündliche Adhäsionen oder in Nachbarorgane. So entstehen pericholezystitische Abszesse in der Gallenblasengegend, die häufiger sind als freie Perforationen mit diffuser, galliger Peritonitis: Verhältnis 4 : 1. Aus einer primär gedeckten Perforation kann sich mit fortschreitender Entzündung, selten durch Ruptur, eine diffuse Peritonitis, eine zirkumskripte, rechtsseitige Oberbauchperitonitis oder ein subphrenischer Abszeß entwickeln. Bei Durchbruch der Gallenblase in ein benachbartes Hohlorgan bilden sich *biliodigestive Fisteln*.
Die *freie Perforation* der Gallenblase kann (selten) ohne nennenswerte Prodrome infolge Druckusur eines großen Gallensteins oder eines intramuralen, latenten Abszesses aus scheinbar voller Gesundheit heraus erfolgen.
Zuweilen perforieren auch Gallengänge in die freie Bauchhöhle oder in Nachbarorgane. Ursache ist eine Choledocholithiasis oder eine Cholangitis. Steine führen dann infolge Dekubitus zur Wandgangrän und Perforation. Die Symptome der *freien Perforation von Gallenblase oder Gallengängen* sind recht unterschiedlich und deshalb zuweilen schwer zu deuten. Das Perforationsereignis verläuft nicht so dramatisch wie beim Magendurchbruch auf Grund eines Ulkus. Die Peritonitis bildet sich hier schleichend aus und beschränkt sich zunächst auf die subhepatische Loge und den rechten Oberbauch. In diesem Bereich bestehen Druckschmerz und Abwehrspannung; eine Resistenz kann nur selten getastet werden. Ein Abdominalerguß ist in der rechten Flanke nachweisbar. Das Allgemeinbefinden ist trotzdem erheblich beeinträchtigt; mit der Perforation setzt Erbrechen ein, die Temperatur steigt an, die Leukozyten sind stark vermehrt. Die Pulsfrequenz bleibt normal oder ist nur gering erhöht.

Die Folgen der Ruptur sind abhängig vom Zustand der Gallenblase und ihrem Inhalt zum Zeitpunkt des Ereignisses; es kann entstehen
eine *eitrige Peritonitis,* wenn ein Gallenblasenempyem durchbricht,
eine *eitrig-gallige Peritonitis,* wenn eine bakterielle Cholezystitis zur Perforation führt,
eine *abakterielle Peritonitis (Cholaskos),* wenn der Inhalt der Gallenblase und die Entzündung der Wand steril waren,
ein *pericholezystitischer Abszeß* (abakteriell, bakteriell), wenn die Perforationsstelle durch Nachbarorgane abgedeckt wird.

Bei den Vorgängen spielt die Durchgängigkeit des Ductus cysticus eine wichtige Rolle. Ist er offen, so kann ständig Galle nachfließen und durch die rupturierte Wand austreten.
Bei der Diagnose einer Gallenblasenperforation wird man in vielen Fällen nicht über die Annahme einer Perforationsperitonitis hinauskommen, besonders dann nicht, wenn die Peritonitis bereits fortgeschritten ist. Ikterus und Gallenfarbstoffe im Harn sind in früheren Stadien wichtige und zuverlässige Hinweise, in späteren Erkrankungsphasen jedoch unverwertbar, da sie bereits Zeichen einer toxischen Leberschädigung sein können. Das Blutbild zeigt exzessive Leukozytose und Linksverschiebung, die Blutsenkung ist erhöht..
Die *Differentialdiagnose* hat in erster Linie eine Ulkusperforation zu erwägen. Eine perforierte Appendix läßt sich schwierig abgrenzen; Schmerzbeginn im Oberbauch mit Ausstrahlung nach rechts und in die Schulter sowie eine Gallenanamnese sprechen für die Gallenaffektion (WALZEL).
Therapie: Die freie Perforation erfordert die sofortige Operation, die nur dann um wenige Stunden aufgeschoben werden darf, wenn sich der Patient im Schock befindet oder aus anderen Gründen der Vorbereitung bedarf.

Operationstechnik: Das Abdomen wird vom rechtsseitigen Rippenrandschnitt aus eröffnet, das gallige Exsudat abgesaugt, die Bauchhöhle abgestopft und die Gallenblase dargestellt. Bei der freien Perforation werden Verwachsungen fehlen, so daß die Rupturstelle mühlos eingestellt werden kann. Die sicherste Methode zur Beseitigung der Infektionsquelle ist die Cholezystektomie, die in den meisten Fällen keine wesentliche zusätzliche Belastung des Kranken bedeutet. Man soll die Exstirpation aber nicht erzwingen und sich notfalls mit der Cholezystostomie mittels Katheter begnügen.
Nach der Cholezystektomie wird das Gallenblasenbett mit nur 2 oder 3 Katguteinzelnähten adaptiert, damit noch Exsudat abfließen kann. Nur wenn die Gesamtsituation es zuläßt und zugleich eine Gallenwegsrevision und -sanierung möglich erscheint, führt man die Radiomanometrie

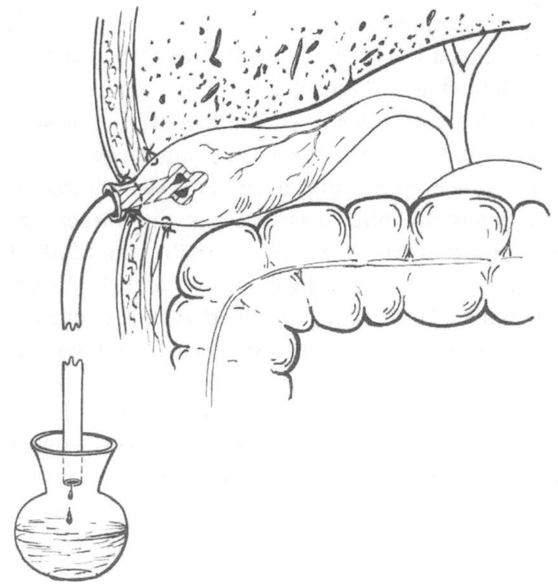

Abb. 24.12 Cholezystostomie. Einnähen des Fundus der Gallenblase in die Bauchdecke

des Hepatocholedochus durch. In Fällen mit ausgedehnter und fortgeschrittener Peritonitis verbietet sich diese Untersuchung von selbst. Die Versorgung eines operativ eröffneten Choledochus geschieht am sichersten mit einem T-Drain, das zugleich die postoperative Röntgenkontrolle ermöglicht. Die Bauchhöhle wird durch Saugung und Tupfen so weit als möglich von Exsudat gesäubert und 200 ml Chloramphenikollösung (0,05%ig) eingegeben. War die Peritonitis nicht sehr ausgeprägt und auf den Oberbauch begrenzt, drainieren wir nur den subhepatischen Raum. Diffuse purulente Peritonitis erfordert peritoneale Dauerperfusion mit Antibiotikalösung (Technik s. S. 406).
Trifft man auf eine Ruptur der Gallengänge oder einer Choledochuszyste, so ist die Radikaloperation infolge der Peritonitis gelegentlich nicht möglich. Man wird bei dem Eingriff lediglich in die Rupturstelle ein T-Drain einführen und die notwendige Gallenwegssanierung auf einen späteren Zeitpunkt verschieben. Neben der T-Drainage werden weitere Drains zur Exsudatableitung und Spülung mit Antibiotikalösung eingelegt.
Liegt die Perforationsstelle am Gallenblasenfundus, so wird man von da aus die Gallenblase ausräumen, einen KASPER-Katheter einbringen und diesen mittels zweier, nichtperforierender Tabaksbeutelnähte fixieren und durch eine gesonderte Stichinzision der Bauchdecke auf kürzestem Wege herausleiten (Abb. 24.12). Die Stomie am Fundus empfiehlt sich auch, wenn eine Perforation an anderer Stelle – häufig am Infundibulumbereich – vorliegt; die Rupturstelle wird durch mehrere Katgutnähte dicht verschlossen. Darüber hinaus ist in jedem Fall die zusätzliche Abdichtung des Krankheitsherdes durch Aufsteppen von Netzanteilen anzuraten, da eine phlegmonöse oder gangränöse Entzündung auch nach Cholezystostomie weiterbestehen und zur erneuten Perforation oder zur Durchwanderung führen kann. Aus diesem Grunde und zur gleichzeitigen Exsudatableitung ist ausgiebige Drainage des subhepatischen Raumes und des Oberbauches notwendig. Bei großer Gallenblase näht man die Austrittsstelle des Stomiekatheters in das

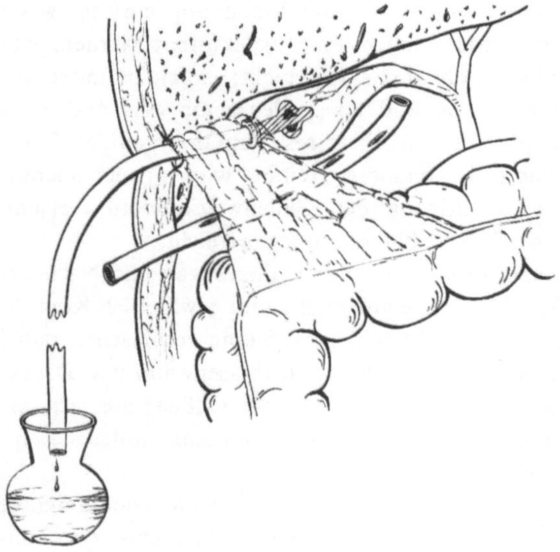

Abb. 24.13 Cholezystostomie mit Netzmanschette; zusätzliche Drainage

Peritoneum ein; eine kleine Gallenblase kann nicht bis an das Peritoneum der Bauchdecke herangebracht werden, hier scheidet man das transperitoneal verlaufende Rohrstück des Katheters mit einem Netzzipfel ein (Abb. 24.13). Intraoperativ entnommenes Exsudat gibt man zur Erreger- und Resistenzbestimmung. Solange das Ergebnis nicht vorliegt, werden koliwirksame Antibiotika (Chloramphenikol, welches auch für eine peritoneale Dauerperfusion verwendet werden kann) verordnet. Auch wenn der Abstrich steril ist, behält man die Applikation von Chloramphenikol bei, da es gegen eine zu befürchtende Koli- und Bacteroidesinfektion wirkungsvoll ist.

Postoperativ werden Lokal-, T-Drain oder Stomiedrain in ein Gefäß unter Wasser abgeleitet. T- oder Stomiedrain können große Anteile der Gallenproduktion fördern und zu schweren Flüssigkeits- und Elektrolytverlusten führen. In diesen Fällen stellt man das Auffanggefäß vom 2. Tag an ständig etwas höher und nähert es der Ebene der Gallenwege. Meist fördert das Stomiedrain jedoch nur für wenige Stunden geringe Gallenmengen, da der Ductus cysticus verlegt ist. Dann kann der Katheter in der 3. Woche nach Röntgendarstellung mit Kontrastmittel entfernt werden, die Fistel schließt sich nach einigen Tagen spontan. Läßt die Galleabsonderung aus dem Drain nicht nach, muß der Katheter belassen und nach 4 bis 6 Wochen die Cholezystektomie vorgenommen werden, die grundsätzlich nach Cholezystostomie indiziert ist.

24.4.7. Perforationslose Gallenperitonitis

Unter diesem seltenen Krankheitsbild (CLAIRMONT, v. HABERER) versteht man eine gallige Peritonitis, die durch Austreten von Gallenflüssigkeit aus Gallenblase oder Gallenwegen ohne makro- oder mikroskopisch nachweisbare Ruptur zustande kommt. Gallenblasenwand und Gallengänge erscheinen ödematös und gallig imbibiert, auch die Serosa im Bereich des Lig. hepatoduodenale weist diese Veränderungen auf.

Die Erkrankung verläuft unter dem Bild einer schleichend beginnenden Peritonitis mit nach Stunden einsetzender akuter Verschlechterung, die unbehandelt unter toxischen Zeichen nach Tagen zum Tode führt. Nicht selten besteht anfänglich eine Pulsverlangsamung, ähnlich wie bei der traumatischen Ruptur von Leber und Gallenwegen. Zuweilen beginnt das Krankheitsbild auch hochdramatisch, eine Magenperforation oder einen Hinterwandinfarkt vortäuschend (BARTELHEIMER).

Die Differenzierung gegenüber einer Gallenblasenperforation wird kaum jemals vor der Laparotomie möglich sein.

Therapie: Bei der *Operation* wird die Galle aus der Bauchhöhle abgesaugt und die Gallenblase entfernt. Die Cholezystektomie ist durch die Auflockerung der Gewebe technisch einfach und damit keine nennenswerte Belastung für den Patienten. Die Berechtigung zu diesem Eingriff ergibt sich bei steingefüllter und entzündlich veränderter Gallenblase von selbst, bei makroskopisch unauffälligem Befund wird mit der Entfernung der Gallenblase eine mögliche Austrittsstelle von Galle in die Bauchhöhle beseitigt. Der Choledochus wird mittels T-Drain versorgt. Nach Instillation von Chloramphenikollösung in die Bauchhöhle drainiert man ausgiebig den Oberbauch und das Lig. hepatoduodenale. Postoperativ sind die für die Peritonitis gebräuchlichen Maßnahmen zu treffen (s. S. 400).

Die *Prognose* der perforationslosen Gallenperitonitis ist ungünstig, da das Leiden meist zu spät erkannt wird. Von operierten Patienten kamen 30 bis 50% ad exitum (WALZEL).

24.4.8. Gallenfisteln

Äußere Fisteln sind Folge eines spontanen Durchbruchs der Gallenwege nach außen und heute eine Seltenheit. Meist ist es die Kuppe der Gallenblase oder ein pericholezystitischer Abszeß nach gedeckter Perforation, die mit der Bauchdecke verkleben und die Entzündung auf diese übertragen. Der Durchbruch durch die Haut kündigt sich dann mit einer entzündlichen Vorwölbung an. Die Perforation der Haut kann auch weitab vom Gallenwegssystem liegen; man begegnet dann einem langen Fistelkanal.

Die *Diagnose* der äußeren Gallenfistel ist leicht zu stellen, wenn Galle oder sogar Steine zutage treten. Ist dies nicht der Fall, kann die Fistulographie den Befund klären. Nur selten deckt erst die durchgeführte Operation (Abszeßinzision) den Sachverhalt auf.

Therapie

Die Operation hat neben der Fistelbeseitigung die Sanierung der Gallenwege zum Ziel. Fällt die Fistelmündung in den Verlauf einer Rippenbogen-Randschnittnarbe, so wird sie spindelförmig-ovalär umschnitten und durch mehrere durchgreifende Nähte dicht verschlossen, um eine weitere Verschmutzung des Operationsgebietes zu vermeiden. Eine nicht in diesem Bereich liegende Fistel wird umschnitten und aus der Bauchdecke isoliert herausgelöst. Das weitere Vorgehen wird mit Hilfe einer in die Fistel eingeführten Sonde stereotaktisch erleichtert. Führt der Fistelgang zum Gallenblasenfundus, empfiehlt sich die orthograde Cholezystektomie; das weitere Vorgehen muß der jeweiligen Situation angepaßt werden.

Die Perforationsstelle eines Gallengangs wird man auf einfache Art mit einem T-Drain versorgen. Auch bei diesen, teils komplizierten Operationen soll auf die Radiomanometrie nicht verzichtet werden, um Abflußbehinderungen nicht zu übersehen.

Äußere *Fisteln nach Choledochoduodenostomie* sind Gallen- und Duodenalfisteln zugleich. Meist ist es ein anastomosennaher Abszeß, der durchbricht und zur Fistelbildung führt. Die für Dudoenalfisteln typischen Flüssigkeits- und Elektrolytverluste führen hier bald zur schweren Allgemeinschädigung; ihre frühzeitige Beseitigung ist unumgänglich. Die operative Rekonstruktion der Anastomose durch Naht ist meist nicht durchführbar, und wenn sie erzwungen wird, halten die Nähte nicht und werden wieder insuffizient. Der Choledochus muß oberhalb der Anastomose durchtrennt und mit dem oberen Jejunum terminolateral anastomosiert werden. Die Öffnung im Duodenum wird angefrischt und dreireihig quer vernäht. Wenn lokale Situation und Allgemeinstatus des Patienten es zulassen, kann auch die transduodenale Sphinkterotomie erwogen werden, sofern eine kurzstreckige Papillenstenose die Anzeige für die Erstoperation abgab. Die Öffnung im Choledochus wird nach Ablösung des Duodenums dann mit einem T-Drain versorgt.

Bronchobiliäre Fisteln entwickeln sich selten nach cholangitischen Leberabszessen oder pericholezystitischen Abszeßbildungen. Dem Durchbruch in den Bronchialbaum geht stets ein subphrenischer Abszeß voraus. Klinisch ist die Erkennung einfach, wenn Galle oder Gallensteine expektoriert werden, was jedoch nicht immer geschieht; vielmehr findet sich zumeist das Bild eines Pleuraempyems und eines subphrenischen Abszesses. Punktion galligen Eiters sichert die Diagnose. Heilung wird mit der operativen Beseitigung des Gallenwegshindernisses und Abszeß- bzw. Pleuradrainage erreicht.

Innere Fisteln zwischen Gallenwegen und Nachbarorganen sind relativ häufig und gewöhnlich Komplikation eines Steinleidens. Steine verursachen dabei einen Dekubitus der Gallenblasenwand und Druckusur der Wand eines mit der Gallenblase fest verbackenen benachbarten Hohlorgans, in das sie einbrechen.

Nach der Häufigkeit stehen cholezystoduodenale Fisteln an der Spitze, gefolgt von cholezystokolischen, cholezystogastrischen, cholezystojejunalen, choledochoduodenalen, cholezystocholedochalen und choledochokolischen Fisteln. Auch doppelte Fisteln kommen gleichzeitig vor. Die ältere Literatur weist eine reichhaltige und bunte Kasuistik auf, während in jüngerer Zeit die Berichte spärlicher geworden sind. Fisteln in das Nierenbecken, die Pfortader und die Vagina sind Raritäten. Eine durch Stein verschlossene Fistel bleibt meist asymptom und wird erst bei der Operation entdeckt. Gibt der Stein die Öffnung frei, so hängen die sich entwikkelnden Zeichen von dem Organ ab, mit dem die Kommunikation besteht. Bei der meist vorhandenen Verbindung mit dem Dünn- oder Dickdarm kommt es zur aszendierenden Gallenwegsinfektion mit Luftübertritt in die Gallengänge. Der Stein kann zum Dünndarmileus (Gallensteinileus) führen. Außer der allen Fisteln gemeinsamen Cholangitis fehlen weitere charakteristische Zeichen. Eine schwere Entzündung ist in jenen Fällen zu erwarten, in denen gleichzeitig ein Abflußhindernis besteht oder Darminhalt zurückfließt. Dagegen fehlen gravierende Symptome, wenn über die Fistel ein kontinuierlicher Gallefluß in den Darm erhalten bleibt. Dann kann selbst ein Ikterus zurückgehen und eine Spontanheilung vorgetäuscht werden. Andererseits sind bei der cholezystodigestiven Fistel dann Verschlußzeichen ständig vorhanden, wenn der Ductus cysticus verschlossen bleibt und obturierende Choledochussteine vorliegen (ANDREASSEN).

Röntgenologisch lenkt Luftnachweis in den Gallenwegen auf die Diagnose hin. Mittels Kontrastbrei ist eine röntgenologische Darstellung der Fistel durch Magen-Darm-Passage oder Trochoskopie oftmals möglich. Die Situation ist aber meist erst bei der Operation vollständig zu klären. Stets bestehen ausgedehnte Verwachsungen, der Versuch ihrer Lösung führt zur Eröffnung der Fistel oder von Gallenblase und Choledochus (WALDSCHMIDT).

Sind bei der Präparation Gallenwege und Darm gleichzeitig eröffnet worden, ist die Existenz einer inneren Fistel bewiesen. Bei jeder ungewollten Eröffnung der Gallenwege hat man die Wand des benachbarten Darmabschnittes auf seine Intaktheit zu überprüfen. Ist die Fistel erkannt, trennt man sie zirkulär vom Darm ab, verschließt den Gallengang oder die Gallenblase provisorisch durch Tamponadestreifen oder mit einer Klemme und versorgt die Darmöffnung. Der Verschluß erfolgt quer durch innere, einstülpende fortlaufende Katgutnaht und breit fassende, muskuläre Seideneinzelknopfnähte in zwei Reihen. Dann wendet man sich der Cholezystektomie und Radiomanometrie zu, die wie üblich vorgenommen werden (HERZOG).

Die Fistel zwischen Gallenblasenhals und Choledochus kann verkannt werden, indem man die Fistel mit einem erweiterten Zystikus verwechselt. Diese Fehleinschätzung ist zu vermeiden, wenn bei Vorliegen eines Steins dieser zuerst durch Inzision entfernt, der Gallengang sondiert und durch Cholangiographie dargestellt wird. Vom Rand der Fistel kann dann soviel von Gallenblasenanteilen erhalten werden, daß der plastische Verschluß des Choledochus über einem T-Drain möglich wird (Abb. 24.14).

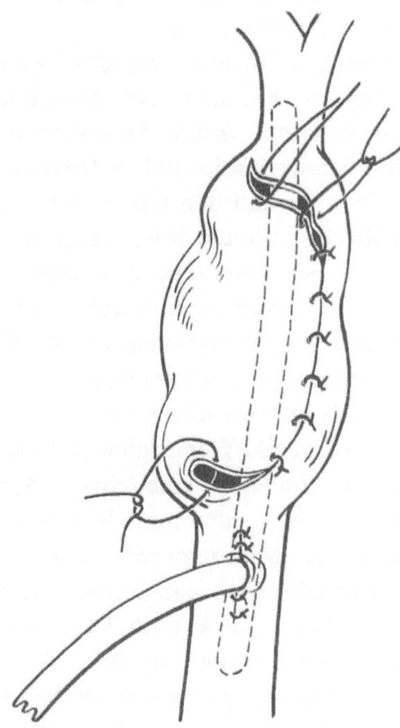

Abb. 24.14 Plastische Versorgung des Choledochus nach Beseitigung einer cholezysto-choledochalen Fistel (nach HESS)

24.4.9. Pankreasabszeß, -zysteninfektion

Akute Pankreasnekrose und Pseudozysten verlaufen zunächst stets abakteriell. Exsudat oder Zysteninhalt können sich aber später infizieren, und es kann sich ein Abszeß entwickeln. Die Erreger stammen aus dem Blut oder aus dem Darm (RANSON, HOLLENDER).

Wenn bereits eine Pseudozyste nachgewiesen wurde und sich zunehmend entzündliche klinische Befunde einstellen, muß die Zysteninfektion angenommen werden (MANGOLD).

Therapie: Bei Abszessen drohen Allgemeininfektion, Perforationsperitonitis, Arrosionsblutung und toxische Schädigung. Eine operative Drainage der Eiterhöhle ist deshalb absolut indiziert. Der Eingriff wird unter Abschirmung mit Breitspektrumantibiotika vorgenommen. Die Bauchhöhle eröffnet man mit einem Transversalschnitt im Oberbauch und führt eine vorsichtige Exploration durch. Der Abszeß darf an den typischen Stellen erwartet werden (Abb. 24.15); er wird dargestellt, inzidiert, abgesaugt und drainiert. Das Drain manschettiert man mit Netz ein und leitet es auf kürzestem Weg vermittels einer Stichinzision durch die Bauchdecke oder nach dorsal heraus. Eine dünne Kapillare zur Spülbehandlung mit Antibiotikalösung wird zusätzlich eingebracht. Die Situation ist schwieriger, wenn nicht ein, sondern multiple Abszesse angetroffen werden. Man muß sich dann damit begnügen, die erreichbaren Eiteransammlungen zu eröffnen und abzusaugen und das gesamte Gebiet ausgiebig zu drainieren.

Im eigenen Krankengut (1964 bis 1975) behandelten wir neben 100 Pankreaspseudozysten 12 Abszesse und 2 traumatische infizierte Pseudozysten mit spontaner äußerer Fistel (Tab. 24.2). Jeder 3. Operierte mit nichttraumatischen septischen Komplikationen

Tabelle 24.2 Intra- und peripankreatische Abszesse (1965–1974, Chirurgische Universitätsklinik Rostock)

	n	Operation	Ergebnis
Intrapankreatische Abszesse	9	4 Spüldrainage 5 Drainage	3
Peripankreatische Abszesse	3	2 Spüldrainage 1 Drainage	1
Infizierte posttraumatische Pankreaspseudozysten	2	Spüldrainage	–
Gesamt	14		4

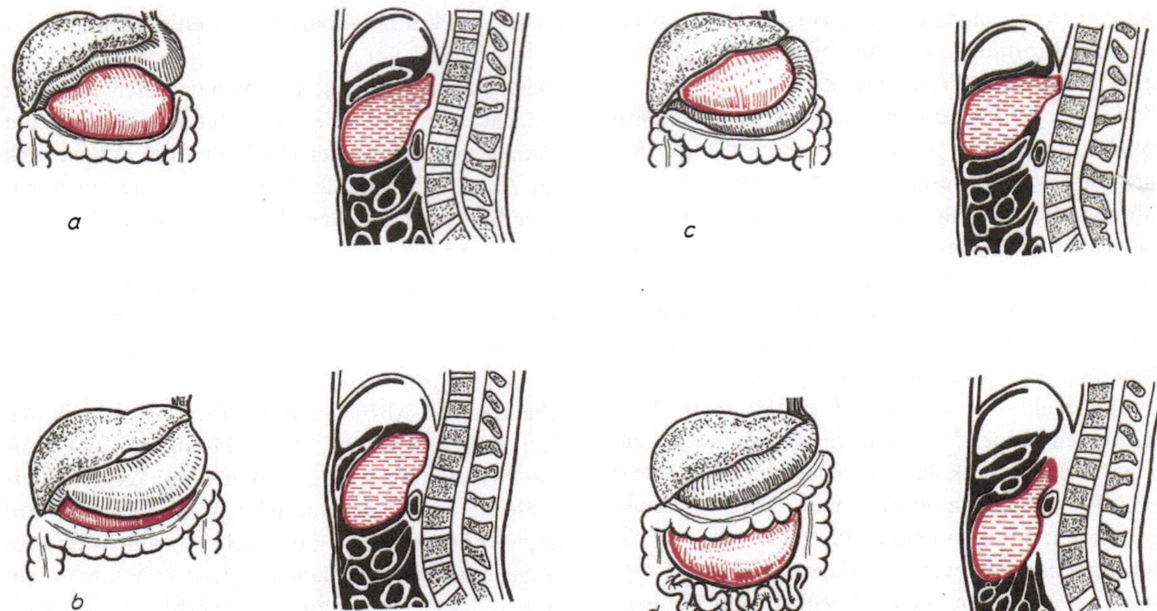

Abb. 24.15 Typische Lokalisationen von Pankreasabszessen. *a* Infraposition; *b* retrogastrische Position; *c* subhepatische Position; *d* inframesokolische Position

starb postoperativ an den Folgen der Allgemeininfektion, die infizierten posttraumatischen Pseudozysten konnten saniert werden.

Die Einteilung in primäre und sekundäre Abszesse (ALTEMEIER und ALEXANDER, STEPHEN und STATE) erscheint wenig sinnvoll, da eine sichere Differenzierung nicht möglich ist. Sekundäre Abszedierungen im Gefolge von Operationen müssen nicht obligat deren Folge sein, sondern können gleichwohl Komplikationen einer Pankreatitisexazerbation darstellen (SCHOLZE, HOFERICHTER, STEEDMAN, DEUTER).

Vom jeweiligen Befund hängt es ab, ob bei der Operation eine notwendige Sanierung der Gallenwege zugleich durchzuführen ist. Blande oder sterile Abszesse wird man ebenso in den Darm mittels zystodigestiver Anastomosierung drainieren wie Pseudozysten (PIETSCH, WHITE, TRAPNELL, SARLES, LEGER, EVANS, BOLOOCKI).

24.5. Milz

24.5.1. Abszeß

Auf viele Infektionskrankheiten reagiert die Milz mit einer entzündlichen Schwellung. Zur Bildung von Abszessen kommt es dabei nur selten. Der Primärherd kann sich überall im Körper befinden, meist jedoch in der Bauchhöhle selbst. Hauptsächlich kommen Typhus, Paratyphus, Ruhr und andere entzündliche Abdominalerkrankungen in Betracht; nur ausnahmsweise bilden sich metastatische Eiterherde bei Panaritien, Furunkeln oder Gonorrhoe.

Der Abszeß der Milz hat große Neigung, Nekrosen mit Sequesterbildung zu verursachen, wobei große Teile des Organs zugrunde gehen können (STREICHER, KNAUER, PICKLEMAN).

Die *Diagnose* des Milzabszesses ist schwierig, da die Entwicklung im Rahmen der Primärerkrankung asymptom verlaufen kann. Gewöhnlich bestehen Fieber und Schmerzen im linken Oberbauch, die in die linke Schulter und den linken Arm ausstrahlen. Die Bauchdecke ist leicht abwehrgespannt, die Milz vergrößert tastbar. Das linke Zwerchfell wird frühzeitig von der Infektion miterfaßt und ist wenig atemverschieblich; röntgenologisch ist oft ein sympathischer Pluraerguß nachweisbar.

In jedem Falle wird es schwierig sein, den Zustand richtig einzuschätzen. Wenn schwere Entzündungen vorausgingen, wie etwa eine eitrige Appendizitis, wird eher an einen subphrenischen Abszeß als an eine Affektion der Milz zu denken sein.

Therapie: Zunächst wird man konservativ behandeln und mit Eisblase und Antibiotika den Befund zu bessern versuchen. Wenn eine Primärkrankheit bekannt ist, werden sich die therapeutischen Bemühungen zuerst gegen diese richten. Komplikationen, wie etwa ein Durchbruch des Abszesses in die freie Bauchhöhle, erfordern umgehend die Laparotomie und Drainage.

24.5.2. Tuberkulose

Die isolierte Milztuberkulose ist heute ebenfalls äußerst selten. Eine primäre Milztuberkulose führt zur vermehrten Fibrosierung oder zur Verkäsung mit eitriger Einschmelzung. Wenn nicht anamnestische Hinweise vorliegen, wird die Diagnose eine Vermutung bleiben, die erst durch Operation und histologische Untersuchung bestätigt werden kann. Bei der klinisch primären Milztuberkulose bietet die Splenektomie die Möglichkeit einer vollständigen Heilung (HAFTER).

Literaturverzeichnis

Zu 24.1.

Bartelheimer, H., und Mitarb., Magenoperation und Magenoperierter. de Gruyter, Berlin 1969

Berndt, H., In: H. Burge und Mitarb., Vagotomie. Thieme, Stuttgart 1976, S. 188

Bowers, W. F., T. M. Geer and *C. W. Hughes*, Perforated duodenal ulcer. Results of individualized surgical care. Arch. Surg. *82* (1961) 293

Brüchle, H., Aktinomykotischer Bauchdeckenabszeß nach Magenperforation. Zbl. Chir. *87* (1962) 838

Chazan, B. I., and *J. D. Attchison*, Gastric tuberculosis. Brit. med. J. *2* (1960) 1288

Cruze, K., und *W. H. Synder* jr., Acute perforation of the alimentary tract in infancy and childhood. Ann. Surg. *154* (1961) 93

Dassel, P. M., Roentgen demonstration of gangrene of the stomach and intestine. A late finding in infarction of the gastrointestinal tract. Amer. J. Roentgenol. *91* (1964) 819

Dean, A. C. B., C. G. Clark, and *A. H. Sinclair-Gieben*, The late prognosis of perforated duodenal ulcer. Gut *3* (1962) 60

Feifel, G., Gastro-duodenale Ulcera und Erosionen. Chirurgie der Gegenwart. Bd. 2, Urban & Schwarzenberg, München-Wien-Berlin 1976

Gibelli, G., P. Romanello und *G. Zanella*, Considerazioni su 10 casi di fistola gastro-diguiuno-colica. Chirurgia (Milano) *16* (1961) 125

Goligher, J. C., Elective surgical treatment of duodenal ulcer. Brit. med. J. *2* (1973) 420

–, Five to-eight-year results of truncal vagotomy and pyloroplasty for duodenal ulcer. Brit. med. J. *1* (1972) 7

Gould, L. W., Spontaneous gastro-duodenal fistula. Brit. J. Radiol. *34* (1961) 619

Grinshpun, E. D., The choice of operative technique in perforating gastric and duodenal peptic ulcer. Chirurgia (Mosk.) *36* (1969) 68, mit engl. Zusammenfassung

Gülzow, M., K. A. Koelsch und *H. Kuntzen*, Gastroenterologie, 2. Aufl. VEB Fischer, Jena 1974

Hammer, O., Über die seltene Syntropie von Retothelsarkomatose mit Magentuberkulose und Lungenadenomatose (Alveolarkarzinom) mit Lungentuberkulose. Med. Welt *1097* (1962)

Harbrecht, P. J., and *J. E. Hamilton*, Reappraisal of simple suture of acute perforated peptic ulcer. Indication for definitive operation. Ann. Surg. *152* (1960) 1044

Herzog, K. H., Die Operationen am Magen und Zwölffingerdarm. In: *Bier-Braun-Kümmell*, Chirurgische Operationslehre, Bd. 4/1. J. A. Barth, Leipzig 1972, 8. Aufl.

–, Die Perforation des postoperativen peptischen Geschwürs. Zbl. Chir. *88* (1963) 112–118

Iselin, M., Die symptomarme Magen- und Duodenalperforation. Helv. chir. Acta *29* (1962) 418

Jackson, Ch. R., Gastroduodenal perforation in the newborn. Report of four cases treated surgically with three survivors. Amer. Surg. *28* (1962) 244

Jordan, G. L. jr., and *M. E. De Bakey*, The surgical management of acute gastroduodenal perforation. An analysis of 400 surgically treated cases, including 277 treated by immediate subtotal gastrectomy (Symposium). Amer. J. Surg. 101 (1961) 317

Murphy, J. F., und Mitarb., Intramural gastric abscess. Amer. J. Surg. *131* (1976) 618

Plane, Tuberculose gastrique sténosante. Mém. Acad. Chir. *87* (1961) 361

Pietsch, P., und Mitarb., Individuelle Operationswahl in der Ulkuschirurgie. Z. ges. inn. Med. *30* (1975) 19, 657

Sampsel, J. W., und *P. R. Zaugg*, Perforation and abscess of a duodenal diverticulum. A case report. Arch. Surg. *81* (1960) 542

Schreiber, H. W., Indikationsfehler bei der chirurgischen Behandlung des Magen-Zwölffingerdarm-Geschwürs. Langenbecks Arch. klin. Chir. *327* (1970) 320

Wise, O., und *W. F. Ballinger*, The elective surgical treatment of chronic duodenal ulcer. A critical review. Surgery *76* (1974) 811

Zu 24.2.

Abrahamson, R. H., Radiation ileitis. Arch. Surg. *81* (1960) 553

Acheson, E. D., The distribution of ulcerative colitis and regional enteritis in United Staates veterans with particular reference to the Jewish religion. Gut *1* (1960) 291

–, The epidemiology of ulcerative colitis and regional enteritis. In: Recent advances in gastroenterology. S. 202 bis 226. J. Badenoch and B. N. Brooke. J. A. Churchill Ltd., London 1965

Aldaheff, R., Perforation of Meckel's diverticulum by foreign body and review of the literature. Brit. J. Surg. *42* (1955)

Badenoch, J., P.-D. Bedford and *J. R. Evans*, Massive diverticulosis of the small intestine with steatorrhoea and megaloblastic anemia. Quart. J. Med. *23* (1954) 462

Barret, J. C., Malignant tumours of Meckel's diverticulum. Brit. J. Surg. *41* (1954) 462

Bingold, K., Typhus abdominalis und Paratyphus, Handb. d. Inn. Med., Bd. I, S. 1399. Springer, Berlin-Göttingen-Heidelberg 1952

Borchers, E., und *L. Koslowski*, Soll bei Darmbrand reseziert werden? Beitrag zu der noch offenen Frage der Behandlung des Darmbrandes. Chirurg. *20* (1949) 321

Cox, W. L., Leyomyosarcoma of Meckel's diverticulum. Amer. J. *107* (1964) 881

Collyns, J. A. H., The association of nonspecific jejunitis and granulomatous phlebitis in the legs. Gastroenterology *37* (1959) 64

Detlefsen, M., Die chirurgischen Komplikationen des Ab-

dominaltyphus. Med. Praxis, Bd. 32. Steinkopff, Dresden und Leipzig 1948
Fahim, R. B., and *J. H. Pratt*, Leyomyosarcoma of Meckel's diverticulum. Minnesota. Med. *42* (1959) 1269
Fuss, H., Beitrag zur Frage der Enterocolitis necroticans. Bruns' Beitr. klin. Chir. *177* (1948) 321
Grießmann, H., Über den Darmbrand (Bericht über 124 beobachtete Fälle). Langenbecks Arch. klin. Chir. *265* (1950) 1
Hansen, K., E. Jeckeln, J. Joachim, A. Lezius, H. Meyer-Burgdorf und *F. Schütz*, Darmbrand, Enteritis necroticans. Thieme, Stuttgart 1949
Hasche-Klünder, R., Fettgewebsnekrose im Nebenpankreas eines Meckel'schen Divertikels. Chirurg. *20* (1949) 82
Hertzberg, J., Jejunitis acuta. Acta chir. Scand. Suppl. (1954) 194
Höyer, A., Ulcus simplex jejuni. Acta chir. Scand. *94* (1946) 551
Keen, G., Simple ulcer of the small intestine. Brit. J. Surg. *45* (1957) 652
Kirsner, J. B., und *J. A. Spencer*, Family occurences of ulcerative colitis, regional enteritis and ileocolitis. Ann. internat. Med. *59* (1963) 133
Knust, H. J., und *W. Müller*, Über die Chloramphenikolbehandlung des Typhus abdominalis. Münch. med. Wschr. *93* (1951) 2466
Kny, W., Zur Pathogenese der hämorrhagisch-nekrotisierenden Enteritis. Bruns' Beitr. klin. Chir. *177* (1948) 273
Kuipers, F. G., Eosinophile Phlegmone des Dünndarms. T. Gastroent. (Brügge) *5* (1962) 320
Litwin, C., Primary nonpeptic ulcer of the jejunum. Ann. Surg. *151* (1960) 594
Madelung, O., Die Chirurgie des Abdominaltyphus. Neue Dtsch. Chir. *30*. Enke, Stuttgart 1923
Martin, W. L., P. J. Grotzinger and *R. Barer*, Jejunal diverticula. Arch. Surg. *69* (1954) 711
McCollum, J. K., Intestinal diverticula. Brit. Med. J. *2* (1959) 34
Morlock, C. G., H. R. Goehrs and *M. B. Dockerty*, Primary nonspecific ulcers of the small intestine: clinico-pathologic study of 18 cases with followup of 14 previously reported cases. Gastroenterology *31* (1956) 667
Nagel, W., Zur Diagnostik entzündlicher Prozesse im Bereich des oberen Dünndarms. Dtsch. med. Wschr. *84* (1959) 1851
Niedenzu, H. H., Beitrag zu den Tumoren des Meckel'schen Divertikels. Zbl. Chir. *83* (1958) 679
Noer, Th., Non meckelian diverticula of the small bowel. Acta chir. scand. *120* (1960) 175
Norpoth, H., Beitrag zur Klinik des Darmbrandes. Zbl. Chir. *76* (1951) 1778
Nygaard, K. K., and *W. Walters*, Malignant tumors of Meckel's diverticulum: report of case of leyomyosarcoma. Arch. Surg. *35* (1937) 1159
Reifferscheid, M., Darmchirurgie. Thieme, Stuttgart 1962
Reinwein, H., Klinik der Dünndarmkrankheiten. Dtsch. Ges. inn. Med. München *63* (1957) 426
Ruppert, Ch., Das klinische Bild des Darmbrandes. Dtsch. med. Wschr. *72* (1947) 108
Rutherford, R. B., and *D. R. Akers*, Meckel's diverticulum: A review of 148 pediatric patients, with special reference to the pattern of bleeding and to mesodiverticular vascular bands. Surgery *59* (1966) 618
Sanderud, K., Primary carcinoma in Meckel's diverticulum. Nord. med. *54* (1955) 1209
Shackelford, R. T., and *W. V. Marcus*, Jejunal diverticula. A. case of gastrointestinal hemorrhage. Ann. Surg. *151* (1960) 930
Sherlock, P., B. M. Bell, H. Steinberg und *T. P. Almy*, Familial occurence of regional enteritis and ulcerative colitis. Gastroenterology *45* (1963) 413
Silerz, W., Complications of jejunal diverticulosis. Arch. Surg. *80* (1960) 597
Skinner, J. C., and *W. Walters*, Leyomyosarcoma of Meckel's diverticulum, with roentgenologic demonstration of the diverticulum: report of a case. Proc. Staff. Meet. Mayo Clin. *14* (1939) 102
Söderlund, S., Meckel's diverticulum. A clinical and histologic study. Acta chir. Scand. Suppl. *248* (1959) 1
Soudamore, H. H., A. B. Hagedorn and *E. Wallaeger*, Diverticulosis of the small intestine and macrocytic anaemia with report of two cases and studies on absorption of radioactive vitamin B_{12}. Gastroenterology *34* (1958) 66
Thomas, H. O., Myosarcoma of Meckel's diverticulum. Surgery *32* (1952) 667
Tidler, H. S., and *J. M. Miller*, Diverticula of the jejunum with massive hemorrhage. Arch. Surg. *77* (1958) 185
Watkinson, G., D. B. Feather and *F. G. W. Marson*, Massive jejunal diverticulosis with steatorrhoea and megaloblastic anaemia improved by excision of diverticulae. Brit. Med. J. *1* (1959) 58
Weese, K., Bemerkenswerte Komplikationen eines Meckel'schen Divertikels. Zbl. Chir. *79* (1954) 588
Winkelbauer, A., Die Divertikel des Verdauungstraktes. Med. Klin. (1957) 1054
Winkler, H., Phlegmonöse Dünndarmentzündung. Chirurg *20* (1949) 185
Wüseke, F., Kasuistischer Beitrag zum klinischen Bild des akuten Darmbrandes. Chirurg *20* (1949) 181

Zu 24.3. bis 24.5.

Adolph, K., Gallengangs- und Pankreasdiagnostik. Enke, Stuttgart 1968
Altemeier, W. A., and *J. W. Alexander*, Pancreatic abscesses. Arch. Surg. *87* (1963) 80
–, und Mitarb. Abscesses of the liver. Arch. Surg. *101* (1970) 258
Andreassen, M., und Mitarb., Principles in operative treatment of residual stones. Scand. J. Gastroenterol. *11* (1976) 7
Andrysek, O., und *H. Berndt*, Gastroenterologische Isotopendiagnostik. VEB Volk und Gesundheit, Berlin 1965
Ariel, I. M., and *K. K. Kazarian*, Diagnosis and treatment of abdominal abscesses. William & Wilkins, Baltimore 1971
Bartelheimer, H., H.-J. Maurer und *H. W. Schreiber*, Magenoperation und Magenoperierter. de Gruyter, Berlin 1969
Bengmark, S., Liver surgery. Progr. Surg. *6* (1968) 1
Bolck, F., Der Verdauungstrakt und die großen Drüsen. In: Büchner und Mitarb. (Hrsg.), Handbuch d. allgemeinen Pathologie, Bd. III/2. Springer, Berlin-Göttingen-Heidelberg 1960
Bolooki, H., und Mitarb., Pancreatic abscesses and lesser omental sac collections. Surg. Gynecol. Obstet. *126* (1968) 1301
Brühl, W., Leber- und Gallenwegserkrankungen, 3. Aufl. Thieme, Stuttgart 1969
Clairmont, P., und *H. v. Haberer*, Gallige Peritonitis ohne

Perforation der Gallenwege. Mitt. Grenzgeb. Med. u. Chir. *22* (1911) 154

Deuter, H., und Mitarb., Surgical aspects of pancreatic abscess. Acta chir. scand. *138* (1972) 609

Eggert, A., D. H. Wittmann, H. J. Schröder und *G. Schimmel*, Die Bedeutung intraoperativer bakteriologischer Befunde bei Gallenblasen- und Gallenwegsoperationen. Münch. med. Wschr. *119* (1977) 955

Evans, F. C., Pancreatic abscess. Amer. J. Surg. *117* (1969) 537

Fedorov, V. D., Die Behandlung der Peritonitis. Medizina, Moskau 1974

Gros, H., Diagnose und Differentialdiagnose der akuten und chronischen Cholangitis. Münch. med. Wschr. *112* (1970) 2029

Günther, B., A. Grüner und *U. Bull*, Der kryptogene Leberabszeß. Münch. med. Wschr. *119* (1977) 305

Gütgemann, A., und *K. H. Schriefers*, Operationen an der Leber und Subphrenium. In: Bier-Braun-Kümmell, Chirurgische Operationslehre 4/2. Barth, Leipzig 1975

Hafter, E., Praktische Gastroenterologie, 5. Aufl. Thieme, Stuttgart 1973

Herforth, K., Pankreatitis und die ableitenden Gallenwege. Dtsch. med. J. *19* (1968) 629

Herzog, K. H., und Mitarb., Indikation und Technik der intraoperativen Pankreatikographie. Zbl. Chir. *98* (1973) 1413

–, und Mitarb., Operationswahl in der Gallenchirurgie. Zbl. Chir. *97* (1972) 225

–, Nachoperationen an den Gallenwegen. Zbl. Chir. 94 (1969) 400

Hess, W., Die Erkrankungen der Gallenwege und des Pankreas. Thieme, Stuttgart 1961

Hoferichter, J., Die Pathogenese der akuten hämorrhagischen Pankreasnekrose. Münch. med. Wschr. *111* (1969) 654

Hollender, L. F., Wandel in der Behandlung der akuten Pankreasnekrose. Fortschr. Med. *95* (1977) 1029

Knauer, Q. F., und *J. S. Abrams*, Generalized peritonitis due to ruptured splenic abscess. Amer. J. Surg. *112* (1966) 923

Legér, L., und *J. Brékant*, Chirurgie de pancréas. Masson et Cie, Paris 1956

Mangold, G., und *F. Kümmerle*, Zur Pathogenese und Klinik der Pankreasfisteln. Langenbecks Arch. klin. Chir. *341* (1976) 303

Müller-Wieland, K., Klinische Aspekte entzündlicher Pankreaserkrankungen. Dtsch. med. Wschr. *99* (1974) 771

Pettinari, V., Die Leberresektion. Urban & Schwarzenberg, München-Berlin 1960

Pickleman, J. R., und Mitarb., The surgical significance of splenic abscess. Surgery *68* (1970) 287

Pietsch, P., und Mitarb., Zur chirurgischen Behandlung von Pankreaspseudozysten, Dtsch. Z. Verdau.- u. Stoffwechselkr. *29* (1969) 265

Ranson, J. H. C., und *F. C. Spencer*, Prevention, diagnosis and treatment of pancreatic abscess. Surg. (St. Louis) *82* (1977) 99

Reifferscheid, M., Die Chirurgie der Leber. Thieme, Stuttgart 1957

Sarles, H., und Mitarb., Studie über 48 Kranke mit nichttraumatischen Zysten oder Pseudozysten des Pankreas. Med. Welt (N. F.) *19* (1968) 550

Schneider, C., Szintigraphie der Leber, der Gallenblase und des Pankreas. Schweiz. med. Wschr. *98* (1968) 272

Scholze, H., Die Pankreatitis. Das klinische Bild, die chirurgische Behandlung. Enke, Stuttgart 1972

–, Entstehung und Klinik der Pankreaspseudozyste und ihre Behandlung. Münch. med. Wschr. *112* (1970) 135

Steedmann, R. A., und Mitarb. Surgical aspect of pancreatic abscess. Surg. Gynec. Obstet. *125* (1967) 757

Stephen, G., und *D. State*, Septic complications of pancreatitis. Brit. J. Surg. *63* (1976) 229

Stille, W., und *R. Timmler*, Internationale Arbeitstagung Gallenwegsinfektionen. Steinkopff, Darmstadt 1977 (ausführliche Literatur)

Streicher, H. S., Chirurgie der Milz. Ergebn. Chir. Orthop. *42* (1959) 602

Stucke, K., Leberchirurgie. Springer, Heidelberg 1959

Trapnell, J. W., and *M. D. Anderson*, Role of early laparotomy in acute pancreatitis. Ann. Surg. *165* (1967) 49

Tung, T. T., und *N. D. Quang*, A new technique for operation on the liver. Lancet *I* (1963) 192

Voß, J., und Mitarb., Fehlergebnisse nach Choledochoduodenostomie. Zbl. Chir. *99* (1974) 818

Waldschmidt, J., und Mitarb., Spontanperforation dystoper Gallengänge im Ligamentum triangulare der Leber. Zbl. Chir. *96* (1971) 902

Walzel, C., Abdrücken des Gallengangssystems zum Nachweis von Mikroperforationen. Chirurg *47* (1976) 345

White, T. T., Pancreatitis. Arnold, London 1966

25. Appendizitiskomplikationen

W. Schmitt

Die Appendizitis ist eine gefährliche Volkskrankheit, jeder 7. Mensch erkrankt im Laufe seines Lebens an ihr. Eine Verhütung dieser Erkrankung ist bisher nicht möglich. Die Appendektomie ist die häufigste chirurgische Operation überhaupt, im Frühstadium eine Anfängeroperation, verlangt sie in fortgeschrittenen Fällen hohes operationstechnisches Können.

Diagnose: Eine typische Appendizitis kann man durch einen Griff auf den Bauch diagnostizieren, atypische Fälle stellen auch erfahrene Untersucher auf die Probe. »*Das Typische an der Appendizitis ist, daß sie atypisch verläuft*« (K. H. Bauer).

Differentialdiagnose: Täuschungsmöglichkeiten bieten Lageanomalien, Coecum mobile und Schwangerschaft. Verwechslungen sind möglich mit rechtsseitiger Basalpleuritis, rechtsseitiger Nieren- und Ureterkolik, akuter Cholezystitis, Meckelschem Divertikel, Ileitis terminalis, Zökaldivertikulitis und Zökalkarzinom, Sigmadivertikulitis, bei Frauen mit Adnexitis. Sorgfältige Untersuchung schränkt die Zahl der Fehldiagnosen ein, unklare Fälle bedürfen aber stets der stationären Beobachtung. Werden die Zeichen des Zweifelsfalls unterschätzt, so kann es, besonders bei Kleinkindern und alten Menschen auch zur **Perforation in der Klinik** kommen, ein unrühmliches Ereignis.

Bei Verdacht auf Appendizitis soll man daher nie Analgetika, Alkaloide, Sedativa, Antibiotika oder Sulfanilamide geben, da sie die Diagnose verschleiern. Lieber einmal eine unnötige Appendektomie riskieren als eine Perforation, womit aber keinesfalls der kritiklosen oder der prophylaktischen Appendektomie das Wort geredet werden soll.

25.1. Appendizitisperforation

Die Appendizitis ist nicht nur in den ersten 24 bis 48 Stunden eine gefährliche Krankheit, um dann in ein weniger bedrohliches Intermediärstadium einzutreten. Je länger die Anamnese andauert, um so größer wird die Perforationsgefahr. Auch bei Klinikeinweisung jenseits der 48. Stunde nach Erkrankungsbeginn ist daher eine akute Appendizitis sofort operativ anzugehen, ausgenommen das bereits nachweisbare, gegen die freie Bauchhöhle abgegrenzte perityphlitische Infiltrat.

Zur Perforation kann es in jedem Fall, nicht nur bei Kleinkindern und alten Menschen, schon 6 bis 12 Stunden nach Einsetzen erster Symptome kommen. Es ist nicht nur unser Eindruck, daß bei konstanter Häufigkeit die Perforationen heutzutage früher erfolgen (Dubesz). Die Perforationsfrequenz ist, bezogen auf allen Appendizitiden bei Kleinkindern und alten Menschen, mit 30% anzusetzen (Helbig, Pannenborg, Schröder u. a.). Bei Einbeziehung aller Altersklassen dagegen wird die Perforationsquote eindeutig niedriger angegeben.

25.1.1. Morbidität und Letalität

Die Appendizitismorbidität liegt in deutschsprachigen Ländern dreimal so hoch wie z. B. in Skandinavien, Großbritannien, Schweiz und den USA. Auch die stationäre Behandlungsbedürftigkeit ist im gesamten deutschsprachigen Raum zwei- bis dreimal so groß wie in anderen hochindustrialisierten Ländern. Dabei weist die Letalität in allen vergleichbaren Ländern keine Unterschiede auf (Kiehl und Kiehl). Perforationen kommen in der DDR mit 6,6‰ fast viermal häufiger vor als in England (1,7‰) (Dahm).

Die *Gesamtletalität* der Appendizitis ist in den letzten Jahrzehnten signifikant gesunken, sie beträgt für die DDR 0,6%, die *Peritonitisletalität* 3,04% (Dahm).

Eigene Ergebnisse

In den Jahren 1972 und 1973 wurden an der Chirurgischen Universitätsklinik Rostock 1249 Appendektomien vorgenommen. Davon wurde in 95,7% der Operierten die Diagnose bestätigt, 0,4% hatten Gallenwegserkrankungen, 0,7% Harnwegserkrankungen, 1,3% Adnexprozesse, 0,7% Morbus Crohn, 0,1% Colitis ulcerosa, 0,9% andere extraperi-

toneale Ursachen. MECKELsche Divertikel wurden in 29 Fällen (2,3%) gefunden.
Die *Gesamtletalität* aller Appendektomien dieser Periode betrug 0,48% (n = 6), 3 der Patienten starben an der Appendizitis und deren Folgen, je einer an Hirnembolie, Myokardinfarkt, Lungenembolie.
52mal lag eine Perforation vor, das entspricht einer *Perforationsquote* von 4,2%; in der Altersgruppe 0 bis 5 Jahre = 6 Perforationen (unter 32 Patienten); in der Altersgruppe 6 bis 60 Jahre = 35 Perforationen (unter 1134 Patienten); in der Altersgruppe 60 Jahre und älter = 11 Perforationen (unter 83 Patienten).
Der *Zeitpunkt der Perforation* mußte angenommen werden nach einer Anamnesedauer von 0 bis 12 Stunden bei 10,9% der Perforationen; bis 24 Stunden bei 23,9% der Perforationen; bis 36 Stunden bei 16,0% der Perforationen; bis 48 Stunden bei 17% der Perforationen; über 48 Stunden bei 33,4% der Perforationen.
Somit hatten 2/3 aller Perforationen eine Anamnesedauer von weniger als 48 Stunden.
Die *Perforationsletalität* betrug bei diesen 52 Patienten 5,7% (3 Fälle).
Wundheilungsstörungen traten bei 5,2% der 1249 Appendektomien auf (65), Bauchdeckenabszesse (21), Platzbauch (4), Spätabszesse (16), Fadenfisteln (3), Sekundärheilungen (21).
Bei perforativer Appendizitis drainieren wir Appendixloge und DOUGLASschen Raum, vernähen am Wechselschnitt nur Peritoneum und Muskulatur, Haut und Subkutis werden nach 4 bis 5 Tagen sekundär geschlossen (bei schon liegenden Fäden). Bei Appendizitis perforativa werden Antibiotika allgemein und lokal verabfolgt.

25.1.2. Postoperative Komplikationen

Die postoperativen Komplikationen gruppieren sich um Nachblutung, Stumpfinsuffizienz, Ileus, Kotfistel, intraabdominale Abszesse und Peritonitis.
Die *Nachblutung* und *Stumpfinsuffizienz* verlangen in jedem Fall die alsbaldige Relaparotomie. Die Stumpfinsuffizienz kann man vermeiden, wenn bei stark verschwielter oder stark entzündeter Zökalwand die Stumpfversenkung nicht durch Tabaksbeutelnaht, sondern durch eine Knopfnahtreihe erfolgt (PANTSCHENKOW u. a.).
Die *Kotfistel* im rechten Unterbauch nach Appendektomie oder Abszeß ist unangenehm, aber nicht gefährlich. Viele schließen sich von selbst, andere verlangen eine operative Revision mit Entfernung verbliebener extrazökaler Kotsteine, eines belassenen Appendixrestes oder eines Fremdkörpers. Gelegentlich ist wegen Morbus CROHN oder eines übersehenen Zökalkarzinoms eine Ileozökalresektion erforderlich (Ileus s. S. 410, Peritonitis s. S. 396), intraabdominale Abszesse s. S. 407), Pylephlebitis s. S. 429).

25.2. Unerwartetes perityphlitisches Infiltrat

Findet sich nach Eröffnung des Bauches statt der erwarteten Appendizitis diese bereits in ein zur freien Bauchhöhle abgegrenztes perityphlitisches Infiltrat eingebettet, so verfahren wir nach der Regel, ein weiches Drain daneben zu legen, die Bauchhöhle wieder zu verschließen und abzuwarten. Jede Präparation schließt die Gefahr ein, Ileum oder Zökum zu eröffnen. Ein großer Teil dieser Infiltrate wird resorbiert, nur ein kleiner Teil schmilzt ein und wird zum perityphlitischen Abszeß, der extraperitoneal inzidiert und drainiert wird, meist resorbiert er sich oder entleert sich in eine Darmschlinge.
Die Appendektomie erfolgt später im Intervall (à froid). Es gibt aber renommierte Autoren (GÄSTRIN und JOSEPHSON, KÜMMERLE und BRÜNNER, MÖRL und STELZNER, VAKILI, ARIEL und KAZARIAN), die empfehlen, unter sorgfältigem Schutz der freien Bauchhöhle das Infiltrat zu eröffnen, zu appendektomieren und zu drainieren. Zusätzlich wird zur lokalen Antibiotikaanwendung geraten.
Die *Appendizitis nach Appendektomie* ist keineswegs eine krasse Unmöglichkeit. Entweder liegt eine echte kongenitale Verdopplung der Appendix vor (VORSTER und TATARU), häufiger aber eine Zökaldivertikulitis (s. S. 466) oder ein Morbus CROHN (s. S. 450). Auch das Belassen einer nur angeblich früher entfernten Appendix ist natürlich denkbar.

Literaturverzeichnis

Ariel, J. M., und *K. K. Kazarian*, Diagnosis and treatment of abdominal abscesses. Baltimore 1971

Dahm, J., Die Appendizitismortalität in der DDR aus epidemiologischer Sicht. Z. ärztl. Fortbild. *66* (1972) 514–518

Dubesz, S., J. Stefanics, F. Juhasz und *P. Pennov*, Zeigt die Häufigkeit der Appendizitis perforativa eine abnehmende Tendenz? Zbl. Chir. *101* (1976) 793–798

Gästrin, U., und *St. Josephson*, Appendiceal abscess – acute appendectomy or conservative treatment? Acta chir. scand. *135* (1969) 539–542

Grosfeld, J. L., und *R. W. Solit*, Prevention of wound infection in perforated appendicitis. Ann. Surg. *168* (1968) 891–895

Hecker, W. Ch., J. Ruef, J. Dudeck, E. Rüter und *A. Noky*, Untersuchungen zur Charakteristik der Appendizitis in den vier verschiedenen Lebensabschnitten. Erg. Chir. u. Orthop. *48* (1966) 37–83

Helbig, D., Appendizitis im Kindesalter. Langenbecks Arch. klin. Chir. *334* (1973) 867–870

Kazarian, K. K., W. J. Roeder und *W. L. Mersheimer*, Decreasing mortality from acute appendicitis. Amer. J. Surg. *119* (1970) 681–685

Kiehl, H., und *J. Kiehl*, Auswertung eines standardisierten Anschlußdokumentes zum Krankenblatt stationärer Appendizitisfälle. Z. ärztl. Fortbild. *69* (1975) 308–317

Kümmerle, F., und *H. Brünner*, Die Appendizitis im fortgeschrittenen Lebensalter. Chir. Praxis *12* (1968) 419–424

Mörl, F. K., und *F. Stelzner*, Appendizitis: In: Klinische Gastroenterologie. Thieme, Stuttgart 1973

Pannenborg, G., und *O. Wolf*, Peritonitis und Altersappendizitis, Beobachtungen der letzten 22 Jahre. Vortrag Gera, November 1975

Pantschenkov, R. T., W. S. Durnew, G. A. Pokrowsky, A. S. Golubenkow, M. C. Kanamatow und *N. W. Tschagajew*, Durch taktische Fehler des Chirurgen hervorgerufene tödliche Komplikationen bei akuter Appendizitis. Chirurgija (Moskau) H. *6* (1975) 91–96

Schmitt, W., und *H. Troeger*, Zum Krankheitsbild der Appendizitis. Zbl. Chir. *102* (1977) 516–530

Schröder, H., E. Pollok und *H. Hünicke*, Zur Prognose der Appendicitis perforativa. Zbl. Chir. *101* (1976) 1387–1391

Vakili, C., Operative treatment of appendix mass. Amer. J. Surg. *131* (1976) 312–314

Vorster, C. F., und *V. Tataru*, Echte kongenitale Verdopplung der Appendix. Zbl. Chir. *101* (1976) 799–803

26. Colitis ulcerosa

S. KIENE

Die Colitis ulcerosa, von unbekannter Ätiologie, ist durch Ulzerationen der Kolonschleimhaut gekennzeichnet. Manchmal fehlen makroskopisch sichtbare Ulzera, die Schleimhaut ist nur diffus verdickt, granulär. Das Rektum ist in der Mehrzahl der Fälle schon im Anfang der Krankheit befallen.

Epidemiologie: Besonders befallen sind junge Erwachsene, vor allem Frauen (zwischen 20 und 39 Jahren). Beginnt die Krankheit dagegen schon bei Kindern, ist das Geschlechtsverhältnis umgekehrt. Die geographische Häufigkeitsverteilung unterliegt großen Schwankungen. Ländern mit hoher Kolitismorbidität (England, Belgien) stehen andere mit deutlich geringerer gegenüber (Schottland, Schweiz, Schweden, DDR), ohne daß dafür Ursachen erkennbar sind. Ethnisch gebundene Unterschiede sind feststellbar. Die Krankheit ist bei der Stadtbevölkerung häufiger zu finden als bei der Landbevölkerung. Auch gibt es offenbar eine gewisse familiäre Prädisposition für die Kolitis.

Ätiologie: Eine Vielzahl von Ursachen wurde vermutet, keine Theorie erwies sich als durchgängig anwendbar. Es gibt keinen spezifischen Kolitis-Infektionserreger. Lysozyme oder Muzinasen, die im Stuhl Kolitiskranker vermehrt ausgeschieden werden, sind nicht Ursache, sondern Folge der Kolitis (hoher Lysozymgehalt der Eiterzellen). Psychogene Faktoren spielen im Kolitisverlauf eine große Rolle: Kolitisattacken erscheinen in Abhängigkeit von Streßsituationen. Insgesamt sind die psychischen Veränderungen Folge, nicht Ursache der Colitis ulcerosa. Die Theorie, die Colitis ulcerosa sei eine immunologische Antwort auf Antigene alimentärer, bakterieller oder autogener Art, wird zur Zeit sehr stark beachtet. BURCH u. Mitarb. haben hervorgehoben, daß Alter und Geschlechtsverteilung in zahlreichen Kolitispatientenserien, die von verschiedenen Teilen der Erde stammen, bemerkenswert ähnlich sind. Wenn aber die Altersverteilung des Krankheitsbeginns unabhängig von der geographischen Lage ist, dann muß eine enge Beziehung zwischen Lebensalter und Kolitispathogenese bestehen, d. h., der primär auslösende Faktor ist unabhängig von äußeren Faktoren.

Die Colitis ulcerosa ist mit dickdarmfernen Begleiterscheinungen vergesellschaftet (Arthritis, Spondylitis, Erythema nodosum, Pyoderma gangraenosum, Iritis, Episcleritis, Hepatitis, Cholangitis, Phlebothrombosen). Die Begleiterkrankungen sind aber nicht als Ausdruck einer generalisierten Krankheit zu verstehen, von der die Proktokolitis nur eine unter vielen Manifestationen ist. Die Kolitis geht allen anderen Schäden voraus, nach Proktokolektomie und Ileostomie heilen alle anderen Komplikationen ab.

26.1. Pathologische Anatomie (Abb. 26.1 bis 26.4)

26.1.1. Schleimhaut

Bei den meisten Patienten sind *Geschwüre* auf einer Teilstrecke des befallenen Dickdarms zu erkennen. Dabei schwankt das Ausmaß der Ulzeration zwischen flachen, nur mit der Lupe erkennbaren Epitheldefekten bei noch insge-

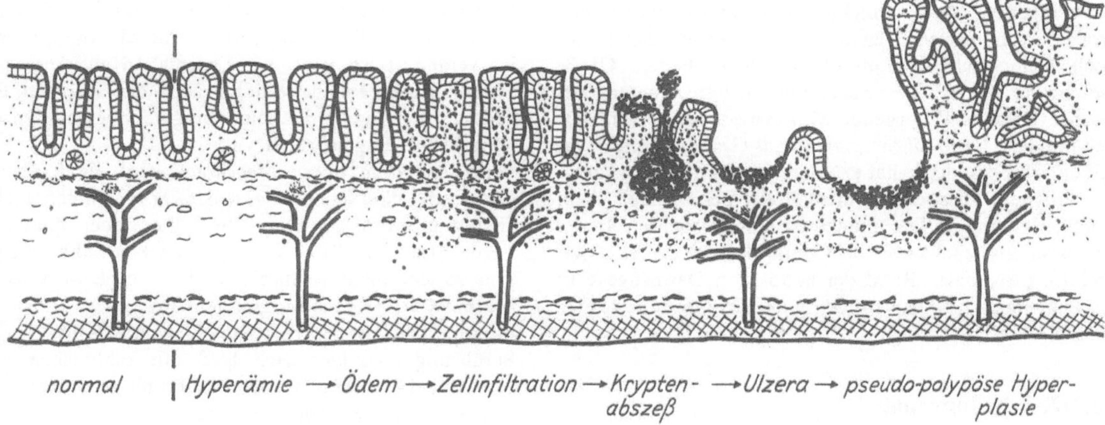

Abb. 26.1 Schema der verschiedenen Entwicklungsetappen der Colitis ulcerosa: Hyperämie – Ödem – Zellinfiltration – Kryptenabszesse – Ulzera – pseudopolypöser Schleimhautumbau (nach L. U. KETTLER, Zbl. Chirurgie *101* [1976] 385)

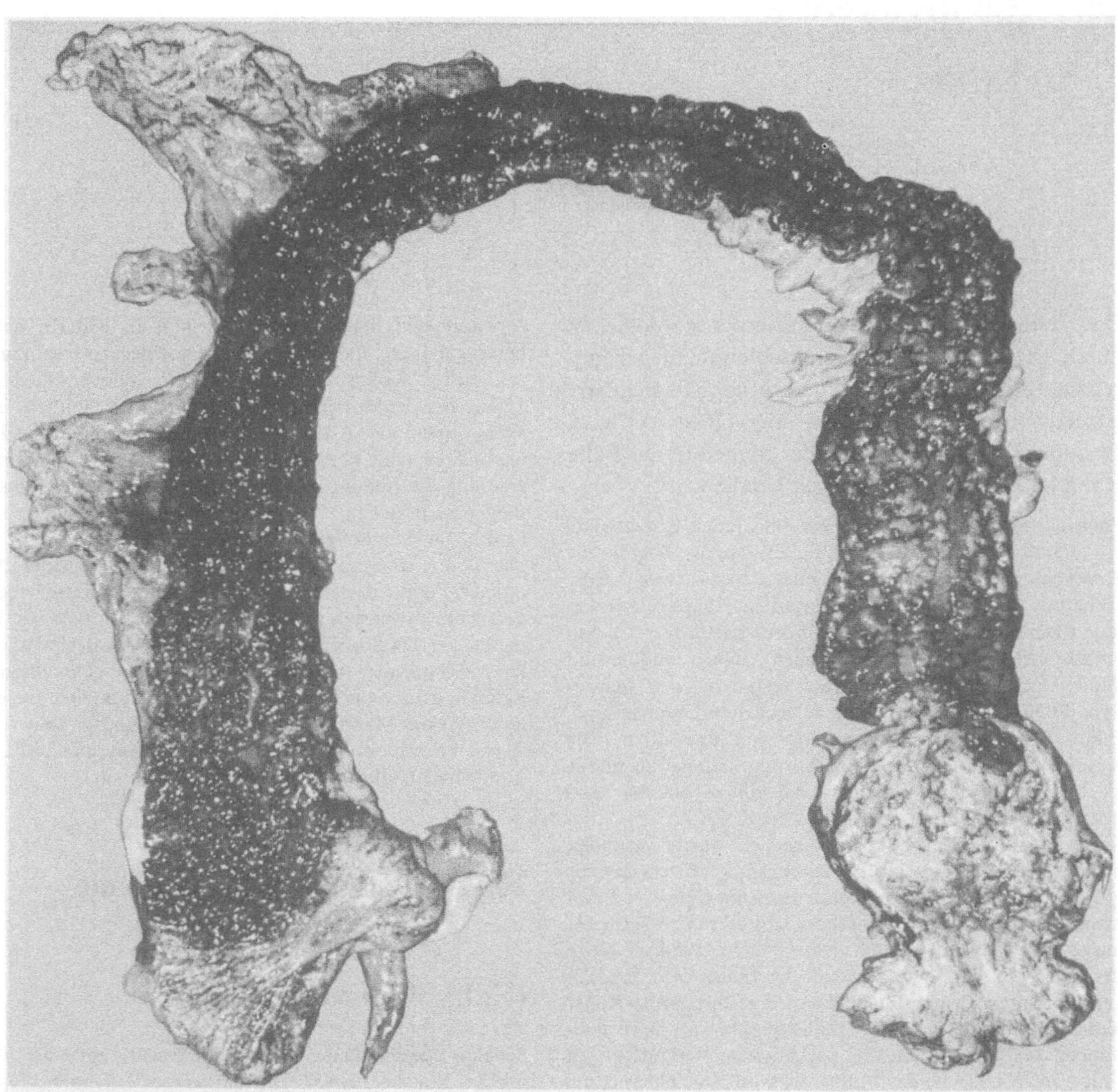

Abb. 26.2 Proctocolitis ulcerosa mit Totalbefall des Dickdarms ohne Zökum (Operationspräparat); Totalaufsicht

samt intakter, aber verdickter granulärer Mukosa und großen, konfluierten Ulzerationen, zwischen denen nur noch kleine Schleimhautinseln erhalten blieben. Große Geschwüre zeigen eine Ausdehnung in Längsrichtung des Darms. Dazwischen liegende Mukosareste schwellen, werden polypös. *Entzündliche Polypen* aus Granulationsgewebe mit einer Epitheldecke haben nichts zu tun mit adenomatösen Polypen. Diese entzündlichen Polypen können unter Brückenbildung im Darmlumen zusammenwachsen. In der Rektumampulle fehlen sie bei Colitis ulcerosa zumeist. Hier und am proximalen Rand der kolitischen Darmstrecke ist die Schleimhaut diffus verdickt, granulär und unbeweglich auf der Unterlage.

26.1.2. Kolonwand

Die Kolonwand zeigt charakteristische Veränderungen: Verlust der Haustrierung, Starre, Verkürzung in der Längsrichtung, Wandverdickung. Die Ausdehnung der Schleimhautveränderungen geht mit den Wandveränderungen nicht konform. Besonders dort, wo die Mukosa nur granulär verändert ist, kann man normale Haustrierung und Wanddicke erkennen, wodurch auch der Wert der Röntgenuntersuchung für die Beurteilung der oberen Grenze des Darmbefalls eingeschränkt wird.

Beim akuten *toxischen Megakolon* wird die Kolonwand hochgradig überdehnt. *Fibröse Strikturen* können auch bei Colitis ulcerosa auftreten, sie sollten aber immer den Verdacht auf ein Kolitiskarzinom wecken (Abb. 26.5). Sie sind zudem nicht so häufig und so ausgeprägt wie bei Morbus CROHN (Enteritis granulomatosa).

Intraoperativ ist der befallene Kolonabschnitt vor jeder Berührung charakteristisch blaß mit zahlreichen feinen geschlängelten Gefäßen, nach Berührung treten sehr schnell Hyperämie und Hämorrhagie auf.

Bei *schweren akuten Formen* liegt eine dünne Fibrinschicht auf der Kolonserosa, die nicht haustrierte Darmwand ist ödematös und außerordentlich brüchig.

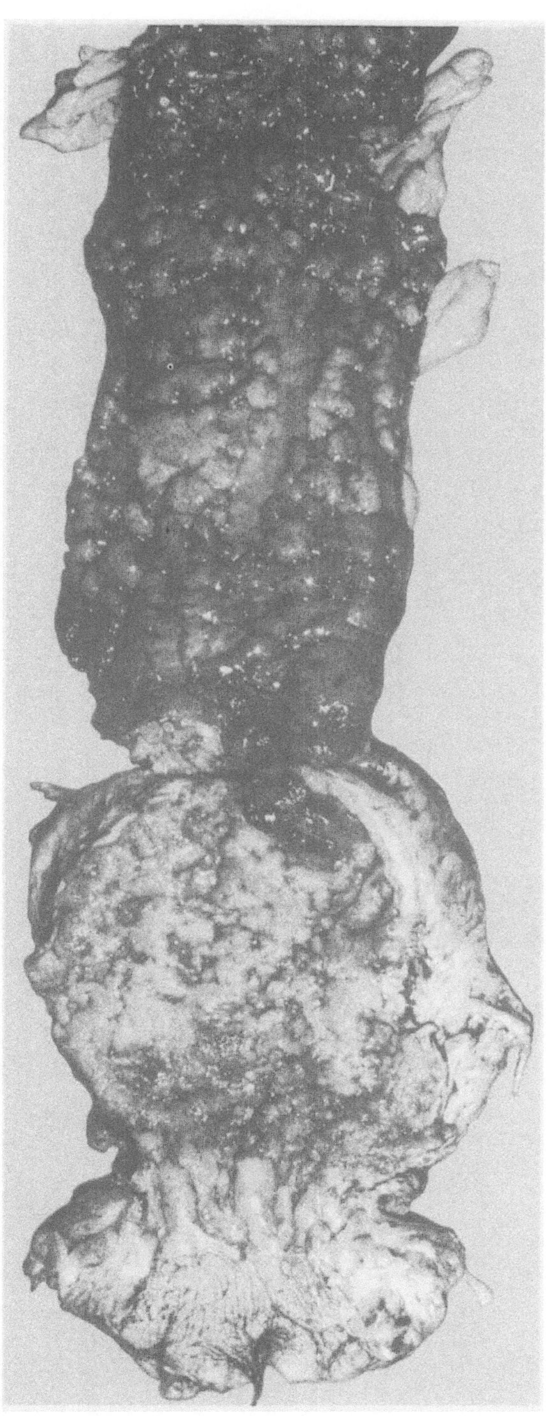

Abb. 26.3 Schleimhautdetail an Sigma und Rektum, ausgedehnte konfluierte Ulzerationen, pseudopolypöse Schleimhaut, identisches Präparat wie Abbildung 26.2

26.1.3. Histologie

Die Veränderungen beschränken sich im wesentlichen auf Mukosa und Submukosa. Die Krankheit beginnt mit einer sehr starken Hyperämie der Schleimhautgefäße. Schleimhautödem, Zellinfiltration der Schleimhaut, später fokale Anhäufungen von Leukozyten und Kryptenabszesse leiten über zur Geschwürsbildung (KETTLER), die also erst später erscheint. Ulzerationen sind charakterisiert durch Epitheldefekte, ausgedehnte Infiltration der Submukosa mit Entzündungszellen, gelegentlich Infiltrationen der Muskulatur, vereinzelt auch kleine interstitielle Abszesse.

26.1.4. Heilungsprozesse

Sie beginnen bei Remission sehr früh. Über Ulzerationen schiebt sich zuerst eine sehr flache Epitheldecke, später werden die Zellen kubisch bis zylindrisch. Auch eine neue Basalmembran entsteht, nicht aber neue Schleimdrüsen. Mukosa und Submukosa erreichen die ursprüngliche Schichtdecke nicht wieder. Gelegentlich werden Epithelverbände in tiefe Lagen der Kolonwand versprengt.
Die Veränderungen in der Muskulatur des Kolons erwiesen sich weniger als Fibrose, vielmehr liegt vorwiegend eine Verdickung der Muskulatur vor.

26.1.5. Anatomische Ausdehnung der Colitis ulcerosa

Nach klassischer Vorstellung beginnt die Krankheit am After, aszendiert bis zur Ileozökalklappe und geht nicht weiter oralwärts. Die Operationspräparate zeigen jedoch eine ganze Reihe von Variationen. Während die distale Grenze der Krankheit scharf an der Linea pectinea im Analkanal liegt, ist die proximale Grenze variabel. Das Zökum wird häufig nicht erreicht. In anderen Fällen erkrankt auch das untere Ileum mit (backwash ileitis). Auch wenn das ganze Kolon erkrankt ist, sind die Veränderungen im distalen Kolon am ausgeprägtesten. Es entsteht der Eindruck, daß die Krankheit zumeist im Rektum beginnt und sich dann im Laufe von Monaten und Jahren nach proximal ausdehnt. Bleibt die Krankheit auf die aboralen Dickdarmteile begrenzt (distale Proktokolitis) so ist die Prognose günstig. Selten wird das Rektum ausgespart, und die Kolitis beginnt rechtsseitig (rechtsseitige segmentale Colitis ulcerosa – right sided colitis CROHN). Die Unterscheidung von der Colitis granulomatosa CROHN ist in solchen Fällen außerordentlich schwierig und in 10% der Fälle nicht möglich (KETTLER, KYLE, LOCKHART-MUMMERY).
Eine andere Form segmentärer Kolitis bei alten Patienten ist die *ischämische Kolitis* bei akuter oder chronischer arterieller Insuffizienz (RÖTZSCHER u. a.).
Das Ileum kann unter verschiedenen Bedingungen zusammen mit dem Kolon erkranken:

1. die Colitis ulcerosa mit Backwash ileitis (Koloileitis) ist die häufigste Form kombinierter Erkrankung (bei 18,3% der 465 von GOLIGHER analysierten Fälle von Colitis ulcerosa). Diese Ileitis heilt nach Kolektomie aus;
2. die segmentäre granulomatöse Enteritis regionalis CROHN des distalen Ileums befällt in direkter Ausdehnung das angrenzende Kolon oder als Skip-lesion einen anderen Kolonteil. Sie heilt nicht spontan;
3. die Kombination von CROHNscher Erkrankung des distalen Ileums mit typischer Colitis ulcerosa, von CROHN

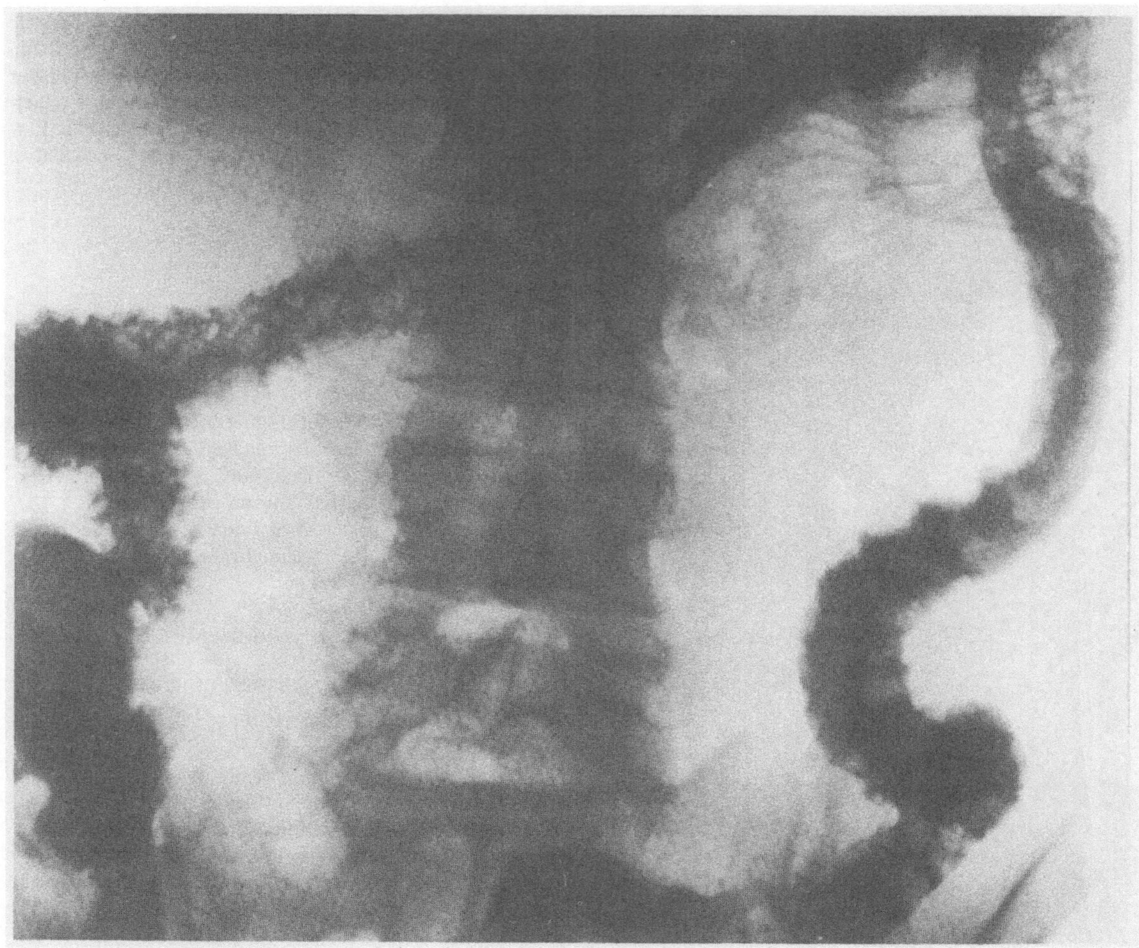

Abb. 26.4 Pseudopolyposis bei Colitis ulcerosa, identischer Patient wie Abbildung 26.2 und Abbildung 26.3 (Bariumkontrasteinlauf)

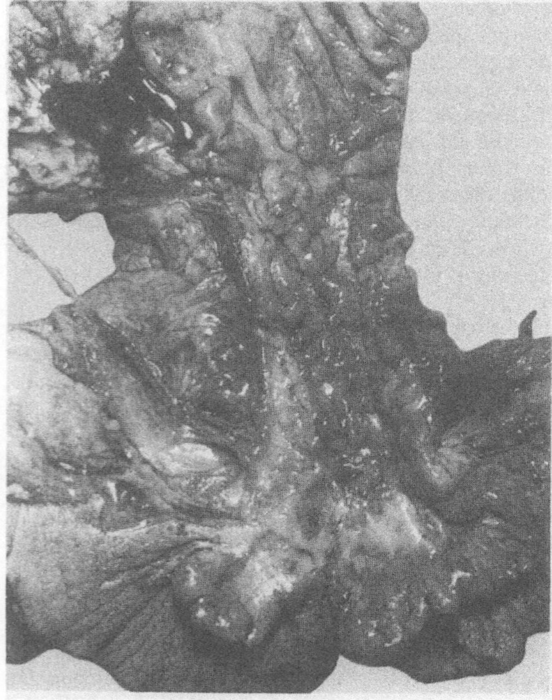

Abb. 26.5 Hochgradige Rektum- und Analkanalstenose bei Proctokolitis ulcerosa. Der After war schon wenige Wochen nach Anlage einer Sigmalkolostomie völlig verschlossen (Amputationspräparat)

beschrieben, wurde von LOCKHART-MUMMERY und MORSON sowie GOLIGHER niemals gesehen. Es handelt sich bei den Beobachtungen beider Autorengruppen stets um Fälle CROHNscher Erkrankung mit Dünn- und Dickdarmbefall;
4. die Ileitis nach Ileostomie mit oder ohne Kolektomie wegen Colitis ulcerosa ist bedingt durch Ileostomiestenose mit Ödem, Ulzerationen und großen Flüssigkeitsverlusten über die Ileostomie. Erweiterung der Ileostomie führt zur Heilung.

26.2. Klinisches Bild

26.2.1. Symptomatologie

Diarrhoe mit Abgang von Blut und Schleim ist das Hauptsymptom bei den meisten Patienten mit Colitis ulcerosa. In Abhängigkeit von der Schwere der Krankheit können bis zu 20 Stühle pro Tag entleert werden, Erschöpfung, Exsikkose, Gewichtsverlust, Anämie, sind die Folgen *(rote Verblutung)*. Bei Remission verschwinden die Durchfälle manchmal vollständig, dennoch wird die normale Gesundheit nicht wiedererlangt. Die Kranken bleiben mager, schwach. Jedes Rezidiv verschlechtert ihren Gesundheitszustand weiter.
Bauchschmerzen sind bei schwerer Kolitis häufig, kolikartig oder andauernd; sie sollten an die Möglichkeit einer Perforation oder Peritonitis aus anderer Ursache denken lassen.
Fieber begleitet jede schwere Kolitisexazerbation, hohes Fieber mit Delirien ist aber, von fulminanter Kolitis mit septischen Komplikationen abgesehen, ungewöhnlich.

26.2.2. Untersuchungsbefunde

Bei milden Formen ist der Allgemeinzustand kaum verändert, schwere Colitis ulcerosa führt zum Marasmus. Die Bauchuntersuchung offenbart meist keine Besonderheiten, gelegentlich regionalen Druckschmerz und Meteorismus. Die *rektale digitale* und *instrumentelle Diagnostik* ist von überragender Bedeutung für die Diagnose Colitis ulcerosa. Die Inspektion der Analregion kann Fisteln, Fissuren, Abszesse ergeben. Bei rektaler digitaler Untersuchung fühlt man in einigen Fällen granuläre Verdikkung der Mukosafalten, gelegentlich die Rigidität der Rektumwand. Bei anderen Patienten ergibt die digitale rektale Untersuchung keinen wesentlichen Befund, nur eitrigen Schleim am Finger. Die *Rektoskopie* und Sigmoidoskopie bei schwerer Colitis ulcerosa ist durch massenhaft Blut, Schleim und eitrigen Schleim im Darm sehr erschwert. Die Schleimhaut ist verdickt, granulär, **blutet bei Berührung,** die Gefäßzeichnung fehlt, Fibrin oder eitriger Schleim decken Teile der Muskosa.
Bei milden Formen oder Ruhephasen der Krankheit sind die endoskopischen Veränderungen sehr diskret, es fehlt nur das feucht-glänzende Schleimhautbild (keine Drüsenregeneration), die Oberfläche erscheint matt, leicht granulär. Das Gefäßmuster ist herdförmig durch blasse Fibroseareale verdeckt. Die Kontaktblutung bei zarter Berührung, bedeutendstes Zeichen aktiver Proktokolitis, fehlt im Ruhestadium. Ulzerationen werden in der Rektumampulle auch bei schweren Fällen nur selten gesehen. Geschwüre in der Mastdarmmukosa mit dazwischenliegender fast normaler Schleimhaut oder mit fleckförmiger ödematöser Pflastersteinschleimhaut lassen an Morbus CROHN denken. Die histologische Untersuchung bringt Klarheit.
Entzündliche Polypen sind in der Mastdarmpulle selten, sie finden sich nur im Kolon bis zum Rektosigmoid.
Die *Rektummukosabiopsie* bringt keine umfassendere Information über die *Aktivität* der Colitis ulcerosa als die sachkundige Endoskopie selbst. Sie ist wichtiger zur Differenzierung von Colitis ulcerosa und Morbus CROHN, muß dazu aber auch Teile der Submukosa enthalten, also mit dem Messer ausgeführt werden.
Die *Glasfiberkolonoskopie* trägt bedeutend zur Präzisierung der Ausdehnung der Kolitis und zur Klärung von Stenosen (funktionell, Karzinom, Fibrose) bei.
Der *Röntgenkontrasteinlauf* erbringt typische Bilder: Verlust der Haustrierung, Kaliberschwankungen, Verkürzung des gesamten Darmrohres, manchmal Pseudohaustrierung ohne die Glätte und Regelmäßigkeit normaler Haustrien (Abb. 26.6). Die Randkontur des schwer ulzerierten kolitischen Darmes ist unsauber, ausgefranst, tiefe Geschwüre führen zu einer Doppelkonturierung des Randes. Pseudopolypen zeigen sich im Doppelkontrastbild. Strikturen im Kolitisdarm sind immer auf Karzinom verdächtig. Typische karzinomatöse Füllungsdefekte sind dagegen selten. Die orale Grenze der kolitischen Darmstrecke ist radiologisch ebenso wie intraoperativ durch Palpation und Inspektion von der Serosaseite her nur sehr unsicher anzugeben, besonders im rechten Kolon. Sie unterliegt zudem häufigen Veränderungen. Während sich eine Progression in oraler Richtung über das anfangs nur befallene Rektum in 36% der Fälle von GOLIGHER fand, war eine Regression der Ausdehnung nur bei 3% seiner Patienten

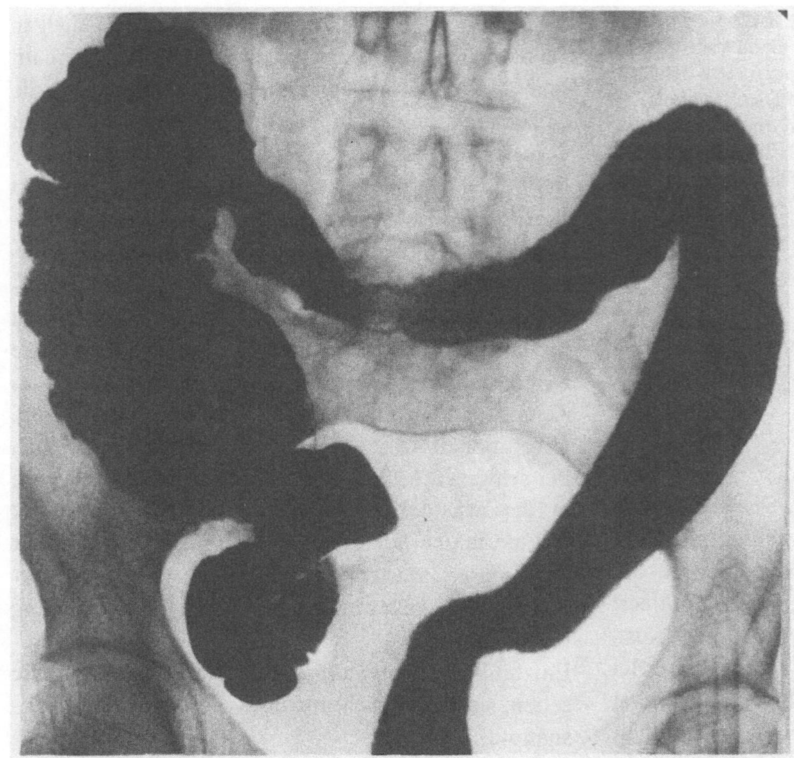

Abb. 26.6 Typische chronische Colitis ulcerosa des ganzen Dickdarms; unsaubere, ausgefranste Randkonturen vor allem am Sigma und Querkolon (Bariumkontrasteinlauf)

mit anfangs teilweisen oder totalem Kolonbefall feststellbar.

Ein besonderes röntgenologisches Zeichen der Colitis ulcerosa ist die Verbreiterung des retrorektalen Raumes über 1,5 bis 2 cm. Die aktuelle Breite dieses Raumes korrespondiert mit dem Schweregrad der Krankheit. *Abdomenleeraufnahmen* sind von großer Bedeutung für die Prognose und Verlaufskontrolle des toxischen Megakolons in der akuten Kolitisattacke.

Die *Diagnose* Colitis ulcerosa ist in der Mehrzahl der Fälle sehr einfach. Die klinischen Symptome sind eindrucksvoll. Die Rektoskopie ist für die Diagnose von überragendem Wert. Sie wird ergänzt, aber nicht übertroffen von dem Röntgenkontrasteinlauf.

Differentialdiagnostisch sind Amöbenruhr, andere Formen vor allem pseudomembranöser Proktitis und Kolitis, radiogene Proktitis, Colitis granulomatosa CROHN, benigne und maligne Tumoren des Kolon-Rektums abzugrenzen. Schwierig aufzuklären und häufig Anlaß zu Fehldiagnosen sind vor allem fünf Krankheiten:

Hämorrhoiden: Die Differentialdiagnose einer diskreten Blutungsquelle zwischen Hämorrhoiden I. Grades und Colitis ulcerosa im Ruhestadium kann viel Mühe machen. Bestehen die Blutungen nach einer rite durchgeführten Therapie der Hämorrhoiden sofort weiter, dann ist oft eine bis dahin unbekannte Kolitis die Ursache.

Crohnsche Krankheit: Eine CROHNsche granulomatöse Kolitis ist zu vermuten, wenn verschiedene Segmente des Kolons (skip lesions) oder der Dünndarm ausgedehnt mitbefallen sind. Ist das Rektum frei, so liegt nur selten eine segmentäre Colitis ulcerosa, meistens ein Morbus CROHN vor. Schwere ausgedehnte perianale Ulzerationen sind pathognomonisch für Morbus CROHN. Es gibt aber Fälle, wo die Unterscheidung Colitis ulcerosa oder Morbus CROHN weder klinisch oder radiologisch, noch histologisch eindeutig gelingt (LOCKHART-MUMMERY). Für einen Morbus CROHN sprechen klinisch geringfügige Diarrhoe und Blutung trotz ausgedehnter Darmveränderungen, mehr Eiter- und Schleimabgang *(weiße Verblutung)*, radiologisch beträchtliche Einengung und Verformung des Kolons, Pflastersteinrelief der Mukosa, bei Rektoskopie das typische Pflastersteinrelief und Ulzera, dazwischen Areale unveränderter Schleimhaut.

Die ischämische Kolitis kann eine schwere Kolitisattacke täuschend nachahmen. Unterscheidungen sind möglich durch das Auftreten der ischämischen Kolitis bei alten Menschen mit kardiovaskulären Störungen in der Vorgeschichte, besonders abruptem Beginn der Krankheit. Die Strikturen und Ulzerationen liegen meist in der Milzflexur des Kolons (BROWN), die Veränderungen sind wenigstens teilweise reversibel, selbst ausgedehnte Strikturen bessern sich im

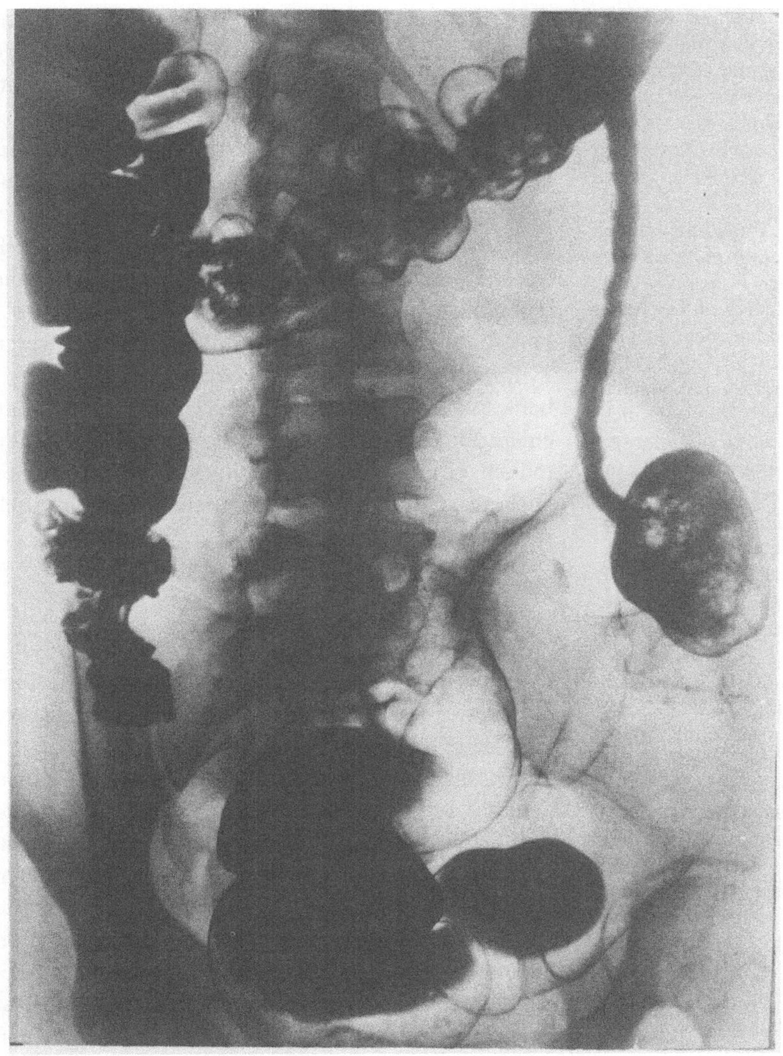

Abb. 26.7 Ischämische Kolitis der Milzflexur und des Colon descendens (Bariumkontrasteinlauf)

Laufe von Monaten (Abb. 26.7). Die nicht gangränöse Form der ischämischen Kolitis wird daher in der akuten Phase **nicht** operiert, sondern konservativ behandelt.

Funktionelle Diarrhoe oder irritables Kolon werden häufig als Ersatzdiagnosen angegeben, wenn bei der Endoskopie eine milde distale Form der Colitis ulcerosa übersehen wurde.

Die **Amöbiasis** (s. S. 206) gilt zwar in nichttropischen Ländern als selten, spielt jedoch durch den interkontinentalen Verkehr eine zunehmend wichtigere Rolle. Während das akute Amöbendysenteriesyndrom in tropischen Ländern abläuft, erreichen uns Kranke mit chronischen Formen der Amöbiasis.

Die *Amöbenkolitis* tritt als akute schwere oder chronische Form auf. Die schwere (seltene) *akute Form* kann rektoskopisch dem Bild einer ulzerösen Kolitis entsprechen. Die Differentialdiagnose gelingt durch den Nachweis von Amöben (Entamoeba histolytica) in den Probeexzisionen und Mukosaabstrichen. Die *chronische* (häufige) *Amöbenkolitis* wird in 3 verschiedenen Verlaufsformen beobachtet (mittelschwer, milde und atyptische Form mit normaler Rektummukosa). Der Amöbennachweis in Probeexzisionen und Stuhlproben gelang YIOTIAS bei 1644 (25%) von 6717 Fällen. DOXIADIS beschrieb eine druckempfindliche Hepatomegalie in einem hohen Prozentsatz von Patienten mit chronischer Amöbenkolitis. Diese Lebervergrößerung ist auch röntgenologisch nachweisbar, sie ist Ausdruck einer diffusen, nichteitrigen, chronischen Amöbenhepatitis.

Schwere Formen der Amöbenkolitis können mit Komplikationen einhergehen, die auch chirurgische Therapie erfordern. Die Kolonperforation im Bereich eines Amöbengeschwürs führt zu diffuser oder nur begrenzter Peritonitis. MENDA sah sie bei 24 von 322 Patienten mit Amöbenkolitis (7,4%). Die Perforationen liegen in Zökum, Colon descendens und Sigmoid gleich häufig. Multiple Perforationen sind die Ausnahme. Der Nachweis von E. histolytica gelang MENDA histologisch im Gewebe um die Perforation in allen Fällen. Die Therapie besteht in Resektion des betroffenen Kolonabschnittes und End-zu-End-Anastomose (MENDA), zusätzlich Emetin.

Amöbome (Amöbengranulome) des Kolons und Rektums sind eine seltene und schwere Komplikation der chronischen Amöbiasis. Es handelt sich um große entzündliche Tumoren in der Darmwand, die das Bild eines Karzinoms, Tuberkuloms, einer regionalen granulomatösen Kolitis (CROHN) imitieren können. Sie sind am häufigsten im Zökum und Rektum, vereinzelt auch am Anus (RUIZ-MORENO).

Die *Differentialdiagnose* ist schwierig. Amöbome können manchmal lange symptomlos bleiben, dann plötzlich zum Bild eines inkompletten Dickdarmverschlusses oder einer massiven Darmblutung führen. Im Mastdarm sind sie leicht mit dem Karzinom zu verwechseln, jedoch nicht so hart, dafür druckschmerzhafter. Die anamnestische Angabe einer früheren Amöbiasis kann als wichtiger Hinweis betrachtet werden, auch wenn der Amöbennachweis zur Zeit nicht gelingt. Histologisch sind Amöben in dem Granulationsgewebe nicht regelmäßig zu finden. Amöbengranulome lassen sich von Kolonkarzinomen unterscheiden:

1. Amöbengranulome stellen röntgenologisch gewöhnlich längere oder multiple Füllungsdefekte dar;
2. Amöbome verlegen das Lumen unvollständig;
3. der Bariumeinlauf löst keinen signifikanten Schmerz aus;
4. der Füllungsdefekt geht allmählich in die normale Darmkontur über;
5. die Darmwand bleibt bei Amöbiasis elastisch und kann durch den Einlauf leicht geweitet werden;
6. Amöbome zeigen teilweise erhaltenes Schleimhautrelief und bilden sich schnell nach einer Kur mit Emetin (60 mg Emetin täglich als Injektion für 10 Tage) oder Mefamide (Mebinol®) (Mebinol Erba® 3 Tabletten nach dem Essen 3mal täglich für 10 Tage) oder Chloroquinediphosphat zurück.

Amöbome stellen keine Indikation zur operativen Therapie dar, sie werden medikamentös behandelt. Ausnahmen sind der Ileus, die Perforation, unspezifische große Begleitabszesse. Auch dann sind operative und konservative Maßnahmen zu kombinieren.

26.2.3. Verschiedene Typen der Colitis ulcerosa

Der klinische Verlauf gestattet die Unterscheidung verschiedener Typen der Colitis ulcerosa.

Die *chronisch rezidivierende Colitis* (chronic relapsing colitis) ist die häufigste Verlaufsform, sie tritt bei etwa 95% aller Patienten auf. Der einige Wochen dauernden Primärattacke folgt eine spontane Remission. Während des Intervalls – es kann Wochen, Monate oder Jahre dauern – ist der Patient völlig symptomfrei oder klagt nur über milde Symptome und geringe Verschlechterung des Gesundheitszustandes. Dieser zyklische Ablauf kann sich vielmals wiederholen, bei schneller Folge der Kolitisattacken wird der Patient in 2 bis 3 Jahren invalide. Bei anderen kommt die Krankheit zum Stillstand, oder aber sie endet in einem schweren Rezidiv als Notfall.

Eine besonders milde Verlaufsform ist die *distale Proktokolitis.* Auch sie verläuft chronisch rezidivierend, die einzelnen Schübe nehmen aber die Kranken nicht so mit, der Allgemeinzustand bleibt lange unbeeinträchtigt. Bei anderen aszendiert die Erkrankung und geht in die schwere totale Form über.

Bei der seltenen *chronischen Dauerform der Colitis ulcerosa* (chronic continuous colitis) bestehen Symptome mäßiger Schwere ohne Rückbildungstendenz. Nach 5 bis 6 Monaten kann die Diagnose gestellt werden, manchmal ist eine chirurgische Therapie schon nach 2 bis 3 Monaten notwendig.

Die *akute fulminante Kolitis* mit besonders schweren Symptomen (einschließlich hohem Fieber, Verwirrtheitszuständen, allgemeinem Verfall) endet ohne entsprechende Therapie innerhalb weniger Wochen tödlich. Einige Autoren benutzen den Terminus auch für jede schwere Exazerbation bei chronisch rezidivierender Kolitis.

26.2.4. Prognose

Der Verlauf der Colitis ulcerosa ist kaum voraussagbar, weder was den Ausgang der einzelnen Attacke noch den Gesamtverlauf der Krankheit betrifft.

GOLIGHER sowie EDWARDS und TRUELOVE haben dennoch auf der Basis umfangreicher Verlaufsbeobachtungen einige prognostische Schlüsse gezogen. Schwere Verlaufsformen der initialen Attacke bieten die meisten internen Therapieversager, die höchste Letalität (8,2% nach GOLIGHER) und erfordern in einem Viertel der Fälle Notoperationen. Je ausgedehnter der Darmbefall, desto geringer ist die Remissionsrate, desto schwerer sind die einzelnen Krankheitsattacken, desto höher Versagerquote interner Therapie und Letalität. Je schneller sich die Symptome entwickeln, um so schlechter ist die Prognose.

26.2.5. Weiterer Krankheitsverlauf und Langzeitprognose

In jedem Jahr besteht für 7,3% der Kolitispatienten die Gefahr, an einer schweren Rezidivattacke zu erkranken. Dabei ist der Umfang der ersten Attacke ohne Einfluß auf das Ausmaß späterer Schübe der Krankheit, nur sind Schweregrad der Attacke und Ausdehnung des Darmbefalls proportional (FAHRLÄNDER und SHALEV). Die Prognose der Colitis ulcerosa ist bei über 60jährigen und bei Kindern schlechter als bei Menschen in mittleren Lebensjahren.

Bei *Colitis ulcerosa im Kindesalter* ist die Erfolgsaussicht bei medikamentöser Therapie wenig befriedigend. Operative Therapie ist daher häufiger notwendig als bei jungen Erwachsenen, und zwar wegen des Zurückbleibens der allgemeinen Entwicklung und des Körperwachstums und wegen des bei Colitis ulcerosa im Kindesalter erhöhten Karzinomrisikos.

26.2.6. Einfluß der Schwangerschaft auf die Colitis ulcerosa

Der Einfluß der Schwangerschaft auf die Colitis ulcerosa ist variabel. Zum Teil bleibt die Krankheit unverändert oder bessert sich sogar, bei anderen kommt es, besonders wenn die Kolitis zur Empfängniszeit floride ist, zu Exarzerbationen in den ersten 3 Monaten der Schwangerschaft und im Wochenbett. Insgesamt aber hat nach GOLIGHER die Schwangerschaft keinen stimulierenden Einfluß auf die Rezidivrate, verglichen mit der jährlichen Rezidivrate bei Frauen im gebärfähigen Alter ohne Schwangerschaft. Auf keinen Fall ist die Colitis ulcerosa eine Indikation zum prophylaktischen Abort oder zur Sterilisation. Sulfasalazin® bleibt auch für Schwangere das Arzneimittel der Wahl in den ersten Monaten, eventuell kombiniert mit Prednison. Sind bei toxischen Komplikationen oder bei Blutung Operationen indiziert, so empfehlen verschiedene Autoren (TURNBULL, GOLIGHER, WINKLER) nur multiple Enterostomien oder Kolektomie und Ileostomie, jedenfalls keine Proktokolektomie.

26.3. Lokale Komplikationen

26.3.1. Akute Kolitiskomplikationen

Kolonperforation

Die *Kolonperforation,* die schwerwiegendste lokale akute Kolitiskomplikation, tritt bei etwa 2 bis 3% der Patienten auf, am häufigsten während der ersten Attacke und bevorzugt am Sigma (GOLIGHER). Schwere und Ausdehnung des Darmbefalls beeinflussen die Perforationsfrequenz. Die Steroidtherapie ist dagegen kein begünstigender Faktor.

Die *Diagnose* der Perforation ist, wenn keine freie Luft in der Bauchhöhle nachweisbar ist, schwierig, da ähnliche Bauchsymptome auch allein von der schweren Kolitis ausgelöst werden. So vermißt man immer wieder einmal bei Laparotomie wegen diffuser Bauchdeckenspannung und Perforationsverdacht die Perforation, wodurch die therapeutische Konsequenz aber nicht verändert wird, denn auch die schnelle Verschlechterung des Zustandes trotz adäquater interner Therapie ist eine Indikation zur Proktokolektomie.

Die **Therapie** erfordert die dringliche Laparotomie mit Proktokolektomie und Ileostomie. Diese Behandlung ist jedoch nur aussichtsreich in den Händen von Chirurgen mit viel operativer Übung in der Mastdarmchirurgie. Da die Perforationen nicht selten multipel sind und die Darmwand sehr brüchig, sind Übernähungen aussichtslos. Bei verklebten Spontanperforationen sind Ileostomie und Transversumkolostomie gerechtfertigt (TURNBULL).

Akutes toxisches Megakolon

Das akute toxische Megakolon tritt auf bei 6 bis 9% der Colitis-ulcerosa-Fälle, aber auch bei Amöbenruhr und CROHN-Kolitis; es ist durch die starke Blähung des Bauches, lokalen oder diffusen Bauchdruckschmerz, Stuhl- und Windverhaltung, Fieber und Verwirrtheitszustände gekennzeichnet. Es kann jedoch auch mit einer ganz diskreten Symptomatik einhergehen. Bei der *Röntgenabdomenleeraufnahme* fällt die gewaltige Blähung vor allem im Querkolon auf (Darmdurchmesser normal bis höchstens 6,5 cm, bei toxischem Megakolon bis 17 cm!), auch der Dünndarm kann wie beim Ileus gefüllt sein. Der Bariumkontrasteinlauf ist in dieser Krankheitsphase kontraindiziert. Bei rektaler digitaler Untersuchung oder über ein vorsichtig eingeschobenes Darmrohr entleeren sich oft explosionsartig gewaltige Gas- und flüssige Kotmengen. Der Bauchumfang nimmt danach sichtbar ab. Die Prognose des toxischen Megakolons ist schlecht (23 bis 28% Letalität).

Die **Therapie** erfolgt nach verschiedenen Grundrichtungen. Die eine setzt die konservative Intensiv- und Kolitistherapie einschließlich der Kortikosteroide konsequent fort, BARKER entlastet das Kolon schonend per anum (täglich mehrfach wiederholte digitale Sphinkterdehnungen, vorsichtige kurzstreckige Einführung eines Darmrohres, Kolonmassage) und behält die Notoperation nur dem Peritonitis-, Perforations- oder internen Therapieversager (nach länger als 10 Tagen) vor. Auch wir sind bisher so bei den wenigen Fällen von toxischem Megakolon, die wir behandelten, erfolgreich zurechtgekommen. GOLIGHER sieht im toxischen Megakolon eine Indikation zur Notoperation (Proktokolektomie und Ileostomie). TURNBULL (Abb. 26.8) bevorzugt die Kombination von Ileostomie und Dekompressionskolostomie (am Querkolon, eventuell noch zusätzlich am Sigma). In jedem Falle müssen Internist und Chirurg von Anfang an sehr intensiv zusammenarbeiten.

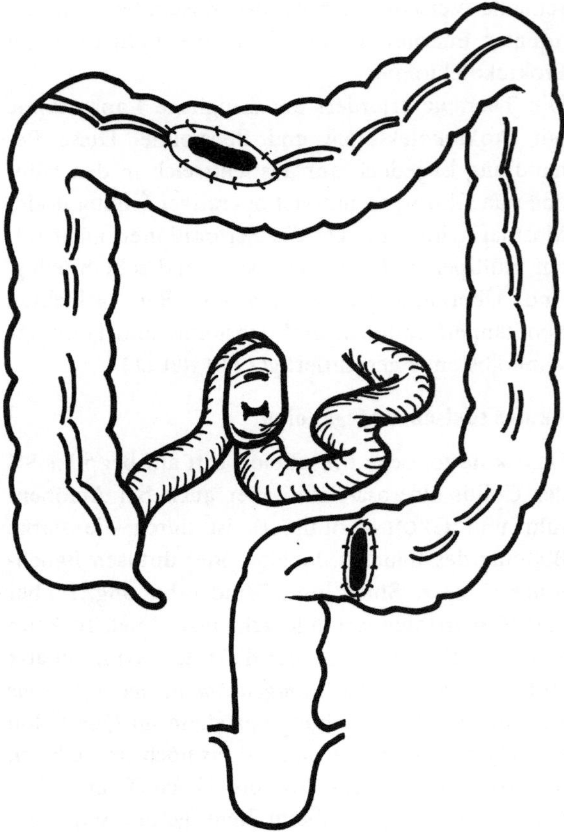

Abb. 26.8 Zweizeitiges Vorgehen bei toxischem Megakolon nach TURNBULL; 1. Sitzung: Anlage von Entlastungskolostomien am Querkolon und am Sigma, Schlingenileostomie; 2. Sitzung: Proktokolektomie

Massive Blutung

Die massive Blutung als akute Operationsindikation (mit 2000 ml Blutverlust oder mehr pro Tag) ist im Gegensatz zur leichten bis mittelschweren Blutung bei Colitis ulcerosa relativ selten (2mal im Verlaufe von 10 Jahren an der Chirurgischen Universitätsklinik Rostock). Als **Therapie** kommt nur die notfallmäßige Proktokolektomie in Betracht. Wir haben in einem der beiden genannten Fälle das Rektum anfangs belassen (Kolektomie und Ileostomie), sahen aber ein Fortbestehen der schweren Hämorrhagie per anum, die nur durch die unverzüglich nachgeholte abdominoperineale Rektumamputation beseitigt werden konnte.

26.3.2. Allmählich entstehende lokale Komplikationen

Strikturen

Diese finden sich bei Colitis ulcerosa vor allem im Rektum, Querkolon und Colon ascendens. Sie sind im Vergleich zur granulomatösen Kolitis (CROHN) relativ selten und zumeist kurzstreckig (bei Morbus CROHN langstreckig). Daher gelten Kolonstrikturen eher als Hinweis auf Morbus CROHN oder Kolitiskarzinom als auf Colitis ulcerosa.
Differentialdiagnostisch gelingt diese Unterscheidung im Rektum durch ausgedehnte Probeexzisionen. In höheren Kolonabschnitten ist eine kolitische Striktur nur nach Laparotomie und Darmresektion von dem Kolitiskarzinom sicher abzugrenzen.

Anorektale Komplikationen

Anorektale Komplikationen (Analfissuren, Abszesse, Fisteln) sind relativ häufig (bei 82 der 465 Patienten von GOLIGHER = 17,6%), Fissuren stehen im Vordergrund. Analkomplikationen können mit distalen Formen der Proctocolitis ulcerosa vergesellschaftet sein, die selbst wenig allgemeine Krankheitssymptome auslösen und daher als Ursache auch übersehen werden können. Die Colitis granulomatosa (CROHN) geht allerdings noch häufiger mit analen Komplikationen einher.

Kolitiskarzinom

Das *Kolitiskarzinom* (bei 1,7% der 465 Colitis-ulcerosa-Patienten von GOLIGHER beobachtet) tritt früher auf (Durchschnittsalter 42,5 Jahre) als die üblichen Kolonkarzinome (63,2 Jahre). Das Karzinomrisiko steigt mit der Krankheitsdauer (sie beträgt fast immer über 10 Jahre), mit der Ausdehnung der Kolitis und mit dem Lebensalter zu Beginn der Kolitis (besonders bedroht sind Patienten, die schon vor dem 20. Lebensjahr erkranken). Multiple Karzinome sind vierfach häufiger als bei den übrigen Kolonkarzinomen. *Makroskopisch* sind sie atypisch, großen Geschwüren oder fibrösen Strikturen sehr ähnlich, zumeist schon zum Zeitpunkt der Operation weit fortgeschritten. *Histologisch* handelt es sich zum Teil um sehr bösartige, anaplastische Karzinome, andere sind höher differenziert. Sehr häufig finden sich prämaligne Schleimhautveränderungen auch weitab vom Karzinom, gelegentlich auch bei Kranken ohne Karzinom. Sie weisen dann aber auf ein besonderes Krebsrisiko hin (OTTO). Die *Frühdiagnose* Kolitiskarzinom ist schwierig, denn die Symptome werden zumeist von der Kolitis her erklärt. Wichtig ist die ausgiebige Entnahme von Schleimhautbiopsien und die Bewertung prämaligner Veränderungen. Dennoch wird ein Teil der Diagnosen erst bei der Laparotomie oder bei Untersuchung des Präparates gestellt. Die *Prognose* der Kolitiskarzinome ist daher schlecht, die 5-Jahres-Heilungsrate von 358 aus der Weltliteratur von GOLIGHER überprüften Fälle 18,6%.

Die **Therapie** besteht, wenn der Tumor noch radikal operabel scheint, stets in der Proktokolektomie.

26.4. Therapie

Leichte Erkrankungen, sie machen etwa 60% der Fälle aus, gehören in die Hand des Internisten und werden durch konservative Maßnahmen gut beherrscht (SCHWEMMLE, MÜLLER, WIELAND). Mittelschwere Verlaufsformen (15%) und schwere Verlaufsformen (15%) stellen jedoch unter bestimmten Bedingungen elektive oder dringliche oder notfallmäßige Operationsindikationen dar.

26.4.1. Medikamentöse Therapie

Die konservative Kolitistherapie ist symptomatisch, sie besteht je nach dem Umfang der Erkrankung in Bettruhe, Schonkost oder sogar vorübergehender Nahrungskarenz, Bluttransfusionen, Salazosulfapyridin (Sulfasalazin®, Azulfidine®), Psychotherapie, Sedativa, Kortikosteroiden. Sie reicht bei den leichten Erkrankungen völlig aus, bei schweren Verläufen geht sie operativen Maßnahmen voraus.

Die *Kortikosteroidtherapie* während der akuten Attacke beschleunigt die Remission. Besonders günstig ist der Effekt der Kortikosteroide im 1. Schub der Krankheit, spätere Schübe sprechen oft schlechter an (FAHRLÄNDER). Wir geben in schweren akuten Krankheitsphasen 6stündlich 15 mg Prednisolon intravenös oder bis 100 mg Prednisolon in 24 Stunden als Dauertropfinfusion. Nach Rückgang der schweren Symptome reduzieren wir die Dosierung bald auf 40 mg Prednisolon pro Tag oral. Zusätzlich werden kleine Prednisoloneinläufe gegeben (30 mg in 100 ml 0,9%iger Natriumchloridlösung). Dosierungen unter 30 mg Prednisolon oral pro Tag haben kaum noch eine sichere Wirkung auf die Colitis ulcerosa (BARON). ACTH-Gaben zum Abschluß einer Kortikosteroidtherapie sind nicht erforderlich. Kortikosteroide eignen sich nicht zur Langzeit-Rezidivprophylaxe der Colitis ulcerosa, da bei Dosierungen über 30 mg Prednisolon allgemeine Nebenwirkungen auftreten.

Besondere Maßnahmen erfordern Kranke, die über lange Zeit Nebennierenrindensteroide erhalten haben und operiert werden müssen. Durch die lange Substitutionsbehandlung ist es zu einer Unterdrückung der normalen hypophysär-adrenalen Reaktionen gekommen. Es droht daher die akute postoperative Nebenniereninsuffizienz mit Kreislaufkollaps und Tod. Die Streßinsuffizienz des hypophysär-adrenalen Systems ist noch nach Monaten, sogar bis zu 2 Jahre nach der Steroidtherapie nachweisbar. Jeder Patient, der in den letzten 2 Jahren vor der Operation eine langdauernde Kortikosteroidtherapie erhalten hat, bekommt während und nach der Operation vollen Kortikosteroidschutz. Das gleiche gilt für Zweitoperationen wegen Komplikationen. Vom Morgen des Operationstages an oder schon am Abend davor beginnend, werden 100 mg Prednisolon als Dauerinfusion über 24 Stunden verteilt gegeben, noch weitere 100 mg unter der Operation. Ab 1. postoperativen Tag erhält der Patient täglich 100 mg Prednisolon. Ab 4. bis 5. Tag, wenn eine orale Zufuhr wieder möglich ist, geben wir für 5 bis 6 Tage 6stündlich 15 mg Prednisolon oral, dann für 4 bis 5 Tage 2mal täglich 15 mg, danach abbauend für weitere 2 Wochen 20 mg Prednisolon täglich morgens. Bei jeder akuten Verlaufsstörung und zu jeder Zweitoperation muß sofort wieder auf die initiale Dosierung gesteigert werden.

Salazosulfapyridintherapie: Schon während der akuten Erkrankungsphase wird, sofern eine orale Medikation möglich ist, zusätzlich zum Prednisolon eine Salazosulfapyridintherapie (Azulfidine®) begonnen; Azulfidine® 8,0 g pro Tag, bei Besserung (Stuhl ohne Schleim und Blut) Zurückgehen auf 4,0 g pro Tag. Die Erhaltungsdosis im Intervall zur Rezidivprophylaxe liegt bei 2,0 g pro Tag.

Nebenwirkungen: Erbrechen, Übelkeit, Anorexie, Diarrhoe, Hautausschläge, Agranulozytose, toxisch-hämolytische Anämie.

Über den Wirkungsmechanismus des Salazosulfapyridins ist noch nichts Sicheres bekannt. Es scheint sich im wesentlichen um einen unspezifischen entzündungshemmenden Effekt zu handeln.

Immunsuppressiva: Die Anwendung immunsuppressiver Substanzen (Azathioprin®) zur Besserung therapierefraktärer Formen der Colitis ulcerosa erwies sich als erfolgversprechend, befindet sich jedoch noch im Stadium der Erprobung (MÜLLER-WIELAND).

26.4.2. Operative Therapie

Prinzipien: Die Colitis ulcerosa kann nur durch Proktokolektomie und terminale Ileostomie ausgerottet werden. Die Ileostomie in Kombination mit der Kolektomie unter Belassung des Rektumstumpfes hat dagegen wesentliche Nachteile (Infektion, Blutung, Karzinom) und ist nur bei sehr geschwächten Patienten und bei Schwangeren als Ausnahme gerechtfertigt. Die Kolektomie in Kombination mit der ileorektalen Anastomose (AYLETT) hat sich als Routinemaßnahme bei Proctocolitis ulcerosa nicht bewährt (STELZNER: Karzinomrisiko, Diarrhoe, Infektion, Blutung). Dieses Verfahren kann nur bei gesundem Rektum benutzt werden, also höchstens

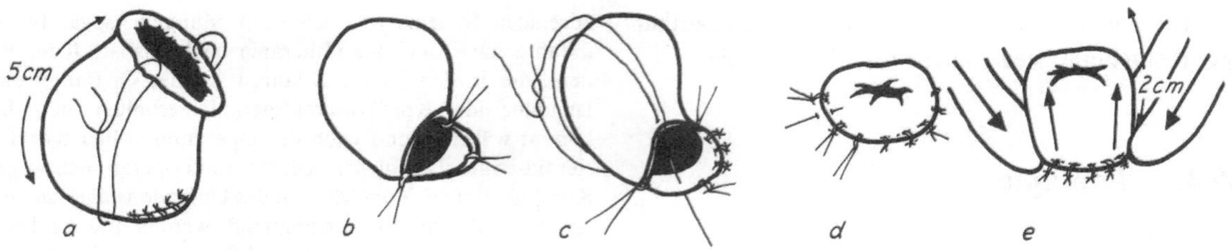

Abb. 26.9 Technik zur Anlage einer prominenten Ileostomie (nach GOLIGHER). *a* Das Ileumende wird 5 cm über das Niveau der Bauchhaut gezogen, mit am Darm seromuskulär fassenden atraumatischen Seidennähten an der oberflächlichen Bauchwandfaszie fixiert. Die ersten mukokutanen Nähte sind gelegt; *b, c, d* Schrittweise werden die mukokutanen Nähte gelegt und geknüpft; *e* nach Abschluß aller mukokutanen Nähte drückt man mit den Fingerspitzen beider Hände das Ileostoma aus der Bauchwand hervor. So bleibt es dauernd stehen, der Ileostomiebeutel wird sofort aufgeklebt

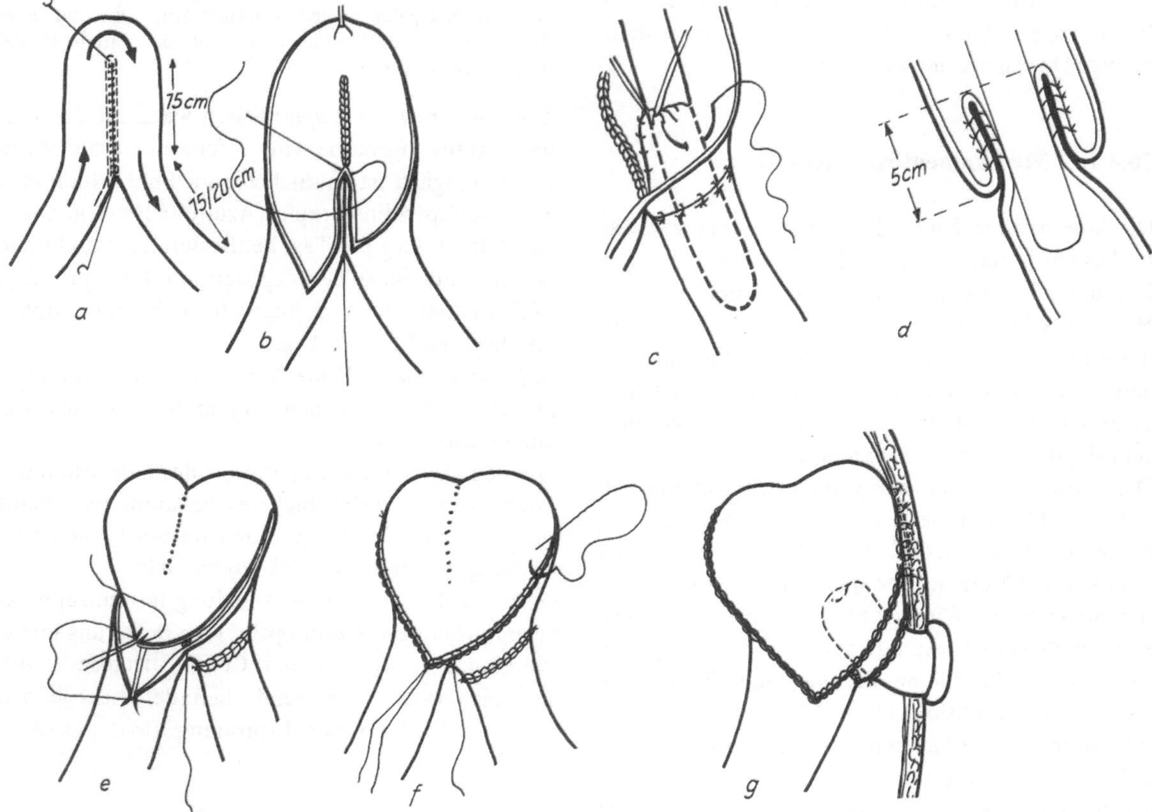

Abb. 26.10 Technik zur Anlage einer Beutelileostomie (nach KOCK, Typ III). *a, b* Die letzten 45 cm Ileum werden benötigt, die Strecken vom 45. Zentimeter bis zum 15. Zentimeter am Ileumende werden antimesenterial so U-förmig zusammengelegt, daß der Scheitelpunkt beim 30. Zentimeter liegt. In dieser Position werden beide Darmstrecken eröffnet (oral etwas weiter als aboral) miteinander vernäht; *c* über einem Ballonkatheter von 20 Charrière (á 7 mm Ø) werden 8 bis 10 cm Ileum unmittelbar aboral des Beutels invaginiert und durch Nähte in dieser Position fixiert. Es ragt danach *(d)* ein Auslaßnippel in den zukünftigen Ileumbeutel hinein; durch Umklappen des geöffneten Darmteiles *(e)* wird der Beutel gebildet und *(f)* schichtweise vernäht; der fertige Beutel wird an der Bauchwand fixiert *(g)*, eine 2 cm prominente Ileostomie angelegt. Für die folgenden 10 Tage wird der Beutel über einen Ballonkatheter dauernd entlastet, danach intermittierend durch Einführen eines Katheters entleert

bei jedem 10. Patienten mit operationsbedürftiger Colitis ulcerosa. Die Kolektomie, ergänzt durch partielle Rektumexzision und abgeschlossen mit einer ileoanalen Durchzuganastomose (RAVITCH) führt praktisch immer zu funktionell unbefriedigenden Resultaten.

Als Notoperation bei toxischem Megakolon empfahl TURNBULL das zweizeitige Vorgehen. Teilexzisionen aus Rektum und Kolon, zum Beispiel die distale Proktokolektomie und transversale Kolostomie, sind nur außerordentlich selten gerechtfertigt. Auf keinen Fall darf eine solche Entscheidung auf Grund des intraoperativen Tastbefundes gefällt werden, denn die Colitis ulcerosa des rechten Kolons ist dem Darm oft von außen her nicht anzusehen. Durch das Ileostoma prominens (Abb. 26.9) ist die bandagistische Versorgung sicher und sauber möglich. Ob die kontinente Ileostomie nach KOCK (Abb. 26.10) noch mehr Vorteile bietet, muß durch vielseitige langfristige Erfahrungen noch gesichert werden.

26.5. Indikationen zur Operation

26.5.1. Hauptindikation zur elektiven Proktokolektomie

Das ist bei Totalbefall des Kolons in jedem Lebensalter das Versagen der medikamentösen Therapie: wenn die Besserung des Zustandes ausbleibt, Arbeitsunfähigkeit von über einem Jahr besteht oder sich ein chronisches Siechtum zu entwickeln droht, ebenso wenn die Colitis ulcerosa über 10 Jahre rezidiviert (steigendes Karzinomrisiko) oder die einzelnen Schübe immer dichter aufeinanderfolgen. Die Colitis ulcerosa im Kindesalter erfordert oft eine frühzeitige Entscheidung für die Proktokolektomie, wenn sich Entwicklungsrückstand und Wachstumshemmung andeuten, aber auch im Hinblick auf das besondere Karzinomrisiko.
Auch die Colitis ulcerosa bei über 60jährigen erfordert wegen der hohen Sterblichkeit nach konservativer Therapie (21% schon im 1. Schub; FAHRLÄNDER) eine frühe Entscheidung für die Proktokolektomie oft schon im akuten Schub. Stenosen des Kolons sind bei Colitis ulcerosa immer auf ein Karzinom verdächtig und geben die Indikation zur Operation ebenso wie das gesicherte Karzinom oder der Nachweis prämaligner Schleimhautveränderungen. Extraintestinale Komplikationen der Colitis ulcerosa heilen nach der Proktokolektomie. Die Entscheidung muß von der Einzelsituation abhängig gemacht werden.

Eine *dringliche Indikation zur Proktokolektomie* ist das Versagen der medikamentösen Therapie in der akuten schweren Krankheitsattacke. GOLIGHER konnte überzeugend nachweisen, daß bei schweren akuten Attacken, wenn das ganze Kolon befallen ist und konservative Maßnahmen keine entscheidende Wende herbeiführen, schon nach 4 bis 5 Tagen proktokolektomiert werden muß, um die erschreckend hohe Letalität dieser Krankheitsphase zu senken. Die akute fulminante Form der Colitis ulcerosa muß so früh wie möglich, in den ersten Tagen operiert werden, noch ehe sich Peritonitis oder hämorrhagischer Schock entwickeln.
Das *toxische Megakolon* rechtfertigt einen konservativen Behandlungsbeginn. Nach spätestens 4 bis 5 Tagen sollte aber, bei Ausbleiben einer Besserung, die operative Therapie folgen. Ob man sich für das zweizeitige Verfahren nach TURNBULL oder die primäre Proktokolektomie entscheiden soll, wird sehr unterschiedlich beurteilt (STELZNER) und richtet sich nach den jeweiligen Erfahrungen des Operateurs und dem Zustand des Patienten. Wir haben mit dem Vorgehen nach TURNBULL noch keine eigenen Erfahrungen.
Auch bei massiver Blutung (Proctocolitis ulcerosa gravis haemorrhagica) ist die Proktokolektomie dringlich indiziert.
Indikationen zur notfallmäßigen Sofortoperation (Proktokolektomie oder subtotale Kolektomie je nach Zustand des Patienten) im Rahmen der Colitis ulcerosa sind Peritonitis und freie Kolonperforation. Bei gedeckter Kolonperforation ist im akuten Krankheitsstadium dem zweizeitigen Vorgehen nach TURNBULL der Vorzug zu geben.
Generell ist die Zusammenarbeit zwischen Internisten und Chirurgen bei der Behandlung der Patienten mit Colitis ulcerosa zu verbessern und das weitverbreitete Zaudern vor operativen Eingriffen zu überwinden. Durch frühzeitige operative Therapie können viele Kranke gerettet und jahrelanges Siechtum vermieden werden (Literatur s. S. 464).

27. Morbus Crohn

S. KIENE

CROHN (1932) beschrieb die Erkrankung im terminalen Ileum (Ileitis regionalis sive terminalis) und trennte sie gegen die Darmtuberkulose ab. Sie kann aber (A. W. FISCHER) ausgedehnte Teile des Dünndarms, des Kolons (KONJETZNY), auch Mund, Pharynx, Ösophagus, Magen, Duodenum, ja sogar die Haut (submammäre oder perianale Region) befallen. Das Kolon kann in direkter Verbindung mit der Ileitis terminalis oder getrennt von ihr durch ein »Skip«[1]-Segment gesunden Darms oder isoliert ohne jede Erkrankung des Dünndarmes erkranken. Bei über der Hälfte der Kranken mit Colitis granulomatosa ist auch das Rektum befallen (JULIEN und VIGNAL).

Die Krankheit tritt in einigen Ländern besonders häufig auf (England, Skandinavien, USA, Kanada), in anderen ist sie ausgesprochen selten. Über ihre Ursachen haben wir keine gesicherten Kenntnisse.

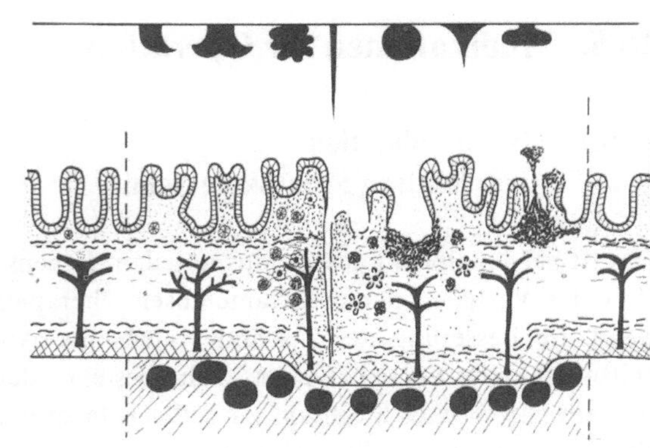

Abb. 27.1 Schema der Enteritis granulomatosa (CROHN): Wandverdickung, Ulzerationen, Fissur, transmurale Infiltration mit Granulomen, Verdickung des Mesenteriums und Vergrößerung der Lymphknoten. Am Oberrand des Bildes einige typische Röntgenrandkonturen (nach L. U. KETTLER, Zbl. Chirurgie *101* [1976] 385)

27.1. Pathologisch-anatomische Erscheinungsformen (Abb. 27.1)

Bei der Ileitis granulomatosa und der Colitis granulomatosa handelt es sich um eine transmurale, also *alle Wandschichten* befallende chronische Entzündung, mit Ödem und starker Hyperplasie des lymphatischen Apparates, Lymphangiektasien und -angitis sowie Ausbildung von Epitheloidzellgranulomen ohne Verkäsung in Darmwand und Lymphknoten. Schleimhautveränderungen (Ulzerationen, ausgehend von aphthoiden Läsionen über hyperplastischen Lymphfollikeln oder Fissuren) entstehen erst später. Gerade die Entzündungsprozesse in der Submukosa mit noch darüber intaktem Epithel besitzen besonderen differential-diagnostischen Wert gegenüber der Colitis ulcerosa (R. FISCHER).

Makroskopisch (Abb. 27.2) sind der erkrankte Darmabschnitt und das zugehörige Mesenterium einschließlich Lymphknoten verdickt, die von Fissuren durchzogene pflastersteinartige ödematöse Schleimhautoberfläche wölbt sich in das Lumen vor. Die Läsion ist entweder nur auf ein Segment des Dünn- oder Dickdarmes begrenzt oder tritt an mehreren Stellen des Darmes auf, dazwischen liegt gesunder Darm. Strikturen sind häufig. Es kann aber auch ein großer Teil oder das ganze Kolon befallen sein, die Mukosa ist ausgedehnt in Längsrichtung des Darmes mit oder ohne Polyposis ulzeriert. Das Bild ist dann von der Colitis ulcerosa makroskopisch nicht sicher zu unterscheiden (Abb. 27.3 und 27.4).

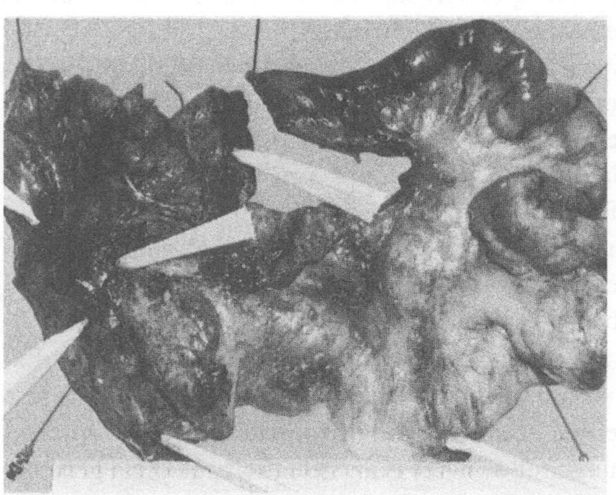

Abb. 27.2 Ileozökale Form der Enteritis granulomatosa (Resektionspräparat). Multiple interenterische und äußere Fisteln (mit Pfeilen markiert)

Histologie: Das Leitkriterium zur Identifikation des Morbus CROHN sind die riesenzellhaltigen *Epitheloidzellgranulome.*

1 *to skip* (engl.) = überspringen

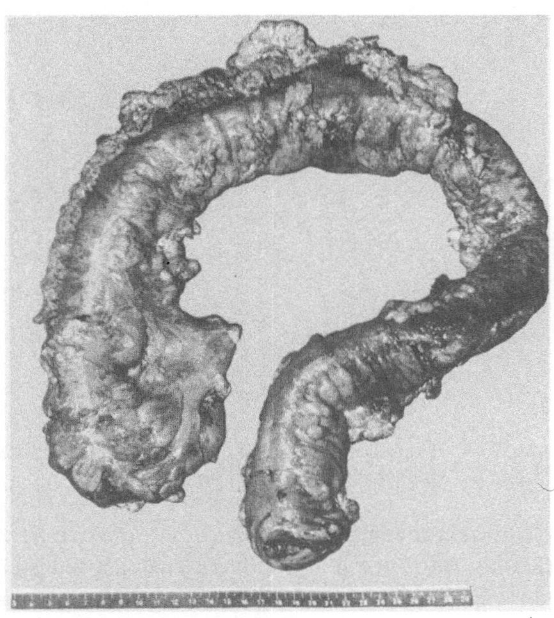

Abb. 27.3 Colitis granulomatosa (CROHN) vom Zökum bis zum Sigma, Rektum frei (Resektionspräparat)

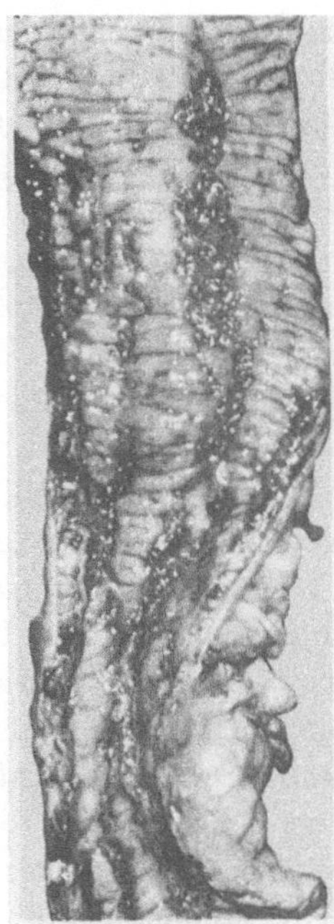

Abb. 27.4 Detailaufnahme aus dem Sigma (identisches Präparat wie Abb. 27.3), Wandverdickung und tiefe Ulzerationen in Längsrichtung des Kolons

Sie sind allerdings nicht überall ausgebildet, auch nicht immer bei typischem Dünndarmbefall. *Kryptenabszesse* dagegen, die auf die Colitis ulcerosa hinweisen, können auch bei Colitis granulomatosa gefunden werden und besitzen daher nicht den Wert eines Leitkriteriums für die Colitis ulcerosa (R. FISCHER). Während die Colitis ulcerosa mit Schleimhautulzerationen und Infiltration der Submukosa, selten tieferer Darmwandschichten einhergeht, sind bei der Colitis granulomatosa alle Darmwandschichten bis zur Serosa befallen (Rundzellinfiltrate und Epitheloidzellgranulome). Die Granulome können sich auch in regionalen Lymphknoten entwickeln. Fissuren durch die gesamte Darmwand bis in perikolisches Gewebe sind für Morbus CROHN typisch.

Es gibt Fälle von Kolitis, deren Zuordnung sehr problematisch ist. Einzelne Kolonpräparate lassen makroskopisch eine Colitis ulcerosa vermuten, histologisch ist die Colitis granulomatosa aber eindeutig. Andere Fälle können histologisch nicht eindeutig klassifiziert werden, und nur das Vorliegen von skip-lesions spricht für den Morbus CROHN. Eine Koexistenz von Colitis ulcerosa und Morbus CROHN am selben Patienten gibt es nicht (GOLIGHER).

27.2. Klinische Verlaufsformen

Drei Stadien des Morbus CROHN sind zu unterscheiden:

1. akutes Stadium
2. chronisch-unkompliziertes Stadium
3. chronisch-kompliziertes Stadium

27.2.1. Akute Erkrankungsphase

Die akute Erkrankungsphase ist bei Befall der Ileozökalregion, der Vorzugslokalisation der Krankheit, klinisch von der akuten Appendizitis nicht zu unterscheiden. Bei der Laparotomie findet sich ein hyperämisches, ödematöses unteres Ileum, das Mesenterium ist auf die Darmserosa hochgezogen, regionäre Lymphknoten sind verdickt, die Appendix meist nicht entzündet. In diesem Stadium ist die Darmresektion kontraindiziert. Ist die Zökalwand gesund, wird lediglich appendektomiert. Die meisten Fälle akuter Ileitis terminalis ($^2/_3$) haben einen unauffälligen Verlauf, nur bei einem Drittel entwickelt sich eine typische CROHN-Enteritis. Eine *akute Ileitis terminalis* kann auch durch Infektion mit Yersinia entero-colitica (s. S. 61) hervorgerufen werden (SCHMAUSS). Der Nachweis gelingt bakteriologisch und serologisch. Bei chronischer Enteritis regionalis CROHN dagegen fehlt ein Antititeranstieg gegen Yersinia enterocolitica (WINBLAD u. a.).

Andere Formen akuter Erkrankungen von Morbus CROHN imponieren als Ileus oder Peritonitis.

Bei Befall des Kolons ist die akute Phase gelegentlich von einer schweren Attacke einer Colitis ulcerosa nicht zu unterscheiden. Nur der Nachweis palpabler Infiltrate macht den Morbus CROHN wahrscheinlich. Toxisches Megakolon, Kolonperforation, schwere Blutung zwingen zur notfallmäßigen Kolek-

tomie, und erst die Untersuchung des Präparates ergibt die richtige Diagnose.
Obwohl die Symptome der Colitis granulomatosa denen der Colitis ulcerosa ähnlich sein können, gibt es doch diskrete Unterschiede. So sind die Durchfälle bei Morbus CROHN weniger schwer als bei der Colitis ulcerosa, dafür aber häufig mit Bauchschmerzen verbunden. Blutungen sind seltener und spärlicher als bei der Colitis ulcerosa.

27.2.2. Chronisch unkompliziertes Stadium

Im chronisch unkomplizierten Stadium der CROHNschen Krankheit ist der befallene Darmabschnitt narbig erstarrt, aber noch ohne Kontakt zu den Nachbarorganen. Häufig sind akute Exazerbationen. Auch in dieser Krankheitsphase ist außer Appendektomie keine andere Operation indiziert, auch keine Probeexzision aus dem erkrankten Darm (Gefahr der Nahtinsuffizienz!). Es ist allerdings damit zu rechnen, daß etwa 80% der Patienten später doch einmal operiert werden müssen.

27.2.3. Chronisch kompliziertes Stadium

Das chronisch komplizierte Stadium des Morbus CROHN der Ileozökalregion wurde schon von A. W. FISCHER 1933 charakterisiert durch Tumor in der rechten Iliakalgrube, in der Hälfte der Fälle Dünndarmfistel, Abmagerung und Anämie, Durchfall, Subileus oder Appendektomie. Analerkrankungen gehören zu den häufigsten Komplikationen des Morbus CROHN (SAMENIUS), sie fanden sich in der Patientenserie von MORSON und LOCKART-MUMMERY bei 68% der Colitis-granulomatosa-Fälle, bei Dünndarmbefall dagegen nur in 27%. Analfissuren, ödematöse perianale Hautfalten, Analabszesse und Fisteln können auch die Colitis ulcerosa begleiten, sind aber häufiger bei Morbus CROHN. Charakteristisch für die Colitis granulomatosa sind indolente und unterminierte, anale und perianale Ulzerationen, die riesengroß werden und von Skrotum oder Vulva bis zum Steißbein oder Tuber ischiadicum reichen können. Analulzera (Abb. 27.5) dieses Ausmaßes gibt es bei der Colitis ulcerosa nicht, sie sind zudem immer mit einem Morbus CROHN des Mastdarms kombiniert. Histologisch läßt sich in ihnen epitheloidzelliges Granulationsgewebe nachweisen. Auch wenn zur Zeit keine andere intestinale Manifestation des Morbus CROHN feststellbar ist, so wird sie doch Monate oder Jahre später evident (GOLIGHER).

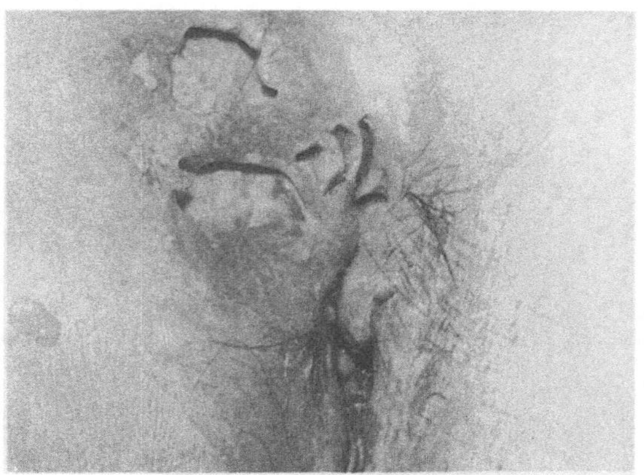

Abb. 27.5 Typische perianale und anale Ulzerationen und Fisteln bei Morbus CROHN des Rektums

Hautulzerationen bilden sich nicht nur um den After (KRIEG, BRÜNNER u. a.), sondern auch am Kunstafter, sogar fernab von Darmmündungen in der submammären Hautfalte. Auch hier gelingt der Nachweis sarkoider Granulome. CROFT und WILKINSON fanden bei 20 der 332 CROHN-Kranken (= 6,1%) aus Leeds (Großbritannien) in irgendeinem Stadium der Krankheit Geschwüre im Mund, Pharynx oder Larynx, die auf Kortikosteroidgaben gut ansprachen. Fisteln vom erkrankten Darm zu den Hohlorganen der Bauchhöhle oder nach außen sind ebenfalls charakteristisch für den Morbus CROHN. Es gibt sie bei der Colitis ulcerosa – abgesehen von rektovaginalen Fisteln – nicht.
Einen *Psoasabszeß* und einen großen *pelvirektalen Abszeß* sahen wir je einmal bei einer ausgedehnten CROHN-Kolitis. Darmferne Komplikationen sind Arthritis, verschiedene Hauterkrankungen, Augenentzündungen, Trommelschlegelfinger, Periostitis, hepatobiliäre Störungen, peptische Ulzera wie bei Colitis ulcerosa beschrieben werden, außerdem Ureterobstruktion durch periureterale Fibrose.
Über das *Malignitätsrisiko* beim Morbus CROHN sind so eindeutige Angaben wie bei der Colitis ulcerosa nicht möglich, es kann aber besonders bei Morbus CROHN am Dünndarm nicht ausgeschlossen werden (DAKE u. Mitarb.).
Die Schwangerschaft hat, wenn überhaupt, eine günstige Wirkung auf den Morbus CROHN.

27.3. Diagnostik

27.3.1. Rektale Untersuchung

Digital läßt sich bei einigen Kranken die rigide Mastdarmwand tasten, die Pflastersteinmukosa oder

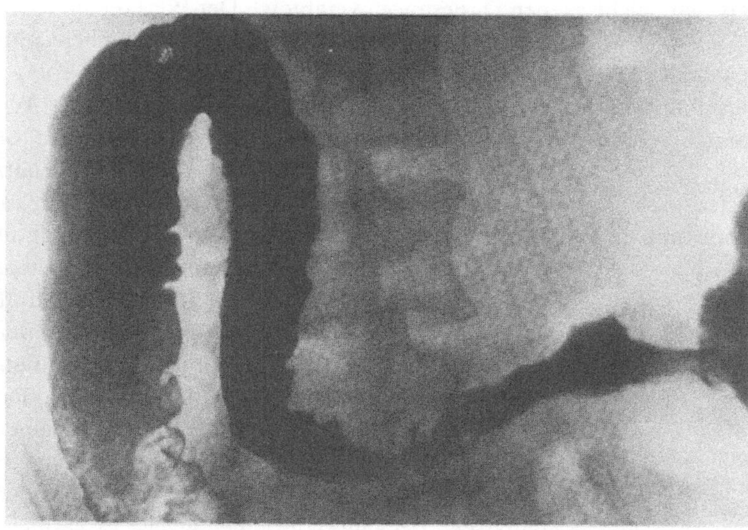

Abb. 27.6 Langstreckige Darmstenose bei ausgedehnter Colitis granulomatosa (Bariumkontrasteinlauf), dieselbe Patientin wie in Abbildung 27.3 und 27.4

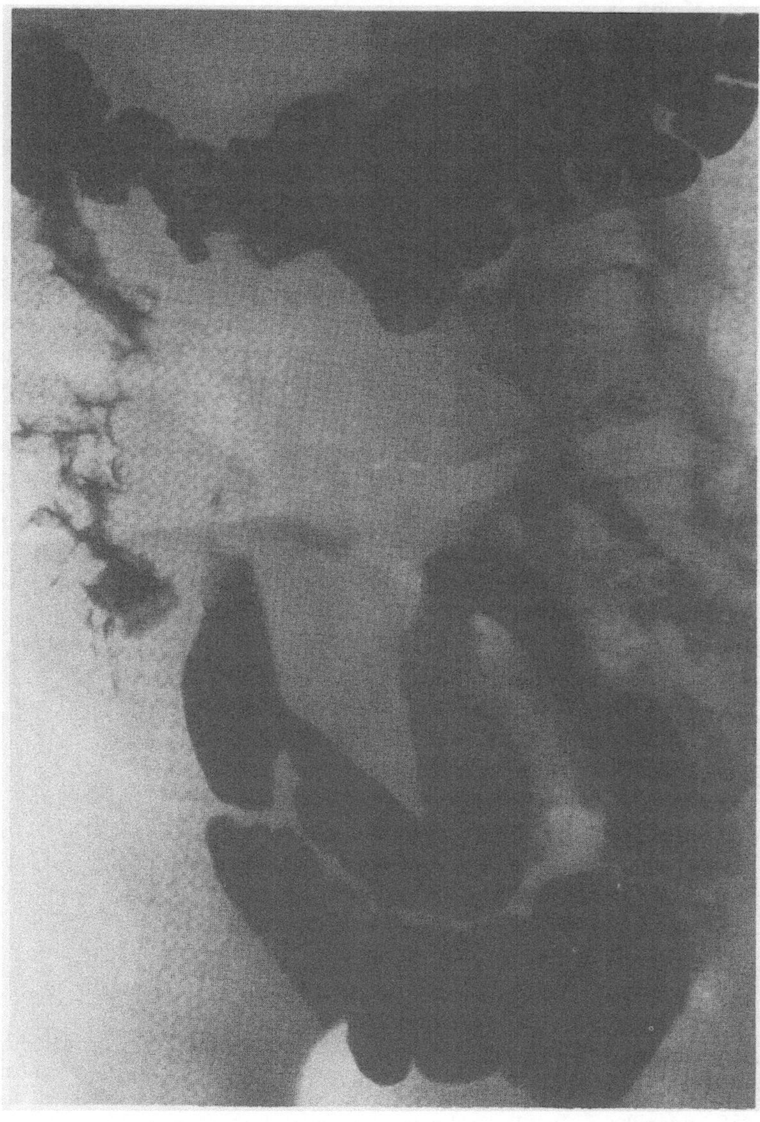

Abb. 27.7 Ileozökale Form der Enteritis granulomatosa (identisch mit Abb. 27.2); Bariumkontrastmahlzeit

eine Striktur, bei anderen allerdings gar nichts Abnormes.
Auch die *Rektoskopie* bringt nur bei einem Teil der Patienten positive Hinweise (Pflastersteinmukosa, fleckförmige Ulzera, dazwischen unauffällige Mukosa).
Das Bild unterscheidet sich aber charakteristisch von der Colitis ulcerosa. Die Rektumbiopsie mit dem Skalpell sichert die Diagnose.

27.3.2. Röntgenkontrasteinlauf

Er kann die sichere Diagnose Colitis granulomatosa ermöglichen (skip lesions, Pflastersteinmukosa, Strikturen, charakteristische Ulzera, Fissuren, Fisteln und parenterale Abszesse (SIMPKINS). Die Darmkontur ist irregulär, das Lumen wandstarr, eher kontrahiert (Abb. 27.6). Das rechte Kolon ist bevorzugt befallen, das Rektum in der Hälfte der Fälle verschont. Für CROHN-Kolitis sprechen Analbefall, gesundes Rektum und Kolitis oder Kolitis ohne Proktitis und ohne Analläsionen und die zusätzliche typische Erkrankung des unteren Ileums. Bei anderen Kranken ist die röntgenologische Differentialdiagnose zwischen beiden Kolitisformen nicht möglich. Bei Ileostomie kann der Kontrasteinlauf auch in den Dünndarm erfolgen.

27.3.3. Bariumkontrastmahlzeit

Sie reicht nur zur Beurteilung des Dünndarms aus (Abb. 27.7). Dabei sind als Hinweise auf CROHN-Enteritis zu werten: multiple Strikturen, dazwischen Segmente prästenotischer Dilatation, Tabaksbeuteldeformierung durch exzentrische Fibrose.
Frühe Zeichen der CROHN-Ileitis sind erhöhte Irritabilität des unteren Ileums und Ödem der Ileozökalklappe, Pflastersteinmukosa und Fissuren.
Um Rezidive frühzeitig nach der Darmresektion erfassen zu können, empfiehlt sich die frühe postoperative Röntgenkontrolle als Vergleichsbild.

27.4. Therapie

27.4.1. Medikamentöse Therapie

Die medikamentöse Behandlung des Morbus CROHN ist unbefriedigend, es gibt kein spezifisch wirksames Arzneimittel. Kortikosteroide und Salazosulfapyridin werden in den auf S. 455 angegebenen Dosierungen verabfolgt. Der Wert dieser Therapie ist jedoch keineswegs so gesichert wie bei Colitis ulcerosa. Zwar werden langdauernde Besserungen erreicht, die Krankheit hat aber ohnehin die Tendenz zu Spontanremissionen. Azathioprin ist bei Morbus CROHN in folgender Dosierung benutzt worden: 4 mg Azathioprin/kg Körpergewicht/Tag für 10 Tage, dann 2 mg/kg Körpergewicht/Tag für 2 Monate (RHODES). GREWE gibt 100 mg Azathioprin pro Tag für 6 bis 18 Monate unter Kontrolle von Leukozyten, Hämoglobin und Thrombozyten. Bei akuter Erkrankung ist zur Initialbehandlung Prednisolon vorzuziehen, Azathioprin vermag offenbar aber in der Rezidivprophylaxe nach einem akuten Schub das Prednisolon zu ersetzen. Langfristige Folgen der Azathiopringabe sind noch nicht umfassend bekannt. Uns fehlen eigene Erfahrungen mit der Immunsuppressiva-Therapie des Morbus CROHN.

27.4.2. Chirurgische Therapie

Prinzipien der elektiven Chirurgie der granulomatösen Enterokolitis Crohn

Die Krankheit kann nur durch ausgiebige Resektion des erkrankten Darmabschnittes einschließlich der regionären Lymphknoten beherrscht werden. Dabei sind sowohl oralwärts als auch aboralwärts jeweils 20 bis 25 cm makroskopisch gesunder Darm mit zu exzidieren (Abb. 27.8). Die zur Anastomose vorgesehenen Darmlumina werden auf aphthoide Schleimhautulzerationen hin inspiziert. Finden sie sich, so muß nachreseziert werden. Anastomosen mit noch entzündetem Darm werden mit großer Wahrscheinlichkeit insuffizient. Umgehungsanastomosen (Abb. 27.9), kombiniert mit unilateralen Ausschaltungs-

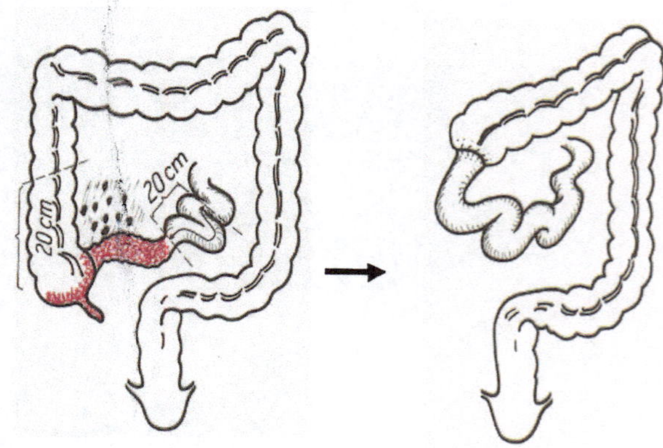

Abb. 27.8 Prinzip der Resektionsbehandlung bei Morbus CROHN; Mitnahme von je 20 cm makroskopisch gesundem Darm an beiden Enden des Präparates, des Mesenteriums mit Lymphknoten, End-zu-End-Anastomose

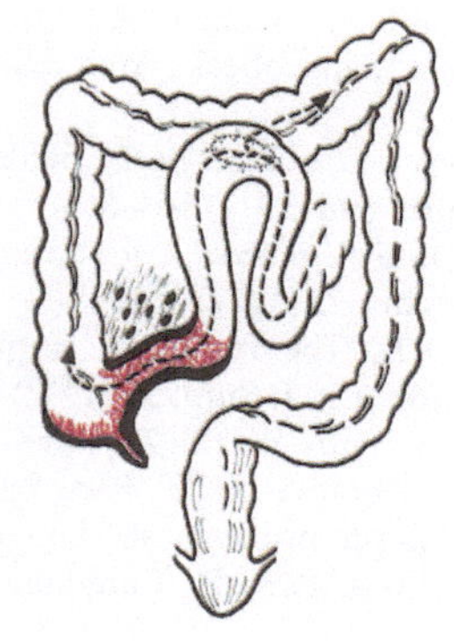

Abb. 27.9 Umgehungsanastomose ohne Ausschaltung; zur Behandlung des Morbus CROHN ist sie ohne Erfolgschancen

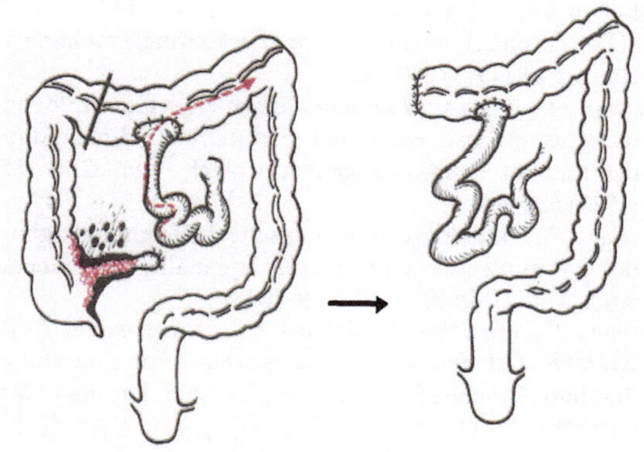

Abb. 27.10 Umgehungsanastomose mit unilateraler Ausschaltung des Krankheitsherdes, eine Behandlungsalternative zur Resektion, auch als 1. Etappe einer zweizeitigen Resektion

operationen (Abb. 27.10), führen zu keiner sicheren Besserung des Krankheitsbildes (TURNBULL, GLOTZER und SILEN, GOLIGHER, PITZLER, SAVIC), und sind nur bei Morbus CROHN des Duodenums als Gastroenterostomie noch berechtigt, oder bei anderem nicht resezierbarem Krankheitsherd (KYLE).

Bei Befall des Mastdarms und des Afters ist daher die *Rektumamputation* unvermeidlich, die alleinige Kolostomie bessert das Krankheitsbild nicht (LOCKHART-MUMMERY, DEUCHER und WIDMER). Finden sich mehrere skip-lesions im ganzen Dünndarm oder sind sehr ausgedehnte Dünndarmabschnitte befallen, so ist die Krankheit als inoperabel zu betrachten und lediglich medikamentös zu behandeln. Bei ausgedehntem Kolonbefall ist je nach Zustand des Rektums die *Kolektomie* und *Ileorektostomie* (bei gesundem Mastdarm!) oder die *Proktokolektomie* mit Ileostomie notwendig.

Relative Indikationen

Relative Indikation zur Operation des Morbus CROHN sind Malabsorption, anhaltendes Fieber, Gewichtsabnahme, Schmerzen und Diarrhoe, palpabler Tumor und Abszesse, innere und äußere Fisteln, Strikturen mit Subileus.

Absolute Operationsindikationen

Sie ergeben sich bei Morbus CROHN aus dem kompletten Ileus, der Perforationsperitonitis, der massiven Hämorrhagie oder dem toxischen Megakolon (sehr selten).

27.5. Besondere Probleme in der Chirurgie des Morbus Crohn

Die **akute Ileitis terminalis** täuscht eine Appendizitis acuta vor und wird als solche operiert. Die Appendix ist gewöhnlich unauffällig, das untere Ileum hyperämisch, ödematös.

Therapie: Appendektomie; den akut entzündeten Dünndarm in Ruhe lassen, keine Probeexzision aus dem entzündeten Darm, wohl aber regionale Lymphknoten entnehmen.

Der **Ileus** kann sich sowohl bei akutem Morbus CROHN entwickeln als auch, häufiger, im chronischen Stadium.

Therapie: Resektion des erkrankten Darmabschnittes mit oder ohne Reanastomosierung je nach Lage der Verschlußstrecke.

Die **freie Perforation** tritt sehr selten (JULIEN und VIGNAL), zumeist bei Exazerbation chronischer Formen proximal einer Obstruktion auf.

Therapie: Nahtverschluß und Drainage der Perforationsstelle sind völlig ungenügend. Nur die Resektion der perforierten Darmpartie zusammen mit dem distalen Herd, Anastomose oder Vorlagerung bieten Heilungschancen.

Die **massive Hämorrhagie** ist sehr selten Indikation zur Resektion als Notoperation bei Morbus CROHN.

Die **schwere Attacke einer Colitis granulomatosa**, eventuell sogar mit toxischem Megakolon und Kolonperforation, ist von der akuten fulminanten Colitis ulcerosa klinisch nicht zu unterscheiden und wird wie diese behandelt.

Die Sanierung **innerer und äußerer Fisteln** gelingt durch Resektion der schuldigen erkrankten Darmstrecke. Die sekundäre Fistelmündung in dem zweiten, nicht an Morbus CROHN erkrankten Hohlorgan (z. B. der Harnblase) wird nur angefrischt und übernäht. Die Krankheit breitet sich nicht über den Fistelgang auf andere Hohlorgane oder die Bauchwand aus, daher wird auch aus der Bauchwand der Fistelgang nicht ausgeschnitten.

Kleine Analfissuren können unter medikamentöser Behandlung ausheilen, große perineale Ulzera nur nach Ausschneidung des stets miterkrankten Mastdarms. Die Heilung der Dammwunde nach Rektumamputation wegen Morbus CROHN ist außerordentlich langwierig und noch nach 6 Monaten erst bei der Hälfte der Patienten abgeschlossen.

27.6. Rezidive

Das Risiko einer Rezidiverkrankung nach Resektion ist bei Morbus CROHN am Dünndarm wesentlich höher als bei Colitis granulomatosa. GOLIGHER fand unter 168 ausgewerteten Patienten mit Darmresektion wegen Morbus CROHN bei 53 ein Rezidiv. 13 weitere hatten ein fragliches Rezidiv (insgesamt 34,2%). Nach Dünndarmresektion wurden bei 60% der Patienten Rezidive gefunden, nach Proktokolektomie nur bei 10,8% der Nachuntersuchten.
Rezidive sind bei Kindern und Jugendlichen am häufigsten, spärlicher schon bei Erwachsenen, am seltensten bei Kranken über 60 Jahre.

Literaturverzeichnis

Zu 26. und 27.

Aylett, S. O., Three hundred cases of diffuse ulcerative colitis treated by total colectomy and ileorectal anastomosis. Brit. med. J. *1* (1966) 1001

Barber, M. S., B. C. Hirschberg, Ch. L. Rice und *Cl. C. Atkins,* Parenteral antibiotics in elective colon surgery? A prospective, controlled clinical study. Surgery *86* (1979) 23

Baron, J. H., A. M. Connel, T. G. Kanaghinis, J. E. Lennard-Jones und *F. Avery-Jones,* Out patient treatment of ulcerative colitis. Comparison between three doses of oral prednisone. Brit. med. J. *1* (1962) 441

Barker, W. F., Fulminant ulcerative colitis; toxic megacolon, perforation and hemorrhage. In: Hardy, J. D., Critical surgical illness. Kap. 21, S. 507–516. Saunders, Philadelphia–London–Toronto 1971

Brown, A. R., Non gangrenous ischaemic colitis. Brit. J. Surg. *59* (1972) 463–473

Burch, P. R. J., E. T. de Dombal und *G. Watkinson,* Aetiology of ulcerative colitis. II. A new hypothesis. Gut *10* (1969) 277

Crohn, B. B., L. Ginzburg und *G. D. Oppenheimer,* Regional ileitis: a pathologic and clinical entity. JAMA *99* (1932) 1323

–, Regional ileitis. Postgrad. Med. *2* (1965) 276–281

Croft, C. B., und *A. R. Wilkinson,* Ulceration of the mouth, pharynx and larynx in *Crohn's* disease of the intestine. Brit. J. Surg. *59* (1972) 249–252

Darke, S. G., Parks, A. G., J. L. Grogono und *D. J. Pollock,* Adenocarcinoma and Crohn's disease. A report of 2 cases and analysis of the literature. Brit. J. Surg. *60* (1973) 169 bis 175

Deucher, F., und *A. Widmer,* Rektumamputation beim Morbus *Crohn.* Langenbecks Arch. klin. Chir. *328* (1970) 8–11

–, und *F. Nothiger,* Die chirurgische Behandlung der Colitis ulcerosa. Chirurg *48* (1977) 563–568

Diablos, P. A., und *R. Björdal* u. a., Necrotizing Enterocolitis. Z. Kinderchir. *22* (1977) 260

de Dombal, F. T., The results of surgical treatment for *Crohn's* disease. Brit. J. Surg. *59* (1972) 826–829

Edwards, F. C., and *S. C. Truelove,* The course and prognosis of ulcerative colitis. Part. I short-term-prognosis, Part. II long-term-prognosis. Gut *4* (1963) 299; Part. III Complications, Part. IV Carcinoma of colon. Gut *5* (1964) 1

Fahrländer, H., Colitis ulcerosa. Übersicht anhand von 172 Fällen. Dtsch. med. Wschr. *91* (1966) 1953–1959

–, und *E. Shalev,* Colitis ulcerosa. Verlaufsstudie anhand von 160 über durchschnittlich 10½ Jahre beobachteten Fällen. Dtsch. med. Wschr. 99 (1974) 2141–2147

–, Die chronisch-entzündlichen Dickdarmerkrankungen. Chirurg *48* (1977) 557–562

Fischer, A. W., und *Lürmann,* Über eine tumorbildende ulceröse, stenosierende und perforierende Entzündung des unteren Ileum. Langenbecks Arch. klin. Chir. *177* (1933) 638–650

Fischer, R., Pathologisch-anatomische Differentialdiagnose der Colitis ulcerosa und Enteritis regionalis. Langenbecks Arch. klin. Chir. *334* (1973) 99–104

Fromm, H., M. Gebel, U. Schroeter, H. Canzler und *F. W. Schmidt,* Zur Behandlung des Morbus Crohn im akuten Stadium, Ergebnisse einer Diät-Therapie. Dt. med. Wochenschr. *103* (1978) 377–380

Glotzer, O. J., und *W. Lilen,* Indications for surgical treatment in chronic ulcerative colitis and *Crohn's* disease of the colon. Chapter 22. In: Kirsner, J. B., R. G. Shorter, Inflammatory bowel disease. Lea and Febiger, Philadelphia (1975) 323–337

Goligher, J. C., Surgery of the anus, rectum and colon. 3. Aufl. Balliere Tindall, London 1975

–, Experiences with 26 reservoir-ileostomies. Brit. J. Surg. *62* (1975) 893–900

–, *F. T. de Dombal, J. McWatts* und *G. Watkinson,* Ulcerative colitis. Balliere Tindall und Cassel, London 1968

Grewe, H. E., K. Lampe und *V. Berndt,* Beitrag zur gemeinsamen chirurgisch-internistischen Therapie der Enteritis regionalis. Zbl. Chir. *96* (1971) 1448–1459

Guachino, J. L., J. Pickleman, J. F. Bartizal und *F. Banisch,* The therapeutic dilemma of acute amebic and ulcerative colitis. Surg., Gynecol. u. Obstet *146* (1978) 599–603

Heberer, G., K. Hoffmann und *S. v. Bary,* Operative Behandlung entzündlicher Dickdarmerkrankungen: Colitis ulcerosa, Morbus *Crohn,* Divertikulitis. Dtsch. med. Wschr. *101* (1976) 605–611

Herfarth, Ch., und *K. Ewe,* Die chirurgische Behandlung des Morbus *Crohn.* Chirurg *48* (1977) 569–576

Hollender, L. F., H. Calderoli, C. Schoenahl, R. van Pethgem und *C. Meyer,* Die orthograde Darmspülung in der praeoperativen Dickdarmvorbereitung, Aktuelle Chirurgie *13* (1978) 43–52

Jaeger, K., A. Appel, Crohn'sche Proktocolitis mit Befall des Oesophagus u. des Mundes, Chirurg *50* (1979) 170–172

Julien, M., und *J. Vignal,* La maladie de *Crohn* recto-colique J. Chir. (Paris) *112* (1976) 51–68

Kettler, L. U., Pathologie der Dickdarmerkrankungen. Zbl. Chir. *101* (1976) 385–394

Kirsner, J. B., und *R. G. Shorter*, Inflammatory bowel disease. Lea und Febiger, Philadelphia (1975)

Kock, N. G., Continent ileostomy. In: Progress in Surgery Vol. *12*, S. 180 Hrsg. Allgöwer, M., S. E. Bergentz, und R. Y. Calne. Karger, Basel

Konjetzny, Demonstration von Präparaten als Beitrag zu den seltenen Ursachen des subakuten und chronischen Ileus. Zbl. Chir. *59* (1932) 2534–2536

Krauspe, C., K. Müller-Wieland und *F. Stelzner*, Colitis ulcerosa und granulomatosa. Urban & Schwarzenberg, München–Berlin–Wien 1972

Krieg, H., H. Brünner, G. Gamstätter und *J. Grönninger*, Anale und perineale Komplikationen beim Morbus *Crohn*. Münch. Med. Wschr. *116* (1977) 193–196

Kyle, J., Surgical treatment of *Crohn's* disease of the small intestine. Brit. J. Surg. *59* (1972) 821–823

Lockhart-Mummery, H. E., *Crohn's* disease of the large bowel. Brit. J. Surg. *59* (1972) 823–826

–, und *B. C. Morson*, *Crohn's* disease of large instestine. Gut *5* (1964) 493

McIlrath, D. C., Diverting ileostomy or colostomy in the management of *Crohn's* disease of the colon. Arch. Surg. *103* (1971) 308

Menda, R. K., Amoebic perforations of the large intestine. S. 459–463. In: Recent progress in the study of disorders of the colon and rectum. Hrsg. .S. Drobni u. M. Feher Akademie-Verlag, Budapest 1972

Mestrovic, J. M., Chirurgische Behandlungsergebnisse des Morbus *Crohn*. Med. Welt *26* (1975) 2314–2328

Mitchell, D. N., und *R. J. W. Rees*, Agent transmissible from *Crohn's* disease tissue. Lancet July 15., (1970) 168–171

–, *P. Cannon, N. H. Dyer, K. F. W. Hinson* und *G. N. T. Willoughby*, Further observations on Kveim-Test in *Crohn's* disease. Lancet Sept. *5* (1970) 496–498

Morson, B. C., und *Lockhart-Mummery*, Anal lesions in *Crohn's* disease. Lancet *2* (1959) 1122

Müller-Wieland, K., Kolitis in der Inneren Medizin, S. 159 bis 264. In: Krauspe, C., K. Müller-Wieland, u. F. Stelzner, Colitis ulcerosa und granulomatosa. Urban & Schwarzenberg, München, Berlin, Wien 1972

Otto, H. F., J. O. Gebbers, Epitheldysplasien bei Colitis ulcerosa. Langenbecks Arch. klin. Chir. *341* (1976) 99–110

Pitzler, K., O. Solch und *J. Plog*, Ergebnisse der chirurgischen Behandlung der chronischen Enteritis regionalis *Crohn*. Zbl. Chir. *101* (1976) 39–43

Popp, W., und *P. Daniel*, Operatives Vorgehen bei nekrotisierender Enterocolitis des Säuglings. Zbl. Chir. *101* (1976) 974–979

Ravitch, M. M., und *D. C. Sabiston*, Anal ileostomy with sphincter preservation in patients requiring total colectomy for benign conditions Surgery *24* (1948) 170

Rhodes, J., Azathioprine in the treatment of *Crohn's* disease. Brit. J. Surg. *59* (1972) 819–821

Rickham, P. P., W. Ch. Hecker und *J. Prevot*, Ulcerative Colitis and *Crohn's* disease and other diseases of the alimentary system in childhood. Progress in Pediatric Surgery, Bd. 11. Urban & Schwarzenberg, Baltimore, München 1978

Rötzscher, V. M., K. Kremer, A. Zahle, H. Imig und *W. Sandmann*, Ischämische Nekrosen des Colon und Rectum nach alloplastischem Gefäßersatz der Aorta abdominalis. Chirurg *47* (1976) 193–197

Ruiz-Moreno, F., Amebic granuloma of the colon, rectum and anus S. 17–31. In: Advances in Proctology Editor: R. K. Menda Selbstverlag Bombay 1968

Russel, J. C., und *J. P. Welch*, Operative Management of Radiation injuries of the intestinal tract. Amer. J. Surg. *137* (1979) 433

Saegesser, F., U. Roenspies, J. W. L. Robinson und *H. Loosli*, Durchblutungsstörungen des Colons und Rectums und ihre Therapie. Chirurg *50* (1979) 759–769

Samenius, B., Anorectal lesions in *Crohn's* disease S. 347 bis 352, Recent progress in the study of disorders of the colon and rectum. Hrsg. S. Drobni, M. Feher, Akademie-Verlag Budapest 1972

Savíç, B., D. Schulz und *S. Auer*, Chirurgische Behandlung des Morbus *Crohn*. Zbl. Chir. *98* (1973) 385–390

Schmauss, A. K., W. Krüger, E. Bahrmann, U. Werner und *H. Knauer*, Infektionen mit Yersinia enterocolitica bei der akuten Appendizitis, der Lymphadenitis mesenterialis und der regionalen Enteritis. Zbl. Chir. *101* (1976) 458–465

Schmidt, D., und *E. Wölke*, Morbus Crohn – eine Übersicht. Zbl. Chir. *105* (1980) 561–580 und 633–641

Schwemmle, K., und *D. Filler*, Indikation zur chirurgischen Behandlung der Colitis ulcerosa. Dtsch. med. Wschr. *101* (1976) 1067–1068

Sell, G., U. Mehnert und *G. Tewes*, Enteritis regionalis. Langenbecks Arch. klin. Chir. *334* (1973) 109–116

Simpkins, K. C., Some aspects of the radiology of *Crohn's* disease. Brit. J. Surg. *59* (1972) 810–817

Singer, M. V., W. Bartelheimer, H. J. Selb, R. Busse und *R. Ottenjann*, Die Enterocolitis *Crohn*. Med. Klin. 72 (1977) 1749–1755

Stelzner, F., Colitis ulcerosa. Langenbecks Arch. klin. Chir. *334* (1973) Kongreßbericht 1973, S. 105–108

–, Über die Kolitis, Zbl. Chir. *101* (1976) 426–429

Stock, W. J., M. Müller und *L. Nohr*, Das Rezidiv nach chirurgischer Behandlung des Morbus Crohn. Dt. med. Wochenschr. *104* (1979) 47–51

Talseth, F., Inflammatory tumours in the rectum clinically simulating cancer. Acta chir. scand. *144* (1978) 321–323

Turnbull, R. B., The surgical approach to the treatment of inflammatory bowel disease (IBD): A personal view of techniques and prognosis. Chapter 23, S. 338–385. In: Kirsner, J. B. u. R. G. Shorter, Inflammatory bowel disease. Lea und Febiger, Philadelphia 1975

F. L. Weakley, W. A. Hawk, P. Schofield, Choice of operation for toxic megacolon phase of non specific ulcerative colitis. Surg. Clin. N. Amer. *50* (1970) 1151–1169

Watt-Boolzen, St., K. Tollse und *M. Blickert-Toft*, Acute segmental gastro-intestinal gangrene probably of clostridial origin. Acta chir. scand. *142* (1976) 339–341

Winblad, St., B. Nilehn und *N. H. Sternby*, Yersinia enterocolitica (Pasteurella) in human enteric infections. Brit. Med. J. *2* (1966) 1363–1366

Winkler, R., Colitis ulcerosa und Schwangerschaft. Dtsch. med. Wschr. *101* (1976) 963–965

Yiotsias, Z., E. Doukas, K. Velibessakis, P. Arnanoutus, Th. Doxiadis, Amoebome of the colon, 453–457. In: Recent progress in the study of disorders of the colon and rectum. Hrsg. Drobni, S., M. Feher. Akad.-Verl., Budapest 1972

–, *A. Dadinakis, E. Doukas*, Chronic amoebic colitis and Doxiadis-Syndrome. S. 465–468. In: Recent progress in the study of disorders of the colon and rectum. Hrsg. Drobni, S., u. M. Feher. Akademie-Verlag, Budapest 1972

28. Dickdarmdivertikelkrankheit

S. KIENE

Epidemiologie: Die Dickdarmdivertikelkrankheit zählt heute zu den häufigsten Kolonerkrankungen. Sie ist kaum anzutreffen bei Menschen unter 40 Jahren, dagegen bei 40 Prozent der mitteleuropäischen Bevölkerung über 60 Jahre. Ein Sechstel der Divertikelträger entwickelt Symptome der Divertikulitis.

Ätiologie und Pathogenese: Die Ernährung spielt bei der Entstehung eine entscheidende Rolle (BURKETT). Die Divertikulose ist als Zellulosemangelernährungskrankheit aufzufassen (Abb. 28.1), die nach einer Latenzzeit von 30 bis 40 Jahren zum Manifestwerden der Veränderungen am Dickdarm, bevorzugt am Sigma, führt. Zellulosereichtum der Nahrung einerseits, Kolonpassagezeit und Tendenz zur Divertikelbildung andererseits verhalten sich umgekehrt proportional. Ob es sich dabei lediglich um das Fehlen der mechanischen Dehnung des Sigmas handelt (BURKETT) oder um die Einwirkung besonderer chemischer Substanzen aus stagnierendem Kot, die über Schleimhautrezeptoren den Plexus myentericus stimulieren, ist noch unentschieden (PARKS). Die Sigmahypermotorik (Colon irritabile) ist als Vorläufer der Divertikulose anzusehen (ARFWIDSON; HAVIA und MANNER). Histologisch sind in dieser Frühphase nicht nur eine starke Verdickung der Ring-, sondern auch der Längsmuskulatur der Darmwand (MORSON) und Vermehrung der intramuralen Ganglienzellsysteme feststellbar. In Ruhe entsprechen beim Divertikuloseträger die Druckwellen im Sigma in Höhe und Frequenz denen im gesunden Kolon. Morphin- oder Prostigmingabe, Nahrungsaufnahme, Angst und Ärger steigern dagegen die Druckwellen zu abnormer Höhe (bis 90 mm Hg) und Frequenz. Der Höchstdruck liegt in Kolonsegmenten, deren Lumen durch Annäherung semizirkulärer Darmfalten blasenartig abgeschlossen wird (Abb. 28.2). In diesen Hochdruckzonen entstehen die Divertikel (PAINTER und TRUELOVE). Der bevorzugte Befall des Sigmas ist nur teilweise erklärbar. Das Sigma ist sensibelster Teil des Kolons und bevorzugtes Rezeptorsystem des gastrokolischen Reflexes.

Die GRASERschen Pseudodivertikel (Schleimhautausstülpungen ohne übrige Wandanteile) entwickeln sich in der Darmzirkumferenz in konstanter Relation zu den Längstänien und enger Nachbarschaft zu Arterien, die die Kolonwand durchdringen. Die meisten Divertikel erscheinen eingehüllt in Fettanhänge an den Seitenwänden zwischen Mesenterialtänie und antimesenterialen Tänien, und zwar an zwei Punkten (komplette Divertikel) (Abb. 28.3).

Gelegentlich können kleinere Mukosaprotrusionen außerdem in der antimesenterialen, intertänialen Region liegen. Sie sind so klein, daß sie die Oberfläche nicht erreichen

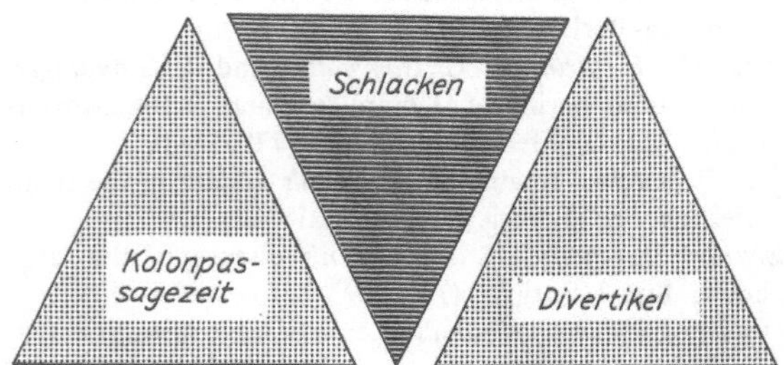

Abb. 28.1 Beziehungen zwischen Schlackenreichtum der Kost, Kolonpassagezeit und Divertikulose

(intramurale inkomplette Divertikel), andere treten erst bei einem Sigmaspasmus (intraoperativ!) auffällig hervor.

Der Übergang zur Divertikulitis: In 10 bis 20% entwickelt sich in dem divertikeltragenden Dickdarmabschnitt eine Entzündung *(Divertikulitis)*. Dabei geht die Entzündung ganz offenbar in vielen Fällen nicht primär von den kompletten Divertikeln aus, werden doch viele Sigmoiditiden und Perisigmoiditiden ohne diese angetroffen (ELMENDORFF). Besondere Aufmerksamkeit richtet sich daher auf die T-förmigen, von kräftiger Muskulatur umgebenen Divertikel (Abb. 28.4). SCHREIBER und REIFFERSCHEID beschrieben im Grunde dieser Divertikel Epitheldefekte, Granulationsgewebe und fibrosklerotische Umwandlungsbezirke im umgebenden Muskelmantel. Die so verschwielte Muskulatur schrumpft und schnürt die Halsregion der kompletten Divertikel in der Nachbarschaft mit ab. Damit erst können sich Retentionen, Druckusuren durch Koprolithen, Durchblutungsstörungen und Dehnungsrupturen in den kompletten Divertikeln entwickeln. So treten intra- und extramurale Divertikel in eine pathogenetische Beziehung zueinander. Dabei spielen für das Ingangkommen der Divertikulitis ganz offenbar die inkompletten Divertikel eine initiale Rolle.

28.1. Komplikationen

Schon KÖRTE, neuerdings SCHREIBER und REIFFERSCHEID (Abb. 28.5) haben den Prozeßcharakter, die zwangsläufige Progredienz des Krankheitsbildes hervorgehoben. In etwa 10 bis 30 Prozent der Beobachtungen geht die Diverticulitis simplex in ein kompliziertes Stadium über.

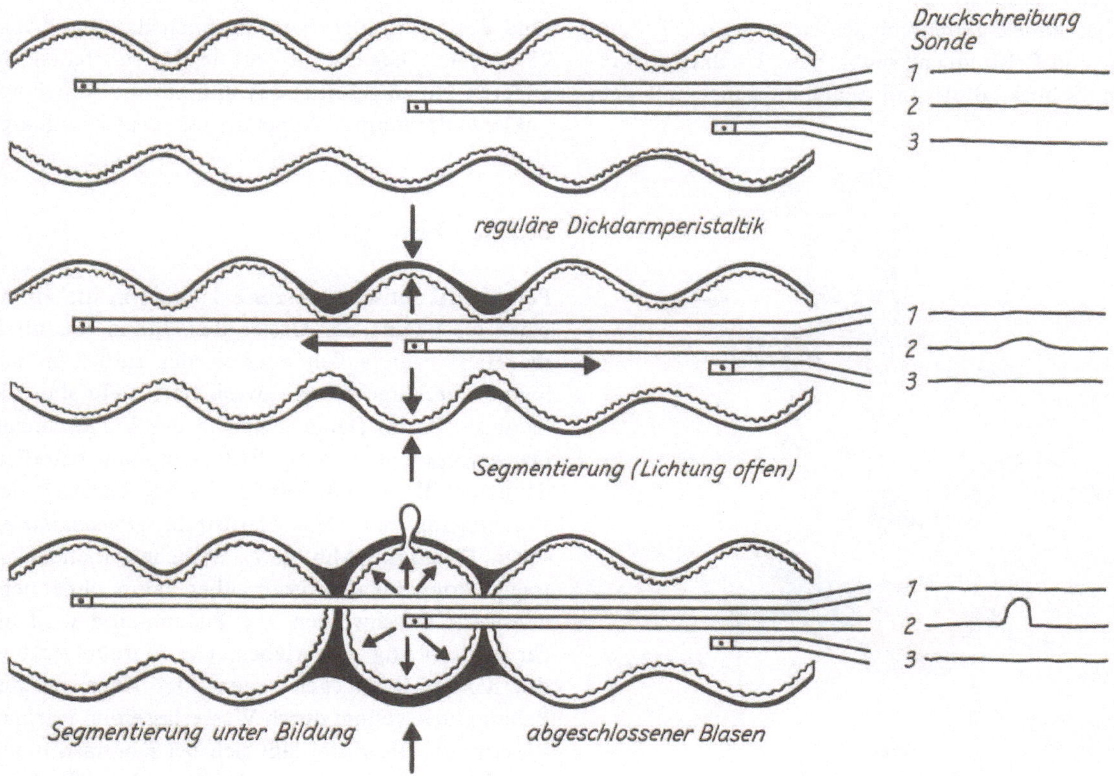

Abb. 28.2 Segmentbildung bei Hypermotorik leitet die Divertikelbildung ein (nach PAINTER)

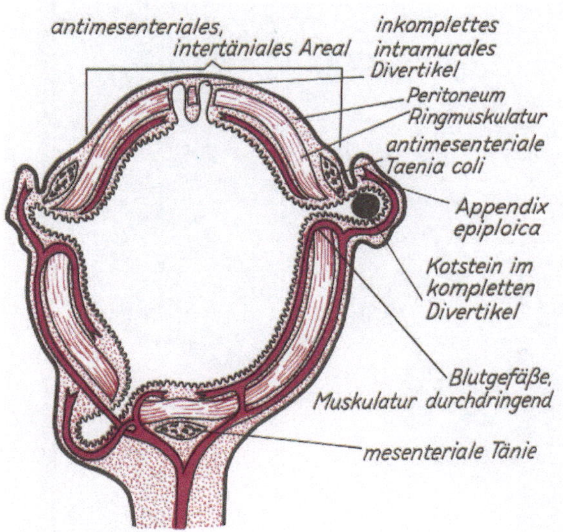

Abb. 28.3 Verteilung der Pseudodivertikel am Sigmaquerschnitt

28.1.1. Perforationen

eines einzelnen Divertikels ohne oder mit Divertikulitis sind häufige Ursache der freien kotigen diverti-

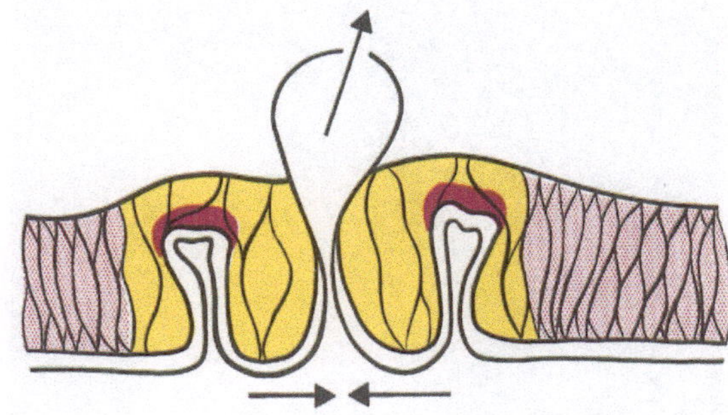

Abb. 28.4 Der Fibrosering um inkomplette Divertikel engt gleichzeitig den Hals eines kompletten Divertikels ein

kulogenen Perforationsperitonitis. Gewöhnlich erfolgt diese Perforation spontan, aber auch nach Einlauf oder Röntgenuntersuchung.

28.1.2. Akute Divertikulitisattacke

Sie ist fast immer die erste klinische Manifestation der Divertikelkrankheit. Geklagt werden starke Schmerzen im Unterbauch links (»*Linksappendizitis*« nach KÖRTE) oder rechts. Der Untersucher findet Druckschmerz und Abwehrspannung, manchmal eine unscharfe Resistenz oder ein sehr druckschmerzhaftes, gartenschlauchhartes Sigma. Temperatur und Pulsfrequenz sind erhöht, Übelkeit, Erbrechen, Schock, Blut- und Schleimabgänge mit dem Stuhl, Schmerzzunahme kurz vor einem und während des Stuhlganges kennzeichnen das Bild (Abb. 28.6). Die Diagnose ist oft leicht zu stellen, in anderen Fällen gestattet das Bild nur die Annahme: unklare Peritonitis, Appendizitis, akuter unklarer Bauch.

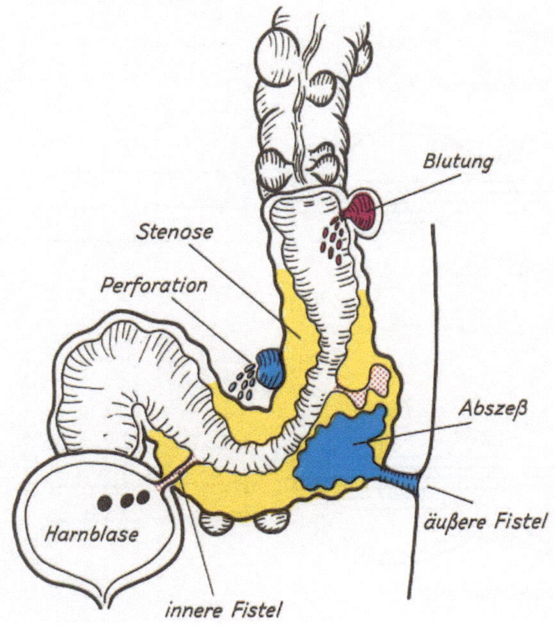

Abb. 28.5 Komplikationen der Sigmadivertikulitis (nach W. SCHELLERER, Dtsch. med. Wschr. *95* [1970] 690)

28.1.3. Fistelbildung

Peridivertikulitische Abszesse können in die Harnblase, die Vagina, den Ureter, den Dünndarm, durch die Haut nach außen oder wieder zurück in das Sigma durchbrechen. Kolovesikale Fisteln sind die häufigste Form. Dabei fehlen in der Vorgeschichte Darmsymptome oft völlig. Erste Symptome betreffen dann die Blase: sehr häufig Zystitis, klassisch der Windabgang mit dem Harnstrahl *(Pneumaturie)*, selten *Fäkalurie* (Abb. 28.7). Manche Patienten ertragen kolovesikale Fisteln über Jahre ohne nennenswerte Beschwerden, die Pneumaturie wird oft gar nicht richtig beschrieben. Der Harnübertritt in das Kolon ist dagegen selten. Der Nachweis der Pneumaturie gelingt durch Wasserlassen im warmen Wasserbad. Die Fistel läßt sich bei Kontrastfüllung der Harnblase oder des Kolons gut darstellen. Bei der Zystoskopie wird sie öfter übersehen.

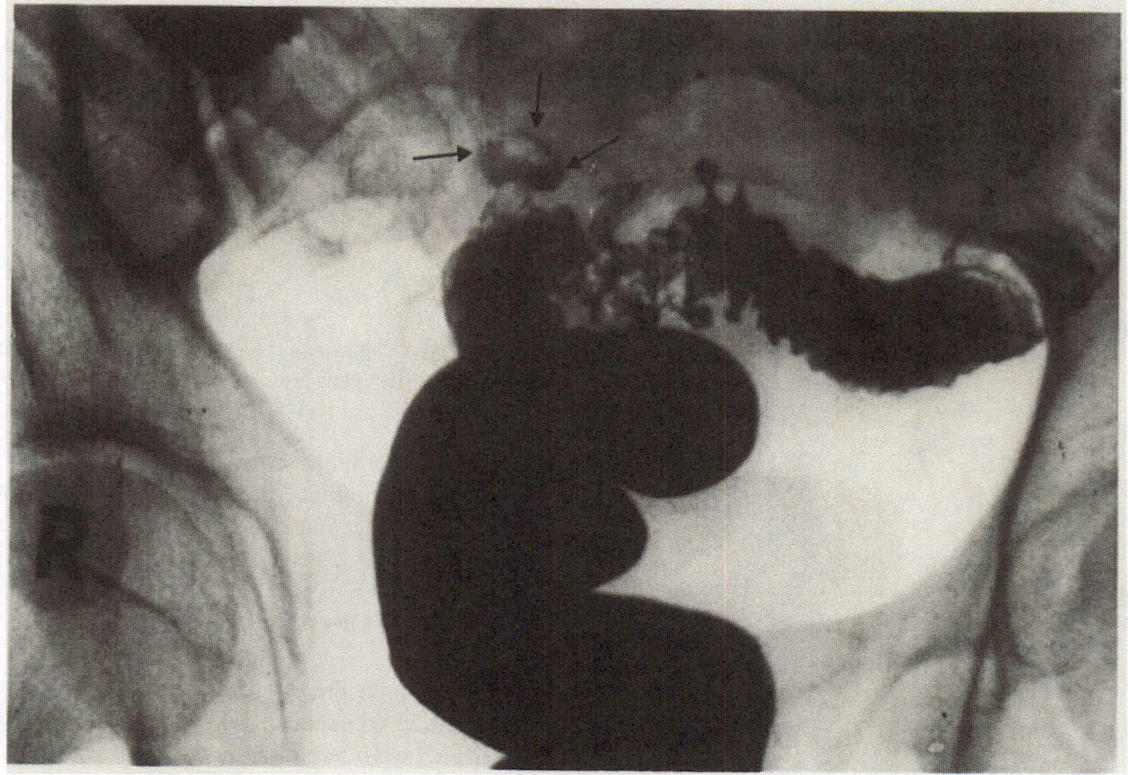

Abb. 28.6 Sigmadivertikulitis mit peridivertikulitischem Abszeß (Pfeile, Kontrasteinlauf)

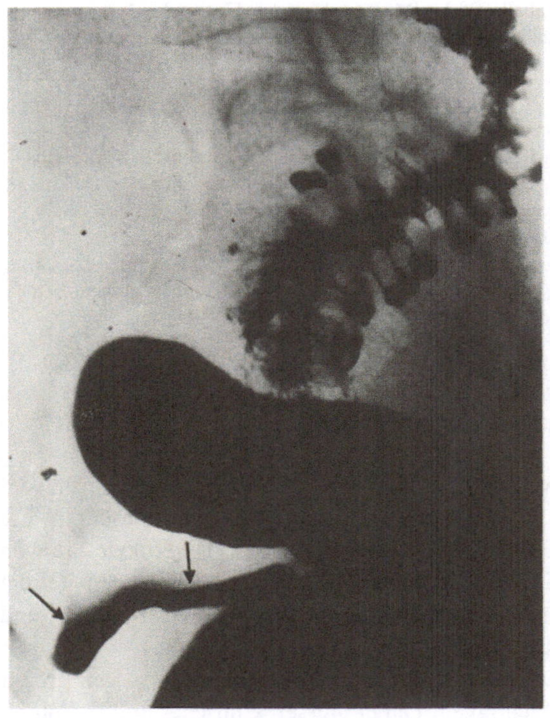

Abb. 28.7 Sigma-Harnblasen-Fistel bei Sigmadivertikulitis. Die Harnblase (Pfeile) füllt sich während des Kontrasteinlaufs

28.1.4. Ileus

Submuköse entzündliche Bindegewebsvermehrung führt sehr schnell zum Verschluß der Dickdarmlichtung (fibroplastischer Divertikulitistumor). Bei Vermehrung und Sklerose peridivertikulären Fettgewebes, Entwicklung *sklerolipomatöser* Divertikulitistumoren, wird das Darmlumen allmählich fortschreitend eingeengt (Abb. 28.8). Die Dickdarmobstruktion bei Divertikulitis kann sich also sowohl *akut* als auch *chronisch* entwickeln. Peridivertikulitische Adhäsionen werden Ursache für einen Dünndarmadhäsionsileus.

28.1.5. Blutung

Divertikel sind neben Karzinomen und Polypen eine häufige Ursache großer Dickdarmblutungen. Als Blutungsquelle lassen sich auffallend oft entzündungsfreie Divertikel außerhalb des Sigmas, bevorzugt in der rechten Kolonhälfte, nachweisen (LEWIS und SCHNUG). Dabei handelt es sich um die regressive Kolondivertikulose (de GRAAFF, MARCUS und WATT). Im Gegensatz zu den GRASERschen Pseudodivertikeln am Sigma (der progressiven Diverticulosis coli) gehen die regressiven mit einer Atrophie der

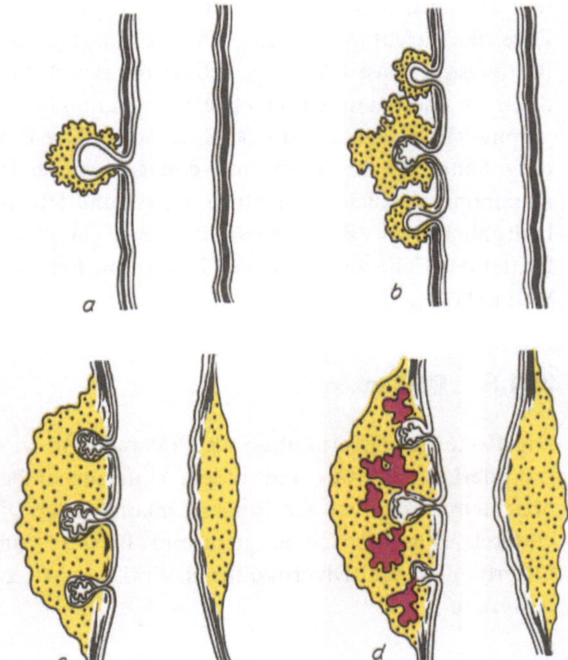

Abb. 28.8 Allmähliche Sigmaobstruktion durch einen sklerolipomatösen Divertikulitistumor mit peridivertikulitischen Abszedierungen. *a* Komplette Pseudodivertikel liegen sehr oft im Bereich von Fettanhängen des Sigmas; *b* diese Fettanhänge vergrößern sich um das größer werdende Pseudodivertikel; *c* die Fettanhänge konfluieren unter Fibrosierung und Einengung der Darmlichtung; *d* peridivertikulitische Abszedierungen in der sklerolipomatösen Hülle führen zu hochgradiger Sigmastenose

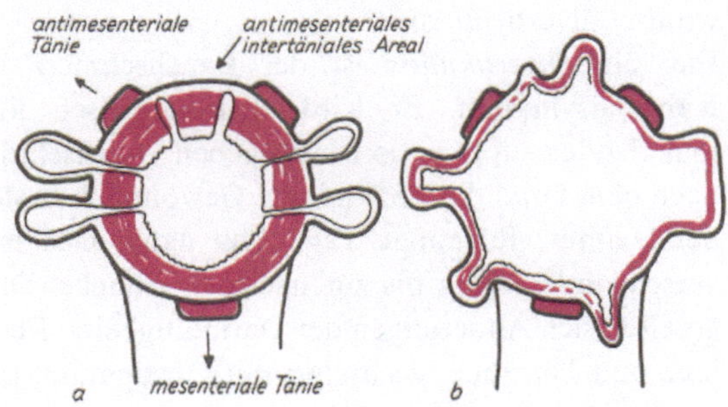

Abb. 28.9 Charakteristische Unterschiede zwischen progressiver und regressiver Diverticulosis coli. *a* Bei progressiver Diverticulosis coli liegen Pseudodivertikel an konstanten Stellen des Darmquerschnittes, die Muskulatur des Darmes ist kontrahiert, neben kompletten liegen inkomplette intramurale Pseudodivertikel; *b* bei regressiver Diverticulosis coli liegen echte Divertikel an beliebigen Stellen des Darmquerschnittes, die Darmmuskulatur ist tonuslos, atroph, die Divertikelhälse sind weit

Kolonwandelemente einher (Abb. 28.9). Es sind echte Divertikel, die willkürlich an der ganzen Zirkumferenz des Kolonquerschnitts austreten. Die kurzen breiten Divertikelhälse begünstigen die Blutungen, auch können die dünnwandigen großen Divertikel leicht perforieren. Die Lokalisation der Blutungsquelle ist schwierig, gelingt im akuten Stadium am ehesten durch selektive Mesenterialarteriographie (EISENBERG, LAUFER, SKILLMAN). Die Blutung kann sowohl leicht und dauernd wie beim Karzinom, als auch gelegentlich massiv und lebensbedrohlich sein (BELLMANN) und neigt in einem Drittel der Fälle zu Rezidiven (TAYLOR u. EPSTEIN; WOLLAEGER).

28.1.6. Präkanzerose

Die Rolle der Divertikulose als **Präkanzerose** wird diskutiert. BELLMANN und andere Untersucher beobachteten Adenome am Eingang inkompletter Divertikel. Dennoch fehlen genügend Beweise, um Divertikulose und Divertikulitis als Präkanzerose zu bewerten.

28.2. Symptomatik

Die *Divertikulose* ist in der Mehrzahl der Fälle asymptomatisch und wird beim Bariumeinlauf zufällig entdeckt. Manche der Träger dieser Darmveränderungen klagen bei genauer Befragung über vage Symptome: Mißempfindungen oder Schmerzen im Mittelbauch oder linken Unterbauch, Flatulenz, Obstipation und Schafskot (painfull diverticular disease without diverticulitis).

Für die *Divertikulitis* ist der Bauchschmerz das Kardinalsymptom. Er wird charakteristisch links iliakal oder suprapubisch angegeben, wechselnd je nach dem Grad der Enzündung. Gewöhnlich besteht der Schmerz für einige Tage, läßt dann nach oder verschwindet völlig bis zur nächsten Attacke. Dazu gesellen sich Änderungen der Darmtätigkeit – Flatulenz und Diarrhoe wechselnd mit Obstipation, (mit zunehmender Stenose überwiegt die Obstipation) – Übelkeit und Erbrechen. Blutungen sind häufig, Dysurie geht Darmsymptomen gelegentlich voraus, ebenso Pneumaturie.

28.2.1. Untersuchungsbefunde

Die Divertikulose ist bei physikalischer Untersuchung durch keine abnormen Zeichen zu erkennen, die Divertikulitis dagegen an *Druckschmerz* im linken Unterbauch oder suprapubisch. Das schmerzhafte und verdickte Sigma kann oft getastet werden, auch rektal-digital. Die Endoskopie bringt einige

Tabelle 28.1 Röntgenologische Unterscheidungsmöglichkeiten zwischen Divertikulitis und Karzinom im Sigma

	Divertikulitis	Karzinom
1. Befall	langes Segment	kurzes Segment
2. Übergang von gesunder zu kranker Darmzone	allmählich	abrupt (portioartig)
3. Darmkontur	bizarr zerfranst	Schleimhautzeichnung aufgehoben
4. Schleimhaut	intakt	zerstört
5. Divertikel über oder unter der Enge	spricht für Divertikulitis	Koinzidenz ist möglich
6. Spasmen	häufig	nicht typisch

Aufschlüsse, Verziehungen und Einengungen des Darms verhindern aber öfter das Einführen des Gerätes. Gelegentlich werden Divertikelöffnungen sichtbar, in akut entzündeten Sigmazonen gelingt eine Unterscheidung zwischen Divertikulitis und Karzinom.

Der *Röntgenbefund* ist für die Diagnose von großer Wichtigkeit. Dabei müssen klinisches und radiologisches Bild gemeinsam beurteilt werden. Besonders problematisch, gelegentlich nicht mit Sicherheit möglich, ist die radiologische Differentialdiagnose zwischen Divertikulitis und Sigmakarzinom. SCHATZKI beschrieb folgende Merkmale (Tab. 28.1). Schon KÖRTE hatte auf die Schwierigkeit der Abgrenzung einer Reihe chronischer Divertikulitistumoren von Karzinomen selbst bei offenem Abdomen hingewiesen. Bei jedem 4. entzündlichen Sigmatumor kann erst der Pathologe das Karzinom ausschließen.

28.3. Therapie der akuten Divertikulitis

Sie variiert entsprechend den 3 Versionen im Krankheitsablauf.

1. Bei der Mehrzahl der Kranken nehmen die Beschwerden im Laufe von Tagen ab. *Konservative Behandlung* ist also zunächst berechtigt (GÜTGEMANN), Bettruhe, Antibiotika, Spasmolytika, milde Abführmittel, Kleiezusätze zur Nahrung (2 Teelöffel 3mal täglich), als Schmerzmittel kein Morphin, dafür Pethidin (Dolcontral), keine Einläufe. Bei stärkeren abdominalen Beschwerden Nahrungskarenz und Infusionsbehandlung.

2. Bleiben Schmerzen und Fieber bestehen, werden sogar betonter, bildet sich ein palpabler, wachsender Tumor aus, ist also ein perisigmoiditischer Abszeß

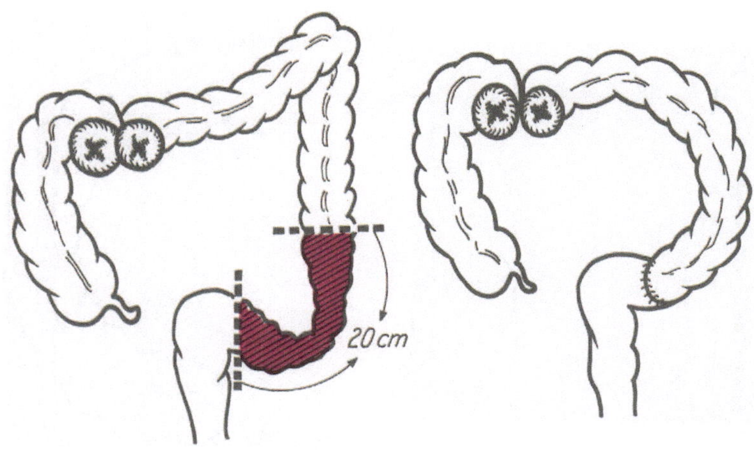

Abb. 28.10 Radikale Chirurgie bei Divertikulitis mit Peritonitis. Exzision des erkrankten Sigmas mit oder ohne primäre Anastomose. *Keine Anastomose ohne den Schutz einer Transversumkolostomie!*

anzunehmen, so sind chirurgische *Abszeßdrainage* und Transversum-Kolostomie angezeigt, dringend nur, wenn Blasensymptome auftreten. Dem Abszeßeinbruch in die Harnblase ist durch äußere Drainage zuvorzukommen, sonst sollte man eine Abszeßabgrenzung wie beim appendizitischen Abszeß abwarten und kleine lokale Inzisionen wählen. Das Sigmakarzinom mit Abszeß sollte aber immer erwogen werden. Eine Sigmaresektion ist später (3 Monate) erforderlich.

3. Verfällt der Kranke schnell, entwickeln sich die Symptome der diffusen Peritonitis, ist nach Vorbehandlung s. S. 401 *sofortige Laparotomie* angezeigt. Als Ursache der diffusen Peritonitis finden sich entweder Divertikelperforationen (kotige Peritonitis) oder der Einbruch eines perikolischen Abszesses in die Bauchhöhle (eitrige Peritonitis).

Als operative Therapie wurde früher lokale Drainage und Übernähungsversuch mit einer rechtsseitigen Transversum-Kolostomie kombiniert. Die Kotverschmutzung der Wunde kann aber so nicht sofort abgebrochen werden, denn zwischen Kolostomie und Perforation steht ja noch eine Kotsäule und Übernähungen sind so unsicher wie bei perforativer Appendizitis. Die Letalität nach diesem Vorgehen liegt um 50%. Daher erfolgte in den letzten Jahren in der Greifswalder Klinik wie in anderen eine *Wende zum aktiveren Vorgehen* (RODKEY, WELCH, NADJAFI, ALLGÖWER, ENG u. a.). Die radikale Chirurgie bei akuter Divertikulitis mit kotiger Peritonitis bringt bei richtiger Auswahl der Kranken und Ausschluß der infausten, verschleppten Spätfälle ermutigende Ergebnisse. Wir bedienen uns, wie auch HEBERER, GOLIGHER und ALLGÖWER, der *Hartmannschen Operation* (oberen Einstülpungsoperation) und schließen den Eingriff mit einer Antibiotikaspüldrainage der Bauchhöhle ab. Dieses Vorgehen ist in vielen Fällen technisch zuverlässiger anzuwenden als die Schlingenvorlagerung nach HEINECKE-PAUL-MIKULICZ und die Resektion mit primärer Anastomose (Abb. 28.10).

4. Bei *Darmverschluß ohne Peritonitis* wird durch Laparotomie der Dünndarmileus ausgeschlossen, dann eine Transversum-Kolostomie angelegt (1. Phase der dreizeitigen Resektion). **Keine primäre Kolonresektion im Stadium des linksseitigen Dickdarmileus!** Bei Divertikulitis kann nach Anlage der Kolostomie 3 Monate mit der Sigmaresektion gewartet werden, bei Karzinomverdacht nur drei Wochen.

5. *Therapie bei Divertikelblutung:* In den meisten Fällen genügt konservative Behandlung der Blutung (Bluttransfusion, Hämostyptika). Müssen allerdings mehr als 1500 ml Blut in 24 Stunden zum Ausgleich des Blutverlustes transfundiert werden, so sehen wir darin eine Indikation zu operativer Therapie. Auf die Problematik der Lokalisierung der Blutungsquelle im Kolon wurde schon verwiesen. Erfahrungen mit der im Anschluß an die Angiographie startenden intraarteriellen Dauerinfusion von Pitressin über den SELDINGER-Katheter in die A. mes. inferior oder superior, je nach Lage des blutenden Divertikels (0,2 μg Vasopressin/ml/min für 15 min, dann wieder Angiographie, wenn dann noch Kontrastmittelaustritt in den Darm, 0,3 μg Vasopressin/ml/min über 4 bis 12 Stunden, EISENBERG 1973) haben wir nicht. Läßt sich die angiographisch lokalisierte Blutung so nicht stillen, ist die gezielte Segmentresektion des Kolons indiziert. Gelang der Nachweis der Blutungsquelle weder prä- noch intraoperativ, so ist bei geeigneten Kranken die Kolektomie mit Ileorektostomie die sicherste Behandlung. Die Transversumkolostomie kann den Nachweis der Seitenlokalisation der Blutungsquelle erleichtern. Wir sahen aber wiederholte Blutung aus Divertikeln im ausgeschalteten Kolon.

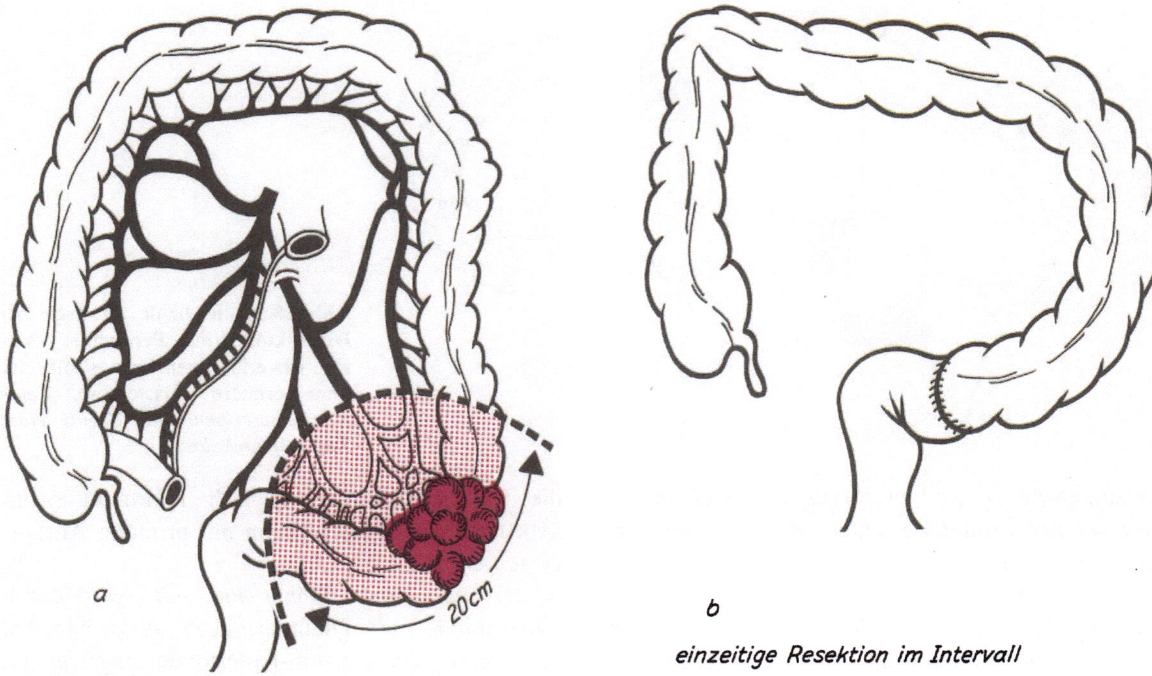

Abb. 28.11 Elektive Sigmaresektion bei unkomplizierter Divertikulitis ohne Kolostomie. *a* Zumeist genügt die Entfernung von etwa 20 cm Sigma mit Mesosigma unter Gefäßligatur wie bei einer Karzinomoperation; *b* Kolo-kolostomie End-zu-End in einreihiger Allschichtnaht nach GAMBEE mit atraumatischer Seide 000; *keine Transversumkolostomie,* wenn die Anastomose spannungsfrei liegt, die Darmenden gut durchblutet und ohne Restentzündung sind

6. Die *Indikation zur elektiven Sigmaresektion* (Abb. 28.11) wegen Divertikulitis ist in den letzten Jahren sehr wesentlich erweitert worden. War sie früher begrenzt auf Komplikationen (Ileus, Fisteln, Abszesse, Blutungen), so werden jetzt auch zunehmend Kranke mit unkomplizierter Divertikulitis reseziert (SCHELLERER, AEBERHARD, HOLLENDER), bei wiederholten Schmerzattacken, Fieberschüben, langwierigen Störungen der Darmfunktion und in jedem Falle bei Karzinomverdacht. Dabei ist aber vor einer kritiklosen Ausweitung der Operationsanzeige zu warnen, auch konservative Behandlung kann langfristige Beschwerdefreiheit bringen (SCHOLZ und GANZOW).

Prinzipien der **Technik zur elektiven Sigmaresektion:** Es genügt in den meisten Fällen eine Resektion von etwa 20 cm Sigma unter Ligatur der Gefäße wie bei einer Karzinomoperation. Eine Ausweitung der Resektion oralwärts ist nur bei Entzündung auch des unteren Deszendens notwendig (Hemikolektomie links und Transversorektostomie). Nach distal kann ein peritonealisierter Rektumstumpf erhalten werden. Läßt sich die End-zu-End-Anastomose technisch einwandfrei herstellen und fehlt eine Entzündung in den zur Anastomose benutzten Darmenden, so kann auf eine simultane Kolostomie am Querkolon verzichtet werden. Sind aber die Darmenden noch entzündet, besteht der geringste Zweifel an der Güte der Anastomose, so ist die simultane Kolostomie indiziert.

Die **Längsmyotomie** des Sigmas im Bereich einer antimesenterialen Taenie (REILLY-Operation) ist wiederholt zur Behandlung der unkomplizierten Divertikulitis (GORAL) anstatt einer Sigmaresektion empfohlen worden. Die operative Schleimhautläsion mit nachfolgender Kotfistel oder Peritonitis ist die große Gefahr der Operation. Wohl ergaben Druckmessungen eine Druckminderung im Sigma für nur 18 bis 24 Monate nach Sigmamyotomie (DANIEL), die klinische Beschwerdefreiheit dagegen dauert mehrere Jahre. Die Methode trägt beachtliche eigene Risiken, sie ist weder einfacher noch sicherer als die Sigmaresektion. Eine endgültige Beurteilung steht noch aus. Uns fehlen eigene Erfahrungen.

Immer wieder begegnet man Kranken, bei denen vor Jahren wegen Divertikulitistumor, oft in der Annahme inkurabler Sigmakarzinome, ein *Kunstafter* angelegt wurde. Bei der jetzt vorgenommenen Untersuchung ist das Sigma durchgängig, der Divertikulitistumor resorbiert, der Kranke beschwerdefrei. Wir haben uns in Ausnahmefällen bei alten Patienten, denen eine Sigmaresektion ohne zwingenden Grund nicht mehr zugemutet werden kann, zur Rückverlagerung der Kolostomie ohne Sigmaresektion entschlossen und nach bis zu 10 Jahren Nachbeobachtung kein Divertikulitisrezidiv gesehen.

28.4. Divertikelkrankheit am Zökum und rechten Kolon

Divertikel am rechten Kolon sind entweder im Rahmen einer erworbenen regressiven Divertikulose zu beobachten (dann meist multipel) oder, solitär am Zökum, angeboren. Das Zökaldivertikel liegt gewöhnlich dorsal oder medial nahe dem ileozökalen Übergang. Entzündungen treten früher als am linken Kolon auf (unter dem 40. Lebensjahr). Auf jeweils eine Beobachtung von rechtsseitiger Kolondivertikulitis kommen 50 bis 100 Patienten mit Sigmadivertikulitis (BROWN und TOOMEY). Mit der akuten zökalen Divertikulitis identisch ist wahrscheinlich die *idiopathische akute phlegmonöse Caecitis* (TAGART) ebenso wie das *solitäre Ulcus simplex im Zökum* (CAMERON, WILLIAMS).

Symptomatologie und Diagnostik

Akute Divertikulitis und Divertikelblutung sind auch hier die häufigsten klinischen Bilder (MIANGOLARRA). Eine Divertikulitis ist unter anderem auch zu erwägen, wenn weder Cholezystitis noch Appendizitis als Erklärung geklagter Beschwerden nachweisbar sind (z. B. nach Appendektomie). Die meisten Divertikel sind aber symptomlose Zufallsbefunde bei Röntgenuntersuchung. Die Mehrzahl der Patienten wird im akuten Stadium der Divertikulitis als Appendizitis laparotomiert.

Die Diagnose ist auch bei offenem Abdomen schwierig.

Therapie: Bei symptomlosen zökalen Divertikeln genügt die Einstülpung und Naht, bei akuter unkomplizierter Entzündung Abtragung und Darmnaht (PEELING). Stets gleichzeitig appendektomieren! (ASCH u. a.). Bei großen Infiltraten werden Ileozökalresektion oder rechtsseitige Hemikolektomie zumeist wegen Verdacht auf Karzinom oder chronische granulomatöse Enterokolitis (CROHN) vorgenommen. Der Tastbefund an der Zökalschleimhaut bei Palpation von der gegenüberliegenden Darmaußenwand her läßt die exophytischen harten knotigen Tumormassen vermissen. Der entzündete Divertikelhals ist als Teil der Darmwand mit Verdickung nach außen, nicht in die Lichtung hinein oder als tiefes Geschwür mit regelmäßigem Rand zu tasten. Bei mildem Verlauf und zutreffender Diagnose ist konservative Behandlung (Antibiotika, Eisblase, Bettruhe, Nahrungskarenz, Infusionsbehandlung) indiziert. Massive Blutungen erfordern die rechtsseitige Hemikolektomie möglichst im Intervall.

Literaturverzeichnis

Aeberhard, P., S. Arma und *A. Akovbantz,* Über Colondivertikulitis. Langenbecks Arch. klin. Chir. *323* (1969) 189–202

Akovbantz, A., Die Myotomie in der Behandlung der Kolondivertikulose und – divertikulitis. In: Reifferscheid, M., Kolondivertikulitis. Thieme, Stuttgart 1974

Allgöwer, M., J. Hasse und *D. Herzog,* Colonresektionen. Chirurg *42* (1971) 1–10

Arfwidsson, S., Pathogenesis of multiple diverticula of the sigmoid colon in diverticular disease. Acta chir. Scand. Suppl. *342* (1964)

Asch, M. J., und *A. M. Markowitz,* Cecal diverticulitis. Report of 16 cases and a review of the literature. Surgery *65* (1969) 906–910

Bellmann, H., H. Graetz und *R. Keitel,* Verblutungstod infolge Divertikulosis coli. Zbl. Chir. *93* (1968) 1442–1449

–, *H. Graetz* und *F. Deckert,* Fortschritte in der Diagnostik und Therapie der Diverticulosis coli sowie neue Erkenntnisse zur Pathogenese. Zbl. Chir. *97* (1972) 281

–, *W. Kothe, H. Graetz, G. Brand, B. Wohlgemuth, R. Haupt, F. Geißler, E. Rauchfuß* und *W. Hartig,* Dringliche Chirurgie bei lebensbedrohlichen Blutungen infolge Divertikulosis coli. Zbl. Chir. *99* (1974) 1566

Brown, D. B., und *W. F. Toomey,* Solitary diverticulum of the caecum and its complications. Brit. J. Surg. *47* (1960) 493

Cameron, J. R., Simple or non-specific ulcer of the caecum. Brit. J. Surg. *26* (1939) 526

Daniel, O., Sigmoid myotomy with peritoneal graft. Proc. Roy. Soc. Med. *62* (1969) 39

de Graaf, P., Die progressive, regressive und Pseudodiverticulosis coli. In: Reiferscheid, M., Kolondivertikulitis. Thieme, Stuttgart 1974

Drapanas, T., D. G. Pennington, M. Kappelman und *E. S. Lindsey,* Emergency subtotal colectomy: preferred approach to management of massively bleeding diverticular disease. Ann. Surg. *177* (1973) 519

Eisenberg, H., J. Laufer und *J. J. Skillman,* Arteriographic diagnosis and management of suspected colonic diverticular hemorrhage. Gastroenterology *64* (1973) 1091

Elmendorff, V., E. Marx und *M. Hausmann,* Sigmoiditis und Divertikulitis. Langenbecks Arch. klin. Chir. *312* (1965) 333–359

Eng, K., J. H. C. Rauson, S. A. Localio, Resection of the perforated Segment. A significant advance in treatment of diverticulitis with free perforation or abscess, Amer. J. Surg. *133* (1977) 67–72

Ernsting, M. D., Beziehungen der Divertikulose zum Lebensalter. Inaug. Diss., Erlangen–Nürnberg 1972

Goligher, J. C., Surgery of the anus, rectum and colon, 3. Aufl. Bailliere Tindall, London 1975

Goral, R., und *J. Redelbach,* Die Reilly-Operation in der Behandlung der Divertikulitis. Zbl. Chir. *101* (1976) 863 bis 866

Graser, E., Das falsche Darmdivertikel. Bericht über die Verhandlungen der Deutschen Gesellschaft für Chirurgie. Beilage zum Zbl. Chir. 1899 Nr. *27,* 107–114

Gütgemann, A., H. W. Schreiber und *D. Wülfling,* Zur Therapie der Dickdarmdivertikulitis. Langenbecks Arch. klin. Chir. *302* (1963) 716

Havia, P., und *R. Manner,* The irritable colon syndrom. Acta chir. scand. *137* (1970) 569–572

Heberer, G. H. v. Brehm und *J. Hirschfeld*, Die Divertikelerkrankungen des Dickdarms. Chirurg *41* (1970) 252–259
Hollender, L. F., und *C. Meyer*, Komplikationen der Divertikulose. Zbl. Chir. *101* (1976) 430–434
Körte, W., Über entzündliche Geschwülste am Darm. Arch. klin. Chir. *118* (1921) 138–163
Kühn, H., und *H. Bellmann*, Tödliche Komplikationen der Diverticulosis coli. Zbl. Chir. *93* (1968) 778–782
Löhr, B., A. Thiede, H. Poser, A. Kampe, Divertikulose und Divertikelkrankheit, Dt. med. Wochenschr. *103* (1978) 1145–1150
Marcus, R., und *J. Watt*, The prediverticular state. Its relationship to diverticula in the anti-mesenteric intertaenial area of the pelvic colon. Brit. J. Surg. *51* (1964) 676
Mappes, G., E. Pross und *P. Kempe*, Zur chirurgischen Therapie der Divertikulitis. Chirurg *41* (1970) 270–275
Miangolarra, C. J., Diverticulitis of the right colon: an important surgical problem. Ann. Surg. *153* (1961) 861
Mitty, W., D. Befeler, C. Grossi und *L. M. Rousselot*, Surgical management of complications of diverticulitis in patients over seventy years of age. Amer. J. Surg. *117* (1969) 270–276
Morson, B. C., The muscle abnormality in diverticular disease of the sigmoid colon. Brit. J. Radiol. *36* (1963) 385
Nadjafi, A., und *M. Allgöwer*, Ein- oder mehrzeitige Sanierung bei Komplikationen der Kolondivertikulitis. Helvet. chir. Acta *36* (1969) 41–47
Painter, N. S., Diverticular disease of the colon, Gastroenterology *4* (1972) 35
–, *A. Z. Almeida* und *K. W. Colebourne*, Unprecessed bran in the treatment of diverticular disease of the colon. Brit. med. J. *2* (1972) 137
Parks, A. G., Divertikulitis, Pathophysiologie und chirurgische Indikation. In: Reifferscheid, M., Kolondivertikulitis. Thieme, Stuttgart 1974
Peeling, W. B., und *D. A. Aubrey*, Diverticulum of caecum. Brit. J. Surg. *56* (1969) 145–149
Philipp, J., und *H. F. Fuchs*, Divertikulosis und Divertikulitis. Med. Welt *28* (1977) 1744–1747
Pross, E., und *F. Kümmerle*, Die Kolondivertikulitis. Dtsch. med. Wschr. *98* (1973) 1108–1112
Reifferscheid, M., Die chirurgische Indikation bei der Behandlung der divertikelbedingten Sigmoiditis. Dtsch. med. Wschr. *92* (1967) 523–527
–, Pathogenese der Sigmadivertikulitis und die Indikation zur Resektionsbehandlung. Langenbecks Arch. klin. Chir. *318* (1967) 134–160
–, Kolondivertikulitis (Symposium Aachen 1973). Thieme, Stuttgart 1974
–, Die chirurgische Behandlung der Diverticulitis. Chirurg *48* (1977) 577–582
Reilly, M., Sigmoid myotomy. Brit. J. Surg. *53* (1966) 859
Rodkey, G. V., und *C. E. Welch*, Surgical management of colonic diverticulitis with free perforations or abscess formation. Amer. J. Surg. *117* (1969) 265–269
–, Diverticulitis of the colon: Evolution in concept and therapy. Surg. Clin. North. Amer. *45* (1965) 1231–1243
Schatzki, R., The roentgenologic differential diagnosis between carcinoma and diverticulitis of the colon. Radiology *34* (1940) 651
Schellerer, W., Die Behandlung der Sigmadivertikulitis. Dtsch. Med. Wschr. *95* (1970) 690–694
–, Die Operation der Sigmadivertikulitis. Zbl. Chir. *100* (1975) 1013
Scholz, O., und *U. Ganzow*, Unsere Erfahrungen bei der Sigmadivertikulitis unter Berücksichtigung der konservativen Therapie. Zbl. Chir. *97* (1972) 281
Schreiber, H. W., Neue Gesichtspunkte zur Divertikulitis des Dickdarms. Dtsch. med. Wschr. *90* (1965) 1998–2002
Spriggs, E. J., und *O. A. Marxer*, Intestinal diverticula. Quart. J. Med. *19* (1925) 1
Stelzner, F., und *W. Lierse*, Über die Entwicklung der Divertikulose und der Divertikulitis. Langenbecks Arch. klin. Chir. *341* (1976) 271–280
Tagart, R. E. B., Akute phlegmonous Caecitis. Brit. J. Surg. *40* (1953) 437
Williams, K. L., Acute solitary ulcers and acute diverticulitis of the caecum and ascending colon. Brit. J. Surg. *47* (1960) 351
Wollaeger, E. E., M. H. Stauffer, M. A. Adson, M. B. Dockerty und *E. S. Judd*, Massive hemorrhage from colonic diverticulitis. Mayo Clin. Proc. *41* (1966) 549–559

29. Infektionen an Anus, Rektum und perianaler Region

S. KIENE

29.1. Allgemeines

29.1.1. Wundheilung in der Analregion

Die Infektion einer Wunde der Analregion ist praktisch unvermeidbar, die sekundäre Wundheilung in dieser Region daher die Regel. Die Operationstechnik hat somit durch Offenlassen der Wunde und Beseitigung aller Taschen günstige Bedingungen für die Sekundärheilung zu schaffen. Der primäre Wundverschluß durch Naht oder Spalthauttransplantation ist in der Mehrzahl der Fälle zum Scheitern verurteilt und führt eher zu einer Verzögerung der Wundheilung. Nur in ausgesuchten Einzelfällen kann ein Erfolg erwartet werden.
Da die Heilungstendenz der einzelnen Epithelarten der Analregion unterschiedlich ist – die perianale Haut heilt schneller als die des Analkanals – muß der vorzeitige Schluß der äußeren Wunde durch zusätzliche Exzision perianaler Hautlappen verhindert werden. Die so entstandenen perianalen Drainagedreiecke sichern den Sekretabfluß aus der Analkanalwunde (Abb. 29.1).

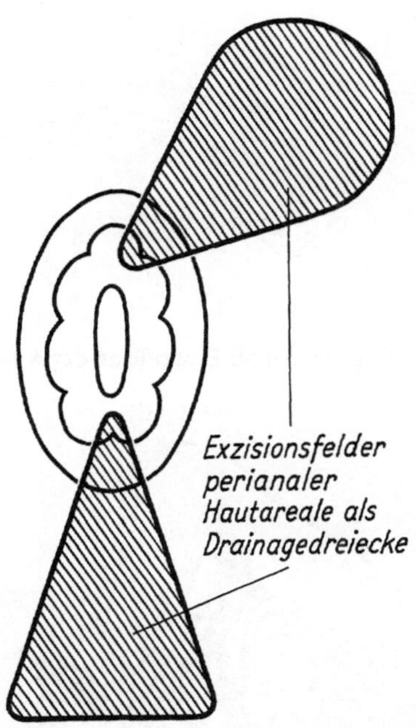

Abb. 29.1 Ungestörte Sekundärheilung der Wunden im Analkanal wird durch Exzision schmaler perianaler Hautfelder gesichert

29.1.2. Lagerung zu kleinen proktochirurgischen Eingriffen (Abb. 29.2 bis 29.4)

Für diagnostische Maßnahmen werden Knie-Brust- oder Knie-Ellenbogen-Lage, Linksseitenlage nach SIMS oder Lagerung auf dem kippbaren Rektoskopiestuhl nach EWE eingenommen.
Für kleine proktologische Operationen eignet sich die Steinschnitt-TRENDELENBURG-Lage am besten (Beine in Hüft- und Kniegelenken stark gebeugt, Gesäßbacken bis zu den Sakroiliakalgelenken über die untere Tischkante gezogen, Kinnspitze bis auf ein Niveau mit der Symphyse gesenkt). Wir verwenden sie fast ausschließlich. Die bei Linksseitenlage nach SIMS störende rechte Gesäßhälfte muß durch einen Pflasterstreifen beiseite gehalten werden. Das Gesäß muß die seitliche Tischkante überragen.

Zur Klappmesserposition (prone-position) werden bei Bauchlage Kopf- und Fußende des Operationstisches gesenkt; die Gesäßregion wird durch einen untergelegten Sandsack erhöht. Pflasterstreifen halten die Gesäßbacken zur Seite (LOCKWOOD).
Die *Hautdesinfektion* beginnt stets afterfern; erst die letzten Striche führen über den After. Ein Jodanstrich des Skrotums ist zu vermeiden.

29.1.3. Schmerzausschaltung zu kleinen proktochirurgischen Eingriffen

Auch die meisten kleinen anorektalen Eingriffe werden heute in Allgemeinnarkose, zumeist mit Intubation und Muskelrelaxation, vorgenommen. Dennoch ergibt sich immer wieder die Notwendigkeit einer ausschließlich regionalen Schmerzausschaltung.
Die **Infiltrationsanästhesie des Analkanals** (Abb.

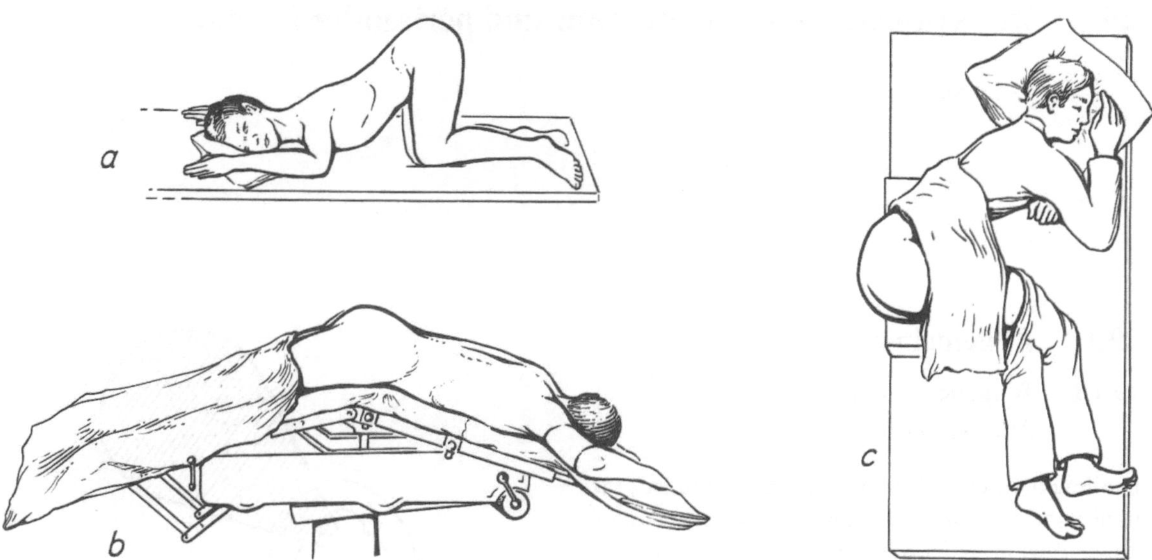

Abb. 29.2 Lagerungen für Eingriffe an der Anorektalregion. *a* Knie-Brust-Lage; *b* Klappmesserposition; *c* Linksseitenlage nach SIMS

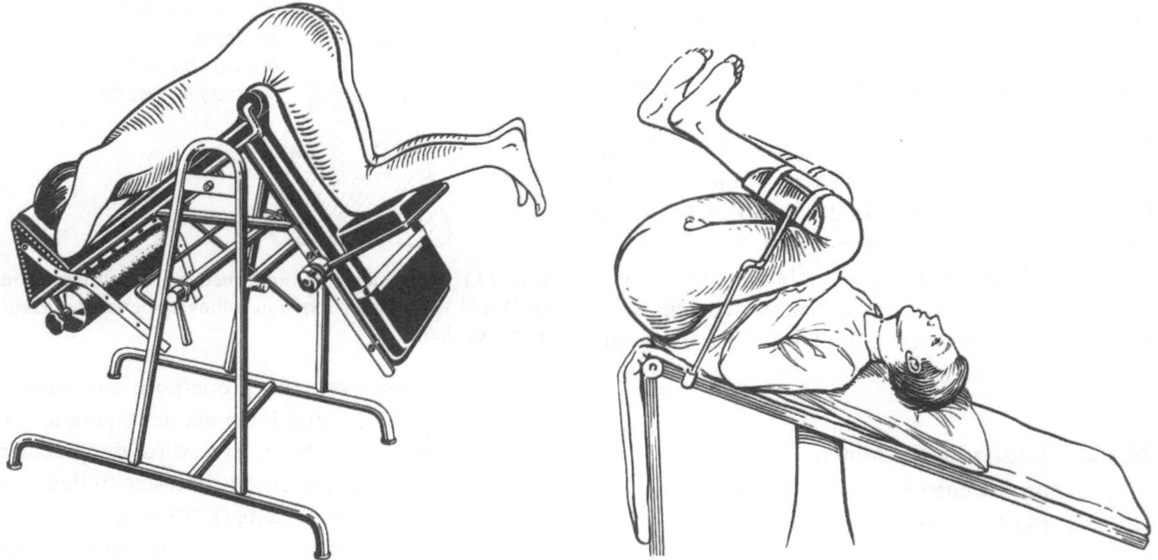

Abb. 29.3 Kippbarer Rektoskopiestuhl nach EWE

Abb. 29.4 Steinschnitt-TRENDELENBURG-Lage

29.5) gewährt für Operationen wegen Hämorrhoiden, Fissuren, Analpolypen, Papillitis und Kryptitis ausreichende Schmerzausschaltung (BACON).

Technik. Prämedikation mit Atropin! Von je einem Hautstich vor und hinter dem After in der Mittellinie werden maximal insgesamt 50 ml 1%ige Mepivakain[1]- oder Lidokainhydrochloridlösung[2] mit 10/μg/ml Noradrenalin bei Erwachsenen fächerförmig um, nicht aber an die Wand des Analkanals injiziert.

1 Mepivakainhydrochlorid : Carbocain®; Scandicain®
2 Lidokainhydrochlorid : Xylocitin®; Xylocain®

29.1.4. Nachbehandlung nach kleinen proktochirurgischen Eingriffen

Das außerordentlich lästige *Stopfrohr* ist für die Nachbehandlung völlig überflüssig. Ein Fibrin- oder Gelasponschwamm in den Wundgraben, darüber eine Mullage, fixiert durch einen T-Bindenverband, reicht aus. Industriell vorgefertigte kühlende und analgesierende Vorlagen – TUCKS – sind an angloamerikanischen Kliniken in Gebrauch. Auch maßgerechte Nylonhosen ermöglichen eine Fixation des

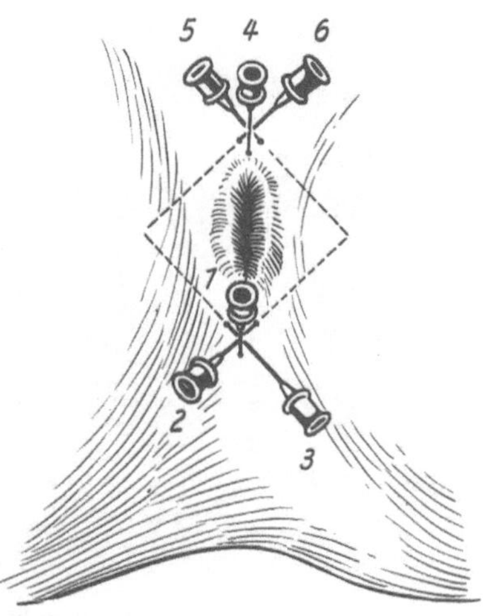

Abb. 29.5 Infiltrationsanästhesie des Analkanals nach BACON. Von 2 Einstichstellen aus wird der Analkanal fächerförmig umspritzt

Verbandes ohne Pflaster oder Klebstoff (BUIE). Analgetika müssen großzügig verordnet werden.

Bei Verdacht auf eine *Nachblutung* fahnde man auch stets in der Mastdarmampulle. Zur Blutstillung kommen bei der frühen Nachblutung die Umstechung, später die Einlage eines Ballonkatheters in Frage.

Bei *Störungen der Harnentleerung* mache man vor einer Katheterentleerung der Harnblase stets erst einen Versuch mit subkutaner oder intramuskulärer Injektion von Neostigmin[1] oder Karbachol[2]. Leichte Nahrung und Getränke können bereits am Abend des Operationstages gereicht werden.

Zur Beherrschung des perianalen Ödems bewähren sich wiederholte heiße Sitzbäder und heiße Umschläge mit Desinfizienzien, die der Kranke selbst wechselt. Das 1. Sitzbad erfolgt am 1. postoperativen Tag. Die Temperatur des Wassers beträgt 45°C; das Wasser steht im Behälter 15 cm hoch. Die Badedauer umfaßt jeweils 5 Minuten. Menstruation und Kreislaufschwäche verbieten ausgiebige Bäder. Jeder medikamentöse Zusatz zum Wasser ist überflüssig. Zumeist müssen die Bäder für 15 bis 20 Tage fortgeführt werden.

Besonderen Wert haben häufig wiederholte *Sphinkterspannungsübungen* in der postoperativen Phase zur Besserung der Zirkulation, des Muskeltonus und zur Überwindung von Schmerzen (FOOTE, CRUC und HILL 1961).

Routinemäßige Opiumgaben bieten keinerlei Vorteile, sondern nur Nachteile für die Nachbehandlung. Dagegen werden schon am zweiten Tag nach der Operation milde Abführmittel verabfolgt. Bis zum 10. Tag sollte bei Normalkost und beliebiger Flüssigkeitsaufnahme der Stuhlgang durch leichte Abführmittel geschmeidig gehalten werden. Eine wiederholte schonende *digitale Kontrolle des Wundgebietes* zur Verhütung narbiger Stenosen ist empfehlenswert. Nach Fistelspaltung wird so auch der Wundgraben am vorzeitigen Verkleben gehindert.

Zur Entlassung sollte auf kleine zeitweilige Störungen in der Folgezeit, wie Schmierblutungen, geringe Eitersekretion, Mißempfindungen und deren Harmlosigkeit hingewiesen werden. Die lokale Applikation irgendwelcher Salben oder Zäpfchen ist kontraindiziert.

29.2. Kryptitis, Anitis (Abb. 29.6)

Die Entzündung der MORGAGNIschen Krypten (Kryptitis) spielt in der Entstehung entzündlicher anorektaler Erkrankungen eine fundamentale Rolle. Sie breitet sich über Analdrüsen oder direkt in das umgebende Gewebe aus und bietet so den Ausgang für die Myositis sphincterica fibrosa (Pectenosis), Analfissuren, Analfisteln und periproktitische Abszesse sowie entzündliche Hämorrhoidalkomplikationen.

Ursachen für die Kryptitis sind Obstipation und durch harten Stuhl bedingte Analverletzungen, wie auch therapeutische Maßnahmen (Einläufe, Zäpfchen, Antibiotika), Diarrhoe, Oxyuren, Analekzem und Vulvitis bei Kleinkindern, Fluor vaginalis.

Die *klinische Symptomatik* der Kryptitis variiert mit dem Lebensalter. Bei Jugendlichen ist sie am klarsten ausgeprägt, da noch keine Folgeschäden am After vorliegen. Der Schmerz ist akut, scharf wie ein Stich, kurzfristig beim Stuhlgang, präzise lokalisiert, manchmal als Fremdkörpergefühl oder brennend. Nur gelegentlich hält er länger an oder tritt erst abends auf. Bei Kleinkindern wird diese Symptomatik altersentsprechend präsentiert als Heulen und Furcht vor dem Stuhlgang, die Weigerung zur Stuhlentleerung überdauert die Heilungsfrist, führt gelegentlich zu schweren Darmentleerungsstörungen bis zur Enkopresis (DUHAMEL). Bei Erwachsenen wird der Kryptitisschmerz oft mit einem Hämorrhoidalleiden erklärt.

Diagnostik: Die typische Kryptitis der Kinder und Jugendlichen ist schon durch Auseinanderziehen des Analkanals zu erkennen. Wichtig ist die Untersu-

1 Neostigmin: Neoeserin®; Eustigmin®; Prostigmin®
2 Karbachol : Jestryl®, Doryl®

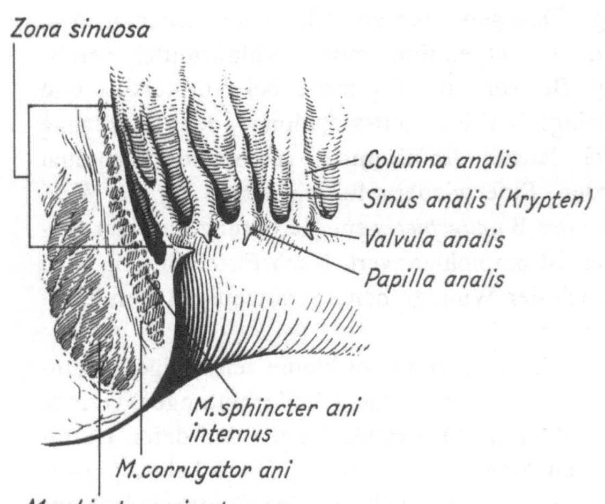

Abb. 29.6 Innenrelief des Analkanals

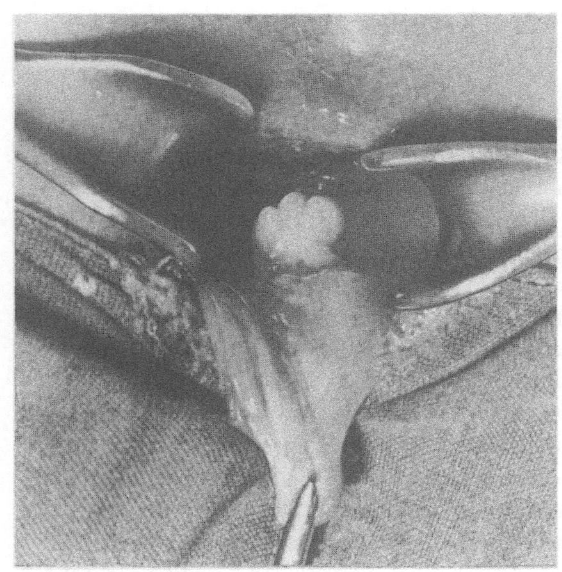

Abb. 29.7 Papillitis hypertrophicans bei chronischer Analfissur und Vorpostenfalte

chung mit dem Proktoskop und der Hakensonde. Rötung und Verdickung des Kryptenrandes, Eiter, Fremdkörper oder Oxyuren in der Tasche sind feststellbar, der Schmerz lokalisierbar, eine oder mehrere Krypten können erkrankt sein. Die Entzündung der Krypte führt auch zu einer entzündlichen Reaktion der zugehörigen Papille (Papillitis), die bei wiederholten Schüben hypertrophiert (Papillitis hypertrophicans), Prolaps und Einklemmung dieser Papille sind sehr unangenehm schmerzhaft. Im Analrand wirft sich entsprechend eine ödematöse Hautfalte ähnlich wie bei Analfissur auf (Abb. 29.7).
Differentialdiagnostisch sind die verschiedenen Formen der Folgekrankheiten (Fissuren, Fisteln, Abszesse, Hämorrhoidalkomplikationen) abzugrenzen, aber auch Herpes und venerische Erkrankungen (Gonorrhoe und syphilitischer Primäraffekt).

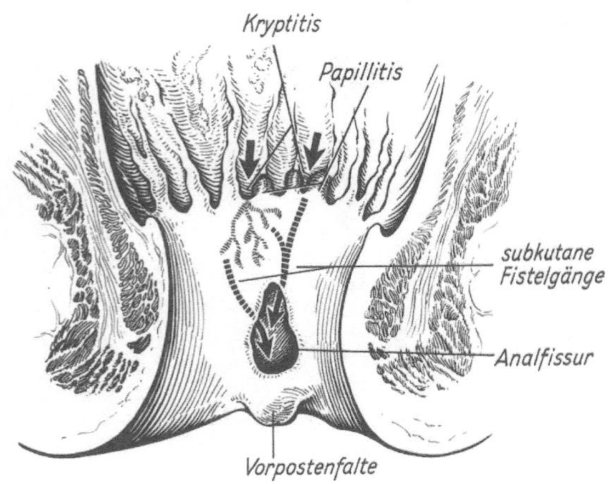

Abb. 29.8 Beziehungen zwischen Kryptitis, Papillitis, subkutaner Analfistel und Analfissur

Therapie: Die akute Kryptitis heilt oft unter heißen Sitzbädern, Stuhlregulierung und Analgetika ohne Operation. Bei chronischer Kryptitis wird die entzündete Krypte in Steinschnittlage und Allgemeinnarkose mit der Hakensonde angehoben und mit dem Skalpell exzidiert (Kryptektomie), zur Sicherung der ungestörten Drainage der Exzisionswunde zusammen mit einem kleinen perianalen Hautstück. Hyperplastische Papillen werden nach Durchstichligatur am Hals abgetragen.

29.3. **Analfissur** (Abb. 29.8)

Die Analfissur, das hochschmerzhafte unspezifische Geschwür im Analkanal, liegt meist dorsal, weniger häufig in der ventralen Kommissur, vereinzelt seitlich. Kryptitis oder Hämorrhoiden unterschiedlicher Ausprägung werden oft durch eine Analfissur kompliziert. Analfissuren gehören zum Formenkreis vegetativer Erkrankungen, erhöhter Sympathikotonus führt zunächst zu funktionellen, später zu organischen Sphinkterstörungen im Sinne einer Achalasie (GÖTZ).
Symptomatik: Die Krankheit kann akut auftreten oder rezidivieren. Der Schmerzablauf ist charakteristisch: Überwältigender Öffnungsschmerz beim Durchtritt der Stuhlsäule durch den After, dabei auch leichte Schmierblutung, der übrige Stuhlgang geht relativ schmerzarm ab. Einige Minuten bis 1 Stunde nach dem Stuhlgang melden sich dumpf

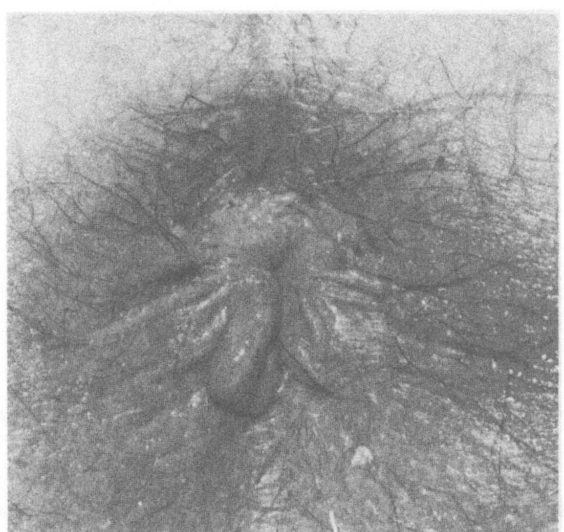

Abb. 29.9 After bei akutem Fissuranfall: Vorpostenfalte bei 7^h, Sphinkterkrampf

ziehende Schmerzen im Beckenboden und Analkanal, die stetig zunehmen und oft erst nach 6 bis 8 Stunden wieder abklingen. Der ganze Arbeitstag des Patienten steht nach dem Morgenstuhlgang im Zeichen des Fissurschmerzes.

Diagnostik: Der Schmerz ist charakteristisch. Bei Analinspektion ist der M. sphincter ani kontrahiert (Sphinkterkrampf), auf Höhe der Fissur im Analkanal liegt außen am Analrand eine gerötete, geschwollene *Vorpostenfalte* (Abb. 29.9). Bei chronischem Verlauf wechselt die Schmerzintensität. Pruritus ani tritt auf. In der *akuten Fissurattacke* ist eine rektale digitale Untersuchung ohne Anästhesie nicht möglich, nur unter Schmerzausschaltung läßt sich der Analkanal austasten, entfalten und inspizieren. Die Fissur ist längst gestellt, die zugehörige Krypte verdickt, bei chronischen Formen ist gelegentlich im Grund der M. sphincter ani internus zu erkennen. Durch Austasten mit der Sonde sind Verbindungen zu korrespondierenden Krypten (intrasphinktere Analfistel) aufzudecken oder ein intersphinkter mündender Fistelgang (innere inkomplette Analfistel).

Differentialdiagnose: Intrasphinktere und innere inkomplette intersphinktere Analfisteln als Komplikationen besonders der chronischen Analfissur sind zu identifizieren, ebenso kleine, schmerzhafte Analkanalkarzinome. Der keineswegs seltene syphilitische anale Primäraffekt ist auffallend hart, keineswegs immer schmerzlos, doch wenigstens schmerzärmer als die unspezifische Analfissur. Typisch ist dabei auch ein Abklatschschanker auf der gegenüberliegenden Seite des Analkanals und die Vergrößerung der Leistenlymphknoten. Die WASSERMANN-Reaktion braucht bei ganz früher Form noch nicht positiv zu sein! Bei den Condylomata lata der sekundären Syphilis ist die Seroreaktion dagegen immer eindeutig positiv, ebenso bei Analgummen (LENTINI).

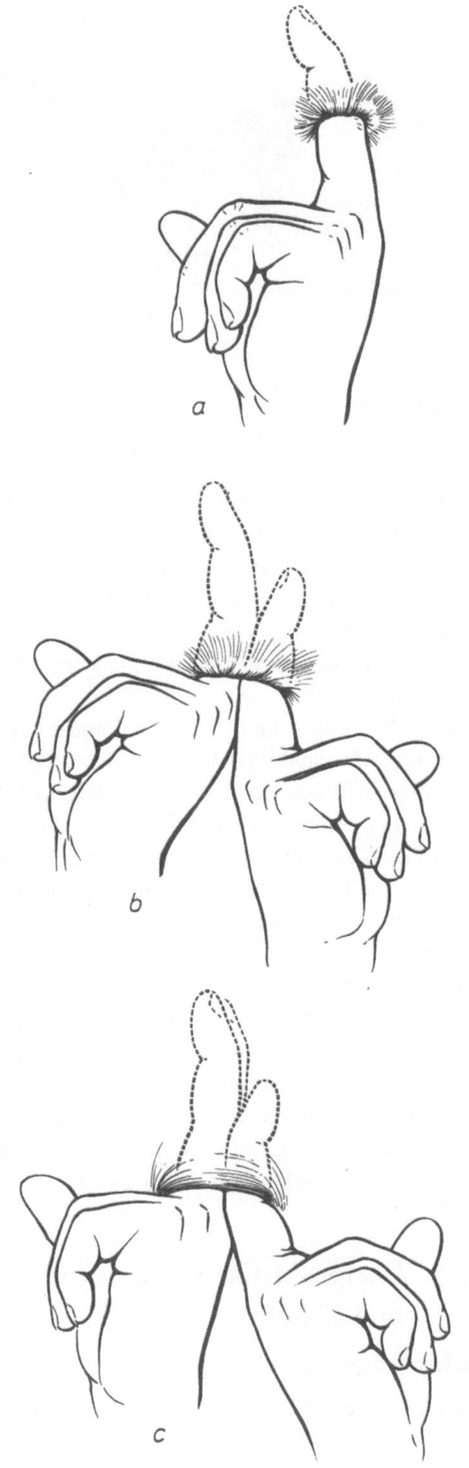

Abb. 29.10 *a–c* Technik der stufenweisen digitalen Sphinkterdehnung

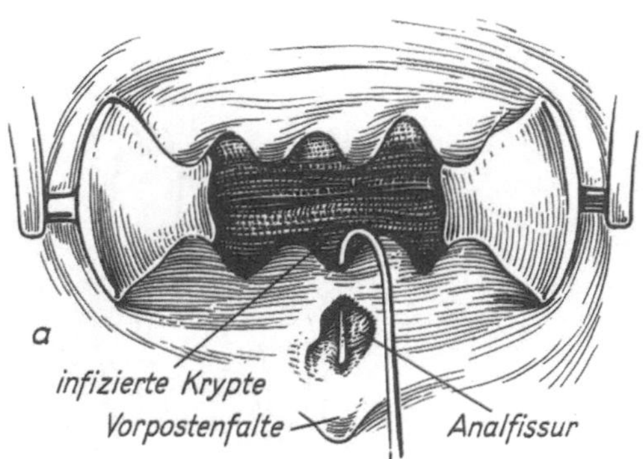

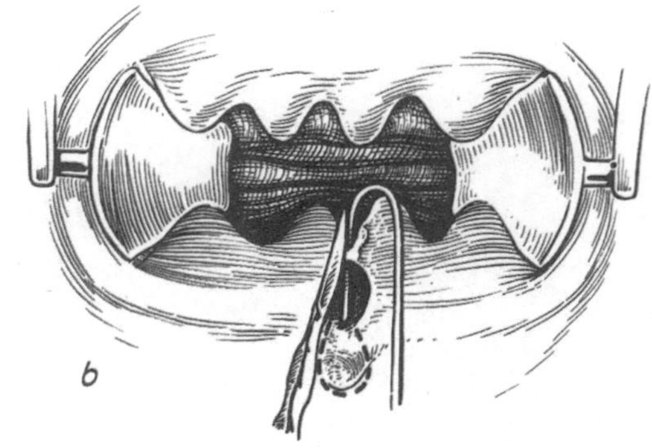

Abb. 29.11 *a, b* Fistelspaltung, Kryptotomie und Exzision der Vorpostenfalte als Zusatzmaßnahme zur Sphinkterdehnung bei chronisch rezidivierender Analfissur

Analfissuren bei Colitis ulcerosa und Morbus CROHN können durch Rektoskopie und Röntgendiagnostik richtig klassifiziert werden. Das sehr seltene tuberkulöse Analgeschwür (bei gleichzeitiger Darm- oder Lungentuberkulose!) ist histologisch von Fremdkörperreaktionen im Fistelgang und Morbus CROHN abzutrennen.

Therapie: Wir benutzen folgende Behandlungswege:

1. die *digitale Sphinkterdehnung* (Abb. 29.10) in tiefer Allgemeinnarkose (RECAMIER) hat auch heute eine Vorrangstellung in der Behandlung des *akuten Fissuranfalls.* Sie führt zu schlagartiger Beschwerdefreiheit, schneller Wiedererlangung der Arbeitsfähigkeit und erfordert keine besondere Nachbehandlung. Rezidivquote: 28% (HAWLEY);
2. bei *chronisch rezidivierender Analfissur* sind im Anschluß an die digitale Sphinkterdehnung in gleicher Narkose entzündete Krypten und Vorpostenfalte zu exzidieren, Fistelgänge freizulegen, begleitende Hämorrhoiden in typischer Weise abzutragen. Von Fissurotomie, Sphinkterotomie dorsal und seitlich sahen wir keine Vorteile (Abb. 29.11).

29.4. Periproktitische Abszesse und Fisteln

29.4.1. Abszesse (Abb. 29.12 und 29.13)

Periproktitischer Abszeß und Analfistel sind zwei Phasen eines einheitlichen entzündlichen Prozesses. Periproktitische Abszesse entsprechen akuten Eiterungen in inkompletten inneren Analfisteln, die durch Inzision oder Perforation in komplette umgewandelt werden. Über eine Kryptitis und Entzündung der Proktodäaldrüsen entsteht ein *intermuskulärer Abszeß* zwischen M. sphincter ani internus und M. sphincter ani externus (EISENHAMMER). Diese Phase der Erkrankung ist hoch schmerzhaft, tastbar ist eine dolente regionale Schwellung in der Sphinktermuskulatur mit Vorwölbung vor allem des äußeren Schließmuskels. Wird der Abszeß nicht in diesem Frühstadium eröffnet, so kann er sich in vier Richtungen ausbreiten (Abb. 29.13):

1. Perforation nach **medial** über den Ausführungsgang der Proktodäaldrüse in die Kryptenzone. Es verbleibt dann eine innere inkomplette intersphinktere Analfistel;
2. nach **kranial** über den M. sphincter ani internus hinweg unter die Rektummukosa (hoher intersphinkterer Abszeß oder submuköser Abszeß) oder außerhalb des Mastdarms als pelvirektaler Abszeß (PARKS);
3. nach **lateral** durch die Fächer der äußeren Sphinktermuskulatur oberhalb der perianalen Faszie in die Ischiorektalgrube (ischiorektaler Abszeß, anfangs wenig dolent, bei verzögerter Entleerung Neigung zu doppelseitiger Ausbreitung *(Hufeisenabszesse);*
4. nach **kaudal** unter die analnahe Haut (hochschmerzhafter perianaler Abszeß).

Da periproktitische Abszesse gewöhnlich erst im Spätstadium der Perforation zum Chirurgen geschickt werden, überwiegen in unserem Krankengut und dem anderer Kliniken die perianalen und die ischiorektalen Abszesse (SCHMAUSS, GÖTZE, MOHR). Intersphinktere und submuköse Abszesse sind dagegen selten, ebenso supralevatorische, pelvirektale und retrorektale Formen. Auch periproktitische Abszesse können außer über eine Infektion der Proktodäaldrüsen aus Hämatomen, perianalen Thrombosen, nach Operationen am After (Hämorrhoidektomie mit Perforation des M. sphincter ani internus) Sklerotherapie bei Hämorrhoiden, Analfissuren, Pruritus ani, durch Morbus CROHN, Colitis ulcerosa, Tuberkulose, Lymphogranuloma venerum entstehen. Diese Ursachen spielen aber nur eine untergeordnete Rolle.

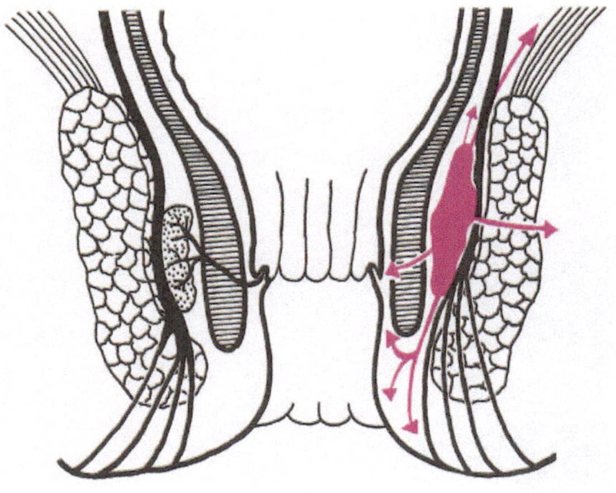

Abb. 29.12 Entstehung und Ausbreitungswege intersphinkterer Abszesse (variiert nach GOLIGHER 1975)

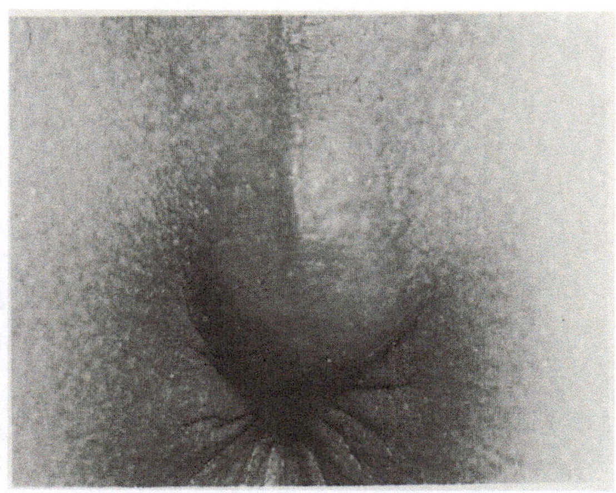

Abb. 29.14 Hochschmerzhafter perianaler Subkutanabszeß

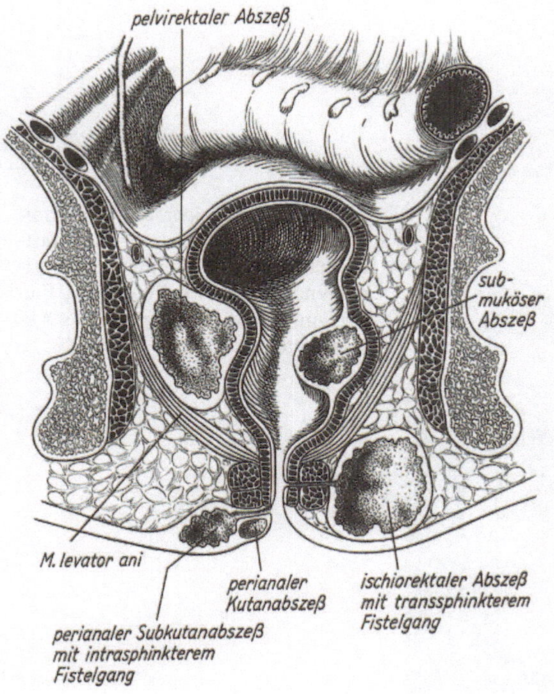

Abb. 29.13 Verschiedene Formen fortgeschrittener anorektaler Eiterungen

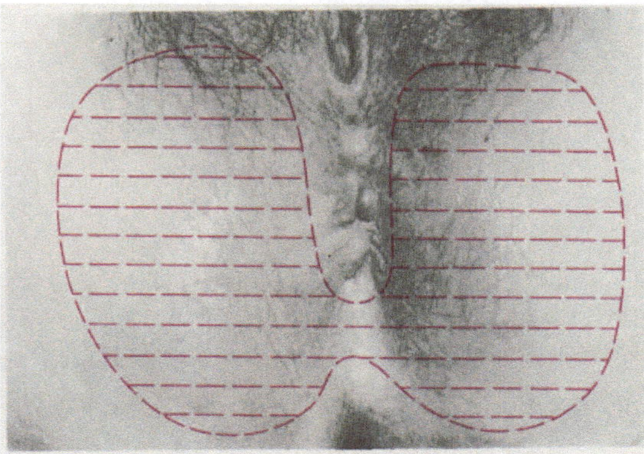

Abb. 29.15 Riesiger ischiorektaler Hufeisenabszeß. Beide Ischiorektalgruben sind vorgewölbt, die Haut glänzend gespannt, aber nur gering gerötet (Markierung); dieselbe Patientin wie in den Abbildungen 29.22 und 29.23

In etwa $^1/_7$ der Fälle folgt der Abszeßinzision die Ausbildung einer *Analfistel,* bei einem weiteren Sechstel ein Abszeßrezidiv! Warum der Prozeß bei den anderen Kranken ohne Fistel oder Abszeßrezidiv ausheilt, ist nicht einheitlich zu beantworten.

Diagnostik: Je näher am Analkanal und Analrand die Entzündung verläuft, um so schmerzhafter ist die Abszedierung, um so früher kann sie diagnostiziert und entleert werden *(perianale Abszesse,* Abb. 29.14).

Ischiorektale Abszesse führen zunächst zu einer blassen Schwellung einer Ischiorektalregion, die straffe perianale Subkutanfaszie verhindert lange den Durchbruch des Eiters unter die Haut, somit Rötung und einfache Erkennung. Hohes Fieber und schwere Beeinträchtigung des Allgemeinzustandes bestehen daher oft längere Zeit, ohne daß die Ursache dafür erkannt wird. Inzwischen kann die Eiterung über die Faszienlücke im Lig. anococcygeum auf die gegenseitige Ischiorektalgrube übergreifen oder durch die Levatorplatte in den supralevatorischen Raum vordringen (Abb. 29.15).

Retro- und pelvirektale Abszesse sind oft riesig groß (Abb. 29.16), verlagern den Mastdarm, gehen mit wochenlangen Fieberschüben einher. Dennoch ist die lokalisatorisch verwertbare Symptomatik diskret. Eindrucksvoll ist die große prallelastische Eiteransammlung als Resistenz zwischen Mastdarm und

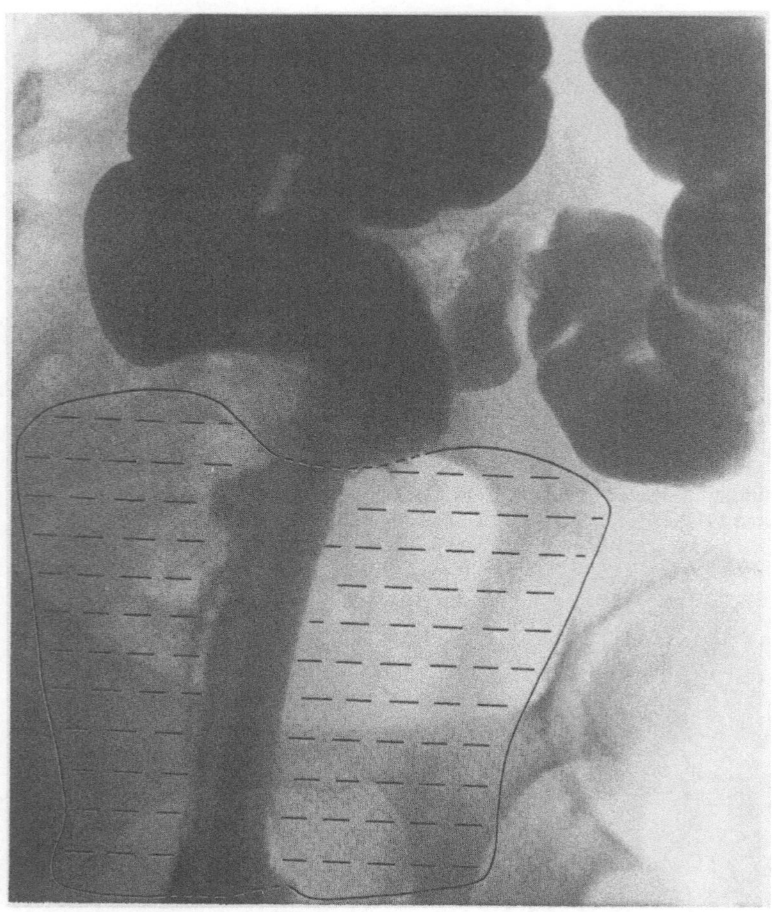

Abb. 29.16 Riesiger hufeisenförmiger pelvirektaler Abszeß, die Mastdarmampulle hochgradig komprimierend, seit 4 Wochen hohes Fieber, ungefähre Ausdehnung des Abszesses markiert

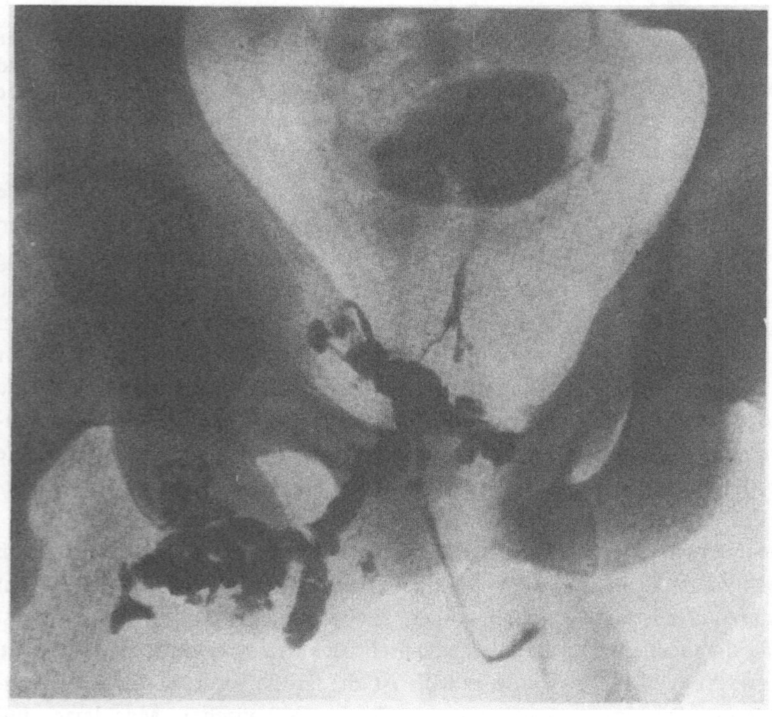

Abb. 29.17 Abszedierende, zum Damm und Skrotum fistelnde Prostatitis, Fistulographie, dabei kommt es zur Harnblasenfüllung

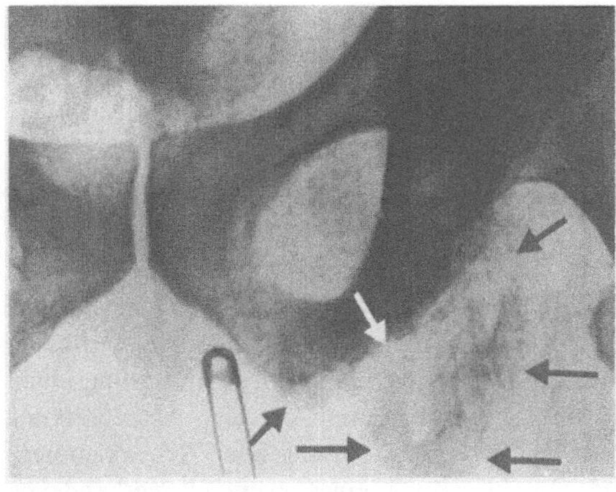

Abb. 29.18 Abszedierende, fistelnde Tuberkulose des linken Sitzbeinhöckers, seit 2 Jahren als Ischialgie behandelt, Sequester in der Abszeßhöhle (Pfeile)

Kreuzbein zu tasten, gelegentlich umspült der Eiter den ganzen extraperitonealen Mastdarm. Dieser Tastbefund wird aber oft nicht richtig gedeutet. *Differentialdiagnostisch* (Abb. 29.17 bis 29.19) ist das Erkennen des Morbus CROHN, der Colitis ulcerosa, der Tuberkulose, der Analsyphilis, des Lymphogranuloma venerum, von Karzinomen (WELCH, MAIR), Prostatitis, Entzündung der BARTHOLINIschen Drüsen bei Frauen, Entzündung periurethraler Drüsen

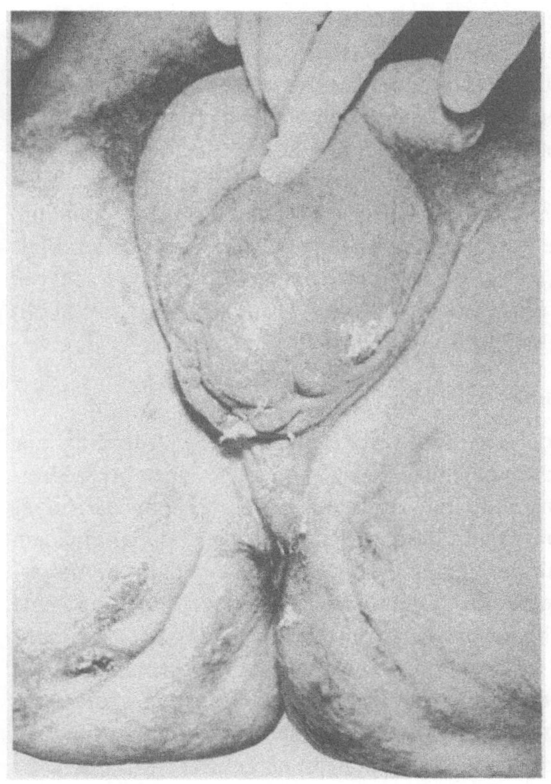

Abb. 29.19 Abszedierende, fistelnde Hidradenitis suppurativa perinei

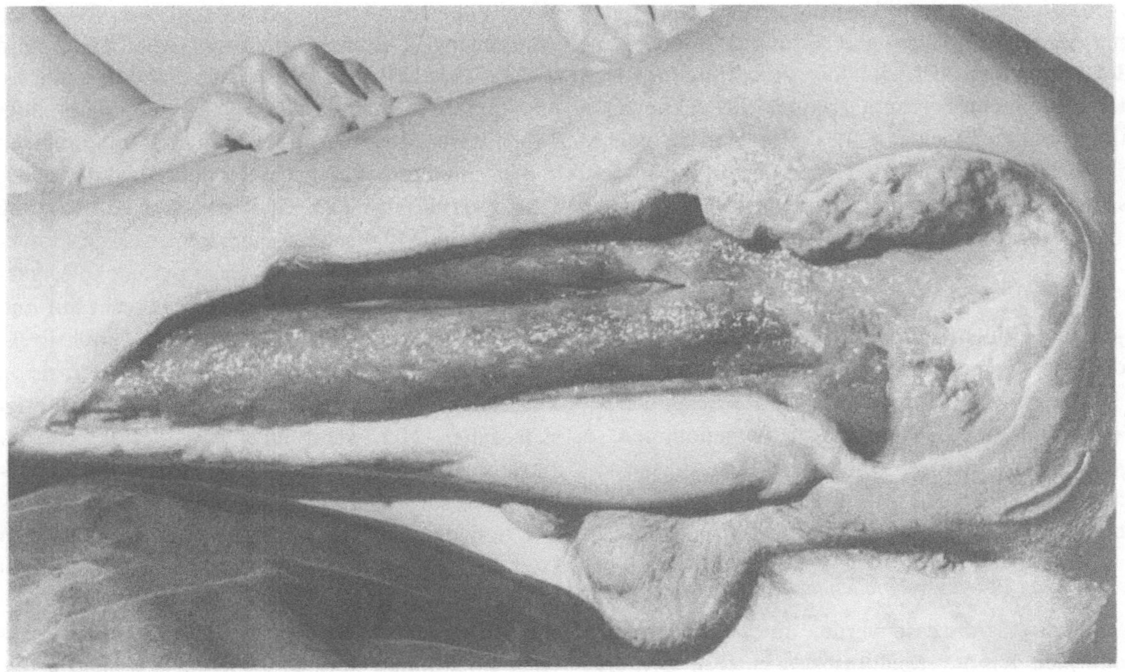

Abb. 29.20 Röhrenabszeß vom Gesäß über den Oberschenkel bis zum Kniegelenk bei Dekubitus und Querschnittslähmung, Spaltung vom Gesäß bis zum Knie, Ausgang in Heilung

bei Männern, Sitzbeinosteomyelitis, Sakraldermoiden, Pilonidalsinus, Hidradenitis suppurativa, zystischen Rektumduplikaturen als Ursache von Eiterungen wichtig. Neben den häufigen, üblichen begrenzten Eiterungen können selten langsam fortschreitende gasbildende periproktitische Abszesse beobachtet werden, die sich bis auf das Bein, den Damm, die Bauchwand ausdehnen und zu riesenhaften Fettgewebs-, Haut- und Faszienzerstörungen führen (BRIGHTMORE, STONE, MARTIN, MAIR, WELCH) (Abb. 29.20).

Therapie

Jede anorektale Entzündung neigt frühzeitig zur Einschmelzung. Jedes Abwarten einer Abszeßreifung führt nur zur weiteren Ausbreitung der Infektion. Die frühestmögliche Inzision ist daher in jedem Fall die Therapie der Wahl. Bei den meisten Abszessen erübrigt sich bei ausgiebiger Inzision eine Schlauchdrainage; nur bei pelvirektalen Abszessen ist sie notwendig. Die anorektalen Abszesse gehören zumeist in den Sektor der dringlichen stationären Chirurgie. Durch Allgemeingabe von Antibiotika läßt sich die Inzision nicht umgehen.

Als Restzustand nach Abszeßinzision kann eine Fistel verbleiben. Bei unzureichender Inzision steigt der Prozentsatz der Rezidivabszesse und Fisteln. Findet man unter der Abszeßinzision eine Fistel zum Analkanal, so kann diese unter bestimmten Bedingungen sofort unter Sphinkterteildurchtrennung mitgespalten werden (einzeitige Operation). In anderen Fällen empfehlen sich die lose Anschlingung der Fistel mit einem Seidenfaden und die sekundäre Spaltung einige Wochen später (zweizeitige Operation). BUCHAN empfiehlt bei allen periproktitischen Abszessen eine operative Fistelsuche zwei Wochen nach der Abszeßinzision.

Operationsvorbereitung:

Wegen der großen Schmerzhaftigkeit aller Manipulationen in der entzündeten Afterregion verzichten wir auf einen Reinigungseinlauf, die Rasur wird erst auf dem Operationstisch in Narkose vorgenommen.

Lagerung und Narkose: Alle anorektalen Abszesse eröffnen wir in Steinschnittlage und Allgemeinnarkose.

Operationen bei den verschiedenen Abszeßformen

Intersphinktere Abszesse werden unter Exzision der zugehörigen Krypte, Spaltung des unteren Drittels des M. sphincter ani internus und Exzision eines kleinen perianalen Drainagedreiecks eröffnet.

Perianale kutane Abszesse werden durch Abtragung der deckenden Hautkuppe eröffnet. (Verband und Nachbehandlung siehe unter perianale subkutane Abszesse).

Perianale subkutane Abszesse (Abb. 29.21) eröffnen wir durch Stichinzision über der Mitte der Fluktuation; Eiter wird in allen Fällen zur bakteriologischen Untersuchung eingesandt. Nach kreuzweiser Erweiterung der Schnitte trägt man die Hautzipfel ab und erreicht damit eine weite Entdachung der Höhle. Eine Kürettage der Abszeßwand ist überflüssig; Ligaturen sind zu vermeiden; zur Blutstillung dient die Elektrokoagulation. An die Abszeßöffnung schließen sich die Eröffnung aller Nebenkammern und Durchtrennung eines eventuell vorhandenen flachen, transsphinkteren Fistelganges an (einzeitige Operation). Jedes gewaltsame Durchbohren der Analkanalwand unter Anlage falscher und Belassung der wahren Fisteln ist aber unbedingt zu vermeiden. Abschließend wird die Wunde mit Fibrin- oder Gelatineschwamm ausgelegt und mit Verbandmull bedeckt.

Reicht die Fistel am Sphinkter höher hinauf, so markiert man sie mit einem locker geknüpften Seidenfaden. Die Fistelspaltung folgt etwa drei Wochen später (zweizeitige Operation).

Ischiorektale Abszesse. Die Inzision liegt zwangsläufig mehr seitlich vom After als bei perianalen Abszessen, soll jedoch zur Abkürzung verbleibender Fisteln möglichst nahe an ihn herangeführt werden. Wir benutzen die von MILES und von STELZNER empfohlene T-förmige Inzision (Abb. 29.22 und 29.23). Zunächst wird die genaue Lage des Abszesses, notfalls durch Punktion, bestimmt dann über dem Eiterherd vom Anus weg in Richtung auf den Tuber inzidiert. Die nachfolgende Austastung der Höhle vermittelt einen Eindruck ihrer Ausdehnung und von der Möglichkeit einer doppelseitigen Infektion. Auf den Schnitt setzen wir in perineokokzygealer Richtung eine zweite Inzision senkrecht auf und eröffnen so die Ischiorektalgrube weit. Durch Erektion der ödematösen Wundränder bleibt die Inzision klaffend weit offen; eine Schlauchdrainage erübrigt sich daher. Nur wenn über eine Perforation der Levatorplatte ein supralevatorischer Abszeß nachgewiesen werden kann, wird die Muskelöffnung erweitert und der pelvirektale Raum mit einem starken Gummischlauch drainiert, den wir an der Haut befestigen.

Bei den durchaus häufigen doppelseitigen ischiorektalen Infektionen sind sofort beiderseits gleichartige Inzisionen anzulegen. Statt der T-förmigen Schnittführung können auch V-förmige Inzisionen mit Winkelöffnung nach lateral benutzt werden.

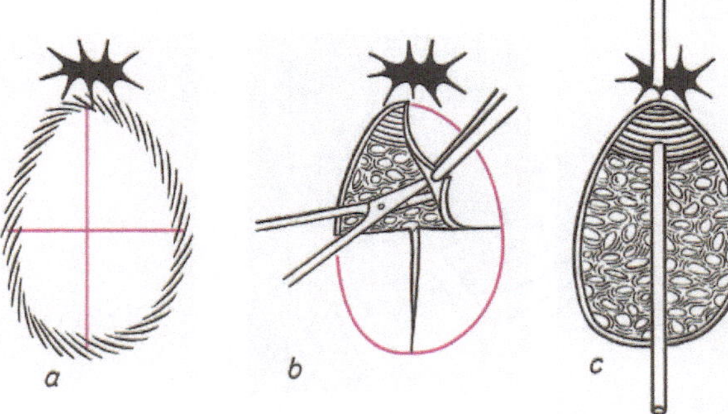

Abb. 29.21 Eröffnung eines perianalen Subkutanabszesses. *a* Kreuzweise Inzision der Haut bis an den Abszeßrand; *b* Entdachung; *c* Aufsuchen eines eventuell vorhandenen Fistelganges

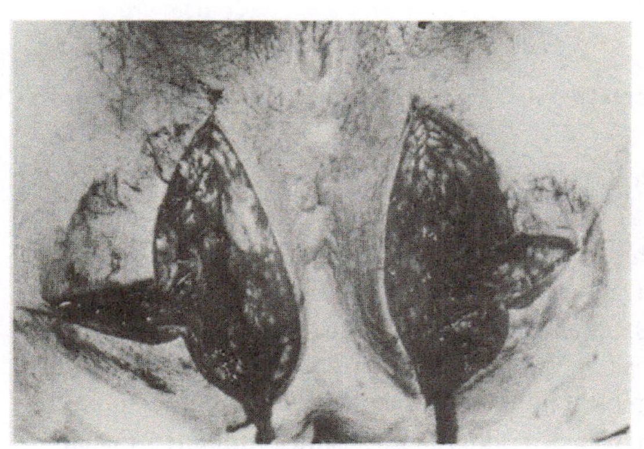

Abb. 29.22 T-förmige Inzision bei hufeisenförmigem Ischiorektalabszeß

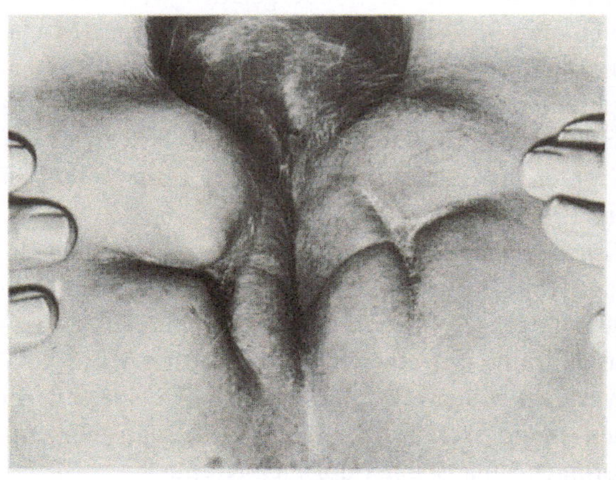

Abb. 29.23 Heilung 3 Monate später (dieselbe Patientin wie in Abb. 29.22 und 29.15)

Submuköse Abszesse perforieren meistens spontan oder im Augenblick der Spekulaeinstellung. In diesen Fällen wird die kleine Öffnung mit einer Klemme erweitert, sonst die deckende Mukosa mit dem Skalpell inzidiert. Man kann auch die Schleimhaut über dem Abszeß mit einer Rinnensonde unterfahren und dann wie bei den submukösen Fisteln nach doppelter Ligatur durchtrennen. Man vermeidet so größere Schleimhautblutungen.

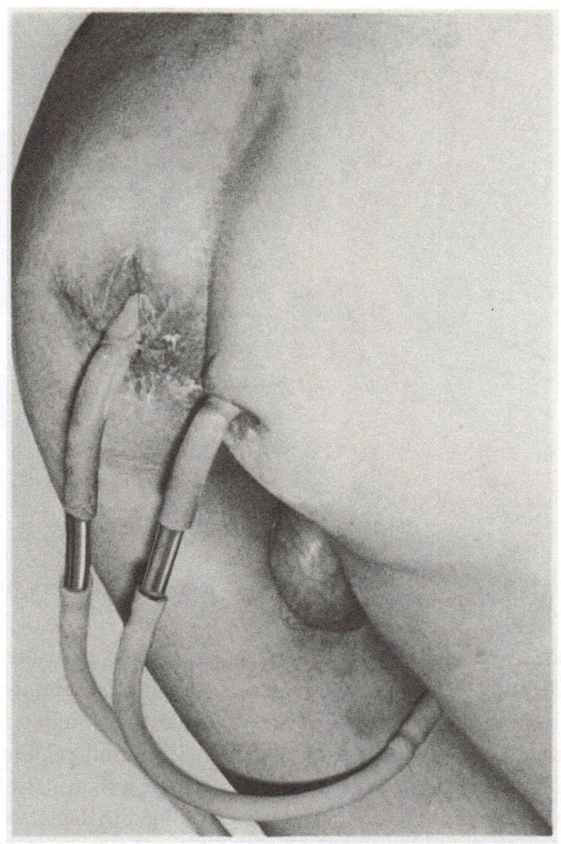

Abb. 29.24 T-förmige Inzision und doppelseitige Schlauchdrainage eines hufeisenförmigen pelvirektalen Abszesses

Perirektale Anastomosenabszesse nach Rektumresektion können bei noch bestehendem Kunstafter zur Ampulle hin drainiert werden. Auf Höhe der Vorwölbung wird nach Spekulaeinstellung in Narkose die Eiteransammlung zunächst durch Punktion gesichert, dann die Punktionsstelle mit der ROTTERschen Kornzange erweitert, ein halbiertes kräftiges T-Drain für wenige Tage in die Höhle zur transanalen Eiterableitung eingelegt und perianal mit einer Hautnaht fixiert.

Pelvirektale Abszesse. Zur Freilegung (Abb. 29.24 und 29.25) durch die ischiorektale Grube wird nach Hautinzision seitlich und dorsal des Afters unter digitaler Kontrolle von der Ampulle her mit der Kornzange durch das ischiorektale Fett und durch die schwache Stelle der Levatorplatte zwischen M. iliococcygeus und M. coccygeus vorgedrungen. Man fällt danach mit der Kornzange in den supralevatori-

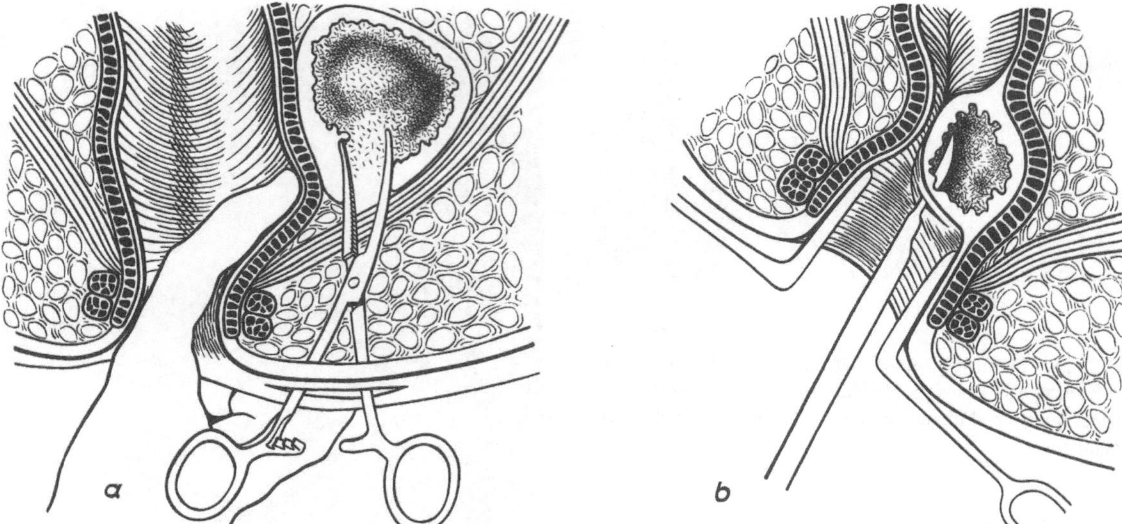

Abb. 29.25 *a* Entleerung eines pelvirektalen Abszesses via Ischiorektalgrube; *b* Eröffnung eines submukösen Abszesses von der Ampulle her

schen Abszeß. Unter Spreizung der Zange wird die Öffnung erweitert und ein sehr kräftiges Gummidrain in die Höhle eingeführt, das man anschließend an der Haut durch Naht befestigt. Zusammen mit dem Hauptdrain legen wir eine dünne Plastkapillare gleichweit ein und befestigen sie analog. Sie dient als Zulauf für eine Antibiotika-Dauerspüldrainage der Abszeßhöhle mit 0,05%iger Chloramphenikollösung (s. S. 136); der Ablauf von Spülflüssigkeit und Eiter erfolgt über das dicke Gummidrain. Beide Schläuche werden nach Sistieren der Eitersekretion entfernt.

29.4.2. Analfisteln

Zwischen ihrer Primäröffnung im Analkanal und der Sekundäröffnung in der Haut folgt die Analfistel regelmäßig den perianalen Lymphbahnen (NESSELROD). Viele nach unzureichender oder unterlassener Abszeßinzision verbleibenden, hinter der Afterquerlinie in der Haut mündende Fisteln verlaufen also bogenförmig nach dorsal, zumeist zu den hinteren Krypten, während die vor dieser Linie gelegenen gestreckt zum Afterkanal ziehen (GOODSALL-Regel). Fisteln nach richtig inzidierten Abszessen verlaufen stets auf kürzestem Weg gestreckt zur Haut. Die meisten Analfisteln entstehen auf Grund von Entzündungen in Analkrypten und Analdrüsen, Hämorrhoiden und Fissuren. Allein 90% entspringen aus Krypten, 80% aus denen der hinteren Kommissur (STELZNER). Nicht vergessen werden sollte, daß ein Teil seine Entstehung einer Proctocolitis ulcerosa, einer Enteritis regionalis CROHN, einer Tuberkulose (1 bis 2% nach YAKOVLEV, 0,6% nach STELZNER), einem Rektum- oder Genitalkarzinom verdankt. Nicht verwechselt werden darf die Analfistel mit analnahe mündenden Fisteln eines Pilonidalsinus, einer Sitz- oder Schambeinosteomyelitis.

Je nach ihrem Verhalten zur Sphinktermuskulatur unterscheiden wir intrasphinktere von intersphinkteren, transsphinkteren und extrasphinkteren Fisteln.

Zu den intrasphinkteren Fisteln (Abb. 29.26 und 29.27) zählen wir alle jene subkutan und submukös verlaufenden Gänge, bei deren Sondierung kein Muskelwulst auf die Sonde geladen wird. Sie machen etwa 3,7% aller anorektalen Fisteln aus (MILLIGAN und MORGAN). Der Ausbreitungsweg intersphinkterer Fisteln ist das Bindegewebslager zwischen den Sphinkteren. Sie gehen fast stets von Krypten aus und münden an der Haut innerhalb einer 3-cm-Grenze vom After.

Transphinktere Fisteln umgreifen in unterschiedlicher Höhe Teile der Schließmuskulatur, bilden Ausbuchtungen *(Fuchsbaufisteln)* oder umlaufen hufeisenförmig mit einer Verbindung durch die kokzygeale Faszienlücke den Analkanal beiderseits in den Ischiorektalgruben. Diese Hufeisenfisteln entspringen zumeist einer dorsalen Krypte.

MILLIGAN und MORGAN unterschieden flach verlaufende transphinktere Analfisteln (low level anal fistulae), die nur den M. sphincter ani externus subcutaneus umgreifen (76,2%) von high level anal fistulae (15%), die durch den superfizialen oder tiefen äußeren Sphinkter in den Analkanal dringen.

Extrasphinktere pelvirektale Fisteln (3% nach STELZNER, 5,1% nach MILLIGAN und MORGAN) durchbre-

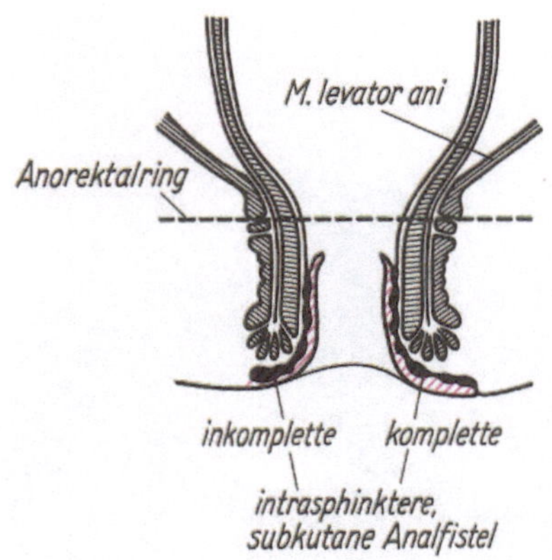

Abb. 29.26 Intrasphinktere Analfisteln, operative Freilegung schräg schraffiert

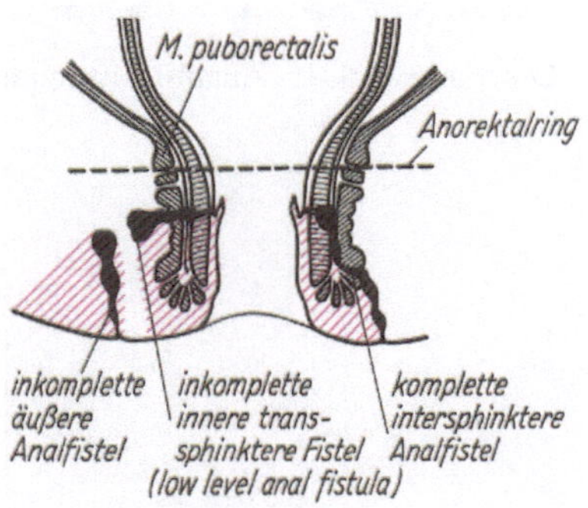

Abb. 29.27 Trans- und intersphinktere Analfisteln

chen die Levatorplatte oft im Bereich der Muskellücke zwischen M. iliococcygeus und M. coccygeus und enden dort zumeist blind (Abb. 29.28 bis 29.30). Nur selten führt eine Öffnung oberhalb des Anorektalrings in das Darmlumen, in anderen Fällen liegt sie sublevatorisch im Analkanal. Die äußere Öffnung finden wir weiter als 5 cm vom Analrand entfernt und oft im hinteren Bereich der Ischiorektalgrube.

Für inkomplette Fisteln hat sich der Terminus *anorektaler Sinus* eingebürgert. Neben einfachen Fisteln mit einem einzigen Gang zwischen primärer und sekundärer Öffnung bezeichnen wir solche mit Nebengängen und Fistelsystemen als *komplexe Fisteln.* Bei komplizierten Fisteln bestehen Verbindungen des Rektums mit infiziertem Knochen oder anderen Hohlorganen (HARTL).

Therapie

Die breite Spaltung (Fistulotomie), besser die zusätzliche Exzision des Fistelgangs (Fistulektomie) sichert die rezidivfreie Heilung, wenn die Hautwunde genügend erweitert wird und der V-förmige Wundgraben ohne Brückenbildung aus der Tiefe her heilt.

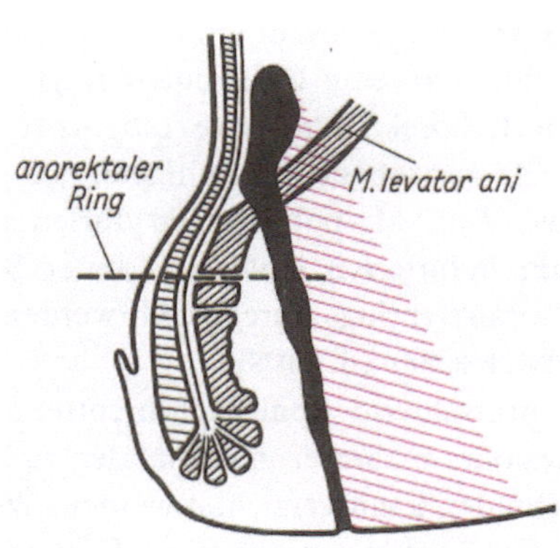

Abb. 29.28 Operation der blinden äußeren pelvirektalen Fistel; der Anorektalring darf nicht durchschnitten werden

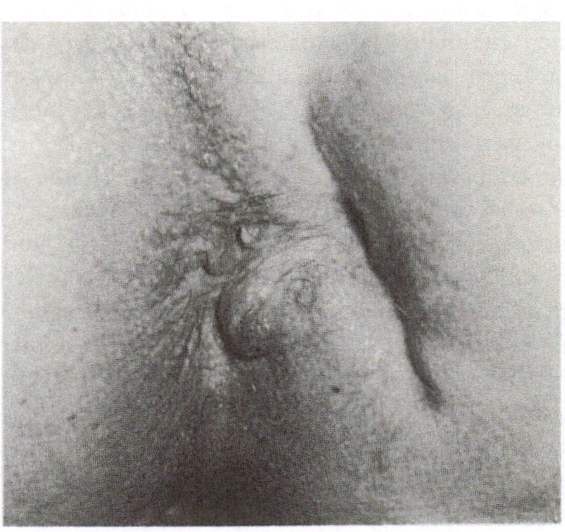

Abb. 29.29 Operation der blinden äußeren pelvirektalen Fistel; blinde äußere pelvirektale Fistel nach Schußverletzung

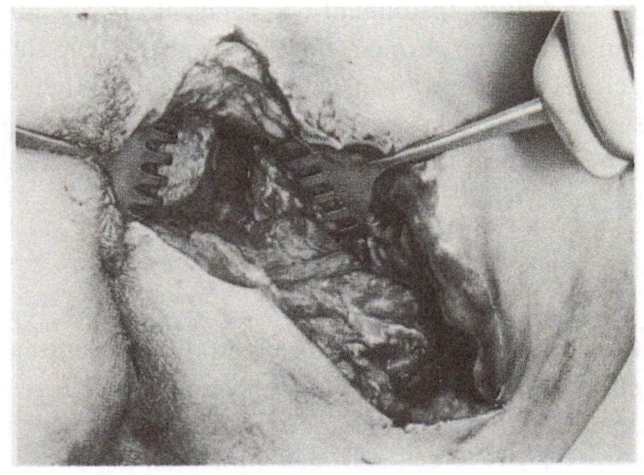

Abb. 29.30 Operation der blinden äußeren pelvirektalen Fistel; Zustand nach Spaltung der Fistel vom After weg

Drei Viertel der Schließmuskulatur können genau senkrecht zum Faserverlauf einzeitig durchschnitten werden, ohne daß eine Inkontinenz folgt. Zu schonen ist die Puborektalisschlinge, möglichst auch der eng mit ihr verwobene M. sphincter ani externus profundus. Vom M. puborectalis dürfen allenfalls Fasern am indurierten Unterrand unter Schonung des Levatorfaszienrings durchtrennt werden (STELZNER, REIFFERSCHEID, LILIUS).

Auf die protrahierte Sphinkterdurchtrennung mit Hilfe eines oder mehrerer in Abständen zu knüpfender Seidenfäden kann verzichtet werden. Wo immer die einzeitige Durchtrennung zur Inkontinenz führt, hat die protrahierte Fadendurchschnürung den gleichen Effekt.

Die Wundtamponade darf nicht länger als 2 Tage belassen werden, sonst wird die Schließmuskelaktion durch zu breite Narbeninterposition behindert. In den Tagen darauf ist durch digitale Austastung der Wunde eine vorzeitige oberflächliche Brückenbildung zu verhindern.

Eine temporäre oder gar permanente Kolostomie ist nur in besonderen Ausnahmefällen zu erwägen.

Operationsvorbereitung: Schlackenarme Kost und ein mildes Abführmittel für zwei Tage vor der Operation, in Kombination mit Reinigungseinläufen, genügen zur Vorbereitung. Auf eine antibiotische Vorbehandlung haben wir schadlos verzichtet.

Lagerung und Narkose: Fistelspaltungen werden in Steinschnittlage und ausreichend tiefer Allgemeinnarkose durchgeführt. Zur Übernähung pelvirektaler Fisteln unter parasakraler Freilegung empfiehlt sich die Bauchhängelage.

Instrumentarium: An besonderen Instrumenten werden für die Fisteloperation benötigt: ein Mastdarmspekulum nach SIMS oder ROSCHKE oder ein Operationsretraktor nach SMITH; eine starre Hakensonde – das wichtigste Instrument der Fistelchirurgie – zum Aufsuchen der Primäröffnung, biegbare Zinnsonden; eine Knopfrinnensonde und eine Ösenrinnensonde, dazu scharfe und Spatelhaken, Klemmen, Messer, Kryptotom, eine gebogene und eine gerade starke Fistelschere nach MAYO.

Operationen bei intra-, inter- und transsphinkteren Fisteln (Abb. 29.31 und 29.32)

In ausreichend tiefer Narkose wird die Kryptenzone mit dem Mastdarmspekulum eingestellt. Jede Fisteloperation beginnt mit dem Aufsuchen der Primäröffnung. Dazu bedient man sich am besten der Hakensonde, mit der die Kryptenzone vorsichtig abgesucht wird. In den meisten Fällen markiert sich die Öffnung schon durch eine verdickte Papille. Das

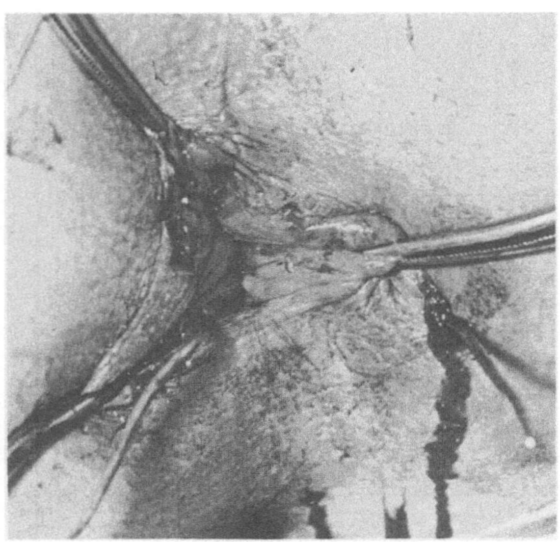

Abb. 29.31 Die transsphinktere Analfistel ist sondiert

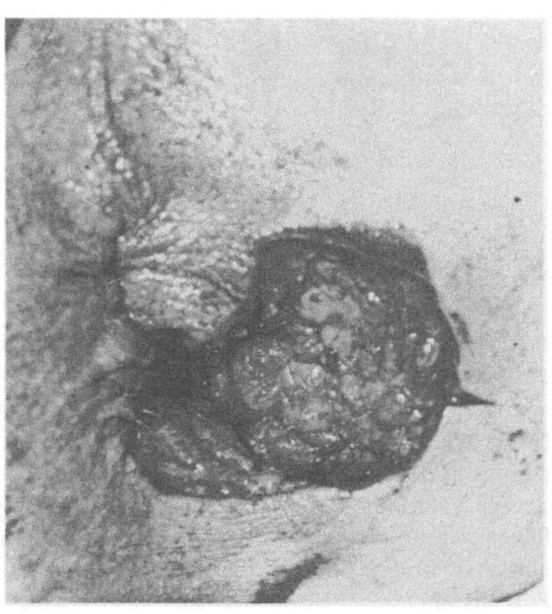

Abb. 29.32 Nach Fistulotomie unter Teilsphinkterotomie: der After bleibt geschlossen

Aufsuchen wird erleichtert durch Einspritzen eines Gemisches aus gleichen Teilen einer 0,1%igen Methylthioninchlorid-Lösung (Methylenblau) und 3%iger Wasserstoffperoxid-Lösung in die äußere Öffnung. Bei dieser Lösung wird störende Blaufärbung des Gewebes vermieden. Läßt sich so keine Klarheit gewinnen, kann man eine dünne Bindenrolle in den Afterkanal einlegen und dann die Lösung durch die Sekundäröffnung einspritzen. Zieht man dann die Rolle ohne Verdrehung heraus, markiert sich die Position der inneren Öffnung als Blaufärbung an der Binde. Besteht Verdacht auf eine pelvirektale Fistel, wird man sich vor Operationsbeginn durch eine Röntgenaufnahme nach Kontrastfüllung des Fistelgangs mit einem trijodierten Kontrastmittel Klarheit über ihre Ausdehnung verschaffen (TUIDZHANOW). Auf jede Sondierung von Fisteln ohne Narkose wird man wegen der großen Schmerzhaftigkeit solcher Manipulationen besser verzichten. Ist die innere Fistelöffnung durch die Hakensonde gefaßt, so führt man ihr durch die Sekundäröffnung eine Knopfrinnensonde schrittweise entgegen und durchtrennt über der Sonde in Etappen Haut, Weichteile und Sphinktermuskulatur bis auf den Fistelgang. Die Fistelöffnung im Darm und der Fistelgang werden nun nach Möglichkeit vollständig exzidiert; Granulationsgewebe wird zur histologischen Untersuchung eingesandt. Lediglich im Bereich der Sphinktermuskulatur darf kein Gewebe ausgeschnitten werden. Die schuldige Krypte ist aber auf jeden Fall zu entfernen, da der Fistelgang hier oft epithelisiert. Alle Nebengänge und Höhlen sind breit zu eröffnen. Damit ein V-förmiger Wundgraben entsteht, der schrittweise aus der Tiefe heilen kann, müssen alle überstehenden Hautränder exzidiert werden. Der Wundgraben soll so breit wie tief sein.

Kann man unter der Operation nicht sicher entscheiden, ob die Fistel den M. puborectalis vollständig umgreift oder nur seinen Unterrand durchbohrt, so verzichten wir in der ersten Sitzung auf die Spaltung dieses fragwürdigen Endabschnittes der Fistel. Wir markieren den Restgang mit einem lose geknüpften Seidenfaden und prüfen postoperativ noch einmal am wachen Kranken die Beziehung des Ganges zum Anorektalring, ehe wir in geeigneten Fällen den verbliebenen Fistelabschnitt in einer zweiten Sitzung durchtrennen. Nach sorgfältiger Blutstillung durch Koagulation mit Diathermie bedecken wir die Wundflächen mit Fibrinschwamm und darauf mit einer trockenen Mullage.

Hufeisenfisteln (Abb. 29.33) werden in ihrer ganzen Ausdehnung in der beschriebenen Weise gespalten. Wurde dabei mehr als die Hälfte der Zirkumferenz des Analkanals freigelegt und durchbohrt der Hauptgang den Sphinkter hoch, so schlingen wir die innere Fistelöffnung abschließend nur mit einem lose geknüpften Seidenfaden zur Markierung an und durchtrennen den Schließmuskel erst drei Wochen später. So werden eine grobe Verlagerung der Analöffnung und breite Distraktion der Myotomiewunde verhütet. Bei flachem transsphinkterem Verlauf erfolgt die Sphinkterotomie bereits schon in der ersten Sitzung.

Fisteloperation nach PARKS

Die von PARKS (St. MARKS Hospital, London) angegebene Technik der Fisteloperation berücksichtigt die Bedeutung der Infektion von Krypten und Analdrüsen für die Fistelentstehung. Vom Analkanal aus wird die schuldige Krypte mit Primäröffnung, Analdrüse, Segment des M. sphincter ani internus und Teilen des intermuskulären Abszesses exzidiert, dann von der Sekundäröffnung her der Fistelgang mit dem Skalpell oder einer scharf geschliffenen Trachealkanüle ausgeschält. Die Gangspaltung zur Haut hin ist so vermeidbar.

Blinde innere Fisteln werden in komplette mittels Durchstoßen der Haut verwandelt und wie üblich breit freigelegt. Blinde äußere Fisteln werden dagegen breit gespalten, nicht aber zum Darmlumen hin eröffnet.

Die deckende Schleimhautbrücke über submukösen Fisteln trennt eine doppelte Ligatur.

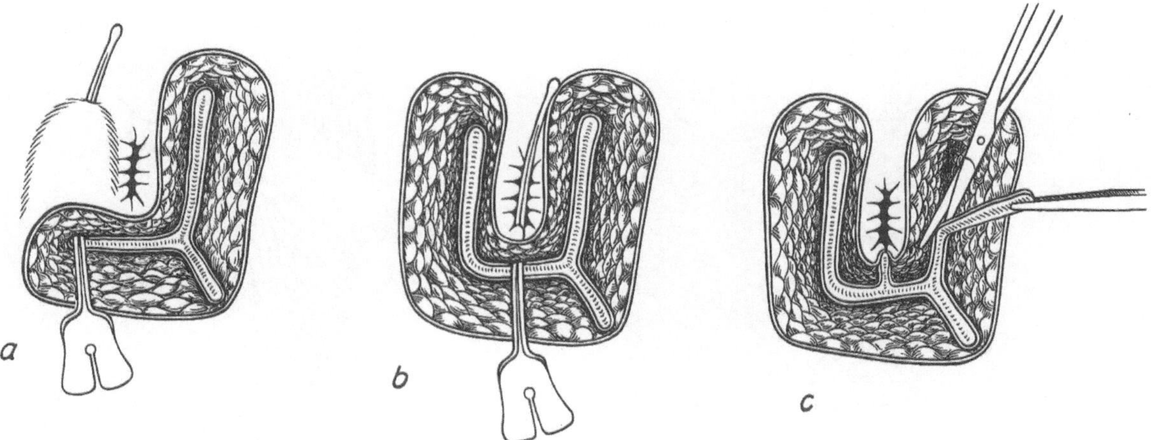

Abb. 29.33 *a–c* Schrittweise Spaltung der Hufeisenfistel in einer Sitzung

Operationen bei pelvirektalen Fisteln

Diese Fisteln dürfen auf keinen Fall zum Anus und Rektum hin aufgespalten werden, da dabei der M. *puborectalis* samt seinem Faszienskelett durchschnitten würde und eine komplette Inkontinenz die Folge wäre. Ihre Behandlung ist nach wie vor problematisch, das Therapieergebnis unsicher.

Die blinde äußere pelvirektale Fistel (häufigste Form) (s. Abb. 29.28) wird zunächst mit einer kräftigen Sonde markiert, dann die äußere Öffnung umschnitten und der Schnitt zum Sitzbeinhöcker hin erweitert; danach setzt man senkrecht dazu einen perineokokzygealen zweiten Schnitt. Durch diese T-förmige Inzision wird eine breite Freilegung möglich. Bei starrem Narbengewebe empfehlen sich noch weitere Hilfsschnitte. Nach Einstellung des Fisteldurchtritts durch die Levatorplatte, meist im Spalt zwischen M. iliococcygeus und M. coccygeus, wird diese Öffnung in Richtung der Muskelfasern weg vom Rektum erweitert und die darunter liegende pelvirektale Höhle breit freigelegt; Einlage eines kräftigen Gummidrains, das an der Haut festgenäht wird. Die Nachbehandlung dauert mehrere Wochen.

Komplette pelvirektale Fisteln. Die Anlage eines doppelläufigen Kunstafters am Sigma oder Colon transversum ist in den meisten Fällen Voraussetzung einer erfolgversprechenden Behandlung. Die perirektalen Infiltrate bilden sich danach zurück; ein Teil der Fisteln heilt sogar ohne weitere Maßnahmen innerhalb einiger Monate aus. Sollte sechs Monate nach Anlage des Kunstafters noch eine Fistel bestehen, müssen weitere Maßnahmen erwogen werden. Es sind dies die parasakrale Freilegung der Primäröffnung und ihre Übernähung, die abdominale Rektumresektion und schließlich verschiedene Lappenplastiken.

Tuberkulöse perianale Fisteln

Sie werden nach den gleichen Gesichtspunkten gespalten und exzidiert wie die unspezifischen gleicher anatomischer Ausdehnung. Entscheidende Voraussetzungen jeder chirurgischen Lokaltherapie sind jedoch die vorherige tuberkulostatische Behandlung des Ausgangsherdes und die Besserung des Allgemeinzustandes. Unter dieser Therapie heilt ein Teil der Fisteln schon spontan. Andere Gangsysteme verbieten angesichts ihrer Ausdehnung jede operative Therapie.

29.5. Pilonidalsinus (Abb. 29.34 und 29.35)

Betrachtete man bisher angeborene Gangreste des Medullarkanals, Hauttrichter zum Schwanzstumpf oder geschlossene Dermoidzysten als Ausgangsstrukturen des postanalen Haarnestsinus, so hat PATEY ihn als erworbene Krankheit definiert. Ebenso wie

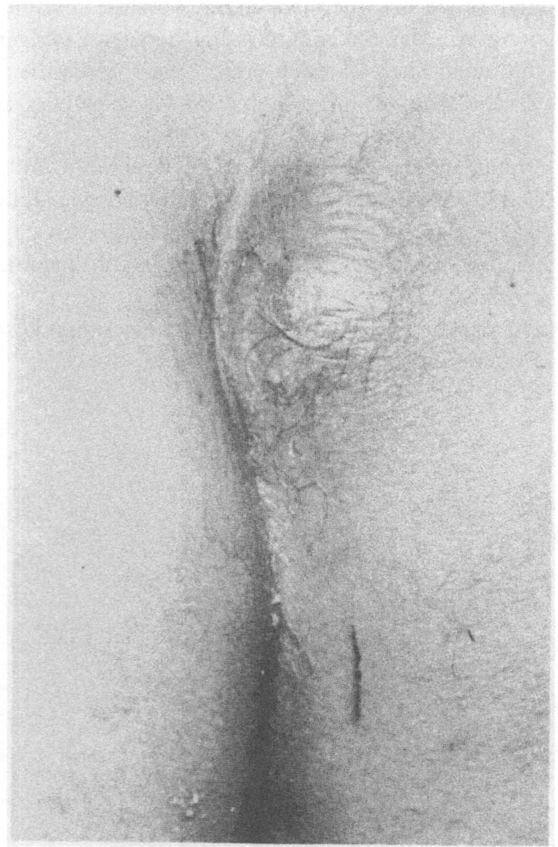

Abb. 29.34 Abszedierter Pilonidalsinus kurz vor der Spontanperforation

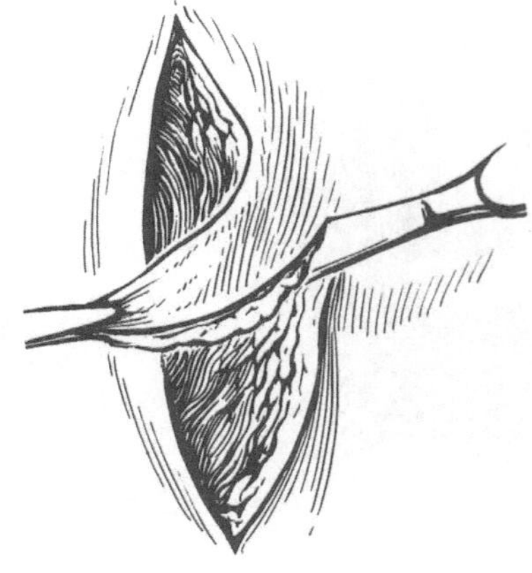

Abb. 29.35 Ovaläre Exzision der Hautdecke über dem abszedierten Pilonidalsinus

am Damm und Nabel, in der Axilla, an Amputationsstümpfen und den Fingern der Friseure werden die Haare im Gesäßspalt unter der Bewegung gezwirnt und bohren sich ihren Weg über kleine Steißgrübchen oder durch kleine Hautabszesse in die Subkutis. Auch das erneute Auftreten von Haaren in den Rezidivfisteln läßt sich so am ehesten erklären. Wenn sich auch die meisten Pilonidalsinus auf die Subkutis bis an die Faszie heran beschränken, so dringen manchmal doch auch Haare bis in den Knochen, ja sogar – selten – bis in den Duraraum vor (KARCHER, DEUBZER, und MEYER).

Therapie

Folgende Prinzipien der operativen Therapie finden Anwendung: *Inzision* unter Exzision eines ovalären Hautstücks bei akuter Infektion und Abszedierung. Wegen der hohen Rezidivrate ist eine *Radikaloperation* nach 1 bis 6 Monaten anzuschließen.

Lagerung zur Operation: Der Eingriff kann in Seitenlagerung nach SIMS oder in abgewinkelter Bauchlage vorgenommen werden. Die übersichtlichere Bauchlage bereitet allerdings bei Maskennarkose Schwierigkeiten und erfordert die Intubationsnarkose.

Operationstechnik

Inzision

Bei Abszedierung eines Pilonidalsinus (s. Abb. 29.35) werden Eiter und eingedrillte Haare durch Exzision eines ovalären Hautstücks entleert. Auf jede Naht wird verzichtet, die Wunde der Sekundärheilung überlassen.

Radikaloperationen

Zur kompletten Exzision wird die Haut in der Mittellinie um die feine, primäre Fistelöffnung und die meist paramedian gelegenen Sekundärperforationen wetzsteinförmig umschnitten. Den gesamten Gewebsbezirk exstirpiert man en bloc bis auf die Kreuzbeinfaszie. Zur Blutstillung verwenden wir nur feines, nicht chromiertes Katgut oder die Diathermieelektrode.

Läßt man die Wunde offen, wird sie lediglich für zwei Tage mit einem Vasenolstreifen tamponiert, dann mit Sitzbädern und Schutzverbänden weiterbetreut oder mit Elastomer-Schaum bedeckt (WOOD). Wenn die Heilung durch Granulation auch eine niedrige Rezidivquote sichert – BACON sah 1,13% Rezidive nach 4231 Exzisionen –, so läßt die Wochen, oft Monate dauernde Nachbehandlung der zumeist jungen Männer doch nach anderen Wegen suchen. Man kann im Granulationsstadium die Epithelisation durch Spalthauttransplantate beschleunigen. Wir knüpfen mit Paraffinöl getränkte Kompressen auf das Transplantat und erreichen so ungestörte Anheilung der Plastik.

Die Wunde kann andererseits dadurch verkleinert und die offene Heilung gesichert werden, daß man die Hautränder auf die Kreuzbeinfaszie im Wundgrund näht.

Die Primärnaht (Abb. 29.36) führt ohne Zweifel am schnellsten zur Wundheilung, ist aber durch eine hohe Rezidivrate belastet. So berichtet BACON über 29% Rezidive bei 365 Nahtverschlüssen; GABRIEL sah sogar in fast der Hälfte von 25 aufeinanderfolgenden primär genähten Fällen eine Sekundärheilung. Dagegen haben wir, auch andere Chirurgen, in der überwiegenden Zahl primär genähter Wunden bei Erstoperationen eine Primärheilung beobachtet. Jede Höhlenbildung unter der Haut muß aber unbedingt vermieden werden. Das gelingt nur durch sehr sorgfältige Subkutannähte mit Katgut unter Mitfassen der Kreuzbeinfaszie. Die Versenkung von Nahtmaterial kann man mittels durchgreifender ausziehbarer Nähte umgehen, die Tamponade der Wundhöhle durch Aufknüpfen von Kompressen fördern.

Auf die Einlage eines Drains verzichten wir. Der Wundverband wird zusätzlich durch Pflasterstreifen fixiert, deren unterster zur Hälfte auf der Perianalhaut hinter der Afteröffnung klebt und so einen sicheren Abschluß der Wunde vom After garantiert. Die durchgreifenden Nähte werden am 7. Tag entfernt. *Die Primärnaht benutzen wir bei Pilonidalsinus ohne Abszedierung. Bei allen Abszedierungen und Rezidivoperationen wird die Exzisionswunde offen gelassen.*

Die granulierende Wunde kann auch sekundär vernäht werden (ABRAMSON).

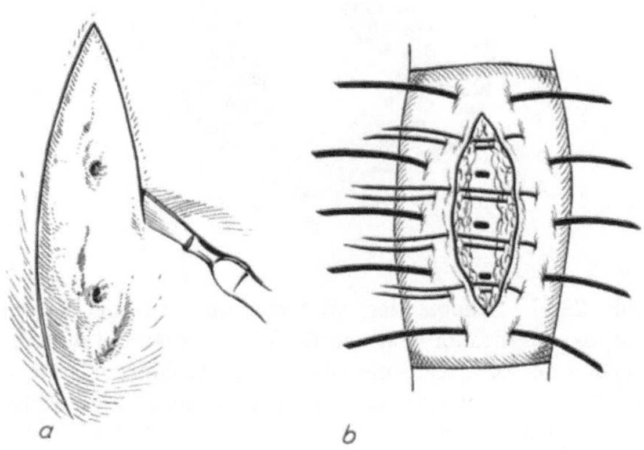

Abb. 29.36 *a, b* Primäre Wundnaht mit ausziehbaren Nähten nach Sinusexzision

Rezidivprophylaxe

Dazu gehört nicht nur eine ungestörte Wundheilung, sondern auch die Belehrung des Kranken über die Notwendigkeit sorgfältiger täglicher Waschungen der Analregion und Gesäßspalte. So läßt sich eine Zahl von Zweiterkrankungen verhüten.

29.6. Hämorrhoiden

Die Primärknoten der Hämorrhoiden entwickeln sich als Hyperplasien des Corpus cavernosum recti (Abb. 29.37) entsprechend den Endaufzweigungen der A. rectalis superior im Spatium submucosum des oberen Analkanaldrittels, in Steinschnittlage betrachtet bei 3, 7, 11 Uhr. Da sich sowohl um den Knoten bei 3 Uhr als auch um den bei 7 Uhr je zwei Sekundärknoten ausbilden, äußerst selten ein weiterer bei 12 Uhr, kann die Zahl der Knoten 7, selten 8 erreichen; zwischen 11 und 12 Uhr fehlt der Schwellkörper.

Diese Hämorrhoidalknoten durchlaufen, zumeist diskontinuierlich, für die Differentialtherapie vier wichtige Stadien. Das *erste Stadium* ist durch gelegentliche Blutungen aus schmerzfreien, digital nicht tastbaren und nicht prolabierenden Hämorrhoiden charakterisiert. Im *zweiten Stadium* unterwandern

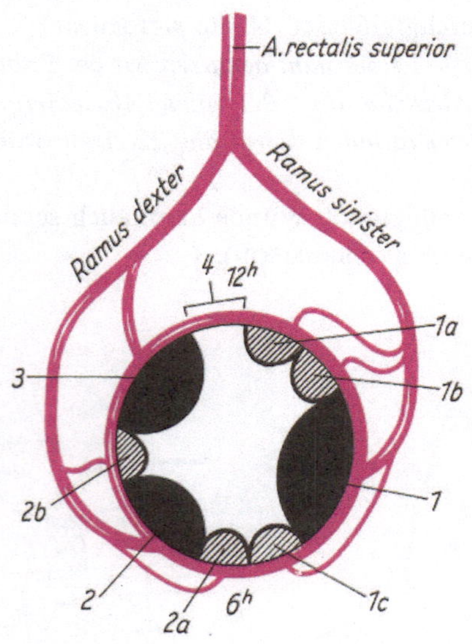

Abb. 29.37 Schema der Anatomie des hyperplastischen Corpus cavernosum recti und der für die arterielle Blutversorgung der Schwellkörper zuständigen Endaufzweigungen der A. rectalis superior (aus der Steinschnittlage gesehen). *1, 2, 3* Primärknoten bei 3, 7, 11^{h}; *1a, b, c* Satelliten des Primärknotens *1* mit zarten, separaten Versorgungsarterien; *2a, b* Satelliten des Primärknotens *2; 4* Schwellkörperlücke zwischen 11 und 12^{h}

die hyperplastischen Segmente die sensible Analkanalhaut, sie prolabieren kurzfristig unter der Defäkation. Dadurch beherrschen Schmerzen und die Inkarzeration den Verlauf. Sphinkterspasmen und Fissuren komplizieren das klinische Bild. Blutungen treten wegen der zunehmenden Fibrose zurück. Das *dritte Stadium* kennzeichnet der Prolaps, die Reposition ist aber noch möglich. Im *vierten Stadium* können die großen, meist entzündlich veränderten Knoten überhaupt nicht mehr reponiert werden.

Therapie des Hämorrhoidalleidens

1. *Verödungstherapie*
a) durch Injektion sklerosierender Substanzen,
b) durch Elektrokoagulation,
c) Kryochirurgie,
d) Dreiknotennaht;
2. *Dreistreifen- oder Dreizipfelmethoden zur Subtotalresektion*
a) Exzision und Ligatur nach MILLIGAN-MORGAN,
b) submuköse Hämorrhoidektomie nach PARKS,
c) Abbinden einzelner Knoten mittels Gummiringligatur (BARRON);
3. Totalexstirpation aller Hämorrhoiden und der Analkanalhaut mit Naht (WHITEHEAD).

29.6.1. Verödungstherapie

Injektionstherapie

Prinzip: Infolge Sklerosierung des submukösen Raums um den Hämorrhoidalstiel werden die Blutzu- und -abfuhr der Hämorrhoiden gedrosselt, zudem die prolapsgefährdete Schleimhaut mit dem Hämorrhoidalknoten auf der Unterlage fixiert.

Indikation: Geeignet für eine Injektionsbehandlung sind Hämorrhoiden im 1., aber auch noch im 2. Stadium. MILLIGAN fand bei 200 Patienten nach Injektionstherapie 98% Heilung im 1. und 75% im 2. Stadium, während im 3. Stadium kein Dauererfolg erzielt wurde. Auch in diesem Stadium kann jedoch, besonders bei funktionell inoperablen Patienten, eine zeitweilige, aber sehr dankbar empfundene Linderung der Beschwerden erreicht werden. Auch während der Schwangerschaft und bei Jugendlichen ist sie angezeigt.

Vorteile gegenüber der operativen Hämorrhoidalentfernung sind die Seltenheit von Komplikationen, ferner die Schmerzlosigkeit des Eingriffs und der Nachbehandlungsperiode. Die Injektionen werden ambulant, ohne Anästhesie und ohne besondere Vorbereitung ausgeführt.

Kontraindikationen. Jegliche Unterspritzung von

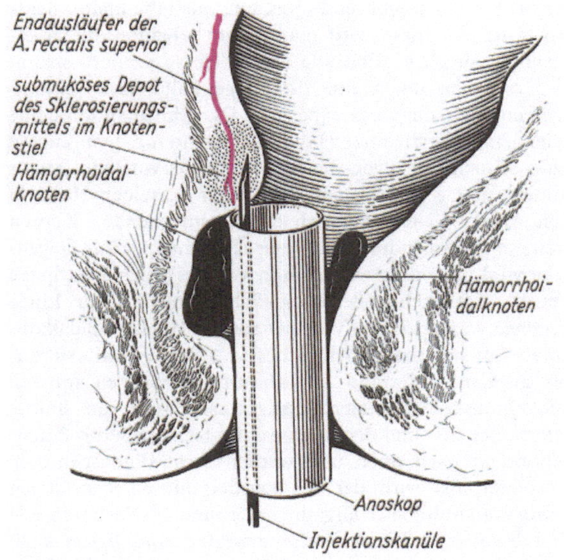

Abb. 29.38 Injektionstechnik zur Sklerosierungstherapie der Hämorrhoidalknoten; oberhalb der Knoten, periarteriell, submukös

Knoten im Bereich der hochsensiblen Analkanalhaut ist schmerzhaft und zu unterlassen. Auch wenn neben den Hämorrhoiden entzündliche Krankheiten des Anorektums bestehen, sollte von einer Injektionsbehandlung Abstand genommen werden. Weiterhin werden Hämorrhoiden 3. Grades, frische Thrombosen, massive Blutung und Inkarzeration sowie jede Form von Proktitis von der Injektionstherapie ausgeschlossen.

Wir beschreiben die von uns benutzte Methode, die *hohe submuköse Injektion 5%iger Phenolmandelöllösung* in den gefäßhaltigen Stiel. In letzter Zeit verwenden wir statt des Phenolmandelöls *5%iges Phenolglyzerol.* Stärker konzentrierte Sklerosierungslösungen sollten wegen der damit verbundenen Strikturgefahr nicht verwendet werden (s. auch Verfügungen und Mitteilungen des Ministeriums für Gesundheitswesen der DDR, Nr. 10 vom 21. 5. 1969).

Instrumentarium. Ein etwa 6,5 cm langes Proktoskop, ferner zwei 10-ml-Dreiringspritzen mit Bajonettanschluß und eine Injektionskanüle stärkeren Kalibers von 10 cm Länge, mit Bajonettansatz und abgestuftem Ende. Die abgestufte Kanülenspitze erleichtert dem Chirurgen unter der Injektion die Abschätzung der mit der Kanüle erreichten Gewebstiefe. Das sterile 5%ige Phenolmandelöl wird zur Erleichterung der Injektion leicht erwärmt.

Injektionstechnik (Abb. 29.38). In Steinschnittlage werden bei der ersten Injektion in jeden Knotenstiel 5 ml, also insgesamt meist 15 ml, bei Wiederholung weniger, submukös eingebracht. Bei richtiger Nadellage und langsamer Injektion merkt der Patient kaum etwas. Eine besondere Desinfektion der Schleimhaut ist überflüssig. Man sucht sich am besten zuerst mit dem Proktoskop den Stiel rechts hinten, der am schwersten zugängig ist und injiziert durch das Proktoskop in diesen; dann folgen die Stiele rechts vorn und links seitlich. Injiziert man richtig submukös, so hebt sich die Schleimhaut; ihre Gefäße bleiben aber gut gefüllt sichtbar (striation sign). Wird fehlerhaft in die Schleimhaut selbst eingespritzt, so erscheint sofort eine weiße gefäßlose Quaddel; die Injektion muß abgebrochen werden. Ist die Nadel zu tief bis in die Muskulatur geglitten, wird die Anhebung vermißt. Nach Beendigung der Injektionen wird das Proktoskop entfernt; weitere Maßnahmen sind nicht notwendig. Der Patient kann anschließend weiterarbeiten. Außer einem gewissen Druckgefühl entstehen keine Beschwerden; nur bei intramuköser Injektion folgt ein zögernd heilendes Injektionsgeschwür.

Die *erste Nachschau* wird 1 Woche darauf vorgenommen; weitere Injektionen, zumeist kleinerer Mengen, erfolgen nicht vor Ablauf von 3 Wochen. Die den Injektionen folgenden Indurationen der Schleimhaut nehmen vom 2. bis 3. Tag an bis zur 3. Woche an Umfang zu, bilden sich dann allmählich bis zum 3. Monat zurück. *Cave: Verwechslung mit Karzinomen bei unvollständiger Anamnese.*

Elektrokoagulation

In Narkose und Steinschnittlage werden die Primärknoten mit Spekula eingestellt, mit einer feinen Diathermienadel punktiert und bei schwachem Strom koaguliert, bis die Blutung um die Nadel herum steht. Nach oben reichen die Koagulationen bis an die tastbar pulsierende Arterie heran (SCHMAUSS, ADLER). Zum Schutz vor Nachblutungen können die Punktionsstellen zusätzlich noch übernäht werden. Die elektrische Verkochung ganzer Primärknoten, die man sich mit einer längs angelegten KOCHER-Klemme vorzieht, ist dagegen ein recht unkontrollierbares Verfahren mit erheblichen postoperativen Beschwerden und den Exzisionsmethoden keineswegs vorzuziehen.

Die **Kryochirurgie** bei Hämorrhoiden ist an das Vorhandensein spezieller Kältesonden gebunden (ROSCHKE, GOLIGHER), ob die Methode mehr leistet als Sklerotherapie und Elektrokoagulation, bedarf der Überprüfung. Wir haben keine eigenen Erfahrungen mit dieser Technik.

Die **Dreiknotennaht** ist eine außerordentlich einfache und komplikationsarme, sichere Methode zur Beseitigung von Hämorrhoiden aller Stadien. Die 3 Primärknoten werden mit je einem Chromkatgutfaden 3 fortlaufend übernäht, der straff angezogene Faden wird ober- und unterhalb des Knotens geknüpft. Zusätzliche Marisquen werden mit einem Scherenschlag abgetragen. Die Nachbehandlung erfolgt ambulant und ist unvergleichbar schmerzärmer als nach der Dreistreifenexzision (MILLIGAN, MORGAN) und nicht an ein spezielles Instrumentar und Arzneimittel gebunden wie die Sklerotherapie.

29.6.2. Dreistreifenmethoden

Allen Dreistreifenmethoden ist gemeinsam, daß zwischen den jeweils radiär gestellten Exzisionsfeldern Streifen der sensiblen Analkanalhaut erhalten bleiben, somit Kontinenzstörungen und Stenosen weitgehend vermieden werden. Die Dehnung des Sphinkters am Operationsbeginn ist für die Linderung des postoperativen Schmerzes von großer Bedeutung. Sollte eine stärkere Sklerose des Unterrandes des M. sphincter ani internus das Hämorrhoidalleiden begleiten, so führen wir zusätzlich die partielle Sphinkterotomie des unteren Internusrandes aus. Mit der *Dilatationsbehandlung* drittgradiger Hämorrhoiden, wie sie von Peter LORD, GEORGOULIS u. a. empfohlen wurde, haben wir keine eigenen Erfahrungen.

Ligatur und Exzision nach MILLIGAN und MORGAN

(Abb. 29.39) wird von uns routinemäßig bei Hämorrhoiden 3. bis 4. Grades benutzt.

In Narkose und Steinschnittlage infiltriert man zu Operationsbeginn die Ischiorektalgruben beiderseits mit je 20 ml 0,5%iger Prokainlösung zur postoperativen Analgesie (ARNOLD und DITTRICH). Die Primärknoten im Bereich der modifizierten Analkanalhaut werden mit KOCHER-Klemmen (Hautklemmen) gefaßt und vor den After gezogen, bis ihr Stiel, die gefäßführende Rektumschleimhautfalte, sichtbar wird. An diese wird eine zweite Klemme, die Stielklemme, angelegt. Sind alle drei Stiele so armiert, spannt sich zwischen ihnen eine dreieckige Falte rosa Rektumschleimhaut (triangle of exposure). Der Chirurg nimmt eine Stielklemme in die linke Hand (beginnend mit dem Knoten links seitlich; es folgen die Knoten rechts vorn und rechts hinten) und geht mit dem Zeigefinger derselben Hand in den Analkanal ein, um sich den entsprechenden Knoten weiter entgegenzudrängen. Unter Klemmenzug zur Gegenseite wird die Haut am Analrand V-förmig inzidiert (Spitze des V zeigt nach außen), die Schnittlinie bis zur Linea pectinea verlängert und von hier aus das Hämorrhoidalkonvolut vom subkutanen Anteil des M. sphincter ani externus bis an den Unterrand des abwärts verzogenen inneren Schließmuskels disseziert. Längsmuskelfasern im Sulcus intermuscularis und der Internusrand begrenzen das Präparationsfeld nach oben und werden nicht durchschnitten. Von hier aus wird der Knotenstiel mit einer kräftigen Chromkatgutdurchstichligatur unterbunden. Nachdem alle drei Knoten in dieser Weise disseziert und ligiert sind, werden sie exzidiert, wobei jeweils ein ausreichend kräftiger Bürzel stehenbleibt. Dafür Sorge zu tragen ist, daß auch zwischen den einzelnen Exzisionsfeldern ein mindestens 5 mm breiter Schleimhautstreifen stehenbleibt. Die kleinen Hautexzisionsfelder entfalten sich kleeblattartig. Werden die Drainageexzisionen zu groß gewählt, so verzögert sich die Heilung unnötig, oder es kann sich eine Analstenose entwickeln. Da die Ligatur durch die mitgefaßten Längsmuskelfasern auf Höhe des Internusunterrandes transfixiert wird, retrahiert sie sich nicht. Eine größere Wunde im Analkanal wird so verhütet. Überhängende Hautlappen werden abgetragen.

Die Sekundärknoten werden belassen, sie verkleinern sich schnell in den folgenden Monaten.

Findet sich gleichzeitig eine *Analfissur*, so wird sie am besten in einen Exzisionsstreifen (zumeist den des rechten dorsalen Knotens) mit einbezogen. Das MILLIGANsche Exzisionsligaturverfahren ermöglicht durch Verzicht auf Schleimhautnähte, durch Fixation des Ligaturstumpfes auf Höhe des Sulcus intermuscularis und somit Verhütung von Wundflächen

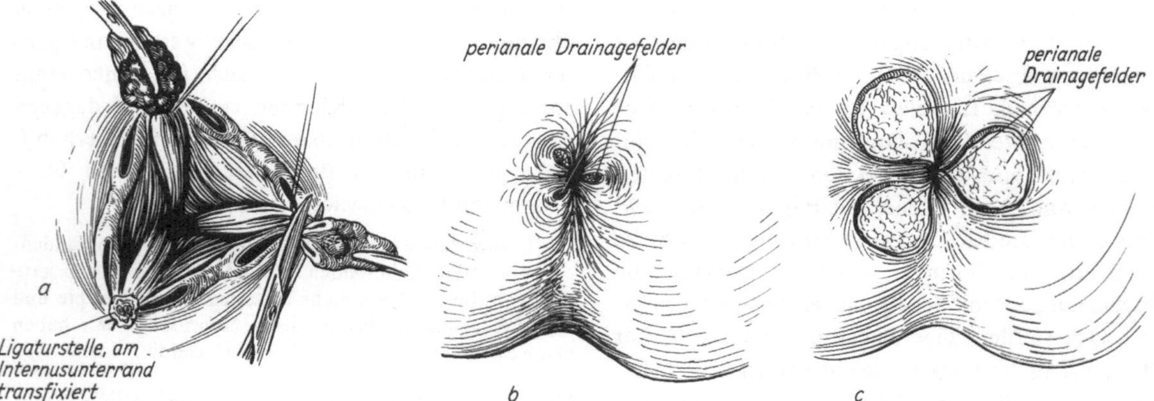

Abb. 29.39 Hämorrhoidektomie nach MILLIGAN-MORGAN. *a* Die drei Primärknoten sind disseziert, ihre Stiele ligiert; *b* nach Abtragung verbleiben kleine perianale Drainagedreiecke; *c* wenn die Drainagedreiecke zu groß gemacht werden, kommt es zur präanalen Stenose!

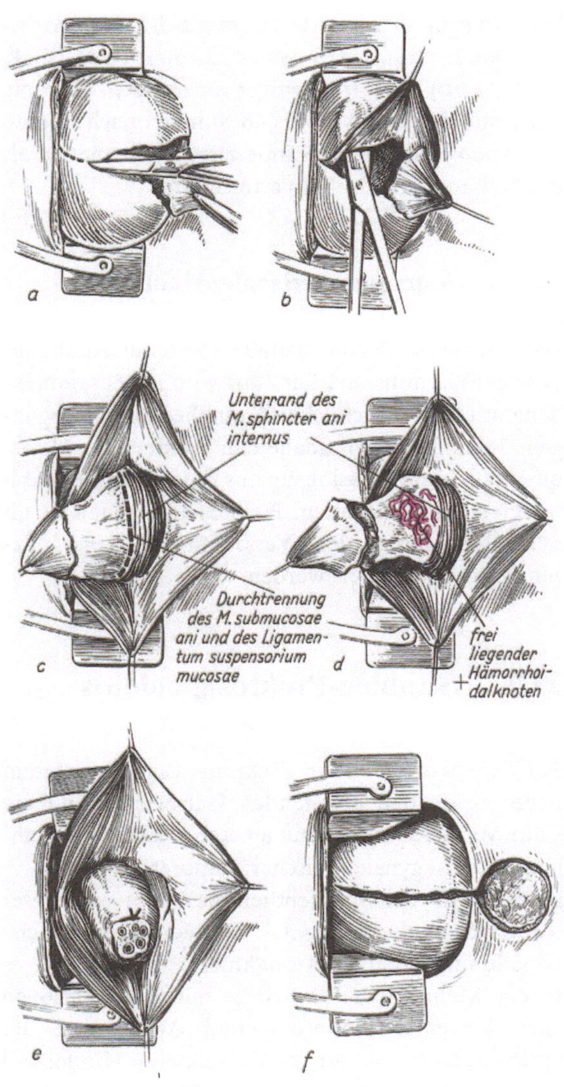

Abb. 29.40 *a–f* Submuköse Hämorrhoidektomie nach PARKS

im Analkanal sowie die Sicherung des Sekretabflusses durch das Hautexzisionsfeld eine ungestörte Wundheilung und vermeidet die Striktur. Die Ligatur der Segmentarterien verhütet Nachblutungen und Rezidive weitgehend. Das Verfahren hat daher im letzten Jahrzehnt zunehmend Verbreitung gefunden.

Submuköse Hämorrhoidektomie mit hoher Ligatur nach PARKS (Abb. 29.40)

Nach Infiltration des submukösen Operationsfeldes mit einer Adrenalin-Natriumchloridlösung 1 : 300 000 wird von einer kleinen rhombusförmigen paraanalen Hautexzision aus die den Hämorrhoidalknoten deckende Schleimhaut längsgespalten; die Hautzipfel werden mit Haltefäden armiert und beide Mukosalappen vom Primärknoten abpräpariert. Sodann löst man das Konvolut von der Internusmuskulatur und ligiert den Knotenstiel hoch mittels Chromkatgutdurchstichligatur. Der Ligaturstumpf enthält also keine Schleimhaut. Nachdem an allen drei Stellen so verfahren und die Gefäßkonvolute abgetragen wurden, legt sich die Schleimhaut wieder ohne Defekt auf den Wundgrund. Die submuköse Wunde wird durch das Hautexzisionsfeld drainiert. Die Schleimhautränder können auch durch einige Katgutnähte vereinigt werden. GOLIGHER führt die submuköse Hämorrhoidektomie ganz ohne Spaltung der deckenden Schleimhaut aus. PARKS selbst hat das Verfahren inzwischen variiert. Er exzidiert nach Y-förmiger Schleimhautspaltung das Dreieck mit dem Hämorrhoidalknoten und deckt die Wunde durch Hochnähen der seitlichen Schleimhautteile bis unter den Ligaturstiel.

Vorteil dieser Methode ist die Vermeidung eines größeren Epitheldefekts im Analkanal, somit keine Gefahr postoperativer Analstenosen und Schmerzarmut in der postoperativen Phase. Die Sicht während der Operation wird aber durch die Blutungen behindert; der Eingriff nimmt erheblich mehr Zeit als eine einfache Ligaturexzision in Anspruch.

Gummiringligatur nach BARRON

Das Verfahren ist ambulant durchführbar, eignet sich für Hämorrhoiden 2. Grades.
Prinzip: Mit Hilfe einer speziellen Zange werden die Hämorrhoiden in die Doppeltrommel eines Ligators gezogen. Der auf dieser Doppeltrommel angebrachte Gummiring wird über den Hämorrhoidalknoten gestreift. Der Eingriff wird durch ein Proktoskop ausgeführt. Nach 5 bis 10 Tagen stößt sich der inkarzerierte Hämorrhoidalknoten samt Gummiring ab. Dann können Nachblutungen auftreten.
FREDLUND bezeichnet die Methode als einen der größten Fortschritte in der Behandlung der Hämorrhoiden während der letzten Jahre.

29.6.3. Vorgehen bei Inkarzeration und akuter Thrombose der Hämorrhoiden

Die unverzügliche Reposition des Inkarzerats zurück durch den spastischen Sphinkterring lindert schlagartig die Beschwerden. Sitzbäder und Abführmittel fördern Abheilung der Entzündung, Abstoßung der Nekrosen und Organisation der Thromben. Nur bei sich ständig wiederholender Einklemmung zögere man nicht länger und trage die Knoten sofort ab. LOCKHART-MUMMERY sowie HOWARD und PINGREE sehen hier eine Indikation zur dringlichen Hämorrhoidektomie. Die immer wieder beschworene Gefahr einer postoperativen Pylephlebitis erwies sich als unbegründet. Auf jeden Fall sollte die operative Therapie baldmöglichst nach Abklingen der akuten Beschwerden folgen.

29.6.4. Perianales Hämatom oder perianale Spontanthrombose (Abb. 29.41)

Die Thrombose perianaler Subkutanvenen hat mit dem Hämorrhoidalleiden nicht direkt zu tun. Diskutiert wird, ob es sich um eine Thrombose innerhalb der Vene oder um ein paravenöses Hämatom handelt. Bei den von uns behandelten Fällen haben wir nach Exzision des ganzen befallenen Hautbezirks histologisch eindeutig eine Phlebothrombose beweisen können (Abb. 29.42).
Über die Therapie wurde dagegen weitgehend Einigung erzielt. Der subkutan gelegene Thrombus wird in Lokalanästhesie bei Steinschnittlage durch eine Stichinzision exprimiert, besser noch zur Vermeidung analer Hautfalten ovalär exzidiert (GOLIGHER, NESSELROD). Bei frühzeitiger operativer Therapie innerhalb der ersten 24 bis 48 Stunden nach Beginn der *Knotenattacke* ist Schmerzfreiheit schneller als mit konservativen Mitteln erreichbar.

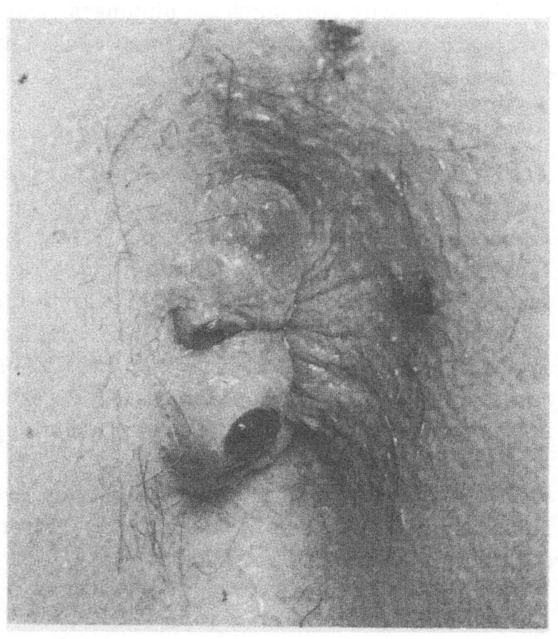

Abb. 29.41 Spontanperforation der thrombosierten Venen an 2 Stellen

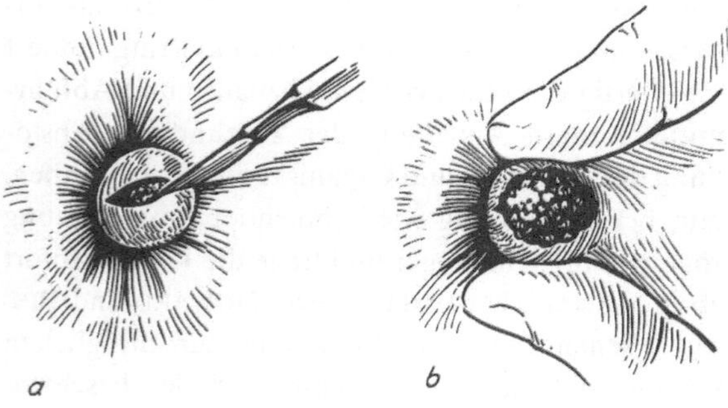

Abb. 29.42 Therapie der akuten perianalen Thrombose. *a* Radiäre Inzision über der thrombosierten Vene; *b* durch Fingerdruck lassen sich die Thromben auspressen, verbliebene Hautfalten werden abgetragen

29.6.5. Abtragung perianaler Hautfalten

Die ödematöse Vorpostenfalte vor einer Analfissur oder bei Kryptitis und Papillitis wird im Zusammenhang mit dem ursächlichen Krankheitsbild angegangen. Beim Hämorrhoidalleiden werden die Marisquen durch die Exzisionsligatur mitentfernt. Kombinieren sie sich mit einem Pruritus ani, sollten sie als mögliche Herde der Verschmutzung und Ekzematisation exzidiert werden.

29.7. Strahlen-Proktosigmoiditis

Strahlenspätschäden an Rektum, Sigma, unterem Ileum sowie den ableitenden Harnwegen sind ein kaum vermeidbarer Tribut an eine effektive Bestrahlung zumeist gynäkologischer Tumoren.
Keine Form der Strahlentherapie bleibt von dieser Komplikation verschont. Strahlentherapeutische Unfälle sind dabei die Ausnahme.
In der Mehrzahl haben wir es mit **Spätreaktionen** nach korrekter Dosierung und Applikation der Strahlentherapie zu tun. Nur eine kleine Minderzahl der bestrahlten Frauen (1 bis 2%) ist betroffen, jedoch ist der Anteil bei anderen Untersuchern ungleich höher (NEUMEISTER). Die *Latenzzeit* zwischen Bestrahlung und Manifestation der Spätreaktion kann zwischen wenigen Monaten und Jahrzehnten variieren, sie betrug bei einer unserer Beobachtungen 33 Jahre. Die Mehrzahl radiogener Spätreaktionen betrifft Patienten mit geheilter Krebskrankheit. 5 der 17 von uns in 5 Jahren (1968 bis 1972) behandelten Frauen verstarben an radiogenen Therapiekomplikationen. Alle 5 wurden bei der Sektion tumorfrei gefunden.
Strahlenschäden am Enddarm können zu verschiedenen Krankheitsbildern führen. Zu unterscheiden ist zwischen Früh- und Spätreaktionen, die nicht ineinander übergehen. Besprochen werden nachfolgend nur Spätreaktionen.
Die *Strahlenproktitis* ist die bekannteste radiogene Darmreaktion überhaupt. Tenesmen, Schleim- und Blutabgang kennzeichnen das klinische Bild. Dabei

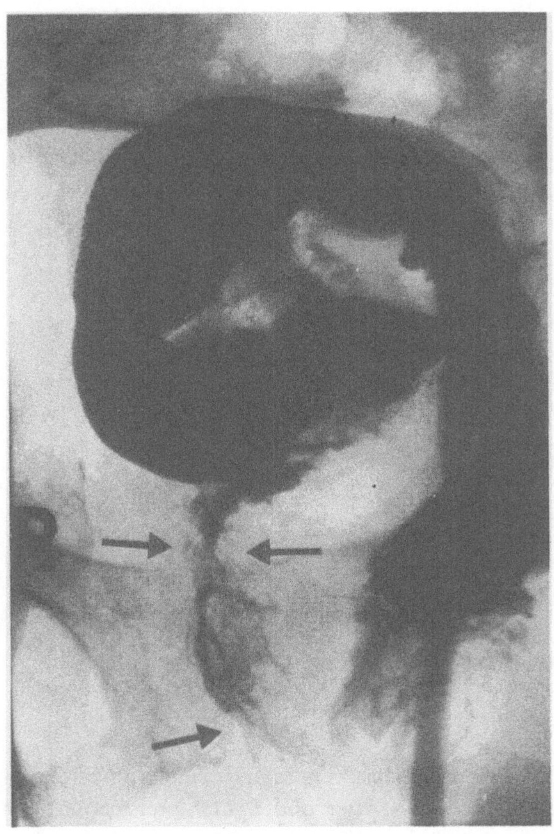

Abb. 29.43 Sigma-Scheidenfistel nach gynäkologischer Therapiebestrahlung (Pfeile markieren Kontrastmittel in der Vagina bei Röntgenkontrasteinlauf)

waren lebensbedrohliche Blutungen entsprechend der von uns behandelten Auswahl an Patienten die häufigste Indikation zur Übernahme der Therapie (bei 8 der 17 Frauen).

In typischer Weise läßt die Proctitis factitia, im Gegensatz zur Proctocolitis ulcerosa, den unteren Mastdarmabschnitt frei. Die Veränderungen liegen im oberen Rektumanteil und im Sigma.

Das *Strahlenulkus,* im Mastdarm an typischer Stelle in der Ampullenvorderwand auf Höhe der Portio gelegen, stellt zusammen mit der Strahlenproktitis eine klinische Einheit dar. Die Abgrenzung vom Tumorrezidiv kann große Schwierigkeiten machen und ist nur bioptisch möglich.

Die *rektovaginale Fistel,* eine sehr ernste Komplikation des Strahlenulkus, läßt sich an Wind- und Stuhlabgang aus der Scheide und radiologisch durch Übertritt von Kontrastmittel in das Rektum bei der Einfüllung in die Vagina erkennen (Abb. 29.43). Bildet sich gleichzeitig eine *vesikovaginale Fistel,* so ist ein hoffnungsloser Zustand erreicht. 5 der 17 von uns behandelten Frauen mit anorektalen Strahlenspätschäden hatten rektovaginale Fisteln, zwei von ihnen gleichzeitig urogenitale Fisteln.

Sigma- und Rektumstenosen nach Bestrahlungen haben häufig Trichter- oder Sanduhrform und können so von der Portioform mancher Krebse unterschieden werden. Ileus, Durchwanderungs- oder Perforationsperitonitis, Blutung oder Begleitfistel bei radiogener Rektumstenose führten 6 der 17 Frauen in chirurgische Therapie. In anderen Fällen können diese viele Jahre klinisch unbemerkt bleiben.

Im Bereich chronischer Strahlenspätreaktionen können sich *Karzinome und Sarkome* (GRAUDINS und REMÉ) entwickeln. Wir exzidierten bei zwei Frauen 2 bzw. 3 Jahre nach Radium- und Röntgentherapie Analkanalkarzinome. Die ursächlichen Beziehungen zur Strahlentherapie müssen für diese beiden Erkrankungen offen bleiben.

Beckenfibrosen im Gefolge der Röntgentherapie ziehen das Kontinenzorgan in Mitleidenschaft.

Therapie

Konservative Therapie. Unkomplizierte Formen der Strahlenspätreaktion am Sigma und Rektum werden konservativ behandelt. Einläufe mit Kamille, Lebertran, Sulfanilamiden und Kortikosteroiden werden empfohlen, bei leichteren Blutungen aus dem Mastdarm die Instillation von Hämostyptika (MLYNEK). Viel Erfolg ist aber von solchen Maßnahmen nicht zu erwarten.

Operative Therapiemöglichkeiten bei komplizierter Strahlenproktitis. Es entfällt jede Möglichkeit einer direkten Naht von Fisteln oder Geschwürrändern im strahlengeschädigten Gewebe. Nur gestielte Plastiken haben Aussicht auf Erfolg. In einzelnen Fällen gelingt die Beseitigung rektovaginaler Fisteln durch Ruhigstellung des Enddarms mit Kolostomie oder durch die dreizeitige Rektumresektion unter nahtloser kolorektaler Kontaktanastomose. Die Fistel in der Vaginalwand schließt sich nach dem Durchzug spontan.

Die Interposition eines gestielten Lappens aus dem M. glutaeus maximus zwischen Vagina und Rektum ist die wohl einfachste und sicherste Methode zum Verschluß großer radiogener Mastdarmscheidenfisteln (KIENE). Bei vis-à-vis Fisteln schaffen *Ureterdarmanastomosen* und feuchte Kolostomie noch leidlich erträgliche Verhältnisse. Die Kolpokleisis besitzt in diesem Zusammenhang nur noch historisches Interesse. Blutung, Ileus und Durchwanderungs- oder Perforationsperitonitis sind die häufigsten Indikationen zur Sigmakolostomie: Unter Kotableitung heilen manche Strahlenulzera im Mastdarm aus, eine rektovaginale Fistel wird so verhütet.

Abb. 29.44 bis 29.46 Strahlenulkus in der Haut dorsal des Afters

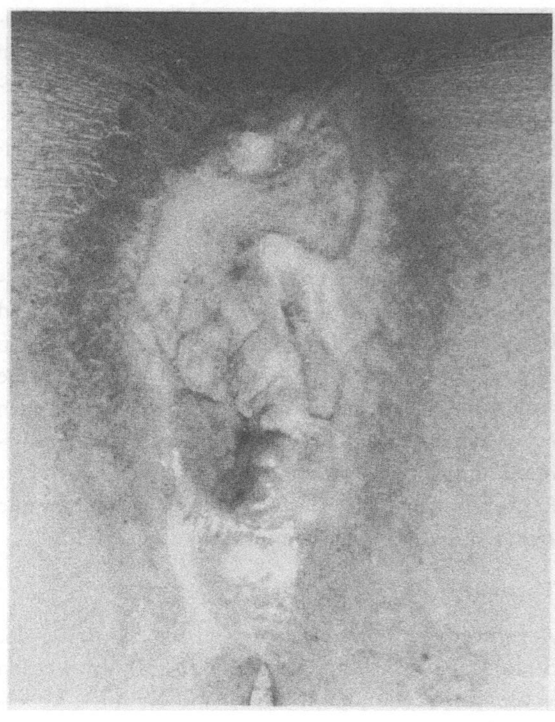

Abb. 29.44 30 Jahre nach gynäkologischer Therapiebestrahlung

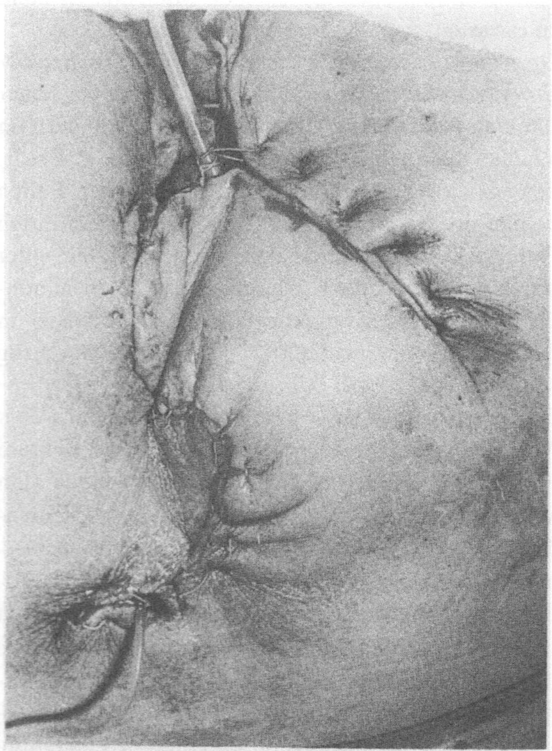

Abb. 29.45 Heilung durch Schwenklappenplastik

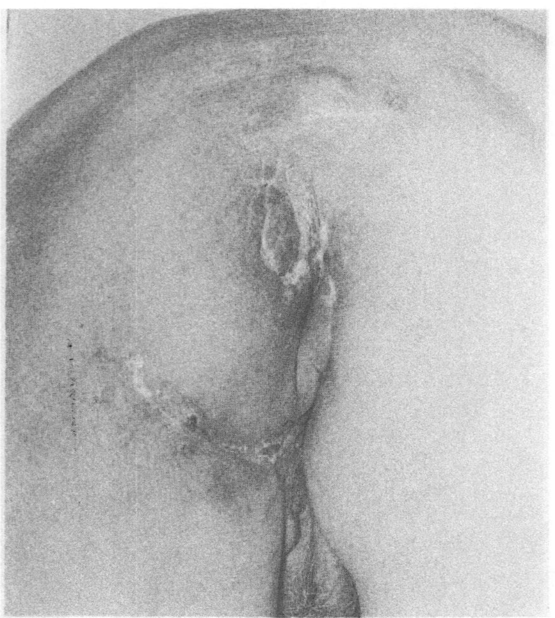

Abb. 29.46 ½ Jahr später

Gestielte Hautplastiken zur Deckung von Strahlengeschwüren am After und Sphinkterersatzplastiken bei ausgewählten Fällen von Stuhlinkontinenz bieten weitere Möglichkeiten, das Los strahlengeschädigter, aber tumorrezidivfreier Frauen zu verbessern (Abb. 29.44 bis 29.46).

Jeder Eingriff muß sorgfältig durchdacht und geplant sein, sonst können die Schäden größer sein als der erhoffte Nutzen.

Literaturverzeichnis

Zu 29.1. bis 29.6.

Abramson, D. J., Excicion and delayed closure of pilonidal sinuses. Surg. Gynec. Obstet. *144* (1977) 205–207

Arnold, K., und *P. Dittrich*, Ergebnisse der Hämorrhoidenbehandlung, Injektionstherapie und segmentäre Hämorrhoidektomie. Chir. Prax. *138* (1969) 403

Bacon, H. E., Anus, rectum and sigmoidcolon, 3. Aufl., 2. Bd. Lippincott, Philadelphia 1951

Barron, J., Office ligation of internal hemorrhoids. Amer. J. Surg. *105* (1963) 563

Black, B. M., Combined abdominoendorectal resection. In: Turell, R., Diseases of the colon and anorectum. 2. Aufl., 2. Bd. Saunders, London 1969

Boeminghaus, H., Chirurgie der Urogenitalorgane. Banaschewski, Bad Wörishofen 1950

Bricker, E. M., und *W. D. Johnston*, Repair of postirradiation rectovaginal fistula and stricture. Surg., Gynecol. u. Obstet *148* (1979) 499–506

Brighmore, T., Perianal gas-producing infection of non clostridial origin. Brit. J. Surg. *59* (1972) 109–116

Buchan, R., und *R. H. Grace*, Anorectal suppuration: The results of treatment and the factors influencing the recurrence rate. Brit. J. Surg. *60* (1973) 537–540

Buie, L. A., Practical Proctology. Saunders, Philadelphia–London 1938

Duhamel, J., The role of anitis and cryptitis in the anal pathology of children and adults. In: Drobni, S. u. M. Feher, Recent Progress in the study of disorders of the colon and rectum. Akademie-Verlag, Budapest 1972

Cohen, B. E., und *J. A. Ryan*, Gracilis muscle flap for closure of the persistent perineal sinus, Surg., Gynecol. u. Obstet *148* (1979) 33–35

Eggert, A., *G. Randel* und *O. H. Wittmann*, Pyodermia fistulans sinifica. Chir. Praxis *23* (1977/78) 537–541

Eisenhammer, S., The anorectal and anovulval fistulous abscess. Surg. Gynec. Obstet. *113* (1961) 519

Foote, R. F., *T. de la Cruc* und *M. R. Hill*, Muscle rehabilitation in anorectal surgery. Dis. Colon Rectum *4* (1961) 135

Gabriel, W. B., Principles and practice of the rectal surgery. 5. Aufl. Lewis, London 1963

Georgoulis, B., und *J. Gogas*, Peter LORD's treatment for haemorrhoids. Personal experiences. In: Recent Progress in the study of disorders of the colon and rectum. Edited: S. Drobni u. M. Feher. Akademici Kiado, Budapest 1972

Goligher, J. C., Surgery of the Anus, Rectum and Colon, 3. Aufl. Bailliere, Tindall, London 1975

Götze, K. J., und *T. Mohr*, Ambulante Behandlung periproktischer Abszesse. Dtsch. med. Wschr. *101* (1976) 1450–1453

Götz, K. J., Chirurgie der Sphinkteren. Ätiologie und Therapie der Analfissur. Münch. med. Wschr. *118* (1976) 1277–1280

Hartl, H., Proktologische Operationen. In: B. Breitner, Chirurgische Operationslehre Bd. 4, 1. Teil. Urban & Schwarzenberg, Wien, Innsbruck 1958

Hawley, P. R., The treatment of chronic fissure in ano. Brit. J. Surg. *56* (1969) 915

Howard, P. M., und *J. H. Pingree*, Immediate radical surgery for hemorrhoidal disease with acute extensive thrombosis. Ammer. J. Surg. *116* (1968) 777

Karcher, G., *W. Daubzer* und *A. Meyer*, Zur Diagnostik, Klinik und Therapie des Pilonidalsinus (Steißbeinfistel). Fortschr. Med. *86* (1968) 173

Kiene, S., Gestielte Muskelplastik aus dem M. glutaeus maximus zum Verschluß radiogener rektovaginaler Fisteln. Zbl. Chirurgie *104* (1979) 1191–1197

–, Operationen am Mastdarm und After. In: Chirurgische Operationslehre, Bier-Braun-Kümmell, 8. Aufl., Bd. 4/2, J. A. Barth, Leipzig 1975, S. 329–482

Krakovie, M., Untersuchungen über die Verteilung der Proktodäaldrüsen beim Menschen in bezug auf den Umkreis des Analkanals und ihre Beziehung zur anorektalen Fistel. Langenbecks Arch. klin. Chir. *336* (1974) 141

Lentini, J., Considerations on anorectal veneral diseases. In: S. Drobni u. M. Feher, Recent Progress in the study of disorders of the colon and rectum. Akademie-Verlag, Budapest 1972

Lilius, H. G., Fistula in ano. Acta chir. scand. Suppl. *383* (1968) 88

Lindell, Th. D., *W. S. Fletscher* und *W. W. Krippaehne*, Anorectal suppurative disease. Amer. J. Surg. *125* (1973) 189–194

Lock, M. R., und *J. P. S. Thompson*, Fissura in ano: The initial management and prognosis. Brit. J. Surg. *64* (1977) *355* – 358

Lockhart-Mummery, J. P., Diseases of the rectum and colon, 2. Aufl. Bailliere, Tindall, Cox London 1934

Lockwood, R. A., und *H. J. Betzler*, Anorektale Erkrankungen, Untersuchungstechnik und Operationen. Schattauer, Stuttgart 1965

Lord, R. H., A new regime for the treatment of haemorrhoids. Proc. roy. Soc. Med. *61* (1968) 935

Mair, W. S. J., *W. A. F. Mc Adam*, *P. W. R. Lee*, *K. Jepson* und *J. C. Goligher*, Carcinoma of the large bowel presenting as a subcutaneus abscess of the thigh: a report of 4 cases. Brit. J. Surg. *64* (1977) 205–209

Marks, C. G., und *J. K. Ritchie*, Anal fistulas at St. Mark's Hospital Brit. J. Surg. *64* (1977) 84–91

Martius, H., Die gynäkologischen Operationen. 7. Aufl. Thieme, Stuttgart 1954

Miles, W. E., Rectal Sorgery. 2. Aufl. Casell, London 1944

Milligan, E. T. C., *C. Naunton-Morgan* und *L. E. Jones*, Surgical anatomy of the anal canal and the operative treatment of haemorrhoids. Lancet II (1937) 1119

Nesselrod, J. P., Clinical Proctology. 3. Aufl. Saunders, Philadelphia, London 1964

Parks, A. G., Haemorrhoidectomy. Surg. Clin. N. Amer. *45* (1965) 1305

–, *P. H. Gordon* und *J. D. Hardcastle*, A classification of fistula-in-ano. Brit. J. Surg. *63* (1976) 1–12

–, Pathogenesis and treatment of fistula-in-ano. Brit. med. J. *1* (1961) 463

Patey, D. H., A reappraisal of the acquired theory of sacrococcygeal pilonidal sinus and an assessment of its influence on surgical practice. Brit. J. Surg. *56* (1969) 463

Reifferscheid, M., Darmchirurgie. Thieme, Stuttgart 1962

Roschke, W., Die proktologische Sprechstunde, 4. Aufl. Urban & Schwarzenberg, München-Berlin-Wien 1976

Rufli, T., Proctitis gonorrhoica luica, Schw. med. Wschr. *107* (1977) 627. Referiert in Med. aktuell *12*/78, S. 554

Schäffner, R., Die Grenzen der operativen Möglichkeiten bei scheinbar aussichtslosen Fällen in der gynäkologischen Urologie. Diss., Halle 1969

Schmauss, A. K., *G. G. Adler*, *B. Arlt* und *J. Kiehl*, Grundlagen, Technik und Ergebnisse der Elektrokoagulation bei Hämorrhoiden 1.–2.Grades. In: Recent Progress in the study of disorders of the colon and rectum, Edited: S. Drobni u. M. Feher. Akademiai Kiado, Budapest 1972

–, *W. Fabian*, und *D. Stein*, Ätiologie, Klinik und Therapie der perianalen und perirektalen Abszesse. Dtsch. Ges.wesen *26* (1971) 1433–1438

Stelzner, F., Die verzögerte Heilung und die Kontinenz nach Eingriffen bei anorektalen Fisteln. Chirurg *46* (1975) 128

–, Die anorektalen Fisteln. 2. Aufl. Springer, Berlin-Göttingen-Heidelberg 1976

Stirnemann, H., Treatment of recurrent recto-vaginal fistula by interposition of a glutaeus maximus muscle flap. Amer. J. Proctol. *20* (1969) 52

Stone, H. H., und *J. D. Martin*, Synergistic necrotizing cellulitis. Annals of Surgery *175* (1972) 702–710

Tuidschanow, Ch. K. und *N. Y. Schniger*, Röntgendiagnostika swischtschei prjamoi kischki i pararektalnoi oblasti. Medizina, Taschkent 1974

Welch, J. P., Unusual abscesses in perforating colorectal cancer. Amer. J. Surg. *131* (1976) 271–274

Whitehead, W., Surgical treatment of haemorrhoids. Brit. med. J. *1* (1882) 149

Wood, R. A. B., R. A. P. Williams und *L. E. Hughes*, Foamelastomer dressing in the management of open granulating wounds: experience with 250 patients. Brit. J. Surg. *64* (1977) 554–557

Yakovlev, N. A., The treatment of anorectal paraproctitis of tuberculous etiology (russ.) Vest. Chir. *106* (1971) 52

Zimmermann, C. E., Outpatient excision and primary closure of pilonidal cysts and sinuses. Amer. J. Surg. *136* (1978) 640–642

Zu 29.7.

Graudins, J., und *H. Remé*, Strahlenschäden am Dünn- und Dickdarm. Zbl. Chir. *100* (1975) 844–851

–, Über Strahlenschäden am Dünndarm. Zbl. Chir. *98* (1973) 482–483

Kiene, S., Strahlenproktitis. Zbl. Chir. *98* (1973) 648

Mlynek, H. J., W. Hartig, P. Straßburger und *C. Engel*, Komplikationen der Radiotherapie am Intestinaltrakt und ihre Behandlung. Zbl. Chir. *99* (1974) 961–966

Neumeister, K., Die Strahlenreaktionen des Gastrointestinaltraktes. Thieme, Leipzig 1973, S. 215.

30. Septische Erkrankungen in Gynäkologie und Geburtshilfe

H. KYANK und R. SCHWARZ

Im geburtshilflich-gynäkologischen Schrifttum vermißt man eine klare Definition der eigentlichen septischen Erkrankungen. So wird z. B. vielfach der fieberhafte vom septischen Abort unterschieden, ohne daß dafür klare Kriterien bestehen. Andererseits wird der Begriff der septischen Erkrankungen oft in einem erweiterten Sinne gebraucht, wie auch in der folgenden Übersicht. In vielerlei Hinsicht unterscheiden sich die septischen gynäkologischen Erkrankungen nur unwesentlich von den chirurgischen. Schwere septische Leiden sind jedoch in den letzten Jahrzehnten in unserem Fach eher selten zu beobachten, was wahrscheinlich auf die Anwendung der Sulfanilamide und Antibiotika zurückzuführen ist.

In Übereinstimmung mit chirurgischen Erkrankungen hat sich in den letzten 20 Jahren eine deutliche Keimverschiebung auch im Bereich des weiblichen Genitaltraktes vollzogen. Einer deutlichen Abnahme der früher so gefürchteten Streptokokken steht ein Anstieg z. B. der Kolibakterien und der Enterokokken sowie vor allem der Anaerobier gegenüber. Deshalb wird auch in der Gynäkologie und Geburtshilfe immer häufiger der kulturelle *Nachweis der anaeroben Keime* gefordert. Neuere Untersuchungen haben gezeigt, daß sich Bakteroides, Peptostreptokokken und Klostridien auch in der normalen Scheidenflora in einem hohen Prozentsatz nachweisen lassen.

Eine besondere Bedeutung in der Geburtshilfe haben die B-Streptokokken erlangt, da sie beim Neugeborenen eine neonatale Sepsis und Meningitis hervorrufen können (HALL u. Mitarb.).

Nach einer Zusammenstellung von SWEET wurden Anaerobier in 80 bis 100% in Abszessen des kleinen Beckens, in 66 bis 100% in Adnexabszessen, in 63 bis 76% in nicht gonorrhoischen BARTHOLIN-Abszessen, in 70 bis 93% bei Wöchnerinnen mit einer Endometritis puerperalis, in 81 bis 100% beim septischen Abort und in 76 bis 98% bei Scheidenstumpf-Infektionen nach Hysterektomie gefunden. Dabei handelte es sich allerdings in den meisten Fällen um Mischinfektionen.

Es besteht noch keine einheitliche Meinung darüber, wie die vorgenannten neuen Befunde in ihrer Dignität einzuschätzen sind.

30.1. Bartholin-Abszeß

Der BARTHOLIN-Abszeß (besser Pseudoabszeß) entsteht durch Retention von Eiter im Ausführungsgang der BARTHOLIN-Drüse, der wenige Millimeter vor dem Hymenalsaum zwischen dem mittleren und hinteren Drittel des Vestibulum vaginae mündet. Durch die Infektion (Staphylokokken und andere Wundkeime, auch Gonokokken) kommt es zur Verklebung des Ausführungsganges. Das von der Drüse abgesonderte Sekret wird gestaut und infiziert sich sekundär. Die Umgebung des infizierten Ausführungsganges ist meistens mitinfiziert; bei Einschmelzung des umgebenen Gewebes kann es – wenn auch selten – zu einem echten Abszeß kommen. Der BARTHOLIN-Abszeß liegt ebenso wie die BARTHOLIN-Zyste im hinteren Drittel der großen Labie unter Einbeziehung der kleinen, wobei sich der BARTHOLIN-Abszeß oft weit in den Introitus vaginae vorwölbt.

Differentialdiagnose: Furunkel im Bereich der Vulva.

Therapie: Wenn der oft sehr schmerzhafte BARTHOLIN-Abszeß nicht bereits spontan perforiert ist, führt man heute bei deutlicher Fluktuation seltener die Inzision durch, sondern häufiger die Marsupialisation (Keimbestimmung, Ausschluß einer Gonorrhoe). Die Inzision wird von einigen Autoren (HOFMANN) wegen der häufigen Rezidive abgelehnt. Bei der Marsupialisation wird ein neuer Drüsenausführungsgang geschaffen, der so gelegen sein soll, daß das Drüsensekret später zur Vulva hin entleert werden kann (OBER und MEINRENKEN). Der Eingriff kann sowohl im infektionsfreien Intervall als auch bei akuter Entzündung mit Abszeßbildung durchgeführt werden:

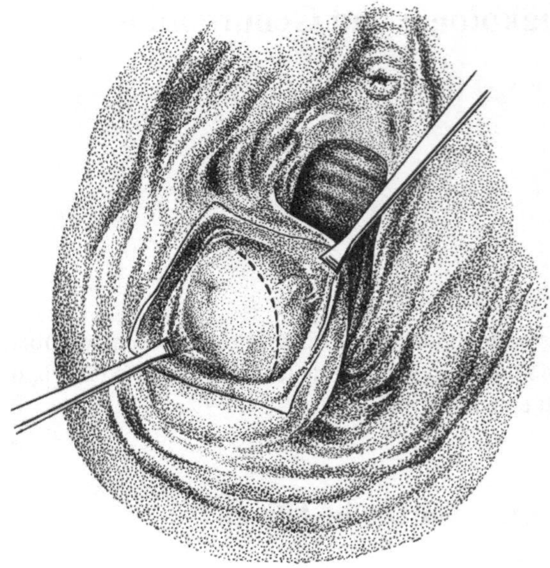

Abb. 30.1 Technik der Marsupialisation einer Bartholinitis. Inzision der Abszeßwand oder der Zystenwand. Die Haut des Introitus ist bereits gespalten, abpräpariert und wird durch zwei Klemmen entfaltet

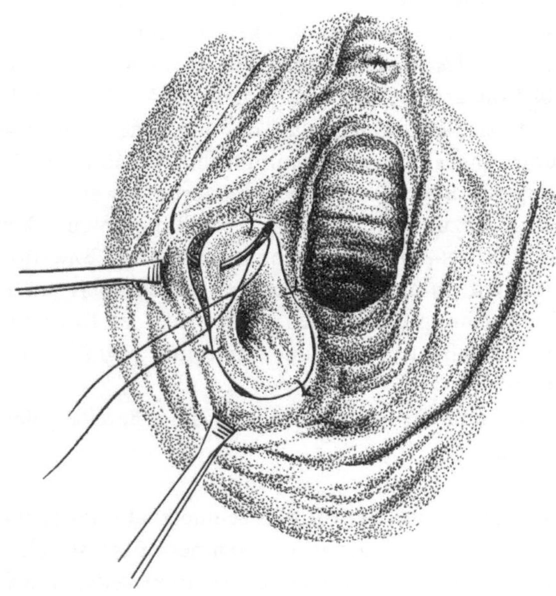

Abb. 30.2 Technik der Marsupialisation einer Bartholinitis. Vereinigung der Abszeßwand mit der Schleimhaut des Vestibulums durch Knopfnähte

Parallel und außerhalb des Hymenalsaumes wird das Epithel des Introitus vaginae über dem Abszeß indiziert (Abb. 30.1). Dann folgt die Abszeßinzision in gleicher Ausdehnung. Sollte der Abszeß gekammert sein, so müssen die Trennwände entfernt werden. Die Abszeßwand und das Epithel des Vestibulum vaginae werden durch Katgutknopfnähte Nr. 0 vereinigt (Abb. 30.2). Die entstehende Öffnung soll für 2 Finger durchgängig sein (spätere Schrumpfung). Die *Nachbehandlung* besteht in der Reinhaltung des Wundgebietes und Sitzbädern an jedem zweiten Tag. Antibiotika sind besonders bei jungen Frauen mit Kinderwunsch zur Vermeidung einer Keimaszension (Adnexitis) zu empfehlen. Wenn es sich um Anaerobier handelt (übler Geruch des Eiters), ist Metronidazol indiziert.

Von WORD wurde beim BARTHOLIN-Abszeß oder einer Zyste das Einlegen eines speziellen Ballon-Katheters nach vorheriger kleiner Inzision an der Stelle des verklebten Ausführungsganges angegeben. Der Katheter bleibt 4 bis 6 Wochen liegen. Diese Behandlung wie auch die Marsupialisation kann ambulant durchgeführt werden. Uns hat sich das Einlegen eines Intrauterin-Pessares, z. B. Dana Cor Nr. 1, bewährt. Dabei braucht die Öffnung nicht so groß wie oben angegeben gestaltet werden. Das Pessar wird nach 2 bis 3 Wochen entfernt.

Als Indikation zur Exstirpation der BARTHOLIN-Drüse wird nur noch eine lange Krankheitsdauer mit wiederholt durchgeführten Inzisionen gesehen. Bei über 40jährigen Frauen kann die Exstirpation der Drüse als Karzinomprophylaxe erwogen werden, da 2 bis 3% der Vulvakarzinome von der BARTHOLIN-Drüse ausgehen. Nach einem BARTHOLIN-Abszeß sollte die Ausschälung der Drüse jedoch frühestens ein Vierteljahr danach vorgenommen werden (PSCHYREMBEL).

30.2. Pyometra

Eine Pyometra kann sich entwickeln:

1. bei einem Korpus- oder Zervixkarzinom oder nach Kontakttherapie;
2. durch Stenosierung des Zervikalkanals infolge Entzündung und Verklebung bei einer Endometritis oder Kolpitis senilis sowie bei einer Endometrium-Tuberkulose.

Eitriger fötider Fluor bei älteren Frauen deutet auf eine Pyometra hin, hinter der sich oft ein Korpuskarzinom verbirgt (lt. Literaturangaben bis zu 60%).

Therapie: Bei Verdacht auf eine Pyometra muß der Zervikalkanal vorsichtig mit HEGAR-Stiften dilatiert werden. Bei Eiterabfluß (Keim- und Resistenzbestimmung) Uterusspülung mit desinfizierender Lösung (z. B. 30%igem Äthanol), anschließend Einlegen eines Gummidrains in den Zervikalkanal und eventuell Wiederholung der Dilatation und Spülung, bis der Eiterabfluß versiegt. Danach wird vorsichtig fraktioniert abradiert, um ein Karzinom durch histologische Untersuchung des Abrasionsmaterials auszuschließen. Größte Vorsicht wegen Perforationsgefahr! Im Verdachtsfall ist die Operation sofort abzubrechen. Eine einmalige Perforation mit schmalem Instrument heilt meistens ohne Komplikationen aus.

Bettruhe, sorgfältige Beobachtung und antibiotische Abschirmung genügen. Bei größerer Verletzung oder Verdacht auf Nebenverletzungen (Darm, Blase) muß sofort laparoskopiert bzw. laparotomiert werden.

30.3. Akute Aszension

Unter dem klinischen Begriff der akuten Aszension versteht man die nur kurze Zeit dauernde, heftige Reaktion des Körpers auf eine rasche Verbreitung pathogener Keime über die Uterus- und Tubenschleimhaut und das Peritoneum des kleinen Bekkens, die zur Hyperämie und infolge des entzündlichen Ödems mit Hypersekretion zur diffusen Weiterverbreitung der Erreger führt.

Charakteristisch ist ein stürmischer Beginn mit hohem Fieber, Übelkeit, Erbrechen, heftigen Schmerzen im gesamten Unterbauch und Bauchdeckenspannung, eine hohe Leukozytose mit deutlicher Linksverschiebung des Blutbildes und anfangs normaler Blutsenkungsreaktion. Bei der gynäkologischen Untersuchung sind die Adnexe nicht verdickt, aber sehr druckempfindlich. Jede Berührung des Uterus und des hinteren Scheidengewölbes ist schmerzhaft. Oft sind die Schmerzen so hochgradig, daß eine genaue Untersuchung nicht möglich ist. Diese akuten Erscheinungen gehen in wenigen Tagen, manchmal schon nach Stunden, zurück; der weitere Verlauf ist abhängig von der lokalen Geweberesistenz, der allgemeinen Abwehrlage, der Virulenz der Erreger und der Therapie. Die Keimaszension wird begünstigt zur Zeit der Menstruation, nach einer Fehlgeburt, im Wochenbett und durch intrauterine Eingriffe.

Die **Therapie** der Wahl besteht in der sofortigen Gabe von Ampizillin, z. B. 6 g pro Tag, oder anderen bakterizid wirkenden Antibiotika, insbesondere bei jungen Patientinnen bzw. Kinderwunsch. Besteht gleichzeitig eine peritonitische Reizung, sollte es mit Gentamyzin kombiniert werden. Die Gabe von bakteriostatisch wirkenden Breitspektrumantibiotika, wie z. B. 2 g pro Tag Oxytetrazyklin oder Chloramphenikol ist wegen zahlreicher Nebenwirkungen in den Hindergrund getreten. Gute Erfolge mit restitutio ad integrum wurden nach Verabfolgung von Zephalosporinen beobachtet (ZEHNDER u. Mitarb.). Auch die modernen Sulfanilamide können zur Behandlung der akuten Aszension eingesetzt werden. Prednisolon (initial 40 bis 60 mg täglich, dann in abfallender Dosierung 30, 20 und 10 mg täglich, insgesamt etwa 10 Tage lang) vermindert zwar infolge seiner antiphlogistischen Wirkung übermäßige Exsudation, überschießende Eiterbildung und die unerwünschte bindegewebige Induration, sollte jedoch nur bei sicherer Diagnose (Gefahr der Perforation einer nicht diagnostizierten Appendizitis!) und unter Beachtung der bekannten Kontraindikation (Diabetes mellitus, Tuberkulose, Magen-Darm-Ulzera, akute Lebererkrankungen) angewandt werden. Eine ähnliche, gleichzeitig analgetische Wirkung hat Wofapyrin®[1] bzw. Phenylbutazon®[2] (3 × 2 Dragées täglich). In besonders günstigen Fällen ist eine Ausheilung ohne bleibende anatomische Folgen (Sterilität durch Verklebung der Tuben, Adhäsionen des Peritoneums) möglich.

Nach einer Infektion wurde in 13%, nach 2 aszendierenden Infektionen in 36% und nach 3 oder mehr aszendierenden Infektionsschüben in 75% ein Verschluß der Tuben beobachtet (WESTRÖM). Meist kommt es infolge ungenügender oder zu spät einsetzender Therapie nach einer akuten Aszension nach wenigen Tagen zur Ausbildung doppelseitiger entzündlicher Adnexprozesse (Pyosalpingen).

30.4. Salpingitis – Pyosalpinx

Als Pyosalpinx bezeichnet man eine meist doppelseitig auftretende Eiteransammlung im Eileiter, der bis zu Faustgröße erreichen kann (Abb. 30.3). Sie entsteht durch eine aszendierende intrakanalikuläre bakterielle Infektion (Abb. 30.4) und Verschluß des abdominalen Tubenendes durch Einrollen der Fimbrien nach innen und Verklebung ihrer Serosaflächen. Infolge der Entzündung schwillt auch der interstitielle Tubenabschnitt mit seinem engen Lumen zu. Durch diesen Einschluß des keimhaltigen Inhalts in der Tube wird meist eine Ausbreitung der Infektion im kleinen Becken verhindert. Oft sind aber durch eine Perisalpingitis Ovar, Netz und Darmschlingen mit den entzündeten Tuben verklebt, die manchmal trotz der verdickten Wand, ihrer Schwerkraft folgend, in den DOUGLAS-Raum hineinsinken *(sogenannter entzündlicher Adnextumor)*. Aber auch eine lymphogene Infektion von außen, dem Lig. latum uteri folgend, ist möglich (Abb. 30.5).

Die Diagnose einer akuten Salpingitis ist nicht mit absoluter Sicherheit möglich. JACOBSON hat daher seit 1960 routinemäßig in 905 Fällen mit entzündlichen Affektionen der Adnexe die *Laparoskopie* zur Klärung des Befundes herangezogen. Sie ermöglicht

1 Wofapyrin®: (VEB Farbenfabrik Wolfen)
2 Phenylbutazon®: (VEB Farbenfabrik Wolfen)

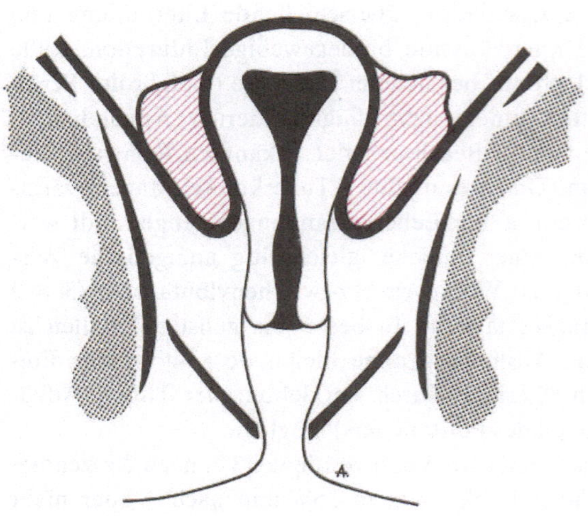

Abb. 30.3 Schematische Darstellung der topographischen Beziehungen der Salpingitis zum Peritoneum. Pyosalpingen (schraffiert) liegen innerhalb der Bauchfellauskleidung des kleinen Beckens (dicke schwarze Linie)

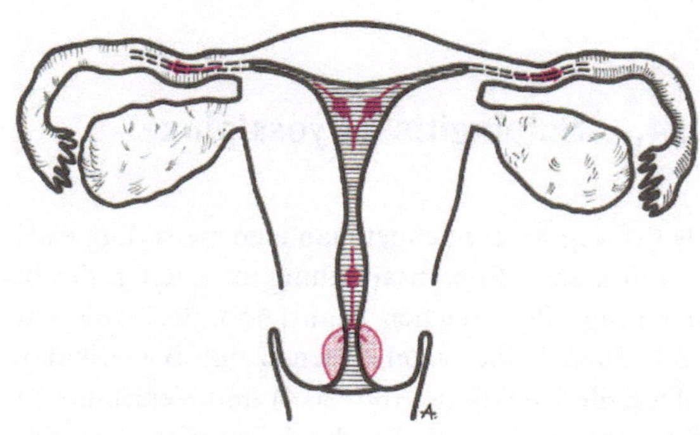

Abb. 30.4 Aszendierende Infektion unter Benutzung des intrakanalikulären Weges: Von Keimdepots in der Endozervix (punktiert) oder der Scheide aus wird das Cavum uteri und per continuitatem das Innere der Tuben von pathogenen Mikroorganismen besiedelt (Pfeile)

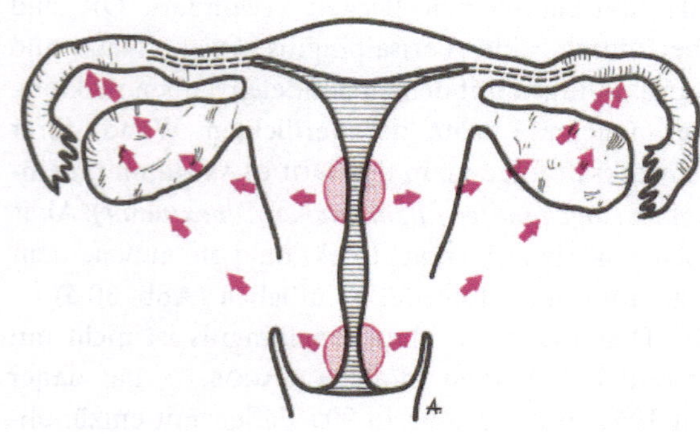

Abb. 30.5 Aszendierende Infektion unter Benutzung des Lymphweges. Pathogene Keime dringen bei einer bestehenden Endometritis cervicis oder corporis uteri (punktiert) in Lymphspalten ein und erreichen die Tube (interstitielle Salpingitis) und/oder den Hilus ovarii

eine anatomisch exakte Frühdiagnose, damit eine bessere Prognose durch Behandlung der Anfangsstadien mit Chemotherapeutika und bei erweiterter Indikationsstellung in allen unklaren Fällen eine sichere Differentialdiagnose. Fünf Zwischenfälle verliefen ohne bleibende Folgen. *Kontraindikationen für die Laparoskopie* sind Peritonitis und Kreislaufschwäche. JACOBSON hat allerdings in seinem Bestreben nach Objektivierung der klinischen Befunde bisher wenig Anhänger gefunden. LAGACHE u. Mitarb. haben anläßlich der diagnostischen Laparoskopie in 80 Fällen auch Eiter aus dem DOUGLAS-Raum zur Keim- und Resistenzbestimmung aspiriert und sogar die gezielte Punktion von Ovarialabszessen oder Pyosalpingen vorgenommen. Die letztgenannten Autoren benutzen die laparoskopischen Befunde, um die Indikation zur operativen oder konservativen Therapie mit größtmöglicher Sicherheit stellen zu können.

Die **Therapie** ist im allgemeinen streng konservativ. Im akuten Stadium, gekennzeichnet durch Fieber, Schmerzen, peritoneale Reizerscheinungen und tastbare Resistenzen im Bereich der Adnexe, verordnet man strenge Bettruhe, Eisblase und reizlose Kost mit dem Ziel einer Begrenzung des entzündlichen Prozesses. Wiederholte gynäkologische Untersuchungen sind wegen der Gefahr der weiteren Ausbreitung der Keime zu unterlassen. Befundkontrollen in 10tägigen Abständen sind ausreichend, es sei denn, man hat den Verdacht auf Ausbildung eines DOUGLAS-Abszesses, der häufigere Untersuchungen rechtfertigt. Bei schlechtem Allgemeinzustand ist die Resistenz des Körpers durch unspezifische Maßnahmen, Blut- oder Plasmagaben sowie Multivitaminpräparate zu bessern. Antibiotika oder Sulfanilamide sind nur dann indiziert, wenn eine weitere Ausdehnung der Entzündung auf die Umgebung (z. B. bei einseitiger Pyosalpinx auf die noch nicht befallene Tube oder die Ausbildung einer Pelveoperitonitis) verhindert werden soll. Das entzündliche Geschehen in der Tube selbst ist durch Antibiotika nicht mehr zu beeinflussen, da sie das reaktiv gebildete Granulationsgewebe nicht zu durchdringen vermögen.

Die Forderung, Antibiotika nur nach Isolierung der Erreger und Prüfung ihrer Empfindlichkeit zu verabfolgen, ist hier in praxi nicht zu erfüllen. In den meisten Fällen ist man gezwungen, die Behandlung sofort zu beginnen, vor allem, wenn es sich bei jungen Frauen um Ersterkrankungen handelt und es gilt, die Fertilität zu erhalten. Genau wie bei der akuten Aszension sollte zunächst eine *blinde Chemotherapie* mit Antibiotika mit möglichst breitem Wirkungsspektrum und bakterizider Wirkung angewandt werden. Bei kurzzeitiger Therapie über maximal 10 Tage sind Antibiotika relativ ungefährlich. Die Problematik der Chemotherapie bei der Adnexitis besteht darin, daß im Einzelfall die Keime unbekannt sind und generell eine Abnahme der üblichen Wundkeimerreger sowie eine Zunahme der Infektionen mit Anaerobiern beobachtet wird (CHOW u. Mitarb., KREBS und SCHALLENBERG, LEDGER, SWEET). Andererseits darf die Anwesenheit von Anaerobiern im Genitaltrakt der Frau nicht überbewertet werden, denn von 100 Frauen, bei denen vor einer geplanten Hysterektomie bakteriologische Abstriche aus der Zervix entnommen wurden, wiesen 86 einen Befall mit anaeroben Keimen in Kombination mit aeroben auf (OHM und GALASK).

Daher ist grundsätzlich bei jedem entzündlichen Prozeß im Bereich des weiblichen Genitale außer den obligatorischen Abstrichen aus Urethra, Zervix und Rektum zum Ausschluß einer Gonorrhoe und der Untersuchung des Zervixsekrets und Menstrualblutes auf Tuberkulose, eine bakteriologische Untersuchung des Inhalts des oberen Scheidendrittels und von Abstrichen aus dem Zervikalkanal mit Resistenztestung der Keime zu fordern, auch wenn sie mehrere Tage dauert. CHOW u. Mitarb. empfehlen in jedem Fall zusätzlich die diagnostische Kuldozentese mit aerober und anaerober Kultur des Aspirats, um gezielt behandeln zu können.

Nach Kenntnis der Erreger und ihrer Antibiogramme ist gegebenenfalls das Antibiotikum zu wechseln, obwohl nach LUKASIK nicht in allen akuten Fällen Übereinstimmung der Bakterienflora in der Zervix und in der Tube besteht. Es scheint, daß sich durch die Kombination von Antibiotika mit Glukokortikoiden und Trypsin auch eitrige Salpingitiden noch günstig beeinflussen lassen (JANATA und KOLAR, RADULESCU u. Mitarb.).

Als gefährliche Infektionsquelle hat sich in manchen Fällen das *Intrauterinpessar* erwiesen, auch wenn es unter Umständen schon jahrelang komplikationslos gelegen hat (TAYLOR u. Mitarb.). Auch wir beobachteten eine Reihe schwerer Adnexitiden bei dieser Form der Kontrazeption.

Auch im *subakuten Stadium* mit subfebrilen Temperaturen, geringeren Schmerzen und keinen peritonealen Symptomen wird weiter konservativ behandelt. Nach dem Abklingen der akuten Erscheinungen soll jetzt durch *dosierte Hyperämisierung* der Organe des kleinen Beckens die Resorption der entzündlichen Infiltrate gesteigert werden. Richtunggebend für die Verordnung von feuchtwarmen Umschlägen, den späteren Übergang auf trockene Wärme (Heizkissen) und Kurzwellendiathermie sind Allgemeinbefinden, Lokalbefund, Leukozytenzahl und Blutsenkungsgeschwindigkeit.

Abweichend von der Grundregel konservativer Behandlung werden von CIORTOLOMAN u. Mitarb. sowie DANIEL 3 bis 5 parametrane Injektionen in 3- bis 4tägigen Abständen mit einer Mischung aus 40 ml einer 1%igen Procainlösung, 400 000 E Penizillin und Hydrokortison in steigender Dosierung (25, 50, 75, 100 mg) im Stadium der akuten Aszension und im subakuten Stadium verabfolgt. Als Kontraindikationen gelten eine akute Pyosalpinx und die Genitaltuberkulose.

Punktion. Nur bei schnellem, bedrohlichem Wachstum, bei Versagen der konservativen Therapie, bei wochenlang andauernden Temperaturen mit Gewichtsabnahme und der Gefahr der entzündlichen Kachexie sollte man sich zur Punktion der Pyosalpingen vom hinteren Scheidengewölbe aus (immer in der Mittellinie eingehend) mit Absaugen des eitrigen Inhalts entschließen. Neben der Entlastung wird durch die Punktion die bakteriologische Untersuchung einschließlich Resistenztestung des Eiters und Ausschluß einer Tuberkulose ermöglicht. Nach PSCHYREMBEL soll eine Pyosalpinx wegen der Gefahr der Ausbildung einer Tubenscheidenfistel durch rasche Epithelialisierung des Drainagekanals und fortdauernde Reinfektion von der Scheide aus nur punktiert, jedoch nicht inzidiert, breit eröffnet oder drainiert werden.

Operation. Wenn eine Pyosalpinx ruptiert, kann es zur Ausbildung eines DOUGLAS-Abszesses oder zur diffusen Peritonitis kommen. Im letzteren Fall muß zur Klärung der Diagnose laparotomiert werden, wobei nach Möglichkeit die rupturierte Pyosalpinx abgetragen oder ausnahmsweise bei ungünstigen topographischen Verhältnissen auch belassen werden kann. STERN vertritt andererseits die Meinung, daß die Entfernung rupturierter Pyosalpingen anläßlich einer solchen explorativen Laparotomie niemals notwendig sei. Ihm genügt es, den Eiter zu entfernen, die Bauchhöhle zu drainieren und postoperativ antibiotisch zu behandeln.

Auch wir kennen Fälle, in denen dieses Verfahren erfolgreich war. Vor allem bei der seltenen Peritonitis gonorrhoica sollte so verfahren werden. ROMANOVSKAYA und BAZINA haben bei jungen Frauen mit diffuser Peritonitis infolge akuter Salpingitis bei Fehlen destruktiver anatomischer Veränderungen unter Antibiotikaschutz und gleichzeitiger antientzündlicher Behandlung die Tuben mit Erfolg belassen.

Die Einstellung zur *Drainage per laparotomiam* hat sich durch die Einführung der Antibiotika entscheidend gewandelt. Während sie früher bei eitrigen

Prozessen in der Bauchhöhle generell angewendet wurde, macht man von ihr heute nur noch dann Gebrauch, wenn Teile einer nekrotischen adhärenten Abszeßwand zurückgelassen werden müssen, bei weit ausgebreiteter purulenter Peritonitis oder wenn nach einer versehentlichen Läsion des Darmes kein befriedigender operativer Verschluß desselben möglich war. Die Drains werden am besten durch den DOUGLAS-Raum und das hintere Scheidengewölbe herausgeleitet. Sollte dies durch Adhäsion dort nicht möglich sein, empfiehlt sich, seitlich im Unterbauch, möglichst über der zu drainierenden Stelle einzugehen. Eine Drainage in der Mittellinie ist wegen der Gefahr einer späteren Hernie abzulehnen. Im allgemeinen aber wird die Bauchhöhle ohne Drainage primär verschlossen. Eine Drainage von Pyosalpingen durch die Bauchdecken hindurch ist wegen der topographischen Nähe von Netz und Därmen heute nur noch in den sehr seltenen Fällen indiziert, bei denen eine Rötung der Haut und eine Fluktuation anzeigen, daß die Pyosalpinx bis unter die Bauchdecke durchgebrochen ist. Nach der Inzision sollte man nur für 3 bis 4 Tage ein Drain einlegen.

Von der allgemeinen konservativen Grundeinstellung abweichend, sollten Pyosalpingen operiert werden:

1. bei mechanischem Ileus durch eine entzündlich-adhärente Darmschlinge;
2. bei ausgesprochen septischem Krankheitsbild;
3. zum Ausschluß einer Appendizitis, wenn 24 Stunden nach dem akuten Beginn noch keine Besserung eingetreten ist und die Symptome immer noch sowohl für eine Pyosalpinx als auch für eine Appendizitis sprechen (EPSTEIN u. Mitarb.);
4. bei Ruptur und nachfolgender diffuser Peritonitis;
5. bei Begleitperitonitis.

Wird die Bauchhöhle eröffnet und findet der Operateur einen entzündlichen Prozeß an den Adnexen, dann wird man bei älteren Frauen bis zu 45 Jahren ohne Kinderwunsch, mehr zur Exstirpation der Tuben neigen und versuchen, die Ovarien zu erhalten. Gelingt dies nicht, ist zu bedenken, daß nach der Exstirpation beider Adnexe der Uterus als funktionsloses Organ wegen der Gefahr einer späteren Entstehung eines Karzinoms ebenfalls entfernt werden müßte. Inwieweit die Totalexstirpation des Uterus im entzündeten Genitalbereich überhaupt möglich ist, muß der Operateur sorgfältig erwägen.

Bei jüngeren Frauen mit Kinderwunsch empfiehlt es sich, den Situs unverändert zu lassen, bakteriologische Abstriche aus der Bauchhöhle, wenn möglich auch aus dem Tubenostium zu entnehmen, die Bauchhöhle wieder zu verschließen und konservativ-antibiotisch zu behandeln. Auch auf eine Drainage der Bauchhöhle kann in den meisten Fällen verzichtet werden. EPSTEIN u. Mitarb. empfehlen wegen der Gefahr von Wundheilungsstörungen und postoperativer Eviszerationen nichtresorbierbares Nahtmaterial für den Verschluß der Bauchdecken.

Nach der Operation eines entzündlichen Prozesses im Bereich des weiblichen Genitale ist die konservative Therapie fortzusetzen.

Bei einer *Ileitis terminalis* (CROHN-Erkrankung) (s. S. 458) kann die rechte Tube in den Entzündungsprozeß mit einbezogen sein. Wenn die Diagnose intra operationem gestellt wird (Konglomerattumor in der Zökumgegend, Exsudat in der Bauchhöhle, entzündlich verändertes Mesenterium, unveränderte regionale Lymphknoten), so soll nach MEASDAY und BUCKLE der Eileiter entfernt werden. Im Gegensatz dazu empfehlen HUDSON und DACIĆ eine streng konservative Therapie (Diät, Vitamin-B-Komplex, Vitamin K, schwerlösliche Sulfanilamide, Breitspektrumantibiotika, Glukokortikoide), da jeder Eingriff, auch die Appendektomie, nach ihren Erfahrungen zu Komplikationen und Fisteln führe.

Von der allgemein üblichen konservativen Einstellung abweichend propagieren einige Autoren ein wesentlich aktiveres Vorgehen bei der akuten eitrigen Adnexitis. Sie empfehlen bei Frauen, die bereits Kinder geboren haben, die frisch entzündeten Eileiter per laparotomiam zu entfernen. Damit sind nach ihrer Meinung die oft langwierigen Folgen der konservativen Behandlung zu umgehen und die sekundäre Einbeziehung der Ovarien zu verhindern. Besonders bei jüngeren Frauen sind die Chancen der Erhaltung des Uterus und beider Ovarien und damit der Menstruation um so besser, je frühzeitiger der Eiterherd operativ entfernt wird (KRAMARENKO). Dieses aktive Vorgehen wird trotz des geringgradig erhöhten Operationsrisikos durch die absolute Heilung und die erhebliche Abkürzung des Krankheitsverlaufs gerechtfertigt (BAZINA, KAPLAN).

Da *chronische Verlaufsformen* mit häufigen Rezidiven und Exazerbationen zu Infertilität und häufig auch Invalidität führen, empfiehlt sich die operative Frühbehandlung der chronischen Adnexitis bei Ausbildung tastbarer Konglomerate als Methode der Wahl, weil man auch zu diesem Zeitpunkt noch mit großer Wahrscheinlichkeit die Ovarien und damit auch den Uterus belassen kann (RUMMEL und HALLER).

30.5. Ovarialabszeß – Pyovar

Trotz der engen topographischen Nachbarschaft von Tube und Ovar werden bei primärer Entzündung der Eileiter die Eierstöcke nicht so häufig mitbefallen. Es kommt lediglich zur Perioophoritis, der Bildung von schleierartigen Adhäsionen. Wenn aber zur Zeit der Ovulation pathogene Keime in das Innere des gesprungenen Follikels gelangen, entsteht durch eitrige Einschmelzung im Inneren des Ovars ein *Ovarialabszeß*. Bricht infolge der Entzündung die trennende Wand zwischen einer Pyosalpinx und einem Ovarialabszeß durch, so bildet sich eine einheitliche Abszeßhöhle, ein *Tuboovarialabszeß*.
Aber auch lymphogen fortgeleitete Entzündungsprozesse oder hämatogene bakterielle Streuungen (Mumps, Septikämie, Pneumonie, Typhus) können in den Ovarien zur Abszeßbildung führen. Solcherart entstandene isolierte Pyovarien können bis zu Faustgröße erreichen. Infolge der starken Schwielen- und Schwartenbildung mit ihrer mangelhaften Blutgefäßversorgung ist eine Ausheilung mit den üblichen konservativen Maßnahmen meist nicht möglich. Deshalb ist die frühzeitige Operation die Therapie der Wahl.
Neuerdings haben EGGER und FLEISCHMANN nachweisen können, daß die Mehrzahl der Ovarialabszesse durch Infektion eines pathologischen Ovarialhämatoms auf lymphogenem, hämatogenem oder auch kanalikulärem Weg entsteht. Dieses Hämatom kann auf dem Boden einer Ovarialendometriose oder traumatisch durch operative Manipulationen anläßlich von Hysterektomien und/oder Appendektomien entstehen. Von dem Ovarialabszeß aus ist eine sekundäre deszendierende Infektion möglich. Mikroperforationen sind somit die Ursache von Perioophoritis und Salpingitis.
Operation. Da man sehr oft Pyosalpinx, Ovarialabszeß, Tuboovarialabszeß und isoliertes Pyovar mit klinischen Methoden nicht exakt differenzieren kann, wurde der Begriff des »entzündlichen Adnexprozesses« eingeführt. Von dessen konservativer Behandlung sollte man abgehen:

1. wenn die Diagnose zweifelhaft ist;
2. wenn eine Ruptur (spontan oder iatrogen durch brüske bimanuelle Untersuchung) zu vermuten ist;
3. um andere Ursachen einer Peritonitis (Appendizitis, superinfizierte Tuberkulose) auszuschließen.

Wenn Adnexprozesse häufig rezidivieren und trotz genügend lang und intensiv durchgeführter resorptiver Therapie immer noch dolente, große, derbe Resistenzen palpabel sind, sollte man im subakuten Stadium operieren, da es sich in diesen Fällen oft um Pyovarien handelt.
An dieser Stelle sei darauf hingewiesen, daß bei älteren Frauen mit vermutlich chronisch-entzündlichem Adnexprozeß zum sicheren Ausschluß eines Ovarialkarzinoms die Probelaparotomie indiziert ist.
Nach diesen bisher überwiegend akzeptierten Regeln wurden etwa 90% der Adnexitiden konservativ und 10% operativ behandelt (GOLUBEV, KAZANSKAJA, LEDGER). Da aber früher bei spontan rupturierten Tuboovarialabszessen mit nachfolgender diffuser Peritonitis die Sterblichkeit zwischen 3,1% (PEDOWITZ), 4,4% (WILLSON und BLACK), 8,6% (MICKAL) und 12% (VERMEEREN und TE LINDE) lag, wird in zunehmendem Maße vor allem bei älteren Frauen mit pelvinen Abszessen deren frühzeitige Operation mit bilateraler Salpingo-Oophorektomie und Hysterektomie bei gleichzeitiger Drainage der Bauchhöhle und antibiotischer Behandlung empfohlen (KAPLAN und JACOBS, MARKOVA, NEBEL). MICKAL konnte dadurch die Letalität um 4% senken. Allerdings ist auch die Frühoperation nicht ohne jedes Risiko, weshalb eine korrekte Auswahl der Fälle und eine individualisierte Ausdehnung des operativen Eingriffs gefordert wird (FRASER).

30.6. Abszedierende Myometritis

Die abszedierende Myometritis entwickelt sich aus einer akuten Endometritis, wenn die virulenten Keime durch die basale Schicht des Endometriums hindurch in das Myometrium (besonders im Puerperium) eindringen. Es entstehen multiple kleine Abszesse, die konfluieren können. Die Bildung von Muskelsequestern wird nur noch selten beobachtet (Myometritis dissecans). Symptomatik und Verlauf der Myometritis haben sich gewandelt. Während früher septische Allgemeinerscheinungen und ein eitrig-fötider korporaler Fluor vorherrschten, steht jetzt nach WITT und KIRCHHOFF eine starke Blutung ohne Fieber im Vordergrund. Die *Diagnose* wird durch eine vorsichtige Abrasio gesichert.
Therapeutisch sind hochdosierte Breitbandantibiotika, Oestrogengaben (täglich 5 mg Oestradiolbenzoat) und lokale Kälteapplikation (Eisblase) indiziert. Diese konservative Behandlung und nicht die Abrasio soll die Blutstillung bewirken. Zu forcierte Ausschabungen oder gar wiederholte Eingriffe führen zu Wandläsionen des Uterus sowie funktionellen Spätschäden (Amenorrhoe, Sterilität), sind also zu unterlassen.

Bei Frauen in der Postmenopause stellt die Hysterektomie die Therapie der Wahl dar.

30.7. Pelveoperitonitis – Peritonitis

Die Ursachen für eine Entzündung des Bauchfells im kleinen Becken können zu suchen sein:
1. in einer aufsteigenden Infektion von pathogenen Keimen von der Scheide über den Uterus in die Tuben, aus deren Ostien eitriges Exsudat in die freie Bauchhöhle ausfließt (besonders häufig post menstruationem, post abortum und post partum);
2. in einer entzündlichen Mitbeteiligung des Beckenbauchfells bei Parametritis;
3. in Perforationen des Uterus, besonders im Gefolge abtreiberischer Handlungen, unter Umständen auch am untauglichen Objekt;
4. in anderen penetrierenden Verletzungen (traumatisch, masturbatorisch);
5. in infizierten Tumoren des Uterus oder der Ovarien;
6. in Wandnekrosen des Uterus nach Radiumbehandlung von Korpus- oder Zervixkarzinomen;
7. in Infektionen anläßlich gynäkologischer Operationen;
8. in der Ruptur oder der Wandnekrose einer Pyosalpinx, eines Pyovars oder eines Tuboovarialabszesses;
9. im Durchbruch eines parametranen Abszesses oder eines Abszesses im Myometrium in die freie Bauchhöhle;
10. im Absacken des Eiters einer perforativen Appendizitis.

Die Durchwanderungsperitonitis bei Sepsis puerperalis und septischen Aborten sei hier auch erwähnt. Eine Pelveoperitonitis kann ferner in leichter Form bei einer Genitaltuberkulose (Röntgenaufnahme des Thorax, Untersuchung des Menstrualblutes oder des Zervixsekrets auf Tuberkulosebakterien) bestehen und durch die peritoneale Reizung infolge des ausgetretenen Blutes bei einer ektopischen Gravidität vorgetäuscht werden.

Therapie. Die Behandlung ist zunächst konservativ wie bei entzündlichen Adnexprozessen. Die Mehrzahl der Unterbauchperitonitiden neigt zur Abkapselung und Lokalisierung der Eitererreger durch Verklebungen von Darm und Netz mit Genitale und parietalem Peritoneum. Trotzdem sind Sulfanilamide und Antibiotika indiziert. Intestinale Komplikationen und Störungen des Wasser- und Elektrolythaushalts werden mit intravenösen Infusionen und Duodenalabsaugung behandelt. Die Dosierung der Antibiotika hat zu berücksichtigen, daß am Ort der Wirkung eine ausreichende Konzentration erreicht wird. In den ersten Tagen empfiehlt sich daher die kombinierte intravenöse und perorale Zufuhr.
In den Glukokortikoiden ist uns, allerdings nur bei strengster Anzeigestellung, ein oft lebensrettendes Adjuvans in die Hand gegeben, das aber nur unter ausreichendem antibiotischem Schutz seine segensreiche Wirkung entfalten kann.

Die Indikation zur **Operation** ist gegeben, wenn
1. Symptome einer diffusen Peritonitis auftreten (Bauchdeckenspannung über den Nabel hinaus, trockene Zunge, Kreislaufschock, verminderte oder fehlende Darmgeräusche, Facies abdominalis, röntgenologisch nachweisbare Spiegelbildung im Abdomen);
2. das Krankheitsbild bei ausgesprochen septischem Verlauf (hohes Fieber, Schüttelfrost, Endokarditis) nicht auf hochdosierte Antibiotika anspricht (CIORTOLOMAN u. Mitarb.).

Die *Prognose* hängt wesentlich vom richtigen Zeitpunkt des Eingreifens ab. Seit Einführung der Antibiotika hat die Häufigkeit und die Schwere der Unterbauch-Peritonitiden abgenommen.

Präoperativ ist für eine schnelle, aber adäquate Vorbereitung auf die geplante Operation zu sorgen: Einlage einer Sonde zur Absaugung von Magen- und Darminhalt (wenn nötig) sowie eines Ballonkatheters in die Harnblase zur Kontrolle der Urinausscheidung. Antibiotische Abschirmung mit hochdosierten Gaben von bakterizid wirksamen Präparaten. Nach Abnahme von Blut für die erforderlichen Laboruntersuchungen (Blutgruppe, Rh-Faktor, Elektrolyte, Hämoglobin, Erythrozyten, Hämatokrit, pH, pCO_2, Basenüberschuß, Gesamteiweiß, Elektrophorese, Kreatin) wird eine intravenöse Dauertropfinfusion angelegt und ein eventuell schon vorhandener Schock mit Plasma, wasserlöslichen Nebennierenrinden-Präparaten (bis zu 1000 mg in 24 Stunden) sowie unter Umständen Dopamin® oder Angiotensin® (Dosierung nach Wirkung) behandelt. Sobald die Kreuzproben für die stets bereitzustellenden zwei bis drei Blutkonserven abgelesen werden können, wird mit der Transfusion begonnen. Erst dann ist die Anästhesie einzuleiten. Als schonendstes Verfahren hat sich die Intubationsnarkose bewährt.

Das *Ziel der Operation* ist es, so schnell wie möglich

den Eiter und seinen Herd aus der Bauchhöhle zu entfernen. Die Ausdehnung des Eingriffs ist dabei abhängig vom Allgemeinzustand und der momentanen Kreislaufsituation. In besonders gefährdeten Fällen ist oft schon die alleinige Drainage des Abszesses lebensrettend. Grundsätzlich ist natürlich die Entfernung der erkrankten Organe anzustreben, wenn dies zumutbar erscheint. Man bedenke dabei, daß eine subtotale Hysterektomie schneller und schonender als eine Totalexstirpation des Uterus durchzuführen ist. Die Gefahr der primären Letalität ist durch die unnötige Ausdehnung des Eingriffs in dem entzündlich veränderten Wundgebiet sicher größer als die der späteren Entstehung eines Stumpfkarzinoms. Sollte die Blutstillung Schwierigkeiten bereiten, drainiert man besser zur Scheide und füllt das kleine Becken mit Fibrinschaum oder Gelatineschwämmen, getränkt mit Thrombinlösung, aus. Ein dünner, in das Zentrum der Eiterung eingelegter und durch die Bauchdecken geführter Polyäthylenkatheter gestattet die lokale Applikation von Antibiotika (s. S. 136). Das Risiko einer Sekundärheilung der Laparotomiewunde ist seit der Einführung der subkutanen Saugdrainage deutlich zurückgegangen.

Postoperativ kommt es neben der Überwachung des Kreislaufs darauf an, die Flüssigkeits-, Elektrolyt- und Eiweißverluste sowie Störungen im Säuren-Basen-Haushalt durch exakte Bilanzierung (Wichtigkeit der Laboruntersuchungen) auszugleichen. Die meist herabgesetzte Nierenfunktion ist durch Kontrolle von Menge und spezifischem Gewicht des Harns sowie Kreatin-Bestimmungen zu überwachen. Durch frühzeitige Anregung der Darmperistaltik, beginnend etwa 24 bis 36 Stunden nach der Operation, und Absaugen durch die Magensonde wird einer Darmatonie und einem Ileus vorgebeugt. In leichteren Fällen kann auf die letztere Maßnahme verzichtet werden. Für die Weiterführung der präoperativ begonnenen antibiotischen Behandlung ist die Keim- und Resistenztestung der während des Eingriffs aus der Bauchhöhle entnommenen Eiterabstriche (GRAM-Präparate, aerobe und anaerobe Kulturen) allerdings nur eine gelegentliche Hilfe, da sich der Eiter in vielen Fällen als steril erweist. Die lokale Antibiotikainstillation, von der wir nie Nachteiliges gesehen haben, wird etwa 2 bis 3 Tage nach Entfieberung der Patientin abgesetzt (s. S. 136). Bei der selten, bevorzugt bei jungen Mädchen, beobachteten Pneumokokken-Peritonitis sind nach ERBSLÖH und v. ONDARZA hohe Penizillin-Dosen indiziert (s. a. S. 397).

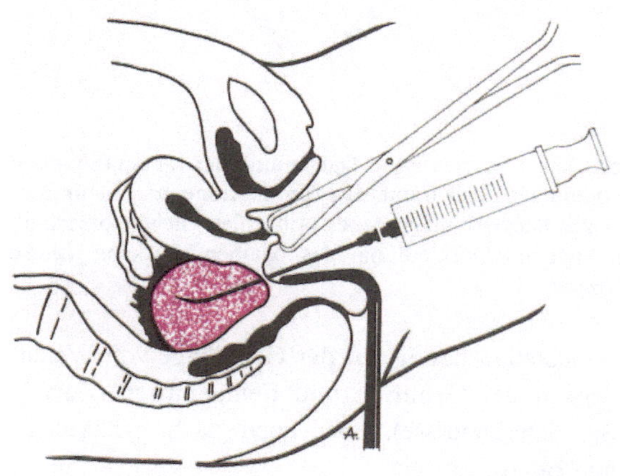

Abb. 30.6 Technik der DOUGLAS-Punktion: Das hintere Scheidengewölbe ist entfaltet

30.8. Douglas-Abszeß

Ein DOUGLAS-Abszeß ist eine Ansammlung von Eiter am tiefsten Punkt der Bauchhöhle. Er entsteht stets sekundär als Folge entzündlicher Adnexprozesse, wenn die Abwehrkräfte des Organismus in der Lage sind, den infektiösen Inhalt einer Pyosalpinx, aus einem rupturierten Pyovar oder einem perforierten Tuboovarialabszeß im kleinen Becken abzudekken. Es resultiert somit keine diffuse Peritonitis, sondern der Entzündungsprozeß lokalisiert sich. Bei Verdacht auf DOUGLAS-Abszeß (Nachlassen der Schmerzen und der Bauchdeckenspannung, remittierende Temperaturen, normaler, gut gefüllter Puls, Schleimabgang aus dem Rektum, klaffender Anus) sollte man häufiger untersuchen, um den richtigen Zeitpunkt für seine Eröffnung zu erfassen.

Therapie: Die Vorbedingungen für die Punktion des DOUGLASschen Raumes mit anschließender Kolpotomie sind:

1. die Diagnose DOUGLAS-Abszeß muß feststehen, eine diffuse Peritonitis mit Sicherheit ausgeschlossen sein;
2. im hinteren Scheidengewölbe muß eine deutliche zentrale Fluktuation zwischen den beiden Sakrouterinligamenten tastbar sein, ein sicheres Zeichen für die »Reife« des Abszesses;
3. bei rektaler Untersuchung (zart, wegen der Gefahr einer Fistel) ist das Exsudat von der Beckenwand zu trennen.

Der Eingriff ist ungefährlich und zuverlässig: Nach Desinfektion des Genitale wird die hintere Muttermundslippe mit einer Kugelzange gefaßt (Abb. 30.6). Das hintere Scheidengewölbe wird durch symphysenwärts gerichtetes Anheben der Kugelzangen und ein kreuzbeinwärts gehaltenes hinteres Spekulum entfaltet.

Mit einer dicken Kanüle wird in der Umschlagfalte der Scheidenhaut auf die Portio streng median sowie parallel zur Zervix etwa 3 cm tief eingestochen und mit der aufgesetzten Spritze aspiriert. Vom abfließenden Eiter wird ein Objektträgerausstrich nach GRAM gefärbt, zwei Röhrchen kommen zur bakteriologischen Untersuchung (aerobe und anaerobe Kultur, Antibiogramm, Fahndung nach Tuberkulose). Über die noch liegende Kanüle setzt man ein sogenanntes Schlittenmesser (= angespitzte, innen mit einer Rinne für die Führung der Kanüle und mit außen geschärften Branchen versehene Kornzange) und schiebt es durch die Scheidenwand hindurch. Nach stumpfer Erweiterung der Öffnung durch Spreizen der Branchen wird nach Abfluß des Eiters ein T-Drain eingelegt. Blutende Gefäße am Scheidenwundrand werden, wenn nötig, mit Katgut umstochen. Die Drainage wird nach einigen Tagen entfernt, wenn nur noch wenig Flüssigkeit abgesondert wird. Die Kolpotomiewunde granuliert dann schnell zu.

Komplikationen treten selten auf. Bei Punktion im seitlichen Scheidengewölbe besteht allerdings die Gefahr der Verletzung eines Astes der A. uterina oder des Ureters. Sollte durch falsche Wahl der Punktionsstelle (zu weit dorsal von der Umschlagsfalte) das Rektum miteröffnet worden sein, soll man zunächst abwarten, da in den meisten Fällen in wenigen Tagen ein spontaner Verschluß der Läsion erfolgt. Ist dies nicht der Fall, ist ein operativer Fistelschluß frühestens 6 Wochen nach ihrer Entstehung angezeigt.

30.9. Parametritis – Beckenbindegewebsentzündung

Unter dem Sammelbegriff Parametritis faßt man die lymphogene bakterielle Entzündung (Erreger meist Strepto- und Staphylokokken) nicht nur des eigentlichen Parametriums, der Räume seitlich des Uterus *(Parametritis lateralis),* sondern des gesamten Beckenbindegewebes zusammen, wobei die hinteren Anteile häufiger befallen werden *(Parametritis posterior, Parasigmoiditis. Paraproktitis)* als die vorderen *(Parametritis anterior)* (Abb. 30.7). Parametritiden liegen stets extraperitoneal (Abb. 30.8) und gehen auf Infektionen von Wunden in der Cervix uteri, im Corpus uteri, seltener der Scheide und der Vulva zurück.

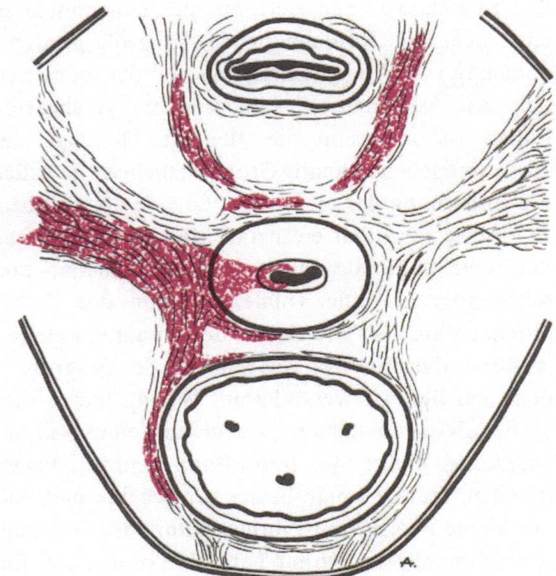

Abb. 30.7 Schematischer Durchschnitt durch das kleine Becken mit Darstellung der verschiedenen Anteile des Parametriums und der Ausbreitungsgebiete einer Parametritis. In der Mitte der Uterus, dessen Wand von Keimen durchwandert wird (Parametritis lateralis). Vorn = unten die Harnblase, hinten = oben der Mastdarm. Die Entzündung umgibt einseitig die Harnblase (Parametritis anterior) und doppelseitig das Rektum (Parametritis posterior)

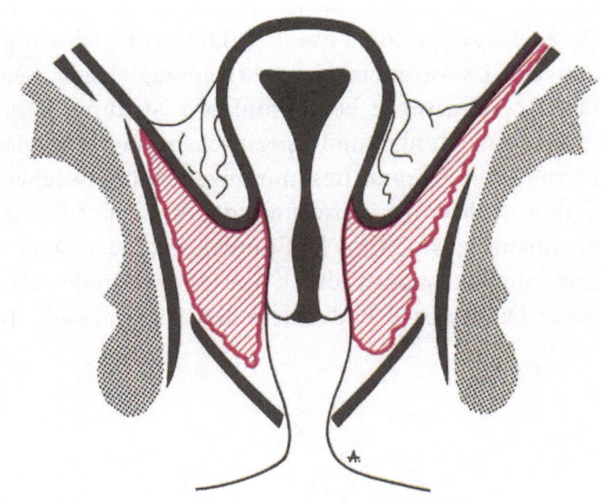

Abb. 30.8 Schematische Darstellung der topographischen Beziehungen der Parametritis zum Peritoneum. Entzündungen des Beckenbindegewebes (schraffiert) liegen außerhalb der Bauchfellauskleidung des kleinen Beckens (dicke schwarze Linie)

Sie entstehen häufig auf der Grundlage von Weichteilrissen bei Geburten und Fehlgeburten (Zervixrisse, Scheidenrisse), aber auch nach gynäkologischen Eingriffen, wie

- nach Abrasionen (kleinste Zervixrisse bei bestehender Endometritis),

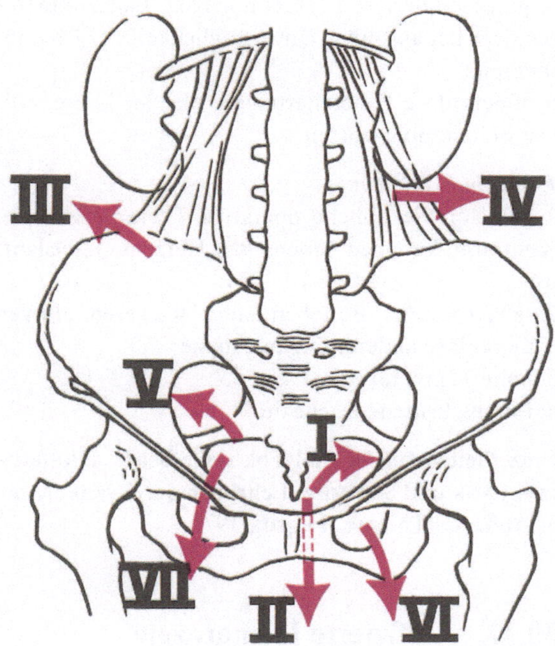

Abb. 30.9 Durchbruchstellen parametraner Abszesse nach außen. Erklärung siehe Text

- nach Elektrokoagulationen und Konisationen (bei unerkannter Zervizitis),
- nach Kontakttherapie,
- nach Totalexstirpation des Uterus (abdominal und vaginal) und nach abdominaler Schnittentbindung (Eröffnung des unteren Uterinsegments) durch sekundär infizierte Hämatome.

Bei schwerer, aszendierend entstandener Infektion der Tuben oder bei Pelveoperitonitis kann die Entzündung auf das Parametrium übergreifen *(sekundäre Parametritis).* Auch nach der Einlage von Intrauterinpessaren (IUCD) sind in Einzelfällen Entzündungen des Beckenbindegewebes beschrieben worden. Bei Angina, Grippe und anderen akuten Infektionskrankheiten besteht aber auch die Möglichkeit eines hämatogenen, metastasierenden Befalls des Parametriums.

Die meist einseitige, vaginal und rektal tastbare, teigige, dolente Resistenz liegt der Beckenwand keilförmig an und läßt sich vom Uterus nicht abgrenzen.

Die **Therapie** der akuten Parametritis mit Bettruhe, Eisblase und Antibiotika hat das Ziel, das Exsudat oder die Phlegmone zur Resorption zu bringen und eine Einschmelzung zu verhindern. Kommt es doch zur Abszedierung, gekennzeichnet durch hohes remittierendes Fieber, Schüttelfröste und umschriebene Fluktuation, so besteht die Gefahr des Durchbruchs in Nachbarorgane, häufig in Rektum oder Uterus, selten in Scheide oder Blase. Der parametrane Abszeß kann aber auch auf anatomisch präformierten Wegen versuchen, zur Körperoberfläche durchzubrechen (Abb. 30.9). Am häufigsten erscheint der Eiter oberhalb des Leistenbandes (I). Er kann auch paravaginal bis zum Damm gelangen (II). Aufsteigende Abszesse brechen entweder oberhalb des Beckenkammes (III) oder in der Nierengegend (IV) nach außen durch. Seltener sind Abszesse, die ihren Weg durch das Foramen ischiadicum (V) unter die Glutäalmuskulatur oder durch das Foramen obturatum (VI) entlang der Adduktoren zur Innenseite der Oberschenkel nehmen. Auch an der Vorderseite der Oberschenkel (VII) kann der Abszeß erscheinen, indem er den Schenkelkanal als Durchtrittspforte benutzt. Ein Durchbruch eines parametranen Abszesses in die freie Bauchhöhle ist zwar möglich, aber selten.

Ein *parametraner Abszeß* muß an der Stelle der stärksten Fluktuation punktiert, dann breit inzidiert und drainiert werden. Die Wahl des richtigen Zeitpunkts für die operative Entleerung des Eiters ist entscheidend. Man sollte, so lange es ohne Gefährdung der Patientin möglich ist, die Einschmelzung abwarten und erst dann punktieren, wenn sich der Tastbefund gegenüber der Umgebung gut abgegrenzt hat, keine Temperaturen mehr bestehen und eine deutliche Fluktuation nachweisbar ist. Um so besser und schneller erfolgt dann die Gesundung der Patientin.

30.10 Genitaltuberkulose

Das WHO-Experten-Komitee für Tuberkulose hat in seinem 9. Bericht (Genf, 1974) die Tuberkulose-Situation in der Welt analysiert und festgestellt, daß die Tuberkulose noch zu den wichtigsten Gesundheitsproblemen der Welt, besonders in den Entwicklungsländern zählt. In den Ländern mit systematischer Tuberkulosebekämpfung (BCG-Vakzination usw.) ist die Häufigkeit der Genitaltuberkulose wesentlich zurückgegangen. So hat die Genitaltuberkulose der Frau in der DDR von 0,91 Fällen (bezogen auf 100 000 der weiblichen Bevölkerung) im Jahre 1970 auf 0,39 im Jahre 1977 abgenommen.

Die Genital-Tbk der Frau entsteht fast immer sekundär im Rahmen der postprimären hämatogenen Früh- bzw. Spätstreuung, wobei der Quellherd in 80 bis 90% in den Lungen und in etwa 10 bis 15% im Darm zu suchen ist. Etwa 3% entstehen auf lymphogenem Weg; auch per continuitatem von einer Peritonitis tuberculosa ausgehend können Ovarien und Tuben erkranken. Am häufigsten werden die Tuben (80 bis 90%) sowie das Endometrium (50%) befallen.

Die *Symptome* sind uncharakteristisch, ebenso der Palpationsbefund. Die *Diagnose* ist nur bakteriologisch durch den Nachweis der Tuberkulosebakterien im Menstrualblut, Zervixsekret oder Abrasionsmaterial mittels Kultur und Tierversuch oder histologisch durch das Vorhandensein typischer Tuberkel mit Riesen-Epitheloidzellen im Abradat bzw. Operationspräparat mit Sicherheit zu stellen. Gelegentlich wird die Verdachtsdiagnose auch durch typische Zeichen bei der Hysterosalpingographie gestellt.

Die **Therapie** der Genital-Tbk erfolgt durch eine gezielte Chemotherapie als Langzeit- und Kombinationsbehandlung in mehreren Phasen. Zur Verfügung stehen die bakterizid wirksamen Hauptmittel wie Isonikotinsäurehydrazid, Rifampizin, Ethambutol und Streptomyzin. Die ambulante Einleitung der Chemotherapie, vor allem als Monotherapie, ist wegen der Gefahr der schnellen Resistenzzunahme der Tuberkulosebakterien als fehlerhaft anzusehen. Alle übrigen Antituberkulotika rechnet man zur Gruppe der Ergänzungsmittel, die nur in Spezialheilstätten vor allem für die Rezidivbehandlung angewandt werden sollten.

Operative Therapie

Die operative Entfernung tuberkulöser Herde verkürzt zwar wesentlich die Behandlungsdauer, sie kann jedoch nie die chemotherapeutische Behandlung ersetzen! Die Operation soll erst dann erwogen werden, wenn eine genügend lange konservative Therapie ohne Erfolg geblieben ist. Bezüglich des Ausmaßes des operativen Eingriffs wird der Standpunkt der selektiven Therapie allgemein anerkannt. Bei kinderlosen Frauen sollte möglichst erhaltend operiert werden, während bei Frauen, die bereits entbunden haben, alle tuberkulös erkrankten Genitalabschnitte zu entfernen sind. Als typische Operationen haben sich daher die beiderseitige Salpingektomie mit oder ohne abdominale Hysterektomie entwickelt. Wegen der Gefahr der akuten Exazerbation muß jede Operation einer Genitaltuberkulose unter dem Schutz einer Dreierkombination durchgeführt werden.

Als *Operationsindikationen* gelten:

1. Sicherung der Diagnose bei Mitbeteiligung des Peritoneums (Differentialdiagnose gegenüber Carcinosis peritonei und Aszites);
2. lebensbedrohlicher Ileus;
3. große Tuboovarialabszesse, die chemotherapeutisch nicht beeinflußbar sind;
4. junge kinderlose Frauen nur nach Langzeittherapie oder bei absoluter Unverträglichkeit der Chemotherapie;
5. tuberkulöse Fisteleiterungen, die der konservativen Behandlung trotzen.

Kontraindikationen:

1. alle für die übliche operative Therapie gültigen Kontraindikationen seitens des Herzens, Kreislaufs usw.;
2. gleichzeitiges Bestehen einer schweren aktiven Tuberkulose anderer Organsysteme;
3. hohe Temperaturen;
4. fortgeschrittene Kachexie.

Einzelheiten zur Genital-Tbk siehe bei H. KREIBICH in KYANK und SOMMER; Lehrbuch der Gynäkologie. 3. Aufl., G. Thieme, Leipzig 1978.

30.11. Infizierte Hämatozele

Die peritubare oder retrouterine Hämatozele, die durch den inneren Fruchtkapselaufbruch einer Tubargravidität entsteht, kapselt sich im allgemeinen durch eine bindegewebige Reaktion des Peritoneums gegen die Umgebung ab und verklebt mit den Nachbarorganen. Die Infektion einer Hämatozele kann aszendierend (kriminelle intrauterine Eingriffe), fortgeleitet (von adhärenten Darmschlingen, bei Appendizitis) und hämatogen erfolgen. Die durch die Kombination von Blutungsanämie und bakterieller Infektion lebensgefährliche Komplikation einer Extrauteringravidität geht mit hohem Fieber und allen Symptomen eines intraabdominalen Abszesses einher. Im Gegensatz zum parametranen Abszeß kommt es auch, wenn der Eiter in die Scheide, in den Darm oder durch die Bauchdecken nach außen durchbrechen sollte, nicht zur Ausheilung, da die zurückbleibenden Plazentaanteile sowie die Hämatozele selbst die Abszedierung unterhalten.

Therapeutisch ist die unter Antibiotikaschutz durchzuführende Laparotomie die sicherste und schnellste Methode, die infizierte Hämatozele zur Ausheilung zu bringen. Dabei entfernt man die befallene Tube, räumt die Hämatozele aus und drainiert zur Sicherheit den DOUGLAS-Raum zur Scheide zu. Ist der Patientin wegen ihres Allgemeinzustands und hoher remittierender Temperaturen eine Eröffnung der Bauchhöhle nicht zuzumuten, so bringt eine Entleerung des Eiters durch eine hintere Kolpotomie und nachfolgende T-Drainage eine fühlbare Entlastung. Nach Hebung des Allgemeinbefindens durch Blut-

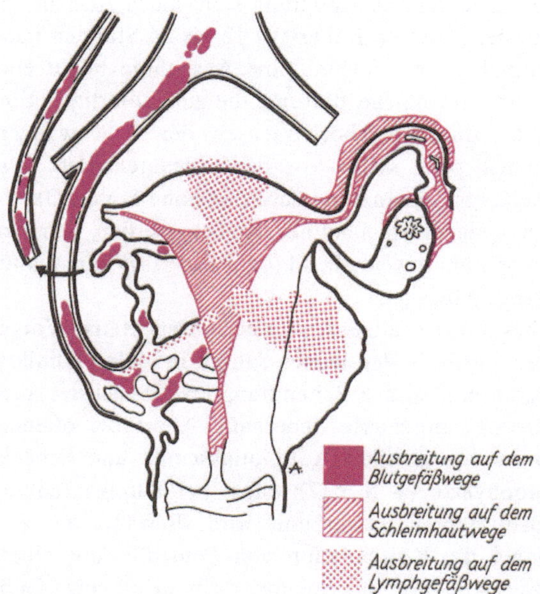

Abb. 30.10 Schema der Möglichkeiten der Ausbreitung eines Sepsis puerperalis. Intrakanalikulärer Weg schraffiert, lymphogene Ausbreitung punktiert, hämatogene Aussaat massiv

und Plasmatransfusionen, Eiweißzulagen, Anabolika und Antibiotika muß man sich zu einem möglichst günstigen Zeitpunkt zur Operation entschließen, um die Ursache der Eiterung zu beseitigen.

30.12. Sepsis puerperalis

Die klassische Puerperalsepsis ist heute eine ausgesprochene Seltenheit geworden. Sie ist gekennzeichnet durch die Plazentahaftstelle als Eintrittspforte virulenter Keime, den primären Sepsisherd im Genitalbereich (oft nicht zu tastende Thrombophlebitis der tiefen Beckenvenen), von dem aus konstant oder periodisch pathogene Keime in den Blutkreislauf gelangen, die objektive Krankheitserscheinungen (septische Metastasen) auslösen (Abb. 30.10). Die Maßnahmen der allgemeinen Hygiene (Desinfektion, geburtshilfliche Aseptik) und die Einführung der Chemotherapie (Sulfanilamide, später Antibiotika) haben nicht nur die Prognose, sondern auch das klinische Bild des Kindbettfiebers so grundlegend verändert, daß eine generalisierte Infektion im Wochenbett heute sehr selten geworden ist.

Die *Behandlung einer Puerperalinfektion* ist konservativ (Antibiotika), eine Operation ist kontraindiziert. Sollte sich ein Abszeß einstellen, so ist er an der Stelle der stärksten Fluktuation zu punktieren, wobei man sich bei Punktion im seitlichen Scheidengewölbe der durch die Uteringefäße und den Ureter drohenden Gefahren bewußt sein soll.

30.13. Septische Thrombophlebitis der tiefen Beckenvenen

Zur Beobachtung gelangt auch heute noch die septische Thrombophlebitis der tiefen Beckenvenen. Bei ihr thrombosieren entweder die Venen als Folge einer Infektion, oder eine Thrombose führt sekundär zu lokaler Entzündung der Intima. In beiden Fällen ist das Endresultat das gleiche. Die beiden Entstehungsarten lassen sich in praxi nicht auseinanderhalten, sie kommen zudem nicht isoliert vor, sondern treten oft kombiniert auf.

Von der septischen Thrombophlebitis abzugrenzen ist die *Phlebothrombose,* bei der die Gefäßwand nicht entzündlich verändert ist (reine Thrombose).

Die Ursache der septischen Thrombophlebitis ist eine Infektion im Wochenbett oder post abortum mit anaeroben Streptokokken (die im Darm immer anwesend sind), manchmal auch mit Staphylokokken oder anderen pathogenen Mikroorganismen. Die infizierten Fibrinthromben in den uterinen Gefäßen verschleppen die Keime zunächst in die venösen Plexus des kleinen Beckens (uterine und ovarielle Plexus). Bei der leichten, auf die Venen des kleinen Beckens beschränkten Form ist klinisch die Rückbildung des Uterus normal. Es finden sich außer ansteigenden Temperaturen, die ein bis drei Wochen anhalten, keine subjektiven Symptome. Die bakteriologische Untersuchung des Lochialsekrets und die Blutkulturen ergeben meist negative Befunde. Der Palpationsbefund des Genitale ist unauffällig. Eine Frühdiagnose dieser leichten Form ist nur per exclusionem und mit einiger Wahrscheinlichkeit möglich, da jede forcierte bimanuelle Untersuchung und Mobilisierung der Patientin die Gefahr der Verschlechterung in sich birgt. Schüttelfröste und Tachykardie sind prognostisch ungünstige Zeichen.

Wenn die Thrombophlebitis sich weiter in Richtung auf die Iliakalvenen und die untere Hohlvene ausdehnt, so wird das klinische Bild durch Stauungserscheinungen der unteren Extremitäten charakterisiert. Je nach Sitz des Thrombus ist die Schwellung lokalisiert, oft erst einseitig, einige Tage später, wenn die V. cava inferior erreicht ist, doppelseitig. Obwohl keine sichtbaren Zeichen einer Thrombose vorhanden sind, klagt die Patientin über Schmerzen und Kraftlosigkeit in den Beinen. Die Gegend der Leistenbeuge ist druckempfindlich. Temperatur und Pulsfrequenz sind erhöht. Die Gefahr jeder tiefen Beckenvenenthrombose besteht in der Lösung eines Gerinnsels und somit einer Lungenembolie (5% aller Fälle).

Das *Vollbild der septischen Thrombophlebitis* mit wiederholten embolischen Schüben und unter Umständen den typischen Zeichen der Pyämie (Lungenabszeß, Endokarditis, Haut- und Gelenkmetastasen) gehört bis auf extrem seltene Ausnahmen der Geschichte an. Wiederholte Schüttelfröste sowie hohes Fieber mit tiefen Remissionen zeigen die Tendenz zur Keimverschleppung an. Eine tägliche gründliche internistische Untersuchung, die Abnahme von Blutkulturen kurz vor oder während des Schüttelfrostes sowie die wiederholte Anfertigung von anaeroben und aeroben Kulturen des Lochialsekrets mit Resistenztestung der Keime sind Vorbedingungen für die Therapie.

Therapie: Neben absoluter Bettruhe besteht die Behandlung der septischen Thrombophlebitis in der frühzeitigen Gabe von Antibiotika (zuerst Breitspektrumantibiotika, später gezielt nach Kenntnis der Sensibilität der Erreger) und Verabfolgung von Antikoagulanzien auch bei Verdachtsfällen. Diese prophylaktische Behandlung ist im Hinblick auf die Schwere des voll ausgebildeten Krankheitsbildes vertretbar. Mit der Kombination von Heparin mit Antibiotika konnte in 42 von 46 Fällen die Erkrankung beherrscht werden (JOSEY und STAGGERS).

Eine *Ligatur der abführenden Venen* proximal der Thrombose ist als ultima ratio dann indiziert, wenn bei wiederholten Embolien alle konservativen Behandlungsmaßnahmen versagt haben und die Prognose quoad vitam schlecht ist. Die Venenunterbindung ist somit nur in Ausnahmefällen nötig, kann aber lebensrettend sein. Es sind mit Erfolg die V. ovarica, die V. iliaca communis (auch doppelseitig) und sogar die V. cava inferior ligiert worden.

30.14. Fieberhafte Fehlgeburt

Von einem fieberhaften Abort sprechen wir bei Temperaturen von 38°C und darüber. Beim unkomplizierten fieberhaften Abort lassen sich keine Zeichen einer transuterinen Keimausbreitung (Adnexitis, Parametritis, Pelveoperitonitis, DOUGLAS-Abszeß usw.) nachweisen.

Therapie. Sie stützt sich zunächst auf die Bekämpfung der Infektion (Antibiotika) und – wenn notwendig – auf den Flüssigkeits- bzw. Blutersatz. Die instrumentelle Ausräumung sollte nach Ansicht der meisten Autoren frühestens 12 bis 24 Stunden nach Entfieberung erfolgen. Eine Ausnahme bildet eine lebensbedrohliche Blutung, die zum sofortigen Eingriff zwingt. Bei Aborten jenseits der 12. Schwangerschaftswoche sollen vor der instrumentellen bzw. digitalen Ausräumung zunächst hohe Dosen Oxytozin oder Prostaglandine gegeben werden, um den Uterusinhalt weitgehend (oder gar ganz) zur Ausstoßung zu bringen.

Dieses früher allgemein übliche exspektative Vorgehen wurde in den letzten Jahren in vielen Kliniken durch eine aktive Behandlung ersetzt, bei der auch der unkomplizierte fieberhafte Abort bei offenem Muttermund unter Antibiotikaschutz und Schockprophylaxe (s. S. 517) sofort bei Klinikaufnahme instrumentell ausgeräumt wird. Bewährt hat sich dabei die Kombination von Penizillin mit einem Breitbandantibiotikum, aber auch die alleinige Gabe von Zephalotin (DAHM u. Mitarb.). Die klassische Kombination von Penizillin und Chloramphenikol (KUHN und GRAEFF) wird unterschiedlich beurteilt, wahrscheinlich ist sie nicht optimal (HIRSCH).

Komplizierte fieberhafte Aborte werden grundsätzlich zunächst nicht ausgeräumt. Bei besonderen Komplikationen, wie z. B. dem Seifenabort oder bei Verdacht auf Uterusverletzungen, muß die konservative Behandlungsweise aber meist aufgegeben werden.

Jede fieberhafte Fehlgeburt sollte sofort der Klinik überwiesen werden. Dies ist heute wegen der zunehmenden Gefahr des septischen Schocks besonders wichtig. Alle fieberhaften Fehlgeburten sind einer sorgfältigen klinischen Kontrolle zu unterziehen (s. S. 516).

30.15. Septischer Schock in der Geburtshilfe und Gynäkologie (s. a. S. 84)

Definition: Als Endotoxinschock, septischer Schock oder bakterieller Schock werden Schockzustände ohne Blutverlust im Verlaufe eines infektiösen Geschehens bezeichnet. Die Diagnose stützt sich dabei vorwiegend auf das klinische Bild und ist somit auf Grund der unterschiedlich gebrauchten Kriterien nicht klar umrissen (s. a. S. 84).

Es sollen hier nur die Besonderheiten des septischen Schocks im Fach Geburtshilfe und Gynäkologie abgehandelt werden. Allgemeines s. S. 84. Zusammenfassende Darstellung siehe auch bei SCHWARZ und KYANK.

Vorkommen. Am häufigsten tritt der Endotoxinschock im Zusammenhang mit einem fieberhaften Abort, aber auch bei Infektionen in der Spätgravidität auf (fieberhafte Geburt, Pyelonephritis), seltener bei gynäkologischen Erkrankungen. Ob der Schwangerschaft als solcher bei einer Infektion eine erhöhte Schockgefährdung zukommt, ist nicht bekannt. Wahrscheinlich ist das relativ häufige Vorkommen des Endotoxinschocks in der Gravidität auf die infektionsbegünstigenden Bedingungen im Uterus zurückzuführen (DOUGLAS und BECKMAN). Andererseits wurde darauf hingewiesen, daß es bei trächtigen Kaninchen schon durch eine einmalige Endotoxinverabfolgung zum Auftreten eines generalisierten SHWARTZMAN-Phänomens (SANARELLI-SHWARTZMAN-Reaktion) kommen kann, so daß man zu der Auffassung gelangte, die Schwangerschaft an sich wirke im Sinne der *präparatorischen Endotoxindosis:* denn diese mit einem Kreislaufschock, einer hämorrhagischen Diathese sowie einer Thrombosierung in den verschiedenen Organen (doppelseitige Nierenrindennekrose) einhergehende Reaktion tritt außerhalb der Gravidität erst nach Wiederholung der intravenösen Endotoxindosis (provokatorische Dosis) auf. Der »präparatorische Effekt« der Schwangerschaft wird durch die hormonale Umstellung (erhöhte Kortisolwirkung) oder auch durch die häufig vorkommenden latenten Harnwegsinfektionen mit gramnegativen Erregern zu erklären versucht. Möglicherweise spielt dabei auch die massive Toxineinschwemmung nach Antibiotikagaben oder bei der Ausräumung bzw. Ausstoßung des Uterusinhaltes eine Rolle.

Das Krankheitsbild des *septischen Schocks bei Aborten* ist erstmalig 1956 durch STUDDIFORD und DOUGLAS beschrieben worden. In den 60er und zu Beginn der 70er Jahre war der septische Schock eine gefürchtete Komplikation des fieberhaften Aborts, mit dessen Auftreten in 2 bis 7% zu rechnen war (BELLER, KUHN und GRAEFF, KUBLI, MORITZ und THOMPSON, STEFENSON und YOUNG). Jetzt ist seine Häufigkeit in allen Ländern wieder zurückgegangen, was nicht nur auf die Liberalisierung der Interruption zurückzuführen ist. Dagegen haben durch die neuen diagnostischen Verfahren der intrapartalen fetalen Intensivüberwachung und durch die medikamentöse Langzeittokolyse, auch beim vorzeitigen Blasensprung, die Möglichkeiten für die Entwicklung eines Amnioninfektionssyndroms zugenommen.

Pathogenese

Die Pathogenese des Endotoxinschocks konnte in den letzten Jahren einer gewissen Klärung zugeführt werden. Die Endotoxine lösen im wesentlichen zwei Phänomene aus: einmal *hämodynamische Störungen* und zum anderen eine *Hyperkoagulabilität* im Anfangsstadium. Es kommt initial zu Störungen in der Mikrozirkulation durch Alteration von Gefäßinhalt, Gefäßwand und Perivasalraum. Die früheste durch Endotoxine hervorgerufene Veränderung ist wahrscheinlich die Aggression der Granulozyten und Thrombozyten. Die ersteren haften der Gefäßwand an und verlieren ihre Plastizität. Schon dadurch kommt es zur Verlangsamung der kapillären Durchströmung, die sich durch die Apposition von Erythrozyten und zunächst noch reversiblen Thrombozytenaggregationen verstärkt. Die gleichzeitig alterierten Endothelzellen setzen gerinnungsaktive Substanzen frei. Die Rolle von Mediatoren, wie Histamin, Serotonin und weiterer vasoaktiver Polypeptide, ist hinreichend bekannt (URBASCHEK). Gleichzeitig ist eine generalisierte intravaskuläre kombinierte Aktivierung des Gerinnungs- und Fibrinolysesystems zu beobachten, die in wechselndem Ausmaß sowohl eine disseminierte Thrombosierung im Bereich der Mikrozirkulation (disseminierte intravasale Gerinnung mit Verbrauchskoagulopathie) als auch eine Blutungsneigung (SANARELLI-SHWARTZMAN-Phänomen) hervorrufen kann. Beide Zustände können zudem fließend ineinander übergehen (LÜSCHER). Sie beeinflussen ihrerseits wieder in unterschiedlichem Maß die Hämodynamik. Die so entstehenden Mikrothromben führen zur Mikrostase und schließlich zur Gewebsnekrose. Andererseits wird dadurch Fibrinogen aufgebraucht *(Verbrauchskoagulopathie)* und eine *reaktive Fibrinolyse* in Gang gesetzt (Aktivierung von Fibrinolysin, daneben auch von endogenem Heparin). Letztere kann als sinnvoller Vorgang angesehen werden, da sie durch Auflösung der obturierenden Arteriolen- und Kapillargerinnsel eine Rekanalisierung der Strombahn ermöglicht und damit eventuell irreversible Organschädigungen verhindert. Andererseits kann sie die Hämostase im Blutungsbereich empfindlich stören, so daß schließlich das hämorrhagische Syndrom das Bild beherrscht. Eine medikamentöse Blockierung der Fibrinolyse wird dann die Hämostase im Wundgebiet unter Umständen entscheidend beeinflussen können, gleichzeitig aber die Rekanalisierung der verlegten Organgefäße erschweren.

Infolge der im Schock verringerten Gewebsdurchblutung kommt es zur *Azidose.* Die im Verlauf des Endotoxinschocks immer auftretende *Oligurie* oder *Anurie* ist anfangs durch die Pathophysiologie der »Niere im Schock« zu erklären, wobei im weiteren Verlauf ein echtes Nierenversagen auftreten kann.

Die meisten Autoren stimmen darin überein, daß die generalisierte Vasokonstriktion die grundlegende und folgenschwerste pathologische Veränderung beim Endotoxinschock darstellt. Meinungsverschiedenheiten bestehen über das Ausmaß der später einsetzenden Vasodilatation.

Symptomatik. Der Endotoxinschock führt zu einer Reihe charakteristischer Symptome, die in unterschiedlicher Ausprägung oft plötzlich aus vollem Wohlbefinden heraus auftreten:

1. *septische Temperaturen* und/oder Schüttelfrost. Abfall der Körpertemperatur oft vor oder mit Einsetzen des Schocks;
2. *arterielle Hypotension* ohne entsprechenden Blutverlust. Systolischer Druck zwischen 40 und 85 Torr (5,3–11,3 kPa);
3. *Herzfrequenz über 100 pro min;*
4. *Oligurie* bzw. *Anurie;*
5. initial *Thrombozytopenie* (BELLER) und *Leukopenie;*
6. initial respiratorische *Alkalose,* übergehend in metabolische Azidose;
7. warme und trockene Haut mit zyanotischen Akren *(warme Hypotension)* oder kalte und feuchte Haut *(kalte Hypotension);*
8. bei einem Teil der Fälle *petechiale Hautblutungen* im Gesicht und am Stamm;
9. bei einem Teil der Fälle *Gerinnungsstörungen:* Verbrauchskoagulopathie mit Aktivierung der Fibrinolyse: Entwicklung eines hämorrhagischen Syndroms mit gestörter Blutstillung im Wundgebiet möglich;
10. bei einem Teil der Fälle *Bewußtseinstrübung,* Unruhe. Oft ausgesprochene Bewußtseinsklarheit;
11. *Schmerzen* in den Extremitäten und im Abdomen (intravasale Hämolyse? Stauung im Pfortaderkreislauf?);
12. auffällige Diskrepanz zwischen Lokalbefund und Schwere des Krankheitsbildes.

Typische Zeichen des drohenden Schocks sind

1. Thrombozytopenie (zuverlässigstes Kriterium);
2. Leukopenie;
3. Hyperventilation, Tachypnoe;
4. Nachweis von Fibrinmonomeren im Äthanoltest;
5. Unruhe.

Die *Diagnose* des septischen Schocks ist auf Grund unterschiedlich gebrauchter Kriterien nicht klar umrissen. Sie stützt sich vorwiegend auf das von Patientin zu Patientin unterschiedliche klinische Bild, wobei sich einige Autoren mit den Symptomen Hypotension und septische Temperaturen begnügen, andere zusätzlich den Nachweis der passageren Oligurie und der Verbrauchskoagulopathie neben gramnegativen Keimen fordern. Durch diese unterschiedlichen diagnostischen Kriterien lassen sich die differierenden Angaben über die Letalität des septischen Schocks von 10 bis 90% erklären.

Prophylaxe. Da bei Patientinnen mit septischem Abort oder vorzeitigem Blasensprung mit Fieber mit der Möglichkeit eines septischen Schocks zu rechnen ist, sind diese Patientinnen sorgfältig zu überwachen. Es wird empfohlen, ein- bis zweistündlich Blutdruck, Temperatur (auch rektal), Puls, Atemzahl, Venendruck und die periphere Durchblutung sowie die Urinausscheidung zu kontrollieren. Diese Maßnahmen können vom geschulten Pflegepersonal durchgeführt werden. An *Laboruntersuchungen* werden dazu im allgemeinen die folgenden Analysen gefordert:

- Hämoglobin, Hämatokrit, weißes Blutbild;
- Plasmafibrinogengehalt, Thrombozytenzahl, Gerinnungsteste;
- Bilirubin, Kreatin im Serum;
- Serumelektrolyte, eventuell EKG (Hyperkalämie);
- Urinanalysen;
- GRAM-Färbung von Zervixabstrichen und das Anlegen von Kulturen aus Zervix, Blut und eventuell auch Urin bereits bei der Aufnahme der Patientin;
- Beckenübersichtsaufnahme (Nachweis von Fremdkörpern).

Insbesondere die *Thrombozytenzahl* ist häufig zu kontrollieren.

Entscheidende Bedeutung kommt der genauen Überwachung aller schockgefährdeten Patientinnen sowie der medikamentösen Schockprophylaxe zu, da es viel leichter ist, einen schweren Schock zu verhindern, als ihn zu behandeln. Mittel der Wahl ist neben Flüssigkeitszufuhr und Antibiotikagaben zur Infektionsbekämpfung (bevorzugt Ampizillin) die intravenöse Applikation von 25 000 bis 30 000 E Heparin/24 Stunden im Dauertropf, das die initiale Hyperkoagulabilität verhindert (KUHN und GRAEFF).

Die Schwierigkeiten bei der Durchführung dieser prophylaktischen Maßnahmen liegen darin, daß man nicht im voraus feststellen kann, welche Fälle von septischen Aborten wirklich schockgefährdet sind. Deshalb sollten septische Aborte mit Temperaturen über 39 bis 40°C bzw. Schüttelfrösten so behandelt werden.

Therapie: Die Behandlung des Endotoxinschocks muß folgende Gesichtspunkte berücksichtigen (HELLER):

1. Bekämpfung des akuten Schocks;
2. Bekämpfung der Infektion und damit Verminde-

rung einer weiteren Endotoxineinschwemmung, gegebenenfalls Entfernung des septischen Herdes;
3. Verhütung und Behandlung der Anurie;
4. Behandlung eventuell bestehender Gerinnungsstörungen.

Zu 1. *Schockbehandlung.* Die Schockbekämpfung gilt als vordringlichste Aufgabe. Zentrales Problem ist die adäquate Volumensubstitution, initial mit niedermolekularem Dextran (Infukoll M 40®), später mit Plasma, Gelatinepräparaten, Zuckerlösungen, Elektrolytlösungen und auch Blut. Die Menge der Volumenzufuhr richtet sich nach Urinausscheidung und Venendruck. Initial wird die Gefahr der Überwässerung als gering eingeschätzt, da die sofortige Schockbekämpfung die Anuriegefahr wesentlich verringert. Außerdem erscheint eine gewisse Übertransfusion notwendig, um einen vasopressorischen Effekt zu bewirken. Der Kontrolle der Infusionsbehandlung dient am zweckmäßigsten die fortlaufende Druckmessung mittels Katheterismus der V. subclavia oder V. cava superior mit Hilfe eines Polyaethylenkatheters von der Kubitalvene bzw. der V. cava inferior von der V. femoralis aus oder durch direkte Punktion der V. subclavia (KUHN und BACH).

Wenn der zentrale venöse Druck unter 12 cm Wassersäule beträgt, ist nach LILLEHEI u. Mitarb. die Flüssigkeitsinfusion notwendig.

Störungen des Säuren-Basen-Haushalts sind gezielt zu korrigieren. Auch auf die Aufrechterhaltung eines normalen Blutzuckerspiegels ist zu achten (HINSHAW u. Mitarb.) Glukokortikoide in pharmakologischer Dosierung, z. B. bis zu 2,5 g Prednisolon intravenös, sollen den normalen Tonus und die Ansprechbarkeit der Gefäße auf Pharmaka wieder herstellen. Vasoaktive Arzneimittel sind nur dann indiziert, wenn der Schockzustand trotz ausreichender Volumensubstitution, Sauerstoffzufuhr, Glukokortikoidgaben und Korrektur der Azidose persistiert. Im Frühstadium werden Stimulatoren der β-Rezeptoren (Isoprenalin oder Orciprenalin) (Aludrin®, Alupent®) empfohlen, die die Herzleistung verbessern und die peripheren Gefäße erweitern. Auch α-Rezeptorenblocker (Dehydrobenzperidol) wurden von uns mit Erfolg angewandt. Vor allem bei warmer Hypotension können Vasokonstriktoren (Metaraminol, Angiotensin) in niedriger Dosierung erfolgreich eingesetzt werden (NICKERSON, SCHWARZ u. Mitarb.). Sie haben in diesem Dosisbereich überwiegend α-rezeptorenblokkierende Eigenschaften. Vor der Anwendung vasoaktiver Pharmaka sollte die Hypovolämie ausgeglichen, besser um 10 bis 25% überkorrigiert sein.

Die umstrittene Frage der Anwendung vasopressorischer oder vasodilatatorischer Arzneimittel dürfte unter anderen von dem Vorliegen einer mehr oder weniger fixierten Zentralisation oder Gefäßdilatation und von der bereits eingetretenen Irreparabilität des Schockgeschehens abhängen. Ohne auf die besondere Hervorhebung einer bestehenden Zentralisation oder Gefäßdilatation einzugehen, wird jedoch im Schrifttum im Rahmen der Gynäkologie den vasopressorischen Arzneimitteln – wie schon betont – der Vorzug gegeben, besonders in den ersten Stunden des Schocks.

Zur *Behandlung der Gasaustauschstörung* in der Lunge, die auf eine Diffusionsstörung in den Alveolen und/oder auf eine spezifische Endotoxinwirkung auf das Atemzentrum zurückzuführen ist und bis zum Lungenödem gehen kann, hat sich die Intubationsnarkose bewährt (WILKEN u. Mitarb.). Der Wert der intermittierenden Überdruckbeatmung im schweren Schock steht außer Zweifel, auch wenn sie nur prophylaktisch angewandt wird (MILLIGAN u. Mitarb.).

Zu 2. *Bekämpfung der Infektion.* Im Schock empfiehlt sich eine hochdosierte Kombinationstherapie mit bakteriziden Antibiotika, z. B. 60 Mill. E Penizillin G + 6 bis 12 g Zephalotin pro 24 Stunden, bei intakter Nierenfunktion zusätzlich 120 mg Gentamyzin pro 24 Stunden. Nach 12 bis 24 Stunden kann mit einem wirksamen Blutspiegel gerechnet und der Uterus durch vorsichtige Dilatation und Kürettage entleert werden. In den letzten Jahren wurde die Entfernung des septischen Herds als entscheidende und wirkungsvollste Maßnahme in Form der abdominalen Hysterektomie dann empfohlen, wenn der Schock innerhalb von 2 bis 4 Stunden auf eine optimale Therapie nicht anspricht. Da es sich meist um junge Frauen handelt, fällt die Stellung der Operationsindikation nicht leicht, aber die operative Entfernung des Keimreservoirs stellt oft die einzige lebensrettende Maßnahme dar, wenn alle konservativen Behandlungsversuche, insbesondere auch die Glukokortikoidgaben, fehlschlagen. Auch wir beobachteten in schweren Fällen eine entscheidende Besserung der Kreislaufverhältnisse schon während der Operation nach Abklemmen der Parametrien.

Zu 3. Die *Behandlung der Anurie* erfolgt nach den üblichen Grundsätzen. Hauptgesichtspunkte der konservativen Behandlung sind dabei die Vermeidung einer Überwässerung durch exakte Flüssigkeitsbilanzierung, die Behandlung der Hyperkalämie sowie der Azidose. Großer Wert wird auf die Korrektur von Störungen des Säuren-Basen-Haushalts und frühzeitige Dialyse gelegt (EMMANOUEL und KATZ).

Zu 4. Zur Bekämpfung einer *intravasalen Defibrinierung* wird Heparin empfohlen (5000–7500 E Heparin alle 6 Stunden).

Bei nachgewiesener *Gerinnungsstörung* wird die kombinierte Behandlung mit Heparin, Fibrinogengaben, PPSB, Kryokonzentrat oder am besten fresh frozen plasma und Frischbluttransfusionen notwendig. Antifibrinolytika (Contrykal®[1], Pamba®[2], α-Aminokapronsäure) dürften erst bei nachgewiesener übermäßiger Fibrinolyse indiziert erscheinen. Da die völlige Hemmung der Fibrinolyse bei intravasaler Defibrinierung jedoch nicht erwünscht ist, bietet sich hierbei nach SCHMIDT-MATTHIESEN (1966) eine Kompromißlösung an, indem nur eine mittlere Contrykal®-Therapie (12 500 bis 25 000 KIE) durchgeführt wird.

Abschließend sei erwähnt, daß wir heutzutage noch keine sichere Behandlungsmethode des Endotoxinschocks kennen. Um so wichtiger erscheint die Prophylaxe und frühzeitige Erfassung.

Prognose. Die Letalitätsrate wird im allgemeinen mit 30 bis 80% angegeben (SPEROFF). Zusätzliche Blutgerinnungsstörungen verschlechtern die Prognose erheblich. MORITZ und THOMPSON geben die Letalität mit 11 bis 90% an und die der infizierten Aborte insgesamt mit 0,29 bis 3,25%. *Damit ist die infizierte Fehlgeburt durch die Ausbildung eines neuen Krankheitsbildes trotz der verbesserten therapeutischen Möglichkeiten im ganzen gesehen heute ebenso gefährlich wie in früherer Zeit.* So betrug z. B. die Letalität der fieberhaften Aborte an der Universitäts-Frauenklinik Leipzig in den Jahren 1942 bis 1947, also zu einer Zeit, als der septische Schock bei Aborten noch nicht bekannt war, 3,28% (50 Todesfälle unter 1526 fieberhaften Aborten). In jenen Jahren kamen insgesamt 4652 Fehlgeburten zur Aufnahme mit einer Gesamtmortalität von 1%. Die Letalitätsrate der 111 komplizierten Aborte betrug dabei 40,5% (KYANK).

30.16. Seifenabort

Die intrauterine Anwendung von Seifenlösung als Abtreibungsmittel ist verbreiteter, als im allgemeinen angenommen wird. In Laienkreisen und von medizinisch Halbgebildeten wird die »Seifenspülung« leider immer noch für harmlos gehalten. Diese Ansicht wird dadurch gefestigt, daß die überwiegende Anzahl der Fälle günstig verläuft. Die meisten Seifenaborte werden klinisch nicht erkannt, da die Seifeneinwirkung nur zu einer komplikationslosen Ausstoßung der Frucht führt. Aber auch wenn der Seifenabort ohne wesentliche Komplikationen verläuft, kann es zu Leber- und Nierenparenchymschäden kommen. Eine Seifenintoxikation soll nur in etwa 1% der Fälle auftreten.

Dem *klinischen Verlauf* nach werden 3 Erscheinungsformen des Seifenabortes unterschieden:

- die lokal begrenzte, intrauterine Seifenschädigung,
- die diffuse Seifenperitonitis,
- die allgemeine Seifenintoxikation.

Die lokale Seifenschädigung als »örtlich begrenzter Seifenabort« kommt am häufigsten vor. Geschädigt werden dabei vor allem Eihäute, Plazenta und Fetus. Als typisch ist die Alkalinekrose der Dezidua bekannt, wobei kein Unterschied zwischen Kali- und Natronseifen besteht. Bei Verwendung von konzentrierter Seifenlösung kann die Schädigung auch das Myometrium betreffen. Eine diffuse Seifenperitonitis tritt ein, wenn die Seifenlösung über den Uterus hinaus in die Bauchhöhle gelangt. Sie kann zunächst als septische Peritonitis verlaufen, die von einer Durchwanderungsperitonitis abgelöst wird. Die gefährlichste Komplikation beim Seifenabort ist der Übertritt der Seifenlösung in die Blutbahn, entweder sofort während der Seifenspülung oder erst zu einem späteren Zeitpunkt. Die Seifenlösung führt zur Hämolyse, die mit Schock, Dyspnoe, Zyanose, Somnolenz und Krämpfen einhergehen kann. Der Abbau des Hämoglobins bedingt die Methämoglobinbildung (spektroskopischer Nachweis im Blut). Schock und toxische Tubulusschädigung führen schließlich zum akuten Nierenversagen. Weitere Folgen sind Kaliumintoxikation und Leberparenchymschäden.

Therapie

1. *Akutes toxisches Stadium:* Schockbekämpfung durch Infusions- und Transfusionstherapie; bei Hämolyse 1000 bis 2000 ml Blut oder – wenn möglich – Austauschtransfusion innerhalb der ersten Stunden. Dazu Breitbandantibiotika intravenös, Prednisolon 50 bis 100 mg intravenös und Phenothiazine. Zur Reduzierung des Methämoglobins etwa 2 g Ascorbinsäure intravenös, Ausräumung oder frühzeitige Hysterektomie;
2. *Behandlung des akuten Nierenversagens* nach den dafür geltenden Richtlinien mit frühzeitiger Verlegung zur extrakorporalen Dialyse.

1 Contrykal® (Arzneimittelwerk Dresden) = Trasylol®
2 Pamba® (Arzneimittelwerk Dresden)

30.17. Antibiotikaprophylaxe in Gynäkologie und Geburtshilfe (s. a. S. 130)

Seit einigen Jahren häufen sich Berichte über eine Antibiotikaprophylaxe bei gynäkologischen Operationen mit Eröffnung der Vagina hauptsächlich bei der vaginalen Hysterektomie. Dabei geht man davon aus, daß durch die antiseptische Behandlung der Scheide keine Keimfreiheit zu erzielen ist (GEORGE u. Mitarb.). So berichteten GOOSENBERG u. Mitarb., daß sich in einer prospektiven Studie die Morbiditätsrate und der Krankenhausaufenthalt bei Patientinnen nach vaginaler Hysterektomie durch eine 6tägige Antibiotikaprophylaxe mit Chloramphenikol oder Penizillin-Streptomyzin, 1 Tag vor der Operation beginnend, verringern ließ. Über ähnliche Ergebnisse berichteten ALLEN u. Mitarb. mit Zephalothin, BOLLING und PLUNKERTT mit Ampizillin oder Tetrazyklin. LEDGER u. Mitarb., fußend auf den Untersuchungen von POLK und LOPEZ-MAYOR, verabfolgten Zephaloridin nur über einen Tag bei vaginalen Hysterektomien. Die Infektionsrate sank dadurch von 50% in der Plazebo-Gruppe auf 36% in der Antibiotika-Gruppe. BREEDEN und MAYO verabfolgten ebenfalls prophylaktisch Zephaloridin über einen Tag in 3 Dosen mit gutem Erfolg. OHM und GALASK konnten in einem Doppel-Blindversuch bei vaginalen Hysterektomien die Senkung der Infektionsmorbidität durch eine 5tägige Prophylaxe mit Zephaloridin und Zephalexin bestätigen.

Aus diesen Mitteilungen geht hervor, daß die Prophylaxe mit bakterizid wirksamen Antibiotika denen mit bakteristatischer Wirkung überlegen ist.

Über die *Dauer der Antibiotikaprophylaxe* sind die Meinungen kontrovers. LEDGER u. Mitarb. unterzogen 100 Patientinnen mit vaginaler Hysterektomie in der Prämenopause einer Kurz- oder Langzeit-Prophylaxe. Die erstere bestand in der Gabe von insgesamt 3,0 g Zephaloridin (Loridine) am Operationstag. Bei der Langzeitprophylaxe erhielten die Patientinnen zusätzlich postoperativ oral Zephalexin (Keflex). Die Ergebnisse waren nicht different.

Die *Vorteile* der Antibiotikaprophylaxe sind die Verringerung der postoperativen Morbidität nach abdominalen (OHM und GALASK) und insbesondere nach vaginalen Hysterektomien (BOYD und GARCEAU) sowie die Verkürzung des Krankenhausaufenthaltes. Letzteres konnte jedoch nicht von allen Untersuchern beobachtet werden (OHM und GALASK).

JACKSON und AMSTEY propagieren deshalb die prophylaktische Antibiotikagabe bei allen vaginalen Eingriffen mit Eröffnung des Peritoneums.

Auch mit einer einmaligen Dosis von Co-trimoxazole während der vaginalen Hysterektomie mit Plastik wurde im doppelten Blindversuch ein günstiger Effekt erzielt (MATHEWS u. Mitarb.).

Der *Nachteil der Prophylaxe* wird im Auftreten resistenter Keime gesehen. So weisen die Verfechter der Prophylaxe zwar auf die Veränderung der Keimpopulationen und die Zunahme resistenter Erreger hin, in den bisherigen Berichten wird jedoch mitgeteilt, daß es zu keinen Infektionen mit Problemkeimen gekommen sei.

LEDGER u. Mitarb. haben folgende **Richtlinien für die Antibiotikaprophylaxe** aufgestellt:

1. Die Operation muß ein signifikantes Risiko für postoperative Infektionen beinhalten;
2. die Operation muß mit einer signifikanten bakteriellen Kontamination einhergehen;
3. die verwendeten Antibiotika müssen nachweislich effektiv wirksam gegen die Mikroorganismen sein, die bei der Operation eine Rolle spielen;
4. die Antibiotika müssen zur *Zeit der Operation* in effektiver Konzentration im Wundgebiet wirksam werden;
5. es sollte ein Kurzzeit-Regime mit wenig toxischen Antibiotika angewandt werden;
6. Antibiotika zur Bekämpfung resistenter Infektionen sollten nicht zur Prophylaxe verwendet werden;
7. die Vorteile der Antibiotikaprophylaxe sollten die Gefahren überwiegen.

In der *Geburtshilfe* wird ebenfalls eine perioperative Antibiotikaprophylaxe bei der Sectio caesarea nach vorzeitigem Blasensprung empfohlen. FUHRMANN u. Mitarb. empfehlen dazu Einzeldosen von 2,0 eines halbsynthetischen Penizillins mit 0,5 (initial 1,0) Zephalosporin kombiniert. Die Kombination sollte unmittelbar vor der Operation, 2 Stunden postoperativ und dann noch 3mal 8stündlich nach der Operation verabfolgt werden. Weitere Literatur dazu bei FUHRMANN u. Mitarb.

STAGE u. Mitarb. propagieren die Antibiotikaprophylaxe bei der Sectio caesarea, wenn die Patientin bereits mit erhöhter Temperatur zur Aufnahme kam, oder wenn häufige vaginale Untersuchungen trotz gesprungener Fruchtblase durchgeführt wurden; ferner bei vor der Sectio erfolgten operativen Maßnahmen und langer Geburtsdauer.

KREUTNER u. Mitarb. fanden bei der perioperativen Antibiotikaprophylaxe bei der Sectio caesarea zwar einen günstigen Effekt auf das bakterielle Milieu, jedoch keine signifikante Senkung der postoperativen Morbidität.

Im allgemeinen wird im neueren Schrifttum weniger der Chemoprophylaxe als den traditionellen strengen Methoden der allgemeinen Krankenhaushygiene und Asepsik das Wort geredet (IFFY und Mitarb.).

Literaturverzeichnis

Allen, J. L., J. F. Rampone und *C. R. Wheeles,* Use of a prophylactic antibiotic in elective major gynecologic operations. Obstet. and Gynec. *39* (1972) 218

Bazina, Z. A., Surgical treatment of suppurative lesions affecting uterine appendages. Akus. i Ginek. *41* (1965) Nr. 4, 114

Beller, F. K. In: Septischer Abort und bakterieller Schock. Hrsg.: J. Zander. Springer, Berlin 1968

–, und *G. W. Douglas,* Thrombocytopenia indicating gram-negative infection and endotoxemia. Obstet. and Gynec. *41* (1973) 521

Bolling, D. R., und *G. D. Plunkett,* Prophylactic antibiotics for vaginal hysterectomies. Obstet. and Gynec. *41* (1973) 689

Boyd, M. E., und *R. Garceau,* The value of prophylactic antibiotics after vaginal hysterectomy. Amer. J. Obstet. Gynec. *125* (1976) 581

Breeden, J. T., und *J. E. Mayo,* Low dose prophylactic antibiotics in vaginal hysterectomy. Obstet. and Gynec. *43* (1974) 379

Chow, A. W., K. L. Malkasian, J. R. Marshall und *L. B. Guze,* The bacteriology of acute pelvic inflammatory disease. Amer. J. Obstet. Gynec. *122* (1975) 876

Ciortoloman, H., N. Chitu, E. Vitelaru, N. Onulescu, Gh. Suta, E. Damian und *E. Plesea,* Zur lokalen Anwendung von Hydrocortison bei gynäkologischen Entzündungen. Obstet. si Ginec. *8* (1961) 237

–, *N. Onulescu* und *L. Statescu,* Betrachtungen zur Peritonitis im Bereich der Geburtshilfe und Gynäkologie, Obstet. si Ginec. *18* (1970) 43

Dacic, Z., Ileitis terminalis in gynäkologischer Sicht. Zbl. Gynäk. *85* (1963) 529

Dahm, C. H., F. Ostapowicz und *D. Cavanagh,* Use of cephalothin in septic abortation. Obstet. and Gynec. *41* (1973) 693

Daniel, C., Le blocage anesthésique des salpingites. Gynéc. prat. *13* (1962) 571

Douglas, G. W., und *E. M. Beckman,* Clinical management of septic abortion complicated by hypotension. Amer. J. Obstet. Gynec. *96* (1966) 633

Egger, H., und *H. Fleischmann,* Der isolierte Ovarialabszeß. Zur Klinik, Bakteriologie und Pathogenese. Geburtsh. u. Frauenheilk. *37* (1977) 625

Emmanouel, D. S., und *A. I. Katz,* Acute renal failure in obstetric septic shock. Amer. J. Obstet. Gynec. *117* (1973) 145

Epstein, A. M., J. G. Boutselis und *J. C. Ullery,* Surgical indications and treatment of acute pelvic inflammatory disease. Amer. J. Surg. *104* (1962) 555

Erbslöh, J., und *R. v. Ondarza,* Die Pneumokokken-Peritonitis der Frau. Zbl. Gynäk. *85* (1963) 1427

Fraser, A. C., Surgical treatment of acute pelvic sepsis. J. Obstet. Gynaec. Brit. Cwlth. *79* (1972) 560

Fuhrmann, K., R. Steinhoff und *U. Grzegorek,* Zur Frage der Antibiotikaprophylaxe bei der Schnittentbindung. Zbl. Gynäk. *98* (1976) 690

George, J. W., R. Ansbacher, W. N. Otterson und *F. Rabey,* Prospective bacteriologic study of women undergoing hysterectomy. Obstet. and Gynec. *45* (1975) 60

Golubev, V. A., The surgical treatment of inflammatory diseases of female reproductive organs. Akus. i Ginek. *43* (1976) Nr. 12, 42

Goosenberg, J., P. Emich jr. und *H. Schwarz,* Prophylactic antibiotics in vaginal hysterectomy. Amer. J. Obstet. Gynec. *105* (1967) 503

Hall, R. T., W. Barnes, L. Krishnan, D. J. Harris, P. G. Rhodes, J. Fayez und *G. L. Miller,* Antibiotic treatment of parturient women colonized with group B streptococci. Amer. J. Obstet. Gynecol. *124* (1976) 630

Heller, L., Akute Notfälle in der Gynäkologie und Geburtshilfe. Regensbg. ärztl. Fortbild. *16* (1966) 90

Hinshaw, L. B., M. D. Pyeton, L. T. Archer, M. R. Black, J. J. Coalson und *L. J. Greenfield,* Prevention of death in endotoxin shock by glucose administration. Surg. Gynec. Obstet. *139* (1974) 851

Hirsch, H. A., Antibiotische Therapie in der Frauenheilkunde. In: Intensivüberwachung und -therapie in Geburtshilfe und Gynäkologie. Melsungen med. Mitt. *45* (1971) 255

Hofmann, W. D., Zur Behandlung der Bartholinitis und der Zyste der Bartholinischen Drüse. Geburtsh. u. Frauenheilk. *29* (1969) 248

Hudson, C. N., Gynaecological manifestations of *Crohn's* disease. J. Obstet. Gynaec. Brit. Commonwealth *70* (1963) 437

Iffy, L., H. A. Kaminetzky, J. E. Maidman, J. Lindsey und *W. S. M. Arrata,* Control of perinatal infection by traditional preventive measures. Obstet. and Gynec. *54* (1979) 403–411

Jackson, Ch., und *M. S. Amstey,* Prophylactic ampicillin therapy for vaginal hysterectomy. Surg. Gynec. Obstet. *141* (1975) 755

Jacobson, L., Objectivized diagnosis of acute pelvic inflammatory disease. Diagnostic and prognostic value of routine laparoscopy. Amer. J. Obstet. Gynec. *105* (1969) 1088

Janata, J., und *F. Kolar,* Combined treatment of inflammation diseases of genitals in women. Csl. Gynek. *29/43* (1964) 212

Josey, W. E., und *S. R. Staggers,* Heparintherapy in septic pelvic thrombophlebitis: a study of 46 cases. Amer. J. Obstet. Gynec. *120* (1974) 228

Kaplan, A. L., Aggressive management of pelvic abscess. Amer. J. Obstet. Gynec. *98* (1967) 482

–, und *W. M. Jacobs,* Diagnosis and treatment of abscesses associated with gynecologic disease. In: Ariel, I. M., u. K. K. Kazarian, Diagnosis and treatment of abdominal abscesses. Baltimore 1971

Kazanskaja, N. I., Immediate and remote results of surgical treatment of inflammatory diseases of the uterine appendages. Akus. i Ginek. *44* (1968) Nr. 6, 50

Kramarenko, E. I., Peritonitis in emergency gynecology. Akus. i Ginek. *45* (1969) Nr. 8, 24

Krebs, D., und *W. Schallenberg,* Bakteriologische Untersuchungen bei gynäkologischen Erkrankungen unter besonderer Berücksichtigung der Anaerobier. Zbl. Gynäk. *95* (1973) 737

Kreibich, H., Genitaltuberkulose. In: Kyank u. Sommer, Lehrbuch der Gynäkologie. 3. Aufl. VEB Thieme, Leipzig 1978

Kreutner, A. K., V. E. del Bene, D. Delamar, V. Huguley, P. M. Harmon und *K. S. Mitchell*, Perioperative antibiotic prophylaxis in cesarean section. Obstet. and Gynec. *52* (1978) 279

Kubli, F., Der septische Abort. Med. Klin. *68* (1973) 500

Kuhn, W., und *H. G. Bach*, Punktion und Katheterismus der Vena subclavia in Geburtshilfe und Gynäkologie. Geburtsh. Frauenheilk. *26* (1966) 1272

–, und *H. Graeff*, Klinik des Endotoxinschocks bei infiziertem Abort. Gynäkologe *2* (1969) 18

–, Gerinnungsstörungen in der Geburtshilfe, 2. neubearb. Aufl. Thieme, Stuttgart 1977

Kyank, H., Die fieberhafte komplizierte Fehlgeburt (Bericht aus den Jahren 1942–1947). Dtsch. Ges.wesen *4* (1949) 725

Lagache, G., P. Gautier, F. Desmons und *M. Bournoville*, Die Bedeutung der Laparoskopie bei infektiösen Beckenerkrankungen. Rev. franc. Gynéc. *67* (1972) 379, ref. Ber. ges. Gynäk. *106* (1973) 502

Ledger, W. J., The surgical care of severe infections in obstetric and gynecologic patients. Surg. Gynec. Obstet. *136* (1973) 753

–, Anaerobic infections. Amer. J. Obstet. Gynec. *123* (1975) 111

–, *C. Gee*, und *W. P. Lewis*, Guidelines for antibiotic prophylaxis in gynecology. Amer. J. Obstet. Gynec. *121* (1975) 1038

–, *R. L. Sweet* und *J. T. Headington*, Prophylactic cephaloridine in the prevention of postoperative pelvic infections in premenopausal women undergoing vaginal hysterectomy. Amer. J. Obstet. Gynec. *115* (1973) 766

Lillehei, R., J. K. Longerbeam, J. H. Bloch und *W. G. Manax*, The nature of irreversible shock; experimental and clinical observations. Ann. Surg. *160* (1964) 682

Lutasik, J., A comparative evaluation of the bacteriological flora of the uterine cervix and fallopian tubes in cases of salpingitis. Amer. J. Obstet. Gynec. *87* (1963) 1028

Lüscher, E. F., Die Aktivierung des Gerinnungssystems im Verlauf gramnegativer Infektionen und Endotoxämien. Fortsch. Med. *93* (1975) 1072

Markova, L. Z., The surgical treatment of inflammatory diseases of the uterine appendages. Akus. i Ginek. *43* (1967) Nr. 7, 28

Mathews, D. D., V. Agarwal, A. M. Gordon und *J. Cooper*, A double-blind trial of single-dose chemoprophylaxis with co-trimoxazole during vaginal hysterectomy and repair. Brit. J. Obstet. Gynaec. *86* (1979) 737

Measday, B., und *R. M. Buckle*, Unilateral salpingitis as the presenting feature of Crohn's disease. J. Obstet. Gynaec. Brit. Commonwealth *70* (1963) 307

Mickal, A., Ruptured tuboovarian abscess. Amer. J. Obstet. Gynec. *100* (1968) 432

Milligan, G. F., J. A. E. McDonald, A. Mellon und *I. McA. Ledingham*, Pulmonary and hematologic disturbances during septic shock. Surg. Gynec. Obstet. *138* (1974) 43

Moritz, C. R., und *N. J. Thompson*, Septic abortion. Amer. J. Obstet. Gynec. *95* (1966) 46

Nebel, W. A., Management of tubo-ovarian abscess. Obstet. and Gynec. *32* (1968) 382

Nickerson, M., Treatment of shock associated with sepsis. Int. J. Gynaec. Obstet. *8* (1970) 646

Ober, K. G., und *H. Meinrenken*, Allgem. und spez. Chir. Operationslehre. Springer, Berlin 1964

Ohm, M. J., und *R. P. Galask*, Bacterial flora of the cervix from 100 prehysterectomy patients. Amer. J. Obstet. Gynec. *122* (1975) 683

–, und *R. P. Galask*, The effect of antibiotic prophylaxis on patients undergoing vaginal operations. I. The effect on morbidity. Amer. J. Obstet. Gynec. *123* (1975) 590

–, –, The effect of antibiotic phrophylaxis on patients undergoing total abdominal hysterectomy. Amer. J. Obstet. Gynec. *125* (1976) 442

Pedowitz, P., und *R. D. Bloomfield*, Ruptured adnexal abscess (tuboovarian) with generalized peritonitis. Amer. J. Obstet. Gynec. *88* (1964) 721

Polk, H. C., und *J. E. Lopez-Major*, Surgery *66* (1969) 97

Pschyrembel, W., Praktische Geburtshilfe. de Gruyter, Berlin 1964

–, Praktische Gynäkologie. de Gruyter, Berlin 1964

Radulescu, C., Vl. Petianu und *E. Truta*, Chymotrypsin bei manchen Frauenkrankheiten. Ref. med. *10* (1964) 146, ref. Ber. ges. Gynäk. *88* (1965) 106

Romanowskaya, N. P., und *Z. A. Bazina*, The immediate and remote results of the surgical treatment of diffuse peritonitis associated with acute salpingoophoritis. Akus. i. Ginek. *48* (1972) Nr. 2, 48

Rummel, H., und *H. Haller*, Klinik der entzündlichen Adnextumoren. I. Operative Behandlung und primäre Ergebnisse. Med. Welt *24* (1973) 1798

Schwarz, R., und *H. Kyank*, Septischer Schock – Diagnose, Prophylaxe und Therapie. Zbl. Chir. *99* (1974) 434

–, *U. Retzke* und *H. Brückner*, Erfahrungen bei der Behandlung des septischen Schocks in der Geburtshilfe. Anaesthesist *20* (1971) 127

Schmidt-Matthiesen, H., Fibrinolyse und Proteolyse in Geburtshilfe und Gynäkologie. Therapeutische Berichte *2* (1966) 115

Speroff, L., Bacterial shock in obstetrics and gynecology. With emphasis on the surgical management of septic abortion. Amer. J. Obstet. Gynec. *95* (1966) 139

Stage, A. H., H. Long, R. Silberman, D. P. Moradiellos und *C. M. Greene*, Wound infection following cesarean section. Surg. Gynec. Obstet. *145* (1977) 882

Stern, D. M. In: British obstetric and gynaecological practice. edited by E. Holland and A. Bourne. William Heinemann, medical books, ltd. London 1958

Stevenson C. S., und *C. Yang*, Septic abortion with shock. Amer. J. Obstet. Gynec. *83* (1962) 1229

Studdiford, W., und *G. W. Douglas*, Placental bacteremia: a significant finding in septic abortion accompanied by vascular collapse. Amer. J. Obstet. Gynec. *71* (1956) 842

Sweet, R. L., Anaerobic infections of the female genital tract. Amer. J. Obstet. Gynec. *122* (1975) 891

Taylor, E. S., J. H. McMillan, B. E. Greer, W. Droegenmueller, H. E. Thompson, The intrauterine device and tuboovarian abscess. Amer. J. Obstet. Gynec. *123* (1975) 338

Urbaschek, B., Zur pathologischen Bedeutung der Endotoxine. Fortschr. Med. *93* (1975) 1067

Vermeeren, J., und *R. W. Telinde*, Intraabdominal rupture of pelvic abscesses. Amer. J. Obstet. Gynec. *68* (1954) 402

Weström, L., Effect of acute pelvic innflammatory disease on fertility. Amer. J. Obstet. Gynec. *121* (1975) 707

Wilken, H., W. Junge und *K. H. Zunker*, Der septische Schock in der Schwangerschaft. Zbl. Gynäk. *87* (1965) 1601

Willson, J. R., und *J. R. Black,* Ovarian abscess. Amer. J. Obstet. Gynec. *90* (1964) 34

Witt, H. J., und *H. Kirchhoff,* Zum klinischen und histologischen Bild der Metritis dissecans. Geburtsh. u. Frauenheilk. *22* (1962) 800

Word, B., New instrument for office treatment of cyst and abscess of Bartholin's gland. JAMA *190* (1964) 777

Zehnder, J. L., G. B. Morris und *A. Micksal,* Cephacetrile in the treatment of female pelvic inflammatory disease. Obstet. and Gynec. *47* (1976) 423

31. Chirurgische Infektionen im Bereich des Urogenitaltraktes

Th. ERDMANN

31.1. Unspezifische Infektionen des Urogenitaltraktes

Infektionen des Urogenitaltraktes gehören zu den häufigsten urologisch-nephrologischen Krankheitsbildern. In ihren akuten und chronischen Verlaufsformen sind sie abhängig vom Grundleiden. Heute verlangt eine akute Infektion des Urogenitaltraktes den Einsatz von Antibiotika in oftmals hohen Konzentrationen, erlaubt aber auch unter ihrem Schutz die frühzeitige operative Sanierung eines infektiösen Prozesses an Nieren und abführenden Harnwegen. Eine Ausnahme macht nur die Tuberkulose, bei der eine langzeitige medikamentöse Vorbehandlung angezeigt ist. Daß gas- und ödembildende Infektionen des Urogenitalsystems auch heute noch ein Problem darstellen können, zeigten SCHMAUSS und BAHRMANN.

Akut infektiöses Geschehen am Urogenitaltrakt kann, durch dominierend konservative Einstellung des Behandlers, zu chronischen Verläufen mit wechselndem Erregerresistenzbild führen, was bei rechtzeitiger operativer Indikationsstellung vermeidbar gewesen wäre.

Es hat sich als zweckmäßig erwiesen, eine Unterteilung bakterieller Infektionen der Nieren und abführenden Harnwege in primäre und sekundäre Entzündungen vorzunehmen (HUBMANN).

Die *primäre Form* tritt bei normalem Urinabfluß, akut und chronisch verlaufend auf, *sekundäre* Entzündungen kommen durch Abflußbehinderungen im Bereich der oberen und unteren Harnwege zustande.

Ursachen

Ursache einer Harnwegsinfektion ist zumeist die *hämatogene* Fernmetastasierung von Bakterien. Als streuende Foci kommen z. B. Tonsillen oder Zahngranulome in Frage.

Der *lymphogene* Infektionsweg spielt eine Rolle als fortgeleitete Infektion von angrenzenden erkrankten Organen, einschließlich der Bauchhöhle. Zu beachten ist stets die funktionelle Einheit des Urogenitalsystems, zu der beim Manne Prostata, Samenblasen, Nebenhoden und Hoden, bei der Frau Uterus, Adnexe und Vagina zählen.

Kanalikulär aszendierende Infektionen treten bei Harnstauungen auf, sie können gelegentlich bei Erkrankungen des Blasenhalses, wie bei Prostataadenom oder Sphinktersklerose auch als Infektionsweg für Nebenhoden- oder Hodenerkrankungen (s. S. 543) in Frage kommen.

Nach instrumentellen Eingriffen, wie Katheterisierung oder Urethrozystoskopie, insbesondere bei Wiederholung derselben, kommt es zu signifikanten Bakteriurien, die klinisch als »*Katheterfieber*« bekannt sind (PRATH).

Auch *Unterkühlungen* können zu einer Exazerbation latenter, infektiöser Herde, wie der Zysto-Prostatitis oder Pyelonephritis führen.

Vorgeschichte, Diagnostik

Nach wie vor ist eine genaue *Anamnese* zu Erfassung und Lokalisierung einer infektiösen Erkrankung im Bereich des Urogenitaltraktes von Bedeutung. Bei Inspektion und Palpation weisen Schmerzgefühl, Vorwölbung und Rötung der Haut oder Fistelbildung auf entzündliche Prozesse hin.

Der *rektale Tastbefund* gibt Auskunft über eine mögliche Prostatitis oder eine einschmelzende Infektion im Bereich des Rektums, durch *vaginale Untersuchung* ist eine ursächliche oder komplizierende gynäkologische Erkrankung auszuschließen.

Der oftmals septische Temperaturverlauf kann mit Schüttelfrösten, Leukozytose und Linksverschiebung im Differentialblutbild einhergehen. Der Allgemeinzustand der Kranken ist mehr oder weniger reduziert.

Die *Erhöhung restharnpflichtiger Substanzen,* wie Serum-Kreatinin, Harnstoff-Stickstoff und Verschiebungen der Serum-Harnelektrolyte, insbesondere Erhöhung von Kalium und Magnesium im Serum, weisen auf eine toxisch-infektiöse, tubuläre Niereninsuffizienz hin. Wenig aufwendig ist die *Isotopendiagnostik,* wobei die funktionell nur semiquantitative Aussage des Isotopen-Nephrogramms zu beachten ist. Die Isotopendiagnostik erlaubt jedoch einen ergänzenden Überblick über Nierenleistung und Harnabflußverhältnisse der oberen Harnwege (WINKEL).

Clearance-Verfahren, wie die PAS-, Inulin- oder Kreatinin-Clearance sind den chronischen Verlaufsformen infektiöser Erkrankungen vorbehalten, bei denen eine Einschätzung über die gesamte Nierenfunktion erforderlich ist.

Das *Ausscheidungs-* und bei adipösen Patienten, bzw. bei bereits vorhandener Kreatininerhöhung im Serum das zweckmäßigere *Infusionsurogramm,* klärt ein- oder doppelseitige ursächlich infektiöse Prozesse. Spätaufnahmen bis zu 24 Stunden können über Harnabflußbehinderungen und bereits manifeste infektiöse Organschäden im Bereich der oberen Harnwege aussagen, herausgedrehte Aufnahmen erlauben eine Beurteilung der Harnleiter bis zu den Ostien. Ergänzend sind das *Miktionszystourethrogramm* und die *planimetrische Restharnbestimmung* der Harnblase heranzuziehen.

Bakteriologie

Als ursächliche Erreger sind am häufigsten *gramnegative* Bakterien, wie sie auch in der Darmflora vorkommen, nachzuweisen: Keime der E.coli-Gruppe, gefolgt von Enterokokken. Gefürchtet ist auf Grund seiner Antibiotikaresistenz der schwer beeinflußbare Proteus vulgaris. Bei Mischinfektionen lassen sich auch Aerobacter aerogenes (Klebsiellen) und Pseudomonas aeruginosa (Pyozyaneus) züchten (BROD).

Zu den *grampositiven* Keimen zählt Staphylokokkus aureus, ihm stehen die Streptokokken an Bedeutung nach. Hämolysierende Streptokokken sind fast immer pathogen, während nicht-hämolysierende und vergrünende Formen nur fakultative Pathogenität besitzen. Gramnegative Salmonellen, Shigellen und Alcaligines faecalis sind von geringem Interesse. Mischinfektionen sind vorrangig bei sekundären Entzündungen zu beobachten.

31.1.1. Infektionen der Nieren und der Nierenhüllen

31.1.1.1. Eitrige Pyelonephritis

Bakterielle Infektionen im Sinne einer eitrigen Pyelonephritis entstehen entweder primär bei unbehindertem Urinabfluß oder sekundär bei Nierenbecken-, Kelch- oder Harnleitersteinen, Ureterobstruktionen, Harnleiter- oder Blasentumoren sowie Harnröhren- oder Blasenhalserkrankungen und Phimosen. Bei chronischen Verlaufsformen können die tieferen Harnwege mitbetroffen sein (chronische Ureterozystitis, Zystoprostatitis), wobei akute, blande oder eitrige Schübe auftreten können.

Die Pyelonephritis ist die häufigste Ursache tödlicher Urämien (DUTZ und MEBEL), (Abb. 31.1), sie kann herdförmig, aszendierend und abszedierend oder interstitiell mit oder ohne Beteiligung des Pyelons auftreten. Selten ist sie abakteriell. Ein- und doppelseitige Erkrankung ist möglich. Es besteht dabei eine hohe Blutsenkungsgeschwindigkeit und Leukozytose mit Linksverschiebung. Die hämatogene oder lymphogene Infektion bedarf der Fokussuche- und Sanierung, eine kanalikulär-infektiöse Aszension ist bei vesikoureteralem Reflux oder Harnabflußbehinderung vorhanden und bedarf dann der operativen Therapie.

Symptomatik

Die Symptome der akuten Pyelonephritis bestehen in Kolik- und Dauerschmerzen über den Nierenlagern. Die Temperaturen erreichen oftmals 40°C und gehen mit Schüttelfrösten einher. Eingeengt durch die fibröse Nierenkapsel breiten sich, bedingt durch intraparenchymatöses Ödem und Blutüberfüllung der Niere, Nierenabszesse aus und können konfluierend als *Nierenkarbunkel* die Nierenhüllen perforieren. Zugleich kann sich ein uroseptisches Krankheitsbild mit und ohne diffuse metastatische Infektion des Organismus entwickeln. Ein begleitendes Hirnödem bringt Schwierigkeiten in der Differentialdiagnose mit sich. Es bestehen Leukozytose und Linksverschiebung im Blutbild. Der Flankenschmerz ist auffällig, kann aber von wechselnder Intensität sein. Oftmals kommen die Patienten ausgetrocknet zur Aufnahme, es besteht dann Oligurie, der Urin ist braunrot verfärbt und von unangenehmem Geruch. Hinzu kommt starkes Durstgefühl bei trockener und bräunlich belegter Zunge (DUTZ).

Die Bedeutung des *Urinsedimentes* ist nicht zu unterschätzen, ist aber bezüglich der Diagnose der einzelnen Verlaufsformen der akuten Pyelonephritis von untergeordnetem Wert. Wichtig dagegen ist die frühzeitige Abnahme von *Blutkulturen,* um festzustellen, ob bereits eine hämatogene Aussaat, wie z. B. bei einer Staphylokokken-Sepsis (s. S. 82), besteht.

Die *Anamnese* kann oftmals einen grippalen Infekt, vorangegangene urologische Erkrankungen und Stoffwechselstörungen bestätigen. Stets muß nach einem Diabetes mellitus geforscht werden.

Differentialdiagnostisch ist an Pleuropneumonie, Pankreatitis, Gallenwegserkrankungen oder Appendizitis zu denken. Ebenso kann eine infizierte Kipp-Senk-Niere vorhanden sein.

Die *bakteriologische Diagnostik* erfolgt durch Entnahme von Mittelstrahl- oder Katheterurin aus der Harnblase, in seltenen Fällen durch diagnostische Blasenpunktion. Es besteht Bakteriurie, oftmals geringe Proteinurie. Bei Verdacht auf infektiöse Mitbeteiligung der Nierenhüllen ist während der Ausscheidungsurographie ein *Veratmungspyelogramm* anzufertigen. Sind die Konturen des Nierenbeckenkelchsystems auf der in In- und Exspiration belichteten Aufnahme scharf dargestellt, so liegt mit Sicherheit schon ein perinephritischer eitriger Prozeß vor. Eine Probepunktion des Nierenlagers im Hinblick auf Eiteransammlungen ist jedoch abzulehnen. Wichtig zu wissen ist, daß es sich auch bei gutem Urinabfluß trotzdem um einen septischen Nierenprozeß handeln kann.

Das *pathologisch-anatomische Bild* der eitrigen Pyelonephritis besteht aus vereinzelten oder zahlreich auftretenden entzündlichen Herden in Form von Rindenabszessen, die zu großen Abszessen, sogenannten Karbunkeln (s. S. 524), einschmelzen können (KETTLER).

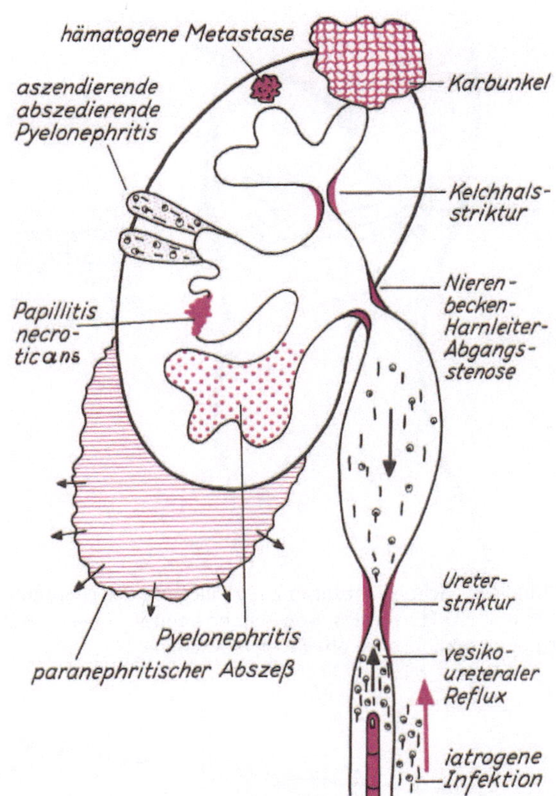

Abb. 31.1 Infektionen der Niere

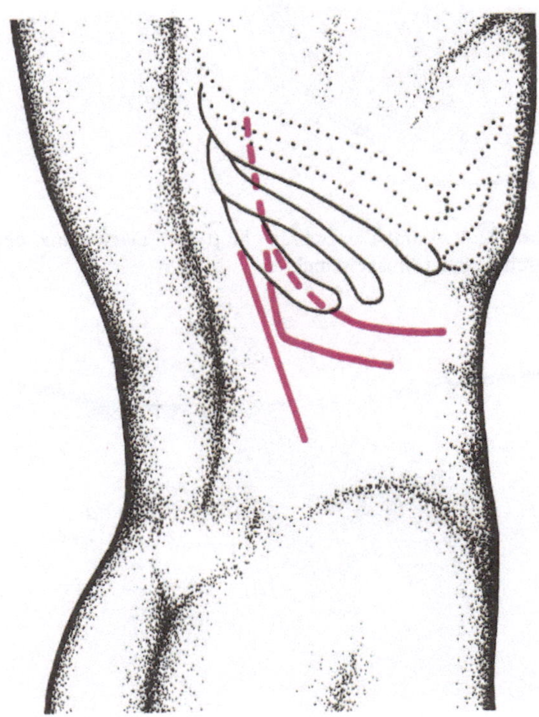

Abb. 31.2 Schnittführungen zur Freilegung der Niere und des oberen Harnleiters von dorso-lumbal; — — — mit Rippenresektion, —— ohne Rippenresektion

Therapie

Konservative Therapie

Nach wie vor stehen Breitbandantibiotika, halbsynthetische Penizilline und Sulfanilamide im Vordergrund. Die Erregerresistenzbestimmung im Harn und unter Umständen in der Blutkultur, bestimmen während des Verlaufes die Wahl des Antibiotikums. Diese Therapie sollte stationär erfolgen, lediglich leichte Verlaufsformen nach grippalen Infekten, Tonsillitiden oder Zahngranulomen können ambulant behandelt werden.

Handelt es sich um ein akutes Krankheitsbild, bereits in der Initialphase mit oder ohne ein- oder doppelseitige Harnabflußbehinderung, und kommt es nicht zu einer Normalisierung des Gesamtbefundes unter konservativer Therapie, so ist die Indikation zur operativen Therapie gegeben. *Das Legen retrograder »entlastender« Ureterenkatheter mit oder ohne Nierenbeckenspülungen sollte der Vergangenheit angehören!*

Operative Therapie (Abb. 31.1 bis 31.5)

Die Schnittführung zur Nierenfreilegung erfolgt stets so, daß retroperitoneal vorgegangen werden kann, die Intaktheit des Bauchfells verhindert eine eitrige Peritonitis. Wird bei einer Laparotomie, z. B. als Ursache eines Ileus, eine große, geschwollene infizierte Niere gefunden, so muß nach Verschluß der Bauchwunde am besten von einem zweiten Schnitt der Eingriff retroperitoneal fortgesetzt werden.

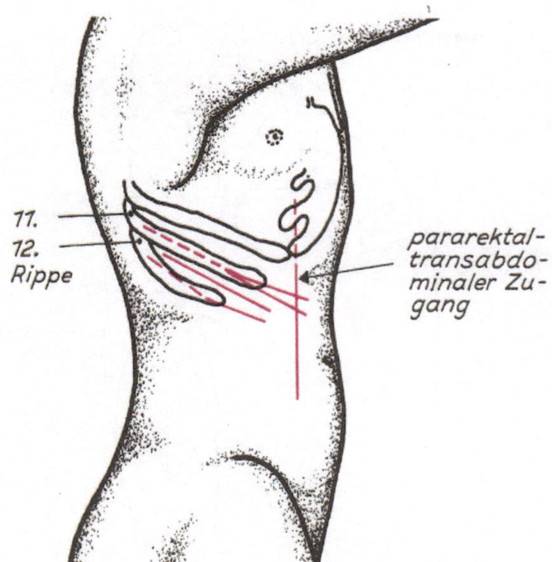

Abb. 31.3 Schnittführungen zur Freilegung der Niere und des oberen Harnleiters von lumbo-ventral; — — — mit Rippenresektion, —— ohne Rippenresektion

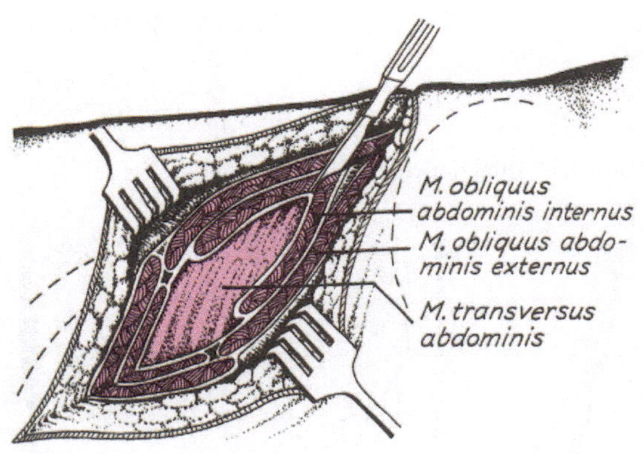

Abb. 31.4 Lumbaler Schrägschnitt mit Darstellung der durchtrennten Muskelschichten

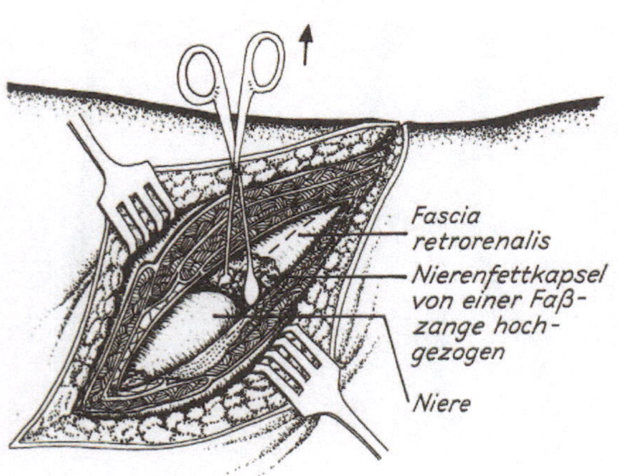

Abb. 31.5 Darstellung der Fascia retrorenalis mit Angabe der Spaltungslinie

Nierenfreilegung

Als Schnittführung zur retroperitonealen Freilegung der rechten Niere hat sich ein modifizierter *Flankenschrägschnitt* bewährt, der sich hinter der 11. Rippe schräg in Richtung vordere Bauchwand/Ureterenverlauf erstreckt, wobei ein Nierenpolhaken gute Übersicht ermöglicht (ERDMANN). Diese Schnittführung kann unter Umständen dann interkostal mit oder ohne Rippenresektion oder in Richtung des M. latissimus dorsi erweitert werden. Bei perinealen Senkungsabszessen erlaubt diese Schnittführung eine gute Freilegung blasenwärts und eine komplikationslose zusätzliche Drainage in den tieferen Wundabschnitten. Nach Durchtrennung von Haut und Muskulatur wird die Nierenfettkapsel mit Hilfe von Lungenfaßzangen nach medial angehoben und retroperitoneal eröffnet. Entleert sich jetzt bereits Eiter, so wird stumpf mit der Hand getastet, wie groß die Abszeßhöhle ist. Kammerungen werden beseitigt. Es gelingt oftmals schwer, hierbei die Nierenoberfläche, welche mit eitrig verbackenem Fett- und Bindegewebe bedeckt ist, darzustellen.

Bei schlechter Kreislaufsituation kann dieser Ersteingriff jetzt mit Einlage mehrerer weitlumiger Drains beendet werden. Der Zweiteingriff, welcher hier zumeist in der Nephrektomie besteht, erfolgt dann zu einem späteren Zeitpunkt.

Kann man eine derartig schwer erkrankte Niere ohne Verletzung von Nachbarorganen, insbesondere von Darm und Magistralgefäßen allseitig darstellen und hat man die feste Überzeugung gewonnen, daß es sich um ein funktionsloses, teigig weiches Gebilde handelt, so ist **nur bei gesichert ausreichender, kontralateraler Nierenfunktion** die *Nephrektomie* in der ersten Sitzung erlaubt. Beim Wundverschluß ist weitmaschig zu nähen. Grundsätzlich wird Katgut bzw. Chromkatgut verwandt, um möglichst späteren Fistelungen vorzubeugen. Ein bis zwei starke Drains in den Wundwinkeln leiten Eiter und Sekret ab.

Bei Vorhandensein einer leichteren, wenn auch eitrigen Verlaufsform ist die Freilegung der erkrankten Niere einfacher. Hierbei ist das Organ prall ödematös und hyperämisch gespannt, oftmals schimmern die Abszesse bereits durch die Kapsel. Im Bereich eines Nierenkarbunkels bestehen zumeist brüchige Verwachsungen, partielle Dekapsulation über den suspekten Nierenrindenbezirken verdeutlicht den Befund. Die Therapie der Wahl besteht dann in der *Dekapsulation* der gesamten Niere nach bogenförmiger Schnittführung über die Konvexität. Hierdurch hat der Eiter freien Abfluß in das perirenale Gewebe. Die Niere ist entlastet, der Abfluß nach außen erfolgt über Drains. Sollte das Einlegen eines Nephrostomiekatheters bei bestehender Harnabflußbehinderung im Bereich der oberen Harnwege erforderlich sein, so empfiehlt es sich, dies zuerst zu tun. Auf jeden Fall erfolgt eine Abimpfung aus dem Nierenbecken, aus einem Rindenabszeß sowie die Exzision eines eitrigen Stippchens zur histologischen und auch bakteriologischen Diagnostik.

Nierenabszeß, Nierenkarbunkel

Ein Nierenabszeß oder Karbunkel, der sich oftmals pflaumengroß erhaben, konfluierend darstellt, kann vorsichtig mit Präpariertupfer und Schere inzidiert und teilweise abgetragen werden. Es ist immer zu bedenken, daß bei derartigen großen, eitrigen Prozessen erneute Abkapselung und hiermit ein Spätabszeß, der möglicherweise zu einem Zweiteingriff zwingt, auftreten kann. Isolierte intrarenale Nierenabszesse findet man oft nur bei kavernöser Nierentuberkulose mit fester Kavernenwand (s. S. 544).
Hat sich ein ausgedehnter Nierenkarbunkel, der 1/3 einer Niere umfassen kann, entwickelt, so imponiert dieser durch ausgedehnte, teigig-weiche Nekrosebildungen, durchsetzt von Eiterherden, als Zustand nach bakteriellem Infarkt eines größeren Nierenarterienastes. Der *Entschluß zur Nephrektomie* ist jeweils abhängig vom Gesamtbefund der Niere und der Funktion der anderen Niere. Obwohl wir geneigt sind, in der jetzigen Ära der Antibiotika uns mehr und mehr konservativ zu entscheiden, so darf die Indikation zur Nephrektomie nie außer acht gelassen werden. Ist man bei einem Ersteingriff organerhaltend vorgegangen und zeigt sich keine Besserung des Krankheitsbildes, so stellt die Nephrektomie als dringlicher Zweiteingriff eine lebensrettende Maßnahme dar. Erstaunlich ist aber immer wieder die große Regenerationsfähigkeit eitriger Nieren nach organerhaltenden Eingriffen (MEBEL).

31.1.1.2. Infizierte Harnstauungsniere

Die infizierte Harnstauungsniere kann bei primären oder sekundären unspezifischen Entzündungen des Urogenitalsystems auftreten. Gefürchtet ist die bakterielle Infektion einer gestauten Niere, die als locus minoris resistentiae gilt. Über den hämatogenen, lymphogenen oder kanalikulären Weg erfolgt durch regionale Infektion bzw. septische Fernmetastasierung die Niereninfektion, sie führt oftmals bis zu einer sogenannten »*septischen*« Niere. Seltener wird sie bei Kindern diagnostifiziert.
Infizierte Harnstauungsnieren können sich durch Abflußbehinderungen unterschiedlicher Ursachen im Bereich der oberen und unteren Harnwege entwickeln (ALKEN). Hierbei dominieren inkrustierte Harnleitersteine, Nierenbeckenabgangssteine sowie Harnleiterstenosen und -tumoren oder auch Nierenbeckenkarzinome, die alle infolge des Ventilmechanismus zu schmerzhaften Attacken Anlaß geben; ebenso auch Harnblasentumoren, insbesondere Karzinome. Auch Prostata- bzw. Samenblasenkarzinome können beim älteren Mann die Ursache septischer Nierenentzündungen auf der Basis infizierter Harnstauungsnieren werden. Die Ära der in die Harnblase durch Manipulation eingeführten Fremdkörper einschließlich ihrer aszendierenden Infektionsfolgen im Bereich der oberen Harnwege ist auf Grund der frühzeitigen sexuellen Aufklärung der Jugend heute fast völlig vergangen, trotzdem ist an derartige Ursachen zu denken. Zumeist klärt die Röntgendiagnostik dann das Primärgeschehen auf, das zumeist in der Ausbildung eines Blasensteins um eingeführte Fremdkörper besteht. Sehr selten sind in die Harnwege eingelagerte Fremdkörper als Kriegsverletzungsfolge oder durch vorangehende Operationen. Ebenso selten geworden sind Meatusstenosen oder Phimosen (s. S. 541) als ursächliche Faktoren, dagegen sind öfter Urethralstrikturen oder gutartige Erkrankungen des Blasenhalses wie Prostataadenome oder Sphinktersklerosen nachweisbar. Auch Ureterostienstenosen können nach instrumentellen retrograden Manipulationen auftreten und dann Harnstauungsnieren zur Folge haben.

Symptomatik, Diagnostik

Die Symptome bestehen in initialen dumpfen, schmerzhaften Spannungsgefühlen wechselnder Stärke in den Nierenlagern und im Flankenbereich. Leider ist eine durch Druckatrophie zugrunde gehende Niere oftmals schmerzlos, so daß dann lediglich Endstadien zur Diagnostik gelangen, ein Nierenballotement weist dann auf die große Hydronephrose hin. Schmerzhaftigkeit bei Palpation und Perkussion der Flanke besteht lediglich bei bereits infizierten Nierenhüllen.
Die klinischen und paraklinischen Symptome sind abhängig vom Ausmaß der begleitenden Pyelonephritis, einschließlich ihrer unterschiedlichen Verlaufsformen.
Die *Röntgendiagnostik* der Harnstauungsniere besteht in Ausscheidungs- bzw. Infusionsurographie mit gedrehten und Spätaufnahmen. Bei der Infusionsurographie werden 5 Ampullen á 20 ml Visotrast 370 und 300 ml isotonische Natriumchloridlösung in 10 Minuten intravenös infundiert. Oftmals weist ein sogenanntes »Fingerzeigphänomen« auf

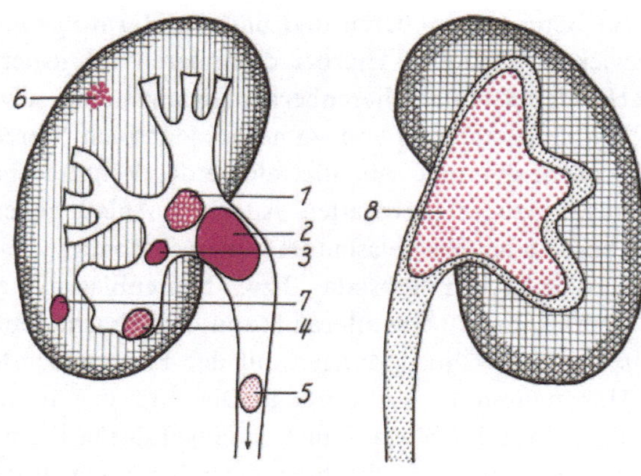

Abb. 31.6 Folgen des infizierten Harnsteinleidens; *1* Nierenbeckenstein → Ektasie, Pyelonephritis – Hydropyonephrose, Schrumpfniere, *2* Nierenbecken-Harnleiterabgangsstein → Ektasie, Pyelonephritis – Hydronephrose/Pyonephrose, Schrumpfniere, *3* Kelchhalsstein – Hydrokalix – Kelchektasie, Pyelonephritis – Hydrokalix – Pyokalix, *4* Kelchstein → Pyelonephritis, Abszedierung – Pyonephrose – Schrumpfniere, *5* Harnleiterstein → Ektasie, Pyelonephritis – Hydronephrose – Pyonephrose, Schrumpfniere, *6* Nephrokalzinose → Pyelonephritis – Schrumpfniere, *7* Parenchymstein → Pyelonephritis – Nierenschrumpfung, *8* Nierenbecken-Kelchausgußstein → Hydronephrose – Pyonephrose, Schrumpfniere

einen Harnleiterstein hin. Eine »stumme« Niere kann renovasographisch abgeklärt werden und erweist sich oftmals als Harnstauungsniere (Abb. 31.6). Stellt sich eine Niere röntgenologisch im Ausscheidungsurogramm bei vergrößertem Eigenschatten auf der Leeraufnahme nicht dar, so ist dies bei deutlicher Dolenz dieses Nierenlagers eine Indikation zur operativen Freilegung, Nierenfistelung und Dekapsulation.

Der *retrograde Ureterenkatheter* ist nur indiziert, wenn durch andere diagnostische Untersuchungsmethoden keine Klärung erzielt werden kann. Dieser Eingriff erfolgt dann zweckmäßigerweise unmittelbar vor der Operation, bereits nach Gabe der Prämedikation. Zur besseren Darstellung kann dabei die Applikation von Kontrastmittel (Visotrast) der Insufflation von Sauerstoff vorgezogen werden. Die Urethrozystoskopie klärt die Situation in der Harnblase. Tumoren, karzinomatöse Wucherungen, in das Ostium inkrustierte Harnleitersteine oder verdrängende Prozesse durch gynäkologische Tumoren sind zu beachten. Stets ist bei Frauen eine *gynäkologische Untersuchung* durchzuführen. Oftmals sind gynäkologische Tumoren, von der Portio oder Zervix ausgehend, oder Myome als ursächlich anzusehen. Ebenso wie Zustände nach urologischen Operationen am Blasenhals können narbige Prozesse nach gynäkologischen Operationen oder Strahlenbehandlung der Entstehung von Harnstauungsnieren und ihrer Infektion Vorschub leisten. Auch Rektumkarzinome können durch invasives Wachstum eine Kompression der Ureteren verursachen.

Die Nephroptose als Kipp- und Senkniere führt zu intermittierenden, schmerz- und fieberhaften Harnstauungsprozessen, die überwiegend einseitig auftreten. Sekundäre Nierensteinleiden und pyelonephritische Schrumpfungen vermögen sich hierbei zu entwickeln. Bei urämischen Patienten ist zu unterscheiden, ob eine prä- bzw. postoperative Dialysebehandlung erforderlich ist.

Therapie

Operative Behandlung

Bei großen Nieren mit röntgenologisch weitem Nierenbeckenkelchsystem kann nach transrenaler Nierenfistelung, Probepunktion des Nierenbecken-Kelchsystems und Einführen einer Kornzange ein Nephrostomiekatheter nach STAEHLER eingelegt werden.

Zweckmäßiger ist jedoch das Freilegen des oftmals erheblich gestauten Nierenbeckens und *Pyelotomie.* Dabei ist der Nierenbecken-Harnleiter-Abgang zu schonen. Die Präparation geschieht am leichtesten durch inferiore oder posteriore Pyelotomie.

Danach werden Nierenbecken und Kelche sowie Harnleiter ausgetastet und vorhandene Konkremente entfernt. Ein an einer gebogenen Sonde, die am Ende glockenartig erweitert ist, befestigter Kronen-Katheter (PEZZER) dient als Nephrostomiekatheter. Er wird als »Pferdefußkatheter« bezeichnet, da er nach Abschneiden des geschlossenen Gummianteils in mittlerer Höhe eine ähnliche Form annimmt. Das Durchziehen erfolgt vom Pyelon aus transrenal. Stets ist auf gerades Austreten des Katheters von der Nierenoberfläche durch Muskulatur und Haut zu achten. Gelegentlich ist hierzu eine Rippenresektion erforderlich. Es sollten nie zu kleine Kathetergrößen verwandt werden, da diese den 14tägigen Wechsel und den Abfluß infektiösen Materials erschweren.

Von der Pyelotomie aus oder durch zusätzliche Ureterotomie können auch hochsitzende Uretersteine entfernt werden. Tiefe Harnleitersteine gehen oftmals nach Nierenfistelung spontan ab oder können nach der Fistelung mit der ZEISSschen Schlinge extrahiert bzw. durch Ureterotomie entfernt werden.

Die Nierenfistelung bzw. Freilegung kann ebenfalls von einer dorso-lumbalen Schnittführung erfolgen, sie ist gelegentlich bei Anlage einer doppelseitigen Nierenfistel in einer Sitzung zweckmäßig. Aus Lagerungsgründen des Patienten sind die Nephrostomiekatheter dann aber möglichst weit nach medial-ventral herauszuleiten. Es empfiehlt sich zur besseren postoperativen Übersicht, Nephrostomiekatheter gerade und Drains endständig schräg abzuschneiden. Der Nephrostomiekatheter wird nach zwei bis drei Wochen gewechselt. Bei einem weiten Hohlraumsystem der Niere kann der ursprünglich eingelegte »Pferdefußkatheter« dann durch einen Ballonkatheter ersetzt werden. Der STAEHLERsche Nephrostomiekatheter ist nach erstmaligem Wechsel des Nephrostomiekatheters nur kleinen Nierenhohlräumen vorbehalten.

Technik des Nephrostomiekatheter-Wechsels: Hierzu wird der Erkrankte auf die gesunde Flanke gelegt und ein gepolstertes Lederkissen im Flankenbereich unter die kontralaterale Seite geschoben. Der Patient wird aufgefordert, nicht zu atmen und nach Desinfektion des Fistelbereiches wird im unmittelbaren Anschluß an die Extraktion des alten Katheters der neue eingeführt. Ist die Fistel schlecht angelegt worden, so haben sich Schrägkanäle entwickelt, die den Katheterwechsel außerordentlich erschweren können. Dieses ist auch der Fall, wenn der Patient bereits aus der stationären Behandlung entlassen, in häuslicher Pflege den Nephrostomiekatheter verliert und erst nach Stunden in die Sprechstunde kommt. Vorsichtiges Aufbougieren der Fistel mit Gummikathetern, unter Umständen auch mit Metallbougies ist dann nach Applikation von Kontrastmittel zur Darstellung des Fistelganges indiziert. Oftmals haben sich bereits pararenale Höhlen um die atemverschiebliche Niere entwickelt. Unter Umständen ist dann eine erneute Operation mit Einlegen des Nephrostomiekatheters nicht zu umgehen.

Die Erholung der gefistelten Niere erfolgt zumeist überraschend schnell: je früher Polyurie einsetzt, desto besser ist die Prognose. Länger anhaltende Anurien bzw. Oligurien mit vermindertem spezifischen Gewicht weisen auf schlecht beeinflußbare, zum Teil fortschreitende und chronisch verlaufende Pyelonephritiden hin.

Im Rahmen der *postoperativen Nachsorge* ist nach einem Vierteljahr ein Ausscheidungsurogramm anzufertigen und dieses nach einem Jahr zu wiederholen. Hat sich eine Schrumpfniere entwickelt, die unter Umständen von Hypertonus begleitet ist, so ist oftmals die Nephrektomie indiziert. Man darf sich nicht irritieren lassen, daß unmittelbar postoperativ die größeren Urinmengen sich aus den Drainagen und nicht aus dem Fistelkatheter entleeren. Spätestens nach 14 Tagen verhält es sich umgekehrt.

Handelt es sich um eine *gefistelte Einzelniere,* so müssen im postoperativen Verlauf Reststickstoff, Kreatinin sowie die Serumelektrolyte bestimmt werden. Dieses gilt insbesondere für die Fälle, in denen präoperativ bereits eine An- und Oligurie bestanden hat. Hier kann es bereits zu therapiebedürftigen Hyperkaliämien gekommen sein. Besteht in der Polyurie *Hypokaliämie,* so ist eine drohende akute Herzinsuffizienz möglich, intravenöser Kaliumersatz ist erforderlich. EKG-Kontrollen sind ebenfalls zweckmäßig. Frühzeitige Konsultation des Nephrologen erleichtert die postoperative Nachsorge, insbesondere im Hinblick auf den etwaigen Einsatz der akuten Hämodialyse.

31.1.1.3. Pyonephrose

Infizierte Hydronephrosen unterscheiden sich klinisch und pathologisch-anatomisch von der Pyonephrose, Übergänge von einer Harnstauungsniere zur infizierten Hydronephrose sind dagegen fließend. Dies betrifft sowohl Kinder als auch Erwachsene (Abb. 31.7).

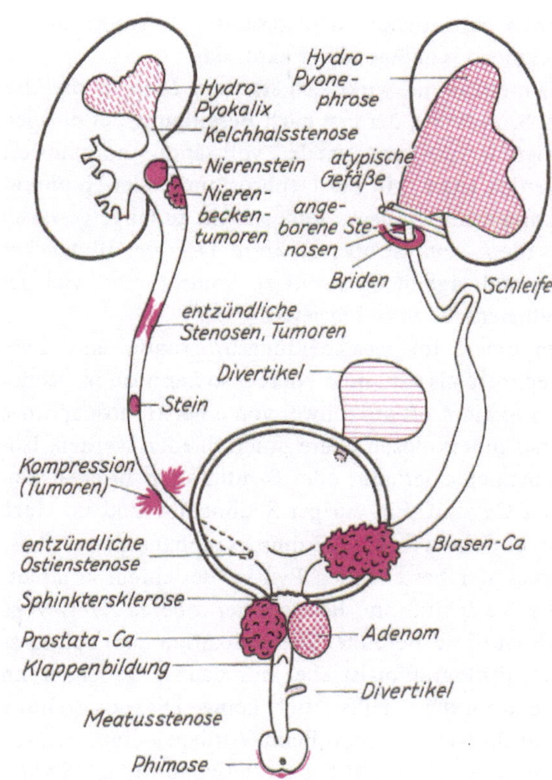

Abb. 31.7 Abflußbehinderungen der Harnwege (nach ALKEN)

Hat sich aber eine Pyonephrose entwickelt, so ist diese charakterisiert durch infektiös fortschreitende eitrige Zerstörung des Nierenparenchyms, wobei konfluierende Abszeßhöhlen den Gewebsuntergang beschleunigen. Das Nierenbecken-Kelchsystem und oftmals auch der Ureter sind dann mit Eiter gefüllt, das Nierenparenchym entsprechend dem Grad des Gewebsunterganges reduziert. Es besteht eine mehr oder weniger stark ausgeprägte Vakatfettwucherung, ausgehend vom Nierenhilus, sie vermag bereits zu perinephritischer Abszeßbildung zu führen. Innerhalb des dünnwandigen Parenchymsaumes können sich bis zu ein oder zwei Liter Eiter ansammeln.

Diagnose

Die Diagnose einer Pyonephrose ist erschwert durch ihre Symptomarmut: Blässe, Mattigkeit, Anämie, Leistungsabfall sind Allgemeinerscheinungen.

Während die akut entstandene Pyonephrose eine ähnliche Symptomatik besitzt wie eine akut verlaufende eitrige Pyelonephritis, stellt ihre kalte Phase

einen chronischen, den gesamten Organismus zunehmend schädigenden Faktor dar.
Komplizierend wirkt sich stets ein *Diabetes mellitus* (s. S. 217) aus, der erst nach Beseitigung der eitrigen Nierenerkrankung wieder vollständig normalisiert werden kann. Mit der Nephrostomie oder Nephrektomie sollte in diesen Fällen nicht zu lange gewartet werden. Stets ist über mehrere Tage der Blutzucker dreimal täglich als Profil zu kontrollieren und gegebenenfalls zu stabilisieren.
Imponiert im Ausscheidungsurogramm eine Pyenephrose als »stumme Niere«, so kann sie im Renovasogramm oft nur schwer von einer Hydronephrose oder tuberkulösen Niere unterschieden werden. Isotopennephrogramm oder Szintigramm bringen keinen Gewinn. Ein eitriger Sedimentbefund im Harn ist ebenso wie das »Zahnpastenphänomen«[1] Ausdruck der bestehenden Pyurie. Bei einem kompletten Verschluß im Bereich der oberen Harnwege fehlen diese Befunde. Die Indikation zum retrograden Pyelogramm ist aber nur dann gegeben, wenn durch andere Hilfsmittel keine Diagnosestellung erreicht werden kann. Beim Vorliegen einer derartigen Situation ist nur das einseitige retrograde Pyelogramm, und zwar erst unmittelbar vor der Operation angezeigt und erlaubt.
Im *Ausscheidungsurogramm* oder besser im *Infusionsurogramm* stellt sich oftmals nur bei Spätaufnahmen eine flaue Kontrastmittelfüllung des Nierenbecken-Kelchsystems dar. Nieren- und Harnleitersteine sind durch a-p, gedrehte oder Spätaufnahmen zu sichern. Oftmals weist ein schwach positives röntgenologisches »*Fingerzeigphänomen*«[2] auf einen ursächlich blockierenden Harnleiterstein hin.
Harnblasen- oder Harnleiterkarzinome und Blasengeschwülste tendieren gern zu eitrigen Niereninfektionen und zur Pyeonephrose. Ein zunehmend beeinträchtigter Gesamtzustand ist oftmals aber nicht durch den Tumor, sondern durch die nicht beachtete Pyonephrose bedingt.
Die Patienten können nach Sanierung der infektiösen Komplikationen oftmals noch der operativen Behandlung des karzinomatösen Grundleidens zugeführt werden. Eine tuberkulöse Kittniere (s. S. 544) ist ebenfalls differentialdiagnostisch in Erwägung zu ziehen.

1 Das *Zahnpastenphänomen* besteht in einem zystoskopisch sichtbaren, trägen Ausfließen von weißlich-gelblichem Eiter aus dem Ureterostium.

2 Das *Fingerzeigphänomen* stellt das kontrastmittelgefüllte erweiterte Nierenbeckenhohlraumsystem und den Harnleiter dar, welcher sich bis zum Harnleiterstein gut darstellt.

Therapie

Die konservative Therapie einer Pyonephrose ist sinnlos, nur der operative Eingriff in Form der Nephrektomie führt zur raschen Erholung des geschwächten Kranken. Besteht eine Insuffizienz der kontralateralen Niere, so ist sorgsam und nach konsiliarischer Beratung mit dem Nephrologen zu entscheiden, ob eine Nierenfistelung bei entsprechend ausreichendem Parenchymsaum noch sinnvoll ist. Ist die Indikation zur präoperativen Dialysebehandlung bei Oligurie und Anurie, hohen Kreatinin- und Kaliumwerten im Serum gegeben, so schafft dies gute Voraussetzungen zur vollen Funktionsaufnahme der kontralateralen Seite, eine Dialyse wird aber in den allerwenigsten Fällen erforderlich sein.

31.1.1.4. Paranephritischer Abszeß

Der paranephritische Abszeß entwickelt sich im Bereich der Nierenhüllen, er entsteht zumeist durch fortgeleitete eitrige Nierenentzündung, kann aber auch metastatisch bedingt sein. Zu spät erkannte infizierte Harnstauungsnieren oder Pyonephrosen führen ebenfalls zum paranephritischen Abszeß. Große Abszesse vermögen sich im gesamten Retroperitoneum (s. S. 391) auszubreiten, bis hin zum subphrenischen Raum und zur Leistengegend.

Differentialdiagnose

Die Abgrenzung gegenüber anderen akuten Erkrankungen ist insbesondere bei Kindern schwierig. An Allgemeinerkrankungen sind Grippe, Typhus, allgemeine Sepsis und Miliartuberkulose zu nennen. Von seiten des Respirationstraktes kommen basale Pleuropneumonien, welche das Zwerchfell durchwandern können, in Frage. Insbesondere beim Vorhandensein einer spezifisch tuberkulösen Anamnese empfiehlt sich die Lendenwirbelsäulen-Aufnahme in zwei Ebenen zum Ausschluß eines Wirbelprozesses, von dem ein Senkungsabszeß seinen Ausgang nehmen könnte.
Differentialdiagnostisch ähnlich schwere Symptome können durch Milzinfarkt oder -abszeß, Gallenblasen- oder Leberabszeß (s. S. 432) auftreten. Bei rechtsseitigen Prozessen muß besonders die Appendizitis ausgeschlossen werden, bei Frauen muß von gynäkologischer Seite auch an purulente Salpingitiden gedacht werden. Es werden aber bevorzugt Männer von derartigen Staphylokokkeninfektionen betroffen, Kinder erkranken weitaus seltener. Doppelseitige paranephritische Abszesse kommen sehr wenig vor.

Entstehung

Die Entstehung eines paranephritischen Abszesses erfolgt entweder hämatogen, lymphogen oder fortgeleitet von eitrigen Erkrankungen der Niere, welche zu Perforationen der Nierenhüllen führen. Bei hämatogener Entstehung sind es zumeist Staphylokokkeninfektionen, die sich metastatisch von nierenfernen Eiterherden, z. B. einem Furunkel, Karbunkel, Zahngranulom, Erysipel, Angina tonsillaris, Appendizitis, Adnexitiden, Cholezystitis, Wochenbettinfektionen ableiten. Ebenso können sie auch nach Infektionskrankheiten wie Grippe, Typhus und Paratyphus entstehen. Otitis media, Nebenhöhlenaffektionen, Mastitiden, Panaritien und Osteomyelitiden sind ebenfalls ursächlich beteiligt.

Der *lymphogene* Infektionsweg erfolgt bei eitrigen Prozessen im Bereich von Nachbarorganen, insbesondere der Leibeshöhle, wie z. B. von einer retrozökalen Appendizitis oder einer Gastroenteritis. Ebenso kann eine basale Pleuropneumonie, aber auch per continuitatem ein Pleuraempyem auslösend sein. Subakut verlaufende Formen der pararenalen Infektion haben nur gering ausgeprägte klinische und paraklinische Symptome, sie sind von eitrigen Nierenerkrankungen nicht zu unterscheiden. Eingebrachtes Fremdmaterial, wie z. B. Dacronprothesen nach Nierenarterienstenoseoperationen, Perlonnetze bei Nephropexien usw. können paranephritische Abszesse und Fistelbildungen ebenso unterhalten wie als Fremdkörper wirkendes Nahtmaterial nach vorangegangenen Operationen, desgleichen Dickdarmfisteln nach radikalen Nierenoperationen.

Die *akute Symptomatik* ist zunächst dem Nierenkarbunkel (s. S. 524) ähnlich. Bei allmählicher Ausbildung kommt es aber lediglich zu geringen septischen Allgemeinerscheinungen. Ansonsten begleiten Schüttelfröste, hohe Temperaturen, Kreislaufinsuffizienz und Exsikkose das akute Bild. Es kann zur Oligurie und Anurie kommen.

Die *Diagnose* wird erhärtet durch Schmerzhaftigkeit und Vorwölbung im Flankenbereich. Röntgenologisch besteht häufig ein gleichzeitiger Zwerchfellhochstand sowie verzögerte Kontrastmittelausscheidung der gleichseitigen Niere. Auf der Nierenleeraufnahme kann die Darmluft des Colon descendens nach medial verdrängt zur Darstellung gelangen; immer muß dann auch eine Thoraxaufnahme erfolgen.

Wichtig ist ferner das Veratmungspyelogramm, wobei sich die betroffene Niere geringer atemverschieblich und damit konturenschärfer als die gesunde Seite darstellt.

Ausbreitungswege des paranephritischen Abszesses

1. Perforation nach außen durch die Fascia lumbodorsalis unter Bevorzugung des Trigonums Petiti mit subkutaner Fluktuation;
2. Kraniale Ausbreitung über den Ansatz der Fascia renalis zum Diaphragma, führt zur Ausbildung eines sekundären subphrenischen Abszesses und zur basalen Pleuropneumonie. Auch ein Pleuraempyem kann entstehen;
3. Entwicklung eines Senkungsabszesses vorbei am unteren Nierenpol, Ureter und M. psoas bis zur Beckenschaufel und dem Leistenband.

Auch der Einbruch in Blase, Scheide und Rektum oder die Perforation in die freie Bauchhöhle oder das Kolon sind möglich. Schmerzausstrahlungen in Hoden, Unterbauch und Oberschenkel können Senkungsabszesse begleiten. Infolge Psoasreizung wird das Bein dann durch Semiflexion in Schonstellung gehalten.

Bakteriologisch werden die Infektionen zumeist durch Staphylokokken, Streptokokken und Escherichia coli verursacht.

Therapie

Eine Probepunktion des Retroperitoneums ist kontraindiziert, da sie den Abszeß nicht immer trifft und Nachbarorgane verletzen kann. Die *operative* Therapie besteht in Eröffnung und Drainage der Abszeßhöhle. Bei dringendem klinischen Verdacht ist stets die Probefreilegung des Nierenlagers vorzunehmen. Die Anatomie der operativen Zugangswege hat BROSIG 1977 ausführlich beschrieben. Der Zugang erfolgt retroperitoneal von einem Flankenschnitt aus. Oftmals deckt eine eitrig-fibröse Nierenkapsel, die mehrere Zentimeter stark werden kann, einen entzündlichen Nierenprozeß. Die gleichzeitige Nephrostomie ist dem Ausnahmefall vorbehalten. Hier ist erst nach Abklingen der entzündlichen Reaktionen nach Ursache und möglichen Folgezuständen im Bereich von Niere und Harnwegen zu suchen. Kommt es nicht zu einer Beseitigung der Ursache, so sind Rezidive paranephritischer Entzündungen die Folge. Eine weitere Komplikation ist die Entwicklung von Fisteln nach paranephritischen Abszessen. Postoperativ werden Antibiotika, die sich gegen die Keime richten (Antibiogramm), gegeben.

Ist bei der Operation wegen einer diffusen septischen Blutung nach Ausspülen der Wunde mit Wasserstoffperoxid und isotonischer Natriumchloridlösung eine Tamponade eingelegt worden, so wird sie in der Regel nach zwei bis drei Tagen entfernt werden können. Handelt es sich aber um septische Zustände mit erhöhten Kreatininwerten als Zeichen einer

Niereninsuffizienz – dies trifft zumeist für die Fälle zu, wo die Nephrektomie erforderlich war – so kann der Streifen bis zum 5. und 6. Tag belassen werden. Auf jeden Fall ist neben dem Streifen ein weitlumiges Drain einzulegen. Auch in der Ära der Antibiotika sollte bei derartigen septischen Prozessen postoperativ eine *offene Wundbehandlung* erfolgen. Sie besteht in frühzeitigem Baden, wobei dem Badewasser Kaliumpermanganat oder Kamillenextrakt beigegeben werden kann. Kommt es zu einer vergrünenden Wundinfektion (Pseudomonas aeruginosa), so ist nach wie vor pulverisierte Borsäure Therapeutikum der Wahl.

Komplikationen im Verlauf der Nachbehandlung

Komplikationen ergeben sich bei Fortschreiten des septischen oder uroseptischen Krankheitsbildes. Entsprechend dem Erreger- und Resistenznachweis muß unter Umständen dann ein Wechsel des Antibiotikums vorgenommen werden. Liegt die Erreger- und Resistenzbestimmung noch nicht vor, so ist eine breitwirksame Antibiotikakombination vorzuziehen. Auf keinen Fall sollte das gewählte Antibiotikum therapeutisch unterschwellig eingesetzt werden. Bei eitrigen renalen und perirenalen Prozessen ist stets auch an die *Beteiligung der kontralateralen Niere* zu denken, die in Form einer eitrig verlaufenden Pyelonephritis auftreten kann.

Es ist zweckmäßig, im Rahmen urologisch-nephrologischer Abteilungen für solche Patienten *Akut-Dialyseplätze* zur Verfügung zu stellen. Die Nachsorge erfolgt dann in einem Nierendispensaire, um eine mögliche chronische Progredienz der Pyelonephritis unter Kontrolle zu behalten. Aus urologischer Sicht gehört hierzu unbedingt auch die Fokussuche und Fokusbeseitigung.

31.1.1.5. Retroperitoneale phlegmonöse Entzündungen (s. a. S. 388)

Sonstige retroperitoneale phlegmonöse Entzündungen können von Tumoren oder inkrustierten Steinen fortgeleitet, von einer entzündeten retrozökal gelegenen Appendix oder bei Frauen nach einer purulenten Adnexitis ausgehen. Sie können des weiteren ihren Ausgang (selten) von Intestinalorganen wie Dickdarm, Gallenblase oder Milz, einschließlich Pankreas nehmen.

Offene Verletzungen des Retroperitonealraumes und Polytraumatisierte

Bei offenen Verletzungen des Retroperitoneums können sich Hämatome um Niere und abführende Harnwege, insbesondere bei Urinaustritt infizieren. Deshalb sind stets nach derartigen Traumen ein Ausscheidungs- bzw. Infusionsurogramm oder Renovasogramm erforderlich, welche den Urinaustritt erkennbar machen.

Bei Polytraumatisierten muß unter Umständen an eine *Urinphlegmone* gedacht werden: länger anhaltende subfebrile bis febrile Temperaturen und Schmerzen in der betroffenen Flanke weisen nach Nierenprellungen mit und ohne Hämaturie auf einen möglichen Urinaustritt hin. Hier ist Freilegung, Revision und Drainage des Nierenbeckens von einem extraperitonealen Flankenschnitt aus angezeigt. Sie führt zu raschem Abklingen der Temperaturen und Beschwerden und verhindert die Ausbildung einer Schrumpfniere mit Hypertonus infolge Kompression des Nierenstieles.

Ureterwandphlegmonen

Bei Einweisung von Patienten mit Verdacht auf retroperitoneale Infektion ist gezielt nach vorangegangener Instrumentation im Bereich der Harnwege zu forschen. So können Ureterenverletzungen bei Ureterenkatheterismus oder versuchte Steinextraktionen mit und ohne Erfolg zu Ureterwandphlegmonen mit ausgebreiteter phlegmonöser Entzündung führen. Die sogenannte Periureteritis fibroplastica ist Endzustand eines solchen schwelenden entzündlichen Prozesses im Retroperitonealraum, sie führt als Spätkomplikation zu Harnabflußstörungen im Bereich der oberen Harnwege.

Operative Therapie bei retroperitonealen phlegmonösen Entzündungen

Extraperitonealer Zugang in Flanken- oder Halbseitenlage (Heise, Hientzsch, Boeminghaus, Staehler, Lurz, Mayor und Zingg, Flocks und Culp). Der Bauchfellsack soll möglichst geschlossen bleiben, um eine intraperitoneale Keimverschleppung zu vermeiden. Wichtig ist stets die ausgiebige Drainage der oftmals großen Wundhöhle durch mehrere weitlumige Drains. Bei Rezidivoperationen in diesem septischen Gebiet soll man sich nicht scheuen, postoperativ eine offene Wundbehandlung durchzuführen. Dem dient ausgiebige Tamponade mit Festkantbinden und Drainage. Kammerungen und Nischen sind vorher möglichst zu beseitigen und von infektiösem Material zu reinigen, vorhandenes Fremdmaterial ist zu entfernen. Ab dem zweiten Tag wird die Tamponade gekürzt und in den darauffolgenden Tagen gewechselt. Handelt es sich um bereits mehrfach erfolglos revidierte Urinfisteln nach Nephrektomie, so ist der paravertebrale Zugang nach Nagamatsu zu empfehlen. Die Schnittführung dazu erfolgt paravertebral mit Durchtrennung der 12./11. Rippe und gelegentlich der 10. Rippe, wobei der Schnitt im subkostalen Bereich lumbalwärts geführt werden kann. Eine versehentlich eröffnete Pleura muß verschlossen werden. Bei dieser Schnittführung gelangt man von kranial übersichtlich an das Nierenlager. Sobald frische Granulationen auftreten, kann tägliche Badebehandlung den Heilverlauf begünsti-

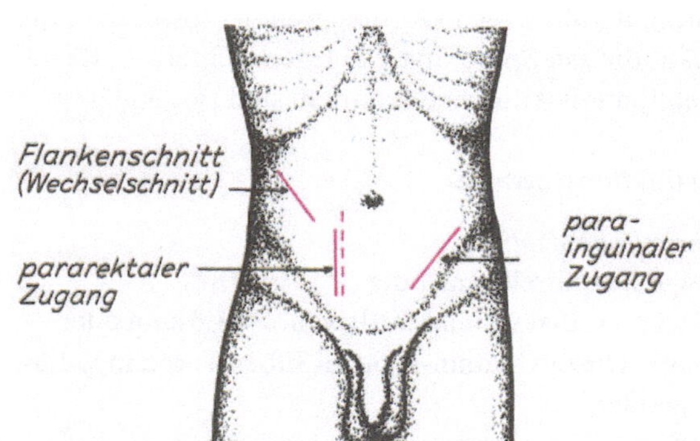

Abb. 31.8 Schnittführung zur Freilegung des mittleren und unteren Harnleiters; – – – transperitoneal, —— retroperitoneal

gen. Besteht eine nicht mehr erhaltungswürdige Niere, wobei der Schnellschnitt eine histologische Aussage ermöglicht, so ist die Nephrektomie bei gesicherter ausreichender Nierenfunktion der kontralateralen Seite indiziert.

31.1.1.6. Ureterstumpfempyem

In einem Ureterstumpf nach Nephrektomie, insbesondere bei technisch schwierigen Eingriffen können sich infektiös-eitrige Prozesse abspielen.

Differentialdiagnostisch macht ein infiziertes Harnblasendivertikel ähnliche Symptome: Schmerzen im seitlichen Unterbauch, Pyurie im Sediment. Die Temperatur schwankt zwischen subfebrilen Werten und hochfieberhaften septischen Schüben, rektaler bzw. vaginaler Tastbefund weisen auf die dolente Seite hin. Die Zystoskopie mit oder ohne retrograde Kontrastmittelinjektion klärt zumeist den Befund.

Therapie

Die operative Therapie besteht in retroperitonealer Entfernung des Ureterstumpfes unmittelbar an der Blase. Die Wunde wird mit einem ausreichend starken Drain versehen und mit nicht zu engmaschigen Nähten verschlossen. (Abb. 31.8). Die allgemeine Applikation von Antibiotika im postoperativen Verlauf ist zweckmäßig. Handelt es sich um ein tuberkulöses Grundleiden, so gestaltet sich die Therapie entsprechend (s. S. 545).

31.1.1.7. Komplikationen bei der Operation infizierter Nieren

Blutung

Die Operation einer infizierten Niere kann sich hinsichtlich ihrer Blutungsneigung, insbesondere bei erhöhten Kreatinin- und Reststickstoff-Werten, bei Stickstoffanstieg oder nach Hämodialysebehandlung schwierig gestalten. Im allgemeinen genügen heiße Kochsalzkompressen, um kleinere Blutungen zum Stehen zu bringen und größere übersichtlich zu lokalisieren. Durch Einfüllen von Wasserstoffperoxid, das anschließend durch warme Natriumchloridlösung wieder ausgewaschen wird, erfolgt eine übersichtliche Wundreinigung.

Bei Blutungen aus der Tiefe ist durch mehrfaches rasches Wechseln heißer Kochsalzkompressen, Schnitterweiterung, Einsetzen breiter und langer Wundhaken und Saugung Übersicht zu erlangen. Als Nahtmaterial im infizierten Wundgebiet benutzen wir nur Chromkatgut.

Grundsätzlich sollte bei Nierenoperationen im infizierten Bereich nie so radikal vorgegangen werden, daß Verletzungen der V. cava inferior entstehen können. Ist es aber zu einer derartigen Verletzung gekommen, so kann über einer Gefäßklemme die Naht der Verletzungsstelle erfolgen. Das Anlegen einer Gefäßklemme und Belassen derselben für zwei bis drei Wochen ist dagegen sehr problematisch. Bei kleineren venösen Blutungen hilft oft auch eine feste Tamponade.

Intraperitoneale Komplikationen

Die Verletzung und Eröffnung des Peritoneums ist bei blanden Prozessen harmlos. Handelt es sich jedoch um septische Prozesse im Bereich der Nieren und ableitenden Harnwege, so ist der Verschluß des Peritoneums durch vorsichtig und übersichtlich gesetzte Nähte anzustreben. Bestehen nicht verschließbare peritoneale Defekte mit Eintritt von reichlich infektiöser Flüssigkeit in den Bauchraum, so empfiehlt sich das Einlegen eines zusätzlichen intraperitonealen Drains in Nähe der peritonealen Dehiszens. Eine Streifentamponade bzw. ein aus der Wunde herausgeleitetes Bauchtuch kann für etwa vier bis fünf Tage im Flankenwundbereich eingelegt werden. Die bald einsetzende Verklebung der Darmschlingen bildet dann einen ausreichenden Schutz zur Bauchhöhle zu. Ist es zu einer Peritonitis gekommen, so gelten die allgemein chirurgischen Regeln der Peritonitisbehandlung unter Beseitigung der die Peritonitis hervorrufenden urologischen Ursachen (s. S. 396).

31.1.2. Harnblase und ihre Nachbarorgane

Die Zystitis in ihren verschiedenen klinischen Verlaufsformen als Reizblase, akute, subakute und chronische Zystitis stellt ein recht lästiges Leiden dar. Stets muß nach ihren Ursachen geforscht werden, da davon der Erfolg der Behandlung abhängig ist. Es kommen abakterielle und bakterielle Verlaufsformen vor, die Skala reicht von der Cystitis simplex bis zu schwersten hämorrhagisch-gangränösen Formen. Für eine Zystitis charakteristisch ist der *Schmerz*, die *gehäufte Miktion* und der *eitrige Harn*. Oftmals wird die Zystitis von einer Pyelonephritis begleitet. Die überwiegende Mehrzahl dieser Infektionen wird durch Bakterien der Koli-Gruppe verursacht, relativ häufig finden sich Keime der Proteusgruppe, sowie Aerobacter aerogenes und Pseudomonas aeruginosa. Eine Gonorrhoe oder Trichomonadeninfektion ist stets auszuschließen.

Unterschieden werden im akuten Stadium der Zystitis:

1. die *katarrhalische Form*, welche als Cystitis simplex imponiert. Hierbei ist die Schleimhaut gerötet und geschwollen. Gelegentlich kommt es zu oberflächlichen Blutungen;
2. die oberflächlich, aber auch in der Tiefe der Blasenmuskulatur sich ausbreitende *Cystitis purulenta*. Sie kann hämorrhagisch, gangränös mit und ohne Ulkus, bzw. Abszeßbildung einhergehen. Diese Verlaufsform führt zur Perizystitis und paravesikulären Phlegmone.
3. die *pseudomembranöse Form* mit Membranbildung und darunter liegenden Geschwüren.

Die chronischen Verlaufsformen führen zur Hypertrophie und später sklerosierenden Atrophie der Blasenmuskulatur. Hierbei kommt es zur Entwicklung einer Schrumpfblase mit erheblicher Kapazitätsverminderung.

Eine Zystitis kann unterhalten werden durch: fortgesetzten Harnblasenkatheterismus, Fremdkörper, Blasensteine, Tumoren, bzw. Karzinome, Divertikel, Infektionen wie Prostatitis und Orchiepididymitis, Abflußbehinderungen im Bereich des Blasenhalses wie Prostataadenom, Sphinktersklerose sowie Urethralstrikturen und Phimosen. Seltener sind karzinomatöse Harnblasenfisteln, die als Endstadium anzusehen sind. Sie können von einem gynäkologischen oder Darm-Karzinom ausgehen, welche in die Harnblase perforierten. Es bestehen dann schwere Mischinfektionen. Als Bestrahlungsfolgen im Bereich der Beckenorgane können infektiöse Obstruktionen und chronisch aszendierende Zysto-Pyelonephritiden auftreten, die therapiepflichtig sind.

Therapie

Jede infizierte Harnblase bedarf der Behandlung zur Linderung der Beschwerden. Bakteriologisch handelt es sich zumeist um Mischinfektionen, deshalb sind Erreger- und Resistenzbestimmungen erforderlich. Die Instillation von Nifucin®-Gel, verdünnt mit Lidokain (1%ig) und Spülungen mit geeigneten Antibiotikalösungen (Antibiogramm) sowie die Applikation von Spasmolytika, gegebenenfalls in Kombination mit Antischmerzmitteln sind zweckmäßig.

Instillationstherapie

Chronische Zystitis
3%ige Borsäurelösung oder
0,1%ige Aethakridinlaktat(Rivanol®)-Lösung oder
3%ige Diazetyltannin-Protein-Silber(Targesin®)-Lösung oder
0,1%ige Silbernitratlösung oder
kombinierter Sulfanilamid-Schleim (s. Strahlenzystitis 2. Grades)

Trigonumzystitis
Lidokainhydrochlorid-Instillationslösung (s. Strahlenzystitis 1. Grades)

Inkrustierende Zystitis
Lösung nach SUBY (pH-Wert 4,5–5,0)

Rp. Magnes. oxydat.	3,8
Natr. carbonic. sicc.	4,4
Acid. citric.	32,3
Aqua ad	1000,0 ml

Gangränöse Zystitis
1%ige Prokainhydrochlorid-Lösung oder
0,05%ige Chloramphenikol-Lösung

Strahlenzystitis (RETZKE, FÜRTIG, SCHWARZ)

Bei gesteigerter Blasenreaktion – Tenesmen – 1. Grades

Rp. Lidocain. hydrochloric.	1,0
Mucilago Hydroxyaethylcellulos. 8%	30,0
Aqua ad injection. ad	100,0

Von diesem Gel werden 3mal täglich 50 ml in die Blase instilliert. Um eine gleichmäßige Benetzung der Blasenwände zu erreichen, soll sich der Patient post instillationem nach Art der internistischen Rollkur bewegen.

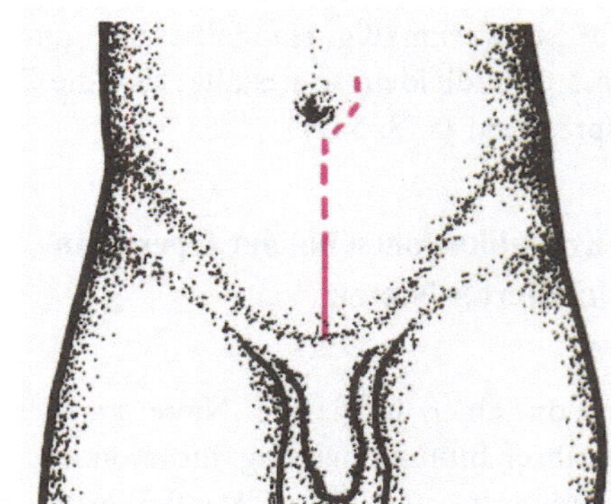

Abb. 31.9 Schnittführung zur Freilegung der Harnblase; – – – transperitoneal, —— retroperitoneal

Bei Nachweis bakteriologisch infizierten Harns kann ein geeignetes Antibiotikum zugesetzt werden.

Bei gesteigerter Blasenreaktion – Tenesmen – 2. Grades
Kombinierter Sulfanilamidschleim:

Rp. Prednisolon	0,025
Lidocain. hydrochloric.	1,0
Dexpanthenol	1,0
Axerophthol 500 000 IE (= Vitadral®)	10,0
Sulfisomidin	10,0
Mucilago Hydroxyäthylcellulos. 8%	20,0
Aqua ad inject. ad	100,0

1mal täglich 50 ml im Wechsel mit 1mal 50 ml 1%iger Diazetyltannin-Protein-Silber(Targesin®)-Lösung in die Blase instillieren.

Schwere *chronische Infektionen* der Harnröhre und Harnblase bei Dauerkatheterträgern infolge von Erkrankungen des Blasenhalses, wie sie beim nicht mehr operationsfähigen Prostatakranken vorhanden sind, führen zur *infektiösen Schrumpfblase.* Eine suprapubische Blasenfistel schaltet dann schmerzhafte Blasentenesmen aus (Abb. 31.9 und Abb. 31.10). Die suprapubische perkutane Harnblasendrainage kann die Sectio alta (WEISSBACH, BRÜHL) ersetzen. Ihr Risiko liegt in einer möglichen Dünndarmverletzung durch den Trokar.

Intraoperative Harnblasenverletzung, Urinphlegmone

Bei operativen Eingriffen im Bereich des kleinen Beckens können Harnblasenverletzungen auftreten. Die primäre

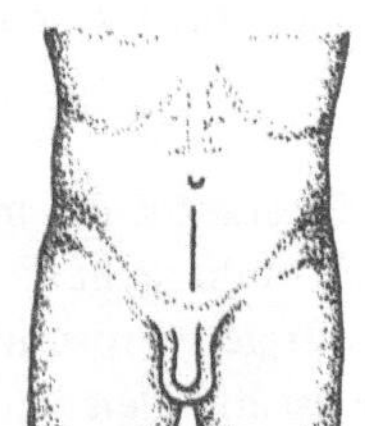

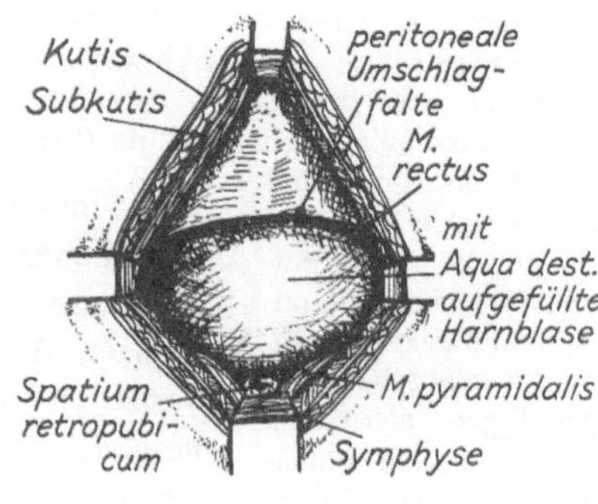

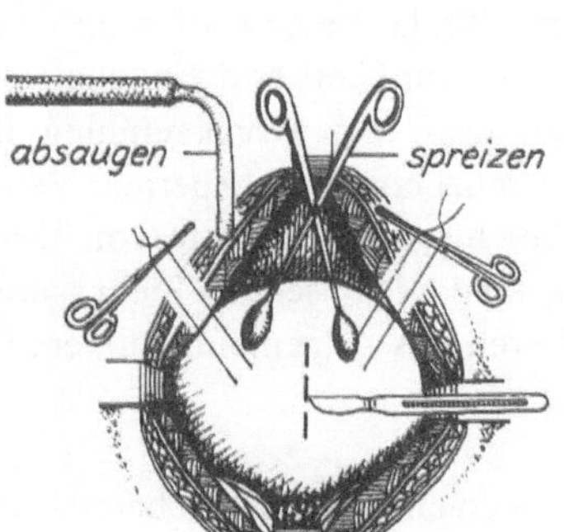

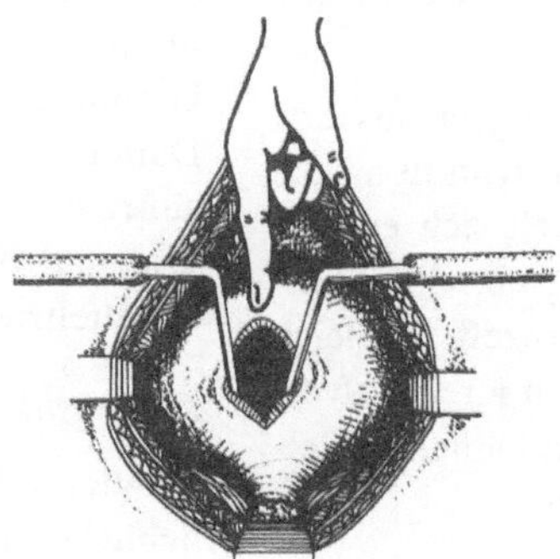

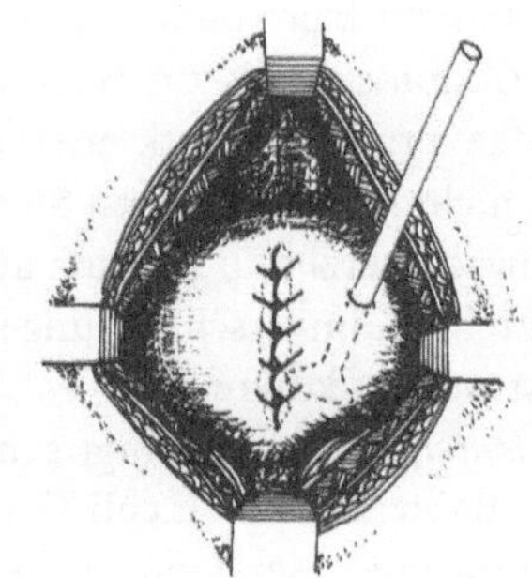

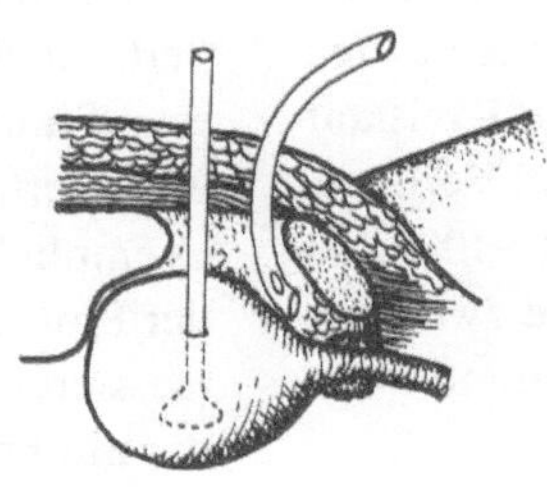

Abb. 31.10 Anlage einer Harnblasenfistel

Naht der Harnblase mit transurethraler Harnableitung ist anzustreben. Bestehen aber bereits infizierte Wundverhältnisse, so ist die suprapubische Harnableitung in Form einer *Epizystostomie* (s. S. 540) zweckmäßig. Die ausgiebige Drainage erfolgt sowohl suprapubisch als auch perinealwärts. Ein Hinausleiten des Drains durch die Scheide ist unzweckmäßig, aber bleibt im allgemeinen komplikationslos. Ein infiziertes Infiltrat, ausgehend vom Bereich der Harnblase oder proximalen Harnröhre, breitet sich gern dammwärts sowie peritonealwärts aus. Wurde während radikal erforderlicher Eingriffe im Bereich der Beckenorgane der Ureter durchtrennt, so ist die primäre End-zu-End-Naht über einer transurethralen Schienung erforderlich. Diese wird in die Blase abgeleitet und nach 10 Tagen entfernt. Die retroperitoneale Drainage verhindert einen infektiösen, gelegentlich auch uroseptischen Krankheitsverlauf. Eine Nephrostomie wirkt dabei entlastend. Stets droht bei nicht versorgter Läsion die Urinphlegmone. Ist es dazu gekommen, so ist der ungehinderte Abgang von Harn und Wundsekret sicherzustellen. Auch transurethrale Elektroresektionen bei Harnblasenkarzinomen und -papillomen sowie bei Prostataadenomen und Sphinktersklerose können zu Perforationen führen. Um einen Urinaustritt in den paravesikalen Raum, die freie Bauchhöhle oder in das Rektum rechtzeitig festzustellen, ist es zweckmäßig, nach transurethralen Elektroresektionen eine Kontrastmitteldarstellung der Harnblase durchzuführen (KREBS). Hierzu wird nach Kontrastmittelinstillation der Katheter wieder entfernt. Ist es zu Extravasaten gekommen, so ist eine suprapubische Harnableitung und Drainage des paravesikalen Raumes bzw. der Bauchhöhle erforderlich. Uroseptische Komplikationen entwickeln sich in wenigen Tagen unter einem schweren Krankheitsbild mit Schüttelfrösten und zunehmendem Verfall. Sie zwingen deshalb zu rechtzeitigem Eingreifen.

Zu einer *Urinphlegmone* kommt es, wenn aus den Harnwegen austretender Urin keinen Abfluß an die Körperoberfläche findet. Es entwickelt sich ein zunächst sulzig-ödematös, später eitrig einschmelzender und diffus sich ausbreitender Prozeß. Zugleich kann sich ein uroseptischer Schock mit Kreislaufverfall und Nierenversagen einstellen. Auf einen begleitenden Diabetes mellitus ist zu achten.

Therapie

Die Therapie besteht in sofortiger breiter Eröffnung und Drainage der Phlegmone mit Sicherstellung der ungehinderten Harnableitung. Entsprechend dem Antibiogramm werden Antibiotika sowie Kreislaufmittel und Infusionen gegeben. Lokal sind Verbände getränkt mit Aethakridinlaktatlösung (1 : 1000) sowie Instillationen von Wasserstoffperoxid zweckmäßig. Auf einen sich entwickelnden Gasbrand ist zu achten (s. S. 175).

31.1.3. Prostata

Die akute eitrige Prostatitis stellt auf Grund der adenomyomatösen Struktur der Prostata bereits a priori einen locus minoris resistentiae dar. Hinzu kommt die unmittelbare Nachbarschaft und kanalikuläre Verbindung zu Samenblasen, Samenleitern und Nebenhoden/Hoden.
Infektiöse aszendierende Prozesse, ausgehend von Hoden und Nebenhoden, vermögen eine Prostatitis zu verursachen, das gleiche gilt für Zysto-Prostatiden, die von infektiösen Prozessen im Bereich der oberen Harnwege und der Nieren unterhalten werden können. Eine dritte Infektionsmöglichkeit der Prostata ist durch Infektion der Harnröhre selbst gegeben, wobei pathogene Keime, auch Trichomonaden, aszendieren. Ebenso können instrumentelle Untersuchungen eine akute Zysto-Prostatitis verursachen. Dieses gilt für die Zystoskopie und für Bougierungen bei strikturierten Harnröhren.
Schließlich sei noch auf den hämatogenen Infektionsweg hingewiesen, bei dem sich metastatisch Abszedierungen in der Prostata entwickeln können.

Akute Prostatitis

Nicht immer ist die akute Prostatitis, die mit einem erheblichen rektalen Ödem einhergeht, in der Initialphase von der diffus eitrigen Prostatitis abzugrenzen. Es bestehen zunächst die gleichen hochfieberhaften Reaktionen, die oft mit Schüttelfrost einhergehen und dann bereits auf Eiterbildung hinweisen. Oftmals leiten zystitische Beschwerden und ein urethrogener Fluor das Krankheitsbild ein, zugleich kommt es zu Spannungs- und Druckgefühlen in Damm, After und Kreuzbein, Hämospermie kann auftreten. Miktionsbeschwerden in Form von Dysurie und Strangurie sind nicht selten. Fieber und Schüttelfröste reduzieren das Allgemeinbefinden.

Diagnostik

Bei der rektalen Untersuchung werden bereits erhebliche Schmerzen beim Einführen des Fingers durch den Analring angegeben. Die Prostata selbst ist teigig, weich und dolent, im allgemeinen nach beiden Seiten und zum Rektumlumen hin vergrößert, die Rektumschleimhaut kann dabei verquollen sein. Stuhlgang und Miktion sind bis zur Harnsperre erschwert. Das Prostataexprimat ist stark eiterhaltig, es empfiehlt sich aber nicht im akut eitrigen Stadium der Prostatitis, etwa die schmerzhafte Prostata auszumassieren, da hierdurch Keimverschleppungen in die Blutbahn ausgelöst werden können.
Die *bakteriologische Untersuchung* erbringt sehr oft Mischinfektionen mit Bakterien der E.coli-Gruppe, Proteus, Aerobacter aerogenes, Pseudomonas aeruginosa. In der *Drei-Gläser-Probe* sind die erste und dritte Urinportion leukozyten- und bakterienhaltig.

Auch die *Urethrozystoskopie* ist während der akuten Phase der Prostatitis kontraindiziert. Handelt es sich ursächlich um in die Harnwege eingeführte Fremdkörper, die bereits in der Blase liegen, ist deren Entfernung durch Sectio alta zweckmäßiger.
Die *röntgenologische Übersichtsaufnahme* des Blasen- und Nierenlagers dient in der akuten Phase dem Ausschluß von Steinleiden, Fremdkörpern usw. Das Ausscheidungs- und Miktionsurogramm mit röntgenologischer Restharnkontrolle bringt Aufschlüsse über eine Mitbeteiligung des Urotraktes.
Differentialdiagnostische Schwierigkeiten kann es zunächst gegenüber dem periproktitischen- und dem DOUGLAS-Abszeß (s. S. 415) geben. Anamnese und rektale Untersuchung, gegebenenfalls die Rektoskopie, erlauben aber eine Unterscheidung.
Probepunktion der Prostata s. unten.
Zur Verhinderung einer Abszedierung im Prostatabereich ist bei akuter Prostatitis eine hochdosierte antibiotische Therapie von vornherein angezeigt (Antibiogramm). In Kombination mit und ohne harngängige Sulfanilamide kann es so noch zur Spontanremission kommen.
Betroffen werden Männer schon ab drittem Lebensjahrzehnt. In den höheren Dezennien, in denen bereits ein Prostataadenom bzw. -karzinom zu erwarten ist, können kleine Abszedierungen derartige Grundkrankheiten begleiten.
Die Prostata selbst ist bei einem Abszeß im allgemeinen weich und fluktuierend, sie kann sich aber auch derb anfühlen, so daß die hohe Schmerzempfindlichkeit bei Palpation im Vordergrund steht. Sind prallelastische dolente Samenblasen zu tasten, so hat sich bereits eine Komplikation im Sinne eines *Samenblasenempyems* (s. S. 538) hinzugesellt.
Da die diffuse eitrige Prostatitis eine erhebliche Neigung zur Abszedierung aufweist, kann bereits innerhalb weniger Tage ein *Prostataabszeß* auftreten. Ist es aber bereits zur Einschmelzung gekommen, so sollte mit der Inzision nicht zu lange gewartet werden. Allgemein unterstützende Maßnahmen in Form feucht-warmer Kompressen auf Damm- und Blasengegend sowie Kurzwellenanwendung und Glyzerin®- bzw. Thiobitum®-Suppositorien sind zweckmäßig.
Das Einführen eines Katheters in die Blase ist auf Grund der Verdrängung im Blasenhalsbereich oft erschwert. Röntgenologisch zeigt sich bei der Harnblasendarstellung im Ausscheidungsurogramm oftmals ein subvesikal angehobener Blasenboden, der auch bei jüngeren Männern zu einer sogenannten angedeuteten »*Henkelform*« der distalen Ureteren führen kann. Eine Restharnbildung ist röntgenologisch gelegentlich nachzuweisen, manchmal sind auf der gleichzeitig angefertigten Leeraufnahme auch Prostatasteine zu erkennen. Bei erfolgter Perforation des Abszesses in die Harnröhre können urethroskopisch auch diese temporären Fistelbildungen gesehen werden. Diagnostisch verwertbar sind ebenfalls Vesikulographien, welche deutliche Verdrängungserscheinungen im Bereich der Samenblasen und Prostata aufweisen können.

Verlauf

Im Verlauf eines Prostataabszesses kann eine Perforation in verschiedene Richtungen erfolgen, abhängig von der Abszeßlage. Mit der Perforation ist eine wesentliche Milderung der Beschwerden verbunden. In den meisten Fällen erfolgt die Perforation in die Urethra, selten in die Harnblase. Auch eine Spontanperforation in das Rektum ist möglich. Hier kommt es aber zumeist zu erneuter Abszeßbildung im Bereich von Prostata und Fistelgang, wobei sich chronische Fisteln entwickeln können. Den Abszeßdurchbruch in das Spatium paravesicale der Fossa ischiorectalis ist selten. Prävesikale und retrovesikale Abszeßbildungen, die dann den Charakter einer *Beckenphlegmone* annehmen können, sind möglich, sie breiten sich diffus im retroperitonealen Raum des kleinen Beckens aus. Auch Perforationen in die freie Bauchhöhle sind denkbar. Ein reflektorischer Subileus bzw. eine Pelveoperitonitis können derartige Krankheitsbilder begleiten. Gleichfalls selten ist die Ausbreitung eines Abszesses durch das Diaphragma urogenitale an der Harnröhre entlang zum Damm hin. Diese nach perineal verlaufende phlegmonöse Entzündung kann dann auch das Corpus cavernosum befallen. Von SINNER wurde ein Abszeßverlauf beobachtet, der seinen Weg über das Foramen ischiadicum in die Gesäßmuskulatur und durch den Canalis obturatorius bis unter die Oberschenkelfascie nahm.

Therapie

Von BOEMINGHAUS und STAEHLER wird die *Probepunktion* der Prostata von perineal her empfohlen. Dabei ist mit einer starken langen Kanüle seitlich von der Damm-Mittellinie unter digitaler Kontrolle vom Rektum her die zu tastende Nadel auf die Prostata zu führen und durch die Kapsel in diese einzustoßen. Die Aspiration mit der bereits aufgesetzten Spritze kann dann eitriges Sekret fördern. Ist dieses der Fall, so erfolgt die **operative Eröffnung der Prostata:**
Inzision der Haut im Bereich der Einstichstelle der Nadel und Einführen einer Kornzange entlang dem

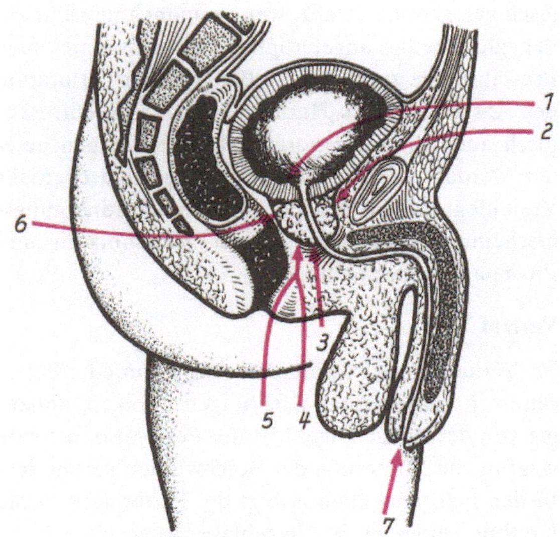

Abb. 31.11 Operative Zugangswege zur Prostata. *1* Suprapubischer transvesikaler Zugang, *2* retropubischer extravesikaler Zugang, *3* perinealer Zugang, *4* paraurethraler extrasphinktärer Zugang, *5* paraurethraler intrasphinktärer Zugang, *6* ischiorektaler Zugang, *7* transurethraler Zugang

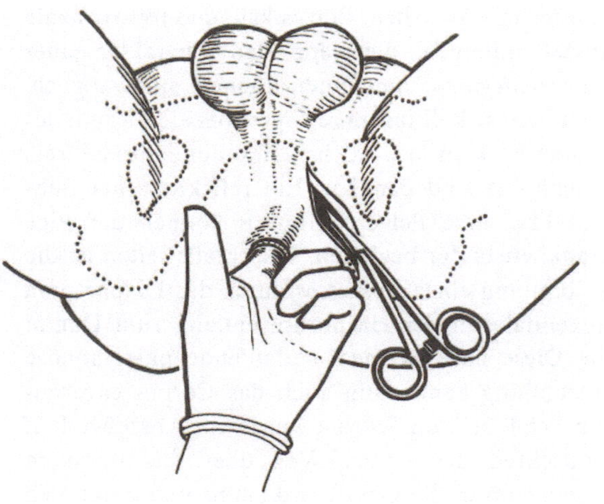

Abb. 31.12 Laterale perineale Eröffnung eines Prostataabszesses

Verlauf der eingestochenen Nadel bis in die Prostata. Hierbei muß die Prostatakapsel gewöhnlich mit leichtem Druck durchstoßen werden. Es versteht sich, daß eine Probepunktion links und rechts der Analöffnung getrennt in beide Prostatalappen zu erfolgen hat. Der Eingriff wird mit Einlegen eines Drains möglichst bis in die Prostata beendet (Abb. 31.11 bis 31.13). Das Drain kann nach drei bis vier Tagen gekürzt und entfernt werden. Warme Sitzbäder mit Kamillenextrakten oder Kaliumpermanganatzusatz begünstigen den Heilverlauf. Die Applikation geeigneter Antibiotika oder Sulfanilamide (Antibiogramm!) ist erforderlich. Ebenso führt die *transurethrale Elektroresektion* des Prostataabszesses zu guten Abflußverhältnissen und zur Normalisierung des Blasenhalsbereiches (TRAPNELL and ROBERTS).

Bakteriologie

Bakteriologisch handelt es sich zumeist um Staphylokokken oder Escherichia coli, gelegentlich sind auch Proteus und Enterokokken bzw. Salmonellen nachweisbar. Ein gonorrhoischer perforierender Spätabszeß gehört sicherlich zu den Seltenheiten, die Gonokokkeninfektion gehört der Vor-Penizillin-Ära an (CHITTY).

Chronische Prostatitis

Die chronische Prostatitis ist konservativ zu behandeln. Auf Grund des oftmals stellenweise derbharten Palpationsbefundes ist sie nur durch eine Aspirations- oder Stanzbiopsie von einem Prostatakarzinom zu differenzieren.

31.1.4. Samenblasen

Die Infektion der Samenblasen in Form einer Spermatozystitis entsteht zumeist kanalikulär, seltener lymphogen fortgeleitet oder hämatogen metastatisch. Ihrer Anlage nach sind die Samenblasen

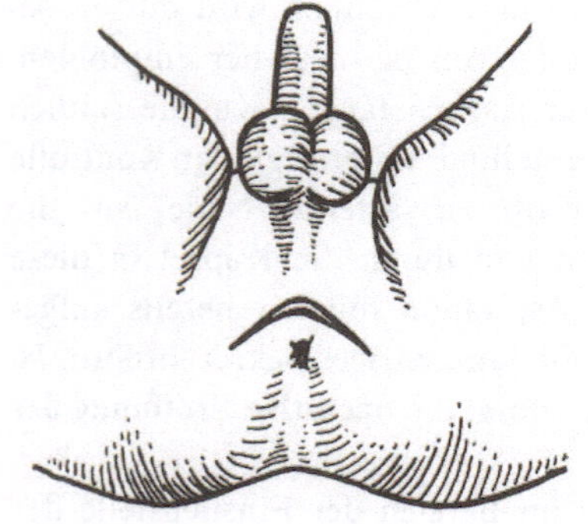

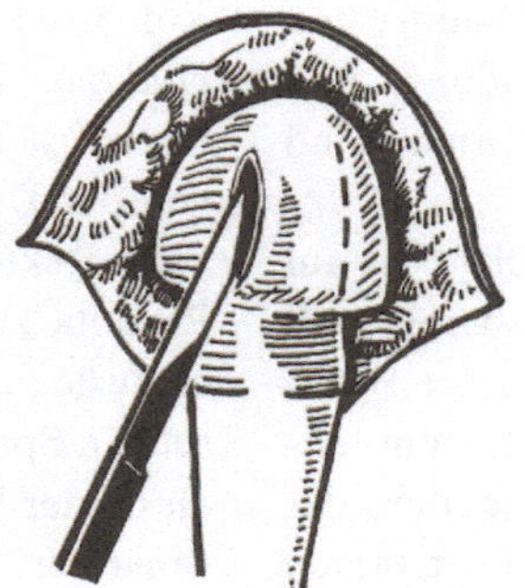

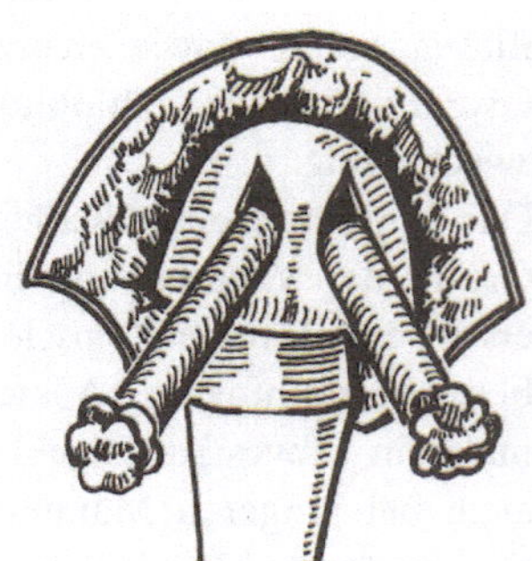

Abb. 31.13 Inzision und Drainage eines Prostataabszesses auf direktem perinealem Wege

Hohlorgane, die auf Grund ihrer anatomischen Struktur zu Stauungen und zur Infektion prädestiniert sind.
Die *Symptomatik* der Spermatozystitis ist im allgemeinen gering, sofern es sich nicht um eine aktiv-entzündliche Mitbeteiligung bei Prostatainfektionen handelt. Fieber und Miktionsbeschwerden sind dann von Dysurie und gelegentlicher Strangurie begleitet und treten zumeist auf, wenn es sich um infektiös eitrige Erkrankungen der gesamten männlichen Adnexe oder zumindest um eine gleichzeitig vorhandene Prostatitis handelt.
Weiterhin treten schmerzhafte hämorrhagische Pollutionen und diffus »ziehende« Beschwerden im Bereich der Genitalorgane und des Dammes auf. Besteht Hämospermie, so kann diese auf eine unspezifische oder spezifische Infektion der Samenblasen, einschließlich der ableitenden Harnwege und Nebenhoden hinweisen. (Prostatitis, Tuberkulose).

Diagnostik

Die röntgenologische Diagnostik erfolgt durch die *Vesikulographie.* Hierzu wird in Lokalanästhesie nach Freilegung des Ductus deferens im Skrotalbereich eine Kanüle blasenwärts in den Ductus eingeführt und 2 ml Visotrast 150® instilliert.

Therapie

Therapeutisch verordnet werden Antibiotika, Spasmolytika, Thiobitum®-Zäpfchen. Für leichten Stuhlgang ist Sorge zu tragen. Stets sind Komplikationen, wie sie bei eitrigen Infektionen der Prostata auftreten können, möglich.
Bei der *konservativen* Behandlung der Samenblaseninfektion werden die zumeist begleitenden Entzündungen der Prostata und des Nebenhodens/Hodens mitbehandelt. Dies erfolgt entsprechend dem Antibiogramm in Form der Applikation geeigneter Antibiotika, warmer Sitzbäder und krampflösender Arzneimittel. Bei Samenblasenempyemen kann die Instillation einer Antibiotikalösung (Berlicetin®) in den operativ freigelegten und kanülierten Ductus deferenz erfolgreich sein. Sicherlich sehr selten indiziert ist die ischiorektale Freilegung und Spaltung der Samenblasen.

31.1.5. Damm

Infektionen des Dammes können infolge ungenügend erstversorgter traumatischer Einwirkungen, bei denen es zum Urinextravasat gekommen ist, entstehen. Des weiteren stellen transurethrale Instrumentationen, insbesondere bei Vorliegen von Harnröhrenstrikturen (Bougiebehandlung mit via falsa) Infektionsquellen mit oftmals generalisierter Keiminvasion dar. Diese gefürchteten Komplikationen findet man gehäuft bei Patienten mit schlechter Abwehrlage und schlecht eingestelltem Diabetes mellitus. Von der Harnröhre ausgehende Abszesse oder Abszedierungen (eitrig entzündliche Divertikel) sind ebenfalls möglich. Chronische Prostatitiden können zu Infektionen der Harnröhre und des Dammes mit Fistelbildung führen. Das gleiche gilt für spezifische Infektionen wie Tuberkulose und Gonorrhoe, selten für die Trichomoniasis.

Paraurethraler Abszeß

Der paraurethrale Abszeß kann gelegentlich auftreten bei unspezifischen oder postgonorrhoischen Harnröhrenstrikturen, zumeist jedoch nach einem intraurethralen oder auch perinealen stumpfen Trauma. Intraurethrale Läsionen können durch Katheterisierung, Bougierung oder andersartige Instrumentationen verursacht werden. Gelegentlich entzündet sich mit und ohne derartige Instrumentationen ein periurethrales – zumeist angeborenes aber auch erworbenes – Divertikel. Es kommt dann zu lästigen und stark schmerzhaften Sensationen im Dammgebiet mit Ausstrahlung in Harnröhre, Skrotum oder Vagina. Die Miktion kann erschwert sein in Form von Dys- und Strangurie. Gelegentlich kommt es zur Harnsperre, auch der Koitus ist schmerzhaft, ebenso können Beschwerden beim Sitzen und Gehen fast unerträglich werden. Lokal findet man bei der Palpation eine zumeist umschriebene, druckschmerzhafte entzündliche Infiltration im Bereich der Harnröhre und des Dammes, die im fortgeschrittenen Stadium schon Fluktuation erkennen läßt. Bei Frauen können derartige Abszedierungen gelegentlich in die Scheide durchbrechen, beim Mann ist stets die rektale Untersuchung zur Befundermittlung des Harnröhrenverlaufs einschließlich Prostata und Samenblasen erforderlich. Ist der Abszeß durch erhebliche Harnabflußbehinderungen im Bereich der unteren Harnwege verursacht, so kann eine Epizystostomie (s. S. 540) erforderlich werden. Die Behandlung besteht in Applikation feuchter Wärme, bei Vorliegen einer begleitenden *Urethrozystoprostatitis* ist zur allgemeinen Applikation von Antibiotika (Antibiogramm!) zu raten. Besteht schon teigige Fluktuation, so ist die Spaltung des Abszesses erforderlich. Eine Probeexzision schließt eine mögliche tuberkulöse oder tumoröse Ursache aus. Haben sich eine oder mehrere Fisteln gebildet, so ist durch Miktionszysto-Urethrogramm und retrograde Urethrographie, sowie durch Zystourethrographie zu klären, von welchem Teil der Harnröhre diese Fisteln ausgehen. Ist der Abszeß durch erhebliche Harnabflußbehinderungen im Bereich der unteren Harnwege verursacht, so kann eine Epizystostomie (s. unten) erforderlich werden. Nach Anlage einer temporären Epizystostomie ist später der ungehinderte Harnabfluß durch plastische Harnröhrenoperationen unter Exzision der Fistelgänge wiederherzustellen.

Rein konservative Maßnahmen, einschließlich Harnröhrenspülungen oder Spülsondierungen von Abszeßhöhlen führen zumeist nicht zum gewünschten Heilerfolg. Handelt es sich um ein infiziertes Harnröhrendivertikel, so ist es zweckmäßig, in einer zweiten Sitzung nach kurzem Intervall das Divertikel zu entfernen. Der eitrig gefüllte Divertikelsack wird bei der Frau nach Spaltung des Scheidendaches bis zu seinem Abgang aus der Harnröhre isoliert und dann geschlossen an der Basis der Urethra abgetragen. Verschluß des Stumpfes durch mehrfache Chromkatgutnähte. Bei der Inzision des Abszesses erfolgt die digitale Austastung der Höhle. Der Abtragung des Divertikels folgt der plastische Verschluß. Bilden sich rezidivierende Urinfisteln aus, so ist die Anlage einer Epizystostomie (s. o.) einer Boutonniere[1] vorzuziehen und später durch plastische Operation der ungehinderte Harnabfluß wiederherzustellen. Handelt es sich um karzinombedingte Harnröhren-Mastdarm-Fisteln, so kann das Dasein durch Blasenfistel und Kunstafter erträglicher gestaltet werden. Lokale Eingriffe sind bei einem derartigen Leiden abzulehnen (FLEMMING).

Operative Technik der Epizystostomie (Blasenfistel oder Sectio alta); Medianer Unterbauchschnitt mit Durchtrennung von Haut und Längsinzision der Fascie, so daß zwischen den beiden M. recti suprapubisch extraperitoneal die Harnblase an ihrem Scheitel dargestellt werden kann. Die peritoneale Umschlagsfalte wird nach kranial abgeschoben und die Harnblase zwischen zwei Haltefäden durch Stichinzision eröffnet. Nach Absaugen der Harnblase erfolgt das Austasten derselben, wobei ursächlich die Infektion unterhaltende Fremdkörper oder Harnsteine entfernt werden. Einlegen eines Kronen- oder Ballonkatheters mit oder ohne gesondertem Herausleiten durch die Harnblasenwand. Verschluß der Harnblase durch zweischichtige Naht. Einlegen eines subfascialen Drains, Fascienverschluß mit Chromkatgutknopfnähten, Hautnähte, Verband.

Perineale Urinphlegmone

Eine perineale Urinphlegmone, gleich welcher Genese, bedarf stets einer ausgiebigen Spaltung zwecks Ableitung des urinös entzündlichen, gelegentlich

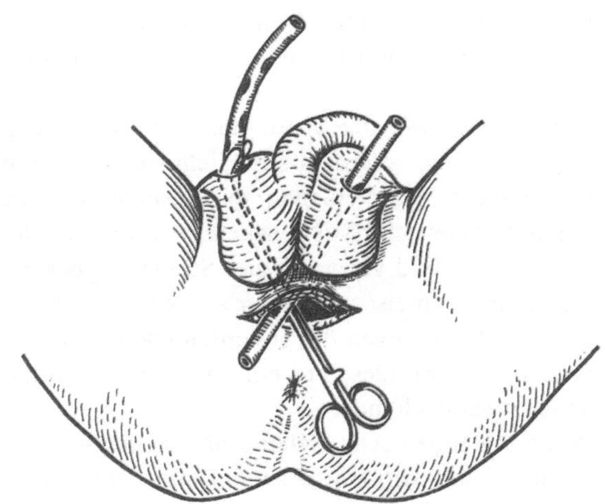

Abb. 31.14 Inzision und Drainage bei Harnphlegmone

bereits eitrigen Wundsekretes. Stets ist auf begleitende Stoffwechselkrankheiten, z. B. Diabetes mellitus, zu achten. Das hochfieberhafte, zum Teil septische Krankheitsbild verlangt sofortige chirurgische Intervention. Gelegentlich handelt es sich gleichzeitig um zum Teil gangränöse Infektionen der äußeren Genitalorgane. Stets sollte im akuten Stadium eine Nieren- und Blasenleeraufnahme angefertigt werden. Der rektale Palpationsbefund klärt ein begleitendes proktitisches Geschehen. Zugleich erfolgen paraklinische und blutchemische Untersuchungen zum Ausschluß eines begleitenden Diabetes mellitus oder einer Urämie. Die Haut am Skrotum, Damm und gelegentlich am Unterbauch ist gerötet, teigig, ödematös verquollen. Oftmals haben sich bei Besiedlung mit gasbildenden Keimen, z. B. Escherichia coli, Grau- und Schwarzfärbungen der Haut eingestellt. Die Patienten befinden sich fast immer in einem äußerst schwerkranken Zustand.

Therapie

Bei der operativen Revision wird der Damm im Bereich der Mittellinie zwischen Skrotum und Analöffnung inzidiert und je nach Ausmaß der urinösen Infiltration mit Inzision und Gegeninzision nach symphysenwärts breit revidiert (Abb. 31.14). Dieses erfolgt zweckmäßig links und rechts der Skrotalwurzel, ist aber abhängig vom Ausmaß der Infiltration. Die Kornzange spreizt das Infiltrat und nach Inzision und Gegeninzision erfolgt die digitale Austastung. Unter Umständen ist die Drainage des Cavum RETZII durch einen medianen Unterbauchschnitt zusätzlich erforderlich. Das Peritoneum sollte dabei tunlichst geschont werden. Gegebenenfalls ist bei begleitender schwerer Infektion der Harnröhre oder des Penisschaftes die Anlage einer Epizystostomie (s.

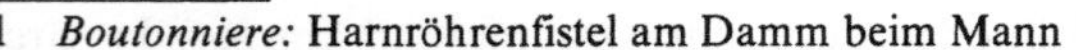

1 *Boutonniere:* Harnröhrenfistel am Damm beim Mann

S. 540) erforderlich. Nach der Inzision werden großkalibrige Drains eingelegt. Postoperativ kommt es allgemein zur Besserung.

31.1.6. Penis

Phimose

Bei älteren Männern kann sich eine atrophische Phimose entwickeln, die insbesondere bei Diabetikern zur Entzündung neigt. Die Gefahren einer unbehandelten Phimose liegen in der Smegma- und Urinretention im Bereich des Präputialblattes. Das kann zu Präputialsteinen, einer infektiösen Balanoposthitis, Ulzerationen, Leukoplakien und beim älteren Manne gelegentlich auch zu einem verhornenden Plattenepithelkarzinom Anlaß geben. Eine hochgradige Phimose kann zu einer Harnstauung im gesamten Urotrakt führen.

Therapie

Therapeutisch empfiehlt sich im Säuglings- und Kleinkindesalter Zurückhaltung. Der Operationstermin sollte bei Kindern vor dem Schulbeginn liegen, spätestens aber vor Eintritt der Pubertät. Operationsmethode ist die Zirkumzision, plastische Operationsverfahren oder dorsale Inzisionen sind unzweckmäßig. Eine unsachgemäß ausgeführte Zirkumzision kann auf Grund der Infektneigung im Wundbereich gelegentlich zu einem chronischen Ödem führen und bedarf dann operativer Korrektur durch Resektion der Ränder. Stets ist bei der Zirkumzision auf ausreichende (Erektion) Mobilität der Penishaut zu achten, dazu dient auch die Durchtrennung des Frenulums. Bei Verklebung der Vorhautblätter (Säuglinge und Kleinkinder) genügt oftmals das vorsichtige Lösen mit einer Knopfsonde, Dehnung der Phimose kann zu Einrissen und schmerzhaften Narbenbildungen führen und sollte unterbleiben (Gefahr der Paraphimose).

Paraphimose

Eine Paraphimose entsteht bei der Unmöglichkeit der Reposition einer verengten Vorhaut aus dem Sulcus coronarius über die Eichel. Je nach dem Grad der Einschnürung kommt es zu einer mehr oder weniger schmerzhaften, erheblich ödematösen und auch infektiös ulzerierenden Anschwellung im Strangulationsbereich der Glans penis.

Therapie

Therapeutisch kann bei leichten Einklemmungen die Glans penis durch Daumendruck ausgedrückt und die Vorhaut reponiert werden. Bestehen bereits entzündliche oder ausgeprägte ödematöse Veränderungen, so erfolgt die unblutige Reposition unter einer kurzen Narkose. Das Ödem klingt zumeist danach in kurzer Zeit ab. Ist die unblutige Reposition nicht möglich oder bestehen bereits ausgedehnte ulzeröse Veränderungen, so ist die dorsale Spaltung der Paraphimose in Narkose angezeigt. Hierbei ist auf sorgfältige Durchtrennung aller Verengungen, die sich in Form weißer zirkulärer Stränge markieren, zu achten.

Balanoposthitis (Balanitis)

Die infektiöse Balanoposthitis im Bereich des Vorhautsackes kann ausgelöst werden durch mechanische Reize, Unsauberkeit, Smegmaretention bei Phimose, Infektionskrankheiten (Diphtherie, Scharlach, Masern, Typhus, Gonorrhoe). Stets ist auch an Diabetes mellitus, bei ulzerösen Veränderungen differentialdiagnostisch an einen Herpes genitalis (der oftmals über Jahre rezidiviert, im Vorstadium aber zu umschriebener Bläschenbildung führt) zu denken. Ebenso können Allergien, insbesondere Arzneimittelüberempfindlichkeit, zur Balanoposthitis führen. Bei Ulzerationen kann ein Ulcus molle bzw. syphilitischer Primäraffekt ursächlich sein, infizierte Kondylome können lästige Beschwerden veranlassen.
Bakteriologisch finden sich Mischinfektionen, bei denen Staphylokokken überwiegen. Flächenhafte Papillome, insbesondere Kondylome vermögen, wenn sie mischinfiziert sind, das Bild eines Karzinoms der Glans penis vorzutäuschen. Deshalb ist vor einer geplanten Penisamputation die Probeexzision und histologische Untersuchung durchzuführen.

Therapie

Die Behandlung der infektiösen Balanoposthitis ist, abgesehen von phlegmonösen und gangränösen Verlaufsformen, konservativ, sie besteht in Bettruhe, Verabfolgung von depotwirksamen Sulfanilamiden bzw. Antibiotika (Berlicetin®) und lokalen feucht-kühlen Umschlägen. Die Glans penis ist stets freizulegen, jedoch sollte eine Zirkumzision nicht im akut infektiösen Stadium vorgenommen werden. Ist die Vorhaut nicht leicht reponibel, so kann zunächst die dorsale Spaltung (nur bis zum Sulcus coronarius) zweckmäßig sein.

Meatusulkus

Ein Meatusulkus kann nach Zirkumzision bei Säuglingen und älteren Männern auftreten. Die Behandlung besteht in Salbenverbänden, feucht-kühlenden Umschlägen, gepulverter Borsäure,[1] Kamillenbädern. Bildet sich nach Heilung eine Stenose, so wird gegebenenfalls eine Meatotomie erforderlich.

Offene Penisverletzungen

Bei offenen Verletzungen des Penis gelten die Maßnahmen der chirurgischen Wundbehandlung (s. S. 100). Hundebisse oder verschmutzte Wunden dürfen nie primär genäht werden. Ist die Harnröhre mitverletzt worden, so empfiehlt sich die temporäre Epizystostomie (s. S. 540) zwecks Harnableitung.
Eine *Penisphlegmone* stellt eine bedrohliche Kompli-

1 *Borsäure* ist im AB2 der DDR nicht mehr aufgenommen

kation dar, sie kann von einer Kavernitis begleitet werden. Auf eine mögliche Ausbreitung einer infektiösen Thrombose auf den Beckenboden ist zu achten, rechtzeitige Inzision und Drainage wird dann unumgänglich.

Peniserysipel

Ein Erysipel des Penis kann durch Verletzungen am Frenulum oder Präputium oder durch Allergien, in seltenen Fällen durch eine fortgeleitete Infektion des Skrotums entstehen.

Kavernitis

Eine Kavernitis kann lokalisiert auf das Corpus cavernosum urethrae, bzw. auf Teile der Corpora cavernosa des Penis begrenzt auftreten. Diffus verlaufend, kann sie mit einer sich ausbreitenden infektiösen Thrombose die Penisschwellkörper und den Beckenboden befallen.
Die *diffuse* Kavernitis kann nach Traumen der Harnröhre und Beckenorgane oder durch hämatogene septische Metastasierung entstehen. Als Erreger werden zumeist Escherichia coli und Staphylokokken sowie Anaerobier der Ödemgruppe nachgewiesen.
Die *diffus eitrige phlegmonöse Kavernitis* wie sie bei Diabetikern öfter auftritt, ist selten geworden. Sie wird heute zumeist in ihrem Frühstadium durch allgemein-antibiotische Behandlung abgefangen. Ursächlich im Vordergrund stehen heute retrograde instrumentelle Maßnahmen im Bereich der Harnröhre, die zu einer Urethrozystoprostatitis führen. Das sogenannte »*Katheterfieber*« (s. S. 523), das beim Einführen von Kathetern oder Instrumenten bzw. bei Bougierungen der Harnröhre auftritt, ist stets Zeichen einer infektiösen Keimverschleppung über Lymphbahnen und Schwellkörper des Penisschaftes bzw. des Beckenbodens und seiner Genitalorgane, einschließlich hinterer Harnröhre und Prostata. Den Weg der Keimverschleppung in Blut- und Lymphbahnen kann man durch retrograde Kontrastmittelauffüllung anläßlich einer retrograden Urethrographie gelegentlich darstellen.
Auch entzündliche Harnröhrendivertikel (s. S. 539) können zu einer lokalen Kavernitis (Abb. 31.15) führen.

Symptome

Die lokalen Symptome bestehen in schmerzhaften entzündlich-ödematösen Schwellungen des Penis, wobei die Regio pubis und insbesondere die Dammgegend betroffen sind. Stets hat der rektale Tastbefund eine entzündliche Prostataerkrankung auszuschließen. In der akuten Phase ist eine Sondierung der Harnröhre nicht indiziert, die Urethrozystoskopie erfolgt erst zu einem späteren Zeitraum nach Abklingen der entzündlichen Erscheinungen. Zum Ausschluß von Fremdkörpern empfiehlt sich eine Übersichtsaufnahme der Genitalorgane und der Harnblasenregion. Intravenöses Urogramm und Miktionsurogramm gehören ebenfalls zu den diagnostischen Maßnahmen, die zumeist erst nach Abklingen der entzündlichen Reaktionen durchgeführt werden sollen.

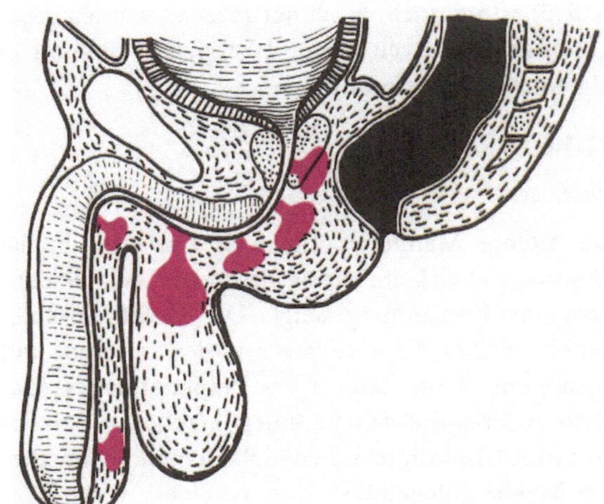

Abb. 31.15 Bevorzugte Lokalisation von paraurethralen Abszessen

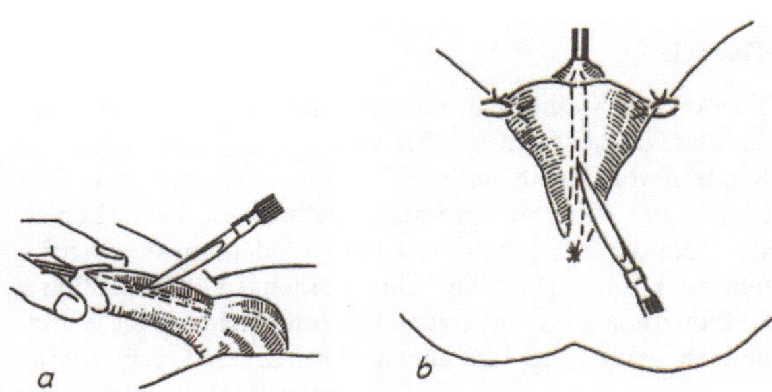

Abb. 31.16 *a* Zugang zu paraurethralen Phlegmonen bzw. Abszedierungen im Bereich des Penisschaftes; *b* Schnittführung bei paraurethralen Infektionen im skrotalen und perinealen Anteil der Harnröhre

Therapie

Die therapeutischen Maßnahmen bestehen im akuten, nicht eitrig phlegmonösen Stadium in Verabfolgung von geeigneten Antibiotika (Antibiogramm!) und lokal feucht-kühlen Umschlägen sowie Bettruhe. Kommt es zur Behinderung der Harnentleerung bei anhaltend fieberhaften lokalen Reaktionen, infolge Ausbreitung des infektiösen Geschehens, so ist die temporäre Epizystostomie (s. S. 540) die operative Methode der Wahl, der Dauerkatheter ist zu entfernen. Die akute Gefahr besteht in der Ausbildung einer urinös-eitrigen Phlegmone, die dann durch Inzision und Drainage beherrscht werden muß. (Abb. 31.16).

31.1.7. Hoden

Die Orchidoepididymitis, eine oftmals hochfieberhafte Entzündung des Nebenhodens und Hodens, entsteht überwiegend kanalikulär bei infektiösen, eitrigen Prozessen im Bereich des unteren Harntraktes. Ursächlich zählt die spezifische oder unspezifische Urethritis, Zysto-Prostatitis und Spermatozystitis dazu; auch hämatogen-metastatische Entstehung sowie lokale Traumen sind ursächlich möglich.
Es ist oftmals schwierig, im akuten Stadium eine gleichzeitige Orchitis bzw. Orchidoepididymitis zu differenzieren. Ebenso kann, insbesondere bei kleinen Kindern, die Differentialdiagnose zu einer stielgedrehten Hydatide bzw. einer Hodentorsion schwierig werden, deshalb ist in Zweifelsfällen die rechtzeitige Freilegung des Samenstranges, Hodens und Nebenhodens zu empfehlen.
Dauerkatheter prädestinieren zur Epididymitis. Deshalb sollte die *Vasoresektion* vor Dauerkatheterbehandlung diese Komplikation zu verhindern trachten.
Wenn der Nebenhoden palpatorisch nicht sicher vom Hoden abzugrenzen ist, besteht stets *Tumorverdacht*, der schnell bestätigt oder ausgeschlossen werden muß durch operative Freilegung des Hodens und Nebenhodens. Die Probepunktion ist hier abzulehnen.

Therapie

Die operative Epididymektomie bleibt dem chronisch-narbigen Endzustand vorbehalten. Ist zugleich der Hoden im Sinne einer eitrigen Orchitis befallen, so muß der Eingriff zur *Semikastration* erweitert werden. Bei Patienten mit zuvor reduziertem Allgemeinzustand erfolgt dann rasche Erholung (DETTMER). Eine unter Umständen erforderliche Dauerkatheterbehandlung ist bei Orchidoepididymitis kontraindiziert, hier empfiehlt sich die Epizystostomie (s. S. 540) zur Harnableitung. Bei Prostatikern in reduziertem Ernährungs- und Allgemeinzustand kann es erfahrungsgemäß zu einer guten Erholung des Gesamtbefindens kommen, so daß nach Ausheilung der Orchitis bzw. nach der Semikastration im erforderlichen Falle die sekundäre Adenomektomie gut vertragen wird.

Skrotalphlegmone

Eine Skrotalphlegmone kann sich aus einer abszedierenden Orchidoepididymitis oder einer infizierten Skrotalverletzung entwickeln. Kommt es dabei auch zur Harninfiltration, so kann in wenigen Tagen eine Urinphlegmone im Skrotalbereich entstehen. Auch hiervon sind Diabetiker besonders betroffen. Das Krankheitsbild entwickelt sich zunächst subakut, kann aber bei Urininfiltration in wenigen Stunden sehr schwer werden. Der Hodensack ist dann teigig geschwollen, es bestehen hohe, gelegentlich septische Temperaturen. Bei livid-bläulicher Verfärbung der dunkelroten Skrotalhaut besteht Gefahr des Überganges in eine Gangrän des Skrotums (HAURY u. Mitarb.).

Therapie

Die Behandlung besteht in ausgiebiger Spaltung und Durchzugsdrainage am Skrotum. Dabei dürfen Begleithernien nicht übersehen werden. Die obere Inzision erfolgt in Höhe des äußeren Leistenringes parallel zum Samenstrang, die Gegeninzision ist abhängig vom Ausmaß der phlegmonösen Entzündung. Zumeist genügt es, die Gegeninzision am unteren Teil des Skrotalsackes auszuführen. Nur sehr selten ist die Phlegmone einseitig, fast immer müssen beide Skrotalfächer drainiert werden. Oftmals sind Hoden und Nebenhoden grobmorphologisch erhaltungswürdig. Es werden weitlumige gefensterte Drains durchgezogen, der Hoden wird hochgelagert. Bei einer schmierig-eitrigen phlegmonösen Entzündung empfiehlt es sich gelegentlich, statt der Drainage mit (antibiotikahaltiger) Salbe (s. S. 133) getränkte Gazestreifen in die Inzision einzulegen. Nach zwei Tagen werden die Streifen gewechselt. Die Allgemeinbehandlung erfolgt mit Antibiotika (Antibiogramm!), zugleich ist auf begleitende Stoffwechselstörungen zu achten. Die Indikation zur Semikastration ist bei diffus eitrig einschmelzender Orchiepididymitis gegeben. Sie führt besonders beim älteren Manne zur raschen Besserung des Allgemeinbefindens.

Operationstechnik der Semikastration:

Haut-Längsschnitt über dem entzündlich gespannten Skrotum. Subkutane Präparation und Luxation der Hodengebilde mit der geschlossenen Tunica. Im Bereich des Anulus inguinalis wird der Funiculus spermaticus doppelt abgeklemmt, dazwischen durchtrennt und der zentrale Stumpf durch Katgutumstechungen versorgt. Hautknopfnähte, Einlegen eines Drains für vier bis sechs Tage.

31.2. Spezifische Infektionen des Urogenitaltraktes

31.2.1. Urogenitaltuberkulose (s. a. S. 189)

Die Urogenitaltuberkulose hat unter der Chemotherapie einen Gestaltwandel erfahren, der neue morphologische und therapeutische Probleme aufwirft (STAEHLER und OSWALD). Differentialdiagnostisch sind es sowohl Pyelonephritiden als auch chronisch verlaufende Entzündungen des Harn- und Genitaltraktes, die sie maskieren können. Das Leiden entsteht *hämatogen* zumeist ausgehend vom Respirationstrakt, seltener vom Intestinaltrakt. Die Organmanifestation erfolgt entweder im Rahmen einer Miliartuberkulose oder eines isolierten Organbefalls durch Mykobakterien, wobei gleichzeitig Wirbelsäule, Nieren und Genitale befallen werden können.

Der hämatogen gesetzte Herd liegt im Harntrakt, in den Nieren, im Genitaltrakt, in der Prostata oder den Nebenhoden. Von hier aus erfolgt aszendierend oder deszendierend die kanalikuläre oder lymphogene Ausbreitung (ALKEN). Eine Nierentuberkulose ist stets als bilateraler Prozeß aufzufassen. Ihre Latenzzeit bis zum Manifestwerden reicht von 3 bis zu 20 Jahren (GLOOR). Jede Nierentuberkulose beginnt in miliarer Form in der Nierenrinde, die weitere Ausbreitung erfolgt dann lymphogen oder hämatogen oder kanalikulär markwärts. Im Bereich der Papillen entstehen Ulzerationen, die sich mark- und rindenwärts entwickeln, selten aber eine primäre Kaverne bilden. In den Harntrakt ausgeschwemmte Tuberkulosebakterien und Zelldetritus weisen auf eine bereits manifeste Nierentuberkulose hin. Durch zunächst reversible, medikamentös aber beeinflußbare stenosierende und verschließende Prozesse am Kelchhals entwickeln sich aus Papillenherden geschlossene Kavernen. Diese enthalten massenhaft Detritus und Tuberkulosebakterien. Sie können sich abkapseln und verkalken, sie imponieren dann als partielle *Kitt- oder Mörtelniere.* Liegt der Prozeß am Nierenbecken-Harnleiterabgang, so entsteht eine vollständige Kittniere. Dieser Vorgang ist als *Autonephrektomie* bezeichnet worden. Durch stenosierende Prozesse innerhalb der Niere können Einzelkelche und Kelchgruppen sowie ein ganzer Nierenabschnitt durch zentrale Nierenbeckenraffung ausfallen. Stenosierung des pyeloureteralen Segmentes verursacht Harnstauung im gesamten Nierenbeckenkelchsystem. Im Bereich des Harnleiters führt die narbig schrumpfende Entzündung, vorzugsweise prävesikal, seltener pelvin, zu Stenosierungen. Insgesamt entsteht ein starrer, unregelmäßig konturierter Harnleiter.

Die *Funktionsstörungen* Tbk-erkrankter Nieren sind nach WERHEIM bedingt durch:

- Ausschaltung erkrankter Nierenbezirke von der Zirkulation,
- Überlagerung des tuberkulösen Prozesses durch unspezifische Nephropathie,
- Auftreten einer fortschreitenden Harnstauungsniere (Abb. 31.17).

Ein tuberkulöser perinealer *Senkungsabszeß* entsteht durch einen spezifischen Lendenwirbel- oder auch durch einen perforierenden Nierenprozeß. Eitrig-phlegmonös sezernierende, rezidivierende und oftmals gekammerte Fisteln nach Nephrektomie sind stets auf Tuberkulose verdächtig. Zur Klärung dienen der histologische Befund des exzidierten Fistelganges, Urinkultur und Tierversuch des Wundabstriches. Die narbige Umwandlung der Blasenwand führt zu Elastizitätsverlust und Verringerung ihrer Kapazität. Das Trigonum vesicae wird erweitert, die Ostien scheitelwärts verlagert. Oftmals weist ein klaffendes starres Ostium bereits auf einen manifesten vesikoureteralen Reflux hin. Die spezifisch tuberkulöse Entzündung der Harnblase ist zystoskopisch durch subepithelial gelegene miliare Tuberkel (Knötchen) gekennzeichnet. Diese bilden sich im Bereich des Ostiums der erkrankten Harnseite. Hieraus entstehen durch Verkäsung scharfrandige und unterminierte tuberkulöse Ulzera in verschiedenen Konfigurationen. Im Zweifelsfall klärt eine Probeexzision die Differentialdiagnose zur Cystitis nodularis, bzw. Cystitis cystica.

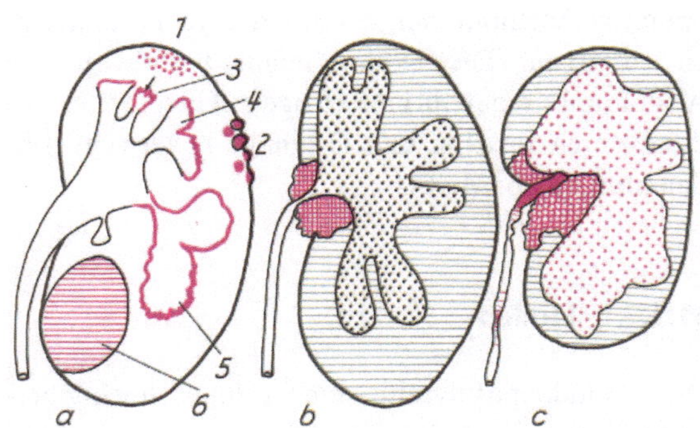

Abb. 31.17 Formen der Urogenitaltuberkulose im Bereich der Nieren. *a 1* miliare Form, *2* disseminiert-knotige Form, *3, 4, 5, 6* ulzerös-kavernöse Form; *b* Harnstauungsniere durch Stenosierung des pyelo-ureteralen Segments; *c* Kitt- oder Mörtelniere (in Anlehnung an WEHRHEIM, STAEHLER, OSWALD)

Nach CIBERT und CONVELAIRE sind folgende *Konfigurationen der tuberkulösen Harnblase* zu unterscheiden:

1. die kleine Rundblase;
2. die einseitig abgeplattete Blase (durch lipomatöse Umwandlung des paravesikalen Gewebes in der Umgebung der Harnleitermündung);
3. die charakteristische Schlangenkopfblase.

Oftmals sind Prostata, Samenblasen und Nebenhoden gleichzeitig miterkrankt. Der rektale Tastbefund der Prostata imponiert dann als disseminierte Knötchenbildung, die zu Einschmelzung und Perforation vorwiegend in die Harnröhre führen kann. Die Harnröhre wird selten von der Tuberkulose befallen. Das verursacht dann Strikturen vorwiegend in ihrem

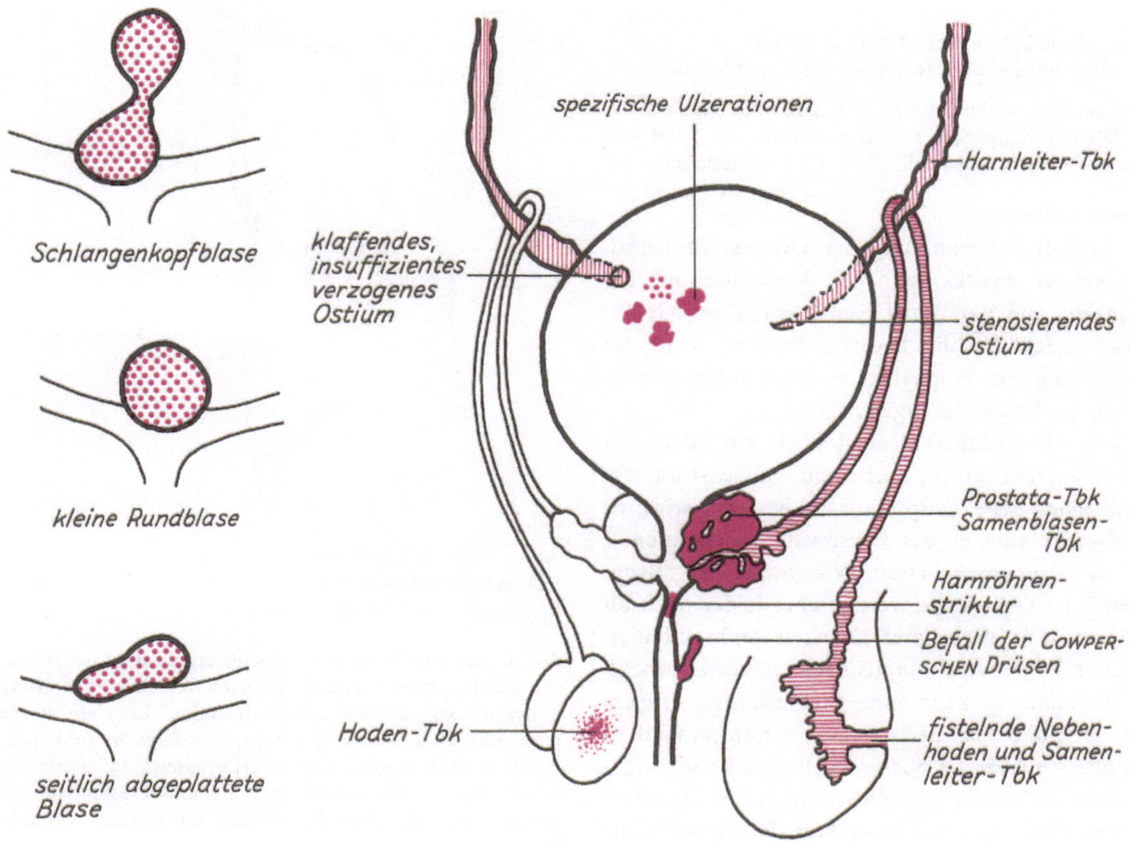

Abb. 31.18 Formen der Urogenitaltuberkulose im Bereich der Harnblase und der Genitalorgane

hinteren Bereich. Ein- und doppelseitiger Befall der Samenblasen führt in kurzer Zeit zur spezifischen Nebenhodenentzündung: eine Hämo- und Pyospermie sind stets tuberkuloseverdächtig.

Die Penistuberkulose ist sehr selten (Abb. 31.18).

Diagnose

Die Diagnostik der Urogenitaltuberkulose erfolgt durch den Nachweis von Tuberkelbakterien im Urin. Rezidivierende Pyurien, oftmals im Sediment abakteriell, sind ein wichtiges Merkmal, auch Koliken, Albuminurien, Erythrurien, Mikro- und Makrohämaturien können auftreten. *Eine über Wochen verlaufende therapieresistente und in Spätstadien sehr schmerzhafte Zystitis ist stets suspekt auf Tuberkulose.* Die Ausscheidungs-, bzw. Infusions- und die Urethrozystographie erbringt röntgenologisch den Befund. Dabei kann die Nierenleeraufnahme bereits miliare oder ausgedehnte Verkalkungen nachweisen. Auch eine Thoraxaufnahme darf nie unterlassen werden.

Therapie

Konservative Behandlung

Die konservative initiale Therapie der Urogenitaltuberkulose erfolgt in der Regel über drei Monate als *Triple-Drug-Behandlung* (LATIMER). Bei nicht vorbehandelten Nierentuberkulosen mit normalen Sensibilitätsverhältnissen ergibt sich nach WERHEIM bei der Kombination von Paraaminosalizylsäure (PAS) (12g/d) + Isoniazid (INH) (5 bis 8 mg/kg/d) + Streptomyzinsulfat (SM) (0,75 bis 1 g/d) eine *Konversionsrate* von 100% innerhalb von 6 Monaten, sie ist der von LATIMER empfohlenen Kombination von PAS + INH + ZS (Zykloserin) (0,75 g/d) überlegen. Zweckmäßig ist nach STAEHLER und OSWALD und OSTERHAGE und HAUBENSACK eine Kombination von INH (400 bis 600 mg/d), Rifampizin (RMP) (600 mg/d) + Äthambutol (Syntomen) (EMB) (1600 mg/d).

Bei Unverträglichkeit oder Resistenz sind die Tuberkulostatika auszutauschen. Bei einer *Zweitbehandlung* wird eine Dreifachkombination gewählt, die der Patient noch nicht erhalten hat. Nach der Harnkonversion, die durch zu wiederholende negative Kulturen und Tierversuche bestätigt werden und in ca. 6 bis 10 Monaten erreicht sein kann, erfolgt die Stabilisierungsphase mit einer resistenzabhängigen *Zweifachkombination* über 3 bis 6 Monate.

Verabfolgt werden z. B.: INH (400 bis 600 mg/d) + Syntomen (1600 mg/d) oder ZS (0,75 g/d).

In der anschließenden *Sicherungsphase* erfolgt eine *Monotherapie* bis zu 2 Jahren unter Verwendung von z. B.: INH (100 mg/d), EMB oder ZS.

Zusammenstellung der Tuberkulostatika nach ROTHKOPF in Wirkungsgruppen:

1. *Reihe* = INH – RMP – EMB – SM (bis 80 g in der ersten Behandlungsperiode)

2. *Reihe* = ZS-PZA (Pyrazinamid) – CM (Capreomyzin)

Geringe tuberkulostatische Wirkung besitzen:
KM (Kanamyzin), OTC (Oxytetrazyklin) und Viomyzin.

Ärztliche Überwachung bis zu 10 Jahren ist unerläßlich. Die Überwachungsmaßnahmen werden in der DDR entsprechend dem Rückfallrisiko (STEINBRÜCK) gestaffelt.

Operative Therapie

Die operative Behandlung der Urogenitaltuberkulose erfolgt zwecks schneller Verminderung der Keimzahl und damit zur Reduzierung der Gefahr toxischer Schäden durch Chemotherapie sowie zur Behandlung von Prophylaxe von Sekundärveränderungen der Urogenitalorgane.

Da jede Nierentuberkulose stets als ein bilateraler Prozeß aufzufassen ist, auch wenn zunächst nur der Befall einer Seite morphologisch bestätigt wird, ist die Zweckmäßigkeit der konservativ-medikamentösen bzw. *organerhaltenden Nierenchirurgie* augenscheinlich. Noch heute werden aber leider noch bis zu 25 bis 40% aller dieser Kranken nephrektomiert (BALINT, PETKOVIC)! Bereits nach einer mehrwöchigen Behandlung kann eine Stabilisierung erreicht sein, ohne daß der Harn schon bakterienfrei wird, so daß allein schon die Nierenfistelung eine sekundär gestaute und auch mischinfizierte Niere zu retten vermag. Eine operative Korrektur der Stenosierung im Harnleiterverlauf wird dann zu einem späteren Zeitpunkt vorgenommen. Diskutiert werden Vorbehandlungszeiten bei Nephroureterektomien von 3 bis 6 Monaten und von 9 bis 12 Monaten bei organerhaltenden Operationen.

Indikation zur Nephrektomie (nach WERHEIM)

Eine Nephrektomie ist indiziert:

- bei totaler Zerstörung der Niere,
- bei Vorliegen intrarenaler Abflußhindernisse, die eine Rekonstruktion nicht gestatten,
- bei Vorliegen multipler Stenosen des Harnleiters.

Die Nephrektomie ist nicht indiziert:

- bei »stummer« Niere, solange ihre Funktionslosigkeit nicht bewiesen ist,
- bei Stauungsnieren, die noch eine Möglichkeit der Organerhaltung durch plastischen Eingriff bieten,
- bei teilzerstörten Nieren, deren funktionsfähige Anteile nach Operation oder konservativer Sanierung des erkrankten Abschnittes mindestens noch ein Nierendrittel ausmachen.

Technik der Nephro-Ureterektomie: Schrägschnitt vom Ende oder hinter der 11. Rippe in Richtung Nabel oder Harnleiter mit oder ohne Resektion der 11. bzw. 12. Rippe (ERDMANN). Schichtweise Durchtrennung der Muskulatur. Extraperitoneale Freipräparation der Niere unter Schonung der Nebenniere. Nach Einzelligatur erfolgt die Massenligatur des isolierten Gefäßstieles nach Absetzen der Niere hiluswärts von einer Nierenstielklemme. Bestehen starke perinephritische Verschwielungen, so erfolgt die subkapsuläre Nephrektomie, sie wird im Hilusbereich außerhalb der Nierenkapsel schrittweise mit Rille und DESCHAMPscher Nadel zwischen Chromkatgutligaturen fortgesetzt (Abb. 31.19).

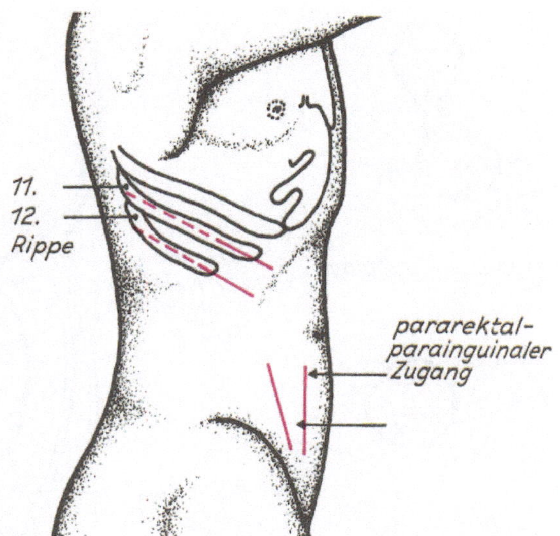

Abb. 31.19 Schnittführungen zur retroperitonealen lumbal-ventralen Nephro-Ureterektomie; – – – mit Rippenresektion, —— ohne Rippenresektion

Bei der Ureterektomie wird der Harnleiter zwischen zwei Ligaturen durchtrennt und bis zur Kreuzungsstelle mit den Beckengefäßen mobilisiert. Von einem parainguinalen, bzw. pararektalen Zweitschnitt wird dieser unmittelbar prävesikal zwischen zwei OVERHOLT-Klemmen durchtrennt und blasenwärts durch eine Katgutligatur gesichert.

Technik der Nierenresektion: Reseziert werden der obere und untere Nierenpol sowie mittlere Nierenabschnitte. Nierenresektionen erfolgen keilförmig oder plan (BOEMINGHAUS, STAEHLER, LURZ, MAYOR, ZING, ERDMANN), Stenosierungen zwischen Nierenbecken und gestauten Kelchgruppen erfordern plastisch-rekonstruktive Maßnahmen. Nierenresektionen können mit Anastomisierungen zwischen Harnleiterende und erhaltenem Nierenbecken-Kelchsystem verbunden werden. Die Eingriffe können in Blutleere nach Anlage einer Gefäßklemme am Nierenstiel mit begrenzter Ischämiezeit von ca. 20 Minuten erfolgen. Durch digitale Kompression des Nierenparenchyms ist ebenfalls ein drosselnder Effekt zu erzielen. Eine weitere Möglichkeit der tolerierten Ischämiezeit bis zu 2 Stunden bietet sich mit folgendem Verfahren an: Über einen transfemoral in die Nierenarterie eingeführten Seldinger-Katheter, der mittels eines drosselnden Zügels in der A. renalis fixiert wird oder durch einen blockierenden Ballonkatheter, erfolgt eine *hypotherme pulsatile Perfusion* mit 300 ml eines variierten COLLINS-Perfusates.[1] Danach werden A. und V.

1 *Perfusionslösung nach* COLLINS, (FÜRTIG) Natriumädetat 0,1 g; Natriumhydrogenkarbonat 0,84 g; Kaliumchlorid 1,12 g; Kaliumdihydrogenphosphat 2,04 g; Magnesiumsulfat 6,16 g; Dikaliumhydrogenphosphat 7,4 g; Glukose 27,5 g; Wasser zur Injektion zu 1000,0 ml

renalis durch eine Gefäßklemme verschlossen. Die Nierenoberfläche wird durch in Tücher gelegten Eisschlamm kühl gehalten. Nach Beendigung des operativen Eingriffs wird der Blutstrom freigegeben. Einlegen eines Wunddrains. Wundverschluß.

Kavernotomie: Die Kavernotomie ist nach STAEHLER indiziert bei abgeschlossenen Kavernen, bei denen der Urin trotz monate- bis jahrelanger Chemotherapie nicht negativ wird, ferner bei abgeschlossenen Kavernen, die Nierenparenchym durch Druck schädigen.

Epididymektomie: Bei der indizierten Epidimyektomie eines tuberkulösen Nebenhodens wird die Tunica vaginalis propria des hervorluxierten Hodens und Nebenhodens gespalten und der Nebenhoden unter Schonung der Gefäße abgesetzt. Eine Semikastration ist bei der Tuberkulose nicht mehr indiziert.

Literaturverzeichnis

Alken, C. E., Leitfaden der Urologie, 6. Aufl. Thieme, Stuttgart 1973

–, Gedanken zur Klinik der Urogenitaltuberkulose. Urologe *2* (1963) 32

Bálint, J., Auswertung von Krankengeschichten von nephrektomierten Tuberkulösen. Prax. Pneumol. *23* (1969) 708

Boeminghaus, H., Urologie: Operative Therapie-Medikation, Klinik. 4. Aufl. E. Banaschewski, München 1971

Brod, J., Die Nieren. VEB Volk und Gesundheit, Berlin 1964

Brosig, W., Operationen an den Nieren, Nierenbecken, Harnleiter und Nebennieren. In: Bier-Braun-Kümmell, Chirurgiscthe Operationslehre, Bd. 5, Operationen an Harn- und Geschlechtsorganen sowie an Gefäßen. 8. Aufl. J. A. Barth, Leipzig 1977, S. 1–41

Burgos-Calderon und Mitarb., Infection in kidney transplantation. Surg. *70* (1976) 334

Caffery, E. L., und *M. M. Musselmann*, Duodenal fistula following right nephrectomy. J. Urol. (Baltimore) *67* (1952) 137

Cibert, J., L'enterozystoplastie dans le traitement de la cystite chronique tuberculeuse. J. Urol. Néphrol. *71* (1975) 373

Chitty, K., Aetiological factors of the prostatic abscess. Brit. J. Surg. *44* (1957) 599

Dean, R. J., und *B. Lytton*, Urologic complications of pelvic irradiation. J. Urol. (Baltimore) *119* (1978) 63–67

Dettmer, H., Unspezifische Infektionen der Geschlechtsorgane und der Harnröhre. In: C. E. Alken, V. W. Dix, H. U. Weirauch und E. Wildbolz, Handbuch der Urologie, Bd. IX/1. Springer, 1964

Dutz, H., Nierendiagnostik. VEB Fischer, Jena 1972

–, *und M. Mebel*, Die chronische Niereninsuffizienz. VEB Thieme, Leipzig 1973

Erdmann, Th., Einfacher Nierenpolhaken für Operationen am Nierenpol-Pyelon und oberem Ureter unter Anwendung eines rationellen Zugangs. Z. Urol. *60* (1967) 587 bis 589

–, *J. H. A. Müller, E. Braun, E. Neupert* und *G. May*, Beitrag zu einer neuen Technik der Nierenresektion. Z. Urol. *61* (1968) 777–783

Flemming, F., Urologische Operationslehre. Hrsg. Heise-Hienzsch, 3. Lieferung. VEB Thieme, Leipzig 1969

Flocks, R. H., und *D. A. Culp*, Urologische Operationslehre. Schattauer, Stuttgart – New York 1969

Fürtig, W., Ein Beitrag zur technologischen Weiterentwicklung der Perfusionslösung nach *Collins* und zur Erarbeitung einer Gütevorschrift. Zbl. Pharm. *115 (1976) 691*

Glorr, H. U., und *F. May*, Tuberkulose des Urogenitalapparates. Handbuch der Tuberkulose, Bd. IV. Thieme, Stuttgart 1964

Günther, M., Th. Erdmann und *J. Schulz*, Zur operativen Therapie maligner Nierengeschwülste. Z. Urol. *68* (1975) 505

Gyuon, zit. nach *L. Lurz* u. *Lurz H.*

Haury, B. G., R. Rodehaever, Th. Stevenson, C. Bachetta, U. T. Edgeron und *R. F. Edlich*, Streptococcal cellulitis of the scrotum and penis with secondary skin gangrene. Surg. Gynec. Obstet. *141* (1975) 35–39

Heise, G. W., und *E. Hienzsch*, Urologische Operationslehre. VEB Thieme, Leipzig 1972

Hubmann, R., Klinische Urologie. Hrsg. C. E. Alken u. W. Staehler, Thieme, Stuttgart 1973

Kraatz, H., und *W. Fischer*, in: Urologische Operationslehre, herausgegeben von G. W. Heise und E. Hienzsch, 9. Lieferung VEB Thieme, Leipzig 1972

Krebs, W., in: Urologische Operationslehre, herausgegeben von G. W. Heise und E. Hienzsch, 6. Lieferung. VEB Thieme, Leipzig 1972

Kettler, E. H., Lehrbuch der Spez. Pathologie, 3. Auflage. VEB Fischer, Jena 1976

Lattimer, J. K., und *R. M. Ehrlich*, Present aspects of genitourinary tuberculosis. Adv. Tuberc. Res. *16* (1968) 32

–, *H. Wechsler, R. M. Ehrlich* und *K. Fukushima*, Current treatment for renal tuberkulosis. J. Urol. *102* (1969) 2–6

Lurz, L., und *H. Lurz*, Die Eingriffe an den Harnorganen, Nebennieren und männlichen Geschlechtsorganen. In: Allgemeine und Spezielle Chirurgische Operationslehre, 2. Aufl., Bd. VIII. Springer, Berlin-Göttingen-Heidelberg 1961

Mayor, G., und *E. J. Zingg*, Urologische Operationen. Thieme, Stuttgart 1973

Mebel, M., Zum Problem der operativen Behandlung funktionsloser extrem hydronephrotisch veränderter Nieren. Z. Urol. Nephrol. *58* (1956) 835–839

–, *E. Braun, B. Schöneberger* und *H. Vogler*, Operationen an der Prostata. In: Bier-Braun-Kümmell, Chirurgische Operationslehre, Bd. 5, Operationen an Harn- und Geschlechtsorganen sowie an Gefäßen. 8. Aufl. J. A. Barth, Leipzig 1977

Michalowski, E., und *W. Modelski*, Zur operativen Behandlung der strikturierten Harnröhre. Urol. int. *13* (1962) 374

–, und *E. Kowalowski*, Reimplantation of the ureter into the bladder Z. Urol. Nephrol. *1* (1969) 65

Moenne-Loecoz, J. P., F. Bomsel, J. U. Gatti, und *Prot, D.*, Der Nierenabszeß bei Kindern. Eine seltene, aber wichtige radiologische Diagnose. Pediat. Radiol. *7* (1978) 150 bis 154

Nagamatsu, zit. nach *Flocks* und *Culp*

Petkovic, S., Die duodenale Fistel nach Nephrektomie. Chirurg *23* (1952) 426

Prat, W., zit. nach *F. Fuchs:* Pyelonephritis, Diagnostik und Therapie, 1. Aufl. Studienreihe Boehminger, Mannheim 1969

Retzke, U., W. Fürtig und *R. Schwarz,* Behandlung gesteigerter Harnblasenreaktionen nach gynäkologischer Strahlentherapie. Zbl. Gynäk. *96* (1974) 610–618

Rothe, U., und *Ch. Ferber,* Abdominale Komplikationen bei und nach urologischen Eingriffen. Urologische Operationslehre, Hrsg. von Heise-Hienzsch, 4. Lieferung. VEB Thieme, Leipzig 1970

Rothkopf, M., und *S. Lenk,* Zur Epidemiologie der Urogenitaltuberkulose, ihrer medikamentösen Behandlung, Analyse und Prognose des eigenen Krankenmaterials. Z. Urol. *65* (1972) 1

Schmauss, A. K., und *E. Bahrmann,* Gas- und ödembildende Infektionen auch heute noch ein Problem? Zbl. Chir. *102* (1977) 129–138

Schmiedt, E., Zur Behandlung der Duodenalfistel nach rechtsseitiger Nephrektomie. Urol. Int. (Basel) *1* (1955) 15

Staehler, E., und *K. Oswald,* Urogenitaltuberkulose. In: Klinische Urologie, Hrsg. von Alken, C. E. u. W. Staehler. Thieme, Stuttgart 1973

Steinbrück, P., Neue Krankheits- und Diagnoseordnung und die fürsorgerische Gliederung der Tuberkulose. Mschr. Tbk-Bekpfg. *10* (1967) 271–305

Sinner, W., Chirurgische Infektionen im Bereich des Urogenitaltraktes. In: W. Schmitt, Chirurgie der Infektionen, Leipzig 1968

Trappnell, J., und *M. Roberts,* Prostatic-Abscess. Brit. J. Surg. *57* (1970) 565–569

Vernet, G., zit. bei: *Staehler* und *Oswald*

Weißbach, L., und *P. Brühl,* Die suprapubische Blasenchirurgie. Urologe B. *17* (1978) 195–198

Werheim, W., Urologische Operationslehre. Hrsg. Heise-Hienzsch, 8. Lieferung. VEB Thieme, Leipzig

Winkel, v. Z., zit. nach *Dutz*

32. Chirurgische Infektionen im Bereich von Wirbelsäule, Becken, Schultergürtel und Gliedmaßen

H. BRÜCKNER

32.1. Wirbelsäule

32.1.1. Osteomyelitis der Wirbelsäule

Die Osteomyelitis lokalisiert sich selten an der Wirbelsäule. Nach VOLKMANN und BLOCK hat zuletzt CHINAGLIA 1938 die Weltliteratur gesichtet und dabei 266 Fälle zusammengestellt. In der Zwischenzeit sind von GENSCHER, ARMANET, SCHULZ, STOLZ, VAHLENSIECK, KOSENOW, REIMERMANN, STERN und BLACH, ALBIN und ERICKSON, HENDRIQUES, MELLA, AMBROSE, VEHLINGER u. a. weitere Einzelbeobachtungen mitgeteilt worden.

Die Osteomyelitis der Wirbelsäule ist wegen ihrer hohen Letalität bekannt und gefürchtet, die vor der Einführung der modernen Chemotherapie bei 41,8% (VOLKMANN) bzw. 34,5% (BLOCK) lag. Die Mitteilung von STERN und BALCH, welche 1966 noch 2 ihrer 5 Patienten verloren, läßt erkennen, daß diese Erkrankung auch in der Gegenwart trotz Antibiotika nicht viel von ihrer Schwere verloren hat. Ihre oft späte Erkennung und die damit verbundene verspätete Antibiotikaabschirmung, die Nähe des Rückenmarks bzw. des Gehirns und deren Häute sind für die ernste Prognose verantwortlich.

Ätiologie und Pathogenese: An erster Stelle steht die hämatogene Infektion der Wirbelsäule mit Eitererregern (Staphylokokken, seltener Streptokokken) von Furunkeln, Abszessen, Nagelbetteiterungen, infizierten Ekzemen, Anginen, Stomatitiden und septischen Aborten ausgehend. VAHLENSIECK, DE FEO und ALBIN berichten über Wirbelsäulenosteomyelitiden nach Nierenoperationen und bei Harnwegsinfekten (Prostatitis, Paranephritis, Pyonephrose) und machen die engen venösen Zusammenhänge dafür verantwortlich.

Auch direkte Infektionen nach Diskusoperationen, Lumbalpunktionen und Grenzstrangblockaden sind beschrieben worden (HÖLZL und RIEDLER, REUTER, FRAENKEL, BALTHASAR, STERN und BALCH, SULLIVAN, ZIEGLER, HEEP, ERB). Die Osteomyelitis befällt sowohl Neugeborene (KOSENOW, REIMERMANN) als auch Greise (GENSCHER), das Alter zwischen 8 und 17 Jahren scheint jedoch bevorzugt zu sein. In der neueren Literatur (AMBROS, VEHLINGER, WALDVOGEL) hingegen liegt das Mittel des Erkrankungsalters bei 60 Jahren. Nach VOLKMANN, BLOCK und CHINAGLIA überwiegt mit 70% das männliche Geschlecht.

Pathologische Anatomie: Am häufigsten erkrankt die Brustwirbelsäule, es folgen der Lenden- und mit Abstand der Halsanteil. Die Entzündung befällt in der Regel einen Wirbel, ausnahmsweise 2 oder mehrere. Da sie sich meist deckplattennahe lokalisiert, ist unter Einschmelzung der Zwischenwirbelscheibe ein Übergreifen auf den benachbarten Wirbel möglich. VOLKMANN und BLOCK fanden ein Überwiegen der Affektion des Bogens und seiner Fortsätze gegenüber der Entzündung des Wirbelkörpers.

Bei eingetretener Abszedierung sucht sich der Eiter seinen Weg in verschiedenen Richtungen, je nachdem, welcher Anteil des Wirbelkörpers bzw. welcher Abschnitt der Wirbelsäule befallen sind. Hat der krankhafte Prozeß seinen Sitz am Bogen, den Quer- oder Dornfortsätzen, so kann er am Rücken direkt an die Oberfläche treten.

Der *paravertebrale Abszeß* der Halswirbelkörper senkt sich retropharyngeal unter Umständen bis ins hintere Mediastinum oder arbeitet sich intra- und intermuskulär seitlich vor, um sich am hinteren Kopfnickerrand subkutan einzustellen.

Abszesse der Brustwirbelkörper können die Pleura perforieren und darüber hinaus in das Lungengewebe einbrechen. Den Einbruch in die Speiseröhre beschrieb STRONG. Senkt der Eiter sich lumbalwärts, so hält er sich wie die Abszesse der Lendenregion im weiteren Verlauf an den M. psoas major. Mit ihm gelangt er am Leistenband in Nähe der Femoralgefäße zur Oberfläche oder nimmt Kontakt mit dem M. iliacus auf und lokalisiert sich dann auf der Beckenschaufel. Gelegentlich gleitet der Abszeß paravertebral herab und erscheint im Foramen ischiadicum majus oder minus bzw. paraanal.

Der Durchbruch des Eiters vom Wirbelbogen oder -körper her in den Wirbelkanal, oft ohne nachweisbare Perforationsstelle, führt über das epi- zum subduralen Empyem. Die daraus resultierende Pachy- bzw. Leptomeningitis oder Myelitis droht im Halsbereich auf das Gehirn und seine Häute überzugreifen. Im Beginn sind die nervösen Ausfallerscheinungen von seiten der Nervenwurzeln oder des Rückmarkes mechanisch bedingt, also bei rechtzeitiger Entlastung des Wirbelkanals voll reversibel; hat aber die Entzündung auf die Häute und das Rückenmark übergegriffen und sich eine Querschnittssymptomatik eingestellt, ist die Prognose quoad sanationem et vitam als sehr ungünstig anzusehen (s. a. S. 239).

Klinisches Bild: Den Verlaufsformen der Osteomyelitis entsprechend, stehen bei der Wirbelsäulenaffektion die schweren septischen Allgemeinerscheinungen im Vordergrund. Der schnelle und tödliche Verlauf bei den perakuten Fällen läßt die Diagnose meist gar nicht stellen. REIMERMANN und KOSENOW weisen auf die Schwierigkeit der Erkennung besonders bei Neugeborenen und Säuglingen hin. Hier wird die Erkrankung fast immer erst durch die Obduktion aufgedeckt.

Die zunächst unbestimmten Rücken- und Kreuzschmerzen lokalisieren sich etwa vom 3. bis 5. Tag an auf den Wirbelsäulenherd. Dieser Abschnitt ist dann sehr klopfempfindlich, die Wirbelsäule muskulär versteift, Bewegungen werden ängstlich vermieden.

Mit beginnender Abszedierung bildet sich dorsal eine ödematöse Schwellung mit vermehrter Venenzeichnung der Haut aus. Abszesse pflegen sich etwa nach 14 Tagen an der Oberfläche einzustellen, also wesentlich früher als bei der Spondylitis tuberculosa (s. S. 390).

Paravertebrale Abszesse der Lendenwirbelsäule rufen nicht selten Reizerscheinungen des Bauchfells mit Darmparalyse hervor. In Verkennung des Krankheitsbildes werden diese Patienten dann laparotomiert (STERN und BALCH).

Der Durchbruch in den Wirbelkanal, wobei die zahlreichen Venenplexus die Vermittlerrolle übernehmen, geht mit nervalen Komplikationen, die nach Literaturangaben zwischen 15 und 40% schwanken, einher. Reizerscheinungen der Nervenaus- und Nerveneintrittsstellen rufen Neuralgien, Monoplegien, Paresen und Paralysen sowie Hyper- oder Anästhesien hervor. Kopfschmerzen, Schwindelanfälle, Erbrechen, Bewußtlosigkeit, Rücken- und Nackensteifigkeit weisen auf die Entzündung der Rückenmarks- und Gehirnhäute, eine *Meningitis cerebrospinalis,* hin. Die partielle Querschnittssymptomatik spricht für eine mechanische Kompression des Rückenmarkes, während die totale auf eine Myelitis hinzeigt. Eine Pachy-, Leptomeningitis bzw. Myelitis geht mit pathologischen Veränderungen des Liquors einher.

Die *Röntgenuntersuchung* bietet im akuten Entzündungsstadium keinen pathologischen Befund. Als erste Veränderung läßt sich zwischen der 1. und 2. Woche (LENNER, SIMONS) ein paravertebraler Kongestionsabszeßschatten beobachten, dem im Beginn eine entzündliche Infiltration zugrunde liegt. Die ersten Knochenveränderungen (Atrophie) stellen sich frühestens nach 3 Wochen, oft erst nach 1 bis 2 Monaten ein. Im Vergleich zur Tuberkulose folgen dann die röntgenologischen Ablaufphasen (Prodromal-, Destruktions- und Reparationsstadien) viel schneller aufeinander. Die Destruktion erfaßt vor allem die ventrokranialen Kanten der Wirbelkörper. Die rasche Knochenneubildung, d. h. die Auffüllung des Zerstörungsherdes und die zirkumfokale Verdichtung, die ausgeprägte Knochenspangen- und Knochenbrückenbildung zu den benachbarten Wirbelkörpern, die als wirksame Abstützung einen ausgedehnten Zusammenbruch und Gibbus verhindert, und die schnell einsetzende ideale Wirbelblockbildung sprechen in Verbindung mit der Anamnese und dem klinischen Bild für die Osteomyelitis.

Therapie: Die Prognose der Wirbelsäulenosteomyelitis hängt vom Zeitpunkt der Diagnosestellung und damit vom Beginn der chemotherapeutischen Behandlung ab. Das septische Krankheitsbild mit den initialen Nacken- oder Rückenschmerzen sollte den Verdacht erwecken und die sofortige Therapie mit Antibiotika, am zweckmäßigsten mit Breitspektrummitteln in hohen Dosen, veranlassen. GENSCHER empfiehlt ihre Kombination mit Sulfanilamiden. Unter diesen Voraussetzungen ist die Letalität sehr niedrig und die Ausheilungschance des osteomyelitischen Wirbelherdes optimal geworden.

Hat man diesen günstigen Zeitpunkt versäumt oder die Antibiotikabehandlung unterschwellig durchgeführt, verschlechtert die Abszeßbildung die Prognose sprunghaft. Komplikationsmöglichkeiten gefährden das Leben, die Hinwendung zur chronischen Verlaufsform zögert die Ausheilung lange hinaus. Zwar wurde vereinzelt über Ausheilung von Abszessen und osteomyelitischen Herden durch blinde oder unter Durchleuchtungskontrolle vorgenommene Punktionen mit anschließender Antibiotikainstillation berichtet, in der Regel erfordert der Abszeß aber operatives Angehen.

Beim *dorsalen Abszeß des Wirbelbogens oder seiner Fortsätze* beseitigt man nach der Abszeßspaltung gleichzeitig das kranke Knochengewebe durch La-

minektomie. Eine eingelegte Spüldrainage sorgt für lokale Antibiotikaapplikation und Sekretabfluß.
Der *prä- und paravertebrale Abszeß* läßt sich im Röntgenbild als Weichteilschatten nachweisen. Die Differentialdiagnose zu einer entzündlichen Infiltration kann schwierig sein. Da sich die Infiltration unter allgemeiner Antibiotikamedikation schnell zurückzubilden pflegt, wartet man 2 bis 3 Tage ab. Wenn dann die Verschattung keine Rückbildungstendenz zeigt, im Gegenteil schattendichter wird, besteht berechtigter Verdacht auf eine Eiteransammlung und damit die Indikation zur Operation.

Operatives Vorgehen

Technik: Nach Eingehen auf den Abszeß entleert man ihn und räumt das Granulationsgewebe aus. Lassen Inspektion und Palpation des Wirbels krankhafte Knochenveränderungen erkennen, so wird der Herd vorsichtig ausgelöffelt. Über der eingelegten Spüldrainage ist die Wunde locker zu verschließen.
Das Angehen eines *retropharyngealen Abszesses* (s. S. 275) erfolgt vom seitlichen Schnitt hinter dem Kopfnickermuskel. Über eine Kostotransversektomie gelangt man an den Brustwirbelabszeß (s. S. 240). Um ihn in ganzer Ausdehnung darzustellen, müssen meist mehrere Querfortsätze und Rippenteile entfernt werden. Die Freilegung der *paravertebralen Lendenwirbeleiterung* geschieht auf extraperitonealem Wege von einem Flankenschnitt aus.

Besteht klinisch der Verdacht auf *Einbruch in den Wirbelkanal,* hat man umgehend für seine Dekompression zu sorgen (STERN und BALCH). Die Laminektomie (s. S. 240) muß dabei oft auf mehrere Bögen ausgedehnt werden, um den Eiter-Granulationsherd voll überblicken und ausräumen zu können. Findet sich kein Abszeß und lenkt die gespannte und nicht pulsierende Dura die Vermutung auf einen subduralen Durchbruch von einer anderen Stelle aus, ist die Dura zu spalten, um dem Eiter Abfluß zu verschaffen. Diese schwere Komplikation hat nur eine Heilungschance, wenn eine durch Granulation abgekammerte Eiterung vorliegt.
Bei der *chronischen fistelnden Wirbelsäulenosteomyelitis,* die gelegentlich gegenüber der tuberkulösen, besonders mischinfizierten, schwer abzugrenzen ist, wird man sich vor der operativen Revision durch eine Kontrastdarstellung über die Ausdehnung des Wirbelprozesses orientieren. Mit einem geeigneten Antibiotikum (Antibiogramm!) spült man den Fistelkanal mehrere Tage und nimmt dann unter allgemeiner antibiotischer Abschirmung, die einen Tag vor der Operation beginnt, die Revision vor. Nach Exzision des Fistelganges und Narbengewebes erfolgt die muldenförmige Auslöffelung der Knochennekrosen und -sequester. RISKO, der 17 Patienten ohne Letalität erfolgreich operierte, hat die Wirbeldefekte in einigen Fällen mit autoplastischer Spongiosa ausgefüllt, die gut einheilte.

Nachbehandlung: DE FEO fordert, die Antibiotika bei der konservativ und operativ behandelten Wirbelsäulenosteomyelitis bis zu 45 Tagen zu geben. Selbstverständlich wird sich die Dauer individuell nach der Schwere der Erkrankung richten. Große Bedeutung gewinnt die Ruhigstellung der Wirbelsäule, die optimal in einem Gipsbett gesichert ist. Sie muß bis zur Sklerosierung bzw. Stabilisierung der Wirbel aufrecht erhalten werden. Zur Hebung des Allgemeinzustandes und der Abwehrkräfte empfehlen sich häufige Transfusionen und Vitamingaben.

32.1.2. Nichttuberkulöse Spondylitiden

Außer der Osteomyelitis der Wirbelsäule, die HELLNER besser als Spondylitis staphylococcia bezeichnet haben will, kann jede Infektionserkrankung (Syphilis, Gonorrhoe, Fleckfieber, Malaria, Pocken, Rotz, Aktinomykose usw.) zu einer Spondylitis führen. Wegen des seltenen Auftretens spielen diese aber für die Praxis keine wesentliche Rolle. Spondylitiden nach Typhus und Paratyphus (ANCHERSEN, MARINI, SPOTA und BARDECI, STEINGRÄBER), nach Pneumonie (HELLNER, MILCH und LAPIDUS) und nach BANG-Infektion (FRANZEN, BROCHER) gewinnen wegen des etwas häufigeren Vorkommens vor allem im südlichen Raum der BRD an Bedeutung.
Die *Spondylitis typhosa, pneumococcica und brucellosa* treten überwiegend in der Rekonvaleszenz, etwa 2 bis 4 Monate nach der Vorkrankheit, auf. Allerdings wurden beim Typhus Intervalle von Jahren (SPOTA und BARDECI), bei Paratyphus sogar von Jahrzehnten (ANCHERSEN) beschrieben.
Diese Spondylitiden zeichnen sich im Gegensatz zu der Osteomyelitis durch einen mehr blanden Verlauf aus. Die Wirbelzerstörung ist meist nicht sehr ausgeprägt; sie geht entweder überhaupt nicht mit einer Abszedierung einher oder, falls sie eintritt, hält sie sich in bescheidenen Grenzen (HELLER, STEINGRÄBER, FRANZEN). Die Ausheilung des Zerstörungsherdes erfolgt durch Regeneration, Verknöcherung, Spangen- und Blockwirbelbildung innerhalb von Monaten.

Die **Therapie** hat in genügend langer Ruhigstellung und antibiotischer Abschirmung zu bestehen. Bei Typhus empfehlen sich Tetrazykline, während die BANG-Spondylitis gut auf Tetrazykline – Streptomyzin und gleichzeitige intravenöse Vakzinebehandlung anspricht.

32.2. Beckenbereich

32.2.1. Druckgeschwüre im Beckenbereich

Druckgeschwüre pflegen sich dort einzustellen, wo Knochen wenig oder überhaupt nicht durch Muskulatur abgepolstert sind, wie das Kreuzbein, die Sitzbeinhöcker und die großen Rollhügel. Die langzeitige Rücken- oder Seitenlagerung von Paraplegikern (Wirbelfrakturen, multiple Sklerose usw.), Patienten nach Schlafmittelvergiftungen oder bei der Dauerzugbehandlung von Oberschenkelfrakturen führt – wobei Pflege, Lagerung, Alter und Allgemeinzustand mitverantwortlich sind – über kurz oder lang zu nutritiven Störungen der Weichteile. Die andauernde Ischämie zieht nach dem Stadium der Exsudation die Nekrose der Haut, Muskeln, Faszien und des Knochens nach sich. Es bilden sich Taschen und Höhlen, und die nicht ausbleibende schwere Mischinfektion ist der Ausgangspunkt lebensbedrohlicher Komplikationen, wie Osteomyelitiden, Beckenbindegewebsphlegmonen, Rektumfisteln und Septikopyämie.

Therapie: Die Beseitigung des Dekubitus ist selbst bei Paraplegikern lohnend, denn der Verschluß eines Auflagegeschwürs hebt schlagartig den reduzierten Allgemeinzustand, er verhindert das Auftreten der oben aufgezeigten Komplikationen und erleichtert die pflegerische Betreuung erheblich.

Unter *konservativer Behandlung* gelingt es, auf die Haut beschränkte oder auch kleine tiefere Druckgeschwüre durch – falls möglich – ständigen Lagerungswechsel, Antibiotikaverbände und Exzision nekrotischer Faszienteile zur Ausheilung zu bringen. Dem operativen Verschluß großer und tiefreichender Geschwüre muß eine entsprechende Vorbereitung vorausgehen, die darauf zielt, den Allgemeinzustand durch Blut- und Eiweißinfusionen in Verbindung mit gesteuerter Vitaminzufuhr zu heben. Mischinfizierte Wunden sind mit Antibiotikalösung lokal zu behandeln (s. S. 137).

Die Deckung des Weichteildefekts mit *Spalthautlappen* stellt, wenn diese überhaupt anwachsen, eine Notlösung dar, da sie auf die Dauer keine große Belastung aushalten. Indiziert ist dieses Vorgehen bei Patienten ohne Lähmung oder bei Patienten, denen primär kein großer Eingriff zugemutet werden kann. Hier dient der Spalthautlappen als biologischer Interimsverband, dem der Ersatz durch *Verschiebelappenplastik* folgt, sobald sich der Allgemeinzustand gebessert hat. Wegen der Größe dieses Eingriffs beschränken wir die Verschiebelappenplastik auf Patienten in gutem Allgemeinzustand, jugendlichen und mittleren Lebensalters, ferner auf

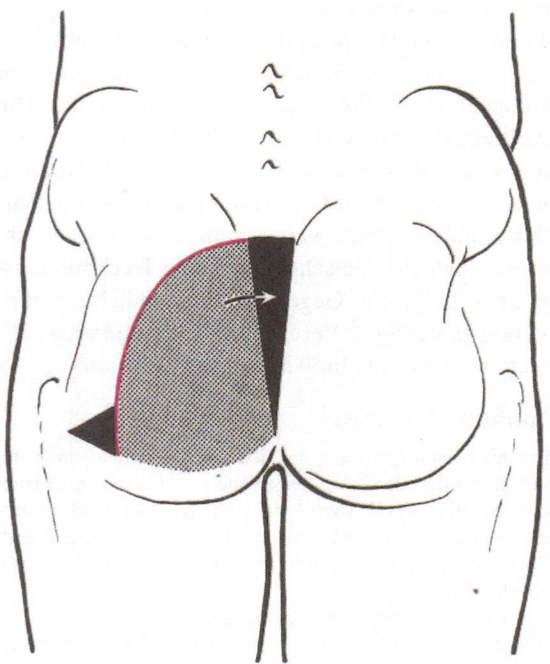

Abb. 32.1 Der umschnittene und mobilisierte Lappen (punktiert) wird auf den Defekt rotiert und die an der Basis entstehende Hautfalte (BURROWsches Dreieck) exzidiert

Dekubitus, die Doppelhandflächengröße nicht überschreiten, da der Verschluß größerer Defekte auf erhebliche Schwierigkeiten (BRÜCKNER, SCHMIDT-TINTEMANN, MEINECKE) stößt.

Operationstechnik beim sakralen Dekubitus: Nach sorgfältigem Ausscheiden der Granulationen und Nekrosen im Geschwürsgrund wird die Haut so weit exzidiert, daß keine Taschen zurückbleiben und die Hautränder einwandfreie Verhältnisse und genügend Fettunterpolsterung aufweisen. Ein kleines Auflagegeschwür ist dreiecksförmig auszuschneiden und mit einem *einseitig gebildeten Rotationslappen* von der Gesäßbacke zu decken. Abbildung 32.1 zeigt die Lappenbildung. Zur Vermeidung von Ernährungsstörungen soll die Basis des Lappens gleich seiner Länge sein. Der auf dem Defekt rotierte Lappen wird zunächst mit subkutanen Nähten fixiert, die Hautnaht erfolgt mit Draht. Am tiefsten Punkt der Wunde legen wir eine REDON-Drainage ein und leiten sie durch eine Sonderinzision heraus.

Eine größerer Dekubitus wird rechteckig ausgeschnitten und dann mit einem beiderseitigen Rotationslappen verschlossen.

Operationstechnik beim Sitzbeindekubitus: Der Hautdefekt ist zumeist nicht allzu groß. Er erweitert sich subkutan taschenförmig und führt in fortgeschrittenen Fällen zum Sitzbeinhöcker, der oft eine umschriebene Osteitis aufweist. Da der Sitzbeindekubitus allgemein bei Paraplegikern aufzutreten pflegt, empfiehlt es sich, den Sitzbeinhöcker, selbst wenn er nicht einbezogen ist, radikal zu entfernen, da es sonst in Kürze wieder zum Rezidiv kommt (Abb. 32.2 und 32.3). Nach Ausschneiden der Haut und der Wundtaschen meißeln wir ihn ab und glätten die Stümpfe des Scham-

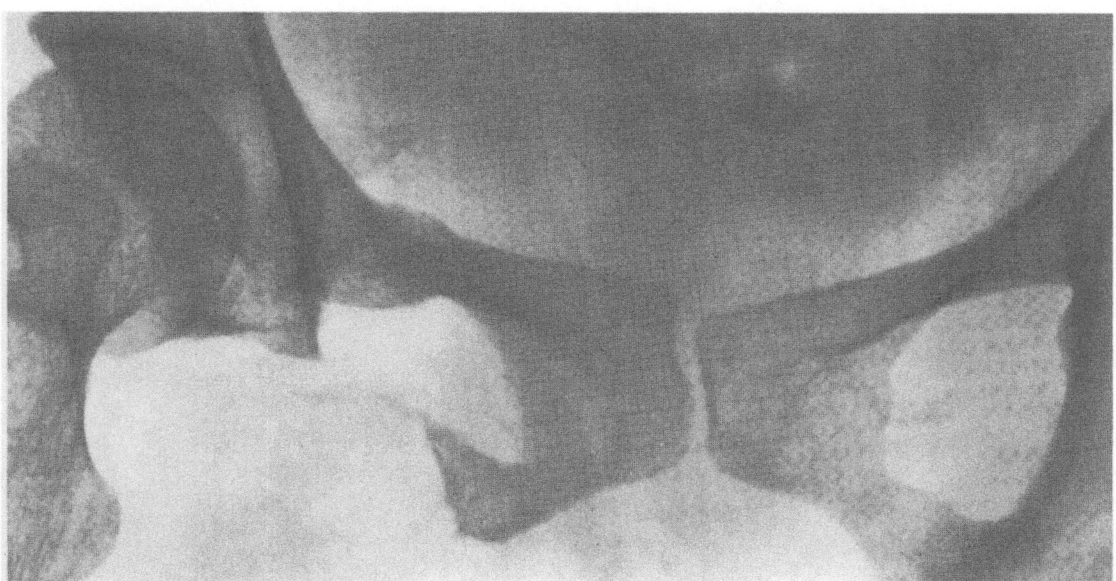

Abb. 32.2 Sitzbeindekubitus beiderseits bei Querschnittslähmung. Der rechte ist bereits unter Mitwegnahme des Tuber ischiadicum versorgt; links Osteitis des Tuber ischiadicum

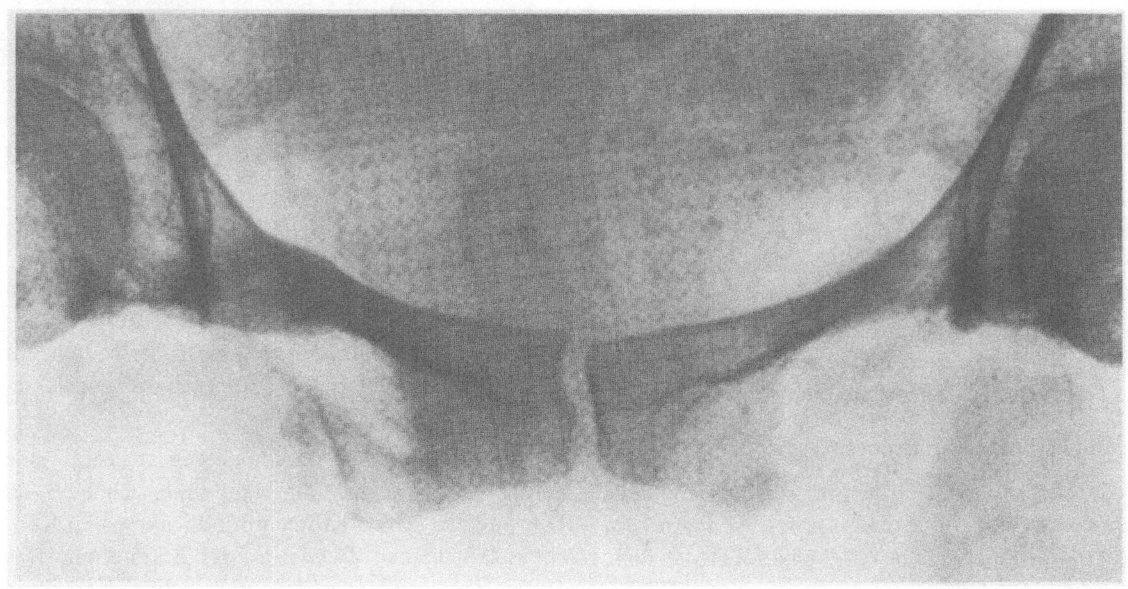

Abb. 32.3 Der linke Dekubitus ist ebenfalls behandelt (vgl. Abb. 32.2)

und Sitzbeinastes mit der LUERschen Zange. Die Wunde ist schichtweise zu verschließen und eine REDON-Drainage einzulegen. Eine Verschiebelappenplastik erübrigt sich wegen der reichlich vorhandenen Weichteile.

Operationstechnik bei einem Dekubitus über dem großen Rollhügel: Auch bei dieser Lokalisation muß der Knochen mit weggenommen werden. Der meist große Hautdefekt und die wenig verschieblichen Weichteile erlauben keinen primären Verschluß der Wunde. Zu ihrer Deckung bildet man zum Gesäß hin einen kranial gestielten *Transpositionslappen* (Abb. 32.4), dessen Entnahmestelle wir, falls erforderlich, mit einem Spalthautlappen versorgen.

Nachbehandlung: Bis zur Wundheilung nimmt der Patient Bauch- bzw. Halbseitenlage ein. Dabei ist darauf zu achten, daß über den Darmbeinstacheln oder Kniescheiben keine Druckgeschwüre entstehen. Über die Schlauchleitung der REDON-Drainage instillieren wir örtlich Antibiotika und klemmen dann für 1 Stunde ab. Die Drainage wird nach einer Woche gezogen. Die Wunde säubert man täglich zweimal von anfallendem Sekret. Die Drahtnähte sind nach 10 bis 14 Tagen zu entfernen.

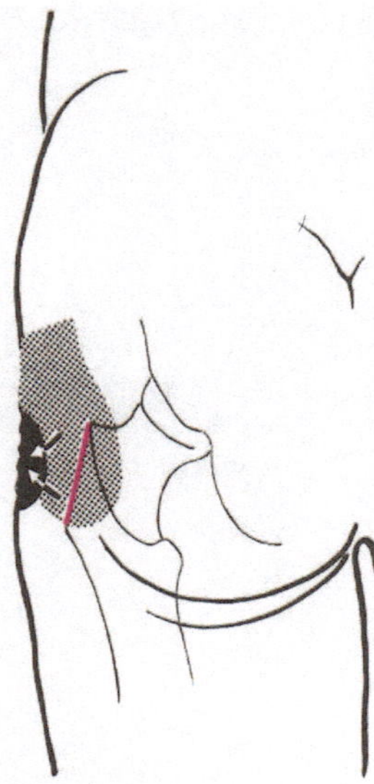

Abb. 32.4 Versorgung des Dekubitus über dem Trochantermassiv, das abgemeißelt ist, mit einem Transpositionslappen vom Gesäß

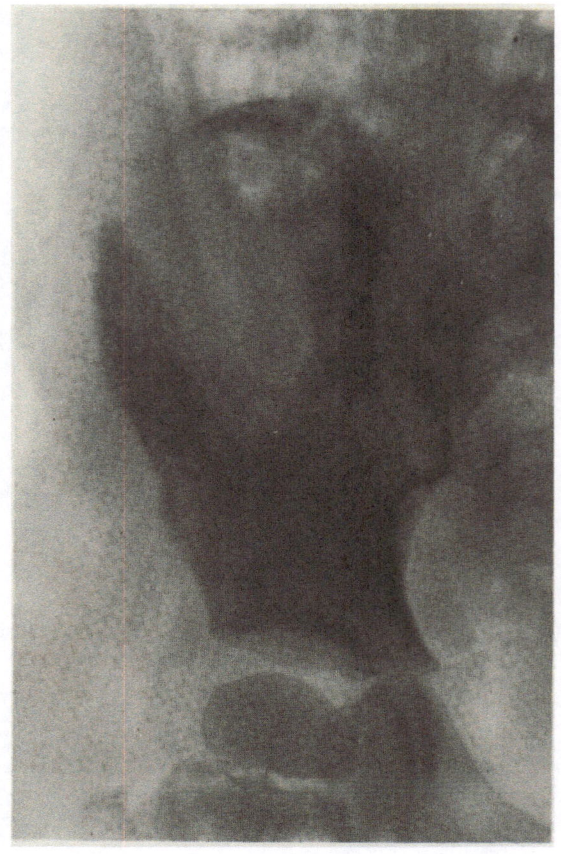

Abb. 32.5 F. E., 4 J. Rechte Beckenschaufelosteomyelitis

32.2.2. Osteomyelitis der Beckenknochen

Die an sich nicht häufige Beckenosteomyelitis (KLEMM 1,6%, FRÖHNER 2%, GARCIA 2%, SCHINZ 2,2%) hatte wegen der Kontaktmöglichkeit zum Peritoneum, uropoetischen Apparat und Hüftgelenk bislang eine recht ungünstige Prognose (KLEMM: je nach Lokalisation 23 bis 47%; PIQUE und VALLS: 40% Letalität). In der Antibiotikaära verlor sie zwar an Schrecken, muß aber immer noch als ein ernst zu nehmendes Krankheitsbild angesehen werden.

Osteomyelitis des Darmbeines

Von den Beckenknochen bevorzugt die Osteomyelitis entweder diffus oder zirkumskript das Darmbein (WERTHMANN 62%, DERWISJE 64%, KLEMM 60%, BISCHOFBERGER 90%).

Die *diffuse Form* nimmt ihren Ausgang vorwiegend von einer Entzündung der vorderen Darmbeinabschnitte und kann das Iliosakral- und das Hüftgelenk mit einbeziehen. Die *zirkumskripte Form* findet man bevorzugt im Bereich der Hüftgelenkspfanne, nahe des Iliosakralgelenks oder im Darmbeinkamm (Abb. 32.5 und 32.6).

Abszesse entwickeln sich entweder intra- oder extrapelvin (Abb. 32.7). Die *intrapelvinen Abszesse* arbeiten sich durch den M. iliacus und können eine Kontaktperitonitis hervorrufen. Auf diese sehr seltene Komplikation, die rechts das klinische Bild einer Appendizitis vortäuscht, wies BRÜCKNER hin. Meist senkt sich aber der Abszeß auf dem Muskel zur Leistengegend.

Der *extrapelvin entstandene Abszeß* senkt sich zur Glutäalfalte und von hier eventuell bis zur Kniekehle.

Klinisches Bild: Die Darmbeingegend zeigt eine deutliche Schwellung, die Haut fühlt sich heiß an. Die äußerst starke Klopfempfindlichkeit des Knochens läßt keinen Zweifel an der Erkrankung. Das Hüftgelenk steht in Flexions-, Adduktions- und Innenrotationsstellung, bedingt durch einen Hüftgelenkerguß oder Psoasreiz.

Differentialdiagnose: Verwechslungsmöglichkeiten mit akutem Gelenkrheumatismus, Lumbago, Ischias oder Appendizitis sind gegeben.

Operationstechnik: Von einem Schnitt über dem Darmbeinkamm werden mitsamt dem Periost die innen und außen gelegenen Muskeln abgeschoben und der Knochenherd freigelegt (s. Abb. 32.7). Nach Absaugen des Eiters sind nekrotische Knochenteile und Sequester zu entfernen. Über einer eingelegten antibiotischen Spüldrainage verschließen wir die Weichteile primär. Die früher geübte Teil- oder Totalresektion des Darmbeines (KLEMM) ist heute kaum mehr am Platze.

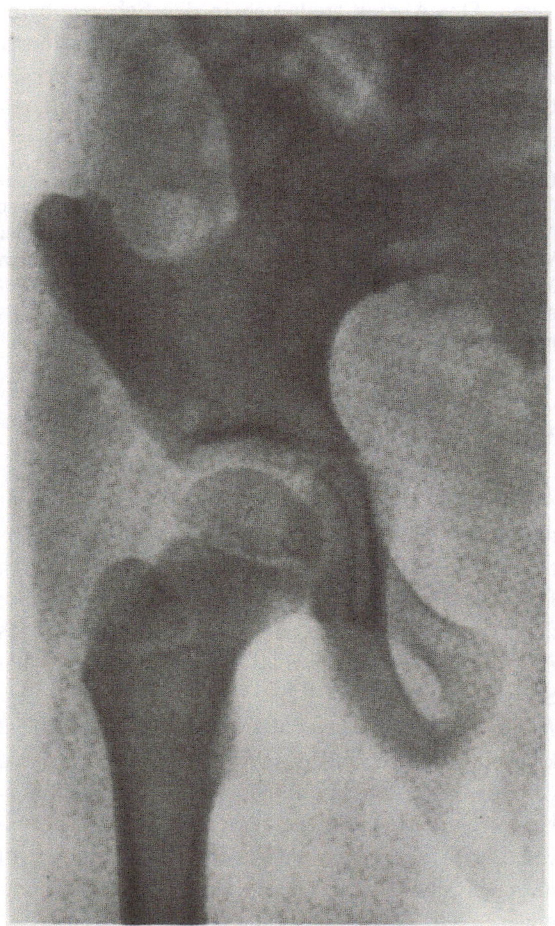

Abb. 32.6 Ausheilung nach Sequestrotomie

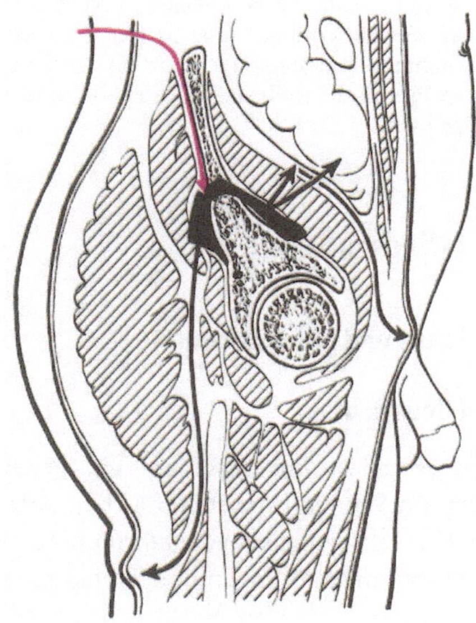

Abb. 32.7 Senkungsabszesse der Beckenschaufelosteomyelitis zur Leistenbeuge und Glutäalfalte; Gefahr der Kontaktperitonitis. Freilegung des Herdes nach Abschieben der Muskulatur

Osteomyelitis des Kreuzbeines

Die Osteomyelitis des Beckens befällt nach KLEMM in 15% und nach BISCHOFBERGER in 2,1% das Kreuzbein. Die Entzündung bevorzugt die Massae laterales in Nähe der Ileosakralgelenke. Bei Mitbefall kommt es später zur Ankylose, die am wachsenden Skelett zur Deformität führt. Das Übergreifen der Infektion auf den Sakralkanal ist selten und mit der Gefahr der Pachymeningitis verbunden.

Klinisches Bild: Der Lokalbefund wird durch die Entzündungszeichen geprägt. Die Klopfempfindlichkeit des Knochens und die starke Schwellung lassen keinen Zweifel an der Diagnose. Nicht selten gesellen sich Mastdarmtenesmen hinzu, wenn der Prozeß sich nach vorn zu entwickelt. Der Psoasreiz zwingt das Bein in Entlastungsstellung.

Operationstechnik: Der Entzündungsherd wird von dorsal und vom Steißbein her angegangen und das krankhafte Knochengewebe ausgeräumt. Falls die Osteomyelitis sich auf den kaudalen Teil des Kreuzbeines beschränkt, kann dieser ohne neurologische Ausfälle bis zum Übergang des 2. zum 3. Kreuzbeinwirbel reseziert werden.

Zur Freilegung des Ileosakralgelenkes fenstert man den hinteren Darmbeinabschnitt oder dringt nach Abschlagen der Spina iliaca posterior superior in das Gelenk ein.

Osteomyelitis des Schambeines

Diese Lokalisation wird in der Literatur sehr selten angegeben (nach ZAFFAGAINI 27 Fälle der Weltliteratur).

Klinisches Bild: Außer der deutlichen Schwellung in der Symphysengegend und dem dort angegebenen Schmerz treten frühzeitig Harnblasensymptome (Tenesmen) auf. Der Einbruch eines Abszesses in die Harnblase bzw. Urethra wurde beschrieben.

Operationstechnik: Das Schambein läßt sich von einem vorderen Schnitt aus freilegen. Reicht der Zugang nicht aus, arbeitet man sich von perineal aus zum Os pubis vor. Man kann bedenkenlos den vorderen Beckenring einseitig ohne statische Auswirkungen opfern.

Osteomyelitis des Sitzbeines

Die Osteomyelitis des Sitzbeines kann zusammen mit der Entzündung des Schambeines einhergehen oder sich isoliert auf den marginalen Teil beschränken. Die Diagnose läßt sich aufgrund der oberflächlichen Lage unschwer stellen. Die Behandlung besteht im Abschlagen des Tuber ischiadicum (s. Abb. 32.2).

Ostitis pubis

Dieses von LEQUEU und ROCHERT sowie BEER zuerst beschriebene Krankheitsbild tritt nach suprapubischen operativen Eingriffen, vor allem nach der

Prostatektomie (MILLIN), in 0,4 bis 10% auf. Sie wird aber auch bei jüngeren Frauen nach Schwangerschaft beschrieben. Die Ursache ist noch nicht geklärt. Urologischerseits schuldigt man eine Traumatisierung des Schambeines durch Hakendruck, Stichverletzung beim Nähen usw. an. ROSENBERG glaubt an eine Ischämie durch Gefäßspasmen, während GRIESSMANN in der Ostitis pubis eine SUDECK-ähnliche Erkrankung sieht. Man neigt jedoch immer mehr zu der Ansicht, daß es sich um eine blande Osteomyelitis handelt (BEER, WILENSKY und KLEINBERG, ASCHNER, HENDERSON, EICKELMANN).
Klinisches Bild: Postoperativ treten nach Wochen oder Monaten Schmerzen in der Symphysengegend auf, die zum Oberschenkel ausstrahlen. Lästige Mastdarm- und Blasentenesmen können sich einstellen. Der Gang ist hinkend, die Schmerzen erlauben weder Laufen noch Sitzen. Über dem Schambein, das stark druckempfindlich ist, läßt sich eine Schwellung nachweisen. Die Symptome bilden sich nach einem Jahr oder länger zurück.
Röntgenologisch lassen sich etwa um die 6. Woche Entkalkung und Strukturveränderungen nachweisen. Die Symphyse zeigt Aussparungen (Mottenfraß).
Therapie: Örtliche Prednisoloninjektionen werden empfohlen und sollen die Schmerzen lindern. Man hat auch gute Erfahrungen mit Röntgenbestrahlungen gemacht. Wärmeapplikationen aller Art werden als angenehm empfunden. Im Hinblick auf den möglichen Osteomyelitischarakter ist auch ein Versuch mit Antibiotika zu erwägen. WARWICK nimmt in therapieresistenten Fällen Kürettage oder sogar die Exzision der Symphyse vor.

32.3. Schultergürtel

32.3.1. Osteomyelitis des Schlüsselbeines

Die Lokalisation der Osteomyelitis im Schlüsselbein ist eine der seltensten überhaupt (BISCHOFBERGER, KLEMM). Die Häufigkeit liegt um bzw. unter 1%. Während HECQUET sie vor allem in der sternalen Hälfte antraf, fand WERTHMANN das mittlere Drittel bevorzugt. Jede fünfte Osteomyelitis geht mit einer Totalnekrose einher (KLEMM). Die beiden benachbarten Gelenke werden meist verschont.
Klinisches Bild: Das Frühsymptom ist der Schulterschmerz. Der Arm wird wegen des Bewegungsschmerzes ruhiggehalten, die Supra- und Infraklavilargrube sind verstrichen. Bei Abszedierung können Druckerscheinungen von seiten des Armplexus auftreten. Der Abszeß stellt sich in den Schlüsselbeingruben ein oder senkt sich zur Achselhöhle, seltener zum Mediastinum oder in den Brustraum. *Röntgenologisch* lassen sich ab 3. Woche periostale Auflagerungen, Höhlen und Sequester nachweisen.

Operationstechnik: Das Schlüsselbein wird von vorn her freigelegt. GURD resezierte es in voller Ausdehnung, ohne funktionelle Störungen des Armes zu erleben, er legt aber Wert darauf, daß die kaudal und kranial ansetzenden Muskeln anschließend miteinander vernäht werden. DAUBENSPECK, TELFORD und MOTTERS beschränken sich, falls möglich, aus kosmetischen Gründen auf die Teilresektion.

32.3.2. Osteomyelitis des Schulterblattes

Auch die Osteomyelitis des Schulterblattes kommt nur ganz vereinzelt vor (WERTHMANN 1,61%, HEINONEN 0,42%, BISCHOFBERGER, 1,1%, NETTER 0,42%). Die Erkrankung bevorzugt die spongiösen Anteile: den Margo vertebralis, den Angulus inferior, das Akromion, den Processus coracoideus und den Schulterblatthals.
Klinisches Bild: Die Schulterblattgegend ist äußerst klopfempfindlich und geschwollen. Der Arm wird geschont. Die Abszesse folgen der Schulterblattmuskulatur und stellen sich an der seitlichen Thoraxwand oder in der Achselhöhle ein. Gelegentlich trifft man sie ober- oder unterhalb der Schulterblattgräte.
Die Osteomyelitis lokalisiert sich meist umschrieben, Totalnekrosen werden kaum beobachtet.

Operationstechnik: Während NEUFFER den Abszeß spaltet und sich auf die Entfernung sequestrierter Knochenteile beschränkt, nahmen DAUBENSPECK und NETTER bei einem ausgedehnten Prozeß die radikale Teilresektion ohne funktionelle Folgen vor.

32.4. Gliedmaßen

32.4.1. Haut und Schleimbeutel

32.4.1.1. Ulcus cruris

Das Ulcus cruris ist im Aussehen und genetisch vielgestaltig. Im Vordergrund steht das Krampfadergeschwür; Ulzera bei Beckenvenenthrombose, arteriellen Durchblutungsstörungen und Tibiaosteomyelitis, Dehnungsgeschwüre im Narbengebiet und die Dekubitus durch Gipsverband sind seltener.
Die *rein konservative Therapie* dieser Geschwüre vermag wohl eine zeitweilige Verkleinerung, in manchen Fällen sogar eine Überhäutung zu erzielen, auf

die Dauer gesehen, versagt sie. Auch die Bedeckung der Ulzera mit freien Transplantaten oder die Transplantatdeckung in toto exzidierter Geschwüre bringt nicht immer endgültige Heilung, da diese dünne Haut statischen Belastungen und traumatischen Insulten zum Opfer fällt.

Verständlicherweise kann nur die *Transplantation* vollwertigen Haut- und gesunden Fettgewebes diese Patienten für immer von ihrem lästigen, oft komplikationsreichen Leiden befreien. Die *gekreuzte Stiellappenplastik* (cross-leg) von der Wade oder dem Oberschenkel des gesunden Beines ist die Methode der Wahl.

Operationstechnik: Beim Krampfadergeschwür schicken wir zunächst die Behandlung der Varizen voraus oder schließen sie an die Plastik an.

Das Ulkus ist weit im Gesunden zu exzidieren. Ein entsprechend breiter und langer Stiellappen wird an der Wade (Abb. 32.8) oder, falls diese Möglichkeit nicht besteht, an der Oberschenkelvorderseite, zum Knie hin gestielt, umschnitten und abpräpariert (Abb. 32.8 bis 32.11). Die Entnahmestelle decken wir mit einem freien Transplantat, das wir mit einem Kompressionsverband der Unterlage andrücken. Anschließend ist der Lappen am Empfängerbein einzunähen. Für die Hautnaht verwenden wir Draht. Unter den Lappen legen wir für 2 bis 3 Tage einen Plastikschlauch, damit das Sekret ablaufen kann.

Beide Beine müssen im Gipsverband immobilisiert werden, und zwar so, daß der Lappenstiel entspannt liegt. Nach 10 Tagen entfernen wir den Kompressionsverband des freien Transplantates und nach 14 Tagen die Drahtnähte.

Der Lappenstiel wird nach 4 Wochen in einer Sitzung durchtrennt und am Empfänger- bzw. Spenderbein eingenäht. Gleichzeitig mobilisieren wir noch in Narkose die Kniegelenke.

Wir haben mit der Kreuzlappenplastik bei über 80 Patienten mit einem Ulkus verschiedenster Genese

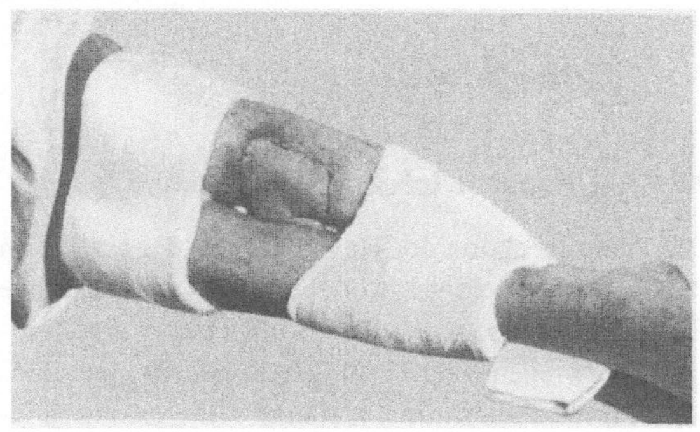

Abb. 32.8 Behandlung eines Unterschenkelgeschwürs mit einem Kreuzlappen vom gesunden Unterschenkel

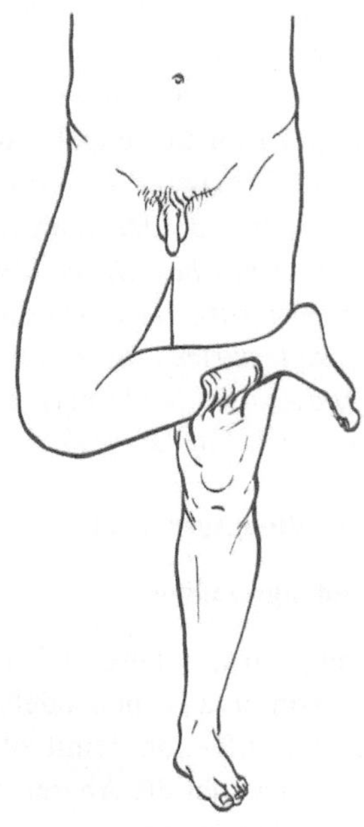

Abb. 32.9 Stiellappenplastik vom Oberschenkel

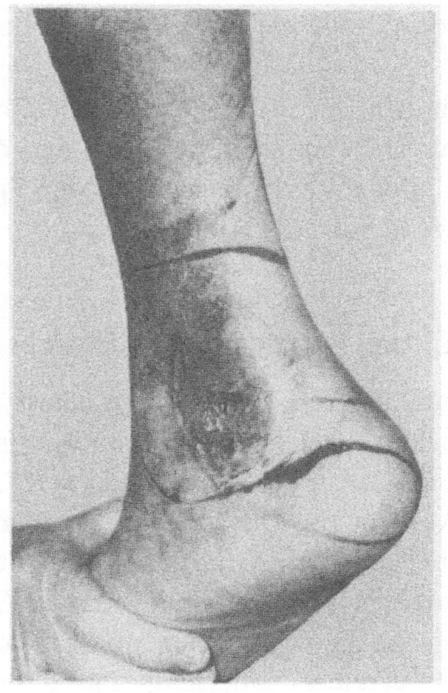

Abb. 32.10 Das Unterschenkelgeschwür ist umschnitten

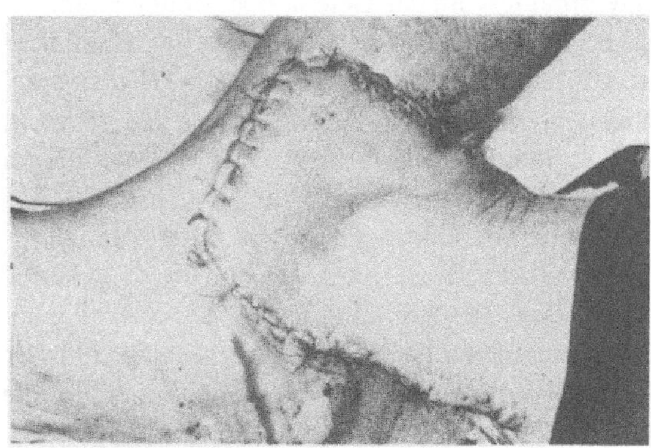

Abb. 32.11 Deckung des Defektes mit einem Oberschenkelstiellappen (vgl. Abb. 32.10)

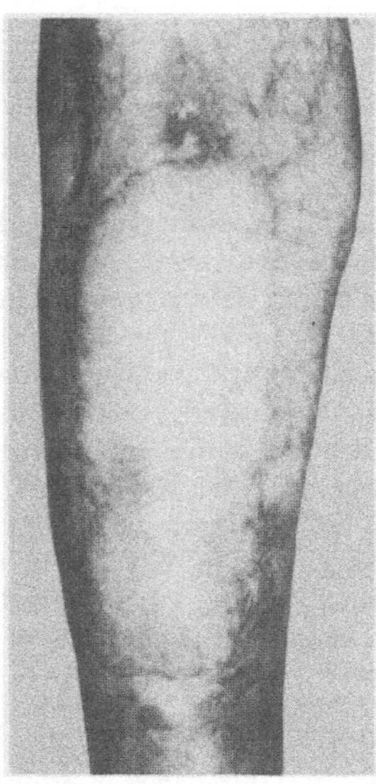

Abb. 32.12 Plastik eines Unterschenkelgeschwürs mit einem Kreuzlappen vom anderen Unterschenkel

gute Ergebnisse zu verzeichnen und können die Methode daher empfehlen. Sie ist der örtlichen Verschiebelappenplastik hinsichtlich der Spätresultate überlegen (Abb. 32.12).

32.4.1.2. Eitrige Entzündung der Schleimbeutel

Schleimbeutel finden wir über exponierten, durch subkutanes Fettgewebe wenig abgepolsterten Knochenbezirken oder in der Umgebung von Muskelansätzen. Bevorzugt sind die Gelenkgegenden ausgestattet, wobei sich das Knie durch eine Fülle von Schleimbeuteln auszeichnet. Die meisten Schleimbeutel liegen isoliert, einige stehen mit Gelenken in Verbindung, vereinzelt allerdings nur durch einen bindegewebigen Strang. Die offene Kommunikation hat klinische Bedeutung, da eine Infektion des Schleimbeutels auf das Gelenk übergreifen kann.

Praktische Bedeutung haben wegen der Häufigkeit des Auftretens die *Bursitis praepatellaris* (Bursa praepatellaris, Bursa subcutanea, Bursa subfascialis, Bursa subtendinea) und die *Bursitis olecrani,* die im Gefolge benachbarter Entzündungen (Furunkel, Abszesse, infizierte Exkoriationen) auftreten können.

Klinisches Bild: Das Krankheitsbild ist so geläufig, daß es keiner Beschreibung bedarf. Das Gewebe um den Schleimbeutel zeigt meist eine phlegmonöse Mitbeteiligung, oft begleiten Lymphangitiden die Bursitis.

Operationstechnik: Der Schleimbeutel wird durch seitliche Längsinzisionen entleert und anschließend mit einem halbierten Gummidrain drainiert. Ruhigstellung der Extremität. Antibiotika brauchen nur ausnahmsweise gegeben zu werden. Wenn sich später eine chronische Entzündung des Schleimbeutels einstellt, ist dieser zu exstirpieren.

Genauso leistungsfähig zeigt sich die *Saugdrainagebehandlung* bei der eitrigen Bursitis. Vom tiefsten Punkt aus wird der Schleimbeutel mit einer dicken Kanüle punktiert und dann mit einer 0,05%igen Chloramphenikollösung (s. S. 136) so lange gespült, bis die Spülflüssigkeit klar bleibt. Von der Punktionsstelle aus eröffnen wir die Bursa durch eine kleine Inzision, legen ein REDON-Drain ein und vernähen die Haut. Über dem Schleimbeutel wird ein leicht komprimierender Schwammgummiverband angelegt und das Drain mit der Vakuumflasche verbunden. Die REDON-Drainage entfernen wir, wenn kein Sekret mehr abfließt, belassen aber den Kompressionsverband noch für einige Tage.

Hat die eitrige Bursitis auf das Gelenk übergegriffen, steht natürlich die Behandlung des Empyems im Vordergrund.

32.4.2. Handbereich

32.4.2.1. Pyogene Infektionen der Hand

Die akute Infektion der Hand spielt in der ärztlichen Praxis eine wichtige Rolle, sie ist eine häufige Erkrankung besonders der Handarbeiter und entsteht vorwiegend durch Bagatellverletzungen. Das sogenannte Panaritium verlangt eine exakte Diagnose und zielbewußte Behandlung, nur so lassen sich die schweren Folgezustände für die Hand und den Arm (Versteifung bis zur Gebrauchsunfähigkeit, Unterarmphlegmone u. a.) und darüber hinaus für den Allgemeinzustand (Septikämie, Septikopyämie) vermeiden. Zwar haben sich durch Antibiotika die Behandlungsergebnisse deutlich verbessern und die explosiven Komplikationen weitgehend beherrschen lassen, trotzdem sind (LOWDEN) die *Antibiotika nicht dazu da, die Behandlung der Handinfektionen für den Chirurgen leichter zu machen. Sie entbinden nicht von der Sorgfalt des Eingriffs, sie können die Operation nicht ersetzen und dürfen sie nicht ungebührlich hinauszögern. Die Antibiotika bringen auch das Gebot der Ruhigstellung nicht zum Fortfall.*

Allgemeine Behandlungsgrundsätze

Diffuses Entzündungsstadium

Jede Entzündung wird, solange sie noch diffusen Charakter hat, konservativ behandelt. In leichten Fällen läßt sich die Infektion damit zum Abklingen bringen, bei den schweren die Abgrenzung, d. h. die Eiterbildung herbeiführen.

Der Wert der eingebürgerten antiphlogistischen

Maßnahmen, wie die lokale Anwendung von Alkohol, essigsaurer Tonerde oder Aethakridinlaktatlösung usw., wird allgemein überschätzt. Weit wirkungsvoller läßt sich das phlegmonöse Entzündungsstadium durch *Ruhigstellung, Hochlagerung* und *Antibiotika* bekämpfen (SNEDDON).

Ruhigstellung. Die optimalste Ruhigstellung der Hand ist die Immobilisation im Gipsverband, der vom proximalen Unterarmdrittel bis zu den Fingerspitzen zu reichen hat. Man soll möglichst alle Finger, eventuell den Daumen ausgenommen, einbeziehen, um den Patienten die Möglichkeit zu nehmen, mit der Hand zu arbeiten. Die Ruhigstellung der Hand erfolgt in Funktionsstellung, d. h. Dorsalflexion des Handgelenks und Beugen der Fingergelenke um 30°. *Die Gedankenlosigkeit des Arztes, einen Finger über längere Zeit gestreckt zu immobilisieren, haben die Patienten mit der Versteifungsgefahr zu bezahlen.*

Hochlagerung. Die Beseitigung des Gewebsödems gehört mit zu den wichtigsten Voraussetzungen der Entzündungsbekämpfung. Im Tragetuch muß der Arm so gelagert werden, daß die Hand in Schulterhöhe der gesunden Seite zu liegen kommt. Bei starker Schwellung ist anzuordnen, daß der Patient zu Hause im Sitzen oder im Bett die Hand bis über den Kopf hebt.

Antibiotika. Manche leichte Entzündungsform bekommt man allein mit Ruhigstellung und Hochlagerung unter Kontrolle und dann zum Abklingen, schwere erfordern den Einsatz von Antibiotika, wobei man am besten gleich auf Breitspektrummittel zurückgreifen wird (Antibiogramm!).

Stadium der Abszeßbildung

Hat sich unter den konservativen Maßnahmen aus der diffusen Entzündung die Abszeßbildung vollzogen, muß die Eiteransammlung eröffnet werden. Die Kriterien der eingetretenen Abszeßbildung sind: Subjektiv hat der zunächst diffuse Schmerz sich auf den Eiterherd lokalisiert und wird als klopfend empfunden, objektiv läßt sich eine Farbänderung der Haut nachweisen: der im Beginn hochrote Farbton wechselt ins Bläuliche. Über dem Abszeß erzeugt der Sondendruck einen heftigen Schmerz.

Die nun indizierte *Operation* hat in Anästhesie und Blutleere zu erfolgen, um sich in aller Ruhe und gründlich ein Bild über die Ausdehnung des Eiterherdes verschaffen und sich über die Beteiligung der benachbarten Gelenke und Sehnenscheiden orientieren zu können. Ferner muß für eine optimale Drainage des eröffneten Abszesses gesorgt werden.

Anästhesie und Blutleere. Als Betäubungsmittel kommen nur die lokale Leitungsanästhesie (Blockade nach OBERST und subaxilläre Nervenblockade) oder Allgemeinnarkose in Frage. Eine »Vereisung« verbietet sich bei der banalsten Eiterung.

Zur *Blutleere* wird die Manschette eines Blutdruckapparates am erhobenen Arm aufgepumpt, und zwar auf 100 mm Hg über den vor der Anästhesie bestimmten systolischen Blutdruck.

Inzision der Haut und Drainage. Furcht vor Narben an der Grifffläche diktierte eine Schnittführung an den Seiten der Finger. BAILEY hat diese Voreingenommenheit widerlegt, indem er die Schnitte direkt über den Eiterherd legte und dabei nachwies, daß eine dort lokalisierte Narbe dann keine Beschwerden macht, wenn die Inzision in den LANGERschen Hautlinien erfolgte (Abb. 32.13 und 32.14). Die seitlichen Einschnitte an den Fingern können hingegen unter anderem die Gefäß-Nerven-Bündel verletzen und Ischämie, Anästhesie oder schmerzhafte Neurome zur Folge haben (KILGORE). Über dem vorher genau lokalisierten Abszeß schneiden wir mit einem spitzen Skalpell die Haut entsprechend den LANGERschen Linien ein und erweitern, falls erforderlich, nach Abfluß des Eiters den Schnitt bis an den Abszeßrand. Ein kleiner selbsthaltender Sperrer hält die Wunde offen, der Eiter wird sorgfältig ausgetupft. Weichteilnekrosen, die mit dem gesunden Gewebe noch in Verbindung stehen, schneidet man mit einer spitzen Schere heraus und inspiziert anschließend die Höhle genau. Gelenkkapsel und Sehnenscheiden sind auf ihre Intaktheit hin zu überprüfen, mit der Sonde wird der Knochen auf Rauhigkeit abgetastet.

Zur *Drainage der Wunde* ist bei der seitlichen Schnittführung das Einziehen einer Gummilasche erforderlich, sie erfolgt also über einen relativ langen

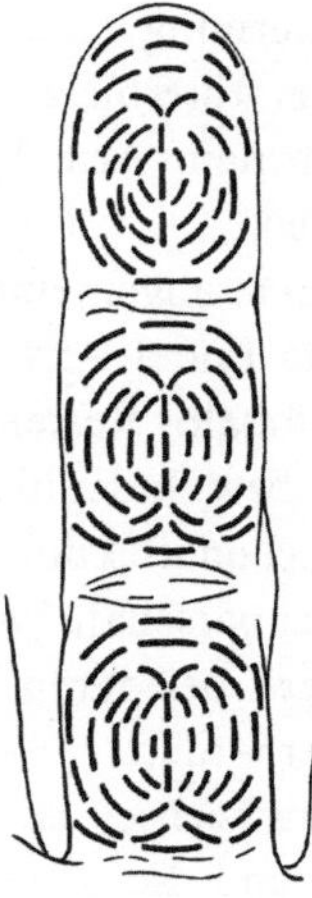

Abb. 32.13 Die LANGERschen Hautlinien der Beugeseite des Fingers

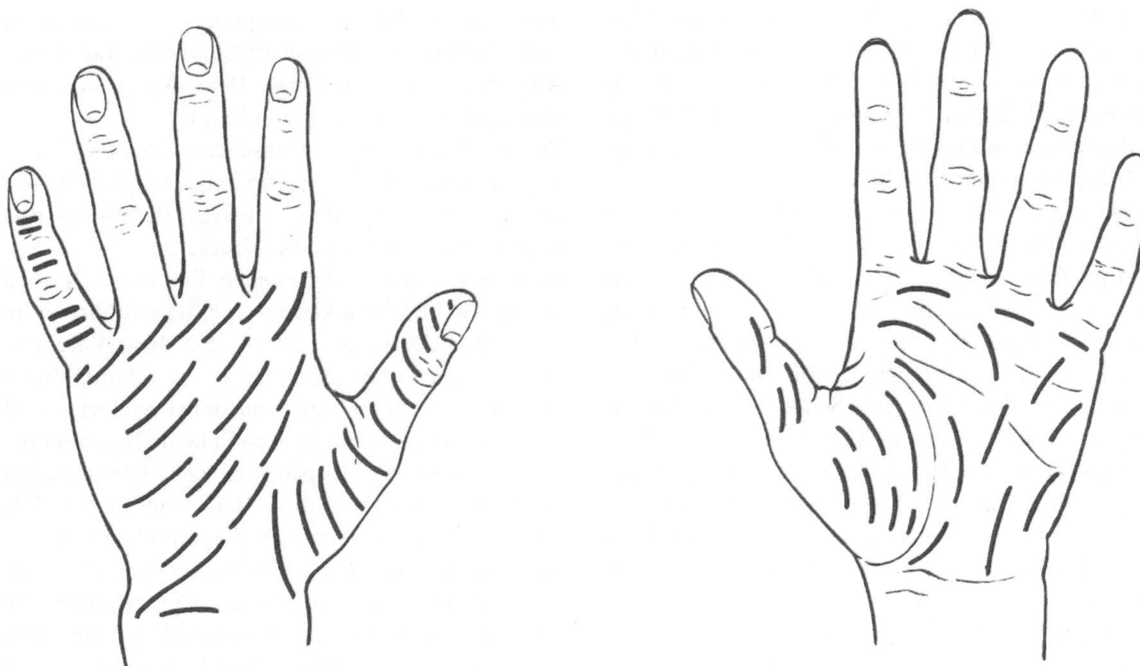

Abb. 32.14 Die Langerschen Hautlinien der Hohlhand, des Handrückens und der Dorsalseite der Finger

Weg (Abb. 32.15). Trotz der Lasche legen sich die Weichteile aber dicht aneinander und behindern den Sekretabfluß. Der eingelegte Fremdkörper kann durch Reizwirkung die Entzündung unterhalten und Ursache ihrer Chronizität werden. Optimal gestaltet sich die *direkte Drainage,* also die über dem kürzesten Weg (s. Abb. 32.15). Um den Sekretabfluß zu gewährleisten, schneiden wir die Wunde elliptisch aus. Die Wundhöhle bedarf keiner Tamponade, diese würde nur zur Retention führen, sie wird lediglich mit Antibiotikapuder eingestäubt und anschließend mit einer trockenen, sterilen, absorbierenden Gazeplatte bedeckt. Vaselingaze empfiehlt sich nur nach Entfernung eines Fingernagels oder der Abtragung einer Eiterblase. Während man den Verband bei erhobenem Arm fest anpreßt, ist die Blutleere aufzuheben.

Nachbehandlung: Eine allgemeine postoperative Antibiotikabehandlung findet Anwendung, wenn eine phlegmonöse perifokale Restentzündung vorliegt, eine Lymphangitis bzw. -adenitis besteht, ferner bei Verdacht auf Knochenaffektion, bei Abszessen in unmittelbarer Nachbarschaft von Gelenken und Sehnenscheiden bzw. bei deren Infektion selbst sowie bei großen Eiterherden.

Der erste Verbandswechsel ist am postoperativen Tag vorzunehmen und die Sicherheit der Drainage zu kontrollieren. Bei dem geringsten Zweifel an einer ausreichenden Ableitung hat umgehend in

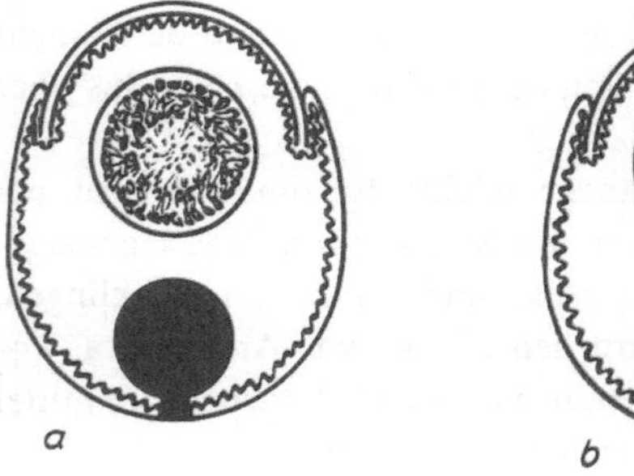

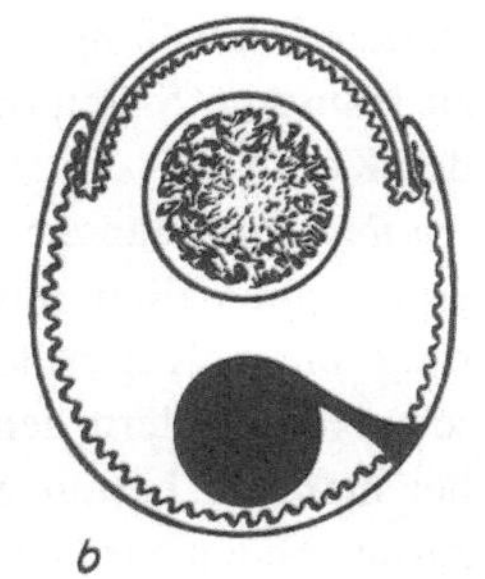

Abb. 32.15 *a* Optimale Drainageverhältnisse bei Inzision direkt über dem Fingerabszeß; *b* unsichere Drainageverhältnisse bei seitlicher Inzision

Anästhesie eine Revision zu erfolgen. Das Intervall zwischen den folgenden Verbandswechseln kann dann länger gehalten werden.

Die Wundheilung beginnt 1 bis 2 Tage nach der Operation, die Epithelisierung schreitet schnell voran. In verschleppten Fällen kann jedoch eine Hautnekrose auftreten, die zur Ulkusbildung führt und erst nach langer Zeit unter Kontraktur bzw. mit einer schmerzhaften Narbe ausheilt. Deshalb soll man diese Defekte im Granulationsstadium plastisch decken, und zwar im proximalen Fingerbereich mit einem Spalthautlappen, während am Endglied eine Stiellappenplastik von der Hohlhand angezeigt ist (Abb. 32.16).

Rehabilitation: Der Fingersteife, einem ernsthaften Rehabilitationsproblem, muß bereits während der

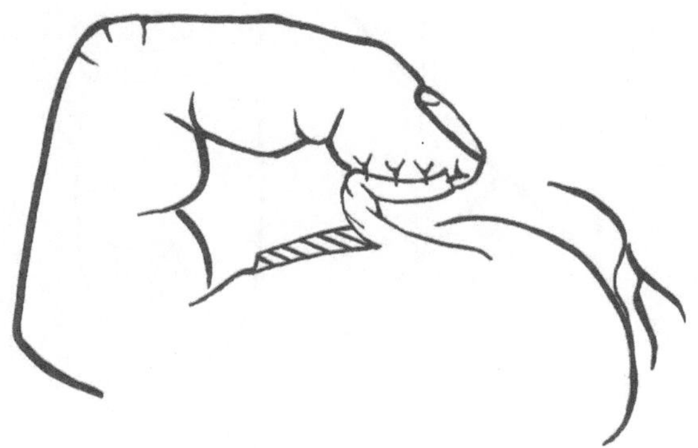

Abb. 32.16 Stiellappenplastik aus der Hohlhand zur Fingerbeere

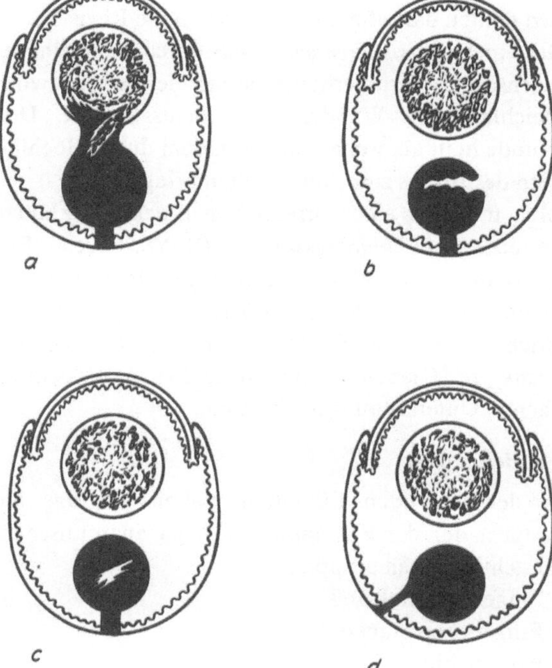

Abb. 32.17 Ursachen der Chronizität nach Inzision eines Fingerabszesses. *a* Knochensequester; *b* Weichteilnekrose; *c* Fremdkörper; *d* ungenügende Drainage

Immobilisation durch Ruhigstellung in Funktionsstellung entgegengearbeitet werden. Ferner muß die Fixation nur auf die allernotwendigste Zeit beschränkt bleiben (SNEDDON). Die krankengymnastische Nachbehandlung mit aktiven Übungen und physiotherapeutischen Maßnahmen schließt sich an. Dem gleichseitigen Ellenbogen- und Schultergelenk, die zur Teilversteifung neigen, muß ebenfalls die nötige Aufmerksamkeit geschenkt werden.

Bei *schmerzhaften Narben*, die BAILEY selten und nur bei zu langen Schnitten und nach Knochenaffektionen beobachtete, empfehlen wir die örtliche Infiltration mit Lidokain. Der kranke Finger soll ausreichend gebraucht werden, um die Narbe abzuhärten.

Eine *sekundäre Amputation* von Fingern läßt sich bei Versteifungen hauptsächlich nach Gelenk- und Sehnenscheidenentzündungen nicht immer vermeiden. Die Ergebnisse einer Sehnentransplantation bei einer durch Sehnennekrose bedingten Fingersteife sind wenig ermunternd. Die Indikation zur Amputation ist gegeben, wenn die Versteifung trotz längerer Nachbehandlung stationär bleibt. Bei Handarbeitern wird man sich eher dazu entschließen, da ein versteifter Langfinger bei der Tätigkeit stört und soziale Gründe eine Rolle spielen. Man soll dabei aber möglichst viel vom Finger zu erhalten trachten. Das gilt besonders für den Zeigefinger, um die Opposition zum Daumen zu ermöglichen. Eine Amputation hat am Daumen, abgesehen von ausweglosen Infektionen, möglichst zu unterbleiben.

Die *primäre Amputation* im Entzündungszustand bietet sich bei schweren Entzündungen der Gelenke und Sehnenscheiden vor allem bei älteren Patienten an, um die Behandlungszeit abzukürzen und die übrigen Finger vor der Mitversteifung zu bewahren. Die Superinfektion trophisch geschädigter, desensibler Finger kann ebenfalls die Absetzung angezeigt sein lassen.

Chronische Entzündung

Schließt sich die Wunde nach der durchschnittlichen Heilungszeit nicht, sondert sie fortdauernd Sekret ab, bleiben Schmerzen und Entzündungszeichen bestehen, so ist sie in das chronische Stadium übergegangen. Eine Reihe von Ursachen (Abb. 32.17) sind hierfür verantwortlich zu machen.

Die *ungenügende Drainage*, der häufigste Grund, muß zur Retention führen, wenn die Wundlefzen überhaupt nicht oder zu schmal exzidiert wurden. Die zusammenfallenden Hautränder verhindern einen genügenden Sekretabfluß. Das Übersehen eines Kragenknopfabszesses nach Abtragen der Eiterblase hat ähnliche Folgen.

Zurückgelassene Fremdkörper unterhalten gleichfalls die Entzündung. Zumeist handelt es sich um Holzsplitter, Dornen usw., die durch eine nachlässige Inspektion in der Abszeßhöhle übersehen wurden. Metall- und Glassplitter geben selten Anlaß zur Chronizität, man wird sie aber mitentfernen, wenn man bei der Operation auf sie stößt.

Bleibt nach der Eröffnung eines Fingerbeerenabszesses eine Eiterung bestehen, so kann ein *Knochensequester* oder eine *Weichteilnekrose* die Ursache sein, nach deren Entfernung sich die Wunde in Kürze schließt.

Ein *toter Nagelteil* führt zur chronischen Paronychie,

ein entzündeter Nagelwall und üppige Granulationen deuten darauf hin und erfordern die Revision.

Bei einem *persistierenden Ödem* durch mangelhafte Nachsorge (Herunterhängenlassen des Armes) wird gleichfalls die Wundheilung hinausgezögert. Die Wunde heilt ab, wenn man das Ödem durch Hochlagern des Armes zum Abschwellen bringt.

Man muß bei einer chronischen Entzündung auch an eine *Durchblutungsstörung* (RAYNAUDsche Erkrankung, Arteriosklerose), eine *spezifische Ursache* (Tuberkulose, Syphilis), *Pilzerkrankungen* (Soor, Tricho- und Epidermophytie) oder eine *Allgemeinerkrankung* (Diabetes mellitus) denken und entsprechende Untersuchungen einleiten.

Spezieller Teil

In der folgenden Einteilung halten wir uns an BAILEY, der die Entzündungen nach anatomischen Gesichtspunkten gruppiert:

- Fingerbeerenabszeß
- Fingerkuppenabszeß
- Paronychie
- Interdigitalabszeß
- tiefe Hohlhandphlegmone
- Sehnenscheidenentzündung
- Gelenkentzündung.

Weitere Infektionen sind anatomisch ungebunden, sie können an irgendeiner Stelle der Hand vorkommen:

- intra- und subkutaner Abszeß,
- Karbunkel.

Fingerbeerenabszeß

Bei jeder 4. Handentzündung handelt es sich um einen Fingerbeerenabszeß (Abb. 32.18). Dieser zeigt ausgesprochene Tendenz zu Komplikationen, die sich aber vermeiden lassen, wenn die Operation rechtzeitig und lege artis durchgeführt wird.

Klinisches Bild: Das Fingerendglied ist kolbig aufgetrieben, die Haut über dem Abszeß hat einen bläulichen Farbton, der Schmerz ist auf die Fingerbeerengegend begrenzt. Mit der Sonde läßt sich über

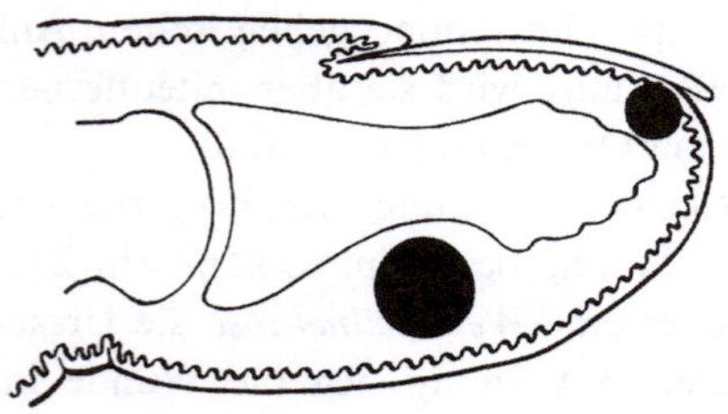

Abb. 32.18 Der Fingerbeeren- und Fingerkuppenabszeß

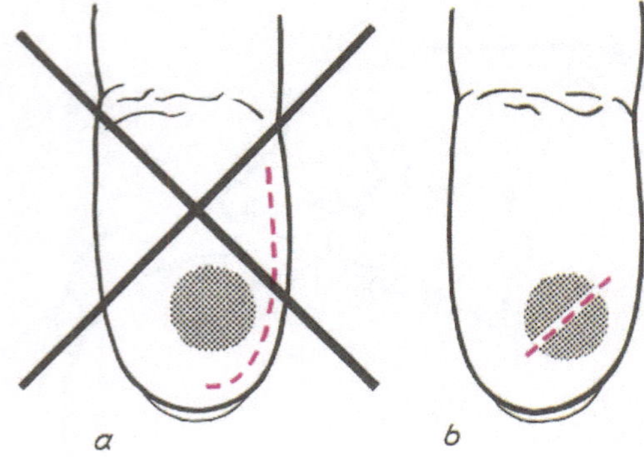

Abb. 32.19 *a* Der seitliche Schnitt gewährleistet keine genügende Abszeßdrainage, er kann außerdem Gefäße und Nerven verletzen; *b* die richtige Inzision für den Fingerbeerenabszeß

dem Abszeß ein scharf lokalisierter Druckschmerz provozieren. Ein Kragenknopfabszeß ist als solcher unter der Epidermis erkennbar.

Operationstechnik: Blutleere. Über dem Abszeß wird die Haut in der LANGERschen Linie eingeschnitten (Abb. 32.19) und die Inzision seiner Größe entsprechend erweitert. Nach Einsetzen des selbsthaltenden Sperrers ist der Eiter sorgfältig auszutupfen, um dann die Höhle einer genauen Betrachtung zu unterziehen. Weichteilnekrosen werden exzidiert, den Knochen überprüfen wir mit der Sonde auf seine Intaktheit. Zum Abschluß erfolgt das elliptische Ausschneiden der Hautränder. In die Wundhöhle stäubt man Antibiotikapuder (Abb. 32.20).

Bei Vorliegen eines *Kragenknopfabszesses* gestaltet sich nach Abtragen der Eiterblase das weitere Vorgehen wie oben. Der einst beliebte *Froschmaulschnitt* ist grundsätzlich abzulehnen (KILGORE). Dieser durchtrennt die vertikalen Bindegewebesepten und erzeugt eine Instabilität der Fingerbeere.

Komplikationen: Eine *Ostitis* trat nach BAILEY bei 622 Fingerbeerenabszessen 101mal (16,2%) ein. Dieses häufige Vorkommen ist aber nicht, wie allgemein angenommen wird, das Ergebnis einer Knochenischämie infolge des Gewebsdruckes, sondern die Folge der lokalen toxischen Gewebsschädigung. An eine Knochenbeteiligung muß gedacht werden, wenn nach der Behandlung eines Fingerbeerenabszesses eine Fistel oder ein Ulkus zurückbleibt oder wenn sich während der Operation rauher Knochen sondieren läßt. Im Röntgenbild stellt sich dann um den 10. bis 14. Tag herum eine Knochenerosion und etwas später ein Sequester ein. Eine atrophische Knochenstruktur nach einem großen Fingerbeerenabszeß spricht nicht unbedingt für eine Osteitis.

Die **Therapie** richtet sich nach der Schwere der Erkrankung. Eine bei der Operation festgestellte Knochenaffektion pflegt unter allgemeiner Antibiotikaabschirmung für 2 bis 3 Wochen folgenlos abzu-

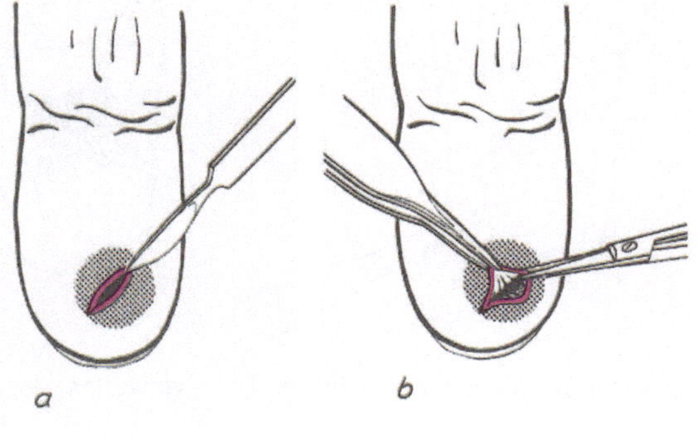

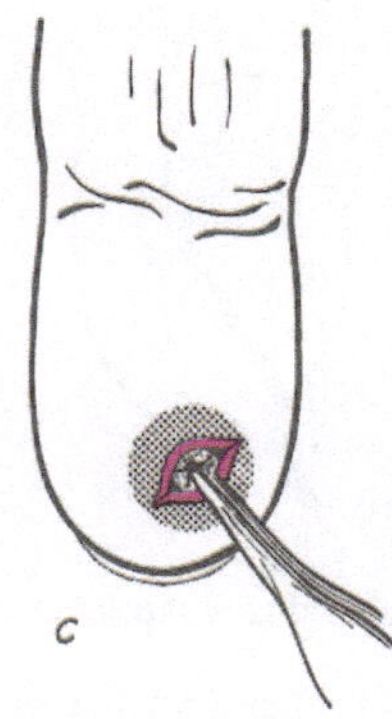

Abb. 32.20 *a* Inzision der Haut; *b* elliptisches Ausschneiden der Hautlefzen; *c* Austupfen der Abszeßhöhle

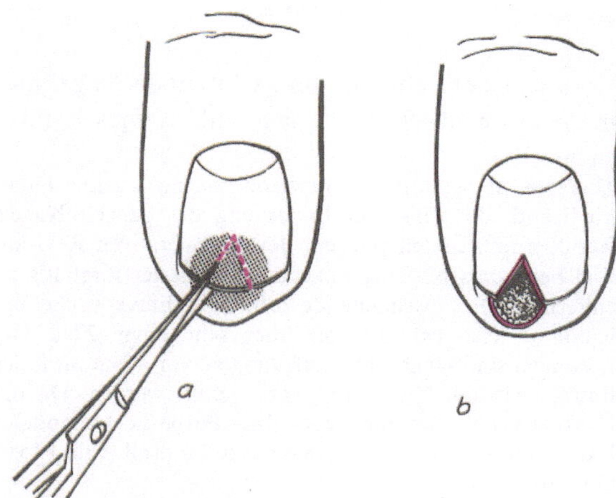

Abb. 32.21 *a* Keilförmige Exzision des Nagels über dem Fingerkuppenabszeß; *b* halbkreisförmiges Ausschneiden der Haut

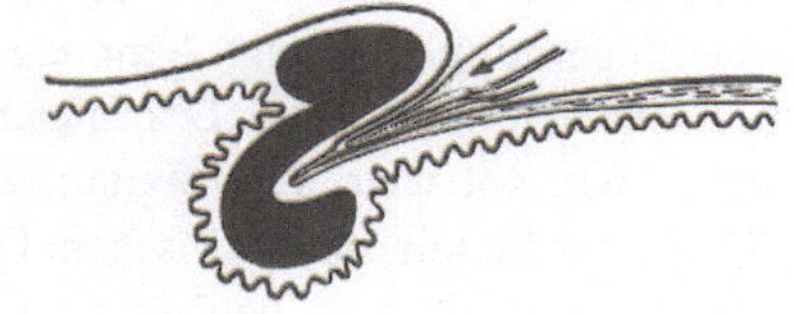

Abb. 32.22 Lokalisation der Eiteransammlung bei der Paronychie in der Epidermis des Nagelwalles. Angedeutetes Vorgehen zur Eröffnung

heilen. In fortgeschrittenen Fällen mit Sequesterbildung ist der Sequester zu entfernen und das Bett vorsichtig auszulöffeln. Röntgenkontrollen verfolgen den weiteren Verlauf.

Eine nachfolgende *eitrige Sehnenscheidenentzündung* und die *Infektion des Endgelenkes* sind meist auf fehlerhafte Operationstechnik zurückzuführen.

Ausgedehnte Weichteilnekrosen werden im Granulationsstadium mit einem Stielläppchen aus der Hohlhand versorgt (s. Abb. 32.16).

Fingerkuppenabszeß

Diese wesentlich seltener auftretende Infektionslokalisation (s. Abb. 32.18) kommt vorwiegend durch Stichverletzungen zustande.

Klinisches Bild: Im Beginn haben die Fingerkuppen- und Fingerbeerenabszesse viel Gemeinsames. Nach 2 bis 3 Tagen lokalisieren sich aber Schwellung und klopfende Schmerzen auf die Kuppe und unter den Nagel. Sehr bald tritt eine gelbliche Verfärbung unter der Haut und dem Nagel auf.

Komplikationen und Ergebnisse. Infolge der niedrigen Komplikationsrate befriedigen die Behandlungsergebnisse.

Operationstechnik: Blutleere. Der Nagel wird über dem Abszeß keilförmig exzidiert und die Haut halbkreisförmig ausgeschnitten (Abb. 32.21). Obwohl die Mitbeteiligung des Knochens selten erfolgt, muß er mit der Sonde überprüft werden. Eine Antibiotikatherapie erübrigt sich.

Paronychie

Diese häufigste aller Handinfektionen (30%) lokalisiert sich auf die Epidermis des Nagelwalles (Abb. 32.22) – der Durchbruch ins subkutane Gewebe tritt selten ein – und verbreitet sich von hier aus in 60% unter der Nagelbasis. Heilt die Paronychie, die meist durch Stich- und Schnittverletzungen oder von einem Nietnagel entsteht, binnen 2 Wochen nicht aus, ist sie in die chronische Verlaufsform übergegangen.

Akute Paronychie

Klinisches Bild: Die diffuse Gewebsentzündung geht schnell in die Abszeßbildung über. Der Nagelwall, zunächst gerötet, geschwollen und schmerzhaft, wird bald durch den Eiter polsterförmig vorgewölbt. Der Eiter kann unter dem Nagel gesehen werden, falls er sich dorthin ausbreitet. Die Paronychie beschränkt sich vorwiegend auf ein Segment des Nagelwalles, vereinzelt nimmt sie die ganze Zirkumferenz ein.

Operationstechnik: Blutleere. Die läppchenförmige Mobilisierung des Nagelwalles (Abb. 32.23) verwirft Bailey mit Recht, da sie das subkutane Gewebe eröffnet und infiziert, der Nagelverformung Vorschub leistet und störende Narben am Nagelwall entstehen läßt. Mit einer Splitterpinzette wird der Nagelwall vom Nagel abgehoben, wobei die Epidermis über dem Abszeß einreißt und der Eiter abfließt

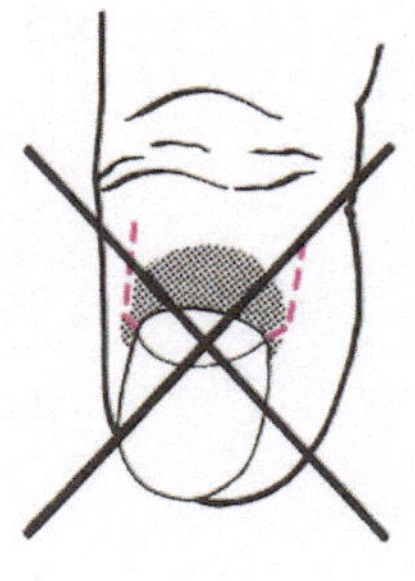

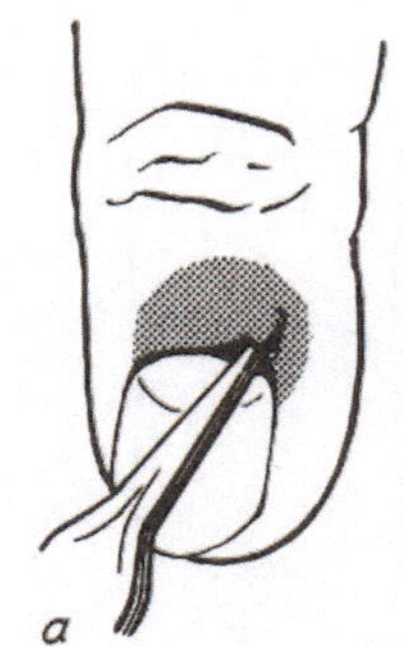

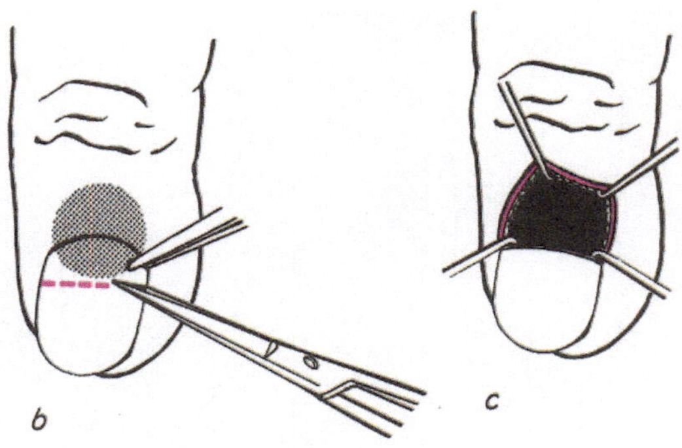

Abb. 32.23 Die Behandlung der Paronychie durch läppchenförmiges Umschneiden des Nagelwalles ist zu verwerfen

Abb. 32.24 *a* Durch Abheben des Nagelwalles vom Nagel wird der Eiterherd eröffnet; *b* bei subungualer Ausdehnung wird zusätzlich der Nagelteil entfernt; *c* die Wundhöhle wird sorgfältig ausgetupft und kontrolliert

(Abb. 32.24). Die Epidermisränder im Abszeßbereich exzidiert man, tupft den Eiter aus und orientiert sich, ob er den Nagel unterspült. Abgelöste Teile des Nagels sind mit der Schere abzuschneiden und zu entfernen.
Die mit Antibiotikasubstanz bestäubte Wundhöhle soll nicht tamponiert werden. Allerdings neigt die Wunde zur vorzeitigen Verklebung und damit zur Retention. Deshalb sind die Patienten täglich zur Nachschau zu bestellen und Verklebungen durch Unterfahren des Nagelwalles mit der Pinzette zu lösen. Nach Abklingen der Entzündung empfiehlt BAILEY, die Hand im Seifenbad mehrmals täglich mit einer Bürste abzureiben.

Komplikationen und Ergebnisse: Komplikationen gehören nicht zum Krankheitsbild der Paronychie. Die Ergebnisse sind entsprechend gut.
Chronische Paronychie: Ätiologisch läßt sich die chronische Verlaufsform nach einer akuten Paronychie von der durch Pilzinfektion verursachten abgrenzen.
Chronische Paronychie nach akuter Entzündung: Ursächlich handelt es sich um verschleppte oder konservativ behandelte Fälle bzw. um bei der Operation zurückgelassene, abgelöste Nagelteile.
Klinisches Bild: Es bietet sich ein geschwollener und geröteter Nagelwall, unter dem sich Eiter auspressen läßt. Üppige Granulationen haben sich gebildet.

Therapie: Sie erfolgt nach denselben Richtlinien, die wir bei der akuten Form angegeben haben. Die Exploration richtet sich auf das Vorhandensein toter Nagelteile, die zu entfernen sind.

Chronische Paronychie durch Pilzinfektion. Bei 75% der chronischen Paronychien liegt eine Pilzinfektion (Soor, Tricho- und Epidermophytie) zugrunde.
Klinisches Bild: Das Krankheitsbild entwickelt sich ohne Schmerzen über Monate, ja Jahre schleichend. Der gleichzeitige Befall mehrerer Finger sollte stets den Verdacht auf eine Pilzerkrankung lenken. Außer dem geschwollenen, dunkel getönten, retrahierten und von der Unterlage abgehobenen Nagelwall fällt vor allem der gefurchte und schilfernde Nagel auf. Im Nagelschabsel lassen sich mikroskopisch Pilze nachweisen.

Therapie: Sie ist äußerst langwierig und nicht selten unbefriedigend, da selbst bei Entfernung des ganzen Nagels Rezidive aufzutreten pflegen. Bei der operativen Revision sind besonders Nageltrümmer und -sequester sorgfältig zu entfernen. Die anschließende örtliche antimykotische Behandlung erstreckt sich oft über sehr lange Zeit. Die Lösungen sind täglich neu aufzutragen, vor allem muß der Raum zwischen Nagel und Wall gefüllt werden. Da die CASTELLANIsche Lösung wegen ihrer Farbe stört, empfiehlt BAILEY folgende farblose Lösung: Rp. Bradisol (Ciba) 15,0; Glycerol ad 200,0.

Interdigitalabszeß

Die Entzündung des mit lockerem Fettgewebe ausgefüllten und von der Palmaraponeurose ausgesparten Zwischenfingerraumes erfolgt lymphogen von infizierten Schwielenblasen aus. Der gleichzeitige Befall zweier benachbarter Interdigitalräume ist möglich. Der Interdigitalabszeß zwischen Daumen und Zeigefinger wird nicht oft beobachtet und entsteht fast immer nur durch Stichverletzungen.
Klinisches Bild: Die Interdigitalentzündung – mit 3% ein seltenes Ereignis – imponiert vor allem durch das stark ausgeprägte Hand- und Fingerrückenödem. Die Zwischenfingerfalte und ihre Umgebung sind gerötet, die zugehörigen Finger stehen typischerweise in Spreiz- und leichter Beugestellung, ihr Zusammenpressen löst heftigen Schmerz aus. Da die Abszesse sich selten bis zur Oberfläche vorarbeiten, sich aber durch purpurne oder gelbliche Hautverfärbung kenntlich machen, sind sie durch Sondendruck zu lokalisieren. Bei vernachlässigten Fällen können sie volar, vereinzelt dorsal die Haut perforieren. Der subpalmare Durchbruch in die Hohlhand kommt kaum vor.

Operationstechnik: Blutleere. Der Abszeß wird palmar, 1 cm proximal von der Schwimmhautbegrenzung entfernt,

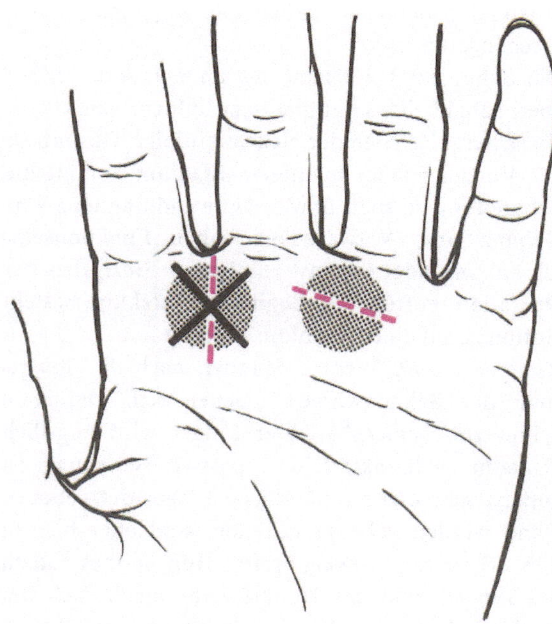

Abb. 32.25 *Die Eröffnung eines Interdigitalabszesses unter Durchtrennung der Schwimmhautfalte ist verboten!* Die richtige Inzision verläuft in der LANGERschen Hautlinie

durch eine etwa 8 mm lange querverlaufende Inzision eröffnet (Abb. 32.25). Der dorsale Zugang bietet sich an, wenn der Eiterherd handrückennäher lokalisiert ist.
Entleert sich nach Inzision der Haut noch kein Eiter, so dringt man mit einer feinen Gefäßklemme auf den Abszeß ein und spreizt ihn. Bei Manipulationen in dieser Gegend sind Gefäße, Nerven und die Sehnenscheiden sorgfältig zu schonen. Die Versorgung des Interdigitalabszesses geschieht nach dem allgemeinen Behandlungsprinzip: Austupfen des Eiters, Ausschneiden vorhandener Gewebsnekrosen, Einstäuben von Antibiotikasubstanz und Exzision der Hautränder. Eine dorsale Gegeninzision erübrigt sich; von der vertikalen Durchtrennung der Schwimmhautfalte muß abgeraten werden.
In den ersten postoperativen Tagen ist das Augenmerk auf eine einwandfrei funktionierende Drainage zu richten und die Wunde entsprechend zu kontrollieren.

Komplikationen und Ergebnisse: Komplikationen kommen erfreulicherweise selten vor. Einer nachfolgenden Sehnenscheideninfektion geht ausschließlich eine Verletzung unter der Operation voraus. Die Behandlungsergebnisse sind gut.

Tiefer Hohlhandabszeß

Dieses Krankheitsbild schließt sämtliche Abszesse unter der Palmaraponeurose ein. Der etwa 1% aller Handinfektionen ausmachende tiefe Hohlhandabszeß entsteht entweder nach Stichverletzung oder als Folge infizierter Blasen.
Klinisches Bild: Die mit starken klopfenden Schmerzen einhergehende Entzündung zeichnet sich durch ein gewaltiges Handrückenödem aus (Froschhand). Die Finger stehen zur Entlastung der Palmaraponeurose in den Grundgelenken gebeugt, aktive und passive Streckung erzeugt hier Schmerzen, dagegen nicht in den Interdigitalgelenken.
Die Palmaraponeurose läßt erst relativ spät eine Schwellung der Hohlhand zu. Nach der Abszeßbildung, die durch den umschriebenen Sondendruckschmerz nachzuweisen ist, kann sich die darüberliegende Haut röten. Plötzlich nachlassender Schmerz, eine unter der Haut eventuell sichtbare Eiteransammlung deuten auf die Perforation der Palmaraponeurose hin (Kragenknopfabszeß Abb. 32.26).

Operationstechnik: Blutleere. Über dem Abszeß wird die Haut in Richtung der LANGERschen Linien inzidiert und dann die Palmaraponeurose vertikal gespalten. Die subaponeurotisch verlaufenden Gefäße und Nerven verlangen hier ein subtiles Arbeiten. Die Abszeßhöhle wird ausgetupft, Antibiotikasubstanz eingestreut und danach der Hautrand elliptisch geformt.

Komplikationen und Ergebnisse: Trotz des schweren Krankheitsbildes, das mit Fieber und nicht selten mit Lymphangitis und -adenitis einhergeht, entwikkeln sich bei richtiger Behandlung kaum ernsthafte Folgezustände.

Sehnenscheidenentzündung

Die eitrige Sehnenscheidenentzündung hat zwar durch die Antibiotika viel von ihrem Schrecken verloren, sie bleibt aber immer noch die gefürchtetste Handinfektion. Nachfolgende Septikämie mit tödlichem Ausgang, Armamputation oder eine schwer verkrüppelte Hand gehören zwar der Vergangenheit an, steife und gebrauchslose Finger sind aber auch heute nicht selten das Endresultat der Sehnenscheidenentzündung.
Anatomisch-pathologische Vorbemerkungen: Die osteofibrösen, von Synovialis ausgekleideten Sehnenscheiden des Daumens und Kleinfingers beginnen dicht oberhalb der Beugefalte des Endgelenkes, gehen im Thenar- bzw. Hypothenarbereich in die synovialen Säcke über und enden 2 cm proximal der

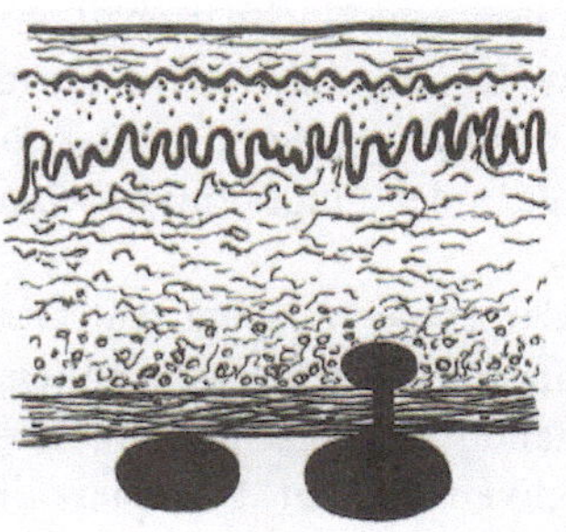

Abb. 32.26 Der subpalmare Hohlhandabszeß und der Kragenknopfabszeß

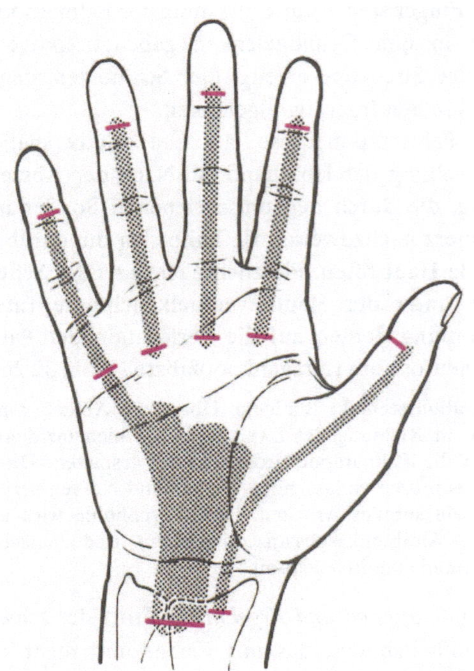

Abb. 32.27 Die Sehnenscheiden und ihre Inzisionsstellen

distalen Handgelenksfalte am Unterarm (Abb. 32.27). Die Sehnenscheiden der übrigen Finger sind kurz und reichen bis zu den Mittelhandknochenköpfchen. Von den Scheiden aus strahlen in Gelenknähe feine Bindegewebslamellen zeltförmig in die gleichfalls synovialisüberzogenen Sehnen ein und führen ihnen Gefäße und Nerven zu. Die Zerstörung der Vincula tendineum führt zur Nekrose der Sehnen und damit zum Funktionsverlust des Fingers.

Die Infektion der Sehnenscheide erfolgt auf direktem Weg, also durch Verletzung. Der hämatogene oder lymphogene Befall sind lediglich von theoretischem Interesse.

Eine Inokulation von Bakterien (Staphylococcus aureus, Streptokokken) verursacht in kürzester Zeit ein Exsudat in der Sehnenscheide, das sie dann ausfüllt und erweitert. An Daumen und Kleinfinger greift die Infektion zwangsläufig auf die Synovialissäcke über. Ihre enge Nachbarschaft bzw. die direkte anatomische Kommunikation in Handgelenkshöhe ermöglicht das Übergreifen der Infektion vom 5. auf den 1. Finger oder umgekehrt *(V-förmige Entzündung)*.

Nach initialer Hyperämie entsteht Granulationsgewebe, das in günstig gelagerten Fällen die Entzündung segmental abgrenzen kann. Diese Abriegelungsmöglichkeit besteht besonders in Höhe der Fingergelenke, wo die Sehnenscheide betont eng gestaltet ist. Dieser abgegrenzte Raum füllt sich mit Eiter an, der subkutan oder bei Lokalisation im proximalen Sehnenscheidenende subpalmar durchbrechen kann.

Die Sehne erscheint zunächst unverändert, verliert aber, sobald sich Granulationen bilden, den Glanz, ein sicheres Zeichen der Nekrose infolge Thrombose der Vinculagefäße. In diesem Stadium kommt die Behandlung zu spät, fibröse Umwandlung und Verklebung bzw. Verwachsung haben Funktionseinschränkung oder -verlust zur Folge. Einzig bei der Operation im frühesten Beginn der Infektion besteht Hoffnung auf eine folgenlose Heilung.

Klinisches Bild: Wenige Stunden nach der Verletzung der Sehnenscheide machen sich klopfende Schmerzen bemerkbar. Der Finger wird ängstlich geschont, jede aktive und passive Bewegung ist äußerst schmerzhaft. Sämtliche Finger der gleichen Hand werden gebeugt gehalten, sind aber bis auf den erkrankten bewegungsfrei. Ein starkes Ödem des Fingers und des Handrückens macht sich bemerkbar. Der erkrankte Finger, an dem die Verletzungsstelle sich noch oft nachweisen läßt, fühlt sich heiß an, erscheint gerötet, sein Sehnenverlauf ist pathognomonisch sondendruckempfindlich. Beeinträchtigung des Allgemeinzustandes, Fieber, Lymphangitis- und -adenitis gehören zum Krankheitsbild.

Therapie: Die konservative Behandlung einer beginnenden Infektion erscheint unter stationärer Beobachtung vertretbar; Antibiotikaschutz, Ruhigstellung und Hochlagerung können zur restitutio ad integrum führen (SNEDDON). Andererseits liegt auf der Hand, daß dieses Vorgehen den günstigen Zeitpunkt zum operativen Eingreifen verstreichen läßt. Es gibt aber leider keine festumrissene Indikation für den einen oder anderen Weg. Hier entscheidet einzig und allein die Erfahrung des Chirurgen. Wenn man sich für die konservative Behandlung entschlossen hat, erfordern der Allgemeinzustand und der Lokalbefund eine kontinuierliche, sorgfältige Überwachung und Kontrolle. Zeigt sich innerhalb der nächsten 12 Stunden keine Besserung, ist ein weiteres Abwarten unvertretbar.

Operationstechnik: Blutleere. Zunächst soll die Sehnenscheide über der Verletzungsstelle, falls diese noch vorhanden und nachweisbar ist, freigelegt und eröffnet werden. Anschließend erfolgt die Inzision an beiden Enden der Sehnenscheide (s. Abb. 32.27). Die Hautschnitte folgen den LANGERschen Linien, d. h. sie sind quer anzulegen, die Eröffnung der Sehnenscheide geschieht in derselben Richtung (Abb. 32.28). In die Sehnenscheide wird ein Ureterenkatheter eingelegt (Abb. 32.29), der Eiter abgesaugt und mit 500 000 E Procain-Penizillin-G in Kombination mit 0,5 Dihydrostreptomyzinsulfat gespült (BÖHLER, ZEUMER). Die Spülung ist solange durchzuführen, bis die Spülflüssigkeit klar bleibt. Nach Entfernung des Katheters werden zur

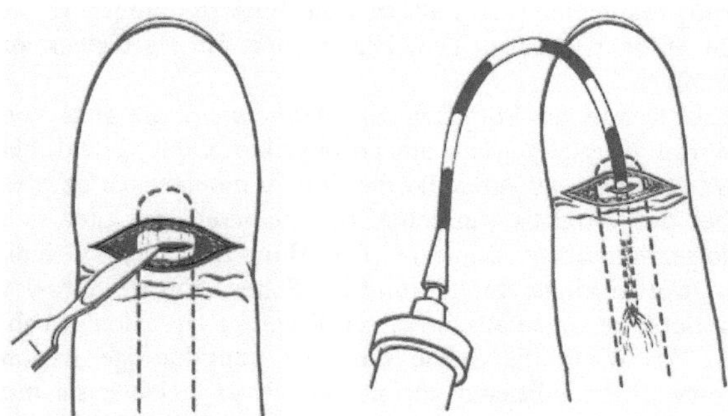

Abb. 32.28 Eröffnung des distalen Sehnenscheidenendes

Abb. 32.29 Spülung der Sehnenscheide mit einem Ureterenkatheter

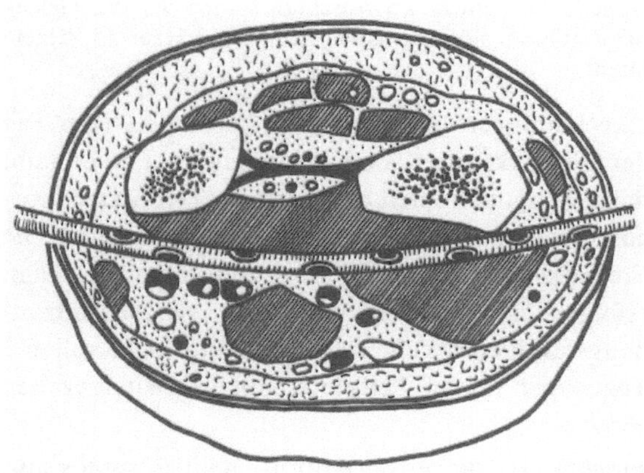

Abb. 32.30 Der PARONAsche Unterarmraum ist eröffnet und drainiert

Aufrechterhaltung der Drainage die Inzisionsstellen der Sehnenscheide und der Haut elliptisch ausgeschnitten. Am Daumen oder Kleinfinger müssen die Synovialsäcke, falls sie druckempfindlich sind, am Unterarm freigelegt und eröffnet werden. BAILEY sucht sie von volar aus auf (s. Abb. 32.20).
Sehnen, die bereits sichere Zeichen der Devitalisierung erkennen lassen, sind vom Zickzackschnitt aus bis ins Gesunde darzustellen und zu resezieren. Die Ringbänder wird man für die spätere Sehnenplastik erhalten. Ein ungerechtfertigt langes Zuwarten führt zu starker Vernarbung des Gleitlagers, die der Rekonstruktion sehr zum Nachteil gereicht.

Die *postoperative Nachsorge* erfordert eine sehr sorgfältige Überwachung der Wunden und des Lokalbefundes; sie ist an den ersten 3 Tagen täglich und dann jeden 2. Tag durchzuführen. Eine Revision hat umgehend zu erfolgen, wenn der geringste Verdacht auf Sekretretention vorliegt. Nach Eintreten von Schmerzfreiheit und nach Abschwellung des Fingers bedarf die Hand keiner Ruhigstellung mehr. Zwei Tage später können auch die Antibiotika abgesetzt werden. Mit der Wundheilung beginnt die Physiotherapie.

Komplikationen: Eine *tiefe Unterarmphlegmone* entsteht durch Übergreifen der Entzündung der Sehnenscheidensäcke auf den PARONAschen Raum. Die verschleppte tiefe Hohlhandphlegmone kann sich gleichfalls dorthin senken (LÖSCH und SCHRADER). Er wird nach volar durch die tiefe Fingerbeugemuskulatur, nach dorsal durch die Membrana interossea und den M. pronator teres sowie im proximalen Drittel durch die tiefen Fingerbeuger, nach radial durch den M. flexor pollicis longus und nach ulnar durch den M. flexor carpi ulnaris abgegrenzt. Dieser Raum kann bis 250 ml Eiter fassen (BUNNELL).
Klinisches Bild: Es besteht eine harte Schwellung auf der Beugeseite des Unterarms, eine geringe Rötung und eine auf die Tiefe beschränkte Druckempfindlichkeit. Die Anschwellung, die dicht unterhalb des Handgelenkes beginnt, läßt sich besonders gut von der Seite her sehen. Das Handgelenk wird leicht gebeugt gehalten und schmerzt bei Streckung.

Operationstechnik: Blutleere. Im distalen Unterarmdrittel wird je ein 8 cm langer Hautschnitt unmittelbar beugeseits der Ulna und des Radius gelegt (Abb. 32.30). Der N. radialis ist zur Streckseite und der Ramus dorsalis des N. ulnaris palmarwärts beiseite zu halten. Hat sich die Eiteransammlung nach proximal zu ausgedehnt, so soll ein weiterer Schnitt zwischen dem M. flexor digitorum superficialis und dem M. flexor carpi ulnaris gelegt werden. Die Schnitte sind ausgiebig zu drainieren und mit Antibiotikalösung (0,05% Chloramphenikol) zu berieseln. Eine allgemeine Abschirmung muß bei dem schweren Krankheitsbild immer zusätzlich durchgeführt werden.

In Fällen mit rasch fortschreitender Infektion, verbunden mit einem septischen Krankheitsbild, ist die *intraarterielle Einbringung* von Tetrazyklinen, z. B. Reverin®, besonders gut geeignet (MAPPES und VOLK), und zwar 1- bis 2mal täglich 275 mg über 3 bis 20 Tage (s. S. 129). Kann das Krankheitsbild damit nicht beherrscht werden, haben wir bei schwersten Phlegmonen mit der regionalen Antibiotika-Perfusion (s. S. 134) den Arm vor der Amputation retten können (PIETSCH). Einen Einbruch in das Handgelenk sieht man sehr selten. Diagnose und Behandlung s. S. 598.
Ergebnisse: GRINNELL hat 125 Fälle von Sehnenscheidenentzündungen ausgewertet und kam zu folgenden Resultaten: 52% Sehnennekrosen, 13% gute, 53% mäßige und 33% schlechte Resultate; 0,8% Letalität, 3 Armamputationen.

Gelenkentzündung

Die Infektion der Fingergelenke, ein gleichfalls ernstes Krankheitsbild, endet, von der Behandlung im Frühstadium abgesehen, fast immer mit Teil- oder Totalsteife. Die Entscheidung zur Amputation wird

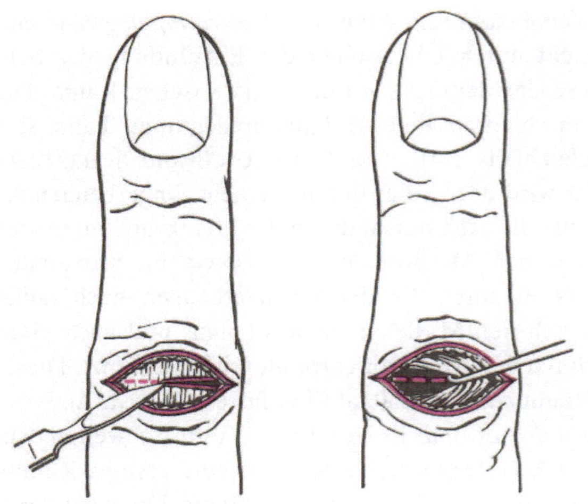

Abb. 32.31 Bei Teilverletzung der Strecksehne wird diese zur Eröffnung des Gelenkes quer durchtrennt

Abb. 32.32 Nach seitlicher Mobilisierung der Strecksehne wird diese weggehalten und die Gelenkkapsel eröffnet

daher besonders bei älteren Patienten auf Grund der meist langen Behandlungsdauer und der Gefahr der Mitversteifung der anderen Finger erleichtert.

Pathologische Vorbemerkungen: Die Infektion der Fingergelenke kommt entweder durch direkte Verletzungen von dorsal aus, wo sie oberflächlich und wenig geschützt liegen, zustande, oder eine Weichteil- bzw. Knochenentzündung greift auf sie über. Die Entzündung beschränkt sich zunächst auf die Synovialis und ruft einen Erguß im Gelenk hervor. Dieses prognostisch günstige Stadium geht schnell in die granulierende Form über. Der Eiter zerstört den Knorpel und vermag in den Knochen oder durch die Kapsel zu brechen. Teilzerstörungen des Knorpels können bestenfalls mit eingeschränkter Gelenkfunktion ausheilen, während die Mitbeteiligung des Knochens und der Kapsel immer mit Ankylose endet.

Klinisches Bild: Nach erfolgter Infektion wird bald über Schmerzen im Gelenk geklagt, die darüber liegenden Weichteile schwellen an, das Gelenk steht in leichter Beugung, und jede Bewegung ist äußerst schmerzhaft. Bei Mitbeteiligung der Weichteile fühlt sich der Finger heiß an, Fieber tritt ein, Lymphangitis und -adenitis können sich einstellen. Krepitation und seitliche Gelenkbeweglichkeit sind in Verbindung mit Fisteln Spätsymptome.

Osteoporose und Gelenkspaltverschmälerung lassen sich erst nach etwa 14 Tagen im Röntgenbild nachweisen.

Operationstechnik: Bei Verdacht auf eine Gelenkinfektion ist im Beginn Abwarten berechtigt. Eine Punktion des Gelenkes von dorsal aus und Instillation von Antibiotikalösung empfehlen sich. Läßt sich die Infektion binnen 12 bis 24 Stunden aber so nicht beherrschen, ist das Gelenk zu eröffnen.

Das technische Vorgehen zur *Arthrotomie,* die stets von dorsal zu erfolgen hat, um prophylaktisch das Gelenk bei Verletzungen auf Fremdkörper hin zu untersuchen bzw. es bei der Arthritis purulenta zu revidieren, gestaltet sich folgendermaßen: Blutleere. Die Haut über dem Gelenk wird quer eingeschnitten und die Sehne, falls sie teilweise verletzt ist, ebenfalls in dieser Richtung gespalten (Abb. 32.31). Wenn die Sehne nur eine punktförmige Läsion aufweist, mobilisieren wir sie seitlich und ziehen sie mit einem Schielhäkchen zur Gegenseite (Abb. 32.32). Nach Durchtrennung der Kapsel sind Fremdkörper aus dem Gelenk zu entfernen, während bei der Arthritis purulenta der Abszeß ausgetupft wird, lockere Knorpelteile mit einem spitzen Skalpell ausgelöst und das Knochenbett vorsichtig ausgelöffelt werden. Im Anschluß spülen wir das Gelenk mit Antibiotikalösung, nähen Sehne und Haut mit feinem Draht.

Zweckmäßigerweise wird am 1. postoperativen Tag der blutverkrustete Verband erneuert. Er verbleibt dann, Schmerzfreiheit und normale Temperatur vorausgesetzt, bis zum Entfernen der Hautnähte. Die Freigabe der Hand zu Bewegungsübungen kann erfolgen, wenn die Wunde ohne jegliche Entzündungsresiduen abgeheilt ist. Die Antibiotika sollen 3 Tage über diesen Zeitpunkt hinaus weitergegeben werden.

Ergebnisse: Die seröse Arthritis heilt folgenlos aus. Eine vorliegende umschriebene Knorpeldestruktion läßt günstigenfalls in 30 bis 40% ein schmerzfreies, bewegliches Gelenk erwarten, meistens resultiert eine schmerzhafte, eingeschränkte Beweglichkeit. Die verschleppten Fälle enden stets mit einer Ankylose. Ein späterer Gelenkersatz mit einer Silastik-Prothese ist von der Wertigkeit des Fingers, vom Beruf und von der Intaktheit der Haut sowie des Bewegungsapparates abhängig zu machen.

Intra- und subkutaner Abszeß

Diese Abszesse sind topographisch nicht gebunden und gewinnen für die Praxis an den proximalen Fingergliedern und der Hohlhand an Bedeutung. Sie entstehen durch Stichverletzungen und infizierte Arbeitsblasen.

Klinisches Bild: Im Beginn bestehen diffuse Schwellungen und Rötungen der Haut sowie klopfender Schmerz. Nach Lokalisation der Entzündung kann man den intrakutanen bzw. einen Kragenknopfabszeß unter der Epidermis sehen.

Therapie: Blutleere. Bei einem intrakutanen Abszeß wird die Hautbedeckung mit der Schere abgetragen. Auf alle Fälle muß gleichzeitig nach einer Fistel zum subkutanen Gewebe gesucht werden.

Die *Inzision des subkutanen Abszesses* der Finger erfolgt in den LANGERschen Linien (s. Abb. 32.13 und 32.14). Sie darf die Beugefalten der Gelenke nicht kreuzen. Die Ausdehnung des Abszesses über zwei Fingersegmente macht eine Gegeninzision erforderlich. Auf Schonung der Nerven und Gefäße muß dabei geachtet werden.

Nach der Eröffnung seines Subkutanabszesses in der Hohlhand und bei Absuchen der Palmaraponeurose mit der Sonde auf eine Fistelöffnung, hat man darauf zu achten, die Palmaraponeurose nicht zu perforieren und die Infektion so in den tiefen Hohlhandraum zu verschleppen.

Die weitere Versorgung der subkutanen Abszesse, Drainage der Inzisionsstellen und Nachsorge gestalten sich wie bei den Fingerbeerenabszessen.

Komplikationen und Ergebnisse: Sehnenscheiden- und Gelenkentzündungen werden durch Verletzungen unter der Operation verursacht. Verschleppte subkutane Eiterungen können gelegentlich die Infektion des Knochens zur Folge haben. Die Fingergangrän bei großen Grundgliedabszessen wird beschrieben und dürfte auf eine Gefäßthrombose zurückzuführen sein.

Karbunkel (s. S. 616)

Karbunkel, die 5% der Handinfektionen ausmachen, beschränken sich auf den behaarten Finger- und Handrücken. Sie gehen von einer Follikulitis aus, die sich über den Furunkel zum Karbunkel entwikkelt. Hinsichtlich des klinischen Bildes und der Behandlung möchten wir auf Seite 616 verweisen. Ruhigstellung und Hochlagerung des Armes sind hier besonders wichtig. Die mögliche Teilnekrose einer oder mehrerer Strecksehnen bleibt ohne Funktionsfolgen.

32.4.2.2. Nichtpyogene Infektionen der Hand

Syphilis (s. S. 194)

Bei einem chronischen Geschwür an einem Finger soll man auch an einen Primäraffekt denken, der nach HALLOP in 0,25% hier anzutreffen ist. Er bevorzugt die Streckseite, wobei ein Nietnagel die Eintrittsstelle der Spirochäten bilden kann (Paronychie). Im Tertiärstadium können Haut-, Sehnenscheiden-, Knochen- und Gelenkaffektionen auftreten.

Klinisches Bild. Im Knochen, vor allem an den Phalangen und Mittelhandknochen, kommt es zur Proliferation des periostalen Knochens mit vermehrter Kalkdichte, zur diffusen Osteitis oder Osteomyelitis. Der Finger ist teigig geschwollen und spindelförmig aufgetrieben. Später kann die gummöse Osteomyelitis zur Sequestrierung und Fistelbildung führen, der die Mischinfektion mit pyogenen Keimen folgt. Eine Beteiligung der Gelenke hat ihre Ankylose zur Folge.

Der Befall des Handgelenkes geht mit einer villösen Synovitis, Knorpelzerstörung und Gummabildung der benachbarten Knochenteile einher. Dem akuten Beginn folgt dann eine chronische schmerzhafte Synovitis mit Erguß, Bewegungs- und Funktionsbehinderung.

Nach Sicherung der Diagnose hat die *antisyphilitische Behandlung* einzusetzen.

Gonorrhoe

Die Gonorrhoe erzeugt hämatogen an der Hand eine Tendosynovitis sowie eine Arthritis des Handgelenkes und der Fingergelenke. Die Tendosynovitis verläuft akut oder chronisch. Die Sehnenscheide, die gerötet, verdickt und druckempfindlich ist, enthält ein seröses, später fibrinöses und schließlich ein eitriges Exsudat, das transparent, grau und fettig aussieht. Solche akut oder chronisch entzündeten Gelenke sind schmerzhaft, druckempfindlich und geschwollen, sie enthalten eine seröse oder eitrige Flüssigkeit. Die Entzündung ergreift sowohl die Synovialis als auch das paraartikuläre Gewebe. Am Handgelenk, das am häufigsten betroffen ist, werden die Handwurzelknochen langsam porotisch und lösen sich mit der Zeit auf. Die Entzündung vermag ohne Folgen zu bleiben, oft resultieren Bewegungseinschränkungen bis zur Versteifung.

Klinisches Bild: Sehnenscheide und Gelenke werden in der 3. Woche nach der Infektion oder auch später ergriffen. Die Erkrankung beginnt mit subfebrilen Temperaturen und Schmerzen. Die Schwellung ist mehr diffus und druckschmerzhaft, die Haut gerötet und glänzend. Die Gelenke stehen in Beugestellung. Bei der Tendosynovitis ist jede Bewegung schmerzhaft.

Therapie: Unbehandelt zieht sich die Erkrankung über Wochen und Monate hin. Das Gelenk bzw. die Sehnenscheide werden punktiert und mit Antibiotikalösung aufgefüllt. Anschließend erfolgt Ruhigstellung im Gipsverband. Eine fortschreitende Abszedierung muß inzidiert werden. Die allgemeine Antibiotikabehandlung, kombiniert mit Sulfanilamiden unterstützt die Heilung.

Melkergranulome und -knoten

Bei Melkern kann sich ein mit Widerhaken versehenes Rinderhaar in die Haut der Hand bohren und wirkt dann als Fremdkörper. Es kommt zu einer chronischen, geröteten, schmerzhaften, granulieren-

den und sezernierenden Verhärtung. Nach Herausziehen des Haares oder Exzision des Granuloms heilt die Erkrankung aus.
Der Melkerknoten ist wahrscheinlich Folge einer Virusinfektion durch Kontakt der Melkerhände mit einem überkrusteten Geschwür des Kuheuters. Aus einer erythematösen Papel entwickelt sich ein blauroter Knoten, der in der Mitte einsinkt und granuliert. Er heilt nach einigen Wochen von selbst.

Handinfektion der Friseure

In die Hände von Friseuren eindringende Haare rufen eine Fremdkörperreaktion hervor, die sich vor allem auf der dorsalen Seite der Zwischenfingerfalten lokalisiert. Es entstehen Mulden und mit Epithel ausgekleidete Fisteln, die auszuschneiden sind.

Traumatische Öl- und Fettimpression (»grease gun injury«)

Die häufigsten Verletzungsursachen sind Defekte in Hydrauliken oder Dieseleinspritzpumpen. Der Preßstrahl imprimiert unlegierte und legierte Mineralöle durch die Haut der Hand in das Unterhautfettgewebe, in die Sehnen und deren Scheiden. Die Öl- oder Fettmassen treiben die betroffene Partie unförmig auf, führen zu Gewebszerreißungen, Durchblutungsstörungen und zu Fremdkörperreaktionen mit chronisch anhaltender Weichteilentzündung.
Klinisches Bild: Das *akute Stadium* ist gekennzeichnet durch starkes Ödem und weißlicher Verfärbung der Haut bei relativ geringgradigen subjektiven Beschwerden. Das *Intermediärstadium* wird von der starken, häufig schmerzhaften Schwellung beherrscht. Durchblutungsstörungen mit sekundärer Infektion und Gangrän können sich einstellen. Feingeweblich hat sich Granulationsgewebe gebildet, das die Fremdkörpersubstanzen resorbiert und assimiliert. Im *chronischen Stadium* erfolgt unter dem Einfluß des bindegewebigen Umbaues eine teilweise Rückbildung der Schwellung. Das Narbengewebe behindert die Funktion der Hand erheblich.
Therapie: Im akuten Stadium lassen sich die Öl- oder Fettmassen von kleinen Inzisionen aus leicht entfernen. Das Intermediärstadium, in dem die meisten Patienten kommen, erschwert die chirurgischen Behandlungsmaßnahmen bereits ungemein. Die vorhandenen entzündlichen Gewebsveränderungen verhindern die exakte Präparation vor allem der Gefäß-Nerven-Bündel und damit die radikale Ausschneidung. Mit weiteren Eingriffen muß gerechnet werden unter eventueller Opferung des einen oder anderen Fingers. Die Behandlungsergebnisse im Narbenstadium sind gleichfalls unbefriedigend.

32.4.3. Fußbereich

32.4.3.1. Eingewachsener Großzehennagel

Der eingewachsene Großzehennagel ist zwar nur ein kleines und ungefährliches Leiden, für den Patienten aber äußerst lästig und quälend. Ursächlich muß vor allem das Tragen unzweckmäßiger Schuhe verantwortlich gemacht werden, wobei der ständige Druck das Einwachsen des Nagels auslöst. Vorschub leistet das Ausschneiden der Zehennagelecken.
Klinisches Bild: Im Beginn kommt es zu Rötung, leichter Schwellung und geringer Druckempfindlichkeit des seitlichen Nagelwalles. Unbehandelt nehmen die Entzündungszeichen zu und führen schließlich zur Bildung hypertrophischer Granulationen mit eitriger Sekretion.
Therapie: Im Frühstadium führt die konservative Behandlung zum Ziel. Man schiebt unter den seitlichen Nagelrand ein Mullstreifchen und hält den Patienten an, den Zehennagel richtig, d. h. gerade, besser noch, konkav zu beschneiden.
Granulationen und eitriges Sekret verlangen die operative Korrektur in Gestalt der partiellen Nagel- und Matrixresektion (sogenannte EMMET-Plastik). Grundsätzlich falsch ist die lediglich Nagelextraktion, die nach DUFEK und TURCIC, MURRAY und BEDI in 61% zum Rezidiv führt.

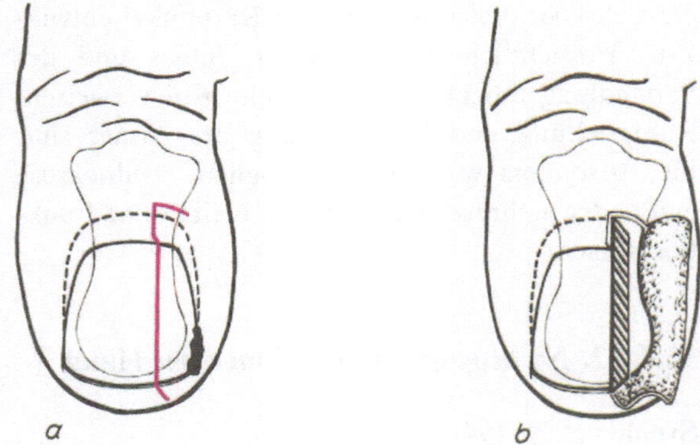

Abb. 32.33 *a* Schnittführung beim eingewachsenen Zehennagel; *b* türflügelartige Präparation des Nagelwalles, Exzision der Nagelmatrix

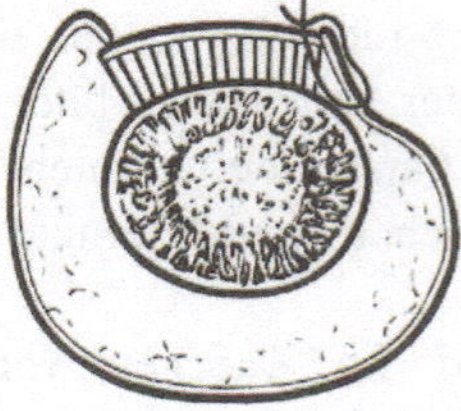

Abb. 32.34 Der abpräparierte Nagelwall wird durch eine Drahtnaht an den Nagel adaptiert

Operationstechnik: In Blutleere und OBERSTscher Anästhesie wird der Nagel etwa 2 mm von seinem eingewachsenen Rand entfernt, der Länge nach gespalten und der Schnitt 4 bis 5 mm über den Nagelfalz weitergeführt (Abb. 32.33). Diesem Schnitt setzt man einen 5 mm langen Querschnitt nach medial zu auf. Nach türflügelartigem Abpräparieren des seitlichen Nagelwalles ist der Nagelteil mit der zugehörigen Matrix bis auf das Knochenperiost zu entfernen. Reste der Matrix sind sorgfältig mit dem scharfen Löffel abzuschaben. Das Granulationsgewebe wird ausgeschnitten, die Wunde mit Antibiotikapuder bestreut, der Hautlappen zurückgeklappt und mit 1 bis 2 Drahtnähten unter Vermeiden eines Hohlraumes an den Nagel adaptiert (Abb. 32.34).

Für 2 Tage läßt man dem Patienten Bettruhe einhalten, verordnet nach einer Woche Fußbäder und zieht die Drahtnähte nach 10 bis 14 Tagen.

Die Ergebnisse mit der partiellen Nagel-Matrix-Resektion sind auch nach eigener Erfahrung ausgezeichnet. DUFEK und TURCIC hatten bei 41 so behandelten eingewachsenen Zehennägeln kein Rezidiv.

32.4.3.2. Nekrotische und ulzeröse Veränderungen bei arteriellen Durchblutungsstörungen

Trotz intensiver Bemühungen auf dem Gebiet der restaurierenden Gefäßchirurgie (Bypass, Thrombendarteriektomie) ist ihr Erfolg vor allem hinsichtlich der Dauerergebnisse noch recht unbefriedigend. Man kann das Leiden zwar durch konservative und operative Maßnahmen eine angemessene Zeit hinhalten, in der Regel schreitet es aber fort und durchläuft alle Stadien von der Claudicatio intermittens über den Ruheschmerz bis hin zu den Ernährungsstörungen, die sich dann als Ulkus, trockener oder feuchter Brand manifestieren.

Der Lokalisation nach beschränken sich Ulzera oder Nekrosen überwiegend auf die Zehen, wobei die Großzehe bevorzugt wird. In etwa einem Drittel der Fälle greift die Nekrose auf den Fußrücken über, tritt an der Ferse oder den Knöcheln isoliert auf oder nimmt den Fuß bis zum Unterschenkel herauf ein (HEINE).

Therapie: Im Stadium IV stehen zunächst die Allgemeinmaßnahmen der Behandlung organischer Durchblutungsstörungen im Vordergrund. Sie haben das Ziel, eine weitere Verschlechterung der Durchblutung durch Beseitigung durchblutungsbehindernder Einflüsse zu verhüten, die Kollateralbildung zu fördern und übergeordnete Krankheiten, Begleiterkrankungen und andere schädigende Noxen zu beseitigen. Dazu kommt die *antibakterielle Behandlung,* sie hat die Infektion zu bekämpfen, um feuchte Nekrosen in trockene umzuwandeln, den Prozeß zu begrenzen und die Abheilung zu beschleunigen.

Gleichermaßen wichtig ist aber auch die *Bekämpfung des Schmerzes,* der gerade im Nekrosestadium so unerträglich sein kann, daß nicht die Nekrose, sondern der Schmerz zur Amputation zwingt.

Bei der *diabetischen Gangrän* (s. S. 220) ist, um eine Heilung zu ermöglichen, eine ausreichende Kalorien- bzw. Kohlenhydratzufuhr notwendig. Sofern sich eine befriedigende Stoffwechsellage erzielen läßt, bestehen dann keine Bedenken gegen die Anwendung blutzuckersenkender Arzneimittel.

Lokaltherapie. Keine Salbenbehandlung der Ulzera und Nekrosen! Statt dessen empfehlen sich trockene Verbände mit Antibiotika- oder Wismutgallatpuder[1] bzw. Pinselungen mit 1%iger Brillantgrünlösung. Auch körperwarme Fußbäder mit 1%iger Aethakridinlaktatlösung[2] oder Hoevenol[3] bewähren sich. Danach wird der Fuß 5 Minuten lang warm gefönt und 5 bis 10 Minuten mit Rotlicht bestrahlt.

Schmerzbekämpfung: HEINE, SCHMIDT und ANDERS haben mit folgender intravenöser Dauertropflösung innerhalb der ersten 3 Tage meist Schmerzfreiheit erreicht: Rp. Procain 1,0 – Lepinal 0,05 – Atropin 0,0005 – 0,9%ige Natriumchloridlösung ad 500,0. Falls Analgetika angezeigt sind, soll man von Opiaten keinen Gebrauch machen, sondern Metapyrin®-Ampullen oder Titretta analgica®-Ampullen verwenden.

Antibakterielle Behandlung: In den meisten Fällen sieht man sich zur allgemeinen Applikation eines Antibiotikums (Antibiogramm!) genötigt. Spricht die Entzündung darauf nicht an, so kann es bei Durchgängigkeit der A. femoralis intraarteriell gegeben werden (s. S. 134).

Gefäßerweiternde Mittel: Neben lumbalen Grenzstrangblokkaden steht eine Reihe gefäßerweiternder Präparate von fraglichem Werte zur Verfügung.

Die Behandlungsergebnisse des Stadiums IV nach konservativen Maßnahmen schwanken in der Literatur erheblich. 3,8 bis 59,4% der Durchblutungsstörungen blieben unbeeinflußt und mußten der Amputation zugeführt werden (BLOOR, FELDMANN, BICK, COLLENS, EMMRICH, HEINE). Besonders therapieresistent zeigten sich Nekrosen der Ferse, tiefgehende Nekrosen mit Sehnen-, Knochen- und Gelenkbeteiligung bzw. fistelnde Interdigitalnekrosen. Die diabetische Gangrän hat nach HEINE, SCHMIDT und ANDERS ebenfalls eine ungünstige Prognose.

Die *durchblutungsbessernden chirurgischen Maßnahmen* versuchen indirekt über Eingriffe am Sympathikus und direkt an den Gefäßen die Gewebsdurchblutung zu verbessern oder weitgehend wieder zu normalisieren, um damit die drohende Gangrän reversibel zu machen oder die bereits eingetretene Nekrose örtlich zu beschränken und gute Voraussetzung für Demarkation und Abheilung zu schaffen.

1 Dermatol®, 2 Rivanol®, 3 Hersteller: Esparma, (Chem. pharm. Fabrik Magdeburg)

Die **Sympathektomie** ist dann angezeigt, wenn Lokalisation oder Schwere der Gefäßveränderungen ein restaurierendes Vorgehen unmöglich machen. Der Grenzstrangresektion wird aber allgemein kein großer Effekt auf die Besserung und das Stationärhalten des Nekroseprozesses zugeschrieben (BLOOR und TAYLOR, MEYER-BURGDORFF, KREMER, ASSMANN, HILL, HEINE, LISTERUD, SMITH, KRAFT-KINZ, BERRY). Ihre Erfolgsquote liegt nach einer Sammelstatistik von RIEBEN bei etwa 40%.
ROSENAUER sympathektomiert fast immer vor peripheren Amputationen.

Amputation und ihre Probleme

Zwingen trotz der oben angezeigten Maßnahmen ein nicht abheilendes Ulkus, unerträgliche Schmerzen oder eine fortschreitende Infektion zur baldigen Amputation bzw. ist sie nach erfolgter Demarkierung der Nekrose geplant, so muß man sich darüber klar werden, in welcher Höhe die Absetzung unter den gegebenen Durchblutungsverhältnissen erfolgen kann und darf. Die Entscheidung ist hier schwer. Die Oberschenkelamputation zeigt sich als verläßlichste, sicherste und vor allem auch zeitlich gesehen, kürzeste Behandlungsmaßnahme, sie führt allerdings zu erheblicher Verstümmelung. Je weiter man peripher amputiert, um so häufiger sind Mißerfolge zu verzeichnen, und es werden Nachamputationen nötig. Die postoperative Behandlungszeit verlängert sich erheblich und erfordert von seiten der Patienten oft viel Geduld.

Voraussetzung für eine beschränkte und *optimale Amputationshöhe* sind das Ausschöpfen aller diagnostischen und therapeutischen Hilfsmittel, die sorgfältige Auswahl der Patienten, die nicht über 60 Jahre alt sein sollen und eine atraumatische Operationstechnik (GOTTLOB, ASSMANN, SILBERT, KRAFT-KINZ, ROSENAUER). Nachamputationen bleiben jedoch auch dann nicht aus (KRAFT-KINZ 15%, GOTTLOB 40%, PERLOW und ROTH).

BECKER, KRAFT-KINZ, KOZUSZEK, GOTTLOB, HESS und ZUCKSCHWERDT betonen, daß bei einem gut eingestellten Diabetes sich oft ein ausreichender Kollateralkreislauf mit reaktionsfähigem Kapillarsystem vorfindet, der eine periphere Absetzung gestattet.

GOTTLOB gibt folgende *Kriterien für die Amputationshöhe* an.

1. *Oberschenkelamputation:* Alle Gangränformen bei fehlendem Leistenpuls (Thrombosen der Aorta und der Iliakalgefäße), Gangränbildung proximal vom unteren Drittel des Unterschenkels.
2. *Unterschenkelamputation:* Gangrän des Fußes und des distalen Unterschenkeldrittels bei erhaltenem Femoralispuls, außerdem Gangrän von Zehen bei schlechtem Kollateralkreislauf, z. B. bei Ausfall der A. poplitea.
3. *Mittelfußamputation:* Gangrän einzelner Zehen, die auf das Mittel- und Grundglied reicht, bei erhaltenem Femoralispuls und gutem Kollateralkreislauf.
4. *Zehenamputation:* Gangrän am Zehenendglied, tiefgreifende Ulzera der Zehen mit starken, lokalisierten Schmerzen, guter Kollateralkreislauf vorausgesetzt.

Allgemeine Amputationstechnik: Einige allgemeine Techniken müssen bei der Amputation beherzigt und eingehalten werden.

Man soll keine Blutleere anlegen, um das Gewebe nicht noch mehr zu schädigen. Außerdem könnten sich durch die erforderlichen Manipulationen Kalkpartikel ablösen und peripher eine frische Thrombose herbeiführen.

Die Wundränder sind atraumatisch zu behandeln. Jedes Quetschen des Gewebes, auch durch Pinzetten, ist zu unterlassen.

Die Lappen bzw. Hautränder müssen *spannungslos* aneinanderliegen. Die Hautnaht erfolgt mit Drähten, die die Wundlefzen lediglich adaptieren, nicht aber anämisieren.

Die Drähte werden erst nach 2 Wochen oder noch später entfernt. Während der Wundheilung ist strenge Bettruhe einzuhalten.

Man soll immer drainieren, selbst wenn es bei der Operation kaum blutet. Jedes noch so kleine Hämatom gefährdet das Ergebnis. Das Drain leitet man durch eine Sonderinzision heraus.

Spezielle Operationstechnik (Abb. 32.35).

1. *Oberschenkelamputation:* Die Absetzung erfolgt im Übergang vom proximalen zum mittleren Oberschenkeldrittel entweder durch Zirkelschnitt (ROSENAUER) oder durch Bildung eines größeren vorderen und kleineren hinteren Haut-Muskellappens (GOTTLIEB, KRAFT-KINZ).
2. *Unterschenkelamputation:* Die Absetzung im Übergang vom proximalen zum mittleren Drittel sowie die Bildung eines großen dorsalen Haut-Muskel-Lappens wird allgemein empfohlen. Die Tibiavorderfläche ist sorgfältig abzuschrägen.
3. *Mittelfußamputation* (MCKITTRICK): Beim »Löschwiegenstumpf« (Abb. 32.36) wähle man den dorsalen, stets schlechter durchbluteten Lappen so kurz als möglich und den plantaren dickeren, besser durchbluteten Lappen so lang als möglich; er muß auf alle Fälle die Amputationsfläche überdecken. In günstigen Fällen läßt sich die Absetzung knapp proximal der Mittelfußknochenköpfchen durchführen, gelegentlich muß man quer durch die Keilbeine amputieren, aber in keinem Fall durch Gelenklinien.

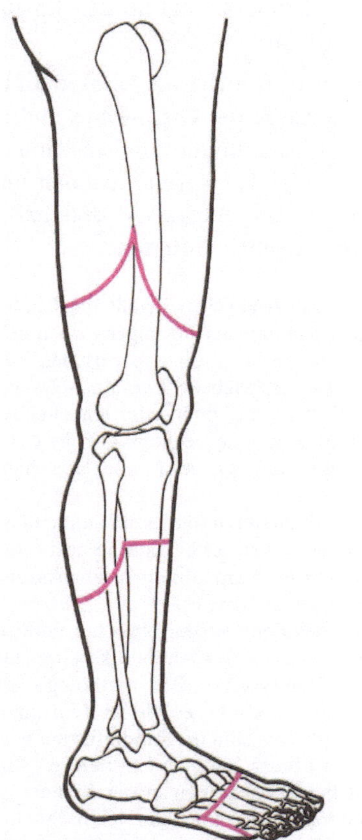

Abb. 32.35 Die Schnittführung zur Ober- und Unterschenkel- sowie Mittelfußamputation

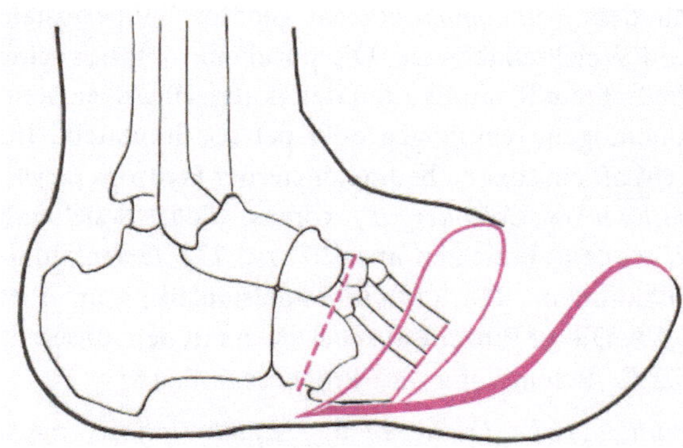

Abb. 32.36 Die Mittelfußamputation unter Bildung eines plantaren Weichteillappens. Falls erforderlich, muß die Absetzung durch die Keilbeine erfolgen

4. *Zehenamputation:* Sie führt oft zum Mißerfolg. Selbst wenn nach Amputation oder Spontanabstoßung eine Heilung erreicht wird, ist die mit dem Knochen verwachsene Narbe meist schmerzhaft und leicht verletzlich. Man soll, wenn man sich schon zur Zehenabsetzung entschließt, die Amputation keilförmig und transmetatarsal vornehmen und unter Umständen das benachbarte Köpfchen mitresezieren, um jede Spannung der Wunde zu vermeiden.

32.4.4. Knochen

32.4.4.1. Hämatogene Osteomyelitis

Akute Osteomyelitis

Außer Staphylokokken können sämtliche anderen Eitererreger eine akute Osteomyelitis hervorrufen: Salmonella typhosa, Escherichia coli, Pseudomonas aeruginosa, Proteus vulgaris, Diplococcus pneumoniae (vor allem bei Säuglingen und Kleinkindern), Haemophilus influenzae, Neisseria gonorrhoeae.

Wir haben in 59 Fällen von 112 akuten Osteomyelitiden (1958 bis 1965) eine Erregertestung des Eiters durchgeführt und fanden: Staphylococcus pyogenes aureus in 83,1%, Streptococcus pyogenes in 3,4%, Haemophilus influenzae in 1,7%, Mischflora in 6,8%, sterile Kulturen in 5%. Der Erregernachweis gelingt in Blutkulturen nach HARTL und HARRIS nur in 50% der Fälle, was wir auf Grund unserer Untersuchungen bestätigen können. Mit MAYER machen sie dafür die oftmals erfolgte hausärztliche Antibiotikavorbehandlung verantwortlich.

Die akute hämatogene Osteomyelitis als typische Erkrankung des Wachstums-, besonders aber des Kindesalters, fand DOMANIG in 85% bei Erkrankten unter 14 Jahren. Bei HÜNER beträgt der Prozentsatz 77, bei uns 85. Mit HÜNER konnten wir ein Maximum der Altersverteilung um das 9. Lebensjahr nachweisen. Den Zeitpunkt des Auftretens und die Variabilität des Krankheitsverlaufes bestimmen nach GRUNDMANN und BEDACHT allergisch-immunologische Vorgänge.

Die überwiegende Lokalisation aller osteomyelitischen Herde an den unteren Gliedmaßen ist bekannt. Wir können uns HELLNER und VEHLINGER anschließen, die eine Abnahme der Häufigkeit des Befalles der einzelnen Knochen in folgender Reihenfolge angeben: Femur, Tibia, Humerus, Radius, Fibula, Kalkaneus usw. (Tab. 32.1).

Die Aufstellung gibt zu erkennen, daß eine oft in der Literatur zitierte Bevorzugung der proximalen Tibia- und distalen Femurmetaphyse bei unserem Material nicht vorliegt.

Erwähnenswert ist noch, daß wir in Übereinstimmung mit HÜNER im Gegensatz zu BRENDEL, der in 15% seiner Fälle einen multilokulären Befall beobachtete, nur bei 4% eine gleichzeitige Entzündung mehrerer Knochen fanden.

Was das *klinische Bild* und die *Differentialdiagnose* betrifft s. S. 164.

Wichtig sind die sich bald einstellenden örtlichen Krankheitszeichen, deren Leitsymptom der *initiale lokale Schmerz* ist. LENGGENHAGER spricht von einer

Tabelle 32.1 Die Lokalisation der akuten Extremitäten-Osteomyelitis an der Chirurgischen Universitätsklinik Rostock (1958–1965)

Lokalisation	Fälle	Davon mit Osteomyelitis	
Obere Extremität	19 (18,27%)	14 (13,46%)	Oberarm
		3 (2,9 %)	Unterarm
		2 (1,9 %)	Mittelhand
Untere Extremität	85 (81,73%)	38 (36,54%)	Oberschenkel in Knienähe 13 (12,5%)
		34 (32,7 %)	Unterschenkel in Knienähe 13 (12,5%)
		7 (6,73%)	Kalkaneus
		6 (5,77%)	Mittelfuß

spezifischen Schmerzempfindlichkeit des Knochenmarks und postuliert eine Früherkennung der akuten Osteomyelitis durch diesen ziehenden oder reißenden, nicht eng lokalisierten »rheumatischen« Schmerz. Dieser uncharakteristischen Symptomatik folgen dann nach 2 bis 3 Tagen die lokalen Entzündungszeichen, wie Schwellung, Erwärmung und Rötung. *Differentialdiagnostisch hat* man eine Phlegmone, einen Abszeß oder ein Erysipel auszuschließen.

Die *Röntgendiagnostik* hat für die Frühdiagnostik keinen Wert. Die um die 2. bis 3. Woche auftretenden Knochenveränderungen zeigen nach GARSCHE einen Dreiphasenverlauf: Der *Beginn* (1. Phase) ist durch eine verwaschene Trabekelzeichnung, Osteoporose und angenagte Rinde (»Mottenfraßstruktur«) gekennzeichnet. Die *zweite Phase,* zu Beginn der 3. Woche, geht mit destruktiven Veränderungen und Ausbildung osteolytischer Herde im Spongiosa- und Kompaktabereich einher. Parallel damit verlaufen reparative Vorgänge in Form periostaler Auflagerungen; sie sollen bei der Staphylokokkeninfektion stärker als bei der Streptokokkenentzündung ausgeprägt sein (BLANCHE) und bei Säuglingen und Kindern früher in Erscheinung treten. Die *dritte Phase* weist ein unruhiges Knochenbild auf, der Gewebszusammenhang ist unterbrochen, die Struktur vergröbert. Osteomyelitische Herde umschließen dichte, isolierte Knochenteile. Der Knochen erscheint aus mehreren Teilen zusammengesetzt. Verstärkte, vom Periost und Endost ausgehende Reparationen bilden ein neues Knochengerüst, die *Totenlade* (s. S. 166). Hingegen erlauben *Isotope* die für eine primäre Heilung so wichtige *Frühestdiagnose* innerhalb der ersten 3 Tage nach Krankheitsbeginn (DEYSINE). Das durch Leukozyten gebundene und transportierte Gallium 67-Zitrat gelangt an den Entzündungsherd und markiert ihn.

Abortivformen: Die Osteomyelitis kann bei besonderer Reaktionslage des Organismus und beschränkter Erregereinschwemmung klinisch und röntgenologisch einen blanden Verlauf nehmen und als Kortikalisosteomyelitis, BRODIE-Abszeß bzw. plasmazelluläre Osteomyelitis auftreten.

Die **Kortikalisosteomyelitis** befällt die Rinde großer Röhrenknochen in Form herdförmiger Einschmelzungsbezirke, verbunden mit geringgradigen periostalen Reaktionen. Das von HELLNER beschriebene *Kortikalis-Osteoid,* welches mit starker periostaler und endostaler Knochenneubildung einhergeht und von einer echten Geschwulst nicht immer leicht abzugrenzen ist, muß ebenfalls hier eingeordnet werden.

Beim **Brodie-Abszeß** handelt es sich um einen auf das Mark der Metaphyse lokalisierten Eiterherd, der durch Granulationen und Knochenneubildung abgekapselt bleibt und später nicht selten steril ist.

Die **plasmazelluläre Osteomyelitis** hat unter dem virulenzdrosselnden Einfluß der Antibiotika eine starke Zunahme erfahren (VEHLINGER). Die pathologisch-anatomischen Kennzeichen sind die Osteolyse im Zentrum des Prozesses, eine starke plasmazelluläre Randinfiltration sowie die perifokale Markfibrose und Osteosklerose. Man findet sie bevorzugt bei Erwachsenen in der Metaphysengegend der langen unteren Röhrenknochen. Klinisch kann die Abgrenzung gegenüber einem EWING-Sarkom oder Osteoidosteom schwer sein. Die Diagnose läßt sich nur durch die Biopsie abklären.

Zu den *Frühkomplikationen* gehören subperiostale und Weichteilabszesse. Die purulente Arthritis, eine gefürchtete Komplikation der akuten Phase, entsteht hämatogen, lymphogen oder per continuitatem. Ihr geht oft ein toxisch bedingter steriler Hydrops *(»sympathischer« Gelenkerguß)* voraus. TERNOWSKI und WASKÖNIG berichten über 20 bzw. 27% Gelenkkomplikationen, BLANCHE (Sammelstatistik) nur über 6,5%. Dieser Prozentsatz deckt sich mit dem unseren: 6,25%. Behandlung und Prognose s. S. 167.

Pathologische Frakturen und *Epiphysiolysen,* meist das Resultat einer verspäteten bzw. unzureichenden antibiotischen Behandlung oder ungenügenden Ruhigstellung, pflegen unter intensiver Antibiotikatherapie und exakter Immobilisation, eventuell mit einem Dauerzug kombiniert, auszuheilen. Irreversible *Spätfolgen* lassen sich selbst bei Frühbehandlung des Grundleidens nicht immer mit Sicherheit verhindern, so die Epiphysennekrose des Hüftkopfes und Wachstumsstörungen durch dauergeschädigte Metaphysen im distalen Femur- bzw. proximalen Tibiabereich. Es entstehen *Destruktionsluxationen der Hüfte* mit oft erheblichen Wachstumsverkürzungen oder bei *partieller knöcherner Epiphysiodese* Achsendeviationen der Röhrenknochen, die später operativ korrigiert werden müssen.

Die *Allgemeinbehandlung* der akuten Osteomyelitis ist auf Seite 167 dargestellt. Wir verloren von unseren 104 Patienten lediglich einen 12 Wochen alten Säugling (0,96%), der mit einer verschleppten Oberarmosteomyelitis, deren Ausgangspunkt Hinterkopfabszesse waren, moribund zu uns und trotz hoher Abschirmung und Abszeßspaltung zwei Tage später ad exitum kam. Die Sektion ergab eine schwere Septikopyämie, toxische Darmparalyse, eine eitrig einschmelzende Humerusosteomyelitis und proximale Epiphysenlösung.

Für die *Frühbehandlung*, bei der man auf keine Erreger- und Resistenzbestimmung zurückgreifen kann, wird die Verabreichung eines Breitbandantibiotikums bzw. einer wirksamen Antibiotikakombination gefordert. Nach IRMER besteht noch eine gute Empfindlichkeit der Staphylokokken gegen Erythromyzin (84%) und Chloramphenikol (82%). Letzteres soll aber bei Säuglingen wegen der Leberunreife toxisch wirken. Viele Autoren befürworten auch heute noch eine initiale Therapie mit penizillinaseresistenten Penizillinen. Neuerdings werden bei der Initialbehandlung die Zefalosporine wie auch das spezifisch gegen Staphylokokken wirksame Linkomyzin empfohlen (ENDLER). Die richtige Wahl des optimal wirksamen Antibiotikums in der bakteriologisch unklaren Anfangsphase entscheidet über den Heilungserfolg! Die Antibiotikamedikation soll wenigstens 15 Tage, nach HÜNER 3 bis 5 Wochen, über die Entfieberung hinaus fortgesetzt werden.

Ein *subperiostaler Abszeß* verlangt die umgehende chirurgische Entlastung. Für die Punktion mit anschließender Antibiotika-Instillation sprechen sich unter anderem BLANCHE, VOLKMANN, BLÜMEL, WASKÖNIG aus. ENDLER lehnt diese ab, da sie keine sichere Abszeß- und Nekroseentleerung gewährleistet. Auch das andere Extrem, die Markhöhle in der Frühphase breit aufzumeißeln, das Granulationsgewebe auszuräumen und die Knochen-Weichteil-Wunde offen zu behandeln (LEWANTOWSKIJ, HEINZ, KOPF), findet wegen der Gefahr einer Sekundärinfektion und der Keimaussaat bei BLÜMEL, KRAFFT, GRUNERT, SIEBERG und ENDLER keine Anerkennung. Mit AXHAUSEN, GROB und ENDLER wird heute die Inzision und Ausräumung des Abszesses mit anschließendem primären Wundverschluß bevorzugt. Über ein Lokaldrain verabreicht man für 4 bis 14 Tage Antibiotika. WILLENEGGER erweitert dieses zur Spüldrainage.

Bei *Markraumphlegmonen und diaphysärer Ausbreitung der Entzündung* ist die zusätzliche Druckentlastung und Eiterentleerung des Markraumes geboten (HÜNER, LENGGENHAGER, ENDLER). Von mehreren Bohrlöchern aus schraubt ENDLER transkutan wasserdichte Stahlkanülen ein und instilliert über diese 7 bis 14 Tage lang Antibiotika. Zur rascheren Kolliquation von Gewebsnekrosen gibt er für 3 Tage stabilisierte tryptische Enzyme bei.

Eine *Frühsequestrierung* verlangt hinsichtlich der chirurgischen Intervention äußerste Zurückhaltung (GEHRT, ENDLER). Die Erfahrung hat gelehrt, daß auch größere Sequester völlig resorbiert oder wieder eingebaut werden können (HIGGINS, BRAUN und BODIAN, VOLKMANN, KRAFFT (Abb. 32.37 und 32.38). Die Sequestrotomien und Höhlenausräumungen sind grundsätzlich der Spätphase – frühestens nach 8 bis 12 Wochen – vorbehalten, wenn die akute Entzündung abgeklungen ist und sich bereits ein Involukrum[1] gebildet hat. Die Gefahr der sekun-

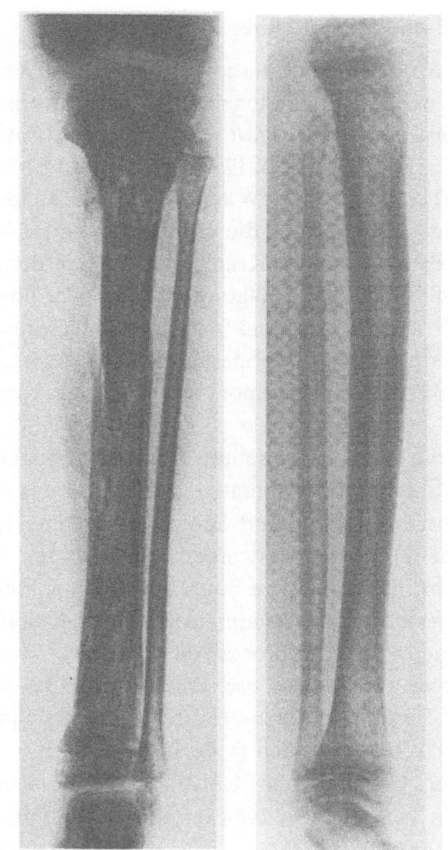

Abb. 32.37 B. K. 6 J. Schwere Tibiaosteomyelitis mit Totenladenbildung

Abb. 32.38 Unter konservativer Behandlung restitutio ad integrum

1 *involucrum* (lat.): stützende Hülle (aus Knochengewebe) = Totenlade.

dären Spontanfrakturen mit den schlechten Heilungstendenzen läßt sich so umgehen.

Die *Mitbeteiligung des Hüftgelenkes* birgt besonders bei Säuglingen die Gefahr der Ernährungsstörung des Femurkopfes und damit der Epiphysennekrose in sich. ENDLER fordert daher, falls die Lokalsymptome innerhalb von 2 Tagen sich nicht deutlich zurückbilden, die schonende Früharthrotomie zur Druckentlastung. Über einem Lokaldrain wird die Wunde primär verschlossen.

Die **exakte Ruhigstellung im Gipsverband** *bis zur völligen Beruhigung des Krankheitsprozesses hat auch heute noch uneingeschränkt Bedeutung für die Lokalbehandlung der akuten Osteomyelitis.* Die Dauer der Immobilisation schwankt zwischen 3 bis 6 Monaten, sie kann beendet werden, wenn sich Blutbild und vor allem die Blutkörperchen-Senkungsgeschwindigkeit normalisiert haben und im Röntgenbild »Ruhe« eingetreten ist.

Chronische Osteomyelitis

Nach Angaben der Literatur heilen 70 bis 90% der Fälle von akuter hämatogener Osteomyelitis primär, der Rest von 10% (BLANCHE), 13% (POPKIROW), 10 bis 15% (OEYNHAUSEN), 17% (TRUETA und ENDLER), 28% (HÜNER), 29% (WINTER) und 20% unseres Krankengutes geht in die chronische Verlaufsform über. Es sind zumeist Krankheitsfälle, bei denen es im akuten Stadium infolge verspäteter oder ungenügender Antibiotika- und Allgemeinbehandlung zu Frühsequestrierung, subperiostalen Abszessen, Gelenkempyemen oder Spontanfrakturen gekommen war.

Ein großer Teil der Patienten mit chronischer Osteomyelitis kann durch operative Entfernung des osteomyelitischen Herdes und Sanierung der infektiösen Knochenhöhle geheilt werden. Unbehandelt dagegen führt die chronische Eiterung bei jahrzehntelangem Bestehen zu schweren Auswirkungen auf den Allgemeinzustand in Form von sekundärer Anämie, Nephrose und Amyloidose. Lokal kann es bei jahrelanger Fisteleiterung zur Entstehung eines Plattenepithelkrebses kommen (s. S. 164).

An der Chirurgischen Universitätsklinik Rostock wurden von 1958 bis 1964 insgesamt 107 Patienten mit einer chronisch hämatogenen Osteomyelitis der Extremitäten behandelt. Das Durchschnittsalter betrug 30 Jahre. Das männliche Geschlecht überwog mit 71% erheblich. Mit Abstand waren am häufigsten Oberschenkel (47,4%) und Unterschenkel (32,8%) betroffen, es folgten Ober- (8,4%) und Unterarm (7,5%), Fersenbein (2,9%) und Mittelfuß (1%). Tabelle 32.2 gibt eine Übersicht über die verschiedenen Formen der Osteomyelitis im Krankengut der Chirurgischen Universitätsklinik Rostock 1967 bis 1974.

Tabelle 32.2 Osteomyelitis (klinische Diagnose)

	Kinder	Erwachsene	Gesamt
Akute hämatogene Osteomyelitis	28	5	33
Chronische Osteomyelitis	13	62	75
Exogene fortgeleitete Osteomyelitis	4	17	21
Frakturosteitis	–	40	40
Osteosynthesenosteitis	2	48	50
Schußfrakturosteitis	–	36	36
BRODIE-Abszeß	–	3	3
Gesamt	47	211	258

Klinisches Bild: Der Allgemeinzustand der meisten Patienten ist nicht beeinträchtigt, obwohl sich die Anamnese über viele Jahre erstreckt und fast 50% der Kranken etwa 3- bis 4mal voroperiert worden sind. Die Blutkörperchen-Senkungsgeschwindigkeit weist als wichtigstes Kennzeichen der Aktivität des Krankheitsprozesses fast immer eine Beschleunigung auf, eine mäßige Leukozytenvermehrung deutet auf die Abwehrarbeit des Organismus hin. Bei über einem Drittel unserer Patienten bestand eine geringe Eiweißausscheidung im Urin, wohl als Ausdruck eines entzündlich toxischen Geschehens. In einigen Fällen fanden sich zusätzlich Rest-N- und Blutdruckerhöhungen, die als Symptome einer bereits eingetretenen Niereninsuffizienz zu werten sind. Bei 6 unserer Patienten mit quantitativ meßbaren Eiweißverlusten und zusätzlicher Zylindrurie konnten wir als Folge der langjährigen Fisteleiterung eine Amyloidose feststellen (s. S. 92).

Der *Lokalbefund* ist gekennzeichnet durch Fisteln (47%). Ulzera (7%), Abszeßbildung (29%) und phlegmonöse Entzündungen (25%). Wir sahen mehr oder weniger eingezogene, z. T. kosmetisch störende Narben und in einem erheblichen Prozentsatz Defektheilungen, wie Gliedmaßendeformierungen und Wachstumsstörungen, ferner Bewegungseinschränkung und in einigen Fällen Ankylose der herdnahen Gelenke.

Das *Röntgenbild* zeigt eine Osteosklerose mit weitgehender Verödung der Markhöhle, Verdichtung der Rinde und periostalen, wulstigen Verdickungen, im Endzustand eine diffuse Hyperostose mit stellenweiser oder totaler Eburnisierung. Neben Sequestern (25%) lagen in 33% Granulationshöhlen vor.

Bakteriologie: Im Gegensatz zur akuten Osteomyelitis, wo die Monoinfektion mit Staphylokokken überwiegt (s. S. 164), nehmen bei der chronischen Form

Tabelle 32.3 Wundflora von 129 Wundkeimen bei 154 Abstrichen

Staphylococcus aureus in Reinkultur	81	
Staphylococcus aureus + Proteus	1	
Staphylococcus aureus + Pseudomonas	6	
+ Pseudomonas		
+ Proteus	5	98
+ Klebsiella pneumoniae	2	
+ Streptokokken	2	
Streptococcus haemolyticus in Reinkultur	5	
Streptokokken + Enterokokken	2	
Klebsiella pneumoniae in Reinkultur	7	
+ Proteus	1	
+ Staphylococcus aureus	2	
Proteus vulgaris in Reinkultur	2	
Proteus vulgaris als Mischflora	5	
Pseudomonas aeruginosa	3	
Pseudomonas aeruginosa als Mischflora	8	
Escherichia coli	4	
Micrococcus pyogenes	1	
Gramnegatives Stäbchen	1	
Sterile Abstriche	25	

mit 30% die Mischinfektionen zu (BURRI, PLAVE). Im Eiterabstrich lassen sich außer pyogenen Keimen ein höherer Prozentsatz von Fäulniskeimen nachweisen. Chirurgisches Vorgehen, offene Wunden, Fisteln und die antibiotische Therapie sind die Hauptursachen dieses Phänomens. Tabelle 32.3 zeigt eine Zusammenstellung der Wundflora bei chronischer Osteomyelitis (154 Abstriche 1967 bis 1974).

Die Resistenztestung der Staphylokokken unseres Krankengutes ergab eine ausreichende Empfindlichkeit gegenüber Penizillin (63,5%), Streptomyzin (77,1%), Chloramphenikol (86,1%) und Tetrazyklin (81,8%). Dagegen stellten IRMER und GRÜN (1961) eine weitgehende Resistenz gegen Penizillin, Streptomyzin und Tetrazykline fest, es bestand nur noch eine gute Empfindlichkeit gegen Chloramphenikol und Erythromyzin.

Operative Therapie

Die Erfahrung hat gelehrt, daß bei der chronischen Osteomyelitis auch in der Antibiotika-Ära nur eine operative Sanierung des Herdes Aussicht auf bleibenden Erfolg hat. Eine allein parenterale Antibiotikabehandlung verliert ihre Wirkung in den schlecht durchbluteten Knochenherden und Weichteilnarben. MAURER und SCHEIBE fanden anhand arteriographischer Untersuchungen eine deutliche Minderdurchblutung der Weichteile in der Umgebung chronischer osteomyelitischer Herde und betrachten diese Weichteilbarriere als Mitursache der Wirkungsminderung einer parenteralen Antibiotikabehandlung. Diese Rarefikation des arteriellen Gefäßsystems im erkrankten Gebiet verhindert auch bei einer isolierten Perfusion mit Antibiotika einen nachhaltigen Effekt (RYON, HOTTINGER, REEMTSMA, REDDINGFIELD und WICKSTROM).

Die *Operationsindikation* wird bestimmt durch Sequester, Eiterherde des Knochens, persistierende Fisteln, septische Fernwirkung und wiederholtes Aufflackern des Herdes.

Vor der Operation ist die Durchführung einiger Untersuchungen unerläßlich: bakteriologische Untersuchung und Resistenzbestimmung der Erreger, Tomographie, Knochenszintigraphie und Fistulographie.

Das *Antibiogramm* mit Resistenzbestimmung ermöglicht eine gezielte Antibiotikabehandlung.

Die *Röntgenschichtaufnahme* vermag Sequester und Knochenhöhlen darzustellen, die bei der gewöhnlichen Röntgenaufnahme nicht oder nicht deutlich genug zur Darstellung kommen. Außerdem orientiert uns das Tomogramm über ihre Lokalisation, Form und Größe.

Die *Knochenszintigraphie* mit 85-Strontium (VOORHOEVE) oder Gallium 67-Zitrat (DEYSINE) erlaubt den sicheren Nachweis von Eiterherden im Knochen und gibt Auskunft über die Ausdehnung des Entzündungsherdes.

Die *Fistulographie* klärt die Verbindung von Fisteln zum Knochen bzw. zu Weichteilhöhlen.

Die *Wahl des Operationstermins* bestimmen außer den anatomischen Kriterien vor allem die klinischen Erscheinungen. Nie soll man in das Exazerbationsstadium hineinoperieren, das gilt besonders beim parossalen Abszeß. Dieser wird breit eröffnet, nekrotisches Gewebe entfernt und eine offene Spüldrainage eingelegt. Nach Abfall des Fiebers und Abklingen der örtlichen Entzündungszeichen kann die Radikaloperation angeschlossen werden. Man soll auch davon Abstand nehmen, im subakuten Stadium der Osteomyelitis zu operieren. Obwohl zu diesem Zeitpunkt Sequester meist demarkiert sind, haben die reparativen Vorgänge noch keine, zur Aufrechterhaltung der Knochenstabilität ausreichende Totenlade gebildet. Es ist auch zu berücksichtigen, daß eine große Anzahl der Sequester wieder eingebaut wird (s. S. 166).

Die *präoperative Vorbereitung* muß dem chronischen Charakter der Erkrankung Rechnung tragen. Ein Teil der Patienten, besonders die mit langdauernder Fisteleiterung, befindet sich im Zustand der chronischen Intoxikation mit sekundärer Anämie und Hypoproteinämie. Hier haben wiederholte kleine Bluttransfusionen eine stimulierende Wirkung. Plasmaübertragungen gleichen den Eiweißverlust aus.

Die Abwehrlage läßt sich durch entsprechende Diät (eiweißreiche Kost), Gamma-Globuline, Eigenblut- bzw. Pyrecol-Injektionen heben. Die Vorbereitung Kranker mit einer Amyloidose hat besonders sorgfältig zu erfolgen. Diurese, Reststickstoff, Elektrolyte und die Leberfunktion bedürfen einer ständigen Kontrolle. Fisteln mit starker Eiterabsonderung sind mit einem lokal wirksamen Antibiotikum und trypsinhaltigen, die Nekrosen auflösenden Präparaten zu spülen, während toxische Fälle eine gleichzeitige präoperative parenterale Antibiotikabehandlung erfordern.

Im Mittelpunkt der *postoperativen Behandlung* steht die **exakte Immobilisation durch Gipsverband,** der zur Kontrolle der Wunde gefenstert werden muß. Die Dauer der Ruhigstellung schwankt je nach Prozeßcharakter und Operationsart, d. h. sie richtet sich nach der postoperativen statischen Knochenfestigkeit. Über die Verwendungsmöglichkeit von AO-Platten oder dem Fixateur externe s. S. 592.

Nach dem Eingriff unterstützen Blut- und Plasmatransfusionen sowie Vitamine die Heilung.

Die *antibiotische Behandlung* unter ständiger Kontrolle und Testung der Erreger ist für einen komplikationslosen Verlauf unumgänglich, sie soll bis zur Wundheilung bzw. bis zum Abklingen septischer Symptome weitergeführt werden.

Hämatome oder Serome sind durch Punktion zu entleeren, nach Antibiotikainstillation empfiehlt sich das Anlegen eines Schwammgummi-Kompressionsverbandes. Einer auftretenden Eiterung ist rechtzeitig Abfluß zu verschaffen. Zurückbleibende Fisteln haben ihre Ursache in noch verbliebenen Sequestern und nicht ausgeräumten Knochenherden.

Nach der Aufhebung der Immobilisierung muß die krankengymnastische Behandlung die Wiederherstellung der Gelenkfunktion anstreben.

Den **Operationsmethoden zur Behandlung der chronischen Osteomyelitis** liegen drei Hauptgesichtspunkte zugrunde:

- *Eröffnung und Osteonekroseresektion des Knochenherdes.*
- *Ausfüllung des Knochendefektes.*
- *Primärer Wundverschluß.*

Nur bezüglich der Auffüllung des Knochendefektes differieren heute noch die Standpunkte. Dies wird verständlich, wenn man sich vergegenwärtigt, daß unterschiedliche Form und Lage des Osteomyelitisherdes, Anzahl der vorangegangenen Operationen, örtliche Komplikationen (Spontanfraktur), Alter und Allgemeinzustand des Patienten ein individuelles Vorgehen verlangen. Dazu kommt die persönliche Erfahrung des Operateurs.

Eröffnung und Osteonekroseresektion des Knochenherdes

Wir führen die Operation in Blutleere durch, weil diese einwandfreie Sichtverhältnisse zur Beurteilung des Gewebes gewährleistet. Nach Anfärben des Fistelkanals mit Methylthioninchlorid (Methylenblau) wird die Fistelöffnung umschnitten und die Haut in genügender Länge inzidiert. Bei vorangegangenen Operationen kommt die Narbe mit zum Fortfall. Dem Fistelgang folgend arbeitet man sich unter stumpfem oder scharfem Auseinanderdrängen der Muskulatur und des Narbengewebes auf die Kloake des Knochens vor.

Da, wo Gefäße und Nerven im Narbengebiet eingebettet sind und die Fisteln in ihrer Nähe verlaufen, ist es im Interesse der Schonung dieser Gebilde geboten, stets den Schnitt in gesundes Gewebe zu legen und durch intakten Knochen in die Höhle einzudringen. Die Weichteilfisteln selbst werden zum Schluß sparsam umschnitten, exstirpiert und die Hautöffnung vernäht. Wenn dies wegen ihrer Länge und ihres gewundenen Verlaufes nicht möglich ist, so begnügen wir uns mit der Exzision der Fistelöffnung und kürettieren die Wand mit dem scharfen Löffel.

Nach schonendem Abschieben des Periostes erfolgt die *Eröffnung und Ausräumung der Knochenhöhle.* Um ein gutes Dauerresultat zu erzielen, bedarf es der Entfernung sämtlicher Sequester, der Exzision allen Narbengewebes und der Auslöffelung des Granulationsgewebes, da sich dort häufig kleinste Sequester und virulente Keime aufhalten, sowie der Kürettage sämtlicher kleinen und größeren Höhlen. Gesunder Knochen weist sich durch Blutpunkte aus. Die Markierung des Gewebes mit Vitalfarbstoff (KLEMM) – devitalisierter Knochen färbt sich nicht an – scheint sich nicht durchzusetzen.

Vollständig eingebaute Sequester können belassen werden, desgleichen eburnisierter Knochen, da dieser nicht zur Sequestration neigt (WINTER). Man soll möglichst vermeiden, die geschlossene Höhle zum intakten Knochenmark hin zu eröffnen. Der Durchbruch dieser Entzündungsbarriere kann ein Übergreifen der Infektion hervorrufen, BURRI negiert diese Gefahr. Die von der Höhle nach außen führenden Kloaken frischen wir mit dem Hohlmeißel sparsam an.

Je nach der geplanten Auffüllung gestaltet sich die Zurichtung der Knochenhöhle. Sie ist bei den jeweiligen Methoden zu besprechen.

Nach Beendigung der Nekrotomie kann die Blutleere aufgehoben werden. Die auftretende Blutung wird durch Einpressen von feuchtwarmen Mullkompressen bekämpft. Die Sickerblutung pflegt danach zu stehen, größere spritzende Gefäße sind mit Katgut zu umstechen. Abschließend spülen wir die Weichteil- und Knochenwunde gründlich mit isotonischer Natriumchloridlösung aus und saugen sie leer. Dadurch werden Knochenpartikel, kleine Sequester und Bakterien ausgewaschen.

Die weiteren örtlichen Zusatzmaßnahmen haben sich nach der Aktivität des Infektionsgeschehens zu richten. Ein praktisch abgeklungener Infekt durch spontanen Verlauf (chronische Form ohne eitrige Sekretion) gestattet die nachfolgende Auffüllung des Knochendefektes. Sie verbietet sich hingegen bei Vorliegen eines eitrig putriden Lagergewebes (aggressive Form der Osteomyelitis) und verlangt zunächst die Vorbehandlung mit der Spüldrainage während 1 bis 3 Wochen (BURRI, SCHELLNACK, PLAUE, HIERHOLZER).

Auffüllung des Knochendefektes

Allen hierfür gebräuchlichen Methoden liegt das Bestreben zugrunde, mit verschiedenartigem, körpereigenem oder -fremdem Material die geformte Knochenhöhle auszufüllen. Jede zurückbleibende und persistierende Resthöhle birgt, selbst bei zunächst primärer Wundheilung, die Gefahr des Rezidives in sich.

Antibiotische lokale Spülbehandlung: Dieses Verfahren verzichtet auf eine primäre Plombierung der Knochenhöhle und überläßt sie unter Keimfreihaltung der sekundären Auffüllung mit Granulations- und Narbengewebe.

ENDLER bohrt mit einem Spezialinstrumentarium mehrere Kanülen durch den Knochen in die Höhle und instilliert pro Kanüle 2 bis 3 ml einer Lösung, bestehend aus 100 000 bis 200 000 E Penizillin, 0,5 g Streptomyzin, 100 mg Terramyzin® und 0,5 bis 1 g Sulfanilamiden. Diese Behandlung führt er 2 bis 3 Wochen lang durch.

DAHMEN hat diese Spülmethode wieder aufgegeben, da manchmal durch den Druck bei der Instillation starke Schmerzen entstanden. Statt dessen übernahm er die von WILLENEGGER angegebene Dauerspülung (s. S. 137). WILLENEGGER setzt die Behandlung in der Regel solange fort, bis sich nur noch unbedeutende Mengen applizieren lassen, d. h. die Höhle sich mit Granulationen aufgefüllt hat. In den letzten Jahren ist man zu der Erkenntnis gekommen, daß der Haupteffekt der Spüldrainage in der mechanischen Ausschwemmung von Sekret, Detritus und Nekrosepartikeln bestehe, die Antibiotikabeigabe hingegen eine untergeordnete Rolle spiele. WILLENEGGER, BURRI, PAPASTAVROU begrenzen sie deshalb auf die ersten 2 bis 4 Tage. KLEMM verzichtet sogar ganz darauf. Als Spülflüssigkeit wird die gewebsfreundliche RINGER-Lösung empfohlen. Mit POPKIROW möchten wir die Methode der lokalen Antibiotikaspülung wegen der hohen Rezidivgefahr auf marginal gelagerte osteomyelitische Herde und auf kleine, umschriebene, verhältnismäßig frische eitrige Knochenhöhlen bei gutem Regenerationszustand des Knochengewebes beschränken. Unter diesen Voraussetzungen vermag diese Therapie eine Dauerheilung zu erzielen. Von unseren so behandelten 24 Patienten blieben 23 nach einer durchschnittlichen Beobachtungszeit von 5 Jahren rezidivfrei.

Tabelle 32.4 gibt Aufschluß über die Zusammensetzung der antibiotischen Spüllösungen im Rahmen der Osteomyelitistherapie 1967 bis 1974. Inzwischen haben wir die Verwendung von Chloramphenikollösung weiter reduziert und dafür vermehrt Nebacetin- und Polymyxin-Neomyzin-Bazitrazin-Lösung verwendet.

Tabelle 32.4 Postoperative Spüldrainage

Chloramphenikolspüllösung	140×
Nebazetinspüllösung	31×
Polymyxinspüllösung	3×
Neomyzinspüllösung	1×
Gentamyzinspüllösung	1×
Nifurantinspüllösung	1×
Polymyxin-Neomyzin-Bazitrazin-Spüllösung	7×
Ringer-Lösung	2×
PD	2×

Die gleichzeitig systemisch verabfolgten Antibiotika sind Tabelle 32.5 zu entnehmen. Besondere Bedeutung zur Langzeitbehandlung von Staphylokokkeninfektionen des Knochens besitzen Linkomyzin und Fusidinsäure. Die durchschnittliche präoperative Dauer der in den Jahren 1967 bis 1974 zur Behandlung gekommenen Osteomyelitisformen betrug 8½ Jahre mit extremen Verläufen von 43, 58 und 74 Jahren (Tab. 32.6).

Eine Übersicht über die im Zeitraum 1967 bis 1974

Tabelle 32.5 Postoperative Antibiotikatherapie

Chloramphenikol	52×
Linkomyzin (Albiotic)	68×
Halbsynthetische Penizilline	27×
Konventionelle Penizilline	14×
Tetrazykline	10×
Nifurantin	4×
Fuzidine	9×
Erythromyzin	3×
Gentamyzin, Cillimyzin, Supracid	2×

Tabelle 32.6 Dauer der Erkrankung bis zur Sanierung bei Erwachsenen (in Jahren)

Akute hämatogene Osteomyelitis	1/4
Chronische Osteomyelitis	17 (1/4; 74)
Chronische + akute fortgeleitete exogene Osteomyelitis	9 (1/4; 43)
Frakturosteitis	6 (1/4; 28)
Osteosynthesenosteitis	4 (1/4; 10)
Schußfrakturosteitis	22 (1/4; 58)
BRODIE-Abszeß	3/4
Gesamt	8 1/2 Jahre

angewendeten Operationsverfahren bei chronischer Osteomyelitis siehe Tabelle 32.7.

Muskelplombe: Die auf SCHULTEN zurückzuführende gestielte Muskellappenplastik hat ihren Wegbereiter in der Muldung (ESMARCH), d. h. Glättung der Knochenhöhlenränder, damit sich Muskelgewebe dem Defekt anlagern kann. Die Muldung oder die Saucerisation[1] der amerikanischen Literatur ist zwar auch ein Versuch, die Höhle zu beseitigen, aber nicht dadurch, daß man sie ausfüllt, sondern daß man seitlich in allen Richtungen gesunden Knochen mitwegnimmt und ihn so modelliert, daß kein Hohlraum zurückbleibt (Abb. 32.39 und 32.40). BUCKMAN und BLAIR empfehlen nach der Operation einen Kompressionsverband anzulegen, damit sich die Weichteile dem Knochen besser anschmiegen.

Dieses Verfahren erfreut sich auch heute noch der Beliebtheit (BUCKMAN und BLAIR, DAHMEN, BRAIZEW, LUKANOW). Es hat aber den Nachteil, daß viel vom gesunden Knochen geopfert werden muß. Da-

Tabelle 32.7 Behandlung der Osteomyelitis

Nichtoperativ	24	25
Operativ	222	314
Inzision	7	13
Inzision + Spüldrainage	80	83
Ausmuldung + autologe Spongiosaplastik	21	28
+ homologe Spongiosaplastik	48	50
+ autologe + homologe Spongiosaplastik		1
+ Muskelplastik	21	29
+ Spüldrainage	9	10
+ Kreuzlappenplastik	14	20
Sequestektomie + Spüldrainage	10	18
Punktion	2	3
Osteosynthesenmaterialentfernung + Spüldrainage	19	19
Resektionen bzw. Amputationen	24	30
Grenzstrangresektion	5	6
Defektüberbrückung bei Kontinuitätsresektion	1	1
Arthrodesen	3	3

1 saucer (engl.) = Untertasse

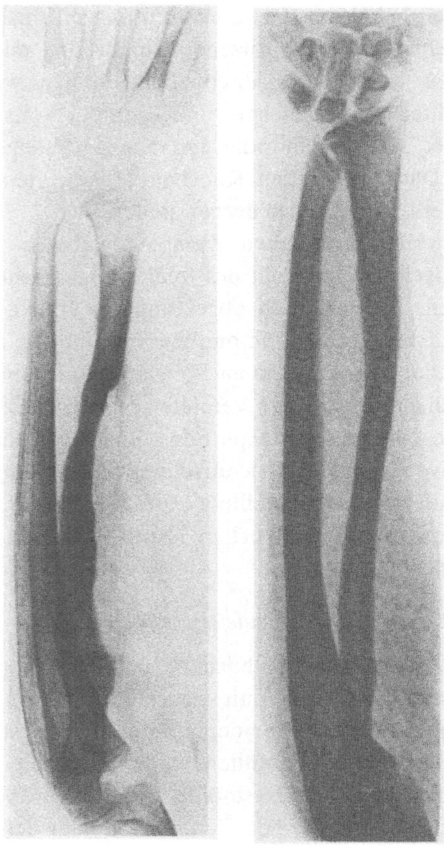

Abb. 32.39 Sch. G., 9 J. Muldung einer Radiusosteomyelitis

Abb. 32.40 Nahezu ideale anatomische Ausheilung des Knochens

durch entsteht eine statische Schwächung des Extremitätenknochens, die unter Umständen zur Fraktur führen kann. Während die Muldung sich nicht für tiefergelegene oder umschriebene Herde (BRODIE-Abszeß) sowie für das subakute Osteomyelitisstadium (mangelnde Regeneration) eignet, empfiehlt sie sich jedoch bei diaphysär lokalisierten Herden mit reichlicher Knochenapposition (Abb. 32.41 und 32.42).

Die Weiterführung dieses Verfahrens stellt die *gestielte Muskellappenplastik* (SCHULTEN) dar. Sie hat auch durch die Einführung der Antibiotika nicht an Bedeutung verloren, im Gegenteil, ihr gebührt nach wie vor in der Behandlung vor allem veralteter und schwerer chronischer Osteomyelitiden ein vorrangiger Platz (RÜHL, DAHMEN, ARYJEW, NIKITIN, WOLSCHIN, MOWSCHOWITSCH, ORELL, LINDENBAUM, KOSINZEW, POPKIROW, KOPF, BERTELLE, RITTER, RETTIG, PLAUE u. a.). Das Muskelgewebe empfiehlt sich zur Ausfüllung von Knochenhöhlen wegen seiner Elastizität und hervorragenden plastischen Formbarkeit. Die Gefahr der Nekrose des gestielten Muskel-

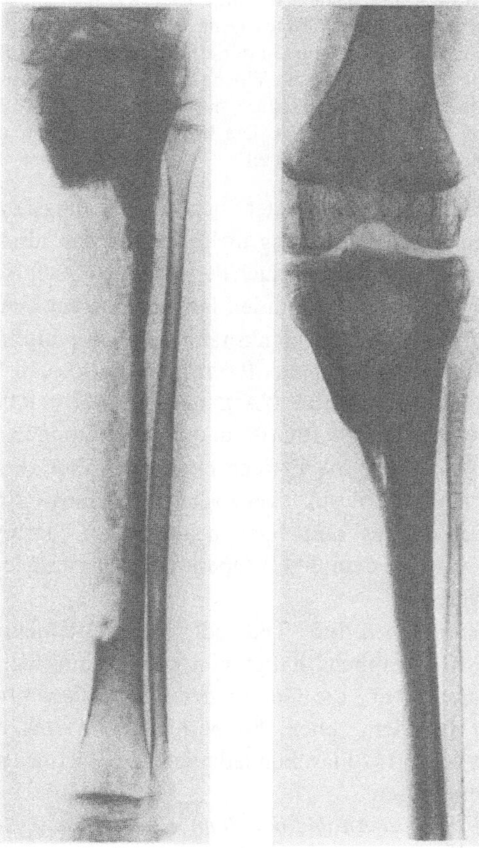

Abb. 32.41 W. E., 13 J. Radikale Muldung einer schweren Tibiaosteomyelitis

Abb. 32.42 Weitgehende Wiederherstellung des Schienbeins

lappens ist infolge der außerordentlich guten Durchblutung sehr gering. STOTZ hat anhand anatomischer Studien die geeigneten Muskeln zur Auffüllung von Knochenhöhlen an den Extremitäten zusammengestellt. Am Arm wird man wegen der seltenen Lokalisation der Osteomyelitis nur gelegentlich, und dann nur am Oberarm, auf die Muskelplastik zurückzugreifen brauchen. Für den Humerus bieten sich Lappen aus dem M. deltoideus, M. brachialis, M. triceps und aus dem Caput longum des M. biceps an. Am Oberschenkel eignen sich gestielte Lappen vor allem vom M. quadriceps femoris, vom Caput longum des M. biceps sowie der M. sartorius, während am Unterschenkel der M. gastrocnemius und der M. tibialis anterior zur Verfügung stehen.

Bei der Zubereitung eines Muskellappens muß man seine Retraktion nach der Durchtrennung in Erwägung ziehen, d. d. er muß 3 bis 4 cm länger als zur Plastik nötig gehalten werden. Die gute Durchblutung des Muskelgewebes erlaubt Lappenlängen bis 25 cm, sie ist jedoch am optimalsten bei Längen zwischen 10 und 15 cm. Die Breite läßt sich zwischen 2 und 10 cm, die Dicke zwischen 1 und 4 cm variieren. Die bessere Durchblutung garantieren proximal gestielte Muskellappen. Aus dem mächtigen M. quadriceps femoris kann man gleichzeitig zwei Lappen gewinnen, falls es die Größe der Knochenhöhle erfordert.

Der Nachteil der Muskellappenplastik besteht in der Kraftminderung, die es zu beachten und in vertretbaren Grenzen zu halten gilt.

Die Zurichtung der Knochenhöhle nach der Nekrotomie verlangt die Wegnahme eines in der Länge und Breite beschränkt großen Knochendeckels. Die Statik wird dadurch nicht beeinträchtigt.

Die **Technik der Muskellappenplastik** bereitet im allgemeinen keine Schwierigkeiten. Der Schnitt darf nicht zu klein gewählt werden, da er nicht nur eine gute Übersicht über den Knochenherd, sondern auch über die zur Plastik zu verwendende Muskulatur geben soll. Nach Umschneidung der Fistel ist er genügend weit nach beiden Seiten hin zu verlängern. Im Anschluß an die Exzision des Fistelganges wird zunächst der osteomyelitische Herd ausgeräumt. Das Knochenfenster halten wir so breit, daß sich der Muskel einziehen läßt. Es braucht also kein gesunder Knochen geopfert zu werden. Die Größe des nun zu bildenden Muskellappens richtet sich nach Größe und Lokalisation des Knochendefektes, den der Muskel restlos ausfüllen muß. Liegt der osteomyelitische Herd im oberen und mittleren Oberschenkeldrittel, so verwenden wir einen proximal gestielten Lappen aus dem M. quadriceps femoris. Im unteren Femurdrittel sieht man sich des öfteren gezwungen, gleichzeitig einen distal und proximal gestielten Lappen aus diesem Muskel zu bilden. Am Unterschenkel kommt neben dem M. tibialis anterior in erster Linie der M. gastrocnemius zur Entnahme der Muskellappen in Frage.

Eine Fixation des in die Knochenhöhle eingeschlagenen Muskellappens erübrigt sich in den meisten Fällen, er bleibt bei richtiger Technik dort spannungslos liegen. Falls der Lappen doch unter Längsspannung stehen sollte oder sich von einem relativ kurzen Knochenfenster aus nur ungenügend bis zum Boden der Höhle hineinschieben läßt, ist es angebracht, ihn mit einem eingeflochtenen Draht (A. W. FISCHER) oder Katgutfäden (POPKIROW) hineinzuziehen und zu fixieren. Während POPKIROW ihn durch 2 Bohrlöcher vor dem Knochen knotet (Abb. 32.43), leiten wir wie A. W. FISCHER den Draht über ein Bohrloch bis vor die Haut und fixieren ihn auf einem Filzstreifen mit 2 über die Drahtenden geschobenen Bleiperlen unter leichter Spannung (Abb. 32.44). Den Draht ziehen wir nach 3 Wochen heraus.

Über dem Transplantat werden die Muskelränder und die übrigen Weichteile genäht. Während POPKIROW ohne Drainage den Wundschluß vornimmt, legen RÜHL ein Drain und wir eine REDON-Drainage für 2 bis 4 Tage ein.

Die *gekreuzte Muskellappenplastik* vom gesunden Bein (NELATON, ARYJEW und NIKITIN) ist für die Fälle angezeigt, bei denen sich in der Nähe des osteomyelitischen Herdes kein Muskellappen bilden läßt. In hervorragender Weise eignet sich hierzu der

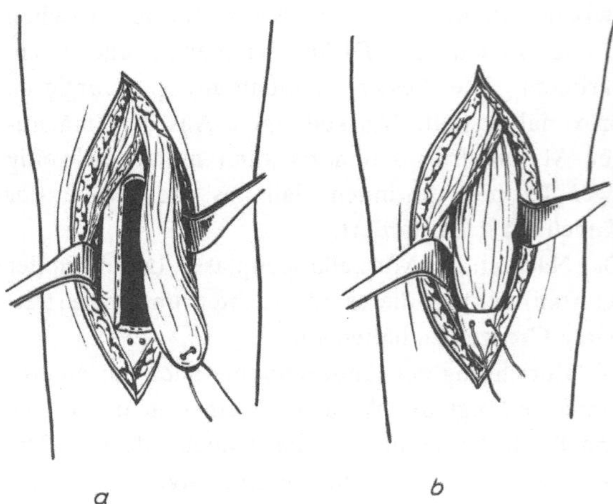

Abb. 32.43 *a* Der gestielte Muskellappen ist mit einem Katgutfaden durchflochten; *b* nach Verlagerung des Muskellappens in die Knochenhöhle wird der Faden vor dem Knochen geknotet

M. sartorius, den wir bei einem Patienten mit einer mehrmals operierten Osteomyelitis im distalen Femurbereich benutzten.

Die **Technik** (s. Abb. 32.43) gestaltet sich folgendermaßen: Zunächst wird der M. sartorius am gesunden Bein in vorher bestimmter Länge freigelegt und entweder dicht am distalen oder proximalen Ansatz quer durchtrennt. Er läßt sich nach Unterbindung der segmental herantretenden Gefäße leicht herauslösen. Wir mußten ihn für unseren Bedarf von distal her 30 cm mobilisieren, ohne daß Ernährungsstörungen auftraten. Die Weichteile werden dann bis auf den Durchtritt des Muskels verschlossen. Man kann ihn auch durch eine Sonderinzision herausleiten. Wir haben dann den Muskel – wie oben angegeben – in die Knochenhöhle des juxtalateralen Beines verpflanzt bzw. dort verankert und die Weichteile bis auf die Durchtrittsstelle des M. sartorius verschlossen. Die beiderseits eingelegten REDON-Drainagen entfernten wir nach 4 Tagen (Abb. 32.45). Selbstverständlich sind die beiden Beine in der erforderlichen Zwangslage zu immobilisieren. Ab 3. Woche erfolgt die schrittweise Durchtrennung und schließlich die Abtragung der Muskelbrücke dicht an der Haut. Die kleinen zurückbleibenden Wunden epithelisieren schnell.

Die Muskelplastik bietet sich als leistungsfähige Methode zur Ausheilung nicht nur der chronischen hämatogenen, sondern auch der exogenen Osteitis an. Aus anatomischen Gründen läßt sie sich am Unterschenkel in Sprunggelenksnähe nicht durchführen. Mit BERTELE, KRABBEL, RITTER, SPRINGORUM, BÜSCHER, GADE, MERLE D'AUBIGNÉ, BENASSY, RÜHL, PIROGOW, ARYJEW, PLAUE und NIKITIN können wir ebenfalls über gute Erfolge berichten: Von 16 mit einer Muskelplastik versorgten Osteomyelitiden heilten 14 aus und blieben rezidivfrei, darunter 1 Patient, bei dem 30 (!) Operationen vorausgegangen waren.

Komplikationen. Eine Teil- oder sogar Totalnekrose des Muskellappens hängt von der Technik seiner Präparation ab, die Gefahr der Ernährungsstörung droht trotzdem selten. So berichten ARYJEW und NIKITIN bei 142 Plastiken lediglich über 4 Total- und 8 Teilnekrosen.

Die *Eigenblut-Antibiotika-Plombe.* Diese biologische Plombe geht auf SCHEDE, BIER und NEUBER zurück, die die ausgeräumte Knochenhöhle mit Blut vollaufen ließen. NEUBER fügte zur Vermeidung der bakteriellen Zersetzung Jodoform hinzu.

WINTER hat die Blutplombe verbessert: Vor der Operation wird dem Patienten eine der voraussichtlichen Höhlengröße entsprechende Blutmenge ent-

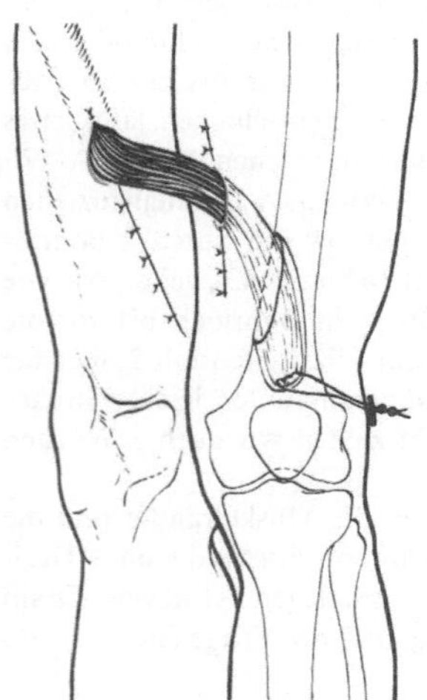

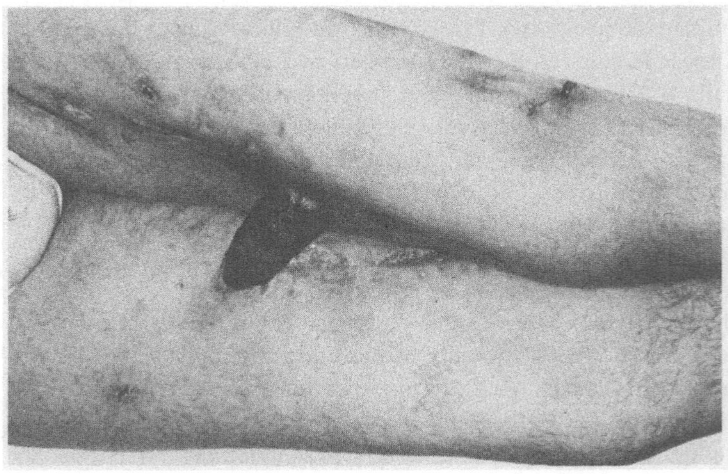

Abb. 32.44 Plastik der Knochenhöhle mit dem gestielten juxtalateralen M. sartorius. Fixation mit einem Draht, der vor den Weichteilen durch 2 Bleiperlen unter Spannung gehalten wird

Abb. 32.45 Der M. sartorius ist gut zu erkennen. Außen am linken Knie sieht man den Fixationsdraht mit den beiden Bleiperlen

nommen und in eine mit Thrombinpulver bestreute Porzellanschale gespritzt. 200 000 E Penizillin- und 0,5 g Streptomyzinpulver (bei Resistenz entsprechend andere Antibiotika) werden zugesetzt. Nach leichtem Umrühren entsteht ein zähflüssiges Koagulum, das in die Knochenhöhle eingefüllt wird. Es erfolgt dann der drainlose Wundverschluß. Postoperativ entstehende Serome punktiert WINTER ab.

Das wirksame Prinzip der WINTERschen Blutplombe liegt in der bakteriostatischen, meist jedoch bakteriziden Depotwirkung des im Koagulum fixierten Antibiotikums. Weiterhin erleichtert das dichte Netz der Fibrinfasern des Blutkuchens ein rasches Eindringen von Bindegewebszellen, die den Knochendefekt bald auffüllen. Im Röntgenbild wiesen WINTER, BIKFALVI und ECKE innerhalb einiger Wochen sogar eine Umwandlung des Bindegewebes in Knochengewebe nach.

WINTER verwendet ausnahmslos die Blutplombe, und wie seine Nachuntersuchungen zeigen, mit ausgezeichneten Resultaten bei nur geringer Versagerquote (2 bis 10%). Gleichfalls empfehlen sie KOVACS, MADAY und HORVATH sowie BIKFALVI und ECKE sehr. POPKIROW will sie dort angewandt wissen, wo keine andere plastische Auffüllungsmethode möglich ist, DSANALIDSE beschränkt sie auf das untere Tibiadrittel. Wir selbst haben mit diesem Verfahren keine Erfahrung.

Hautplastik: Das Austapezieren einer osteomyelitischen Knochenhöhle mit freien autoplastischen Hautlappen findet heute kaum noch Anwendung. Dieser dünne Hautüberzug ist sehr vulnerabel und führt zu Ulzera, außerdem stört das kosmetische Ergebnis. Manche Autoren (BERTELE, KNIGHT und WOOD, ROBERTSON und BARRON, HERBIG, STEBBINS, HIERHOLZER) benutzen die freie Hauttransplantation als Interimsverband, um die Infektion zu beseitigen. Später entfernen sie den Hautüberzug wieder, um den endgültigen Verschluß der Höhle mit Knochentransplantaten oder gestielten Hautlappen vorzunehmen. Wir halten diesen Umweg für entbehrlich und sehen in ihm einen Zeitverlust.

Dagegen hat die *gestielte Hautlappenplastik,* sie geht auf NEUBER zurück, von Fall zu Fall ihre Berechtigung. Das Ziel dieser Methode ist es – ganz gleich, ob in Form des örtlichen Verschiebe- oder Stiellappens –, einen Primärverschluß der Höhle zu erreichen, um die Behandlungszeit abzukürzen. Die sogenannte »*offene*« Behandlung von AXHAUSEN hat den Nachteil einer verhältnismäßig langen Behandlungsdauer von 2 bis 8 Monaten. AXHAUSEN schlägt in die exkochleierte Wundhöhle einen, oder wenn nötig, mehrere Hautlappen aus der Umgebung ein, fixiert sie dort mit einem Nagel und überläßt die unbedeckte Knochenpartie der Sekundärheilung durch Granulationsbildung und Randepithelisierung von den Hautlappen her. Die sich langsam über Monate hinziehende Ausheilung hat letzten Endes AXHAUSEN bewogen, dieses Verfahren zugunsten des primär geschlossenen aufzugeben.

Die primär geschlossene Hautlappenplastik eignet sich jedoch nicht für die Osteomyelitis des Oberschenkels. Der taschenförmig schmale Zugang durch die Weichteile zu der Knochenhöhle macht das völlige Einschlagen und einen breitflächigen Knochenkontakt ganz oder teilweise unmöglich. Außerdem erschwert später das enge Beieinanderliegen der Haut die mechanische Säuberung, ganz abgesehen von der kosmetisch störenden Hauttasche. Dagegen ist die Hautplastik bei der Osteomyelitis des Unterschenkels, und zwar im proximalen wie diaphysären Tibiabereich, die Methode der Wahl.

Zur Beseitigung eines im Tibiakopf lokalisierten osteomyelitischen Herdes hat nach wie vor das Vorgehen von NEUBER seine Berechtigung: der halbkreisförmig bzw. konisch zu formende Hautlappen hat eine Basisbreite, die die beiden Epikondylen des Femurs bilden. Die Länge des Lappens muß genügend groß gewählt werden, damit er nach Einschlagen in die Knochenhöhle (Abb. 32.46) deren Ränder allseits überragt, d. h. bis zu den Weichteilen übersteht. Eine den Lappen perforierende Fistelöffnung frischen wir sparsam an und verschließen sie mit feinen Drahtnähten. Bei der Nekrotomie des osteomyelitischen Herdes hat man darauf zu achten, die Ansatzstelle des Lig. patellae zu belassen und am

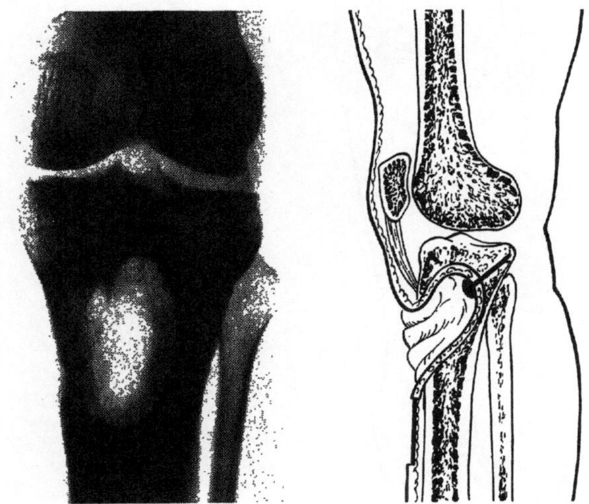

Abb. 32.46 Radikale Nekrotomie der Tibiakopfosteomyelitis

Abb. 32.47 Der NEUBERsche Lappen bei Tibiakopfosteomyelitis

Knorpelbelag des Kniegelenkes eine ausreichend dicke Spongiosaschicht zurückzulassen. In diese Höhle (Abb. 32.47) wird der mobilisierte Lappen eingeschlagen und dort fixiert. Dazu kann man einen oder zwei großköpfige Nägel verwenden, die aber nicht zu weit eingetrieben werden dürfen, da das nachfolgende Lappenödem sonst eine Drucknekrose herbeizuführen vermag. Die Nägel sind nach einer Woche zu ziehen. Wir benutzen statt der Nägel im Handel käufliche Topfscheurer aus Dederon. Dieses elastische walnußgroße Kompressorium paßt sich der Höhle plastisch an und drückt den Hautlappen allseits an. Den Druck halten wir mit einer elastischen Binde aufrecht. In der Entnahmestelle des Hautlappens bleibt ein halbmondförmiger Defekt zurück, der mit einem Spalthautlappen verschlossen wird.

Bei dem plastischen Verschluß von Knochendefekten im mittleren Tibiadrittel haben sich bei uns die örtlichen Verschiebelappen bzw. der gekreuzte Stiellappen bewährt.

Dem *örtlichen Verschiebelappen* in Form des quer- oder längsgestielten Visierlappens geben wir nur bei jugendlichen Patienten den Vorzug, da diese Lappenbildung eine allgemein gut durchblutete Unterschenkelhaut voraussetzt.

Den *quergestielten Visierlappen* (Abb. 32.48) benutzen wir bei umschriebener Osteomyelitis im kniegelenksnahen Tibiaschaftdrittel. Der ober- oder unterhalb davon zu bildende Lappen muß in der Breite so zugeschnitten werden, daß er nach der Verlagerung den Knochendefekt proximal und distal mindestens um 1 cm übersteht. Diese erforderliche Verschiebbarkeit setzt aber eine entsprechende Lappenlänge voraus, die wir durch eine konkav zum Knochenherd hin gerichtete Schnittführung gewinnen. Der nach der Lappentransposition zurückbleibende Hautdefekt wird mit einem freien Transplantat gedeckt. Der Visierlappen ist seiner Unterlage durch einen Schwammgummiverband leicht anzudrücken.

Der *längsgestielte Visierlappen* (Abb. 32.49) findet Verwendung bei der Osteomyelitis des mittleren Schienbeindrittels. Wir bilden den Lappen entweder von der Außen- oder der Innenseite des Unterschenkels, wobei auf die konkave Schnittführung zu achten ist. Die Technik ähnelt der des quergestielten Visierlappens (Abb. 32.50 bis 32.52).

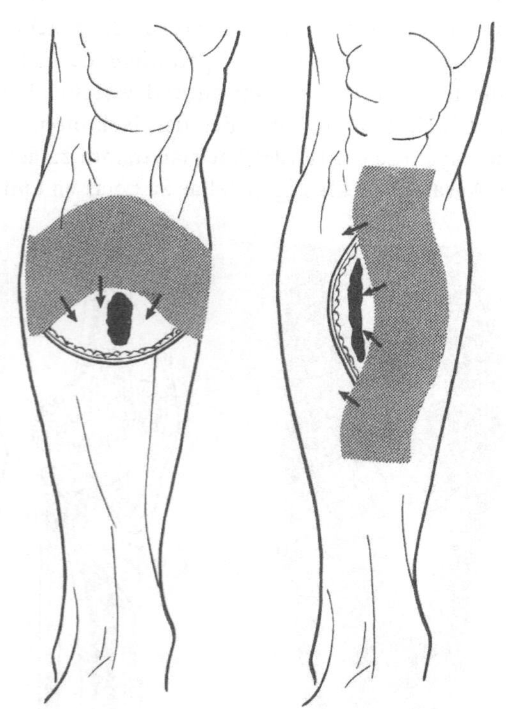

Abb. 32.48 Der quergestielte Visierlappen zur Behandlung der Tibiaosteomyelitis

Abb. 32.49 Der längsgestielte Visierlappen zur Behandlung der Tibiaosteomyelitis

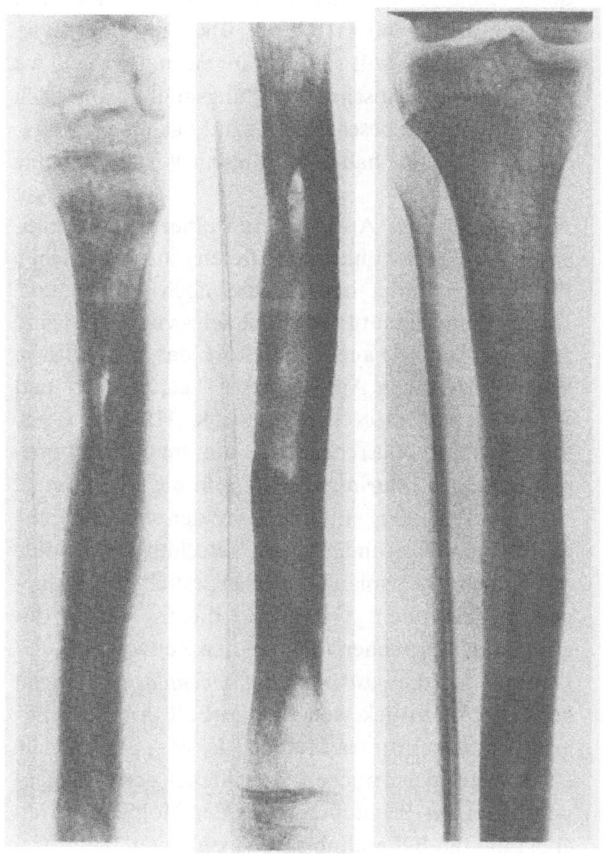

Abb. 32.50 D. W., 12 J. Tibiaosteomyelitis mit Sequesterbildung

Abb. 32.51 Muldung des Knochenherdes und längsgestielte Visierlappenplastik

Abb. 32.52 Ausheilung der Osteomyelitis

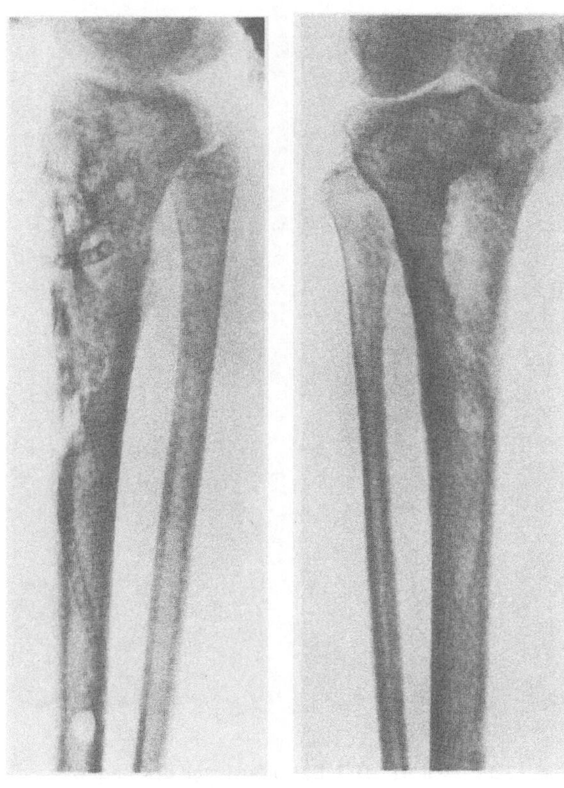

Abb. 32.53 Z. G., 12 J. Sequestrierende Tibiaosteomyelitis; Behandlung mit antibakterieller Spüldrainage.
Abb. 32.54 Nekrotomie des Knochenherdes

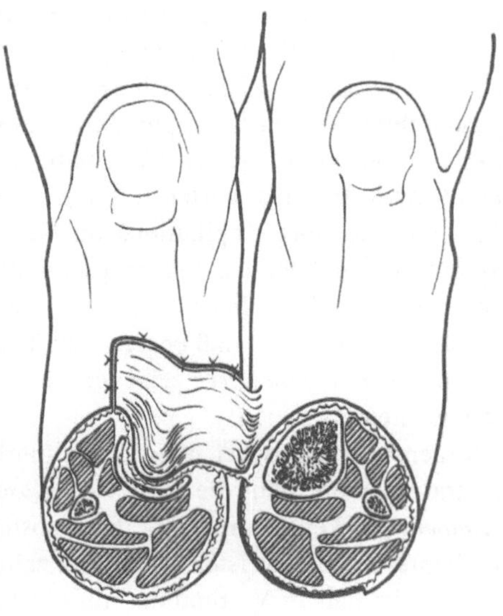

Abb. 32.55 Schematische Darstellung des Kreuzlappens

Der *gekreuzte Stiellappen* (cross-leg) vom gesunden Unterschenkel hat zwar den Nachteil der Zwangslage im Gipsverband über 4 Wochen, jedoch überwiegen bei dieser Methode die Vorteile. Wir können von der Wade ausreichend große Hautlappen gewinnen, die den juxtalateralen Knochenherd bis weit ins Gesunde überdecken. Durch eine breite Lappenbasis lassen sich Ernährungsstörungen so gut wie immer vermeiden, während sie beim Visierlappen einkalkuliert werden müssen.

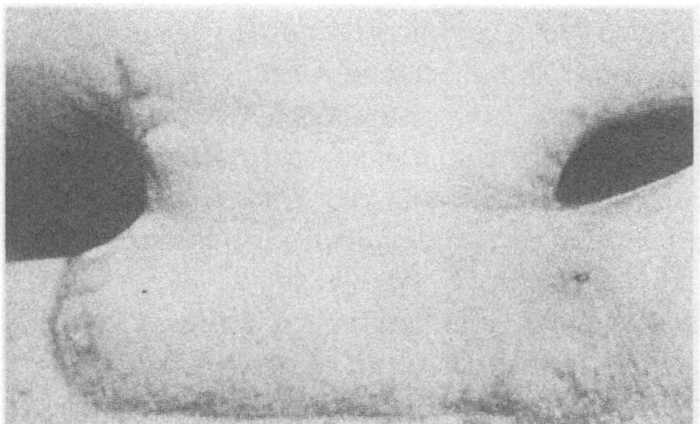

Abb. 32.56 Deckung der Knochenhöhle mit einem Kreuzlappen vom anderen Unterschenkel

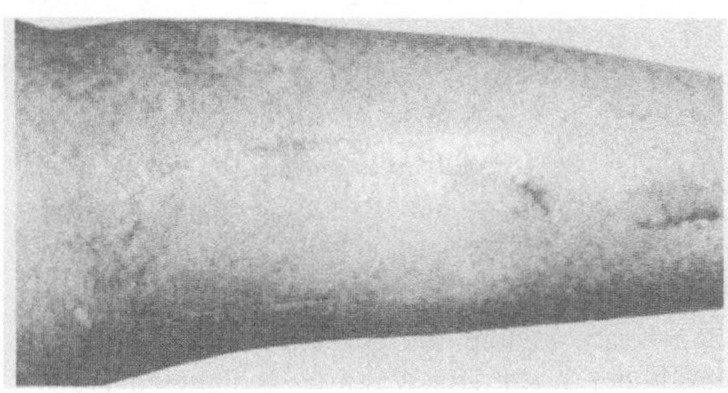

Abb. 32.57 Nach abgeschlossener Plastik

Die **Technik** des gekreuzten Stiellappens gestaltet sich folgendermaßen: Nach der Nekrotomie des Tibiaosteomyelitisherdes (Abb. 32.53 und 32.54) exzidieren wir die benachbarte Haut in 3 cm Breite, um dem geplanten Hautlappen eine große Auflagefläche zur Einheilung zu geben. Von der Wunde fertigen wir eine Schablone an, deren Umrisse wir mit Methylthioninchlorid (Methylenblau) auf die Haut der Wade und Innenseite des gesunden Unterschenkels malen, und zwar so, daß die Basis des Lappens schienbeinnahe liegt. Die vorgezeichnete Hautpartie wird umschnitten und mobilisiert. Der entstandene Defekt ist mit einem freien Transplantat zu verschließen. Ein Kompressionsverband aus Mull preßt es der Unterlage an. Der Stiellappen kann dann zum anderen Unterschenkel verpflanzt und eingenäht werden (Abb. 32.55). Bei der folgenden Immobilisation im Gipsverband hat man darauf zu achten, daß der Lappenstiel entspannt liegt. Um eine Hämatom- bzw. Serombildung unter dem Lappen zu vermeiden, legen wir für 2 Tage ein Drain ein. Der Kompressionsverband über dem freien Transplantat ist nach 10 Tagen zu entfernen. Die Durchtrennung des Lappenstiels erfolgt nach 4 Wochen (Abb. 32.56 und 32.57).

Ergebnisse: Bei 11 Patienten wurde in 8 Fällen die Osteomyelitis durch eine Hautplastik zur Ausheilung gebracht. Die drei Rezidive nach örtlicher Verschiebelappenplastik gehen unseres Erachtens zu Lasten der Operateure, da sie mit dieser Methode und ihren Risiken zu wenig vertraut waren.

Osteoplastik: Die knöcherne Ausfüllung eines Knochendefektes bei der chronischen Osteomyelitis sichert durch den gewebsgleichen Ersatz die weitgehende Wiederherstellung des Knochens. In dieser Hinsicht zeigt sie sich den oben angeführten Verfahren überlegen.

Die »Osteoplastik im septischen Milieu« ist zwar auch früher versuchsweise durchgeführt worden (PONCE, LÜCKE und BIER), sie hat aber erst mit der Möglichkeit der Antibiotikabehandlung Bedeutung gewonnen. So haben sich u. a. THÖRMER und WEBER, HOFMANN, KRUMBIEGEL, PIRNER, ISMAILOVA, SEGEMÜLLER, MOWLEM, GORDON, MOHERY, PALMER, BICKEL, SLOWOKOW, HAZLETT, SCHEID, PAP und BERENYI, DAHMEN, AXHAUSEN, ENSTHALER, HOGEMAN, POPKIROW für die knöcherne Auffüllung der osteomyelitischen Höhlen eingesetzt. Besonders POPKIROW und BURRI machen sich zum Sprecher der osteoplastischen Behandlung und empfehlen sie auf Grund ihrer Erfahrungen anhand eines großen Krankengutes bei gegebener Indikation als Methode der Wahl. Die Wahl des geeigneten Transplantates (autologes, homologes, heterologes) richtet sich nach den Regenerationskräften, also nach der Güte des Transplantatbettes. In einem leistungsstarken Lager, insbesondere bei Kindern oder Jugendlichen, heilen auch biologisch minderwertige Knochenspäne ein, während ein leistungsschwaches bzw. -untüchtiges Lager hochwertige Transplantate verlangt, wobei aber selbst bei autoplastischen Spänen nicht immer die Einheilung gewährt ist.

Die beste Anschlußfähigkeit bietet ein spongiöses Knochenbett, die Kompakta mindert sie, während sklerosierter und eburnisierter Knochen die Aussichten auf Einheilung ungünstig gestalten.

Das **autologe Transplantat** (Abb. 32.58 bis 32.60) **zeigt sich im septischen Milieu allen anderen Materialien überlegen** (POPKIROW, ANSARI, KRUMBIEGEL, HELLNER, MAATZ, BAUERMEISTER, KOCH und DAHMEN, HAASCH, BURRI, SCHWEIBERER, HIERHOLZER). Gerade in der infizierten Umgebung spielt die Zeitspanne der Einheilung und der Umbau der Transplantate eine wesentliche Rolle. Davon hängt nicht zuletzt die erfolgreiche Behandlung des osteomyelitischen Herdes ab. Der autologe Knochen wird klinisch und röntgenologisch viel schneller als ein homo- oder heterologer um- und eingebaut. Nach AXHAUSEN setzt bereits nach wenigen Tagen die erste und physiologischerweise wichtigste Phase der

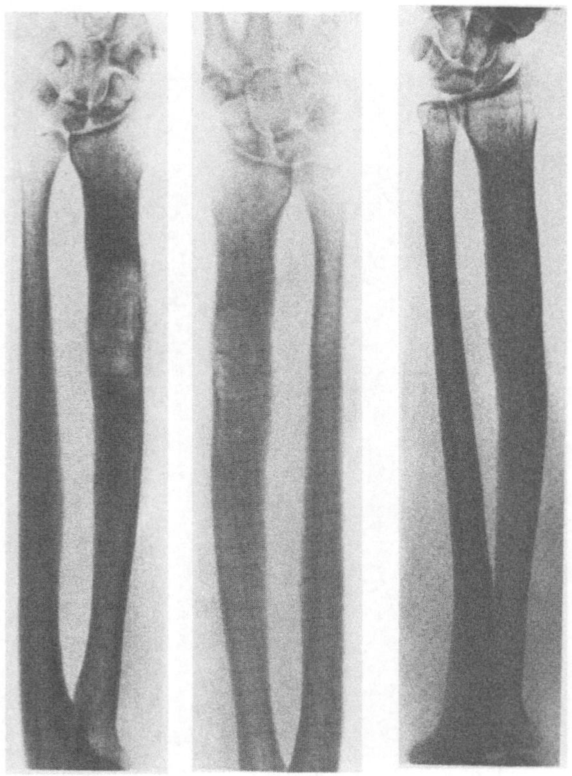

Abb. 32.58 Sch. H., 32 J. BRODIE-Abszeß des Radius
Abb. 32.59 Ausfüllung der Knochenhöhle mit autoplastischer Spongiosa (seitenverkehrt reproduziert)
Abb. 32.60 Ausheilung des Knochenherdes

Knochenneubildung durch präexistente, spezifische Zellen ein, während die zweite erst nach einigen Wochen von unspezifischem Bindegewebe des Transplantatbettes ausgeht (zweiphasisches Geschehen). MAATZ und GRAFF wiesen nach, daß ein Teil des Gefäßnetzes transplantierter autologer Spongiosa überlebt und über Kapillaranastomosen Verbindung mit den Gefäßen des Lagers aufnimmt. Sie schreiben deshalb dem Eigenspan eine gewisse Eigenleistung zu. Dadurch, daß er sich zum Teil aus eigener Substanz regeneriert, zeigt er sich dem avitalen Knochen überlegen.

In der Stufenskala klinischer Wertigkeit autologer Knochentransplantate steht die reine *Spongiosa aus dem Darmbein* (Beckenkamm, Spina iliaca posterior) und Trochanter major an erster Stelle. Ihre zelluläre Reaktionsbereitschaft in Verbindung mit der lockeren, leicht vaskularisierbaren Struktur prädestinieren zum schnellen Ein- und Umbau. Kortikospongiöse Späne vom Darmbein besitzen zwar auch osteogenetische Eigenschaften, die Revaskularisation und damit der Umbau, besonders der Kompaktaanteile, vollzieht sich aber bedeutend langsamer. Das geringste Aufflackern einer Infektion macht jedoch auch ein kleines Kompaktatransplantat sehr rasch zum Sequester. Dem dicken Kortikalisspan schließlich (Fibula) droht diese Gefahr in besonders hohem Maße.

Der *Nachteil* des Autotransplantates liegt einmal in der zusätzlichen Operationsbelastung durch die Spanentnahme und den damit verbundenen Komplikationsmöglichkeiten (Eiterung, schmerzhafte Narben, Frakturen) sowie in der Begrenzung der Transplantatgröße.

Das *homologe Transplantat*, in Form der Spongiosakonserve von Leichenknochen, Amputations- oder Operationspräparaten, erspart den Zweiteingriff und steht ausreichend zur Verfügung. Nach POPKIROW soll seine Widerstandskraft gegenüber der Infektion groß sein, da es am Entzündungsprozeß selbst nicht teilnimmt. Allerdings ist ein leistungsfähiges Lager Voraussetzung. Die Substitution des Transplantates, dessen Wert wir vor allem in der Anregung der Knochenbildung im Lager sehen (»Kalluslocker«), erfolgt im Vergleich zum autologen Knochengewebe viel langsamer, nachgewiesen mit radioaktivem Phosphor P 32 (ORELL, MÜLLER und KEY).

In den letzten Jahren erfolgte auf Grund experimenteller Untersuchungen und klinischer Erfahrungen (SCHWEIBERER, BURRI, BURWELL, CHALMERS) zunehmend die Abkehr von homologen Transplantaten als Füllmaterial. Die nach 7 bis 30 Tagen einsetzenden immunpathologischen Reaktionsabläufe führen bereits im aseptischen Milieu zu entzündlichen Erscheinungen. In einem primär infizierten Gebiet trägt die Verpflanzung somit die erhöhte Gefahr der Reinfektion in sich.

Das *heterologe Transplantat* aus Spongiosa des Kalbsknochens, nach MAATZ und BAUERMEISTER aufbereitet (Kieler Span), bietet eine unbeschränkte Auswahlmöglichkeit hinsichtlich Größe, Struktur und topischer Herkunft. Es steht in der Wertigkeitsskala an letzter Stelle der Transplantate. Da der Tierknochen keine eigene osteogenetische Tätigkeit entwickelt, verlangt er ein sehr leistungsfähiges Wirtsbett und engen Kontakt mit Knochen- und Periost. Von hier aus erfolgt die schleichende Substitution des Heterotransplantates, die langsam zentralwärts fortschreitet. Bei unzureichendem Kontakt droht günstigenfalls die bindegewebige Abkapselung, häufiger dagegen wird es resorbiert bzw. als Fremdkörper ausgestoßen. FUCHS hat anhand von Röntgenkontrollen nachweisen können, daß von 20 heteroplastischen Transplantaten, die hauptsächlich zum Ausfüllen von Knochenzysten bzw. zur Unterfütterung von Osteotomien benutzt wurden, es lediglich in 9 Fällen nach 2¼ Jahren zu einem völligen Durchbau gekommen war. POPKIROW schätzt die Zeitspanne auf 5 bis 6 Jahre. Zur Behandlung der chronischen Osteomyelitis halten BURRI und SCHWEIBERER die Heteroplastik für absolut unbrauchbar.

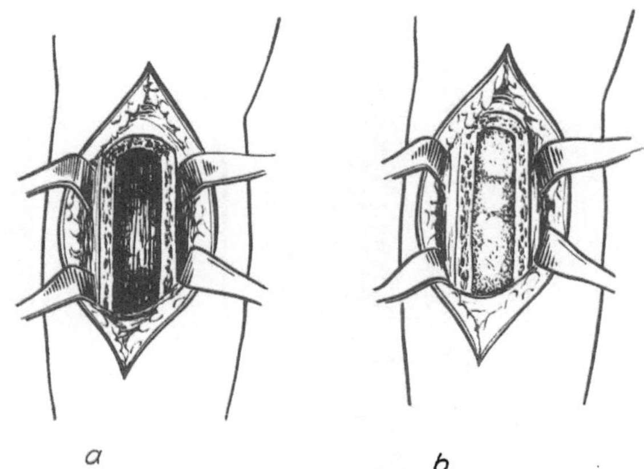

Abb. 32.61 *a* Ausgemuldeter osteomyelitischer Knochenherd; *b* lückenlose Auffüllung der Knochenhöhle mit Spongiosawürfel

Bei der *Technik der Osteoplastik* ist zunächst die radikale Ausräumung des osteomyelitischen Herdes anzustreben, um ein leistungsfähiges Bett zur Aufnahme der Transplantate vorzubereiten. Die Knochenhöhle muß vom Transplantat vollständig ausgefüllt werden (Abb. 32.61). Lücken und tote Räume dürfen nicht zurückbleiben. Das Transplantat soll ohne Zerstörung des Spongiosagerüstes leicht eingepreßt werden. Allein seine Formschlüssigkeit gibt die Gewähr, daß es zu keiner Eiteransammlung in den Zwischenräumen kommt.

Bei umschrieben und einfach geformten Knochendefekten hat sich das modellierte Einzeltransplantat aus Spongiosa gut bewährt. Spongiosastückchen oder -würfel eignen sich am besten bei länglich geformten, größeren Höhlen. Eine schwere destruktive Osteomyelitis mit gefährdeter Belastungsfähigkeit verlangt aber die Verwendung eines massiven Knochenspanes (s. Abb. 32.66 und 32.67).

Den *Nahtverschluß des Periostes* (Abb. 32.62) wird man durchführen, wenn nach der Nekrotomie noch ausreichend Material zur Verfügung steht. Er fixiert zusätzlich die Transplantate und schafft günstige biologische Verhältnisse. Gelingt der Verschluß nicht, falzt POPKIROW längsgespaltene Rippenplättchen ein. BURRI hingegen mißt dem Nahtverschluß keine Bedeutung bei.

Während POPKIROW und KRUMBIEGEL es für ausreichend halten, die Transplantate vor dem Wundverschluß mit Antibiotika zu tränken, legt AXHAUSEN

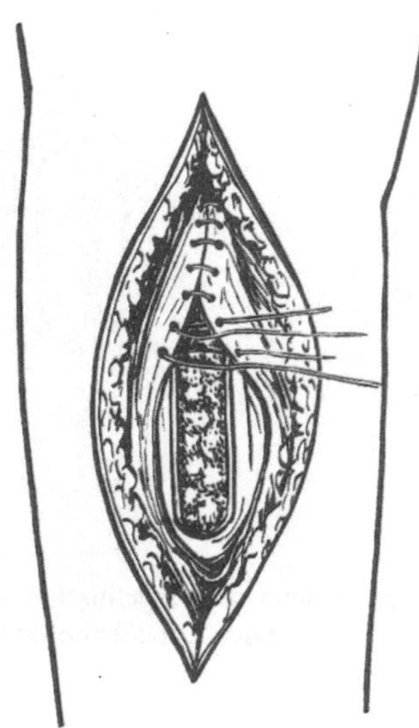

Abb. 32.62 Nahtverschluß des Periostes über der mit Spongiosabröckel ausgefüllten Knochenhöhle

die WILLENEGGERschen Spüldrains in das Lagerbett ein, die er je nach Herdgröße für einen Zeitraum von 14 Tagen bis 6 Wochen beläßt. BURRI begnügt sich mit der REDON-Drainage für 24 bis 72 Stunden.

Die *physikalische Therapie* ist von der Lokalisation der Plastik abhängig zu machen. Bei der häufigen Tibiaosteomyelitis zum Beispiel gestattet BURRI die sofortige Mobilisation. Wurde das Transplantat jedoch lateral angelagert, legt er das Bein für 4 Wochen in eine dorsale Gipsschale, um die Vaskularisierung der Spongiosa von der Umgebung aus wirksam werden zu lassen. Nach 4 Wochen wird das Bein zu Bewegungen freigegeben. Bei primärem Wundverschluß und gesicherten Wundverhältnissen läßt BURRI die Patienten 10 bis 14 Tage nach dem Eingriff aufstehen. Die Belastung richtet sich nach den Ergebnissen der Röntgenkontrollen.

Ergebnisse: POPKIROW erreichte in 32 von 34 mit Autotransplantaten behandelten Fällen in verhältnismäßig kurzer Zeit eine knöcherne Ausheilung des osteomyelitischen Herdes. Auch mit den Homotransplantaten konnte bei 24 von 26 Patienten eine Heilung erzielt werden, während 37 mit einem heteroplastischen Transplantat behandelte Osteomyelitiden 7 Mißerfolge nach sich zogen. AXHAUSEN berichtet über 15% Rezidive nach Heteroplastik, allerdings erscheint uns seine Beobachtungszeit zu kurz für eine endgültige Beurteilung. Wir haben selbst die Osteoplastik mit Eigenknochen 8mal ohne Versager durchgeführt.

Primärer Wundverschluß

Im Gegensatz zu früher gilt als drittes Grundprinzip der modernen Behandlung einer chronischen Osteomyelitis der primäre Wundverschluß (DICKSON, CARREL und WOODWARD, BUCKMAN und BLAIR, KRAFFT, HAGELSTAM, MOBERG, LEAHEY, POPKIROW, WINTER, SCHWEIBERER u. a.). Atrophie und schlechte Blutversorgung der bedeckenden Weichteile oder Hautdefekte nach gründlicher Nekrotomie machen mitunter eine spannungsfreie Hautvereinigung unmöglich, so daß zum Primärverschluß plastische Verfahren herangezogen werden müssen. Gelegentlich genügt eine Wundrandmobilisierung oder die Anlage von Entspannungsschnitten, meist sind aber Verschiebe- oder Brückenlappen aus der Umgebung, in manchen Fällen auch Kreuzlappenplastiken angezeigt.

Eine *Drainage* nach Primärverschluß wird von vielen Autoren wegen der Gefahr einer Sekundärinfektion abgelehnt (HELLNER, POPKIROW, THOERMER, SCHEDEL). Serome bzw. Eiteransammlungen werden abpunktiert. Andere wieder legen ein dünnes Kunststoffdrain zur Sekretableitung und Antibiotikaspülung ein. AXHAUSEN, BONITZ, STANOTZ und HUSQUINET empfehlen die antibakterielle Spüldrainage nach WILLENEGGER.

BURRI hingegen sucht nach der autologen Spongiosaplastik nicht den unbedingten Wundverschluß. Er frischt die Haut an und behandelt offen nach. Unter einem lockeren Verband mit steriler Kompresse kommt es allmählich zur Granulation und Epithelisation. Dabei kann Exsudat und oft auch oberflächliche Eiterung ungehindert abfließen, der Einbau des Transplantates erfolgt ungestört konzentrisch.

2.4.4.2. Traumatische offene Fraktur und exogene Osteitis

Infektionen nach orthopädischen Knochenoperationen oder operativer Frakturbehandlung sind für den Operateur deprimierende, für die Patienten nicht selten folgenschwere Komplikationen. In der Sammelstatistik von BURRI wird die Infektionsrate um 2% angegeben, in den kleinen und mittleren Krankenhäusern dürfte der Prozentsatz jedoch wesentlich höher liegen, da hier die Versorgungsbedingungen Wünsche offen lassen.

Die *Faktoren der exogenen Osteitis* sind mannigfaltiger Natur. Sie liegen einmal bei den Patienten selbst, in erster Linie in der Abwehrlage gegenüber virulenten Keimen. Diese steht nach VASEY in Abhängigkeit vom Alter und von vorbestehenden Leiden. Ab dem 60., besonders ab dem 70. Lebensjahr, pflegt die Infektionshäufigkeit drastisch anzusteigen. Eine erhöhte Infektionsquote findet man ohne Zweifel auch bei den Mehrfachverletzten (SCHWEIBERER). Sie sind nach wenigen Tagen Quellen massivster Verbreitung aller bekannten Hospitalkeime (Dauerkatheter, Tracheostoma u. a.), ihre Abwehrlage ist meist vermindert und damit der Abwehrmechanismus gegen Infektionen mehr oder weniger erschöpft.

Ferner wirken sich die lokalen Verhältnisse auf den Enderfolg aus. Im Gegensatz zu orthopädischen Eingriffen fördert ein traumatisch vorgeschädigtes, durchblutungsgemindertes Gewebe das Infektionsrisiko nach der Osteosynthese. Weiter beeinflussen ungünstige räumliche Verhältnisse der Operationssäle, Fehler im Operationsprogrammablauf und Lücken in der Aseptik die Komplikationsmöglichkeiten. Nicht zuletzt muß in der Operation selbst die Infektionsquelle gesucht werden, z. B. in falscher Indikation, fehlerhafter Osteosynthesetechnik, Traumatisierung des Gewebes, unangebrachtem Zugangsweg, unangemessen langer Schnittführung und Operationszeitdauer. Postoperativ können Hämatome, Schwellungszustände und verbliebene Gewebsnekrosen die Wundheilung stören und die infektiöse Entzündung fördern. Vor allem die offene Fraktur mit der bakteriellen Kontamination beim Unfallgeschehen, während des Transportes und im Krankenhaus gibt Anlaß zu gehäufter Infektion.

Traumatische offene Fraktur

Jede 6. Fraktur pflegt nach TITZE offen zu sein, sei es durch Spießverletzung von innen her oder infolge direkter Gewalteinwirkung von außen. Der Häufigkeit nach steht der Unterschenkel mit Abstand an erster Stelle, es folgen der Oberschenkel und Unterarm.

Von ANDERSON stammt die *Einteilung* in drei Schweregrade:

1. Grad: Durchspießung eines Fragmentes von innen nach außen mit minimaler Weichteilschädigung;
2. Grad: Verletzungen von außen nach innen auch mit größerer Hautwunde, aber mit geringer Haut- und Weichteilkontusion und wenigen Fremdkörpereinsprengungen;
3. Grad: Ausgedehnte Weichteilzerstörung, starke Verschmutzung, oft zusätzlich Gefäß- und Nervenläsionen.

Therapie

In der Behandlung des offenen Knochenbruches hat sich in den letzten Jahren eine deutliche Verschiebung von der konservativen (Gipsverband-Drahtextension) zur operativen Therapie hin vollzogen. Tierexperimentelle und klinische Erfahrungen haben gezeigt, daß die stabile Osteosynthese die günstigste Voraussetzung für die Revaskularisierung bietet und somit bei offenen Frakturen auch als beste Infektionsprophylaxe anzusehen ist (RITTMANN, TSCHERNE, BURRI, VOORHOEVE, JAKIĆ, SCHWEIBERER, CONTZEN).

Die *Erstmaßnahmen* am Unfallort entscheiden mit über das Schicksal der verletzten Extremität. Neben der allgemeinen Schockbehandlung muß die offene Fraktur unabhängig vom Verschmutzungsgrad von einem Sanitäter, besser vom Arzt, reponiert und auf einer Schiene ruhiggestellt werden. Die Druckentlastung der Weichteile ist vorrangiger als die Verschleppung der meist apathogenen Keime vom Unfallort in die Tiefe der Wunde. Für die Abdeckung der Wunde genügt ein steriler Verband. Im Krankenhaus wird die Extremität hochgelagert, und die zusätzliche Gabe von Antiphlogistika begrenzen das Weichteilödem. Der Erstverband verbleibt während der präoperativen Diagnostik, um die Kontamination der Wunde mit Hospitalkeimen zu vermeiden. Erst während der Operationsvorbereitung entfernt man ihn unter aseptischen Bedingungen, begutachtet den Weichteilschaden und legt in Verbindung mit den Röntgenbildern die operative Taktik fest.

Die *Beurteilung des Weichteilschadens* ist schwer, da wir hierfür keine zuverlässigen Untersuchungsmethoden besitzen. Sie bleibt letztlich der subjektiven Einschätzung überlassen. Zwar hat SCHWEIBERER angio- und mikroangiographisch nachweisen können, daß die Ernährung des Knochens und der Weichteile in Abhängigkeit zum Deformationsgrad und zur örtlichen Gewalteinwirkung stehen, die vorausgegangenen Erstversorgungsmaßnahmen machen jedoch diese Kriterien nahezu unbrauchbar.

Zur *Operationsvorbereitung* wird im Vorraum die verletzte Extremität sorgfältig mit steriler Bürste und Seifenlösung gereinigt. Vorstehende Knochenfragmente sind mit der Bürste grobmechanisch abzureiben. Nach der Rasur der Haut mit einem sterilen Messer, Ausspülen der Wunde mit Ringer-Lösung, nochmaliger Desinfektion mit Fesia-cito® oder einem ähnlichen Antiseptikum und nach Einschlagen der Extremität in ein steriles Tuch kann der Patient in den Operationssaal gefahren werden. Auf eine Blutsperre sollte man verzichten.

Die *Schnittführung und Wundausschneidung* hat sich nach dem Schweregrad der offenen Fraktur zu richten. Beim 1. Grad ist die Durchspießungswunde sparsam anzufrischen und zu verschließen. Verlangt die Art und Lokalisation der Fraktur die Osteosynthese, führt man sie möglichst primär durch. Bei der Indikation zur offenen Versorgung erfolgt der Hautschnitt an typischer Stelle oder die Durchspießungswunde wird in den Schnitt einbezogen. Bei der geschlossenen Nagelung der Tibia empfiehlt TSCHERNE zur Druckentlastung und Infektionsprophylaxe die Ausräumung eines großen Frakturhämatoms von einem kleinen Schnitt aus. Die Schweregrade 2 und 3 am Unterschenkel als häufigste offene Frakturlokalisation erfordern eine Schnittführung, die sowohl das exakte Wunddebridement zuläßt als auch die Implantation des Osteosynthesematerials unter vitalen Weichteilen berücksichtigt. Die Wundausschneidung erfolgt sparsam an der Haut. In der Tiefe sind die devitalisierten und verschmutzten Gewebsanteile radikal auszuschneiden, Wundhöhlen exakt darzustellen und von Fremdkörpern zu säubern. Der verschmutzte Knochen ist anzufrischen, Fremdkörpereinsprengungen werden mit dem Meißel abgetragen. Die ausgiebige Spülung, der Wechsel des Instrumentariums und der Operationswäsche beenden die Wundrevision.

Die primäre stabile *Osteosynthese* wird heute, wie bereits oben erwähnt, bei offenen Frakturen angestrebt, einmal um optimale Heilungsbedingungen zu schaffen, andererseits, um die sekundäre Verschiebung der Fragmente und den Druck auf die oft vorgeschädigte Haut mit der Gefahr von Nekrosen und Sekundärinfektionen zu verhindern. Die Verfahren zur Osteosynthese differieren je nach Lokalisation sowie Schweregrad der offenen Frakturen und bei den einzelnen Autoren. Allgemein wird die Plattenstabilisierung wegen der geringeren Traumatisierung und niedrigeren Infektionsgefahr des vorgeschädigten Knochens bevorzugt (BURRI, SCHWEIBERER, ALLGÖWER, JAKIĆ), besonders dann, wenn ein Schweregrad 2 bis 3 vorliegt. Die Gefahr der Markraumnagelung sehen sie in der zusätzlichen Schädigung der endostalen Blutversorgung des bereits schlecht vaskularisierten Knochens. CONTZEN und VOORHOEVE hingegen teilen diese Befürchtungen nicht, verzichten allerdings bei der KÜNTSCHER-Nagelung auf die Aufbohrung des Markraumes. Für distale Tibiaschaftfrakturen hat sich bei CONTZEN die Verriegelungsnagelung bewährt. HIERHOLZER und BURRI machen bei offenen Frakturen 3. Grades vom *Fixateur externe* Gebrauch. Kommen Platten zur Anwendung, müssen sie bei ungünstigen Weichteilverhältnissen des Unterschenkels an atypischer, nämlich an der lateralen bzw. hinteren Tibiafläche angebracht werden. Bei Kindern genügt auf Grund der guten und schnellen Heilungspotenz meist eine Minimalfixation mit Spickdrähten, intramedullären KIRSCHNER-Drähten, RUSH-Pins usw.

Vor dem *Wundverschluß* und nach ausgiebiger Spülung sind REDON-Drainagen in ausreichender Zahl einzulegen. Die spannungslose Naht der Haut wird mit Rückstichnähten nach ALLGÖWER durchgeführt. Liegen die Nähte jedoch unter Spannung, sorgen die dorsale Spaltung der Haut und Faszie mit seitlicher Mobilisation (PICOT) für die Entlastung. Der Ersatz größerer Hautdefekte bei dem Schweregrad 2 und 3 wirft Probleme auf. Hierbei gelten folgende allgemeine Richtlinien: Sehnen, Nerven und Gefäße müssen, Knochen soll, Muskulatur braucht nicht sofort gedeckt zu werden. Wird Metall versenkt, so muß dieses in jedem Falle von Muskulatur bedeckt sein. Der Verschluß durch örtliche Lappenplastiken ist wegen der Gefahr von Hautnekrosen nicht akzeptabel, der Kreuzlappen vom gesunden Unterschenkel dürfte nur erfahrenen Plastikern vorbehalten sein. Läßt sich der Knochen bzw. das Osteosynthesematerial mit Muskelgewebe decken, kann man den Defekt mit Spalthaut verschließen. Erlauben jedoch die Muskelverhältnisse keine Umschneidung, bleibt die Wunde offen (J. BÖHLER). Eine aufgelegte, täglich zu wechselnde Fettgazekompresse bewahrt den freiliegenden Knochen vor der Austrocknung. Unter diesem Verband kommt es ohne Infektionsgefahr für die Tiefe zur schnellen Bildung von Granulationen, die auch über den Knochen wachsen und eine sekundäre Spalthautplastik gestatten. Von gleichem Nutzen ist die Abdeckung mit Hautersatzmaterialien wie Epigard®, SYSpur-derm® (KNAPP und WELLER, VEIHELMANN u. Mitarb.).

In der *Nachbehandlung* werden die REDON-Drains am 2. postoperativen Tag mit dem Verband entfernt, die Wunde bleibt unbedeckt. Lediglich bei granulierenden Defekten erfolgt der tägliche Verbandswechsel. Kleinere *Hämatome,* die häufig kontaminiert sind, müssen abpunktiert werden; ein leichter Kompressionsverband bleibt so lange angelegt, bis sich die Haut der Unterlage fest angepreßt hat. Größere Hämatome verlangen von einem Sonderschnitt aus die Eröffnung und Ausräumung. Nach Ausspülung mit einer Antibiotikalösung wird eine REDON-Drainage weit genug von der Wunde herausgeleitet und die Haut vernäht. Ein Kompressionsverband ist nicht angezeigt. Die Entfernung der Drainage erfolgt erst, wenn sich die Haut angelegt hat. Die Extremität verlangt die Ruhigstellung und Hochlagerung.

Akute exogene Osteitis

Meist steht sie in Zusammenhang mit einem offenen Knochenbruch, mit der Osteosynthese geschlossener Frakturen und mit orthopädischen Eingriffen am Knochen. Gegenüber der hämatogenen hat die posttraumatische Infektion in den letzten Jahren zugenommen. Hinsichtlich der Art und Häufigkeit der Erreger steht Staphylococcus aureus an erster Stelle, mit Abstand folgen Pyocyaneus, Koli, Proteus, Enterokokken und Klebsiellen. Mischinfektionen werden häufig nachgewiesen (HIERHOLZER).

Die Infektionsquote nach der Osteosynthese von geschlossenen Frakturen und orthopädischen Eingriffen, z. B. nach der Implantation von Hüftprothesen, liegt nicht höher als nach jeder anderen aseptischen Weichteiloperation. Hingegen schwanken die Prozentsätze bei offenen Frakturen erheblich, sie liegen nach konservativer Behandlung zwischen 4,2 und 33,3% (GUSTILO, MERLE D'AUBIGNÉ, WITSCHI). Die Autoren, insbesondere der AO-Schule, bleiben mit der Osteosynthese der offenen Knochenbrüche deutlich unter 10% (RITTMANN, TSCHERNE, ALLGÖWER, ZIMMERMANN). BURRIS Infektionsrate bei 185 versorgten offenen Frakturen wird sogar nur mit 2,7% angegeben.

Die *Klinik* der akuten Osteitis kann im Beginn Schwierigkeiten in der Abgrenzung gegenüber der reaktiven Entzündung bereiten. In dieser Phase kommen besonders dem Verhalten der Leukozytenwerte und der Körpertemperatur besondere Bedeutung bei. Die reparative Entzündung geht in den ersten Tagen nicht selten mit erhöhten Leukozytenzahlen bis zu 20 000 und Temperaturanstieg bis zu 38°C einher, die sich aber binnen 3 bis 5 Tagen normalisieren. Länger dauernde Leukozytose und Temperaturerhöhung in Verbindung mit klassischen örtlichen Entzündungszeichen (Schwellung, Schmerz, Überwärmung) manifestieren dann die Frühinfektion.

Die **Therapie** der akuten Osteitis besteht zunächst in der empirischen *Allgemeinbehandlung* mit halbsynthetischen Penizillinen oder wasserlöslichem Penizillin in Dosen von 20 bis 40 Mill./Tag intravenös. Falls das Ergebnis der Resistenzprüfung vorliegt, kann auf das geeignetste Antibiotikum übergegangen werden.

Die *Lokalbehandlung* hat frühzeitig und komplex zu erfolgen. Die Extremität muß konsequent *hochgelagert* und in einer Gipsschiene ruhiggestellt werden.

Die *Eröffnung des Infektherdes* ist indiziert, wenn sich Fluktuation einstellt oder die allgemeinen und lokalen Symptome unbeeinflußt bleiben. Bei der Inzision sind folgende Gesichtspunkte zu berücksichtigen: Sie hat nicht direkt über dem Metall zu erfolgen; die Länge des Schnittes soll das infizierte Gebiet breit freilegen; das Débridement hat sorgfältig zu erfolgen, wobei alles devitalisierte Gewebe auszuschneiden ist, ohne Verklebungen, besonders der Haut, über dem Metall zu lösen; Entnahme von Eiter für die bakteriologische Untersuchung; die infizierte Wundhöhle ist mehrmals mit Antibiotikalösung zu spülen; Einlegen von REDON-Drains, deren Austrittsstellen in den Wundwinkeln liegen oder durch Sonderschnitte geleitet werden, zur geschlossenen oder offenen Spülbehandlung; die Nachbehandlung erfolgt zunehmend offen, also ohne Wundschluß.

Stabilität bedeutet für offene Frakturen Infektionsprophylaxe (s. S. 590), im infizierten Milieu dient sie zur Begrenzung der manifesten Infektion. Instabilität dagegen fördert das Fortschreiten der Entzündung in den lockeren Frakturspalten, führt zur Knochenresorption, begünstigt die Entstehung irreparabler Nekrosen und Infektpseudarthrosen. Folgerichtig ist Stabilität garantierendes Metall zu belassen, instabile Platten sind jedoch zu entfernen und durch neue oder den Fixateur externe zu ersetzen. Dasselbe gilt für einen gelockerten KÜNTSCHER-Nagel. Nach der Extraktion bohrt man den Markraum vorsichtig auf, um sequestriertes Knochengewebe zu lösen und durch Absaugen zu entfernen. Ein neuer formschlüssiger Nagel sorgt für Stabilität. Die Metallimplantate unterhalten als Fremdkörper zwar die Infektion in blander Form weiter, bieten aber als Eckpfeiler in

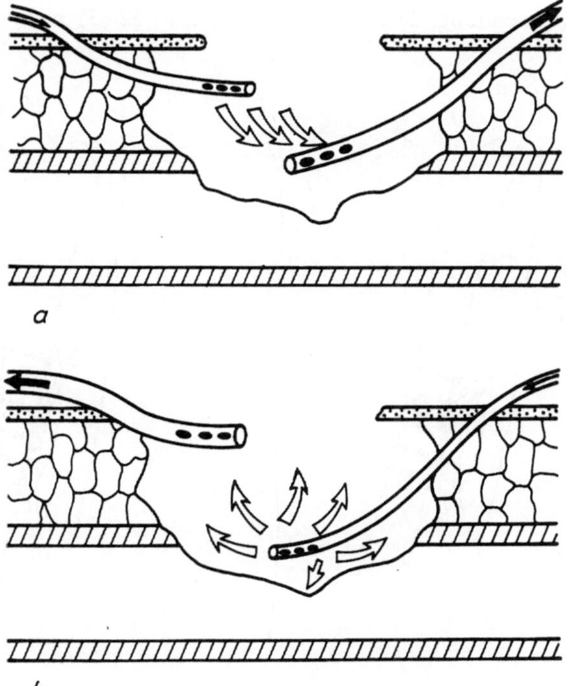

Abb. 32.63 *a* Falsche Technik der offenen Spüldrainage; ohne Effekt wird die Spülflüssigkeit über das zentral liegende Abflußdrain abgesaugt (nach BURRI); *b* richtige Technik: das zentral liegende, zuführende Drain füllt die Wundhöhle mit Flüssigkeit auf, ehe sie über das oberflächlich plazierte Drain abgesaugt wird

der Komplexbehandlung die Gewähr zur ossären Ausheilung der Fraktur. Werden sie zum frühestmöglichen, aber sicheren Zeitpunkt entfernt, kommt es in Kombination mit einer kurzfristigen Spülbehandlung zum völligen Abklingen der Entzündungsresiduen. Der *Fixateur externe* (s. Abb. 32.73) hat gegenüber der inneren Stabilisierung den Vorteil, daß der eigentliche Entzündungsbereich von Osteosynthesenmaterial ausgespart bleibt und außerdem Übungsstabilität gewährt. Bei floriden Infektionen im Wachstumsalter bevorzugt ihn HIERHOLZER, da man auf diese Weise die Epiphysenfugen vor Verletzungen schützen kann.

Der Wirkungsmechanismus der *Spüldrainage* besteht hauptsächlich darin, eine virulent infizierte Wunde in ein blandes Stadium überzuführen. Klinisch demonstriert sich der Effekt im raschen Abklingen der phlegmonösen Weichteilentzündung und in der günstigen Reaktion des Knochens, die bei lang bemessener Spülbehandlung oft zur Revitalisierung und Reossifikation infizierter Knochenteile führt. Auf bereits nekrotische Knochenteile hat sie keinen Einfluß. Sie müssen als Keimträger radikal entfernt und durch frische autologe Spongiosa ersetzt werden (s. S. 578).

Die Spüldrainage kommt offen oder geschlossen zur Anwendung. Die *offene* Form (Abb. 32.63) bietet sich besonders am Unterschenkel an, da hier die Weichteilverhältnisse die geschlossene Spüldrainage oft nicht gestatten. Das technische Vorgehen hat einen wichtigen Punkt zu berücksichtigen, wenn die Spüldrainage wirkungsvoll werden soll, nämlich die Plazierung des zuführenden Drains an zentraler Stelle der Wunde, um sie mit der Spülflüssigkeit vollständig auffüllen zu können. Die überlaufende Flüssigkeit wird in einem untergestellten Gefäß gesammelt. Hautschonender und eleganter ist der Abtransport der Spülflüssigkeit mit Hilfe einer Motorpumpe über ein zweites oberflächlich liegendes Drain. Die Vorteile der offenen Spülung liegen darin, daß der Heilverlauf mit dem Auge ständig kontrolliert werden kann, die Gefahr der Spülflüssigkeitsretention und damit der Exazerbation des Infektgeschehens kaum besteht. BURRI und KLEMM empfehlen daher die offene Spüldrainage als Verfahren der Wahl bei akuten ossären Infekten.

Im Gegensatz zur offenen wird bei der *geschlossenen* Spüldrainage nach dem Débridement, Plazierung der Spüldrains und Verschluß der Operationswunde die Primärheilung angestrebt. Um die Effektivität der Spülung zu garantieren, fordert ZERNA auf der Abflußseite weitlumige Drains von mindestens 6 mm lichter Weite. KLEMM wiederum geht einen anderen Weg, um die Spülfunktion abzusichern (Abb. 32.64).

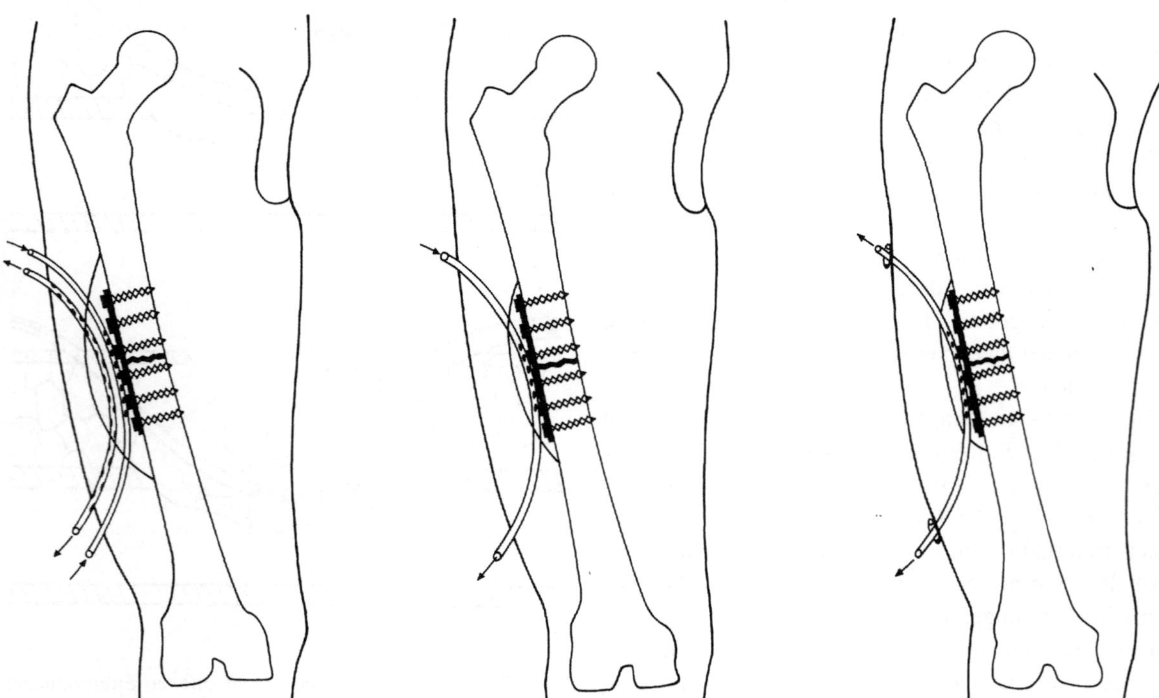

Abb. 32.64 *links:* Geschlossene doppelläufige Spüldrainage (KLEMM) bei infizierter Femurfraktur nach Verplattung; *Mitte:* Umwandlung in eine einläufige Spüldrainage; *rechts:* mit Sicherheitsnadeln gesichertes Restdrain für die Dauer der ambulanten Behandlung

Er legt 2 durchlaufende, 110 cm lange Schläuche von 6 mm Durchmesser (= 18 Charriere) ein. Über die Enden des einen sogenannten Zügeldrains wird berieselt, über die des anderen abgesaugt (Motorpumpe). Bei Verstopfung der Perforationen löst er sie durch Hin- und Herbewegen der Schläuche. Gelingt dies nicht, zieht KLEMM die Perforationen vor die Wunde und entfernt die Koagula bzw. Detritus mit der Pinzette. Die geschlossene Spüldrainage verlangt in der Nachbehandlung nicht nur die ständige Kontrolle ihrer effektiven Funktion, sondern auch die Überwachung des klinischen Befundes. Zeichen einer Retention oder eines erneuten Aufflackerns der Entzündung fordern die erneute Intervention mit Eröffnung und Débridement, neue Plazierung der Drains und Umwandlung der geschlossenen in die offene Spüldrainage (BURRI).

Chronische exogene Osteitis

Die topographische Verteilung von 261 chronischen Osteomyelitisherden verschiedener, überwiegend exogener Genese bei 256 Patienten der Jahre 1967 bis 1974 zeigt Abbildung 32.65.

Die *Klinik* der chronischen exogenen Osteitis unterscheidet sich wenig von der Symptomatik der chronischen hämatogenen Osteomyelitis. Sie manifestiert sich gleichfalls durch akute Schübe, Eiterung, Fistelbildung, radiologische Veränderungen und erhöhte Blutkörperchen-Senkungsgeschwindigkeit.

Auch die *Behandlung* deckt sich weitgehend (s. S. 577) und hat zum Ziel, den erkrankten Knochen zu sanieren (Abb. 32.66 bis 32.72). Dabei ist ein Faktor besonders ausschlaggebend: die bereits im akuten Stadium angestrebte Beibehaltung der biomechanischen Grundsituation, nämlich die *Stabilität.* In Kombination mit knochensanierenden und defektauffüllenden Maßnahmen (Spongiosaplastik) läßt sie den knöchernen Durchbau der Fraktur bzw. Pseudarthrose stetig voranschreiten. Gewährleisten Platten oder KÜNTSCHER-Nägel jedoch nicht mehr die Stabilität, sind sie auszuwechseln (s. S. 591) oder durch den Fixateur externe zu ersetzen. Zur Behandlung der *infizierten Pseudarthrose* hat sich der äußere Spanner immer mehr durchgesetzt (SATTEL, HOLZ, FASOL, CONNES). Bei der Kontaktpseudarthrose läßt sich mit ihm ein hoher Stabilisierungsdruck aufbringen *(Druckfixateur),* bei größeren, mit Spongiosa

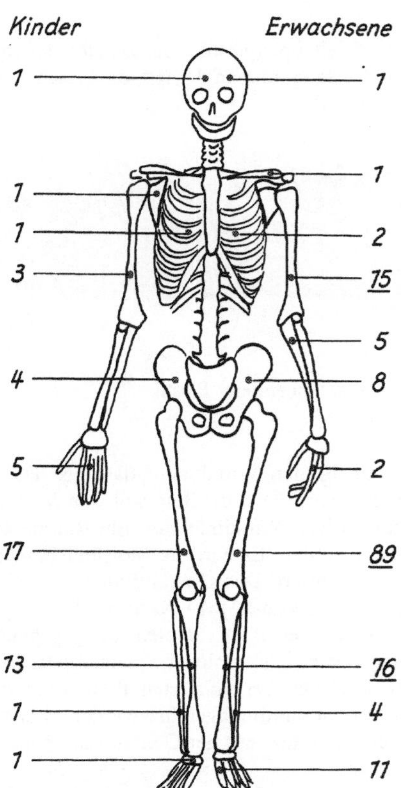

Abb. 32.65 Topographische Verteilung von 261 chronischen Osteomyelitisherden verschiedener, überwiegend exogener Genese bei 256 Kindern der Jahre 1967 bis 1974

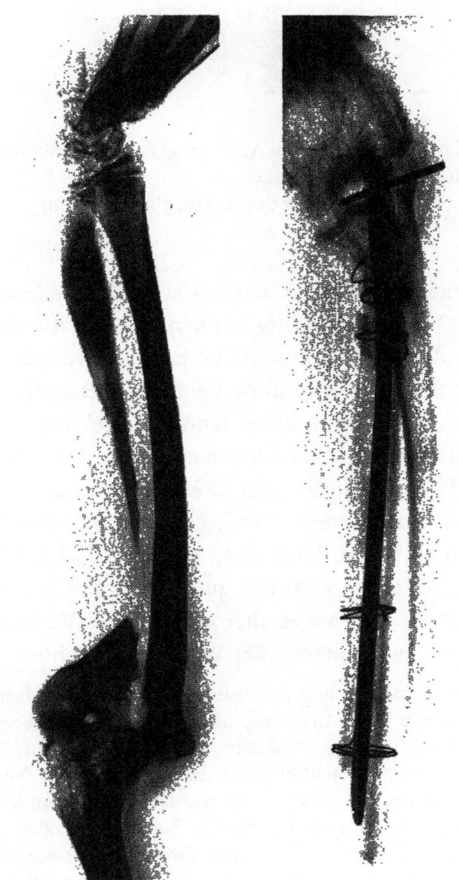

Abb. 32.66 R. H., 14 J. Defektpseudoarthrose nach Sequestrotomie bei Ulnaosteomyelitis

Abb. 32.67 Plastik mit autoplastischer Fibula

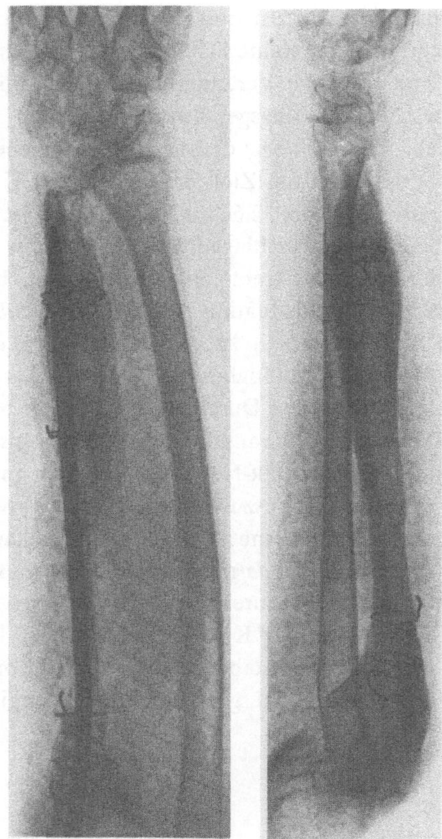

Abb. 32.68 Infektion mit Auflösung des Transplantates; Behandlung mit Spüldrainage
Abb. 32.69 Regeneration durch Totenladenbildung

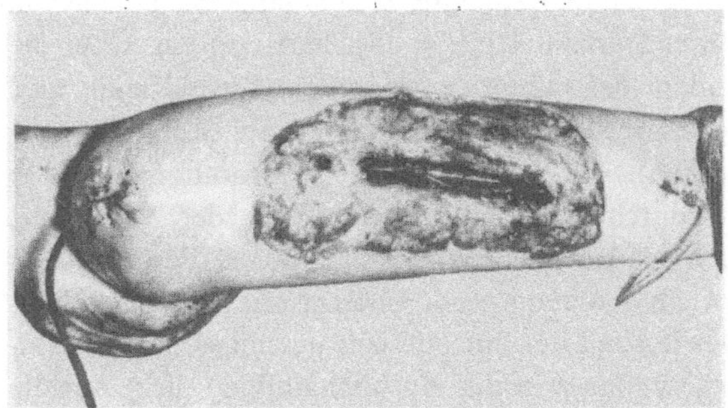

Abb. 32.70 Exzision der Hautfisteln und Narben; die Spüldrainage liegt noch

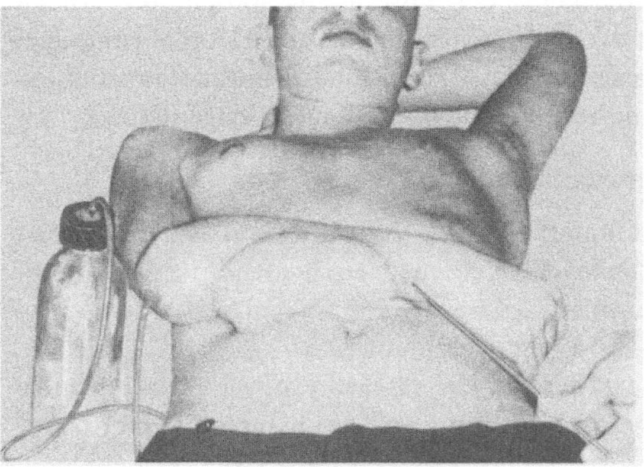

Abb. 32.71 Stiellappenplastik vom Bauch; das Spüldrain ist gezogen, das Saugdrain an der REDON-Flasche

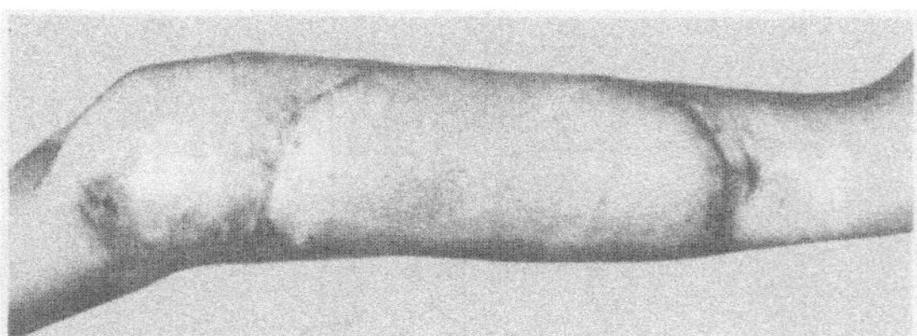

Abb. 32.72 Nach beendeter Plastik

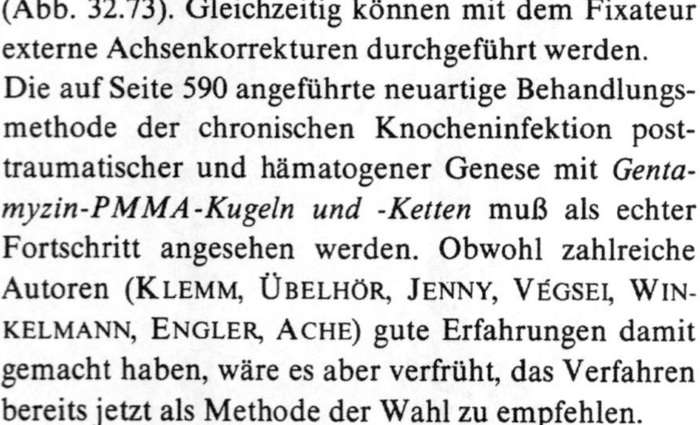

überbrückten Defekten dient er als *Stillhaltefixateur* (Abb. 32.73). Gleichzeitig können mit dem Fixateur externe Achsenkorrekturen durchgeführt werden.

Die auf Seite 590 angeführte neuartige Behandlungsmethode der chronischen Knocheninfektion posttraumatischer und hämatogener Genese mit *Gentamyzin-PMMA-Kugeln und -Ketten* muß als echter Fortschritt angesehen werden. Obwohl zahlreiche Autoren (KLEMM, ÜBELHÖR, JENNY, VÉGSEI, WINKELMANN, ENGLER, ACHE) gute Erfahrungen damit gemacht haben, wäre es aber verfrüht, das Verfahren bereits jetzt als Methode der Wahl zu empfehlen.

Technik: Voraussetzung der osteomyelitischen Herdsanierung ist die radikale Erfassung und Entfernung von Sequestern. Dieser wichtige und für die Ausheilung entscheidende Akt wird erleichtert durch Blutleere und das Anfärben mit Disulphine-Blue®. 30 ml werden etwa 1 Stunde vor der Operation intravenös gespritzt. Nach dieser Zeit läßt sich dann vitales von devitalem Gewebe unterscheiden. Den nach der radikalen Ausräumung zurückbleibenden Hohlraum füllt man mit der Gentamyzin-PMMA-Kette aus, die letzte Kugel übersteht das Hautniveau (Abb. 32.74 und 32.75). Ein der Kette aufgelegtes Überlaufdrain ohne Sog dient einzig der Wundnahtentlastung. Das in die Knochenhöhle einströmende Blut soll zur Verhinderung einer postoperativen Wundinfektion die Räume zwischen den Kugeln ausfüllen. Es wird nachfolgend bindegewebig und narbig organisiert. Das Überlaufdrain ist nach 2 bis 3 Tagen, die Gentamyzin-PMMA-Kette nach 10, spätestens nach 14 Tagen zu ziehen. Resthöhlen sind gegebenenfalls 2 bis 3 Monate später mit autologer Spongiosa zu beseitigen.

Die Spongiosaplastik bei infizierten Pseudarthrosen kann wesentlich risikoloser durchgeführt werden, wenn vorher die bakterielle Infektion mit der Gentamyzin-PMMA-Kette bekämpft wurde.

Bei offenen infizierten Defekten ohne die Möglichkeit der primären Hautnaht dichtet man die liegende Kette mit einer Spezialfolie ab. Es entwickelt sich unter ihr durch die Einwirkung des freigesetzten Gentamyzins ein sauberes

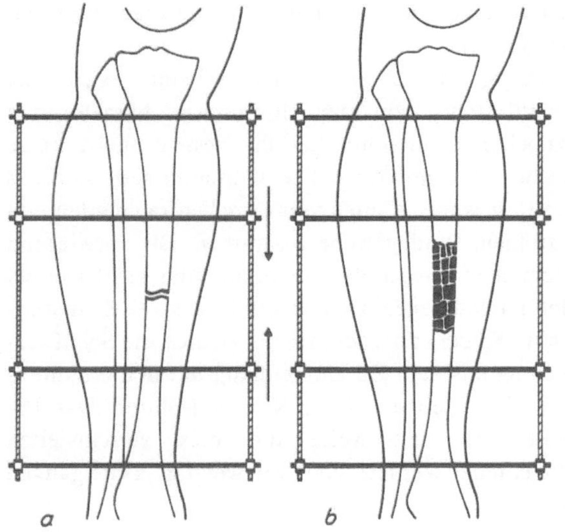

Abb. 32.73 *a* Rahmenfixateur als Druck-Fixateur bei infizierter straffer Pseudarthrose; *b* Rahmenfixateur als Stillhalte-Fixateur bei infizierter Pseudarthrose nach Sanierung und Spongiosaplastik

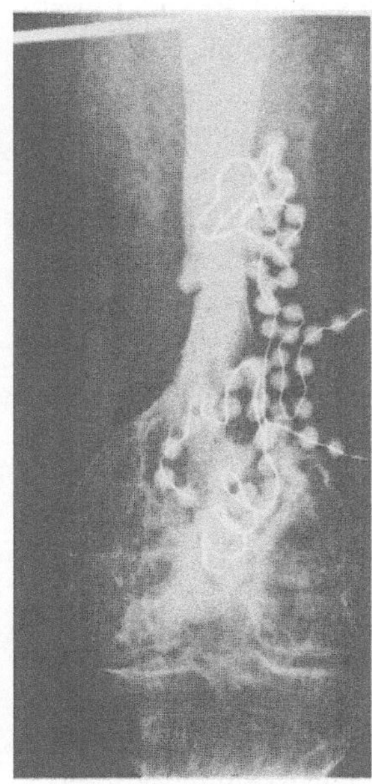

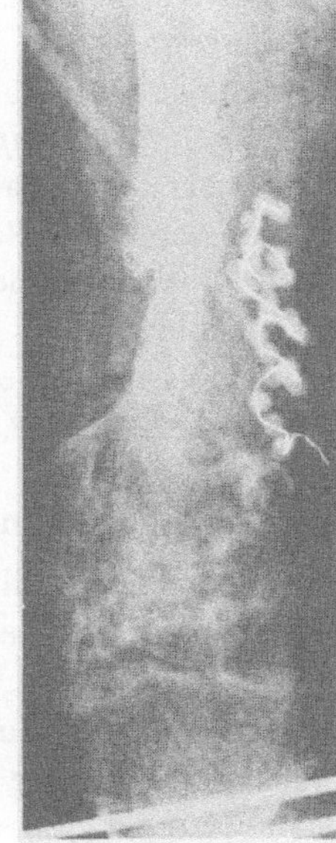

32.74 Gentamyzin-PMMA-Kugelketten nach radikaler Sequestrotomie und Metallentfernung, Stabilisierung der infizierten Pseudarthrose durch Fixateur externe nach HOFFMANN

Abb. 32.75 Nach Beherrschung des Infektes erste Spongiosaplastik 6 Wochen nach radikaler Sequestrektomie, erneute Einbringung einer Gentamyzin-PMMA-Kugelkette als Platzhalter für eine spätere zweite Spongiosaplastik (Abb. 32.74 und 32.75 sind Beobachtungen von Herrn Dr. K. KLEMM, Frankfurt/Main)

Granulationsgewebe, das nach Entfernung der Kette mit Spalthaut bedeckt werden kann.
Zur Behandlung der infizierten Markraumnagelung mit röntgenologisch nachweisbarem knöchernen Durchbau entfernt man den Küntschernagel und bohrt den Markraum zusätzlich um 1 mm auf. Nach Ausspülen der abgelösten lamellären Sequester wird die Gentamyzin-PMMA-Kette mit einer gabelförmig endenden Führungssonde in den Markraum eingeführt, ein Überlaufdrain eingelegt und die Haut verschlossen. Die Weiterbehandlung erfolgt wie oben.

Die Applikation von Gentamyzin-PMMA-Ketten ist als Alternative zur Spül-Saug-Drainage (s. S. 592) zu betrachten. Sie erleichtert die Behandlung für die Patienten und die Pflege für das Personal. Weitere entscheidende Vorteile sind die frühe Mobilisierung der Patienten, die Kostenminderung sowie die Verbesserung der Krankenhaushygiene durch Eliminierung von Naßkeimen.

32.4.4.3. Schußfraktur und Schußosteitis

Während in Friedenszeiten Schußbrüche selten zur Beobachtung kommen und sich hinsichtlich Behandlung sowie Prognose kaum von den offenen Frakturen bei Verkehrs- und Betriebsunfällen unterscheiden, stellen Schußfrakturen in Kriegszeiten eine häufige, therapeutisch und prognostisch schwerwiegende Verletzung dar.

Schußfraktur in Friedenszeiten

Die Schußfrakturen entstehen vorwiegend durch Pistolen-, selten durch Gewehrgeschosse.
Therapie: Die Versorgung der Weichteilwunde richtet sich nach ihrer Größe und Schwere. Kleine Schußwunden bedürfen keiner Revision, es genügen die Infiltration des Schußkanals mit Antibiotikalösung (s. S. 134) und ein steriler Verband. Sofern es sich um einen Steckschuß handelt, beläßt man das Geschoß, größere Haut-Muskel-Verletzungen werden nach den auf Seite 101 mitgeteilten Behandlungsrichtlinien versorgt. Zerrissene Nerven soll man sofort nähen, verletzte Stammarterien durch direkte Naht oder mit einem autoplastischen Venentransplantat (V. saphena magna) wiederherstellen.
Die Behandlung des *Knochenbruches* unterscheidet sich nicht wesentlich von dem Vorgehen, wie es bei den offenen Frakturen beschrieben wurde (s. S. 589).

Schußfraktur in Kriegszeiten

Während die Sterblichkeit z. B. bei Oberschenkelbrüchen im Krimkrieg noch bei 86,6% und im ersten Weltkrieg bei 42,6% (FRANZ) lag, sank sie im Spanienkrieg auf 3,6% (JIMENO VIDAL) und wurde im zweiten Weltkrieg von WUSTMANN mit 6,5% und von L. BÖHLER mit 11,7% angegeben.

Therapie

Nach L. BÖHLER, FISCHER und ELANSKY sind folgende Prinzipien bei Schußbrüchen einzuhalten.

Die *Erste-Hilfe-Leistung* besteht im Anlegen eines sterilen Wundverbandes und Schienung zur Ruhigstellung für den Rücktransport. Eine stärkere Blutung verlangt einen Kompressionsverband, spritzende Gefäße werden mit Klemmen gefaßt, die dann liegen bleiben. Auf keinen Fall soll man die Wunde tamponieren. Die Schockprophylaxe ist einzuleiten.

Im rückwärtigen Lazarett erfolgt die erste Wundversorgung. Alle nicht mehr vitalen und zerfetzten Muskeln und alle vom Periost und den Weichteilen gelösten Knochenfragmente sind sorgfältig zu exzidieren. Scharfe, vom Periost entblößte Knochenzakken müssen abgetragen werden, Fremdkörper hat man gleichfalls zu entfernen. Hämatome werden ausgeräumt und Blutungen gestillt. Die Wunde bleibt offen und wird drainiert. Eine Tamponade ist wegen Sekretverhaltung nicht gestattet.

Nach Wundversorgung und anschließender Reposition der Fragmente wird ein großer, gefensterter Gipsverband angelegt.

Glatte Durchschüsse mit kleinen Ein- und Ausschußöffnungen bedürfen keiner Ausschneidung und werden auch nicht genäht.

Die primäre, und zwar offene *Amputation* hat zu erfolgen, wenn die Hauptschlagader durchtrennt oder thrombosiert ist, wenn große Haut- und Weichteildefekte vorliegen, oder wenn das Nachbargelenk eine Zertrümmerung aufweist.

Im Sonderlazarett kann der Gipsverband verbleiben, falls die Bruchstücke die gute Stellung beibehalten haben und die Wunde keine Komplikationen aufweist. Treten diese auf, muß die Wunde auf nekrotisches Gewebe, Fremdkörper und Eiterverhaltungen hin revidiert werden. Zweckmäßigerweise soll man danach Verwundungen der unteren Extremitäten durch eine Drahtextension ruhigstellen. Ist die Entzündung beherrscht, kann nach 3 bis 4 Wochen ein gefensterter Gipsverband für den Transport in rückwärtige Lazarette angelegt werden.

Die KÜNTSCHER-Nagelung hat sich in der Behandlung frischer Schußverletzungen im letzten Weltkrieg nicht durchsetzen können, obwohl vereinzelte Berichte über die erfolgreiche Markraumnagelung von Schußfrakturen vorliegen (FISCHER).

Chronische Schußosteitis

Die Zahl der an einer chronischen Schußosteitis leidenden Patienten ist groß. SCHRÖDER schätzt sie für die BRD auf 16000, wobei es sich in etwa 90% um ehemalige Soldaten des ersten und bei dem Rest der Kranken um Teilnehmer des zweiten Weltkrieges handelt.

Pathologisch-anatomisch unterscheidet sich die Schußosteitis von der chronischen hämatogenen Knochenentzündung. Bei ihr besteht meist keine große Höhlenbildung. Die Wandung setzt sich aus Kallusgewebe, Kanten von Knochenfragmenten und narbigem Bindegewebe zusammen. Die vorwiegend kleinen und multiplen Sequester sind nicht wie bei der hämatogenen Osteomyelitis nekrotisch demarkierte Knochenpartien, sondern durch die Schußverletzung aus dem Zusammenhang mit den ernährenden Weichteilen gelöste Knochensplitter. Das Periost fehlt stellenweise, die meist verschwielten Weichteile werden von verzweigten Fistelgängen durchsetzt.

Therapie

Die bei der chronischen hämatogenen Osteomyelitis angeführten Behandlungsprinzipien gelten auch für die Schußosteomyelitis. Dabei hat sich die Muldung nach den Erfahrungen beider Weltkriege bei der Schußosteomyelitis mit ihrer pathologischen Kallusbildung und den unregelmäßig geformten Knochenhöhlen bewährt. BUCKMANN, und BLAIR, BRUSKI, LUKANOW haben sie im großen Umfange mit gutem Erfolg angewandt.

Als Methode der Wahl bietet sich aber hier die *gestielte Muskellappenplastik* an, besonders bei den schweren fistulösen Fällen. Voraussetzung ist natürlich, daß sich in der Nähe des Knochenherdes noch intakte Muskulatur befindet, die eine Lappenbildung gestattet.

Die osteoplastische Behandlung empfehlen MERLE D'AUBIGNÉ, POPKIROW, PETROW.

32.4.4.4. Bohrdrahtinfektion

Die Dauerzugbehandlung der Frakturen großer Röhrenknochen, sei es in Form der Stahldraht- (KLAPP, KIRSCHNER) oder der beschränkt angewandten Stahlnagelextension (STEINMANN, L. BÖHLER), nimmt nach wie vor einen erstrangigen Platz ein. Neben ihren großen und anerkannten Vorteilen, besteht ihr Nachteil, sieht man von den nichtentzündlichen Komplikationen (Nerven-, Gefäß-, Gelenkverletzungen, das Durchschneiden des Drahtes) ab, vor allem in der Gefahr der Bohrkanalinfektion. Sie kann der zeitlichen Entstehung nach primär oder sekundär auftreten.

Die *primäre Infektion,* deren Beginn auf die ersten 10 Tage begrenzt ist (KOCH), hat ihre Ursache in groben Verstößen gegen die sterile Arbeitsweise, die Desinfektion der Haut und die Technik selbst. Die in

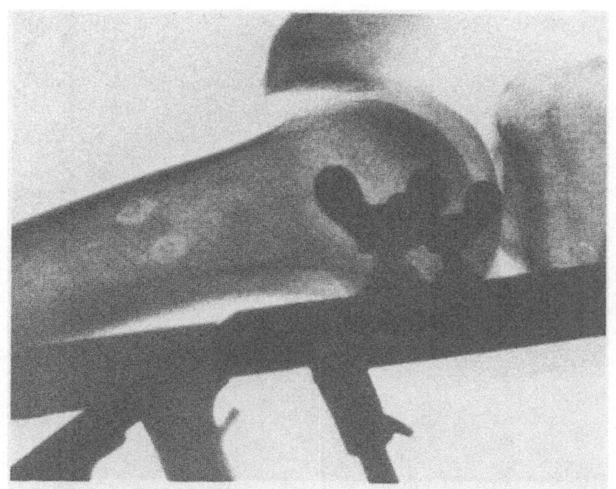

Abb. 32.76 Rarefizierende Bohrlochosteitis nach suprakondylärer Femurdrahtextension

die Tiefe eingeschleppten Keime finden einen guten Nährboden in den durch die Bohrung anfallenden Knochenspänchen und dem bei zu hoher Drehzahl des Bohrers verbrannten Gewebe. Die zu diesem Zeitpunkt noch offenen Gewebsspalten geben Bakterien Gelegenheit, über die Lymph- und Gefäßbahnen akute Komplikationen (Osteomyelitis, Gelenkempyem, Phlegmone und anderes) heraufzubeschwören.

Pathologisch-anatomisch und klinisch kommt es unter starken Schmerzen und Temperaturanstieg zu einer Knochennekrose und -erweichung, die den Draht unter der Zugeinwirkung distal wandern läßt.

Die *sekundäre Infektion* ist viel häufiger und daher für die Praxis bedeutsamer. Ursächlich wird vor allem die ungenügende Fixation des Bohrdrahtes angeschuldigt. Sein andauerndes seitliches Verrutschen bringt die Hautbakterien in die Weichteile und den Knochen ein. Lebhafte Kinder oder unruhige alte Patienten sind dabei besonders gefährdet. Seltener infiziert sich der Bohrkanal von einem Hautulkus aus, das durch Druck des zu schmal gewählten KIRSCHNER-Bügels entsteht.

Der meist blande Verlauf der sekundären Bohrkanalinfektion gibt dem klinischen Bild das Gepräge, schwere Komplikationen bleiben gewöhnlich aus. Der nach 10 bis 12 Tagen um den Draht gebildete Schutzwall (KOCH) lokalisiert die Entzündung auf den Knochenkanal (rarefizierende Osteitis). Mit der Entfernung des Drahtes pflegen Entzündung, Sekretion und Schmerz abzuklingen. Selbst bei Hinzutreten einer Knochennekrose und -sequestrierung bleiben diese örtlich beschränkt (Abb. 32.76).

Bei 1178 Drahtextensionen unserer Klinik (1959 bis 1964) bekamen, abgesehen von einer primären, 33 Patienten eine sekundäre Bohrkanalinfektion, und zwar meistens (22mal) zwischen dem 11. und 30. Tag nach Anlegen der Extension. Neun Entzündungen traten bis zum 50. Tag auf, und in zwei Fällen machte sie sich noch später bemerkbar.

Die *Häufigkeit* der Bohrkanalinfektion wird bei BECKER mit 5,6% und bei ZRUBECKY mit 7% angegeben. Der Prozentsatz beläuft sich bei uns auf 2,9%, dabei handelt es sich aber vorwiegend um blande Entzündungen. Die schweren Komplikationen (2 Phlegmonen, 7 Osteitiden) machen lediglich 0,5% aus und liegen damit unter den Angaben von BECKER (5%), BOCK (1,5%) und BIEBL (1,2%).

Bakteriell ließ sich in 32 der 34 Fälle eine Monoinfektion mit Staphylokokken nachweisen, bei den restlichen Patienten waren sie mit Pyozyaneus, Koli und Enterokokken gemischt.

Der *Lokalisation* nach verteilen sich die Bohrkanalinfekte ziemlich gleichmäßig auf die typischen Knochenpunkte: Tuberositas tibiae (3,1%), Femurkondylen (3%), Olekranon (2,8%), Kalkaneus (2,4%). Der Befall des Fersenbeines ist dagegen bei BECKER mit 5,9% ungewöhnlich hoch angegeben.

Die *Letalität* der Bohrkanalinfektion, bezogen auf die Gesamtzahl der Drahtextensionen, beträgt bei uns 0,087%. Dieser eine Todesfall, ein älterer Patient, geht auf Kosten unsachgemäßer Behandlung, indem der KIRSCHNER-Bügel beim Versuch einer Stellungskorrektur der Unterschenkelfraktur ausgiebigst zu Zug- und Hebelbewegungen benutzt wurde. Die Folge war eine nicht zu beherrschende Fersenbeinosteomyelitis mit Septikopyämie.

Therapie

Die beste Therapie der Bohrkanalinfektion ist die Prophylaxe! Sie beinhaltet: Beachtung der Kontraindikationen für Drahtextensionen (Dermatitis, Furunkulose, benachbartes Weichteilhämatom, nicht eingestellter Diabetes mellitus und anderes), gründliche Desinfektion der Haut, steriles Arbeiten, wozu auch das Tragen eines Nasen-Mund-Schutzes gehört, Beherrschen der Technik, exakte Bohrdrahtfixation, laufende Kontrolle der liegenden Extension, keine Manipulationen mit dem KIRSCHNER-Bügel bei Korrekturmaßnahmen.

Bei den geringsten Anzeichen einer Bohrkanalinfektion muß der Draht umgehend entfernt werden, Erreger- und Resistenzbestimmung sind zu veranlassen. Mit einer Antibiotikalösung (s. S. 134) umspritzen wir die Weichteile und spülen damit ferner auch den Knochenkanal durch. Durch die Instillation von Chloramphenikol in einer pastenartigen Trägersubstanz haben wir auch schwerere Bohrlochinfektionen beherrscht (Rp. Chloramphenikol 1,0 – Propylengly-

kol 10,0 – Ungt. emulsif. aquos. 30,0 – Aqua ad 100,0). Diese Emulsion wird mit einer Rekordspritze in den Kanal eingepreßt und wirkt dort als Antibiotikadepot.
Abszesse der Weichteile sind zu inzidieren, Phlegmonen weit zu spalten.
Wenn ein Sequester die Sekretion unterhält (Fistulographie), muß er mit dem scharfen Löffel vorsichtig ausgekratzt werden. Eine anschließende antibiotische Spüldrainage für 10 bis 18 Tage empfiehlt sich. Die allgemeine Antibiotikatherapie erübrigt sich, von wenigen Ausnahmen abgesehen.
Die Immobilisation der Extremität bis zum Abklingen der Bohrkanalinfektion ist selbstverständlich.

32.4.5. Infektionen der Gelenke

32.4.5.1. Pyogene Gelenkentzündung

Die eitrige Gelenkentzündung war in früheren Zeiten ein gefürchtetes Krankheitsbild, dessen schwerere Verlaufsformen oft nur durch Amputation zu beherrschen waren oder, falls der Entschluß zu dieser verstümmelnden Maßnahme zu lange hinausgezögert wurde, über die Septikopyämie zum Tode führten. Die Chemotherapie hat den Charakter der purulenten Arthritis zugunsten milderer Verlaufsformen geändert. Durch optimale Ruhigstellung und antibiotische Therapie sind wir heute in der Lage, die Gelenkentzündung weitgehend zu beherrschen. Gelenkdrainagen, Kondylenabmeißelungen, Resektionen oder gar Amputationen gehören mehr oder weniger der Vergangenheit an. Trotz dieses günstigen Wandels geben die oft zurückbleibenden Defektausheilungen in Form von Total- oder Teilversteifungen des Gelenkes der purulenten Arthritis eine ernste Prognose.
Während bei Erwachsenen vorwiegend Staphylo- und Streptokokken, gelegentlich Typhusbazillen und Gonokokken die Entzündung auslösen, lassen sich bei Kindern nicht selten Pneumo- und Meningokokken nachweisen. Die Infektion erfolgt dabei entweder durch direktes Einbringen der Bakterien (Stich-, Hieb-, Schußverletzung, Punktionen, Operationen) oder fortgeleitet von einem Entzündungsherd aus der Umgebung, sei es lymphogen (Erysipel, Phlegmone, Spritzenabszeß) oder infolge Ein- oder Durchbruches (purulente Bursitis, gelenknahe Osteomyelitis). Als Ausgangspunkt der hämatogenen Genese kommt jede lokale Entzündung im Organismus in Frage (Tonsillitis, Otitis, Furunkulose, Bronchopneumonie usw.).
Erwähnenswert ist das Auftreten von Empyemen nach *intraartikulären Injektionen* von antiphlogisti-

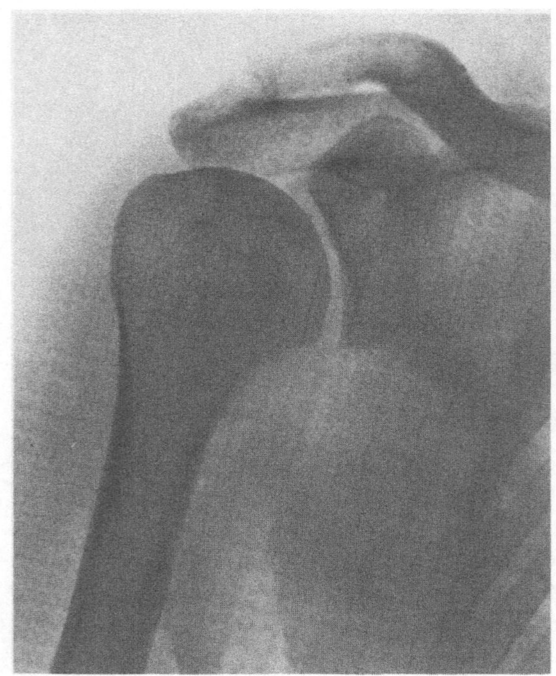

Abb. 32.77 K. W., 60 J. Schultergelenksempyem nach Hydroadresoninstillation; der Gelenkspalt ist erweitert

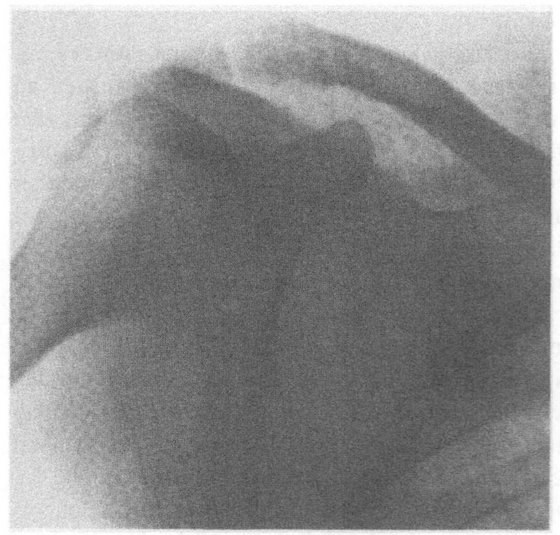

Abb. 32.78 Ausheilung nach Punktion und Antibiotikainstillation mit weitgehender Verschmälerung des Gelenkspaltes

schen Kortikoiden (Mittelmeier, Dederich, Havemann), die besonders bei abakteriellen Entzündungs- und Reizzuständen des Gelenkes viel Verwendung finden (Abb. 32.77 und 32.78). Da die Kortikoide im Gelenk die mesenchymale Abwehrkraft gegen bakterielle Infektionen schwächen, entwickelt sich bei Anwesenheit von Keimen in kurzer Zeit ein Empyem, das sich trotz Antibiotikagaben dann nur schwer beherrschen läßt. Um diese deletäre Komplikation zu vermeiden, muß die Injektion von Kortikoiden stets unter sterilen Kautelen vorgenommen und darüber hinaus vorher eine latente bakterielle Gelenkinfektion ausgeschlossen werden.

Pathologische Anatomie. Die seröse bzw. sero-fibrinöse Arthritis stellt den fließenden Übergang zur purulenten Gelenkentzündung dar. In diesem Stadium steht makro- und mikroskopisch eine Synoviitis bei fast immer unversehrtem Gelenkknorpel im Vordergrund. Die Synovialis ist geschwollen, leicht sulzig, die Zotten sind verbreitert und die Gefäße stark gefüllt. Es kommt zum Auftreten kleiner Leukozytenansammlungen und infolge der Plasmadiapedese zur Ausfällung von Fibrin. Ein schon länger bestehender größerer Erguß führt, besonders bei Kindern, durch Kapsel- und Bänderdehnung unter Umständen zur Sub- bzw. Luxation. Am Knorpel treten die ersten mikroskopisch sichtbaren Schädigungen in Form von Aufhellung und Schwinden der basophilen Grundsubstanz auf.

Innerhalb weniger Stunden wird der mehr oder weniger getrübte Erguß durch Hinzutreten von Leukozyten (Leukodiapedese) serös-eitrig, eitrig-serös und schließlich rein eitrig. Im Sediment des Empyems finden sich neben Leukozyten und Fibrin Mikroorganismen, die makroskopisch die Farbe des Gelenkergusses bestimmen können (z. B. grün bei Gonorrhoe, gelblich bei Meningokokkeninfektion). Die Synovialis zeigt sich zu diesem Zeitpunkt dunkelrot, verdickt, gequollen, sie ist eitrig belegt. Der Knorpel bietet fortschreitende, toxisch bedingte Schädigungen in Form der Verfettung, Nekrose und Zerfaserung. Es dringen Eiterzellen in ihn ein und verursachen Knorpelsequester. Zu der Wirkung proteolytischer Enzyme tritt die mechanische Erosion.

Bei der Kapselphlegmone wird der Substanzverlust des Knorpels infolge Absorption durch Granulationsgewebe vermehrt und die fibröse Gelenkkapsel und das periartikuläre Gewebe ödematös aufgelockert sowie leukozytär durchsetzt. Greift die Entzündung auch noch auf den Knochen über, so liegt das Krankheitsbild der *Panarthritis* (Osteoarthritis) vor.

Die Osteitis wird bei der primären Gelenkerkrankung meist durch fibrinöse endostale Wucherungen lokalisiert, oberflächlich auftretende, oft schalenförmige Sequester werden beobachtet. Hinzu kommen periartikuläre Abszesse, die sich auf dem Wege des geringsten Widerstandes senken. Das Gelenk verliert seinen Halt, es folgt die Luxation.

Bei der einfachen Synoviitis purulenta ist noch eine Restitutio ad integrum möglich. Schwere Zerstörungen lassen ausnahmsweise bei Säuglingen eine weitgehende Wiederherstellung erhoffen, sofern es gelingt, die Infektion erfolgreich zu bekämpfen, ehe irreparable Gelenkschäden eingetreten sind. Ansonsten reift das Granulationsgewebe zum fibrösen Bindegewebe aus, verbindet die Gelenkflächen bzw. den freiliegenden Knochen und führt zur fibrösen Ankylose, die durch Metaplasie über die knorpelige in die knöcherne überführt werden kann (Abb. 32.79 und 32.80).

Klinisches Bild: Die Gelenkinfektion beginnt akut mit Temperaturanstieg und Schmerzen. Die Haut über dem Gelenk fühlt sich heiß an, seine Konturen sind verstrichen, und ein Erguß läßt sich besonders am Kniegelenk leicht nachweisen. Der Patient hält das betroffene Gelenk in Entlastungsstellung und meidet jede Bewegung. Das Blutbild bietet die Zeichen einer schweren Infektion.

Mit Übergreifen der Entzündung auf die Kapsel verschlechtert sich der bis dahin leidliche Allgemeinzustand rapide, der Patient macht einen schwerkranken Eindruck, die Schmerzen werden unerträglich.

Röntgenologisch ist in den ersten 8 bis 14 Tagen wenig nachzuweisen. Vergleichsaufnahmen zur gesunden Seite lassen, durch den Erguß bedingt, eine Verbreiterung des Gelenkspaltes erkennen. Nach

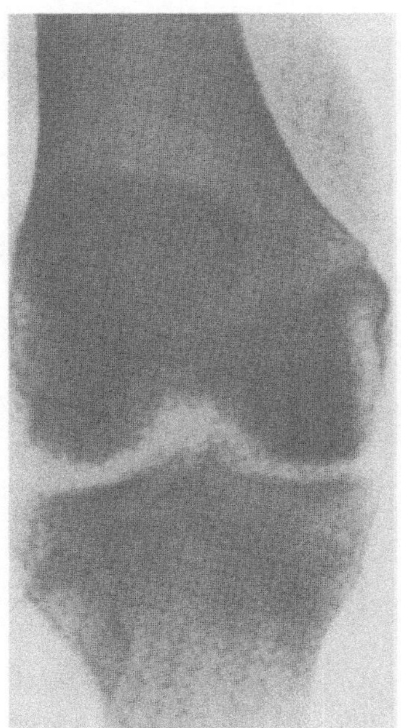

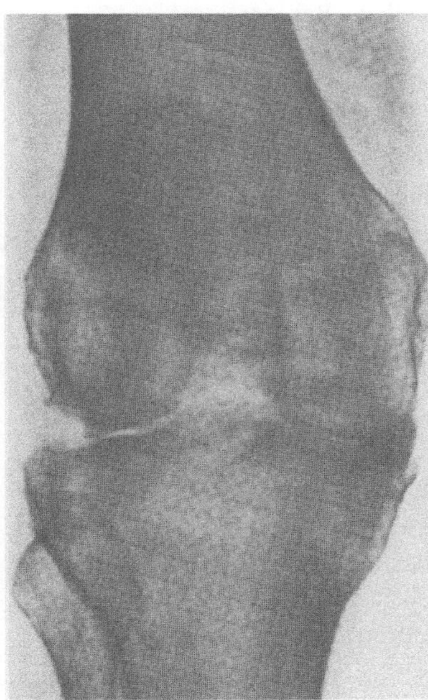

Abb. 32.79 L. F., 61 J. Metastatisches Kniegelenksempyem nach Prostatektomie; subchondrale Knochenatrophie

Abb. 32.80 Behandlung mit lokaler Punktion und Antibiotikainstillation; Ausheilung mit fibröser, teils knöcherner Ankylose

dieser »stummen« Zeit macht sich als erstes eine schlierenförmige subchondrale Entkalkung bemerkbar (Trauerrand), die an Intensität zunimmt. Unregelmäßige Defektbildungen an den Gelenkflächen treten auf und weisen auf den Zerfall von Knorpel und Knochen hin. Unter zunehmender Zerstörung verschmälert sich der Gelenkspalt, ausgedehnte Destruktionen führen schließlich zur Subluxation.

Therapie

Es heißt hier »Die Gunst der Zeit zu nutzen«, d. h. frühzeitige Diagnosestellung und alsbaldige Behandlung der infektiösen Entzündung des Gelenkes entscheiden über sein späteres Schicksal. Da die Bakterienflora einer gewissen Latenzzeit (24 bis 48 Stunden) zum Angehen und zur Vermehrung in der Synovialis bedarf, um sich dann allerdings explosionsartig auszudehnen, muß diese Zeitspanne zum therapeutischen Handeln genutzt werden.

Bei Verdacht auf eine Infektion hat umgehend die Punktion zu erfolgen. Nach Entleerung des Ergusses wird vorerst ein Breitbandantibiotikum instilliert und gleichzeitig allgemein verordnet. Nach dem Ergebnis des Antibiogramms und der antibiotischen Empfindlichkeit erfolgt dann eine gezielte Behandlung. Die Gelenkaufschwemmung hat täglich zu erfolgen, und zwar solange, bis das Punktat steril bleibt. Eingedickter Eiter soll vor der Instillation des Antibiotikums erst mit isotonischer Natriumchlorid- bzw. Ringerlösung oder verdünnter Antibiotikalösung ausgespült werden.

Grundsätzlich ist jedes infizierte Gelenk optimal im *gefensterten Gipsverband*, einschließlich mindestens der zwei Nachbargelenke, ruhigzustellen. Bei der Koxitis muß man zusätzlich den Oberschenkel und das Knie der gesunden Seite mit eingipsen. Die Immobilisation des erkrankten Gelenkes erfolgt in einer Stellung, die bei eventueller Versteifung günstige Bedingungen für die Gebrauchsfähigkeit der Extremität bietet. Die Ruhigstellung im Gipsverband hält man bis zum Abklingen aller örtlichen und allgemeinen Entzündungserscheinungen aufrecht. Eine vorzeitige Mobilisierung führt meistens zum Rezidiv, damit zum unnötigen Hinauszögern der Heilung und zur Gefährdung der Wiederherstellung der Gelenksfunktion. Wenn die Aktivität des Prozesses abgeklungen ist und eine Entzündungsprovokation (Gelenkbewegung) vom Organismus unbeantwortet bleibt, kann mit der Nachbehandlung begonnen werden. Vor jeder zu brüsken Mobilisierung sei jedoch wegen der dabei auftretenden Ergüsse gewarnt.

In den meisten Fällen kann durch diese Maßnahme die Gelenkinfektion beherrscht werden. Klingen jedoch die Temperaturen nicht ab, tritt keine Besserung des Lokalbefundes und des Allgemeinbefindens ein, und bleiben die Leukozytenwerte im Blutbild hoch, ist operatives Vorgehen unerläßlich.

Operative Behandlung

Die Eröffnung, Débridement und Drainage des Gelenkes nach dem Vorgehen von WILLENEGGER (s. S. 137) erweist sich wegen des geschlossenen Hohlraums besonders wirksam. Das Abflußdrain, das an abhängiger Stelle einzulegen ist, bedarf einer lichten Weite von mindestens 4 bis 5 mm, um den Abstrom von Fibrin und Spülflüssigkeit sicher zu gewährleisten. Das Instillationsdrain kann dünn gehalten werden und wird am höchsten Punkt des Gelenkes eingeführt. Für die Dauer der Spüldrainage gibt es keine starren Regeln. Kriterien hierfür sind der Lokalbefund, die Körpertemperatur und die Anzahl der täglich zu bestimmenden Leukozyten. Zeigen diese auf die Ausheilung des Entzündungsprozesses hin, ist das Instillationsdrain ebenfalls an die Saugvorrichtung anzuschließen. Die Drains können bedenkenlos entfernt werden, wenn sie 1 bis 2 Tage lang trocken bleiben.

WILLENEGGER hat 14 Fälle von purulenten Arthritiden metastatischer und akzidenteller Natur ohne Funktionsausfall ausgeheilt. KELLY, COVENTRY, HESSE und MARTIN beherrschten gleichfalls mit der Saugdrainage eitrige Entzündungen des Schulter- und Hüftgelenkes, allerdings mit weniger günstigem funktionellem Erfolg.

Klingen die Entzündungszeichen unter dieser Be-

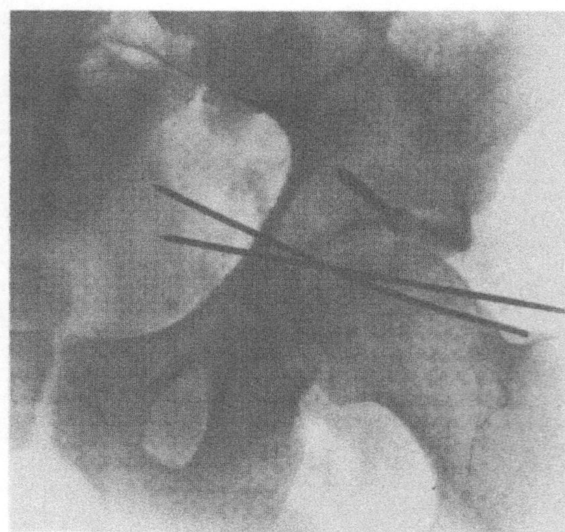

Abb. 32.81 Z. H., 38 J. Blutig reponierter Hüftgelenksverrenkungsbruch mit Abbruch des oberen und hinteren Pfannenrandes

handlung jedoch nicht ab, so ist an Röhrenabszesse oder eine Osteitis der gelenkbildenden Knochen zu denken. Bei jüngeren Patienten darf dann nicht mehr mit der *breiten Eröffnung und Resektion des Gelenkes* (Abb. 32.81 bis 32.83) gezögert werden, während man sich bei älteren Leuten eher für die Amputation entschließen wird.

Die *Infektion von Hüftprothesen* schwankt zwischen weniger als 1% (BURRI) und 7% (BRAUNSDORF). Die *Ursache* ist in der bekannten mangelhaften Resistenz langer Röhrenknochen und des knöchernen Beckens, in den Nekrosezonen durch Bohren, Fräsen und Raspeln, in der Anfälligkeit von Fremdkörpern (Endoprothese, Knochenzement) zu suchen (CHARNLEY). Der *Frühinfekt* geht mit baldiger Fistelung nach außen einher, der *Spätinfekt* äußert sich zunächst in Hüftschmerzen, Prothesenlockerung und erst nach Wochen, Monaten, ja Jahren in Fistelbildung. Die *Behandlung* versucht durch Wundrevision, Débridement und Dauerspülung die Entzündung zu bekämpfen. Mißlingt die Sanierung und besteht außerdem eine Lockerung, muß die Prothese entfernt werden. Nach Dauerspülung und durch Weichteilschrumpfung entsteht schließlich der Zustand wie bei einer *Girdestone-Plastik*.

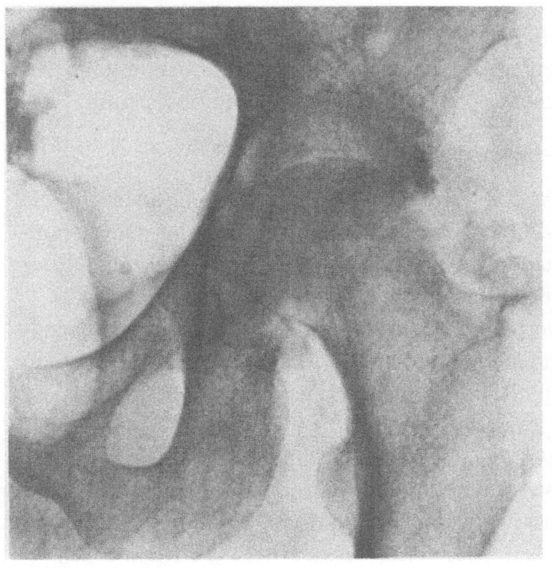

Abb. 32.82 Infektion mit Hüftgelenksempyem; nahezu aufgehobener Gelenkspalt

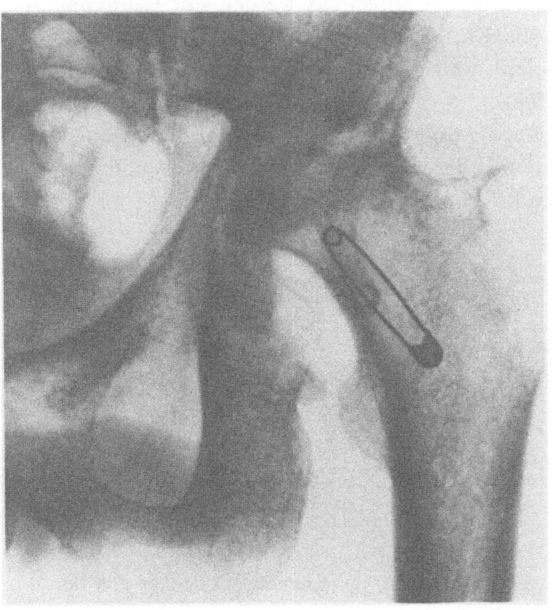

Abb. 32.83 Beginnender knöcherner Durchbau nach Gelenkresektion

Prognose: Die Voraussage hinsichtlich der Erhaltung der Extremität ist heute zweifelsohne besser als in der vorantibiotischen Zeit, wenn sich auch Amputationen gelegentlich nicht vermeiden lassen. Die Prognose, auf die verbleibende Funktion bezogen, muß aber auch trotz Antibiotika noch als ungünstig angesehen werden. Schwere eitrige Entzündungen der Gelenke führen in den überwiegenden Fällen zur Versteifung. Einzig durch eine frühzeitige Behandlung, die eine Schädigung des Knorpelüberzuges verhindert, läßt sich ein gutes funktionelles Ergebnis erzielen, in dessen Genuß aber nur der kleinere Prozentsatz der behandelten Patienten kommt. Das Behandlungsresultat des größten Teiles der Patienten liegt zwischen beiden Extremen. Der Knorpel des Gelenkes ist bei ihnen mehr oder weniger zerstört, die Funktion entsprechend eingeschränkt, und die bald in Erscheinung tretende Arthrosis deformans verursacht erhebliche Schmerzen. Eine Anzahl der Patienten wird dadurch in ihrer Leistungsfähigkeit erheblich beeinträchtigt, sie sind gut beraten, wenn man ihnen das Gelenk nachträglich versteift.

Die typischen Punktions- und Drainagestellen der großen Gelenke (Resektionen s. S. 609):

Schultergelenk

Punktion von dorsal (Abb. 32.84): Dieser Weg wird allgemein empfohlen, da er die Infektion von Schleimbeuteln vermeidet. Bei leicht abduziertem Arm wird die Nadel unterhalb der hinteren Ecke des Akromions eingestochen und in Richtung auf den Rabenschnabelfortsatz vorgeschoben.

Punktion von ventral (Abb. 32.85): Der Einstich erfolgt dicht lateral und 1/2 bis 1 cm unterhalb der Spitze des Rabenschnabelfortsatzes. Die Nadel soll dann nach außen-hinten zu dirigiert werden.

Punktion von lateral (s. Abb. 32.85): Bei der seitlichen Punktion wird die Nadel zwischen Akromion und Humeruskopf eingestochen und etwas schräg nach abwärts weitergeschoben.

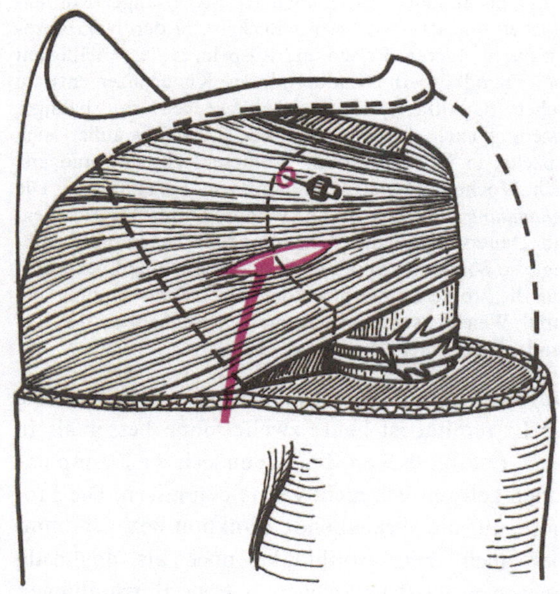

Abb. 32.84 Punktion des Schultergelenkes von dorsal. Arthrotomie des Gelenkes von dorsal; der M. deltoideus ist gestrichelt gehalten

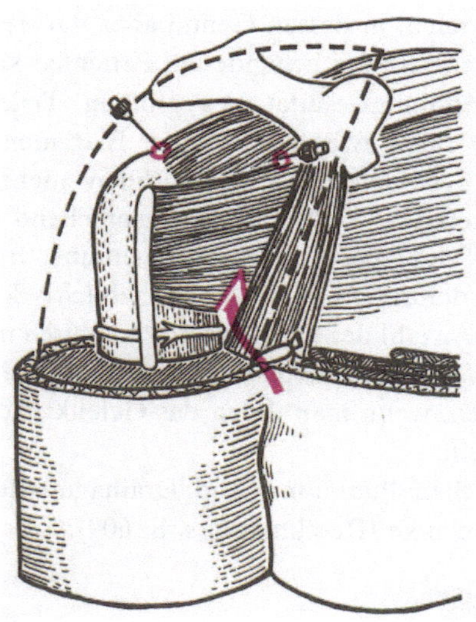

Abb. 32.85 Punktion des Schultergelenkes von ventral und lateral. Arthrotomie des Schultergelenkes von ventral aus; der M. subscapularis wird eingekerbt, um an die Gelenkkapsel zu gelangen

Arthrotomie von ventral (s. Abb. 32.85): Der Hautschnitt wird am vorderen Rand des M. deltoideus angelegt. Dieser Muskel und die am Rabenschnabelfortsatz ansetzenden Mm. biceps et pectoralis minor werden nach lateral bzw. medial zu auseinandergedrängt. Durch Außenrotation des Oberarmes stellt man sich den an der Gelenkkapsel ansetzenden M. subscapularis ein, dessen unterer Rand quer eingekerbt wird, um an die untere Kapseltasche zu gelangen. Sie ist durch einen kleinen Querschnitt zu eröffnen.

Arthrotomie von dorsal (s. Abb. 32.84): Der Schnitt beginnt an der Schulterblattgräte und zieht entlang dem dorsalen Rand des M. deltoideus nach unten, dessen Fasern stark nach lateral verzogen und unter Umständen teilweise von der Spina scapulae abgelöst werden. Nahe den Ansätzen des M. infraspinatus und des M. teres minor dringt man zwischen diesen Muskeln zur Gelenkkapsel vor und eröffnet sie.

Stellung für die Versteifung: Das Schultergelenk ist in einer Abduktionsstellung von 45° bei um etwa 30° nach vorn gerichtetem Arm zu immobilisieren.

Ellenbogengelenk

Punktion von dorsal (Abb. 32.86): Man sticht die Nadel von hinten proximal über der Olekranonspitze ein. Bei schräg nach vorn-unten geführter Nadel dringt man sofort in das Gelenk ein.

Punktion von lateral (s. Abb. 32.87): Bei leicht gebeugtem Gelenk wird zwischen Epikondylus lateralis und dem Radiusköpfchen an dessen hinterem Rand eingestochen.

Arthrotomie von dorsal (Abb. 32.87): Die Inzision der Haut erfolgt lateral der Trizepssehne von der Olekranonspitze nach proximal zu. Nach Durchtrennung der seitlichen Trizepsfasern liegt die Kapsel frei.

Arthrotomie von lateral-radial (Abb. 32.88): Hautschnitt vom Epicondylus lateralis zum Radiusköpfchen bei halbgestrecktem Gelenk. Mittelbar proximal des Radiusköpfchens werden der Bandapparat und die Kapsel quer durchtrennt. Das Radiohumeralgelenk und die vordere Kapseltasche sind damit eröffnet.

Stellung für die Versteifung: Der Ellenbogen wird rechtwinkelig, der Unterarm in Mittelstellung zwischen Pro- und Supination ruhiggestellt.

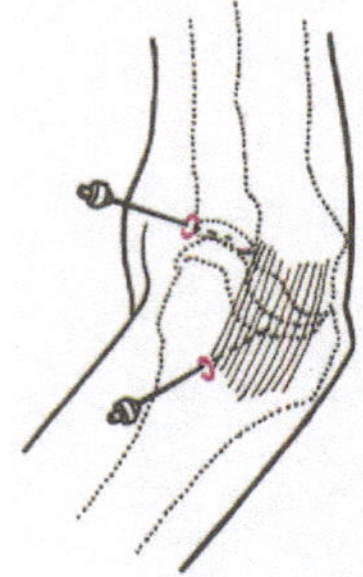

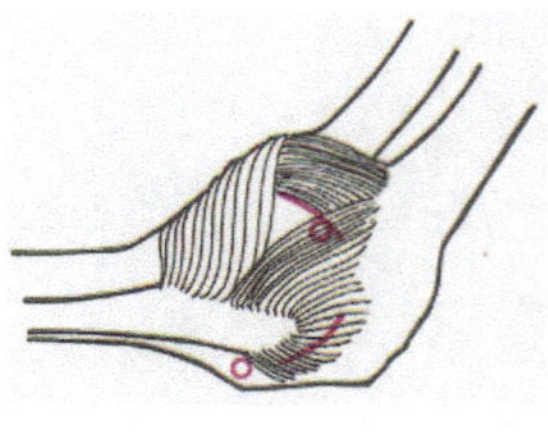

Abb. 32.86 Punktion des Ellenbogengelenkes von dorsal und lateral

Abb. 32.87 Punktionsstellen des Ellenbogengelenkes von dorsal und lateral. Die Inzisionen zur dorsalen und lateral-radialen Arthrotomie sind miteingezeichnet

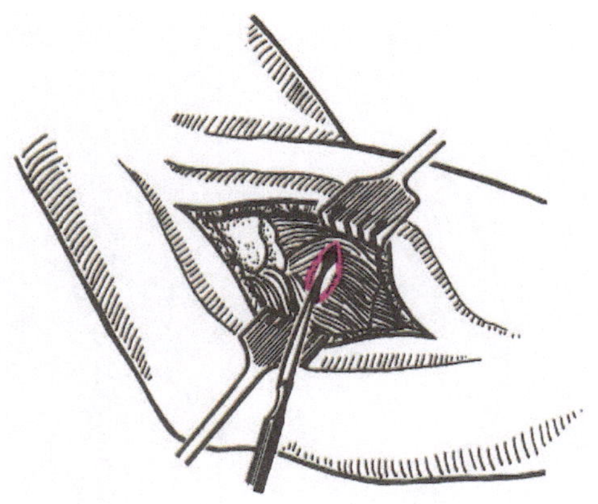

Abb. 32.88 Arthrotomie des Ellenbogengelenkes von lateral-radial aus

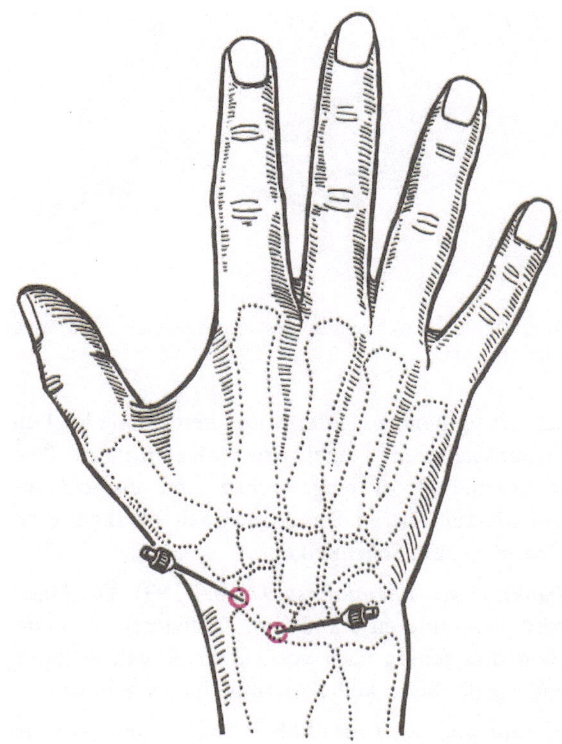

Abb. 32.89 Punktion des Handgelenkes von radial und dorsal her

Handgelenk

Punktion von radial (Abb. 32.89): Man tastet sich den deutlich fühlbaren Griffelfortsatz des Radius und die Sehne des M. extensor pollicis longus ab und führt dann die Nadel senkrecht direkt distal des Griffelfortsatzes und radial der Sehne des M. extensor pollicis longus in das Gelenk ein.

Punktion von dorsal (s. Abb. 32.89): Radial der Sehne des M. extensor indicis proprius, die deutlich beim Strecken des Zeigefingers vorspringt, tastet man in der Tiefe leicht den Gelenkspalt, in den die Nadel eingestochen wird.

Arthrotomie von radio-dorsal (Abb. 32.90): Nach einem Längsschnitt wird das Lig. carpi dorsale gespalten und die Sehnen des M. extensor pollicis longus und des M. extensor digitorum communis auseinandergezogen. Bei leichter Beugung der Hand eröffnet man die Kapsel.

Arthrotomie von ulnar-dorsal (s. Abb. 32.90): Das Lig. carpi dorsale wird in der Hautschnittrichtung durchtrennt, die Sehne des M. extensor digiti quinti proprius nach radial und die des M. extensor carpi ulnaris nach ulnar gehalten. Die Kapsel bietet sich dann bei Handbeugung zur queren Inzision an.

Arthrotomie von ulnar (Abb. 32.91): BUNNELL empfiehlt die breite Aufklappung und Drainage des vereiterten Handgelenkes von ulnar. Er durchtrennt die Sehne des M. extensor und M. flexor carpi ulnaris. Von diesem Schnitt aus können auch nekrotische Handwurzelknochen reseziert werden.

Stellung für die Versteifung: Die Hand ist in leichter Dorsalflexion zu fixieren.

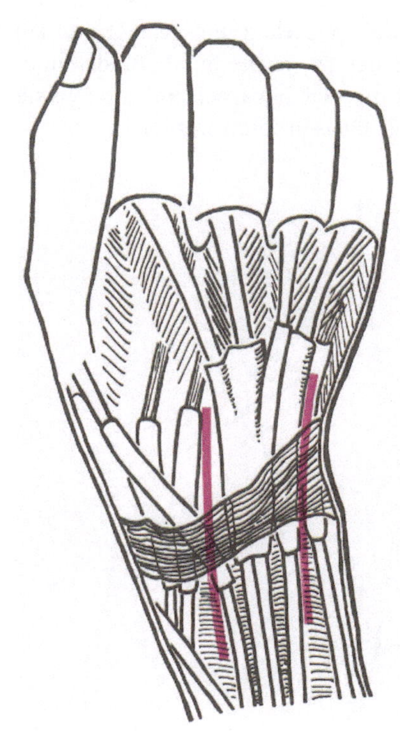

Abb. 32.90 Arthrotomie des Handgelenkes von radio-dorsal und ulnar-dorsal aus

Hüftgelenk

Punktion von ventral (Abb. 32.92): Man zieht sich eine Hilfslinie von der Trochanterspitze zur Mitte

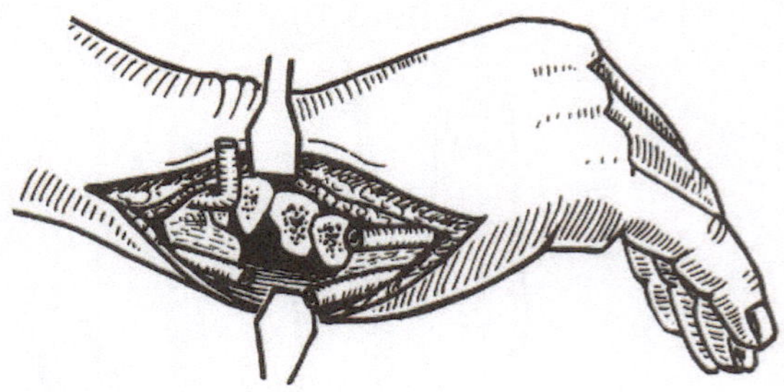

Abb. 32.91 Aufklappung des Handgelenkes von ulnar nach BUNNELL

des Leistenbandes. In der Mitte dieser Linie liegt die Einstichstelle, die Nadel wird senkrecht in die Tiefe etwas medial zu eingestochen und erreicht das Gelenk am oberen Rande des Schenkelhalses am Übergang zum Schenkelkopf.

Punktion von lateral-dorsal (Abb. 32.93): Die Nadel wird am hinteren Rand des Trochanters eingestochen und schräg nach vorn unter Knochenfühlung entlang des Schenkelhalses zum Gelenk geführt.

Arthrotomie von vorn (Abb. 32.94): Schnitt von der Spina iliaca ant. sup. nach distal in der Längsachse des Oberschenkels. Nach Durchtrennung der Fascia lata wird der M. sartorius nach medial, dann der M. tensor fasciae latae und der M. ileopsoas medial verlagert. Die Sehne des M. rectus femoris läßt man nach medial wegziehen und gelangt nun am lateralen Rand des M. rectus durch Binde- und Fettgewebe auf die Gelenkkapsel und ihre Verstärkungsbänder, die längs inzidiert werden.

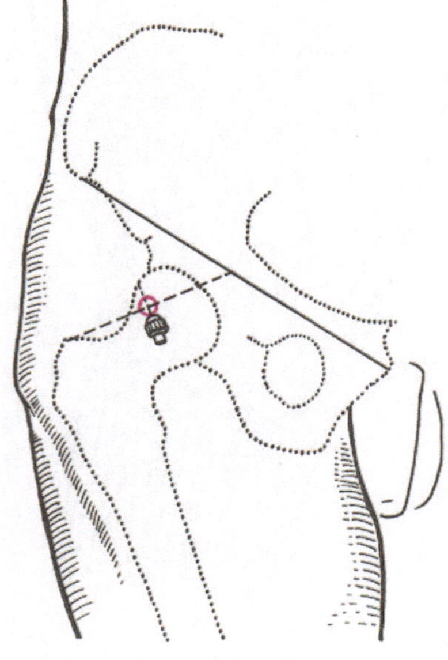

Abb. 32.92 Punktion des Hüftgelenkes von volar

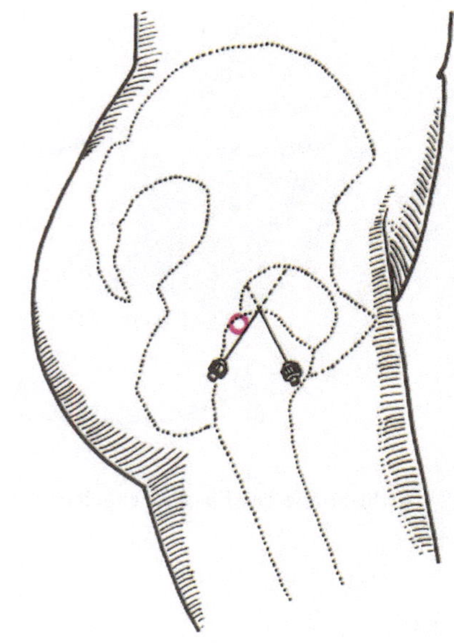

Abb. 32.93 Punktion des Hüftgelenkes von lateral und dorsal

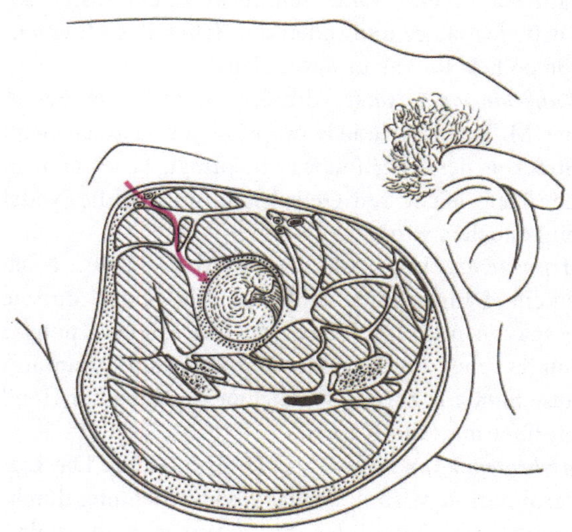

Abb. 32.94 Arthrotomie des Hüftgelenkes von vorn

Arthrotomie von hinten (Abb. 32.95): Der Hautschnitt zieht in Richtung des Faserverlaufes des M. glutaeus maximus bis zum Trochanter major. Der Muskel wird in Faserrichtung gespalten. Der hintere Rand des M. glutaeus medius muß mit nach ventral und der nun in der Tiefe sichtbare M. piriformis nach dorsal gezogen werden, um die dorsale Kapselpartie freizulegen.

Stellung für die Versteifung: Die günstigste Gebrauchsstellung ist eine leichte Flexion (160 bis 150°), genügende Abduktion (170 bis 175°) und angedeutete Außenrotation.

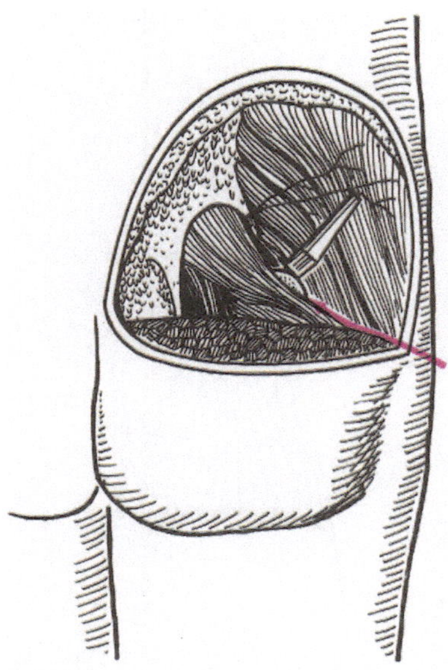

Abb. 32.95 Arthrotomie des Hüftgelenkes von dorsal. Der M. glutaeus maximus ist gestrichelt gehalten

Kniegelenk

Punktion (Abb. 32.96): Die Punktion des Kniegelenkes wird an der Außen- und Innenseite in Höhe des proximalen Patellarandes vorgenommen.

Arthrotomie des ventralen Gelenkabschnittes (Abb. 32.97): Der obere Rezessus ist beiderseits der Quadrizepssehne und der Kniescheibe durch einen Längsschnitt zu eröffnen.

Arthrotomie des dorsalen Gelenkabschnittes: Die fibulare Eröffnung (Abb. 32.98) erfolgt bei um 40° gebeugtem Knie, wobei ein Längsschnitt knapp vor der Sehne des M. biceps femoris gelegt wird. Man zieht ihn nach dorsal, den M. vastus fibularis nach ventral und inzidiert die fibulare Gelenktasche über dem äußeren Femurkondylus durch eine Längsinzision.

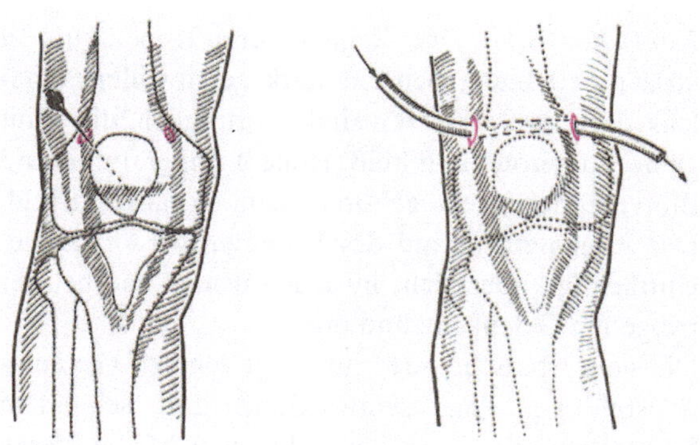

Abb. 32.96 Punktion des oberen Kniegelenksrezessus von lateral und medial

Abb. 32.97 Eröffnung des oberen Rezessus und Einlegen einer antibakteriellen Spül-Saug-Drainage

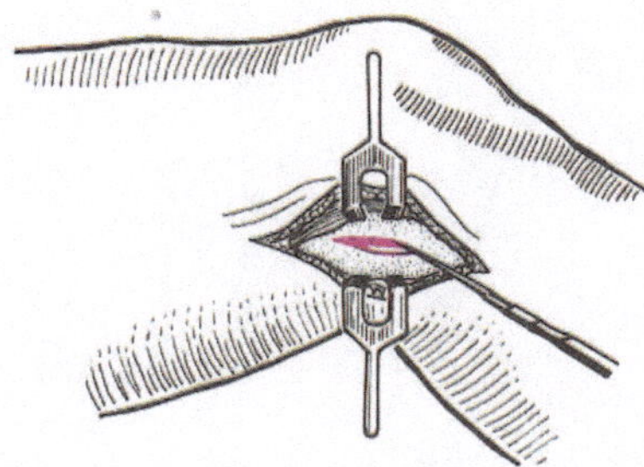

Abb. 32.98 Eröffnung des hinteren Kniegelenksabschnittes von fibular aus (rechtes Bein)

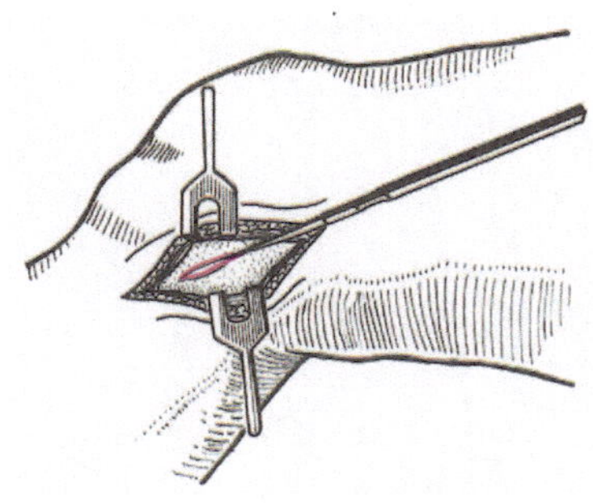

Abb. 32.99 Eröffnung des hinteren Kniegelenksabschnittes von tibial her (rechtes Bein)

Die *tibiale Eröffnung* (Abb. 32.99) wird von einem Längsschnitt aus zwischen dem M. sartorius und der Sehne des M. adductor longus durchgeführt. Nach Auseinanderziehen des Gebilde kann die Kapseltasche eröffnet werden.

Stellung für die Versteifung: Bei einer zu erwartenden Versteifung des Gelenkes wird es in 180°-bis 170°-Stellung immobilisiert.

Oberes Sprunggelenk

Punktion von vorn-lateral (Abb. 32.100): Die Nadel dringt 2 Querfinger breit proximal der Knöchelspitze in unmittelbarer Nähe des Wadenbeines schräg nach unten-medial ins Gelenk.

Punktion von vorn-medial (s. Abb. 32.100): Man sticht fingerbreit von der Knöchelspitze am vorderen Rand des inneren Knöchels schräg-lateralwärts ein.

Punktion von hinten-lateral (Abb. 32.101): Man geht mit der Nadel einen Querfinger breit hinter der Fibula und zwei Querfinger oberhalb der Malleolusspitze nach vorn-medial zu ein.

Arthrotomie von vorn-lateral (Abb. 32.102): Längsschnitt parallel der Fibula zum Fuß hin. Durchtrennen des Kreuzbandes. Die Strecksehne wird freigelegt und tibial verzogen. Dann dringt man auf die Gelenkkapsel vor und eröffnet sie quer.

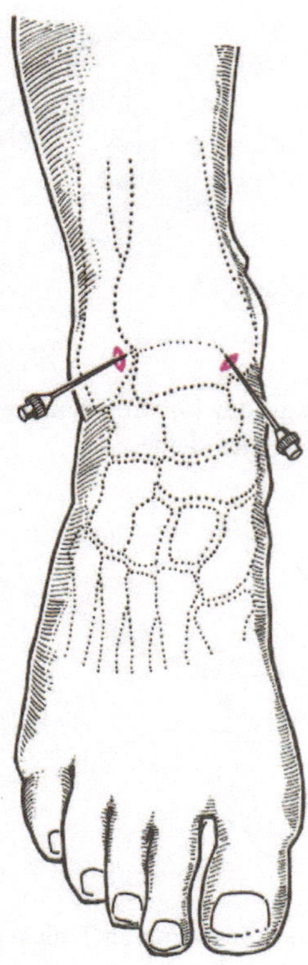

Abb. 32.100 Punktion des oberen Sprunggelenkes von vorn-lateral und von vorn-medial

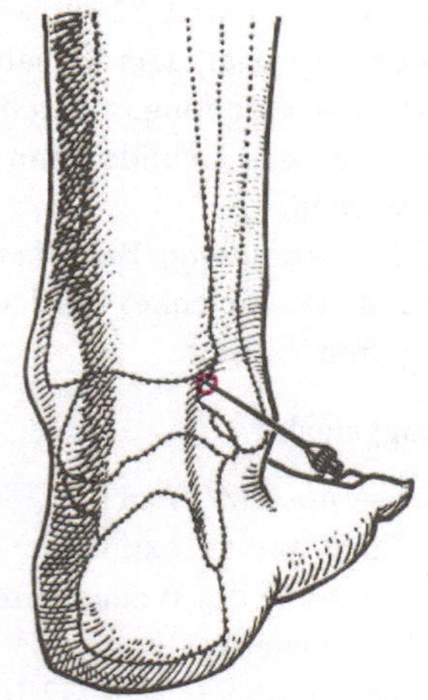

Abb. 32.101 Punktion des oberen Sprunggelenkes von hinten-lateral

Arthrotomie von vorn-medial (s. Abb. 32.100): Der Schnitt liegt daumenbreit vor dem inneren Knöchel. Durchtrennen des Kreuzbandes. Man bleibt medial der Sehne des M. tibialis anterior und geht auf die Gelenkkapsel ein, die ebenfalls quer eingeschnitten wird.

Stellung für die Versteifung: Die Ruhigstellung erfolgt in leichter Spitzfußstellung von 10°.

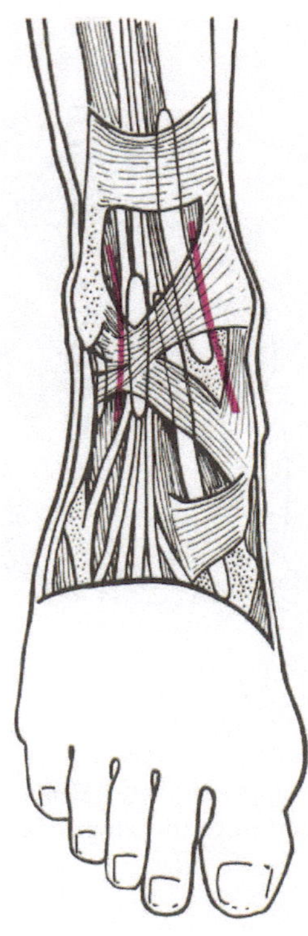

Abb. 32.102 Arthrotomie des oberen Sprunggelenkes von vorn-lateral und vorn-medial

32.4.5.2. Gonorrhoische Gelenkentzündung

Hämatogene Streuungen in die Gelenke sind bei der Gonorrhoe selten (2%), vorwiegend werden die Knie- und Handgelenke, vereinzelt die übrigen Gelenke befallen. Gelegentlich geht der akuten Gelenkentzündung ein flüchtiger polyartikulärer Schub voraus. Die hämatogene Absiedlung der Gonokokken pflegt um die dritte Woche nach der Infektion aufzutreten.

Klinisches Bild: Der Beginn verläuft perakut. In kurzer Zeit bietet sich ein stark geschwollenes Gelenk dar, die Schmerzen sind unerträglich, die Haut glänzend gerötet und heiß. Hohe Temperaturen und Blutveränderungen gehören zum Krankheitsbild. Der Allgemeinzustand des Patienten wird zwar beeinträchtigt, aber nicht in dem Ausmaß wie bei der pyogenen Gelenkentzündung.

Die gonorrhoische Arthritis neigt sehr zu Granulationsbildung, Pannusentwicklung und schnellem Knorpelzerfall. Ohne Behandlung zieht die starke Kapselschrumpfung eine Subluxation nach sich, die eintretende fibröse und später knöcherne Ankylose fixiert das Gelenk dann in Fehlstellung.

Im eitrigen Gelenkpunktat lassen sich zwar selten

Gonokokken nachweisen, die MÜLLER-OPPENHEIMsche Reaktion fällt jedoch immer positiv aus und sichert mit der Anamnese die Diagnose.

Röntgenologisch ist um die dritte Woche die glasige Knochenatrophie der Epiphysen bezeichnend, sie findet an der Metaphyse eine scharfe Begrenzung. Hinzu kommt die unregelmäßige Konturierung und Defektbildung der Gelenkflächen, der Gelenkspalt erscheint verschmälert.

Therapie: Die Prognose der gonorrhoischen Gelenkentzündung ist günstig, wenn die allgemeine Penizillinbehandlung mit hohen Dosen frühzeitig einsetzt. Jeder Tag, den man ungenützt verstreichen läßt, geht auf Kosten der Gelenkfunktion. Die betroffene Extremität wird in Mittelstellung auf einer Schiene gelagert und der Schmerz mit Analgetika bekämpft. Nach Abklingen erfolgt eine sehr sorgfältig durchzuführende aktive Bewegungstherapie.

Bei bereits eingetretenen Zerstörungen der Gelenkflächen muß man mit einer späteren Ankylose rechnen. Das Gelenk ist dann in günstiger Gebrauchsstellung im Gipsverband zu immobilisieren.

32.4.5.3. Typhöse Gelenkentzündung

Der hämatogene Befall eines Gelenkes 3 bis 4 Wochen nach einem Typhus oder Paratyphus kommt ganz vereinzelt zur Beobachtung. ARSENJEFF will die Mitbeteiligung der Gelenke häufiger bei Paratyphus gesehen haben.

Der klinische Verlauf ist bland. Die Vorgeschichte und die GRUBER-VIDALsche Reaktion mit entsprechend hohem Titer erlauben eine eindeutige Diagnose.

Therapie: Die Behandlung ist eine interne und erfolgt unter anderem mit Tetrazyklinen. Das Gelenk wird in Gipsverband ruhiggestellt und heilt meist folgenlos aus.

32.4.5.4. Offene Gelenkverletzung

Eine Sammelstatistik der Jahre 1864 bis 1871 von über 6 000 offenen Gelenkverletzungen, die damals konservativ mit Salbenverbänden behandelt wurden, erbrachte eine Letalität von 71%. Im Verlauf des ersten Weltkrieges setzte sich die frühzeitige operative Behandlung durch (PAYR, GARRÈ, LOBAT, MOIROUD), die neben der chemischen und mechanischen Reinigung des Gelenkraumes vor allem den Akzent auf den primären Wundschluß und absolute Ruhigstellung legte. Sank unter dieser Behandlung die Letalität schon auf 5 bis 6%, so ist der tödliche Ausgang nach offenen Gelenkverletzungen durch Infektion heute durch zusätzliche Antibiotikaanwendung eine Ausnahmeerscheinung. So verloren z. B. ZEIS bzw. WOLF bei 293 bzw. 160 Fällen keinen einzigen Patienten mehr. Trotzdem muß aber auch jetzt noch die offene Gelenkverletzung als ernst betrachtet werden, da sie bei nicht richtiger Erkennung und falscher Behandlung zu schwerwiegenden Folgen für das Gelenk und den Patienten selbst führen kann.

Diagnose: Bei jeder noch so harmlos aussehenden Hieb-, Stich-, Schnitt-, Riß- oder Quetschwunde im Bereich eines Gelenkes, besonders des Knies, das nach WOLF, JONASCH, ZEIS, BAUMGARTL als exponiertes Gelenk in etwa 70% betroffen ist und erst mit Abstand Hand- und Sprunggelenke sowie ganz vereinzelt die übrigen großen Gelenke folgen läßt, muß mit einer Eröffnung gerechnet werden. Die Erkennung stößt bei größeren klaffenden Wunden auf keine Schwierigkeit, sie ist jedoch bei kleinkalibrigen Stichverletzungen schwer, zumal wenn der Wundkanal das Gewebe schräg durchzieht und durch die jeweilige Gelenkstellung kulissenartig verschoben wird.

Das Ausfließen von Synovia, das Vorliegen von Knorpelpartikeln sind absolute Symptome der Gelenkeröffnung, aber in den wenigsten Fällen nachweisbar. Gelegentlich läßt sich als Zeichen der intraartikulären Luftansammlung ein Schachtelton nachweisen, oder sie ist im Röntgenbild zu sehen (nach WOLF in 11%). Trotzdem muß natürlich immer geröntgt werden, vor allem um Fremdkörpereinsprengungen nicht zu übersehen, wobei es allerdings zu bedenken gibt, daß Stoffteile, Holzsplitter, manche Glassorten und Steinchen nicht schattengebend sind.

Therapie

Die Möglichkeit der Chemotherapie darf auf keinen Fall dazu verleiten, eine noch so kleine Gelenkwunde etwa mit einem sterilen Verband und einem Antibiotikastoß zu behandeln; sie verlangt die Versorgung nach den Regeln der allgemeingültigen Wundbehandlung.

Prinzipiell erfordert die *operative Wundversorgung* eine Allgemeinnarkose, die pneumatische Blutleere und den ein- oder mehrmaligen Wechsel des Instrumentariums, um das Verschleppen von Keimen in die Gelenkhöhle zu vermeiden (BÜRKLE DE LA CAMP, ZEIS, BETZEL, WOLF).

Die Wundausschneidung bei einer kleinen, direkt über der Kapselverletzung liegenden Hautläsion erfolgt en bloc. Größere und kulissenartig verschobene Wunden werden schichtweise ausgeschnitten. Dabei ist der Schnitt entsprechend groß anzulegen, um alles zerstörte Gewebe übersichtlich darzustellen. Zerfetzte Kapsel- und Synovialisteile sind zu exzidieren, eröffnete Schleimbeutel zu exstirpieren und abgesplitterte Knochen- oder Knorpelfragmente sowie Fremdkörper zu entfernen. Ist die Gelenkhöhle verschmutzt, empfiehlt BAUMGARTL das Austupfen mit angefeuchteten Mullkompressen, während WOLF die Schmutzpartikel mit isotonischer Natriumchloridlösung ohne chemische oder antibiotische Zusätze herausspült.

L. BÖHLER und BÜRKLE DE LA CAMP, ferner WOLF lehnen die Instillation von Antibiotika mit der Begründung ab, daß sie, abgesehen von Gewebsreizung und Ergußbildung, über eine Knorpelschädigung zur Arthrose führten. Wir können uns dieser Meinung auf Grund unserer Erfahrungen nicht anschließen. Wir geben z. B. nach Arthrotomien am Kniegelenk vor Kapselverschluß stets intraartikulär Antibiotika. Gelenkergüsse sahen wir sehr selten, sie sind die Folge zu baldiger und intensiver Bewegungsübung. Anläßlich von Rearthrotomien, monate- oder sogar jahrelang nach der Erstoperation, ließen sich nie Knorpelschädigungen nachweisen.

Der *Wundverschluß* wird schichtweise durchgeführt. L. BÖHLER lehnt die Naht der Kapsel ab. Er will dabei keine Fremdkörper versenken, andererseits sollen durch das Kapselfenster Ergüsse abfließen, um in den Weichteilen resorbiert zu werden. Mit BÜRKLE DE LA CAMP, WOLF und anderen verschließen wir die Kapsel und lassen sie nur offen, wenn der Defekt zum spannungsfreien Verschluß zu groß ist. Als Nahtmaterial verwendet WOLF feine Nylon- oder Perlonfäden, während BETZEL, ZEIS und wir Katgutnähte benutzen.

Von wesentlicher Bedeutung ist der *spannungslose Verschluß der Haut*. Läßt sich dieses Ziel nicht erreichen, muß eine Lappenverschiebung vorgenommen werden. Die zurückbleibenden Defekte deckt man mit THIERSCH-Lappen.

Während L. BÖHLER immer eine subkutane Drainage für 24 Stunden einlegt, drainieren WOLF, BETZEL, ZEIS und auch wir nur in Fällen mit tiefer Taschenbildung.

Die *Dauer* der anschließenden *Ruhigstellung im Gipsverband*, die bei der Kniegelenksverletzung im Beckenbeingips zu erfolgen hat, richtet sich nach Art und Ausdehnung der Läsion. Bei einer reinen Weichteilbeteiligung betrug nach ZEIS die durchschnittliche Immobilisierung 3 Wochen. Die Mitbeteiligung von Knochen verlängert sie selbstverständlich entsprechend.

Die *Nachbehandlung* schließt die Verordnung von Antibiotika für etwa eine Woche ein. Durch das Gipsfenster muß die Wunde täglich kontrolliert werden. Stellt sich ein Gelenkerguß ein, so wird er abpunktiert. Ergibt die bakteriologische Untersuchung Erreger, ist umgehend ein ausgetestetes Antibiotikum intraartikulär zu applizieren.

Nach Abnahme des Gipsverbandes – hinsichtlich des Zeitpunktes spielen Temperatur und Blutkörperchen-Senkungsgeschwindigkeit eine bestimmende Rolle – liegt das Gewicht auf aktiven gezielten Bewegungsübungen, die aber sofort zu unterbrechen sind, wenn es zur Ergußbildung oder Überwärmung des Gelenkes kommt. Schwinggymnastik und Bewegungsbäder ergänzen die Behandlung.

Behandlung der veralteten offenen Gelenkverletzung

Die zeitliche Abgrenzung einer frischen gegenüber einer veralteten offenen Gelenkverletzung ist schwierig und wird dementsprechend uneinheitlich angegeben. Die Zeitspanne liegt zwischen 8 und 38 Stunden (SAEGESSER, MAGNUS, VOLKMANN). Man sollte sich in der Praxis aber nicht so sehr von der Stundenzahl als vom makroskopischen Aussehen leiten lassen. Sind die Wundränder frisch und nicht schmierig belegt oder glasig verändert, liegen keine Entzündungszeichen in der Wundumgebung vor, so bestehen keine Bedenken gegen eine operative Wundversorgung, selbst dann, wenn die 12-Stunden-Grenze überschritten ist.

Läßt sich diese aus oben angegebenen Kontraindikationen nicht mehr durchführen, so beschränkt sich BÜRKLE DE LA CAMP lediglich auf die Zurichtung der Wunde, um eine periartikuläre Eiterverhaltung und -ausbreitung zu verhindern. Es braucht nicht hervorgehoben zu werden, daß hier die absolute und optimale Ruhigstellung im Gipsverband unerläßlich ist, genauso wie die parenterale Gabe von Breitspektrumantibiotika. Stellt sich ein Empyem ein, so gelten die dort angegebenen Behandlungsrichtlinien (s. S. 598).

32.4.5.5. Schußverletzungen der Gelenke

Bei der Besprechung der Schußverletzung von Gelenken möchten wir die während der Friedenszeit von Verwundungen durch Kriegseinwirkung abtrennen.

Schußverletzungen in Friedenszeiten

Die Gelenkeröffnung durch eine Schußverletzung, in Friedenszeiten ein höchst seltenes Ereignis, geht meist mit Knochenbeteiligung einher, reine Weichteilschüsse (Tangential- oder Durchschüsse) treten demgegenüber zurück. Die Prognose richtet sich nach der Schwere der Knochenverletzung (Loch- oder Splitterbruch) und nach der komplizierenden Verletzung großer Nerven und Gefäße.

Die *primäre, und zwar »offene« Amputation* ist unumgänglich bei umfangreichen Knochenzertrümmerungen mit gleichzeitiger Zerreißung des Stammgefäßes.

Die *primäre Resektion* bietet sich bei Trümmerbrüchen mit unverletztem Gefäß-Nerven-Stamm an.

Der *erhaltenden operativen Behandlung* sind sämtliche reinen Weichteilverletzungen und solche mit geringen Knorpel-Knochen-Schäden zuzuführen, ganz gleich, ob Gefäße oder Nerven durchtrennt sind.

Wundexzision, Gelenkversorgung und Wundverschluß erfolgen nach denselben Richtlinien, wie wir sie bei der Versorgung offener Gelenkverletzungen kennengelernt haben (s. S. 598).

Zerrissene Nerven werden genäht. Einen seitlichen Gefäßdefekt versorgen wir mit einem autoplastischen Venenlappen, während sich bei der völligen Zerreißung die Wiederherstellung der Kontinuität durch Interposition eines autoplastischen V. saphena-Transplantates bewährt.

Eine optimale Ruhigstellung im Gipsverband und Antibiotikaabschirmung sind gerade bei Schußverletzungen von besonderer Wichtigkeit.

Infizierte Gelenkergüsse bedürfen der Punktionsbehandlung bzw. der Saugdrainage nach WILLENEGGER. Führen diese Maßnahmen binnen weniger Tage nicht zum Erfolg, darf man mit der Resektion nicht zögern.

Schußverletzungen in Kriegszeiten

Im Deutsch-Französischen Krieg 1870/71 erfolgte die Behandlung der offenen Gelenkverletzungen durch ausgiebige Drainage der Gelenkhöhle mit anschließender Ruhigstellung. Nach DUBOIS betrug die Letalität 35,9% und die Amputationshäufigkeit 60 bis 80%. Der Weltkrieg 1914/1918 brachte eine Umstellung der Behandlung. PAYR forderte die chemische und mechanische Reinigung der Gelenkhöhle mit Phenolkampferlösung und vor allem den primären Verschluß der Gelenkkapsel. Dieser auch für die Friedensverletzung übernommene entscheidende Fortschritt drückte die Letalität auf 5 bis 9% herab.

Im letzten Weltkrieg ergänzten Sulfanilamide, auf alliierter Seite in den letzten Kriegsjahren auch Penizillin, die Behandlung und senkten die Resektions- und Amputationsquote sowie die Sterblichkeit weiter (FISCHER, ELANSKY).

ELANSKY und auch FISCHER geben auf Grund der Kriegserfahrungen folgende Behandlungstaktik an: Verwundete mit fehlender oder unbedeutender loch- und rinnenförmiger Knochenbeteiligung und entsprechend geringfügiger Weichteilverletzung werden ohne operative Versorgung unter antibiotischer Abschirmung konservativ im Gipsvollverband behandelt. Der Verwundete bleibt während der nächsten Woche in der Etappe unter Kontrolle und ist hier bei auftretenden infektiösen Komplikationen auch radikal zu operieren (Resektion oder Amputation).

Bei großen Weichteildefekten mit unbedeutender Knochenschädigung versorgt man nur die Weichteile, entfernt das nicht mehr lebensfähige Gewebe, saugt aus der Gelenkhöhle das Blut ab, instilliert Antibiotika und verschließt die Kapsel. Splitterverletzungen der artikulierenden Knochen verlangen die Entfernung der gänzlich abgetrennten Knochenteile und das Auslöffeln zertrümmerter und zerquetschter Knochenbälkchen.

Die Resektion der völlig zerstörten und nekrotischen Gewebe der Gelenkhöhle muß unter Beachtung der späteren Funktion der Extremität vorgenommen werden. Man soll die typische Resektionsmethode anstreben.

Die atypische Resektion bei Gelenkveränderungen, die sich auf die Diaphyse erstrecken, ist unter Umständen an den oberen Gliedmaßen vertretbar, da hier, selbst bei Zurückbleiben eines Knochendefektes, mit einem orthopädischen Stützapparat noch eine nützliche Gebrauchsfähigkeit des Armes gewonnen werden kann. An den unteren Extremitäten bewähren sich die großen Resektionen nicht. In diesen Fällen wird man zweckmäßigerweise der Amputation den Vorzug geben.

Palliativen Arthrotomien gegenüber soll man sich sehr zurückhalten. Sie sind nur an Gelenken mit einfacherem anatomischen Bau (Schultergelenk) indiziert, hier auch nur dann, wenn es sich um unbedeutende Verwundungen der artikulierenden Knochen handelt. Eine Teilresektion darf ebenfalls nur an den oberen Gliedmaßen durchgeführt werden.

Literaturverzeichnis

Zu 32.1.

Albin, G., und *T. C. Erickson*, Osteomyelitis of cervical vertebrae secondary to urinary tract infections. J. Neurosurg. *14* (1958) 455

Ambros, G. B., Vertebral Osteomyelitits. J. amer. med. Assoc. *197* (1966) 623

Andersen, P., Spondylitis, hervorgerufen durch Salmonella Paratyphi B. Eine Übersicht und ein Fall. Nord. Med. *36* (1947) 2019

Armanet, M., Die subakute Osteomyelitis des Wirbelkörpers. Ref. Zbl. Chir. *3* (1942) 116

Balthasar, A., Eitrige Spondylitis und Trauma. Mschr. Unfallheilk. *57* (1954) 113

Block, W., Beitrag zur primären akuten und subakuten Osteomyelitis der Wirbelsäule. Arch. klin. Chir. *168* (1932) 284

Brocher, J. E. W., Die Wirbelsäulentuberkulose und ihre Differentialdiagnose. Thieme, Stuttgart 1953

Burri, C., und *A. Rüter* (Hrsgb.), Lokalbehandlung chirurgischer Infektionen. Aktuelle Probleme in Chirurgie und Orthopädie Bd. 12. H. Huber, Bern-Stuttgart-Wien 1979

Chinaglia, A., Zur akuten Osteomyelitis der Wirbelsäule. Ref. Zbl. Chir. *32* (1938) 1772

Erb, K. H., Infekt-Spondylitis als Folge von Lokalanaesthesie. Zbl. Chir. *74* (1949) 308

Fraenkel, E., Über chronische ankylosierende Wirbelsäulenversteifung. Fortschr. Röntgenstr. *7* (1903) 62

Franzen, J., Die Bang-Osteomyelitis und ihre Folgeerscheinungen. Chirurg *27* (1956) 199

Genscher, W., Die primäre Osteomyelitis purulenta acuta der Wirbelsäule. Chirurg *21* (1950) 240

Heep, W., Spondylitis nach lumbaler Anaesthesie. Zbl. Chir. *77* (1952) 2185

Hellner, H., Die nichttuberkulöse Spondylitis. Arch. klin. Chir. *261* (1948) 96

Hendriques, C. Q., Osteomyelitis as a complication in urology with special reference to the paravertebral venous plexus. Brit. J. Surg. *46* (1959) 19

Hölzl, H. R., und *L. Riedler*, Wirbelsäulenosteomyelitis nach lumbaler Grenzstrangblockade, Zbl. Chir. *101* (1976) 807

Kosenow, W., Subakute eitrige Wirbelosteomyelitis im frühesten Säuglingsalter. Kinderärztl. Praxis *19* (1951) 472

Lenner, K., Über die Osteomyelitis der Wirbelsäule. Brun's Beitr. klin. Chir. *155* (1932) 223

Marini, M., Las espondylitis tificas. Cir. Aparato locomotor *9* (1952) 1

Mella, B., Inflammatory spondylitis. J. Neurosurg. *22* (1965) 293

Reimermann, Th., Ein kasuistischer Beitrag zur akuten hämatogenen Wirbelsäulenosteomyelitis im frühesten Säuglingsalter. Diss. Münster 1961

Risko, T., *J. Gacsi* und *F. Novoszel*, Über die chronische Wirbelsäulenosteomyelitis der Erwachsenen. Z. Orthop. *96* (1962) 448

Schulz, E., Eigenartiger Verlauf einer isolierten chronischen Osteomyelitis eines Brustwirbelkörpers. Münch. med. Wschr. *19* (1949) 507

Simons, F., Röntgendiagnostik der Wirbelsäule. Fischer, Jena 1939

Spota, B. B., und *C. A. Bardeci*, Espondylitis tifica con compression medilar dorsal. Prensa Med. Argent. *3035* (1959)

Sullivan, C. R., *W. H. Bickel* und *H. J. Svien*, Infection of vertebral interspaces after operations on intervertebral discs. J. amer. med. Assoc. *166* (1957) 1973

Steingräber, A., Über Spondylitis typhosa. Zbl. Chir. *72* (1947) 762

Stern, W. E., und *R. E. Balch*, Surgical aspects of nonspecific inflammatory and suppurative diseases of the vertebral column. Amer. J. Surg. *112* (1966) 314

Uehlinger, E., Die pathologische Anatomie der hämatogenen Osteomyelitis. Chirurg *41* (1970) 193

Vahlensieck, W., Osteomyelitis der Wirbelsäule nach Nierenoperation. Z. Urol. Nephrol. 52 (1959) 101

Volkmann, J., Über die primäre akute und subakute Osteomyelitis purulenta der Wirbel. Dtsch. Z. Chir. *132* (1915) 445

Waldvogel, Fr. A., Osteomyelitis. New Engl. J. Med. *282* (1970) 198

Ziegler, G., Infektspondylitis nach Periduralanaesthesie. Fortschr. Röntgenstr. *85* (1956) 685

Zu 32.2.

Bischofberger, L., Das Krankheitsbild der chronischen Osteomyelitis. Z. Orthop. *84* (1954) 284

Brückner, H., Der perityphlitische Symptomenkomplex bei rechter Beckenschaufelosteomyelitis. Brun's Beitr. klin. Chir. *184* (1952) 359

–, Der sakrale Dekubitus und seine Behandlung mit dem Rotationslappen. Chirurg. Praxis *6* (1962) 311

Eickelmann, H. J., Beitrag zur Ätio-Pathogenese der Ostitis pubis. Zbl. Chir. *101* (1976) 1184

Klemm, P., Die akute Osteomyelitis des Beckens und des Kreuzbeins. Brun's Beitr. klin. Chir. *80* (1912) 1

Pique, I. A., und *I. E. Valls*, Osteomyelitis agenda del iliaco. Rev. d'orthop. y traumat. *7* (1937) 1

Schinz, G., In: Schinz-Baensch-Friedl-Uehlinger: Lehrbuch der Röntgendiagnostik. 5. Aufl. Thieme, Stuttgart 1952

Schmidt-Tintemann, U., Der sacrale Decubitus und seine chirurgische Behandlung mit dem Rotationslappen. Arch. klin. Chir. *309* (1965) 117

Warwick, R. T. T., The pathogenesis and treatment of osteitis pubis. Brit. J. Urol. *32* (1969) 464

Werthmann, P., Die Osteomyelitis der platten Knochen. Diss. Erlangen 1951

Zu 32.3.

Bischofberger, L., Das Krankheitsbild der chronischen Osteomyelitis. Ursache, Behandlung und Folgezustände. Z. Orthop. *84* (1954) 234

Daubenspeck, K., In: Handbuch der Orthopädie von Hofmann, Hackenbroch, Lindemann, Bd. II, S. 965. Stuttgart 1958

Klemm, P., Die akute Osteomyelitis des Beckens und des Kreuzbeins. Brun's Beitr. klin. Chir. *80* (1912) 1

Netter, M., Die Therapie der Osteomyelitis scapulae. Dtsch. Z. Chir. *71* (1949) 40

Werthmann, F., Die Osteomyelitis der platten Knochen. Diss., Erlangen 1951

Zu 32.4.1.

Brückner, H., Das Ulcus cruris und seine Behandlung mit dem gestielten Hautlappen. Langenbecks Arch. klin. Chir. *299* (1961) 163

–, Das Unterschenkelgeschwür und seine Behandlung mit dem Umkipplappen. Brun's Beitr. klin. Chir. *202* (1961) 308

–, Das Fersengeschwür und seine Behandlung mit dem gestielten Hautlappen. Zbl. Chir. *79* (1954) 2073

Zu 32.4.2.

Bailey, D. A., The infected hand. Lewis Co., London 1963

Böhler, J., Zur Diagnose und Therapie von Weichteilinfektionen der Hand. H. Unfallheilk. *107* (1971) 221

Bunnell, St., Die Chirurgie der Hand. Maudrich, Wien-Bonn-Bern 1959

Grinnell, R. S., Acute suppurative tendosynovitis of the flexor tendon sheaths of the hand. Ann. Surg. *105* (1937) 97

Iselin, M., Surgery of the hand. Blakiston Co., Philadelphia 1940

Kanaval, A. E., Infections of the hand. Lea & Febinger Co., Philadelphia 1925

Kilgore, E. S., Treatment of felons. Amer. J. Surg. *130* (1975) 194

Kleinfeld, F., und *R. Bässler*, Klinik und Pathomorphologie traumatischer Ölimpressionen, sogenannte »grease gun injury«. Chirurg *46* (1975) 362

Lösch, G. M., und *M. Schrader*, Infektion der Hand. Chirurg *47* (1976) 649

Mähring, M., und *O. Stampfel*, Therapeutische Richtlinien der »Hohlhandphlegmone«. Chir. Praxis *24* (1978) 489 bis 496

Pietsch, P., und *M. Hinze*, Regionale Antibiotika-Perfusion bei schweren Gliedmaßeninfektionen. Chirurg *37* (1966) 397

Sneddon, I., The care of hand infections. Edward Arnold Ltd., London 1970

Zeumer, G., Therapie pyogener Infektionen im Handbereich. Zbl. Chir. *101* (1976) 715

Zu 32.4.3.

Assmann, F., Therapie der peripheren Durchblutungsstörungen unter Berücksichtigung der diabetischen Gangrän. Chirurg *30* (1959) 63

Becker, Th., Amputationsfragen bei arteriosklerotischen Durchblutungsstörungen. Chirurg *27* (1956) 537

Berry, R. E., *C. T. Flotte* und *F. A. Coller*, A critical evaluation of lumbar sympathectomy for peripheral arteriosklerotic vascular disease. Surgery *37* (1955) 115

Dufek, H., und *G. Turcic*, Operative Behandlung des eingewachsenen Großzehennagels. Chir. Praxis *8* (1964) 125

Gottlob, R., Über Amputationen wegen chronischer Durchblutungsstörungen. Wien. klin. Wschr. *67* (1955) 245

Heine, H., *H. Schmidt* und *G. Anders*, Ergebnisse konservativer Therapie bei organischen arteriellen Durchblutungsstörungen im Stadium IV. Dtsch. Ges.wesen *19* (1964) 105

Knapp, U., und *S. Weller*, Weichteilversorgung bei offenen Frakturen. Akt. Traum. *8* (1978) 319–327

Kozuszek, W., Operative und medikamentöse Behandlungsmöglichkeiten eitriger Infektionen des Fußes bei diabetischen Durchblutungsstörungen. Med. Welt *17* (1966) 1728

Kraft-Kinz, J., Zur Amputationshöhe bei Gliedmaßengangrän infolge obliterierender Gefäßerkrankungen. Chirurg *33* (1962) 306

Meyer-Burgdorff, G., Arterielle Verschlußkrankheiten der Extremitäten und ihre Behandlung. Langenbecks Arch. klin. Chir. *294* (1960) 1

Murray, W. R., und *B. S. Bedi*, The surgical management of ingrowing toenail. Brit. J. Surg. *62* (1975) 409

Reding, R., Chirurgie und Diabetes mellitus. Leipzig 1974

Rosenauer, F., Amputationsfragen bei Durchblutungsstörungen. Chir. Praxis *4* (1958) 381

Veihelmann, D., *B. Domres* und *W. v. Kothen*, Primärversorgung großer Weichteildefekte bei Frakturen. Akt. Traum. *8* (1978) 341–346

Zu 32.4.4.1.

Aryjew, T., Muskellappentransplantation von einer Extremität auf die Gegenseite zur plastischen Ausfüllung von Knochenhöhlen. Vestn. Chir. *71* (1951) 23

Axhausen, W., Gelenkausbildung bei penicillinbehandelter akuter Osteomyelitis der distalen Femurepiphyse. Zbl. Chir. *76* (1951) 1559

–, Röntgenbefunde im Ablauf der penicillinbehandelten akuten haematogenen Osteomyelitis. Zbl. Chir. *65* (1951) 1284

–, Die Bedeutung der Individual- und Artspezifität der Gewebe für die freie Knochenüberpflanzung. H. Unfallheilk. *73* (1962) 85

Bedacht, R., Klinik und Therapie der Osteomyelitis. Chir. Praxis *16* (1972) 7

Bertele, G., Beitrag zur Behandlung osteomyelitischer Knochenhöhlen. Zbl. Chir. *78* (1953) 664

Bickel, W. H., *J. G. Batemann* und *W. E. Johnson*, Treatment of chronic hematogenous osteomyelitis by means of saucerisation and bone grafting. Surg. Gynec. Obstet. *96* (1953) 265

Bikfalvy, A., und *E. Ecke*, Die Behandlung der chronischen Osteomyelitis bei der Eigenblut-Antibiotika-Plombe. Brun's Beitr. *201* (1960) 190

Blanche, D. W., Osteomyelitis in infants. J. Bone Jt Surg. *34 A* (1952) 71

Blümel, P., und *W. Schüler*, Die Penicillinbehandlung der akuten haematogenen Osteomyelitis der Kinder und Jugendlichen. Langenbecks Arch. klin. Chir. *268* (1951) 299

Braizew, W. Ja., Die chronische Osteomyelitis durch Schußverletzungen. Chirurgie (Moskau) *6* (1955)

Buckmann, J., und *J. E. Blair*, The surgical management of chronic osteomyelitis by saucerisation, primary closure and antibiotic control. Preliminary report on use of aureomycin. J. Bone Jt Surg. *33 A* (1951) 356

Burri, C., Posttraumatische Osteitis. Huber, Bern-Stuttgart-Wien 1974

Burwell, R. G., Studies in the transplantation of bone. J. Bone Jt Surg. *B 46* (1964) 110

Carrel, B., und *J. W. Woodward*, Chronic osteomyelitis. Primary closure following saucerisation; a preliminary report. J. Bone Jt Surg. *32 A* (1950) 928

Chalmers, J., Transplantation immunity in bone homografting. J. Bone Jt Surg. *B 41* (1959) 160

Dahmen, G., Erfahrungen bei der Behandlung der chronischen Osteomyelitis mit Sulfonamiden und Antibiotika. Chir. Praxis *9* (1965) 569

Deysine, M., Diagnosis of chronic and postoperative osteomyelitis with Gallium 67 – citrate scans. Amer. J. Surg. *129* (1975) 632

–, Acute haematogenous osteomyelitis: An experimental model. Surgery *79* (1976) 97

Dickson, F. D., The clinical diagnosis, prognosis and treatment of acute hematogenous osteomyelitis. J. amer. med. Assoc. *127* (1945) 212

Dickson, F. D., *R. L. Dively* und *R. H. Kiene*, Subacute and chronic osteomyelitis. Treatment with use of chemotherapeutic agents, antibiotics und primary closure; follow-up report. Arch. Surg. *66* (1953) 60

Domanig, E., Die Behandlung der haematogenen Osteomyelitis. Wien. klin. Wschr. *59* (1947) 789
Ecke, H., Operative Technik der chronischen Osteomyelitis. Münch. med. Wschr. *112* (1970) 1
Endler, F., und *W. I. Stadler*, Zur Frage der Behandlung der chronischen Osteomyelitis. Wien. med. Wschr. *101* (1951) 163
–, Klinische und experimentelle Untersuchungen zur Frage der Osteomyelitis. Klin. Med. *12* (1957) 388
–, Behandlungsprobleme bei hämatogener Osteomyelitis. Chir. Praxis *21* (1976) 273
Ersthaler, J., Homoioplastische Fibulaimplantation im postosteomyelitischen Tibiadefekt. Wien. med. Wschr. *99* (1949) 275
Fischer, A. W., Handbuch der gesamten Unfallheilkunde. Bd. 1 (1955), S. 407
Garsche, R., Über die postpunktionelle Osteomyelitis des Säuglings. Schweiz. med. Wschr. *81* (1951) 1131
–, Über den Verlauf der sogenannten akuten, haematogenen Osteomyelitis im Säuglingsalter unter Penicillin. Fortschr. Röntgenstr. *77* (1952) 395
Grob, M., Lehrbuch der Kinderchirurgie. Thieme, Stuttgart 1957
Grundmann, G., Experimentelle Untersuchungen zur Pathogenese der Osteomyelitis. Langenbecks Arch. klin. Chir. *277* (1953) 117
Grunert, H., Was kann von der Behandlung der Osteomyelitis mit Penicillin erwartet werden? Zbl. Chir. *74* (1949)
Hagelstam, L., Gelatin sponge as filling in infected bone cavities. Treatment and results in chronic osteomyelitis. Acta chir. scand. *108* (1954) 283
Harris, N. H., Some problems in the diagnosis and treatment of acute osteomyelitis. J. Bone Jt Surg. *42 B* (1960) 535
Hazlett, J. W., The use of cancellous bone grafts in the treatment of subacute and chronic osteomyelitis. J. Bone Jt Surg. *36 B* (1954) 584
Hellner, H., Haematogene Osteomyelitis. Dtsch. med. J. *5* (1954) 181
Herbig, H., Die antibiotische Behandlung der Osteomyelitis und der Gelenkempyeme in Kombination mit chirurgischen Maßnahmen. Zbl. Chir. *77* (1952) 416
Hierholzer, G., Die posttraumatische Osteomyelitis. Schattauer, Stuttgart-New York 1970
–, Indikation und Methodik der Spalthautlappenverpflanzung nach knöcherner Ausmuldung. Intern. Symp. über die posttraumatische Osteomyelitis. Bochum, 6. 11. 1969
–, Pathogenese und Therapie der akuten posttraumatischen Osteomyelitis. Unfallheilk. *79* (1976) 133
Higgins, P. T., D. Browne und *M. Bodian*, Osteomyelitis in childhood. Brit. med. J. *757* (1947)
Hottinger, D. C., K. Reemtsma, G. W. Beddingfield und *J. Wickstrom*, The treatment of chronic osteomyelitis with antibiotics using the perfusion technic. Surg. Forum *10* (1960) 814
Hüner, H., Die akute haematogene Osteomyelitis. Eine Erkrankung des Kindes- und Jugendalters. Dtsch. med. Wschr. *89* (1964) 919
–, *H. Schicker* und *R. Dollmann*, Möglichkeiten, Genese und Gefahren der modernen Therapie der akuten haematogenen Osteomyelitis. Chirurg *33* (1962) 405
Klemm, K., Erfahrungen mit der geschlossenen und offenen Spüldrainage bei der Behandlung der chronischen Osteomyelitis. In: Die posttraumatische Osteomyelitis. Schattauer, Stuttgart-New York 1970
Kopf, H., Häufung von Spontanfrakturen bei akuter Osteomyelitis. Wien. med. Wschr. *99* (1949) 286
Krabbel, M., Behandlung osteomyelitischer Knochenhöhlen. Zbl. Chir. *72* (1947) 107
Krafft, L., Penicillinbehandlung der chronischen Osteomyelitis. Chirurg *22* (1951) 541
Kovacs, M., Behandlung osteomyelitischer Knochenhöhlen. Zbl. Chir. *72* (1947) 107
Leahey, E., B., Primary closure in chronic (non-tuberculous) osteomyelitis. N. Y. St. J. Med. *52* (1952) 1045
Lewantowskij, M. I., V. I. Spasow und *M. I. Andina*, Intramedullary penicillin in haematogenous osteomyelitis. Sov. Med. *1* (1952) 10
Lukanow, A., Eiterungschirurgie. Körperkultur und Medizin, Sofia 1957
Maatz, R., Der Tierspan in der Knochenbank. Dtsch. med. J. *190* (1957) 123
–, Die Knochenbank. Zbl. Chir. *79* (1954) 40
–, *W. Lentz* und *R. Graf*, Die Knochenbildungsfähigkeit konservierter Späne. Ein Beitrag zur Knochenbank. Zbl. Chir. *77* (1952) 1376
– – –, Experimentelle Grundlagen der Transplantation konservierter Knochen. Langenbecks Arch. klin. Chir. *273* (1953) 850
Máday, P., und *I. Horváth*, Die zeitgemäße Behandlung der Osteomyelitis der Tibia. Arch. orthop. Unfallchir. *50* (1959) 522
Moberg, L., Radikal operation av kronisk osteomyelitis. Nord. Med. *41* (1949) 565
Mowlem, R., Surgery and penicillin in mandibular infections. Brit. med. J. *1* (1944) 517
Neuber, G., Zur Behandlung starrwandiger Höhlenwunden. Arch. klin. Chir. *51* (1895) 683
Nikitin, G. D., Die Haut-Muskelplastik bei der Behandlung von Patienten mit schweren Formen der chronischen Osteomyelitis. Chirurgie (Moskau) *4* (1955) 98
v. Oeynhausen, R. A., Die Penicillinbehandlung in der Chirurgie. Chirurg *19* (1948) 433
–, Penicillinbehandlung der akuten und chronischen Osteomyelitis. Chirurg *20* (1949) 671
Orell, S., Principles and experiences at the implantation of os purum, os novum and bone granula. Acta orthop. belg. *18* (1952) 48
Palmer, I., Surgical treatment of defects of long bones. Nord. Med. *32* (1946) 2521
Pap, K., und *P. Berenyi*, Transplantation in septischer Umgebung. Chirurg *3* (1957) 125
Papastavrou, N., Zur Leistungsfähigkeit der antibakteriellen Spüldrainage. Brun's Beitr. klin. Chir. *218* (1970) 255
Plaue, R., Die Behandlung der sekundär-chronischen Osteomyelitis. Enke, Stuttgart 1974
–, Muskellappenplastik. In: Die posttraumatische Osteomyelitis. Schattauer, Stuttgart-New York 1970
Popkirow, S. G., Osteoplastische Ausfüllung des Knochendefektes bei der chirurgischen Osteomyelitis. Zbl. Chir. *83* (1958) 1779
Ritter, U., Unsere Einstellung zur operativen Behandlung der chronisch-eitrigen Osteomyelitis. Brun's Beitr. klin. Chir. *182* (1951) 314
Robertson, I. M., und *J. N. Barron*, A method of treatment of chronic infective osteitis. J. Bone Jt Surg. *28 A* (1946) 19
Rühl, R., Anwendung und Technik plastischer Maßnahmen bei osteomyelitischen Knochenhöhlen. Chirurg *28* (1954) 273

Ryon, R. F., J. N. Windblad, R. R. Hayes, W. N. York, G. Hottinger und *K. Reemtsma*, A new treatment for osteomyelitis; extremity perfusion with antibiotics. J. Louisana M. Soc. *111* (1959) 113

Schede, M., Über die Heilung der Wunden unter dem feuchten Blutschorf. Verh. Dtsch. Ges. Chir. *65* (1894)

Scheid, R., Die Behandlung der gelenknahen *Brodie*schen Abszeßhöhlen. Chirurg *23* (1952) 129–130

Schellnack, K., Gesichtspunkte der modernen Osteomyelitisbehandlung. Beitr. Orthop. u. Traumatol. *23* (1976) 451

Schweiberer, L., Theoretisch-experimentelle Grundlagen der autologen Spongiosatransplantation im Infekt. Unfallheilk. *79* (1976) 151

–, Experimentelle Untersuchungen von Knochentransplantaten mit unveränderter und mit denaturierter Knochengrundsubstanz. Unfallheilk. *103* (1970) 76

Stebbins, C. E., The treatment of chronic osteomyelitis by splitthickness skin grafts. Grace Hosp. Bull. *27* (1949) 35

Ternowski, S., D., Die Anwendung des Penicillins bei der akuten infektiösen hämatogenen Osteomyelitis bei Kindern. Chirurgie (Moskau) *6* (1951)

Thoermer, H. J., und *K. Weber*, Erfahrungen mit der Spongiosaplastik in der Behandlung der chronischen Osteomyelitis. Arch. klin. Chir. *290* (1959) 564

Volkmann, E., Penicillinbehandlung bei der Osteomyelitis acuta. Nachuntersuchungsergebnis. Zbl. Chir. *77* (1952) 427

Voorhoeve, A., Chronisch-rezidivierende Osteomyelitis. Chir. Praxis *17* (1973) 1

Waskönig, H., Die Behandlung von 100 Fällen akuter hämatogener Osteomyelitis mit Penicillin. Dtsch. med. Wschr. *78* (1953) 327

Willenegger, U., Über die lokale Penicillinbehandlung der chronischen Osteomyelitis. Helv. Acta *4/5* (1949) 124

Winter, L., Management of chronic osteomyelitis with a coagulum of autogenous blood and penicillin and thrombin. J. internat. Chir. *11* (1951) 5

Zu 32.4.4.2.

Ache, G., Lokale Infektionsprophylaxe bei frischen offenen Knochen- und Weichteilverletzungen. Unfallchir. (Sonderheft) (1976) 50

Allgöwer, M., Weichteilprobleme und Infektionsrisiko der Osteosynthese. Langenbecks Arch. klin. Chir. *329* (1971) 1127

Anderson, L. D., Fractures. In: Campells operative orthopaedics. St. Louis, Mosley 1971

Böhler, L., Unzweckmäßige und gefährliche Methoden bei der Behandlung von Frakturen. Arch. klin. Chir. *295* (1960) 281

Böhler, J., Behandlung offener Frakturen im Kindesalter Zbl. Chir. *101* (1976) 140

Connes, H., Le fixateur externe d'Hoffmann en double cadre. Paris, Gead 1961

Contzen, H., Intramedulläre Fragmentfixation beim Weichteilschaden. Langenbecks Arch. klin. Chir. *339* (1975) 493

Engler, I., Behandlung der posttraumatischen Osteomyelitis im Rahmen eines Rehabilitationszentrums. Unfallchir. (Sonderheft) (1976) 48

Fasol, P., Komplikationen der modernen Osteomyelitistherapie. Langenbecks Arch. klin. Chir. *341* (1976) 187

Gustilo, R. R., Analysis of 511 open fractures. Chir. orthop. *66* (1969) 148

Hierholzer, G., Die infizierte kindliche Fraktur. Langenbecks Arch. klin. Chir. *342* (1976) 311

Holz, U., Möglichkeiten der äußeren Fixation. Chirurg *46* (1975) 97

Jekic, M., Behandlung offener Unterschenkelfrakturen. Zbl. Chir. *101* (1976) 946

Jenny, G., Klinische Erfahrungen bei Anwendung von Gentamycin-PMMA-Kugeln und -Ketten in einigen ausgewählten Fällen von Knocheninfektionen. Unfallchir. (Sonderheft) (1976) 30

Klemm, K., Die Behandlung chronischer Knocheninfektionen mit Gentamycin-PMMA-Ketten und -Kugeln. Unfallchir. (Sonderheft) (1976) 20

Merle d'Aubigné, R., Traitement des fractures diaphysaires ouvertes. Acta orthop. belg. *28* (1962) 117

Rittmann, W. W., Früh- und Spätinfektionen bei offenen Frakturen. Helvet. chirurg. Acta *36* (1969) 537

Sattel, W., Zur Anwendung des äußeren Spanners bei der Behandlung der posttraumatischen Osteomyelitis. Chirurg *46* (1975) 23

–, Verhütung und Behandlung von Infektionen nach Osteosynthesen. Chirurg *48* (1977) 1

Schweiberer, L., Weichteilschaden bei Knochenbruch. Langenbecks Arch. klin. Chir. *339* (1975) 461

Titze, A., Dringlichkeit mit aufgeschobener Operation. Klin. Med. *17* (1962) 299

–, Der frische offene Unterschenkelbruch. Chir. Praxis *9* (1965) 391

Tscherne, H., Die Weichteilbehandlung bei Osteosynthesen, insbesondere bei offenen Frakturen. Unfallheilk. *79* (1976) 467

–, Operative Frakturbehandlung. Langenbecks Arch. klin. Chir. *324* (1969) 348

Übelmör, A., und *N. P. Sossinka*, Die Behandlung infizierter Osteosynthesen mit Gentamycin-Ketten und Kugeln. Unfallchir. (Sonderheft) (1976) 26

Vasey, H. M., L'infection postoperatoire dans un service d' orthopédie et de chirurgie de l'appereil moteur. Habil.-Schrift, Genf 1971

Vecsei, V., Die Behandlung der Osteomyelitis mit Gentamycin-Kugeln und Ketten. Indikation – Technik – vorläufige Ergebnisse. Unfallchir. (Sonderheft) (1976) 39

Voorhoeve, A., Behandlung offener Unterschenkelfrakturen. Chir. Praxis *18* (1974) 91

Winkelmann, W., G. Lob, K.-P. Schulitz und *K. Wilhelm*, Erste klinische Erfahrungen in der Behandlung der chronischen posttraumatischen Osteomyelitis mit Gentamycin-PMMA-Ketten. Unfallchir. (Sonderheft) (1976) 44

Witschi, T. H., The treatment of open tibial shaft fractures from Vietnam. J. Trauma *10* (1970) 105

Zimmermann, H., Beitrag zur offenen und geschlossenen Marknagelung von Unterschenkelfrakturen. Arch. orthop. u. Unfallchir. *62* (1967) 205

Zu 32.4.4.3.

Böhler L., Die Technik der Knochenbruchbehandlung. 12.–13. Aufl., 2. Bd., 1. Teil, 1546. Maudrich, Wien 1954

Bruski, J. M., Klinik und Behandlung der chronischen Osteomyelitis durch Schußverletzungen. Mitteilungsblatt d. Chirurgie *5–6* (1946)

Schröder, W., Über Schußosteomyelitis. Chirurg *26* (1955) 548

Zu 32.4.4.4.

Becker, Th., Die Drahtosteomyelitis des Fersenbeines. Brun's Beitr. klin. Chir. *179* (1950) 45

Biebl, M., Früh- und Spätkomplikationen bei der Drahtextension. Zbl. Chir. *63* (1938) 2080
–, Osteomyelitis nach Drahtextension. Arch. klin. Chir. *192* (1938) 1
Böhler, L., Die Technik der Knochenbruchbehandlung. 6. Aufl. Maudrich, Wien 1938
Kirschner, M., Verbesserung der Drahtextension. Arch. klin. Chir. *148* (1927) 651
Klapp, R., Bemerkung zur Drahtextension. Zbl. Chir. *61* (1934) 15
–, Besondere Formen der Extension. Zbl. Chir. *41* (1914) 519
Koch, H., Experimentelles zur Nagel- und Drahtextension. Dtsch. Z. Chir. *190* (1925) 333
Steinmann, F., Die Nagelextension der Knochenbrüche. Neue D. Chir. (Stuttgart) *1* (1912) 1
Zrubecky, V. G., Behandlung und Behandlungsergebnisse von 461 frischen offenen Unterschenkelbrüchen. Beih. Mschr. Unfallk. *54* (1957) 152

Zu 32.4.5.

Baumgartl, F., Das Kniegelenk. Springer, Berlin-Göttingen-Heidelberg 1964
Betzel, F., Die offenen Kniegelenksverletzungen, ihre Behandlung und Ergebnisse. Brun's Beitr. klin. Chir. *183* (1951) 226
Böhler, L., Die Technik der Knochenbruchbehandlung. Bd. II, 2. Teil, Maudrich, Wien 1957
Braundorf, M., Komplikationen und Fehler bei der Hemialloarthroplastik der Hüfte, Zbl. Chir. *101* (1976) 351
Bürkle de la Camp, H., Handbuch der gesamten Unfallheilkunde. Enke, Stuttgart 1963
Charnley, B. J., Postoperative infection in total prosthetic. Brit. J. Surg. *56* (1969) 45
Dederich, R., Schwerwiegende Komplikationen intraarterieller Injektionen. Chirurg *37* (1966) 174
Elansky, N., Grundlagen der Feldchirurgie. VEB Volk und Gesundheit, Berlin 1958
Havemann, E., Gelenkempyeme nach Trauma und Therapie. Zbl. Chir. *102* (1977) 118
Hesse, F., Die sekundäre Gelenkinfektion. Zbl. Chir. *102* (1977) 118
Jonasch, E., Offene Kniegelenksverletzungen. Münch. med. Wschr. *101* (1959) 1481
Mittelmeier, H., Komplikationen nach intraartikulären Injektionen von antiphlogistischen Corticoiden. Dtsch. med. Wschr. *10* (1959) 479
Willenegger, H., und *W. Roth*, Die antibakterielle Spüldrainage chronischer Infektionen. Dtsch. med. Wschr. *30* (1962) 1485
Wolf, F., Offene Kniegelenksverletzungen. Chir. Praxis *9* (1958) 58
Zeis, M., Fortschritte in der Behandlung der offenen Kniegelenksverletzungen. Zbl. Chir. *85* (1960) 1202

33. Die wichtigsten chirurgischen Infektionen der Körperoberfläche

W. SCHMITT und S. KIENE

33.1. Follikulitis, Furunkel, Karbunkel

Bei diesen Krankheitsbildern dringen an behaarten Körperstellen pyogene Erreger – es sind fast stets die auf der Haut saprophytär in Massen vorkommenden gelben Staphylokokken (Staphylococcus aureus) – entlang der Haarbalgkanäle in die Tiefe der Haut. Dazu bedarf es der mechanisch massierenden Wirkung reibender, enganliegender Kleidungsstücke oder kratzender Finger, denn normalerweise steht dem die Sekretionsrichtung der anhängenden Talgdrüsen entgegen. GARRÈ hat im Selbstversuch durch Einreiben von Staphylokokkeneiter am Unterarm Furunkel erzeugen können und so den Beweis für die Richtigkeit dieser Auffassung geliefert.
Es wird stets nicht nur der Haarbalgkanal, sondern auch die anhängende Talgdrüse mitinfiziert. Je nach Virulenz der Erreger und Abwehrlage des Organismus kann die entstehende Entzündung sich dann auf Haarbalg und Talgdrüse beschränken *(Follikulitis)*, zu einer umschriebenen erbs- bis pflaumengroßen Infiltration des umliegenden Gewebes *(Furunkel)* führen oder zu ausgedehnter Zerstörung der Umgebung *(Karbunkel)* Anlaß geben.

33.1.1. Follikulitis

Hier findet sich um ein Haar herum eine harmlose und kaum Schmerzen bereitende oberflächliche Eiterpustel, die in wenigen Tagen unter Abstoßung des befallenen Haares abheilt. Nur wenn in einem Bezirk dichtstehender Haare die Follikulitis massenhaft auftritt, beispielsweise als *Folliculitis barbae* = Bartflechte, stellt sie ein ernstzunehmendes und der Behandlung bedürfendes Krankheitsbild dar.

33.1.2. Furunkel

Das Charakteristische des Furunkels ist, daß den infizierten Haarbalg nebst Talgdrüse eine bald der Nekrose und Demarkation anheimfallende entzündliche Infiltration des benachbarten Gewebes umgibt. Es entsteht zunächst eine erhabene, nach oben konisch zulaufende Anschwellung von dunkelroter Farbe und starker Schmerzhaftigkeit, deren Mittelpunkt der Haarbalg ist. Eine Neigung zum Fortschreiten besteht nicht. Die unter der Wirkung des Bakterientoxins sich bildende stecknadelkopf- bis erbsgroße Nekrose wird zunächst von einem entzündlichen Ödem, dann endgültig von einem Granulationswall umgeben, von dem aus die Demarkation des toten Gewebes erfolgt. An der Spitze des Furunkels durchbricht der zentralgelegene Teil der Nekrose die Haut, was durch einen Eitertropfen unter der abgehobenen Epidermis erkennbar wird. In 7 bis 10 Tagen ist die völlige Lösung des Nekrosepfropfes so weit erfolgt, daß seine Ausstoßung in toto oder nach Verflüssigung vonstatten geht. Der Kranke empfindet danach sofort erhebliche Erleichterung. Die entstandene Lücke im Gewebe schließt sich durch Granulationsbildung schnell, als Endzustand verbleibt nur eine kleine punktförmige Narbe. Diese typische Nekrosenbildung fehlt nur bei Abortivformen, bei denen sich statt dessen langsam zur Resorption gelangende Infiltrate entwickeln.
Einzelne Furunkel treten auch bei Gesunden in allen Altersklassen auf, besonders gern in der Pubertät als einer Zeit ausgedehnter hormonaler Umstellungen. Ein gehäuftes Auftreten einzelner Furunkel erweckt aber immer den Verdacht auf eine Schwächung der körperlichen Widerstandskräfte, wie sie durch chronische Unterernährung und oft durch den *Diabetes mellitus* (s. S. 217) gegeben ist. Daneben leistet unzweckmäßige Behandlung (cave: Ausquetschen der Furunkel) und Verschmieren des Eiters mit den Fingern neben mangelnder Körper- und Kleiderreinigung der Entstehung immer neuer Furunkel Vorschub. Bevorzugt von Furunkeln befallen werden Nacken, Gesäß, äußerer Gehörgang (s. S. 257) Naseneingang und Gesicht.
Ein gleichzeitiges Auftreten vieler Furunkel an den verschiedenen Körperstellen bezeichnet man als *Fu-*

runkulose, sie stellt durch ständige Rezidive und Therapieresistenz ein recht lästiges Leiden dar.
Komplikationen sind zu erwarten, wenn Furunkel in die Lymph- und Blutwege einbrechen und zum Ausgangspunkt einer pyogenen Allgemeininfektion werden. Diese Gefahr ist besonders bei Furunkeln im gefäßreichen Lippen-Nasen-Bereich gegeben *(maligner Furunkel).*
Abgesehen davon löst jeder Furunkel toxisch Allgemeinerscheinungen aus in Form von Fieber, Mißbehagen und Schlaflosigkeit durch den ständigen Spannungsschmerz.

33.1.3. Karbunkel

Der Karbunkel, ein stets sehr ernstzunehmendes Krankheitsbild, ist eine Summation vieler Furunkel auf engumschriebenem Raum. Bevorzugt wird davon die Nacken-, Rücken- und Gesäßgegend befallen.
Unter starkem Spannungsschmerz, hohem Fieber und schwer gestörtem Allgemeinbefinden erhebt sich ein ei- bis handtellergroßes blaurotes, hartes Infiltrat über die ödematös geschwollenen Weichteile der Umgebung.
An jedem der vielen Einzelfurunkel laufen nun die oben beschriebenen nekrotisierenden Vorgänge ab, so daß nach 7 bis 10 Tagen die Haut im Erkrankungsgebiet an vielen Stellen siebartige Perforationen aufweist aus denen sich Eiter entleert *(Siebgeschwür).* Infolge der Vielzahl von Furunkeln verfallen zentral bald beträchtliche Hautteile der Nekrose.
Eine weitere Besonderheit des Karbunkels ist auch der zur Tiefe schnell zunehmende Gewebszerfall, der zum Beispiel beim Nackenkarbunkel nicht vor der Muskulatur und der überaus kräftigen Fascia nuchae haltmacht. Dieses schnelle Vordringen zur Tiefe führt zwangsläufig bald zur Einbeziehung von Arterien und Venen, so daß der Bildung infektbeladener Blutgerinnsel und der Toxineinschwemmung in den Kreislauf nichts mehr im Wege steht. Als gelegentlich lebensbedrohende Gefahren sind die *pyogene Allgemeininfektion* mit eitrigen Absiedlungen an vielen Stellen und schwere *toxische Herz-, Kreislauf-* und *Parenchymschädigungen* zu nennen (s. S. 79).
Ganz besonders ungünstig gestaltet sich der Krankheitsverlauf bei *Diabetikern* und Patienten mit starker Reduktion der allgemeinen Widerstandskräfte.
Bakteriologisch findet man im Karbunkeleiter gelbe Staphylokokken, selten andere Erreger der pyogenen Wundinfektion.

33.1.4. Therapie der Furunkel und Karbunkel

Der einfache Furunkel bedarf im allgemeinen keiner aktiven Therapie, er heilt unter einem schützenden und den Spannungsschmerz lindernden Salbenläppchen von selbst. Bei größeren Furunkeln, die infolge erheblicher Dicke der Haut es schwer haben, sich bald nach außen zu entleeren, empfahl KLAPP die tangentiale Abtragung der Hautbedeckung, ihr folgt gewöhnlich nach 24 Stunden die Abstoßung der Nekrose. Alle hyperämisierenden Maßnahmen, wie Kataplasmen, feuchte Umschläge »schwarze Salbe« (10% Ichthyolvaseline), vermehren das Ausmaß des Gewebstodes und sind daher zu unterlassen. Im Beginn der Erkrankung läßt sich durch Um- und Unterspritzung mit antibiotischer Lösung (s. S. 134) die Ausbildung der Nekrose verhüten und der Verlauf abortiv gestalten. Bei floriden Furunkeln kann man durch diese lokale Infiltrationsbehandlung die Kraft der Infektion schnell brechen, die Schmerzen entsprechend lindern und die Gewebsnekrose auf ein Minimum reduzieren.
Die *Behandlung der Gesichtsfurunkel und der Karbunkel* muß wegen der großen Gefahren, die dem Leiden innewohnen können, stets eine *klinische* sein. Bei Gesichtsfurunkeln oberhalb des Mundes (Oberlippen-Nasen-Stirn-Bereich), wo venöse Anastomosen mit Schädelinnengefäßen in Verbindung stehen (s. Abb. 13.6, S. 230) ist besondere Gefahr gegeben. Eine relativ rasche phlegmonöse Ausbreitung mit starkem Ödem und Einbruch in die Venen führt zur eitrigen Phlebitis der V. angularis und von dort über die V. ophthalmica zur Thrombophlebitis des Sinus cavernosus und damit zur Meningitis und Enzephalitis. In der Regel sind es unsachgemäß behandelte Furunkel, an denen herumgequetscht wurde und die danach »wild« wurden. Das Allgemeinbefinden bei solchen malignen Verlaufsformen ist schwer beeinträchtigt, hohes Fieber mit schneller Pulsfrequenz, unter Umständen auch Schüttelfröste sind auf einen Einbruch der Infektion in das Venensystem äußerst verdächtig. Die Behandlung hat hier sofort mit hohen Dosen eines auf jeden Fall staphylokokkenwirksamen Antibiotikums intravenös einzusetzen, dazu gehört Bettruhe, flüssige Kost und Sprechverbot. Wir haben uns nie gescheut, auch diese malignen Formen mit Antibiotikalösung zu infiltrieren.
Bei *Karbunkeln* wurde und wird auch noch empfohlen, den Krankheitsherd mit der elektrischen Schlinge »wie einen Tumor« zu entfernen oder ihn mit Hilfe von Quer-, Kreuz- oder H-Schnitten breit im Gesunden auszuschneiden und die entstandene

große Wunde der Selbstheilung zu überlassen. Auch hier ermöglicht heute die frühzeitige lokale Antibiotika-Anwendung eine Abortivbehandlung (s. S. 134), die ausgedehnte Inzisionen überflüssig werden läßt. Durch Unschädlichmachen der Erreger im Krankheitsgebiet unterbleibt die toxinbedingte Nekrosenbildung weitgehend, der Organismus ist mit seinen natürlichen Abwehrkräften bald wieder Herr der Lage. Um schon im Blut kreisende Erreger ebenfalls unschädlich zu machen, wird man das Antibiotikum gleichzeitig auch allgemein verabfolgen.

Sobald Schüttelfröste die *beginnende pyogene Allgemeininfektion* anzeigen, wurde früher empfohlen, der breiten Herdfreilegung die Unterbindung der abführenden Venen hinzuzufügen (STRUPPLER); wir halten sie bei Antibiotikaanwendung für überflüssig. An der Greifswalder Chirurgischen Universitätsklinik seit 1950 und seit 1957 an meiner Rostocker Arbeitsstätte ist kein Furunkel und kein Karbunkel, gleich welchen Stadiums und Malignitätsgrades, mehr durch primäre Inzision behandelt worden. Überwiegend ist der Nacken betroffen, dann folgen in weitem Abstand Gesicht, Gesäß, Arme, Beine und Rücken. Die Ergebnisse der lokalen antibiotischen Infiltrationsbehandlung (s. a. S. 134) sind so überzeugend, daß alle theoretischen Bedenken dagegen sich als gegenstandslos erwiesen haben.

Diese antibiotische Lokalbehandlung der Furunkel und Karbunkel ist bei Diabetikern (s. S. 219) von besonderer Bedeutung, weil man bei chirurgischen Komplikationen des Diabetes überhaupt mit aktiven Maßnahmen denkbar zurückhaltend sein soll. Neben der Karbunkelbehandlung muß hier sofort für eine optimale diätetische und medikamentöse Einstellung des Zuckerkranken Sorge getragen werden (s. S. 218).

Von der Röntgenbestrahlung der Furunkel sollte man heute keinen Gebrauch mehr machen.

33.2. Schweißdrüseninfiltrate und -abszesse

Dem Eindringen von pyogenen Erregern in die Schweißdrüsen der Achselhöhle leisten gewöhnlich eine durch ständige intensive Schweißabsonderung angegriffene Haut und mechanische Momente Vorschub. Man kann die hier entstehende Erkrankung nicht mit der Bildung von Furunkeln vergleichen, denn es kommt hier keine abgegrenzte Nekrose, sondern zunächst nur ein ziemlich tief in der Subkutis gelegenes bis kirschgroßes Entzündungsinfiltrat zustande, das Neigung zu allmählicher Einschmelzung und anschließendem achselhöhlenwärtigem Durchbruch hat.

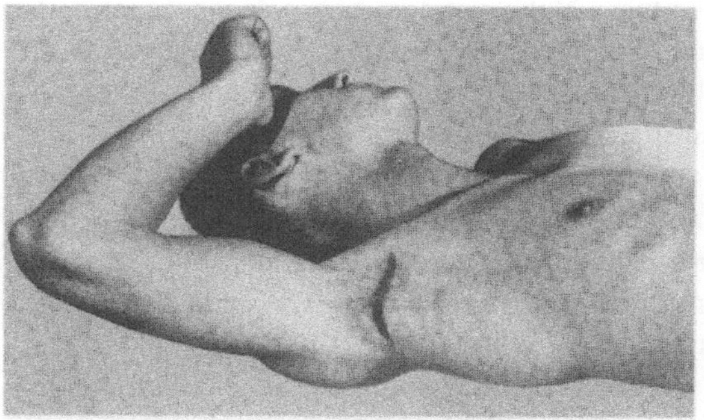

Abb. 33.1 Schnittführung bei Achselhöhlenabszeß

Häufig tritt das Leiden beiderseitig auf und verläuft durch vielfache Rezidive äußerst langwierig. Gelegentlich werden solche Schweißdrüseninfiltrate und -abszesse Anlaß zu Achselhöhlen- und Subpektoralphlegmonen (s. S. 307), auch am Damm werden sie beobachtet (s. S. 480) (s. a. PIGOTT und ELLIS; PAGE; ANKE und SENST).

Die **Therapie** (Abb. 33.1) besteht in einer genügend großen Eröffnung der Herde, um die Granulationsheilung aus der Wundtiefe sicherzustellen. Lokale Anwendung antibiotischer Stoffe leistet auch hier zusätzlich Gutes. Nach Abschluß der Wundheilung können die übrigen Schweißdrüsen durch Röntgenbestrahlung der Achselhöhle vernichtet werden, dadurch wird Rezidiven am besten vorgebeugt. Bei Neugeborenen und Säuglingen im ersten Trimenon sollte man stets wegen der Gefahr der sich schnell entwickelnden Phlegmone und Sepsis Antibiotika in hoher Dosierung zur Abschirmung verwenden.

33.3. Erysipel

Pyogene Streptokokken (Streptococcus pyogenes vorwiegend der Gruppe A) sind – wie FEHLEISEN 1882 nachwies – die Erreger des Erysipels. Sie dringen von kleinen Schrunden, Hautabschürfungen, Ulzerationen, Fußmykosen aus in die Lymphspalten der Haut ein, vermehren sich dort und rufen eine hochakute, oberflächlich fortschreitende Entzündung der Haut bis ins Korium hervor, nur selten erreicht sie das Unterhautzellgewebe. Die hochentzündliche dunkelrote Färbung hat der Krankheit im Volksmund den Namen *Rose* gegeben. Am häufigsten werden Gesicht *(Gesichtsrose)*, Gliedmaßen,

Genitale, Nabelwunden bei Neugeborenen, aber auch Schleimhäute befallen. Darniederliegen der Abwehrkräfte (Hunger, schwere Krankheiten) begünstigen das Auftreten des Erysipels.

Vor der Zeit der Antiseptik war die *Wundrose* (s. S. 25) ein gefürchteter Gast der Hospitäler, wobei Instrumente und Hände des Pflegepersonals sowie der Ärzte die Infektion von einer Wunde zur anderen trugen.

Der Beginn der Erkrankung verrät sich durch hohes Fieber (40 bis 41 °C), Schüttelfrost, Pulsbeschleunigung und schlechtes Allgemeinbefinden. Örtlich bildet sich nach einer Inkubationszeit von 1 bis 3 Tagen eine erst hell-, dann zunehmend dunkelrote, plattenartig flache Schwellung um die Eintrittspforte der Infektion herum. Nur wo die Subkutis sehr locker ist, wie z. B. an Skrotum, Schamlippen und Lidern, kommt es zu ausgeprägten Ödemen. An den Rändern bricht die recht druckschmerzhafte Schwellung plötzlich jäh gezackt zum Gesunden ab.

Unbehandelt verschieben sich die Grenzen des Erysipels rasch, wobei sie als Richtung ihrer Ausbreitung den Spaltlinien der Haut folgen. Schnell werden so neue Stellen ergriffen, während alte abheilen *(Erysipelas migrans).* In 8 bis 10 Tagen ist gewöhnlich die Kraft der Infektion gebrochen, und es kommt zur völligen Zurückbildung aller Erscheinungen. Nur wenn das wandernde Erysipel nicht auf einen Körperabschnitt beschränkt bleibt, vergehen 2 bis 3 Wochen. Die moderne Chemotherapie stoppt aber das Wandern des Erysipels schnell, desgleichen sieht man dadurch gangräneszierende Formen (Erysipelas gangraenosum) kaum noch (ADAM, BARTSCHIES und JUNG).

Differentialdiagnostisch ist an akute Arzneimittelexantheme und Kontaktdermatitiden zu denken.

Die *Prognose* auch des unbehandelten Leidens ist im allgemeinen gut, nur bei Alten und Neugeborenen und Menschen, deren Widerstandskräfte weitgehend erschöpft sind, verschlechtert sie sich.

Die Komplikationen des unbehandelten Leidens sind lokale Rezidive, Abszesse, Streptokokkenphlegmonen (s. S. 76), Streptokokkensepsis (s. S. 82), ferner Meningitis, Endokarditis, Glomerulonephritis, Myokarditis, alle durch Streptokokken hervorgerufen.

Die *Behandlung* benutzt heute als Mittel der Wahl Penizillin parenteral oder oral 0,6 bis 1,0 Mega IE/die für die Dauer von 10 Tagen, d. h. bis zum sicheren Abklingen der klinischen Erscheinungen. Nur bei Penizillinunverträglichkeit sind andere antibiotische Stoffe erforderlich, auch streptokokkenwirksame Sulfanilamide sind von Vorteil. Daneben sind strenge Bettruhe und lokal Umschläge mit Aethakridinlaktat (*Rivanol*® s. S. 91) (1 : 1000), Tosylchloramidnatrium (*Chloramin*® s. S. 110) (1 : 1000) angebracht. Im Gesicht bewährt sich zur Spannungslinderung eine antibiotikahaltige Salbe.

Unter chemotherapeutischer Behandlung sinkt die Temperatur innerhalb von 24 bis 48 Stunden auf normale Werte, die Entzündung verliert ihre Intensität, die Rötung schwindet. Der Organismus wird mit den örtlichen Schlacken schnell fertig. Eine überstandene Erysipelinfektion verleiht aber keine Immunität. Rezidive sind solange keine Seltenheit, als es nicht gelingt, die Ausgangsherde (Rhagaden, Ulzera, Erosionen, Ekzeme) endgültig zu sanieren. Die Letalität liegt heute bei 1% (WALTER und HEILMEYER).

33.4. Rotlauf

Verkäufer in Fleischereien und Fischgeschäften, Schlächter, Köche, Landwirte, Hausfrauen, Tierärzte, Arbeiter in Abdeckereien zeigen an den Fingern, seltener an den Handflächen oder Unterarmen, eine dem Erysipel ähnliche Hautrötung, die durch den Erreger des sogenannten Schweinerotlaufs (Erysipelothrix rhusiopathiae oder insidiosa) hervorgerufen wird.

Dieser Bazillus ist im Tierreich außerordentlich verbreitet und beschränkt sich nicht nur auf rotlaufkranke Schweine; dort wurde er nur zuerst entdeckt (ROSENBACH 1887). Durch kleine Verletzungen dringt er ein und führt, ohne daß Fieber oder Allgemeinstörungen auftreten, nach einer durchschnittlichen Inkubationszeit von 2 bis 8 Tagen zu einer blauroten Hautentzündung. Die Schwellung ist nicht erheblich. Die Kranken klagen über ein lästiges Jucken und Brennen, Schmerzen sind damit nicht verbunden. Gewöhnlich bleibt das Erysipeloid, sich scharf zur gesunden Haut absetzend, auf einen Finger begrenzt und greift eher auf einen Nachbarfinger als auf die Mittelhand über. Die begleitende Lymphangitis des Armes ist oft langwieriger, als die in 3 bis 7 Tagen abheilende Hautentzündung. Wenn dem Abklingen bald Rezidive folgen, erstreckt sich der Verlauf über 3 bis 4 Wochen. Es gibt aber auch Fälle, die sich, jeder Behandlung trotzend, über Jahre hinziehen und zugleich eine chronische Arthritis der benachbarten Gelenke (Rotlaufarthritis) unterhalten. Nur sehr selten kommt es zu septischen Formen mit dann positivem Erregernachweis im Blut und verrukös-ulzeröser Endokarditis (KNEIDEL) sowie Metastasen in Lunge und Meningen.

Eine sichere bakteriologische Diagnose kann nur durch den Erregernachweis erfolgen, der an exzidierten Hautstücken aus der Umgebung der Primärherde nach Anreicherung in Bouillon gelingt.
Die **Therapie** besteht in Ruhigstellung auf einer Schiene, Gaben von Rotlaufserum[1] lokal und allgemein und Penizillin, zunächst 800 000 IE täglich für (4) bis 7 bis 10 Tage, bei septischen Formen sind mindestens 2 Mega IE täglich zu verabfolgen für 3 bis 4 bis 6 Wochen. Das Rotlaufserum wird intramuskulär und zum Teil subkutan unter und rings um den Krankheitsherd gespritzt, in leichten Fällen 10 ml, in schwereren Fällen 20 ml. Fast stets genügt eine einmalige Serumgabe, nur in Ausnahmefällen muß sie 2 bis 3 Tage später wiederholt werden. Sowohl der Rotlauf der Menschen wie auch der der Tiere verläuft abortiv, wenn innerhalb der ersten Stunden bis Tage die Serum-Penizillinbehandlung durchgeführt wird.
Als *prophylaktische Maßnahmen* empfiehlt KNEIDEL unter anderem:

1. bei Auftreten von Rotlauf sollen die bei der Schlachtung und Weiterverarbeitung des rohen Fleisches Beschäftigten Schutzhandschuhe tragen;
2. wenn unter den Tieren Erkrankungen auftreten, müssen die Ställe völlig entmistet und desinfiziert werden, einschließlich aller Gebrauchsgegenstände im Stall;
3. Fischbottiche müssen häufig desinfiziert werden;
4. beim Ausbruch von Rotlauf schützt eine Simultanimpfung zwar die Schweine, schließt aber nicht aus, daß sie Träger virulenter Keime bleiben. Deshalb müssen gefährdete Menschen durch eine Impfung und Desinfektionsmaßnahmen geschützt werden.

Genau wie beim Erysipel hinterläßt das Überstehen der Krankheit keine Immunität, sondern eher eine Sensibilisierung für Rezidive.

Das *chronische Erysipeloid* gehört bei entsprechend disponierender Tätigkeit zu den entschädigungspflichtigen Berufskrankheiten.

33.5. Lymphangitis, Lymphadenitis

Wenn die Erreger der Wundinfektion und ihre Toxine, ohne von den lokalen Schutzkräften abgehalten werden zu können, weiter in das Gewebe vordringen, stoßen sie als nächste Abwehrstation auf den Auffangapparat des Lymphsystems.

Der Lymphapparat als Teil der mesenchymalen Abwehr hat die Aufgabe, in Lymphspalten und -kapillaren eingedrungene Bakterien zunächst einmal aufzunehmen. Der zentralwärts gerichtete Abfluß der Lymphe leitet die Erreger dem nächsten Lymphknoten zu, in dessen engen Filtermaschen sie hängenbleiben, um der phagozytären Vernichtung zugeführt zu werden. Da die Lymphe auch über bakterizide Eigenschaften verfügt, werden die von ihr zum Transport aufgenommenen Bakterien schon unterwegs in ihrer Virulenz abgeschwächt, zum Teil sogar schon vernichtet. Den Lymphknoten wird dadurch viel Arbeit erspart. Beide Vorgänge können weitgehend unauffällig verlaufen, bei virulenten Erregern kommt es aber zu sehr heftigen, entzündlichen Reaktionen der Lymphgefäße und Lymphknoten. Stark virulente Erreger vermögen sich vor der Vernichtung im Lymphapparat zu schützen und gelangen ungehindert in die Blutbahn.

33.5.1. Akute Lymphgefäßentzündung (Lymphangitis acuta)

Die akute Lymphangitis macht sich da, wo die Lymphgefäße direkt unter der Haut liegen, deutlicher bemerkbar als bei in der Tiefe verborgener Lage der Gefäße. Ausgehend von einem Panaritium, einer Riß-, Stich-, Schürfwunde oder thermischen Verletzung der Hand, einem Unterarmfurunkel, seltener einem chronischen Unterschenkelgeschwür kommt es in der Wand des ableitenden Lymphgefäßes zu entzündlichen Reaktionen, die je nach Virulenz und Menge der Erreger auch auf die Umgebung übergreifen können.
Klinisch macht sich das, neben hohem Fieber und Schüttelfrost, durch einen oder mehrere rote Streifen, die die Wunde mit den zuständigen regionären Lymphknoten verbinden, bemerkbar. Am Arm wird dabei gern die Gruppe der kubitalen Lymphknoten übersprungen, so daß der rote Streifen vom Finger gleich bis zur Achsel reicht, am Bein zieht er zur Leistenbeuge. Die Haut über dem entzündeten Lymphgefäß ist gespannt und recht schmerzhaft, der Lymphknoten, in den es einmündet, ist deutlich vergrößert und druckempfindlich. Die Entzündung tiefgelegener Lymphgefäße verrät sich nur durch Schwellung und Schmerzhaftigkeit entlang ihres Verlaufes.
Diese *akute* Lymphangitis kann in wenigen Tagen wieder völlig abklingen, so daß nichts mehr von ihr nachzuweisen ist. Es können sich aber auch daraus je nach Virulenz und Zahl der schuldigen Erreger in 2

1 Erysipeloid-Serum vom Schwein, Ampullen zu 10 ml

bis 3 Tagen bleistiftdicke, recht schmerzhafte Stränge (Thrombolymphangitis) bilden, die ihre Entstehung der Abscheidung von Fibrin, das mit Leukozyten, Endothelien und Bakterien untermischt ist, verdanken.

Wenn die mit Staphylokokken, Koli, seltener Streptokokken beladenen Thromben in den Lymphgefäßen einschmelzen (*eitrige Lymphangitis*), wird bald auch die Gefäßwand nekrotisch, so daß der Fortleitung der Eiterung in das benachbarte Gewebe und besonders an die meist in nächster Nähe verlaufenden Venen nichts mehr im Wege liegt. Es entstehen so als Komplikation dieser schwersten Form der Lymphangitis Abszesse, Phlegmonen und Thrombophlebitiden, wobei letztere wiederum die Gefahr der Abschwemmung bakterienbeladener Emboli in sich schließen.

Zu einem *chronischen* Zustand wird die Lymphangitis, wenn sich die Entzündungen häufig folgen, weil der gleiche Herd, etwa ein Ulcus cruris, immer wieder neue Bakterien abgibt. Ebenso wie beim rezidivierenden Erysipel besteht auch hier die Gefahr, daß die Lymphgefäße narbig veröden und chronische Schwellungszustände (Pachydermie, Elephantiasis) infolge von Lymphstauung unterhalten.

Differentialdiagnostisch macht die oberflächliche Lymphangitis keine Schwierigkeiten, nur wo die Gefäße in der Tiefe verlaufen, ist eine Verwechslung mit tiefen Venenentzündungen und Knochenprozessen möglich.

Die **Therapie** der akuten Lymphangitis muß für absolute Ruhe des befallenen Abschnittes sorgen, um die zentral gerichtete Fortbewegung des Lymphstromes soweit wie möglich aufzuheben. Sich bildende Abszesse und Phlegmonen bedürfen der Inzision.

33.5.2. Akute Lymphknotenentzündung (Lymphadenitis acuta)

Den zwischen Lymphgefäßen und Blutbahn eingeschalteten Lymphknoten obliegt es, all das, was der Lymphstrom an geformten Bestandteilen antransportiert, seien es Schmutz-, Staub- oder Farbstoffpartikel, in sich speichernd aufzunehmen oder Bakterien und Zelltrümmer durch Phagozytose unschädlich zu machen. Wenn virulente Bakterien bis in die Lymphknoten gelangen, dann muß dem durchaus nicht immer eine schwere Lymphangitis vorausgehen. Sehr virulente Erreger setzen sich über die Abwehrvorgänge in den Lymphgefäßen schnell hinweg, vermögen diese sogar durch ihre Toxine weitgehend an der Entstehung zu hindern (s. o.). Sofort macht sich aber dafür eine starke Schwellung der regionär zugeordneten Lymphknoten bemerkbar, die von Schmerzen und Fieber begleitet wird. Hochvirulente Erreger (z. B. Erreger aus Tier- und Humanpassagen bei Ärzteinfektionen) können auch diese Abwehrstellung außer Gefecht setzen (s. S. 70) und ungehindert in die Blutbahn gelangen.

Ähnlich dem Verlauf der Lymphangitis vermag die einfache Lymphadenitis in kurzer Zeit wieder völlig zurückzugehen. Es kann aber auch bei sehr virulenten Erregern – besonders Streptokokken – zu einer über den einzelnen Lymphknoten hinausgehenden Umgebungsentzündung *(Periadenitis)* kommen, die zum Verbacken mehrerer Knoten zu sogenannten Lymphknotenpaketen führt. Schmelzen unter der Wirkung der Bakterientoxine die Lymphknoten eitrig ein, dann ist der Weg zur Bildung umschriebener *Lymphknotenabszesse* und fortschreitender *Lymphknotenphlegmonen* frei. Auch hier besteht für die häufig eng benachbarten Venen (z. B. die V. axillaris in der Achselhöhle und die V. femoralis in der Leistenbeuge) die Gefahr der Thrombophlebitis mit all ihren allgemeininfektiösen Folgen.

Die *chronische Lymphknotenschwellung* hat ebenso wie die chronische Lymphgefäßentzündung ihre Ursache in der dauernden Beschickung mit Erregern und Bakterientoxinen aus chronischen Eiterherden.

Die **Therapie** der einfachen Lymphknotenschwellung besteht in Ruhe und Ausschaltung der Infektionsquelle. Mit feuchten Umschlägen sei man zurückhaltend, da sie oft unerwünschten Einschmelzungen Vorschub leisten. Wenn es schon zur Abszeßbildung gekommen ist, wird man durch *Inzision* für Abfluß sorgen, es soll aber nicht zu früh inzidiert werden. Lokale und allgemeine *Antibiotikagaben* vermögen auch hier viel zu erreichen, so daß eine Abszeßentleerung durch Punktion häufig genügt. Chronische Lymphknotenschwellungen heilen ab, wenn man ihre Ursache beseitigt. Hier muß aber stets sorgfältige Differentialdiagnostik betrieben werden, um eine spezifische (Tuberkulose, Syphilis) oder eine Systemerkrankung der Lymphknoten (lymphatische Leukämie, Lymphogranulomatose) nicht zu übersehen.

33.6. Infektion von Verbrennungswunden

33.6.1. Infektionsmodus

Die Verbrennungswunde kann wie eine offene Nährbodenschale mühelos von allen Keimen aus der

Umgebung des Kranken oder von seiner eigenen Körperoberfläche erreicht werden. Die *Kontaktinfektion* (direkt oder indirekt) ist daher für die Verbrennungswunde von überragender Bedeutung. Somit kann also die Gefahr der Infektion von Verbrennungswunden bei strikter Einhaltung der Regeln der Aseptik und Antiseptik im Umgang mit Brandverletzungen wesentlich eingeschränkt werden. Die Infektionsgefahr ist aber auch dann nicht restlos zu beseitigen, wenn die Brandverletzten in Einzelzimmern mit Schleusen, sogar in sogenannten sterilen Isolierabteilungen untergebracht werden. Die Infektion durch die Darm- und Hautkeime des Kranken erfolgt überall.
Allgemein gilt, daß die lokale Infektion der Verbrennungswunde zumeist um den 3. bis 5. Tag nach dem Unfall beginnt.

33.6.2. Begünstigende Faktoren

Die Infektionsgefährdung einer Verbrennungswunde steigt mit der *Menge der Hautnekrosen.* Je tiefer und je ausgedehnter eine Verbrennung ist, um so häufiger tritt eine Infektion auf. Eine weitere Beziehung läßt sich zwischen der *Dauer der Behandlung* und der Infektionsfrequenz feststellen. Je länger eine nicht überhäutete Wundfläche besteht, um so häufiger wird eine Infektion auftreten. Daraus folgt unter Berücksichtigung der im Alter verminderten Regenerationsgeschwindigkeit der Haut auch die Feststellung, die Frequenz von Infektionen der Verbrennungswunden *steigt in höherem Lebensalter schnell an* (THOMSEN).

33.6.3. Infektionserreger

Als Infektionserreger überwiegen in den ersten 2 Wochen nach der Verbrennung die gelben Staphylokokken, sie sind bei 80% der Patienten mit Infektionen nachweisbar, ungeachtet des Lebensalters, der Tiefe und der Ausdehnung der Verbrennung. Gramnegative Keime einschließlich Pseudomonas aeruginosa, Pilze und Herpesviren treten bei alten Kranken, bei tiefen und ausgedehnten Verbrennungen von der 2. bis 3. Behandlungswoche an dazu. Die meisten Infektionen sind somit Mischformen, wobei gramnegative Keime sich später einstellen als die Staphylokokken. Kranke mit Tracheotomie haben in der Trachea die gleiche Flora wie auf der Verbrennungswunde. Verbrennungswunden an Gesicht, Hals, Händen, Füßen und Damm sind besonders infektionsgefährdet.

33.6.4. Infektionen als Todesursache nach Verbrennungen

Infektionen zählen auch heute zu den bedeutendsten Todesursachen nach Verbrennungen. Die Sepsis wird sogar wieder häufiger gesehen. Nachdem eine steigende Zahl von Verletzten die frühe Schockphase der Verbrennungskrankheit überlebt hat, tritt sie doch vor allem bei drittgradiger Verbrennung von mehr als 20% der Körperoberfläche auf. Unter 49 Patienten mit einer Sepsis, die von 1972 bis 1975 an der Chirurgischen Universitätsklinik Rostock behandelt wurden, waren bei 6 die Verbrennungswunden Sepsisausgangsherde. Drei dieser 6 Patienten starben an der Sepsis. Die Beziehung zwischen Lebensalter, Ausmaß der Flächenschädigung und Letalitätswahrscheinlichkeit, die von BULL und FISCHER errechnet wurde, gilt praktisch auch heute noch (Abb. 33.2). Die Heilungsergebnisse wurden trotz aller Bemühungen in den vergangenen 2 Jahrzehnten in den Händen von Experten kaum verbessert. Verbesserungen gelangen nur unter Eliminierung vermeidbarer Todesfälle durch intensive Ausbildung von Krankenschwestern und Ärzten.
Diese Einsicht war auch ein wesentlicher Anlaß für die gegenwärtig weltweite Bemühung, die Resultate der Verbrennungsbehandlung durch eine intensivere *Prophylaxe der Verbrennungen* zu verbessern. Einige Länder können schon erste Resultate vorweisen.
So konnte SÖRENSEN einen Rückgang typischer Haushaltsverbrennungen in Dänemark beschreiben. In der DDR beobachten wir seit einigen Jahren einen konstanten Rückgang der klinisch behand-

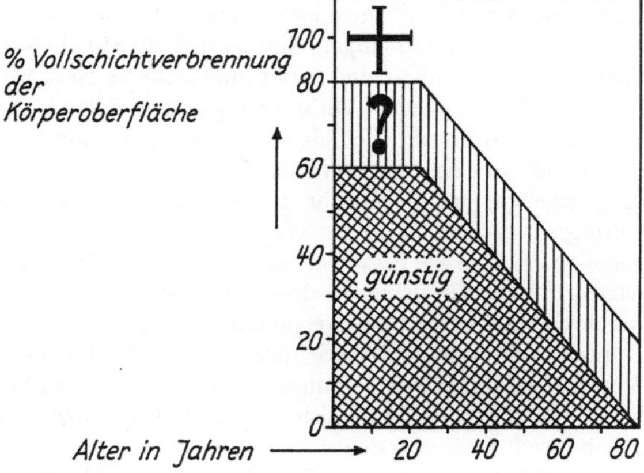

Abb. 33.2 Relation zwischen Lebensalter, Flächenausdehnung der thermischen Schädigung und Überlebenschance; schraffiert = günstige Überlebenschance; senkrecht gestreift = fragliche Überlebenschance; weiß = keine Überlebenschance

lungsbedürftigen Verbrennungen, speziell der Verbrühung im Kindesalter und der tödlich endenden Verbrennungen (RÖDING).

33.6.5. Infektionsprophylaxe

Allgemeine Maßnahmen: Durch Allgemeingabe von Antibiotika gelingt keine Prophylaxe der Infektion von Verbrennungswunden. Es gilt als erwiesen, daß die Infektion so weder verhütet noch verzögert werden kann. Nur die zur Infektion führende Bakterienflora kann beeinflußt werden, und zwar im negativen Sinne: Alle gegen die angewendeten Antibiotika empfindlichen Keime werden eliminiert, die antibiotikaresistenten Hospitalkeime überwiegen so von Anfang an und schränken die Therapiemöglichkeiten im weiteren Verlauf ein. Allgemeingaben von Antibiotika bleiben also nur für die Therapie der ausgebrochenen Allgemeininfektion reserviert, bei Candida-Sepsis bewährt sich die Gabe von Amphoterizin-B (GAUTO u. Mitarb.).

33.6.6. Immuntherapie

SCHÖNENBERGER u. Mitarb. konnten ein spezifisches Verbrennungstoxin nachweisen – ein polymerisiertes Lipoprotein aus der Basalschicht der Haut – das ohne Bakterienwirkung allein durch das thermische Trauma selbst entsteht. Dieses Toxin wirkt in Konzentrationen von 0,25 mg/kg Körpergewicht bei Mäusen tödlich. Beim Menschen führt die Resorption dieser Toxine aus einer Vollschichtverbrennung von 40% der Körperoberfläche oder mehr gewöhnlich zum Tode. Geringere Toxinmengen setzen schon eine solche Vorschädigung lebenswichtiger Organe und eine solche Immunsuppression, daß auch eine geringfügige zusätzliche bakterielle Infektion die Kranken schnell in Lebensgefahr bringt.
Durch das Verbrennungstoxin wird aber auch die Bildung eines spezifischen Immunglobulins ausgelöst. Mit diesem Globulin vorbehandelte und somit immunisierte Tiere haben die Gabe sonst letaler Verbrennungstoxinmengen überlebt. Da das Antitoxin auch als xenogenes Serum wirkt, ist in Zukunft vielleicht eine Chance für passive Immunisierung gegeben, um die Gefahr der tödlichen Infektion zu verringern.
Immunisierung gegen Pseudomonas aeruginosa bei Brandverletzten: FELLER versuchte, die drohende Allgemeininfektion durch eine aktive und passive Immunisierung gegen Pseudomonas zu verhüten. Er berichtete über eine Senkung der Sterblichkeit durch Pseudomonas-Septikämie. ZELLNER benutzte nur die aktive Immunisierung, er kam zu folgenden Ergebnissen: Es fanden sich
- keine Relationen zwischen Keimbesiedlung und aktiver Immunisierung,
- keine Relationen zwischen den positiven Blutkulturen bei geimpften und nicht geimpften Patienten,
- keine Relationen zwischen einem hohen Agglutinationstiter und dem Vorhandensein einer positiven Blutkultur, d. h. auch bei Patienten mit hohen Titerwerten fanden sich positive Blutkulturen.

Somit ist gegenwärtig noch keine praktische Anwendung der Immuntherapie bei Brandverletzten möglich.

33.6.7. Lokalbehandlung der Verbrennungswunde

Da die Allgemeinbehandlung keine Prophylaxe der Infektion von Brandwunden ermöglicht, konzentrieren sich weiterhin die Bemühungen auf die Lokalbehandlung.
Die Brandwunde läßt in den ersten Tagen nach dem Trauma 3 Zonen erkennen (Abb. 33.3), ab Ende der 1. Woche nur noch zwei (Abb. 33.4). Die Zone der

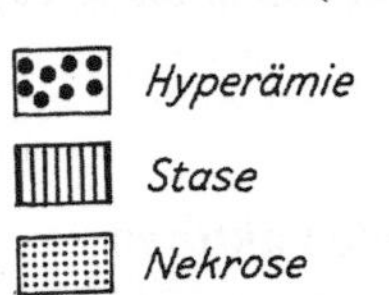

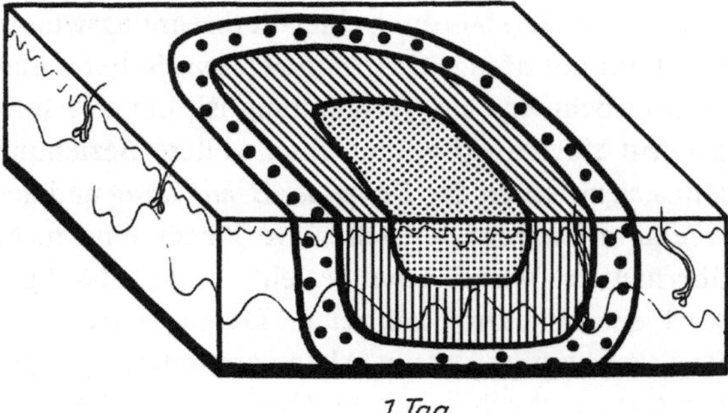

Abb. 33.3 Am 1. Tag nach dem thermischen Trauma sind an der Verbrennungswunde 3 Zonen zu unterscheiden: zentral die Nekrose, intermediär die Stase, außen die Hyperämie

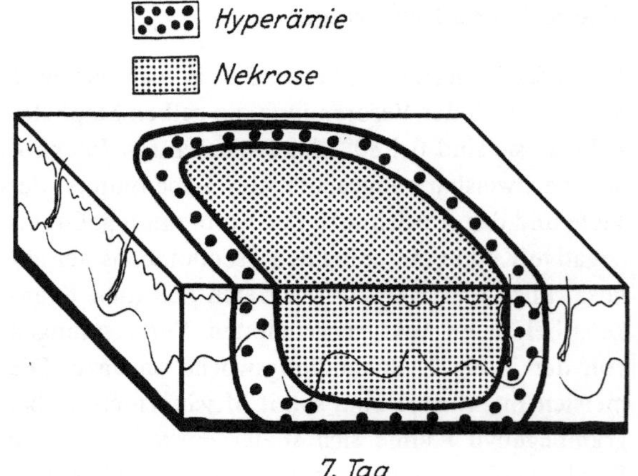

Abb. 33.4 Am Ende der 1. Woche nach dem thermischen Trauma sind an der Verbrennungswunde nur noch 2 Zonen zu unterscheiden: zentral die gewachsene Nekrose, außen Hyperämie

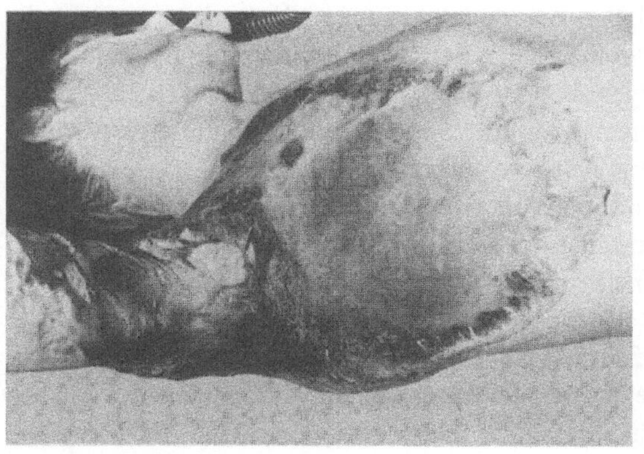

Abb. 33.5 Vollschichtverbrennung der rechten Brustwand, der Achselhöhle und des rechten Oberarmes

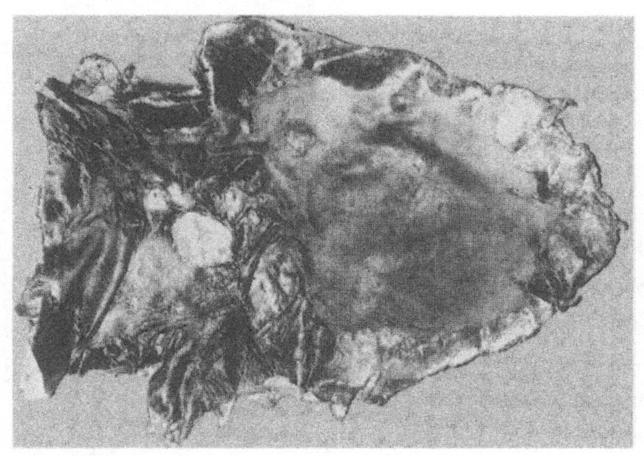

Abb. 33.6 Die Nekrose wurde mit dem Skalpell exzidiert

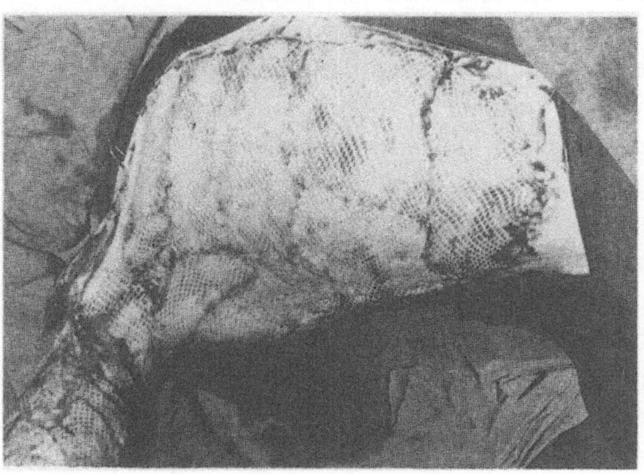

Abb. 33.7 Der Hautdefekt wurde primär mit autogenen genetzten Spalthauttransplantaten bedeckt

Stase ist in die der Nekrose einbezogen worden, die sekundäre Nekrose ist Folge von Gefäßthrombosen. Mit der Gewebsnekrose hat sich aber auch die Ausgangsbasis für die Infektion vergrößert. Es leuchtet ein, daß die *Beseitigung der Nekrosen* (Nekrektomie) noch vor dem Zustandekommen der Infektion, ja sogar noch vor der sekundären Vergrößerung der Gewebsnekrose, günstige Chancen zur Verhütung von Infektion und Intoxikation bietet. Die Frühnekrektomie tiefreichender Schäden erfolgt mit dem Skalpell bis in gesundes Fettgewebe oder auf die Faszie (Abb. 33.5 bis 33.7). Teilschichtverbrennungen der Haut werden nach der von JANCEKOVIC ausgearbeiteten tangentialen Exzisionsmethode entfernt. LLOYD und HIGHT tragen die Nekrosen in den ersten 3 Tagen schichtweise mit dem Dermatom ab. Die restliche Nekrose soll nicht dicker als 1 mm sein, um vom Chemotherapeutikum in bakterizider Konzentration durchdrungen zu werden. So konnten sie Patienten mit über 60% verbrannter Körperoberfläche retten.

Die frühe Exzision der Nekrose ist aber nur der Anfang einer verbesserten Therapiekonzeption. Sie muß abgeschlossen werden durch die sofortige Dekkung der Exzisionsfelder mit autogener Haut. Ist sie wegen der ausgedehnten Schädigung der Eigenhaut, auch bei Herstellung genetzter Transplantate (meshgrafts), nicht ausreichend verfügbar, so müssen die entstandenen Hautdefekte vorübergehend mit biologischem Verbandsmaterial (Xenoderm) oder synthetischem Hautersatz (SYSpur-derm) bedeckt werden.

33.6.8. Hautersatzstoffe

Als ungeeignet erwies sich lyophilisiertes Amnion, das ideale Material ist typisierte lebende allogene Haut. Ihre Bereitstellung ist an eine zentralisierte Verbrennungsbehandlung, eine Hautbank und einen großen Spenderkreis gebunden. Praktisch gute Ergebnisse werden z. Z. vielerorts mit nicht typisierter lebender allogener Spalthaut und gleichwertige Resultate mit konservierter, auch lyophilisierter Tierhaut erzielt. Schweinespalthaut (Xenoderm®) und fetale Kalbshaut sind am gebräuchlichsten.

Synthetischer Hautersatz (SYSpur-derm®, Epigard®) wird heute zum Teil mit anderer Indikationsstellung angewandt als biologische Ersatzhaut, z. B. Xenoderm (KIENE). SYSpur-derm® erfordert kurzfristige Verbandswechsel, eignet sich gut für das Rest-Debridement unsauberer Wundflächen, gestattet aber das Einwachsen von Granulationen, wodurch verzögerter Wechsel Schmerz und Blutverlust mit sich bringt. Xenoderm® dagegen kann auf sauberen Wundflächen über 10 Tage belassen werden, ein Einwachsen der Granulationen in das Material erfolgt nicht. Daraus resultieren spezielle Vorteile der Anwendung von Xenoderm® bei großflächigen Vollschichtverbrennungen zwischen den einzelnen Etappen der autologen Hauttransplantation und in der

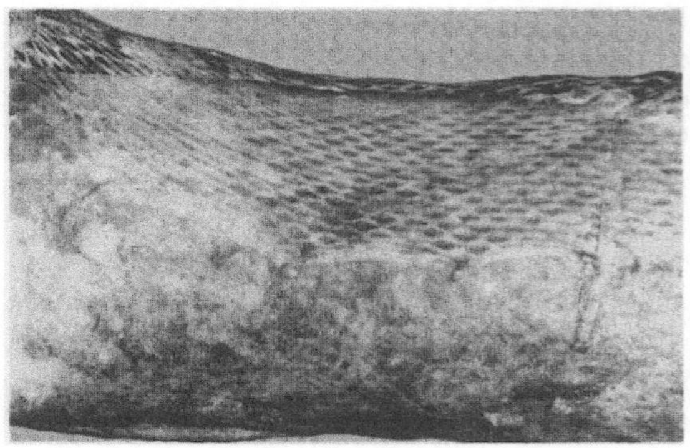

Abb. 33.8 Autogene Maschentransplantate und Granulationen sind mit transparenter lyophilisierter Schweinespalthaut bedeckt worden (zirkuläre Verbrennung am Unterschenkel)

Therapie des Ulcus cruris. In anderen Anwendungsbereichen können beide Arten des Hautersatzes mit gleicher Indikationsstellung benutzt werden.

Eindämmung des Wasser-, Elektrolyt- und Eiweißverlustes, Hemmung des Keimwachstums auf den Wunden und Förderung der Proliferation der Eigenhaut sind die wichtigsten Wirkungen dieser Hautersatzstoffe auf Hautdefekten.

In einer Rostocker Arbeitsgruppe wurde zu diesem Zweck eine desantigenisierte, nicht lebende Schweinespalthautkonserve Xenoderm® hergestellt. Das Material eignet sich zur temporären Deckung von Hautdefekten verschiedener Genese (KIENE, SCHILL, ROEWER). In der lokalen Verbrennungsbehandlung benutzen wir Schweinespalthaut zur Deckung sehr ausgedehnter Areale nach tangentialer Frühexzision (Abb. 33.8) von Teilschichtschäden bis zur Autotransplantation. In späteren Erkrankungsphasen und bei Vollschichtverbrennungen werden die Granulationsflächen nach Nekrektomie bis zur Transplantationsreife mit Hautersatz abgedeckt. Dabei wird das Material entsprechend dem Grad der Infektion jeden 2. bis 7. Tag gewechselt. Nach Deckung der Granulationsflächen mit autogenen Hauttransplantaten werden diese zusätzlich mit Schweinespalthaut bedeckt. Das Material ist ohne störende Luftblasen auf den Wundgrund zu legen. Die Ränder der Konservenhaut müssen sich etwas überlappen. Da sie gut haften, sind fixierende Nähte überflüssig. Auf großen abhängigen Flächen werden sie mit nicht zu straffen Bindentouren für 3 bis 4 Stunden fixiert, sie haften danach allein. Da die Lyophilisate dann offen liegen, können kleine Sekretretentionen unter der Hautkonserve früh entleert werden. Zirkulär verbrannte Extremitäten werden mit Hilfe von Drahtextensionen gelagert.

Der Wechsel der Schweinespalthautkonserven erfolgt in der Badewanne. Im Wasserbad werden die Lyophilisate weich und können ohne Schmerzen abgehoben werden. Nach dem Bad werden die neuen Konserven unter sterilen Kautelen aufgelegt, ohne Narkose und ohne Nähte.

Eindrucksvoll ist die infektionshemmende und die Granulationen reinigende Wirkung des Materials. Eine Sensibilisierung tritt praktisch nicht ein.

In der Verhütung und Behandlung von Infektionen auf Brandwunden stehen somit frühe Exzision der Nekrosen und Deckung der entstandenen Wunden mit autogenem oder xenogenem Material heute im Brennpunkt der Bemühungen. Hier sind zur Zeit die wesentlichsten Behandlungsfortschritte zu erwarten, nicht auf dem Gebiet der Allgemeinbehandlung.

33.6.9. Vorbehandlung infizierter Granulationen auf die autogene Hauttransplantation

Schmierige, infizierte (regelmäßig bakteriologische Abstrichuntersuchungen!) Granulationen können durch feuchte Verbände mit einer *1 : 1 : 1-Lösung nach FELLER* (s. S. 110) gereinigt und transplantationsreif gemacht werden.

Die Lösung wirkt kurzfristig auf alle Mikroorganismen, die gegenüber pH-Veränderungen empfindlich sind. Die Lösung wird schnell zersetzt und hat eine begrenzte antibakterielle Wirkung.

In den letzten 24 Stunden vor der Hauttransplantation verbinden wir Granulationsflächen dreimal mit feuchten Verbänden, dabei sollte wenigstens der letzte Verband, der eine Stunde vor der Hautübertragung aufgelegt wird, mit 0,5%iger Neomyzinlösung durchfeuchtet sein, besser alle drei Verbände.

Transplantationsreif sind Granulationen, wenn sie frei von Nekrosen und Schorfen, kräftig nelkenrosa sind, nur leicht granulär und zart glänzend. Feuerrote, stark granuläre, glänzende oder stark eitrig sezernierende Granulationen bieten nur geringe Chancen für das Angehen der Autotransplantate und sollten noch einmal mit xenogenem Hautersatzmaterial auf die Autoplastik vorbereitet werden. Auf massive Keiminvasion weisen Nekrosen und Hämorrhagie der Granulationen hin.

Die Diagnose **»Septikämie«** im Rahmen der Verbrennungskrankheit wird unter Berücksichtigung der Vielfalt der möglichen Symptomkombinationen aus den klinischen Erscheinungen gestellt (s. S. 79). Positive Blutkulturen haben lediglich eine die Diagnostik ergänzende Bedeutung. Die Allgemeintherapie entspricht den auf Seite 85 erläuterten Regeln.

33.6.10. Traditionelle Lokalbehandlung oberflächlicher Teilschichtverbrennungen der Haut

Die oberflächliche Teilschichtverbrennung der Haut heilt spontan, wenn es nur möglich ist, die Infektion für 10 bis 15 Tage klein zu halten. Das gelingt sowohl durch lokale Applikation von chemotherapeutikahaltigen Salben wie durch die Farbstoffgerbung oder feuchte Verbände mit hypotoner Silbernitratlösung (s. Therapieempfehlungen). An der Rostocker Klinik haben wir langjährig günstige Erfahrungen mit sulfanilamidhaltigen Salbenverbänden gemacht.

33.7. Empfehlungen für die Therapie thermischer Schädigungen

Die nachstehende Empfehlung wurde von der Arbeitsgemeinschaft »Thermische und kombinierte Schäden« der Sektion Traumatologie der Gesellschaft für Chirurgie der DDR erarbeitet.

33.7.1. Verhalten am Unfallort

Brennende Kleidung ablöschen. Besonders bei gleichzeitiger Einwirkung chemischer Substanzen ist Entkleidung nötig; dabei keine neuen Schäden durch Schmiereffekte setzen. Das sofortige Eintauchen der verbrannten Körperregion in kaltes Wasser (etwa für 15 Minuten) – »*Kaltwassertherapie*« – ist eine entscheidende Sofortmaßnahme, sie verhütet das sogenannte »Nachbrennen«. Keine Puder, Salben usw. auf die Brandwunden. Hitzegeschädigte Körperregion in keimfreies Verbandmaterial, frische Bettücher oder Handtücher, aluminiumbedampften Vliesstoff (Metalline) einhüllen.
Schmerzbekämpfung durch langsame (!) intravenöse Injektion von 25 bis 50 mg Pethidin (Dolcontral®) je nach Kreislaufverhältnissen und Schmerzintensität, bei Kindern 1 mg Dolcontral®/kg Körpergewicht intravenös (Dosierung nach Wirkung).
Schockbehandlung: Bei allen Verbrennungen von 10% und mehr der Körperoberfläche (bei Kindern ab 5%) ist mit der Ausbildung eines Verbrennungsschocks zu rechnen. Zumeist erfolgt der Abtransport vom Unfallort so schnell, daß mit der Schockprophylaxe durch Infusion von Infukoll® 6%, Infukoll M 40® oder Gelafusal erst in der Klinik begonnen wird. Verzögert sich der Abtransport oder liegen schwere ausgedehnte Verbrennungen vor, so ist mit der Schockprophylaxe so früh wie irgend möglich schon am Unfallort und auf dem Transportweg durch Infusion der genannten Plasmaexpander oder Elektrolyt-Infusionslösung 153 zu beginnen. Zur oralen Flüssigkeitszufuhr kein reines Wasser oder Tee anbieten, sondern improvisierte Haldanesche Lösung (je 1 Teelöffel Natriumchlorid und Natriumhydrogenkarbonat pro Liter Wasser oder Tee). *Bei Schäden über 20% Körperoberfläche, bei Gesichtsverbrennungen, Bewußtseinsstörungen oder Begleitverletzungen, welche eine operative Frühversorgung* (Narkose) *erfordern, keine orale Flüssigkeitszufuhr!*
Bei Verbrennung der Atemwege und des Gesichtes Intubationsbesteck für den Transport bereitlegen. Tracheotomie nur in besonderen Notfällen. Manifeste respiratorische Störungen erfordern eine sorgfältige künstliche Beatmung mit Luft, Luft-Sauerstoff-Gemischen bzw. reinem Sauerstoff und sofortige Gabe von 100 mg Hydrokortison intravenös. Über alle um Unfallort und auf dem Transport verabfolgten Arzneimittel und Flüssigkeiten ist kurz Protokoll (auch Zeitangabe) zu führen. Alle Verbrennungen über 10% der Körperoberfläche gehören in stationäre Behandlung, bei Kindern bei mehr als 5%, ebenso Verbrennungen dritten Grades der anogenitalen Region, des Kopfes, der Hände und der Atemwege.

33.7.2. Klinische Allgemeinbehandlung der Verbrennungsgeschädigten innerhalb der ersten 48 Stunden nach dem Unfall (1. Phase).

Das Ziel der Allgemeinbehandlung der Verbrennungskrankheit in der 1. Phase besteht darin
– die durch Verluste von Plasma (insbesondere Albumin), Wasser und Elektrolyten hervorgerufene Hypoproteinämie, Hypovolämie und Elektrolytstörung,
– die durch den Verbrennungsschock ausgelöste metabolische Azidose,
– den Schmerz,
– die bei direkter Einwirkung von Rauch entstandene respiratorische Insuffizienz zu beseitigen.
Im Mittelpunkt der Behandlung der Verbrennungskrankheit in der Klinik steht zuerst eine gezielte, entsprechend der Ausdehnung (Neuner-Regel nach Wallace), dem Schweregrad und dem allgemeinen klinischen Bild des Patienten durchgeführte Infusionstherapie mit Plasma und Human-Albumin

»Dessau« 20%® im Verhältnis 5 : 1 (1 Teil) und Elektrolyt-Infusionslösung 153 mit Sorbitol 50[1] (3 bzw. 2 Teile). Notfalls kann Plasma auch durch Infukoll (Makrodex) 6%® (maximal 1000 ml) oder Infukoll M 40® (Rheomakrodex; maximal 500 ml) ersetzt werden (bei Kindern maximal 10 ml/kg KG).

Die Berechnung der gesamten Infusionsmenge erfolgt nach dem Schema von EVANS bzw. COPE und MOORE, das sich auf die ersten 24 Stunden nach Eintritt der Verbrennung bezieht: 2 ml je kg Körpergewicht × % verbrannter Fläche und dazu die Tagestrinkmenge.

HARTENBACH und AHNEFELD sowie ALLGÖWER legen die folgenden Berechnungen zugrunde:

Gruppe 1

Oberflächliche Verbrennungen ohne Schockgefahr bei erst- bzw. zweitgradigen Verbrennungen von maximal 10%; orale Flüssigkeitszufuhr in Form einer gesüßten Haldane-Lösung bei Erwachsenen in einer Menge von 2 bis 4 Litern, bei Kindern vom 3. bis 10. Lebensjahr etwa 1 bis 1,5 Liter, Kleinkinder bis zum 3. Lebensjahr erhalten maximal 1000 ml bis das Doppelte ihres aus den üblichen Normogrammen zu errechnenden Erhaltungsbedarfes.

Die **Haldane-Lösung** hat folgende Zusammensetzung:

Natr. chlorat.	3,0
Natr. hydrogencarbonic.	1,5
Aqua conservata S R.	250,0
Aqua ad	1000,0

Gruppe 2

Oberflächliche Verbrennungen mit Schockgefahr – Ausdehnung bis 30% (Kinder unter 3 Jahren 10 bis 20% Verbrennungsfläche):

Infusionsmenge (ml) = 2 × % verbrannte Fläche/kg Körpergewicht (Plasma-Albumin zu Elektrolyt-Infusionslösung 153 mit Sorbitol 50 = 1 : 3), zusätzlich Tagestrinkmenge.

Gruppe 3

Oberflächliche Verbrennungen von mehr als 30% der Körperoberfläche, Verbrennungen 3. Grades von mehr als 15% (Kleinkinder bis zum 3. Lebensjahr über 20% Oberfläche bzw. 10% Oberfläche bei Verbrennungen 3. Grades):

Infusionsmenge (ml) = 3 × % verbrannte Fläche/kg Körpergewicht (Plasma-Albumin zu Elektrolyt-Infusionslösung 153 mit Sorbitol 50 = 1 : 2), zusätzlich Tagestrinkmenge.

Die Hälfte dieser für 24 Stunden errechneten Flüssigkeitsmenge ist in den ersten 8 Stunden nach Eintritt der Verbrennung zu infundieren. Für die zweiten 24 Stunden nach dem Trauma wird die Hälfte der für die ersten 24 Stunden errechneten Infusionsmenge und die volle Tagestrinkmenge verabfolgt. Kann der Verletzte nicht trinken oder erbricht er, so wird die Tagestrinkmenge intravenös verabreicht (Tab. 33.1). Dabei ist die Zufuhr reiner Zuckerlösungen auf maximal 2,0 Liter täglich zu begrenzen.

Stündliche Urinausscheidung:

bei Erwachsenen mindestens 30 bis 50 ml, in 3 Stunden mindestens 90 ml, bei Kindern als Faustregel mindestens 1 ml/kg KG/h. Bei Oligurie bzw. Anurie keine Kaliumzufuhr!

Die errechneten Infusionsmengen haben orientierenden Wert, sie müssen zusätzlich variiert werden durch Kontrollen

- des klinischen Bildes,
- des arteriellen und zentral-venösen Druckes,
- der Pulsqualität und -frequenz,
- der stündlichen Urinmenge,
- des Säuren-Basen-Haushaltes und der arteriellen Blutgaswerte,
- der Hämoglobinkonzentration und des Hämatokrits.

Wichtig sind ferner bereits in den ersten 48 Stunden Kontrollen der folgenden Werte: Serumionogramm, Harnstoff-Stickstoff im Serum, Serum-Kreatinin, Gesamteiweiß, Elektrophorese.

Bei der Elektrolytsubstitution sind aber auf alle Fälle die im Infukoll 6%®, Infukoll M 40®, Sol. Natrii hydrogencarbonici und Tromethamol compositum (siehe Pufferung bei metabolischer Azidose) zugeführten Ionen[1] mit zu berücksichtigen. Unter dieser Voraussetzung empfiehlt sich neben der Verwendung von Elektrolyt-Infusionslösung 153 mit Sorbitol 50 auch die Verwendung von Glukose-Infusionslösung 50 als Basislösung, der die den jeweiligen Erfordernissen entsprechenden Elektrolytmengen in

---

1 Elektrolytkonzentration: Na^+ 140 mval, K^+ 5 mval, Ca^{++} 5 mval, Mg^{++} 3 mval, Cl^- 103 mval, CH_3COO^- 50 mval

1 *Elektrolytkonzentrationen* (mval/1000 ml):

	Na^+	K^+	Cl^-	HCO_3^-	CH_3COO^-
Infukoll 6%®	154	–	154	–	–
Infukoll M 40®	154	–	154	–	–
Sol. Natrii hydrogencarbonici 1000	1000	–	–	1000	–
Tromethamol comp.	30	5	35	–	100

Tabelle 33.1 Durchschnittlicher Tagesbedarf an Wasser, Elektrolyten, Kalorien und Eiweiß des Gesunden (nach SEIFART, W., Parenterale Ernährung, Dresden 1970)

	Körper-oberfläche (m^2)	Wasser (ml)	Elektrolyte (mval)			Kalorien	Eiweiß (g)
			Na^+	K^+	Cl^-		
Erwachsene	1,6 bis 2	2500	100	60	100	1800	70
Kinder (Lebensjahr)							
9. bis 14.	1,0 bis 1,5	1800	85	45	85	1500	45
4. bis 8.	0,6 bis 1,0	1500	70	30	70	1000	30
2. bis 3.	0,6	1000	50	20	50	800	20
$^{6}/_{12}$ bis 1	0,4	900	40	15	40	650	20
$^{1}/_{12}$ bis $^{5}/_{12}$	0,2	500	15	10	15	500	20

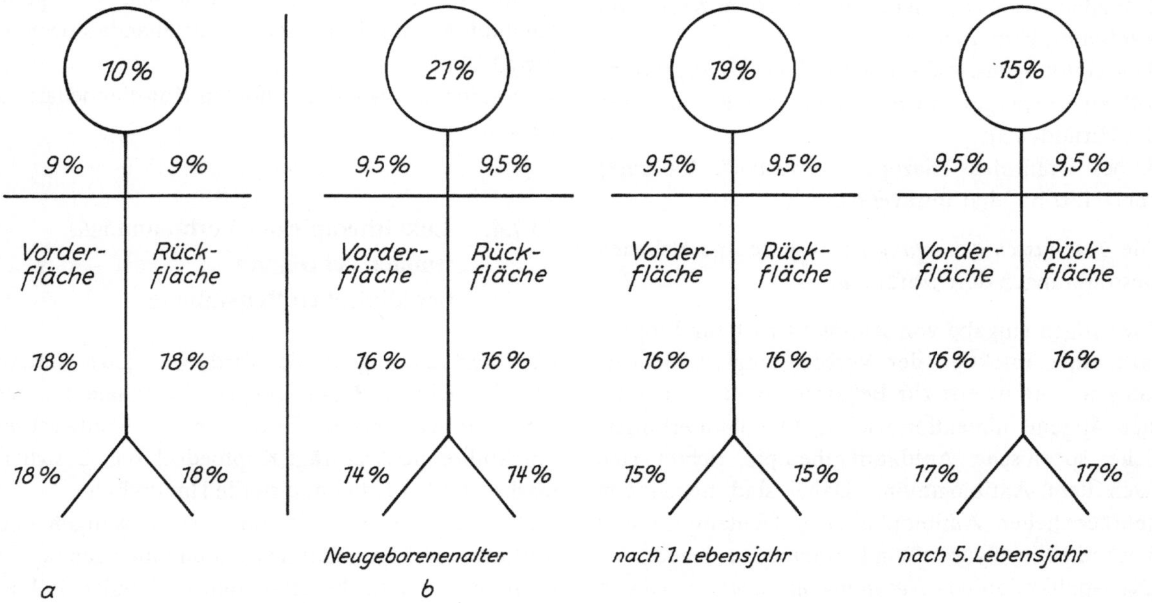

Abb. 33.9 Schema der Neunerregel (nach WALLACE) beim Erwachsenen *(a)* und bei Kindern verschiedener Altersklassen *(b)*

Form 1molarer Lösungen zugesetzt werden. Bei Verbrühungen und Verbrennungen über 30% der Körperoberfläche wird in der Regel nur wie bei 30% berechnet, jedoch kann die Überschreitung dieser Grenze (bis 50%) besonders bei Erwachsenen erforderlich werden. Bei Kindern sind die altersabhängigen unterschiedlichen Körperproportionen mit daraus resultierenden Variationen der Neuner-Regel nach WALLACE zu beachten (Abb. 33.9).

Bei *Kreislaufzentralisation* ist eine sympathikolytische Behandlung unter engmaschiger Kreislaufkontrolle durchzuführen mit 0,3 bis 0,9 mg Ergocomb oder 5 bis 10 mg Droperidol (Erwachsenendosierung).

Zur Behandlung der *metabolischen Azidose* empfiehlt sich Sol. Natrii hydrogencarbonici 1000 2. AB-DDR (1molar) oder Tromethamol compositum (0,3 molar) in der nach ASTRUP und MELLEMGARD errechneten Menge:

ml Sol. Natr. hydrogencarb. 1000 = Basendefizit × kg KG × 0,3 ml Tromethamol comp. = Basendefizit × kg KG × 2.

Zur Schmerzbekämpfung kommt Pethidin (Dolcontral®, *Dolantin®*) intravenös in den dem Schmerz und den Kreislaufverhältnissen angepaßten Dosen von 25 bis 50 mg zur Anwendung.

Bei Kindern empfiehlt sich zunächst die intravenöse Injektion von Pethidin 1,0 mg/kg Körpergewicht, nach 2 bis 4 Stunden die intravenöse Injektion eines *lytischen Cocktails* zur Schmerzbekämpfung, Sympathikolyse und Hyperthermieprophylaxe in folgender Zusammensetzung:

Promethazin (Prothazin®)
1 Ampulle = 50,0 mg = 2 ml

Ergocomb®
2 Ampullen = 0,6 mg = 2 ml
Pethidin (Dolcontral®)
2 Ampullen = 100 mg = 2 ml
isotonische Natriumchlorid-Injektionslösung
ad 10 ml
Dosierung: 0,05 bis 0,10 ml/kg Körpergewicht dieses Cocktails intravenös alle 4 bis 6 Stunden je nach Wirkung.

Bei manifester *Hyperthermie* ist folgendes Vorgehen empfehlenswert:
1. Sympathikolyse: Ergocomb® oder Droperidol für Erwachsene bzw. lytischer Cocktail für Kinder;
2. Wadenwickel (bei nicht zentralisiertem Kreislauf), Ventilator, Eisblasen;
3. Sorbitol. Infusionslösung 400 5 ml (= 2 g Sorbitol)/kg Körpergewicht intravenös (zur Reduzierung des Hirnödems);
4. bei Krämpfen Diazepam (Faustan®, Valium®) oder Hexobarbital intravenös.

Die *Tetanusschutzimpfung* ist nach den gesetzlichen Bestimmungen durchzuführen.

Die Allgemeingabe von *Antibiotika* ist zur Prophylaxe einer Infektion der Verbrennungswunde wirkungslos, sie ist erst zur Bekämpfung einer manifesten Allgemeininfektion wichtig. Die dann erforderliche spezifische Antibiotikatherapie richtet sich nach dem Antibiogramm. Dabei sind neben den gebräuchlichen Antibiotika auch Gentamyzin und Karbenizillin (Pyopen®) in Erwägung zu ziehen.
Die Applikation von *Nebennierenrindenhormonen* in der 1. Phase der Verbrennungsbehandlung ist ohne Nutzen für den Verletzten, sie wird bedeutungsvoll für die Behandlung des septischen Schocks in der 2. Phase der Erkrankung.
Proteaseninhibitoren (Contrykal®, Trasylol®) 3 × 200 000 E und Heparin 3 × 5000 IE intravenös/die sind schon im Anfang der Therapie bei Verbrennungen der Gruppe 3, bei Kindern in entsprechend reduzierten Dosen zu geben, ebenso Human-Gammaglobulin (ZELLNER u. Mitarb.).
Wichtig ist während der gesamten Behandlung eine *hochkalorische* (4000 bis 5000 kcal), eiweiß- und vitaminreiche Ernährung zu verabfolgen sowie reichlich Milch trinken zu lassen (zur Prophylaxe akuter gastroduodenaler Erosionen und Ulzera!).

33.7.3. Klinische Allgemeinbehandlung des Verbrennungsgeschädigten in der 2. Phase nach dem Unfall (3. bis 21. Tag)

Das Ziel der Allgemeinbehandlung in der 2. Phase der Verbrennungskrankheit besteht darin,
– die Auswirkung der bakteriellen Infektion auf den Gesamtorganismus die zur Septikämie führen können,
– die ständig fortschreitenden Eiweißverluste, die schwere Hypoproteinämie zur Folge haben,
– die durch Rückresorption des Verbrennungsödems, durch vermehrten Abbau und verzögerte Neubildung von Erythrozyten entstehende hochgradige Anämie,
zu beseitigen sowie den erhöhten Kalorienbedarf zu decken.

33.7.4. Lokaltherapie der Verbrennungswunden bei Beginn der klinischen Behandlung

Die Verbrennungswunde wird wie jede andere Wunde nach den Regeln der Aseptik behandelt. Der die Wundversorgung bzw. den Verbandwechsel durchführende Arzt trägt Kopfbedeckung, Gesichtsmaske, sterilen Kittel und sterile Handschuhe.
Ziel der Lokaltherapie ist zunächst die weitgehende Verhütung der Kontaktinfektion und die nachhaltige Hemmung der in der Haut selbst lebenden Bakterien. Dieses Ziel wird erreicht entweder durch
– lokale Anwendung von Chemotherapeutika unter offener oder Verbandbehandlung,
– durch Koagulation der Wundoberfläche mit 5%iger Tanninlösung (Sol. Acid. Tannic. 5%) und 10%iger Silbernitratlösung (Sol. Argent. nitric. 10%), sowie offener Wundbehandlung,
– durch Verbandsbehandlung der Verbrennungswunde mit 0,5- bzw. 1,0%iger Silbernitratlösung.

Bei sachkundiger Handhabung werden mit den einzelnen genannten Methoden zur Zeit weitgehend gleichwertige Behandlungsergebnisse erzielt.
Die Lagerung thermisch Geschädigter erfolgt auf aluminiumbedampftem Vliesstoff (Metalline) mit Nackenrolle (*cave:* Kinn-Brust-Kontraktur), Abduktion der gestreckten Arme und bei zirkulären Beinverbrennungen mittels Extensionsdrähten transmetatarsal und durch den Tibiakopf.
Bei ausgedehnten Verbrennungen Haupthaar rasieren.

Lokaltherapie der Verbrennungswunde mit Antibiotika oder Sulfanilamiden

Ein steriler weitmaschiger Verbandsmull (Gittertüll) wird mit einem Chemotherapeutikum imprägniert. (Technische Details: SCHRÖDER, H. E. und UNREIN, H.-D.: Herstellung von Gittertüllverband und seine Verwendungsmöglichkeit [Zbl. Chir. 95 (1970), 1156 bis 1160]).

Die großen Poren des Verbandsstoffes lassen Wundsekret in den umgebenden Verbandstoff durchtreten. Dieser poröse Verband schützt vor Sekundärinfektion und Mazeration und kann über 5 bis 6 Tage unberührt liegen bleiben. Als Zusätze geeignet sind auch Oxytetrazyklin®-Salbe (1%), Nifucin®-Salbe (0,2%) und Sulfanilamidsalben (Sulfisomidin- oder Sulfamerazin-Salbe 5%), in Sonderfällen sind Nebacetin®-Lösung oder Gentamyzin-Salbe (0,1%) erforderlich. Wechsel der Chemotherapeutika ist abhängig vom Ausfall der Antibiogramme während der Behandlung.

Offene Lokaltherapie der Verbrennungswunden, kombiniert mit dem Koagulationsverfahren

Nach Wirksamwerden der Schocktherapie werden die verbrannten Wundflächen in Narkose gereinigt, Blasen und Hautfetzen abgetragen. Dann werden nacheinander 5%ige Tanninlösung (Sol. Acid. Tannic. 5%) und 10%ige Silbernitratlösung (Sol. Argent. nitric. 10%) auf die Verbrennungswunde getupft. Jede Schicht wird mit dem Föhn zum Trocknen gebracht. Es bildet sich sofort ein grau-schwarzer, die Wundfläche fest abschließender antiseptischer Schorf. Unter diesem Schorf heilen zweitgradige Verbrennungen in 2 Wochen, bei drittgradigen Verbrennungen erfolgt ab 5. Tag die operative Nekrektomie und Hauttransplantion. Für Gesicht, Finger und Hände ist das Verfahren ungeeignet. Die anschließende Behandlung erfolgt offen. Die offene Behandlung kann statt des Zweifarbenverfahrens kombiniert werden mit dem Auftragen von Panthenolspray oder Polcortolon oder TC-Spray.

Verbandsbehandlung der Verbrennungswunden mit 1%igem Silbernitrat

Die 1%ige sterilisierte Silbernitratlösung ist stabil, nicht toxisch, stört die Epithelregeneration nicht, gestattet keine Resistenzentwicklung der Bakterien und wirkt als mildes Oberflächendesinfizienz bakteriostatisch auf gramnegative und grampositive Keime. Diese Wirkung ist aber nur möglich bei intensivem Kontakt mit der Wundoberfläche, auf der die Silberorionen unlösliche Salze bilden.

Behandlungstechnik:
Vollkommene Entkleidung des Verbrannten, Lagerung auf sterilem Laken. Die 1%ige Silbernitratlösung wird mit Hilfe von durchfeuchtetem Verbandsmaterial auf die Wunden gebracht, darüber ein steriles Laken. Alle 2 Stunden ist die Befeuchtung zu wiederholen (Berieselung über Plastekapillaren), alle 48 Stunden müssen die Verbandslagen gewechselt werden, zusätzlich Bäder. Bleiben die Verbandslagen länger als 48 Stunden liegen, kommt es unter ihnen zur Keimvermehrung.

Bei richtiger Anwendung erreicht die 1%ige Silbernitratlösung eine zahlenmäßige Reduktion der Wundflora und verhütet die Septikämie; bei schon bestehender Tiefeninvasion der Bakterien aber, also bei verzögertem Therapiebeginn, vermag die Lösung kaum noch etwas auszurichten, sie ist daher mehr Prophylaxe als Therapie.

Nachteile der Behandlung mit 1%iger Silbernitratlösung:

1. Als hypotone Lösung entzieht sie dem Körper durch Diffusion Elektrolyte (Na^+, K^+, Ca^{++}, Cl^-). Dadurch ist kurzfristige Kontrolle der Serumelektrolyte (bei Kindern alle 2 bis 4 Stunden, bei Erwachsenen alle 6 bis 12 Stunden bis zum 3. Tag) nötig. Na^+- und Cl^--Defizite können besonders bei Kindern in wenigen Stunden deletäre Folgen haben;
2. infolge des Abwärmeverlustes im ständig feuchten Verband steigt die Anfälligkeit für bronchopulmonale und Harnblaseninfekte;
3. alle belichteten, mit Silbernitratlösung benetzten Gegenstände einschließlich Fingernägel und Haut des Pflegepersonals werden temporär schwarz;
4. im Vergleich zu den zwei anderen Behandlungsprinzipien ist der Arbeitsaufwand ungleich größer.

Operative Maßnahmen in der Frühphase:

Zurückhaltung ist indiziert: keine Sofortamputationen, keine Sofortnekrektomie! Tracheotomie sehr streng indizieren. Bei strangulierenden zirkulären Verbrennungen an Thorax und Gliedmaßen Entlastungsinzisionen) (Nekrotomien) ausführen.

33.7.5. Weiterbehandlung der Verbrennungswunden 3. Grades bis zum Heilungsabschluß durch völlige Epithelisierung

Die Nekrektomie drittgradig verbrannter Haut erfolgt um den 5. bis 7. Tag. Je größer die drittgradig verbrannten Flächen sind, um so mehr gelingt es nur durch frühe Nekrektomien (am Ende der 1. Woche) und frühe Eigen- und Fremdhauttransplantationen, der Autointoxikation, später der deletären Tiefeninvasion der Keime zuvorzukommen. Dabei muß der Operateur auf stärkere Blutungen vorbereitet sein. Mehrzeitiges Vorgehen kann notwendig werden, da nicht mehr als 20% der Körperoberfläche in einer Sitzung nekrektomiert werden sollten. Amputationen nur wegen tiefgreifender thermischer oder septischer Zerstörungen als Ausnahmelösung, dann nicht zu spät! Niemals amputieren, um Verbrennungsfläche zu verkleinern.

Die Spalthauttransplantationen immer an Händen,

Gesicht, Hals, Füßen und in den Gelenkbeugen beginnen, soviel wie möglich Eigenhaut transplantieren, die vollständige Deckung in der ersten Sitzung anstreben, sonst die weiteren Transplantationen so bald als möglich folgen lassen. Frische oder konservierte homologe Haut (von Angehörigen oder Leichen) oder konservierte gespaltene Schweinehaut (Xenoderm®) oder SYSpur-derm® (Epigard®) ist zur temporären Deckung verbliebener Granulationsflächen geeignet. Die Abstoßung der lebenden Fremdhaut ist bei großflächig Verbrannten stark verzögert und gestattet vorher schrittweisen Ersatz durch Eigenhaut.

Bei ausgedehnten Wundflächen empfiehlt sich die Streckung der autologen Spalthauttransplantate durch Verwendung eines Meek-Wall-Dermatoms *(Mikrobriefmarkentechnik)* oder noch besser mit der *Scherengittermethode* (mesh graft): durch Reihen gegeneinander um die Hälfte versetzter und teilweise verzahnter Längsinzisionen wird das Transplantat in ein Netz umgewandelt. Je länger die Inzisionen und je stärker deren Verzahnung, um so größer die Netzmaschen, um so größer auch die mit einem Transplantat zu deckende Wundfläche. Die krankengymnastische Übungsbehandlung muß früh einsetzen. Besonders bei Rehabilitation von Handverbrennungen Gelenkkontrakturen verhüten. Drahtextensionen bewähren sich zur Verhütung von Gelenkkontrakturen. Solche großflächig drittgradig Verbrannten gehören in die spezialisierte Betreuung geeigneter Großkliniken.

Prognose: Die Überlebenschancen für Kranke mit thermischen Schädigungen können unter Zugrundelegung von Lebensalter und Ausdehnung der Verletzung mit großer Wahrscheinlichkeit aus der Letalitätswahrscheinlichkeitstabelle von BULL und FISHER schon zu Beginn der Behandlung vorausgesagt werden.

Literaturverzeichnis

Zu 33.1. bis 33.5.

Adam, W., Therapie des Erysipels. Dtsch. med. Wsch. *91* (1966) 821

Anke, H., und *W. Senst*, Ein Beitrag zur Ätiologie und Therapie des Schweißdrüsenabszesses. Z. Ärztl. Fortb. *62* (1968) 426

Bartschies, G. G., und *D. J. Jung*, Das gangränöse und phlegmonöse Erysipel. Z. ärztl. Fortb. *60* (1966) 1261

Borm, D., und *J. Jipp*, Chirurgische Infektionen und Antibiotika. Chir. Praxis *7* (1963) 493

Jackson, D. M., Difficulties in closing the large open wound by grafting. In: »Wound Healing« edited by D. Sloame. Pergamon Press, Oxford 1961

Kneidel, H., Die Bedeutung des Erysipeloids als Berufskrankheit. Z. Hyg. *8* (1962) 426

Lucas, J., *G. Schapinski* und *K. Linde*, Rotlaufsepsis. Dtsch. med. Wschr. *84* (1959) 1817

Page, R. E., Treatment of axillary abszesses by incision and primary suture under antibiotic cover. Brit. J. Surg. *61* (1974) 493–494

Pigott, H., und *H. Ellis*, Chronic hydradenitis. Brit. J. Surg. *62* (1975) 394–396

Walter, A. M., und *L. Heilmeyer*, Antibiotikafibel, 4. Aufl., Thieme, Stuttgart 1976

Weber, G., Wie ist die moderne Behandlung des Erysipels? Dtsch. med. Wschr. *91* (1966) 9

Zu 33.6. und 33.7.

Empfehlungen für die Therapie thermischer Schädigungen. Notfalltherapie S. 1–8, Beilage zu Medikamentum *10/* 1980, Zentrale Therapieempfehlungen (1980)

Bull, J. P., The Lancet (1971) 1133

–, und *A. J. Fisher*, A study of mortality in a burns unit; a revised estimate. Ann. Surg. *139* (1954) 268–278

Cobbett, J. R., Verbrennungen. Folia traumatologica. Geigy-Ciba 1971, S. 1–16

Gauto, A., *E. J. Law*, *J. A. Holder* und *B. G. McMillan*, Experience with Amphotericin B in the treatment of candidiasis in burn patients. Amer. J. Surg. *133* (1977) 175–178

Feller, I., und *C. Archambeault*, Nursing the burned patient. Ann. Arbor., Institut for Burn Medicine, Michigan 1973

Hartenbach, W., und *F. W. Ahnefeld*, Verbrennungsfibel. Thieme, Stuttgart 1967

Ivanova, N. P., Zur Behandlung tiefer zirkulärer Verbrennungen der unteren Extremitäten. Zbl. Chir. *98* (1973) 331–333

Janzekovic, Z., Consistent application of generally adopted surgical principles in the treatment of the burn wound. Present clinical aspects of burns. A. Symposium, S. 99 bis 112. G. P. Mariborski Eish, Maribor 1968

Kiene, S., *H. Schill*, *J. Roewer* und *U. Frick*, Lyophilisierte Schweinespalthaut als biologischer Wundverband. Zbl. Chir. *101* (1976) 1481–1494

–, Temporärer Hautersatz in der Behandlung von Verbrennungswunden. Dt. Ges.wesen *34* (1979) 210–214

Knapp, A., Behandlung von Defektwunden mit synthetischem Hautersatz. Chir. Praxis *23* (1977/78) 173–183

Lawrence, J. C., The healing of tangentially excised and grafted burns. Burns *1* (1974) 75–82

Lloyd, J. R., und *D. W. Hight*, Early laminar excision: improved control of burn wound sepsis by partial Dermatome debridement. Jour. paed. Surg. *13* (1978) 698 bis 706

Muir, I. F. K., und *T. L. Barciay*, Burns and their treatment. 2. Aufl. Lloyd – Luke, London 1974

Palmer, B., Erfahrungen mit lebender tiefgekühlter und lyophilisierter Spalthaut als biologischem Verband. Zbl. Chir. *99* (1974) 1101–1104

Prince, K., und *M. H. Yeakel*, The splinting of the burn patients. Charles C. Thomas, Springfield, Illinois 1974

Röding, H., Zur Epidemiologie der Verbrennungen in der DDR. Ein Vortrag auf der zweiten Nationalen Konferenz über Verbrennungen und plastische Chirurgie. Sofia 1976

Schoenenberger, G. A., *M. Allgöwer*, *F. Burkhart*, *W. Müller*, *K. Städter* und *P. Zellner*, Pathogenetische Bedeutung eines spezifischen kutanen Verbrennungstoxins für Infektion und Spätmortalität nach schweren Verbrennungen. Zbl. Chir. *99* (1974) 1089–1097

Schmitt, W., Die Lokalbehandlung der Verbrennungswunden. Zbl. Chir. *98* (1973) 320–324

Schröder, H. E., und *H. D. Unrein*, Die Herstellung von Gittertüllverband und seine Verwendungsmöglichkeit. Zbl. Chir. *95* (1970) 1156–1160

Sevitt, S., Reactions to injury and burns and their clinical importance. William Heinemann Medical Books, London 1974, S. 33–36

Sörensen, B., Prevention of burns in a developed country. Zbl. Chir. *101* (1976) 1504–1518

–, Moderne Aspekte der Schockbehandlung bei ausgedehnten Verbrennungen. Zbl. Chir. *101* (1976) 1495–1500

State, D., und *M. E. Peter*, Clinical use of porcine xenografts in conditions other than burns. Surg. Gynec. Obstet. *138* (1974) 13–16

Sundell, B., Treatment of burns with warm and dry air. In: Verbrennungskrankheit. Schattauer, Stuttgart–New York 1969, S. 137–142

Thomsen, M., Verbrennungswunden. Zbl. Chir. *99* (1974) 1098–1100

Toulouklan, R. J., und *Th. J. Krizek*, Diagnosis and early management of trauma emergencies, Charles C. Thomas, Springfield, Illinois 1974

Zellner, F. R., Konservierte Leichenhaut zur Deckung großflächiger Verbrennungswunden. Zbl. Chir. *99* (1974) 1105–1107

Zellner, P. R., *G. Schlayer*, *J. Möller* und *R. Köhler*, Der Verlauf der Immunglobuline G und M bei Schwerverbrannten. Chirurg *48* (1977) 516–519

34. Chirurgische Infektionen im Säuglings- und Kindesalter

W. Tischer

34.1. Infiziertes Kephalhämatom (Cephalhaematoma subperiostale)

Durch tangentiales Abscheren von Schädelweichteilen und Periost vom Schädeldachknochen während des Geburtsvorganges zerreißen subperiostale Blutgefäße. Zwischen Knochen und Periost bildet sich dann ein oft ausgedehnter Bluterguß, der in den ersten Tagen nach der Geburt noch zunehmen kann. Wegen der festen Verbindung des Periostes mit den Schädelnähten reichen die Kephalhämatome nicht über die Schädelnahtlinien hinaus. Bei 0,6 bis 1,6% aller Geburten beobachtet man diese Kephalhämatome, entsprechend der Häufigkeit der I. Hinterhauptslage sind 60% rechts parietal vorhanden. Auch eine beiderseitige parietale Lokalisation sowie eine frontale, temporale und okzipitale sind möglich.
Differentialdiagnostisch sind Kopfschwartenhämatome, Hämangiome und bei okzipitalem Sitz Enzephalozelen abzugrenzen.

Therapie

Unbehandelt heilen kleine Kephalhämatome durch Resorption aus. Bei Exkoriationen und Epitheldefekten an der Kopfhaut besteht jedoch die Gefahr, daß sich besonders größere Hämatome infolge Keiminvasion als idealer Bakteriennährboden infizieren und eine *Schädeldachosteomyelitis* zur Folge haben. Um eine Infektion zu verhüten, empfehlen wir die Punktion großer Kephalhämatome unter streng aseptischen Kautelen am 4. Lebenstag. Die Punktion sollte von der gesunden Kopfhaut lateral nach Entfernen der Haare an der Einstichstelle erfolgen. Ein langer Punktionskanal verhütet Nachsickern und Infektion.
Das Abpunktieren großer Kephalhämatome ist auch aus anderen Gründen empfehlenswert:
- Ein großes parietales Kephalhämatom beinhaltet bis 60 ml Blut. Bei beidseitigen beträgt die Menge etwa ein Drittel des Gesamtblutvolumens des Neugeborenen, so daß eine hochgradige Anämie resultiert;
- die Leber des Neugeborenen kann bei Resorption das Überangebot an indirektem Bilirubin aus dem Hämatom nicht vollständig an Glukuronsäure koppeln und damit ausscheidungsfähig machen. Es entwickelt sich daher eine Resorptionshyperbilirubinämie, die in manchen Fällen Blutaustauschtransfusionen erforderlich macht. Diese Eingriffe sind für das Neugeborene belastend und nicht immer ohne Komplikationen und Folgen;
- in manchen Fällen kommt es zur Verkalkung des Hämatoms, zur Ausbildung von Kalkschalen und nachfolgenden Schädeldachasymmetrien;
- unter dem Kephalhämatom kann eine perinatale Impressionsfraktur verborgen sein, die in jedem Falle einer operativen Hebung bedarf.

Wir haben nach Punktionen nie eine Infektion oder eine Schädeldachosteomyelitis gesehen, wohl aber bei unbehandelten Kephalhämatomen. Liegt eine *Infektion* vor, empfiehlt sich ein Abpunktieren des Eiters und nachfolgende Instillation von Antibiotikalösungen entsprechend Antibiogramm. Bei einer nachfolgenden *Schädeldachosteomyelitis* legt man einen mehrfach perforierten Plastekatheter in die Hämatomhöhle und führt eine Dauerspülbehandlung für einige Tage durch. Eine Antibiotikalangzeittherapie sowie die Gabe von γ-Globulin zur Substitution der Immunglobuline und zur Verbesserung der Abwehrlage schließt sich an.

34.2. Kopfschwartenphlegmone

Sie gehört zu den gefürchteten Phlegmonen im Säuglingsalter. Die Infektion breitet sich unter der Kopfschwarte rasch aus, gefolgt von einem ausgeprägten kollateralen Ödem. Ein septischer Schock entwickelt sich meist innerhalb kürzester Zeit. Ursächlich spielen unter anderem Infusionen in Galeavenen eine Rolle. Danach ist es mitunter schwer zu entscheiden, ob ein paravenös gelaufener Tropf ein Ödem der Kopfhaut und -schwarte hervorgerufen hat oder bereits eine beginnende Kopfschwartenphlegmone vorliegt. Die *Differentialdiagnose* klärt die ständige Beobachtung des Lokalbefundes und des Allgemeinzustandes. Differentialblutbild und Bestimmung der Thrombozytenzahl können von Nutzen sein.

Therapie

Bei einer Kopfschwartenphlegmone können nur ausgedehnte Inzisionen und Gegeninzisionen in sagittaler Richtung zusätzlich zur üblichen Therapie einer Sepsis (s. S. 227) den bedrohlichen Verlauf aufhalten. Hierbei ist unbedingt notwendig, durch einen sicheren intravenösen Zugang eine genaue Substitution des entstehenden, oft erheblichen Blutverlustes vorzunehmen.

34.3. Oberkieferosteomyelitis (sequestrierende Zahnkeimentzündung)

Bei dieser Form der Osteomyelitis im Säuglingsalter ist nicht immer zu klären, ob eine hämatogene oder lokale exogene Infektion die Ursache ist. Außer einem gestörten Allgemeinbefinden beobachtet man zunächst eine Schwellung und Rötung am Oberkiefer sowie ein ausgeprägtes kollaterales Ödem an Ober- und Unterlid. Irrtümlich wird dabei oft die Diagnose »Orbitalphlegmone« gestellt. Palpatorisch ist intraoral eine Verdickung der entsprechenden Zahnleiste und Druckschmerz sowie Anschwellung im Vestibulum oris zu tasten.
Therapie: Die Behandlung erfolgt neben der Antibiotikagabe durch intraorale Inzision in der Umschlagfalte am Oberkiefer. Oft stoßen sich danach die infizierten Zahnkeime ab.

34.4. Lymphadenitis colli

Anschwellung der Halslymphknoten sind im Kindesalter sehr oft zu beobachten. Meist handelt es sich um eine unspezifische Lymphadenitis, welche bei Kindern etwa zehnmal häufiger vorkommt als bei Erwachsenen. Der Erkrankungsgipfel liegt im Kleinkindesalter. Von den etwa 400 bis 600 Lymphknoten des Menschen befinden sich etwa ein Drittel am Hals. Die Lokalisation der jeweiligen Lymphknotenschwellung weist auf eine Infektion in dem zugeordneten »Quellgebiet« hin (Tab. 34.1). Oft läßt sich die Infektionsquelle nicht nachweisen. *Differentialdiagnostisch* ist auch an viele andere Erkrankungen zu denken (Tab. 34.2).
Therapie: Die Behandlung hängt von Ausmaß und Schwere der Infektion ab. Bei einer isolierten unspe-

Tabelle 34.1 Quellgebiete der einzelnen Lymphknotengruppen des Halsbereiches (nach BENNEK)

Lymphknoten des Halses	Quellgebiet
1. Lnn. submandibulares	Gesicht (Lippen, äußere Nase, Wange, Augenlider), Zähne, Zahnfleisch, Zunge, Mundboden, Wangenschleimhaut, Gaumentonsillen
2. Lnn. submentales	Unterlippe, Frontzahngebiet, Zungenspitze
3. Lnn. paramandibulares	Zungengrund
4. Lnn. linguales	Zunge
5. Lnn. retropharyngici	Pharynx
6. Lnn. parotidici, Lnn. infra- et retroauriculares	Stirn, Augen, Ohrgegend, Gehörgang, Mittelohr, Ohrspeicheldrüse
7. Lnn. occipitales	Hinterhaupt, Nackengegend

Tabelle 34.2 Differentialdiagnose bei Lymphadenitis colli (nach BENNEK)

I. Unspezifische Erkrankungen
1. Lymphadenitis colli acuta
2. Lymphadenitis colli subacuta
3. Lymphadenitis colli chronica hyperplastica
4. Submentale und submandibuläre Phlegmone (perilymphoglanduläre Infiltration)
5. Sialadenitis

II. Spezifische Erkrankungen
1. Lymphadenitis tuberculosa
2. Granulomatosis benigna, Sarcoidosis (BESNIER-BOECK-SCHAUMANN)
3. Lymphadenitis toxoplasmotica subacuta nuchalis et cervicalis (PIRINGER-KUCHINKA)
4. Benigne Inokulations-Lymphoretikulose, Felinosis (MOLLARET-DEBRÉ)
5. Mononucleosis infectiosa
6. Listeriose
7. Tularämie
8. Bruzellose
9. Symptomenkomplex nach MIKULICZ
10. Aktinomykose
11. Röteln
12. Parotitis epidemica

III. Generalisierte Erkrankungen
1. Lymphogranulomatose (HODGKIN)
2. Pseudomononukleose
3. Akute Retikuloendotheliose (ABT-LETTERER-SIWE)
4. Generalisierte großfollikuläre lymphatische Hyperplasie (BRILL-SYMMERS)

IV. **Tumoren**
benigne
1. Lymphoma colli cysticum
2. Struma congenita et aberrata
3. Fibrom
4. Lipom
5. Dermoidzyste
6. Sialom

maligne
1. Lymphosarkom
2. Retikulosarkom
3. Lymphoblastom
4. Sympathogoniom
5. Leukosen
6. Tumormetastasen

V. **Kongenitale Fehlbildungen**
1. Mediane Halszyste und -fistel
2. Laterale Halszyste und -fistel
3. Kongenitaler Halsanhang
4. Branchiogener Knorpel

zifischen Lymphadenitis ist die Gabe von Sulfanilamiden und Antibiotika nicht notwendig. Wärmeapplikation fördert die Rückbildung. Bei periglandulärer Infiltration empfiehlt sich die Anwendung von Antibiotika. Sehr oft entwickelt sich bei Kindern eine *abszedierende Lymphadenitis.* Hierbei ist eine Inzision notwendig, welche immer aus kosmetischen Gründen in Hautspaltrichtung erfolgen sollte. Bei tiefer Lokalisation ist eine Fluktuation nicht immer sicher zu tasten. In Zweifelsfällen sollte man eine Probepunktion vornehmen. In die Abszeßhöhle legen wir eine Gummilasche, um einen vorzeitigen Verschluß der Haut mit nachfolgendem Rezidiv der abszedierenden Lymphadenitis zu verhindern. Bakteriologische Eiteruntersuchung gestattet bei periglandulärer Infiltration gezielte Antibiotikatherapie.

34.5. Mediale Halsfisteln und -zysten

Aus persistierenden Resten des Ductus thyreoglossus entstehen in der Mittellinie des Halses kleine Zysten und Fisteln in Höhe des Zungenbeins und Kehlkopfs. Die Fisteln sind fast immer infiziert, führen zu rezidivierender Eiterabsonderung und bei Verklebung der Fistelöffnung zu Eiterverhaltungen.

Therapie: Die Behandlung besteht in Exstirpation der Zyste oder des Fistelganges nach Abklingen akut entzündlicher Erscheinungen. Entsprechend der Entwicklung bestehen enge Beziehungen mit dem mittleren Drittel des Zungenbeins. Um ein Rezidiv zu verhüten, muß daher das mittlere Zungenbeindrittel immer mit reseziert werden.

34.6. Laterale Halsfisteln und -zysten

Die Öffnung der lateralen Halsfisteln befindet sich am Vorderrand des M. sternocleidomastoideus in der Fossa jugularis. Komplette laterale Halsfisteln ziehen bis zum Pharynx und haben ihre innere Öffnung an der Gaumenwand (Abb. 34.1).

Außerdem gibt es inkomplette äußere und innere laterale Halsfisteln sowie laterale Halszysten. Die Genese ist bis heute noch nicht eindeutig geklärt. Manche Autoren leiten diese Fisteln und Zysten von einer Rückbildungsstörung des Komplexes 2. Kiementasche–2. Kiemenfurche ab, sowie von einer Störung im Verschluß des Sinus und Ductus cervicalis (»Kiementheorie«). Manche sehen auch ein völliges oder teilweises Persistieren des Ductus thymopharyngicus (= von der 3. Kiementasche ausgehend) als Ursache an. Die topographischen Beziehungen des Fistelverlaufs sind entsprechend der jeweiligen Theorie auf Abbildung 34.1 dargestellt.

Die *lateralen* Halsfisteln sind fast immer infiziert, aus der Öffnung entleert sich bei Druck auf das seitliche Halsdreieck eitrige Flüssigkeit.

Therapie: Die Behandlung besteht in der Exstirpation nach Abklingen akut entzündlicher Erscheinungen. Besonders ist auf die topographischen Beziehungen zu achten sowie auf die Vollständigkeit. Aus

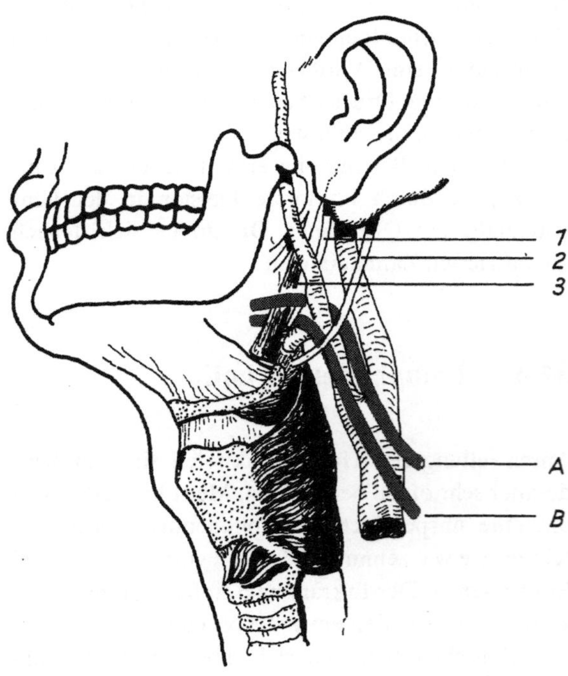

Abb. 34.1 Topographischer Fistelverlauf. *A* Nach der »Kiementheorie«; *B* entsprechend dem Ductus thymopharyngicus; *1* M. stylopharyngeus = Leitmuskel des N. IX., *2* N. glossopharyngeus, *3* N. hypoglossus

kosmetischen Gründen empfehlen sich hierzu mehrere kleinere Inzisionen in verschiedenen Etagen entsprechend den Hautspaltlinien (sog. Treppenstufenschnitt).

34.7. Pyopneumothorax und Empyemresthöhle

Besonders Säuglinge und Kleinkinder erkranken an der primär abszedierenden Pneumonie, welche durch Staphylokokken hervorgerufen wird. In der Lunge befinden sich zahlreiche Abszesse. Bei subpleuraler Lage entleert sich der Eiter nach Abszeßperforation in die Pleurahöhle, außerdem tritt aus dem entzündlich zerstörten Lungenparenchym Luft hinzu. Der sich entwickelnde Pyopneumothorax bringt die Kinder in höchste Lebensgefahr, zumal gleichzeitig ein Spannungspneumothorax vorliegen kann. Hochgradige, vorwiegend exspiratorisch bedingte Dyspnoe, ein paralytischer Ileus und die Zeichen der Sepsis entwickeln sich rasch und verlangen eine zielstrebige Behandlung.

Therapie: Nach der Punktion des Thorax muß die Anlage einer Saugdrainage erfolgen. Gelingt es dadurch nicht, die Lunge zur Ausdehnung zu bringen und besteht ein chronischer Pneumothorax fort, ergibt sich die Indikation zur Thorakotomie und zum operativen Verschluß der Parenchymfistel (eventuell Klebung).

In manchen Fällen entwickeln sich auch *Empyemresthöhlen* und derbe Schwarten, welche die Ausdehnung der Lunge verhindern, sowie durch Schrumpfung zur Mediastinalverlagerung und Skoliose führen. Hierbei ergibt sich die Indikation zur Thorakotomie, Dekortikation der Lunge und Entfernung der Empyemresthöhle (s. S. 325).

34.8. Säuglingsosteomyelitis (s. S. 164)

Die Osteomyelitis im Säuglingsalter unterscheidet sich von der bei Kindern und Jugendlichen in charakteristischer Weise, zeigt einen anderen Verlauf und hat oft schwerwiegende Folgen bei zunehmendem Körperwachstum. Im Kindesalter spielt sich entsprechend der Gefäßanordnung der eitrige Prozeß bevorzugt an den Metaphysen ab und breitet sich subperiostal und im Markraum aus. Die Epiphysen bleiben verschont. Bei Säuglingen hingegen durchlaufen Blutgefäße die Wachstumszone und bilden in der Epiphyse große venöse Sinusoide, wie TRUETA nachweisen konnte. Nach dem 8. bis 10. Lebensmonat kann man diese die Epiphysenfuge durchziehenden Gefäße nicht mehr nachweisen. Infolge der Gefäßanordnung sind bei Säuglingen bevorzugt die *Epiphysen* außer den Metaphysen bei der Osteomyelitis betroffen. Die Epiphysen werden zerstört, ein Gelenkempyem bildet sich aus, die Epiphysenfugen veröden, pathologische Luxationen und späteres Fehlwachstum sowie vollständiger oder teilweiser Wachstumsstillstand in dem betreffenden Abschnitt sind die Folge. Die reiche Blutversorgung des Periostes bei Säuglingen erklärt die oft bizarren und überschießenden Periostreaktionen.

Neben der üblichen Therapie (s. S. 167) sind bei Säuglingsosteomyelitis auch Gelenkpunktionen und intraartikuläre Antibiotikainstillationen erforderlich, Trepanationen der Markhöhle jedoch entbehrlich.

Literaturverzeichnis

Bennek, J., Die Lymphadenitis colli im Kindesalter. Pädiat. Praxis *6* (1967) 617–624

Geley, L., und *H. Hartl*, Die Behandlung der akuten hämatogenen Osteomyelitis im Neugeborenen-, Säuglings- und Kindesalter. Chir. Praxis *16* (1972) 523–526

Tischer, W., Die Genese der lateralen, branchiogenen Halsfisteln. Wiss. Z. Karl-Marx-Univ. Leipzig, Math.-nat. Reihe *6* (1956/57) 577–592

Trueta, J., Die drei Typen der akuten hämatogenen Osteomyelitis. Schweiz. med. Wschr. *93* (1963) 306–324

Sachverzeichnis